FISIOLOGIA DA NUTRIÇÃO
na saúde e na doença

da biologia molecular ao tratamento

2ª Edição

FISIOLOGIA DA NUTRIÇÃO na saúde e na doença

da biologia molecular ao tratamento

2ª Edição

Editores

Ana Lydia Sawaya

Carol Góis Leandro

Dan L. Waitzberg

90 anos 1928•2018 Atheneu nossa missão é construir o futuro

ie] Instituto de Estudos Avançados da Universidade de São Paulo

EDITORA ATHENEU

São Paulo — *Rua Jesuíno Pascoal, 30*
Tel.: (11) 2858-8750
Fax: (11) 2858-8766
E-mail: atheneu@atheneu.com.br

Rio de Janeiro — *Rua Bambina, 74*
Tel.: (21)3094-1295
Fax: (21)3094-1284
E-mail: atheneu@atheneu.com.br

Belo Horizonte — *Rua Domingos Vieira, 319 — conj. 1.104*

CAPA: Equipe Atheneu
ILUSTRAÇÕES: Margarete Baldissara
PRODUÇÃO EDITORIAL: Texto & Arte Serviços Editoriais

Dados Internacionais de Catalogação na Publicação (CIP)
(Câmara Brasileira do Livro, SP, Brasil)

F565
2. ed.

Fisiologia da nutrição na saúde e na doença / editores Ana Lydia Sawaya, Carol Góis Leandro, Dan L. Waitzberg. - 2. ed. - Rio de Janeiro : Atheneu, 2018.
: il.

Inclui bibliografia
ISBN 978-85-388-0889-3

1. Fisiologia humana 2. Nutrição 3. Metabolismo. I. Sawaya, Ana Lydia. II. Leandro, Carol Góis. III. Waitzberg, Dan L.

18-49943 CDD: 613.2
CDU: 613.2

SAWAYA, ANA LYDIA; LEANDRO, CAROL GÓIS; WAITZBERG, DAN L.
FISIOLOGIA DA NUTRIÇÃO na Saúde e na Doença – da Biologia Molecular ao Tratamento – 2ª Edição

Sobre os editores

Ana Lydia Sawaya

Possui graduação em Ciências Biológicas pela Universidade de São Paulo – USP – (1979), Mestrado em Fisiologia pela USP (1982) e em Nutrição pela University of Cambridge (1983), Inglaterra, e Doutorado em Nutrição pela University of Cambridge (1985), Inglaterra. Realizou Pós-doutorado e foi cientista visitante no Massachusetts Institute of Technology (MIT) e na Tufts University (1992 a 1994), Estados Unidos. Atualmente, é Professora Titular da Universidade Federal de São Paulo (Unifesp). Sua linha de pesquisa é o efeito da desnutrição energético-proteica em crianças, adolescentes e adultos e sua associação com a obesidade e risco de doenças crônicas, e, mais recentemente, o efeito da recuperação nutricional de crianças subnutridas ou com excesso de peso. Tem se dedicado nos últimos anos a estudos em populações moradoras em favelas e cortiços em vários locais do Brasil. Em 1994, iniciou o Projeto de Extensão Universitária: Cren – Centro de Recuperação e Educação Nutricional, coordenando-o até 2006; é, atualmente, sua Diretora Científica. O Cren tem sido reconhecido como referência nacional e internacional para o combate à má nutrição, recebendo prêmios nacionais e internacionais por sua atuação. Desde 2002, coordena o Grupo de Estudos e Pesquisas em Nutrição e Pobreza do Instituto de Estudos Avançados da USP (IEA), que organiza simpósios, seminários e *workshops* com a finalidade de fomentar o diálogo e o trabalho conjunto entre a universidade, o governo e a sociedade civil. Participa, ainda, de uma rede de pesquisa com a USP e a Universidade Federal de Alagoas (UFAL).

Carol Góis Leandro

Possui graduação em Educação Física pela Universidade Federal de Pernambuco (UFPE), Mestrado em Ciências do Desporto pela Universidade do Porto (1999), Portugal, e Doutorado em Ciências do Desporto pela Universidade do Porto (2005), Portugal. Atualmente, é Professora-associada do Núcleo de Nutrição do Centro Acadêmico de Vitória (CAV) da UFPE, e coordena o Programa de Pós-graduação em Nutrição, Atividade Física e Plasticidade Fenotípica do CAV-UFPE. É membro permanente do colegiado do Programa de Pós-graduação em Nutrição da UFPE. É Professora convidada do Mestrado em Atividade Física e Saúde da Faculdade de Educação Física e Desporto da Universidade Pedagógica de Moçambique. Coordena o projeto de colaboração internacional: "Mecanismos celulares e moleculares associados à origem perinatal de doenças cardiometabólicas da vida adulta" (UFPE/ Université de Lyon-França). Faz parte do Grupo de Pesquisa Nutrição, Atividade Física e Plasticidade Fenotípica. Tem experiência na área de Nutrição e Exercício Físico, com ênfase em Nutrição, Atividade Física durante a gestação e nas fases de crescimento e desenvolvimento. Sua área de pesquisa inclui a padronização de protocolos experimentais de treinamento físico moderado e atividade física voluntária em ratas durante a gestação. Também atua na área de Nutrição e Atividade Física, avaliando a resposta em curto e longo prazo da desnutrição perinatal e do efeito reprogramador do treinamento físico e/ou atividade física voluntária. Coordena o Projeto Crescer com Saúde em Vitória de Santo Antão – PE, onde desenvolve pesquisa sobre o crescimento e desenvolvimento, estado nutricional, desenvolvimento neuromotor e aptidão física de crianças com baixo peso ao nascer da Zona da Mata do estado de Pernambuco. Atua, principalmente, nos seguintes temas: nutrição, atividade física, treinamento físico, metabolismo do músculo esquelético e plasticidade fenotípica.

Dan L. Waitzberg

Cirurgião do Aparelho Digestivo. Especialidades: Cirurgia do Aparelho Digestivo, Gastroenterologia, Nutrição Enteral e Parenteral e Nutrologia. Livre-docente, Doutor e Mestre em Cirurgia pela Faculdade de Medicina da Universidade de São Paulo (FMUSP). Professor-associado do Departamento de Gastroenterologia da FMUSP. Chefe da Residência de Nutrologia do Hospital das Clínicas (HC) da FMUSP. Chefe do Laboratório de Metabologia e Nutrição em Cirurgia Digestiva (Metanutri – LIM 35) da FMUSP. Chefe da Nutrologia do Instituto do Câncer do Estado de São Paulo (Icesp). Coordenador Clínico das Equipes Multiprofissionais em Terapia Nutricional (EMTNs) do Instituto Central do Hospital das Clínicas de São Paulo (ICHC), Icesp, Hospital Santa Catarina. Diretor do Grupo de Estudos de Nutrição Humana (Ganep Nutrição Humana). Pesquisador e Assessor da Fundação de Amparo à Pesquisa do Estado de São Paulo (Fapesp).

Sobre os colaboradores

Adenilda Queirós Santos Deiró

Professora-associada do Departamento Ciências da Nutrição da Universidade Federal da Bahia (UFBA). Mestre em Nutrição pela Universidade Federal de Pernambuco (UFPE). Doutora em Imunologia pela UFBA. Nutricionista.

Adriano Bento-Santos

Professor-adjunto do Núcleo de Educação Física e Ciências do Esporte do Centro Acadêmico de Vitória da Universidade Federal de Pernambuco (UFPE). Mestrado e Doutorado em Neuropsiquiatria e Ciências do Comportamento pela UFPE. Professor de Educação Física.

Adriano Eduardo Lima-Silva

Professor-associado da Universidade Tecnológica Federal do Paraná (UTFPR). Doutor em Biodinâmica do Movimento Humano pela Universidade de São Paulo (USP). Professor de Educação Física.

Aiany Cibelle Simões Alves

Doutoranda do Programa de Pós-graduação em Nutrição pela Universidade Federal de Pernambuco (UFPE). Mestre em Nutrição, Atividade Física e Plasticidade Fenotípica pela UFPE. Enfermeira.

Aline Isabel da Silva

Doutora em Nutrição pela Universidade Federal de Pernambuco (UFPE). Pós-doutoranda em Neuropsiquiatria e Ciências do Comportamento pela UFPE. Biomédica.

Amanda Rodrigues de Oliveira Siqueira

Médica em Especialização de Clínica Médica do Hospital A Beneficência Portuguesa de São Paulo (BP).

Ana Elisa Toscano

Professora-adjunta da Universidade Federal de Pernambuco (UFPE). Mestrado e Doutorado em Nutrição pela UFPE. Fisioterapeuta.

Ana Lydia Sawaya

Professora Titular Livre-docente da Universidade Federal de São Paulo (Unifesp). Mestre em Fisiologia pela Universidade de São Paulo (USP) e em Nutrição pela University of Cambridge, Inglaterra. Doutora em Nutrição pela University of Cambridge, Inglaterra. Bióloga.

Ana Paula Grotti Clemente

Professora-adjunta da Universidade Federal de Alagoas (UFAL). Mestre e Doutora em Ciências pela Universidade Federal de São Paulo (Unifesp). Nutricionista.

Andrea Filgueiras

Mestre em Ciências Pediátricas e Doutoranda pela Universidade Federal de São Paulo (Unifesp). Nutricionista.

Andrea Prisco de Oliveira Neves

Mestre em Ciências Aplicadas à Pediatria pela Universidade Federal de São Paulo (Unifesp). Nutricionista.

Anne Mey

Pesquisadora Sênior Associada do Institut National de la Recherche Agronomique (Inra), França. Doutora em Biologia Humana, especialização em células-tronco.

Antonio Carlos Campos

Professor Titular de Cirurgia do Aparelho Digestivo e Coordenador do Programa de Pós-graduação em Clínica Cirúrgica da Universidade Federal do Paraná (UFPR). Professor-adjunto do Departamento de Nutrição da UFPR. Mestre e Doutor em Clínica Cirúrgica pela UFPR.

Ariana Ester Fernandes

Mestre em Ciências pela Faculdade de Medicina da Universidade de São Paulo (FMUSP). Doutoranda em Endocrinologia pela FMUSP. Nutricionista.

Beatrice Morio

Diretora de Pesquisa no Institut National de la Recherche Agronomique (Inra), França. Membro do Laboratório Cardiovasculaire, Métabolisme, Diabétologie et Nutrition (CarMeN), Institut National de la Santé et de la Recherche Médicale (Inserm) U1060/Inra U1397/Lyon – França. Doutora em Fisiologia da Nutrição.

Bernardo Leo Wajchenberg (*in memoriam*)

Professor Emérito em Medicina pela Faculdade de Medicina da Universidade de São Paulo (FMUSP). Coordenador do Núcleo de Diabetes do Instituto do Coração do Hospital das Clínicas da Faculdade de Medicina da Universidade de São Paulo (InCor-HCFMUSP).

Breno Tercio Carneiro

Doutor e Mestre em Psicobiologia pela Universidade Federal do Rio Grande do Norte (UFRN). Biólogo.

Brigitte Le Magueresse-Battistoni

Diretora de Pesquisa no Institut National de la Santé et de la Recherche Médicale (Inserm). Membro do Laboratório Cardiovasculaire, Métabolisme, Diabétologie et Nutrition (CarMeN), Université de Lyon, França. Inserm U1060, Institut National de la Recherche Agronomique (Inra) U1397, Lyon – França.

Camila Cardinelli

Doutoranda no Departamento de Gastroenterologia da Faculdade de Medicina da Universidade de São Paulo (FMUSP). Especialista em Terapia Nutricional Parenteral e Enteral, e Nutrição Clínica pelo Ganep Nutrição Humana. Nutricionista.

Camilo Lellis-Santos

Professor-adjunto do Departamento de Ciências Biológicas da Universidade Federal de São Paulo (Unifesp-Diadema). Doutor em Ciências (Fisiologia Humana), Instituto de Ciências Biomédicas, Departamento de Fisiologia e Biofísica. Biólogo.

Carmem Lygia Burgos Ambrósio

Professora-associada do Núcleo de Nutrição, Centro Acadêmico de Vitória da Universidade Federal de Pernambuco (UFPE). Mestre e Doutora em Nutrição pela UFPE. Nutricionista.

Carol Góis Leandro

Professora-associada do Núcleo de Nutrição do Centro Acadêmico de Vitória da Universidade Federal de Pernambuco (CAV-UFPE). Mestre e Doutora em Ciências do Esporte pela Universidade do Porto, Portugal. Professora de Educação Física.

Clarissa Tamie Hiwatashi Fujiwara

Mestre em Ciências pela Faculdade de Medicina da Universidade de São Paulo (FMUSP). Coordenadora de Nutrição da Liga Acadêmica de Obesidade Infantil (LOI) do Ambulatório de Endocrinologia do Hospital das Clínicas da Faculdade de Medicina da Universidade de São Paulo (HCFMUSP). Nutricionista.

Claudia Jacques Lagranha

Professora-adjunta do Núcleo de Educação Física e Ciências do Esporte do Centro Acadêmico de Vitória da Universidade Federal de Pernambuco (CAV-UFPE). Doutora em Fisiologia pelo Instituto de Ciências Biomédicas da Universidade de São Paulo (ICB-USP). Professora de Educação Física.

Claudia Oller do Nascimento

Professora Titular da Universidade Federal de São Paulo (Unifesp). Mestre em Fisiologia pela Universidade de São Paulo (USP) e Doutora em Bioquímica e Metabolismo pela University of Oxford, Inglaterra. Biomédica.

Daniela Ortolani

Mestre em Biologia Funcional e Molecular pela Universidade Estadual de Campinas (Unicamp). Doutora em Ciências na área de concentração de Farmacologia pela Universidade Federal de São Paulo (Unifesp). Fisioterapeuta.

Danielle Cristina Fonseca

Pesquisadora do Laboratório de Metabologia e Nutrição em Cirurgia Digestiva (Metanutri – LIM 35) da FMUSP. Especialista em Nutrição Clínica em Pediatria pelo Instituto da Criança do Hospital das Clínicas da Faculdade de Medicina da Universidade de São Paulo (ICr-HCFMUSP). Nutricionista.

Danielle Fontes de Almeida

Mestre em Ciências pela Faculdade de Medicina da Universidade de São Paulo (FMUSP). Especialização em Nutrição Clínica pelo Ganep Nutrição Humana. Nutricionista.

Danielle Naville

Pesquisadora no Institut National de la Santé et de la Recherche Médicale (Inserm). Membro do Laboratório Cardiovasculaire, Métabolisme, Diabétologie et Nutrition (CarMeN), Université de Lyon, França. Inserm U1060, Institut National de la Recherche Agronomique (Inra) U1397, Lyon, França.

Dan L. Waitzberg

Professor-associado do Departamento de Gastroenterologia da Faculdade de Medicina da Universidade de São Paulo (FMUSP). Doutor e Mestre em Cirurgia pela FMUSP. Médico.

Diana Borges Dock-Nascimento

Professora-adjunta da Faculdade de Nutrição da Universidade Federal de Mato Grosso (UFMT). Mestre em Saúde e Ambiente – subárea Gastroenterologia e Nutrição pela UFMT. Doutora em Ciências da Saúde – subárea Cirurgia do Aparelho Digestivo pela Universidade de São Paulo (USP). Nutricionista.

Diego Cabral Lacerda

Doutorando em Nutrição pela Universidade Federal de Pernambuco (UFPE). Mestre em Fisioterapia pela UFPE. Fisioterapeuta.

Diogo Vasconcelos

Doutor em Ciências e Fisiologia Humana pela Universidade de São Paulo (USP). Professor de Educação Física.

Egberto Gaspar Moura

Professor Titular do Departamento de Ciências Fisiológicas do Instituto de Biologia da Universidade Federal do Rio de Janeiro (UFRJ). Mestre e Doutor em Ciências Biológicas pelo Instituto de Biofísica Carlos Chagas Filho da Universidade Federal do Rio de Janeiro (UFRJ). Médico.

Elaine de Oliveira

Professora-adjunta do Departamento de Ciências Fisiológicas do Instituto de Biologia Roberto Alcântara Gomes (DCF-Ibrag) da Universidade do Estado do Rio de Janeiro (UERJ). Mestre e Doutora em Fisiopatologia Clínica e Experimental (FISCLINEX) pela UERJ. Nutricionista.

Eliane Beraldi Ribeiro

Professora Titular, Livre-docente de Fisiologia da Universidade Federal de São Paulo (Unifesp). Mestre e Doutora em Farmacologia pela Unifesp. Biomédica.

Elizabeth do Nascimento

Professora-associada do Departamento de Nutrição da Universidade Federal de Pernambuco (UFPE). Mestre em Saúde Pública pela Universidade de São Paulo (USP). Doutora em Nutrição pela UFPE. Nutricionista.

Emmanuel Labaronne

Doutorando em Biologia. Membro do Laboratório Cardiovasculaire, Métabolisme, Diabétologie et Nutrition (CarMeN), Université de Lyon, França. Institut National de la Santé et de la Recherche Médicale (Inserm) U1060, Institut National de la Recherche Agronomique (Inra) U1397, Lyon, França.

Fernando Augusto Alves da Costa

Coordenador do Internato de Clínica Médica da Escola de Medicina da Universidade Anhembi Morumbi (UAM). Doutor em Ciências Médicas pela Faculdade de Medicina da Universidade de São Paulo (FMUSP). Médico.

Florisbela de Arruda Camara e Siqueira Campos

Professora Titular do Centro Acadêmico de Vitória, Centro Acadêmico de Vitória da Universidade Federal de Pernambuco (UFPE). Mestre e Doutora em Nutrição pela UFPE. Nutricionista.

Francisco Bolaños-Jiménez

Pesquisador Sênior do Institut National de la Recherche Agronomique (Inra), Université de Nantes, França. Doutor em Neurobiologia Molecular e Celular pela Université de Paris VI.

Gabriela dos Santos Perez

Mestre em Nutrição pela Universidade Federal da Bahia (UFBA). Doutoranda em Nutrição pelo Programa de Pós-graduação em Alimentos, Nutrição e Saúde da UFBA.

Gabriela Fullin Resende Teodoro

Mestre em Nutrição Experimental pela Faculdade de Ciências Farmacêuticas da Universidade de São Paulo (FCF/USP). Nutricionista.

Gabrielli Barbosa de Carvalho

Mestranda em Ciências da Nutrição pela Universidade Federal de Sergipe (UFS). Nutricionista.

Giliane Belarmino

Doutora em Ciências pela Faculdade de Medicina da Universidade de São Paulo (FMUSP). Nutricionista.

Giordana Maluf da Silva

Especialista em Endocrinologia pela Sociedade Brasileira de Endocrinologia e Metabologia (SBEM). Médica.

Giselia de Santana Muniz

Professora-adjunta do Departamento de Nutrição da Universidade Federal de Pernambuco (UFPE). Mestre e Doutora em Nutrição pela UFPE. Nutricionista.

Héctor Urquiza Marín

Professor da Faculdade de Medicina da Universidad Michoacana de San Nicolás de Hidalgo, México. Mestre em Farmacologia na Universidad Michoacana de San Nicolás de Hidalgo, México.

Hubert Vidal

Diretor e Pesquisador do Institut National de la Santé et de la Recherche Médicale (Inserm). Diretor do Laboratório Cardiovasculaire, Métabolisme, Diabétologie et Nutrition (CarMeN), Université de Lyon, França.

Jairza Maria Barreto Medeiros

Professora-associada do Departamento de Ciências da Nutrição da Universidade Federal da Bahia (UFBA). Mestre e Doutora em Nutrição pela Universidade Federal de Pernambuco (UFPE). Nutricionista.

João Henrique da Costa Silva

Professor-adjunto do Centro Acadêmico de Vitória da Universidade Federal de Pernambuco (CAV-UFPE). Mestre em Ciências Farmacêuticas pela UFPE. Doutor em Fisiologia pela Faculdade de Medicina de Ribeirão Preto da Universidade de São Paulo (FMRP-USP). Farmacêutico.

Joel Doré

Diretor de Pesquisa do Institut National de la Recherche Agronomique (Inra), França. Presidente do Comitê Executivo do Pré-industrial Demostrator – MetaGenoPolis. Doutor pela University of Illinois at Urbana–Champaign, Estados Unidos.

John Fontenele-Araujo

Professor Titular do Departamento de Fisiologia da Universidade Federal do Rio Grande do Norte (UFRN). Doutor em Neurociência em Comportamento pela Universidade de São Paulo (USP). Médico.

José Antônio dos Santos

Professor-adjunto do Núcleo de Educação Física e Ciências do Esporte do Centro Acadêmico de Vitória da Universidade Federal de Pernambuco (CAV-UFPE). Mestre em Neuropsiquiatria e Ciências do Comportamento. Doutor em Nutrição. Professor de Educação Física.

José Eduardo de Aguilar-Nascimento

Professor Titular do Departamento de Clínica Cirúrgica da Universidade Federal de Mato Grosso (UFMT). Mestre em Gastroenterologia Cirúrgica e Doutor em Medicina pela Universidade Federal de São Paulo (Unifesp). Médico.

José Luiz de Brito Alves

Professor-adjunto do Departamento de Nutrição da Universidade Federal da Paraíba (UFPB). Mestre em Nutrição pela Universidade Federal de Pernambuco (UFPE). Doutor em Neuropsiquiatria e Ciências do Comportamento pela UFPE. Nutricionista.

Julio Tirapegui

Professor-associado da Faculdade de Ciências Farmacêuticas da Universidade de São Paulo (FCF/USP). Mestre e Doutor em Ciências pela Universidade de São Paulo (USP). Bioquímico.

Karina Al Assal

Doutoranda em Cirurgia Digestiva (Metanutri – LIM 35) da Faculdade de Medicina da Universidade de São Paulo (FMUSP). Nutricionista.

Karina Vieira de Barros

Doutora em Ciências pela Universidade Federal de São Paulo (Unifesp). Mestre em Nutrição pela Unifesp. Nutricionista.

Karla Fabiana Brasil Gomes

Doutora em Endocrinologia pela Faculdade de Medicina da Universidade de São Paulo (FMUSP). Médica.

Kelli Nogueira Ferraz-Pereira

Professora-adjunta do Núcleo de Educação Física e Ciências do Esporte do Centro Acadêmico de Vitória da Universidade Federal de Pernambuco (CAV-UFPE). Doutora em Nutrição pela UFPE. Mestre em Neuropsiquiatria e Ciências do Comportamento. Fonoaudióloga.

Lais Isidoro Alves

Doutora em Endocrinologia pela Faculdade de Medicina da Universidade de São Paulo (FMUSP). Médica.

Leticia Fuganti Campos

Doutoranda em Clínica Cirúrgica pela Universidade Federal do Paraná (UFPR). Mestre em Medicina (Pediatria) pela Faculdade de Medicina da Universidade de São Paulo (FMUSP). Nutricionista.

Lila Missae Oyama

Professora-associada de Fisiologia da Universidade Federal de São Paulo (Unifesp). Mestre e Doutora em Farmacologia pela Unifesp. Biomédica.

Liliane Viana Pires

Professora-adjunta do Curso de Nutrição da Universidade Federal de Sergipe (UFS). Mestre e Doutora em Ciências dos Alimentos, Área de Nutrição Experimental, pela Faculdade de Ciências Farmacêuticas da Universidade de São Paulo (FCF/USP). Nutricionista.

Lisiane dos Santos Oliveira

Professora-adjunta do Centro Acadêmico de Vitória da Universidade Federal de Pernambuco (CAV-UFPE). Mestre e Doutora em Nutrição pela UFPE. Nutricionista.

Lucas Carminatti Pantaleão

Visiting Researcher na University of Cambridge, Inglaterra. Mestre em Ciências dos Alimentos pela Universidade de São Paulo (USP) e Doutor em Fisiologia Humana pela USP. Nutricionista.

Luciano Pirola

Membro do Laboratório Cardiovasculaire, Métabolisme, Diabétologie et Nutrition (CarMeN), Inserm U1060, Institut National de la Recherche Agronomique (Inra) U1397, Lyon, França. Doutor em Bioquímica. Pesquisador do Institut National de la Santé et de la Recherche Médicale (Inserm), França.

Lucimeire Santana dos Santos

Doutoranda em Alimentos, Nutrição e Saúde pela Escola de Nutrição da Universidade Federal da Bahia (UFBA). Mestre em Nutrição pela UFBA. Nutricionista.

Manuela Figueiroa Lyra de Freitas

Professora-adjunta da Universidade Federal de Pernambuco (UFPE). Mestre em Ciência Veterinária pela Universidade Federal Rural de Pernambuco (UFRPE). Doutora em Nutrição pela UFPE. Veterinária.

Marcelo Macedo Rogero

Professor-associado do Departamento de Nutrição da Faculdade de Saúde Pública da Universidade de São Paulo (FSP/USP). Mestre e Doutor em Ciências dos Alimentos pela USP. Nutricionista.

Marcia Carvalho Garcia

Professora-adjunta do Departamento de Biociências, Campus Baixada Santista, Universidade Federal de São Paulo (Unifesp). Mestre e Doutora em Biologia Funcional e Molecular pela Universidade Estadual de Campinas (Unicamp). Nutricionista.

Marciane Magnani

Professora-adjunta do Departamento de Engenharia de Alimentos, Centro de Tecnologia da Universidade Federal da Paraíba (UFPB). Mestre em Biotecnologia Agroindustrial pela Universidade Estadual de Londrina (UEL). Doutora em Ciência e Tecnologia dos Alimentos UEL. Bióloga.

Marcio Corrêa Mancini

Médico-assistente do Hospital das Clínicas da Faculdade de Medicina da Universidade de São Paulo (HCFMUSP). Doutor em Endocrinologia pela HCFMUSP.

Maria de Lourdes Teixeira da Silva

Mestre em Gastroenterologia pelo Instituto Brasileiro de Estudos e Pesquisas de Gastroenterologia (Ibepege). Diretora do Ganep Nutrição Humana. Médica.

Maria do Carmo Pinho Franco

Professora-adjunta do Departamento de Fisiologia da Escola Paulista de Medicina da Universidade Federal de São Paulo (EPM/Unifesp). Mestre e Doutora em Farmacologia pelo Instituto de Ciências Biomédica (ICB) da Universidade de São Paulo (USP). Biomédica.

Maria Elizabeth Rossi da Silva

Professora Colaboradora e Chefe do Laboratório de Investigação Médica LIM-18 da Faculdade de Medicina da Universidade de São Paulo (FMUSP). Mestre e Doutora em Endocrinologia pela FMUSP. Médica.

Maria Isabel Cardoso Alonso Vale

Professora-adjunta do Departamento de Ciências Biológicas da Universidade Federal de São Paulo (Unifesp). Mestre e Doutora em Ciências (Fisiologia) pela Universidade de São Paulo (USP). Farmacêutica.

Maria Isabel T. D. Correia

Professora Titular de Cirurgia da Faculdade de Medicina, Universidade Federal de Minas Gerais (UFMG). Mestre em Cirurgia pela UFMG e Doutora em Medicina (Cirurgia do Aparelho Digestivo) pela Universidade de São Paulo (USP). Médica.

Maria Paula de Albuquerque

Diretora Clínica do Centro de Recuperação e Educação Nutricional da Escola Paulista de Medicina da Universidade Federal de São Paulo (EPM/Unifesp). Doutora em Pediatria pela EPM/Unifesp. Médica.

Mariana Pinheiro Fernandes

Professora-adjunta do Centro Acadêmico de Vitória da Universidade Federal de Pernambuco (UFPE). Mestre em Bioquímica e Fisiologia pela UFPE. Doutora em Fisiopatologia Médica pela Universidade Estadual de Campinas (Unicamp). Biomédica.

Marília Cerqueira Leite Seelaender

Professora-associada do Departamento de Biologia Celular e do Desenvolvimento do Instituto de Ciências Biológicas da Universidade de São Paulo (ICB-USP). Mestre em Ciências (Fisiologia Geral) pela USP e Doutora em Ciências (Fisiologia Humana) pela USP. Bióloga.

Mário Eugénio Tchamo

Professor Auxiliar da Universidade Pedagógica de Moçambique. Mestre em Atividade Física e Saúde pela Universidade Pedagógica de Moçambique. Doutor em Nutrição pela Universidade Federal de Pernambuco (UFPE). Professor de Educação Física.

Miriam Helena Fonseca-Alaniz

Doutora em Ciências pela Universidade de São Paulo (USP). Pós-doutorado em Biologia Molecular pela USP. Farmacêutica.

Monique Assis Vasconcelos Barros

Doutora e Mestre em Neuropsiquiatria e Ciências do Comportamento pela Universidade Federal de Pernambuco (UFPE). Fisioterapeuta.

Nathalia Caroline de Oliveira Melo

Mestre em Nutrição pela Universidade Federal de Pernambuco (UFPE). Nutricionista.

Nathália Cavalcanti de Morais Araújo

Mestre em Nutrição pela Universidade Federal de Pernambuco (UFPE). Nutricionista.

Natasha Machado

Nutricionista. Especialista em Nutrição Clínica pela Universidade Federal do Pará (UFPA) e em Terapia Nutricional e Nutrição Clínica pelo Ganep Nutrição Humana. Mestranda do Curso de Pós-graduação em Cirurgia Plástica da Universidade Federal de São Paulo (Unifesp). Pesquisadora Científica do Laboratório de Metabologia e Nutrição em Cirurgia Digestiva (Metanutri – LIM 35) da Faculdade de Medicina da Universidade de São Paulo (FMUSP).

Omar Guzmán-Quevedo

Professor-assistente do Laboratório de Neurobiologia da Universidad Michoacana de San Nicolás de Hidalgo, México. Doutor em Biologie-Santé pelo Institut National de la Recherche Agronomique (Inra), Université de Nantes, França.

Patrícia Cristina Lisboa

Professora-adjunta do Departamento de Ciências Fisiológicas do Instituto de Biologia da Universidade Federal do Rio de Janeiro (UFRJ). Mestre e Doutora pelo Instituto de Biofísica da Universidade Federal do Rio de Janeiro (UFRJ). Bióloga.

Patrícia Zamberlan

Professora-adjunta do Departamento de Ciências Fisiológicas do Instituto de Biologia da Universidade Federal do Rio de Janeiro (UFRJ). Mestre e Doutora pelo Instituto de Biofísica da Universidade Federal do Rio de Janeiro (UFRJ). Bióloga.

Paula Nascimento Brandão Lima

Mestranda em Ciências da Saúde na Universidade Federal de Sergipe (UFS). Nutricionista.

Philippe Marteau

Chefe do Departamento Médico-Cirúrgico de Patologia Digestiva do L'hôpital Lariboisière, Paris, França.

Pollyanna Fernandes Patriota

Professora-adjunta do Instituto de Ciências da Saúde/Nutrição da Universidade Federal do Triângulo Mineiro (UFTM). Mestre em Saúde Materno-infantil pelo Instituto de Medicina Integral Professor Fernando Figueira (Imip). Doutoranda em Nutrição pela Universidade Federal de São Paulo (Unifesp). Nutricionista.

Priscila Sala

Doutora em Ciências pela Faculdade de Medicina da Universidade de São Paulo (FMUSP). Nutricionista.

Priscila Garla

Mestre em Ciências pela Faculdade de Medicina da Universidade de São Paulo (FMUSP). Nutricionista.

Raquel da Silva Aragão

Professora-adjunta do Centro Acadêmico de Vitória da Universidade Federal de Pernambuco (UFPE). Mestre em Neuropsiquiatria e Ciência do Comportamento pela UFPE. Doutora em Nutrição pela UFPE em cotutela pela Université de Nantes, França. Fisioterapeuta.

Raquel Araújo de Santana

Professora-associada da Universidade Federal de Pernambuco (UFPE). Mestre e Doutora em Nutrição pela UFPE. Nutricionista.

Raul Manhães de Castro

Professor Titular do Departamento de Nutrição da Universidade Federal de Pernambuco (UFPE). Doutor em Farmacologia Experimental e Clínica pela Universidade Paris VI, França. Mestre em Nutrição pela UFPE. Médico.

Reem Hawary

Dietista Clínica Sênior do Clinical Faisal Specialist Hospital & Research Center, Riyadh, Arábia Saudita.

Regina Célia Spadari

Professora Titular do Departamento de Biociências da Universidade Federal de São Paulo (Unifesp), Campus Baixada Santista. Mestre em Ciências Biológicas (Fisiologia) pela Universidade Estadual de Campinas (Unicamp). Doutora em Ciências (Fisiologia Humana) pelo Instituo de Ciências Biomédicas da Universidade de São Paulo (ICB-USP). Bióloga.

Remy Meier

Especialista em Medicina Interna, Gastroenterologia, Hepatologia e Nutrição pela Universität Basel, Suíça. Chefe da Unidade de Gastroenterologia e Nutrição do Kantonsspital Baselland, Liestel, Suíça.

Revilane Parente de Alencar Britto

Doutora em Ciências Endocrinológicas pela Escola Paulista de Medicina da Universidade Federal de São Paulo (EPM/Unifesp). Mestre em Nutrição Humana pela Universidade Federal de Alagoas (UFAL). Nutricionista.

Rhowena Jane Barbosa de Matos

Professora-adjunta do Núcleo de Educação Física e Ciências do Esporte do Centro Acadêmico de Vitória da Universidade Federal de Pernambuco (CAV-UFPE). Mestre e Doutora em Ciências pelo Instituo de Ciências Biomédicas da Universidade de São Paulo (ICB-USP). Fisioterapeuta.

Ricardo Orozco-Solís

Pesquisador do Center for Epigenetics and Metabolism, School of Medicine, University of California, Estados Unidos. Doutor em Fisiologia pelo Physiologie des Adaptations Nutritionnelles (PhAN), Université de Nantes, França.

Rita de Cássia Borges de Castro

Mestre em Ciências pelo Programa de Oncologia Faculdade de Medicina da Universidade de São Paulo (FMUSP). Nutricionista.

Roberta Saraiva Giroto Patrício

Mestre em Ciência dos Alimentos pelo Programa de Pós-graduação em Ciência dos Alimentos da Faculdade de Ciências Farmacêuticas da Universidade de São Paulo (FCF-USP). Nutricionista.

Rosa Ferreira dos Santos

Médica-Chefe Substituta do Laboratório de Carboidratos e Radioimunoensaio, LIM-18, do Hospital das Clínicas da Faculdade de Medicina da Universidade de São Paulo (HCFMUSP). Doutora em Endocrinologia e Metabologia pela FMUSP. Médica.

Rosalio Mercado Camargo

Professora na Faculdade de Farmacobiologia da Universidad Michoacana de San Nicolás de Hidalgo. Doutora em Neurociências pelo Instituto Politécnico Nacional da Universidad Michoacana de San Nicolás de Hidalgo, México.

Rosana Christine Cavalcanti Ximenes

Professora-adjunta do Centro Acadêmico de Vitória da Universidade Federal de Pernambuco (UFPE). Mestre em Odontologia (Odontopediatria) pela Universidade de Pernambuco (UPE) e Doutorado em Neuropsiquiatria e Ciências do Comportamento pela UFPE. Dentista.

Rubens Feferbaum

Professor Livre-docente em Pediatria da Faculdade de Medicina da Universidade de São Paulo (FMUSP). Mestre e Doutor em Pediatria pela FMUSP. Médico.

Rui Curi

Professor Titular da Universidade de São Paulo (USP), Instituto de Ciências Biomédicas (ICB), Departamento de Fisiologia e Biofísica da USP. Mestre e Doutor em Fisiologia pelo ICB-USP. Farmacêutico.

Sandro Massao Hirabara

Professor Titular da Universidade Cruzeiro do Sul, Instituto de Ciências da Atividade Física e Saúde, Mestre e Doutor em Ciências (Fisiologia Humana) pela Universidade de São Paulo (USP). Biólogo.

Sara Rodrigues de Oliveira Siqueira

Médica do Hospital Beneficência Portuguesa de São Paulo – Setor de Cardiologia Hemodinâmica – São Paulo, SP.

Sebastião Rogério de Freitas Silva

Professor-associado do Núcleo de Nutrição, do Centro Acadêmico de Vitória da Universidade Federal de Pernambuco (CAV-UFPE). Mestre e Doutor em Nutrição pela UFPE. Nutricionista.

Sílvia Fernandes Maurício

Professora Substituta do Departamento de Nutrição da Universidade Federal de Minas Gerais (UFMG). Mestre em Ciência de Alimentos pela UFMG. Doutora em Cirurgia e Oftalmologia, Faculdade de Medicina da UFMG. Nutricionista.

Silvia Maria Franciscato Cozzolino

Professora Titular da Universidade de São Paulo (USP). Mestre e Doutora em Ciências dos Alimentos pela Faculdade de Ciências Farmacêuticas (FCF) da USP. Nutricionista.

Sônia Maria Oliveira Cavalcanti Marinho

Professora-adjunta do Centro de Ciências da Saúde da Universidade Federal do Recôncavo da Bahia (UFRB). Mestre e Doutora em Nutrição pela Universidade Federal de Pernambuco (UFPE). Nutricionista.

Sueli Moreno Senna

Professora-adjunta do Núcleo de Enfermagem do Centro Acadêmico de Vitória da Universidade Federal de Pernambuco (UFPE). Mestre em em Fisiologia Humana pela Universidade de São Paulo (USP). Doutora em Nutrição pela UFPE. Enfermeira.

Tássia Karin Ferreira Borba

Mestre e Doutora em Neuropsiquiatria e Ciências do Comportamento pela Universidade Federal de Pernambuco (UFPE). Bióloga.

Telma Maria de Menezes Toledo Florêncio

Professora Titular do Departamento de Nutrição da Universidade Federal de Alagoas (UFAL). Mestre em Nutrição pela Universidade Federal de Pernambuco (UFPE). Doutora em Ciências pela Escola Paulista de Medicina da Universidade Federal de São Paulo (EPM/Unifesp). Nutricionista.

Tereza Cristina Bonfim de Jesus Deiró

Professora-adjunta do Departamento de Ciências da Nutrição da Universidade Federal da Bahia (UFBA). Mestre e Doutora em Nutrição pela Universidade Federal de Pernambuco (UFPE). Nutricionista.

Thomas Prates Ong

Professor-associado da Faculdade de Ciências Farmacêuticas da Universidade de São Paulo (USP). Doutor em Ciências dos Alimentos pela USP. Farmacêutico.

Vera Lucia Flor Silveira

Professora-associada do Departamento de Ciências Biológicas da Universidade Federal de São Paulo (Unifesp). Mestre e Doutora em Farmacologia pela Unifesp. Biomédica.

Vinicius José Baccin Martins

Professor-adjunto do Departamento de Fisiologia e Patologia da Universidade Federal da Paraíba (UFPB). Mestre e Doutor em Ciências pelo Departamento de Medicina da Universidade Federal de São Paulo (Unifesp). Fisioterapeuta.

Viviane Cordeiro Veiga

Mestre e Doutora em Ciências Médicas pela Universidade Estadual de Campinas (Unicamp). Médica.

Viviane de Oliveira Nogueira Souza

Doutoranda em Nutrição pela Universidade Federal de Pernambuco (UFPE). Mestre em Neuropsiquiatria e Ciências do Comportamento pela UFPE. Bióloga.

Wylla Tatiana Ferreira-e-Silva

Professora-associada do Centro Acadêmico de Vitória da Universidade Federal de Pernambuco (UFPE). Mestre e Doutora em Nutrição pela UFPE. Nutricionista.

Grupo de Pesquisa em Nutrição e Pobreza do Instituto de Estudos Avançados da Universidade de São Paulo

O grupo foi criado em 18 de março de 2003, com a aprovação de proposta apresentada ao Conselho Deliberativo do Instituto de Estudos Avançados (IEA). A proposta partiu da experiência adquirida pelo núcleo de pesquisadores ligados ao Centro de Recuperação e Educação Nutricional (Cren), incialmente um projeto de extensão universitária da Universidade Federal de São Paulo (Unifesp).

Além de pesquisadores com extensa inserção em projetos de extensão universitária, participam do grupo membros de organizações da sociedade civil, como o Cren e Os Novos Urbanos, além de membros de órgãos governamentais.

O grupo foi composto de modo a garantir um caráter interdisciplinar e multiprofissional aos trabalhos.

Os objetivos do grupo são:

- realizar pesquisas sobre nutrição e pobreza;
- promover debates periódicos para a discussão de temas relacionados à nutrição e à pobreza;
- organizar mesas-redondas com pesquisadores de reconhecido saber, membros do governo e de organizações da sociedade civil, brasileiros e estrangeiros, para discussão de temas específicos ligados ao tema nutrição e pobreza;
- elaborar estudos, publicá-los e divulgá-los junto a organizações da sociedade civil e instituições públicas municipais, estaduais e federais;
- analisar políticas e programas existentes em nível nacional;
- buscar financiamento nacional e internacional para pesquisas e para execução de iniciativas de intervenção na área de nutrição e combate à pobreza;
- congregar pesquisadores e professores universitários brasileiros atuantes na área, estimulando o diálogo e a integração.

Umas das iniciativas desse grupo foi justamente congregar pesquisadores com diferentes áreas de atuação do Brasil e do exterior para a realização deste livro, com o intuito de oferecer ao leitor informações da área de fisiologia da nutrição que abrangessem desde a pesquisa básica na área de biologia molecular até os aspectos clínicos e de tratamento.

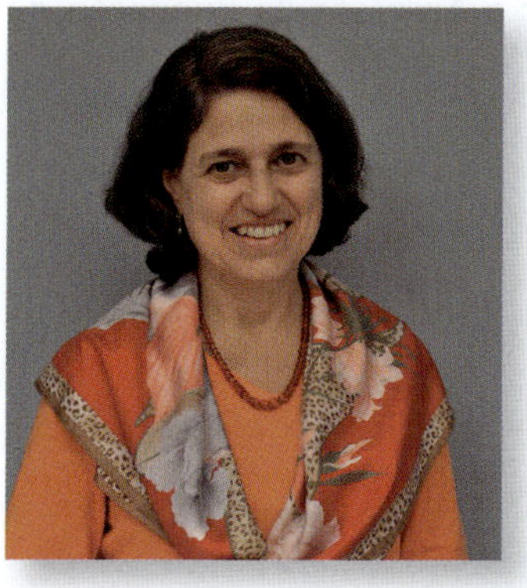

Ana Lydia Sawaya

Possui graduação em Ciências Biológicas pela Universidade de São Paulo – USP – (1979), Mestrado em Fisiologia pela USP (1982) e em Nutrição pela University of Cambridge (1983), Inglaterra, e Doutorado em Nutrição pela University of Cambridge (1985), Inglaterra. Realizou Pós-doutorado e foi cientista visitante no Massachusetts Institute of Technology (MIT) e na Tufts University (1992 a 1994), Estados Unidos. Atualmente, é Professora Titular da Universidade Federal de São Paulo (Unifesp). Sua linha de pesquisa é o efeito da desnutrição energético-proteica em crianças, adolescentes e adultos e sua associação com a obesidade e risco de doenças crônicas, e, mais recentemente, o efeito da recuperação nutricional de crianças subnutridas ou com excesso de peso. Tem se dedicado nos últimos anos a estudos em populações moradoras em favelas e cortiços em vários locais do Brasil. Em 1994, iniciou o Projeto de Extensão Universitária: Centro de Recuperação e Educação Nutricional (Cren), coordenando-o até 2006; é, atualmente, sua Diretora Científica. O Cren tem sido reconhecido como referência nacional e internacional para o combate à má nutrição, recebendo prêmios nacionais e internacionais por sua atuação. Desde 2002, coordena o Grupo de Estudos e Pesquisas em Nutrição e Pobreza do Instituto de Estudos Avançados da USP (IEA), que organiza simpósios, seminários e *workshops* com a finalidade de fomentar o diálogo e o trabalho conjunto entre a universidade, o governo e a sociedade civil. Participa, ainda, de uma rede USP.

Carol Góis Leandro

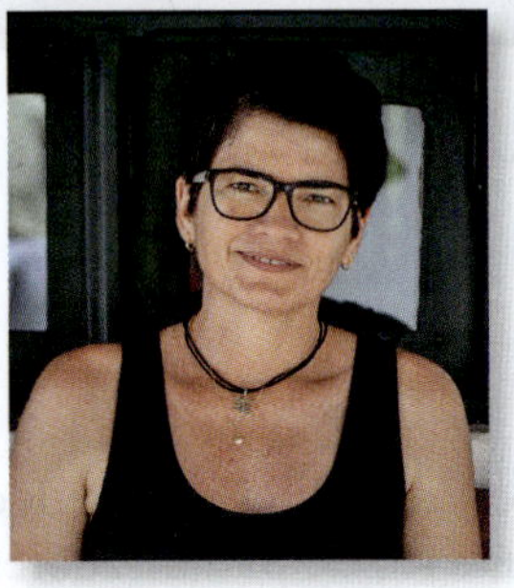

Possui graduação em Educação Física pela Universidade Federal de Pernambuco (UFPE), Mestrado em Ciências do Desporto pela Universidade do Porto (1999), Portugal, e Doutorado em Ciências do Desporto pela Universidade do Porto (2005), Portugal. Atualmente, é Professora-associada do Centro Acadêmico de Vitória (CAV) da UFPE, e coordena o Programa de Pós-graduação em Nutrição, Atividade Física e Plasticidade Fenotípica do CAV-UFPE. É membro permanente do colegiado do Programa de Pós-graduação em Nutrição da UFPE. É Professora convidada do Mestrado em Atividade Física e Saúde da Faculdade de Educação Física e Desporto da Universidade Pedagógica de Moçambique. Coordena o projeto de colaboração internacional: "Mecanismos celulares e moleculares associados à origem perinatal de doenças cardiometabólicas da vida adulta" (UFPE/Université de Lyon-França). Faz parte do Grupo de Pesquisa Nutrição, Atividade Física e Plasticidade Fenotípica. Tem experiência na área de Nutrição e Exercício Físico, com ênfase em Nutrição, Atividade Física durante a gestação e nas fases de crescimento e desenvolvimento. Sua área de pesquisa inclui a padronização de protocolos experimentais de treinamento físico moderado e atividade física voluntária em ratas durante a gestação. Também atua na área de Nutrição e Atividade Física e avaliando a resposta em curto e longo prazo da desnutrição perinatal e do efeito reprogramador do treinamento físico e/ou atividade física voluntária. Coordena o Projeto Crescer com Saúde em Vitória de Santo Antão – PE, onde desenvolve pesquisa sobre o crescimento e desenvolvimento, estado nutricional, desenvolvimento neuromotor e aptidão física de crianças com baixo peso ao nascer da Zona da Mata do estado de Pernambuco. Atua, principalmente, nos seguintes temas: nutrição, atividade física, treinamento físico, metabolismo do músculo esquelético e plasticidade fenotípica.

Dan L. Waitzberg

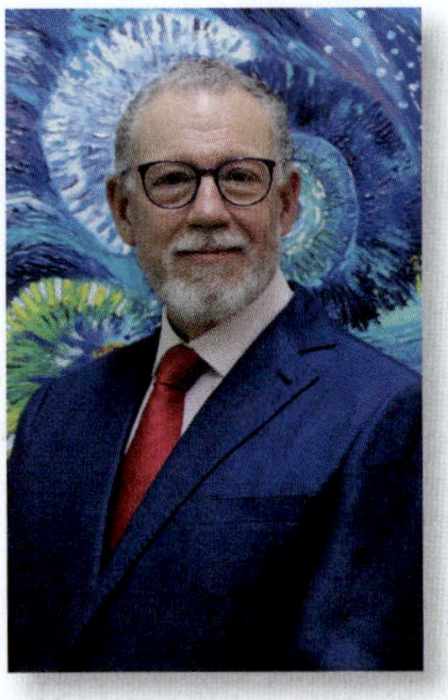

Cirurgião do Aparelho Digestivo. Especialidades: Cirurgia do Aparelho Digestivo, Gastroenterologia, Nutrição Enteral e Parenteral e Nutrologia. Livre-docente, Doutor e Mestre em Cirurgia pela Faculdade de Medicina da Universidade de São Paulo (FMUSP). Professor-associado do Departamento de Gastroenterologia da FMUSP. Chefe da Residência de Nutrologia do Hospital das Clínicas (HC) da FMUSP. Chefe do Laboratório de Metabologia e Nutrição em Cirurgia Digestiva (Metanutri – LIM 35) da FMUSP. Chefe da Nutrologia do Instituto do Câncer do Estado de São Paulo (Icesp). Coordenador Clínico das Equipes Multiprofissionais em Terapia Nutricional (EMTNs) do Instituto Central do Hospital das Clínicas de São Paulo (ICHC), Icesp e Hospital Santa Catarina. Diretor do Grupo de Estudos de Nutrição Humana (Ganep Nutrição Humana). Pesquisador e Assessor da Fundação de Amparo à Pesquisa do Estado de São Paulo (Fapesp).

Prefácio

A maioria das especialidades médicas propõe terapias específicas para doenças específicas, como: procedimentos cirúrgicos, antibióticos, quimio-radioterapia ou tratamentos direcionados para órgãos específicos. A nutrição clínica é uma especialidade médica exclusiva que utiliza nutrientes como terapia. Mas a nutrição é também uma parte fundamental e essencial da nossa vida, metabolizando macro e micronutrientes para possibilitar o bom funcionamento do nosso organismo. O melhor uso da terapia nutricional exige uma compreensão perfeita de fisiologia. Os distúrbios nutricionais devem ser bem compreendidos para que se administre a quantidade e a proporção adequadas de nutrientes necessários, possibilitando uma correção do deficit/excesso. Existem duas abordagens para entender a fisiologia humana. Uma é o estudo específico e profundo da fisiologia do órgão. A outra é a abordagem do corpo como um todo, de maneira integrativa. A tarefa deste livro, que utiliza a segunda abordagem, é exatamente possibilitar que os profissionais de saúde, dispostos a analisar e avaliar o estado nutricional, saibam como avaliar um paciente e tratá-lo como um todo, já que a nutrição não tem como alvo um único órgão, mas interfere em todas as células do corpo.

A maior parte dos melhores especialistas brasileiros é autora deste livro intitulado *Fisiologia da Nutrição na Saúde e na Doença – da Biologia Molecular ao Tratamento*, que explica de maneira extensa a fisiologia nutricional básica, a fisiopatologia dos distúrbios nutricionais e a interface entre nutrição e fisiologia. Sob a direção dos professores Ana Lydia Sawaya, Carol Góis Leandro e Dan L. Waitzberg, professores e pesquisadores renomados na América do Sul e no mundo, o livro é uma leitura prazerosa. Partindo da cronobiologia, cobrindo os mecanismos e a fisiologia da alimentação e preservação do nosso equilíbrio energético, os primeiros 17 capítulos cobrem também uma das mais importantes descobertas, a interação entre o nosso corpo e a nossa microbiota. A epigenética e a nutrigenômica são tão essenciais para a compreensão quanto a interação entre nutrição e atividade física, e são desenvolvidas de maneira notável. Na segunda parte, o livro ajuda-nos a entender o desenvolvimento normal e anormal do corpo durante o tempo de vida. Não menos importante é a relevância da nutrição bem equilibrada, bem como o risco de deficiências e excessos que levam à desnutrição ou à obesidade, que são amplamente desenvolvidos em 28 capítulos adicionais. A sustentabilidade e a segurança alimentar também recebem grande cobertura. Os autores reconhecem a necessidade indispensável de uma rede colaborativa que possa garantir o bem-estar em um nível ambiental e social. É nossa responsabilidade estimular práticas de produção que satisfaçam as necessidades alimentares humanas. Finalmente, a parte terapêutica deste livro é muito inovadora, abordando práticas muito diferentes: disbiose, pré e probióticos, manejo de inflamação e estresse, tratamento de disfagia, terapias nutricionais específicas para diabete melito, câncer e um guia inteligente de nutrição enteral ou parenteral.

Este livro fornece conteúdo de alta qualidade nos principais tópicos exigidos por esta disciplina fascinante em suas dimensões básicas e clínicas. A nutrição moderna tornou-se uma especialidade muito complexa, cobrindo a inter-relação entre a ingestão de alimentos/nutrientes e a membrana celular, os processos enzimáticos e os componentes dos tecidos. Com a crescente ciência da nutrição, o profissional de saúde enfrenta o desafio de manter-se atualizado em muitas dessas áreas em rápida expansão. Este manual voltado para a correlação com fisiologia e metabolismo está cumprindo essa tarefa e será importante para o avanço do papel da nutrição no cuidado de muitos pacientes.

Pierre Singer

Diretor do Departamento de Cuidados Intensivos Gerais do Instituto de Pesquisas Nutricionais do Rabin Medical Center (RMC), Beilinson Hospital, Israel. Professor de Anestesia e Cuidados Intensivos e Diretor do Eduarda and Dr. Moshe Ishay Institute for the Study of the Effect of Natural Food on the Quality of Life and Human Health, Sackler Faculty of Medicine, Tel Aviv University.

Introdução

FISIOLOGIA DA NUTRIÇÃO NA SAÚDE E NA DOENÇA

"Se encararmos o fenômeno da nutrição em seus aspectos mais gerais e em repercussões mais distantes, veremos que nada se passa no organismo humano que dele não dependa de modo direto ou indireto, remoto ou imediato, intenso ou discreto, quer na esfera somática quer na funcional. A universalidade da função nutritiva no organismo faz com que todas as demais funções lhe sejam subordinadas em grau maior ou menor, o que permitiria dizer que toda a fisiologia pode ser descrita sob o prisma da nutrição, ou que a fisiologia humana é, com cores ora mais, ora menos acentuadas, a fisiologia da nutrição. (...) Realmente, não há doença que não tenha algum ou alguns de seus componentes determinados, favorecidos ou até de algum modo influenciados pelas condições da nutrição anterior ou atual, aliás, em relações mútuas que criam vínculos viciosos de suma importância. Sendo o alimento matéria-prima com que se constrói e se repara o organismo, é fácil de compreender os danos que resultam de seus erros quantitativos, qualitativos, de correlação e de técnica de administração para a construção de um organismo que está, precisamente, no apogeu de sua construção, e que em períodos relativamente curtos transforma suas peculiaridades de toda a ordem, exigindo, em cada período, um reajustamento às condições de alimentação.

(Pedro Alcântara, Pediatria Básica, *1946)*[1]

É impressionante a atualidade desse texto escrito há mais de 70 anos e que reflete bem o espírito da presente obra. Hoje, sabemos que o destaque dado, por Alcântara, para o cuidado com a nutrição da criança, é igualmente válido para os adolescentes, gestantes e idosos. Descobertas recentes, graças ao avanço das diferentes técnicas de biologia molecular e das ciências ômicas, permitiram desvendar novos conhecimentos sobre nutrigenética, nutrigenômica, epigenética, e microbiota que vêm se incorporando ao nosso dia a dia. Assim, as consequências da alimentação e nutrição e do estado nutricional materno e infantil sobre todo o ciclo de vida e, mesmo, nas gerações seguintes, tornaram ainda mais significativo o olhar ali presente. É notável, também, a importância conferida pelo referido autor sobre a necessidade do conhecimento da fisiologia da nutrição se estender a todos os profissionais da área da saúde e afins. Essa meta ainda está por ser atingida.

Na tentativa de contribuir para preencher essa importante lacuna de integração de conhecimento, o livro *Fisiologia da Nutrição na Saúde e na Doença – da Biologia Molecular ao Tratamento* foi concebido para estabelecer pontes translacionais do conhecimento de ciências básicas às aplicadas. E para poder realizar tal empreitada, uniu mais de 125 pesquisadores, professores e clínicos de sete Estados do Brasil e do exterior. Os temas tratados no livro cobrem uma gama muito vasta de assuntos escritos por profissionais de muitas áreas diferentes. E visam, também, atender a uma importante carência existente na formação de profissionais da saúde, nos cursos de graduação e pós-graduação.

Cada parte do livro ficou sob a coordenação de um dos editores. Carol Góis Leandro se encarregou da primeira parte, que busca aprofundar os *aspectos básicos da fisiologia da nutrição*;

[1]Texto encontrado pelo aluno Diego Vieira da Silva do quinto ano de Medicina da Universidade Federal de São Paulo.

Ana Lydia Sawaya se responsabilizou pela segunda parte, que trata da *fisiopatologia dos distúrbios nutricionais*; e Dan L. Waitzberg coordenou a última parte, que visa a *interface da fisiologia da nutrição e a prática clínica*. Assim, foi possível identificar, por meio de um diálogo frutífero e pouco frequente, com profissionais de áreas muito diferentes, mas interligadas, quais eram os temas mais importantes e aqueles pouco aprofundados nos cursos na área da saúde e afins, e com pouca ou quase nenhuma bibliografia disponível, como se pode observar em alguns capítulos do livro.

O objetivo que perseguimos para a elaboração do livro partiu da constatação que cerca de metade da humanidade apresenta hoje distúrbios nutricionais, uma vez que mais de 950 milhões de indivíduos sofrem de subnutrição e 2 bilhões e 300 milhões convivem com excesso de peso. Por isso, a Organização Mundial (OMS) da Saúde estima que 80% das doenças nas próximas décadas terão causa básica nutricional.

A qualidade e a quantidade da oferta e ingestão de alimentos sofreram grandes mudanças nas últimas décadas. Muitos foram os fatores determinantes para essa mudança, como as influências culturais dos países mais ricos e a grande oferta de alimentos industrializados a partir de 1980, as variações nas condições socioeconômicas e na cadeia de distribuição de alimentos, nas condições climáticas e geográficas, o impacto dos meios de comunicação e tendências da moda na escolha dos alimentos mais consumidos, entre outros.

No Brasil, assim como nas outras nações do BRICS, observa-se um fenômeno paradoxal em termos de estado nutricional da população. Anteriormente palco de subnutrição infantil e do adulto em taxas proibitivas, esses países lograram, nos últimos dez anos, por medidas de política de saúde pública, reduzir em muito a subnutrição. No entanto, ocorreu, progressivamente, aumento acelerado da população com excesso de peso e obesidade em taxas de até 45%. Por isso, torna-se imperativo adotar medidas de caráter nutricional e de estilo de vida para reduzir essa verdadeira pandemia de obesidade, que em muitos países emergentes, como Índia, China, África do Sul e mesmo em algumas regiões do nosso país, ainda subsiste com a subnutrição nas populações mais pobres. Em particular, esse quadro é abordado em vários capítulos que descrevem a dupla carga de doenças na população de menor renda, com grande impacto no custo da saúde pública no Brasil. Por isso, torna-se importante conhecer as razões que induzem a esse quadro, sejam elas de origem genética, epigenética, ou metagenômica, e buscar alternativas de tratamento para o seu controle.

O excesso de peso está associado a doenças degenerativas crônicas de caráter inflamatório, como hipertensão, doenças coronarianas e mesmo câncer. O mesmo se aplica ao diabetes, que no Brasil de hoje acomete cerca de dezenas de milhões de pessoas, com prevalência crescente já na adolescência.

Simultaneamente, a população brasileira vem envelhecendo paulatinamente, de sorte que se antevê um grave problema de saúde pública, pelo grande número de idosos obesos e com doenças crônico-degenerativas de alto custo para a saúde e o crescimento do país.

A doença neoplásica maligna pode ter, em pelo menos 30% das vezes, com prevalência crescente, origem em maus hábitos alimentares, obesidade e sedentarismo. Uma vez instalado o câncer, a perda de peso corpóreo ocorre na imensa maioria dos doentes, com graves consequências para o paciente em termos de eficiência de tratamento oncológico, seja cirúrgico ou mesmo clínico.

De outro lado, em hospitais do Brasil, particularmente os públicos, persiste em torno de 50% o nível de desnutrição hospitalar. Causada por diversas razões, que também incluem a doença de base, a desnutrição hospitalar está associada à maior morbidade, mortalidade, maior permanência hospitalar e elevado custo para a sociedade. A terapia nutricional por via digestiva, enteral e por via venosa, parenteral, surge como alternativa eficaz para o controle da desnutrição hospitalar. É de importância conhecer os seus efeitos sobre o metabolismo e a fisiologia dos distintos estados nutricionais associados a diferentes insuficiências ou falências de órgãos.

Frente a esse quadro epidemiológico em mudança veloz, profissionais da área de saúde pública, economistas, educadores, operadores sociais ou mesmo da área de psicologia e psiquiatria, têm cada vez mais se interessado em conhecer melhor a etiologia dos distúrbios nutricionais descritos aqui. E muitos têm batido à porta dos pesquisadores de área básica em busca de elementos que permitam uma compreensão mais profunda das causas básicas das doenças nutricionais, com a finalidade de fundamentar as políticas públicas para uma intervenção adequada, realizada de modo preciso e focalizado, e com bom custo-benefício.

As descobertas mais recentes na área de fisiologia da nutrição têm mostrado, por exemplo, que a necessidade de ingerir alimentos para produzir energia, ATP, combustível para todas as funções celulares, está impressa em nosso código genético, na medida em que diversos genes são distintamente regulados nas condições de subnutrição e de excesso de peso. Assim, também, a qualidade da dieta, em particular a quantidade e o tipo de açúcar, gorduras e sal, alimentos que durante a evolução, por serem essenciais para o funcionamento celular, fornecendo energia e promovendo balanço hidroeletrolítico, geram comportamentos fortemente recompensadores, e quando ingeridos em excesso modificam a plasticidade neuronal e podem gerar vício alimentar. Vale destacar, ainda, que as mudanças no comportamento alimentar nas últimas décadas geraram desequilíbrio marcante na ingestão de micronutrientes, e dois capítulos do livro debruçam-se sobre esse aspecto.

Com a descoberta do código genético e a disponibilidade de equipamentos velozes capazes de identificar polimorfismos genéticos e o efeito epigenético, um novo mundo se descortinou para a compreensão dos fenômenos da fisiologia da nutrição. Hoje, compreendemos que os alimentos e os seus compostos bioativos funcionais podem modificar a expressão gênica de forma direta e indireta, e também agir sobre a cromatina e metilação do DNA, modificando a expressão dos genes. Inicia-se uma nova era, portanto, com a nutrogenômica, e por isso vários capítulos foram dedicados a essa nova área de conhecimento.

Ao longo das últimas décadas, cresceu enormemente a compreensão que o comportamento alimentar humano não é controlado, como se pensava antigamente, apenas ou, sobretudo, pela regulação da energia ingerida. Do ponto de vista funcional, outros centros nervosos com funções de controle do prazer e bem-estar são determinantes para o controle da ingestão alimentar, fundamentando o que atualmente é chamado por muitos autores de controle hedônico da ingestão alimentar. A presença desses centros neurais, com extensas ramificações nervosas no trato gastrintestinal e em vários órgãos regulados por muitos hormônios e neurotransmissores, abre uma nova perspectiva para a área de fisiologia da nutrição. Crescem, por exemplo, as evidências da importância da palatabilidade do alimento e não somente de seu conteúdo energético (embora esses dois componentes da dieta estejam relacionados entre si) na determinação da escolha dos alimentos pelos seres humanos. Nesse sentido, chama a atenção a atuação das indústrias e do comércio de alimentos na produção de propagandas com forte associação entre a busca do alimento e a procura da felicidade e do sentido da vida. Sabemos, atualmente, que as ramificações nervosas corticais relacionadas ao ato de se alimentar, e seus efeitos, são muito mais extensas e complexas do que pensavam Stellar e seus colaboradores quando, em 1952, identificaram os centros hipotalâmicos da fome e saciedade. A partir daquela descoberta, e durante muitas décadas, viu-se o controle do comportamento alimentar como predominantemente determinado pelos centros nervosos do sistema nervoso autônomo. Portanto, imaginava-se que o controle do comportamento alimentar realizava-se com pouco ou nenhum controle cortical, ou voluntário, e era determinado sobretudo pela necessidade de energia. Hoje, ao contrário, muitos estudos têm revelado a importância da assim chamada "fase cefálica do consumo alimentar" e a forte influência da visão, do olfato e do sabor dos alimentos no padrão alimentar de um indivíduo, ultrapassando em muito a necessidade energética do organismo. Vários capítulos tratam desse assunto de maneira muito interessante.

O presente livro versa, também, sobre a trajetória do alimento no organismo desde os estímulos pré-ingestão, passando pelo aproveitamento e controle do balanço energético, até o processo final de excreção dos resíduos digestivos e metabólicos, com uma visão integralizada dos sistemas envolvidos nas diferentes fases da vida, partindo do sistema nervoso como órgão controlador por excelência de todo o processo.

Nas últimas décadas, cresceram as evidências da influência dinâmica do ambiente no comportamento alimentar ao longo de todo o ciclo de vida, mas especialmente na vida intrauterina e na infância. Esse tema é abordado em vários capítulos. Influências ambientais, tais como os horários das refeições e do sono, sua frequência e duração, entre outros fatores, modulam a formação do sistema nervoso e sua cronobiologia durante o crescimento. De modo semelhante, o tipo e a intensidade da atividade física, a presença do estresse e de processos inflamatórios crônicos influenciam fortemente a escolha dos alimentos e seu aproveitamento. Crescem, ainda, as descobertas da interferência de estados psicológicos, como depressão e ansiedade no comportamento alimentar.

Se por fim decidíssemos ampliar nosso olhar para todo o percurso histórico feito pelo ser humano, desde o início da ciência, para observar o que nos diziam os primeiros filósofos/cientistas que se debruçaram sobre essas questões, mais especificamente Hipócrates e Platão, que foram, além de tudo, contemporâneos e amigos entre si, o que veríamos? É muito interessante o que Platão, em *Cármides* (156 E-157 A), afirma:

> *"Zalmoxides, o nosso rei que é também deus, afirma que, como não se pode curar os olhos sem examinar a cabeça, nem a cabeça independentemente do corpo, tampouco se pode curar o corpo sem a alma, e que esta seria a razão pela qual aos médicos gregos escapa a maior parte das enfermidades, porque eles descuidariam de cuidar da totalidade do homem, que não estando em plena saúde, não é possível que a parte individual seja eficiente. De fato, todos os males e os bens para o homem e para o homem todo, acrescentava, nascem da alma, como para os olhos derivam da cabeça e a esta antes de tudo é preciso dirigir a cura, se se deseja obter a saúde seja para a cabeça seja para o resto do corpo. E a alma, meu caro, cura-se com certos encantamentos."*[2]

Em que consistem esses "encantamentos" pelos quais se cura a alma? Platão afirma que consistem na filosofia, ou no conhecimento da verdade das coisas, que educam o ser humano à "temperança", ou seja, àquela virtude que lhe ensina como se pratica a *justa medida* no relacionamento com todas as coisas.[3] Escreve Platão:

> *"Esses encantamentos são os belos discursos com os quais gera-se na alma a 'temperança'; com a qual, depois de nascida e enraizada, é fácil devolver a saúde à cabeça e a todas as outras partes do corpo."* (*Cármides*, 157 B)

E ainda, na *República* (III 403 D), afirma:

> *"A meu ver, não é o corpo, embora bem dotado, que com sua virtude particular deixa boa a alma, mas o inverso: a alma, pela virtude que lhe é própria, é que amolda o corpo da melhor maneira possível. Que dizes disso?"*

---

[2] Reale G. Corpo, Alma e Saúde. O Conceito de Homem de Homero a Platão. São Paulo: Paulus; 2002. p. 279-80.

[3] Reale G. Corpo, Alma e Saúde. O Conceito de Homem de Homero a Platão. São Paulo: Paulus; 2002. p. 279.

Para Platão, e também Hipócrates, a alma chamada de *psyché* é a sede da inteligência, vontade, decisão, liberdade. Na alma, portanto, localiza-se a "justa medida", que depois determinará a condição corporal.

Neste livro, procuramos justamente mostrar que à medida que os conhecimentos sobre a fisiologia humana foram se aprofundando, cresceram as evidências de que é preciso olhar o ser humano de maneira integrada. Suas decisões em relação ao ambiente que o circunda, a maneira como se vê e decide agir, o sentido que dá à sua vida, seus sentimentos, sua psyché, interferirão no seu comportamento e na sua maneira de se alimentar, na sua saúde enfim.

Para Platão e também Hipócrates, a alma chamada de *psyche* é a sede da inteligência, vontade, decisão, liberdade. Na alma, portanto, localiza-se a "justa medida", que depois determinará a condição corporal.

Neste livro, procuramos justamente mostrar que à medida que os conhecimentos sobre a fisiologia humana foram se aprofundando, cresceram as evidências de que é preciso olhar o ser humano de maneira integrada. Suas decisões em relação ao ambiente que o circunda, a maneira como se vê e decide agir, o sentido que dá à sua vida, seus sentimentos, sua psyche, interferirão no seu comportamento e na sua maneira de se alimentar, na sua saúde enfim.

Sumário

PARTE 1 FISIOLOGIA BÁSICA DA NUTRIÇÃO 1

PARTE 2 FISIOPATOLOGIA DOS DISTÚRBIOS NUTRICIONAIS 335

PARTE 1

Fisiologia Básica da Nutrição

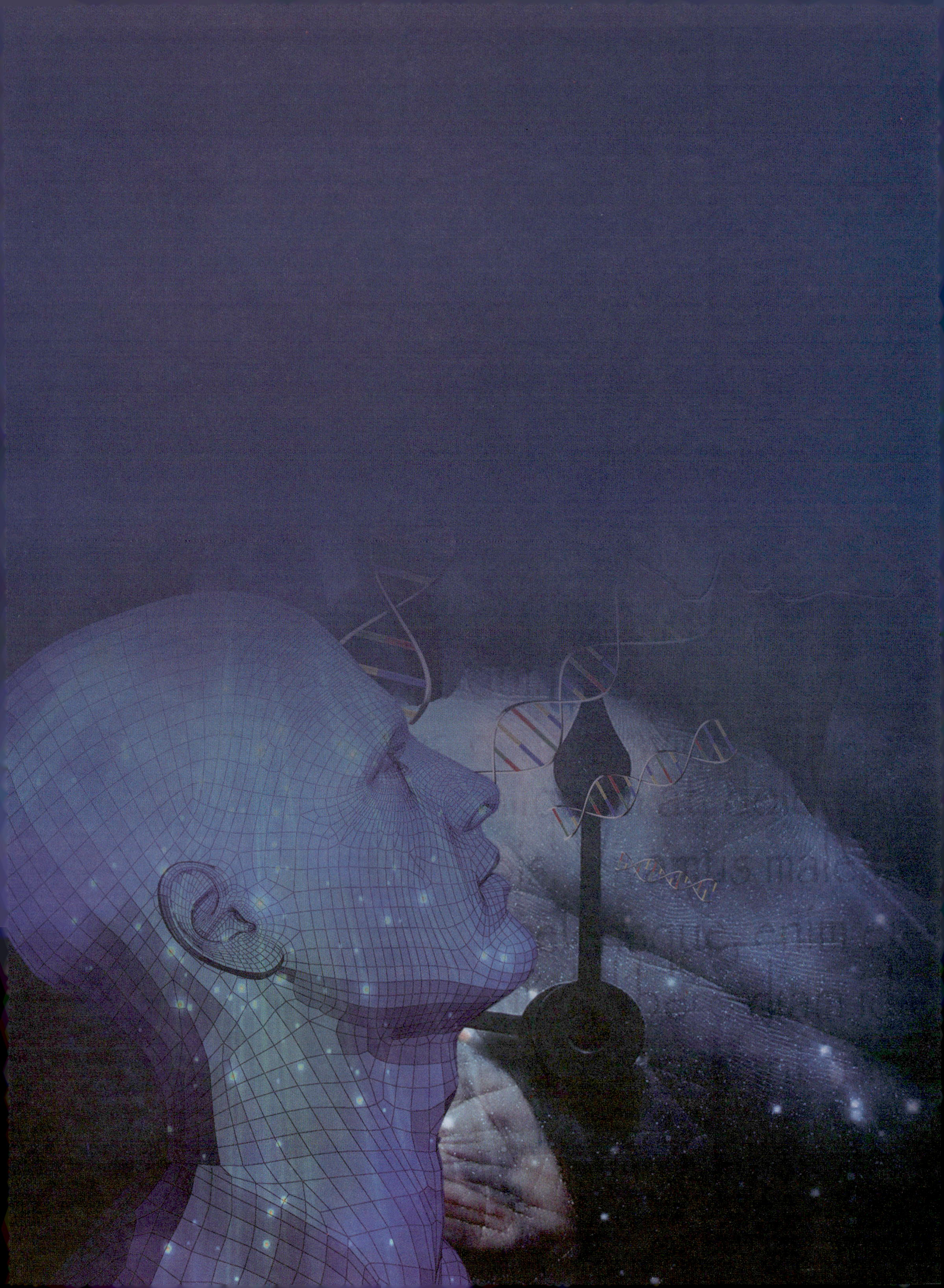

capítulo 1

Nutrição e Cronobiologia

TEMPO E RITMICIDADE BIOLÓGICA

Aspectos gerais da cronobiologia

Somos seres que estamos sob influência de processos rítmicos ambientais a todo instante. A nossa organização sistêmica é influenciada por modificações periódicas da Terra, por suas atrações e interação com outros planetas e astros, resultando em ciclos associados com o dia, a noite, as estações do ano e as oscilações das marés. A observação dos ritmos da natureza pelo homem remonta à antiguidade, há diversos relatos empíricos descrevendo os ritmos biológicos e os ciclos ambientais como forças dirigentes que estariam por trás dos diversos ciclos.[1] Um dos primeiros relatos científicos iniciais foi publicado em 1729, quando o astrônomo francês Jean-Jacques De Mairan descreveu os movimentos periódicos da abertura das folhas da planta *Mimosa pudica* durante o dia e fechamento à noite. De uma maneira engenhosa, De Mairan isolou a planta da alternância entre o claro e o escuro no porão de sua casa (isolamento temporal).[2,3] Para sua surpresa, ele observou que o movimento rítmico foliar continuava mesmo na ausência da pista ambiental, o ciclo claro-escuro. Esse e outros experimentos seguintes foram fundamentais para demonstrar o caráter endógeno da ritmicidade biológica. Já em 1969, Franz Halberg definiu esse ritmo como circadiano, com um período (duração total do ciclo) aproximado de 24 horas (*circa*, próximo; *dies*, dia). Ele definiu como ritmo circadiano aqueles com período entre 20 e 28 horas. A classificação dos ritmos biológicos proposta por Halberg considerou a frequência do ritmo, ou seja, o número de ciclos que ocorrem em determinado intervalo de tempo, e sua relação com o circadiano. Assim, os ritmos podem ser classificados, de maneira geral, em circadianos, ultradianos e infradianos, e um mesmo organismo vivo pode apresentar várias frequências de ritmos. Uma nova classificação foi proposta por Araujo e Marques,[1] eles definiram os ritmos com correlatos geofísicos, aqueles que sincronizam com pistas temporais do ambiente e ritmos sem correlatos geofísicos, mas que tenham seus períodos definidos por uma adaptação funcional (exemplos: ritmo cardíaco, ritmo respiratório, ciclo menstrual etc.) (Tabela 1.1). Conceitualmente, o "ritmo seria um processo que varia periodicamente no tempo, a manifestação de um fenômeno que se repete com o mesmo período, sendo este último o intervalo de tempo em que um ciclo se completa" (Figura 1.1).[4,5]

O organismo, portanto, é capaz de reconhecer estímulos externos, tais como sinais fóticos e não fóticos, ou ainda estímulos internos decorrentes de alterações anatomofuncionais.[6] Em mamíferos esses estímulos envolvem receptores sensoriais, neurotransmissores, vias neurais aferentes (vias que conduzem impulsos nervosos dos tecidos periféricos ao sistema nervoso) e eferentes (vias que conduzem a resposta neural do sistema nervoso aos tecidos periféricos). Existem

Rhowena Jane Barbosa de Matos
Tássia Karin Ferreira Borba
Ricardo Orozco-Solís
Breno Tercio Carneiro
John Fontenele-Araujo

núcleos específicos, como o núcleo supraquiasmático (NSQ), que controlam o ritmo biológico. Esse núcleo é o principal relógio ou, na nomenclatura mais atual – "oscilador", da hierarquia do sistema de controle temporal, dos outros osciladores centrais e dos periféricos (Figuras 1.2 e 1.3).

Além disso, sabe-se que diferentes sistemas de temporização podem atuar ao mesmo tempo e com frequências diversas. Assim, os ritmos endógenos são ajustados ou sincronizados por ciclos ambientais, como, por exemplo, alterações periódicas da intensidade de luz, ciclos de temperatura, ou ciclos do comportamento alimentar. Os ciclos ambientais que promovem a sincronização dos ritmos endógenos foram chamados de *zeitgeber* (do alemão, "doador de tempo"), "agentes arrastadores" ou "sincronizadores". Esses arrastadores (estímulo extrínseco que muda ou reinicia a fase dos relógios circadianos) podem ser geofísicos ou não, por exemplo, a alternância de luz e escuridão (dia e noite) é o *zeitgeber* geofísico fótico (de luz); enquanto aqueles não geofísicos e não fóticos seriam a interação social, a atividade física, ou, ainda, os ciclos de alimentação.[7]

Tabela 1.1 Classificação de ritmos biológicos conhecidos atualmente e exemplos de cada tipo.

Ritmos biológicos	Frequência
Circadianos (diários)	± 24 h
Ex.: Ciclo sono/vigília	23-18 h
Ultradianos	< 24 h
Ex.: Frequência respiratória	+ 12 a 20 resp./min.
Infradiano	> 24 h
Ex.: Circamarés (semanais)	
Hebdomadário	± 7 dias
Ex.: Circalunares (mensais)	
Selenianos	± 28 dias
Ex.: Circanuais	
Sazonais	± 3 meses

Organização dos sistemas de temporização circadianos em mamíferos

Atualmente, falamos que a expressão da ritmicidade circadiana é governada por sistemas de temporização circadiano. Isso por entendermos que há diversas pistas temporais capazes de sincronizarem a ritmicidade circadiana e são controladas por sistemas diferentes. Pelo menos dois são bastante estudados e seus componentes, bem como sua organização, são conhecidos: 1) sistema circadiano sincronizado pela luz (em inglês, *light-entrainable oscillator* – LEO) e 2) sistema circadiano sincronizado por alimento (em inglês, *food entrainable oscillator* – FEO). Há também um outro que possui o oscilador circadiano sensível à mentanfetamina (em inglês, *methamphetamine sensitive circadian oscillator* – MASCO) e outros que ainda estão sendo estudados.

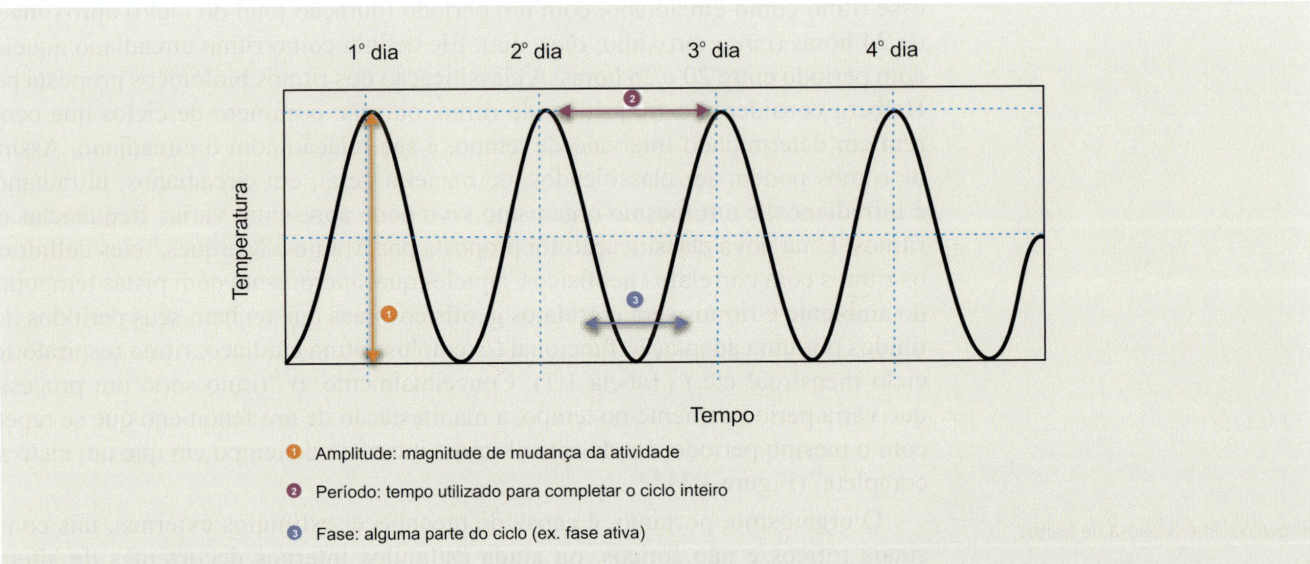

Figura 1.1 ► Representação esquemática da frequência de um ritmo biológico hipotético com os diferentes parâmetros: amplitude, período e fase, durante quatro dias.

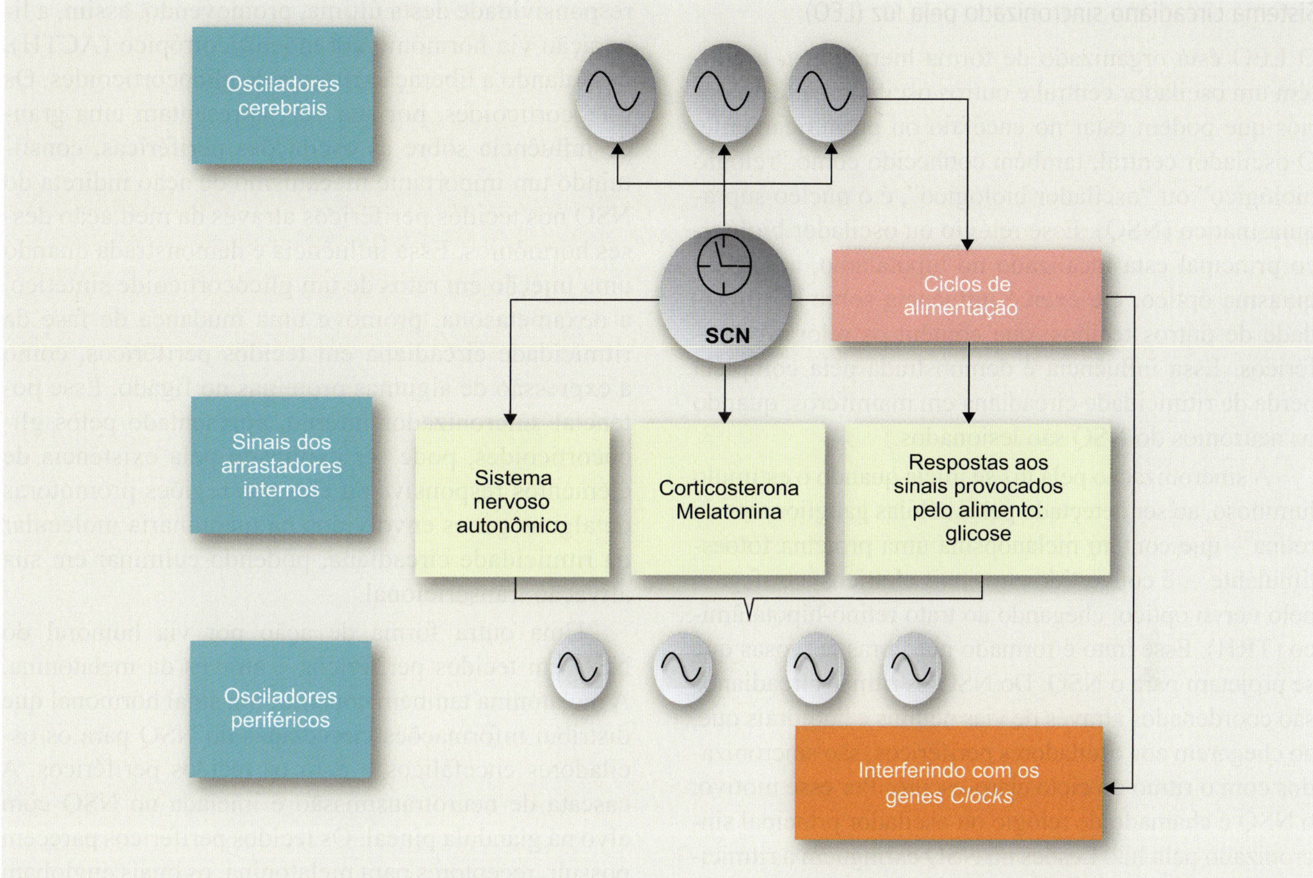

Figura 1.2 ► Esquema dos componentes do sistema de temporização e sua organização. Há representação de osciladores centrais – o símbolo de relógio biológico, sendo o principal deles o núcleo supraquiasmático (NSQ), os osciladores periféricos que se inter-relacionam com os sinais dos arrastadores internos, bem como representações de algumas funções, sistemas neurais, respostas moleculares, os genes *Clocks* (relógios). Fonte: adaptada de Escobar et al., 2009.[36]

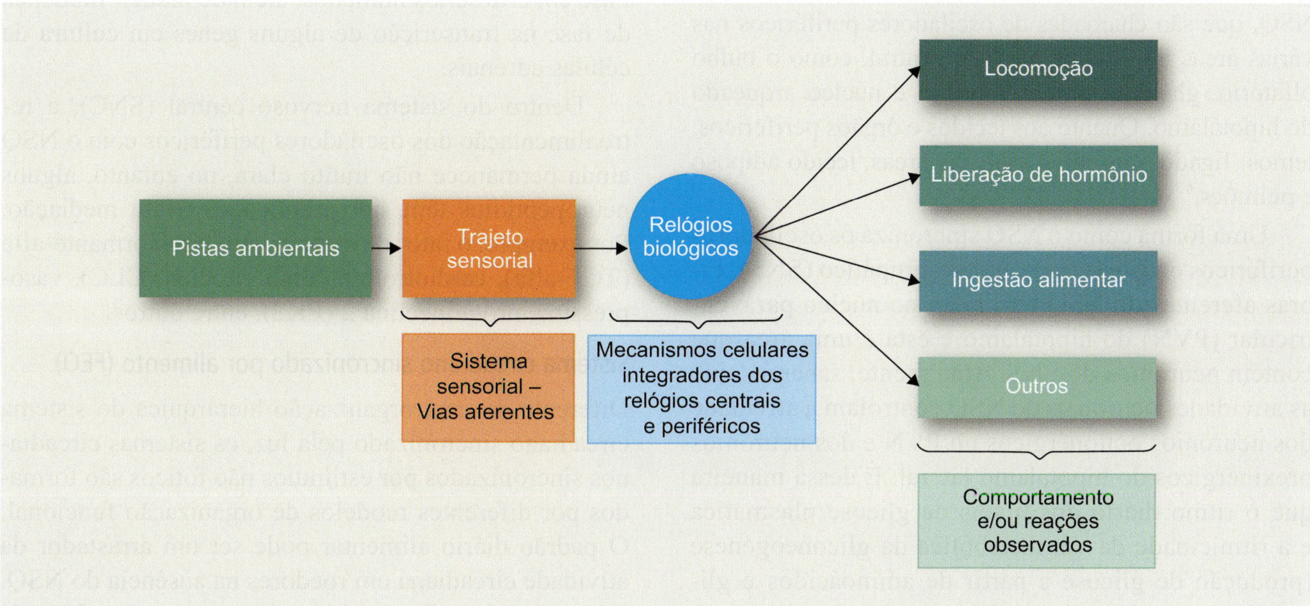

Figura 1.3 ► Esquema simplificado da trajetória de informações e reações no organismo com a participação do relógio central.

Sistema circadiano sincronizado pela luz (LEO)

O LEO está organizado de forma hierárquica, e contém um oscilador central e outros osciladores secundários que podem estar no encéfalo ou perifericamente. O oscilador central, também conhecido como "relógio biológico" ou "oscilador biológico", é o núcleo supraquiasmático (NSQ). Esse relógio ou oscilador biológico principal está localizado no hipotálamo, acima do quiasma óptico, ele exerce influência sobre a ritmicidade de outros tecidos, que contêm os relógios periféricos. Essa influência é demonstrada pela completa perda de ritmicidade circadiana em mamíferos, quando os neurônios do NSQ são lesionados.[8]

A sincronização pela luz se inicia quando o estímulo luminoso, ao ser detectado pelas células ganglionares da retina – que contêm melanopsina uma proteína fotoestimulante –, é convertido em sinais elétricos e trafegam pelo nervo óptico, chegando ao trato retino-hipotalâmico (TRH). Esse trato é formado por fibras nervosas que se projetam para o NSQ. Do NSQ os ritmos circadianos são coordenados através de vias neurais e humorais que, ao chegarem aos osciladores periféricos, são sincronizados com o ritmo do ciclo claro-escuro. Por esse motivo, o NSQ é chamado de relógio ou oscilador principal sincronizado pela luz. Lesões no NSQ extinguem a ritmicidade circadiana associada ao ciclo claro-escuro.

Os osciladores periféricos ou relógios periféricos são caracterizados por ritmos da transcrição de genes e expressão de proteínas em diversas células e tecidos. Essas células também apresentam mecanismos autossustentados que geram ritmos circadianos, mesmo na ausência do oscilador central. Temos células fora do NSQ, que são chamadas de osciladores periféricos nas várias áreas do sistema nervoso central, como o bulbo olfatório, glândula pineal, hipófise e núcleo arqueado do hipotálamo. Quanto aos tecidos e órgãos periféricos, temos: fígado, músculos, rins, pâncreas, tecido adiposo e pulmões.[9]

Uma forma como o NSQ sincroniza os osciladores periféricos é via sistema nervoso simpático (SNS). Fibras aferentes do NSQ terminam no núcleo paraventricular (PVN) do hipotálamo e esta é uma área que contém neurônios do SNS. Atualmente, sabemos que as atividades neuronais do NSQ controlam a atividade dos neurônios ocitonérgicos no PVN e dos neurônios orexinérgicos do hipotálamo lateral. É dessa maneira que o ritmo diário dos níveis da glicose plasmática e a ritmicidade da via metabólica da gliconeogênese (produção de glicose a partir de aminoácidos e glicerol) são coordenados.[10] A inervação simpática que liga o NSQ à glândula adrenal permite uma maior responsividade desta última, promovendo, assim, a liberação via hormônio adrenocorticotrópico (ACTH), modulando a liberação rítmica de glicocorticoides. Os glicocorticoides, por sua vez, apresentam uma grande influência sobre as oscilações periféricas, constituindo um importante mecanismo de ação indireta do NSQ nos tecidos periféricos através da mediação desses hormônios. Essa influência é demonstrada quando uma injeção em ratos de um glicocorticoide sintético, a dexametasona, promove uma mudança de fase da ritmicidade circadiana em tecidos periféricos, como a expressão de algumas proteínas no fígado. Esse potencial sincronizador interno, apresentado pelos glicocorticoides, pode ser explicado pela existência de elementos responsivos a eles nas regiões promotoras de alguns genes envolvidos na maquinaria molecular da ritmicidade circadiana, podendo culminar em sua ativação transcricional.

Uma outra forma de ação por via humoral do NSQ em tecidos periféricos é através da melatonina. A melatonina também constitui um sinal hormonal que distribui informações circadianas do NSQ para os osciladores encefálicos e para os tecidos periféricos. A cascata de neurotransmissão é iniciada no NSQ com alvo na glândula pineal. Os tecidos periféricos parecem possuir receptores para melatonina, os quais englobam grande número de regiões encefálicas fora do NSQ e de órgãos periféricos.[11] Alguns estudos tem demonstrado a importância da melatonina nas oscilações periféricas, sugerindo o envolvimento com a síntese rítmica de proteínas em hepatócitos de ratos e com a modulação da atividade circadiana da bomba sódio-potássio – ATPase em eritrócitos humanos, além de induzir mudança de fase na transcrição de alguns genes em cultura de células adrenais.

Dentro do sistema nervoso central (SNC), a retroalimentação dos osciladores periféricos com o NSQ ainda permanece não muito clara, no entanto, alguns neuropeptídios têm sido implicados nessa mediação. Por exemplo, o fator de crescimento transformante-alfa (TGF-alfa), cardiotrofina como citocina (CLC), vasopressina, proquinectina 2 (PK2), entre outros.

Sistema circadiano sincronizado por alimento (FEO)

Diferente de uma organização hierárquica do sistema circadiano sincronizado pela luz, os sistemas circadianos sincronizados por estímulos não fóticos são formados por diferentes modelos de organização funcional. O padrão diário alimentar pode ser um arrastador da atividade circadiana em roedores na ausência do NSQ. Em um regime de restrição alimentar, com oferta de alimento em um determinado horário do dia, o animal é capaz de sincronizar seus relógios ou osciladores biológicos respondendo com um fenômeno denominado "atividade antecipatória alimentar" (AAA), que ocorre mesmo na ausência do NSQ, em razão de um oscilador sincronizado por alimento.[12,13] Recentemente, foi demonstrado que glicose e aminoácidos circulantes no sangue, resultantes da digestão de proteínas, constituem um sinal nutriente crítico que influencia a transcrição de vários genes no fígado.

Os efeitos de fatores humorais também foram demostrados *in vitro*. Por exemplo, em meio de cultura de fibroblastos, um breve tratamento com 50% de soro de cavalo promoveu expressão rítmica de diversos genes. O que sabemos é que os conjuntos de fatores reguladores do metabolismo se expressam com um padrão rítmico circadiano, alguns são controlados diretamente LEO e outros pelo FEO; porém, uma especulação mais coerente sugere que são modulados por ambos os sistemas de uma forma integrada.

RITMOS BIOLÓGICOS E O COMPORTAMENTO ALIMENTAR

Nutrição como *zeitgeber*: desenvolvimento da atividade antecipatória alimentar

Um comportamento alimentar apropriado é essencial para a sobrevivência dos animais. Esse comportamento pode ser coordenado por vários fatores ambientais, tais como o ciclo claro-escuro e a disponibilidade de alimento, além dos estados fisiológicos internos, como funções gastrintestinais e balanço energético. Alguns animais, em determinados momentos do dia, podem se tornar presas em potencial, em virtude de seus ritmos circadianos. Muitos animais carnívoros e onívoros têm a capacidade de antecipar o período da refeição, ajustado exatamente com a disponibilidade de alimento. Os herbívoros adaptam seu comportamento de forrageio para os momentos do dia em que há menor probabilidade de encontrar predadores. Essa capacidade, de antecipar o período da refeição, tem sido encontrada em uma grande variedade de animais, como abelhas, peixes, pássaros, ratos, coelhos, marsupiais e macacos.

O fenômeno de antecipação ao horário da refeição começou a ser observado por Richter em 1922, quando ratos alimentados apenas uma vez ao dia apresentavam um aumento da atividade locomotora algumas horas antes do horário de alimentação. A AAA caracteriza-se pelo aumento do comportamento exploratório e de forrageio, aumento da temperatura corporal, glicocorticoides plasmáticos, motilidade gastrintestinal e atividade de enzimas digestivas. Essas modificações aperfeiçoam a ingestão alimentar e facilitam o uso dos nutrientes, levando à suposição de que um mecanismo sincronizado pelo alimento assegura que o organismo obtenha energia suficiente até mesmo quando o alimento torna-se restrito. A restrição alimentar, por sua vez, é capaz de coordenar ritmos em ratos arrítmicos mutantes do gene *circadian locomotor output cycles kaput* (*Clock*) ou em condições de constante escuro. Além disso, afeta as oscilações circadianas em tecidos periféricos, tais como fígado, rim, coração e pâncreas, afetando pouco o "relógio ou oscilador central" presente no NSQ.

Muitas das atividades fisiológicas ditadas pelo NSQ, como a atividade da enzima hepática P450, temperatura corporal, atividade locomotora, taxa cardíaca etc., têm sua fase modificada pela restrição alimentar para o período da disponibilidade de alimento. Tão logo a disponibilidade de alimento se torna ininterrupta, o NSQ toma controle novamente das oscilações periféricas.[14]

Após a descoberta dos genes relógios ou osciladores, muitas tentativas de localizar o FEO falharam. Em decorrência do aumento de glicocorticoides, antes da refeição e da indicação de que glândulas adrenais de hamsters produzem ritmicidade circadiana em cultura, uma das primeiras tentativas de localizar o FEO envolveu adrenalectomia, ou seja, retirada cirúrgica das adrenais. Porém, isso não teve efeitos na AAA. O fígado também foi apontado como um possível portador do FEO. Ratos cirróticos tratados cronicamente com CCl4, substância que induz lesão hepática, exibiram persistência da AAA. O mesmo resultado foi encontrado em ratos diabéticos (induzidos experimentalmente com injeção de estreptozotocina, que promove apoptose das células beta no pâncreas), descartando o pâncreas e secreção de insulina como elementos essenciais desse oscilador.

Considerando o conhecimento do NSQ como regulador dos ritmos circadianos, essa estrutura foi alvo de lesão em roedores com o intuito de identificar sua possível participação na AAA. Entretanto, os resultados mostraram que os animais sem o NSQ continuavam expressando antecipação ao alimento, indicando a independência entre o FEO e o NSQ. O núcleo hipotalâmico dorsomedial (DMH) e suas projeções para o NSQ, foram sugeridas como o possível local neural portador do FEO.[15] Mostrou-se que a expressão de ritmos circadianos sincronizados pelo alimento é prejudicada por lesões célula-específicas no DMH. Essas células são neurônios que emitem projeções diretamente para neurônios que secretam orexinas – peptídios que participam do controle do comportamento alimentar, homeostase energética, ciclo sono-vigília e comportamentos motivacionais – presentes no hipotálamo lateral. Realmente, há evidências de que ratos geneticamente deficientes na produção de orexinas apresentaram atenuação na AAA, sugerindo que estes neurônios orexígenos participam no controle da expressão da AAA. Contudo, outros estudos utilizando ratos e camundongos não confirmaram que a ablação do DMH é capaz de eliminar a AAA.[16-18]

Dentre esses genes osciladores destacam-se o *Clock*, o primeiro gene associado aos ritmos circadianos descoberto em mamíferos, *brain and muscle arnt-like protein-1* (*Bmal1*), também conhecido como *Mop3*. Outros genes, como o *Period1* (*Per1*), *Period2* (*Per2*), *Period3* (*Per3*), *Cryptochrome1* (*Cry1*) e *Cryptochrome2* (*Cry2*) também estão envolvidos. As proteínas CLOCK e BMAL1 formam heterodímeros CLOCK:BMAL1, que são capazes de ligar-se e ativar a transcrição de genes que possuem o elemento E-box (CACGTG) em suas regiões promotoras. Esses elementos E-box estão presentes nas regiões promotoras dos genes *Per*, *Cry* e de dois receptores nucleares *rer-erb* α (*reverse erythroblastosis virus* α) *e ror* α (*retinoic acid receptor-related orphan receptor* α). Desse modo, o CLOCK:BMAL1 ativa a transcrição dos genes *Period* (*Per1-3*) e *Cryptocrome* (*Cry1-2*) e dos genes dos receptores nucleares *rer-erb* α *e ror* α.

Ratos mutantes do gene *Clock* mostraram manutenção da AAA durante a restrição alimentar e a persistência deste ritmo após dois dias de alimentação livre. Esse resultado sugere que o FEO não requer uma expressão normal da proteína CLOCK. Poucas diferenças foram encontradas na AAA entre ratos selvagens e ratos mutantes deficientes em mRNA *Cry,* concluindo que a proteína CRY também não é necessária para a expressão da AAA. O produto do gene *NPAS2* forma heterodímero com o *BMAL1* que ativa a transcrição dos genes *Per* e *Cry* no tronco encefálico. Oscilações moleculares em estruturas nervosas, tais como córtex e estriado, podem ser afetadas pelo padrão de restrição alimentar. Ratos deficientes em *NPAS2* mostraram atraso na resposta para a restrição alimentar. Enquanto ratos controles precisavam de apenas dois dias para expressarem a AAA em condições de restrição alimentar, enquanto os ratos deficientes em *NPAS2* precisaram de vários dias e, além disso, apresentaram perda de peso e doenças durante o período de restrição alimentar. Juntos, esses resultados mostram que, embora a mutação em alguns desses genes relógios ou osciladores reduza a capacidade de sincronização à condição de restrição alimentar, o FEO não depende totalmente desses genes (Figura 1.4). Quanto ao gene *Per2*, foi demonstrado que ratos que apresentam deficiência desse gene não apresentaram AAA, mesmo quando eram mantidos em constante escuro para não sofrer interferência da luz. Similarmente, a AAA esteve quase ausente em ratos carentes do gene oscilador *Bmal1*. Os resultados sugerem que esses genes podem compor a maquinaria molecular responsável pelo funcionamento do FEO.[19]

Em razão da ausência de identificação de uma estrutura como substrato do FEO, é sugerido que esse sistema pode ser representado por uma rede dispersa de estruturas cerebrais, conectadas com órgãos periféricos implicados com a digestão e o metabolismo.[12,20,21] Nesse caso, relógios periféricos podem apresentar mecanismos para estabelecer uma comunicação com o SNC, e, assim, desencadear a AAA. Um órgão do sistema digestório pode produzir sinais indutores da alimentação para os osciladores do SNC. As aferências do nervo vago parecem ser um candidato para tal comunicação, mas a vagotomia subdiafragmática não apresentou efeitos na AAA ou no aumento de glicocorticoides antes do período de refeição. A deaferentação (inativação) visceral induzida pela droga capsaicina demonstrou que a comunicação não é estabelecida pelas vias aferentes viscerais não vagais. Sendo assim, surgiu a possibilidade da existência de uma comunicação hormonal entre o sistema digestório e o SNC.

Em busca de fatores humorais periféricos que tivessem funções de sinais de sincronização interna, diversos peptídeos foram estudados. Recentemente, foi sugerido que, em diversos locais do SNC associados à secreção rítmica da ghrelina, estariam envolvidos na modulação da AAA. Esse hormônio, que é secretado pelas células oxínticas do estômago, duodeno, íleo, ceco e cólon, encontra-se aumentado na circulação antes das refeições. A ghrelina aumenta o consumo alimentar e o peso corporal, além de reduzir a utilização de reservas lipídicas. Estudos em ratos levantaram a hipótese de que as glândulas oxínticas estomacais participariam da maquinaria do FEO.[22] A expressão rítmica do gene da ghrelina pode ser explicada pelo fato desse gene apresentar o elemento E-box em sua região promotora, que é um alvo do heterodímero CLOCK/BMAL1. Esse hormônio também é expresso no hipotálamo mediobasal, o qual apresenta grande redução na expressão do seu gene, bem como perda da ritmicidade circadiana em camundongos mutantes do gene *Clock*.[23] De fato, na ausência dos genes relógios *Per1* e *Per2*, a ghrelina não é expressa segundo uma ritmicidade circadiana, fato associado ao desaparecimento da redução no conteúdo glandular desse peptídio antes das refeições. Ratos deficientes do receptor para ghrelina apresentaram diminuição, mas não extinção da AAA,

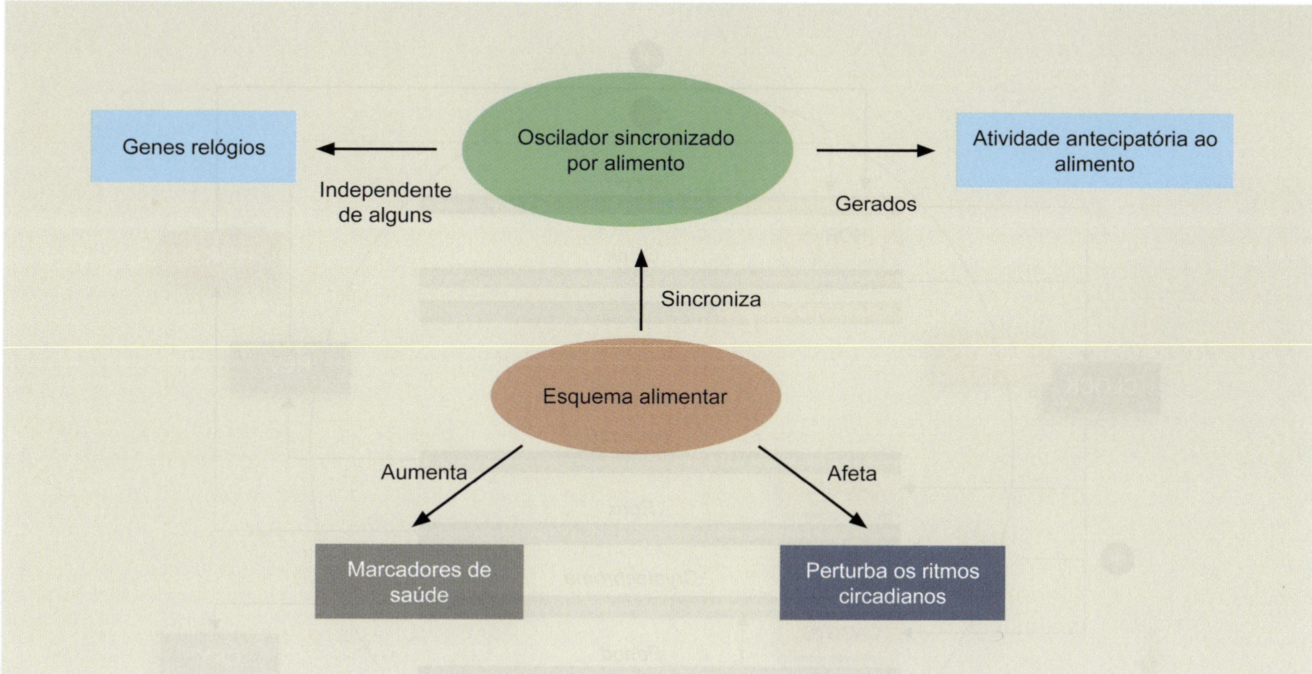

Figura 1.4 ► Esquema sintético relacionando o papel dos osciladores sincronizado por alimentos na geração da atividade antecipatória ao alimento e sua dependência parcial aos genes relógios. Quando estamos sob um padrão de restrição temporal de alimento pode ocorrer melhoria nos indicadores de saúde, porém, se essa restrição ocorrer durante a fase de repouso, provocará um distúrbio na ritmicidade circadiana e prejuízo à saúde.

sendo por isso sugerida a existência de outras localidades para os FEOs, além das células das glândulas oxínticas. Quanto ao funcionamento molecular, ainda permanece indeterminado como os genes relógios nas células gástricas podem influenciar a síntese e secreção de ghrelina e como ela pode agir no sistema nervoso central de modo a resultar em aumento da atividade relacionada com a antecipação alimentar.

Regulação molecular e celular do ritmo circadiano e os aspectos nutricionais

Antes de focarmos no comportamento alimentar, é importante ressaltar e explicar que o comportamento ocorre em razão do funcionamento da maquinaria molecular dentro das nossas células, tanto nas células que estão no sistema nervoso como em órgãos periféricos. No aspecto celular, os ritmos circadianos observados no comportamento e fisiologia do organismo, resultam de um mecanismo denominado retroalimentação transcricional-translacional. Esse mecanismo está presente em diversos organismos, desde os unicelulares até os mamíferos. A expressão da ritmicidade circadiana é dependente da coexpressão de um conjunto de genes, denominados "genes relógios", ou "genes osciladores". Os produtos desses genes são fatores de transcrição, capazes de ativar ou reprimir suas próprias transcrições. Assim, o nome retroalimentação transcricional-translacional, refere-se ao fato da transcrição do gene ser modulada pela tradução em proteína do seu produto (Figura 1.5).[25] O mau funcionamento ou a ausência desses componentes moleculares pode resultar em anormalidades na expressão dos ritmos circadianos, como aumento ou diminuição do período, ou até mesmo completa arritmicidade.

As proteínas PER e CRY acumulam-se no citoplasma e formam homo e heterodímeros. A entrada heterodímero PER:CRY no núcleo inibe a transcrição de *Per* e *Cry* por meio de mecanismos envolvidos diretamente com a desacetilação (retirada de um grupo acetil) de histonas e outras modificações na cromatina. A dinâmica dos ritmos circadianos é controlada por modificações pós-traducionais das proteínas osciladoras, sobretudo pela fosforilação e subsequente degradação proteossômica. A fosforilação da proteína PER facilita a ubiquitinação e degradação da PER1 e PER2, impedindo a entrada do heterodímero PER:CRY no núcleo da célula. Posteriormente, a repressão do PER:CRY sobre o CLOCK:BMAL1 é aliviada pela degradação da PERs e CRYs. Outros reguladores negativos desse mecanismo de retroalimentação foram identificados, como os genes *dec1* (*sharp2/stra13*) e *dec2* (*sharp1*), que também têm suas transcrições dirigidas pelo

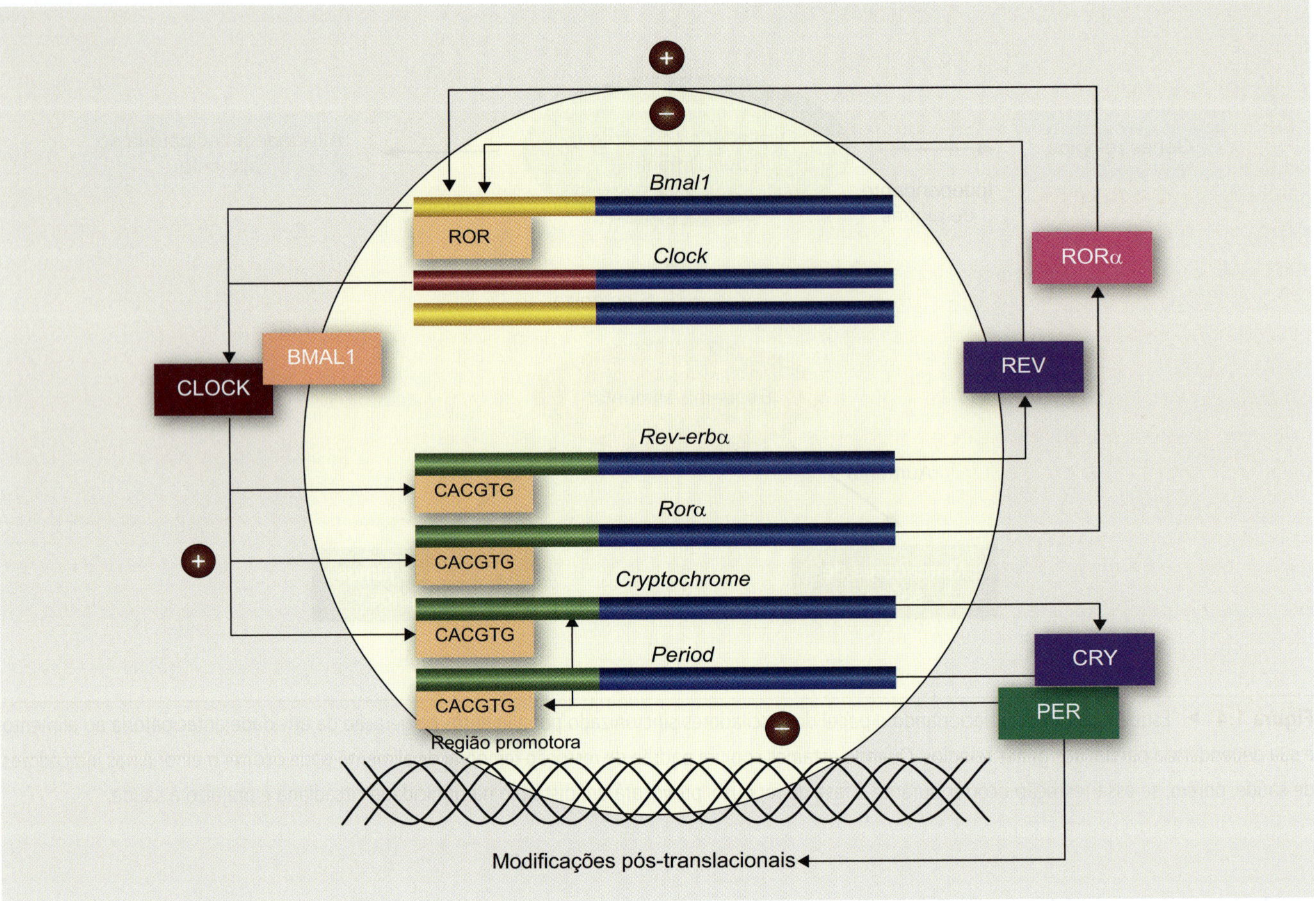

Figura 1.5 ▶ Ilustração de uma célula e o núcleo, mostrando um funcionamento molecular que gera os ritmos biológicos. As proteínas CLOCK e BMAL1 formam heterodímeros CLOCK:BMAL1 que se ligam a elementos E-boxes ativando a expressão dos genes osciladores *Per* e *Cry*. As proteínas produtos desses genes, PER e CRY, formam heterodímeros PER:CRY que têm ação repressora sobre a transcrição dos seus próprios genes, constituindo dessa maneira o *feedback* transcricional-translacional. – inibição e + estimulação.

CLOCK:BMAL1 via elemento E-box em suas regiões promotoras. As proteínas DEC1 e DEC2 podem bloquear a expressão de genes circadianos, em parte pela formação de um heterodímero não funcional com o BMAL1, inibindo, desse modo, a transcrição de genes que possuem o elemento E-box em seus promotores.

A expressão do gene *Clock* se dá constitutivamente no NSQ, enquanto a expressão do gene *Bmal1* apresenta variações no decorrer do período circadiano. Sendo assim, a expressão rítmica do complexo ativador transcricional CLOCK:BMAL1 é controlada via oscilações circadianas na transcrição do gene *Bmal1*. Este último é controlado pelos produtos dos genes dos receptores *orphan nuclear Rer-erbα e Rorα* (REV-ERBα). A proteína REV-ERBα é translocada para dentro do núcleo e liga-se ao elemento ROR da região promotora do gene *Bmal1*, inibindo a sua transcrição. Desaparecendo a REV-ERBα durante a noite, há a liberação da inibição da região promotora, e o elemento ROR é agora ocupado pela proteína RORα, a qual estimula a transcrição do gene *Bmal1*, reiniciando assim o próximo ciclo circadiano da expressão de genes. Todos os genes mencionados apresentam um ritmo de 24 horas nas células, caracterizando assim os ritmos circadianos.

As oscilações circadianas na expressão dos genes osciladores coordenam a expressão de outros genes envolvidos com várias outras funções celulares, refletindo nos ciclos circadianos comportamentais e fisiológicos observados num indivíduo. Esses genes são denominados "genes controlados pelos genes osciladores *clock-controlled genes*" (CCGs). Esse controle pode acontecer por pelo menos dois mecanismos: interação direta com o elemento E-box da região promotora desses genes, e por meio da regulação de outros CCGs, que são, por sua vez, fatores transcricionais que controlam, por exemplo, a expressão circadiana de várias enzimas digestivas.

Controle do ritmo do comportamento alimentar

O comportamento alimentar é um bom exemplo de função passível de regulação circadiana, especificamente pode ser modulada por essa maquinaria molecular anteriormente descrita. A fome, o apetite e a saciedade são sensações ditadas pelo sistema de controle do comportamento alimentar, que tem como objetivo a manutenção do balanço energético das células. O balanço energético consiste em um estado metabólico, precisamente regulado dia após dia, caracterizado pelo equilíbrio entre gasto energético e consumo alimentar, proveniente da complexidade da maquinaria molecular. Essa regulação precisa integrar informações vindas de tecidos e órgãos periféricos acerca do estoque nutricional do corpo, com o hipotálamo, que determinará o balanço entre peptídios orexigênicos (que causam fome) e anorexigênicos (que inibem a fome). Além disso, a regulação pode ser mediada por sinais de prazer provenientes das áreas do sistema hedônico.

No núcleo arqueado, há duas populações de neurônios primários, uma cujo circuito neural expressa o *peptídio pró-opiomelanocortina* (POMC) e *o transcrito relacionado com a cocaína e a anfetamina* (CART), que resultam na inibição do consumo alimentar, e a outra, cujo circuito neural expressa *neuropeptídio Y* (NPY) e *neuropeptídio agouti* (AgRP), que resultam na estimulação do consumo alimentar. A partir do núcleo arqueado, axônios de neurônios POMC/CART e NPY/AgRP projetam-se para outros núcleos hipotalâmicos, tais como o núcleo paraventricular, hipotálamo dorsomedial, área hipotalâmica lateral e perifornical, que possuem neurônios de segunda ordem e integram informações sobre status energético das células.

Em ratos mantidos em ciclo claro-escuro, a mensuração de mRNA do AgRP por hibridização *in situ*, revelou um pico do neuropeptídio quatro horas após o início da fase escura, horário coerente com um pico na ingestão alimentar. A corticosterona (glicocorticoide presente sobretudo em roedores), tem o ritmo de seus níveis associado aos níveis do AgRP no hipotálamo de ratos independentemente do ciclo claro-escuro, sugerindo que uma expressão circadiana fisiológica dos glicocorticoides é requerida para a regulação da expressão circadiana do AgRP. O gene *NPY* também apresenta expressão circadiana com um aumento nos níveis de mRNA, precedendo o início da fase escura.

Alguns sinais periféricos são circadianos, dentre muitos destacam-se a leptina, cuja secreção é proporcional ao estoque adiposo, e a insulina (produzida no pâncreas), cuja secreção é proporcional ao nível de glicose plasmática e, quando presentes no sistema nervoso central, ligam-se aos seus receptores hipotalâmicos, diminuindo o consumo alimentar. Em roedores, os níveis de mRNA da leptina, por exemplo, caem na primeira hora da fase de escuro, coerente com o aumento no consumo alimentar desses animais. Do mesmo modo, os receptores hipotalâmicos para leptina são menos expressos na primeira hora do escuro, ao passo que há aumento de sua expressão quatro horas após o início da fase de claro, quando há considerável diminuição no consumo alimentar. Além da ghrelina, o *peptídio YY* (PYY), secretado no trato gastrointestinal distal, e o *polipeptídio pancreático* (PP), presente em células pancreáticas exócrinas e no cólon, aumentam pós-prandialmente e seus níveis podem ser influenciados pelo conteúdo nutricional da refeição. A *colecistocinina* (CCK) é um hormônio secretado no duodeno e no jejuno, e sua ação diminui o consumo alimentar e a duração da refeição em resposta também à distensão gástrica. Todos esses sinais afetam a expressão da ritmicidade circadiana.

Alguns estudos sugerem que a melatonina influencia a secreção de insulina das células beta pancreáticas e o metabolismo da glicose. Os níveis de insulina tendem a ser elevados durante o dia, quando os níveis de melatonina circulantes são baixos, do mesmo modo que baixos níveis de insulina coerentes com altos níveis de glicose são sempre mensurados à noite, correspondente ao aumento dos níveis circulantes da melatonina. Sendo assim, a glândula pineal apresenta um efeito repressor sobre as células betapancreáticas, já que a melatonina reduz a liberação da insulina. Esse efeito se dá, provavelmente, via receptor MT-1.

As orexinas, que participam tanto da regulação do consumo alimentar como do ciclo sono/vigília, comportamento que segue um padrão circadiano bem marcado, apresentam diminuição e perda da ritmicidade circadiana dos níveis de mRNA no hipotálamo mediobasal em camundongos mutantes para o gene *Clock*. Acrescenta-se o fato de que tanto as orexinas como seus receptores são expressos na retina, evidenciando seu envolvimento na regulação da indução fótica no NSQ. O CART, por sua vez, apresenta oscilações diurnas em seus níveis tanto na circulação sanguínea como em várias regiões encefálicas, tais como hipotálamo, amígdala, núcleo accumbens, em ratos e em macacos Rhesus. Essa ritmicidade pode ser explicada pelo fato da região promotora do gene *Cart* apresentar o elemento E-box. Não surpreendentemente, assim como a ghrelina, camundongos mutantes para o gene *Clock* apresentaram redução na sua expressão no início e no fim da fase de claro quando comparados aos animais controles.[23]

Recentemente, foi demonstrado que o receptor nuclear REV-ERBα participa não apenas da geração endógena dos ritmos circadianos, como também da regulação do consumo alimentar e balanço energético. Quando camundongos receberam uma injeção intraperitoneal de um agonista para os receptores REV-ERBα, eles apresentaram aumento do consumo alimentar no ciclo escuro, embora o consumo diário não tenha sido alterado. Entretanto, em camundongos obesos, a administração dessa droga não modificou o consumo alimentar, mas reduziu massa corporal, evidenciando que esses receptores são capazes de aumentar o gasto de energia. Essa ideia é confirmada por estudos epidemiológicos que apontam polimorfismos nos genes *rev-erbα* em indivíduos obesos. Além disso, outros genes osciladores podem estar envolvidos com o desenvolvimento da síndrome metabólica. Em seres humanos, a diminuição da expressão do gene *Per2* no tecido adiposo resultou em aumento da circunferência abdominal, enquanto a diminuição na expressão dos genes *Bmal1*, *Cry1* e *Per2* resultou em aumento dos níveis circulantes de colesterol. Camundongos homozigotos para alelos disfuncionais específicos dos genes *Per* (*Per1*, *2* e *3*) apresentaram aumento da massa corporal sob regime de uma dieta hiperlipídica, quando comparados com camundongos selvagens, que apresentavam alelos funcionais para esses genes. Camundongos mutantes para o gene *Clock* desenvolveram aumento do apetite e do consumo de dieta hiperlipídica, aumento da massa corporal, diminuição do gasto energético e alterações no padrão da expressão de diversos neurotransmissores hipotalâmicos participantes do sistema de controle do comportamento alimentar e balanço energético, como o Cart, a ghrelina e as orexinas.

Além da via homeostática, constituída pelo hipotálamo e trato gastrintestinal, o controle do comportamento alimentar apresenta outro nível de regulação, o controle hedônico, que corresponde ao sistema de recompensa. Esse sistema está relacionado ao prazer em consumir alimentos, especialmente os palatáveis. O sistema de recompensa vem sendo extensivamente estudado, tendo como regiões encefálicas inclusas as áreas do sistema límbico, englobando o núcleo accumbens, o núcleo pálido ventral e a amígdala, além dos córtices pré-frontal e orbitofrontal. Similar ao controle homeostático do comportamento alimentar, os sistemas de recompensa, bem como o alimento palatável, podem estar envolvidos com os relógios biológicos ou, mais atualmente chamados, de osciladores biológicos. Em ratos mantidos em um regime de escuro constante, o acesso rítmico a um alimento palatável influencia tanto ritmos comportamentais como a atividade da maquinaria molecular do relógio circadiano presente no NSQ, evidenciando o impacto do valor hedônico de um alimento palatável nos relógios biológicos. No entanto, apesar desses sinais alimentares influenciarem o NSQ, esses não são capazes de substituir o sincronizador de luz nesse núcleo. A oferta de um alimento palatável em um único horário em ratos submetidos à constante escuro reduziu as respostas comportamentais à mudança de fase induzida por um breve pulso de luz, sugerindo que sinais motivacionais alimentares podem modular a integração dos sinais fóticos pelas células do NSQ.[24] Além disso, o acesso a uma dieta palatável no início do escuro induz uma rápida diminuição na expressão do gene *Per1* no NSQ. Quanto à restrição alimentar, a combinação entre ela e o alimento palatável induz uma forte expressão da AAA em hamsters com NSQ intacto. Em razão da relevância do estado motivacional na geração da AAA, alguns supostos substratos anatômicos foram sugeridos para participar como FEO. Estruturas como hipocampo, amígdala e núcleo accumbens não apresentaram influência na manifestação da antecipação alimentar. No entanto, a lesão da região dorsolateral do núcleo accumbens, mas não da região ventromedial, reduz a antecipação alimentar, sugerindo que o sistema mesolímbico de recompensa pode modular a atividade antecipatória alimentar.

Status energético da célula e ritmo biológico

O modelo experimental conhecido como restrição calórica (RC), quando o alimento é oferecido uma, duas ou várias vezes ao dia, de modo a restringir a quantidade de calorias derivadas dos carboidratos, gorduras ou proteínas para 50 a 60%, também é um modelo interessante para se investigar o ritmo biológico. É possível que os animais em RC, similarmente aos animais com restrição alimentar (RA), sincronizem os osciladores periféricos e exibam alterações no comportamento antecipatório e na temperatura corporal de acordo com os horários das refeições. Sabe-se que a RC afeta a organização temporal do relógio principal presente no NSQ de camundongos sob o ciclo claro-escuro. Em um estudo com ratos, com restrição calórica, em que a oferta do alimento foi dividida em seis refeições com durações diferentes, demonstrou-se que o NSQ e seus mecanismos moleculares de sincronização fótica podem ser afetados pela RC, sugerindo que o sinal metabólico tem forte influência no trabalho do oscilador do NSQ e que esses efeitos são dependentes do estado energético do animal.

A identificação de cofatores redox, NAD(H) e NADP(H), como potenciais reguladores da ritmicidade na expressão desses genes, oferecem um modelo especulativo de como o estado redox da célula interfere no sistema circadiano (Figura 1.6). Como já descrito

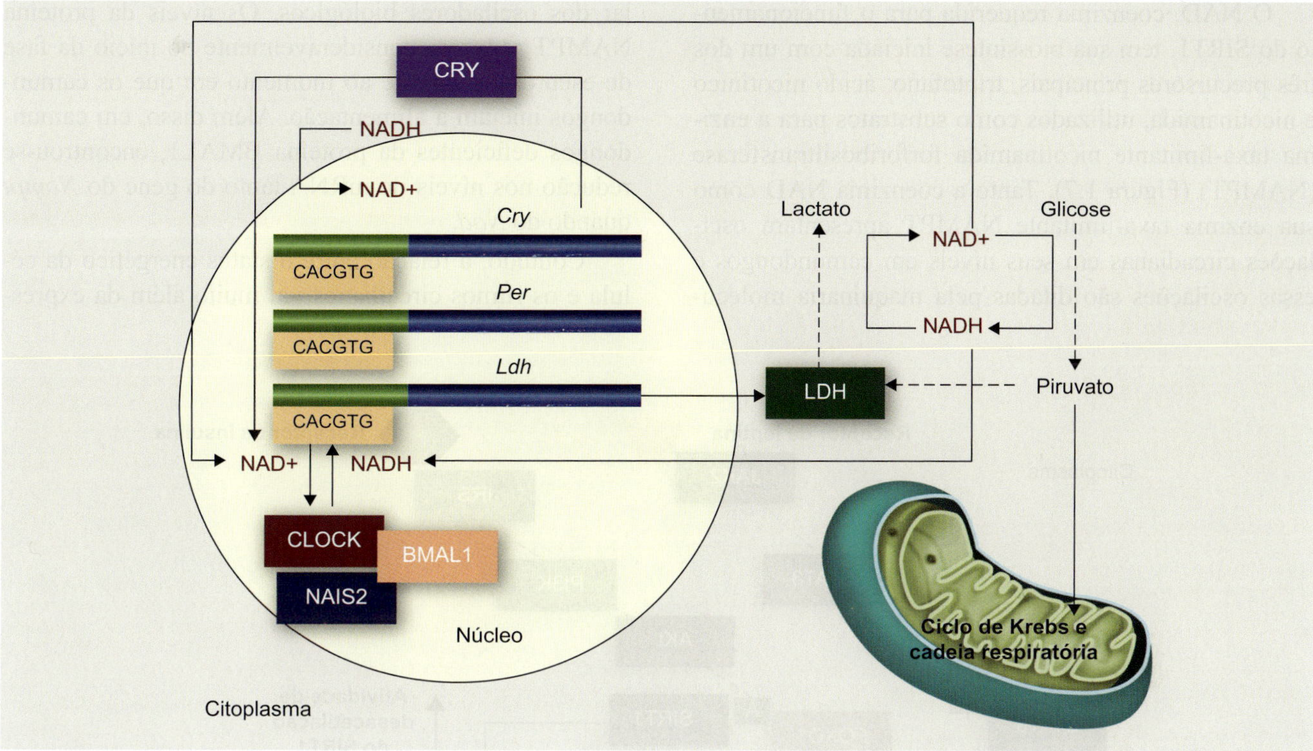

Figura 1.6 ► A influência do estado metabólico da célula no funcionamento molecular dos ritmos circadianos. A razão entre NAD(P)H e NAD(P)+ influencia a ligação do heterodímero CLOCK/NPAS2:BMAL1 com os elementos e-boxes presentes nos genes relógios.

anteriormente, o funcionamento molecular dos ritmos circadianos depende de um mecanismo de retroalimentação em que atuam fatores transcricionais ativadores, *BMAL1* e *CLOCK*, e fatores transcricionais repressores da transcrição gênica, *CRY* e *PER*. Em algumas regiões do encéfalo, o *NPAS2* substitui o *CLOCK* formando heterodímeros com a proteína BMAL1. Após a formação de heterodímeros CLOCK:BMAL1 e NPAS2:BMAL1, suas ligações com o DNA são estimuladas pelo NADH reduzido e inibidas pelo NAD+ oxidado. Esses heterodímeros aumentam a expressão dos genes relógios *Cry* e *Per* e do gene *ldh* responsável pela produção da enzima lactato de-hidrogenase (LDH). A proteína CRY reprime a ativação gênica mediada pelo CLOCK/NPAS2, possivelmente pela oxidação de cofatores NAD+ associados a essas proteínas. A ação repressora do *Cry* nas proteínas CLOCK e NPAS2 pode ser reforçada pela LDH, a qual pode aumentar a concentração celular de NAD+. Portanto, a razão entre NAD(P)H e NAD(P)+ dita a ligação do CLOCK/NPAS2:BMAL1 com elementos e-boxes e pode resultar em mudança de fase na expressão cíclica dos genes relógios e, consequentemente, de seus produtos. Contudo, os efeitos do estado metabólico da célula nos ritmos circadianos ainda merecem estudos *in vivo*.

Outros supostos responsáveis pela interação entre o estado metabólico e ritmos circadianos são as proteínas reguladoras silenciosas de informação (SIRT), chamadas genericamente de sirtuínas. As sirtuínas pertencem a uma família de enzimas denominadas desacetilase NAD+ dependentes, que por terem suas funções dependentes do NAD podem identificar o *status* energético da célula, sendo classificadas como sensores metabólicos. Em mamíferos há sete subtipos de sirtuínas (SIRT1 a SIRT7), com a maioria dos estudos focando nas funções do SIRT1. Dentre suas funções, o SIRT1 se destaca na função da regulação do metabolismo em resposta à disponibilidade nutricional, coordenando a fisiologia, permitindo aos animais sobreviverem em condições nutricionalmente escassas, como no jejum e na restrição calórica. No tocante às suas relações com os relógios biológicos, o SIRT1 influencia as oscilações da atividade da BMAL1 e interage fisicamente com a proteína CLOCK, suprimindo a atividade do heterodímero CLOCK:BMAL1 e influenciando diretamente a transcrição gênica mediada por ele, do mesmo modo que sua deficiência em ratos resulta em alteração da expressão de alguns genes osciladores, como o *Per2* em fibroblastos embrionários tanto *in vitro* como *in vivo* no fígado.

O NAD, coenzima requerida para o funcionamento do SIRT1, tem sua biossíntese iniciada com um dos três precursores principais, triptofano, ácido nicotínico e nicotinamida, utilizados como substratos para a enzima taxa-limitante nicotinamida forforibosiltransferase (NAMPT) (Figura 1.7). Tanto a coenzima NAD como sua enzima taxa-limitante NAMPT apresentam oscilações circadianas em seus níveis em camundongos e essas oscilações são ditadas pela maquinaria molecular dos osciladores biológicos. Os níveis da proteína NAMPT reduzem consideravelmente no início da fase de escuro, condizente ao momento em que os camundongos iniciam a alimentação. Além disso, em camundongos deficientes da proteína BMAL1, encontrou-se redução nos níveis de mRNA tanto do gene do *Nampt* quando do *Nad*.

Contudo, a relação entre o status energético da célula e os ritmos circadianos vai muito além da expres-

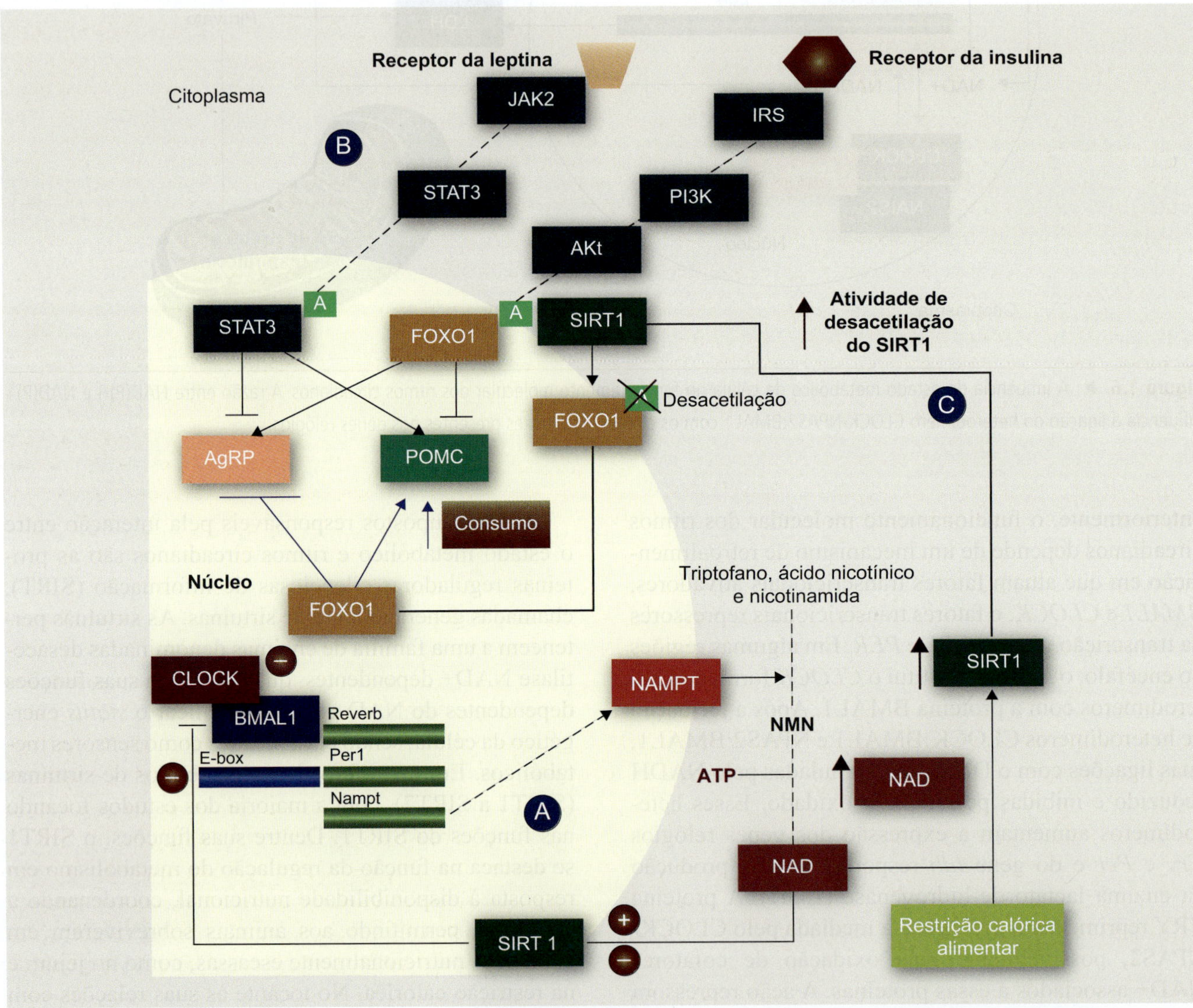

Figura 1.7 ▶ Ilustração mostrando a participação do sensor metabólico SIRT1 na célula, integrando a maquinaria celular dos osciladores biológicos e controle do comportamento alimentar durante restrição calórica/alimentar. A) O SIRT1 participa do *feedback* enzimático, inibindo a ligação do heterodímero CLOCK:BMAL1 com o elemento e-box da região promotora de genes como alguns genes relógios e da enzima taxa-limitante da síntese de NAD, cofator essencial para a atividade do SIRT1. B) Os sinais transducionais dos receptores da leptina e insulina no hipotálamo, STAT3 e FOXO1, respectivamente, atuam no núcleo celular influenciando a transcrição gênica de peptídios orexigênicos e anorexigênicos, AgRP e POMC, além de serem substratos para o SIRT1. C) Uma restrição calórica/alimentar aumenta os níveis de NAD e consequentemente a atividade do SIRT1 que desacetila o FOXO1, um inibidor da expressão do POMC. A desacetilação desse sinal o torna mais apto para ligação com a região promotora do gene *Pomc*, diminuindo sua transcrição, resultando em aumento do consumo alimentar.

são rítmica da NAMPT e NAD. Do mesmo modo que o SIRT1 participa da regulação da atividade do heterodímero CLOCK:BMAL1, NAMPT também é sugerida como influenciadora deste heterodímero por meio da atividade do SIRT1. A utilização do KF866, inibidor químico da enzima NAMPT, resulta na perda da supressão mediada pelo SIRT1 sobre a transcrição gênica ativada pelo CLOCK:BMAL1. O complexo CLOCK:BMAL1, por sua vez, liga-se à região promotora dos genes que apresentam o elemento E-box, entre eles o gene *Nampt*, aumentando a transcrição do mesmo e, consequentemente, os níveis de NAD, requeridos para a atividade do SIRT1. Há uma regulação mútua, por mecanismos de retroalimentação negativa, envolvendo os níveis de NAMPT e NAD, com o SIRT1 e CLOCK:BMAL1 para controle dos relógios circadianos. Em outras palavras, o SIRT1 suprime a transcrição gênica promovida pelo complexo CLOCK:BMAL1, e este, por agir ligando-se ao elemento E-box da região promotora de alguns genes, ativando suas transcrições, diminui a expressão de genes com E-box em suas regiões promotoras, incluindo o gene *Nampt*. Esse gene codifica a enzima taxa-limitante da biossíntese do NAD, resultando na diminuição dos níveis deste último, com consequente redução da atividade do SIRT1, fechando a regulação por mecanismo de retroalimentação enzimático. O acoplamento entre o tradicional mecanismo de retroalimentação transcricional-translacional do funcionamento dos relógios circadianos com o mecanismo de retroalimentação enzimático revela uma importante interação entre metabolismo e status energético com ritmos circadianos.

Além de suas inter-relações com os sistemas circadianos, o SIRT1, por ser um sensor metabólico, influencia diretamente o controle do comportamento alimentar. De fato, a expressão e os níveis proteicos encefálicos do SIRT1 aumentam na restrição calórica e no jejum, sobretudo no hipotálamo, local responsável pela homeostase energética.[25] Sugere-se que este aumento dos níveis hipotalâmicos do SIRT1, em resposta a uma restrição calórica, pode induzir hiperfagia e diminuição do gasto energético, visto que a injeção no III ventrículo do Ex527, um inibidor do SIRT1, suprime a ingestão alimentar e reduz o ganho de peso. Dentre os núcleos hipotalâmicos no qual o SIRT1 é expresso, destaca-se o núcleo ARC, onde se encontram as populações de neurônios que expressam POMC e AgRP. A expressão gênica de *Pomc* e *Agrp* neste núcleo hipotalâmico é modulada por sinais periféricos, como a insulina e a leptina, via dois fatores transducionais, o Foxo1 e Stat3, respectivamente, sendo esses dois fatores substratos alvo para a desacetilação pelo SIRT1. O stat3 acetilado liga-se ao DNA, promovendo a transcrição gênica do *Pomc*, de modo que a desacetilação do stat3 promovida pelo SIRT1 resulta em stat3 inativo com consequente redução na expressão do *Pomc*.[21] Em contraste, sendo o foxo1 acetilado um inibidor da transcrição do *pomc*, a sua desacetilação pelo SIRT1, por torná-lo mais apto a se ligar ao DNA, resulta em diminuição da expressão do mesmo. Em estudos com ratos, não foi encontrada diferença na acetilação de Stat3 no ARC durante o jejum. No entanto, a acetilação do foxo1 no ARC diminuiu de maneira dependente dos níveis de SIRT1, induzindo decréscimo na expressão de *Pomc* e aumento da expressão de *agrp*. O SIRT1 pode contribuir para a influência do conteúdo energético resultante de uma restrição calórica ou alimentar, compondo parte de um mecanismo gerador da atividade antecipatória alimentar.

Nutrientes e ritmo circadiano

O sistema circadiano sofre influências de restrição alimentar e restrição calórica. No entanto, não é apenas o padrão temporal da alimentação e o status energético da célula que induzem mudanças no funcionamento dos relógios biológicos, mas também alguns nutrientes isolados, que têm demonstrado capacidade de sincronizar ou mudar a fase dos ritmos circadianos (Figura 1.8). Dentre esses componentes alimentares destaca-se a glicose, que induz alterações no padrão de expressão de genes relógios em tecidos periféricos. Em ratos diabéticos por depleção de células beta pancreáticas pelo tratamento com estreptozotocina, sugere-se que o aumento dos níveis de glicose no sangue seja o principal responsável pelo avanço de fase, ou seja, adiantamento de um pico, em aproximadamente três horas na expressão rítmica de genes relógios no coração. Em cultura de fibroblastos de ratos, um modelo amplamente usado em estudos de relógios periféricos, meio de cultura acrescido de glicose promove diminuição na expressão dos genes *Per1* e *Per2*. Em uma análise mais ampla da expressão gênica, a presença de glicose no meio de cultura promoveu alteração na expressão de muitos genes, particularmente os que codificam fatores transcricionais, categoria a qual pertencem os genes relógios. Ratos com RA apresentam alterações na resposta da atividade antecipatória alimentar e atividade locomotora quando disponibilizada solução com glicose. Esses efeitos da glicose sobre os ritmos biológicos não são atribuídos ao conteúdo energético da glicose, visto que a disponibilidade e o consumo de óleo vegetal pelos animais, cujo conteúdo energético é superior ao da glicose, não promoveram alterações significativas na ritmicidade circadiana.

Embora se tenha demonstrado que o óleo vegetal não influencia o funcionamento dos relógios bio-

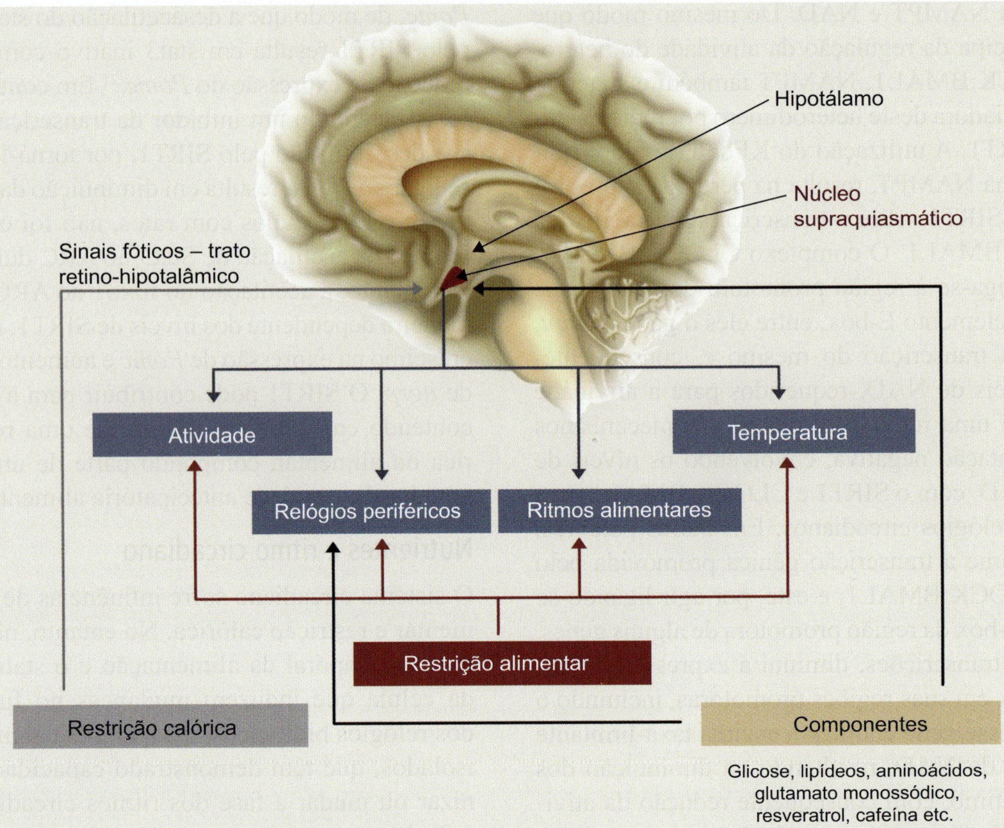

Figura 1.8 ► Influência do alimento sobre os ritmos biológicos. A luz é captada pela retina e transmitida ao NSQ, via trato retino-hipotalâmico. O NSQ dita ritmos na temperatura corporal, atividade locomotora, alimentação e sincronização dos osciladores periféricos via influências humorais e neurais. Quando o alimento é restrito ao tempo, mas não em calorias, ele afeta os ritmos dos osciladores periféricos sem modificar a ritmicidade do NSQ, e as oscilações periféricas são diretamente ditadas pelo tempo de disponibilidade do alimento. Quando o alimento é restrito em calorias, o NSQ e a periferia exibem *reseting* do ritmo. Mesmo os componentes alimentares, tais como a glicose, etanol, cafeína, aminoácidos, lipídios, entre outros, podem também servir como sinais inicializadores para o NSQ e relógios periféricos.

lógicos, alguns estudos apontam que lipídios podem exercer considerável repercussão sobre o seu funcionamento. Camundongos alimentados com dieta contendo alto teor de gorduras saturadas durante três meses apresentaram alterações na regulação fótica do sistema circadiano. Esses efeitos foram observados pela redução da reiniciação dos relógios circadianos em resposta à luz e pela redução da expressão do gene *c-fos*, gene de ativação imediato, sendo um marcador de ativação neuronal nas células do NSQ em resposta a pulsos de luz. Além do mais, esse padrão alimentar promoveu aumento da circunferência abdominal, hiperleptinemia, hiperglicemia e hiperinsulinemia, caracterizando a dieta como obesogênica e diabetogênica. No que diz respeito a uma dieta com essas características, há evidências de que a mesma promova alterações também na expressão de genes relógios. É o que acontece com ratos alimentados durante onze meses com dieta contendo alto teor lipídico e que apresentam obesidade e hiperinsulinemia, cuja expressão dos genes *Per1*, *2* e *3*, *Cry 1* e *2*, *Bmal1* apresentou-se alterada em tecidos periféricos, como fígado e rim. De maneira distinta, uma dieta com elevado teor de colesterol parece não influenciar a expressão de genes relógios, *Per2* e *Bmal1*, no fígado. No entanto, a hipercolesterolemia aumenta a expressão diária do *plasminogen activator inibitor-1* (Pai-1) no fígado, um gene regulado pelo sistema circadiano, cujo aumento está relacionado à falha na fibrinólise e na geração de arterosclerose.

Similarmente à glicose e às gorduras, os **aminoácidos** também apresentam influência sobre o sistema circadiano. A canulação em ratos e a infusão na veia jugular de uma mistura com 18 aminoácidos, exceto a asparagina e a glutamina, resultaram na mudança no pico da expressão do gene *Per2* no NSQ e no fígado. O triptofano, que é um aminoácido essencial, age como precursor da síntese do neurotransmissor serotonina (5-HT) (Figura 1.9). Projeções serotoninérgicas dos núcleos da rafe inervam o NSQ, sendo sugerido o seu envolvimento na modulação fótica neste núcleo. Terminais axonais da retina que inervam NSQ possuem receptores serotoninérgicos do tipo 5HT1B, do mesmo modo que células pós-sinápticas no NSQ também apresentam receptores para serotonina, provavelmente dos tipos 5HT1A ou 5HT7. Sendo assim, não surpreende que a ativação desses receptores por meio da utilização de agonistas serotoninérgicos altere a influência da luz sobre o NSQ, bem como as respostas deste núcleo à luz. Além disso, a serotonina é o precursor para a síntese do hormônio melatonina liberado pela glândula pineal. Esse hormônio apresenta uma secreção que obedece a uma ritmicidade circadiana bem marcada e é dependente das respostas fóticas do NSQ e dos níveis de serotonina. A melatonina é um dos candidatos hormonais a distribuir sinais fóticos do NSQ, promovendo sincronização com os osciladores periféricos. A administração de triptofano via oral em pombos, que são animais diurnos, e em ratos, noturnos, duas horas antes do ciclo claro ou do ciclo escuro, respectivamente, promoveu aumento da atividade locomotora em ratos e reduziu a mesma em pombos, sugerindo que os efeitos do triptofano dependem do hábito do animal, noturno ou diurno. Os efeitos do triptofano nos animais neste teste resultaram do aumento da secreção do hormônio melatonina, evidenciando que a administração via oral de triptofano repercute no sistema circadiano. Além disso, algumas alterações observadas nos relógios biológicos de idosos são atribuídas à diminuição nos níveis de serotonina e secreção de melatonina, fator associado à diminuição na qualidade do sono e à deficiência na função do NSQ. Em estudo utilizando pombos jovens e idosos, a administração via oral de triptofano duas horas antes do ciclo escuro evidenciou diminuição na atividade noturna, tendo em vista que nos animais idosos esse efeito foi reproduzido com uma dose de triptofano maior do que nos jovens. Os parâmetros do sono apresentaram-se com menos qualidade nos animais idosos em relação aos mais jovens, tendo o primeiro grupo apresentado considerável melhora na qualidade do sono após a administração do triptofano. Com relação ao NSQ, o triptofano reduziu a expressão do gene *c-fos* nos pombos idosos durante o ciclo escuro, indicando uma redução na ativação neuronal noturna neste núcleo. Estas observações dos efeitos da administração noturna do triptofano apoiam a hipótese de que a suplementação com triptofano poderia ser

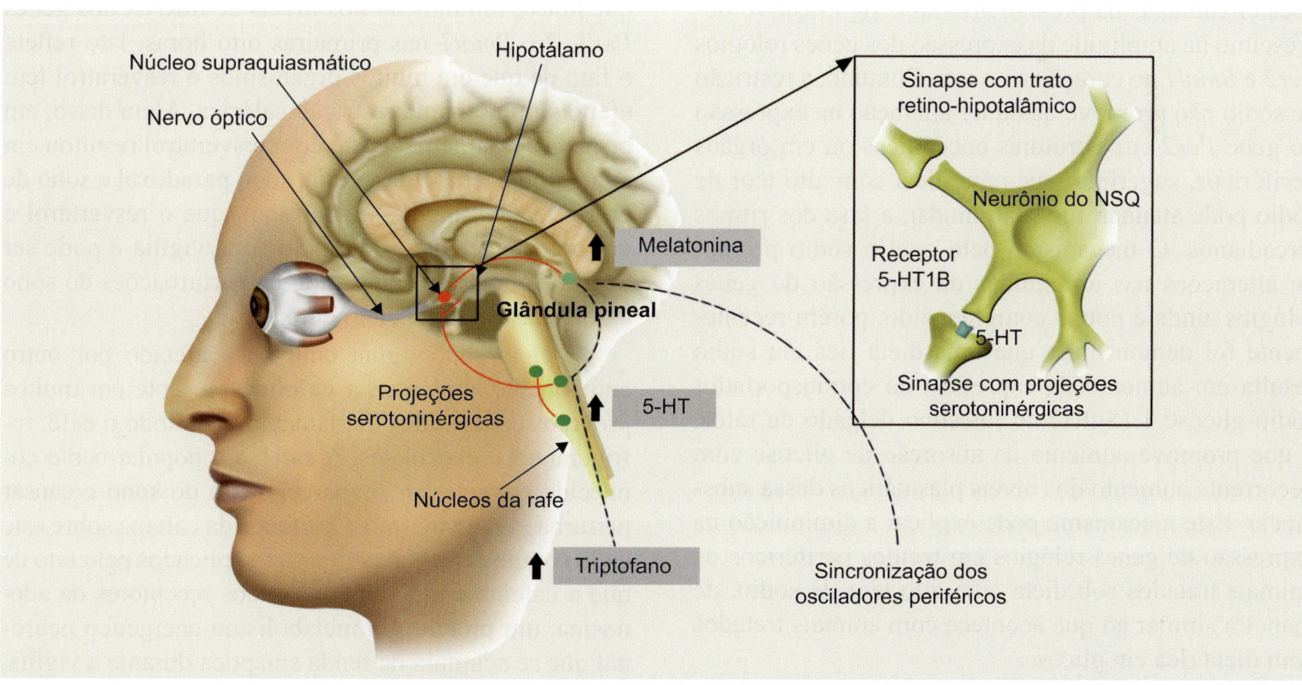

Figura 1.9 ▶ Influência do consumo do aminoácido triptofano sobre os ritmos biológicos. O triptofano é precursor do neurotransmissor serotonina (5-HT), sintetizado nos núcleos da rafe. Desses núcleos partem projeções que inervam o NSQ no hipotálamo, sugerindo o papel desse neurotransmissor na modulação das respostas fóticas do NSQ. Além de participar da modulação fótica, a serotonina também é a precursora da síntese do hormônio melatonina. Esse hormônio é um dos supostos sinais humorais que integram as respostas fóticas do NSQ com os osciladores periféricos. O aumento do triptofano circulante resulta em aumento na síntese de serotonina e consequentemente da melatonina, podendo exacerbar seus efeitos sobre os ritmos circadianos.

utilizada como tratamento dos distúrbios de atividade noturna e do sono que advêm do envelhecimento.

O glutamato monossódico, um sal sódico do aminoácido ácido glutâmico, vem sendo amplamente utilizado na culinária chinesa e japonesa e apontado como um componente alimentar capaz de influenciar o sistema circadiano. Em ratos, a administração crônica por injeção subcutânea de glutamato monossódico durante 60 dias resultou em alterações nos níveis circadianos da glicose, colesterol e proteínas totais no sangue. Pode-se observar um atraso do pico dos níveis de glicose e adiantamento dos picos dos níveis de colesterol e proteínas totais. A alteração no padrão circadiano desses parâmetros bioquímicos pode ser decorrente do aumento nos níveis encefálicos do glutamato, o qual pode estar envolvido com modificações na neurotransmissão no trato retino-hipotalâmico e NSQ. Adicionalmente, a administração do glutamato monossódico em ratos neonatos está associada à degeneração das células ganglionares da retina, neurônios do núcleo arqueado hipotalâmico e alterações no padrão circadiano do consumo alimentar. Em ratos *sensíveis ao sal* (*salt-sensitive*), um modelo animal para estudo da hipertensão, foi administrada durante seis semanas uma dieta com alto teor de **cloreto de sódio** (NaCl), o sal de cozinha. Observou-se então o aumento na amplitude das variações circadianas da pressão arterial e significativo decréscimo na amplitude da expressão dos genes relógios *Per2* e *Bmal1* no coração e no rim. Contudo, a restrição de sódio não promove qualquer alteração na expressão do gene *Per2* em estruturas encefálicas ou em órgãos periféricos, sugerindo que uma dieta com alto teor de sódio pode atenuar, mas não mudar, a fase dos ritmos circadianos. O mecanismo pelo qual o sódio promove alterações nas amplitudes da expressão de genes relógios ainda é pouco compreendido, porém recentemente foi demonstrado que uma dieta rica em sódio resulta em aumento da expressão do cotransportador sódio-glicose 1 (Sglt1) no intestino delgado de ratos, o que promove aumento da absorção de glicose com decorrente aumento dos níveis plasmáticos dessa substância. Este mecanismo pode explicar a diminuição na expressão de genes relógios em tecidos periféricos de animais tratados sob dieta com alto teor de sódio, de maneira similar ao que acontece com animais tratados com dieta rica em glicose.

O consumo de **álcool** também pode alterar a ritmicidade circadiana do sistema endócrino, da temperatura corporal e de funções comportamentais, tais como o ciclo sono/vigília e a atividade locomotora. O consumo de etanol vem sendo associado a modificações na expressão circadiana do gene relógio *Per* em diversas regiões encefálicas, incluindo NSQ, além de atenuar os efeitos sobre o período circadiano de pulsos de luz em horários avançados do ciclo escuro, mas não de pulsos de luz no início do ciclo escuro, sugerindo que o etanol pode alterar as respostas fóticas. Os mecanismos subjacentes aos efeitos do etanol sobre o sistema circadiano permanecem incertos, no entanto, a oxidação do etanol no fígado pela enzima *álcool desidrogenase*, convertendo-o em acetaldeído resulta em aumento dos níveis intracelulares de NADH que, como visto anteriormente, pode afetar a ligação do heterodímero CLOCK:BMAL1 com o DNA.

O **resveratrol**, um polifenol antioxidante encontrado nas uvas pretas e no vinho tinto, tem sido associado com o aumento da expectativa de vida em muitos organismos. O resveratrol melhora o funcionamento mitocondrial e protege contra doenças metabólicas por meio da ativação do sensor metabólico SIRT1. Em cultura de fibroblastos de ratos, meio de cultura contendo resveratrol promoveu aumento dos níveis de mRNA dos genes *Per1* e *Per2* nas primeiras oito horas de exposição ao polifenol e do gene *Bmal1* nas primeiras quatro horas. É importante observar que os efeitos do resveratrol na expressão dos genes relógios em fibroblastos de ratos é exatamente o oposto dos efeitos da glicose na expressão desses genes no mesmo modelo experimental, em que houve diminuição nos níveis de mRNA dos genes *Per1*, *2* e *Bmal1* nas primeiras oito horas. Isto reflete o fato de que em muitos organismos o resveratrol tem efeito similar a uma restrição calórica. Além disso, em primatas, a suplementação com resveratrol resultou em aumento do tempo da vigília, sono paradoxal e sono de ondas lentas. Sugere-se, portanto, que o resveratrol é um potente regulador do ciclo sono/vigília e pode ser de grande interesse no estudo de perturbações do sono associadas ao envelhecimento.

O ciclo sono/vigília também é afetado por outro componente alimentar, a **cafeína**, presente em muitos produtos consumidos diariamente, incluindo o café, refrigerantes e chocolates. A cafeína é popularmente conhecida por retardar o aparecimento do sono e causar perturbações no mesmo. Os efeitos da cafeína sobre este ciclo comportamental podem ser explicados pelo fato de que a cafeína é um antagonista dos receptores da adenosina, um produto do metabolismo energético neuronal que se acumula na fenda sináptica durante a vigília, exercendo uma ação inibitória. Essa ação inibitória local ocorre com a ligação da adenosina a autorreceptores específicos, adenosina-1, em neurônios colinérgicos. A ligação da cafeína a esses receptores promove inibição da liberação de alguns hormônios promotores do sono e, consequentemente, promove a vigília.

Os mecanismos fisiológicos de ação dos diferentes componentes alimentares sobre o sistema circadiano ainda não foram elucidados, bem como a importância fisiológica dessa influência sobre os relógios biológicos para a otimização da sobrevivência, porém é digno de nota que o alimento, não só quantitativamente, mas também qualitativamente, comporta-se como um potente modulador do sistema circadiano, exercendo influência tanto em ritmos comportamentais como fisiológicos.

Sistema circadiano, nutrição e fases do desenvolvimento

Ao estudarmos o desenvolvimento devemos levar em conta todas as fases da ontogênese, a fase intrauterina, a infância, a adolescência, a adulta e o envelhecimento.[26] Nessa sessão iremos apresentar os principais achados de estudos em modelos animais e humanos sobre como o sistema circadiano funciona e como a nutrição pode influenciar o mecanismo circadiano nas diversas fases da ontogênese.

Ritmicidade circadiana na gestação

Durante a gestação, o relacionamento entre a mãe e sua progênie assegura um adequado desenvolvimento e uma transição bem-sucedida para a vida pós-natal. As mães suprem o embrião/feto com oxigênio, nutrientes e hormônios que influenciam o seu desenvolvimento, e também proveem sinais ambientais por meio da temperatura corporal, metabólitos e hormônios, que nelas apresentam ritmicidade circadiana sincronizada ao ambiente externo. Desse modo, o concepto segue um complexo e dinâmico programa de desenvolvimento na presença das oscilações circadianas do ambiente provido por sua mãe, que o adapta para as diferentes variações ambientais após o nascimento.

As oscilações circadianas acompanham o crescimento dos oócitos e fenômenos subsequentes. Os genes relógios *Per2* e *Bmal-1*, bem como suas proteínas, oscilam no folículo e corpo lúteo nos ovários de ratas e apresentam uma importante função na síntese de hormônios esteroides. A expressão desses genes relógios ou osciladores também ocorre nos ovidutos de ratas, onde ocorre o transporte do oócito ovulado, fecundação e desenvolvimento inicial do feto, e no útero, onde ocorre a implantação. O significado funcional da transcrição desses genes no desenvolvimento precoce e na preparação do útero para a implantação ainda é desconhecido. Em ratas não fecundadas, os oócitos apresentam expressão de mRNAs de genes osciladores, tais como *Per1* e *2*, *Cry-1* e *2*, *Clock* e *Bmal-1*. Após a fecundação, a expressão de mRNAs diminui entre o estágio de duas a 16 células, para ser reiniciada no estágio de blastocisto.[27]

O desenvolvimento do núcleo supraquiasmático se dá nos estágios fetal e pós-natal, de maneira gradual (Figura 1.10). Em ratos, o período pré-natal engloba um intervalo de 22 dias. A neurogênese do NSQ ocorre entre o 14º e 17º dia embrionário (E), em que neurônios da porção ventrolateral são gerados entre E15 e E16, enquanto os neurônios da porção dorsomedial entre os dias E16 e E17. Esse processo é completado no E18, porém a maturação ocorre gradualmente, alcançando o 10º dia de vida pós-natal (P). A sinaptogênese do NSQ se dá lentamente, e no E19 apenas os espaços sinápticos podem ser observados. Isso é evidenciado em cultura *in vitro,* onde os neurônios do NSQ aparecem dissociados e a conexão entre essas células individuais é escassa ou inexistentes. As sinapses começam a progredir nos estágios fetais tardios e período precoce pós-natal, aumentando consideravelmente entre P4 e P10. Nesse momento, o NSQ alcança alto grau de complexidade, cujo padrão funcional assemelha-se ao do indivíduo adulto. O NSQ é inervado pelo trato retino-hipotalâmico (TRH) no 1º dia pós-natal e as conexões neurais atingem níveis adultos por volta do 10º dia pós-natal. Embora a abertura dos olhos ocorra aproximadamente no P15, à luz já induz expressões de C-fos dentro do NSQ no P1. A sensibilidade à luz se desenvolve gradualmente entre P3 e P10. A expressão espontânea dos genes *Clock*, *Per1* e *Per2* é detectada dentro do NSQ do rato antes do nascimento, mas os níveis de mRNA desses genes não exibem importantes ritmos circadianos.

Provavelmente, a primeira expressão rítmica significativa dos genes osciladores dentro da população de neurônios do NSQ fetal ocorre em paralelo ao desenvolvimento do mesmo. No E19, nenhuma expressão rítmica desses genes e das proteínas PER1, PER2 e CRY foi detectada. No E20, por sua vez, já há ritmos na expressão do gene *Per1* e nos genes *Per2, Cry* e *Bmal1*. A amplitude desses ritmos nas células do NSQ fetal aumenta com a idade, até chegar a P10, resultante do progresso da sinaptogênese. Sendo assim, a baixa amplitude na expressão dos genes relógios já pode estar presente nas células individuais, embora não estejam mutuamente sincronizados devido às insuficientes sinapses no NSQ do embrião.

Esses dados sugerem que, nos estágios de desenvolvimento fetal, o relógio circadiano do NSQ pode não ser capaz de gerar as oscilações que promovam uma sincronização circadiano funcional do feto. Provavelmente, a ritmicidade observada deve surgir devido aos sinais temporais maternos, que influenciam os neurônios do NSQ fetal e os tecidos periféricos fetais dirigindo suas oscilações. Tais *zeitgebers* maternos, flutuações circadianas hormonais, nutricionais e motilidade uterina, podem

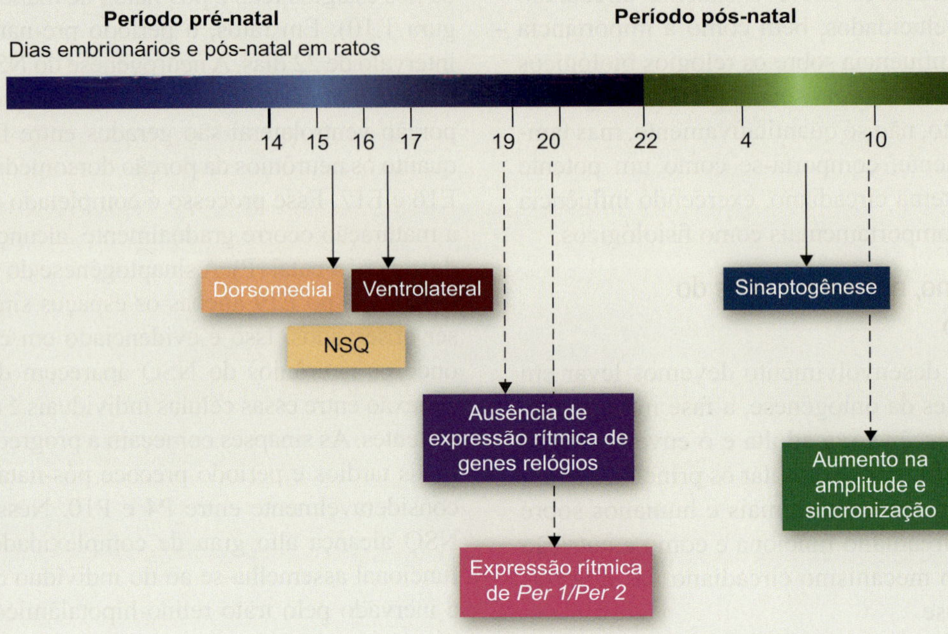

Figura 1.10 ► Ontogênese do núcleo supraquiasmático em ratos. A neurogênese desse núcleo se dá ainda durante a gestação, sendo primeiro formada a porção dorsomedial e, em seguida, a porção ventromedial. A expressão de genes relógios já é detectada durante a gestação, no entanto, o aumento da amplitude e sincronização da expressão desses relógios só é identificada no 10º dia de vida pós-natal, após a sinaptogênese, que ocorre entre o 4º e o 10º dia de vida.

provocar ritmos na atividade neuronal, que refletem os ritmos na taxa de disparo dos neurônios, atividade metabólica, bem como na transcrição de genes.

Durante a vida fetal, o NSQ e os demais órgãos do feto sofrem influências de sincronizadores ou arrastadores maternos similarmente aos relógios periféricos da mãe (Figura 1.11). Um candidato para desempenhar essa função deverá ter como pré-requisito: variação circadiana, penetrar na placenta sem ser metabolizado, agir sobre um receptor funcional ou afetar a atividade neuronal do NSQ fetal. A melatonina materna se enquadra nesses requisitos e funciona como um arrastador do fotoperíodo. Trata-se de um hormônio que é produzido com um padrão circadiano, em baixas concentrações durante o dia e aumento acentuado durante a noite. Os receptores da melatonina estão presentes no NSQ fetal de humanos, macacos e roedores, em várias regiões do cérebro, no rim e nas glândulas adrenais. Isso implica que, provavelmente, a dieta materna e seu padrão temporal devem influenciar a expressão da ritmicidade circadiana no feto.

A supressão da secreção da melatonina, por meio da exposição de fêmeas prenhes a luz constante no último terço da gestação, muda a expressão do gene *Bmal-1* e do receptor da melatonina no NSQ fetal de macacos. Essas mudanças são revertidas com a reposição diária de melatonina. Esses resultados ressaltam a importância da melatonina maternal como um *zeitgeber* para o NSQ fetal de macacos, ratos e hamsters. Contudo, esse hormônio não é o exclusivo sincronizador ou oscilador materno. A ativação de vias dopaminérgicas através de receptores D1 também influencia os relógios fetais, e estes estão presentes nas células do NSQ do feto. A sinalização dopaminérgica inclui expressão de *c-fos* no NSQ do feto, que está relacionado com ativação neuronal. No adulto, a expressão de *c-fos* é alta durante o dia e baixa durante a noite. Desse modo, a melatonina pode ser considerada como um sinal da noite, enquanto a dopamina pode ser considerada um sinal do dia.

Em roedores, os recém-nascidos são amplamente dependentes de suas mães, e o estímulo sincronizador materno para a ritmicidade dos filhotes torna-se gradualmente menos importante após a primeira semana de vida, quando os sinais fóticos começam a prevalecer. Os sinais maternos que afetam o NSQ fetal podem não ser os mesmos que influenciam a vida pós-natal. Contudo, a melatonina tem sido identificada como um potencial *zeitgeber* materno que afeta o NSQ da prole, uma vez que é liberada no leite.

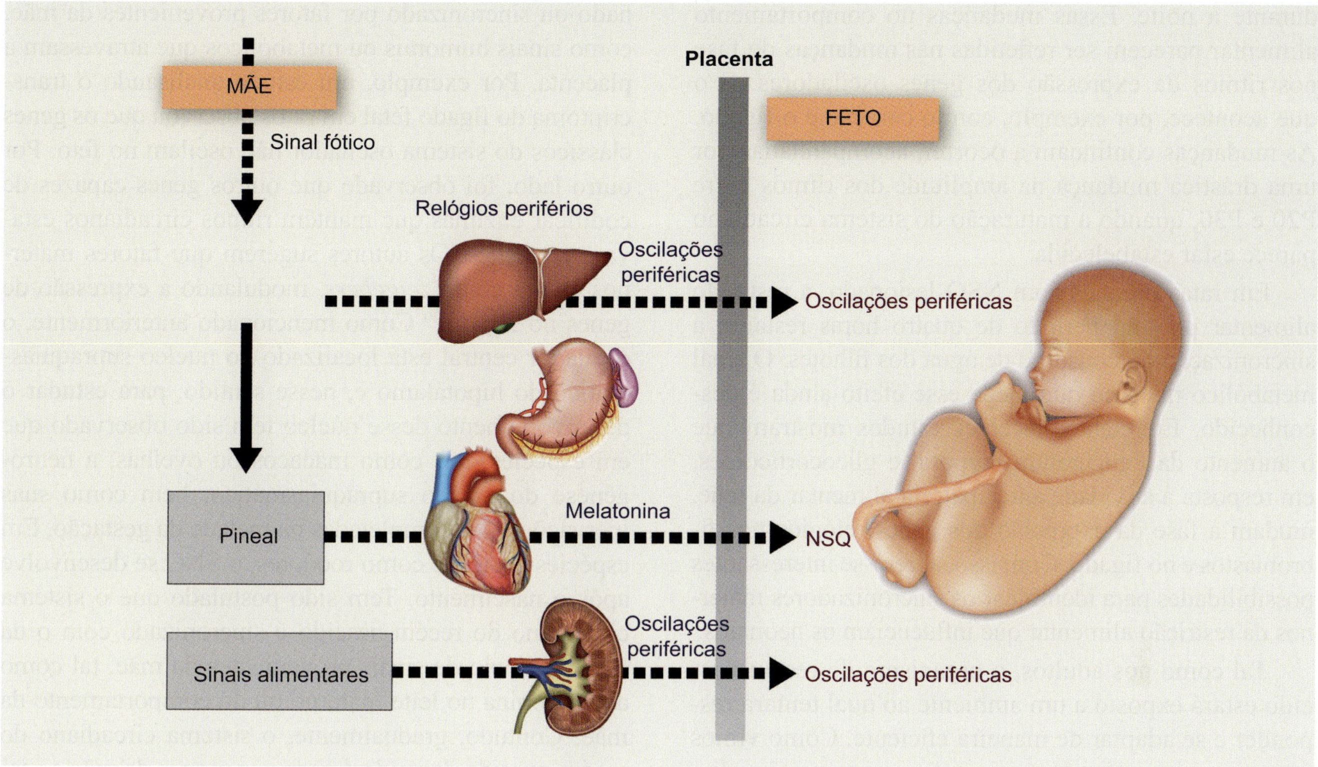

Figura 1.11 ► Influência de sincronizadores maternos sobre o feto. No primeiro compartimento, o materno, sinais fóticos do NSQ e da glândula pineal e sinais alimentares sincronizam os relógios periféricos. Os mediadores desses sinais, até os osciladores periféricos, continuam incertos, exceto o hormônio melatonina, que já é bem documentado como um sinal humoral de sincronização desses relógios. Durante a gestação, o feto, no segundo compartimento, comporta-se como um relógio periférico, recebendo sinais sincronizadores maternos que ultrapassam a placenta. A melatonina age diretamente, sincronizando o NSQ fetal. Fonte: modificada de Seron-Ferre et al., 2007.[53]

O comportamento materno também influencia os ritmos dos neonatos. Quando ratos neonatos são privados da presença de suas mães no período da luz, em um estágio no qual eles apenas mamam, a ritmicidade na expressão dos genes *Per1* e *Per2* no NSQ é completamente invertida dentro de seis dias. A completa ausência da mãe durante um estágio, quando os filhotes já se alimentam sozinhos, constitui um agente estressor, alterando a expressão de genes relacionados com o estresse celular, tais como o hormônio hipotalâmico liberador de corticotrofina, receptores de glicocorticoides e vasopressina (AVP). Hipoteticamente, a sinalização via glicocorticoides no oscilador materno no NSQ do neonato é similar ao oscilador dessa via nos osciladores periféricos do adulto. A sensibilidade do NSQ ao estresse diminui com a idade pós-natal.[28]

Quanto ao desenvolvimento dos osciladores periféricos, é dependente da maturação dos órgãos que apresentam ritmicidade, bem como da maturação do centro molecular controlador dessa ritmicidade, presente no NSQ. No coração de ratos, a expressão rítmica dos genes *Per1* e *Bmal1* começa entre P2 e P5, enquanto aquela do *Per2* começa no P14. No fígado, a expressão dos genes relógios pode iniciar no P2 e continua a se desenvolver de P10 a P20. No córtex cerebral, os ritmos diários de mRNAs de *Per1* e *Per2* são detectados em P14.

Ritmicidade circadiana pós-natal

Durante a ontogênese pós-natal, a expressão circadiana dos genes relógios em tecidos periféricos pode ser influenciada também pelo comportamento maternal, tanto o cuidado com o neonato como com a amamentação. As mães alimentam seus filhotes sobretudo durante o dia, portanto no período de amamentação, os filhotes apresentam um padrão de consumo alimentar diurno e não noturno, como no adulto. O padrão de alimentação noturno se desenvolve no desmame, entre P14 e P28, mas esse é precedido por um período em que os filhotes mamam durante o dia e consomem alimentos sólidos durante a noite. Essas mudanças no comportamento alimentar parecem ser refletidas nas mudanças de fase nos ritmos da expressão dos genes osciladores. É o que acontece, por exemplo, com o coração e o fígado. As mudanças continuam a ocorrer, acompanhadas por uma drástica mudança na amplitude dos ritmos entre P20 e P30, quando a maturação do sistema circadiano parece estar estabelecida.

Em ratas prenhes com NSQ lesionado, a restrição alimentar por um período de quatro horas restaura a sincronização do consumo de água dos filhotes. O sinal metabólico materno que mede esse efeito ainda é desconhecido. Entretanto, recentes estudos mostram que o aumento da temperatura corporal e glicocorticoides, em resposta à atividade antecipatória alimentar da mãe, mudam a fase da expressão dos genes relógios nos fibroblastos e no fígado. Com isso, abrem-se interessantes possibilidades para identificar os sincronizadores maternos da restrição alimentar que influenciam os neonatos.

Tal como nos adultos, o organismo do recém-nascido estará exposto a um ambiente ao qual tentará responder e se adaptar de maneira eficiente. Como vimos nas primeiras partes deste capítulo, o sistema circadiano permite aos organismos prever mudanças ambientais e adaptar-se de modo mais eficaz para garantir a sobrevivência em um meio que está em mudança constante. Por isso, em mamíferos, o desenvolvimento do sistema circadiano durante os períodos pré-natal e pós-natal é essencial para a sobrevivência do organismo.

Em comparação à grande quantidade de pesquisas realizadas para determinar as funções e mecanismos fisiológicos do sistema circadiano em adultos, os conhecimentos sobre as funções do sistema circadiano durante o desenvolvimento embrionário e fetal, e como é adquirida a ritmicidade endógena, ainda são insuficientes. No entanto, estudos em humanos e outros mamíferos têm mostrado que algumas das funções começam a adquirir ritmicidade durante o período de gestação (Figura 1.12).

Curiosamente, tem sido observada a expressão circadiana de genes relógios como *Per1* e *Per2* nos ovários, o que não acontece nos testículos. Tem-se observado também a presença de ritmos circadianos e expressão de genes relógios no zigoto, no entanto, os genes relógios parecem estar envolvidos em outras funções, diferentes daquelas que exercem no sistema circadiano. Em estágios mais avançados de desenvolvimento do feto, em humanos e outras espécies, têm sido observados ritmos circadianos na frequência cardíaca, nos movimentos respiratórios, nos movimentos fetais e nos níveis hormonais. Acredita-se que, durante o desenvolvimento fetal, o sistema circadiano em desenvolvimento é treinado ou sincronizado por fatores provenientes da mãe, como sinais humorais ou metabólicos que atravessam a placenta. Por exemplo, um estudo analisando o transcriptoma do fígado fetal em ratos observou que os genes clássicos do sistema oscilador não oscilam no feto. Por outro lado, foi observado que outros genes capazes de codificar enzimas que mantêm ritmos circadianos estavam presentes. Os autores sugerem que fatores maternos atuam como *zeigebers,* modulando a expressão de genes no fígado.[30] Como mencionado anteriormente, o oscilador central está localizado no núcleo supraquiasmático do hipotálamo e, nesse sentido, para estudar o desenvolvimento desse núcleo tem sido observado que em espécies, tais como macacos ou ovelhas, a neurogênese do núcleo supraquiasmático, bem como suas inervações, são completadas na metade da gestação. Em espécies altriciais como roedores, o SNC se desenvolve após o nascimento. Tem sido postulado que o sistema circadiano do recém-nascido é sincronizado com o da mãe por meio de sinais provenientes da mãe, tal como a melatonina no leite materno ou do comportamento da mãe. Contudo, gradualmente, o sistema circadiano do recém-nascido dependerá cada vez menos da mãe e será sincronizado com o meio ambiente. Ao desenvolver-se, nos indivíduos adultos, essa maturação adequada do sistema de temporização circadiana implica também na capacidade da regeneração celular e na funcionalidade temporal das células-tronco na reparação tecidual.[29]

Finalmente, o sistema circadiano pode desempenhar uma função importante na reprodução, já que existem evidências epidemiológicas mostrando que as mulheres que trabalham sob condições de mudanças de turno, como as comissárias de bordo, apresentam maior risco de abortos espontâneos, ciclos menstruais irregulares, bebês com baixo peso corporal e aumento da incidência de nascimentos prematuros.

Ritmicidade circadiana no envelhecimento

O envelhecimento é um processo biológico complexo, que afeta a atividade de muitos sistemas fisiológicos, incluindo o sistema circadiano. O efeito da idade no sistema circadiano tem sido observado em diferentes modelos de organismos, incluindo invertebrados, roedores e primatas, sugerindo que o efeito do envelhecimento é conservado na evolução. Semelhante ao que acontece em muitos processos fisiológicos em mamíferos, o funcionamento do sistema circadiano vai mudando com a idade. Entre os efeitos do envelhecimento podemos observar mudança na amplitude e comprimento do período ou avanços de fase de ritmos biológicos, como os ritmos hormonais, a temperatura corporal e o ciclo de sono/vigília, além de existir dissociação na sincroni-

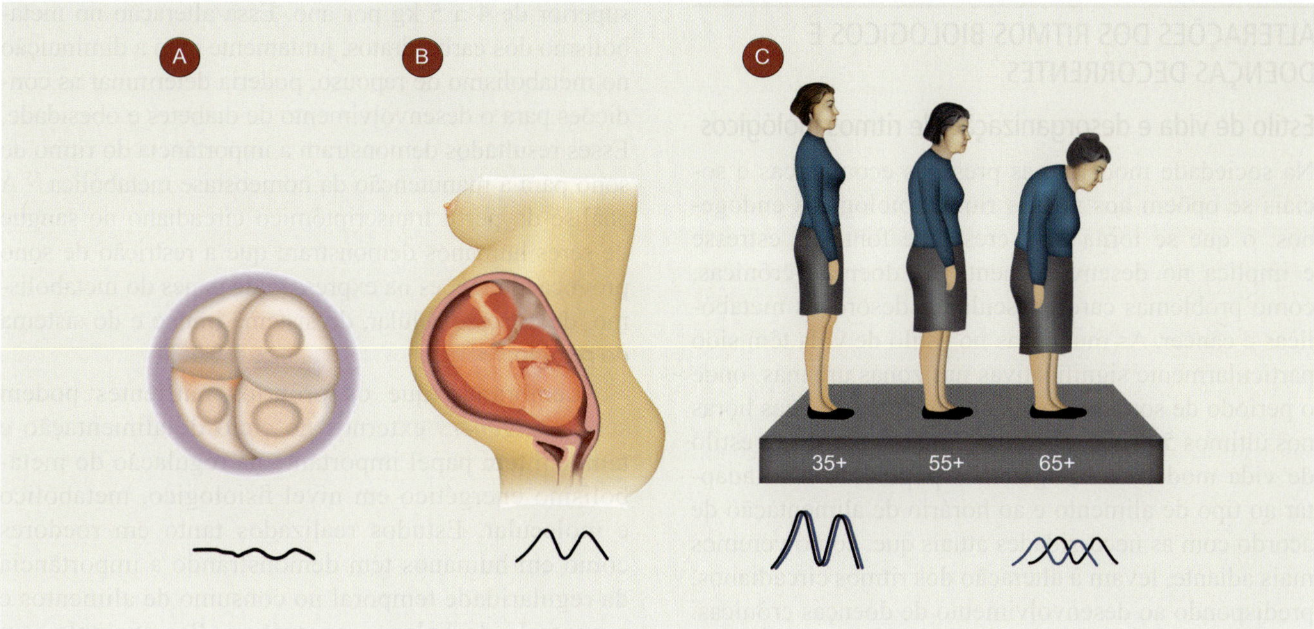

Figura 1.12 ► Desenvolvimento e envelhecimento do sistema circadiano. **A** Durante os primeiros estágios de desenvolvimento as células não apresentam oscilação na expressão gênica. **B** Durante o desenvolvimento fetal, o relógio do feto é sincronizado com o da mãe por meio de fatores humorais e placentários. **C** Durante o envelhecimento, a amplitude dos ritmos circadianos diminui e são observados avanços de fase.

zação interna dos ritmos circadianos em idosos. Essas alterações poderiam ter consequências importantes para a sincronização dos relógios biológicos com *zeitgebers* externos.[30] Dados recentes também indicam que um oscilador circadiano não funcional pode contribuir para doenças associadas à velhice. Tem sido sugerido que as funções cognitivas são afetadas pelo mau funcionamento dos osciladores durante o envelhecimento. Exemplos podem ser observados na memória prejudicada e nas mudanças da regulação do humor, como o aumento de períodos de depressão, mania e ansiedade.[31] Da mesma maneira, verificou-se que mulheres na menopausa tendem a dormir menos horas por dia, o que é acompanhado por alteração na expressão de genes do sistema circadiano nos tecidos adiposos subcutâneo e visceral. Os mecanismos moleculares por meio dos quais o sistema circadiano é alterado durante o envelhecimento ainda não são conhecidos, entretanto, estudos em modelos animais utilizando eliminação ou mutação de certos genes do sistema relógio têm nos permitido compreender a função destes genes nas doenças e na sobrevivência. Por exemplo, ratos deficientes em *Bmal1* mostram envelhecimento prematuro com morfologia semelhante à de um rato idoso. A vida média do rato deficiente em *Bmal1* é menor, apresentando alterações funcionais do músculo, sarcopenia, cataratas, diminuição no tamanho de órgãos como rins e testículos e alterações semelhantes às descritas em outros modelos de envelhecimento acelerado. Finalmente, há uma quantidade de dados que mostram uma relação bidirecional entre o processo natural de envelhecimento e a perda da função do sistema circadiano, apesar de não entendermos exatamente quais são as causas do envelhecimento. Há teorias que atribuem as causas do envelhecimento a mutações no DNA, causadas pelo ambiente, ou à formação de radicais livres na mitocôndria, ou ainda às mudanças epigenéticas que se acumulam ao longo do tempo. No entanto, é evidente que o sistema circadiano é também afetado no decorrer do tempo e, provavelmente, muitos dos distúrbios observados no envelhecimento poderiam ser em decorrência da perda funcional desse sistema como evento precoce. Recentemente, descobertas científicas mostram que o envelhecimento reprograma o transcriptoma circadiano diferentemente e esse processo muda de acordo com o tecido. Além disso, dados na literatura mostram que a restrição calórica é capaz de reverter essas mudanças transcricionais, em razão da modificação epigenética associados aos níveis de acetilação de histonas mediados por SIRT1 e o metabólito NAD.[32] Vale salientar que os níveis celulares de NAD+ diminuem com o envelhecimento.[33] Essas evidências sugerem fortemente que a promoção do funcionamento do sistema circadiano, mantendo ótima sincronização do relógio interno com o meio ambiente, permitiria uma melhor qualidade de vida, atrasando os efeitos do envelhecimento.

ALTERAÇÕES DOS RITMOS BIOLÓGICOS E DOENÇAS DECORRENTES

Estilo de vida e desorganização de ritmos biológicos

Na sociedade moderna, as pressões econômicas e sociais se opõem aos nossos ritmos biológicos endógenos, o que se torna uma crescente fonte de estresse e implica no desenvolvimento de doenças crônicas, como problemas cardiovasculares, desordens metabólicas e câncer. As mudanças no estilo de vida têm sido particularmente significativas nas zonas urbanas, onde o período de sono foi reduzido em cerca de duas horas nos últimos 50 anos. Da mesma maneira, ritmo e estilo de vida modernos obrigaram a população a se adaptar ao tipo de alimento e ao horário de alimentação de acordo com as necessidades atuais que, como veremos mais adiante, levam à alteração dos ritmos circadianos, predispondo ao desenvolvimento de doenças crônicas. Esses problemas são particularmente acentuados em pessoas com trabalhos noturnos ou variações nos turnos de trabalho, devido à influência direta dessas atividades na sincronização do sistema circadiano.[34]

Desordens metabólicas e ritmo circadiano

Doenças metabólicas induzidas pelo desequilíbrio entre gasto e aquisição de energia causadas por fatores ambientais, socioeconômicos, alimentares, genéticos etc., têm mostrado correlação direta com os transtornos do sistema circadiano, o qual é sincronizado diariamente por estímulos luminosos e pela ingestão diária de alimentos (Figura 1.13).

Alterações no ciclo de sono e na alimentação durante períodos fixos do dia podem provocar mau funcionamento do sistema circadiano e resultar em desequilíbrio energético em nível metabólico. Existem evidências para a associação entre a redução do tempo de sono e obesidade, *diabetes mellitus* tipo 2 e, possivelmente, a mortalidade. Participantes de um estudo, os quais após expostos a um período de estabilização de três semanas com dez horas de sono, para sincronizar seus ritmos circadianos, foram submetidos à restrição de sono com duração de apenas cinco a seis horas e, simultaneamente, aos dias de 28 horas de duração (para reproduzir mudança de fuso horário de quatro horas) por três semanas. Após essa mudança no tempo do sono os participantes apresentaram, durante três semanas de sono interrompido, intolerância à glicose, produção de insulina insuficiente em resposta à ingestão de alimentos, resultando em níveis mais elevados de glicose sanguínea e desenvolvimento de um estado pré-diabético. Além disso, essas condições levaram à queda na taxa metabólica basal, que poderia ser traduzida em aumento do peso corporal superior de 4 a 5 kg por ano. Essa alteração no metabolismo dos carboidratos, juntamente com a diminuição no metabolismo de repouso, poderia determinar as condições para o desenvolvimento de diabetes e obesidade. Esses resultados demonstram a importância do ritmo de sono para a manutenção da homeostase metabólica.[35] A análise do perfil transcriptômico circadiano no sangue de seres humanos demonstram que a restrição de sono provoca alterações na expressão de genes do metabolismo, de estresse celular, do sistema imune e do sistema do relógio.[36,37]

Lembrando que os próprios nutrientes podem ser os *zitgebers* externos no ciclo de alimentação e também tem papel importante na regulação do metabolismo energético em nível fisiológico, metabólico e molecular. Estudos realizados tanto em roedores como em humanos têm demonstrando a importância da regularidade temporal no consumo de alimentos e o controle do balanço energético. Por exemplo, em roedores o acesso livre de alimento rico em lipídio debilita os ciclos diários de alimentação e os ritmos moleculares do sistema de oscilação.[38] Entretanto, a restrição alimentar durante a fase noturna tem efeito protetor acerca do desenvolvimento da síndrome metabólica, mesmo sem reduzir o consumo de dietas obesogênicas. Isso está acompanhado com um aumento da expressão de genes osciladores controlados pelas células que contêm relógios periféricos presentes no fígado, redução dos níveis de colesterol, glicose, aumento de gasto energético, oxidação de ácidos graxos, redução da produção de glicose pelo fígado, aumento de tecido adiposo marrom etc. (Figura 1.11).[38,39] Sendo assim, o consumo de dietas ricas em calorias antes de dormir, pode favorecer o desenvolvimento dos problemas metabólicos.[40,41]

Dois grupos de ratos foram estudados durante uma dieta rica em calorias. Um grupo recebeu dieta ao longo de todo o dia (*ad libitum*), e o outro recebeu dieta apenas durante oito horas, na fase de escuro do dia. Os resultados demonstraram que os animais alimentados apenas à noite (sua fase de vigília), apesar de consumirem a mesma quantidade de calorias, apresentaram menor peso corporal, maior tolerância à glicose, melhor resposta à leptina e menos gordura no fígado. Essas observações fisiológicas foram acompanhadas de aumento na solidez de ritmos circadianos e metabólicos (Figura 1.14). Esses e outros resultados experimentais conduzidos em diferentes modelos animais apoiam o grande número de achados epidemiológicos que apresentam correlação entre o estilo de vida que leva a perturbações dos ritmos circadianos e a predisposição ao desenvolvimento de doenças metabólicas, tais como diabetes e sobrepeso.

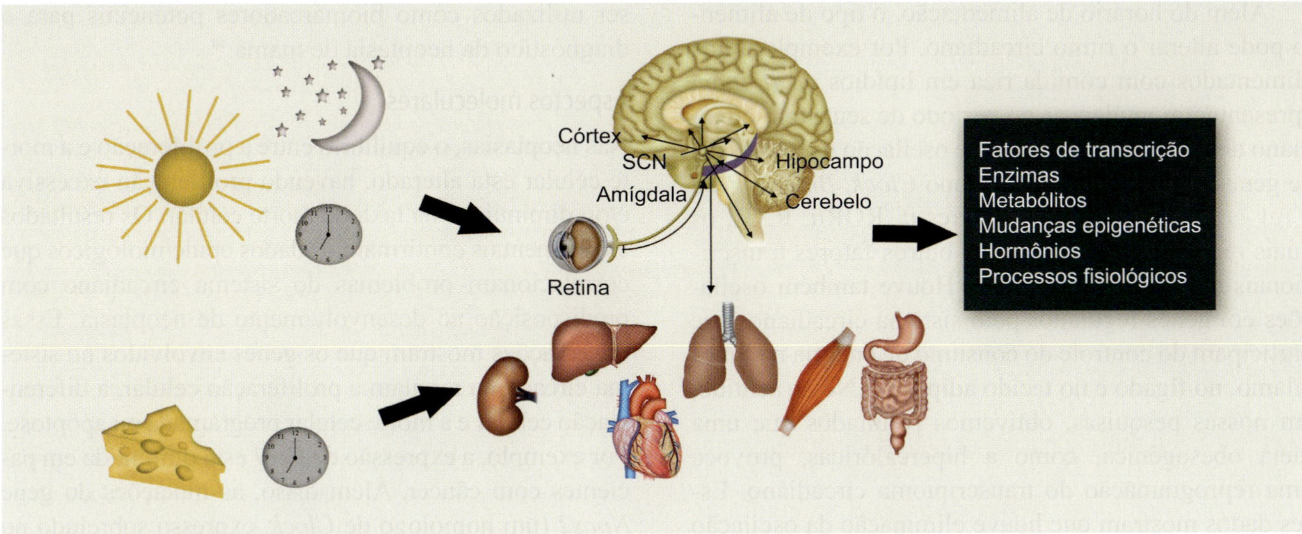

Figura 1.13 ► O sistema circadiano é sincronizado pelo ciclo diário de claro-escuro (dia e noite), pela alimentação, pela temperatura, pelos fatores sociais etc. O relógio central está localizado no núcleo supraquiasmático (SCN), sendo sincronizado por estímulos luminosos. Os relógios periféricos dentro e fora do sistema nervoso central podem ser sincronizados pelos nutrientes. O sistema circadiano é capaz de controlar a expressão e a modulação de diversos fatores externos. Fonte: modificada de Kandratova e Kondratov, 2012.[54]

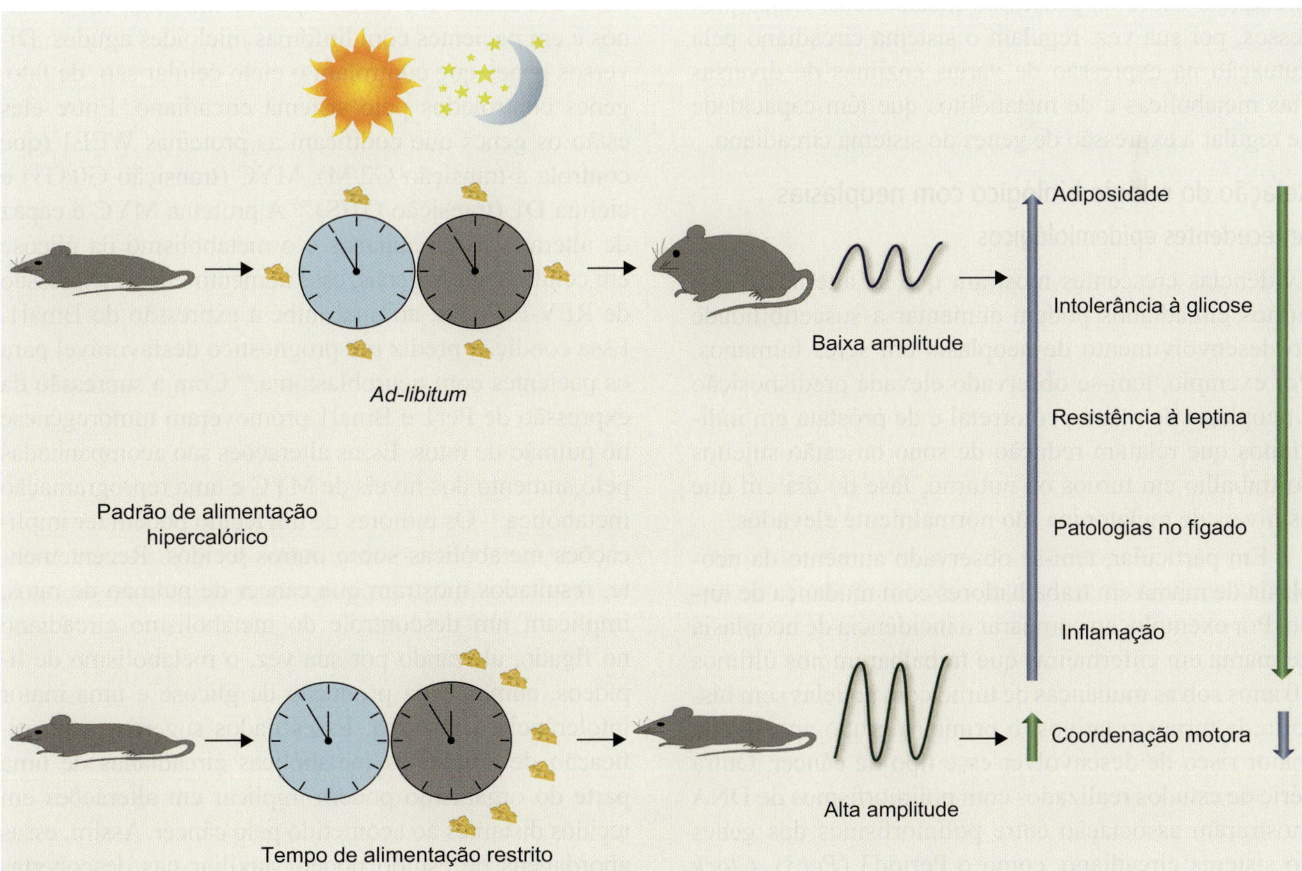

Figura 1.14 ► Efeitos benéficos da restrição temporal de alimentos. Fonte: modificada de Hatori et al., 2012.[34]

Além do horário de alimentação, o tipo de alimento pode alterar o ritmo circadiano. Por exemplo, ratos alimentados com comida rica em lipídios *ad libitum*, apresentaram mudanças no período de seu ritmo circadiano de atividade locomotora e oscilação na expressão de genes do sistema de circadiano *Clock, Bmal1, Per2 e rev-erbα* e receptores nucleares α, RORα, RXR, os quais regulam a transcrição de outros fatores transcricionais do sistema circadiano. Houve também oscilações em genes regulados pelo sistema circadiano, que participam do controle do consumo de energia no hipotálamo, no fígado e no tecido adiposo.[42] Nesse sentido, em nossas pesquisas, obtivemos resultados que uma dieta obesogênica, como a hipercalóricas, provoca uma reprogramação do transcriptoma circadiano. Esses dados mostram que houve eliminação da oscilação circadiana dos níveis de expressão de certos genes e induzindo a oscilação de outros. Essas mudanças transcricionais são acompanhadas com alterações metabolômicas envolvendo o sistema circadiano. Umas das proteínas que está envolvida com essa reprogramação é o receptor nuclear PPARgama.[43]

Esses resultados não são estranhos, uma vez que sabemos da existência de um papel regulador do sistema circadiano sobre os processos metabólicos. Esses processos, por sua vez, regulam o sistema circadiano pela flutuação na expressão de várias enzimas de diversas vias metabólicas e de metabólitos que têm capacidade de regular a expressão de genes do sistema circadiano.

Relação do relógio biológico com neoplasias

Antecedentes epidemiológicos

Evidências crescentes mostram que as alterações dos ritmos circadianos podem aumentar a suscetibilidade ao desenvolvimento de neoplasia em seres humanos. Por exemplo, tem-se observado elevada predisposição à neoplasia de mama, colorretal e de próstata em indivíduos que relatam redução de sono ou estão sujeitos ao trabalho em turnos ou noturno, fase do dia em que os níveis de melatonina são normalmente elevados.

Em particular, tem-se observado aumento da neoplasia de mama em trabalhadores com mudança de turno. Por exemplo, ao comparar a incidência de neoplasia de mama em enfermeiras que trabalharam nos últimos 30 anos sob as mudanças de turno com aquelas sem história de turnos rotativos, o primeiro grupo apresentou maior risco de desenvolver esse tipo de câncer. Outra série de estudos realizados com polimorfismos de DNA mostraram associação entre polimorfismos dos genes do sistema circadiano, como o Period3 (*Per3*), *Clock* e *Cry1*, e risco aumentado para câncer de mama. Os autores concluem que os genes circadianos poderiam ser utilizados como biomarcadores potenciais para o diagnóstico da neoplasia de mama.[44]

Aspectos moleculares

Nas neoplasias, o equilíbrio entre a proliferação e a morte celular está alterado, havendo proliferação excessiva e/ou diminuição na taxa de morte celular. Os resultados experimentais confirmam os dados epidemiológicos que correlacionam problemas do sistema circadiano com predisposição ao desenvolvimento de neoplasia. Essas observações mostram que os genes envolvidos no sistema circadiano regulam a proliferação celular, a diferenciação celular e a morte celular programada ou apoptose. Por exemplo, a expressão de *Per1* está diminuída em pacientes com câncer. Além disso, as mutações do gene *Npas2* (um homólogo de *Clock*, expresso sobretudo no cérebro) têm sido associadas ao aumento no risco de desenvolvimento de neoplasia de mama e linfoma. Da mesma maneira, os genes *Per1* e *Per2* funcionam como supressores de tumores, sendo considerados antioncogenes. A eliminação do *Per2* promove o desenvolvimento de linfomas malignos, ao passo que sua expressão em células ectópicas cancerosas resulta em inibição do crescimento celular e apoptose. Além disso, a expressão de *Per2* é reduzida em vários tipos de linfomas em humanos e em pacientes com linfomas mieloides agudos. Diversos genes que controlam o ciclo celular são, de fato, genes controlados pelo sistema circadiano. Entre eles estão os genes que codificam as proteínas WEE1 (que controla a transição G2/M), MYC (transição G0/G1) e ciclina D1 (transição G1/S).[45] A proteína MYC é capaz de alterar vias circadianas e o metabolismo da glicose em células cancerígenas, esse aumento é via a expressão de REV-ERValfa, ao qual inibe a expressão do Bmal1. Essa condição prediz um prognóstico desfavorável para os pacientes com neuroblastoma.[46] Com a supressão da expressão de Per1 e Bmal1 promoveram tumoregênese no pulmão de ratos. Essas alterações são acompanhadas pelo aumento dos níveis de MYC e uma reprogramação metabólica.[47] Os tumores de um tecido podem ter implicações metabólicas sobre outros tecidos. Recentemente, resultados mostram que câncer de pulmão de ratos, implicam um descontrole do metabolismo circadiano no fígado, alterando por sua vez, o metabolismo de lipídeos, aumento na produção de glicose e uma maior intolerância a insulina. Esses dados sugerem a identificação de alterações metabólicas circadianas de uma parte do organismo podem implicar em alterações em tecidos distantes ao acometido pelo câncer. Assim, essas abordagens de estudo podem auxiliar nas descobertas de novas técnicas de diagnóstico com biomarcadores de câncer e respostas a tratamentos.[48]

Efeitos do horário de alimentação

Alguns estudos têm mostrado um efeito positivo da restrição temporal da ingestão de alimento no desenvolvimento de tumores. Em roedores que tiveram osteossarcomas induzidos experimentalmente, a restrição da ingestão de alimento à fase de claro diminui a progressão do tumor significativamente, o que pode estar relacionado à maior amplitude do ritmo circadiano observada nesses animais, ou mesmo à modificação da expressão dos ritmos moleculares no tecido tumoral. Um estudo epidemiológico em mulheres diagnosticadas com câncer de mama mostrou que a maior duração do jejum à noite está associada a uma menor recorrência do tumor.[49,50]

Sistema circadiano e depressão

A depressão é uma patologia que afeta o humor, as condições mental e física, bem como o desenvolvimento comportamental. Possivelmente em 2020 a depressão será a segunda principal causa de incapacidade em adultos. Os sintomas típicos incluem fadiga, problemas do sono, mudanças no apetite e no peso corporal, desânimo, falta de concentração e pensamentos suicidas. Os primeiros relatos sobre alteração no ritmo circadiano promovendo depressão, em particular a depressão unipolar, foram descritos há mais de 20 anos. Além disso, tem sido constatado que indivíduos com depressão apresentam episódios de humor, sendo severamente deprimidos durante a manhã e retornando quase eutímicos (sensação de prazer) durante o anoitecer. Estudos realizados com polimorfismos de DNA reforçam o conceito de que o sistema circadiano está diretamente ligado à depressão. Por exemplo, tem sido observado que polimorfismos em genes *Clock, Bmal1, Per3* e *Timeless* estão associados a uma maior suscetibilidade à depressão e transtornos de humor. A manipulação do sistema circadiano mediante privação do sono, terapia com luz ou farmacológica, tem mostrado efeitos benéficos para aliviar os sintomas de depressão. Esses efeitos terapêuticos fornecem evidências adicionais para a relação entre o distúrbio do sistema circadiano e a patofisiologia da depressão. Atualmente, algumas drogas que possuem como mecanismo de ação a modificação dos níveis de melatonina, são capazes de restaurar o relógio interno (que está profundamente alterado na depressão) e se mostram eficazes como antidepressivos.[51] Outro transtorno que correlaciona a falta de sincronização do sistema circadiano por estímulos de luz é chamado de depressão sazonal (*seasonal affective disorder* – SAD). Esse distúrbio afeta sobretudo pessoas que vivem em países onde as mudanças das estações são acentuadas, com dias mais curtos que noites durante a temporada de inverno. Estudos sobre a depressão em modelos animais também mostram uma clara correlação entre a disfunção do sistema circadiano e a depressão. Por exemplo, a mutação no gene *Clock* em ratos promove padrão de comportamento muito semelhante a seres humanos com mania, incluindo hiperatividade, diminuição do sono e aumento no valor da recompensa para cocaína ou sacarose. As regiões encefálicas relacionadas ao sistema apresentam-se estimuladas nesses animais. Do mesmo modo, a administração crônica de lítio (um estabilizador do humor) ou a expressão do gene *Clock* funcional provoca eliminação dos sintomas depressivos.[52] Os tratamentos convencionais para a depressão requerem várias semanas para gerar efeitos terapêuticos, ressaltando que é um período que há um risco elevado de suicídio. Nesse sentido, alguns estudos relatam que terapias rápidas que atuam no sistema circadiano, tem evidenciado que baixas doses de anestésicos quetamina (doses subanestésicas) são capazes de atuar como antidepressivos de ação rápida, surtindo efeito por um período de 24 horas.

Cronoterapia

A cronoterapia refere-se à aplicação de fármacos ou tratamentos em momentos específicos do dia, para melhorar os benefícios terapêuticos e reduzir os efeitos colaterais. Assim, diversos tratamentos cronoterapêuticos têm sido utilizados para tratar inúmeras doenças, tais como depressão, problemas metabólicos e neoplasias. Do mesmo modo, as estratégias profiláticas podem ser implementadas com base na cronoterapia. A eficiência e a toxicidade de muitos fármacos variam de acordo com o tempo, a dose e os mecanismos subjacentes que estão associados com os ritmos circadianos de processos bioquímicos, fisiológicos e comportamentais. Para mencionar alguns exemplos do uso da cronoterapia, citamos o uso da estatina para reduzir os níveis de colesterol. Essa droga é capaz de inibir a enzima HMG-CoA redutase, uma enzima limitante da biossíntese do colesterol. Essa enzima possui expressão circadiana, sendo mais expressa durante a noite, assim a estatina se torna mais eficiente quando administrada antes de dormir. Os tratamentos convencionais de câncer têm como objetivo eliminar células que se encontram em proliferação ou em fases específicas do ciclo celular. No entanto, esses fármacos não atacam apenas as células cancerígenas, mas também as células normais. O princípio da cronoterapia na oncologia é tirar vantagem da assincronia da proliferação celular dos tumores que apresentam ritmos ultradianos de proliferação. Esse tratamento pode ser otimizado por meio da aplicação do fármaco no horário do dia com máxima suscetibilidade do tumor e melhor tolerância do paciente. Em estudos clínicos, a eficácia do tratamento foi de duas a oito vezes maior em pacientes tratados com cronoterapia, quando houve menos efeitos colaterais e menor frequência de metástases. Nas crianças de oito anos de idade com leucemia linfoblástica aguda, a cronoterapia aumentou a sobrevivência em 4,2 vezes e, em adolescentes de 15 anos, 2,6 vezes.

No caso da *diabetes mellitus*, a natureza circadiana do metabolismo dos carboidratos oferece muitas possibilidades para melhorar o tratamento dessa patologia, por meio dos hábitos corretos de alimentação em momento adequado e da administração de insulina ou secretagogos e sensibilizadores da insulina.

CONSIDERAÇÕES FINAIS

Conforme apresentado ao longo deste capítulo, podemos observar que os aspectos conceituais, fisiológicos e moleculares da cronobiologia, e em especial o comportamento alimentar, ou o próprio padrão temporal da oferta de alimento, é considerado, atualmente, como um sincronizador importante para ajustar nossos ritmos biológicos. Nós, seres humanos, somos submetidos a um conjunto de pistas temporais do meio ambiente que fomentam ajustes temporais internos para que possamos nos antecipar aos eventos periódicos ambientais.

Atualmente, os novos estilos de vida nas sociedades modernas, devido à industrialização, à tecnologia de informação, em especial as relacionadas à comunicação, como internet, celulares e redes sociais virtuais, têm provocado mudanças nos padrões circadianos e, como consequência, diversas alterações fisiológicas importantes.

Além disso, mudanças no comportamento alimentar, no caso de consumo de alimentos altamente energéticos, o sedentarismo, o nível de estresse, os horários inadequados de descanso e de alimentação também estão provocando a mudanças na regulação do sistema circadiano, o que reflete no desenvolvimento de doenças metabólicas (obesidade, diabetes tipo 2, problemas cardiovasculares), câncer, problemas psicológicos etc. Essas observações epidemiológicas estão sendo estudadas experimentalmente em vários modelos animais e em humanos.

Conforme mostramos anteriormente, não apenas temos maior conhecimento de como e por que a falta de sincronização do sistema circadiano pode causar problemas de saúde, mas também estamos compreendendo como os processos nutricionais são regulados pelo sistema circadiano e também influenciam esse sistema nos aspectos relacionados à expressão gênica, bioquímica, metabólica e fisiológica. Esses conhecimentos têm aberto novas perspectivas para o desenvolvimento de novos tratamentos e para a prevenção de inúmeras doenças. Tendo em vista esses avanços científicos, a cronobiologia pode fornecer dados importantes para provocar reflexões sobre a organização temporal da sociedade atual, incluindo orientações para a nossa nutrição. Por outro lado, a nutrição, como uma prática científica, tem muito a contribuir com orientações dietéticas para algumas condições cronobiológicas especiais, como o trabalho em turnos e favorecer a saúde.

REFERÊNCIAS

1. Araujo JF, Marques N. Intermodulação de frequências. In: Menna-Barreto M, Marques N. Cronobiologia: princípios e aplicações. 3. ed. São Paulo: EdUSP; 2003. p.17-21.
2. Rotenberg L, Marques N, Menna-Barreto M. O tempo na biologia. In: Menna-Barreto M, Marques N. Cronobiologia: princípios e aplicações. 3. ed. São Paulo: EdUSP; 2003. p.23-44.
3. Moore-Ede MC, Sulwman FM, Fuller CA. The clocks that time us. Physiology of the circadian timing systems. Cambridge, Mass: Havard University Press; 1982.
4. Roenneberg T, Merrow M. The circadian clock and human health. Curr Biol. 2016;26(10):R432-43.
5. Balsalobre A. Clock genes in mammalian peripheral tissues. Cell Tissue Res. 2002;309(1):193-199.
6. Foppen E, Tan AA, Ackermans MT, Fliers E, Kalsbeek A. Suprachiasmatic nucleus neuropeptides and their control of endogenous glucose production. J Neuroendocrinol. 2016;28(4):1-12.
7. Tordjman S, Chokron S, Delorme R, Charrier A, Bellissant E, Jaafari N et al. Melatonin: pharmacology, functions and therapeutic benefits. Curr Neuropharmacol. 2017;15(3):434-443.
8. Carneiro BT, Araujo JF. The food-entrainable oscillator: a network of interconnected brain structures entrained by humoral signals? Chronobiol Int. 2009;26(7):1273-89.

9. Mistlberger RE. Neurobiology of food anticipatory circadian rhythms. Physiol Behav. 2011;104(4):535-45.
10. Damiola F, Le Minh N, Preitner N, Kornmann B, Fleury-Olela F, Schibler U. Restricted feeding uncouples circadian oscillators in peripheral tissues from the central pacemaker in the suprachiasmatic nucleus. Genes Dev. 2000;14(23):2950-61.
11. Gooley JJ, Schomer A, Saper CB. The dorsomedial hypothalamic nucleus is critical for the expression of food-entrainable circadian rhythms. Nat Neurosci. 2006;9(3):398-407.
12. Landry GJ, Yamakawa GR, Webb IC, Mear RJ, Mistlberger RE. The dorsomedial hypothalamic nucleus is not necessary for the expression of circadian food-anticipatory activity in rats. J Biol Rhythms. 2007;22(6):467-78.
13. Moriya T, Aida R, Kudo T, Akiyama M, Doi M, Hayasaka N et al. The dorsomedial hypothalamic nucleus is not necessary for food-anticipatory circadian rhythms of behavior, temperature or clock gene expression in mice. Eur J Neurosci. 2009;29(7):1447-60.
14. Davidson AJ. Lesion studies targeting food-anticipatory activity. Eur J Neurosci. 2009;30(9):1658-64.
15. Challet E, Mendoza J, Dardente H, Pévet P. Neurogenetics of food anticipation. v. 30. European Journal of Neuroscience. 2009;30(9):1676-87.
16. Silver R, Balsam PD, Butler MP, LeSauter J. Food anticipation depends on oscillators and memories in both body and brain. Physiol Behav. 2011;104(4):562-71.
17. Blum ID, Lamont EW, Abizaid A. Competing clocks: Metabolic status moderates signals from the master circadian pacemaker. Neurosci Biobehav Rev. 2012;36(1):254-70.
18. LeSauter J, Hoque N, Weintraub M, Pfaff DW, Silver R. Stomach ghrelin-secreting cells as food-entrainable circadian clocks. Proc Natl Acad Sci USA. 2009;106(32):13582-7.
19. Turek FW, Joshu C, Kohsaka A, Lin E, Ivanova G, McDearmon E et al. Obesity and metabolic syndrome in circadian clock mutant mice. Science. 2005;308(5724):1043-1045.
20. Mendoza J, Drevet K, Pevet P, Challet E. Daily meal timing is not necessary for resetting the main circadian clock by calorie restriction. J Neuroendocrinol. 2008;20(2):251-60.
21. Panda S, Antoch MP, Miller BH, Su AI, Schook AB, Straume M et al. Coordinated transcription of key pathways in the mouse by the circadian clock. Cell. 2002;109(3):307-20.
22. Liu Y, Dentin R, Chen D, Hedrick S, Hedrick S, Ravnskjaer K, Schenk S et al. A fasting inducible switch modulates gluconeogenesis via activator/coactivator exchange. Nature. 2008;456(7219):269-73.
23. Johnson MH, Lim A, Fernando D, Day ML. Circadian clockwork genes are expressed in the reproductive tract and conceptus of the early pregnant mouse. Reprod Biomed Online. 2002;4(2):140-5.
24. Takahashi S, Yokota S, Hara R, Kobayashi T, Akiyama M, Moriya T et al. Physical and inflammatory stressors elevate circadian clock gene mPer1 mRNA levels in the paraventricular nucleus of the mouse. Endocrinology. 2001;142(11):4910-7.
25. Solanas G, Peixoto FO, Perdiguero E, Jardí M, Ruiz-Bonilla V, Datta D et al. Aged stem cells reprogram their daily rhythmic functions to adapt to stress. Cell. 2017;170(4):678-92.e20.
26. Hofman MA, Swaab DF. Living by the clock: the circadian pacemaker in older people. Ageing Res Rev. 2006;5(1):33-51.
27. Roybal K, Theobold D, Graham A, DiNieri JA, Russo SJ, Krishnan V et al. Mania-like behavior induced by disruption of clock. Proc Natl Acad Sci USA. 2007;104(15):6406-11.
28. Sato S, Solanas G, Peixoto FO, Bee L, Symeonidi A, Schmidt MS, Brenner C et al. Circadian reprogramming in the liver identifies metabolic pathways of aging. Cell. 2017;170(4):664-677.e11.
29. Orozco-Solis R Sassone-Corsi P. Circadian clock: linking epigenetics to aging. Current Opinion in Genetics & Development. 2014;26(0):66-72.
30. Antunes L, Levandovski R, Dantas G et al. Obesity and shift work: chronobiological aspects. Nutrition Research Reviews. 2010;23:155-223.
31. Buxton OM, Cain SW, O'Connor SP, Porter JH, Duffy JF, Wang W et al. Adverse metabolic consequences in humans of prolonged sleep restriction combined with circadian disruption. Science Translational Medicine. 2012;4(129):129ra43.
32. Möller-Levet CS, Archer SN, Bucca G, Laing EE, Slak A, Kabiljo R et al. Effects of insufficient sleep on circadian rhythmicity and expression amplitude of the human blood transcriptome. Proceedings of the National Academy of Sciences. 2013;110(12):E1132-E1141.
33. Arnardottir ES, Nikonova EV, Shockley KR, Podtelezhnikov AA, Anafi RC, Tanis KQ et al. Blood-gene expression reveals reduced circadian rhythmicity in individuals resistant to sleep deprivation. Sleep. 2014;37(10):1589-600.
34. Hatori M, Vollmers C, Zarrinpar A et al. Time-restricted feeding without reducing caloric intake prevents metabolic diseases in mice fed a high-fat diet. Cell Metabolism. 2012;15(6):848-60.

35. Chaix A, Zarrinpar A, Miu P, Panda S. Time-restricted feeding is a preventative and therapeutic intervention against diverse nutritional challenges. Cell Metabolism. 2014;20(6):991-1005.
36. Gill S. Panda S. A smartphone app reveals erratic diurnal eating patterns in humans that can be modulated for health benefits. Cell Metabolism. 2015;22(5):789-98.
37. Garaulet M, Gómez-Abellán P. Timing of food intake and obesity: a novel association. Physiology & Behavior. 2014;134: 44-50.
38. Kohsaka A, Laposky AD, Ramsey KM et al. High-fat diet disrupts behavioral and molecular circadian rhythms in mice. Cell Metab. 2007;6(5):414-21.
39. Eckel-Mahan KL, Patel VR, de Mateo S, Orozco-Solis R, Ceglia NJ, Sahar S et al. Reprogramming of the circadian clock by nutritional challenge. Cell. 2013;155(7):1464-78.
40. Dai H, Zhang L, Cao M, Song F, Zheng H, Zhu X et al. The role of polymorphisms in circadian pathway genes in breast tumorigenesis. Breast Cancer Research and Treatment. 2011;127(2):531-40.
41. Sahar S, Sassone-Corsi P. Metabolism and cancer: the circadian clock connection. Nat Rev Cancer. 2009;9(12):886-96.
42. Altman BJ, Hsieh AL, Sengupta A, Krishnanaiah SY, Stine ZE, Walton ZE et al. MYC disrupts the circadian clock and metabolism in cancer cells. Cell Metabolism, 2015. 22(6): p. 1009-1019.
43. Papagiannakopoulos T, Bauer MR, Davidson SM, Heimann M, Subbaraj L, Bhutkar A et al. Circadian rhythm disruption promotes lung tumorigenesis. Cell Metabolism. 2016;24(2):324-31.
44. Masri S, Papagiannakopoulos T, Kinouchi K, Liu Y, Cervantes M, Baldi P et al. Lung Adenocarcinoma Distally Rewires Hepatic Circadian Homeostasis. Cell. 2016;165(4):896-909.
45. Marinac CR, Nelson SH, Breen CI, Hartman SJ, Natarajan L, Pierce JP et al. Prolonged Nightly Fasting and Breast Cancer Prognosis. JAMA Oncol. 2016;92093(8):1-7.
46. Wu M, Li X, Xian L, Lévi F. Effects of meal timing on tumor progression in mice. Life Sci. 2004;75(10):1181-93.
47. Mendlewicz J. Disruption of the circadian timing systems: molecular mechanisms in mood disorders. CNS Drugs 2009;23:15-26.
48. Roybal K, Theobold D, Graham A, DiNieri JA, Russo SJ, Krishnan V et al. Mania-like behavior induced by disruption of clock. Proc Natl Acad Sci USA. 2007;104(15):6406-11.
49. Orozco-Solis R, Montellier E, Aguilar-Arnal L, Sato S, Vawter MP, Bunney BG, Bunney WE et al. A circadian genomic signature common to ketamine and sleep deprivation in the anterior cingulate cortex. Biol Psychiatry. 2017;82(5):351-60.
50. Ohdo S. Chronotherapeutic strategy: rhythm monitoring, manipulation and disruption. Advanced Drug Delivery Reviews. 2010;62(9-10):859-75.
51. Fu L, Lee CC. The circadian clock: pacemaker and tumor suppressor. Nat Rev Cancer. 2003;3(5):350-61.
52. Haus E. Chronobiology in the endocrine system. Adv Drug Deliv Rev. 2010;59(9-10):985-1014.
53. Seron-Ferre M, Valenzuela GJ, Torres-Farfan C. Circadian clocks during embryonic and fetal development. Birth Defects Res C Embryo Today. 2007;81(3):204-14.
54. Kondratova A, Kondratov R. The circadian clock and pathology of the ageing brain. Nature Reviews Neuroscience. 2012;13:325-35.

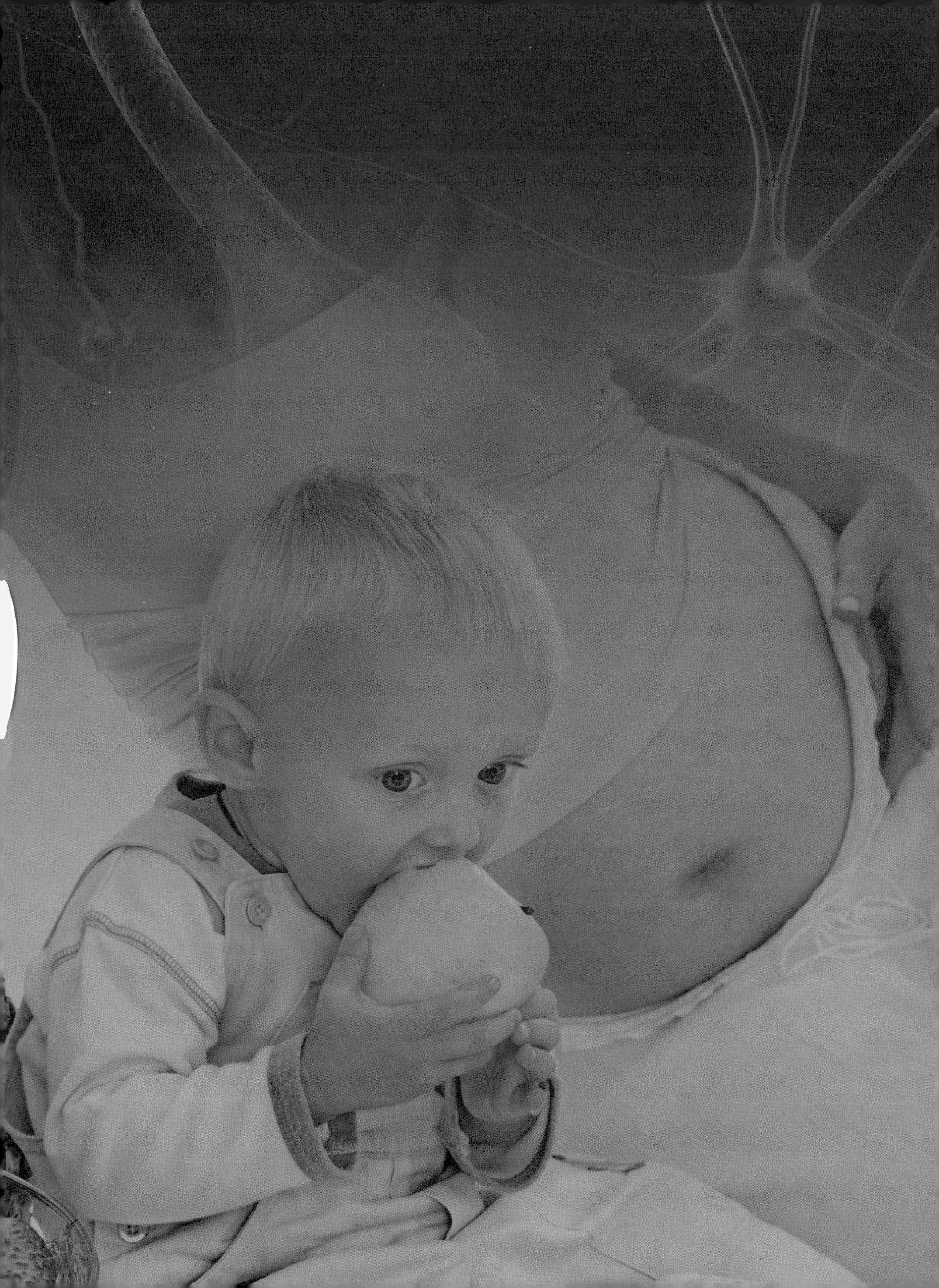

capítulo: 2

Nutrição e Desenvolvimento do Sistema Nervoso

Rhowena Jane Barbosa de Matos
Sônia Maria Oliveira Cavalcanti Marinho
Raul Manhães de Castro

A nutrição é uma característica inerente à vida. A aquisição de matéria-prima proveniente do meio ambiente é considerado fator imprescindível para a existência dos mais variados seres, dos unicelulares mais simples, aos pluricelulares mais complexos. Assim o fenômeno da vida e o da nutrição são, reciprocamente, codependentes.

Os elementos essenciais e a energia necessários para manter as atividades mais primordiais do organismo vivo estão presentes nos alimentos. Eles devem atender às demandas dos tecidos vivos tais como de crescimento, manutenção, restauração e trabalho. Nos alimentos encontram-se os nutrientes, seus constituintes químicos mais simples, tais como carboidratos, lipídios e proteínas (macronutrientes – fornecedores de energia metabólica); sais minerais e vitaminas (micronutrientes – elementos reguladores); e também a água. Todos esses elementos, em conjunto, apresentam relevante papel nos mais diversos eventos biológicos como regulação das reações orgânicas, síntese de moléculas, crescimento, desenvolvimento e reparo de tecidos, entre outros.

O sistema nervoso exerce a função integradora e de comando sobre os outros sistemas fisiológicos, favorecendo o dinamismo homeostático que o nosso organismo necessita para se manter vivo. Assim o sistema nervoso é originado, desenvolve-se, passa pelo processo de maturação, pode modificar-se com a capacidade de reorganizar-se ao longo da vida, envelhece, degenera e morre. Essa capacidade de modificar-se, tanto morfologicamente como funcionalmente, é conhecida como plasticidade e proporciona ao organismo a adaptação ao meio em que vive. Alguns fatores externos, como o da nutrição, influenciam diretamente os processos de desenvolvimento e são vitais para guiar toda a organização, estrutura, função e metabolismo do sistema nervoso.

No decorrer do capítulo iremos correlacionar os processos de formação, desenvolvimento e crescimento, que envolvem os aspectos morfofuncionais das células neurais com nutrição adequada, utilização de nutrientes, durante os períodos pré e pós-natal, infância, adolescência e envelhecimento do sistema nervoso. Ressaltaremos as alterações da nutrição inadequada na fase precoce da vida, a qual pode interferir na plasticidade neural, modificando características fenotípicas do sistema nervoso maduro.

INTERAÇÃO MÃE-FILHO, NUTRIÇÃO E DESENVOLVIMENTO DO SISTEMA NERVOSO

O organismo possui necessidades nutricionais e cada tecido tem sua demanda de energia específica que varia de acordo com as fases da vida ou diferentes situações ambientais. A atividade cerebral demanda grande quantidade de energia para seu metabolismo e atividade elétrica contínua. O cérebro humano adulto pesa em torno de 1,5 kg. Em geral, esse aporte energético é obtido em grande parte pela glicose, pois os ácidos graxos não cruzam a barreira hematoencefálica em quantidades significativas para serem utilizados como substrato de energia; embora sejam utilizados com propósitos estruturais, sobretudo durante o desenvolvimento do sistema nervoso. Em relação ao fígado, por exemplo, o cérebro consome em média a metade da produção hepática de glicose após uma noite de jejum. Outra fonte de combustível que o cérebro utiliza são os corpos cetônicos: 3-hidroxibutirato e acetoacetato. Durante uma inanição prolongada, por exemplo, há um aumento na concentração desses compostos e o cérebro passa a utilizá-los como fonte principal de energia, uma vez que são responsáveis pelo fornecimento de cerca de dois terços das necessidades energéticas celulares.[1,2]

De onde surgem esses combustíveis para o nosso sistema nervoso e como são conduzidos? De uma maneira geral, por várias vias, dependendo do período de vida. Durante o período de gestação e lactação, a fonte de substratos depende do aporte nutricional da mãe. Durante a restrição alimentar materna, pode ocorrer um prejuízo na trajetória fetoplacentária de crescimento, resultando em modificação do padrão de crescimento e localização das células que formam o blastocisto. A desnutrição materna pode também levar à ativação do eixo Hipotálamo-Pituitária-Adrenal (HPA) do feto e ao aumento da pressão arterial.[3]

Para o desenvolvimento adequado do sistema nervoso de um indivíduo, é necessário que a interação entre mãe e filho durante a gestação seja harmoniosa, favorecendo um crescimento viável para o organismo fetal. A plasticidade é importante durante todas as fases da vida, por conferir ao indivíduo a habilidade para reorganizar os sistemas de regulação em resposta às pressões imediatas de mudanças ambientais, conferindo uma vantagem adaptativa ao organismo, particularmente se o ambiente pré-natal diferir do ambiente de vida pós-natal. O efeito da subnutrição materna sobre o metabolismo do filho, por exemplo, implica posteriormente em uma suscetibilidade para o aparecimento precoce de obesidade. Esse fenômeno é chamado de "programação fetal",[4] ou "plasticidade fenotípica", e embasa a hipótese da "origem desenvolvimentista da saúde e da doença".[5,6] Assim, a influência ambiental no desenvolvimento do organismo e no sistema nervoso no início da vida pode resultar em repostas moleculares que terão impacto em longo prazo, predispondo o organismo à doença (Figura 2.1).[5]

Sabe-se que vários insultos ambientais podem ocasionar esse fenômeno adaptativo, porém ainda não está

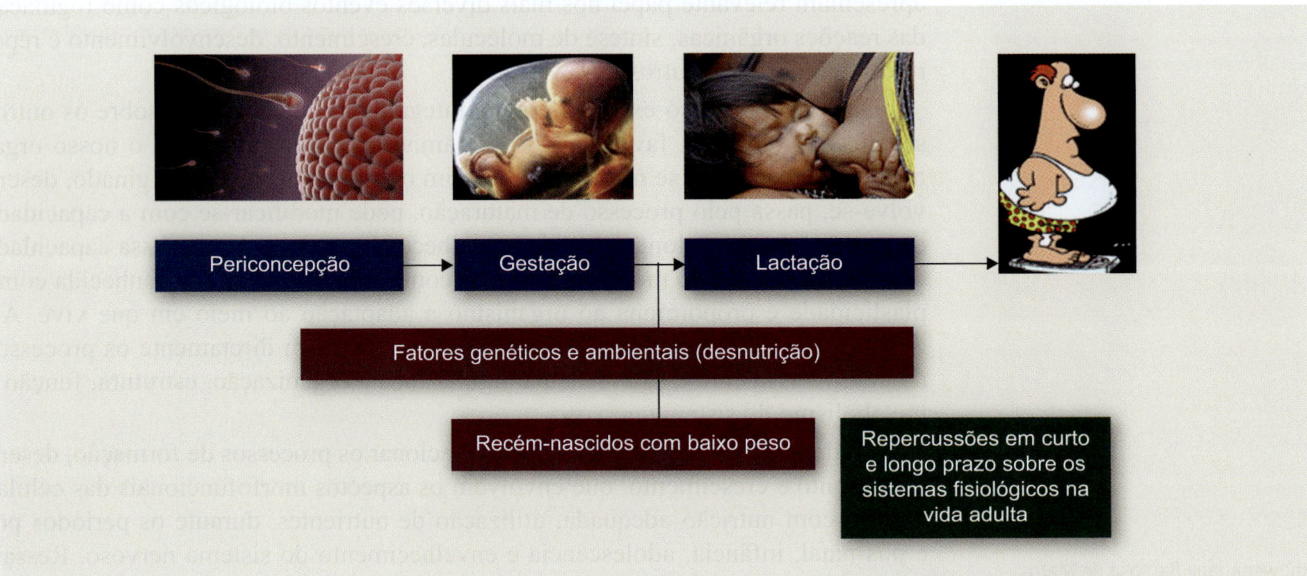

Figura 2.1 ▶ Esquema ilustrativo demonstrando a origem precoce de doenças metabólicas e/ou patologias neurais que podem estar associadas a fatores genéticos ou ambientais, como a desnutrição.

claro quais mecanismos promovem as mudanças pré-natais que podem desencadear as alterações na regulação funcional da vida pós-natal. Alguns caminhos para essa compreensão envolvem estudos com a placenta. A placenta é conhecida como reguladora-chave na interação ou ligação que há entre mãe e feto, desempenhando uma função de regulação de transporte de nutrientes, além de possuir função endócrina e imunológica.[7] Já é sabido que mecanismos moleculares que regulam as funções da placenta são rigidamente interligados via sinalização de citocinas, fatores de crescimento e hormônios. Estes são centrais na interface entre células fetais e a placenta, ditando a expressão gênica que modula a fisiologia fetal.[7]

A alteração da função placentária e a liberação de fatores deletérios para o feto, tais como alterações imunológicas maternas, são fatores de risco para o desenvolvimento de distúrbios neurais.[7] Insultos, como infecção ou desnutrição materna, aumentam a suscetibilidade de retardo de nascimento do bebê. Sabe-se que esses fatores estão ligados à esquizofrenia, autismo e paralisia cerebral nos neonatos. As patologias placentárias podem então gerar danos no cérebro e alteração comportamental, sugerindo que disfunções da interface materno fetal podem contribuir para a existência de patogêneses e de transtornos neurais.[7] Estudos em roedores mostraram que mudanças na placenta levaram a neuropatologia, incluindo alteração de astrócitos, micróglia (diminuição das células nervosas da glia), danos à substância branca e na integridade da barreira hematoencefálica.[8] A placenta pode regular a síntese de fatores neuroativos durante a gestação, os quais influenciam o desenvolvimento cerebral do feto. Por exemplo, em camundongos, demonstrou-se que o neurotransmodulador serotonina é fornecido pela placenta ao tronco encefálico fetal.[7] O aumento na quantidade do aminoácido que é precursor desse hormônio, o triptofano, leva ao acúmulo de produção de serotonina na placenta e circulação fetal, demonstrando a habilidade da placenta em sintetizar a serotonina e transportá-la para o feto.[9]

O estado nutricional durante a gravidez e a lactação pode ter efeitos significativos na saúde em longo prazo.[10] Os lactentes subnutridos no útero correm risco de apresentar vários desfechos adversos, que variam desde baixo peso ao nascer até retardo mental e físico graves, podendo acarretar morte. O efeito da desnutrição sobre o desenvolvimento do sistema nervoso antes da gestação e durante a gestação e lactação depende do nutriente ou dos nutrientes envolvidos, bem como do estágio de maturação fetal (Figura 2.2).

Efeito dos nutrientes no desenvolvimento e crescimento do sistema nervoso durante a vida intrauterina

A gestação em humanos tem um período de 40 semanas, ocorrendo fases heterogêneas ao longo do tempo nos aspectos anatomofisiológicos, metabólicos e nutricionais. Nesse período, existem estágios diferenciados de crescimento e desenvolvimento que se iniciam pelas células fertilizadas, passando pela formação do embrião até o estágio fetal:

- **Período pré-embrionário:** da fertilização ao final da 3ª semana de gestação.
  - **1ª semana:** fecundação, clivagem, blastocisto.
  - **2ª semana:** implantação, formação do embrião bilaminar.
  - **3ª semana:** gastrulação, notocorda, neurulação.
- **Período embrionário:** da 4ª à 8ª semana de gestação.
  - Sistemas orgânicos.
  - Placenta.
- **Período fetal:** da 9ª semana ao nascimento.

A implantação que ocorre nas duas primeiras semanas de gestação caracteriza-se pela nidação do ovo à parede uterina. Sua nutrição é fornecida pelas glândulas endometriais. Pouco antes de haver a implantação, a massa celular interna é conhecida como epitélio (epiblasto) e se sobrepõe à camada chamada hipoblasto. O zigoto, ao se formar, passa por sucessivas mitoses, originando a mórula. Enquanto as mitoses continuam, as células já começam a se distribuir em regiões específicas, diferenciando-se. Há, subsequentemente, uma organização celular denominada blástula ou blastocisto, que possui duas divisões: uma relacionada à placenta e outra que forma o embrioblasto, que originará o embrião propriamente dito, o qual já se encontra aderido ao útero. Ao se desenvolver, no início da terceira semana de gravidez, o embrião entra em outra etapa: a gastrulação. Nesse processo as células embrionárias sofrem um intenso rearranjo e o embrião assume uma complexa organização tridimensional. Na gastrulação forma-se a *linha neural primitiva* proveniente do epiblasto, na extremidade caudal do embrião bilaminar. Com o aparecimento da *linha primitiva*, pode -se identificar facilmente os eixos anteroposterior (cefalocaudal) e direito-esquerdo. As células que aí se encontram migram através da *linha*, formando então as três camadas germinativas: ectoderma, mesoderma e endoderma. No momento da migração celular ao longo

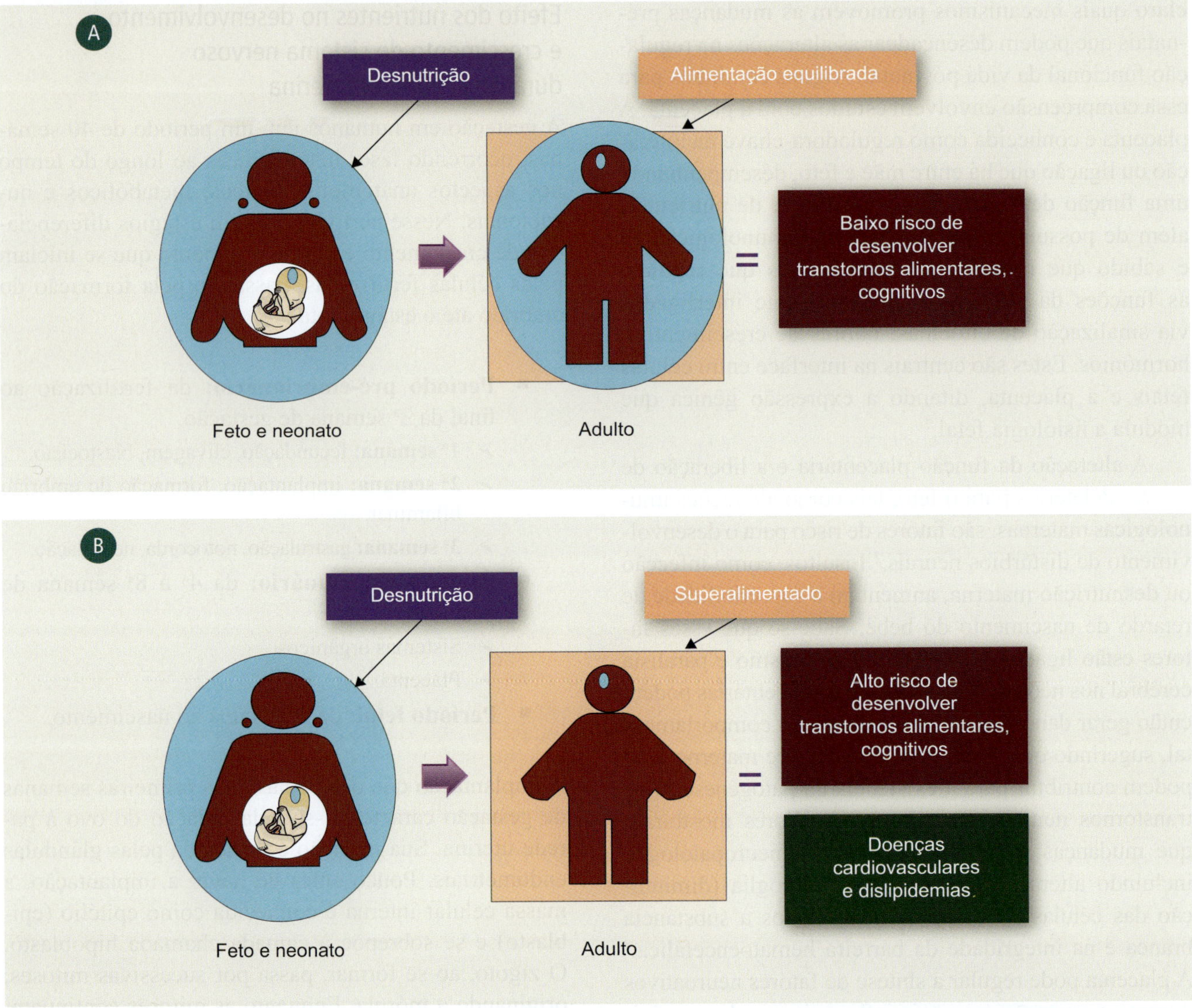

Figura 2.2 ▸ Esquema ilustrativo de origem precoce da saúde (A) do organismo adulto com o equilíbrio alimentar mesmo após ter sofrido desnutrição precoce e (B) com o desequilíbrio alimentar, causando doenças metabólicas na vida adulta. Fonte: modificada de Orozco-Solís, 2009.[39]

da *linha primitiva*, há a regressão da *linha primitiva* em direção à extremidade caudal do embrião, estabelecendo um gradiente cefalocaudal de maturidade. Esse gradiente é marcado inicialmente pela formação da notocorda e, posteriormente, pela placa neural, que resulta da indução primária do ectodema sobre a notocorda. Durante a terceira semana, logo após o final da gastrulação, o embrião é ainda morfologicamente indefinido. Nesse momento, porém, um plano básico do corpo é visível pela ocorrência de uma segmentação regular no eixo cefalocaudal do embrião e que, com o avanço do desenvolvimento, desaparece. Além disso, algumas estruturas posteriores começam a se organizar, apresentando certa regularidade, como no caso das vértebras, costelas e nervos espinhais. Nessa fase, as células que darão origem aos músculos e aos órgãos internos migram para dentro do embrião, ao passo que as células que originarão a pele e o sistema nervoso ficam na superfície.[11]

Após a gastrulação, a região dorsal passa por um achatamento, fazendo com que o embrião atinja o estágio de nêurula, processo conhecido com neurulação. Em seguida, as células ectodérmicas das bordas multiplicam-se até recobrir a placa neural, organizando as *cristas neurais*. Assim, a placa neural invagina-se de modo a formar a goteira ou *sulco neural*, originando o *tubo neural* (Figura 2.3A e 2.3B). Com o dobramento da placa, algumas células se destacam e formam duas lâminas celulares conhecidas como *cristas neurais*. A placa, o tubo e as cristas neurais podem ser considerados as mais precoces estruturas do sistema nervoso.[11] Esse estágio do tubo neural compreende o início da organogênese. O tubo neural formará o sistema nervoso central, enquanto a crista originará os componentes do sistema nervoso periférico. Esse processo de formação do sistema nervoso é concomitante com o de outros órgãos, e acontece nas seis primeiras semanas seguintes ao início da gravidez. O tubo neural divide-se cefalicamente em um encéfalo primitivo de três partes, que são o prosencéfalo, o mesencéfalo e o rombencéfalo. O espaço no interior das vesículas contém um fluido orgânico que dá origem aos ventrículos cerebrais e aos canais de comunicação entre eles. No segundo mês de gestação, as vesículas se subdividem em cinco. O prosencéfalo forma o telencéfalo, que por sua vez formará os dois hemisférios, incluindo o córtex e os núcleos da base e o diencéfalo. O mesencéfalo não sofre grandes modificações. O rombencéfalo, por outro lado, subdivide-se em metencéfalo, que posteriormente originará o cerebelo e a ponte, e o mielencéfalo. Esse último formará gradativamente a medula espinhal primitiva e o bulbo (Figura 2.3C).[11]

A partir das camadas germinativas primárias indiferenciadas ocorre o aparecimento dos principais sistemas orgânicos. O sistema nervoso é derivado da porção do embrião chamado ectoderma. O ectoderma, o endoderma e o mesoderma representam as três maiores regiões, ou *camadas germinativas*, da fase de blástula que se formam durante a clivagem no período embrionário. Durante a organogênese, o feto obtém nutrientes, sobretudo provenientes do sangue materno. Quando a organogênese está completa, o feto pesa cerca de 6 g e tem menos de 3 cm de comprimento (Figura 2.4).

A nutrição materna nesse período irá depender das reservas que a mãe tem desde a fase pré-gestacional, seja do ponto de vista energético como das reservas de minerais, vitaminas e oligoelementos para fornecer ao ser em formação o suporte nutricional adequado, apesar dos prejuízos na alimentação em razão de enjoos e vômitos, comportamentos ocasionados por mudanças hormonais.[3,11]

Estudos em animais indicam que a presença de determinados nutrientes em ocasiões específicas é fundamental para o desenvolvimento normal de vários tecidos. A organogênese tem períodos críticos durante os quais a ausência de determinados nutrientes pode causar anormalidades congênitas. A deficiência de riboflavina, por exemplo, foi associada à formação insatisfatória do esqueleto; a deficiência de piridoxina e de manganês foi relacionada a problemas neuromotores; e a deficiência de vitamina B1, vitamina A, niacina e folato a defeitos no sistema nervoso central. Entretanto, ainda há poucas evidências de deficiências específicas de nutrientes em seres humanos nesse período. Sabe-se que o folato é importante na prevenção de deficiências do tubo neural. O consumo substancial de folato, antes e no início da gestação, pode reduzir o risco de malformação do tubo neural, uma vez que este ocorre entre o 17º dia e o 30º dia de gestação em seres humanos.[3,12,13] Estudos na década de 90 confirmaram que há associação entre deficiência grave de folato durante a gestação e Defeitos do Tubo Neural (DTN) associados a outros tipos de malformações. Suplementação vitamínica periconcepcional contendo ácido fólico reduz esse tipo de deficiência. Normalmente, a concentração de ácido fólico diminui em mulheres grávidas não suplementadas, ocorrência que pode ser explicada por mudanças fisiológicas durante a gestação, e pode se dar pela alta demanda de folato no crescimento do feto e útero materno, diminuição de absorção de folato, influência de hormônios no metabolismo gestacional ou aumento do catabolismo.[3,12,13]

Após o 6º mês de gravidez ocorre o período principal de crescimento do feto. A maioria dos nutrientes necessários para o crescimento do feto é fornecida pela placenta. O sangue não flui diretamente da circulação da mãe para a circulação do feto, pois, no total, cerca de 10 a 11 m^2 de área de superfície estão disponíveis para a transferência de materiais entre a circulação da placenta e a circulação do feto. Ácidos graxos livres e colesterol podem ser transferidos através da placenta por difusão simples; carboidratos (sobretudo glicose) por difusão facilitada (difusão assistida pela presença de uma proteína de membrana); e os aminoácidos por transporte ativo (transporte contra um gradiente de concentração que atua pela liberação de energia celular). A maior parte das vitaminas hidrossolúveis é encontrada na circulação fetal em concentrações mais altas que na circulação materna e, portanto, provavelmente entram no feto por transporte ativo. As lipossolúveis, por sua vez, estão em concentrações mais baixas no feto e, provavelmente, entram no feto por difusão passiva. Minerais como ferro e cálcio cruzam a placenta por transporte ativo.

O crescimento do feto ocorre em três fases: a **hiperplasia**, quando ocorre rápido aumento de números de células e as divisões celulares necessitam de suporte suficiente de folato e de vitamina B1. O folato compõe a formula química de muitas enzimas, portanto sua ação no metabolismo é como coenzima ou cofator em reações específicas. A sua escassez pode acarretar falha na síntese de DNA ou comprometimento da transcrição dos

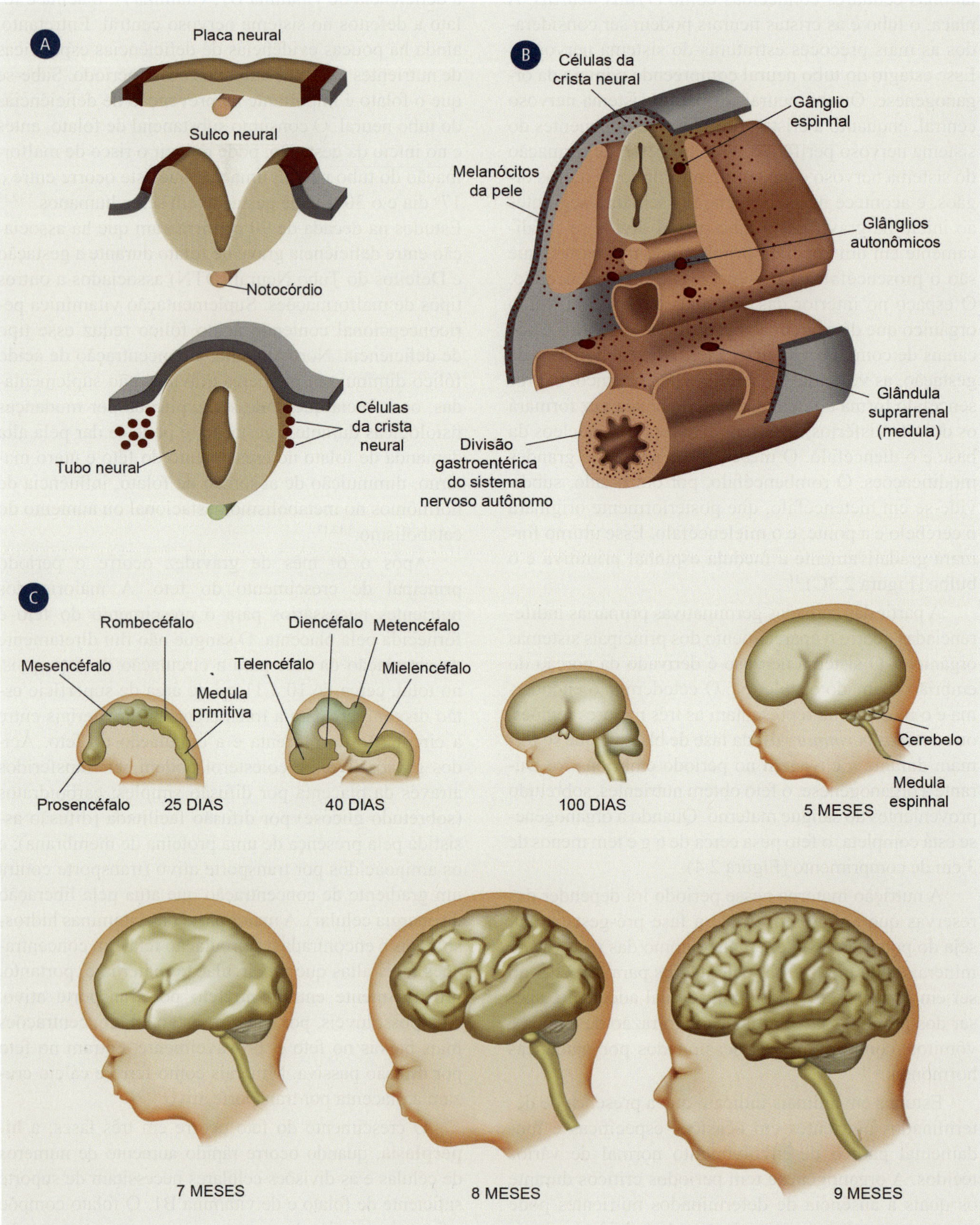

Figura 2.3 ▶ A e B formação do tubo neural, processo de neurulação; C formação de algumas estruturas do sistema nervoso em humanos em relação aos dias e meses durante a gestação. Fonte: modificada de Herculano-Houzel et al., 2010.[12]

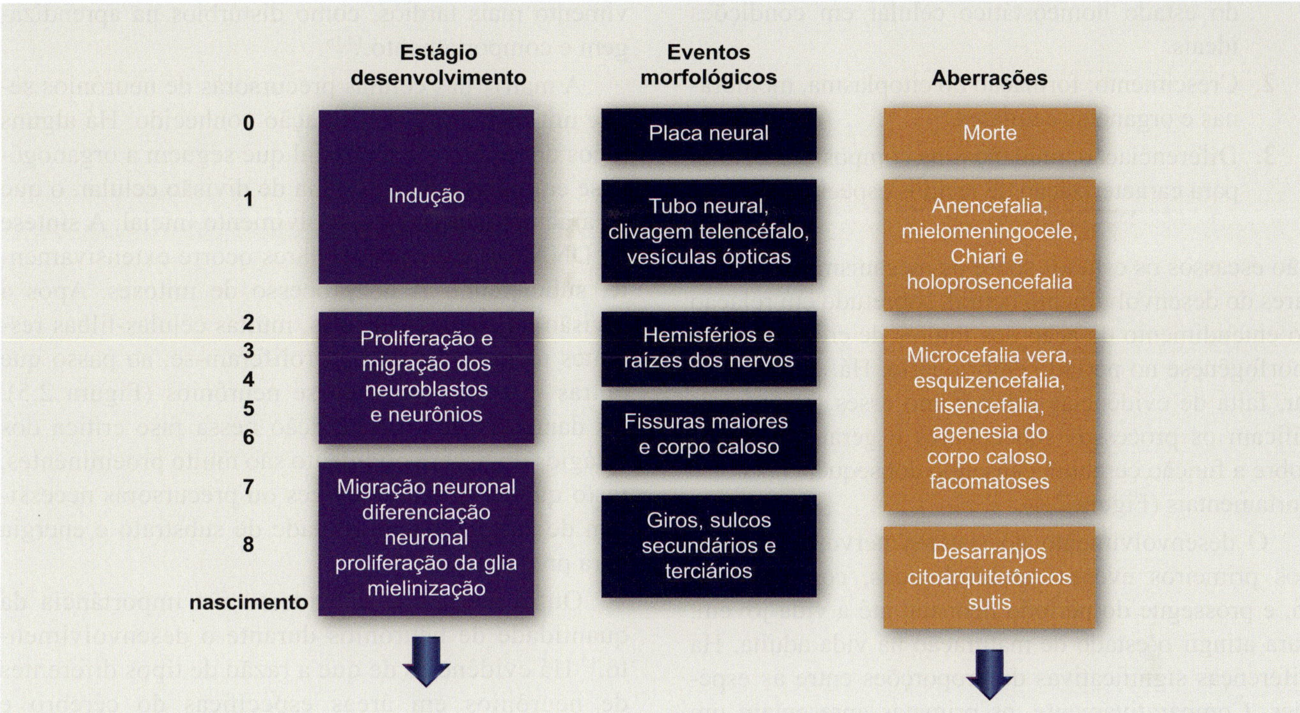

Figura 2.4 ► Esquema relacionando as fases do desenvolvimento embrionário (estágio em meses), no período da gestação, com eventos morfológicos do sistema nervoso e as aberrações possíveis caso o feto venha a ser submetido a algum dano externo.

genes envolvidos no processo de neurulação. A segunda fase é a de **replicação celular**. É necessário, para a replicação celular normal, o suprimento adequado de aminoácidos e de vitamina B6. E na última fase do crescimento predomina a **hipertrofia** ou **crescimento celular**, cessando assim a divisão celular. Efeitos de falta de nutrientes adequados ao ser humano durante essas fases ainda são escassos na literatura. A nutrição inadequada durante a fase de crescimento pode causar Retardo do Crescimento Intrauterino (RCIu) e baixo peso ao nascer, porém a gravidade entre as anomalias é maior em estágios mais iniciais. A ocorrência após esses estágios não significa que o problema seja menor, já que o RCIu acarreta alterações no sistema imune e aumento das taxas de morbidade e mortalidade por doenças infecciosas. Além disso, os lactentes correm maior risco de retardo no crescimento e desenvolvimento cognitivo anormal.[14] As intervenções nutricionais tornam-se extremamente importantes para reduzir possíveis danos ao organismo.[1,2]

Neurônios, glias, circuitos neurais e nutrição

No final da década de 1960 e começo de 70 mostrou-se que há períodos durante o desenvolvimento em que o organismo é particularmente vulnerável a danos no encéfalo, introduzindo-nos ao conceito de "períodos críticos" do desenvolvimento. Essa hipótese foi pela primeira vez levantada por Dobbing em 1968,[15] e confirmada por outros pesquisadores como Altman e colaboradores[10] e Morgane e colaboradores.[8] Denomina-se período crítico de desenvolvimento o pico de atividade de eventos específicos, como a neurogênese, gliogênese, migração celular etc. O conceito de período crítico é baseado na observação de que os processos do desenvolvimento e organização são alterados mais facilmente durantes as etapas de desenvolvimento embrionário de maior atividade. Estima-se que, quando danos ocorrem fora desse período, o organismo pode ter prejuízos fisiológicos menores do que quando acontecem durante esse período crítico, produzindo, assim, efeitos proporcionais à velocidade e à organização encefálica. Dessa maneira, a plasticidade do sistema nervoso depende da intensidade, duração e período em que os fatores externos incidem sobre o organismo em desenvolvimento.[8]

A nutrição é provavelmente a maior influência ambiental para o feto e o neonato. Um adequado aporte de nutrientes essenciais é requerido para a manutenção do crescimento, bem como do desenvolvimento normal de todas as funções do organismo. O suprimento nutricional adequando é essencial para três processos básicos:

1. Manutenção: atividade bioquímica de transporte e concentração de substratos para manutenção

do estado homeostático celular em condições ideais.

2. Crescimento: formação do citoplasma, membranas e organelas celulares.
3. Diferenciação: mudanças na composição celular para caracterização de tecidos específicos.

São escassos os estudos sobre os mecanismos moleculares do desenvolvimento neural, sobretudo em relação ao entendimento da ação dos fatores de crescimento e morfogênese no período embrionário. Há, em particular, falta de evidências sobre como esses fatores modificam os processos subcelulares e geram impactos sobre a função cerebral, causando consequências comportamentais (Figura 2.4).

O desenvolvimento do sistema nervoso inicia-se nos primeiros eventos embriológicos, como descrito, e prossegue do período neonatal até a vida jovem, para atingir o estado de maturação na vida adulta. Há diferenças significativas de proporções entre as espécies. Comparativamente, os primatas apresentam um prosencéfalo maior, com aumento da cefalização, que acompanha o aumento da complexidade morfológica. A sequência de eventos do desenvolvimento não varia fundamentalmente entre as espécies de mamíferos. Muitas das propriedades funcionais dos neurônios são similares entre as espécies. No entanto, diferenças substanciais no desenvolvimento cerebral são visíveis no momento do nascimento em relação ao estágio de maturação encefálica. A histogênese (gênese da morfologia celular ou histológica) do sistema nervoso, em todos os mamíferos, pode ser dividida em cinco estágios principais:[11]

1. Organogênese;
2. Produção e migração de células jovens;
3. Diferenciação de células em neurônios imaturos e glia;
4. Aquisição da maturidade das células e formação dos circuitos neurais;
5. Eliminação de células por meio da morte programada ou apoptose, e de circuitos neurais excedentes.

Há períodos transitórios de vulnerabilidade relacionados a fases do ciclo celular, e é importante considerar que danos causados por agentes tóxicos durante o desenvolvimento encefálico podem destruir células progenitoras. Outros fatores, como a desnutrição, alteram a quantidade de células-tronco neuronais e gliais. Isso pode ocasionar modificações em estágios de desenvolvimento mais tardios, como distúrbios na aprendizagem e comportamento.[14,16]

A matriz das células precursoras de neurônios segue um padrão de proliferação conhecido. Há alguns picos de replicação neuronal que seguem a organogênese com perda de sincronia de divisão celular, o que é característico do desenvolvimento inicial. A síntese de DNA das matrizes celulares ocorre extensivamente, submetendo-as ao processo de mitoses. Após a divisão de células matrizes, muitas células-filhas restantes na camada matriz proliferam-se, ao passo que outras migram, tornando-se neurônios (Figura 2.5). Os danos de uma desnutrição nessa fase crítica dos estágios do desenvolvimento são muito proeminentes, visto que as células matrizes ou precursoras necessitam de ampla disponibilidade de substrato e energia para proliferação.[17]

Outro aspecto a considerar é a importância da quantidade de neurônios durante o desenvolvimento.[17] Há evidências de que a razão de tipos diferentes de neurônios em áreas específicas do cérebro e formações nucleares, bem como a razão de neurônios em áreas de interconexão do sistema nervoso, são fatores determinantes na performance neuronal.[3] Ratos subnutridos nos períodos pré e pós-natal mantiveram a proporcionalidade de números de células no cérebro e cerebelo, indicando que há fortes mecanismos de preservação celular. Outro ponto que interfere no ajuste final de quantidades precisas de conexões sinápticas é a morte celular. Esse processo é precisamente requerido durante o desenvolvimento, para regular o número de neurônios e ligações entre eles, favorecendo o estabelecimento das funções normais do cérebro.[8]

Em relação à divisão celular, os neurônios no sistema nervoso central não podem ser divididos após a sua formação definitiva, o que difere dos demais tecidos do corpo. A glia, por outro lado, retém essa capacidade para dividir-se ao longo da vida, bem como as células germinativas presentes em áreas do SNC. Os neurônios, portanto, são células pós-mitóticas que já possuem sua síntese final de DNA durante o desenvolvimento e são incapazes de restabelecer o ciclo de divisão celular após essa fase. No entanto, até o momento, tem-se observado que o número de neurônios em diferentes áreas do sistema nervoso central parece ser determinado, no início da vida, com exceção de neurônios em áreas do bulbo olfatório, de células granulares do cerebelo, do giro denteado do hipocampo, na região e periventricular, no hipotálamo. Essas áreas possuem células progenitoras que ao ser estimuladas podem vir a ser neurônios ou glias.

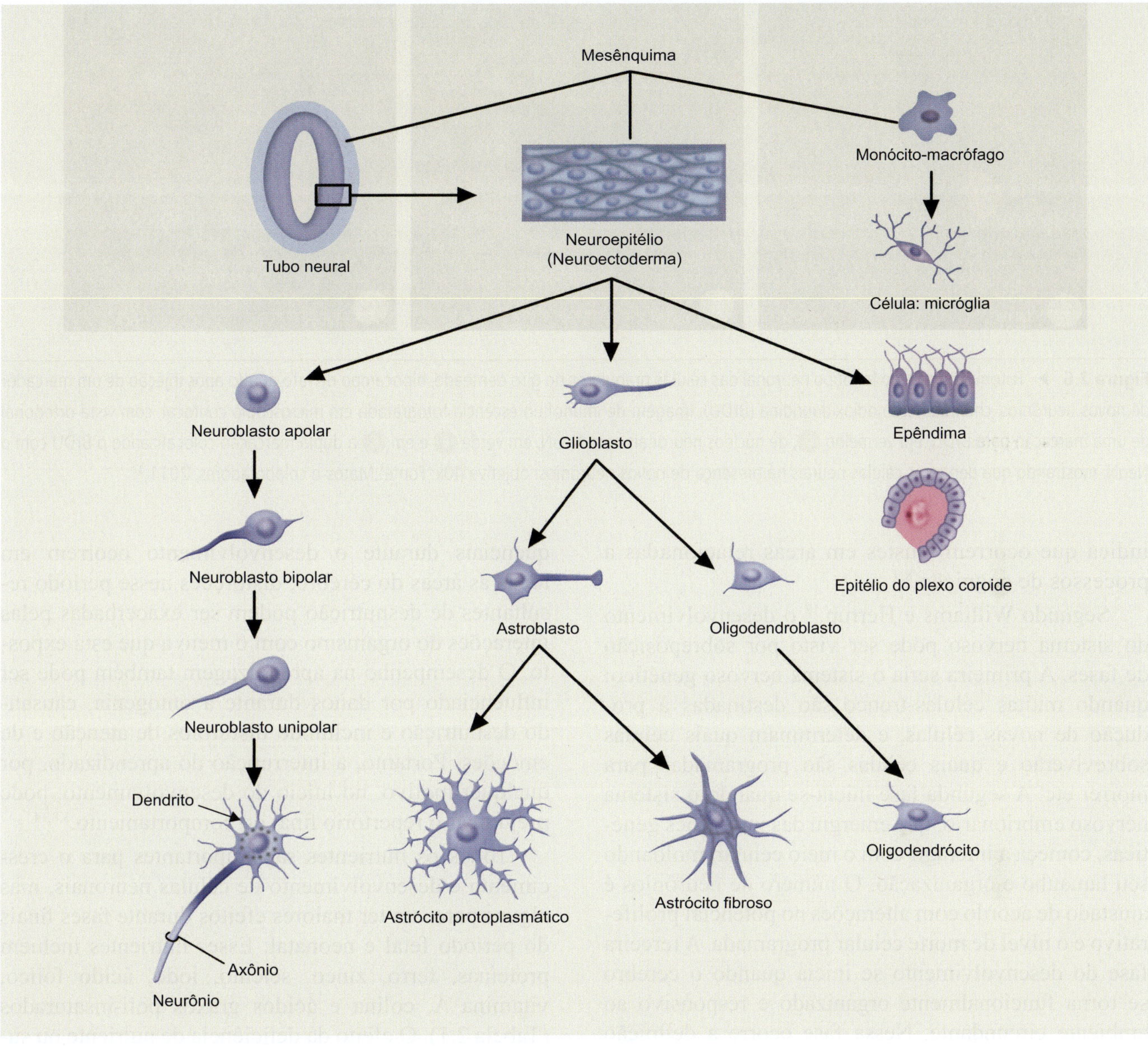

Figura 2.5 ▶ Esquema ilustrando a origem e formação dos neurônios e neuróglias.

Essa capacidade pode estar relacionada a neurônios maduros que têm pouca ou nenhuma habilidade para diferenciar-se ou migrar para outras áreas do sistema nervoso, aparentemente isentos de regulação no período de maturidade. O número de neurônios gerados pode ser regulado por duas vias: mudanças no número de células-tronco ou no número daquelas descendentes das células-tronco. Fatores externos ao organismo podem alterar o número de células-tronco na neurogênese, porém as consequências do dano irão depender do estágio de desenvolvimento em que o organismo se encontra. Essas alterações podem ser controladas por mecanismos intrínsecos, genéticos – que não são facilmente alterados durante o desenvolvimento – ou ainda por fatores extrínsecos, como é o caso da influência nutricional, hormonal etc. Vale ressaltar que o número de células gliais parece ser ajustado proporcionalmente para corresponder à população neural. Um exemplo dessa plasticidade tardia por efeito precoce de uma desnutrição pode ser vista no estudo em que o processo de proliferação celular no rato adulto foi influenciado pelo processo de desnutrição durante a gestação e lactação, porém a capacidade de diferenciação celular no hipocampo é preservada nesses indivíduos (Figura 2.6). A plasticidade neural ocorrida nesses animais subnutridos

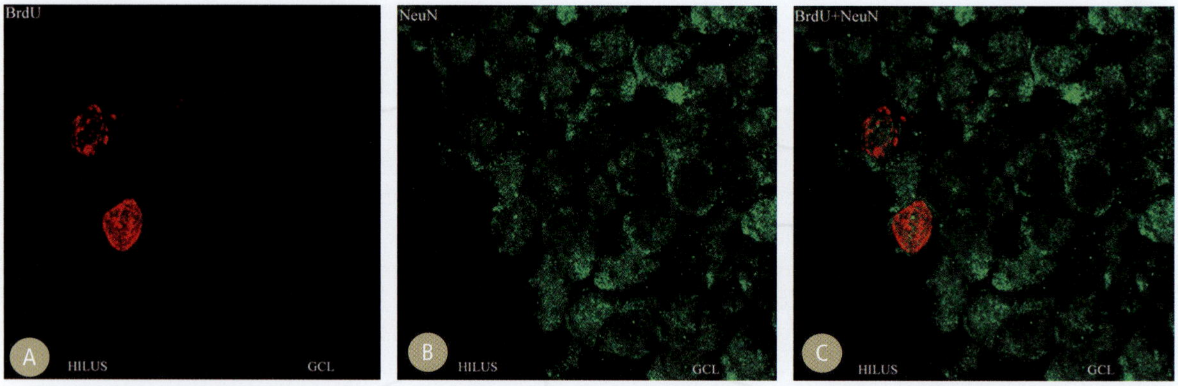

Figura 2.6 ► Fotomicrografia do fenótipo neuronal das células granulares do giro denteado, hipocampo de rato adulto após injeção de um marcador de novos neurônios, chamado bromodioxidouridina (BrDU). Imagem de imunofluorescência fotografada em microscópio confocal, com vista ortogonal de uma marcação para BrDU, em vermelho (A), de núcleos neuronais com NeuN, em verde (B) e em (C) a dupla marcação colocalizando o BrDU com o NeuN, mostrando que dentre as células neurais há presença de novos neurônios: objetiva 40x. Fonte: Matos e colaboradores, 2011.[32]

indica que ocorrem ajustes em áreas relacionadas a processos de cognição.[8,9]

Segundo Williams e Herrup,[18] o desenvolvimento do sistema nervoso pode ser visto por sobreposição de fases. A primeira seria o sistema nervoso genético: quando muitas células-tronco são destinadas à produção de novas células, e determinam quais células sobreviverão e quais células são programadas para morrer etc. A segunda fase inicia-se quando o sistema nervoso embrionário, que emergiu das instruções genéticas, começa a interagir com o meio celular, moldando seu tamanho e organização. O número de neurônios é ajustado de acordo com alterações no potencial proliferativo e o nível de morte celular programada. A terceira fase do desenvolvimento se inicia quando o cérebro se torna funcionalmente organizado e responsivo ao ambiente circundante. Nessa fase ocorre a definição do arranjo, número e distribuição dos neurônios, bem como a formação dos axônios, crescimento dendrítico, ramificações ou retrações sinápticas e a consequente produção de neurotransmissores. Para que ocorra o desenvolvimento do sistema de neurotransmissão, a formação sináptica sofre influência de muitos fatores, tais como a liberação de monoaminas específicas, que servem de sinalizadores morfogenéticos e regulam a proliferação, migração e morte neuronal.[18]

Uma nutrição inadequada atinge as capacidades de organização e funcionalidade do cérebro. Primeiramente, a organização fundamental pode ser interrompida em diferentes graus, causando desde alterações sutis na topologia até alterações nas quantidades de células, o que pode resultar em falhas na integração funcional de todo o cérebro. Em segundo lugar, uma vez que a sobreposição é altamente programada e processos sequenciais durante o desenvolvimento ocorrem em todas as áreas do cérebro, distorções nesse período resultantes de desnutrição podem ser exacerbadas pelas interações do organismo com o meio a que está exposto. O desempenho na aprendizagem também pode ser influenciado por danos durante a ontogenia, causando desnutrição e incluindo distúrbios de atenção e de emoções. Portanto, a interrupção do aprendizado, por qualquer motivo, no início do desenvolvimento, pode prejudicar o repertório final do comportamento.[3,8,14]

Todos os nutrientes são importantes para o crescimento e desenvolvimento de células neuronais, mas alguns parecem ter maiores efeitos durante fases finais do período fetal e neonatal. Esses nutrientes incluem proteínas, ferro, zinco, selênio, iodo, ácido fólico, vitamina A, colina e ácidos graxos poli-insaturados (Tabela 2.1). O efeito da deficiência de nutriente ou suplemento no desenvolvimento cerebral é função da exigência do cérebro pelo nutriente para ativação de vias metabólicas específicas ou formação de componentes estruturais. Os efeitos são distribuídos regionalmente no cérebro a partir das áreas que estão em rápido desenvolvimento, e por isso são mais suscetíveis em um dado momento. Durante a vida fetal tardia e o início da neonatal, regiões como o hipocampo, o córtex visual e auditivo, e estriado, estão em rápido desenvolvimento, caracterizado pela morfogênese e sinaptogênese que as tornam funcionais.[17] O hipocampo possui uma importante função que envolve memória de reconhecimento e é uma das primeiras áreas a ter conectividade cortical e funcionalidade. Além disso, os processos do cérebro, como a mielinização durante a vida fetal tardia e início da neonatal, são vulneráveis aos déficits de nutrientes. Um nutriente que promove o desenvolvimento normal

Tabela 2.1 Nutrientes importantes para o desenvolvimento encefálico durante os períodos fetal e neonatal.

Nutriente	Função cerebral de acordo com o nutriente	Circuitaria cerebral predominante ou processo alterado pela deficiência
Proteína	Proliferação e diferenciação celular Sinaptogênese Síntese de fator de crescimento	Estruturas como um todo Córtex Hipocampo
Ferro	Mielinização Síntese de monoaminas Metabolismo energético neuronal e glial Proliferação neural e arborização dendrítica	Substância branca Estriado-frontal Hipocampo-frontal
Zinco	Síntese de DNA Proliferação neural, arborização dendrítica, sinaptogênese e apoptose Liberação de neurotransmissores	Sistema nervoso autônomo Cerebelo, sistema límbico e córtex Expressão de fator de crescimento
Cobre	Síntese de neurotransmissores, metabolismo energético glial e neuronal, atividade antioxidante	Cerebelo
Ácido graxos poli-insaturados de cadeia longa	Sinaptogênese Mielinização Neurogênese	Olhos Córtex Estruturas diversas
Colina	Síntese de neurotransmissores Metilação do DNA Síntese de mielina	Estruturas diversas
Iodo	Síntese de hormônios tireoidianos Proliferação neural, arborização dendrítica, sinaptogênese e mielinização	Estruturas diversas Cerebelo, córtices visual e auditivo

do cérebro em um momento pode ser tóxico em outro ponto do desenvolvimento.[9]

Diversos nutrientes, incluindo o ferro, são regulados dentro de uma faixa relativamente estreita, onde qualquer excesso ou deficiência induz o desenvolvimento anormal do cérebro. Outros, entretanto, têm amplitudes maiores de tolerância. Os nutrientes são necessários não só para os neurônios, mas também para as células gliais. Para qualquer área encefálica, os primeiros danos promovidos pela desnutrição têm um maior efeito sobre a proliferação celular, o que modifica o número de células. Danos nutricionais tardios atingem a diferenciação, incluindo o tamanho, a complexidade e, no caso de neurônios, a sinaptogênese e a arborização dendrítica. Análises moleculares para varredura de transcritos genômicos em várias regiões, durante o desenvolvimento do cérebro de ratos, mostram um ponto de interrupção importante no 7º dia pós-natal, aproximadamente, antes que os genes de proliferação sejam predominantemente expressos. Depois desse ponto, os genes que controlam a diferenciação são preferencialmente expressos. O cérebro do rato, no 7º dia pós-natal, é aproximadamente o equivalente a uma gestação tardia no cérebro fetal humano. Os nutrientes podem modificar não apenas a neuroanatomia, mas também a neuroquímica e a neurofisiologia, as quais podem incluir mudanças na síntese de neurotransmissores, na síntese de receptores e nos mecanismos de recaptura de neurotransmissores. Essas alterações neurofisiológicas refletem no metabolismo e na propagação do sinal. Mudanças em longo prazo na forma e função podem ocorrer se a desnutrição mudar a trajetória do desenvolvimento do cérebro em aspectos anatômicos ou neuroquímicos, além do período em que a reparação pode acontecer.[19]

O cérebro humano é submetido a notáveis mudanças estruturais e funcionais entre 24 e 44 semanas após a concepção. Progressivamente, no início do terceiro trimestre, ocorre o desenvolvimento, a partir de uma estrutura de dois lobos lisos e com poucos giros ou sulcos, de uma complexa estrutura em termos de morfologia, formando-se assim um cérebro que se assemelha ao do adulto. O aumento da complexidade reflete em grande parte o crescimento neuronal cortical, a diferenciação e as conexões sinápticas. Em particular, os córtices auditivos e visuais começam a se desenvolver rapidamente, como áreas subjacentes da linguagem receptiva e função cognitiva. A mielinização e a formação de sinapses dependentes de experiências ocorrem antes do nascimento. Esse processo permite ao sistema nervoso fetal aprender com as condições ambientais. O hipocampo, que é central para o processamento da memória de reconhecimento, estabelece a maioria de suas conexões a partir do córtex entorrinal, que começa a enviar projeções através de estruturas nucleares talâmicas para o córtex frontal em desenvolvimento. Essas estruturas e processos devem ser considerados, pois eles e as funções às quais são ligados serão vulneráveis a alvos nutricionais durante o período de desenvolvimento do sistema nervoso.[19]

Como já mencionado, todos os nutrientes são importantes para o desenvolvimento do cérebro, mas alguns parecem ter um efeito particularmente maior no desenvolvimento de circuitos cerebrais durante o último trimestre e período neonatal precoce. A importância desses nutrientes foi estabelecida por meio de estudos em que se observou que o déficit de nutrientes gerava alteração na função das vias bioquímicas específicas para manutenção do crescimento, função neuronal e glial.

NUTRIENTES NO SISTEMA NERVOSO

Com o intuito de direcionar a conduta alimentar, foram idealizadas as recomendações nutricionais e dietéticas, as quais funcionam como diretrizes que indicam aos indivíduos os nutrientes necessários ao seu crescimento e desenvolvimento saudável, bem como manutenção das funções orgânicas. As Recomendações Nutricionais (*Recommended Dietary Allowances* – RDA) que vêm sendo publicadas desde 1941 começaram, a partir da década de 1990, a sofrer uma série de questionamentos que culminaram na publicação, nos últimos anos, de uma nova abordagem de recomendações de nutrientes: a Ingestão Dietética de Referência (*Dietary Reference Intakes* – DRI). Elas diferem das RDAs porque, para a construção de seus limites, foi considerado também o risco de redução das doenças crônicas não transmissíveis e não somente a ausência de sinais de deficiência nutricional. No Brasil, há bastante interesse de pesquisadores da área da Nutrição em desenvolver e aperfeiçoar instrumentos indicadores do estado de alimentação e nutrição voltados para a realidade populacional, tais como o Índice de Qualidade da Dieta Revisado, o Índice de Alimentação Saudável,[20] que podem favorecer a avaliação e monitoramento do consumo alimentar da população, de forma individual ou coletiva.

É importante ressaltar que segundo as DRIs (Institute of Medicine, 2011) e a Organização Mundial da Saúde, a distribuição calórica dos macronutrientes diverge conforme a idade, sexo e demandas metabólicas específicas, como durante as fases de gestação e lactação. Durante a infância esses valores variam em função da faixa etária, pois deve ser de 45 a 65% de carboidratos, 5 a 20% de proteínas e 30 a 40% de gorduras totais para crianças de um a três anos. Dos quatro aos 18 anos a distribuição deve ser de 45 a 65% de carboidratos, 10 a 30% de proteínas e 25 a 35% de gorduras totais. A partir dos 19 anos as recomendações energéticas para os carboidratos se mantêm, a de proteínas é de 10 a 35%, e a de gorduras totais é de 20 a 35%. A proporção de carboidratos simples, em todas as idades, não deve ultrapassar 25% do total de carboidratos ingeridos.

Função dos macronutrientes

Os nutrientes e os fatores de crescimento ajustam o desenvolvimento do sistema nervoso durante a vida pré e pós-natal. Particularmente, o desenvolvimento do cérebro entre a 24ª e a 42ª semana gestacional é bastante vulnerável a insultos nutricionais em razão da rápida trajetória de vários processos neurológicos, tais como sinaptogênese, mielinização entre outros.[21] O crescimento e desenvolvimento dos constituintes do sistema nervoso, como neurônios e células da glia, dependem do aporte adequado de todos os nutrientes, porém alguns parecem ter maior efeito durante a vida fetal tardia e durante a fase neonatal.[21] A disponibilidade de nutrientes no início da vida é capaz de influenciar não apenas o aspecto estrutural e a neuroanatomia, mas também a neuroquímica e a neurofisiologia. E essa assimilação de matéria-prima, essencial para a estruturação e manutenção do sistema nervoso, se faz possível em razão da existência de um delicado sistema de transportadores de membrana, denominado barreira hematoencefálica, que permite a captação de moléculas hidrossolúveis, exclui a captação de outras moléculas e favorece a difusão livre de gases e moléculas lipossolúveis.

Um dos mais importantes papéis dos **carboidratos** na nutrição humana é o de garantir suprimento energético, sobretudo na forma de glicose, às células do organismo. É válido destacar também que os carboidratos desempenham, ainda no organismo, outras funções, como favorecer a síntese de reservas de energia, desempenhar papel estrutural e servir de matéria-prima para a síntese de outras moléculas. Dentre essas moléculas podemos citar a acetilcolina como exemplo, pois a glicose será o substrato na via do ciclo de Krebs e o composto da rota metabólica fornecerá substrato para a produção desse neurotransmissor (Tabela 2.2).

A assimilação da glicose e de outros carboidratos simples ocorre em razão da presença e atividade de estruturas presentes nas membranas celulares, os transportadores, uma vez que se trata de uma substância hidrofílica que não atravessa facilmente a membrana lipídica das células. É relevante ressaltar ainda que, em geral, os mecanismos envolvidos na assimilação da glicose perpassam por controle neuroendócrino e autonômico. Um exemplo disso é quando a glicose entra na célula pancreática pelos transportadores de glicose (GLUT) e aciona a produção de hormônios conforme a demanda, anabólica ou catabólica da célula. Dessa maneira é possível que o organismo mantenha níveis homeostáticos de substâncias, como a glicose – esse parâmetro é representado pela glicemia, quantidade de glicose presente no sangue.[21] A manutenção homeostática da glicemia se faz necessária, uma vez que a maior parte das células do corpo utiliza a glicose como combustível. Além disso, já está bem estabelecido que a função adequada das células do cérebro e do restante do sistema nervoso depende da disponibilidade de glicose. Entretanto, no caso do tecido nervoso, em razão de sua grande demanda energética, a captação da glicose independe da sinalização hormonal da insulina, pois já contém nas células neurais transportadores GLUT1 e GLUT3. Para que o funcionamento do tecido nervoso ocorra de forma adequada, é necessário que haja suprimento constante de glicose sanguínea, uma vez que esse tecido não é capaz de armazená-la.[21] O ajuste da glicemia, entre outros, relaciona-se com sistemas de regulação neuroendócrina, envolvendo o hipotálamo e, dentre outras funções, atuam ajustando o comportamento alimentar conforme demandas orgânicas.

Os **lipídios** têm a propriedade de fornecer energia para as células, eles representam a maior reserva energética do organismo, atuam como isolante térmico, proporcionam proteção contra choques mecânicos e desempenham, ainda, importante função estrutural nas membranas celulares, nucleares e de organelas. Nos processos metabólicos os que participam das demandas energéticas, sobretudo são os ácidos graxos, os quais podem ser saturados ou insaturados, sendo estes últimos monoinsaturados ou poli-insaturados.[1,15]

Possuem importância, em especial na nutrição, os ácidos graxos essenciais das famílias ômega 6 (ω-6) e ômega 3 (ω-3), ácidos linoleico e linolênico, respectivamente. Com a assimilação desses ácidos graxos poli-insaturados, o organismo sintetiza outros membros das famílias ômega 6 e 3, por meio da ação de enzimas hepáticas que realizam elongações e dessaturações. Assim, são sintetizados endogenamente os ácidos aracdônico (ω-6), eicosapentanoico e docosa-hexaenoico (ambos ω-3). O ácido docosa-hexaenoico (DHA) consiste no ácido graxo mais abundante do sistema nervoso central, tanto no cérebro quanto na retina. É importante salientar que no cérebro os lipídios representam cerca de 50% do seu peso seco, e esta estrutura apresenta o mais alto teor de lipídio orgânico após o tecido adiposo. Recentemente, tem sido demonstrado que lipídios cerebrais são provenientes tanto do plasma, ligados a albumina, como de síntese local pelos astrócitos.[3]

Os ácidos graxos atravessam a barreira hematoencefálica, sobretudo por difusão simples de forma não acoplada, de modo que o acesso dos ácidos graxos livres circulantes ao sistema nervoso central seja proporcional à sua concentração plasmática.[15] No entanto, a captação de uma pequena proporção de ácidos graxos para o cérebro também pode ocorrer por meio de transporte direto de partículas de lipoproteínas.[15] Após a entrada na célula, os ácidos graxos são rapidamente esterificados para acil-coenzima A graxa (acil-CoA) em um processo catalisado pela enzima acil-CoA sintetase. Uma vez integrados ao *pool* intracelular de acil-CoA, o destino dos ácidos graxos é diverso e de-

Tabela 2.2 Patologias que podem surgir na presença inadequada de nutrientes precursores da síntese de neurotransmissores.

Nutriente como precursor	Neurotransmissor	Uma das funções do neurotransmissor	Patologias que podem surgir quando há alteração nutricional
Colina Glicose	Acetilcolina	Memória	Doença de Alzheimer, discinesia
Triptofano	Serotonina	Sono	Depressão, distúrbios do sono, hiperatividade
Tirosina	Noradrenalina Adrenalina	Pressão sanguínea Aprendizado	Hipertensão, alteração no desempenho cognitivo

pende do respectivo ácido graxo. Estudos relataram que 50% do palmitato retomado pelo cérebro é oxidado, enquanto 80% do araquidonato é incorporado em fosfolipídios.[22] Além disso, há evidências de que os ácidos graxos são utilizados no sistema nervoso como mensageiros celulares e atuam, como a glicose, para comunicar o estado energético do corpo, por isso estão envolvidos no controle do comportamento alimentar e secreção de insulina.[19]

Os ácidos graxos livres correspondem aos produtos do metabolismo de lipídios relevantes para o metabolismo cerebral, além dos corpos cetônicos. Estes podem ser oxidados por neurônios, oligodendrócitos e astrócitos. Sobre a contribuição dos lipídios no processo de mielinização, a dieta hiperlipídica, do período de lactação, tende a favorecer o processo, uma vez que a síntese de lipídios cerebrais pode ser realizada a partir de corpos cetônicos, ou de glicose, ao se tratar do período pós-lactação. A síntese de fosfolipídios e esfingolipídios ocorre em função da disponibilidade de corpos cetônicos. A partir da glicose são sintetizados os seguintes lipídios fosfolipídios: colesterol, glicerídeos e ácidos graxos livres.

A respeito da mielinização, as fibras nervosas do cérebro encontram-se envolvidas pela bainha de mielina – espécie de membrana isolante que apresenta múltiplas camadas –, ela tem como característica favorecer a propagação das informações nervosas, ao longo das células nervosas, com velocidade e precisão.[22]

Durante o período crítico de desenvolvimento do cérebro e início da mielinização, ocorre acúmulo de ácidos graxos saturados, insaturados e poli-insaturados de cadeia longa. Assim, a mielina apresenta uma estrutura bastante enriquecida com o DHA, que é um ácido graxo polinsaturado de cadeia longa (LCPUFA). Estes últimos entram na composição de lipídios estruturais durante o desenvolvimento do sistema nervoso. O cérebro em desenvolvimento capta o DHA por meio da circulação e leite maternos. Assim, o consumo materno adequado de alimentos fonte de LCPUFA é essencial para o crescimento fetal e neonatal, bem como ao desenvolvimento das funções neurológicas, aprendizado e comportamento.[6,8,23]

Foi observada em ratos neonatos, alimentados com leite materno, a capacidade de utilizar como substrato energético cerebral corpos cetônicos (acetoacetato e beta-hidroxibutirato), além de glicose. Esse fato corresponde a um mecanismo adaptativo regulado, uma vez que o leite materno apresenta uma razão lipídio/carboidrato maior do que a presente na dieta pós-desmame, a qual se caracteriza por uma relação inversa.[8]

Durante a vida fetal, a nutrição placentária fornece continuamente substratos energéticos necessários para o crescimento e metabolismo oxidativo. Nesta fase, a dieta recebida pelo feto geralmente é rica em carboidratos, sobretudo a glicose, e contém baixo conteúdo de lipídios. Após o nascimento há uma mudança quanto ao conteúdo da dieta, que passa a ser hiperlipídica e hipoglicídica, ao passo que na fase de desmame a dieta se torna novamente hipolipídica e hiperglicídica.

As **proteínas** são moléculas de grande importância celular que se configuram como componente estrutural e funcional em todas as células. Assim, uma vez adquiridas por meio da dieta, as mesmas fornecem aminoácidos, que são as unidades básicas da estrutura molecular, as quais participam de diversos eventos, conforme a demanda orgânica. Do ponto de vista anabólico, há síntese de compostos de pequeno peso molecular, proteínas e polipeptídios, que também podem ser catabolizados e, ainda, são capazes de fornecer energia. Uma característica própria das proteínas é a versatilidade, uma vez que se fazem necessárias em todas as etapas da vida, seja quando o organismo está em fase de crescimento ou realizando a manutenção dos tecidos, fazendo parte do aspecto regulador ou estrutural. As proteínas proporcionam aos tecidos os aminoácidos que podem ser classificados em essenciais, não essenciais e condicionalmente essenciais. Assim, a determinação da qualidade proteica se dá conforme sua composição aminoacídica, que indica a magnitude do seu valor biológico. Essa classificação tem uma relação com a fonte proteica e, em geral, as proteínas de origem animal apresentam elevado valor biológico em comparação com as de origem vegetal.

No tecido nervoso, os neurônios e células da glia realizam, dentre outras atividades celulares, síntese de moléculas a partir dos aminoácidos obtidos pela dieta (Tabela 2.1). Além disso, alguns aminoácidos são elementos essenciais para a síntese de neurotransmissores ou sinalizadores químicos. Dessa maneira, considerando a interação entre nutrição e tecido nervoso, não se pode desconsiderar que, da mesma forma que os outros nutrientes, faz-se necessário que haja assimilação digestiva e que, a partir disso, os nutrientes atravessem a barreira hematoencefálica. Os aminoácidos são carreados para o tecido cerebral por meio de transportadores, de acordo com o seu tamanho e carga elétrica.

Dentre os transportadores foram identificados os seguintes:

a) **Transportador de aminoácido neutro:** realiza transporte bidirecional, passivo, é do tipo saturável e estereoespecífico de vários aminoácidos, inclusive da fenilalanina, tirosina, arginina, histidina e triptofano (precursores de neurotransmissores, exemplos na Tabela 2.2). Observações indicam que a glutamina é um aminoácido bastante transportado do cérebro para o sangue, o que caracteriza um contratransporte e favorece a captação de novos aminoácidos.

b) **Transportador de aminoácido básico:** promove transporte bidirecional, passivo, é do tipo saturável, estereoespecífico e competitivo, responsável pelo transporte de arginina, lisina e ornitina.
c) **Transportador de aminoácido ácido:** carreia de forma ativa os ácidos glutâmico e aspártico. Esse transportador apresenta principal atividade na membrana paraluminal das células epiteliais dos capilares, de forma que o transporte ocorra intensamente do cérebro para o sangue.
d) **Transportador de aminoácido neutro pequeno:** o qual realiza transporte ativo de alanina, glicina, metionina e prolina. Esse transportador assemelha-se ao do aminoácido ácido e realiza transporte do cérebro para o sangue a partir da membrana paraluminal das células endoteliais dos capilares.
e) **Transportador de aminoácidos neutros pequenos:** também realiza o transporte paraluminal especificamente para alanina, serina e cisteína.
f) **Transportador da taurina:** realiza transporte específico e de forma ativa.

É interessante observar que os aminoácidos não essenciais são transportados do cérebro para o sangue pelos carreadores de aminoácido ácido e neutro pequenos, ao passo que os essenciais são carreados via transportadores de aminoácido neutro e básico, havendo inclusive os que atuam como sinalizadores químicos.

Dentre eles, merece destaque o triptofano, precursor da serotonina ou 5-hidroxitriptamina (5-HT), que constitui um dos neuromediadores centrais de vasta atuação, do ponto de vista filo e ontogenético.[24] Há relatos das funções embriológicas e morfogenéticas da 5-HT, durante o início do período embrionário, nas mais diversas espécies. Esta biomolécula não é restrita ao sistema nervoso central (SNC). Os neurônios serotoninérgicos realizam um papel importante na inervação entérica, e a 5-HT pode ser armazenada e liberada pelos denominados paraneurônios.[24] Desse modo, a 5-HT pode ser encontrada no SNC, mastócitos, plaquetas e células do trato digestório. Apresenta, ainda, funções de neurotransmissor e de fator regulador sobre o crescimento de tecidos neurais e não neurais, além de ser um importante sinalizador químico da saciedade.

O glutamato, um aminoácido não essencial, é utilizado como neurotransmissor por mais da metade das terminações nervosas no cérebro. Na maior parte das vezes atua como sinalizador excitatório. As proteínas, dessa maneira, caracterizam-se pelo seu importante papel de fornecedoras de aminoácidos que participam da função reguladora.

As proteínas são moléculas orgânicas de elevado peso molecular, que possuem constituição bastante diversificada. Cada uma delas, entretanto, apresenta síntese e sequenciamento específico de aminoácidos, determinado pela informação genética do indivíduo. A depender das demandas biológicas e da faixa etária, o direcionamento das proteínas pode ser reajustado.

Função dos micronutrientes

A manutenção das diversas funções metabólicas do organismo ocorre quando o consumo de nutrientes reguladores, como vitaminas e minerais, é adequado e compatível com suas demandas. Eles recebem a denominação específica de micronutrientes em decorrência, dentre outros fatores, das quantidades muito pequenas em relação ao volume necessário de macronutrientes.

O **ferro** é encontrado no plasma ligado à transferrina, sendo sua captação para o sistema nervoso realizada por meio da BHE e, possivelmente, também da membrana hematoliquórica. Portanto, via receptor da transferrina, por endocitose o ferro se dissocia e, no citoplasma da célula endotelial, é liberado no líquido intersticial e se associa com a ferritina, originando o complexo ferro-ferritina. Esse complexo se deposita nas células gliais, sobretudo no início da vida pós-natal.

A relação do ferro com o tecido nervoso se estabelece ainda no período gestacional, sobretudo durante o último trimestre (Tabela 2.1). Esse mineral é necessário para a ocorrência de processos básicos, tais como mielinização, síntese de neurotransmissores e metabolismo energético. Também é função do ferro regular o processo de divisão celular no sistema nervoso, bem como a arborização dendrítica no hipocampo. O ferro desempenha papel importante no tecido nervoso, e diversos estudos realizados em ratos indicam estreita relação desse elemento com memória, cognição, funções como controle do ciclo sono/vigília, controle emocional e afetividade.[12]

O **zinco** atua como um cofator enzimático que interfere na bioquímica de proteínas e ácidos nucleicos. É capaz de regular a expressão gênica dos receptores do hormônio de crescimento e do fator de crescimento semelhante à insulina, logo é capaz de interferir na proliferação celular por também participar da síntese de ácidos nucleicos. No tecido nervoso o nível de zinco interfere no mecanismo de liberação de neurotransmissores dos botões pré-sinápticos (Tabela 2.1).[13] O papel biológico do zinco tem sido identificado por meio de estudos em roedores e macacos. A deficiência de zinco no período fetal promove diminuição dos ácidos nucleicos cerebrais e do conteúdo proteico. Consequentemente é possível que ocorram, como já foi identificado, alterações estruturais, tais como arborização dendrítica truncada e redução de massa cerebral regional no cerebelo, sistema límbico e córtex cerebral, o que pode ocasionar disfunções de ordem metabólica, cognitiva, locomotora e de desenvolvimento mental. Em ratos com deficiência de zinco foi observado registros eletrofisiológicos anormais. Em macacos, do ponto de vista comportamental, observou-se uma alteração relativa à memória de curto prazo.[13]

O **cobre** é um cátion divalente, cofator enzimático essencial para proteínas envolvidas no metabolismo energético do cérebro, metabolismo da dopamina que a converte em norepinefrina, atividade antioxidante e acréscimo de ferro no cérebro fetal e neonatal. O cobre parece participar, em roedores, do desenvolvimento do cerebelo e da função e coordenação motora (Tabela 2.1).

O **iodo** é um elemento indispensável para a vida, uma vez que, como componente dos hormônios tireoidianos, participa de diversas atividades, tais como regulação da temperatura corporal, taxa metabólica, crescimento e desenvolvimento, produção de células sanguíneas, função muscular e nervosa. Em particular no que se refere ao adequado desenvolvimento cerebral durante a formação do sistema nervoso, a presença de hormônios tiroxina e tri-iodotironina se faz necessária, pois o desenvolvimento do sistema nervoso depende da atuação plena da glândula tireoide.[3] Logo, processos como o da proliferação de células nervosas, arborização dendrítica, sinaptogênese e mielinização estão estreitamente relacionados à presença de iodo e/ou hormônios tireoidianos.[12]

Uma das principais funções do **selênio** no organismo diz respeito à sua capacidade antioxidante, conversão de T4 em T3, proteção contra a ação de metais pesados e xenobióticos e melhora da resposta imunológica.[3]

A **vitamina A** se apresenta ativa no organismo em três diferentes formas: retinol, retinal e o ácido retinoico. Essa vitamina participa da síntese proteica e diferenciação celular, além de auxiliar no crescimento, processo reprodutivo e sistema visual. Neste último ela atua mantendo a transparência da córnea, que permite a captação de imagens externas, e atua também como componente da rodopsina (proteína opsina complexada com o retinal), pigmento fotorreceptivo do olho encontrado na retina, o qual participa da conversão da energia luminosa em sinal elétrico. Esse processo altera a conformação da rodopsina pela mudança da configuração química do retinal, fazendo com que o sinal elétrico seja iniciado e o retinal se converta para regenerar a rodopsina, entretanto sempre há perdas. Assim, para que a atividade visual ocorra de maneira adequada, faz-se necessário um aporte regular de vitamina A. A falta dessa vitamina resulta em sérios problemas visuais, como a cegueira noturna, decorrente da perda de elementos fotorreceptores.

Durante o desenvolvimento fetal, a vitamina A regula a diferenciação celular por meio de processos morfogenéticos com base em gradientes de concentração.[25] A sua deficiência durante a gravidez pode resultar em efeitos teratogênicos em vários órgãos e tecidos, como o coração, os olhos, os sistemas circulatório, pulmonar, urogenitário e nervoso central, especialmente o cerebelo.

A **vitamina D**, ou calcitriol, recebeu muita atenção nos últimos anos, uma vez que surgiram novas funções além de seu importante papel junto ao metabolismo ósseo. De fato, o receptor de vitamina D é expresso em muitos tecidos do corpo e o estado inadequado de calcitriol tem sido associado com maior risco de doenças cardiovasculares e certos tipos de câncer, resistência à insulina e metabolismo glicídico perturbado. A vitamina D apresenta efeitos imunomoduladores e é um regulador da expressão gênica.

É plausível que o estado de vitamina D durante a gravidez possa afetar o desenvolvimento neurocognitivo infantil, já que os receptores de vitamina D estão presentes no cérebro e, em estudos experimentais, a deficiência materna de vitamina D é associada ao desenvolvimento anormal do cérebro no rato jovem. No período desde o nascimento ao desmame em ratos, parece haver uma janela durante a qual o estado materno da vitamina D afeta o desenvolvimento cerebral da prole. Além disso, a deficiência de vitamina D na gestação tardia pode levar à degeneração cerebral em ratos adultos.[26] A **colina** é um composto que contém nitrogênio e é sintetizado no corpo a partir do aminoácido metionina. A colina é um dos constituintes da lecitina, um dos fosfolipídios predominantes na maioria das membranas dos mamíferos. Essa substância é necessária para a síntese de acetilcolina, um importante transmissor que influencia na função do cérebro, coração, músculo, glândula adrenal, trato gastrintestinal e muitos outros órgãos. É essencial para a proliferação de células-tronco, logo favorece a neurogênese. A ingestão adequada de colina na dieta entre o 16º e o 30º dia pós-parto pode aumentar a função cerebral ao longo da vida. Além disso, apresenta um importante papel estrutural, pois sua habilidade em alterar o desenvolvimento cerebral pode ser atribuída ao seu papel como um precursor de esfingomielina, membrana dos fosfolipídios e acetilcolina. No início da vida, o neonato tem uma grande demanda de colina em razão de seu rápido crescimento e desenvolvimento cerebral, e depende fortemente da ingestão de colina para satisfazer as suas necessidades (Tabela 2.1).

O **ácido fólico**, folacina, ou folato, faz parte do complexo B, e está envolvido em processos bioquímicos essenciais para a síntese de DNA e crescimento e desenvolvimento celular. Favorece o desenvolvimento do tubo neural, por isso se preconiza o uso de suplementos durante a idade fértil, sobretudo quando se planeja engravidar.

A **tiamina**, vitamina B1, é um micronutriente essencial que realiza funções coenzimáticas e não coenzimáticas. Está envolvida no metabolismo de carboidratos e de aminoácidos ramificados, bem como na produção de neurotransmissores, mielina e ácidos nucleicos. No sistema nervoso, os neurônios centrais – conhecidos por seu elevado metabolismo oxidativo –, astrócitos e neurônios periféricos estão envolvidos na biossíntese de uma série de neurotransmissores, incluindo acetilcolina. Evidências sugerem que o cérebro parece ser o alvo final da tiamina.

A **vitamina B12**, ou cobalamina, e o folato estão relacionados, de modo que um depende do outro para se tornarem ativos. A regeneração da metionina e a síntese de DNA e RNA dependem dos dois elementos vitamínicos do complexo B. A ausência de estoques adequados dessa vitamina no início da vida causa retardo psicomotor, apatia e retardo na mielinização. A deficiência materna de cobalamina é um importante problema de saúde pública e está associado ao risco aumentado de resultados perinatais adversos. A importância de sua adequação, particularmente durante a gravidez e a primeira infância, deve ser enfatizada além do seu papel na mielinização neural, desenvolvimento cerebral e crescimento fetal e infantil.

Nutrientes condicionalmente essenciais

Em decorrência da rápida velocidade de crescimento nos primeiros anos de vida, a necessidade total de proteínas para lactentes excede muito a de outros estágios da vida. Não apenas a quantidade e também a qualidade desses aminoácidos ofertados são importantes e essenciais, ou condicionalmente essenciais, para o desenvolvimento, sobretudo se considerarmos os recém-nascidos pré-termo. Alguns estudos estabeleceram os nutrientes como condicionalmente essenciais por se encontrarem em maior quantidade no leite materno, bem como no plasma e líquido extracelular de bebês a termo.

É, portanto, fundamental a oferta de cisteína, taurina, tirosina, histidina, arginina, glutamina e glicina. A taurina, descrita como aminoácido não essencial por ser sintetizada pelo fígado e pelo cérebro, a partir da metionina e cisteína, é considerada condicionalmente essencial durante o início da vida. Durante essa fase, o organismo não apresenta amadurecido o seu sistema enzimático, por isso a taurina é necessária durante a fase de desenvolvimento humano para o sistema nervoso, retina e outros tecidos. A taurina está envolvida em diversos processos biológicos, como inibição do estresse oxidativo, imunomodulação e regulação da osmolaridade. É válido ressaltar que ainda não são conhecidas todas as funções dos nutrientes condicionalmente essenciais. Foram identificados e, portanto, mais estudos se fazem necessários.

Má nutrição e sistema nervoso

O papel do ambiente como agente modelador e modificador das potencialidades genéticas e funções orgânicas é geralmente associado ao crescimento e desenvolvimento nos seres vivos. As influências ambientais não interferem no padrão genético, e sim na função transcricional dos genes responsáveis pela produção de proteínas específicas. Assim, genes e ambiente encontram-se intimamente relacionados e podem modelar o comportamento humano (Figura 2.7). Essas interações tornam-se particularmente importantes no organismo em formação, como é o caso de crianças, já que um ambiente hostil pode prejudicar o adequado crescimento e desenvolvimento de estruturas e sistemas orgânicos. Enquanto o crescimento significa aumento físico do corpo, o desenvolvimento compreende aumento da capacidade do indivíduo em realizar funções mais complexas.[2] Entretanto, vale salientar que, apesar de crescimento e desenvolvimento serem descritos como fenômenos diferentes na sua concepção biológica, ambos são paralelos em seu curso e integrados em seu significado. Logo, ambos estão sujeitos a influências intrínsecas (orgânicas) e extrínsecas (ambientais), que podem proteger ou comprometer a expressão do potencial genético do indivíduo.

Segundo observações de Barker[27] o ambiente encontrado durante o início da vida fetal, neonatal e infância, parece estar relacionado ao risco de desenvolvimento de doenças na vida adulta. A fim de explicar essa aparente relação causal, foi proposto que adaptações morfofuncionais ocorridas durante fases críticas de crescimento e desenvolvimento, período de maior vulnerabilidade, podem assegurar a manutenção da homeostase e, consequentemente, a sobrevivência do organismo, uma vez que o ambiente esteja comprometido (Figura 2.8, Tabela 2.3).[28] Os fenômenos de crescimento e desenvolvimento dos sistemas fisiológicos são influenciados de forma relevante por diversos fatores

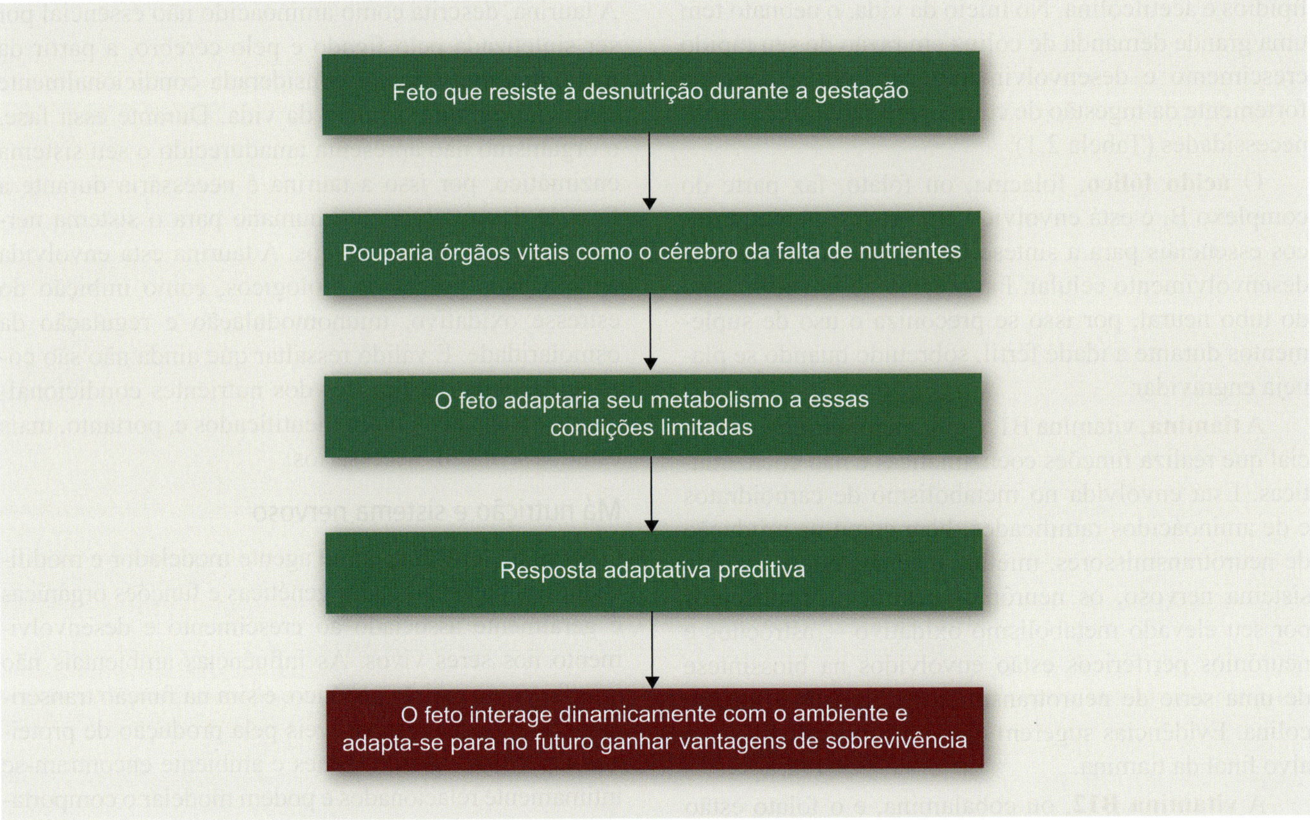

Figura 2.7 ► O papel do ambiente como agente modelador e modificador das potencialidades genéticas e funções orgânicas, provocando a plasticidade neural.

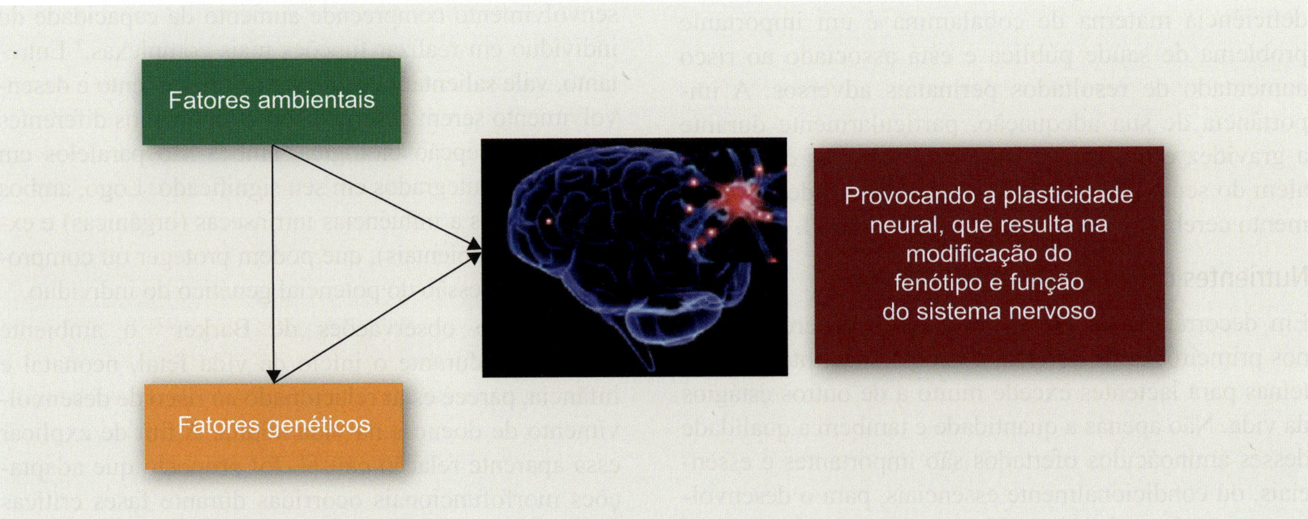

Figura 2.8 ► Diagrama da hipótese defendida pelo pesquisador Barker, juntamente com outros pesquisadores, sobre a origem desenvolvimentista da saúde e da doença, relacionando a resposta adaptativa preditiva de organismos que foram submetidos a alterações nutricionais durante o período perinatal.

Tabela 2.3 Fatores ambientais que podem repercutir no surgimento de doenças crônicas por meio de modificações metabólicas.

Exposição materna	Desenvolvimento fetal	Neonato	Adulto
• Subnutrição • Abuso de drogas • Tabagismo • Uso de corticoides • Estresse	• Restrição de crescimento • Maior apetite • Aumento de massa gorda • Redução de gasto energético	• Supernutrição pós-natal, dieta hiperlipídica • Crescimento compensatório rápido • Elevação do peso corporal	• Obesidade • Diabetes • Hipertensão

ambientais, tais como estresse, álcool, fumo, fármacos, hipóxia, atividade física e condição nutricional.[5,27,29]

Um adequado suprimento nutricional é imprescindível para a manutenção apropriada do crescimento de todos os sistemas orgânicos, bem como para o pleno desenvolvimento de suas respectivas funções, visto que a disponibilidade e a utilização de nutrientes interferem no padrão de divisão celular, determinado geneticamente.[11]

O fator nutricional corresponde a um dos principais elementos ambientais que têm a capacidade de interferir no padrão metabólico e somático do organismo, sobretudo no início da vida. Dessa maneira, faz-se necessário esclarecer alguns conceitos sobre a temática da nutrição, bem como as nuances do estado nutricional. O termo subnutrição corresponde a um tipo de desnutrição ou má nutrição resultante da insuficiente ingestão de alimentos, que pode ser decorrente da incapacidade de digerir, assimilar e utilizar os nutrientes necessários. Assim, partindo desse princípio, a desnutrição ocorre quando a ingestão calórica e/ou de nutrientes se encontra inadequada sob o aspecto quantitativo e/ou qualitativo da dieta. Entretanto, é relevante ressaltar que a desnutrição pode se apresentar na forma de subnutrição, ou também na de supernutrição, o que pode desencadear o surgimento da obesidade. Interessantemente, na atualidade, vários estudos têm evidenciado que a obesidade pode ocorrer em função de um quadro de subnutrição ocorrido durante um período precoce da vida. Entretanto, no texto que se segue, o termo desnutrição será utilizado sob a perspectiva de nutrição insuficiente ou subnutrição.

Para melhor compreender o efeito da má nutrição ocorrida no início da vida e suas possíveis repercussões, foram propostos três mecanismos:[27]

a) o ambiente nutricional interno pode alterar, permanentemente, a expressão gênica fetal, como por exemplo, a expressão de algumas proteínas;
b) a condição nutricional adversa, no início da vida, pode reduzir o número de células de tecidos e órgãos, o que já fora observado, inclusive em crianças, sobre o número reduzido de células pancreáticas,[30] e também em experimentos com animais;
c) o da programação via seleção de células, pois quando a desnutrição é imposta durante a gestação de ratas, há alteração na proporcionalidade das células hepáticas.

Uma das formas de desnutrição grave que acomete de forma deletéria o organismo é a que ocorre durante o início da vida, e que não raro está associada à desnutrição materna. Durante o período gestacional, a nutrição é determinada pela quantidade e qualidade dos nutrientes fornecidos através da placenta. Esses nutrientes, por sua vez, dependem da combinação entre a dieta e as reservas maternas de nutrientes, sendo o feto e a placenta verdadeiramente dependentes do suprimento materno necessário ao crescimento e desenvolvimento desde a fase embrionária.[19]

Diversos estudos e observações têm sido realizados com o objetivo de investigar como a carência nutricional pode interferir no organismo humano, sobretudo quando ele se encontra em fase precoce de desenvolvimento, como o período perinatal. Dentre as investigações realizadas há as de caráter clínico e aquelas realizadas com animais de experimentação. Na década de 1960, Widdowson e McCance[31] demonstraram que o tamanho de ratos adultos apresentava uma relação com seu estado nutricional durante a fase de lactação. Nessa mesma década, Dobbing e colaboradores[2,15] formularam a hipótese do período crítico de desenvolvimento, em que foram observados efeitos irreversíveis da desnutrição neonatal sobre a estrutura cerebral de ratos. Conforme a espécie estudada, a ontogenia das estruturas pode ser iniciada e a carência ou o excesso de nutrientes pode induzir modificações morfofuncionais permanentes em tecidos e órgãos.

Em ratos, a desnutrição imposta durante o período crítico de desenvolvimento do sistema nervoso, como a lactação, induz efeitos permanentes sobre o número de neurônios, tamanho do cérebro, comportamento, aprendizagem e memória.[19,32] Dessas pesquisas tem emergido um vasto conjunto de dados que fornecem valiosas informações sobre o tema, como alterações relacionadas com o crescimento somático a resposta à administração de antidepressivos, os comportamentos agressivo e alimentar, a morfologia do coração, as propriedades mecânicas do músculo esquelético e o padrão de atividade locomotora de ratos adultos (Figura 2.9).[19,33-36]

Há uma infinidade de modelos de subnutrição que têm evidenciado interferências do estado nutricional no crescimento e desenvolvimento de tecidos e órgãos durante o período fetal e neonatal. Considerando as investigações experimentais e algumas alterações, podem ser pontuadas de acordo com o estágio de desenvolvimento do sistema nervoso (Figura 2.10).

A carência de nutrientes, seja energético-proteica ou de outra natureza, é capaz de promover diversas alterações no organismo em desenvolvimento. Um dos modelos de dieta experimental bastante estudado é o da Dieta Básica Regional (DBR).[37] Essa dieta multideficiente, para ratos, foi formulada por pesquisadores do então Instituto de Nutrição da Universidade Federal de Pernambuco (UFPE), a partir de investigação nutricional realizada com residentes da população da Zona da Mata de Pernambuco, na década de 1960.[37] Essa região do Nordeste apresentava, na época, elevados índices de desnutrição, e seu objetivo era investigar os efeitos da desnutrição. A partir da administração da DBR em ratos, foram obtidas informações a respeito de repercussões da escassez alimentar, duradouras mesmo após período de recuperação nutricional, sobretudo quando ocorridas precocemente. Os animais submetidos à DBR apresentaram perda de peso, menor expectativa de vida, redução da atividade renal, diminuição da densidade neuronal entérica, menor atividade motora e retardo na maturação reflexa, redução do volume do leite das ratas e alteração no padrão de comportamento alimentar e na neurogênese hipocampal.[32,35,38,39]

Dentre os diversos modelos existentes, um tem sido bastante utilizado em ratos. Trata-se do modelo da dieta hipoproteica (8% de proteína), a qual é deficiente em proteína, e capaz de promover alterações no tamanho e desenvolvimento do cérebro, no número de neurônios, na ontogênese de reflexos, na memória, na aprendizagem e no padrão de atividade locomotora. Em relação ao comportamento alimentar, observou-se que ratos submetidos à restrição proteica durante a gestação e a lactação apresentam, após o desmame, hiperfagia acompanhada por retardo no disparo da saciedade.[38] Uma análise mais profunda do comportamento alimentar mostrou que essa hiperfagia ocorre por retardo no aparecimento da saciedade acompanhado por aumento no tamanho da refeição.[38] Acrescenta-se a essas observações comportamentais que, os animais desnutridos, apresentam aumento do nível de expressão no hipotálamo, de peptídios orexigênicos, neuropeptídio Y e diminuição do nível de expressão da proteína anorexígena, propriomelanocortina.[39] Além disso, as alterações no comportamento alimentar associadas à desnutrição perinatal podem ser provocadas por uma desorganização anatômica dos núcleos hipotalâmicos responsáveis pela regulação da ingestão alimentar, o que pode ser refletido nos níveis de proteínas relacionadas ao comportamento alimentar.

Outra área do cérebro susceptível à má nutrição, agora no que se refere a supernutrição, dados da literatura científica evidenciam que consumo de dieta materna com grandes quantidades de lipídios aumenta em sua prole a inflamação no hipocampo,[40] com mudanças de liberação de leptina,[41] bem como reduz os níveis do fator neurotrófico derivado do cérebro (BDNF) no hipocampo, alterando também transportadores de nutrientes na placenta. Essas mudanças podem ter impacto em longo prazo sobre a memória e aprendizado da prole. Tanto em roedores como em humanos, tais condições podem aumentar o risco do surgimento de doenças neurodegenerativas na idade adulta.[42]

Uma dieta de estilo ocidental, alta em açúcares refinados, pode prejudicar certos tipos de memória em indivíduos saudáveis. Com a ingestão de açúcar e gordura, estudantes de graduação apresentaram prejuízo em tarefas de memória que foram sensíveis à função do hipocampo. Foram encontrados resultados com a mesma semelhança em crianças com idade escolar (14 anos), correlacionado com pior desempenho cognitivo três anos mais tarde. Essas associações foram encontradas nas tarefas que avaliam aprendizagem visual espacial, memória de longo prazo e de reação. Um maior consumo de carboidrato também tem sido associado com menor função cognitiva, tanto em crianças quanto em idosos.[43] Portanto, de uma maneira geral a má nutrição fetal e neonatal pode ter efeitos globais ou específicos durante o desenvolvimento do sistema nervoso e, em longo prazo, na idade adulta. Esses efeitos são baseados no tempo e magnitude do déficit nutricional e na necessidade específica de cada fase durante esses períodos. É importante ressaltar que os efeitos nutricionais no desenvolvimento encefálico incluem não só o aporte de substratos específicos, mas também são essenciais para que ocorra a síntese e a atividade de fatores de crescimento reguladores das nossas células,

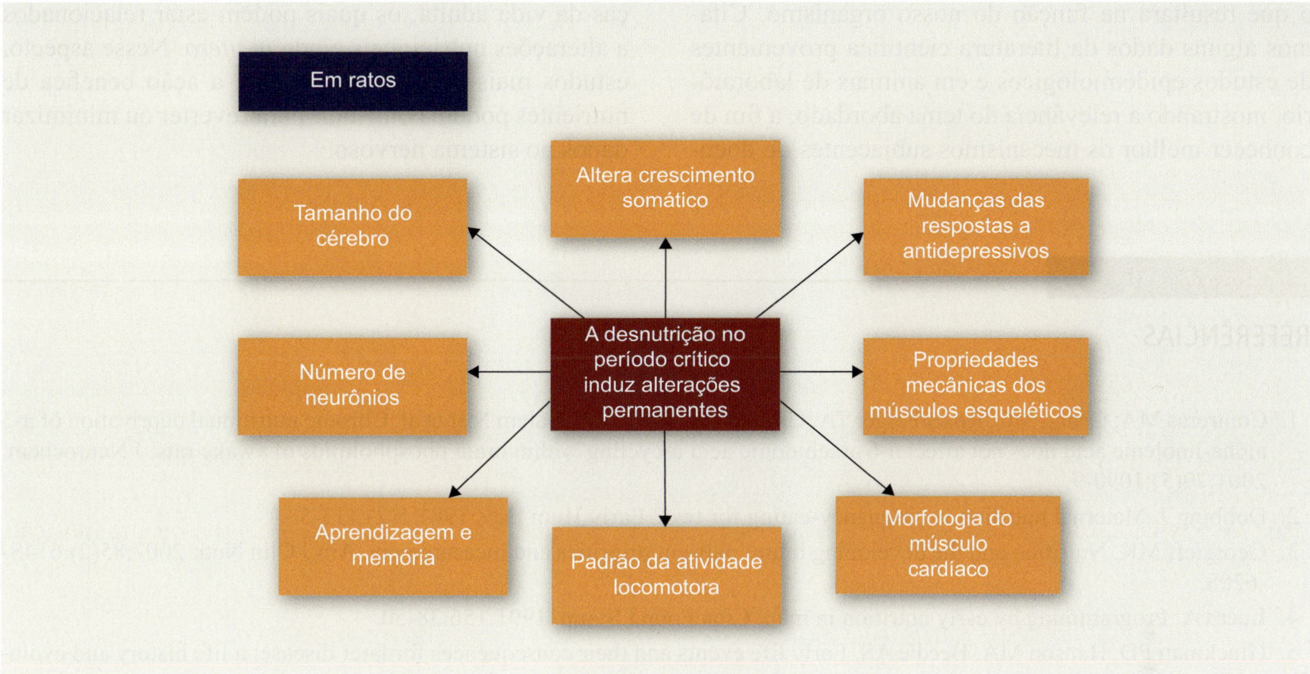

Figura 2.9 ► Algumas alterações encontradas no sistema nervoso de ratos, bem como em tecidos periféricos, podendo repercutir nas funções dos mamíferos – como o rato –, refletindo nos comportamentos, como a atividade locomotora.

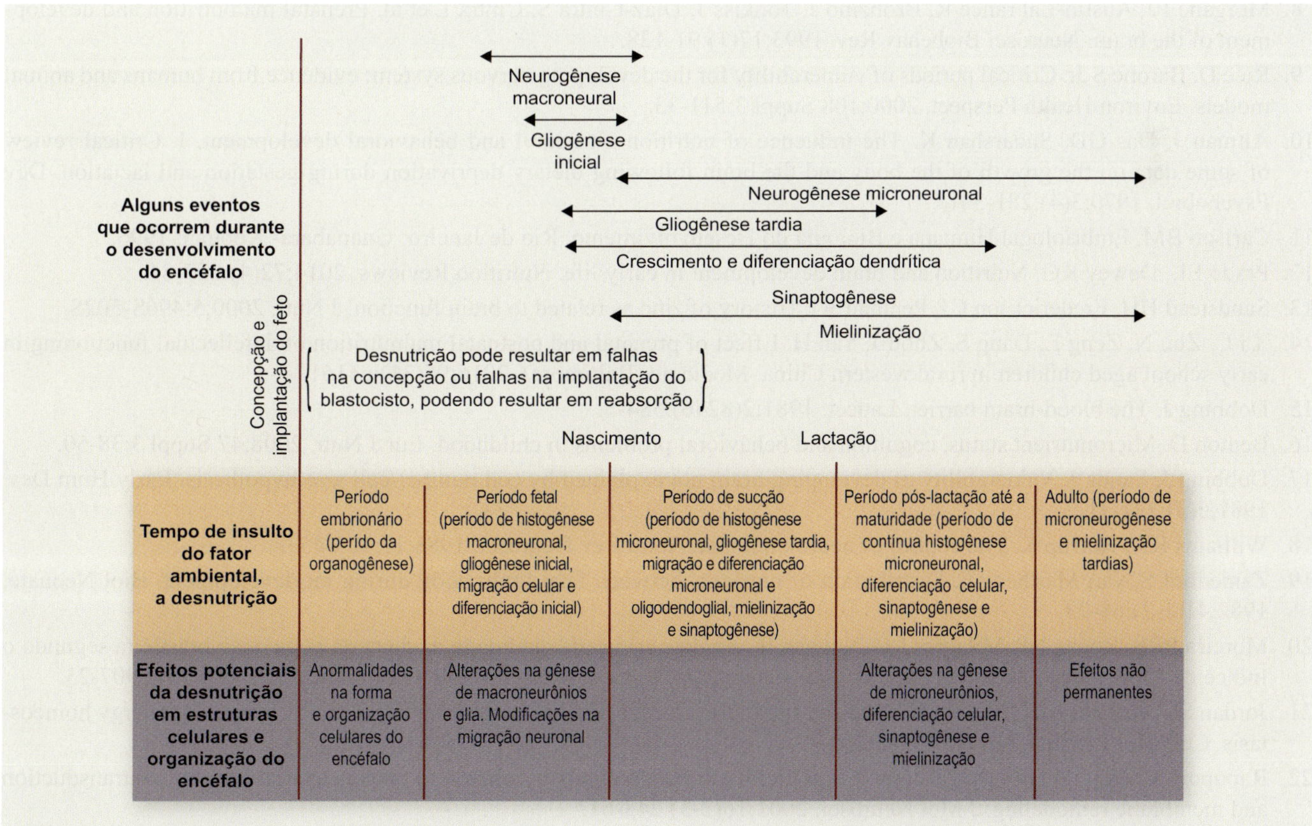

Figura 2.10 ► Esquema de eventos do desenvolvimento do encéfalo de roedores em relação ao período do insulto de uma desnutrição, indicando os efeitos potenciais nos aspectos morfofuncionais da organização neural. Fonte: adaptada de Morgane e et al., 1993.[8]

o que resultará na função do nosso organismo. Citamos alguns dados da literatura científica provenientes de estudos epidemiológicos e em animais de laboratório, mostrando a relevância do tema abordado, a fim de conhecer melhor os mecanismos subjacentes de doenças da vida adulta, os quais podem estar relacionados a alterações nutricionais ainda *in utero*. Nesse aspecto, estudos mais aprofundados sobre a ação benéfica de nutrientes podem contribuir para reverter ou minimizar danos no sistema nervoso.

REFERÊNCIAS

1. Contreras MA, Chang MC, Rosenberger TA, Greiner RS, Myers CS, Salem N Jr et al. Chronic nutritional deprivation of n-3 alpha-linolenic acid does not affect n-6 arachidonic acid recycling within brain phospholipids of awake rats. J Neurochem. 2001;79(5):1090-9.
2. Dobbing J. Maternal nutrition in pregnancy-eating for two? Early Hum Dev. 1981;5(2):113-5.
3. Georgieff MK. Nutrition and the developing brain: nutrient priorities and measurement. Am J Clin Nutr. 2007;85(2):614S--620S.
4. Lucas A. Programming by early nutrition in man. Ciba Found Symp. 1991;156:38-50.
5. Gluckman PD, Hanson MA, Beedle AS. Early life events and their consequences for later disease: a life history and evolutionary perspective. Am J Hum Biol. 2007;19(1):1-19.
6. Lucas A. Long-term programming effects of early nutrition – implications for the preterm infant. J Perinatol. 2005;25 Suppl 2:S2-S6.
7. Hsiao EY, Patterson PH. Placental regulation of maternal-fetal interactions and brain development. Dev Neurobiol. 2012;72(10):1317-26.
8. Morgane PJ, Austin-LaFrance R, Bronzino J, Tonkiss J, Díaz-Cintra S, Cintra L et al. Prenatal malnutrition and development of the brain. Neurosci Biobehav Rev. 1993;17(1):91-128.
9. Rice D, Barone S Jr. Critical periods of vulnerability for the developing nervous system: evidence from humans and animal models. Environ Health Perspect. 2000;108 Suppl 3:511-33.
10. Altman J, Das GD, Sudarshan K. The influence of nutrition on neural and behavioral development. I. Critical review of some data on the growth of the body and the brain following dietary deprivation during gestation and lactation. Dev Psychobiol. 1970;3(4):281-301.
11. Carlson BM. Embriologia Humana e Biologia do Desenvolvimento. Rio de Janeiro: Guanabara- Koogan; 1996.
12. Prado EL, Dewey KG. Nutrition and brain development in early life. Nutrition Reviews. 2014;72(4):267-84.
13. Sandstead HH, Frederickson CJ, Penland JG. History of zinc as related to brain function. J Nutr. 2000;5:496S-502S.
14. Li C, Zhu N, Zeng L, Dang S, Zhou J, Yan H. Effect of prenatal and postnatal malnutrition on intellectual functioning in early school aged children in rural western China. Medicine (Baltimore). 2016;95(31):e4161.
15. Dobbing J. The blood-brain barrier. Lancet. 1981;2(8246):584-5.
16. Benton D. Micronutrient status, cognition and behavioral problems in childhood. Eur J Nutr. 2008;47 Suppl 3:38-50.
17. Dobbing J, Sands J. Vulnerability of developing brain not explained by cell number/cell size hypothesis. Early Hum Dev. 1981;5(3):227-31.
18. Williams RW, Herrup K. The control of neuron number. Annu Rev Neurosci. 1988;11:423-453.
19. Zamenhof S, van Marthens E. Distribution of nutrients between fetal brain body during rat development. Biol Neonate. 1982;41(1-2):68-73.
20. Moreira PRS, Rocha NP, Milagres LC, Novaes JF. Análise crítica da qualidade da dieta da população brasileira segundo o Índice de Alimentação Saudável: uma revisão sistemática. Ciência & Saúde Coletiva [online]. 2015;20(12):3907-23.
21. Jordan SD, Konner AC, Bruning JC. Sensing the fuels: glucose and lipid signaling in the CNS controlling energy homeostasis. Cell Mol Life Sci. 2010;67(19):3255-73.
22. Rapoport SI. In vivo fatty acid incorporation into brain phosholipids in relation to plasma availability, signal transduction and membrane remodeling. J Mol Neurosci. 2001;16(2-3):243-61.
23. Winick M, Rosso P. The effect of severe early malnutrition on cellular growth of human brain. Pediatr Res. 1969;3(2):181-4.

24. Verge D, Calas A. Serotoninergic neurons and serotonin receptors: gains from cytochemical approaches. J Chem Neuroanat. 2000;18(1-2):41-56.
25. Kam RK, Deng Y, Chen Y, Zhao H. Retinoic acid synthesis and functions in early embryonic development. Cell & Bioscience. 2012 22(2):1-11.
26. Al-Harbi AN, Khan KM, Rahman A. Developmental Vitamin D Deficiency Affects Spatial Learning in Wistar Rats. J Nutr. 2017;147(9):1795-805.
27. Barker DJ. The origins of the developmental origins theory. J Intern Med. 2007;261(5):412-417.
28. Gluckman PD, Hanson MA. Developmental plasticity and human disease: research directions. J Intern Med. 2007;261(5):461-71.
29. Clapp JF. Influence of endurance exercise and diet on human placental development and fetal growth. Placenta. 2006;27(6-7):527-34.
30. Desai M, Crowther NJ, Lucas A, Hales CN. Organ-selective growth in the offspring of protein-restricted mothers. Br J Nutr 1996;76(4):591-603.
31. Widdowson EM, McCance RA. The effect of finite periods of undernutrition at different ages on the composition and subsequent development of the rat. Proc R Soc Lond B Biol Sci. 1963;158:329-42.
32. Matos RJ, Orozco-Solis R, Lopes de Souza S, Manhães-de-Castro R, Bolaños-Jiménez F. Nutrient restriction during early life reduces cell proliferation in the hippocampus at adulthood but does not impair the neuronal differentiation process of the new generated cells. Neuroscience. 2011;196:16-24.
33 Barreto-Medeiros JM, Feitoza EG, Magalhaes K, Cabral-Filho JE, Manhaes-De-Castro FM, De-Castro CM et al. Malnutrition during brain growth spurt alters the effect of fluoxetine on aggressive behavior in adult rats. Nutr Neurosci. 2004;7(1):49-52.
34. Antonio-Santos J, Ferreira DJ, Gomes Costa GL, Matos RJ, Toscano AE, Manhães-de-Castro R, Leandro CG. Resistance Training Alters the Proportion of Skeletal Muscle Fibers but Not Brain Neurotrophic Factors in Young Adult Rats. J Strength Cond Res. 2016;30(12):3531-8.
35. Ferro Cavalcante TC, Marcelino da Silva AA, Amaral Almeida LC, Tavares GA, de Farias Campina RC, do Nascimento E et al. Effects of perinatal protein malnutrition and fenfluramine action on food intake and neuronal activation in the hypothalamus and raphe nuclei of neonate rats. Physiol Behav. 2016;15(165):35-42.
36. dos Santos Perez G, Santana dos Santos L, dos Santos Cordeiro G, Matos Paraguassú G, Abensur Athanazio D, Couto RD et al. Maternal and post-weaning exposure to a high fat diet promotes visceral obesity and hepatic steatosis in adult rats. Nutr Hosp. 2015;1;32(4):1653-8.
37. Teodosio NR, Lago ES, Romani SA, Guedes RC. A regional basic diet from northeast Brazil as a dietary model of experimental malnutrition. Arch Latinoam Nutr. 1990;40(4):533-47.
38. Lopes de Souza S, Orozco-Solis R, Grit I, Manhaes de Castro R, Bolanos-Jimenez F. Perinatal protein restriction reduces the inhibitory action of serotonin on food intake. Eur J Neurosci. 2008;27(6):1400-8.
39. Orozco-Solis R, Lopes de Souza S, Barbosa Matos RJ et al. Perinatal undernutrition-induced obesity is independent of the developmental programming of feeding. Physiol Behav. 2009;96(3):481-92.
40. Bilbo SD, Tsang V. Enduring consequences of maternal obesity for brain inflammation and behavior of offspring. FASEB J. 2010;24(6):2104-15.
41. Walker CD, Naef L, d'Asti E, Long H, Xu Z, Moreau A et al. Perinatal maternal fat intake affects metabolism and hippocampal function in the offspring. Ann N Y Acad Sci. 2008;1144(1):189-202.
42. Boitard C, Parkes SL, Cavaroc A, Tantot F, Castanon N, Layé S et al. Switching Adolescent High-Fat Diet to Adult Control Diet Restores Neurocognitive Alterations. Front Behav Neurosci. 2016;10:225.
43. Nyaradi A, Foster JK, Hickling S, Li J, Ambrosini GL, Jacques A et al. Prospective associations between dietary patterns and cognitive performance during adolescence. Child Psychol Psychiatry. 2014;55(9):1017-24.
43. Roberts RO, Roberts LA, Geda YE, Cha RH, Pankratz VS, O'Connor HM et al. Relative intake of macronutrients impacts risk of mild cognitive impairment or dementia. J Alzheimers Dis. 2012;32(2):329-39.

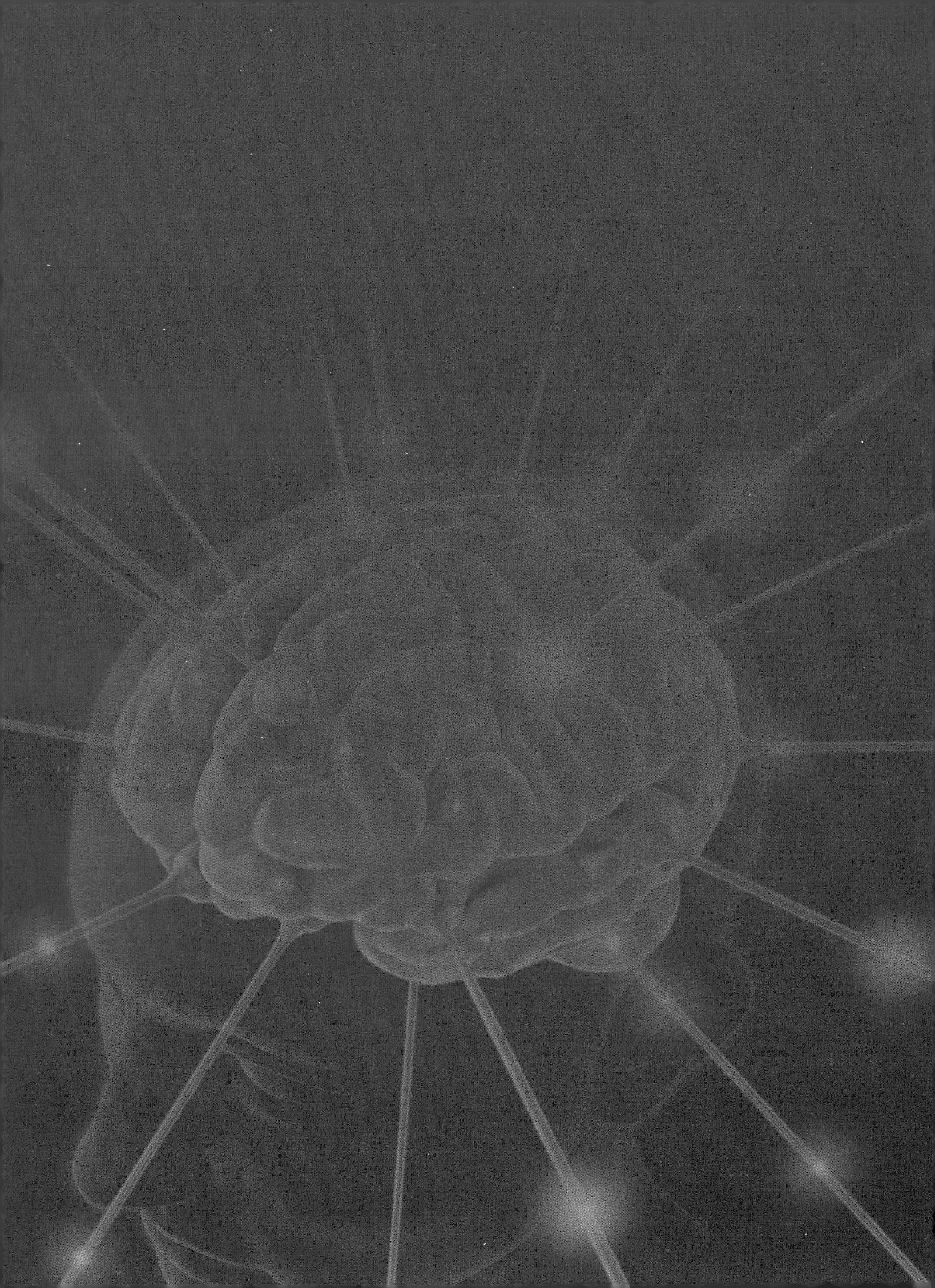

capítulo 3

Fase Cefálica do Consumo Alimentar

A fase cefálica do consumo alimentar corresponde às respostas fisiológicas antecipatórias relacionadas ao alimento e à alimentação, com o objetivo de preparar o organismo para ingerir, digerir, absorver e metabolizar os nutrientes necessários para a sobrevivência e a reprodução. As respostas digestivas e metabólicas ao alimento, geradas pelo sistema nervoso central, aumentam a eficiência do organismo para receber e utilizar os alimentos. O resultado é um aumento na quantidade de alimentos que podem ser processados em um dado momento, uma vantagem na nossa história evolutiva passada, mas possivelmente uma fonte de suscetibilidade da nossa espécie para a obesidade na era moderna. Essas respostas podem influenciar o tamanho e a duração das refeições e podem ser condicionadas por aprendizado, experiências e fatores socioculturais, os quais podem interferir nas escolhas alimentares e nas respostas antecipatórias provocadas pelo alimento. Neste capítulo abordaremos os estímulos provocados pelos alimentos, bem como as respostas antecipatórias e as implicações nutricionais das respostas fisiológicas. Também será abordado o papel da face cefálica sobre o apetite e a saciedade e alterações das respostas fisiológicas dessa fase nos transtornos alimentares.

ASPECTOS SENSORIAIS DO ALIMENTO E RESPOSTA CEFÁLICA

Os sinais sensoriais provenientes dos alimentos estão ligados a uma subsequente atividade metabólica do organismo, gerando respostas condicionadas a esses alimentos. As respostas a estímulos sensoriais, tais como o gosto, o cheiro e a visão do alimento, incluem uma cascata de respostas fisiológicas de pré-absorção que são coletivamente referidas como respostas cefálicas.

Estímulos visuais, olfatórios e gustatórios na fase cefálica

Os sentidos transmitem informações sobre o meio ambiente externo ao sistema nervoso central, o qual interpreta a informação dentro dos limites da experiência (conhecimento), intrínsecos, tendências envolvidas (filogenia), e as condições atuais (por exemplo, regulação social, status nutricional e assim por diante). Existe uma ameaça? Existe uma oportunidade? O sistema nervoso central envia mensagens para os órgãos competentes periféricos para iniciar as cascatas fisiológicas que preparam o organismo para responder ao desafio de maneira antecipada. O animal muda o seu estado em avanço da necessidade potencial.[1]

Os processos digestórios podem sofrer a influência de fatores externos e iniciar algumas respostas digestivas antes mesmo da ingestão dos alimentos. Estas respostas antecipadas acontecem durante a fase cefálica da digestão. A simples exposição à visão, olfato, paladar, textura e atributos dos alimentos provoca uma

Lisiane dos Santos Oliveira
Manuela Figueiroa Lyra de Freitas
Rosana Christine Cavalcanti Ximenes

miríade de respostas digestivas, endocrinológicas, termogênicas, cardiovasculares e renais. As respostas são rápidas (geralmente ocorrendo dentro de minutos após a estimulação sensorial), mas de maneira discreta (em relação à magnitude alcançada quando o alimento está efetivamente a ser metabolizado), e transiente (retornando para perto da linha de níveis basais dentro de minutos). No entanto, eles agem na hipótese de preparar o corpo para melhor absorver e utilizar os nutrientes ingeridos.[2]

A influência das propriedades sensoriais dos alimentos na escolha dietética é amplamente reconhecida. A consciência de influências sensoriais sobre a digestão de alimentos e uso de nutrientes é mais limitada. No entanto, uma vez que Pavlov demonstrou que a exposição sensorial do alimento solicita a secreção de ácido gástrico e pepsina em cães, sabe-se que a estimulação química sensorial exerce influências sutis, mas profundas, sobre o metabolismo.[2]

Os estímulos visual, olfativo, gustativo, auditivo e tátil estimulam processos em vários locais (glândulas salivares, trato gastrintestinal, partes exócrinas e endócrinas do pâncreas, as áreas envolvidas com a termogênese, entre outros sistemas), resultando em uma cascata de processos fisiológicos denominados respostas de fase pré-absortiva ou cefálica. Essas respostas são neuralmente mediadas (sobretudo por meio do sistema nervoso parassimpático) e ocorrem dentro de segundos a minutos após a exposição a alimentos.[2]

Geralmente, há uma relação direta entre o número de componentes durante a recruta normal no processo de ingestão e a magnitude da resposta de fase cefálica. Além disso, parece haver uma hierarquia de eficácia dos estímulos, levando a um aumento sobre as respostas após a exposição aos estímulos, na seguinte ordem: mastigação, deglutição, paladar, olfato, visão e pensamento.[2]

Pouco antes e durante a ingestão de alimentos, as informações visuais, gustativa, olfativa, tátil e auditiva são processadas pelo indivíduo, resultando não apenas em estímulos unimodais, mas também em uma percepção integrada do alimento.[3]

A impressão sensorial imediata de alimentos é dominada pelo gosto, cheiro e a percepção tátil oral. Na percepção sensorial de propriedades dos alimentos, estas últimas modalidades são conhecidas por interagir: como por exemplo, o odor pode aumentar ou suprimir o gosto e vice-versa, a textura dos alimentos afeta o gosto e a consistência afeta o cheiro e vice-versa. No caso da visão, um exemplo de sua contribuição para a percepção multimodal de um produto alimentar é o efeito da cor sobre a percepção do sabor, porém a impressão do sabor está relacionada ao odor. A coloração intensa leva a uma percepção de um sabor intenso, contudo, a percepção do sabor ainda não está completamente resolvida.[3]

Estudos neurofisiológicos mostram que, na integração de informações sensoriais similares, a atividade cerebral provocada por uma modalidade sensorial é potencializada pela estimulação concomitante da outra modalidade. Além disso, as classificações são mais rápidas e precisas quando os estímulos do odor são associados de forma congruente ao estímulo visual, em relação a um estímulo não congruente. Na verdade, a cor pode mesmo influenciar no odor, podendo resultar em interpretações errôneas de odores. Por exemplo, em um teste utilizando o vinho branco com corante na cor de vinho tinto, houve interpretações errôneas de odores, até mesmo por enólogos. As cores também influenciam na predição do sabor. Por exemplo, o vermelho é com mais frequência associado com frutas doces, mas também com pimentas, tomates ou carne crua. Da mesma maneira, a cor marrom poderia sugerir doces, chocolate ou alimentos, mas também está associada com pão. De modo geral, a visão influencia no odor mais do que simplesmente pelo processamento da cor de um produto. Na verdade, outras características, tais como forma, movimento ou textura também são importantes para a percepção de estímulos olfativos. Além disso, a informação sensorial é combinada com o conhecimento existente (memória).[3]

Tem sido sugerido que, após a aprendizagem de novas combinações de modalidades sensoriais, ocorre uma forma de sinestesia, em que um encontro com um estímulo sensorial de uma modalidade provoca envolvimento da modalidade sensorial associada. Isso pode ser especialmente verdadeiro para imagens visuais, quando esta domina os outros sentidos. Por meio de técnicas de neuroimagem, a associação entre imagem e cheiro ativa, além dos respectivos córtices primários, também o hipocampo (responsável pelo processamento da memória). Em indivíduos treinados para associar um certo cheiro com uma certa imagem, ocorre a ativação do córtex piriforme (relacionado ao cheiro), quando as imagens são mostradas sem o cheiro, sugerindo que eles não apenas lembram do odor que acompanhou a imagem, mas realmente podem sentir seu cheiro.[3]

O estímulo do cheiro influencia de modo importante a percepção do sabor dos alimentos. O odor desempenha um papel considerável na apreciação de um alimento, acrescentando riqueza, complexidade e variedade. Uma certa confusão entre a percepção de dois sentidos, como cheiro e sabor, demonstra duas ideias: a atribuição de qualidades gustativas aos odores, quando inalados, e o aumento da intensidade do paladar pelos odores. O primeiro caso, a qualidade do sabor atribuída a um odor quando inalado, ocorre quando alguém é convocado para avaliar o percentual de qualidade de um conjunto de odores em situações diversas, tendo que responder utilizando os termos "doce" e "salgado", apesar de o sistema olfatório não conter receptores equivalentes aos receptores sensitivos orais relacionados ao sabor. A segunda situação é o aprimoramento da doçura. Nesse caso, certos odores que não possuem propriedades gustativas e, assim, nenhuma doçura pode ser detectada pelos receptores orais. São adicionados como aromatizantes a uma solução doce como sacarose, em que eles agem aumentando a percepção de doçura da solução.[4]

A avaliação da qualidade hedônica de uma comida repousa sobretudo em uma avaliação de seu sabor, ou seja, seu gosto e cheiro. Alguns pesquisadores têm apontado para um importante envolvimento do estímulo do cheiro em desenvolver uma saciedade sensorial específica, uma diminuição no prazer derivada do consumo relativo daquela comida em relação a outras. Por exemplo, tem sido demonstrado que apenas mastigar ou cheirar a comida por um pouco mais de tempo que o normal pode induzir a saciedade. Por outro lado, a ausência de um sentido pode influenciar na percepção do outro. Por exemplo, pessoas com congestão nasal, situação em que a percepção dos odores é diminuída ou ausente, podem apresentar também uma redução na percepção do paladar. Nas pessoas com anosmia, perda total do olfato, o sabor de um pedaço de torta de maçã será o mesmo que o sabor de uma torta de chocolate, doce.[5]

Estímulos sensoriais do alimento, fase cefálica e influências sobre os reflexos autonômicos

O sistema nervoso autônomo é composto pela divisão simpática e parassimpática e, nesta última, o nervo vago regula funções involuntárias de vários órgãos. Essa regulação é mediada por estímulos, como o olfatório, gustatório, gastrintestinal e outros, os quais compensam os reflexos autonômicos e contribuem para a manutenção da homeostasia do corpo. Geralmente, é entendido que a resposta da fase cefálica é causada pelo sabor e cheiro do alimento, e controlada por várias funções viscerais via reflexo autonômico, mas esse reflexo é também causado por estímulos gerais, como a luz, e estímulos auditivos (Figura 3.1).[6]

As relações entre sabor e metabolismo de nutrientes são conexões neurais entre a região da orofaringe, tecidos cerebrais e periféricos. A estimulação dos receptores na boca, cavidade nasal e garganta por alimentos ativa fibras que conduzem ao sistema nervoso central, onde áreas específicas do cérebro são usadas como estações repetidoras, integrando a informação sensorial e iniciando respostas apropriadas. O núcleo do trato solitário (NTS) é o principal receptor da informação relativa ao sabor e, quando ativado, ele envia uma mensagem para o Núcleo Motor Dorsal do Vago (NMDV) (Figura 3.1), compondo a via vagal eferente.[6]

O nervo vago parte do sistema nervoso parassimpático, ramifica-se extensivamente e inerva muitos dos tecidos envolvidos no metabolismo de nutrientes, incluindo estômago, intestino, pâncreas e fígado. A ativação vagal libera substâncias nos tecidos inervados. Saliva, ácido gástrico, enzimas do pâncreas exócrino e hormônios a partir do sistema endócrino do pâncreas são secretados em resposta à percepção de sabor de alimentos. Essas respostas fisiológicas que ocorrem como consequência de estimulação sensorial são chamadas de "fase cefálica de reflexos". A ativação vagal também pode modular outros processos que estão associadas com ingestão de alimentos, tais como enzima hepática e termogênese (produção de calor). Assim, o sabor dos alimentos ativa o sistema nervoso parassimpático, que por sua vez provoca os reflexos da fase cefálica e modula outras funções fisiológicas, como a termogênese e o metabolismo.[7,8]

O aroma dos alimentos produz efeitos fisiológicos como a salivação, aumento do apetite e melhora do estado emocional. O estímulo olfatório modula funções viscerais, incluindo os processos metabólicos modulados pelos neurônios histaminérgicos, e as vias eferentes vagais e simpáticas que inervam a gordura branca, a gordura marrom (gordura com intensa atividade metabólica, rica em mitocôndrias e muito vascularizada, presente sobretudo em roedores e crianças recém-nascidas), estômago, baço, medula da adrenal e rim estão envolvidas.[6]

Similar à estimulação olfatória, a sensação do sabor afeta várias atividades e funções das vias eferentes viscerais. A secreção salivar é um reflexo autonômico já bem conhecido, induzido pelo sabor. O envolvimento da saliva não consiste apenas em lubrificar o alimento para a deglutição, mas também iniciar a digestão do amido e gorduras, uma vez que ela contém as enzimas amilase e lipase. Além disto, há vários estudos que reportam reflexos induzidos pelo sabor. O estímulo doce com solução de sacarose ou de glicose aumenta a atividade vagal eferente do pâncreas e do fígado, ao passo que o sabor salgado suprime essa atividade. O sabor doce também estimula a liberação da insulina antes de haver aumento de glicose no plasma, um processo denominado "fase cefálica da liberação de insulina". Em contraste, a estimulação pelo sabor doce suprime a atividade vagal eferente sobre o estômago, adrenal e inervação simpática do pâncreas e fígado, enquanto o salgado aumenta essas atividades. Além disso, o sabor doce estimula a secreção de ácido gástrico através do nervo vago. Outro estímulo de sabor, o umami, produzido por uma solução de glutamato monossódico, é capaz

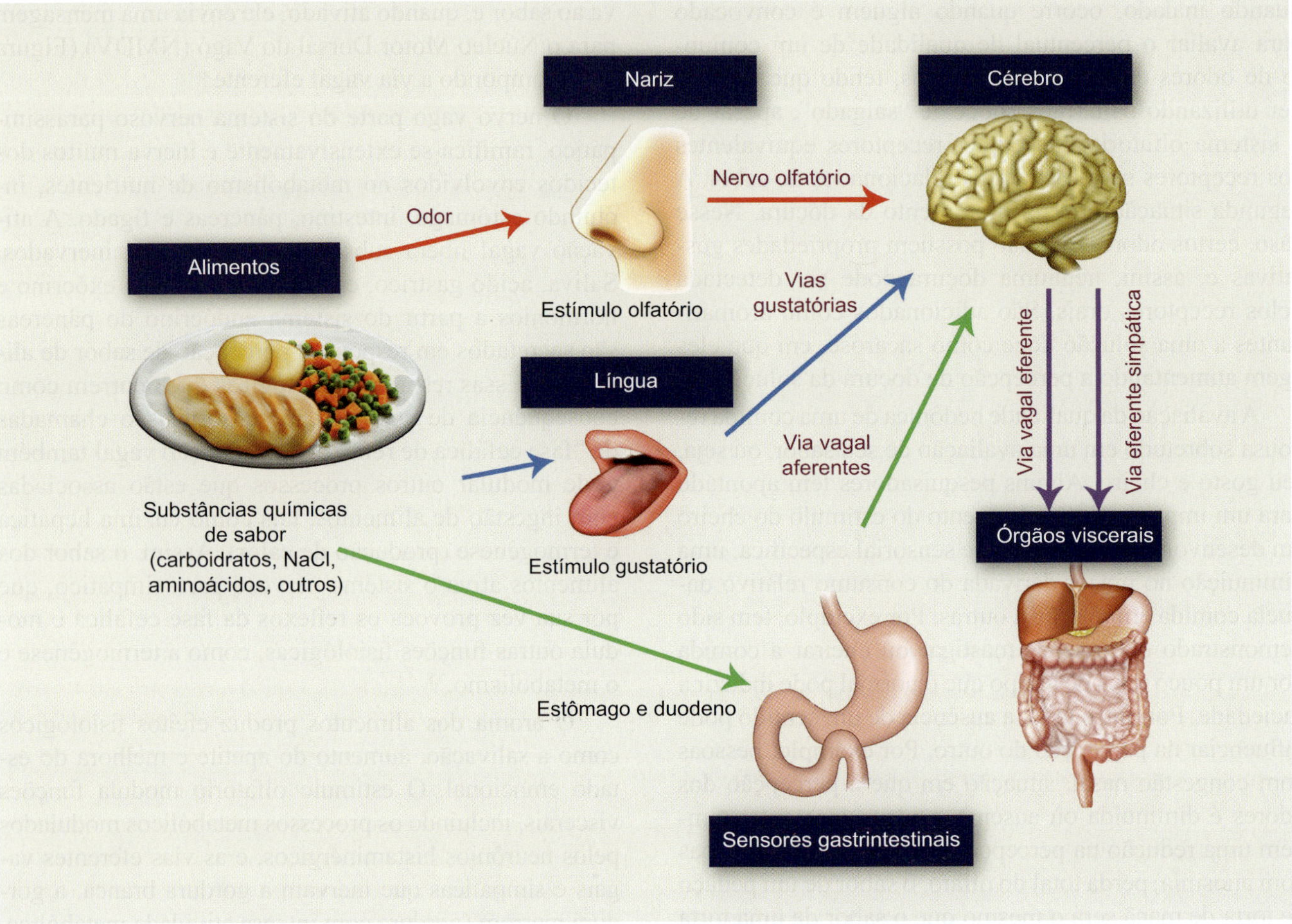

Figura 3.1 ▶ Estímulos sensoriais do alimento e sua ação sobre os reflexos autonômicos.

de ativar a eferência vagal sobre o estômago, pâncreas e fígado, em associação com um aumento na secreção da insulina.[6]

No trato gastrintestinal, diversos nutrientes são detectados e absorvidos por meio do lúmen da mucosa. Nutrientes também regulam a atividade vagal aferente e a liberação de peptídios gastrintestinais, incluindo colecistoquinina, peptídio yy, glucagon, leptina, ghrelina e outros.[6]

Em uma dieta, o cheiro e o sabor induzidos por substâncias químicas no alimento ativam os sensores olfatórios, gustatórios e gastrintestinais, e é ativado, também, o gatilho do reflexo autonômico, o qual contribui para o processo do metabolismo, digestão, absorção e outras funções fisiológicas. Portanto, é muito importante que nós desfrutemos do cheiro da comida e comamos alimentos ricos em sabor. O ambiente da refeição é importante, já que recentemente pesquisas demonstraram que uma música tranquila diminui a atividade da eferência simpática renal e da pressão sanguínea, e aumenta a atividade da via eferente vagal do estômago em ratos. Esses achados sugerem que realizar refeições em ambientes de relaxamento é benéfico para a digestão. O processo do reflexo autonômico indica que ter um cuidado especial ao desfrutar de nossas refeições conduz a uma vida saudável.[6]

Resposta salivar

A primeira secreção cefálica é o fluxo salivar. Ocorre na cavidade oral e é de grande importância para a digestão. Além de sua ação lubrificante e protetora, a saliva é essencial para a percepção gustativa, uma vez que dissolve partículas de alimentos para o seu transporte até as papilas gustativas, facilitando assim a estimulação dos receptores gustativos.[9] A saliva também possui enzimas como a amilase e a lipase lingual, essenciais para a digestão do amido e das gorduras, respectivamente. A fase cefálica é ainda mais crítica em crianças em razão da imaturidade do sistema de enzimas pancreáticas.[10]

A saliva é lançada antes do alimento e está presente na cavidade orofaríngea, uma vez que a mera visão de comida ou qualquer outro estímulo alimentar relacionado é suficiente para ativar esse mecanismo. No entanto, o volume de saliva aumenta significativamente quando o alimento atinge a cavidade oral, o que indica que a ativação de receptores neste nível é especialmente importante.[10] Os receptores sensoriais que participam na liberação de saliva são ambos mecânicos (o simples ato da mastigação serve como estimulante adequado) e de natureza química. Tem sido demonstrado que a secreção de saliva é mais influenciada pela qualidade de um estímulo gustativo do que por sua palatabilidade (ver Capítulo 4). Assim, uma substância ácida estimula maior liberação de saliva em comparação com um alimento apetitoso.[10] Essa maior liberação em resposta a um alimento ácido tem como função proteger a mucosa oral. Da mesma maneira, tem sido demonstrado que os macronutrientes específicos, presentes no alimento, determinam a composição enzimática em vez de o volume de saliva, como sacarose ou frutose, por exemplo, as quais estimulam a liberação de saliva rica em amilase.[11]

Sob condições normais de alimentação, a química sensorial (sabor, cheiro irritação química e estimulação tátil) eleva o fluxo de saliva na boca de níveis basais de aproximadamente 0,3 mL/minuto para mais de 1,0 mL/minuto.[12,13] O estímulo olfativo isolado é suficiente, mas o gosto provoca uma maior resposta, sobretudo maior fluxo de saliva em resposta aos itens que provocam a liberação durante a ingestão. A repetida estimulação visual sem item de degustação reduz a resposta salivar. Assim, a resposta de fase cefálica salivar é, em parte, uma consequência do aprendizado associativo (com base na experiência anterior de dieta, as propriedades sensoriais fazem com que sejam adquiridas informações preditivas sobre a provável consequência fisiológica de consumo do item).[13-15]

A magnitude da resposta de fase cefálica salivar está diretamente relacionada a um estado individual de fome, sendo decorrência disso a experiência comum de salivar ao sentir o aroma de alimentos quando está com fome. Dietas restritas (pessoas cognitivamente no controle da ingestão alimentar para alcançar um peso determinado e\ou forma) apresentam elevada capacidade de resposta.[16]

Resposta gástrica

Como demonstrado por Pavlov (1910), há uma grande secreção de suco gástrico em resposta à estimulação cefálica, incluindo a liberação de ácido clorídrico, pepsinogênio, gastrina e enzimas digestivas como a lipase gástrica.[17,18] Algumas imunoglobulinas (IgA) também são libertadas a partir do estômago durante a fase cefálica e, embora o seu significado fisiológico seja desconhecido, esses anticorpos podem contribuir para a proteção da mucosa gástrica e intestinal contra quaisquer micro-organismos exógenos ingeridos com o alimento.[19] Ocorre também um aumento transitório na leptina em resposta à estimulação orofaríngea. Uma vez que esse hormônio é conhecido por ser sintetizado na mucosa gástrica (assim como nos adipócitos) e a sua liberação poder ser induzida por estimulação do nervo vago, foi proposto que a leptina secretada pelo estômago durante a fase cefálica pode contribuir para o processo de saciedade.[20] Além disso, os receptores de leptina estão presentes em vias vagais aferentes e desempenham um importante papel nesse processo, bem como o próprio nervo vago.[21,22]

A gastrina é o hormônio tido como o mais potente estimulador da secreção de ácido gástrico, e se tem sugerido que o papel principal da gastrina liberada durante a fase cefálica é contribuir para a secreção de ácido gástrico, uma das respostas cefálicas mais importantes.[23] A fase cefálica contribui com cerca de 50% de todo o ácido secretado durante a digestão.[24] A influência do componente hedônico do estimulante nutritivo sobre a libertação gástrica foi também relatada por Pavlov (1910),[17] que indicou: “Se dar ao cão, por exemplo, uma outra coisa para comer que ele não aprecia tanto como carne ou pão, encontramos que o aumento inicial na quantidade e intensidade de suco gástrico não aparece”. Pesquisas posteriores confirmaram suas descobertas, revelando que o volume de ácido gástrico liberado durante a fase cefálica está diretamente relacionado com o desejo para o alimento em questão.[25,26] Estudos tentaram determinar a contribuição individual de cada sistema sensorial envolvido nas secreções gástricas da fase cefálica. Foi demonstrado que a visão, o pensamento ou o odor de alimentos apetitosos são capazes de provocar um aumento significativo na concentração de ácido gástrico e gastrina. No entanto, esse aumento é muito maior quando a estimulação é realizada também pelo sabor dos alimentos. Portanto, quanto maior a complexidade da estimulação do gênero alimentício, maior é a resposta. Esses resultados também confirmam que fatores gustativos dão uma contribuição essencial para a fase cefálica da secreção gástrica.[27]

Respostas do pâncreas endócrino e exócrino

A fase cefálica apresenta efeitos importantes sobre a secreção pancreática, a qual ocorre em dois níveis: secreção exócrina de substâncias liberadas pelo pâncreas para o duodeno, e secreções endócrinas de hormônios do pâncreas para a corrente sanguínea. As secreções pancreáticas endócrinas produzidas pela fase cefálica incluem insulina, glucagon e Polipéptido Pancreático (PP), todas mediadas pelo nervo vago.

A liberação de insulina durante a fase cefálica tem sido extensivamente estudada em espécies animais e seres humanos. Esses estudos demonstraram que, em geral, ocorre um aumento rápido da insulina no plasma em um minuto após a estimulação da cavidade oral com diferentes tipos de nutrientes.[28] Esse aumento, que dura cerca de 10 minutos, é produzido na ausência de glicose e, portanto, é um efeito pré-absortivo.[29] A insulina liberada durante a fase cefálica depende da integridade funcional do nervo vago, sobretudo de seus ramos hepáticos e gástricos.[30,31]

Já a liberação de glucagon durante a fase cefálica não está tão bem documentada como a da insulina. Ela ocorre quando o alimento é provado ou mesmo quando ele é visto ou cheirado, embora as duas últimas modalidades sensoriais sejam menos potentes.[32] O glucagon tem diversos efeitos fisiológicos conhecidos, incluindo a estimulação da glicogênese e lipólise, a liberação de insulina e a inibição de ácido gástrico e de secreções pancreáticas exócrinas, além da atividade intestinal peristáltica.

Um aumento na liberação de PP é observado após a estimulação dos receptores na fase cefálica.[33,34] Em humanos, a fase cefálica de secreção de PP aparece 10 minutos após o início da refeição e permanece elevada por pelo menos mais 30 minutos após o término da alimentação simulada.[35] Na verdade, o PP secretado durante a fase cefálica constitui 16% do PP total liberado durante a ingestão normal de alimento e, ao contrário de secreções de suco gástrico durante a fase cefálica, engolir a comida pode ser um fator influente, mas não parece ser indispensável para a secreção de PP.[26,36] Embora esse hormônio tenha vários efeitos fisiológicos (como a inibição da secreção exócrina do pâncreas e da motilidade do ducto biliar), o papel específico do PP liberado durante a fase cefálica ainda tem de ser determinado.

Respostas termogênicas

Diversos mecanismos podem ser responsáveis pelo incremento na termogênese após a estimulação sensorial. Primeiro, o efeito térmico dos alimentos pode ser influenciado pela velocidade de digestão, absorção e armazenamento de nutrientes. O efeito térmico dos alimentos representa cerca de 10% do gasto energético total. A importância da estimulação sensorial para a magnitude e duração do efeito térmico dos alimentos ainda é pouco conhecida, mas é possível que possa influenciar o equilíbrio energético e o peso corporal por meio desse componente do gasto energético.[2]

A estimulação sensorial da alimentação produz uma resposta cefálica termogênica que coincide com um aumento de insulina plasmática, catecolaminas e glucagon. Essas respostas também acontecem com a alimentação simulada, mas não com a alimentação por sonda. A desnervação vagal do pâncreas, bem como a administração de atropina, bloqueiam a liberação inicial de insulina e reduzem em 50% a resposta termogênica e a liberação de noradrenalina.[37]

Dependendo da composição e da quantidade de alimento ingerido, há um incremento de 10 a 30% do gasto de energia algumas horas após a refeição.[38] Duas distintas fases pós-brandiais da termogênese foram descritas. A fase inicial, também denominada cefálica, dura de 30 minutos a 40 minutos, e é decorrente dos estímulos sensoriais do paladar, ao passo que a fase subsequente, chamada "obrigatória", é causada pela energia necessária para a digestão, absorção e eliminação do alimento ingerido.[38]

Durante a fase cefálica, o aumento da secreção de insulina, glucagon e catecolaminas tem sido relatado em muitas espécies. Essas ações, as quais têm sido relacionadas a estímulos sensoriais dos alimentos, são mediadas pela ação do nervo vago sobre o pâncreas. Em paralelo com essas secreções, um aumento no gasto de energia tem sido observado. É interessante notar que todas essas respostas não acontecem apenas após uma refeição padrão, mas também com uma alimentação simulada. Nos seres humanos, quando o alimento é provado, mas não ingerido, ou em cães, quando é mastigado e engolido, mas recolhido em bolsa esofágica, a resposta termogênica ao alimento é ainda maior do que aquela ocorrida após uma refeição normal.[28,39-41] No entanto, quando a comida é colocada diretamente no estômago, as respostas cefálicas não são observadas.[37] Um outro aspecto da resposta cefálica da termogênese é o tamanho da refeição e sua composição. Medições do consumo de oxigênio durante a fase cefálica indicam uma maior resposta termogênica para uma carne do que para uma farinha de peixe com teor comparável de proteínas.[37,42]

O resumo das respostas da fase cefálica da digestão e seus aspectos funcionais encontram-se na Tabela 3.1.

IMPLICAÇÕES NUTRICIONAIS DAS RESPOSTAS FISIOLÓGICAS DA FASE CEFÁLICA

As respostas da fase cefálica servem ao metabolismo e à fisiologia pós-absortiva, bem como para a digestão. Preparam o organismo para assimilar os nutrientes ingeridos. Essa é uma adaptação fundamental, pois embora a alimentação seja necessária para a sobrevivência, ela também apresenta um grande desafio para a homeostase, fenômeno chamado de paradoxo da alimentação. Os alimentos são necessários aos organismos, porém seu consumo traz substâncias exógenas que desafiam a estabilidade do meio interno. Alguns dos nutrientes necessários também podem ser tóxicos, uma vez que possuem níveis máximos e mínimos para sua concentração

Tabela 3.1 Respostas da fase cefálica e aspectos funcionais.

Órgão responsável	Resposta da fase cefálica	Aspectos funcionais
Boca	Salivação	Umidecimento dos alimentos, início da digestão dos carboidratos, dissolução das partículas de alimentos (essencial para a percepção do sabor)
Estômago	Secreção de ácido gástrico	Hidrólise do alimento
	Secreção de gastrina	Estimulação da secreção de ácido gástrico
	Secreção da lipase gástrica	Digestão das gorduras
	Esvaziamento gástrico	Regulação da passagem do alimento
	Secreção de ghrelina	Estimula o apetite, estimula a secreção de GH, estimula a absorção de gordura
Intestino delgado	Mobilidade intestinal	Regulação da passagem do alimento
	Secreção de bicarbonato	Neutralização da acidez do suco gástrico
	Secreção de colecistoquinina	Cessação do estímulo para continuar a refeição
Pâncreas	Secreção de insulina	Regulação da glicose e do armazenamento de gordura
	Secreção de enzimas digestivas	Digestão de proteínas, carboidratos e gorduras
	Secreção do polipeptídeo pancreático	Papel biológico incerto
Vesícula biliar	Secreção de bile	Emulsificação das gorduras
Tecido adiposo	Secreção de leptina	Reduzir o apetite
	Termogênese	Aumento da temperatura corporal

Fonte: adaptada de Power and Schulkin, 2008.[1]

sanguínea. Dessa maneira, a alimentação requer adaptações metabólicas para adequar o líquido intercelular aos seus pontos de ajuste homeostático. Em decorrência dessas necessidades foram desenvolvidos mecanismos para detectar os componentes ingeridos nos alimentos e, assim, antecipar as secreções exócrinas e endócrinas necessárias à digestão. As respostas da fase cefálica representam uma parte significativa das secreções induzidas pela alimentação. Essas respostas digestivas de antecipação a estímulos alimentares aumentam a rapidez e a eficiência com que o alimento é transformado em nutrientes e, assim, pode ser absorvido. Esse aumento da eficiência na absorção apresenta vantagens e desafios para o organismo. A principal vantagem é que o trato gastrintestinal pode processar uma quantidade maior de alimento por unidade de tempo, fazendo com que a taxa de transferência de nutriente do ambiente para o organismo seja maior. Isso permite maior consumo total de alimentos, menor tempo de latência entre as refeições, maior capacidade para satisfazer as necessidades de alimentos de qualidade inferior ou que são escassos no ambiente, ou ainda combinações desses efeitos. No entanto, quanto mais rápidas e eficientes são a digestão e a absorção do alimento ingerido por um organismo, maior será o potencial para a ruptura das condições homeostáticas do meio interno. Isso requer respostas metabólicas igualmente rápidas e eficientes, a fim de acomodar o pulso de nutrientes que entraram na corrente sanguínea, manter as concentrações em limites aceitáveis e, eventualmente, retornar o fluido intercelular para o intervalo normal. A antecipação das respostas fisiológicas cefálicas resulta na melhoria em relação ao desafio da homeostase, permitindo aumentar a eficiência digestiva e de absorção. O efeito da coordenação desses processos gera muitas das limitações de alimentação, tais como tamanho máximo e frequência das refeições, tipos de alimento que podem ser consumidos, a eficiência com que os nutrientes podem ser incorporados ao organismo etc.

Implicações nutricionais das respostas salivares

A importância nutricional da salivação se dá por meio de múltiplos mecanismos. Primeiro, a água e glicoproteínas contidas na saliva facilitam a formação e deglutição do bolo alimentar. Em segundo lugar, a saliva é um determinante das respostas sensoriais. Sua mistura com os alimentos ingeridos, resultando em mudanças da textura e composição química, auxilia no transporte de estímulos gustatórios para os receptores de sabores. A composição da saliva e, em decorrência, a natureza de um estímulo finalmente atingindo receptores sensoriais, depende da taxa de secreção salivar. Por exemplo, o volume aumentado de saliva produzida em resposta à estimulação oral possui maior teor de sódio do que secreções basais. O aumento nos níveis de sódio é suficiente para influenciar a sensibilidade ao sabor do sal.[43] Em terceiro lugar, a saliva contém enzimas (tais como α-amilase e lipase lingual) que iniciam processos digestivos. Embora sua contribuição seja aumentada em adultos saudáveis, elas são de grande importância em algumas populações clínicas, como infantes pré-termo que apresentam falta de lipase gástrica e pancreática.[44] Por último, a saliva pode alterar o uso de nutrientes por meio da modificação das fases gástricas e intestinais da digestão.[45-47]

Implicações nutricionais das respostas gastrintestinais

Estímulos sensoriais da fase cefálica podem induzir a ativação simultânea de motilidade gastrintestinal, secreção gástrica e de enzimas pancreáticas, bem como a liberação de hormônios gastrintestinais e polipeptídio pancreático. Essa fase sobrepõe e interage com a fase gástrica e intestinal, contribuindo de maneira considerável para as secreções gastrintestinais e respostas motoras globais à refeição.[2]

A resposta gástrica da fase cefálica pode, potencialmente, influenciar o estado nutricional e de saúde por meio da liberação direta ou secundária, além de elevar os níveis de enzimas digestivas, como tripsina, lipase e quimotripsina, de 35 a 66, 16 a 50 e 25 a 60%, respectivamente,[48] e, em consequência, a absorção de nutrientes pelo intestino.

O pâncreas, em razão da estimulação sensorial, promove secreções de enzimas digestivas normalmente requeridas para a digestão de alimentos, e o presumido mecanismo de ação envolve a ativação inicial de processos comuns.[2] A parte exócrina do pâncreas, entretanto, tem uma grande capacidade reserva para a secreção enzimática.[49] Consequentemente, uma adequada capacidade digestiva pode ser disponibilizada sem estimulação sensorial. Em decorrência disso, levanta-se uma questão: é possível que a aceitabilidade reduzida de novos alimentos ou itens familiares apresentados, por vezes não tradicionais, esteja relacionada às experiências de sintomas de má digestão, atribuíveis a uma resposta inadequada da parte exócrina do pâncreas sob tais circunstâncias?[2]

Implicações nutricionais das respostas endócrinas

Estudos vêm demonstrando evidências para a função da fase cefálica na resposta pancreática endócrina. A resposta insulínica, a mais extensivamente estudada, pode ser importante na regulação da glicemia pós-prandial. Estudos com animais demonstraram que refeições recebidas intragastricamente, as quais ignoram receptores sensoriais, levam à hiperglicemia e hiperinsulinemia,[50] ao passo que refeições administradas por via oral provocam respostas normais. Em humanos, seria comparável à alimentação por via enteral. Prolongada elevação da glicose plasmática é também observada na ausência de estimulação oral.[51] Em seres humanos, a tolerância à glicose é acentuada quando uma alimentação simulada acompanha a infusão de glicose.[52] Além disso, a inibição do início da liberação de insulina por administração de somatostatina leva a hiperglicemia e hiperinsulinemia.[53] A dupla diminuição no nível adicional de glicose sanguínea tem sido notada em pacientes com diabetes insulino-dependentes,[54] e 33% menor resposta glicêmica tem sido observada em pacientes com diabetes não insulino-dependentes quando insulina e refeição (um estímulo oral) são apresentadas simultaneamente, comparadas com respostas quando a refeição é retardada por apenas 30 minutos.[55] A hipótese de que a insulina plasmática influencia fome e palatabilidade dos alimentos é controversa, mas na medida em que está envolvida, a liberação sensório-estimulada pode manter implicações para a seleção e ingestão de alimentos. Insulina, polipeptídio pancreático e glucagon influenciam aspectos das fases gástrica e intestinal, e podem ter implicações por meio dessas ações também. A contribuição sensorial para cada um desses mecanismos deve ainda ser quantificada.[2] A resposta insulinêmica da fase encefálica também pode induzir a fome, diminuindo a concentração de glicose no plasma. Depressão transitória na glicose plasmática tem sido mostrada para correlacionar com pedidos de refeições espontâneas em humanos. Assim, a resposta insulinêmica da fase cefálica ao pensamento ou a visão de um alimento pode aumentar a probabilidade de que seja consumido. A resposta insulinêmica da fase cefálica também correlaciona-se positivamente com a palatabilidade, levando ao aumento no tamanho da refeição.

Poucos estudos têm sugerido que há também uma liberação de glucagon em resposta à fase cefálica. Foi observado um aumento do glucagon no plasma sanguíneo em resposta à estimulação sensorial por alimentos, juntamente com uma infusão intragástrica de glicose em comparação com a infusão apenas sem a estimulação sensorial.[7] Outro estudo demonstrou um aumento simultâneo da insulina e do glucagon nos dez primeiros minutos após a ingestão de uma refeição rica em carboidratos.[32] Por outro lado, outros estudos não encontram correlação da fase cefálica com a liberação de glucagon.[56,57] Isso se deve ao fato de que a insulina suprime a liberação de glucagon. Esse possível aumento na liberação de glucagon na fase cefálica previne quedas nos níveis de glicose em decorrência da resposta insulinêmica da fase cefálica.[37,58]

Implicações nutricionais das respostas termogênicas

Diversos mecanismos podem apontar para um aumento na termogênese após a estimulação sensorial. Primeiro, o efeito térmico do alimento pode ser influenciado por uma taxa de digestão, absorção e armazenamento de nutrientes. O efeito térmico representa aproximadamente 10% do total de energia gasta.[2] A importância da estimulação sensorial para a magnitude e duração do efeito térmico do alimento ainda é desconhecida, mas pode influenciar no balanço energético e peso corporal por meio da energia gasta. Um amplo efeito sobre o balanço energético é também possível, bem como existe a evidência de que o efeito térmico inicial do alimento influencia em longo prazo a termogênese.[53] Em razão da estimulação sensorial, o aumento da termogênese no paradigma da alimentação simulada, outro mecanismo que não envolve a influência sensorial sobre a função gastrintestinal, pode estar presente. A possibilidade é um efeito secundário da resposta insulínica da fase cefálica sobre a atividade do sistema nervoso simpático. Elevados níveis de noradrenalina plasmática têm sido observado após estimulação sensorial, mas não uniformemente.[28,59] Quando a resposta insulínica da fase cefálica é bloqueada pela administração de atropina, há um efeito térmico reduzido para o transporte de glicose.[53]

PAPEL DA FASE CEFÁLICA SOBRE O APETITE E A SACIEDADE

Estímulos da fase cefálica e duração das refeições

Estudos têm demonstrado que as respostas da fase cefálica podem permitir o consumo de uma grande refeição sem alterar a homeostase.[1,60,61] A sequência de sinais cefálicos prandiais é importante para a indução de saciedade (saciação), e a estimulação cefálica continuada auxilia no término da refeição.[62,63] A oroestimulação sensorial dá origem à saciedade e um fenômeno chamado saciação sensorial, normalmente referido como saciedade sensorial específica. A saciedade sensorial específica é definida como a diminuição na simpatia por um alimento ingerido em relação a um alimento não consumido, e isso independe do conteúdo energético do alimento.[63,64] A saciedade sensorial específica pode ser induzida por diferentes atributos sensoriais, tais como características visuais, odor, textura e sabor.[65-69] Isso reflete, por exemplo, no fato de que, quanto mais o alimento é mastigado, mais rapidamente ocorre a saciação. Trata-se de uma maneira de induzir a saciedade sensorial específica, ou pelo menos reduzir o desejo pelo alimento.[70]

Papel das respostas da fase cefálica sobre o tamanho das refeições

Estudos têm demonstrado que as respostas da fase cefálica ao alimento também podem interferir no tamanho das refeições. Quando o alimento é palatável e apetitoso, há melhora em certas respostas cefálicas, tais como a liberação de ácido gástrico e a secreção de suco pancreático, os quais ajudam a manter a homeostase após a ingestão do alimento e, consequentemente, permitem uma refeição de maior tamanho.[17,25,71-74] Assim, as respostas da fase cefálica regulam o tamanho da refeição ao afetar a palatabilidade, e o consumo de alimentos palatáveis pode ser ao mesmo tempo melhorado e facilitado pelas respostas da fase cefálica.[60,61,75,76]

Influência da constituição do alimento

As respostas da fase cefálica são consideradas adaptativas aos diversos desafios metabólicos, sendo tanto o tamanho como a composição da refeição suscetíveis de afetar a magnitude das respostas da fase cefálica. Além disso, diferentes macronutrientes podem afetar as respostas hormonais pós-prandiais e o apetite, de uma maneira específica, em virtude da sinalização cefálica.[77]

Para os carboidratos, a resposta cefálica mais evidente é a resposta insulinêmica e a liberação de polipeptídios.[78] Para as refeições ricas em proteínas, a resposta insulinêmica e a liberação de polipeptídios também têm sido reportadas pela literatura, mas não de modo consistente.[56,74,79,80] Entretanto, sabe-se que a liberação de insulina promove a captação de aminoácidos.[81] Já as gorduras induzem a várias respostas cefálicas que podem afetar as concentrações pós-prandiais de hormônios, seus metabólitos e o apetite.[82-84] A estimulação orossensorial com ácidos graxos polinsaturados, e possivelmente com saturados, provoca diversas reações cefálicas que afetam a lipidemia pós-prandial, as quais incluem a liberação de lipase gástrica, a secreção de enzimas pancreáticas e a mobilização de lipídios da refeição previamente armazenados no intestino.[84] Por outro lado, algumas reações cefálicas podem ser desencadeadas apenas por comida, independente de sua composição. Isso é possível porque, na vida real, macronutrientes isolados normalmente não estão disponíveis e não são consumidos de forma independente, com exceção dos carboidratos presentes nos sucos de fruta e nos refrigerantes.[56]

Fatores adicionais que afetam a magnitude da resposta da fase cefálica

Além da palatabilidade, do tamanho da refeição e da composição, vários outros fatores podem influenciar a magnitude da resposta da fase cefálica. A dimensão da estimulação cefálica pode depender da temperatura do alimento. Um estudo em humanos tem mostrado redução na intensidade de percepção dos sabores doce e amargo em razão do resfriamento da língua.[85,86] Isso sugere que as bebidas calóricas geladas podem ser processadas subotimamente e que os alimentos quentes podem estar associados com maiores respostas cefálicas.[63]

Outros fatores relevantes são a distração e a atenção. A estimulação cefálica alerta o corpo para a presença de alimentos. No cérebro, a atenção seletiva parece estar associada com o maior processamento em áreas específicas para o objeto de atenção. Assim, a atenção para aquilo que é saboreado aumenta a atividade cerebral do córtex primário para o sabor.[87] A atenção é perdida quando se está distraído por outros estímulos ou envolvido em outra atividade ao mesmo tempo. Portanto, a atenção consciente para os sinais dos alimentos deve aprimorar as respostas iniciais da fase cefálica. Inversamente, a distração durante a alimentação pode causar sensibilidade reduzida para os sinais sensoriais e gástricos, que promovem o término da refeição. Para fundamentar essa teoria, diversos estudos têm relatado a maior ingestão de energia (cerca de 12 a 18%) como resultado de diferentes tipos de distração.[88,89] Isso pode ocorrer como resultado de um efeito atenuado da estimulação cefálica na saciedade sensorial, ou seja, um impacto menor de sinais sensoriais. Por outro lado, concentrar-se na experiência sensorial de comer poderia acelerar o término da refeição.[90]

Qualquer fator psicológico ou crença que afete a maneira como um alimento é percebido, sobretudo a sua palatabilidade ou o valor de recompensa, necessariamente afetam as respostas da fase cefálica. Tais características incluem exterioridade, sensibilidade de recompensa e restrição dietética entre outros.[91-95] Diversos estudos confirmam a noção de que as atitudes psicológicas e crenças são potentes moduladores de respostas fisiológicas a estímulos alimentares, o que contribui de maneira significativa para a variabilidade interpessoal.[96,97]

Fatores que influenciam a formação das respostas da fase cefálica

A aprendizagem dietética é importante para a formação das respostas da fase cefálica, mas nem sempre é um pré-requisito, uma vez que algumas respostas dessa fase podem ter componentes não condicionados.[98] A aprendizagem dietética, incluindo o desenvolvimento das respostas da fase cefálica, depende da associação entre as propriedades sensoriais dos alimentos e suas consequências pós-ingestivas. Um certo grau de previsibilidade entre uma propriedade dos alimentos (como o sabor) e as consequências pós-ingestiva é necessário para a aprendizagem. É certo que a consistência auxilia no aprendizado. Entretanto, em nosso atual ambiente alimentar, a combinação entre sabor e nutriente pode não ser muito consistente em produtos diferentes. Um exemplo é o aumento da disponibilidade de versões alimentares de baixa energia, os chamados *light*. O consumo constante desses alimentos *light* pode resultar em mudanças nas respostas cefálicas e saciedade aprendida.[99] Quando as versões regulares e de baixa energia de alimentos são consumidas, respostas condicionadas, como aquelas da fase cefálica, podem ser interrompidas e a ingestão calórica pode aumentar.[100-102]

Outro fator que pode ajudar na aprendizagem dietética e saciedade é a atenção para o ato de comer. Na cultura ocidental, o ambiente alimentar atual coloca alguns desafios nesse sentido. Exemplos específicos incluem a disponibilidade dos alimentos de fácil consumo, os chamados *fast foods*, que são geralmente de alta densidade calórica, e as atividades que distraem durante a alimentação, como assistir à televisão.[88,89] A aprendizagem dietética pode ser promovida por um foco na experiência de comer (aspecto hedônico), o qual parece ajudar na saciedade sensorial, e também pode ser afetada por crenças e atitudes.[90,103,104] O grau em que o corpo humano pode adaptar as suas respostas da fase cefálica a um ambiente alimentar relativamente imprevisível, bem como a importância dessa capacidade para a regulação da ingestão de alimentos, ainda precisam ser estabelecidos.[63]

RESPOSTAS DA FASE CEFÁLICA NA OBESIDADE E TRANSTORNOS ALIMENTARES

Alterações nas respostas da fase cefálica na anorexia nervosa e bulimia

Os transtornos alimentares são síndromes comportamentais cujos critérios diagnósticos têm sido amplamente estudados nos últimos 30 anos. São descritos como transtornos e não como doenças por ainda não se conhecer bem sua etiopatogenia.[105]

Os atuais sistemas classificatórios de transtornos mentais, o Manual Diagnóstico e Estatístico de Transtornos Mentais, 4ª edição (DSM-IV-TR) e a Classificação Internacional de Doenças, 10ª edição (CID-10), ressaltam duas entidades nosológicas principais: a anorexia nervosa e a bulimia nervosa. Embora classificados separadamente, os dois transtornos estão intimamente relacionados por apresentarem uma psicopatologia comum: uma ideia prevalente envolvendo a preocupação excessiva com o peso e a forma corporal, a qual leva os pacientes a se engajar em dietas extremamente restritivas ou utilizar métodos inapropriados para alcançar o corpo idealizado. Tais pacientes costumam julgar a si mesmos, baseando-se quase de maneira exclusiva em sua aparência física, com a qual se mostram sempre insatisfeitos. O transtorno da compulsão alimentar periódica foi apenas recentemente incorporado ao DSM-IV-TR.[105,107]

A anorexia nervosa é um transtorno do comportamento alimentar caracterizado por limitações dietéticas autoimpostas, padrões alterados de alimentação com acentuada e rápida perda de peso induzida e mantida pelo indivíduo, associada a um temor intenso de ganhar peso, podendo levar à morte por inanição.[108] A bulimia nervosa caracteriza-se por episódios recorrentes e incontroláveis de consumo de grandes quantidades de alimento em curto período de tempo, seguidos de comportamentos compensatórios inadequados como vômitos autoinduzidos, uso de laxantes e diuréticos, exercícios vigorosos, jejum e dieta restritiva, a fim de evitar ganho de peso.[109]

O modelo etiológico mais aceito para explicar a gênese e a manutenção dos transtornos alimentares é o modelo multifatorial, o qual se baseia na hipótese de que vários fatores biológicos, psicológicos e sociais estejam inter-relacionados.[110]

Acredita-se que os transtornos alimentares são uma soma de influências biológicas, psicológicas e sociais. Do ponto de vista biológico, há uma alteração no funcionamento do hipotálamo. No que se refere ao nível psiquiátrico, uma resposta a relações interpessoais inadequadas ou destrutivas, depressões e estresses. Em âmbito social, uma busca pelo padrão de beleza magro, medo de engordar, utilização de dietas mágicas, produtos para emagrecer e exibição de corpos delgados nos meios de comunicação.[111,112]

Dessa maneira, os fatores biológicos são considerados predisponentes e mantenedores dos transtornos alimentares. No primeiro caso, pesquisas sobre neurotransmissores (norepinefrina e serotonina), mudança nos níveis de leptina – proteína secretada por adipócitos e que age no sistema nervoso central promovendo menor ingestão alimentar e aumento no metabolismo energético –, e alterações no fluxo sanguíneo cerebral têm sido feitas na patogenicidade dos transtornos alimentares. Sugere-se que há falha na regulação dos sistemas neuroendócrino e neurotransmissor. As monoaminas cerebrais, moduladoras do apetite, humor e função neuroendócrina, se encontram em quantidades alteradas. Grupos distintos de pesquisadores demonstraram que a hipercortisolemia encontrada na anorexia nervosa se deve fundamentalmente à hiperatividade do hormônio liberador de corticotropina (CRH).[113] Como fator mantenedor estão as alterações neuroendócrinas que ocorrem em decorrência da privação alimentar.[114]

Na fase pré-prandial ou cefálica, há uma preparação do organismo para receber e digerir o alimento, ocorrendo fenômenos como salivação e produção de suco gástrico, que contribuem para o aumento da sensação de fome. Existe uma falta de nutrientes e, em decorrência da homeostase, os neurônios entram em contato com o sistema endócrino através do pâncreas para o início da liberação do glucagon.[115,116]

A presença do glucagon faz com que o fígado inicie a retirada de carboidratos do depósito de curto prazo, e é nesse processo que acontece a transformação de glicogênio em glicose. Todo esse processo de conversão acontece porque anteriormente houve ausência de insulina no sangue. Caso a fase de jejum se prolongue por muitas horas, a presença do glucagon, juntamente com a elevada atividade do sistema nervoso simpático, induzem as células do tecido adiposo a retirar a gordura do depósito de longo prazo para ser utilizada como fonte de energia para o corpo, transformando tecido adiposo em ácidos graxos e glicerol. O processo de utilização de reservas energéticas continua até o momento em que o corpo, na sua busca incessante por nutrientes, começa a catabolizar as proteínas que, dentre outros tecidos, são constituintes básicos da pele e dos músculos, sendo essa fase o último recurso energético na busca da sobrevivência. Esse fenômeno de quebra de proteínas é responsável pelo aspecto magro de pessoas que passam longos períodos sem se alimentar, ficando os ossos extremamente salientes e a pele flácida, demonstrando a fragilidade desses tecidos.[114,116]

No caso dos transtornos alimentares, a anorexia nervosa pode ocasionar o óbito em decorrência desse fenômeno de catabolismo proteico, inclusive com órgãos vitais como o coração sendo consumidos pelo próprio metabolismo.[116]

O acréscimo nas atividades pós-sinápticas dos receptores serotoninérgicos é um indício de desorganização de comportamento alimentar do sujeito que sofre de bulimia.[117] Na tentativa de explicar as alterações neurobiológicas, alguns autores[118] presumiram a existência da falta de triptofano na dieta do paciente bulímico, o que contribui para os episódios de compulsão para a ingestão de grandes quantidades de comida e irritabilidade.

Com relação à leptina, pesquisas demonstraram que encontra-se em níveis séricos abaixo do normal quando o indivíduo está em fase de jejum e de restrição alimentar. É importante salientar que uma hora após a refeição as concentrações de leptina do paciente elevam-se e, no período de longa restrição alimentar, o cortisol se mantém elevado. Esse, por sua vez, inibe a secreção da substância anterior. A alteração na leptina regulariza-se após melhora do paciente, indicando que se altera com o desenvolvimento do transtorno, sendo consequência e não causa da bulimia nervosa.[119]

São observados, por meio de pesquisas sobre as disfunções neurobiológicas, alguns fatores importantes além das alterações da serotonina e da leptina. Pacientes bulímicos apresentam níveis básicos de colecistocinina reduzidos em linfócitos e no líquor,[118] pois quando há uma liberação reduzida dessa substância após uma refeição padrão, ela influencia também uma diminuição da saciedade, podendo ser um fator desencadeante dos processos hiperfágicos.

O neuropeptídio Y (NPY) apresenta níveis séricos elevados na bulimia, sendo classificado como um importante estimulador endógeno do comportamento alimentar. Tem como função primordial aumentar a preferência por alimentos com alto teor calórico, como os carboidratos, mais preponderantes nos processos hiperfágicos.[119] Seus níveis são normalizados após a recuperação do paciente, sendo então um indicativo de que o NPY alterou-se com o desenvolvimento do transtorno, excluindo a hipótese de que poderia tê-lo causado.

Além do NPY, o peptídio Y, chamado por Crow de "peptídio bulímico", provoca também comportamentos compulsivos de ingestão alimentar relacionado a comidas ricas em carboidratos, mostrando seu nível elevado em indivíduos com bulimia nervosa. Esses níveis são normalizados logo após a recuperação do quadro clínico do paciente.[120]

Não obstante, os níveis da noradrenalina parecem, em algum momento, modificar-se, já que sua ação dependerá do tipo de receptor noradrenérgico esti mulado. A ativação do receptor α-2 adrenérgico no NPV aumenta a ingestão alimentar, ao passo que, ao estimular os receptores α-1 e β-2 no NPV e na área hipotalâmica lateral (AHL), simultaneamente, a ingestão de comida é reduzida de maneira significativa.[118]

O sistema dopaminérgico tende a influenciar o sistema de recompensa dos seres vivos, sendo um fator de relação em escolhas prazerosas, além de estar também relacionado ao sistema de dependências de substâncias e de comportamento. Possui total afinidade com transtornos do impulso e outros transtornos que se catalogam com a impulsividade, como a bulimia nervosa.[121] A dopamina possui ação específica, dependendo do receptor, tendo efeito na regulação, no tamanho e no número das refeições. Seu principal metabólito é o Ácido Homovanílico (AHV), que se mantém em níveis normais em pacientes bulímicos quando não estão em crise hiperfágica. Contudo, quando esse paciente mantém o ciclo hiperfágico, o nível pode cair de maneira expressiva. Esse nível baixo parece ainda estar presente após a recuperação dos pacientes. No entanto, há poucos dados satisfatórios sobre o desequilíbrio dopaminérgico em indivíduos com bulimia nervosa.[118]

Diante de tais pesquisas e achados, fica evidente que ocorrem alterações neuroquímicas relevantes em indivíduos que apresentam transtornos alimentares como a anorexia e a bulimia. É inegável a importância do substrato biológico nesses tipos de transtorno, uma vez que se mostra alterado entre suas relações químicas envolvidas, cognitivas e comportamentais, sobretudo na fase cefálica. Justifica-se também por oferecer uma fonte consistente de estudos, a fim de informar e orientar, academicamente, sobre as alterações neurobiológicas e neuropsicológicas desses pacientes.

Alterações nas respostas da fase cefálica na obesidade

No decorrer dos anos ocorreram importantes acontecimentos que mudaram a vida da sociedade, como a industrialização e urbanização dos grandes centros populares e das cidades. Essas mudanças geraram modificações na rotina das pessoas e, uma das influentes nas condições de saúde atual foi a alimentação, a substituição da ingestão de alimentos ricos em proteínas e vitaminas por alimentos ricos em gorduras, que fizeram as taxas de obesidade e sobrepeso ultrapassarem as taxas de desnutrição no Brasil e no mundo.[122]

A obesidade é um problema causado sobretudo pelas mudanças de estilo de vida. Temos como exemplo o sedentarismo, no qual os hábitos alimentares consistem em uma dieta balanceada por alimentos que são ricos em gorduras saturadas. Desse modo, problemas graves se instalam na saúde do indivíduo.[122,123]

De acordo com um estudo realizado em 2005 pelo Instituto Brasileiro de Geografia e Estatística (IBGE), 8,9% dos homens e 13,1% das mulheres apresentavam obesidade. Com relação aos adolescentes, também houve um aumento nas taxas, porém variavam de acordo com a região onde as pessoas residiam. Nas regiões mais desenvolvidas, como o sudeste, o problema afetava 17% das meninas e dos meninos, ao passo que no nordeste a taxa era de 5% dos meninos e 12% das meninas.[122,124]

Além dos fatores supracitados, existem ainda duas síndromes genéticas, caracterizadas por defeitos em um gene único, que são associadas à obesidade: a síndrome de Prander-Willi (SPW) e a síndrome de Bardet-Biedl (SBB). A SPW é uma doença genética autossômica dominante em ocorre, dentre outras alterações gênicas, o aumento na produção de ghrelina, ocasionando aumento do apetite. Já a SBB é uma doença autossômica recessiva, em que há perda de informação genética em sete diferentes *loci* do gene *SBB1* e no gene homólogo propenso (SIM1), que codifica um fator de transcrição com papel muito relevante na neurogênese, levando o paciente à obesidade precoce.[122,125]

A obesidade está também associada ao surgimento de complicações graves que podem ocasionar o óbito, tais como *diabetes mellitus*, hipertensão arterial, intolerância à glicose, inadaptação psicossocial e alteração dos lipídios plasmáticos, facilitando a formação de ateromas e doenças cardiovasculares com o passar dos anos. A obesidade também traz como complicações desconfortos e doenças respiratórias, como a apneia do sono, que podem levar à hipoxemia e à hipertensão pulmonar.[123]

Em adultos, o padrão internacional para a classificação do excesso de peso, em que se incluem o sobrepeso e a obesidade, é determinado por meio de um cálculo simples denominado índice de massa corporal (IMC), que corresponde ao peso do indivíduo em quilos dividido pelo valor de sua altura em metros quadrados. Quando esses resultados se encontram entre 25 e 29,9 kg/m^2, correspondem ao sobrepeso, ao passo que resultados acima de 30 kg/m^2 caracterizam a obesidade. Quando existem condições de predisposição à obesidade, os resultados que atingem 25 kg/m^2 já a caracterizam.[122,124]

Um dos principais questionamentos do problema da obesidade é quanto aos desequilíbrios no mecanismo da fome e saciedade, denominado psicobiologia do apetite. A fome caracteriza-se pela procura e ingestão de alimentos, iniciando o período de alimentação. Após o consumo desse alimento, vem um período denominado saciedade, no qual não deve existir mais fome. Partindo dos processos de saciedade, tem-se a quantidade de alimento por refeição, e o estado de saciedade determina o tempo entre uma refeição e outra. Esses passos são chamados de *cascata da saciedade*, que pode ser dividida em três fases: os estímulos fisiológicos recebidos antes da refeição, como visão e olfato, que determinam a fase pré-prandial ou cefálica; informações sensoriais durante a ingestão dos alimentos, que são enviadas do intestino para o sistema nervoso central (SNC), caracterizando a fase prandial; e, após a refeição, quimiorreceptores intestinais percebem a presença de várias substâncias nutritivas, revelando o conteúdo dos alimentos e determinando a fase pós-prandial.[126-129]

A desordem nos níveis de serotonina pode diminuir o tempo de saciedade, levando a uma maior procura por alimentos, sendo esta uma das causas da obesidade. A noradrenalina é um hormônio liberado pela glândula suprarrenal e constitui um precursor da adrenalina. Evitar a recaptação desse neurotransmissor na fenda sináptica potencializa seus efeitos, elevando o metabolismo e aumentando a pressão arterial e a frequência cardíaca, o que gera aumento no gasto de energia. A serotonina é um neurotransmissor produzido no cérebro a partir do aminoácido triptofano. Suas principais ações são: estimular a musculatura lisa presente nos órgãos e aumentar a vasoconstrição, além de regular o humor, o sono e o apetite. Quando a recaptação da serotonina é inibida, a sua concentração é aumentada de forma inversamente proporcional. A ansiedade diminui e a sensação de saciedade aumenta.[130,131]

Anormalidades hipotalâmicas podem causar obesidade. Qualquer tipo de lesão no hipotálamo, tanto no ventromedial como nos laterais, acarreta distúrbios de comportamento alimentar. Muitas pessoas com tumores hipofisários que invadem o hipotálamo desenvolvem obesidade progressiva, ilustrando que a obesidade no ser humano também pode, definitivamente, resultar de lesão hipotalâmica. Os genes podem orientar o grau de alimentação de várias maneiras diferentes, incluindo anormalidade genética do centro da alimentação e fatores psíquicos hereditários anormais.[132]

A hipernutrição infantil pode surgir como possível causa de obesidade. Esse tipo de fator leva em consideração o caso de crianças que, nos primeiros anos de vida, desenvolvem, com muita rapidez, células adiposas, as quais persistem ao logo da vida. Acredita-se que pessoas com excesso de células adiposas tenham ponto fixo para armazenamento de gordura mais alto, pelo mecanismo autorregulador hipotalâmico, para o controle dos tecidos adiposos.[123]

Como alternativas ao tratamento da obesidade são essenciais: atividades físicas frequentes, dieta balanceada, reeducação alimentar, acompanhamento psicológico e o apoio dos familiares. Além disso, o uso de medicamentos pode ajudar o paciente a cumprir essas etapas do tratamento, elevando o nível de saciedade e diminuindo a sensação de fome.[126,129]

REFERÊNCIAS

1. Power ML, Schulkin J. Antecipatory physiological regulation in feeding biology: cephalic phase responses. Appetite 2008;50(2-3):194-206.
2. Mattes RD. Physiologic responses to sensory stimulation by food: nutritional implications. J Am Diet Assoc 1997;97(4): 406-413.
3. van Beilen M, Bult H, Renken R et al. Effects of visual priming on taste-odor interaction. PLoS One 2011;6(9):e23857.
4. Stevenson RJ, Prescott J, Boakes RA. Confusing tastes and smells: how odours can influence the perception of sweet and sour tastes. Chem Senses 1999;24(6):627-635.
5. Havermans RC, Hermanns J, Jansen A. Eating without a nose: olfactory dysfunction and sensory-specific satiety. Chem Senses 2010;35(8):735-741.
6. Kitamura A, Torii K, Uneyama H, Niijima A. Role played by afferent signals from olfactory, gustatory and gastrointestinal sensors in regulation of autonomic nerve activity. Biol Pharm Bull 2010;33(11):1778-1782.
7. Teff KL, Engelman K. Oral sensory stimulation improves glucose tolerance in humans: effects on insulin, C-peptide, and glucagon. Am J Physiol 1996;270(6 Pt 2):R1371-9.
8. Teff KL. Physiological effects of flavour perception. Trends Food Sci Tech 1996;7(12):448-452.
9. Pedersen AM, Bardow A, Jensen SB, Nauntofte B. Saliva and gastrointestinal functions of taste, mastication, swallowing and digestion. Oral Dis 2002;8(3):117-129.
10. Mattes RD. Nutritional implications of the cephalic-phase salivary response. Appetite 2000;34(2):177-183.
11. Zafra MA, Molina F, Puerto A. The neural/cephalic phase reflexes in the physiology of nutrition. Neurosci Biobehav Rev 2006;30(7):1032-1044.
12. Christensen CM, Navazesh M, Brightman VJ. Effects of pharmacologic reductions in salivary flow on taste thresholds in man. Arch Oral Biol 1984;29(1):17-23.
13. Navazesh M, Christensen CM. A comparison of whole mouth resting and stimulated salivary measurement procedures. J Dent Res 1982;61(10):1158-1162.
14. Pangborn RM, Witherly SA, Jones F. Parotid and whole-mouth secretion in response to viewing, handling, and sniffing food. Perception 1979;8(3):339-346.
15. Richardson CT, Feldman M. Salivary response to food in humans and its effect on gastric acid secretion. Am J Physiol 1986;250(1 Pt 1):G85-91.
16. Tepper BJ. Dietary restraint and responsiveness to sensory-based food cues as measured by cephalic phase salivation and sensory specific satiety. Physiol Behav 1992;52(2):305-311.
17. Pavlov IE. The work of the digestive glands. London: C. Griffin; 1910.
18. Katschinski M, Dahmen G, Reinshagen M et al. Cephalic stimulation of gastrointestinal secretory and motor responses in humans. Gastroenterology 1992;103(2):383-391.
19. Fandriks L, Mattsson A, Dalenback J et al. Gastric output of IgA in man: relation to migrating motility complexes and sham feeding. Scand J Gastroenterol 1995;30(7):657-663.
20. Konturek SJ, Konturek JW. Cephalic phase of pancreatic secretion. Appetite 2000;34(2):197-205.
21. Buyse M, Ovesjo ML, Goiot H et al. Expression and regulation of leptin receptor proteins in afferent and efferent neurons of the vagus nerve. Eur J Neurosci 2001;14(1):64-72.
22. Phillips RJ, Powley TL. Gastric volume detection after selective vagotomies in rats. Am J Physiol 1998;274(6 Pt 2): R1626-1638.
23. Kovacs TO, Lloyd KC, Lawson DC et al. Inhibition of sham feeding-stimulated acid secretion in dogs by immunoneutralization of gastrin. Am J Physiol 1997;273(2 Pt 1):G399-403.
24. Feldman M, Richardson CT. 'Partial' sham feeding releases gastrin in normal human subjects. Scand J Gastroenterol 1981;16(1):13-16.
25. Janowitz HD, Hollander F, Orringer D et al. A quantitative study of the gastric secretory response to sham feeding in a human subject. Gastroenterology 1950;16(1):104-116.
26. Brand JG, Cagan RH, Naim M. Chemical senses in the release of gastric and pancreatic secretions. Annu Rev Nutr 1982;2:249-276.
27. Feldman M, Richardson CT. Role of thought, sight, smell, and taste of food in the cephalic phase of gastric acid secretion in humans. Gastroenterology 1986;90(2):428-433.
28. Teff KL, Levin BE, Engelman K. Oral sensory stimulation in men: effects on insulin, C-peptide, and catecholamines. Am J Physiol 1993;265(6 Pt 2):R1223-1230.

29. Teff KL, Devine J, Engelman K. Sweet taste: effect on cephalic phase insulin release in men. Physiol Behav 1995;57(6):1089-1095.
30. Berthoud HR, Powley TL. Identification of vagal preganglionics that mediate cephalic phase insulin response. Am J Physiol 1990;258(2 Pt 2):R523-530.
31. Ahren B, Holst JJ. The cephalic insulin response to meal ingestion in humans is dependent on both cholinergic and noncholinergic mechanisms and is important for postprandial glycemia. Diabetes 2001;50(5):1030-1038.
32. Secchi A, Caldara R, Caumo A et al. Cephalic-phase insulin and glucagon release in normal subjects and in patients receiving pancreas transplantation. Metabolism 1995;44(9):1153-1158.
33. Taylor IL, Feldman M, Richardson CT, Walsh JH. Gastric and cephalic stimulation of human pancreatic polypeptide release. Gastroenterology 1978;75(3):432-437.
34. Feldman M, Richardson CT, Taylor IL, Walsh JH. Effect of atropine on vagal release of gastrin and pancreatic polypeptide. J Clin Invest 1979;63(2):294-298.
35. Hoentjen F, Hopman WP, Jansen JB. Effect of circulating peptide YY on gallbladder emptying in humans. Scand J Gastroenterol 2001;36(10):1086-1091.
36. Schwartz TW. Pancreatic polypeptide: a unique model for vagal control of endocrine systems. J Auton Nerv Syst 1983;9(1):99-111.
37. LeBlanc J. Nutritional implications of cephalic phase thermogenic responses. Appetite 2000;34(2):214-216.
38. Jequier E, Schutz Y. Energy expenditure in obesity and diabetes. Diabetes Metab Rev 1988;4(6):583-593.
39. Strubbe JH, Steffens AB. Rapid insulin release after ingestion of a meal in the unanesthetized rat. Am J Physiol 1975;229(4):1019-22.
40. Young JB, Rosa RM, Landsberg L. Dissociation of sympathetic nervous system and adrenal medullary responses. Am J Physiol 1984;247(1 Pt 1):E35-40.
41. Diamond P, LeBlanc J. Role of autonomic nervous system in postprandial thermogenesis in dogs. Am J Physiol 1987;252(6 Pt 1):E719-26.
42. LeBlanc J, Diamond P. Effect of meal size and frequency on postprandial thermogenesis in dogs. Am J Physiol 1986;250(2 Pt 1):E144-147.
43. Delwiche J, O'Mahony M. Changes in secreted salivary sodium are sufficient to alter salt taste sensitivity: use of signal detection measures with continuous monitoring of the oral environment. Physiol Behav 1996;59(4-5):605-611.
44. Watkins JB. Lipid digestion and absorption. Pediatrics 1985;75(1 Pt 2):151-156.
45. Malhotra SL. Effect of saliva on gastric emptying. Am J Physiol 1967;213(1):169-73.
46. Layer P, Zinsmeister AR, DiMagno EP. Effects of decreasing intraluminal amylase activity on starch digestion and postprandial gastrointestinal function in humans. Gastroenterology 1986;91(1):41-48.
47. Lebenthal E. Role of salivary amylase in gastric and intestinal digestion of starch. Dig Dis Sci 1987; 32(10):1155-1157.
48. Novis BH, Bank S, Marks IN. The cephalic phase of pancreatic secretion in man. Scand J Gastroenterol 1971;6(5):417-422.
49. Brannon PM. Adaptation of the exocrine pancreas to diet. Annu Rev Nutr 1990;10:85-105.
50. Steffens AB. Influence of the oral cavity on insulin release in the rat. Am J Physiol 1976;230(5):1411-1415.
51. Proietto J, Rohner-Jeanrenaud F, Ionescu E, Jeanrenaud B. Role of the oropharynx in regulation of glycemia. Diabetes 1987;36(7):791-795.
52. Lorentzen M, Madsbad S, Kehlet H, Tronier B. Effect of sham-feeding on glucose tolerance and insulin secretion. Acta Endocrinol (Copenh) 1987;115(1):84-86.
53. Calles-Escandon J, Robbins DC. Loss of early phase of insulin release in humans impairs glucose tolerance and blunts thermic effect of glucose. Diabetes 1987;36(10):1167-1172.
54. Kraegen EW, Chisholm DJ, McNamara ME. Timing of insulin delivery with meals. Horm Metab Res 1981;13(7):365-367.
55. Bruce DG, Chisholm DJ, Storlien LH, Kraegen EW. Physiological importance of deficiency in early prandial insulin secretion in non-insulin-dependent diabetes. Diabetes 1988;37(6):736-744.
56. LeBlanc J, Soucy J, Nadeau A. Early insulin and glucagon responses to different food items. Horm Metab Res 1996;28(6):276-279.
57. Teff KL, Mattes RD, Engelman K. Cephalic phase insulin release in normal weight males: verification and reliability. Am J Physiol 1991;261(4 Pt 1):E430-436.
58. Teff K. Nutritional implications of the cephalic-phase reflexes: endocrine responses. Appetite 2000;34(2):206-213.
59. LeBlanc J, Cabanac M. Cephalic postprandial thermogenesis in human subjects. Physiol Behav 1989;46(3):479-482.
60. Powley TL. The ventromedial hypothalamic syndrome, satiety, and a cephalic phase hypothesis. Psychol Rev 1977;84(1):89-126.

61. Woods SC. The eating paradox: how we tolerate food. Psychol Rev 1991;98(4):488-505.
62. Rolls BJ, Hetherington M, Burley VJ. Sensory stimulation and energy density in the development of satiety. Physiol Behav 1988;44(6):727-733.
63. Smeets PA, Erkner A, de Graaf C. Cephalic phase responses and appetite. Nutr Rev 2010;68(11):643-655.
64. Rolls BJ, Rolls ET, Rowe EA, Sweeney K. Sensory specific satiety in man. Physiol Behav 1981; 27(1):137-142.
65. Rolls BJ, Rowe EA, Rolls ET. How sensory properties of foods affect human feeding behavior. Physiol Behav 1982;29(3): 409-417.
66. Rolls ET, Rolls JH. Olfactory sensory-specific satiety in humans. Physiol Beha 1997;61(3):461-473.
67. Guinard JX, Brun P. Sensory-specific satiety: comparison of taste and texture effects. Appetite 1998;31(2):141-157.
68. Kringelbach ML, O'Doherty J, Rolls ET, Andrews C. Activation of the human orbitofrontal cortex to a liquid food stimulus is correlated with its subjective pleasantness. Cereb Cortex 2003;13(10):1064-1071.
69. de Graaf C, Schreurs A, Blauw YH. Short-term effects of different amounts of sweet and nonsweet carbohydrates on satiety and energy intake. Physiol Behav 1993;54(5):833-843.
70. Smeets AJ, Westerterp-Plantenga MS. Oral exposure and sensory-specific satiety. Physiol Behav 2006;89(2):281-286.
71. Yeomans MR. Palatability and the micro-structure of feeding in humans: the appetizer effect. Appetite 1996;27(2):119-133.
72. Bellisle F, Louis-Sylvestre J, Demozay F, Blazy D, Le Magnen J. Cephalic phase of insulin secretion and food stimulation in humans: a new perspective. Am J Physiol 1985;249(6 Pt 1):E639-645.
73. Lucas F, Bellisle F, Di Maio A. Spontaneous insulin fluctuations and the preabsorptive insulin response to food ingestion in humans. Physiol Behav 1987;40(5):631-636.
74. Rodin J. Current status of the internal-external hypothesis for obesity: what went wrong? Am Psychol 1981;36(4):361-372.
75. Yeomans MR, Lee MD, Gray RW, French SJ. Effects of test-meal palatability on compensatory eating following disguised fat and carbohydrate preloads. Int J Obes Relat Metab Disord 2001;25(8):1215-1224.
76. Sorensen LB, Moller P, Flint A et al. Effect of sensory perception of foods on appetite and food intake: a review of studies on humans. Int J Obes Relat Metab Disord 2003;27(10):1152-1166.
77. Shide DJ, Caballero B, Reidelberger R, Rolls BJ. Accurate energy compensation for intragastric and oral nutrients in lean males. Am J Clin Nutr 1995;61(4):754-764.
78. Crystal SR, Teff KL. Tasting fat: cephalic phase hormonal responses and food intake in restrained and unrestrained eaters. Physiol Behav 2006;89(2):213-220.
79. Rodin J. Insulin levels, hunger, and food intake: an example of feedback loops in body weight regulation. Health Psychol 1985;4(1):1-24.
80. Taylor IL, Feldman M. Effect of cephalic-vagal stimulation on insulin, gastric inhibitory polypeptide, and pancreatic polypeptide release in humans. J Clin Endocrinol Metab 1982;55(6):1114-1117.
81. Malmberg SE, Adams CM. Insulin signaling and the general amino acid control response. Two distinct pathways to amino acid synthesis and uptake. J Biol Chem 2008;283(28):19229-19234.
82. Smeets AJ, Westerterp-Plantenga MS. Satiety and substrate mobilization after oral fat stimulation. Br J Nutr 2006;95(4):795-801.
83. Smeets AJ, Lejeune MP, Westerterp-Plantenga MS. Effects of oral fat perception by modified sham feeding on energy expenditure, hormones and appetite profile in the postprandial state. Br J Nutr 2009;101(9):1360-1368.
84. Mattes RD. Fat taste and lipid metabolism in humans. Physiol Behav 2005;86(5):691-697.
85. Green BG, Frankmann SP. The effect of cooling on the perception of carbohydrate and intensive sweeteners. Physiol Behav 1988;43(4):515-519.
86. Green BG. The effect of cooling on the vibrotactile sensitivity of the tongue. Percept Psychophys 1987;42(5):423-430.
87. Veldhuizen MG, Bender G, Constable RT, Small DM. Trying to detect taste in a tasteless solution: modulation of early gustatory cortex by attention to taste. Chem Senses 2007;32(6):569-581.
88. Bellisle F, Dalix AM, Slama G. Non food-related environmental stimuli induce increased meal intake in healthy women: comparison of television viewing versus listening to a recorded story in laboratory settings. Appetite 2004;43(2):175-180.
89. Hetherington MM, Anderson AS, Norton GN, Newson L. Situational effects on meal intake: A comparison of eating alone and eating with others. Physiol Behav 2006;88(4-5):498-505.
90. Brunstrom JM, Mitchell GL. Effects of distraction on the development of satiety. Br J Nutr 2006; 96(4):761-769.
91. Schachter S. Obesity and eating. Internal and external cues differentially affect the eating behavior of obese and normal subjects. Science 1968;161(3843):751-756.
92. Davis C, Strachan S, Berkson M. Sensitivity to reward: implications for overeating and overweight. Appetite 2004;42(2): 131-138.

93.Franken IH, Muris P. Individual differences in reward sensitivity are related to food craving and relative body weight in healthy women. Appetite 2005;45(2):198-201.

94.Herman CP, Polivy J. Anxiety, restraint, and eating behavior. J Abnorm Psychol 1975;84(6):66-72.

95.Knight LJ, Boland FJ. Restrained eating: an experimental disentanglement of the disinhibiting variables of perceived calories and food type. J Abnorm Psychol 1989;98(4):412-20.

96.Nederkoorn C, Smulders FT, Jansen A. Cephalic phase responses, craving and food intake in normal subjects. Appetite 2000;35(1):45-55.

97.Teff KL, Engelman K. Palatability and dietary restraint: effect on cephalic phase insulin release in women. Physiol Behav 1996;60(2):567-573.

98.Berthoud HR, Bereiter DA, Trimble ER et al. Cephalic phase, reflex insulin secretion. Neuroanatomical and physiological characterization. Diabetologia 1981;20 Suppl:393-401.

99.Appleton KM, Blundell JE. Habitual high and low consumers of artificially-sweetened beverages: effects of sweet taste and energy on short-term appetite. Physiol Behav 2007;22;92(3):479-486.

100.Davidson TL, Swithers SE. A Pavlovian approach to the problem of obesity. Int J Obes Relat Metab Disord 2004;28(7): 933-935.

101.Swithers SE, Doerflinger A, Davidson TL. Consistent relationships between sensory properties of savory snack foods and calories influence food intake in rats. Int J Obes (Lond) 2006;30(11):1685-1692.

102.Swithers SE, Davidson TL. A role for sweet taste: calorie predictive relations in energy regulation by rats. Behav Neurosci 2008;122(1):161-173.

103.Brunstrom JM, Mitchell GL. Flavor-nutrient learning in restrained and unrestrained eaters. Physiol Behav 2007;90(1): 133-141.

104.Brunstrom JM. Dietary learning in humans: directions for future research. Physiol Behav 2005;85(1):57-65.

105.Claudino AM, Borges MBF. Critérios diagnósticos para os transtornos alimentares: conceitos em evolução. Revista Brasileira de Psiquiatria 2002;24:7-12.

106.American Psychiatric Association. Manual Diagnóstico e Estatístico de Transtornos Mentais. DSM IV-TR Porto Alegre; 2002.

107.Organização Mundial da Saúde. Classificação de transtornos alimentares e de comportamento da CID-10. Descrições clínicas e diretrizes diagnósticas. Porto Alegre: OMS; 1993. p.351.

108.Cordás TA, Busse SR. Transtornos alimentares: anorexia e bulimia nervosas. In: Louzã Neto MR et al. Psiquiatria Básica. São Paulo: Artes Médicas; 1995:273-282.

109.Hay PP, Bacaltchuk J, Stefano S, Kashyap P. Psychological treatments for bulimia nervosa and binging. Cochrane Database Syst Ver 2009;(4):CD000562.

110.Appolinario JC, Claudino AM. Transtornos alimentares. Rev Bras Psiquiatr 2000;(22):28-31.

111.Maso AA, Ayala MC, Rivas GZ, Mora T. Bulimia. Acta Odontol Venez 2001;39(2).

112.Ribeiro KMN, Busse SR. Anorexia nervosa em adolescentes do sexo masculino: relatos de casos. Infant Rev Neuropsiquiatr Infanc Adolesc 2002;10(2):53-55.

113.Gold PW, Gwirtsman H, Avgerinos PC et al. Abnormal hypothalamic-pituitary-adrenal function in anorexia nervosa. Pathophysiologic mechanisms in underweight and weight-corrected patients. N Engl J Med 1986;314(21):1335-1342.

114.Cordas TA. Transtornos alimentares: classificação e diagnóstico. Revista Brasileira de Psiquiatria 2004;3(4).

115.Bear MF, Connors BW, Paradiso MA. Neurociências: Desvendando o Sistema Nervoso. 2. ed. São Paulo: Artmed; 2002.

116.Carlson NR. O comportamento alimentar: comer. In: Fisiologia do Comportamento. São Paulo: Manole; 2002:392-422.

117.Cambraia RPB. Aspectos psicobiológicos do comportamento alimentar. Revista de Nutrição de Campinas 2004;17(2): 217-225.

118.Claudino AM, Zanella MT. Transtornos Alimentares e Obesidade. Barueri: Manole; 2005.

119.Hermsdorff HHM, Vieira MAQM, Monteiro JBR. Leptina e sua influência na patofisologia de disturbios alimentares. Revista de Nutrição de Campinas 2006;19(3):369-379.

120.Crow S. Investigational drugs for eating disorders. Expert Opin Investig Drugs 1997;6(4):427-436.

121.Williams WA, Potenza MN. The neurobiology of impulse control disorders. Rev Bras Psiquiatr 2008;30 Suppl 1:S24-30.

122.Chaves VLV, Fresse E, Lapa TM, Cesse EAP, Vasconcelos ALR. Evolução espaço-temporal do sobrepeso e da obesidade em adolescentes masculinos brasileiros. Cadernos de Saúde Pública 2010;26(7):1303-1313.

123.Tirapegui J. Nutrição: Fundamentos e Aspectos Atuais. São Paulo: Atheneu; 2006.

124.Teitelbaum P. Psicologia Fisiológica. Rio de Janeiro: Zahar; 2006.

125.Barlow DH. Manual Clínico dos Transtornos Psicológicos. São Paulo: Artmed; 1999.
126.Douglas CR. Tratado de Fisiologia, Aplicação à Ciência da Saúde. São Paulo: Robe; 2000.
127.Halpern A, Mancini MC. Treatment of obesity: an update on anti-obesity medications. Obes Rev 2003;4(1):25-42.
128.Rubin E. Patologia. Bases Clinicopatológicas da Medicina. Rio de Janeiro: Guanabara Koogan; 2006.
129.Correa LL, Platt MW, Carraro L et al. Evaluation of the sibutramine effect on satiety with a visual analogue scale in obese adolescents. Arq Bras Endocrinol Metabol 2005;49(2):286-290.
130.Goodman GA. Manual de Farmacologia e Terapêutica. São Paulo: McGraw-Hill; 2010.
131.Guyton AC. Tratado de Fisiologia Médica. Rio de Janeiro: Guanabara Koogan; 1992.
132.Guespan FS, Strwler GS. Endocrinologia Clínica. Rio de Janeiro: Guanabara Koogan; 2000.

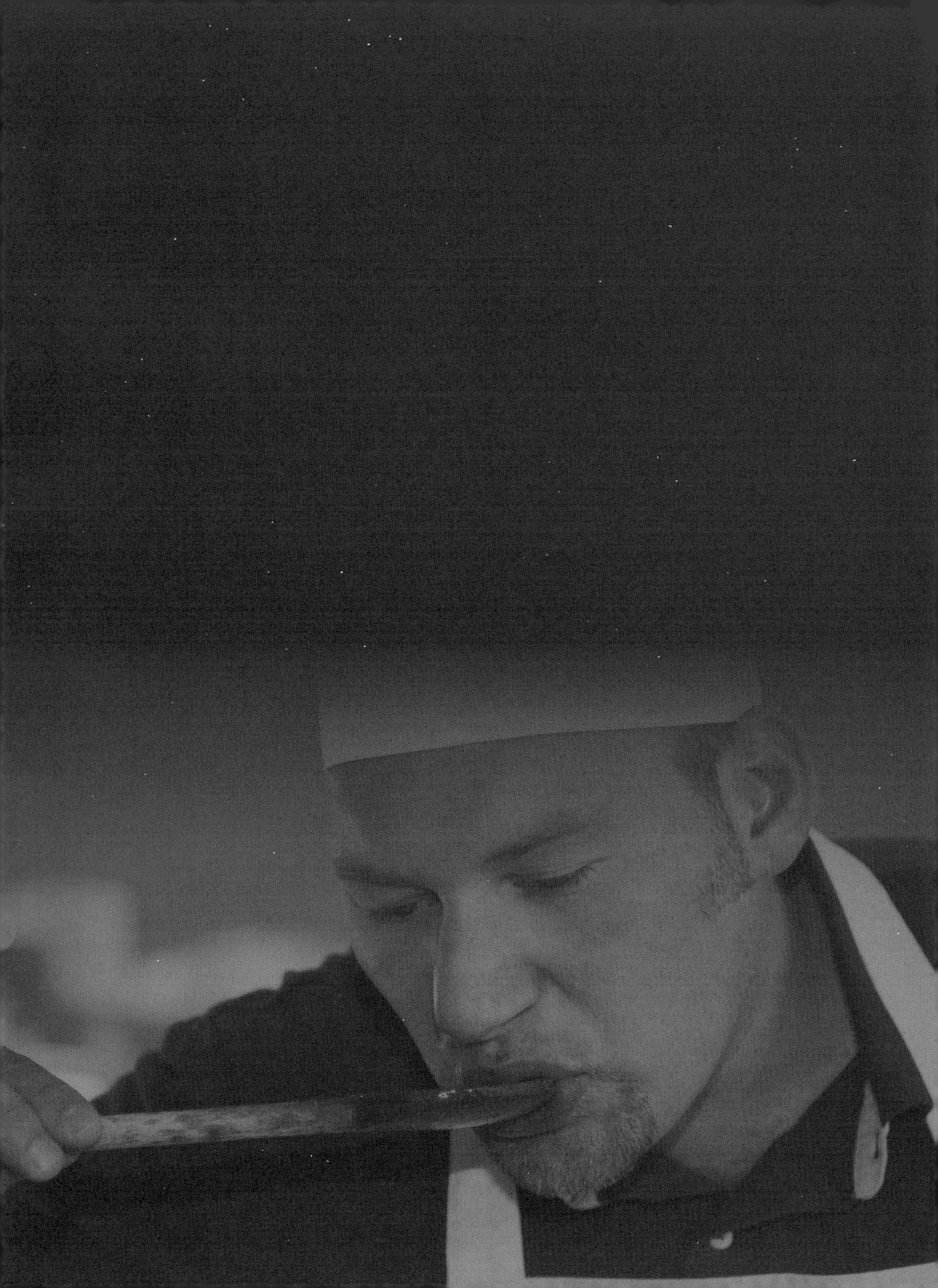

capítulo: 4

Palatabilidade

Por que gostamos de alguns alimentos e rejeitamos outros? Por que temos a capacidade de detectar substâncias químicas diferentes em diferentes sensações de gosto? Nosso sistema nervoso interpreta cada gosto de maneira diferente? Como aprendemos a gostar de alimentos novos? Por que alguns alimentos podem ser consumidos sem que sintamos fome, apenas pelo prazer que eles nos proporcionam? Neste capítulo iremos abordar os mecanismos envolvidos na detecção, interpretação e resposta às informações sensoriais transmitidas pelo alimento quando incorporado pelo sistema digestório. As informações sensoriais do alimento na cavidade oral são o seu gosto, aroma, textura e temperatura. Iniciaremos pela definição do termo "palatabilidade" (proveniente do substantivo paladar).

O termo "palatável" se refere a algo saboroso, com bom gosto. Por definição, o paladar é o sentido necessário para obtenção do sabor dos alimentos. A obtenção do sabor requer associação entre a estimulação dos receptores gustativos e células receptoras olfativas, e dos elementos tácteis e térmicos da língua e da cavidade oral. O conjunto dessas informações sensoriais somadas a fatores outros como: a sensação de fome, e, sinais externos como a aparência do alimento atuam em consonância determinando sua palatabilidade ou sabor. Assim, equivocadamente, alguns autores consideram o paladar uma propriedade apenas do sentido gustatório. O sistema gustatório isoladamente é o responsável pela detecção dos gostos dos alimentos. Ele pode ser definido como o sentido dos receptores gustativos distribuídos na língua e cavidade oral (valécula e palato mole) que distinguem cinco gostos básicos nos alimentos: doce, salgado, amargo, azedo e umami, além de mais recentemente, ser capaz de detectar "sabores" não canônicos, como água, gordura e carboidratos complexos. Além do contato com receptores de gosto, o alimento na cavidade oral libera substâncias aromáticas que são detectadas por receptores olfativos via retronasal.[1] Outras informações sensoriais do alimento detectadas na cavidade oral, como sua textura (dureza, viscosidade, tamanho, forma e orientação de suas partículas, teor de umidade e de gordura) e a temperatura, também contribuem para sua palatabilidade.

A palatabilidade é uma propriedade inerente ao alimento que o torna mais saboroso, e possivelmente é responsável por seu maior consumo. O consumo de alimento palatável atua sobre os mecanismos de regulação em curto prazo do comportamento alimentar, e pode ser um dos fatores responsáveis pelo balanço energético positivo associado à obesidade. Após a detecção das caraterísticas sensoriais do alimento, a informação é enviada ao encéfalo resultando na percepção do sabor e na formação da memória gustativa.

Elizabeth do Nascimento
Nathália Cavalcanti de Morais Araújo
Nathalia Caroline de Oliveira Melo
Giselia de Santana Muniz

A preferência ou rejeição por alguns sabores são inatas, nascemos apreciando o doce e rejeitando o amargo. Essa capacidade de seleção visa o consumo de carboidratos que são importantes fontes de energia para nossas células (a glicose é a principal molécula energética) e a rejeição de substâncias amargas que em sua maioria se associam a compostos tóxicos. No entanto, os hábitos alimentares e aprendizados podem alterar nosso comportamento inato. Muitas pessoas gostam de tomar café ou de comer jiló, mesmo que sejam amargos, porque aprenderam a gostar desses alimentos.

O consumo de alimentos ultrapassa as finalidades fisiológicas e sua ingestão se relaciona também aos mecanismos de prazer estimulados pelos alimentos. O consumo, então, pode ser regulado por algumas características do alimento (composição em macronutrientes, densidade energética, textura, hora da refeição), pelo estado nutricional, pelo estado fisiológico (jejum, gestação, idade), e, pelo processo de aprendizagem e/ou memória (experiência que influenciará no consumo ou rejeição de determinado alimento ou local de sua aquisição) ao qual o indivíduo está/foi submetido.[1]

Os alimentos palatáveis apresentam constituintes que atuam sobre os gostos básicos e, em conjunto com os aromas liberados na cavidade oral, temperatura e textura, estimulam o prazer e, consequentemente, a motivação para o consumo, atuando diretamente sobre duas variáveis do comportamento alimentar: tempo e quantidade (tempo durante e entre as refeições e quantidade ingerida). Quanto mais palatável o alimento, maior será a sua aceitação e quantidade consumida.

Os alimentos manipulados pela indústria alimentícia apresentam vários aspectos que podem atuar diretamente sobre o sistema de prazer e recompensa alimentar para estimular a preferência do consumidor por seus alimentos. O termo "recompensa" pode ser utilizado para referir eventos psicológicos e neurobiológicos que produzem prazer subjetivo. Os principais nutrientes com valor de recompensa para nosso organismo são os lipídios e carboidratos simples.

Alimentos produzidos reunindo várias características palatáveis podem estimular o consumo alimentar excessivo e sem controle, visto que temos habilidade para desejar o alimento que gostamos; comer sem sentir fome; e, comer mais do que o necessário, podendo resultar em acúmulo de tecido adiposo e aumento do peso corporal. No entanto, o complexo conjunto de mecanismos fisiológicos de controle do consumo alimentar, em cooperação com variáveis ambientais, são expressos dinamicamente e com individualidades específicas.

PALATABILIDADE DURANTE O DESENVOLVIMENTO

A percepção da palatabilidade das substâncias alimentares está presente a partir de que fase da vida? Somos capazes de detectar os gostos básicos ao nascimento, ou mesmo antes dele? Nascemos com algum tipo de preferência alimentar? De fato, o reconhecimento de partículas alimentares antes do nascimento é importante para a identificação das fontes alimentares adequadas após o nascimento. Nascemos com a capacidade inata para identificar gostos, com aceitação para o doce e rejeição para o azedo e o amargo. Essa capacidade permite a seleção das potenciais fontes calóricas e, ao mesmo tempo, serve como mecanismo de defesa contra substâncias tóxicas que geralmente são azedas ou amargas. Sabemos que os açúcares fornecem boa parte da energia utilizada para o desenvolvimento do feto e do neonato, por isso a preferência inata por esse sabor é vital.

Além da identificação dos gostos básicos, os neonatos podem detectar sabores que foram aprendidos durante a vida fetal. Essa capacidade permite a existência de algumas preferências alimentares que poderão se prolongar ao longo da vida. Os gostos básicos apresentam respostas inatas positivas (doce e salgado) ou negativas (azedo e amargo), porém nem todos se desenvolvem no período pré-natal. É o caso do salgado, que se desenvolve apenas a partir do 4º ao 6º mês de vida e apresenta um pico de expressão aos dois anos de idade, quando a preferência é maior comparado à vida adulta. Ao nascimento, o neonato já está apto a reconhecer alguns sabores em decorrência da memória formada pelo contato com o líquido amniótico. O sistema quimiossensorial para detecção de partículas alimentares dispersas na saliva ou no ar retronasal se desenvolve no primeiro e segundo trimestres de gestação. O desenvolvimento dos botões gustatórios, sua inervação e das papilas linguais, inicia-se entre a 6ª e 7ª semanas de vida fetal, continuando até a 18ª semana. Na 14ª semana de gestação, a sensação do gosto já pode ser detectada. Algumas mudanças na expressão facial em resposta à estimulação de receptores de gosto podem ser observadas por volta da 28ª semana de gestação. Algumas semanas depois, a partir da 32ª, a quantidade de líquido amniótico ingerido pelo feto pode ser influenciada pelo seu gosto. O líquido amniótico é aromático e seu odor é influenciado pela dieta da mãe.

A identificação pelo gosto já é possível ser observada em bebês prematuros. A salivação foi comprovada em um estudo com crianças pré-termo diante da administração oral de gotas de suco de limão puro, em contrapartida da sucção diminuída em resposta a solução de quinina. Podendo ser sugerido que as papilas gustativas são capazes de conduzir informações sensoriais ao sistema nervoso central a partir da 24ª semana de gestação e que as conexões neurais são adequadas para provocar alterações na salivação e na sucção.[2]

As partículas alimentares que formam os sabores reconhecidos pelo feto são constantes ou podem variar com a alimentação materna? O feto é capaz de discriminar várias substâncias provenientes da alimentação materna que estão dissolvidas no líquido amniótico.[3] A sensibilidade ao sabor doce já é possível ser reconhecido na fase pré-natal, provavelmente estimulada pelas substâncias químicas do líquido amniótico. Isso foi possível constatar em lactentes que demonstraram expressões faciais de relaxamento e de sucção após estimulação ao sabor doce (açúcares).[4]

Expressões faciais aos gostos básicos foram observadas em bebes com 3 dias de vida (Figura 4.1). No gosto doce observa-se relaxamento, seguido de boca aberta; no gosto ácido, empurrão do lábio seguido de careta; no gosto amargo ocorre protrusão da língua seguida de careta; no gosto salgado, expressão indiferente.[5]

Um estudo pioneiro demonstrando a relação entre a alimentação materna e preferência de bebês foi realizada com o consumo de suco de cenoura durante a gestação. Mulheres gestantes foram separadas em três grupos a depender do consumo diário de suco de cenoura:

1. Recebeu periodicamente suco de cenoura durante o último trimestre da gestação e água na lactação.
2. Recebeu água na gestação e suco de cenoura na lactação.
3. Recebeu apenas água nos dois períodos.

Os resultados demonstraram que os filhos de mães dos grupos 1 e 2 apresentavam maior aceitação ao *flavor* de cenoura (medido por expressões faciais positivas) ao desmame quando comparados aos bebês do grupo 3.

Outros experimentos com bebês de 6 a 8 meses de idade, demonstraram diferenças na preferência alimentar entre os amamentados e aqueles que ingeriram fórmula comercial na lactação. O leite materno pode transmitir uma variedade de *flavors* para o lactente, visto que dependerá dos alimentos consumidos pela mãe. Por outro lado, o leite comercial apresenta *flavor* uniforme. Ao desmame, observou-se que bebês amamentados consumiram mais alimentos de diferentes *flavors* em comparação aos que ingeriram fórmula. O consumo de leite materno também reduziu a neofobia (rejeição inicial a novos alimentos) e aumentou o consumo de frutas e vegetais durante a infância. A aceitação do *flavor* de frutas é mais intensa quando crianças são amamentadas por mães que consumiam mais frutas durante o aleitamento.

O aroma do leite materno é semelhante ao líquido amniótico presente durante a gestação, estando este envolvido na preferência do recém-nascido pela amamentação. Os principais componentes do leite materno que conferem a ele gosto típico são: lactose (doce), glutamato (umami), sódio (salgado) e ureia (amargo). Esses componentes são encontrados em diferentes concentrações quando comparamos o leite materno e o

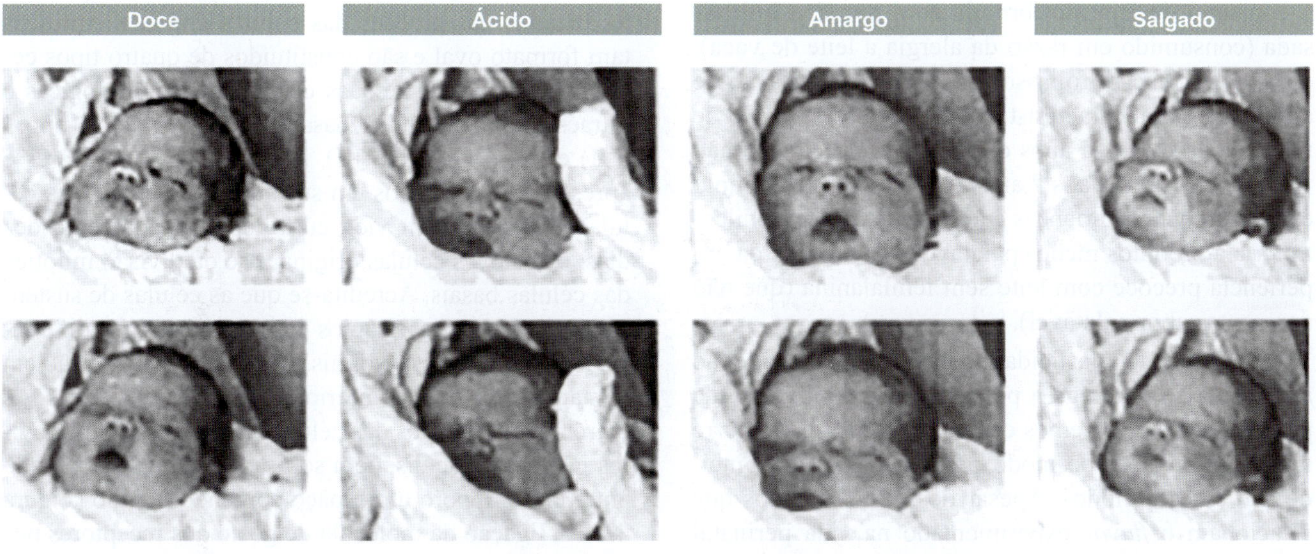

Figura 4.1 ► Sequência de expressão facial em bebê de 3 dias de vida após estímulo de gostos básicos.

de fórmula. No leite materno há uma concentração de glutamato catorze vezes maior, e de sódio duas vezes menor comparado às fórmulas infantis. Para avaliar a reação aos diferentes gostos básicos por crianças que foram amamentadas ou receberam leite de fórmula, um estudo realizado em 2009, ofereceu cereais que foram preparados com diferentes soluções de cloreto de sódio, lactose, ácido cítrico, ureia e glutamato a crianças de 4 a 9 meses de idade. Não foi observada diferença na aceitação entre as crianças que foram amamentadas ou receberam leite de fórmula durante a lactação. No entanto, eles observaram que as crianças amamentadas tiveram mais expressões faciais positivas ao cereal preparado com solução de glutamato (umami).

Um estudo posterior, realizado em 2012, observou que crianças que foram exclusivamente amamentadas durante os seis primeiros meses de vida apresentam preferência ao gosto umami. Essa associação possivelmente deve-se ao elevado teor de glutamato do leite materno comparado ao de fórmulas. Assim, a dissolução de diferentes sabores no líquido amniótico e no leite após o nascimento, será somada às características genéticas na percepção do *flavor* para definir as preferências alimentares do indivíduo. As experiências com o *flavo*r do leite materno ou comercial podem exercer influências sobre as preferências alimentares que se estendem até a vida adulta.

Foi demonstrado que o consumo de leite materno está associado a uma maior aceitação de alimentos diversificados na vida adulta. Em um experimento interessante, com alemães adultos, verificou-se que o consumo de leite comercial aromatizado com baunilha durante a lactação, foi suficiente para promover a preferência a esse sabor na vida adulta. Em outro estudo, o consumo de leite de fórmula com proteína hidrolisada (consumido em razão da alergia a leite de vaca), durante a lactação, foi associado a maior aceitação de alimentos com características semelhantes (suco de maçã amargo) aos 5 anos de vida. Essa aceitação não foi mais observada aos 7 anos de vida. Outro exemplo é a preferência de crianças e adolescentes com fenilcetonúria a produtos menos palatáveis, decorrente da experiência precoce com leite sem fenilalanina (que não apresenta sabor palatável).

A janela de plasticidade para o aprendizado ao *flavor* não se restringe a períodos específicos da vida precoce. Porém, sabemos que esse aprendizado ocorre mais facilmente e de modo permanente quando incide sob esses períodos. Apesar dos vários estudos que relacionam o *flavor* experimentado na vida perinatal às preferências alimentares após o desmame, e, os mecanismos fisiológicos subjacentes a essa relação ainda são pouco conhecidos.

VIAS NEURAIS DA PALATABILIDADE

Nos mamíferos, o sistema gustativo é composto por células gustativas, nervos gustativos aferentes e estruturas cerebrais envolvidas no processamento central do gosto. As informações do gosto, aroma, textura e temperatura dos alimentos são enviadas ao sistema nervoso central para seu processamento, interpretação, formação de resposta e possivelmente armazenamento (memorização).[6] Os diversos estímulos apresentam suas próprias vias de condução, chegando a determinadas áreas centrais por caminhos distintos até o ponto final onde serão traduzidos em conjunto. O campo perceptivo do *flavor* é a boca. As informações de gosto, textura e aroma chegam a um campo receptivo oral comum. Os receptores de gosto e as células dos corpúsculos gustativos estão envolvidos apenas nos estágios iniciais do processamento gustativo.

Estímulo gustativo

As informações acerca dos gostos básicos do alimento partem da cavidade oral e da faringe para o Núcleo do Trato Solitário (NTS), localizado no tronco encefálico. Os nervos trigêmeo, facial, glossofaríngeo e vago são responsáveis por essa condução. Em vertebrados, as células gustativas são responsivas ao tipo e quantidade de estímulos químicos e situam-se em estruturas especializadas conhecidas como botões gustativos que se agrupam principalmente nas papilas linguais, palato e faringe. Cada gosto básico (doce, salgado, azedo, amargo e umami) é detectado por células e nervos gustatórios únicos. Os botões gustativos são órgãos intraepiteliais localizados nas paredes das papilas linguais. Apresentam formato oval e são constituídos de quatro tipos celulares a depender de suas características citológicas e ultraestruturais: células basais, de sustentação (tipo I e II) e sensoriais (tipo III). As células são colunares e apresentam microvilos em sua superfície apical. As células sensoriais têm vida curta, aproximadamente dez dias, e as novas células originam-se da divisão mitótica das células basais. Acredita-se que as células de sustentação representam estágios intermediários na diferenciação das células sensoriais. As células basais estão em contato com a porção inferior das células gustativas. As extremidades apicais das células gustativas, ou microvilos gustativos, se dispõem sob o poro gustativo ficando entre elas e o poro um espaço contendo líquido (Figura 4.2). A ligação da molécula de gosto aos receptores nos microvilos promove ativação da maquinaria de transdu-

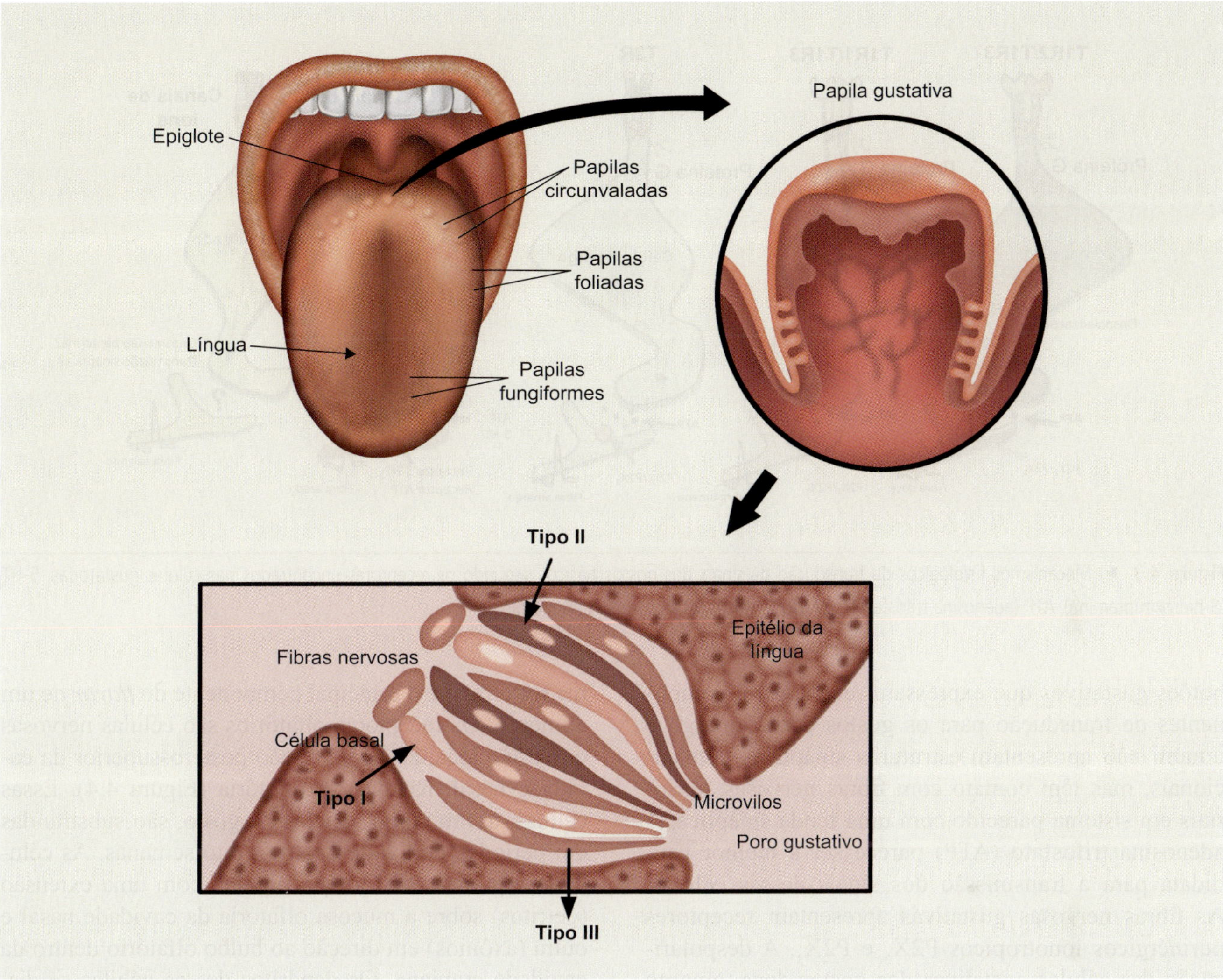

Figura 4.2 ▸ Esquema da localização e tipos de células do botão gustativo. Os botões estão localizados no epitélio das papilas linguais e são constituídos por células basais, de sustentação **(tipo I e II)** e sensoriais **(tipo III)**. As células do tipo II expressam os receptores de gosto.

ção, com liberação de neurotransmissores que causam excitação de fibras nervosas aferentes.

Os receptores gustativos localizados na extremidade apical das células sensoriais são agrupados em dois grupos: aqueles acoplados à proteína G ou do tipo canais de íons. Cada gosto básico pode ser detectado por um tipo de célula do botão gustativo que será responsável por sua transmissão. A ativação dessas células promove liberação de transmissores do lado basal do botão gustativo e a ativação de fibras do nervo gustatório.

Os receptores para os gostos básicos, doce e umami são da família T1 (T1R1, T1R2, T1R3), que fazem parte da família C de receptores acoplados à proteína G. Os receptores T1 formam heterodímeros para determinação dos sabores doce (T1R2+T1R3) ou umami (T1R1+T1R3). O heterodímero T1R2/T1R3 é ativado por vários compostos de sabor doce como açúcares, adoçantes artificiais e aminoácidos doces. Enquanto o heterodímero T1R1/T1R3 é ativado por glutamato (homem) e aminoácidos (roedores). O sabor amargo é mediado pela família de receptores T2 que pertencem à família A de receptores acoplados à proteína G. Os principais membros de receptores T2 identificados que se ligam a compostos amargos são T2-41, T2-42, T2-45, T2-48, T2-60. A partir da coexpressão desses receptores também acredita-se que ocorra a formação de heterodímeros entre eles. As células T3 detectam o sabor azedo e o sabor ácido (Figura 4.3).

Nos botões gustativos, poucas células possuem contatos sinápticos com fibras nervosas. As células dos

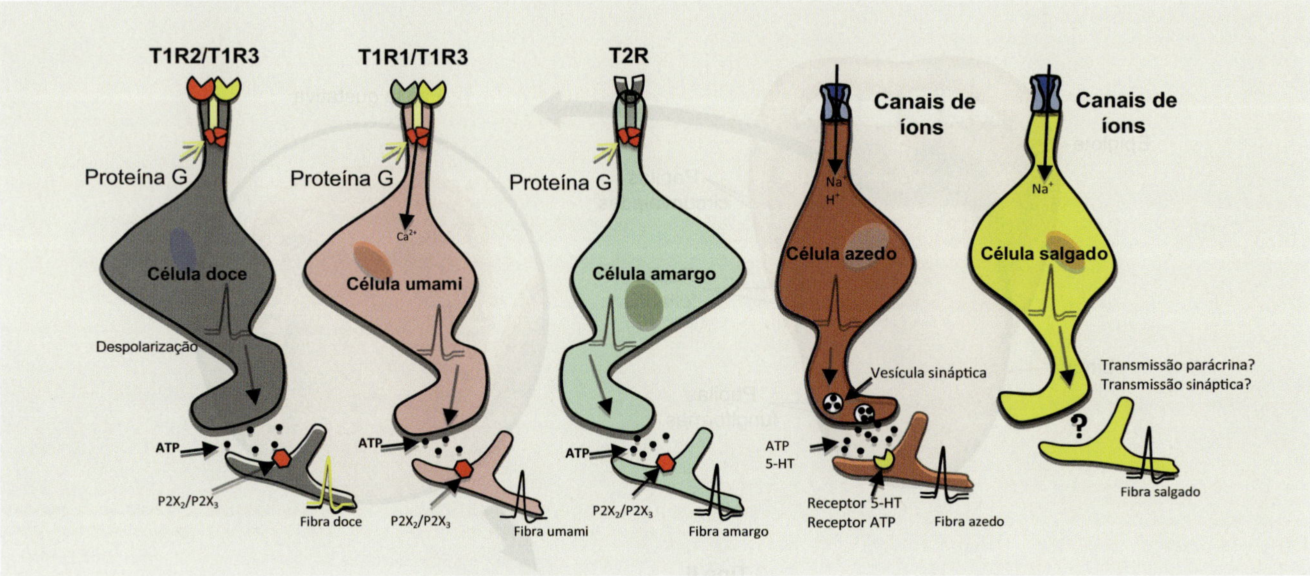

Figura 4.3 ► Mecanismos fisiológicos da transdução de sinais dos gostos básicos segundo os receptores encontrados nas células gustatórias. 5-HT (5-hidroxitriptamina), ATP (adenosina trifosfato), $P2X_2/P2X_3$ (receptor ionotrópico purinérgico).

botões gustativos que expressam receptores e componentes de transdução para os gostos doce, amargo e umami não apresentam estruturas sinápticas convencionais, mas têm contato com fibras nervosas sensoriais em sistema parecido com uma fenda sináptica. A adenosina trifosfato (ATP) parece ser a melhor candidata para a transmissão dos sinais dessas células. As fibras nervosas gustativas apresentam receptores purinérgicos ionotrópicos $P2X_2$ e $P2X_3$. A despolarização das células gustativas dos gostos doce, amargo ou umami promove liberação de ATP que atuando nos receptores $P2X_2$ e $P2X_3$ promoverá despolarização das fibras gustativas. As células gustativas para o salgado apresentam estrutura sináptica e liberam serotonina. Os mecanismos de transmissão das informações das células do gosto salgado para as fibras nervosas ainda não são conhecidas (Figura 4.3).

Estímulo olfatório

São clássicos os experimentos que mostram o maior consumo de solução de sacarose quando a ela é adicionado aroma de baunilha ou morango. Diferentemente das vias neurais para o gosto, as vias para o olfato podem ser diretamente ligadas a estruturas do sistema límbico, como a amígdala. O sentido do olfato é a base para a discriminação de muitos *flavors*. O alimento na cavidade oral libera componentes, que serão detectados pelo sistema olfatório (aroma retronasal). Antes de ser incorporado na cavidade oral, o alimento também pode liberar moléculas odorantes que serão identificadas via ortonasal (acesso a cavidade nasal pelas narinas). O aroma retronasal é o principal componente do *flavor* de um alimento. Os receptores olfatórios são células nervosas que estão localizadas na região posterossuperior da cavidade nasal, na mucosa olfatória (Figura 4.4). Essas células, assim como aquelas do gosto, são substituídas em períodos curtos de quatro a oito semanas. As células receptoras têm formato bipolar, com uma extensão (detritos) sobre a mucosa olfatória da cavidade nasal e outra (axônios) em direção ao bulbo olfatório dentro da cavidade craniana. Os dendritos dessas células se distribuem pela superfície do epitélio olfatório terminando em formato de cílios. Os axônios dessas células atravessam a lâmina crivosa do osso etmoide para fazer sinapse com neurônio secundário no bulbo olfatório. O axônio de cada célula sensorial olfatória termina em um único glomérulo no bulbo olfatório. No epitélio olfatório, além das células neuronais, estão presentes as de sustentação, as basais e as glândulas secretoras de muco. As células basais são células-tronco que estão ao longo da membrana de base e se diferenciarão em neurônios olfativos. O epitélio olfativo é coberto por uma fina camada de muco que consiste em mucopolissacarídeos, anticorpos, eletrólitos e uma diversidade de proteínas ligantes para substâncias odorantes. Essas proteínas ligantes de odorantes são os receptores ligados à proteína G, situadas sobre os cílios dos neurônios olfativos. A ligação de uma substância odorante a essa proteína, ativa o sistema de sinalização da proteína G que promoverá abertura de canais de cálcio e consequente despolarização celular. A informação olfativa será conduzida ao bulbo olfatório e, a através dele, para o cérebro.

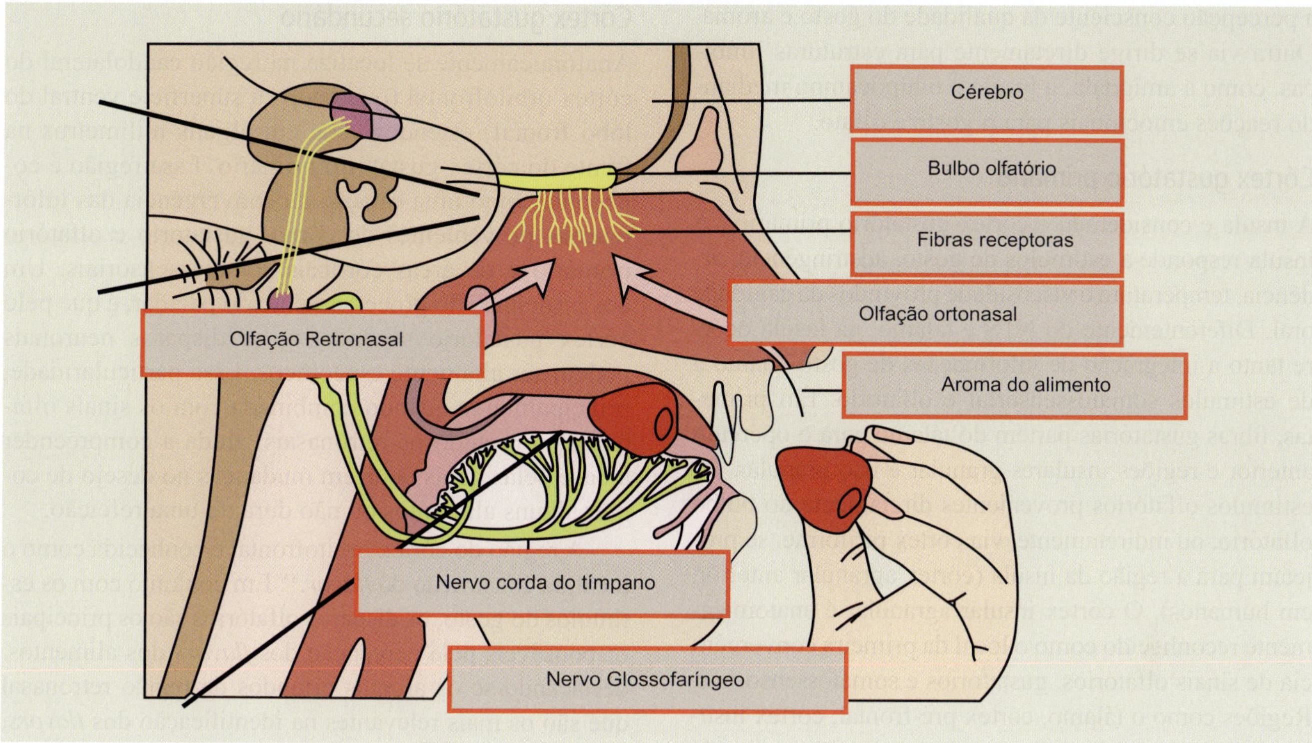

Figura 4.4 ▸ Mecanismos ortonasal e retronasal de detecção do sabor e aroma.

Núcleo do trato solitário e tálamo

Os neurônios gustativos sensoriais primários formam os ramos dos nervos facial (VII), glossofaríngeo (IX) e vago (X). Ramos aferentes do nervo facial inervam a porção anterior da língua (corda do tímpano) e o palato (petroso superior maior). Axônios sensoriais do nervo glossofaríngeo, com os corpos celulares localizados no gânglio petroso, terminam nos botões gustativos, que estão localizados na parte posterior da língua e faringe (ramo faríngeo). O núcleo do vago contém neurônios gustatórios primários com axônios que integram o ramo faríngeo superior e interno da laringe para inervar botões gustatórios na epiglote, laringe e esôfago. O nervo corda do tímpano tem um ramo que se projeta para a porção dorsal do núcleo do trato solitário (NTS), e está envolvido no processamento do gosto e outro ramo para a formação reticular da medula, relacionado ao reflexo oromotor. O nervo trigêmeo conduz informações relacionadas à temperatura e textura do "composto ingerido". O nervo facial, o glossofaríngeo e o vago convergem juntos ao ramo lingual do nervo trigêmeo para a porção rostral do NTS, onde ocorre a sobreposição das informações gustativas e somatossensoriais, e sua integração. O sistema nervoso é capaz de detectar o gosto e o toque (tato) do alimento simultaneamente. Os neurônios do NTS respondem mais intensamente a esses dois estímulos juntos (informação bimodal). As informações de gosto e as somatossensoriais partem do NTS diretamente para o núcleo ventral posteromedial do tálamo.

Integração das informações de palatabilidade no sistema nervoso

As vias do paladar no encéfalo consistem de uma interação dinâmica de vias ascendentes e descendentes, que são distribuídas por várias áreas encefálicas envolvidas na identificação do gosto, recompensa e decisão para o consumo alimentar. Em primatas, os neurônios sensoriais dos nervos cranianos transportam os sinais gerados nos receptores das células gustatórias e os sinais somatossensoriais gerados nos receptores das células gustatórias e os sinais sensoriais advindos de outros receptores ao núcleo do trato solitário que projeta conexões diretamente para o núcleo ventral posteromedial do tálamo. Nessa região, células com sensibilidade unimodal ao gosto, táteis e térmicas, bem como bimodais (tátil+gosto; térmica+gosto), têm sido isoladas em roedores e primatas não humanos. Isso indica que o tálamo, nessas espécies, pode ser considerado uma região de integração de sinais somatossensoriais e gustatórios. Contudo, em humanos esta condição ainda não foi totalmente estabelecida e requer maiores investigações. Uma das vias de gosto e olfato, a talamocortical, media a percepção consciente da qualidade do gosto e aroma. Outra via se dirige diretamente para estruturas límbicas, como a amígdala, a ínsula e o hipocampo mediando reações emocionais para o gosto e olfato.

Córtex gustatório primário

A ínsula é considerada o córtex gustatório primário.[7] A ínsula responde a estímulos de gosto, adstringência, ardência, temperatura e viscosidade provindos da cavidade oral. Diferentemente do NTS e tálamo, na ínsula ocorre tanto a integração de informações de gosto quanto a de estímulos somatossensorial e olfatório. Em primatas, fibras gustatórias partem do tálamo para o opérculo anterior e regiões insulares granular e não granular. Os estímulos olfatórios provenientes diretamente do bulbo olfatório, ou indiretamente, via córtex piriforme, se projetam para a região da ínsula (córtex agranular anterior, em humanos). O córtex insular agranular é anatomicamente reconhecido como o local da primeira convergência de sinais olfatórios, gustatórios e somatossensoriais. Regiões como o tálamo, córtex pré-frontal, córtex insular rostral (área adjacente ao córtex orbitofrontal), núcleo basolateral da amígdala, hipotálamo lateral, área tegmentar ventral e região para-hipocampal projetam-se para as regiões do córtex insular envolvido no processamento do gosto. Portanto, o córtex gustatório de primatas é simultaneamente ativado por variados gostos e estímulos sensoriais externos e internos. Considera-se que o córtex gustatório primário está diretamente envolvido no controle homeostático da ingestão alimentar, ou seja, dos estados fisiológicos de fome e saciedade (Figura 4.5).

Córtex gustatório secundário

Anatomicamente se localiza na região caudolateral do córtex orbitofrontal (que ocupa a superfície ventral do lobo frontal) estendendo-se em alguns milímetros na frente do córtex gustatório primário. Essa região é conhecida como uma estação de convergência das informações provenientes do córtex gustatório e olfatório primário e de áreas corticais somatossensoriais. Um dos princípios do processamento do paladar, é que pelo córtex gustatório secundário, os disparos neuronais podem ser altamente específicos. Essa particularidade, principalmente quando combinada com os sinais olfatórios, sobretudo os retronasais, ajuda a compreender a base pelas quais ocorrem mudanças no desejo de comer alguns alimentos ou não durante uma refeição.

A região do córtex orbitofrontal é conhecida como o local de construção do *flavor*.[8,9] Em conjunto com os estímulos do gosto, os disparos olfatórios são os principais responsáveis pela percepção dos *flavors* dos alimentos, destacando-se os aromas oriundos da região retronasal que são os mais relevantes na identificação dos *flavors*. Todavia, durante o ato de se alimentar, os odores ortonasais que emanam do alimento junto com estímulos auditórios oriundos da boca também contribuem para a percepção do sabor. Um exemplo típico é a estimulação oral da mastigação de um alimento crocante como chips, biscoitos, etc. Por outro lado, a visão (forma, cor e aparência) do alimento ou bebida também produz significante impacto na construção do *flavor* ou sabor. No córtex orbitofrontal de macacos, diferentes tipos de neurônios multimodais foram identificados: visual-odor, visual-gosto, visual-gosto-odor. Esses tipos variados de

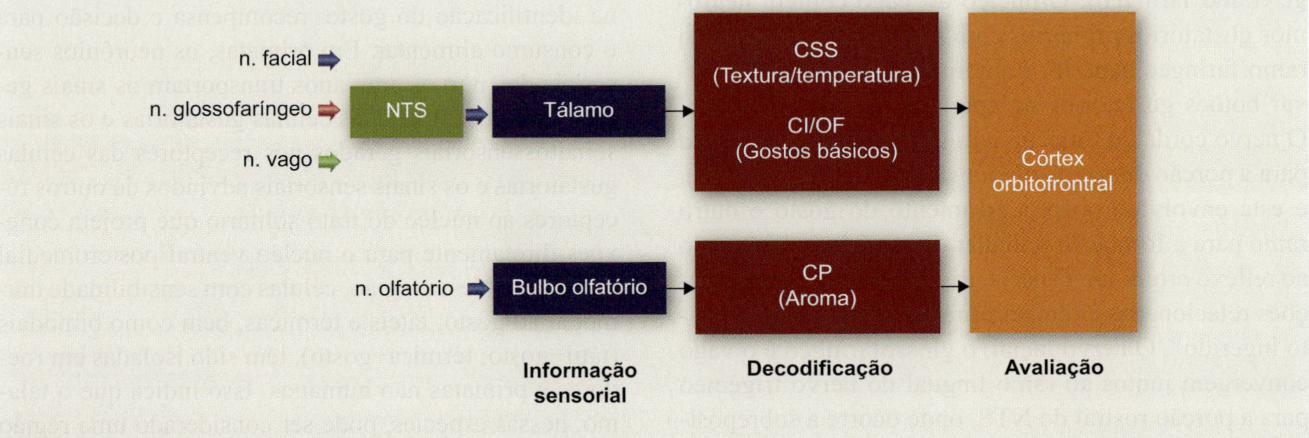

Figura 4.5 ► Esquema do fluxo de informações para palatabilidade. O córtex orbitofrontal recebe aferências das modalidades sensoriais relacionadas à palatabilidade do alimento. NTS (núcleo do trato solitário), CSS (córtex somatossensorial), CI/OF (córtex da ínsula/opérculo frontal), CP (córtex piriforme).

neurônios (unimodal em diferentes modalidades e multimodal) estão frequentemente associados um ao outro. Disparos neuronais unimodais podem ser sobrepostos e produzir uma resposta "supra-aditiva".

Estudos demonstraram que um percentual limitado de neurônios no córtex orbitofrontal responde ao estímulo lipídico sozinho. Porém, a resposta mostra-se ampliada quando a gordura está associada a moléculas como glicose, cloreto de sódio, glutamato monossódico e água. A sobreposição de estímulos pode ser evidenciada quando a combinação do doce com o odor de baunilha aumenta a ativação neuronal. A combinação do glutamato (sabor umami) com odor como os de vegetais aumenta a palatabilidade em comparação ao glutamato sozinho, ativando de forma "sobreposta" ou "supra-aditiva", regiões do córtex orbitofrontal medial e do córtex cingulado perigenual adjacente. De forma similar, a combinação de gordura e açúcar também produz respostas "supra-aditivas" nessas regiões (Figura 4.6).

CONSTRUÇÃO E PERCEPÇÃO DE *FLAVOR*

Como se pode observar, as respostas sensoriais não são construídas apenas pela gustação, mas sim por um processo multissensorial. Nesse contexto multissensorial, alguns termos ou conceitos são passíveis de confusão, pois podem ser usados indistintamente para múltiplas definições. Odor e aroma correspondem aos compostos voláteis presentes nos alimentos, que são percebidos pelo olfato através da região ortonasal e retronasal, respectivamente. Os sentidos olfativos são estimulados por substâncias químicas existentes no ar, e colaboram para a percepção dos sabores. O gosto refere-se às sensações produzidas pelo paladar por si só, enquanto o sabor é sinônimo de *flavor* que engloba no mínimo dois fatores como gosto e aroma. Contudo, a percepção do sabor é algo que merece ser discutido haja vista a influência de sensações que vão além do gosto e do aroma na sua percepção. Portanto, podem-se conceituar sabor ou *flavor* como uma percepção sensorial única resultante do gosto, odor/aroma, textura, viscosidade, consistência, temperatura e dos estímulos táteis na cavidade oral.

Na percepção do sabor, a mastigação dos alimentos desempenha o papel de liberação de certos odores captados pelo nariz. Nesse caso, a preferência por determinados alimentos ou a memória afetiva pelo gosto por determinada preparação é, na verdade, o resultado do aroma do olfato, captados pela mastigação e liberação das substâncias voláteis. Assim, as sensações olfativas e gustativas se entrelaçam auxiliando na sensação de fome, no controle do apetite e da quantidade de alimentos que são ingeridos. Por exemplo, ao sentir o cheiro por determinada preparação é despertada a vontade de se alimentar/fome. Em outra situação, quando comemos demais, o cheiro da comida faz com que nos sinta-

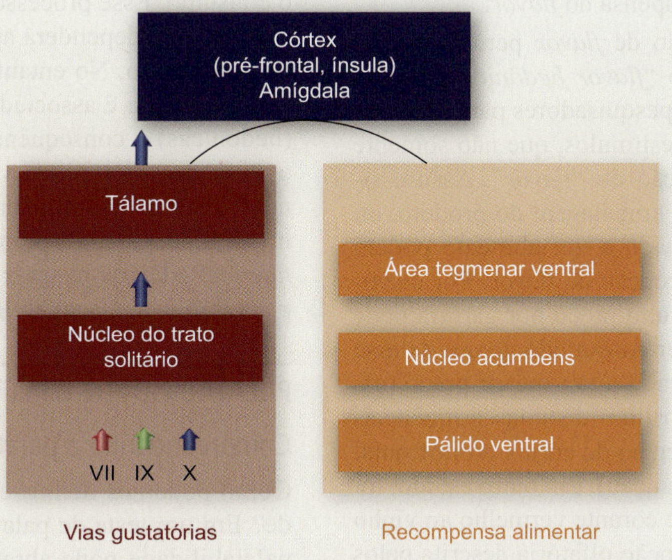

Figura 4.6 ▶ Esquema da interface entre as vias gustatórias e o sistema de recompensa alimentar. A amígdala, o córtex pré-frontal e a ínsula são os principais candidatos para a realização da interface entre o processamento de informações gustativas e o sistema de recompensa. **VII** (nervo facial), **IX** (nervo glossofaríngeo), **X** (nervo vago).

mos mal, nauseados, alertando o organismo a parar de comer – reduzindo o apetite.

A percepção do *flavor* também pode ser influenciada pelo estado de saciedade do indivíduo. O dito popular: "a fome é o melhor tempero", tem seu fundamento científico. Registros eletrofisiológicos mostram redução da ativação neuronal na região do córtex orbitofrontal diante de um alimento que foi ingerido até a saciedade diminuindo a sensação prazerosa ou saborosa do alimento. Contudo, a intensidade do gosto ao mesmo alimento não é diminuída. Ou seja, a mesma intensidade é percebida, mas a sensação de prazer é reduzida. Assim, regiões do opérculo frontal, da ínsula e do núcleo do trato solitário, continuam sendo ativadas nessa situação sinalizando a qualidade sensorial independente do estado motivacional do indivíduo (estado de fome ou saciado). A convergência de estímulos, a região insular ventral anterior também parece produzir respostas sobrepostas ou supra-aditivas a diversos estímulos apesar da existência de baixa proporção de neurônios bimodais e olfativos. Essas evidências colocam o córtex orbitofrontal como o principal centro de formação dos *flavors,* bem como do apetite específico. Contudo, esse campo de investigação ainda requer maiores esclarecimentos. Pode-se afirmar que a qualidade e intensidade do gosto são processadas no córtex gustatório primário (ínsula anterior e opérculo frontal adjacente), enquanto no córtex gustatório secundário se reflete o valor hedônico (prazer) e a motivação da ingestão alimentar. Em conjunto, as evidências citadas indicam integração de efeitos multissensoriais que compõem o valor de recompensa do *flavor*.

Entretanto, a percepção de *flavor* permite outras abordagens como o termo "*flavor hedônico*", o qual tem sido usado por alguns pesquisadores para determinar a influência de outros estímulos, que não somente gosto e olfato, na percepção do "*flavor*". Assim, sinais como a cor, forma ou embalagem do produto, ou ainda o valor monetário dado a um alimento podem exercer influências na percepção do *flavor*. Por exemplo, o mesmo vinho a um alto preço por garrafa pode despertar mais prazer ao ser consumido do que se esse mesmo vinho fosse comprado a um menor preço (estudos de neuroimagem mostram distintas frequências de disparos neuronais na região do córtex orbitofrontal medial com esse tipo de situação). Em outro estudo, foi demonstrado que adição de corante vermelho ao vinho branco influenciou a percepção olfatória descrita pelos "degustantes" quando comparados àqueles que ingeriam especificamente vinhos vermelhos.

A resposta aos *flavor* também é dependente do aprendizado. Aprendemos a preferir o *flavor* de alimentos que apresentem repostas pós-ingestiva positiva.[10] Por outro lado, se experimentamos um alimento não familiar e esse é associado a desconforto visceral ou mal-estar, aprendemos a evitá-lo em exposições subsequentes. Em roedores, os mecanismos pós-ingestão parecem ter um papel mais significante no controle do consumo de alimentos e na preferência dos *flavors* em longo prazo do que os mecanismos sensoriais orais. O aprendizado ou condicionamento *flavor-flavor* e *flavor-caloria* são processos críticos que modulam a formação de preferência do sabor. Estudos em roedores demonstram que a ingestão de soluções flavorizadas de mesma palatabilidade e com diferentes teores energéticos, passa a ser preferida pelos animais quando pareadas as de maior densidade energética. O uso de soluções de mesmo sabor com e sem calorias, aponta a preferência para àquela com energia, demonstrando o efeito pós-ingestivo na preferência ao *flavor* e o condicionamento *flavor-caloria*. Por outro lado, o consumo de soluções com diferentes *flavors* e mesmo teor energético, promove preferência para a de maior palatabilidade (condicionamento *flavor-flavor*). Isso demonstra que a palatabilidade ou o valor calórico de uma solução pode estabelecer preferência quando há um *flavor* associado.

O córtex da ínsula é importante na identificação de um alimento como novo ou familiar. Esse controle permite que ao primeiro contato com um determinado alimento ocorra baixo consumo, fenômeno denominado neofobia, que poderá ser aumentado no próximo contato se aprendermos que o alimento é seguro para o consumo. Esse processo de redução da neofobia, por sua vez, não dependerá apenas da ínsula, mas também do hipocampo. No entanto, quando o consumo de um alimento novo é associado a sensações orais de prazer (hedônicas) e consequências pós-absortivas positivas, o alimento entrará para a lista dos preferidos com base no seu sabor. A amígdala é outra estrutura encefálica importante para o aprendizado da preferência a um *flavor*. Podemos resumir a relação entre gosto, sabor, palatabilidade e aceitabilidade na Figura 4.7.

PALATABILIDADE E RECOMPENSA ALIMENTAR

Compreendendo a palatabilidade

Como podemos definir e compreender a palatabilidade? Em um teste de palatabilidade, a compreensão de palatabilidade pode abranger componentes tais como um degustador (animal ou humano), um "degustante" (alimento ou bebida), uma medida da resposta ao composto ingerido ou degustado e um observador ou intérprete (alguém que monitora e interpreta os dados).

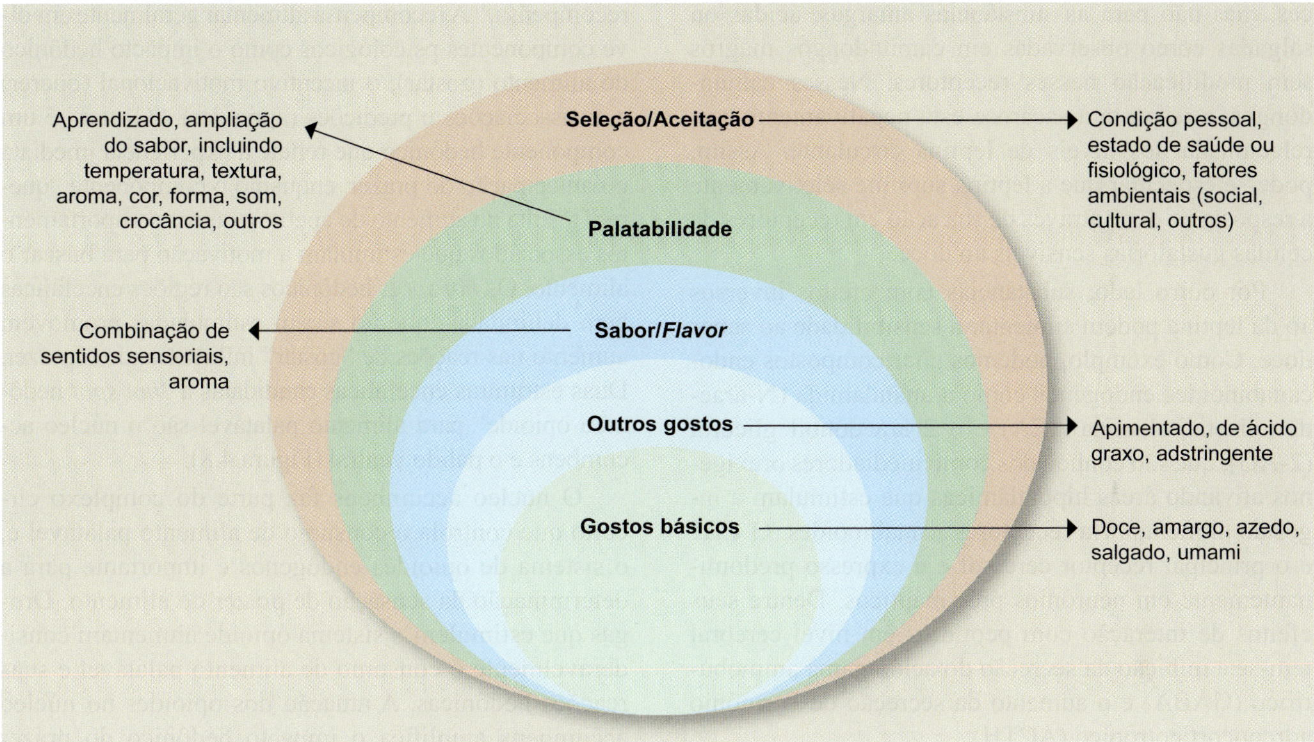

Figura 4.7 ► Diagrama diferencial entre gosto, sabor, palatabilidade e aceitabilidade.

Cada um desses fatores pode ser manipulado ou influenciado por outro, tornando-se variáveis de confusão em um teste de avaliação.

A palatabilidade pode ser modificada em função da fome, da sede, ou ainda da motivação do degustador. A avaliação da palatabilidade de um alimento é estimada por testes de classificação que predizem o quanto é agradável a ingestão de determinado "alimento-teste". Contudo, mesmo sendo a palatabilidade importante para a ingestão dos alimentos, nem sempre a classificação de "agradável" pode ser um preditor da média de consumo de um produto e esta deve ser cautelosamente designada como a determinante da ingestão alimentar. Existem autores que definem palatabilidade como uma avaliação hedônica de sinais orossensoriais em condições padronizadas. As propriedades sensoriais determinantes da palatabilidade são: gosto, odor, textura, temperatura, aparência visual e estímulos sensoriais trigeminais.

A diversidade de fatores que podem influenciar a determinação da palatabilidade faz surgir termos como "palatabilidade intrínseca" para se referir ao grau de "gostar" do sujeito sobre condições padrões; "taxa de palatabilidade pós-ingestão" para avaliar o "gostar" de um alimento que já tenha sido ingerido; "palatabilidade aprendida ou reportada" para distinguir um paradigma de aprendizagem de uma avaliação real ou única. Vê-se, portanto, que muitos fatores podem interferir no conceito de "palatabilidade", o qual pode variar de sujeito para sujeito ou de uma condição experimental para outra.

Em suma, a palatabilidade é originada de múltiplos sinais que incluem gosto, odor, textura, viscosidade, cor, forma/aparência e temperatura, em associação ou não a sinais internos (pré e pós-absortivos). Por sua vez, a palatabilidade é um forte determinante do quanto se ingere de certo alimento ou bebida. Ou ainda, o quanto é prazeroso para o indivíduo ingerir certos alimentos ou bebidas. A presença de "compostos flavorizantes", como orégano, cominho, ácido cítrico, sal, pimenta e glutamato monossódico também se associam ao aumento da palatabilidade.

Peptídios e fatores de transcrição como moduladores do paladar

A leptina, hormônio sintetizado principalmente pelo tecido adiposo, é um mediador anorexígeno que reduz a ingestão alimentar por atuar em receptores hipotalâmicos. Alterações em receptores de leptina levam a obesidade, hiperfagia e diabetes. Camundongos com defeitos nesses receptores apresentam elevada resposta gustatória e comportamental a várias substâncias doces, mas não para as substâncias amargas, ácidas ou salgadas como observadas em camundongos magros sem modificação nesses receptores. Nesses camundongos, a resposta à sacarose está negativamente correlacionada aos níveis de leptina circulante. Assim, pode-se especular que a leptina suprime seletivamente a resposta ao doce através de sua ação em receptores de células gustatórias sensíveis ao doce.

Por outro lado, substâncias com efeitos inversos ao da leptina podem aumentar a sensibilidade ao sabor doce. Como exemplo, podemos citar compostos endocanabinoides endógenos como a anandamida (N-aracdonoil etalnolamina AEA) e o 2 aracdonoil glicerol (2-AG), que são conhecidos como mediadores orexígenos ativando áreas hipotalâmicas que estimulam a ingestão alimentar via receptores canabinoides. O CB1 é o principal receptor cerebral e é expresso predominantemente em neurônios pré-sinápticos. Dentre seus efeitos de interação com peptídios em nível cerebral tem-se a inibição da secreção do ácido gama aminobutírico (GABA) e o aumento da secreção de hormônio adrenocorticotrópico (ACTH).

Os níveis circulantes de endocanabinoides se correlacionam inversamente aos níveis de leptina. Os endocanabinoides se comportam como potentes estimulantes da sensibilidade ao sabor doce sem afetar a resposta aos outros sabores básicos. Nas células gustatórias cerca de 60% dos receptores T1R3 coexpressam receptores canabinoides promovendo grandes evidências desse complexo sistema sobre a resposta e sensibilidade ao doce nas células gustatórias sensíveis ao doce. Portanto, a leptina e os endocabinoides atuam como moduladores da palatabilidade ao gosto doce indicando que estes mediadores possuem potentes contribuições no controle da ingestão alimentar. Também foi observado que o aumento da ação da leptina reduz os níveis hipotalâmicos de anandamida e 2-AG, quando administrada a ratos de peso normal e obeso, sugerindo que deficiência na sinalização de leptina proporcionaria aumento dos níveis de endocanabinoides, e talvez, esse sistema esteja hiperativo na obesidade, podendo tais evidências se repetir em humanos.

Palatabilidade e regiões do sistema de recompensa

Comer é um ato prazeroso e recompensador. Nossos mecanismos de controle do consumo alimentar não consideram apenas a composição nutricional ou energética de uma refeição para limitar seu consumo. Somos capazes de continuar consumindo alimentos específicos mesmo quando nossos requerimentos nutricionais e energéticos já foram atendidos. Determinados alimentos palatáveis (hedônicos) despertam um componente motivacional de recompensa.[11] A recompensa alimentar geralmente envolve componentes psicológicos como o impacto hedônico do alimento (gostar), o incentivo motivacional (querer) e as associações e predições (aprender). "Gostar" é um componente hedônico que reflete a experiência imediata ou antecipação do prazer, enquanto o componente "querer" resulta no aumento do apetite e outros comportamentos associados que estimulam a motivação para buscar o alimento. Os *hot spots* hedônicos são regiões encefálicas bem delimitadas que ao serem estimuladas promovem aumento nas reações de "gostar" influenciando o prazer. Duas estruturas encefálicas candidatas a "*hot spot* hedônico opioide" para alimento palatável são o núcleo accumbens e o pálido ventral (Figura 4.8).

O núcleo accumbens faz parte do complexo circuito que controla o consumo de alimento palatável e, o sistema de opioides endógenos é importante para a determinação da sensação de prazer do alimento. Drogas que estimulem o sistema opioide aumentam consideravelmente o consumo de alimento palatável e suas reações hedônicas. A atuação dos opioides no núcleo accumbens amplifica o impacto hedônico do prazer sensorial promovido pelo alimento palatável.

O efeito recompensador (experiência hedônica) de um alimento é modulado pelo estado nutricional e por reguladores metabólicos de fome e saciedade. Quando introduzimos um alimento na boca são estimuladas dois tipos de consciência subjetiva (ou sensações): da qualidade do gosto (aspecto apenas sensorial) e do prazer ou desprazer do gosto (aspecto de recompensa/hedônico). As emoções podem influenciar o consumo alimentar por dois caminhos: motivação em resposta a fome ou sede e valor de incentivo do alimento, o qual pode guiar ao consumo de alimentos específicos, considerando o fator recompensa. Assim, o reconhecimento do gosto será definido pelo processamento neural das informações sensoriais, enquanto sua aceitação ou rejeição dependerá dos seus aspectos hedônicos. Enquanto o valor de recompensa atribuído a um alimento, parece refletir o estado nutricional interno. Os estímulos hedônicos são hábeis em promover ingestão independente da necessidade nutricional. A qualidade hedônica de um alimento pode ser modificada pelo aprendizado. Por exemplo, a oferta por várias vezes de determinado alimento fará com que as pessoas passem a apreciá-lo. Por outro lado, a qualidade sensorial não é modificada. Essas evidências sugerem representações corticais separadas para as duas modalidades.

Influência peptídica no componente hedônico

Como citado anteriormente, as principais regiões encefálicas responsáveis pelo componente hedônico do

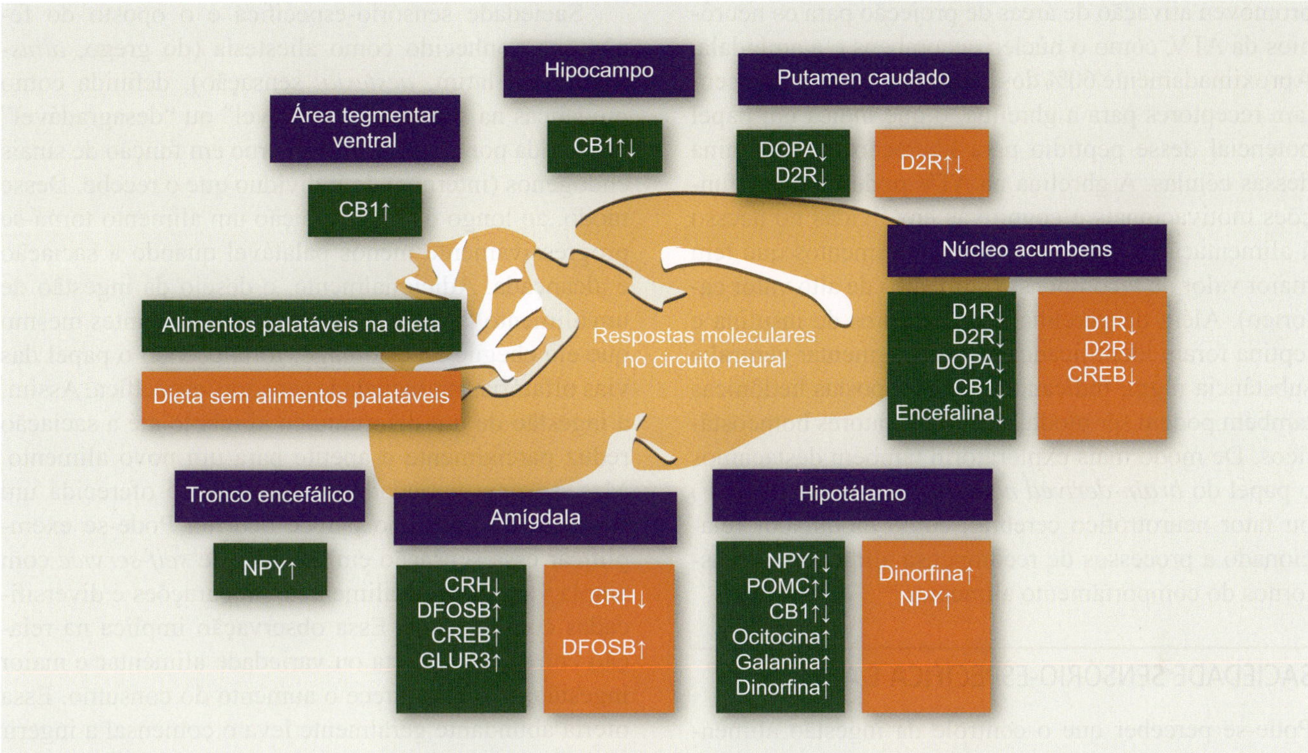

Figura 4.8 ► Esquema dos efeitos de dieta palatável sobre substâncias envolvidas na regulação do componente hedônico do comportamento alimentar em diferentes regiões encefálicas. Os quadros verdes representam o efeito de dieta com alimentos palatáveis, ao passo que o laranja representa o efeito da dieta sem alimentos palatáveis para cada região encefálica de controle. CB1: receptor endocanabinoide; DOPA: dopamina; D1R: receptor dopaminérgico 1; D2R: receptor dopaminérgico 2; CREB: proteína ligante ao elemento de resposta do AMPc; NPY: neuropeptídio Y; CRH: hormônio liberador de corticotropina; ΔFosB: fator de transcrição gênica; GLUR3: subtipo de receptor para o glutamato.

consumo alimentar são a área tegmentar ventral, o núcleo accumbens e o córtex pré-frontal. A área tegmentar ventral é ativada por estímulos sensoriais relacionados à recompensa (o odor de uma torta de chocolate). O núcleo accumbens reforça o comportamento de recompensa e está envolvido na sensação do prazer (p. ex.: O gosto da torta de chocolate é muito bom! Lembra?). O córtex pré-frontal guia para a ação (vamos comer torta de chocolate!).

Área tegmentar ventral (ATV) é uma região do tronco encefálico que está envolvida no controle de comportamentos motivados. Essa área contém populações de neurônios dopaminérgicos que se projetam para regiões como o estriado ventral, amígdala, córtex pré-frontal e hipocampo, onde liberam dopamina em resposta a, ou em antecipação à recompensa. Essa via é comumente referida como sistema dopaminérgico mesolímbico, um sistema subjacente a comportamentos direcionados a obter reforços naturais como o alimento. Os neurônios dopaminérgicos dessa região são ativados por recompensas primárias como a sacarose e se projetam particularmente para o núcleo accumbens. Quando ativados podem promover condicionamento comportamental e facilitar o reforço positivo. Projeções dopaminérgicas da ATV para o núcleo accumbens promovem a iniciação e manutenção de comportamentos motivados, como a recompensa alimentar. De modo diferente dos opioides, a dopamina não atua sobre o impacto hedônico imediato do alimento. A dopamina parece estar envolvida no comportamento motor adaptativo e de aprendizagem da motivação e recompensa alimentar.

Recentes estudos têm demonstrado que o sistema mesolímbico de recompensa alimentar pode ser controlado por peptídios periféricos como o GLP1 (glucagon-like peptide 1).[12] Foi observado que a ativação de receptores GLP1 na ATV e núcleo accumbens, levam a redução do consumo alimentar, particularmente de alimentos palatáveis. Outro peptídio periférico que parece atuar sobre a ATV no controle do consumo alimentar é a ghrelina. Quando liberada nessa região a ghrelina pode atuar diretamente em receptores localizados em neurônios dopaminérgicos e aumentar a motivação e preferência por alimentos palatáveis. Em um estudo com humanos, foi observado que injeção de ghrelina promoveu ativação de áreas de projeção para os neurônios da ATV, como o núcleo accumbens e a amígdala. Aproximadamente 60% dos neurônios da ATV apresentam receptores para a ghrelina, o que indica um papel potencial desse peptídio para liberação de dopamina dessas células. A ghrelina na ATV pode modular funções motivacionais e cognitivas envolvidas no acesso à alimentação e para selecionar os alimentos que tem maior valor de recompensa (alimentos de alto valor calórico). Além da ghrelina, os receptores de insulina e leptina foram identificados na área tegmentar ventral e substância nigra, indicando que as repostas hedônicas também podem ser moduladas pelos fatores homeostáticos. De modo mais exploratório também destacamos o papel do *brain-derived neurotrophic factor* (BDNF) ou fator neurotrófico cerebral, como modulador relacionado a processos de recompensa alimentar e transtornos do comportamento alimentar.[13]

SACIEDADE SENSÓRIO-ESPECÍFICA E APETITE

Pode-se perceber que o controle da ingestão alimentar é um amplo campo de pesquisa e consiste em uma complexa interação entre fatores externos e internos capazes de motivar o que, quando e o quanto comemos.

As respostas gustatórias podem promover prazer ou desprazer, ou seja, se atribui uma valoração (valores positivos ou negativos) aos estímulos alimentares.[14] O valor de um alimento reconhecido como positivo também pode estar associado ao estado de fome do indivíduo e recentes histórias de recompensa. Por exemplo, um aumento da saciedade pode reduzir o valor dado a determinado alimento. Algo que altere essa percepção ou este estado, como lesão na região do córtex orbitofrontal ou insular, pode levar a um consumo excessivo de alimento, mesmo com a consciência do ato. Em termos gerais, a ingestão de um alimento até a saciedade reduz a valorização atribuída àquele alimento. A desvalorização produzida também está representada pelo sistema dopaminérgico com fluxo de dopamina reduzido em ambas as regiões do núcleo accumbens e córtex frontal medial (em roedores) quando um alimento é ingerido até sua saciedade.

Assim, saciedade "sensório-específica" pode ser compreendida como uma redução do desejo de consumir um alimento que tenha sido recentemente ingerido quando comparado a outro que ainda não tenha sido ingerido. No entanto, esse desejo pelo consumo de outro tipo alimento pode não ser reduzido. Esse desejo pelo segundo alimento independe da densidade energética e mostra-se mais envolvido com sinais sensoriais externos (*flavor* do alimento) do que internos ou pós-absortivos.

Saciedade sensório-específica é o oposto do fenômeno conhecido como aliestesia (do grego, *alius*--outro; do latim, *aestesia*, sensação), definida como mudanças na sensação "agradável" ou "desagradável" produzida por um estímulo externo em função de sinais endógenos (internos) do indivíduo que o recebe. Desse modo, ao longo de uma refeição um alimento torna-se progressivamente menos palatável quando a saciação é alcançada. Adicionalmente, o desejo da ingestão de um alimento também pode ser diminuído antes mesmo que ele chegue ao estômago, fortalecendo o papel das vias olfatórias na saciedade sensório-específica. Assim, a ingestão de um determinado alimento até a saciação reduz parcialmente o apetite para um novo alimento. Mas, se uma variedade de alimentos é oferecida um aumento do consumo parece ocorrer. Pode-se exemplificar essa sensação em serviços de *self-service* com ampla variedade de alimentos, preparações e diversificadas combinações. Essa observação implica na relação entre maior oferta ou variedade alimentar e maior ingestão, o que favorece o aumento do consumo. Essa oferta abundante geralmente leva o comensal a ingerir mais do que necessitaria ou normalmente comeria.

Por outro lado, a preservação da vontade de ingerir alimentos novos também em função da saciedade sensório-específica pode ter vantagens no processo evolutivo por assegurar que diferentes tipos de alimentos com ampla variação de nutrientes sejam consumidos pelos indivíduos. A base da boa alimentação está diretamente implicada na variedade de alimentos ingeridos.

Contudo, alguns problemas podem ocorrer se a saciedade "sensório-específica" é disparada para "alimentos saudáveis", mas não para "alimentos menos saudáveis", havendo uma competição distinta entre eles. Esse fato pode resultar em uma maior ingestão de alimentos com desbalanceada proporção de nutrientes e contribuir para a instalação dos erros e transtornos alimentares, dos distúrbios metabólicos e de aumento do peso corporal.

Estudos que avaliam a determinação da saciedade em humanos indicam que alimentos com níveis elevados de gordura produzem redução da saciedade ou da avaliação de fome, no mesmo nível que dietas isocalóricas com elevada concentração de carboidratos ou proteínas. A gordura é conhecida não apenas como promotora da palatabilidade, mas também da sensação de plenitude. Seriam os mecanismos que controlam a ingestão de gordura menos sensíveis que aqueles que regulam a ingestão de proteínas e carboidratos? Por outro lado, os lipídios possuem alto poder de saciação e estão associados a sinalizadores periféricos de saciedade como a produção de colecistocinina que é estimulada pela chegada de lipídios no trato gastrointestinal.

Um modelo alternativo da saciedade "sensório-específica" tem sido a "teoria da habituação", que sugere um papel da exposição repetida a um estímulo alimentar na saciação daquele alimento.[15] Por outro lado, a "desabituação", ou recuperação da capacidade de responder a um novo estímulo, após a resposta a repetidas apresentações do estímulo original ter cessado, demonstra que a redução na resposta não é uma função da fadiga ou adaptação sensorial. A habituação está relacionada à quantidade de alimento ingerido e ao término da refeição. No entanto, por meio da desabituação, alguém que esteja satisfeito e que não necessite de energia ou nutriente adicional, pode recuperar a motivação para comer quando apresentado a uma sobremesa pós-refeição por exemplo. Estudos de habituação podem servir para a compreensão da influência dos estímulos sensoriais diante da seleção de escolha e quantidade de alimento consumido. Um reduzido padrão de habituação ao alimento tem sido associado com maior ingestão energética.

É provável que mecanismos como a habituação reduzida ou saciedade sensório-específica alterada, ou mesmo aliestesia negativa, estejam diretamente implicados no controle da ingestão alimentar. A negação da aliestesia mostra-se mais associada a uma menor diminuição do valor hedônico de um estímulo encefálico (reduzido valor de recompensa) do que à redução da sensibilidade a sinais internos pós-prandiais. As diversas áreas cerebrais, tipicamente relacionadas ao valor de recompensa de um alimento (córtex orbitofrontal, região do corpo estriado, núcleo caudado, putâmen e globo pálido, núcleo accumbens e amígdala), tomadas em conjunto, mostram-se altamente envolvidas na decisão de gostar ou não gostar de determinados alimentos e, por conseguinte, na seleção ou preferência de consumo entre indivíduos, e, provavelmente, entre pessoas magras e obesas.

PALATABILIDADE, GLUTAMATO E ÁCIDOS GRAXOS

Gosto umami (umai: *delicious/savory*, mi: *taste*)

O umami foi o último composto a entrar na classificação de gosto básico.[16] O gosto umami é descrito como gosto docemente salgado e encontrado em uma diversidade de alimentos ricos em glutamato, como peixes, queijos, carnes, leite, tomate e outros vegetais. Esse gosto é intensificado por alguns ribonucleotídeos (incluindo inosina e guanosina), que estão presentes na carne e em alguns peixes. O glutamato, na condição de estímulo unitário, não apresenta uma percepção de um gosto prazeroso. Por outro lado, alguns experimentos demonstraram que o processamento do estímulo de glutamato associado ao estímulo do odor de vegetais apresenta-se prazeroso. Assim, o impacto do estímulo do glutamato sobre a representação de prazer do alimento é associada à tradução desse estímulo em consonância com estímulos olfativos em áreas de convergência das vias gustativas e olfativas. Quando acrescentado aos alimentos, o glutamato monossódico aumenta a sua palatabilidade.

O glutamato monossódico foi a primeira molécula relatada como gosto umami,[17] mas, ao longo dos anos, diversas outras como ácido succínico, ácido gálico, taninos, teogalina, ácido piroglutâmico, e dezenas de peptídeos sintéticos também têm sido promovidos como gosto umami. Porém ainda faltam evidências científicas sobre a confirmação de receptores umami para esses peptídios.[18]

Vários estudos têm comprovado que o gosto umami quando estimulado aumenta o componente "gostar" do comportamento alimentar. Uma das questões fundamentais sobre a preferência para o gosto umami em humanos, está relacionada ao aprendizado que ocorre em períodos inicias da vida para esse gosto. Como vimos no início deste capítulo, o leite humano apresenta uma concentração elevada de glutamato, o que pode influenciar sua aceitação e preferência posterior.

Alguns neurônios combinam o estímulo do glutamato com estímulos olfativos, temperatura e textura para representar o valor da recompensa do gosto glutamato no córtex orbitofrontal. O glutamato ativa regiões corticais de representação do sabor do alimento como o córtex gustativo primário (insular) e secundário (orbitofrontal). Assim, é necessário salientar a importância do processamento cortical para o sabor umami, o qual nos faz compreender como esse gosto básico é processado para promover o sabor prazeroso dos alimentos. Em adição, acrescentamos que criteriosos estudos sobre o efeito do umami sobre o apetite ajudariam a amplificar o entendimento teórico das influências sensoriais sobre o apetite e a saciedade, concomitante a sua capacidade de aumentar a percepção da palatabilidade de alimentos saborosos e no prazer de se alimentar.

Gosto para ácidos graxos?

Acreditamos por muito tempo que a palatabilidade da gordura era promovida por sua textura e aroma. No entanto, seria plausível que os humanos apresentassem um sistema de percepção de lipídios já na cavidade oral, o que permitiria a seleção das fontes alimentares. Sabemos que humanos apresentam elevada preferência por alimentos ricos em óleos ou gorduras saturadas. Seria apenas o seu conteúdo calórico o determinante dessa preferência? A percepção do gosto do alimento corre em vantagem temporal com a informação do conteúdo calórico, portanto não seria vantajosa a capacidade de perceber a presença de lipídios na dieta através de receptores específicos para eles na cavidade oral?

Os lipídios são macronutrientes importantes para a nutrição devido ao seu elevado teor energético, fornecimento de ácidos graxos essenciais e funcionais, e vitaminas lipossolúveis. Seria estratégica a existência de uma capacidade de perceber oralmente esse componente no alimento, pois ajudaria a selecionar uma fonte maior de energia em momentos de carência. Por outro lado, em momentos de abundância, a preferência a esse nutriente poderia implicar diretamente no desequilíbrio energético, favorecendo o armazenamento de energia e obesidade.

A palatabilidade da gordura parece não depender apenas do estímulo olfativo e somatossensorial (sua textura particular) na cavidade oral, mas também de seu gosto. Isso sugere a existência de receptores específicos que reconheçam os lipídios na cavidade oral, o que seria o sexto gosto básico.[19] A presença de gordura é um forte componente da textura do alimento na boca e talvez do sabor. Foi previamente abordado que os diversos neurônios da região do córtex orbitofrontal respondem à presença de gordura na cavidade oral. O disparo neuronal em resposta à gordura parece estar mais associado à textura do que à estimulação da composição química. Atributos físico-químicos presentes nas gorduras, como viscosidade, maciez, odor, podem ser interpretados como gosto de ácidos graxos. Além disso, produtos oriundos da degradação dos ácidos graxos como aqueles promovidos pelo aquecimento da gordura podem ser mais efetivos em gerar sinais gustatórios do que o próprio ácido graxo.

Entretanto, recentes descobertas realizadas em animais sugerem existir um mecanismo de reconhecimento de ácidos graxos nos receptores gustatórios.[20] Essa ativação de ácidos graxos nos receptores tem sido primariamente demonstrada para ácido graxo de cadeia longa como os ácidos linoleico e o oleico. Este mecanismo de transdução de sinais ainda está sendo explorado, mas um deles parece envolver o canal monovalente seletivo ao cálcio (TPRM5) e a proteína da família acoplada com a proteína G (GPR-PLC), envolvendo a ativação da fosfolipase C. Como já visto no início deste capítulo, canais TRPM5 e GPCR estão envolvidos no mecanismo de reconhecimento do gosto doce, amargo e umami, e existem fortes evidências de que o mecanismo para detecção dos ácidos graxos seria semelhante. Portanto, seria a gordura o sexto gosto básico? Uma resposta afirmativa a essa pergunta é ainda precoce. Contudo, recentes pesquisas identificaram em ratos um receptor de ácido graxo na língua, conhecido como CD36, uma proteína de 88 KDa, originalmente descrita como proteína ligante de ácido graxo nos adipócitos. A distribuição do CD36 nas papilas linguais segue uma ordem decrescente de concentração (circunvaladas > foliadas > fungiformes). Seu reconhecimento nas papilas circunvaladas de ratos foi descrito na década de 1990. No entanto, a liberação de ácidos graxos na boca, a partir da molécula de triglicerídeos, requer a presença da lipase lingual que, apesar de presente na saliva do rato, é escassa em humanos. Então, os humanos não sofreriam o risco de aumentar a preferência por alimentos gordurosos a partir desse mecanismo? Acredita-se que não, mas os humanos não estão isentos desse risco visto que a concentração de ácidos graxos presentes nos alimentos é elevada. Além disso, temos acesso aos ácidos graxos que são liberados durante a preparação do alimento, e somos capazes de detectar ácidos graxos com diferentes comprimentos da cadeia carbonada e distintos graus de saturação. Porém, mais estudos ainda são necessários para consolidar tais proposições.

Em 2015, Running e colaboradores realizaram amplo estudo sobre a resposta à estimulação oral de ácidos graxos de diferentes números de cadeias de carbono (curto, médio e longo) comprovando que ácidos graxos não esterificados de cadeia longa desencadeiam uma sensação perceptível única e que os de ácidos graxos de cadeia curta e média provocam diferentes sensações. Os ácidos graxos de cadeia curta produzem sensação azeda e os de cadeia média se caracterizam especialmente por produzir sensação irritante; porém, devem ser mais bem investigados. Os autores ainda propõem em analogia à palavra "umami" que significa "gosto saboroso", a palavra "oleogustus" (*oleum*, do latim, azeite e *gustus*, de gosto) para definir gosto de óleo ou gordura.[21]

Esses achados são muito relevantes visto que há pouco tempo atrás, toda preferência atribuída à gordura nos alimentos era associada a suas propriedades organolépticas e não por sua detecção química por receptores de células gustatórias. Hoje se tem investigado, além da detecção do receptor CD36, a proteína G acoplada ao receptor 120 (GPR120) que foi encontrada nas papilas circunvaladas, fungiformes e foliadas. Esse receptor foi primeiramente identificado como um receptor transmembrana de transporte de ácido graxo no colón. Apesar da estrutura diferente do CD36, há semelhança aos receptores transmembrana acoplados à proteína G responsáveis pela detecção do gosto amargo, doce e umami. Em adição, também tem sido apontada a relação entre a gordura e receptores *Toll-Like* (TLRs). Tradicionalmente, esse receptor reconhece padrões moleculares expressos em patógenos, desencadeando uma resposta imune e inflamatória. No entanto, descobertas mais recentes o identificaram em neurônios, com função no desenvolvimento e plasticidade neural. Destaca-se, ainda, que sua ativação no hipotálamo desencadeada por ácidos graxos sinaliza um comportamento anorexígeno.[22] Ainda, sua expressão nas papilas linguais, tem despertado o interesse para investigar a possibilidade de seu envolvimento na percepção de gosto e regulação na ingestão de alimentos gordurosos. Em camundongos, foi observado a expressão TLR2, TLR3, TLR4 e TLR6 e duas proteínas acessórias implicadas na transdução de sinal ao receptor TLR4, o cluster de diferenciação CD14 e o *MYD88* (*myeloid diferentiation primary response gene 88*).[23] Nesse estudo, os autores encontraram que camundongos *nockout* para TLR4 são menos responsivos ao doce, ao umami, a sensação de picante e ao gosto de gordura. Essa baixa responsividade pode impactar na propensão de camundongos ingerirem elevada quantidade de gordura e açúcar simples e, por conseguinte, aumento de peso e gordura corporal.

Em camundongos, a preferência para ácidos graxos polinsaturados de cadeia longa mostra-se associado à ligação com a GPR120 reforçando a ideia de este ser um receptor de ácidos graxos. Mais recentemente, outra proteína GP40 também foi encontrada em papilas circunvaladas, foliadas, e, em menor grau, nas fungiformes, mostrando-se efetiva no reconhecimento dos ácidos graxos na língua de roedores.

Além do provável mecanismo para detecção do gosto de ácidos graxos, existe também a detecção de componentes lipídicos pelo sistema olfatório. Assim, enquanto os ácidos graxos de cadeia longa parecem ter seu reconhecimento na língua, os ácidos graxos de cadeia curta e média podem ser detectados por outros mecanismos sensoriais, como o olfatório. Alimentos submetidos a cocção por imersão em óleo quente (frituras) exalam odores distintos e atrativos. Sete compostos voláteis (2,4-decadienal, 2-heptenal, 2-octenal, 2,4-decadienal, 2,4-octadienal, 2,4-nonadienal, e (E,Z) 2,4-nonadienal) foram encontrados em produtos da fritura reforçando o papel dos subprodutos oriundos do aquecimento da gordura.

No entanto, para que a gordura seja de fato considerada um gosto básico primário em humanos, certos critérios devem ser atendidos, incluindo estímulos afetivos, a presença de receptores específicos para a classe de estímulos nas células do paladar, fibras aferentes das células gustatórias para as regiões de processamento do sabor no cérebro, percepção independente de outras qualidades gustativas e efeitos fisiológicos decorrentes.

PALATABILIDADE NO CONTROLE DO CONSUMO ALIMENTAR

Fatores que influenciam a seleção e ingestão de alimentos

Os mecanismos de controle da seleção e ingestão alimentar envolvem as áreas homeostáticas e hedônicas. Um aspecto integrado dos componentes homeostáticos (energia) e hedônicos (prazer) é responsável pela ingestão alimentar. O controle do apetite consiste de múltiplos componentes do impacto hedônico e do incentivo à procura pelo alimento. Nesse contexto, três aspectos já foram comentados e são fortemente relacionados. Querer ou desejar (*wanting*) o alimento (motivação para comer); o gostar ou o prazer (*liking*) de alimentar-se e a aprendizagem (learning). Condições associadas a "wanting", qual seu incentivo a buscar aquele alimento, bem como, o "*liking*", (o prazer de comer o alimento) são dois componentes independentes do apetite e podem ser mensurados separadamente. Porém, o componente "learning" (aprendizado) serve para que ocorra uma decisão entre consumir ou não determinado alimento conforme experiências prévias. No entanto, o poder de atração que um alimento pode exercer provavelmente está envolvido com o sistema dopaminérgico e o "superconsumo" de alimentos palatáveis pode estar associado a uma falha entre "*wanting*" e "*liking*" durante a sensação de saciedade.

A seleção de alimentos envolve, no mínimo, dois processos: primeiro, a avaliação das diferentes opções disponíveis; segundo, ocorre um processo de seleção dentre essas várias opções, a fim de escolher o que tenha maior valoração pelo indivíduo. Na sociedade moderna, o valor de recompensa do alimento parece suplantar a fome quando procuramos consumir alguma refeição. Esses "alimentos de recompensa" normalmente combinam palatabilidade e alta densidade energética, e, seu consumo, é prioritariamente preferido mesmo quando este se associa a consequências adversas como o excesso de peso ou a presença de doenças crônicas.

Outros fatores que influenciam a ingestão alimentar são as interações sociais, ou seja, a oferta de alimento em um evento social geralmente promove a ingestão de uma maior quantidade de alimento. Igualmente importante é o período do dia, a disponibilidade de alimento, o estímulo visual, incluindo as embalagens atrativas, ilustrações, frequência e tamanho da refeição. Situações como realizar refeições assistindo à televisão também desviam a atenção sensorial podendo levar ao aumento do consumo de alimentos. Esses desvios sociais da alimentação culminam com a "desatenção ao alimento" decorrente da limitada exposição às suas propriedades sensoriais, modificando o sentimento de saciação e dificultando o que se chama de "memória da refeição". De maneira oposta, mastigar e comer lentamente melhora a atenção sensorial e aumenta a memória da refeição, reduzindo a quantidade ingerida e controlando melhor o apetite. Também tem sido observado que indivíduos obesos mostram-se mais responsivos aos estímulos ambientais e menos sensíveis a sinais endógenos, como plenitude ou satisfação.

Assim, a palatabilidade dos alimentos influencia nas nossas escolhas e quantidade ingerida. Mecanismos subjacentes de determinação da palatabilidade podem variar de indivíduo para indivíduo. Porém, alimentos com maior densidade lipídica em associação a açúcar ou sal exacerbam a percepção sensorial. Por que ao comermos saladas incluímos diversos molhos com sabores de sódio, açúcar, picante, queijo, gordura, etc., que por vezes, são bastante calóricos? Para dar ou realçar o sabor visto que normalmente as hortaliças não são consideradas alimentos palatáveis.

Podemos considerar que o imediato prazer da agradável sensação do sabor na cavidade oral ainda é o principal determinante para o consumo de alimento para a maioria das pessoas. Embora não possamos considerar a palatabilidade como um fator determinante no aumento do peso corporal, é notório que a resposta hedônica a alimentos prazerosos como os elevados em gordura e açúcar, estimulam o superconsumo, e possuem um papel não negligenciável no aumento da prevalência de obesidade mundial.[24]

A partir das técnicas de neuroimagem, foi demonstrado que neurônios do córtex orbitofrontal aumentam sua taxa de disparo quando ocorre uma combinação de gordura/açúcar e gordura/sal no alimento. A determinação da proporção entre esses compostos ainda permanece em discussão, mas alguns estudos experimentais mostram aumento do pico de prazer ao se alimentar (resposta hedônica) quando ocorre combinada proporção de 8% de açúcar com 20% de gordura em textura cremosa. Curiosamente indivíduos obesos mostram preferências sensoriais distintas a uma combinação gordura/açúcar em comparação a indivíduos de peso normal. Além disso, o conjunto gordura saturada e açúcar reunido em um único alimento pode prejudicar potencialmente a memória sensorial e em longo prazo resultar em prejuízo no processamento da memória e, por conseguinte, superconsumo de alimentos.

O consumo alimentar também pode ser influenciado pela composição ou proporção de macronutrientes. Estudos sobre saciedade demonstram em sua maioria que existe uma escala decrescente entre proteínas > carboidratos > gordura. No caso da gordura, há controversias se é devido à composição do nutriente em si ou ao valor energético associado. Tradicionalmente se admite que refeições densamente energéticas reduzam em maior grau a fome que as de menor valor energético. Contudo, existem algumas controvérsias, visto que diversos trabalhos mostram que o volume do alimento (aumentado pela presença de água e fibra) exerce mais influência sobre a fome do que a densidade energética ou composição de macronutrientes. Pode-se acrescentar a esse contexto estudos realizados com humanos, que mostram que a incorporação de água ao alimento produz maior saciedade sensório-específica.[25] Essa afirmação, por sua vez, associa-se à distensão gástrica que exerce efeitos moduladores sobre a sensação de fome. Adicionalmente, hormônios e peptídios gastrintestinais também modulam a ingestão alimentar. Entendendo a relação inversa que existe entre densidade energética e presença de gordura, água e fibras, é fácil identificar que quanto maior for a presença de fibras e água, e menor teor de gordura, maior volume será oferecido e menor quantidade energética será ingerida.

Circuitos moleculares e ingestão alimentar

A relação entre "saciedade sensório-específica" e o sistema de dopamina mostra significativas evidências em ensaios experimentais.[26] O fluxo ou liberação de dopamina se eleva no núcleo accumbens e córtex pré-frontal medial de ratos em resposta a um alimento, quando estes se encontravam previamente privados de ração. Entretanto, ao apresentarem uma saciedade sensório-específica a determinado alimento, a resposta a esse alimento, quando ofertado pela segunda vez, não provoca o mesmo fluxo da dopamina e seu consumo é altamente reduzido.

A dopamina, peptídios endógenos (endorfinas, dinorfinas e encefalinas) e receptores dopaminérgicos e opioides (mu, delta e kappa), mostram-se fortemente relacionados aos aspectos hedônicos de alimentação. O uso de antagonistas opioides como naloxane e nalorfina, reduz a alimentação em ratos, principalmente quando é oferecida uma dieta elevada em lipídios. Similar processo foi observado em humanos com diminuição da preferência para soluções adocicadas.

Peptídios opioides e receptores são expressos por todo o cérebro; tronco cerebral, sub-regiões do hipotálamo, área tegmental ventral e diferentes compartimentos estriatais. Os opioides estimulam a ingestão de comidas palatáveis e demonstram importante papel na superalimentação crônica. Antagonistas opioides reduzem a alimentação em regiões associadas à ingestão alimentar como os núcleos arqueado e paraventricular do hipotálamo, área hipotalâmica lateral, núcleo accumbens, área tegmentar ventral e amígdala. Na área tegmentar ventral, os receptores opioides estão presentes em neurônios gabaérgicos, inibindo a sinalização da dopamina. A exposição a alimentos palatáveis em ensaios com animais mostra mudanças na atividade da via dos opioides. Foi verificado que o acesso a uma dieta com elevada concentração em gordura e açúcar aumentou os níveis de mRNA pró-dinorfina no núcleo arqueado na região hipotalâmica, bem como de dinorfina A1-17 no núcleo paraventricular. Por outro lado, a expressão de encefalina no núcleo accumbens foi reduzida em animais expostos a soluções intermitentes de sacarose ou dieta líquida elevada em gordura e açúcar.

A oferta de uma variedade de alimentos, assim como, a ingestão de alimentos palatáveis em humanos aumenta a liberação de dopamina, a qual é proporcional ao prazer oferecido pelo alimento ingerido. A dopamina é um dos mensageiros primários do sistema de recompensa que apresenta aumento dose-dependente quando se ingere o alimento ou refeição preferida. Quanto maior for o prazer no consumo de determinado alimento, mais dopamina será liberada. Porém, em indivíduos obesos ou naqueles que ganham peso, esse mecanismo apresenta sensibilidade reduzida já que a ligação da dopamina aos receptores D2 na região do estriado mostra-se reduzida. A dopamina possui cinco receptores identificados (D1 a D5) pertencentes a duas famílias farmacológicas, D1(receptores D1 e D5) e D2 (receptores D3, D4, D5). O subtipo D1 é o mais abundante no sistema nervoso sendo mais encontrado no tubérculo olfatório, estriado, substância negra e córtex cerebral (frontal e cíngulo). Os subtipos da família D2 são considerados autorreceptores das terminações dopaminérgicas cuja ativação reduz a liberação de dopamina. Em ratos, a redução dos receptores D1 e D2 foi observada após uso de dietas elevadas em lipídios ou palatáveis independente da presença de obesidade. Foi observado que ratos obesos, quando são transferidos para uma dieta comercial padrão, também mostram *downregulation* dos receptores D1. Além disso, camundongos com ausência de receptores D2 apresentam ingestão compulsiva para alimentos palatáveis. Esses achados denotam que a dieta parece modular a atividade da via dopaminérgica, indicando uma plasticidade no sistema de recompensa alimentar (Figura 4.9).

Outro sistema que recentemente tem sido explorado por seu papel na ingestão alimentar é o sistema endocanabinoide já referido previamente neste capítulo. Receptores canabinoides CB1 são ativados em diversas regiões cerebrais incluindo hipotálamo, corpo estriado e tronco encefálico, e seus efeitos orexígenos têm sido associados à inibição glutamatérgica no estriado ventral. O uso de antagonistas sobre receptores CB1 exerce ação central e periférica, mostrando-se mais intenso se a dieta for palatável. Ademais, mostra-se favorável à perda de peso por redução da ingestão alimentar, lipólise e aumento do gasto energético. Outra evidência da ação do sistema endocabinoide foi demonstrada com camundongos sem CB1 (*knockout* para CB1). Eles apresentam resistência ao desenvolvimento de obesidade quando submetidos a dietas com elevado teor de lipídios. Em contrapartida elevados níveis de CB1 no hipotálamo se associam à obesidade induzida por dieta ou após longo período de consumo de dieta elevada em lipídios. Como a atividade canabinoide é modulada pela ação da leptina, sua presença reduz os níveis de endocanabinoides e a deficiência de sua síntese ou ação, eleva as concentrações de endocanabinoides no hipotálamo.

Em conjunto, a participação do sistema endocanabinoide em função de uma alimentação palatável se assemelha a observada no sistema opioide e dopaminérgico com a identificação de diversas vias intracelulares ativadas pela dopamina, peptídios opioides e endocanabinoides associadas à superalimentação.

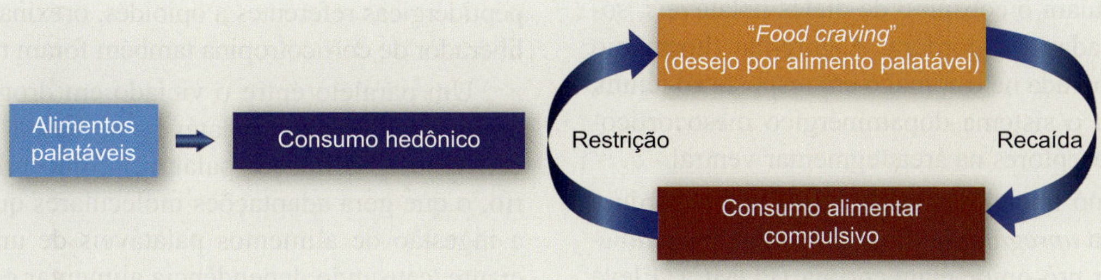

Alimentos palatáveis
Consumo hedônico
"Food craving" (desejo por alimento palatável)
Restrição
Recaída
Consumo alimentar compulsivo

Figura 4.9 ► Esquema do circuito alimentação palatável-abstinência-realimentação.

Transcrição gênica e palatabilidade da dieta

Importantes fatores de transcrição gênica, como a ΔFosB, estão envolvidos na ativação de áreas associadas a alimentação hedônica. A ΔFosB é uma proteína estável, encontrada em altos níveis no estriado ventral e dorsal sob condições basais e que também pode ser induzida por estresse, desnervação dopaminérgica e tratamentos farmacológicos. A estimulação de receptor D1 é fator de contribuição para a expressão da ΔFosB. Alvos da cascata da ΔFosB incluem substância P, dinorfina, GluR2 (subtipo de receptor para glutamato) e NR1Al (subunidade do receptor NMDA, N-metil D--aspartato receptor). O consumo de alimento elevado em sacarose ou gordura também aumenta os níveis de ΔFosB (núcleo accumbens e amígdala), os quais parecem permanecer elevados por três semanas mesmo após a descontinuidade da dieta rica em sacarose. Em adição, ratos alimentados com dieta elevada em gordura no início da vida (3 semanas de idade), mostram elevados níveis de ΔFosB e concomitante preferência por dieta elevada em gordura.

Outro fator de transcrição importante é o CREB (proteína ligante ao elemento de resposta do AMPc), expresso em todos os tipos de neurônios, e afeta a transcrição celular por ligar-se ao AMPc em resposta a elementos presentes em diversos genes dependentes da atividade do AMPc, a exemplo da dinorfina, CRh (hormônio liberador de corticotrofina) e BDNF (fator neurotrófico derivado do cérebro). Sua principal função está relacionada ao comportamento e plasticidade neuronal. A inativação de CREB no estriado prejudica a memória, aumenta a preferência por glicose e sua expressão está reduzida após exposição a uma dieta palatável e a elevados níveis de ΔFosB. Observa-se, assim, uma regulação antagônica entre CREB e ΔFosB em relação ao consumo de alimentos palatáveis.

Peptídios diversos relacionados ao controle homeostático da alimentação também são modulados por dietas ou macronutrientes específicos. O neuropeptídio Y-NPY- estimula o consumo de doces e carboidratos, enquanto a ghrelina e o AgrP (peptídio relacionado ao agouti) estimulam o consumo de dietas palatáveis, sobretudo, elevadas em gordura. A ghrelina (hormônio orexígeno) liberada no estômago em resposta ao jejum, também ativa o sistema dopaminérgico mesocorticolímbico via receptores na área tegmentar ventral.

O consumo inicial de dietas elevadas em gordura e açúcar causa *upregulation* nos níveis de NPY e *dowregulation* do pró-opiomelanocortina (POMC). Eleva também os níveis de leptina inibindo neurônios NPY e AgrP no núcleo arqueado e estimulando POMC e transcrito regulado por cocaína e anfetamina (CART). Esses resultados sugerem que as resposta imediatas à dieta palatável são anorexígenas e neutralizam a hiperfagia induzida pela palatabilidade. Contudo, esta resposta neurobiológica, parece ser alterada ao longo do tempo. A galanina é um neuropeptídio orexígeno relacionado à preferência por alimentos com alto teor de gordura. Esse neuropeptídio é expresso em núcleos hipotalâmicos incluindo o paraventricular (PVN) e o núcleo arqueado (ARC). A ingestão de dietas elevadas em gordura retroalimenta sua expressão causando uma alça de *feedback* positivo em resposta ao consumo de dietas hiperlipídicas (Figura 4.8).

Após um teste em ratos com alimento rico em sacarose foi observada redução da expressão do anorexígeno ocitocina. A anulação da ocitocina também provocou diminuição da expressão de CART e BDNF após uma forçada abstinência de alimentos palatáveis. Reduzida expressão de CRH (hormônio liberador de corticotropina) também foi verificada no PVN após longo tempo de consumo de dieta elevada em lipídios. O BDNF é um peptídio amplamente expresso em todas as regiões cerebrais, principalmente no hipotálamo, onde exerce efeito neuroprotetor, na plasticidade sináptica, no comportamento alimentar e metabolismo energético. Além disso, encontra-se associado a muitos circuitos modulados pelo eixo hipotalâmico-pituitária--adrenal (HPA).[27] Evidências da literatura têm demonstrado a relação entre a redução do BDNF e obesidade,[27] bem como seu aumento em mulheres com tipo de anorexia nervosa compulsiva.[28]

CIRCUITO ALIMENTAÇÃO PALATÁVEL-ABSTINÊNCIA-REALIMENTAÇÃO

Alguns estudos têm identificado que o elevado consumo de alimentos palatáveis, promove ajustes em circuitos moleculares que se assemelham aos observados nos usuários ou dependentes de drogas, que incluem mudanças na morfologia e plasticidade sináptica, bem como alterada sinalização da neurotransmissão do glutamato, dopamina, canabinoides e serotonina. Adaptações neuropeptidérgicas referentes a opioides, orexinas e hormônio liberador de corticotropina também foram reportadas.

Um paralelo entre o viciado em droga e o consumidor de alimentos palatáveis se baseia no papel do consumo de alimento palatável como reforçador diário, o que gera adaptações moleculares que favorecem a ingestão de alimentos palatáveis de uma forma viciante, causando dependência alimentar e promovendo comportamento que se assemelha ao vício em drogas. As mudanças atuam no circuito da "recompensa alimentar", guiando uma alça de *feedback* positivo para melhorar sinais que estimulam o favorecimento da ingestão alimentar e eventos que bloqueiam o *feedback* negativo, provocando uma sobreposição do componente hedônico (não homeostático) sobre os sinais de saciedade (regulação homeostática). Embora sejam incipientes os estudos relacionando os circuitos moleculares comuns entre indivíduos viciados em drogas e àqueles "viciados em comida", algumas pesquisas têm apontado que indivíduos obesos são menos propensos a consumir drogas.

O aumento da ativação dos circuitos de recompensa está relacionado ao aumento de peso em humanos. Alguns estudos sugerem que a compulsão por alimentos (semelhante ao abuso por drogas) é uma maneira de compensar a ativação diminuída do sistema de recompensa devido aos baixos níveis de receptor D2 nas regiões mesolímbicas e comprometida sinalização de dopamina, o que leva os indivíduos à hiperfagia e, consequentemente, à obesidade.

Estudos experimentais em ratos mostram que o acesso intermitente a alimentação palatável duplica a ingestão do alimento em um período de 10 dias, semelhante ao momento em que o alimento é oferecido inicialmente (período de 4 horas após a apresentação de alimento palatável). Argumenta-se que tal ingestão de dieta palatável, ao longo do tempo, altera as respostas ao sistema de recompensa alimentar. Portanto, o acesso em longo prazo a alimentos palatáveis, seguido de abstinência, parece causar mudanças no sistema de recompensa sugestivo de reduzida sensibilidade psicoestimulante, semelhante ao uso de drogas de efeito psicoestimulatório. Dessa maneira, acesso e retirada, ou descontinuação da alimentação palatável ou da droga, mostram uma sintomatologia semelhante, que inclui sintomas de ansiedade, estado negativo de humor, tremor e mesmo taquicardia, típicos de um comportamento viciante. Essas observações têm sido identificadas tanto em animais como em humanos.

Adicionalmente a essas comparações, o ciclo "consumo-abstinência-recaída" de alimentos e uso de drogas possui estreitas semelhanças. Inicialmente podemos dizer que indivíduos magros e obesos diferem na estimulação cerebral durante a antecipação e consumação de alimentos palatáveis. Durante o desejo de ingerir alimentos específicos (*food craving*), imagens cerebrais identificaram a ativação de estruturas neuroanatômicas que incluem o córtex orbitofrontal caudal e medial, amígdala, estriado ventral e mesencéfalo. No entanto, estas atividades neurais diferem entre indivíduos magros e obesos durante a antecipação ou consumação de alimentos palatáveis (Figura 4.9).

Indivíduos obesos que iniciam um período de dieta, geralmente excluem os alimentos densamente energéticos e esse balanço energético negativo não reduz o desejo de comê-los. Ao contrário, se observa um intenso desejo específico para os alimentos comumente excluídos da dieta. Por outro lado, a monotonia da dieta imposta, geralmente ativa a frequência e intensidade de episódios *craving*, ou seja, causa maior desejo e busca pelos alimentos "proibidos" quando a privação é descontinuada. Estas observações sugerem que o "*food craving*" é mais dependente da privação sensorial (negação do prazer da alimentação preferida e o desejo de comer) que da restrição energética. Contudo, de uma forma não exclusiva, a redução do consumo energético pode reforçar a busca por alimentos preferidos, mas não parece ser a principal causa. Essa observação pode ter importantes implicações nos regimes dietéticos, visto que *craving* induzido por privação hedônica pode comprometer aderência a programas de controle do peso.

A liberação de dopamina, por exemplo, mostra-se relacionada ao estado de privação alimentar. Ratos em privação de ração, quando são apresentados ao alimento, principalmente se palatável, mas sem poder ingeri-lo, aumentam substancialmente a liberação de dopamina em comparação àqueles não privados. Episódios de extensa exposição ao fluxo de dopamina sejam por privação ou por contínua consumação de alimentos palatáveis, podem causar em longo prazo processos de adaptação ao sistema de recompensa alimentar.

Dieta palatável (elevada em açúcar e gordura) em longo prazo, associada ou não com excesso de peso e presença de obesidade, modifica a circulação de sinalizadores de saciedade como leptina e insulina, produzindo o desenvolvimento de resistência central e periférica. Essa "descompensação" é em parte responsável pelo aumento do peso corporal e instalação de obesidade e doenças correlatas.

Ao longo deste capítulo observamos que prolongada exposição a alimentos palatáveis promove adaptações em ambas as vias da ingestão de alimentos: homeostáticas (como NPY, ocitocina) e não homeostáticas (dopamina, opioide). Essas adaptações são mantidas mesmo após a descontinuidade de dietas palatáveis (elevadas em gordura e açúcar). Parece, então que o cérebro não apenas se mostra preparado para preferir excessivo consumo de alimento palatável durante exposição inicial às dietas palatáveis, mas demonstra, também, marcante plasticidade para aumentar sua preferência ao longo do tempo, alcançando eventualmente o "estado orexígeno intensificado", como o desejo de comer, os excessos alimentares e a alimentação compulsiva, apesar da consciência das repercussões negativas.

Fatores tradicionalmente associados à obesidade como hipertrigliceridemia ou insensibilidade à leptina central e periférica, podem ser adicionados aos efeitos da palatabilidade para criar o fenômeno neurobiológico de animais obesos induzidos por dieta, após livre acesso à dieta palatável. Juntos, sistema de recompensa e circuitos tradicionalmente associados ao ciclo fome/saciedade, mostram adaptações funcionais ao longo do tempo em resposta à dieta palatável. Portanto, pode-se dizer que a plasticidade da neurobiologia da palatabilidade pode inferir mudanças comportamentais, incluindo a elevada preferência por dietas com maior teor de gordura (principalmente gordura saturada) e açúcar, ou atenuados sinais sinalizadores da saciedade.

Em conclusão, a causa da obesidade ou aumento do peso corporal é multifatorial, mas o apetite descontrolado, ou seja, o "comer demais" tem um importante papel no seu desenvolvimento, visto que as influências hedônicas comprometem negativamente o controle homeostático da fome. Em suma, o consumo excessivo é muitas vezes atribuído a uma incapacidade de resistir aos alimentos palatáveis, que, por sua vez, associam-se a alterações na sinalização neuroendócrina levando o organismo a um desequilíbrio metabólico em diversas vias relacionadas ao equilíbrio energético e de peso corporal.

REFERÊNCIAS

1. Bachmanov AA, Bosak NP, Lin C, Matsumoto I, Ohmoto M, Reed DR et al. Genetics of taste receptors. Curr Pharm Des. 2014; 20(16):2669-2683.
2. Portella AK, Kajantie E, Hovi P, Desai M, Ross MG, Goldanial MZ et al. Effects of in utero conditions on adult feeding preferences. Journal of Developmental Origins of Health and Disease. 2012;3(3):140-152.
3. Arias C, Chotro MG. Amniotic fluid can act as an appetitive unconditioned stimulus in preweanling rats. Dev Psychobiol. 2007 Mar;49(2):139-49.
4. Schwartz C, Issanchou S, Nicklaus S. Developmental changes in the acceptance of the five basic tastes in the first year of life. Br J Nutr. 2009;102:1375-1385.
5. Mennella JA, Beauchamp GK. Early flavor experiences: research update. Nutr Rev. 1998;56:205-211.
6. Rolls ET. Sensory processing in the brain related to the control of food intake. Proc Nutr Soc. 2007 Feb;66(1):96-112.
7. Maffei A, Haley M, Fontanini A. Neural processing of gustatory information in insular circuits. Curr Opin Neurobiol. 2012 Aug;22(4):709-16.
8. Rolls ET, Verhagen JV, Kadohisa M. Representations of the texture of food in the primate orbitofrontal cortex: neurons responding to viscosity, grittiness, and capsaicin. J Neurophysiol. 2003 Dec;90(6):3711-24.
9. Zald DH. Orbitofrontal cortex contributions to food selection and decision making. Ann Behav Med. 2009 Dec;38(Suppl 1):S18-24.
10. Small DM. Flavor is in the brain. Physiol Behav. 2012 Nov 5;107(4):540-52. doi: 10.1016/j.physbeh.2012.04.011.
11. Kringelbach ML, Stein A, Van Hartevelt TJ. The functional human neuroanatomy of food pleasure cycles. Physiol Behav. 2012 Jun 6;106(3):307-16.
12. Alhadeff AL, Rupprecht LE, Hayes MR. GLP-1 neurons in the nucleus of the solitary tract project directly to the ventral tegmental area and nucleus accumbens to control for food intake. Endocrinology. 2012 Feb;153(2):647-58.
13. Monteleone P, Maj M. Dysfunctions of leptin, ghrelin, BDNF and endocannabinoids in eating disorders: beyond the homeostatic control of food intake. Psychoneuroendocrinology. 2013 Mar;38(3):312-30.
14. Sorensen LB, Moller P, Flint A, Martens M, Raben A. Effect of sensory perception of foods on appetite and food intake: a review of studies on humans. Int J Obes Relat Metab Disord. 2003 Oct;27(10):1152-66.
15. Myers EM, Epstein LH. Habituation of responding for food in humans. Appetite. 2002 Jun;38(3):224-34.
16. Kurihara K. Glutamate: from discovery as a food flavor to role as a basic taste (umami). Am J Clin Nutr. 2009 Sep;90(3):719S--22S.
17. Ault A. The monosodium glutamate story: the commercial production of MSG and other amino acids. Journal of Chemical Education, Fresno. 2004;81(3):347-355.
18. Zhang Y, Venkitasamy V, Pan Z, Lui W, Zhao L. Novel umami ingredients: umami peptides and their taste. Journal of Food Sscience. 2017;82 (1):16-23.
19. Chale-Rush A, Burgess JR, Mattes RD. Evidence for human orosensory (taste?) sensitivity to free fatty acids. Chem Senses. 2007 Jun;32(5):423-31.

20. Liu P, Shah BP, Croasdell S, Gilbertson TA. Transient receptor potential channel type M5 is essential for fat taste. J Neurosci. 2011 Jun 8;31(23):8634-42.
21. Running CA, Craig BA, Mattes RD. Oleogustus: the unique taste of fat. Chemical senses. 2015;40(7):507-516.
22. Milanski M, Degasperi G, Coope A et al. Saturated fatty acids produce na inflammatory response predominantly through the activation of TLR4 signalling in hypothalamus: implications for the pathogenesis of obesity. J Neurosci. 2009; 29:359-370.
23. Camandola S, Mattson MP. Toll-like receptor 4 mediates fat, sugar, and umami taste preference and food intake and body weight regulation. Obesity. 2017;25(7):1237-1245.
24. Murray S, Tulloch A, Gold MS, Avena N. Hormonal and neural mechanisms of food reward, eating behaviour and obesity. Nat Rev Endocrinol. 2014 Sep;10(9):540-52.
25. Rolls BJ, Bell EA, Thorwart ML. Water incorporated into a food but not served with a food decreases energy intake in lean women. Am J Clin Nutr. 1999 Oct;70(4):448-55.
26. Ahn S, Philips AG. Dopaminergic correlates of sensory-specific satiety in the medial prefrontal cortex and nucleus accumbens of the rat. J Neurosci. 1999 Oct 1;19(19):RC29.
27. Macedo IC, Rozisky JR, Oliveira C, Oliveira CM et al. Chronic stress associated with hypercaloric diet changes the hippocampal BDNF levels in male Wistar rats. Neuropeptides. 2015;51:75-81.
28. Eddy KT, Lawson EA, Meade C, Meenaghan E, Horton SE, Misra N, Kibanski A, Miler KK. Appetite regulatory hormones in women with anorexia nervosa: binge-eating/purging versus restricting type. The Journal of Clinical Psychiatry. 2015;76(1):19-24.

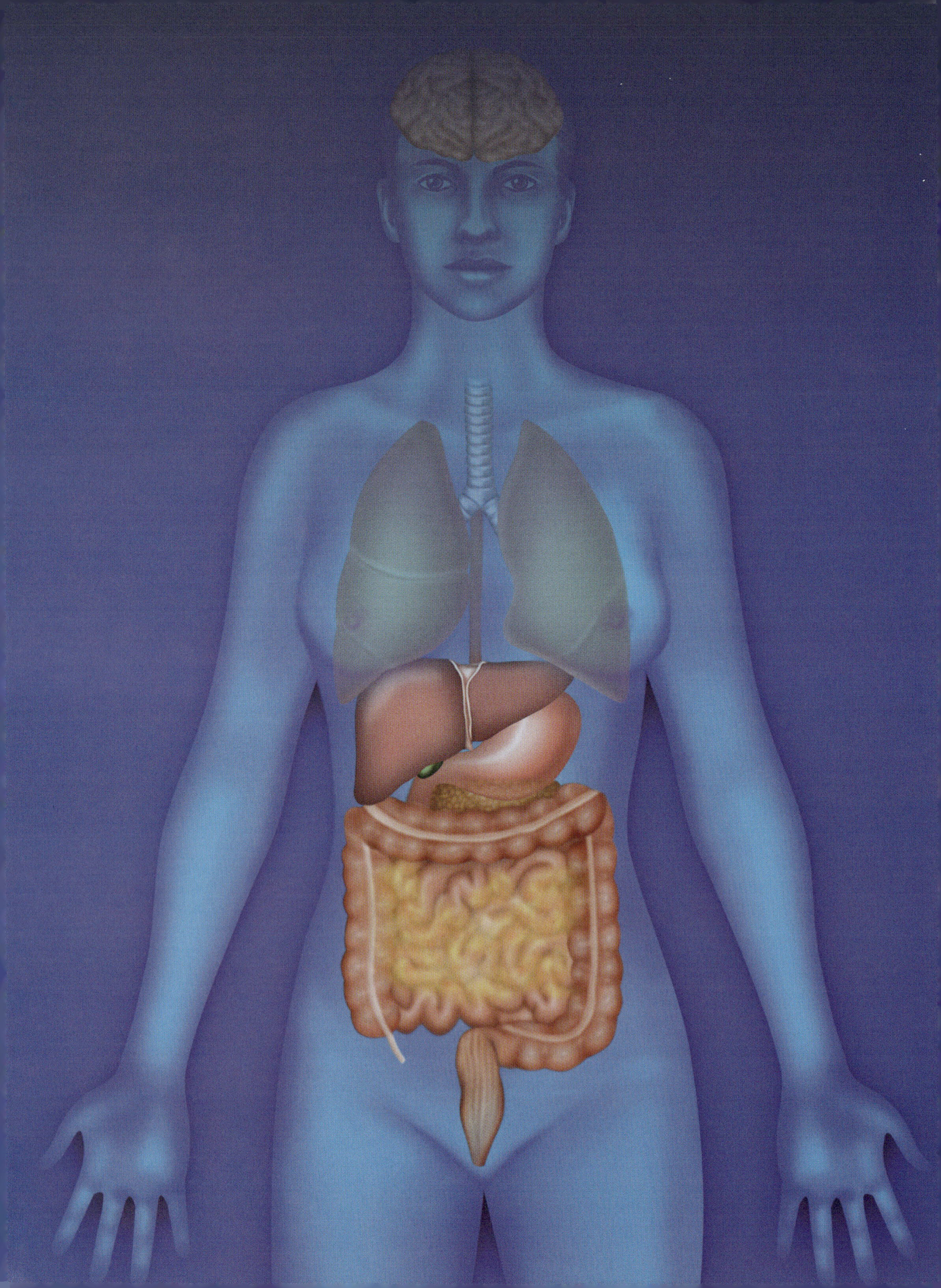

capítulo 5

Regulação do Comportamento Alimentar

Egberto Gaspar Moura
Elaine de Oliveira

Normalmente, um indivíduo adulto ingere por dia uma mesma quantidade de energia e a gasta proporcionalmente ao seu aporte energético, mantendo a sua massa corporal constante. Esse fino equilíbrio deixa de existir em algumas situações fisiológicas, como no desenvolvimento da criança até a idade adulta, na gravidez e lactação e no processo de envelhecimento. Entretanto, na maior parte da vida humana, um maior gasto energético sempre estará associado a uma maior necessidade de ingestão alimentar. Por outro lado, uma menor ingestão alimentar ocasiona, necessariamente, um menor gasto energético, inclusive nas funções básicas, como a termogênese. Assim, torna-se interessante avaliar como durante a evolução foram selecionados mecanismos adaptativos que garantissem a manutenção desse equilíbrio energético, por meio da regulação recíproca da ingestão de alimentos e do gasto energético, e qual seria a vantagem evolutiva de se manter constante a composição corporal.

Apesar de ser difícil estabelecer como foi o aporte nutricional durante a evolução, na maior parte da história da humanidade, da qual temos registros escritos, a situação de carência nutricional foi mais prevalente, em especial após a revolução agrária, cerca de 10 mil anos atrás. Essa época, apesar de ter propiciado uma oferta mais constante de alimentos por ter permitido o agrupamento de populações maiores, também impôs o risco de períodos de fome, quando por exemplo, pragas acometiam as monoculturas existentes. Anteriormente, os caçadores-coletores tinham que se deslocar para conseguir seu alimento, sempre restrito, o que também não permitia o crescimento populacional. Esses seres humanos faziam mais atividade física e ingeriam menos calorias, além de ingerirem uma alimentação mais diversificada e, por isso, nutricionalmente mais equilibrada. O mesmo pode ser visto ainda hoje, na vida selvagem dos animais e em algumas tribos primitivas. Assim, a seleção de mecanismos de adaptação que garantam a sobrevivência do indivíduo em situações de prolongada carência alimentar, priorizou o processo de reserva de nutrientes e o tecido adiposo se tornou a melhor forma de armazenamento energético. Um mecanismo que permita a troca de informação entre o tecido adiposo e o sistema nervoso no controle da ingestão alimentar e que também possa receber informação do trato gastrintestinal é de grande utilidade para a sobrevivência.

Como na maior parte do tempo os animais estariam em carência alimentar, mecanismos que reduzissem a sensação de fome, sem no entanto aboli-la completamente, seriam importantes para a sobrevivência da espécie. Além disso, para garantir que o aporte nutricional fosse proporcional à demanda dos indivíduos de uma dada espécie em um nicho ecológico, a reprodução dessa espécie deveria também ser regulada pelo seu estado nutricional. Por outro lado, em situações de abundância alimentar, um mecanismo que limitasse o acúmulo de tecido adiposo também seria importante, já que ao se atingir determinada adiposidade, a mobilidade estaria comprometida, o que seria uma desvantagem tanto para a presa como para seus predadores. Dessa maneira, um mecanismo regulatório que estabeleça um controle rígido da massa corporal e adiposidade, integrando o sistema nervoso central (SNC), o trato gastrintestinal (TGI) e o tecido adiposo, seria de extrema importância para a sobrevivência.

O SNC regula o balanço energético por meio de ajustes na ingestão alimentar, gasto e estoque de energia. A regulação do comportamento alimentar ocorre por interações entre mecanismos de controle periféricos e centrais. O comportamento alimentar é um reflexo da interação de fatores fisiológicos, psicológicos, genéticos e das condições ambientais às quais o indivíduo é exposto desde o útero, e, em especial, na fase de lactação. Assim, a capacidade para controlar a ingestão de alimentos requer mecanismos especializados para harmonizar informações fisiológicas com informações do ambiente externo, tais como o convívio social, influências étnicas, crenças sociais, culturais e religiosas, além da disponibilidade de alimentos, sabor, familiaridade, textura e composição.

Este capítulo tem como objetivo abordar o impacto de alterações endocrinometabólicas sobre o controle neuroendócrino do apetite e da homeostase energética, bem como as interações entre os mecanismos de controle periféricos e centrais na regulação do comportamento alimentar, na tentativa de responder às seguintes perguntas:

1. Por que mantemos constantes, quando adultos, a nossa massa corporal?
2. Em que situações esse mecanismo adaptativo é rompido?
3. Por que a sensação de prazer e a reprodução da espécie estão intimamente associadas ao comportamento alimentar?

PAPEL DO SNC NA REGULAÇÃO DO COMPORTAMENTO ALIMENTAR

O controle central da alimentação é, sobretudo, exercido pelo hipotálamo, o qual influencia na seleção de alimentos, na resposta à dieta e no equilíbrio energético, além de produzir diversas alterações hormonais que serão fundamentais para a regulação da homeostase glicêmica, do perfil lipídico, da termogênese e da função sexual. O controle periférico é exercido, sobretudo, por sinais provenientes do próprio tecido adiposo e do TGI. Em condições normais, o alimento é ingerido após a percepção de fome e a ingestão é finalizada quando a sensação de saciedade é alcançada.[1]

Experimentos clássicos de Hetherington e Ranson, em 1940, mostraram que a destruição do hipotálamo ventromedial (HVM) causa obesidade. Uma década depois, mostrou-se que a lesão do hipotálamo lateral (HL) produz hipofagia severa. O estímulo elétrico dessas duas áreas hipotalâmicas produzia o efeito contrário, de tal modo que o HVM foi denominado "centro da saciedade", ao passo que o HL ficou conhecido como "centro da fome". Em 1978, experimentos com monoglutamato de sódio, o qual é muito utilizado em molhos e temperos industrializados, tais como o molho de soja da cozinha japonesa, produziu obesidade em ratos por lesão do núcleo arqueado (ARC) do hipotálamo. Durante muito tempo acreditou-se que o hipotálamo era o principal centro de regulação da ingestão alimentar; porém, verificou-se que esse conceito era uma simplificação, já que foi demonstrado que as interações de outros núcleos do SNC eram igualmente importantes para a regulação do comportamento alimentar, às vezes compensando lesões ou estímulos localizados nesses sítios.

Os primeiros experimentos de parabiose, em que a circulação de sangue entre dois animais era estabelecida, foram realizados com animais que se tornavam obesos pela lesão hipotalâmica. O que se mostrou é que a parabiose de um animal normal com um animal obeso por lesão do HVM produzia uma redução da ingestão alimentar e perda de peso no animal normal. Simultaneamente, começavam a surgir animais que, de maneira espontânea, desenvolviam obesidade e diabetes (camundongos *ob/ob*, *db/db* e ratos *fa/fa*). Os camundongos *ob/ob*, quando em parabiose com animais normais tinham redução da obesidade, ao passo que os camundongos *db/db* em parabiose com animais normais os levavam a parar de se alimentar e perdiam peso. Somente em 1994, com a descoberta do gene *ob* pelo grupo de Friedman é que esses resultados passaram a ganhar sentido. Os animais *ob/ob* tinham deficiência na produção de um hormônio, a leptina (do grego *leptos* – magro), a qual inibia a ingestão alimentar e aumentava o gasto energético. Esses animais, em parabiose com animais normais, recebiam a leptina dos animais normais, reduzindo a sua massa corporal. Por outro lado, com a descoberta do receptor da leptina, pelo grupo de Tartaglia, em 1995, foi evidenciado que os animais *db/db* apresentavam uma deficiência na síntese do receptor para leptina e eram hiperleptinêmicos. Portanto, a parabiose do *db/db* com animais normais, fazia com que a leptina passasse do camundongo *db/db* para os normais, os quais teriam sua ingestão alimentar inibida e aumentariam seu gasto energético, perdendo peso rapidamente (Figura 5.1).[2]

A leptina tornou-se, assim, uma confirmação da hipótese de Bray de que haveria um sinalizador lipostático. A leptina é um hormônio produzido pelo tecido adiposo que atua negativamente no controle da ingestão alimentar e tem ação primária nos neurônios do ARC, estimulando a expressão de neurotransmissores e neurônios ligados ao mecanismo de inibição da ingestão alimentar e aumento do gasto energético via ativação do sistema nervoso simpático (SNS). Ao mesmo tempo, inibe a expressão de neuropeptídios orexigênicos, os quais aumentam a ingestão alimentar e diminuem o metabolismo.[3,4]

A descoberta dos efeitos da leptina trouxe uma grande expectativa na comunidade científica e na indústria farmacêutica: que trataria efetivamente a obesidade. De fato, nos casos raros de mutação do gene da leptina em seres humanos, a sua administração reduziu significativamente o peso corporal, mas quando se tentou tratar outros tipos de obesos, o resultado foi frustrante. Em parte, isso é explicado pelo fato da obesidade não ser uma doença monogênica. Em obesos, observa-se hiperleptinemia e resistência à sua ação central (anorexigênica), deixando claro que o controle da ingestão alimentar é perdido na obesidade. A leptina parece estar envolvida na regulação do sistema dopaminérgico do centro de recompensa. Dessa maneira, há uma forte associação entre maior ingestão alimentar e procura por prazer, já que a resistência à leptina também pode diminuir a sensação de prazer produzida por estímulo das vias dopaminérgicas. Assim, a desregulação do controle alimentar no SNC pode explicar o "vício por alimentos" na obesidade.[5]

APETITE E GASTO ENERGÉTICO – SINAIS DE EQUILÍBRIO DA ADIPOSIDADE

A massa corporal tende a se manter constante graças a um complexo sistema neuro-hormonal, baseado na existência de um importante mecanismo de *feedback* negativo do balanço energético e do estoque de energia transmitida ao SNC, a partir de órgãos periféricos relacionados à utilização ou armazenamento de energia (tecido adiposo, músculo e fígado) ou de absorção de nutrientes (TGI). Peptídios produzidos na periferia, tais como hormônios do tecido adiposo (leptina, adiponectina, resistina, visfatina, TNF), bem como uma grande quantidade de hormônios gastrintestinais, entre os quais se destacam a ghrelina, o PYY, o GLP-1, o GIP, a oxintomodulina e a colecistoquinina; e pancreá-

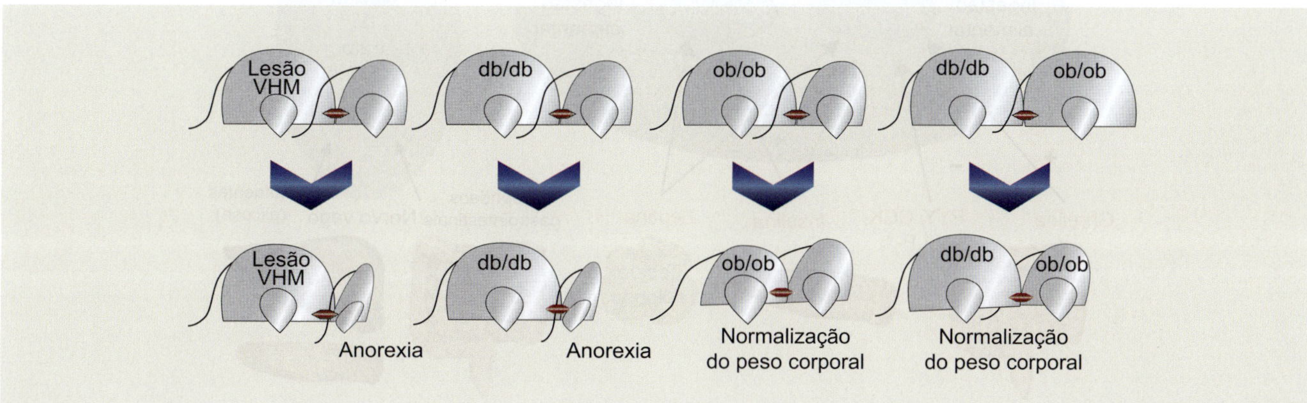

Figura 5.1 ► Esquema dos experimentos de parabiose: camundongos com lesão no hipotálamo ventromedial (VHM) e o camundongo *db/db* em parabiose com camundongos normais ou *ob/ob* não perdem peso. Já a linhagem de camundongos *ob/ob*, quando em parabiose com a linhagem normal ou com a *db/db*, perdem peso, demonstrando que seu cérebro respondia a um fator circulante, até então desconhecido (a leptina) que era produzido por camundongos normais e pela linhagem *db/db*.

ticos (insulina, somatostatina, polipeptídio pancreático e amilina) são importantes sinais aferentes que se ligam aos receptores no hipotálamo, controlando a ingestão alimentar (Figura 5.2).

Regulação do comportamento alimentar: controle da ingestão alimentar de curto e longo prazo

O hipotálamo é a região-chave envolvida na regulação do apetite. A princípio, acreditava-se que a sensação de saciedade era unicamente controlada pelo HVM, e que a sensação de fome era controlada pelo HL. Porém, essa hipótese evoluiu para um conceito mais abrangente, envolvendo uma rede neural integrada, responsável pela regulação do apetite entre diferentes vias dos núcleos hipotalâmicos, baseadas em estudos mais sofisticados, inclusive com animais *knockout* e transgênicos. Mecanismos de controle do metabolismo ocorrem, sobretudo, por meio de sinais humorais de longo prazo, ao passo que o controle de cada refeição (início e final da alimentação) é regulado prioritariamente por mecanismos de curto prazo, os quais envolvem, sobretudo, os hormônios gastrintestinais. O principal local de ação desses peptídios é o hipotálamo, em especial o ARC. Receptores de hormônios intestinais estão localizados em populações de neurônios no ARC que são parcialmente acessíveis aos moduladores de apetite circulantes, em razão do isolamento incompleto da barreira hematoencefálica, nos órgãos circunventriculares. No ARC, existem duas populações de neurônios responsáveis pela regulação do apetite: os neurônios que expressam a pró-opiomelanocortina (POMC) e o transcrito relacionado com a cocaína e anfetamina (CART), os quais inibem o apetite; e os neurônios que expressam o neuropeptídio Y (NPY) e o peptídio relacionado com o Agouti (AgRP), os quais estimulam o apetite. Outros peptídios orexigênicos incluem: o hormônio concentrador de melanina (MCH), a orexina e ghrelina; ao passo que o hormônio liberador de tireotrofina (TRH) e o hormônio liberador de corticotrofina (CRH) são os neuropeptídios anorexigênicos.[6] Sinais hormonais periféricos resultam em modificações na atividade dessas duas subpopulações de neurônios e a liberação de seus neuropeptídios, que subsequentemente influenciam o comportamento alimentar e o gasto energético.[7]

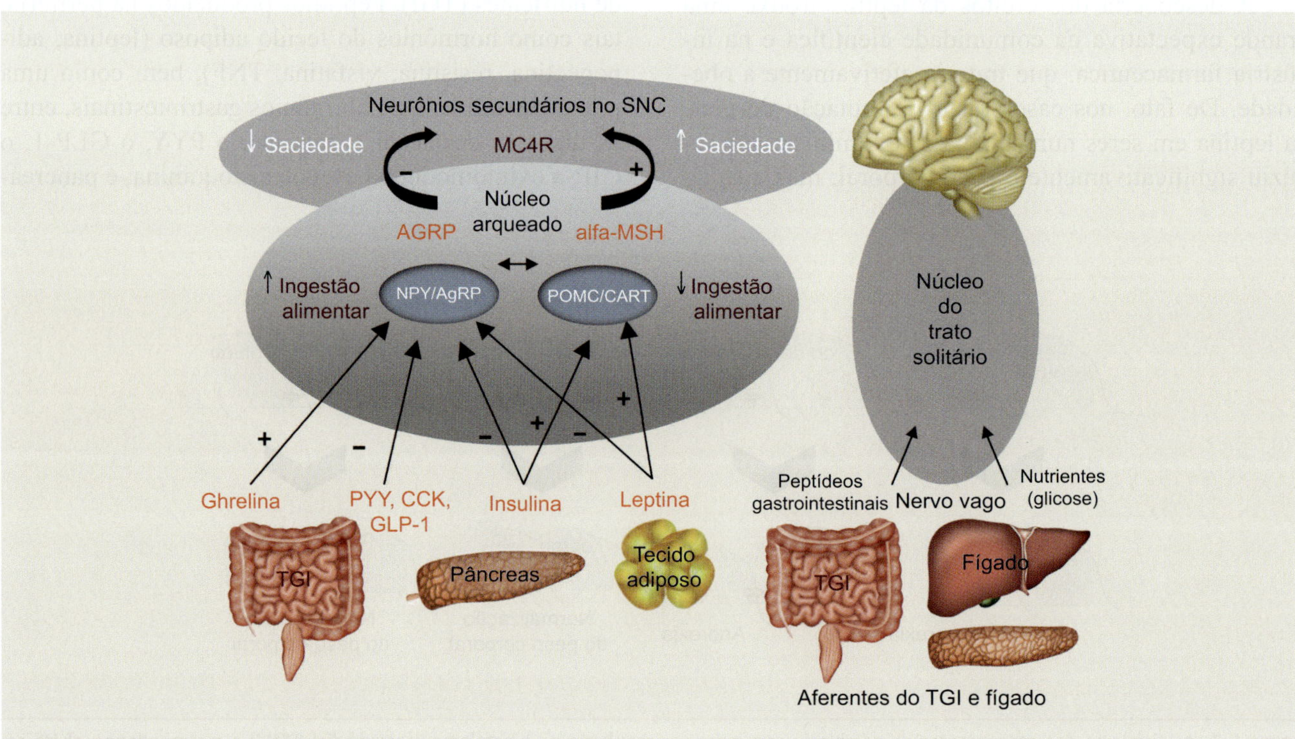

Figura 5.2 ► Representação esquemática das interações entre mecanismos de controle periféricos e centrais do comportamento alimentar. PYY = peptídios YY; CCK = colecistoquinina; NPY = neuropeptídio Y; AGRP = proteína relacionada ao Agouti; POMC = pró-opiomelanocortina; CART = transcrito regulado pela cocaína e anfetamina; alfa-MSH = alfa-melanocortina; MC4R = receptor 4 de melanocortina.

SINAIS LIPOSTÁTICOS DE LONGO PRAZO

Leptina

A leptina, produto do gene *ob*, é uma proteína de 16 kDa, sintetizada sobretudo no tecido adiposo branco e em menor escala em outros tecidos, como a placenta, estômago, músculo esquelético, epitélio mamário, hipófise e hipotálamo e até as gônadas, onde exercem um efeito direto sobre a reprodução. A leptina é um importante sinalizador do estado nutricional, interagindo com receptores hipotalâmicos para a manutenção da homeostase do peso corporal e balanço energético. Está envolvida em diferentes funções fisiológicas, incluindo ingestão de alimentos, regulação do peso corporal, reprodução, termogênese, regulação do sistema imune e da resposta ao estresse, formação óssea e angiogênese. A deficiência total de leptina está associada à hiperfagia, obesidade severa, hipotireoidismo e hipogonadismo, em seres humanos e em roedores.

Sinalização celular da leptina

No SNC, a leptina atua principalmente em neurônios do ARC a fim de reduzir a ingestão alimentar e aumentar o gasto energético. O receptor de leptina é um membro da família da classe 1 dos receptores de citocinas. Foi isolado por clonagem na década de 1990, a partir do cDNA no plexo coroide de camundongos. Subsequentemente, foram identificadas seis isoformas do receptor para leptina (Ob-Ra; Ob-Rb; Ob-Rc; Ob-Rd; Ob-Re; Ob-Rf). Cinco dessas isoformas (Ob-Ra; Ob-Rb; Ob-Rc; Ob-Rd; Ob-Rf) têm domínios transmembranas, entretanto, apenas a isoforma longa (Ob-Rb) contém todos os sítios intracelulares necessários para a ativação da sua principal via de transdução, sinalizada por JAK2-STAT3 (Janus quinase-2 e transdutor do sinal e ativador da transcrição-3). Ob-Ra e Ob-Rc são altamente expressos no plexo coroide e nos microvasos, sugerindo seu papel no transporte hematoencefálico da leptina.[8]

Na cascata de sinalização, a via JAK2-STAT3 é onde a leptina exerce seus efeitos sobre a ingestão alimentar e o gasto energético. A ligação da leptina ao seu receptor resulta na fosforilação e ativação de JAK2, no resíduo de tirosina do receptor, que serve como um sítio de ligação da STAT3, a qual também é fosforilada. A STAT3 fosforilada (pSTAT3) se dimeriza e é translocada para o núcleo, onde se liga e regula a expressão de promotores de genes-alvo no DNA, como o supressor da sinalização de citocinas (SOCS-3), o qual inibe a fosforilação de JAK2, fazendo um *feedback* intracelular na ação da leptina. As SOCS são induzidas por citocinas e agem como um regulador negativo da sinalização dessas citocinas. A leptina estimula especificamente a SOCS3 no hipotálamo, em neurônios que expressam NPY e POMC. Portanto, um aumento na expressão da SOCS3 pode desencadear uma resistência ao efeito da leptina, com diminuição de pSTAT3. O fato de SOCS também ser estimulada por outras citocinas explica como na obesidade, o aumento de citocinas pró-inflamatórias no hipotálamo, induz a resistência à leptina.[9]

Também foram relatadas outras vias alternativas da sinalização da leptina que se intercomunicam (*cross-talking*) com as vias de sinalização da insulina. Uma dessas vias complementares é mediada pela proteína adaptadora SH2B1. Essa proteína recruta IRS (*insulin receptor substrate*) para fosforilação por JAK2, com subsequente ativação da PI3K (*phosphatidyl inositol 3-kinase*) e da AKT (também conhecida como proteína quinase B). A ativação dessa via pela leptina tem como resultado final a fosforilação do fator de transcrição FoxO1 (*forkhead box protein O1*) pela AKT, inativando-o. Esse fator de transcrição quando ativo no núcleo celular é capaz de estimular a transcrição do neuropeptídio AGRP e inibir a transcrição do neuropeptídio POMC, ações contrárias àquelas promovidas por STAT3. Assim, a inativação de FoxO1 é necessária para STAT3 mediar o efeito anorexígeno da leptina. A AKT também promove a ativação de uma segunda via, através da fosforilação do mTOR (*mammalian target of rapamycin*). Essa via culmina na ativação da proteína quinase S6 que fosforila a subunidade alfa2 da AMPK (*adenosine monophosphate-activated protein kinase*), inativando-a.[10] Por fim, a ligação da leptina ao seu receptor Ob-Rb também é capaz de ativar a via da ERK 1/2 (*extracelular signal-regulated kinase*). Isso ocorre com a fosforilação do receptor em seu resíduo de tirosina Y985, iniciando mais uma via para o controle da homeostase energética.[10] O principal regulador negativo da via da leptina é a SOCS3 que se liga ao resíduo de tirosina Y985 e a JAK2 impedindo a fosforilação de STAT3.[11-14] Outro importante regulador da sinalização do Ob-Rb é a PTP1B (*phosphotyrosine phosphatase-1B*), uma proteína citoplasmática que defosforila JAK2 em casos de excesso de leptina, também reduzindo a ativação de STAT3.[10]

Leptina como lipostático

O controle do conteúdo de gordura corporal envolve mecanismos lipostáticos, que são constituídos por fatores circulantes capazes de levar informações a respeito dos estoques de gordura ao hipotálamo. Apesar do primeiro fator lipostático descoberto ter sido a insulina, esta despertou pouco interesse da comunidade científica, devido a baixa probabilidade terapêutica para a obesidade. Aproximadamente 20 anos depois, a descoberta da leptina foi acompanhada de uma expectativa frustrada, como já mencionamos anteriormente, como panaceia no tratamento da obesidade.

A administração periférica ou central de leptina, em roedores, é capaz de reduzir a ingestão alimentar e a quantidade de tecido adiposo, aumentando o gasto energético. Esses efeitos são mediados por sua ligação ao receptor hipotalâmico (Ob-Rb). A ação central da leptina ocorre pela inibição dos neurônios hipotalâmicos orexigênicos (NPY/AgRP) e estimulação dos neurônios anorexigênicos (POMC/CART), ambos no ARC. Indivíduos com deficiência de leptina ou de seu receptor, são obesos. Além de apresentarem diversas alterações endócrinas relacionadas ao eixo hipotálamo-hipófise-gonadal e hipotálamo-hipófise-tireoidiano. Em geral, a concentração sérica de leptina é diretamente proporcional à massa de tecido adiposo. Porém, um estudo desenvolvido no Brasil pelo grupo do Dr. Cesar Bogucewski, demonstrou que nem sempre há uma perfeita relação entre massa de tecido adiposo e concentração sérica de leptina. Alguns obesos com síndrome metabólica (caracterizada por aumento da cintura abdominal, resistência a insulina, hipertrigliceridemia, diminuição de HDLc e hipertensão arterial), apresentam níveis de leptina circulante ajustados pela gordura corporal diminuídos, embora ainda sejam hiperleptinêmicos, sugerindo um estado de deficiência relativa de leptina. Os autores do estudo demonstraram que, nesses casos, havia um maior número de componentes da síndrome metabólica e maior gravidade desses componentes, sugerindo que o aumento de leptina na obesidade teria um efeito protetor sobre as consequências dessa doença e que sua diminuição relativa à massa de tecido adiposo comprometeria essa função, bem como a gradual resistência a sua ação.[12]

São propostos alguns mecanismos para o desenvolvimento da resistência à leptina comum em obesos, que resulta na incapacidade de ativação da via de sinalização. Já foram descritos três mecanismos de acesso da leptina ao SNC que podem estar prejudicados nos casos de resistência: o clássico transporte saturável do hormônio pela barreira hematoencefálica, mediado pela isoforma curta do receptor de leptina, Ob-Ra,[13] através do envio de projeções dos neurônios do ARC para o espaço perivascular de órgãos circunventriculares, como a eminência mediana; ou transporte da leptina da circulação periférica para o líquido cefalorraquidiano, através dos tanicitos e deles para os núcleos periventriculares.[14] As proteínas SOCS3 e PTP1B, responsáveis pelo *feedback* negativo da via da leptina, estão muitas vezes envolvidas no desenvolvimento da resistência central aos efeitos desse hormônio. Isso acontece em casos de obesidade, quando o excesso de tecido adiposo produz quantidades elevadas de leptina. Além dessas, outras vias relacionadas com a inflamação hipotalâmica e estresse de retículo endoplasmático também estão sendo investigadas como causas da resistência central a leptina.[10,15]

Além de regular a ingestão alimentar, por ação no ARC, a leptina também pode regular os aspectos hedônicos da alimentação. Estudos já demonstraram a expressão do Ob-Rb na área tegmentar ventral (VTA), na SN (substância *nigra*) e no LH. Assim, a leptina modula o sistema mesolímbico por atuar diretamente nos neurônios dopaminérgicos do VTA e da SN ou indiretamente através de neurônios localizados no LH. Estes últimos, por sua vez, projetam para o VTA, influenciando a liberação de dopamina. Dessa maneira, a leptina reduz a motivação, os efeitos de recompensa e, por consequência, a preferência por alimentos palatáveis. Tal regulação contribui para o efeito anorexígeno do hormônio de maneira dependente da sensibilidade do SNC.[16]

Insulina

De maneira similar à leptina, a insulina parece apresentar também uma função lipostática, tem seus níveis circulantes proporcionais ao grau de adiposidade. De fato, a insulina, e não a leptina, foi o primeiro hormônio a ser reconhecido como lipostático, caracterizado pelo grupo do Dr. Stevens Wood, em 1979, em artigo publicado na Nature. Entretanto, sua menor eficiência relativa a leptina no efeito central sobre a ingestão de alimentos e na homeostase, justifica o menor número de estudos abordando a função lipostática desse hormônio. A administração central de insulina, assim como a leptina, reduz a ingestão alimentar, e a insulina também estimula a síntese e secreção de leptina pelo tecido adiposo através de um eixo adipoinsular. A leptina e insulina apresentam uma via comum de sinalização, o que demonstra a existência de uma sinalização cruzada (*crosstalk*) entre esses dois hormônios. O aumento da adiposidade também está relacionado com um decréscimo na sensibilidade da insulina e com um estado de resistência insulínica. Além desse conhecimento tradicional da consequência da adiposidade sobre a maior secreção de insulina e seu efeito lipostático, a hiperinsulinemia inicial, pelo seu efeito lipogênico, pode contribuir para um ciclo vicioso de aumento da adiposidade, até que, ao ocorrer resistência à insulina, inicie o processo de maior lipólise, hipertrigliceridemia, aumento de ácidos graxos livres, acúmulo de gordura ectópica, em especial no fígado e músculo (esteatose). A presença de receptores de insulina em áreas centrais ligadas à regulação da ingestão alimentar deixa clara sua importância no controle da ingestão alimentar e homeostase energética, o que merece mais estudos para caracterizar o papel da insulina em relação a outros hormônios anorexigênicos, como a leptina. No entanto, graças a seus efeitos mais acentuados sobre o controle glicêmico, produzindo hipoglicemia, esse hormônio nunca foi cogitado para estratégia terapêutica na obesidade.

Peptídios hipotalâmicos orexigênicos

NPY

Dentre os sistemas neurais orexigênicos, o NPY, por ser o sinal orexígeno endógeno mais potente em mamíferos, parece ser o principal mediador da ação da leptina no hipotálamo. A leptina reduz a secreção e expressão de NPY por explantes hipotalâmicos e tem ação oposta ao NPY sobre ingestão alimentar, já que age como um antagonista à ação anorexigênica da leptina. Os neurônios NPY expressam Ob-Rb e STAT3, o que demonstra uma ação direta da leptina sobre esses neurônios. Camundongos *ob/ob* (deficientes em leptina), e ao mesmo tempo *knockout* para NPY, apresentam menor hiperfagia e obesidade, indicando que a resposta à deficiência de leptina requer NPY. Estranhamente, camundongos com deficiência de NPY não apresentaram anormalidade no controle da ingestão alimentar e peso corporal, indicando que na ausência de NPY, outros hormônios orexigênicos substituem sua ação.

AgRP

A identificação do gene *agouti* e seu mecanismo de ação têm relação com o sistema melanocortina, como será detalhado a seguir. A síntese de eumelanina (pigmento marrom), que é estimulada pelo MSH e seu receptor na pele, é bloqueada pela proteína agouti. Em uma variedade de espécie de mamíferos, os alelos agouti recessivos levam a pigmentação escura da pele, ao passo que os alelos dominantes resultam em peles amarelas ou vermelhas. No camundongo, os alelos agouti dominantes também levam à obesidade. Nesse caso, o gene *agouti*, que normalmente só é expresso na pele, apresenta expressão ectópica no SNC. Posteriormente, verificou-se que a proteína agouti antagonizava o alfa-MSH por interagir com seus receptores MC1R na pele e MC4R no hipotálamo. Foi isolado no SNC um homólogo da proteína agouti, sendo chamado de proteína relacionada ao agouti (AgRP, *Agouti related protein*). O gene da AgRP é expresso no ARC nas mesmas células que expressam o NPY. AgRP, quando administrado via intracerebroventricular, produz hiperfagia e obesidade. O AgRP, ao contrário do NPY, tem uma ação prolongada, tendo por isso um potencial terapêutico nas doenças que cursam com emagrecimento e anorexia. A leptina diminui o mRNA de AgRP no hipotálamo, sugerindo que essa inibição seja um dos mecanismos pelo qual a leptina exerce seu efeito anorexígeno.[17]

> Outros componentes da via orexígena estão localizados no hipotálamo lateral e na área perifornical, recebendo inervações dos núcleos NPY/AGRP e POMC/CART do ARC, e incluem as orexinas A e B e o MCH.

Orexinas ou hipocretinas

Existem dois tipos de orexinas: a orexina A e a orexina B. Os níveis plasmáticos de orexina A, em obesos, encontram-se diminuídos. A função principal das orexinas é o despertar do sono, sendo seus efeitos sobre a ingestão alimentar secundários. Animais que são *knockouts* para orexina são hipofágicos e desenvolvem narcolepsia. Há fortes indícios de que a apneia do sono, muito comum em obesos, tenha explicação fisiopatológica na diminuição da ação da orexina.[18]

Hormônio concentrador de melanina (MCH)

O MCH é expresso, sobretudo, no hipotálamo lateral e, sua aplicação central, estimula a alimentação. Sua síntese aumenta, tanto na restrição energética, como na deficiência de leptina. Em ratos, a leptina diminui a expressão gênica do MCH e de seu receptor, além de diminuir a ingestão alimentar induzida pelo MCH. Camundongos MCH-*knockout* são hipofágicos, hipermetabólicos e excessivamente magros. A superexpressão hipotalâmica de MCH causa obesidade e camundongos *ob/ob* MCH-*knockout* apresentam peso corporal diminuído, sem alterar a ingestão alimentar.

Sistema endocanabinoide (SEC)

Há muito tempo se sabe que a maconha (*Cannabis sativa*) aumenta o apetite, sobretudo para alimentos doces. Essa droga estimula receptores canabinoides no hipotálamo, os quais também possuem ligantes endógenos, os endocanabinoides, em especial a anandamida, que vem do sânscrito que significa "êxtase" ou "felicidade suprema".

O SEC regula o gasto energético e a ingestão alimentar, tanto a nível central quanto periférico,[19] o que faz com que alterações nessa via sejam relevante para o desenvolvimento da obesidade. A resposta a sinais homeostáticos e hedônicos é principalmente modulada pelos endocanabinoides produzidos em populações neuronais específicas do LH. Nesse núcleo, a leptina influencia a síntese e a resposta dos endocanabinoides.[20]

O SEC é composto pelos receptores canabinoides, seus agonistas endógenos e as enzimas que catalisam sua biossíntese e degradação. Ele foi inicialmente descoberto por seu envolvimento no mecanismo de ação do Δ9-tetra-hidrocanabinol (THC), princípio ativo da maconha (*Cannabis sativa*), que age sobre os receptores canabinoides CB1 produzindo efeitos psicotrópicos e estimulantes do apetite.[19]

No hipotálamo, o rCB1 apresenta-se em pequena quantidade no núcleo paraventricular (PVN), coexpresso com o hormônio liberador de corticotrofina (CRH); no ARC, com as células que expressam o CART; no núcleo ventromedial (VMN), com a pré-pró-orexina;[19] no LH, com o MCH e nos neurônios positivos para o fator esteroidogênico 1 (SF1) que também expressam receptores de leptina e medeiam a atividade do sistema nervoso simpático (SNS). O rCB1 também está presente no sistema mesolímbico e no tronco cerebral, modulando o gasto energético e principalmente a ingestão alimentar. Além disso, está envolvido na regulação de funções cognitivas, emocionais e no reforço, que acarretam em dependência química. O jejum de curto prazo, exposição a alimentos palatáveis e situações de estresse estimulam o SEC. A hiperativação do SEC está diretamente relacionada à hiperfagia, com preferência por alimentos palatáveis, ricos em açúcar.[20]

A descoberta de antagonistas para os endocanabinoides demonstrou ter potencial terapêutico para a obesidade. De fato, o Rimonabant foi lançado comercialmente, com grande expectativa. Porém, um dos efeitos importantes do endocanabinoide é reduzir a ansiedade e o seu bloqueio foi associado a casos de depressão e tentativa de suicídio, o que já era esperado, uma vez que os viciados em maconha, durante a abstinência, também apresentam depressão. Isso resultou na proibição mundial desse medicamento, com grande prejuízo para a indústria farmacêutica.

Peptídios hipotalâmicos anorexigênicos

POMC (pró-ópio-melanocortina)

A proteína POMC é expressa na hipófise, pele, sistema imunológico e no SNC (ARC e núcleo do trato solitário – NTS – do tronco cerebral). Uma das ações centrais da leptina no hipotálamo é ativar os neurônios que expressam a POMC. Esse pró-hormônio dá origem a diferentes peptídios bioativos (ACTH, MSH, lipotrofina, encefalinas e beta-endorfina) por meio da ação das convertases. Alguns dos peptídios derivados da POMC se ligam a receptores de melanocortina (MC1R a MC5R), os quais estão amplamente distribuídos no SNC e tecidos periféricos.

A leptina aumenta a expressão e a secreção hipotalâmica do alfa-MSH. O alfa-MSH aumenta o AMPc em células que apresentam MC4R. Neurônios que contêm MC4R inibem neurônios do hipotálamo lateral, que normalmente estimulam o apetite, em especial MCH e orexinas. O alfa-MSH é regulado pela ingestão alimentar.

O MC1R é expresso sobretudo na pele, nos monócitos e neutrófilos. O alfa-MSH, agindo sobre o MC1R nos melanócitos, estimula a síntese de eumelanina (cor preta). O MC2R é expresso no córtex adrenal, sendo o ACTH o seu ligante. Os receptores MC3R e MC4R estão envolvidos na regulação do peso corporal, o MC3R modulando o gasto energético, e o MC4R a ingestão alimentar. O MC3R é expresso de maneira predominante no SNC, e, em menor concentração, na placenta. Em estudos realizados com camundongos *ob/ob*, foi sugerido que o MC3R expresso em adipócitos é importante para o aumento do gasto energético e para a lipólise mediada pelo alfa-MSH. Por ser expresso nos neurônios POMC e NPY/AGRP, o MC3R parece ter efeito autorregulatório. O MC4R é densamente encontrado no hipotálamo, e a ativação pelo alfa-MSH reduz a ingestão alimentar. Mutações nesse receptor representam a desordem genética mais comum na obesidade humana de início precoce, em torno de 6% dos casos de obesidade. A inativação do gene *MC4R* em camundongos acarreta em obesidade associada à hiperfagia, hiperinsulinemia e hiperglicemia, sem modificar a função adrenal ou reprodutiva. Também em seres humanos, os portadores de mutações no *MC4R* apresentam hiperfagia e hiperinsulinemia, aumento de IMC, com aumento de massa de gordura e de massa magra, com leptinemia normal.

Em 1998, foram descritas mutações no gene *POMC* em dois indivíduos com obesidade, cabelos ruivos, pele clara e insuficiência adrenal. A obesidade severa dessas crianças, desenvolvida já no primeiro ano de vida, foi secundária à hiperfagia e possivelmente também à redução do gasto energético. Camundongos *knockout* do gene *POMC* ficam obesos e, quando tratados com um agonista de alfa-MSH, perdem peso rapidamente em reposta à menor ingestão alimentar e do aumento da lipólise. O mesmo ocorre em camundongos *ob/ob* (deficiente em leptina). Em humanos eutróficos, a administração crônica nasal de MSH/ACTH foi capaz de reduzir o peso corporal e a adiposidade. É interessante notar que os camundongos *db/db*, os quais não possuem o receptor para leptina, e que, portanto, são obesos e diabéticos, quando esse gene é restaurado exclusivamente nos neurônios POMC, apesar de não normalizarem a massa corporal, normalizam a insulinemia e a homeostase glicêmica, o que mostra que cada circuito neural regulador da ingestão alimentar está mais associado a componentes específicos do metabolismo energético.[17]

CART

O CART pertence à via anorexígena e é expresso no ARC, nas mesmas células que expressam a POMC. Em relação aos outros peptídios, existem poucos estudos sobre o CART, sendo o seu principal inibidor o NPY/AgRP por meio da ativação de neurônios GABAérgicos. Como é um transcrito relacionado com cocaína e anfetamina há um potencial de relação desse peptídio anorexígeno com o efeito anorexígeno dessas drogas e com o potencial de abstinência que sua inibição possa acarretar.

CRH

O CRH tem como principal função estimular o hormônio adrenocorticotrófico (ACTH) e consequentemente o cortisol. É um potente anorexigênico e sua administração central suprime a ingestão alimentar. A leptina inibe a expressão do CRH, que se encontra aumentada em camundongos *ob/ob*. Porém, indivíduos obesos apresentam hiperleptinemia e resposta exagerada ao estresse, o que é compatível com o estado de resistência à leptina.

TRH

O TRH tem como principal função aumentar a produção de hormônios tireóideos, mas no hipotálamo possui efeito anorexigênico e de estimular a movimentação e diminuir o sono. Além disso, indiretamente, por ativar os hormônios tireóideos, aumenta a termogênese e, com isso, o gasto energético. A leptina estimula a síntese e secreção de TRH, ao passo que o TRH inibe o MCH no hipotálamo lateral; porém, estimula a orexina e a prolactina, que em situações especiais, como a lactação, também funcionam como hormônios orexígenos.

Neurotransmissores

Além desses peptídios, existe uma grande quantidade de neurotransmissores que atuam também como orexígenos ou anorexígenos, tais como a adrenalina e a noradrenalina, a serotonina e a histamina. Esses neurotransmissores apresentam importante função, ligando os mecanismos de regulação da ingestão alimentar com o sistema de recompensa e sensação de prazer, através de vias dopaminérgicas e GABAérgicas. Em geral, esses neurotransmissores são anorexígenos, porém em situações especiais, como o uso de antagonistas ou agonistas específicos para seus receptores, podem funcionar também como orexígenos. Apesar dos dados publicados, sobre neurotransmissores apresentarem mais controvérsias do que os neuropeptídios, as terapêuticas existentes para controle da ingestão alimentar são todas baseadas na liberação ou inibição da recaptação desses neurotransmissores pelos neurônios. Assim, substâncias que estimulam a liberação de adrenalina, tais como a fentermina e o mazindol, ou que inibem a recaptação de serotonina, como a sibutramina, têm sido utilizadas como inibidores de apetite no tratamento da obesidade.[21]

Citocinas

Uma boa parte das citocinas pro e anti-inflamatórias, que são liberadas pelo sistema imune em estados de infecção e inflamação, são também produzidas no tecido adiposo e no hipotálamo, regulando a ingestão alimentar e o gasto energético. Sua atuação como obesogenos ainda é matéria de investigação, e mais conhecido é seu efeito em doenças crônicas, aumentando o catabolismo e diminuindo a ingestão alimentar, o que produz um estado de caquexia, no qual o fator de necrose tumoral (TNF) desempenha um papel importante.

Em resumo, o controle central da ingestão alimentar é altamente complexo, envolvendo neuropeptídios, hormônios, neurotransmissores e citocinas que atuam em um circuito redundante e reverberante, nem sempre com uma lógica unidirecional. Assim, alguns hormônios orexígenos podem atuar inibindo outros fatores orexígenos, como mostramos anteriormente. O resultado final disso é que se estabelece um controle fino e especializado da ingestão alimentar, decorrente de diversos fatores internos e externos, combinando diferentes regulações metabólicas sobre o metabolismo lipídico, a homeostase glicêmica e a síntese proteica.[22]

SINAIS LIPOSTÁTICOS DE CURTO PRAZO

Hormônios intestinais

Além da regulação do apetite em longo prazo exercido pela leptina e insulina, fatores de curto prazo provenientes principalmente do trato gastrintestinal também compõe o sistema de controle da ingestão alimentar. Esses sinais convergem no hipotálamo para regular a ingestão alimentar e o gasto energético garantindo a homeostase da massa corporal.

Os hormônios gastrointestinais são peptídios secretados por células enteroendócrinas específicas do trato gastrintestinal (TGI), principalmente em resposta ao conteúdo de energia ingerido e ao tipo de nutrientes presentes em sua luz. De um modo geral, eles agem tanto por meio de ações parácrinas (via terminações vagais do TGI) quanto por ações endócrinas, enviando para o SNC informações sobre a presença de nutrientes no TGI. Os hormônios gastrointestinais regulam a velocidade de esvaziamento gástrico, a motilidade intestinal, algumas secreções digestivas e a expressão de neuropeptídios orexígenos e anorexígenos através de ligação a receptores específicos em regiões-chave do SNC. Assim, eles contribuem para o controle homeostático de curto prazo da ingestão alimentar no que diz respeito ao início e término de cada refeição.[23] Entre os hormônios gastrointestinais, os de maior destaque nos estudos que avaliam o controle da ingestão alimentar, são a ghrelina (orexigênico), e anorexígenicos: a colecistocinina, o GLP-1 (peptídio 1 semelhante ao glucagon, anorexigênico) e o GIP (peptídio inibidor gástrico).

Ghrelina

A ghrelina é um hormônio peptídico sintetizado e secretado principalmente pelas células "X/A *like*" presentes na região de fundo da mucosa do estômago e foi descoberta inicialmente pelo seu efeito estimulador do hormônio do crescimento (GH). Ela pode ser liberada para a circulação sob a forma de des-acil-ghrelina, C-ghrelina ou acil-ghrelina, sendo esta última a forma biologicamente ativa do hormônio. A ghrelina é conhecida por estimular o início e a frequência da alimentação bem como o acúmulo corporal de gordura, influenciando em longo prazo a massa corporal, geralmente por mecanismos independentes.[24] Representa o único hormônio gastrintestinal orexigênico conhecido, sendo liberado em situações de jejum e inibido no período pós-prandial. A ghrelina se liga ao receptor GHS-R1a, altamente expresso no hipotálamo e tronco cerebral, demonstrando um possível papel da ghrelina sobre o circuito neural que controla a homeostase de energia.

Dos núcleos hipotalâmicos, o ARC é o mais sensível a ação da ghrelina periférica. Os receptores GHS-R1a concentram-se nos neurônios AgRP/NPY+, nos quais a ligação da ghrelina estimula a liberação dos neuropeptídios orexígenos e do neurotransmissor inibitório GABA (ácido gama-aminobutírico). É através do GABA que a ghrelina modula de forma indireta a atividade dos neurônios POMC+, inibindo sua liberação. Além disso, ela reduz a disponibilidade de alfa-MSH. No LH, a mensagem chega através de neurônios do hipocampo que expressam receptores GHS-R1a e enviam projeções para os neurônios orexina+ do LH, levando a liberação desse neuropeptídio sob estímulo da ghrelina, aumentando a motivação para consumo de alimentos ricos em gordura.[25,26]

Outro mecanismo de ação da ghrelina no SNC é sua ligação a receptores nos neurônios sensoriais aferentes vagais, que inervam o TGI. Esse sinal chega ao núcleo do trato solitário (NTS) e segue para o ARC através de vias noradrenérgicas, resultando na estimulação dos neurônios AgRP/NPY^{+}. Assim, a ghrelina aumenta a ingestão alimentar tanto por meio de ação direta no ARC, quanto por meio de ação indireta através do NTS. Receptores de ghrelina também são expressos nos neurônios dopaminérgicos do VTA, aumentando a liberação de dopamina no NAc. A consequência disso é o aumento da ingestão alimentar com reforço na procura e no valor de recompensa para alimentos palatáveis,[25] configurando o aspecto hedônico da ghrelina sobre a ingestão alimentar.

Estudos mostram que as concentrações plasmáticas de ghrelina em indivíduos obesos costumam ser baixas, porém constantes, perdendo a característica pulsátil observada em pessoas eutróficas, além de não ser inibida de modo apropriado após a alimentação. Somado a isso, observa-se também uma resistência central ao efeito orexígeno da ghrelina, como um mecanismo de proteção para conter o ganho de peso.[27] Após cirurgia bariátrica, a resposta fisiológica da ghrelina ao estado jejum/alimentado é restaurada.

Antagonistas para NPY e AgRP inibem a alimentação induzida pela ghrelina. A ghrelina funciona como um iniciador da alimentação. A infusão intravenosa de ghrelina em voluntários saudáveis, simulando a concentração similar a encontrada no jejum de 24 horas, aumentou a ingestão alimentar em 30%. O bloqueio farmacológico da ghrelina resulta na diminuição da ingestão alimentar e do peso corporal em roedores. Roedores com deficiência em ghrelina ou com deficiência no seu receptor, são resistentes à obesidade induzida por dieta. A ghrelina bloqueia a ação da leptina sobre a alimentação, entretanto a administração prévia de leptina atenua o efeito orexigênico da ghrelina, sugerindo uma interação funcional entre ambos.

Colecistoquinina (CCK)

Foi o primeiro peptídio gastrintestinal reconhecidamente associado ao controle do apetite, tendo efeito anorexígeno. A CCK é produzida pelas células I do intestino proximal, no duodeno e no jejuno, e secretada na circulação em resposta à ingestão de nutrientes, tendo seu maior estímulo com a ingestão de lipídios e proteínas. Seu nível circulatório máximo se dá 25 minutos após o início de uma refeição e tem duração de 3 horas, quando começa então a reduzir seus níveis plasmáticos.[28]

É derivada da pró-CCK, que dá origem a uma variedade de isoformas bioativas desse peptídio, sendo as mais abundantes na circulação humana: CCK-58, CCK-33, CCK-39, CCK-22 e CCK-8. A CCK-8 é a mais abundante no cérebro e as isoformas maiores mais abundantes no TGI. A CCK inibe a ingestão alimentar, com redução do tamanho e da duração das refeições, no entanto, não afeta o peso corporal, uma vez que estudos mostram que, apesar desse efeito em reduzir ingestão alimentar, ela é associada a um aumento da frequência alimentar. Dessa maneira, a CCK está mais envolvida com o controle da ingestão alimentar em curto prazo, dando saciedade e estimulando o término da refeição.[29]

A CCK atravessa a barreira hematoencefálica e se liga ao seu receptor no núcleo dorsomedial e no núcleo do trato solitário, agindo nos neurônios NPY. Além disso, os efeitos da CCK na ingestão alimentar também são mediados através da ativação parácrina e neuroendócrina de fibras vagais onde também é expresso o CCK-1. O receptor CCK-2 é o subtipo predominante no sistema nervoso central, onde é amplamente distribuído em todo o cérebro e medula espinhal. A presença desse receptor, seletivamente nos neurônios dopaminérgicos mesolímbicos e em outras regiões do mesencéfalo, além dos efeitos dos análogos da CCK no comportamento, sugerem que esse subtipo de receptor pode estar envolvido com a modulação da ansiedade e distúrbios do comportamento. Ainda, foi detectada a expressão desse receptor em adipócitos, onde sua ativação promove a liberação de leptina que irá agir a nível central, inibindo o apetite.[30]

A CCK age por diversos mecanismos para gerar o seu efeito anorexígeno. Um deles é o efeito inibitório sobre a motilidade gastrintestinal, com inibição do esvaziamento gástrico, propiciando, assim, a sensação de saciedade. Além disso, alguns autores sugerem que a CCK pode promover a ativação de mecanorreceptores gástricos e, assim, ativar um mecanismo de *feedback* entre o intestino e os centros regulatórios do apetite no cérebro. Existe, ainda, um mecanismo extragastrintestinal, via nervo vago que também induz a redução da ingestão alimentar. Em contribuição a todos esses mecanismos, a CCK ainda é capaz de estimular a secreção de PYY, um outro peptídio gastrintestinal com ação anorexígena, e inibir a secreção da ghrelina. No entanto, o efeito anorexígeno da CCK parece ser de curta duração uma vez que, quando administrada 30 minutos antes do início de uma refeição, ela não altera a ingestão alimentar. Devido a esse perfil de curta duração dos efeitos da CCK na ingestão alimentar, o seu uso como tratamento da obesidade é limitado. Um estudo feito com ratos que receberam infusão contínua intraperitoneal de CCK só demonstrou redução da ingestão alimentar nas primeiras 24 horas de estudo, tendo perdido seu efeito anorexígeno após esse período.[31]

Peptídio YY (PYY)

É um peptídio anorexígeno da família PP, que também inclui o polipeptídio pancreático (PP) e o NPY, com 36 aminoácidos produzidos e secretados pelas células L do intestino, especialmente pelo íleo, colón e reto, em resposta a presença de nutrientes no TGI, com destaque para o estímulo causado pela presença de ácidos graxos, fibras e ácidos biliares. Além disso, há evidências que o PYY também é sintetizado no sistema nervoso central e periférico, nas células alfa das ilhotas de Langerhans, no estômago e no tronco cerebral. Dentre os efeitos associados ao PYY, destacam-se o retardo do esvaziamento gástrico, inibição da secreção gástrica, modulação da motilidade gastrintestinal e aumento da absorção no íleo, com consequente inibição da ingestão alimentar e redução do ganho de peso.[29]

Os efeitos na ingestão alimentar associados ao PYY parecem ocorrer via receptor Y2R, uma vez que o bloqueio farmacológico desse receptor reverte o efeito anorexígeno da administração sistêmica de PYY. Os efeitos desse peptídio ocorrem através do aumento nos níveis de POMC e redução nos níveis de NPY.[32]

Além desses mecanismos hipotalâmicos, algumas evidências sugerem um efeito via nervo vago do PYY, uma vez que esse é um local onde também há expressão do receptor Y2R e que roedores submetidos à vagotomia apresentaram supressão dos efeitos anorexígenos provocados pela administração periférica de PYY3-36.[33]

Em humanos obesos ou com sobrepeso, as concentrações plasmáticas de PYY estão reduzidas no período de jejum. Um estudo com voluntários obesos recebendo infusão intravenosa de PYY, mostrou que a redução na ingestão calórica desses indivíduos era semelhante àquela observada nos indivíduos magros. A preservação da sensibilidade ao efeito desse peptídio e o fato dos seus níveis plasmáticos estarem diminuídos na obesidade, sugerem que o PYY pode estar envolvido na patogênese da obesidade e que o tratamento a fim de normalizar os seus níveis plasmáticos pode ser uma boa estratégia terapêutica. Aumento nos níveis séricos de PYY são encontrados após cirurgia bariátrica, possivelmente contribuindo para a perda inicial de peso que segue o procedimento.[34]

Peptídio Glucagon-Like (GLP)-1

O GLP-1 (peptídio semelhante ao glucagon 1) é um hormônio derivado do processamento pós-traducional do peptídio pró-glucagon. As células que o sintetizam, células alfa do pâncreas, neurônios do núcleo do trato solitário e hipotálamo no SNC e as células L presentes na camada epitelial do íleo distal e cólon, expressam RNAm do precursor e a enzima pró-hormônio convertase específica para catalisar tal modificação. O GLP-1 exerce seus efeitos incretina e anorexigênico através da ligação ao seu receptor (GLP-1R). Ele está presente em tecidos periféricos e centrais como pâncreas (células alfa, beta e delta), trato gastrintestinal, gânglio nodoso do nervo vago, hipófise, hipotálamo, tronco cerebral entre outros. No SNC, o GLP1-R pode ser ativado tanto pelo GLP-1 produzido localmente, quanto pelo produzido pelo intestino. Ele pode chegar ao SNC por difusão através da barreira hematoencefálica e órgãos circunventriculares. A mensagem emitida pelo GLP-1 também pode chegar ao SNC pelos ramos aferentes vagais que partem do gânglio nodoso para o núcleo do trato solitário. Dessa região, a informação é retransmitida para o hipotálamo e outras regiões. Esta última via parece ser dominante para os efeitos centrais do GLP-1, já que sua meia-vida na circulação é extremamente curta.[35]

A leptina estimula a secreção de GLP-1 pelas células L enteroendócrinas. Receptores de leptina também são encontrados no gânglio nodoso do nervo vago e em neurônios do NTS que expressam GLP-1R, promovendo a liberação local de GLP-1 que atua em regiões hipotalâmicas envolvidas no controle do apetite. Por outro lado, a sinalização periférica do GLP-1R também parece influenciar no efeito da leptina sobre a ingestão alimentar e o ganho de peso corporal em ratos. Portanto, parece que a leptina pode potencializar a secreção de GLP-1 e seus efeitos anorexígenos, e o GLP-1 também pode mediar os efeitos da leptina sobre a homeostase energética.[36]

O efeito anorexígeno do GLP-1 é mediado por dois mecanismos principais que se complementam: redução da velocidade de esvaziamento gástrico e da secreção de ácido clorídrico, sendo responsável por diminuir a ingestão alimentar em curto prazo e estimulação direta dos neurônios POMC/CART+ e inibição indireta dos neurônios NPY/AgRP+ no ARC. Assim o GLP-1 reduz a ingestão alimentar por diminuir o tamanho e a duração da refeição, bem como por aumentar o intervalo de tempo entre as refeições.[37]

A administração central ou periférica de GLP-1, ou ainda de um agonista do seu receptor, aumenta a saciedade e reduz o peso corporal. Obesos costumam apresentar níveis reduzidos desse peptídio, mas permanecem sensíveis à administração e ao seu efeito anorexígeno. Após cirurgia bariátrica, os obesos apresentam uma melhora na resposta pós-prandial do GLP-1. O agonista sintético desse hormônio, a liraglutida, teve seu uso indicado como coadjuvante no tratamento do *diabetes mellitus* tipo 2, por estimular a secreção de insulina, tendo sido verificado que os pacientes perdiam peso. Assim, há um potencial para a utilização desse hormônio no tratamento da obesidade.

A inativação de GLP-1 é realizada pela enzima DPP4 (dipeptidil peptidase 4) e se inicia assim que o hormônio é secretado. Essa enzima está presente em vários tecidos, incluindo o fígado e os vasos que drenam a mucosa intestinal,[36] gerando os metabólitos inativos GLP-1-(9-37) e GLP-1-(9-36)NH2 que são excretados pelo rim. Inibidores da DPP4, cujo protótipo foi descoberto em 2006, a sitagliptina, tem uso terapêutico para o *diabetes mellitus*, assim como potencial terapêutica para a perda de peso.

Polipeptídio inibidor gástrico (GIP)

O GIP é uma incretina secretada predominantemente no duodeno em resposta à ingestão de carboidratos e lipídios. Assim como o GLP-1, o GIP é degradado pela enzima DPP4, tendo atividade biológica de apenas 5 a 7 minutos após sua secreção. A principal ação do GIP é estimular a secreção de insulina glicose-dependente, sendo por isso também conhecido como polipeptídio insulinotrópico dependente de glicose. O GIP tem efeito anorexígeno, entretanto, sua maior importância reside no controle da homeostase glicêmica. Camundongos *knockout* para GIP apresentam resistência à insulina, sem modificar ingestão alimentar.

Os níveis séricos de GIP no pós-operatório da cirurgia bariátrica ainda são controversos, se por um lado há estudos que não demonstram redução, outros evidenciaram um aumento dos níveis de GIP. Variações na técnica cirúrgica poderiam explicar essa controvérsia.

INTERAÇÃO ENTRE FATORES EXTERNOS E INTERNOS NA REGULAÇÃO DO COMPORTAMENTO ALIMENTAR

A função básica do controle da ingestão alimentar reside na utilização da energia do meio externo, quando disponível no ambiente, e armazená-la no organismo, para que em situações de deficiência energética ela possa ser utilizada pelos tecidos. Para isso, quando os estoques energéticos do organismo caem a um nível perigosamente baixo, os mecanismos de fome são acionados por meio da liberação de substâncias orexígenas, desde o TGI (ghrelina) até o hipotálamo (NPY, AgRP, MCH, orexinas e endocanabinoides). Uma parte dessas substâncias também atua reduzindo o gasto energético, por meio da supressão do sistema nervoso simpático, e prepara o organismo para receber nutrientes por meio da ativação do sistema parassimpático. Além disso, o animal precisa estar alerta para obter nutrientes e peptídios, o que ocorre pela atuação da orexina, tendo um papel importante no ciclo sono/vigília. Na situação de carência alimentar, os depósitos de gordura são depletados e a leptinemia cai, então a leptina deixa de exercer seu efeito inibitório sobre as vias orexígenas. Ao mesmo tempo, a hipoleptinemia faz com que hormônios envolvidos com a reprodução, a termogênese e a atividade motora (gonadotrofinas, testosterona, estrogênio, hormônios tireóideos e TRH) diminuam, o que reduz o metabolismo basal, impedindo a multiplicação da espécie e reduzindo a competição por alimentos. Por outro lado, a corticosterona é liberada e atua aumentando a quebra de proteínas e a gliconeogênese, reduzindo o CRH e citocinas pró-inflamatórias, como o TNF, que são anorexígenas.[38]

No estado alimentado, os depósitos de gordura são restabelecidos e a leptinemia aumenta, bem como a insulinemia, reduzindo as vias orexígenas e estimulando as vias anorexígenas. A atividade reprodutora e a termogênese são ativadas e a corticosterona é suprimida, ao passo que o sistema nervoso simpático é ativado, o que desvia o catabolismo em direção à maior utilização de lipídios, em vez de proteína, como fonte de energia. Tudo deveria funcionar muito bem, e de fato funciona na maioria das pessoas e nos animais na vida selvagem, mantendo a composição corporal constante, na idade adulta. Entretanto, mecanismos adaptativos que permitem a antecipação de mecanismos homeostáticos (*feedforward*), podem produzir o desequilíbrio desse fino mecanismo, se o meio ambiente contradizer, durante a vida do animal, o que foi estabelecido em períodos mais plásticos do sistema regulatório, tais como a embriogênese e a lactação. Esses mecanismos foram estabelecidos durante os milhares de anos da evolução de nossa espécie, cuja alimentação era essencialmente composta de frutas, grãos, tubérculos e carnes, em geral obtidos em períodos diferentes. Hoje, os alimentos industrializados apresentam uma grande mistura de componentes, que são expostos simultaneamente a um sistema de controle do apetite, adaptado durante milhares de anos para outro tipo de apresentação da dieta e que, portanto, pode não estar adequadamente adaptado a essa nova realidade. Da mesma maneira, reflexos condicionados, os quais associam o hábito alimentar com estímulos prazerosos e que são mecanismos adaptativos importantes na procura por alimentos, podem vir a sobrepujar todo esse mecanismo de regulação recíproca entre o tecido adiposo, o sistema nervoso e o TGI, produzindo obesidade. Uma vez instalada a obesidade, a resistência à insulina e leptina perpetuam o ciclo vicioso de ganho de peso. A especulação mais intrigante é sobre o porquê de ter se tornado uma vantagem adaptativa, durante a evolução, a seleção de um mecanismo de resistência à leptina e insulina? Por que o organismo teria de se defender de níveis excessivamente elevados desses dois hormônios? No caso da insulina, é relativamente fácil entender, já que a hipoglicemia é fatal, caso intensa e por período prolongado. Entretanto, é mais difícil explicar que a resistência à leptina seria útil, salvo seja consequência direta da sinalização cruzada entre leptina e insulina ou do fato de que a leptina melhora a sensibilidade à insulina. De qualquer modo, permanece a pergunta: em que situações naturais a insulinemia seria tão intensa, a ponto de que mecanismos adaptativos fossem selecionados durante a evolução? Por outro lado, com a resistência à insulina, a glicose não seria desviada para músculo e tecido adiposo e poderia ser utilizada preferencialmente pelo sistema nervoso.

Esses mecanismos internos são reforçados por meio da associação com estímulos e situações externas que produzem prazer, sobretudo por meio da liberação de neurotransmissores como dopamina, serotonina, anandamida e GABA. Dessa maneira, por meio desses reforços, são estabelecidos mecanismos condicionados de recompensa, os quais associam determinados hábitos com a fome. Portanto, a ingestão de alimento pode estar relacionada a hábitos de vida, como o hábito de comer assistindo à televisão, comer em família, comer em reuniões de trabalho, comer quando se ouve barulho de pratos ou panelas, ou quando se sente um determinado cheiro. Cada uma dessas situações modifica a fina regulação que estabelece o equilíbrio ideal entre consumo alimentar e gasto energético. Modificações conscientes de hábito alimentar, com um determinado objetivo, como ganhar ou perder peso, também podem alterar este processo homeostático de manutenção da massa corporal.

Um dos maiores problemas na obesidade é a dificuldade em manter a perda de peso corporal em longo prazo, o que pode ser em parte decorrente do fato de que seria necessário manter um balanço energético negativo, o qual envolveria certo grau de privação alimentar, podendo levar ao aumento do valor de reforço para o alimento de maior valor energético. Se a restrição de alimentos for repetida ou crônica, pode alterar o ponto de equilíbrio para a saciedade, de tal modo que um maior consumo alimentar se torna necessário para alcançar a saciedade. Além disso, nessas situações, todo o sistema periférico modifica sua regulação para poupar o gasto energético. Esses dois fenômenos acarretam em aceleração no processo de ganho de massa corporal.

O desejo por determinados alimentos está condicionado ao valor da recompensa. Uma possível forma para reduzir esse desejo durante a dieta está baseada na ideia de que o "desejo descontrolado", típico das dietas restritivas, é em parte uma resposta condicionada, portanto a remoção do estímulo condicionado poderia reduzir também a ocorrência de recaídas. As mudanças no nível de resposta depende do tipo e da variedade de alimentos disponíveis. Estudos demonstram que, tanto em animais como em humanos, ocorre uma redução na ingestão de um alimento conhecido quando um novo é apresentado. As pessoas consomem mais energia quando é oferecida uma alimentação mais variada, como nos restaurantes por quilo ou nos rodízios, o que pode contribuir para o aumento da epidemia da obesidade. A acessibilidade ao alimento também é importante para o valor de reforço, tendo em vista que alimentos de fácil preparo são mais acessíveis. Um bom exemplo são os lanches de alta densidade energética, geralmente são convidativos para a alimentação, ao passo que os alimentos mais saudáveis, como lanches com menor densidade energética, geralmente requerem uma preparação mais elaborada.

A saciedade não depende somente da regulação do estoque de energia, mas também da efetividade de reforçadores externos, tais como cor, sabor, textura e ambiente em que os alimentos são oferecidos. A composição dos alimentos parece influenciar no seu valor de reforço. Por exemplo, as pessoas geralmente selecionam alimentos por seu sabor agradável, e não por serem compostos primariamente por carboidratos, lipídios e proteínas. Entretanto, os alimentos com sabores mais agradáveis são frequentemente compostos por elevadas concentrações de carboidratos e/ou lipídios, e são, em geral, mais calóricos.

A obesidade está associada a um desejo por alimentos que contêm uma mistura de açúcar e gordura. A preferência por açúcar pode ser estabelecida no início do desenvolvimento, uma vez que já foi demonstrado que essa substância pode acalmar crianças estressadas, e que a sucção no lactente é motivada pelo conteúdo de açúcar presente no leite. Pesquisas sugerem que os sistemas opioide, dopaminérgico e serotoninérgico são, em parte, responsáveis pela preferência pelo gosto doce, contribuindo para o estabelecimento do valor de recompensa pelos alimentos. Animais apresentam maior motivação por recompensa pelo açúcar, que tem mostrado um efeito similar à resposta a algumas drogas de abuso, uma vez que o acesso intermitente, tanto ao açúcar como às drogas, causa um aumento nos níveis de dopamina no núcleo accumbens. Gorduras da dieta também têm se mostrado importantes reforçadores na procura por alimentos. Ainda não há estudos específicos para valor de reforço da proteína da dieta.[39,40]

A hora do dia também parece ter influência na ingestão de alimentos, já que, de fato, os seres humanos costumam comer em intervalos regulares e as refeições são mais definidas pelos horários do que pelo esgotamento de nutrientes. Além disso, algumas condições metabólicas podem desenvolver diferenças na resposta a estímulos de controle alimentar que são importantes no desenvolvimento da obesidade. Por exemplo, crianças obesas são mais responsivas a estímulos olfatórios que as crianças magras, o que leva a uma maior motivação a comer, mantendo um balanço energético positivo e perpetuando a obesidade.

A obesidade tem sido associada ao comportamento depressivo. A depressão funciona como um reforçador tanto para procura por drogas como por alimentos. Tanto pesquisas básicas desenvolvidas em animais como em seres humanos demonstram um aumento pela procura de alimentos doces após indução de depressão. Como o açúcar estimula a produção de serotonina, a qual reduz ansiedade e depressão, a ingestão de açúcar atua como reforço para um processo que rompe o mecanismo homeostático de regulação do comportamento alimentar. Existe diferença individual na influência da depressão sobre o peso corporal. Por isso, algumas pessoas ganham peso quando deprimidas, ao passo que outras, perdem peso. De maneira geral, indivíduos com sintomas de depressão e com um elevado IMC, ganham ainda mais peso nos episódios de depressão do que aqueles com IMC menor. Existe clara associação entre estresse e depressão. Indivíduos obesos apresentam uma resposta exagerada a estressores e aumento de cortisol sérico, o qual aumenta o acúmulo de gordura visceral que induz mais resistência à leptina, criando um ciclo vicioso. De fato, como vimos anteriormente, a leptina suprime o CRH. Como os obesos apresentam resistência à leptina, fica fácil de entender o aumento do cortisol. Em geral, pessoas obesas parecem ter maior motivação para comer que os não obesos. Estudos demonstram que, quando é solicitado a indivíduos obesos e não obesos para enumerar suas atividades prediletas, comer sempre está entre as primeiras para os obesos.[41]

As diferenças individuais podem ser explicadas, em parte, por origens étnicas diferentes, resultantes do processo de evolução. Além disso, hábitos culturais arraigados também podem sobrepujar os mecanismos básicos de regulação do comportamento alimentar.

Dimorfismo sexual, compulsão alimentar e obesidade

Existem diferenças gênero-específicas no comportamento alimentar que podem estar subjacentes ao desenvolvimento da obesidade. De uma maneira geral, a compulsão alimentar ocorre em maior frequência em indivíduos que se submetem a longos períodos de privação alimentar, e se diferencia da sensação de fome por ser experimentado mesmo quando não há necessidade de calorias.[42]

Sabe-se que o gênero feminino é considerado um fator de risco para o desenvolvimento da obesidade. Somente o fato ser mulher duplica a chance de ter sobrepeso.[43] As diferenças de gênero se relacionam com os tipos de alimentos, intensidade e frequência da ingestão, além da capacidade de controlar o desejo por comer. Um estudo de ressonância magnética funcional avaliando a reatividade neural à imagens de alimentos palatáveis, demonstrou que mulheres apresentam maior atividade na anterior do cérebro, que é relacionada com o gosto. Um outro estudo demonstrou que as mulheres apresentam maior reatividade neural a alimentos hipercalóricos após períodos de privação de alimentos.[44]

Uma interação complexa de fatores biológicos, sociais e ambientais produzem as diferenças de gênero em relação ao comportamento alimentar e desenvolvimento da obesidade. Entretanto, os hormônios sexuais, como testosterona, progesterona e estrogênios modulam o consumo de alimentos, bem como as diferenças gênero-específicas. Além de homens e mulheres diferirem quanto aos níveis médios dos hormônios sexuais, as mulheres também experimentam variação hormonal mensal devido ao seu ciclo menstrual, o que pode contribuir de modo importante para as diferenças de gênero no consumo de alimentos.

Os níveis de testosterona são mais elevados nos homens, enquanto os níveis de estrogênio são tipicamente maiores nas mulheres. Assim, os hormônios sexuais são moduladores importantes do consumo de alimentos, capazes de interagir com neurotransmissores e com o sistema gastrintestinal, modulando a ingestão alimentar e o gasto energético. Há ainda muita variabilidade gênero-específica em relação à idade, com aumento dos hormônios sexuais durante a adolescência e redução com o envelhecimento. Os andrógenos estão associados a risco reduzido de obesidade e diabetes em homens, mas a aumento do risco de obesidade e diabetes em mulheres.[45] Observa-se que em situações de hipogonadismo ocorre aumento da resistência à insulina e, que mulheres com hiperandrogenismo e ovários policísticos também apresentam resistência à insulina. Por outro lado, os estrógenos atenuam o apetite em homens e mulheres, de modo que, quando há redução no estrogênio, ocorre maior ingestão alimentar, como na menopausa. Esses efeitos podem ser revertidos pela reposição de estrogênio. Sabe-se que em mulheres o consumo de alimentos apresenta variações ao longo do ciclo menstrual devido a essas flutuações dos hormônios sexuais. Mulheres na fase lútea do ciclo ovariano consomem significativamente mais alimentos e preferem alimentos mais doces em comparação com as mulheres na fase folicular. Uma metanálise, somente com estudos realizados em mulheres, demonstrou que a diferença no consumo de alimentos equivale a aproximadamente 238 calorias adicionais por dia durante a fase lútea em comparação com a fase folicular (podendo chegar a até 597 calorias adicionais por dia). Esse aumento da ingestão calórica pode resultar em um aumento de peso anual de 4 a 8 kg. As mulheres apresentaram também maior reatividade neural ao visualizar imagens de alimentos ricos em calorias na fase lútea em comparação com a fase folicular.[46] Além disso, as mulheres durante a fase menstrual, são mais sensíveis a episódios de compulsão alimentar.

Apesar da escassez de trabalhos experimentais e clínicos que comparam diretamente resultados do tratamento com dietas restritivas em homens e mulheres, alguns estudos relatam que as mulheres são menos propensas a completar o tratamento e que as mulheres perdem menos peso do que os homens. Foi demonstrado que o metilfenidato acarretou diminuição do desejo alimentar e do consumo de alimentos em mulheres obesas, mas não em homens.[47] Assim, um melhor entendimento a respeito das influências hormonais sobre o comportamento alimentar em homens e mulheres pode influenciar no sucesso dos tratamentos para o controle da obesidade.

Vício como consequência do distúrbio da regulação do comportamento alimentar

Atualmente, muitos estudos demonstram grandes semelhanças entre o vício por drogas e alimentos, inclusive experiências subjetivas típicas do vício e atividade neural em regiões associadas a recompensa em resposta ao desejo induzido por drogas e alimentos são comuns.[48] Além disso, já foi proposto que as drogas tenham "sequestrado" o sistema de recompensas hedônicas, que possivelmente tenha evoluído originalmente da recompensa para alimentos e que a desregulação desse sistema seja responsável pelo vício por alimentos e drogas. E como todos os vícios, o vício por alimento também passa pelo sistema de recompensa do cérebro (Figura 5.3).

As regiões do cérebro envolvidas com o prazer são: a ínsula, núcleo accumbens e corpo estriado ventral, o córtex orbitofrontal e o córtex cingulado e orbital. É a ativação do centro da recompensa que faz com que hábitos (como comer ou usar drogas) se perpetuem, bem como o desafio de experimentar coisas. Quando houver ativação do centro de recompensa, haverá chance de vício, um termo antes só aplicado às drogas. Hoje, sabe-se como proceder em outras situações, com presença, inclusive, de sintomas de abstinência: suores, irritabilidade e elevado nível de recaída, como é o caso dos comedores compulsivos e de bulímicos. A dependência ocorre por uma modificação no sistema de recompensa do cérebro, fazendo com que a pessoa "perca o controle". A comida também pode produzir reações que fogem do planejamento, fazendo com que um obeso tenha grande dificuldade de aderir a dietas.

O vício ocorre somente quando o sistema de recompensa fica propenso ao desequilíbrio. Sabe-se, por exemplo, que na obesidade existem alterações neuroendócrinas capazes de modificar o comportamento alimentar, perpetuando o desequilíbrio energético. A insônia, a ansiedade e o pensamento obsessivo de um episódio de abstinência podem ocorrer durante uma dieta restritiva. A explicação neurobiológica para esse fenômeno se baseia em alterações no sistema de recompensa, como número de receptor para dopamina diminuído no núcleo accumbens. Em animais com pré-disposição ao vício, é observado um aumento de corticosterona, e a adrenalectomia faz com que o animal não desenvolva o vício. A autoadministração de cocaína não ocorre se a corticosterona circulante não ultrapassar um valor limite, ou seja, sem estresse não há vício. É possível, então, que o estresse social modifique o sistema dopaminérgico, aumentando a suscetibilidade ao vício, tanto em drogas como em alimentos. É importante lembrar que existe uma relação inversa entre leptina e corticosterona, de tal modo que hipoleptinemia associada a estados de carência alimentar crônica ou resistência à leptina, associada à obesidade, podem produzir hipercorticosteronemia.[49,50]

Além da corticosterona, que associa as alterações do comportamento alimentar com o estresse, o sistema adrenérgico também parece ser afetado. Foi observado que camundongos estressados desenvolvem resistência à leptina e maior adiposidade visceral. Essas alterações são corrigidas com antagonista beta-3-adrenérgico, à custa de agravamento dos distúrbios comportamen-

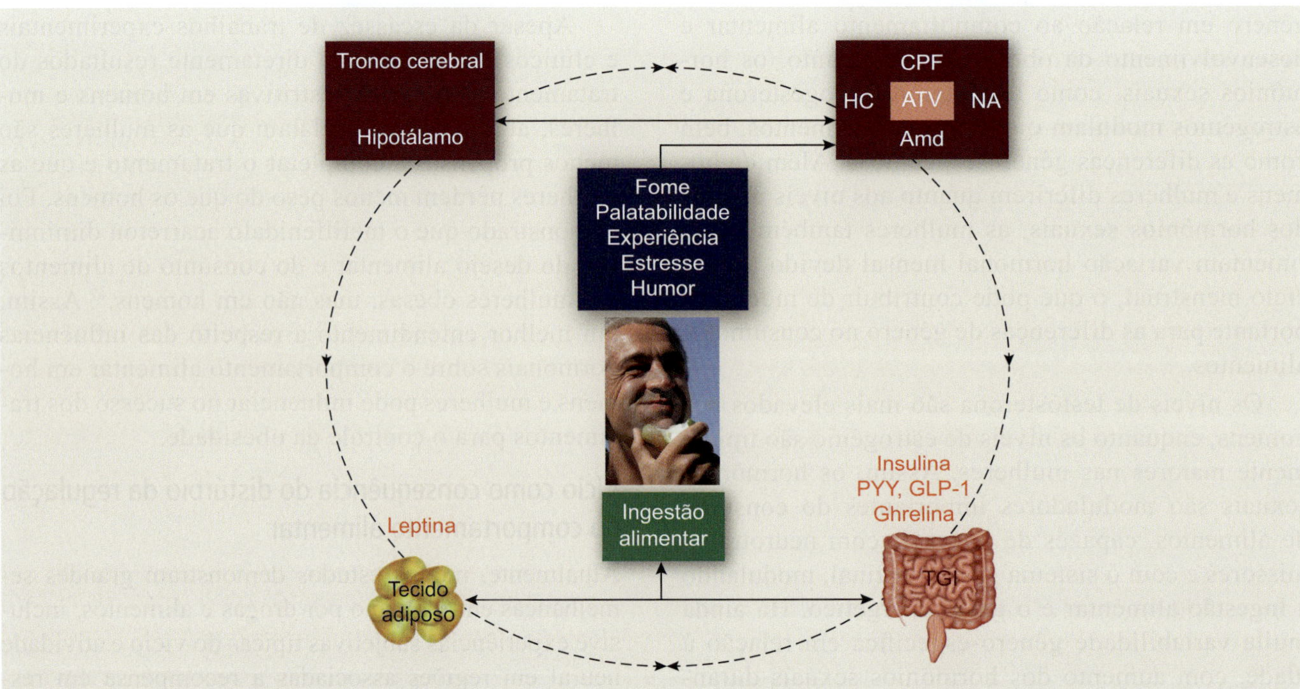

Figura 5.3 ▶ Esquema representativo da interação entre fatores internos e externos sobre o comportamento alimentar. ATV = área tegumentar ventral; NA = núcleo accumbens; CPF = córtex pré-frontal; HC = hipocampo; Amd = amígdala.

tais. Dessa maneira, acredita-se que o estresse social acarreta na ativação da sinalização beta-3-adrenérgica, produzindo alterações adaptativas comportamentais, em prejuízo da regulação do peso e adiposidade, ligando mais uma vez o estresse ao desenvolvimento da obesidade, por meio de distúrbios no comportamento alimentar.

Apesar de ser ainda controversa do ponto de vista conceitual, a obesidade parece ser consequente de uma dependência a certos tipos de alimentos, dados neuroquímicos, envolvendo o sistema límbico e o comportamento de automedicação em obesos, têm reforçado essa hipótese. Substâncias como a dopamina têm grande participação nesse sistema, havendo forte relação entre as vias dopaminérgicas, que são estimuladas por algumas drogas como a cocaína e a obesidade. Podemos inferir que a relação inversa entre a expressão dos receptores D2 de dopamina e o peso corporal pode significar que influências sobre a plasticidade neural dessas vias, em período crítico do desenvolvimento, podem repercutir em maior procura por alimentos ou prazeres intercambiáveis, que aumentem essas vias neurais de recompensa.

Foi demonstrado que uma diminuição na atividade do sistema de recompensa cerebral é um fator de risco para o desenvolvimento da obesidade e que os indivíduos obesos podem desenvolver dependência alimentar para compensar a hipossensibilidade do sistema de recompensa.[51] Existe uma íntima relação entre a ação central da leptina e os sistemas dopaminérgico e endocanabinoide regulando o sistema de recompensa.

Tanto drogas quanto alimentos, ativam a via de recompensa mesolímbica, causando sensação de prazer que pode induzir o consumo dessas substâncias. A ingestão dessas substâncias estimula neurônios da área tegmental ventral (VTA), estimulando a liberação de dopamina no núcleo accumbens (NAc). A interação de dopamina aos seus receptores media sensações de recompensa ou prazer. Indivíduos com compulsão alimentar e obesidade podem apresentar disfunções no sistema de recompensa cerebral que acarretam na dependência alimentar. Os hormônios insulina e leptina são capazes de estimular o sistema de recompensa cerebral, reduzindo a preferência pela ingestão de alimentos ou uso de drogas. Por outro lado, os animais com resistência à insulina e/ou leptina tendem a consumir alimentos mais palatáveis ou drogas.[52]

Alterações crônicas na expressão de genes em circuitos cerebrais de recompensa têm sido envolvidas na patogênese da adição e dependência a drogas. Recentemente, mecanismos epigenéticos, envolvendo a ação de histonas acetilases e deacetilases, têm sido envolvidos no mecanismo pelo qual as drogas de abuso podem alterar a expressão gênica, auxiliando a explicar como fatores ambientais podem influenciar a geração e manutenção da dependência química. Drogas como a cocaína, podem aumentar a expressão de histonas específicas no núcleo accumbens. Em animais, o uso de inibidores de histonas deacetilases potencializam o efeito recompensador da cocaína, condicionando a um estímulo ambiental específico. De modo interessante, a expressão de NPY mostrou-se aumentada por indução de cocaína, por meio de mecanismo de hiperacetilação do seu promotor, o que persistiu mesmo após duas semanas de suspensão do uso da droga. Assim, mecanismos epigenéticos comuns podem estar associados à dependência por drogas e, mais recentemente, por alimentos.

PROGRAMAÇÃO METABÓLICA

Nos períodos críticos do desenvolvimento ocorre imaturidade orgânica, biológica e grande capacidade plástica que torna o indivíduo mais suscetível aos fatores externos e a anormalidades endógenas. Porém, quando a condição inicial (*imprinting*) deixa de existir, em um momento fisiológico de menor capacidade plástica, é estabelecido um novo funcionamento orgânico, que na maioria das vezes, aumenta a predisposição ao desenvolvimento de doenças na vida adulta.[53,54] Esse fenômeno probabilístico, independente de modificações na sequência de DNA, pode sofrer importante influência do ambiente em que se vive.

Entende-se por programação metabólica um fenômeno epigenético, em que alterações no padrão nutricional, hormonal e ambiental, sofridas durante períodos críticos da vida, sobretudo na gestação ou lactação, atuam como um fator de impressão (*imprinting*), levando a alterações estruturais e funcionais que poderão se tornar permanentes. Em algumas situações, mesmo que as condições do meio sejam restauradas aos padrões normais, algumas funções permanecem alteradas, deixando de ser uma vantagem adaptativa e tornando-se deletérias ao organismo, o que causa doenças na vida adulta. Os mecanismos pelos quais essas alterações ocorrem ainda não estão totalmente elucidados, no entanto, evidências sugerem que essas desordens podem ter origem antes mesmo do nascimento. O conceito de programação tem sido recentemente questionado, por induzir uma ideia determinística em vez de probabilística. Na verdade, o fenômeno induz a uma maior probabilidade de acontecer mudanças durante o desenvolvimento (alterações ontogenéticas). Assim, apesar da maior probabilidade de alterações epigenéticas ocorrerem nas fases iniciais da vida, também podem acontecer durante o desenvolvimento, em períodos críticos, tais como a puberdade e a adolescência. Recentemente, um novo termo foi proposto: "plasticidade ontogenética",[54] no entanto, não tem sido comumente utilizado, já que o termo "programação" está mais estabelecido na comunidade científica.

A nutrição adequada durante os períodos críticos do desenvolvimento é essencial para o crescimento saudável, podendo programar futuras respostas fisiológicas. Há 40 anos, foi demonstrado pela primeira vez que a restrição alimentar durante a gestação, observada em recém-nascidos, na Holanda, durante a Segunda Guerra Mundial, resultou em maior prevalência de sobrepeso, quando os bebês se tornavam adultos. Estudos epidemiológicos na Inglaterra, do grupo do Dr. David Barker, também confirmaram esses achados, demonstrando que o baixo peso ao nascer está associado ao maior desenvolvimento de doenças na idade adulta, incluindo obesidade, diabetes tipo 2, dislipidemias, doenças coronarianas e hipertensão arterial. Assim, a programação também ficou conhecida como hipótese de Barker, dando início à associação de epidemiologistas, pediatras, nutricionistas, fisiologistas, biólogos moleculares entre outros especialistas, em uma Sociedade Científica denominada *DOHaD* (*Developmental Origins of Health and Disease* – origens Ontogenéticas da Saúde e da Doença), a qual tem tido importante papel no desenvolvimento de políticas públicas na prevenção de doenças relacionadas com desenvolvimento humano.[55]

Em mamíferos, o período de lactação é uma fase importante da transição entre a nutrição fetal e a alimentação definitiva. Nessa fase, se formam mecanismos neurais que, dentre outros, podem determinar o comportamento alimentar. Diversos fatores nutricionais, hormonais, comportamentais, além de fatores ambientais, podem atuar nessa fase crítica do desenvolvimento, produzindo alterações epigenéticas progressivas, sendo as mais comuns a modificação no padrão de metilação do DNA ou acetilação de histonas, e aumento de microRNA que aumentam a probabilidade, em períodos subsequentes da vida, de alterações na expressão gênica, as quais terão impactos prolongados ou até mesmo permanentes.[56,57]

A plasticidade ontogenética é, certamente, um fenômeno que confere uma vantagem adaptativa e, por isso, os mecanismos pelos quais opera foram selecionados durante a evolução. A epigênese é mais acentuada na fase crítica de gestação e lactação, adaptando os animais a viver da melhor maneira possível em relação às condições nutricionais e ambientais que se apresentam no início da vida. Na vida selvagem, essas condições, em geral, perduram por toda a curta vida dos animais. Entretanto, o desenvolvimento científico e tecnológico, permitiu que a civilização humana aumentasse a sua longevidade e a abundância na oferta alimentar, diminuindo a necessidade de esforço físico. Impressões metabólicas no início da vida, as quais adaptam um animal a um ambiente de carência nutricional são, portanto, contraproducentes, ao passo que no decorrer na vida tais condições se modificam, havendo maior oferta e menor gasto energético, com menor esforço físico.[58]

A leptina, por seu papel central na interação entre o sistema nervoso central e o tecido adiposo, parece ser o sinalizador ideal do estado nutricional inicial, preparando os dois sistemas para se adaptar à situação nutricional apresentada no início da vida. Nessa fase, o sistema nervoso é ainda plástico o suficiente para que modificações nas concentrações séricas de leptina modifiquem permanentemente a circuitaria neural responsável pela regulação do comportamento alimentar, inibindo o estabelecimento de sinapses pelos neurônios que expressam NPY/AgRP, e aumentando o circuito dos neurônios que expressam POMC/CART, além de modificar a resposta ao estresse no eixo hipotálamo-hipófise-adrenal. Nosso grupo demonstrou que a hiperleptinemia, no período de lactação, em ratos, programa para resistência à leptina que se estabelece já aos 30 dias de vida, e que persiste até a idade adulta. Além disso, outras alterações que ocorrem no período de lactação, como a supernutrição, o desmame precoce e exposição materna a nicotina, ao produzirem maior transferência de leptina pelo leite, também produzem diferentes formas de programação da ação da leptina, que repercutem no sistema de regulação do apetite e da alimentação.

CONSIDERAÇÕES FINAIS

Como já comentado, o hipotálamo é a região responsável pela percepção de sinais reguladores de apetite e saciedade. Entre os seus núcleos, o ARC é o primeiro a perceber e transmitir essas alterações aos demais núcleos hipotalâmicos, através de duas populações neuronais: neurônios que contêm o NPY e a AgRP, os quais desencadeiam uma resposta orexigênica, e neurônios que expressam POMC e CART, que desencadeiam uma resposta anorexigênica. Esses peptídios irão atuar no HL sobre o MCH e as orexinas, e daí a resposta é passada através do NTS e da área postrema, no bulbo, que integram os sinais de ingestão de água e comida, com a função cardiovascular e o vômito. A leptina e a insulina parecem ser os hormônios mais importantes na regulação dessa circuitaria neural, inclusive na plasticidade durante o desenvolvimento, sobretudo durante a embriogênese e no período neonatal.

O entendimento de como ocorre a regulação da ingestão alimentar, bem como do desenvolvimento da compulsão alimentar, são essenciais para a promoção e manutenção da saúde. Além da distinção entre os mecanismos de controle da "motivação para comer" e controle fisiológico da alimentação, sendo este último diretamente relacionado com o balanço energético negativo ou necessidade homeostática. A melhor compreensão desses fatores comportamentais, que influenciam o reforço alimentar e sua intercessão com os mecanismos fisiológicos de controle da ingestão de alimentos, é importante para melhorar a eficácia das terapias de obesidade, como a resposta às dietas restritivas.[59-61]

REFERÊNCIAS

1. Rolls BJ, Roe LS, Meengs JS. Reductions in portion size and energy density are additive and lead to sustained decreases in energy intake. Am J Clin Nutr. 2006;83(1):11-7.
2. Sahu A. Minireview: A hypothalamic role in energy balance with special emphasis on leptin. Endocrinology. 2004;145(6):2613-2620.
3. Friedman JM, Halaas JL. Leptin and the regulation of body weight in mammals. Nature. 1998; 395:763-770.
4. Zhang Y, Proenca R, Maffei M et al. Positional cloning of the mouse obese gene and its human homologue. Nature. 1994;372(6505):425-432.
5. Ahima RS, Saper CB, Flier JS, Elmquist JK. Leptin regulation of neuroendocrine systems. Front Neuroendocrinol. 2000;2(3):263-307.
6. Ribeiro EB. Studying the central control of food intake and obesity in rats. Rev Nutr. 2009;22(1):163-172.
7. Bittencourt JG, Elias CF. Controle neuroendócrino da ingestão alimentar. In: Antune-Rodrigues J, Moreira AC, Elias LLK, Castro M. Neuroendocrinologia Básica e Aplicada. Rio de Janeiro: Guanabara Koogan; 2005. p.135-161.
8. Tartaglia LA. The leptin receptor. J Biol Chem. 1997;272(10):6093-6096.
9. Araújo EP, Torsoni MA, Velloso LA. Hypothalamic inflammation and obesity. Vitam Horm. 2010;82:129-143.
10. Kwon O, Kim KW, Kim MS. Leptin signalling pathways in hypothalamic neurons. Cell Mol Life Sci. 2016;73(7):1457-1477.
11. Mattace Raso G, Santoro A, Russo R et al. Palmitoylethanolamide prevents metabolic alterations and restores leptin sensitivity in ovariectomized rats. Endocrinology. 2014;155(4):1291-1301.
12. Paz-Filho GJ, Volaco A, Suplicy HL et al. Decrease in leptin production by the adipose tissue in obesity associated with severe metabolic syndrome. Arq Bras Endocrinol Metab. 2009;53(9):1088-1095.
13. Park HK, Ahima RS. Physiology of leptin: energy homeostasis, neuroendocrine function and metabolism. Metabolism. 2015;64(1):24-34.
14. Münzberg H, Morrison CD. Structure, production and signaling of leptin. Metabolism. 2015;64(1)13-23.
15. Jung CH, Kim MS. Molecular mechanisms of central leptin resistance in obesity. Arch Pharm Res. 2013;36(2):201-207.
16. Shimizu Y, Son C, Aotani D et al. Role of leptin in conditioned place preference to high-fat diet in leptin-deficient ob/ob mice. Neurosci Lett. 2017;640:60-63.
17. Bjørbaek C, Hollenberg AN. Leptin and melanocortin signaling in the hypothalamus. Vitam Horm. 2002;65:281-311.
18. Wei Wang, Yongchu Pan, Qingyi Li et al. Orexin: a potential role in the process of obstructive sleep apnea. Peptides. 2013;42:48-54.
19. Watkins BA, Kim J. The endocannabinoid system: directing eating behavior and macronutrient metabolism. Front Psychol. 2015;5:1-10.
20. Cristino L, Palomba L, Di Marzo V. New horizons on the role of cannabinoid CB1 receptors in palatable food intake, obesity and related dysmetabolism. Int J Obes Suppl. 2014;4:S26-S30.
21. Rodrigues AM, Suplicy HL, Radominski RB. Controle neuroendócrino do peso corporal: implicações na gênese da obesidade. Arq Bras Endocrinol Metab. 2003; 47(4):398-409.
22. Cone RD, Elmquist JK. Neuroendocrine control of energy stores. In: Melmed S, Polonsky KS, Larsen PR, Kronenberg HM. Williams Textbook of Endocrinology. 12. ed. Philadelphia: Saunders Elsevier; 2011. p.1581-1604.
23. Marić G, Gazibara T, Zaletel I et al. The role of gut hormones in appetite regulation (review). Acta Physiol Hung. 2014;101(4):395-407.

24. Delporte C. Structure and physiological actions of ghrelin. Scientifica. 2013;2013:1-25.
25. Mason BL, Wang Q, Zigman JM. The central nervous system sites mediating the orexigenic actions of ghrelin. Annu Rev Physiol. 2014;76:519-533
26. Al Massadi O, López M, Tschöp M et al. Current understanding of the hypothalamic ghrelin pathways inducing appetite and adiposity. Trends in Neurosciences. 2017;40(3):167-180.
27. Perez-Tilve D, Heppner K, Kirchner H et al. Ghrelin-induced adiposity is independent of orexigenic effects. FASEB J. 2011;25(8):2814-2822.
28. Paik KH, Jin DK, Lee KH et al. Peptide YY, cholecystokinin, insulin and ghrelin response to meal did not change, but mean serum levels of insulin is reduced in children with Prader-Willi syndrome. J Korean Med Sci. 2007;22(3):436-441.
29. Mendieta-Zeron H, Lopez M, Dieguez C. Gastrointestinal peptides controlling body weight homeostasis. Gen Comp Endocrinol. 2008;155(3):481-495.
30. Bi S, Ladenheim EE, Schwartz GJ et al. A role for NPY overexpression in the dorsomedial hypothalamus in hyperphagia and obesity of OLETF rats. Am J Physiol Regul Integr Comp Physiol. 2001;281(1):R254-260.
31. Degen L, Drewe J, Piccoli F et al. Effect of CCK-1 receptor blockade on ghrelin and PYY secretion in men. Am J Physiol Regul Integr Comp Physiol. 2007;292(4):R1391-R1399.
32. Blevins JE, Chelikani PK, Haver AC et al. PYY(3-036) induces Fos in the arcuate nucleus and in both catecholaminergic and non-catecholaminergic neurons in the nucleus tractus solitarius of rats. Peptides. 2008;29(1):112-119.
33. Abbott CR, Small CJ, Kennedy AR et al. Blockade of the neuropeptide Y Y2 receptor with the specific antagonist BIIE0246 attenuates the effect of endogenous and exogenous peptide YY(3-36) on food intake. Brain Res. 2005;1043(1-2):139-144.
34. Chaudhri OB, Wynne K, Bloom SR. Can gut hormones control appetite and prevent obesity? Diabetes Care. 2008;31(Suppl 2):S284-S289.
35. Prinz P, Stengel A. Control of Food Intake by Gastrointestinal Peptides: Mechanisms of Action and Possible Modulation in the Treatment of Obesity. J Neurogastroenterol Motil. 2017;23(2):180.
36. Ronveaux CC, Tomé D, Raybould HE. Glucagon-like peptide 1 interacts with ghrelin and leptin to regulate glucose metabolism and food intake through vagal afferent neuron signaling. J Nutr. 2015;145(4):672-680.
37. Katsurada K, Yada T. Neural effects of gut-and brain-derived glucagon-like peptide-1 and its receptor agonist. J Diabetes Investig. 2016;(7):64-69.
38. Epstein LH, Leddy JJ, Temple JL, Faith MS. Food reinforcement and eating: a multilevel analysis. Psychol Bull. 2007;133(5):884-906.
39. Oliveira LS, Souza SL, Manhães-de-Castro R. Behavioral satiety sequence: an experimental model for studying feeding behavior. Rev Nutr. 2011;24(4):619-628.
40. Ackerman SH, Albert M, Shindledecker RD, Gayle RD, Smith GP. Intake of different concentration of sucrose and corn oil in preweanling rats. Am J Physiol. 1992;262(4 Pt 2):624-627.
41. Barefoot JC, Heitmann BL, Helms MJ et al. Symptoms of depression and changes in body weight from adolescence to mid-life. Int J Obes Relat Metab Disord. 1998;22(7):688-694.
42. Kassel JA, Shiffman S. What can hunger teach us about drug craving? A comparative analysis of the two constructs. Adv Behav Res Ther. 1992;14(3):141-167.
43. Martin KS, Ferris AM. Food insecurity and gender are risk factors for obesity. J Nutr Educ Behav. 2007;39(1):31-36.
44. Frank S, Laharnar N, Kullmann S et al. Processing of food pictures: Influence of hunger, gender and calorie content. Brain Res. 2010;1350:159-166.
45. Ding EL, Song Y, Malik VS, Liu S. Sex differences of endogenous sex hormones and risk of Type 2 diabetes. JAMA. 2006;295(11):1288-1299.
46. Frank TC, Kim GL, Krzemien A et al. Effect of menstrual cycle phase on corticolimbic brain activation by visual food cues. Brain Res. 2010;1363:81-92.
47. Hallama J, Boswella RG, DeVito EE et al. Gender-related Differences in Food Craving and Obesity. YJBM 2016;89:161-173.
48. Tang DW, Fellows LK, Small DM et al. Food and drug cues activate similar brain regions: A meta-analysis of functional MRI studies. Physiol Behav. 2012;106(3):317-324.
49. Woods SC, Seeley RJ, Porte D Jr, Schwartz MW. Signals that regulate food intake and energy homeostasis. Science. 1998;280(5368):1378-1383.
50. Woods SC. The control of food intake: behavioral versus molecular perspectives. Cell Metab. 2009;9(6):489-498.
51. Wang GJ, Volkow ND, Logan J et al. Brain dopamine and obesity. Lancet. 2001;357:354-357.

52 Johnson PM, Kenny PJ. Dopamine D2 receptors in addiction-like reward dysfunction and compulsive eating in obese rats. Nat Neurosci. 2010;13(5):635-641.

53. Barker DJ. The developmental origins of adult disease. J Am Coll Nutr. 2004;23(6 Suppl):588S-595S.

54. Hanson MA, Gluckman PD. Developmental origins of health and disease--global public health implications. Best Pract Res Clin Obstet Gynaecol. 2015;29(1):24-31.

55. Orozco-Solís R, Matos RJ, Guzmán-Quevedo O et al. Nutritional programming in the rat is linked to long-lasting changes in nutrient sensing and energy homeostasis in the hypothalamus. PLoS One. 2010;5(10):e13537.

56. de Moura EG, Lisboa PC, Passos MC. Neonatal programming of neuroimmunomodulation – role of adipocytokines and neuropeptides. Neuroimmunomodulation. 2008;15(3):176-188.

57. Moura EG, Passos MC. Neonatal programming of body weight regulation and energetic metabolism. Biosci Rep. 2005;25(3):251-269.

58. Smith BA, Blass EM. Taste-mediated calming in premature, preterm, and full-term human infants. In: Shaffer DR, Kipp K. Developmental Psychology. Canada: Cengage; 1996. p.1084-1089.

59. Lima NS, de Moura EG, Passos MC et al. Early weaning causes undernutrition for a short period and programmes some metabolic syndrome components and leptin resistance in adult rat offspring. Br J Nutr. 2011;105(9):1405-1413.

60. de Oliveira E, Moura EG, Santos-Silva AP et al. Neonatal nicotine exposure causes insulin and leptin resistance and inhibits hypothalamic leptin signaling in adult rat offspring. J Endocrinol. 2010;206(1):55-63.

61. Conceição EP, Carvalho JC, Manhães AC et al. Effect of early overfeeding on palatable food preference and brain dopaminergic reward system at adulthood: role of calcium supplementation. J Neuroendocrinol. 2016;28(5).

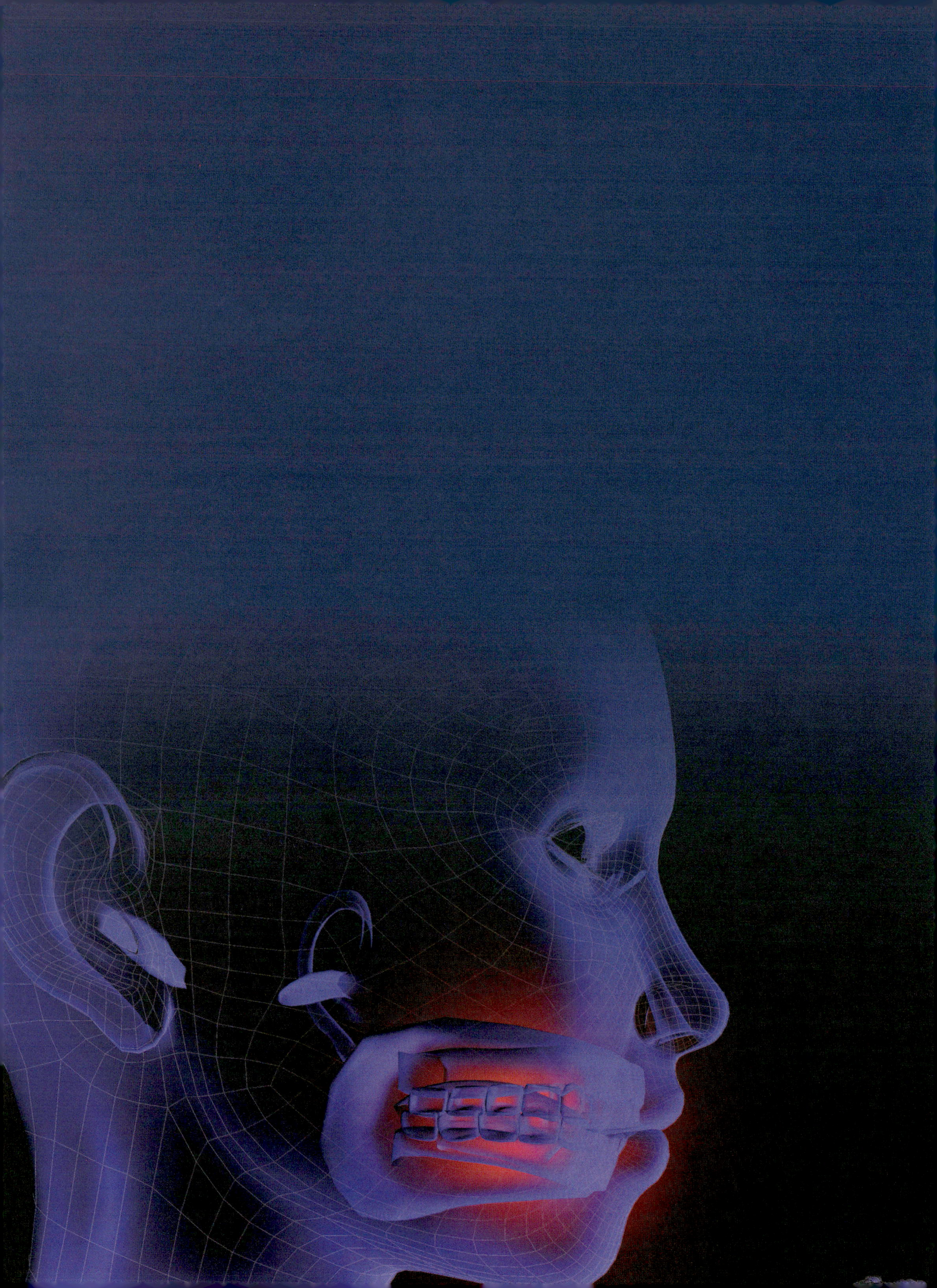

capítulo 6

Mastigação e Deglutição

No decorrer da evolução da humanidade, observamos mudanças no comportamento de ingestão dos alimentos. Antes, havia um maior consumo de alimentos naturais, ricos em nutrientes.[1,2] Contudo, atualmente, após a evolução industrial, houve uma mudança no padrão de vida das pessoas e, associada a isso, verifica-se também uma alteração nos hábitos alimentares.[1,2] Hoje em dia, as pessoas ingerem muito mais alimentos processados, pobres em nutrientes, rápidos e de fácil ingestão.[1,2]

Nas fases iniciais da vida, durante o período crítico do desenvolvimento, muitas crianças consomem predominantemente alimentos tipo *fast food*.[1,2] Dessa maneira, podem comprometer o seu desenvolvimento craniofacial e, por conseguinte, funções básicas para o comportamento alimentar, como a mastigação e a deglutição.[1,2]

Tais atos motores são funções vitais para o ser humano, e agem de forma sincrônica, haja vista que a mastigação prepara o alimento para a deglutição.[3] Tanto a mastigação como a deglutição são de extrema importância para a nutrição, já que controlam, direta ou indiretamente, os mecanismos de apetite e saciedade.[3] Ademais, as características dos alimentos, a exemplo da textura, do sabor e do odor, podem interferir na dinâmica das supracitadas funções motoras, podendo interferir no tempo de trânsito dos alimentos, controlando, assim, o tamanho e a duração das refeições.[4]

Portanto, no decorrer deste capítulo, abordaremos os conceitos e o processamento básico do alimento durante a mastigação e a deglutição, além de como ocorre o seu desenvolvimento e como se processa durante o envelhecimento. Ressaltaremos também a importância das mencionadas funções motoras para a nutrição, abordando a influência das características dos alimentos sobre elas. E, por último, destacaremos o efeito da manipulação nutricional, sobretudo da desnutrição, sobre a mastigação e a deglutição.

CONCEITO E FASES DA MASTIGAÇÃO E DA DEGLUTIÇÃO

Conceito de mastigação

Durante o comportamento alimentar, a mastigação é a primeira etapa de transformação do alimento pelo trato digestório.[5] A mastigação consiste na quebra de partículas grandes de comida em pedaços pequenos, sobre os quais as enzimas digestivas podem agir, lubrificando e amolecendo as partículas do alimento que, em seguida, serão deglutidas.[6] Assim, facilita a absorção gastrintestinal dos alimentos.[6]

A mastigação é uma atividade sensoriomotora complexa, que integra vários componentes do aparelho mastigatório, como os dentes e suas estruturas relacionadas, os músculos orofaciais, articulação temporomandibular, língua, lábios,

Ana Elisa Toscano
Kelli Nogueira Ferraz-Pereira
Diego Cabral Lacerda
Tássia Karin Ferreira Borba
Raul Manhães-de-Castro

bochechas, palato e secreções salivares.[5] Durante a mastigação, diversos grupos musculares se contraem em coordenação, como os músculos da mandíbula, que são classificados em músculos de abertura e fechamento da mandíbula, e possuem ações antagonistas.[7] Os músculos responsáveis pelo fechamento mandibular são o masseter, o temporal e o pterigoideo medial.[7] Ao passo que, aqueles que atuam na abertura da mandíbula, incluem o feixe anterior do músculo digástrico, o pterigoideo lateral e o miloióideo.[7]

Inicialmente, a mastigação era descrita como uma cadeia de reflexos alternados de abertura e fechamento da mandíbula.[8] Contudo, atualmente foi demonstrado que o padrão básico da mastigação rítmica é produzido pelo Gerador de Padrão Central (CPG), localizado no tronco encefálico, entre as margens dos núcleos motores craniais V (trigeminal) e VII (facial).[8] O Gerador do Padrão Central (CPG) coordena as atividades da mandíbula, língua e músculos orofaciais, e modula o ritmo da mastigação por meio de aferências sensoriais.[5] Além dos nervos encefálicos trigeminal e facial, participam do controle da mastigação o nervo glossofaríngeo e o hipoglosso.[8]

Ciclo da mastigação: incisão, trituração e pulverização

O processo de mastigação envolve três etapas: a incisão, a trituração e a pulverização.

Na incisão, há o movimento de elevação da mandíbula em protrusão, para que haja a apreensão do alimento entre as margens dos dentes incisivos.[9] Durante essa etapa, a intensidade da contração muscular elevadora da mandíbula é forte, determinando movimentos oscilatórios, até que o alimento seja cortado.[9] Depois, a língua, de modo coordenado com as bochechas, posiciona o alimento entre as superfícies dos dentes posteriores, a fim de que seja realizada a etapa seguinte, a trituração.[9]

Na pulverização, as partes menores serão moídas e transformadas em partículas muito reduzidas.[7] Além dos movimentos verticais, na pulverização são importantes os movimentos horizontais, de protrusão e retrusão da mandíbula.[7] O alimento, ao ser mastigado, deve ser distribuído entre dentes, tanto direitos como esquerdos, de maneira igual e alternada.[7]

Em resumo, todos os alimentos sólidos ingeridos são processados de modo semelhante. Após a ingestão, a língua transporta o alimento da região anterior da boca para as superfícies dos dentes caninos.[10] Quando a mandíbula fecha durante a mastigação, duas fases distintas ocorrem: a fase de fechamento rápido e a fase de fechamento lento.[11] O primeiro momento ocorre após o início do fechamento da mandíbula, até os dentes entrarem em contato com o bolo alimentar.[10] Ao passo que, na segunda fase, o alimento é comprimido e cortado, ou seja, a resistência do alimento retarda a mandíbula e os músculos de fechamento da mandíbula tornam-se mais ativos, para superar a resistência do alimento.[10] Então, o alimento é processado por uma série de ciclos mastigatórios, necessários para pulverização e amolecimento dos alimentos.[10] Grandes partículas de alimento são quebradas entre os dentes molares em pequenos pedaços, os quais são misturados com a saliva para formar um bolo alimentar, que poderá facilmente deslizar pelo esôfago sem danificar a sua mucosa.[6]

Conceito de deglutição

A deglutição consiste no transporte do bolo alimentar ou saliva da cavidade oral para a faringe e, em seguida, para o estômago.[6] Tem a finalidade de nutrir e hidratar o indivíduo, mantendo o seu estado nutricional e protegendo a via aérea com manutenção do prazer alimentar, garantindo assim sua sobrevivência.[6]

Embora a mastigação seja um exemplo muito importante de um comportamento oral, ela ocorre apenas quando o alimento está presente,[7] Ao passo que a deglutição ocorre durante o dia todo e a noite.[7]

Participam da deglutição 30 músculos e seis pares encefálicos.[9] A deglutição exige um controle neuromotor fino, com a participação do córtex cerebral e dos nervos encefálicos: trigêmeo (V), facial (VII), glossofaríngeo (IX), vago (X), acessório espinal (XI) e hipoglosso (XII) (Figura 6.1).[12]

Fases da deglutição: antecipatória, oral, faríngea e esofágica

A deglutição é definida como um processo sinérgico composto por fases intrinsecamente relacionadas, sequenciais e harmônicas, divididas em fase antecipatória, oral, faríngea e esofágica (Figura 6.2).[13,14]

A fase antecipatória e oral são normalmente subconscientes.[6] O controle dessas fases ocorre pela relação do alimento com os receptores orais que percebem, qualificam e reagem de forma ativa ao alimento.[6] As fases faríngea e esofágica são involuntárias.[6] Sua sequência de atividades se inicia e progride de forma reflexa e autônoma.[6]

A fase antecipatória inicia-se pela escolha do alimento.[15] A escolha do alimento é uma seleção apurada de acordo com as preferências individuais.[15] A visão permite observar aspectos de apresentação por meio de cores, formas, texturas e consistências.[15] O olfato permite sentir o aroma dos alimentos que, de acordo com a frequência de exposição, podem trazer lembranças de experiências passadas.[15] A fase antecipatória en-

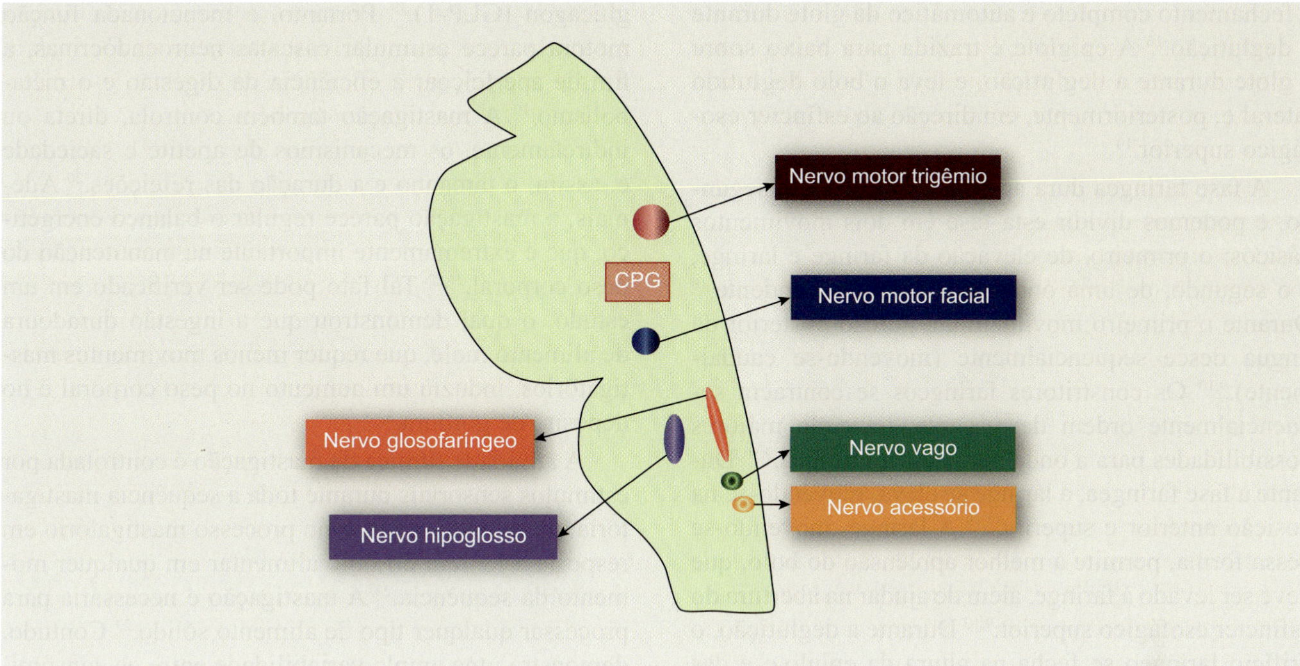

Figura 6.1 ► Controle central da mastigação e da deglutição. CPG: gerador de padrão central.

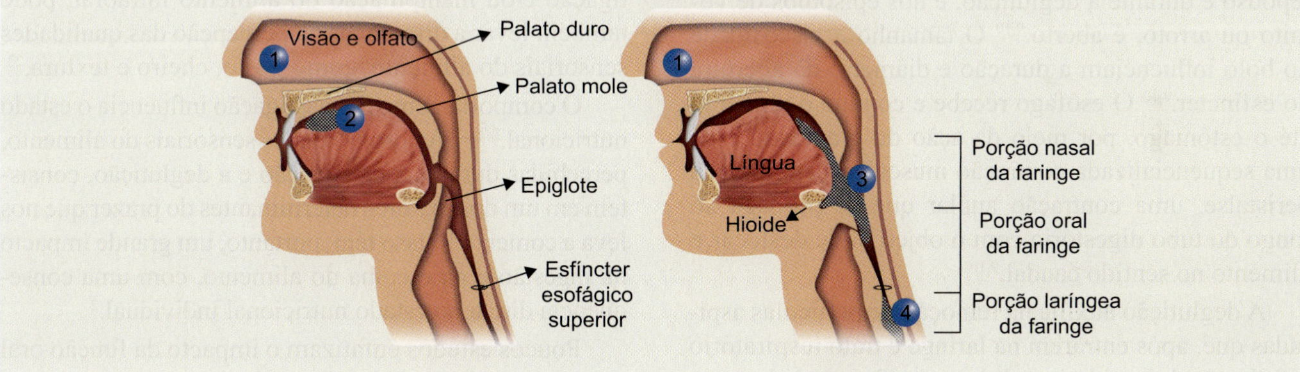

Figura 6.2 ► Fases da deglutição. 1 Fase antecipatória; 2 Fase oral; 3 Fase faríngea; 4 Fase esofágica.

volve também a postura para iniciar a alimentação, os utensílios usados para introduzir diferentes alimentos, a cavidade oral e o ambiente da refeição.[15]

Na fase oral, são observados mecanismos como: a obtenção de todo o alimento sem escape e a homogeneização do bolo alimentar.[9] Essa fase envolve também a trituração e umidificação para a formação do bolo alimentar.[9] A duração do preparo irá depender do tempo de mastigação.[10] Portanto, a mastigação faz parte da fase oral da deglutição.[10] Quanto maior o tempo de mastigação, que está diretamente ligado à qualidade dos alimentos, mais longa será a etapa. Em seguida, o alimento é colocado entre a língua e o palato duro.[9] O palato duro encontra-se em uma posição mais baixa, ajudando a prevenir que o bolo caia na faringe antes da deglutição.[9] O bolo é, então, deslocado para a faringe, e o palato mole deve se fechar para que o alimento não siga para a porção nasal da faringe.[9]

A fase faríngea consiste na contração peristáltica dos músculos constritores faríngeos para propulsionar o bolo pela faringe.[10] Simultaneamente, a laringe é fechada para proteger a via aérea.[10] O mais importante é o fechamento completo e automático da glote durante a deglutição.[16] A epiglote é trazida para baixo sobre a glote durante a deglutição, e leva o bolo deglutido lateral e, posteriormente, em direção ao esfíncter esofágico superior.[10]

A fase faríngea dura aproximadamente um segundo, e podemos dividir esta fase em dois movimentos básicos: o primeiro, de elevação da faringe e laringe, e o segundo, de uma onda peristáltica descendente.[10] Durante o primeiro movimento, a porção posterior da língua desce sequencialmente (movendo-se caudalmente).[9,10] Os constritores faríngeos se contraem sequencialmente ordem decrescente, trazendo maiores possibilidades para a onda peristáltica faríngea.[9,10] Durante a fase faríngea, a laringe se eleva, movendo-se na posição anterior e superior.[9,10] A laringe, movendo-se dessa forma, permite a melhor apreensão do bolo, que deve ser levado à faringe, além de ajudar na abertura do esfíncter esofágico superior.[9,10] Durante a deglutição, o orifício laríngeo se fecha na altura da epiglote e das pregas vocais.[9,10]

Na fase esofágica, por meio de ondas peristálticas, o alimento passa pelo esfíncter esofágico superior e é direcionado ao esôfago e, posteriormente, para o estômago.[9,10] O esfíncter é tonicamente fechado no repouso e durante a deglutição, e nos episódios de vômito ou arroto, é aberto.[9,10] O tamanho e viscosidade do bolo influenciam a duração e diâmetro da abertura do esfíncter.[9,10] O esôfago recebe e conduz o alimento até o estômago, por meio da ação da gravidade e de uma sequencializada contração muscular, denominada peristalse, uma contração anular que se propaga ao longo do tubo digestório com o objetivo de deslocar o alimento no sentido caudal.[9,10]

A deglutição auxilia na remoção de partículas aspiradas que, após entrarem na laringe e trato respiratório inferior, tenham sido impelidas até a faringe pela tosse ou outra ação de desobstrução, na remoção de partículas presas na porção nasal da faringe e no retorno de material refluído do estômago, para dentro do esôfago e faringe.[7]

IMPORTÂNCIA DA MASTIGAÇÃO E DA DEGLUTIÇÃO PARA A NUTRIÇÃO

A mastigação é um processo-chave da fase cefálica da digestão.[17,18] A estimulação sensorial, desencadeada por meio do contato do alimento com a cavidade oral, pode promover a liberação de hormônios que controlam o comportamento alimentar, tais como insulina, ghrelina, peptídio pancreático (PP), colecistocinina (CCK), peptídio YY (PYY), e peptídio semelhante ao glucagon (GLP-1).[19] Portanto, a mencionada função motora parece estimular cascatas neuroendócrinas, a fim de aperfeiçoar a eficiência da digestão e o metabolismo.[19] A mastigação também controla, direta ou indiretamente, os mecanismos de apetite e saciedade e, assim, o tamanho e a duração das refeições.[20] Ademais, a mastigação parece regular o balanço energético, que é extremamente importante na manutenção do peso corporal.[21,22] Tal fato pode ser verificado em um estudo, o qual demonstrou que a ingestão duradoura de alimento mole, que requer menos movimentos mastigatórios, induziu um aumento no peso corporal e no depósito de gordura.[22]

A atividade rítmica da mastigação é controlada por estímulos sensoriais durante toda a sequência mastigatória, permitindo o ajuste no processo mastigatório em resposta à textura do bolo alimentar em qualquer momento da sequência.[23] A mastigação é necessária para processar qualquer tipo de alimento sólido.[23] Contudo, demonstra uma ampla variabilidade entre os consumidores em termos de duração, trajetória mandibular e níveis de atividade muscular.[23] Tal fato indica que cada consumidor apresenta a sua própria estratégia oral para triturar um alimento.[23] Contudo, essa variação entre os consumidores, em termos de comportamento da mastigação e/ou manipulação do alimento intraoral, pode também levar a diferenças na percepção das qualidades sensoriais do alimento, como gosto, cheiro e textura.[23]

O comportamento da mastigação influencia o estado nutricional.[2,23,24] As propriedades sensoriais do alimento, percebidas durante a mastigação e a deglutição, consistem em um dos maiores determinantes do prazer que nos leva a comer.[2,23,24] Isso tem, portanto, um grande impacto na ingestão e na escolha do alimento, com uma consequência direta no estado nutricional individual.[2]

Poucos estudos enfatizam o impacto da função oral no processo da digestão.[23,24] Contudo, foi demonstrado que as propriedades do alimento influenciam no impacto da mastigação sobre a digestão.[2] A eficiência da mastigação tem um efeito no transporte do alimento no esôfago e no esvaziamento gástrico.[2,25] Portanto, um dano na mastigação pode acarretar em mudanças no padrão de ingestão alimentar, ou mesmo aumentar a probabilidade de doenças que acometem o trato digestório, e reduzir a absorção intestinal.[2,25] A disfunção na mastigação pode levar à seleção inadequada de alimento, havendo uma maior ingestão de alimentos moles ou fáceis de mastigar e decréscimo no consumo de alimentos duros, como vegetais e frutas secas, alimentos fibrosos, como carnes, e alimentos secos, como pães.[2,25] Estudos em humanos com dano na função mastigatória, reportam uma preferência por alimentos processados a alimentos naturais.[2,25] Alimentos processados podem favorecer a absorção de gordura e o aumento dos níveis de colesterol e ácidos graxos saturados, havendo, portanto, uma maior predisposição à obesidade.[2]

DESENVOLVIMENTO DA DEGLUTIÇÃO E DA MASTIGAÇÃO

A deglutição tem início precoce, ainda na fase intrauterina.[26] Durante o período fetal (9ª semana gestacional até o nascimento), há o desenvolvimento da deglutição.[26] A fase faríngea da deglutição é uma das primeiras respostas motoras presentes na faringe, e aparece no feto humano entre a 10ª e a 14ª semana de gestação.[26] Estudos, por meio de ultrassonografias, revelam que a sucção e deglutição não nutritivas ocorrem, na maioria dos fetos, por volta da 15ª semana de gestação.[26] Entre a 18ª a 24ª semana de gestação, é observado o surgimento da abertura e fechamento da mandíbula, movimentos de anteriorização da língua e a sucção.[26] A deglutição consistente pode ser vista entre a 22ª e a 24ª semana de gestação.[26] No entanto, a coordenação entre a sucção, deglutição e respiração só começa a ser possível por volta da 32ª à 34ª semana após o nascimento.[26]

A deglutição fetal é importante para a regulação do volume e composição do líquido amniótico, recirculação de solutos do ambiente fetal e maturação do trato gastrintestinal.[26] Nos primeiros meses de vida, a deglutição é reflexa e desencadeada pelo acúmulo de líquido na cavidade oral.[26] A partir dos quatro meses de vida pós-natal, ocorre a maturação dessa função.[26] Na fase inicial da alimentação, ocorre uma deglutição para cada sucção, já para a sucção não nutritiva, a deglutição necessita de um volume maior de saliva.[26] Em média há uma sequência de seis a oito sucções para que haja a deglutição.[26]

O padrão maduro de deglutição ocorre por volta dos 12 a 15 meses de vida pós-natal.[13] Favorecem essa transição o desenvolvimento do sistema nervoso, o surgimento da postura ereta da cabeça, o desenvolvimento dentário, o desejo de mastigar e a capacidade de manipular alimentos de várias texturas.[13,26] Em bebês, a sucção e a deglutição de líquidos são feitas em tempo mínimo.[3,26] Quando a criança começa a experimentar texturas mais grossas, essa fase dura mais tempo.[13,26]

A anatomia da cabeça e do pescoço dos lactentes é diferente daquela dos adultos.[13] Nos bebês ainda não houve a erupção dentária, o palato duro é mais achatado.[13] A epiglote atinge a porção posterior do palato mole, de modo que a laringe é aberta para a porção nasal da faringe, mas esta via aérea é separada da cavidade oral por uma barreira de tecido macio.[13] No entanto, essas estruturas sofrem modificações ao longo do desenvolvimento.[13] À medida que o pescoço torna-se maior, a laringe desce para uma posição inferior no pescoço.[13] O contato do palato mole e epiglote é perdido e a faringe torna-se verticalmente alongada (Figura 6.3.).[13]

No homem, no período de um ano após o nascimento, transformações importantes permitem o início

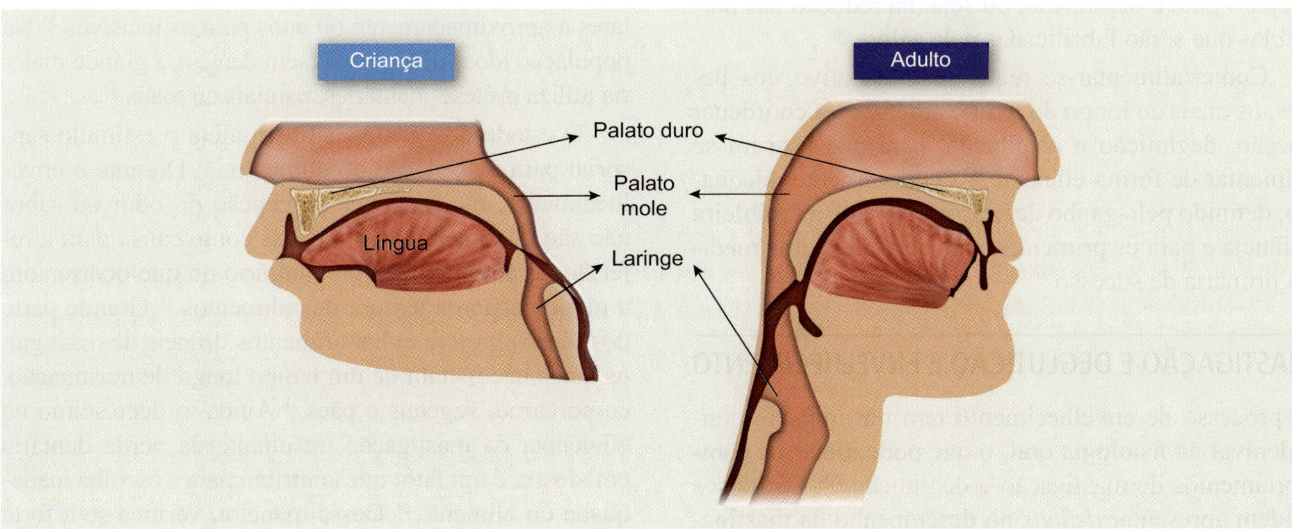

Figura 6.3 ► Anatomia da criança e do adulto. Corte sagital mediano da cabeça e pescoço. Via alimentar e via aérea são mostrados em marrom e em marrom claro, respectivamente. Na criança, a cavidade oral é menor; a epiglote quase atinge o palato mole; e a via alimentar é separada apenas quando ocorre a deglutição. No adulto, a laringe é mais baixa no pescoço e a via alimentar se cruza na faringe.

da mastigação.[27] Entre essas transformações vale salientar o aumento do espaço intraoral, a erupção dos dentes, a maturação neuromuscular e o processo em curso de remodelação das articulações temporomandibulares.[27] A transição da consistência alimentar é feita gradualmente.[27]

O desaparecimento do reflexo de protrusão da língua é crítico para o desenvolvimento da mastigação, o que ocorre por volta dos seis meses de vida pós-natal.[28] A fase inicial do desenvolvimento da mastigação ocorre entre os seis e nove meses de vida pós-natal.[28] Essa fase inicial consiste sobretudo no movimento vertical da mandíbula (mastigando).[28] A complexidade dos movimentos da mandíbula parece aumentar simultaneamente com os movimentos laterais da língua, para transferir o bolo para as superfícies dos dentes molares.[29] Em geral, a amplitude de movimento da mandíbula aumenta à medida que se modificam as texturas dos alimentos ingeridos.[30]

De maneira bastante primitiva, a criança começa mordendo e triturando os primeiros alimentos sólidos com os únicos dentes que possui, isto é, os incisivos.[29] Posteriormente, em torno dos 14 meses de idade, surgem os primeiros molares decíduos superiores e inferiores, seguidos pelos molares inferiores aos 20 meses e os superiores aos 24 meses, possibilitando que a dieta da criança seja semelhante à consumida pelo adulto.[29]

Os primeiros movimentos mastigatórios são irregulares e mal coordenados, como os estágios iniciais do aprendizado de qualquer habilidade motora.[30] Os dentes são importantes instrumentos para o corte e trituração dos alimentos, auxiliando no processo de preparo para a deglutição, ou seja, na redução das partículas que serão lubrificadas pela saliva.[30]

Comer/alimentar-se requer esforço ativo dos bebês, os quais ao longo do tempo aprendem a coordenar sucção, deglutição e respiração, para que possam se alimentar de forma eficiente.[30] O crescimento adequado, definido pelo ganho de peso apropriado na primeira infância e para os primeiros anos de vida, é uma medida primária de sucesso.[30]

MASTIGAÇÃO E DEGLUTIÇÃO E ENVELHECIMENTO

O processo de envelhecimento tem um impacto considerável na fisiologia oral, o que pode afetar os comportamentos de mastigação e deglutição.[2,31] Os idosos podem apresentar *deficits* no desempenho da mastigação e deglutição, como resultado da deterioração da força muscular, perda dos dentes, maloclusão, doenças periodontais, decréscimo da habilidade motora e da taxa de fluxo salivar.[2,31] Dessa maneira, a idade influencia o estado nutricional adequado e, por conseguinte, a boa qualidade de vida dessa população.

A função mecânica dos dentes na quebra dos alimentos é decorrente da sua forma e posição na boca.[2,31] O processo de envelhecimento humano induz a mudanças anatômicas da arcada dentária.[2,31] Observa-se um desgaste na oclusão dentária, decorrente das ações repetitivas de amassamento durante a mastigação de alimento duro ou resistente.[2,31]

Em idosos, o estado dental varia muito de pessoa para pessoa, particularmente, o número de dentes remanescentes.[31] O envelhecimento saudável não é considerado um fator colaborador para a perda dentária, mas as cáries e as doenças periodontais são os maiores motivos para as extrações.[31] Na primeira parte da vida, as cáries são responsáveis pela perda dentária.[32] Após os 50 anos de idade, contudo, observa-se maior incidência de extração dentária como resultado de doenças periodontais.[31]

Ademais, outro fator que pode contribuir para a perda dos dentes em idosos é a perda óssea, que acompanha patologias como a osteoporose.[31] A osteoporose pode comprometer os ossos da cavidade oral e, sobretudo, o estado dos dentes.[31] A aplicação, no entanto, de uma dieta específica para prevenção da osteoporose, a exemplo de alta ingestão de cálcio e vitamina D, beneficia o combate à perda dentária nessa população.[31]

O número médio de dentes perdidos aumenta gradualmente com a idade.[31] Um estudo nos EUA demonstrou que indivíduos com idade média entre 65 e 69 anos apresentavam cerca 18 dentes restantes.[33] A vida média dos diferentes grupos de dentes apresenta um gradiente posteroanterior, variando de 42 anos para os dentes molares a aproximadamente 60 anos para os incisivos.[34] Na população idosa desdentada (sem dentes), a grande maioria utiliza próteses dentárias, parciais ou totais.[31]

O estado dos dentes também afeta o estímulo sensorial para a aceitação do alimento.[2,31] Durante o envelhecimento, mudanças na percepção do odor ou sabor não são claramente identificadas como causa para a rejeição de um alimento, ao contrário do que ocorre com a modificação da textura dos alimentos.[31] Grande parte dos idosos prefere evitar alimentos difíceis de mastigar, os quais necessitam de um tempo longo de mastigação, como carne, vegetais e pães.[31] Ainda, o decréscimo na eficiência da mastigação, resultante da perda dentária em idosos, é um fator que contribui para a escolha inadequada do alimento.[31] Dessa maneira, verifica-se a forte interferência do estado dos dentes na escolha do alimento, o que pode influenciar na ingestão dos nutrientes.[31]

Além da perda dentária, decorrente do envelhecimento, os músculos também sofrem mudanças relacionadas à idade.[31] Essas alterações nos músculos orofaciais podem diminuir a força de mordida e levar a modificações macroscópicas e microscópicas na morfologia dos músculos mastigatórios.[31] Em idosos desdentados, entretanto, essa deficiência é mais severa.[31]

Estudos demonstram que a velocidade de contração muscular diminui com a idade, associada com a redução do número de unidades motoras.[31] A idade muda a morfologia da junção neuromuscular no masseter de rato.[31] Essas modificações nos músculos orofaciais são, portanto, consistentes com a mudança geral no tecido muscular do corpo.[31] Contudo, em outras partes do corpo, observam-se alterações muito mais marcadas que no desempenho motor oral.[31]

A depressão da atividade dos músculos que se fixam à mandíbula, nos idosos, pode afetar a força de mordida, o que pode comprometer a ingestão dos alimentos.[31,35] Isso também ocasiona maior dificuldade para a mastigação de alimentos secos ou duros, como pão seco e carne, e uma maior preferência por alimentos fáceis de mastigar.[31,35] A força de mordida, portanto, em pessoas idosas parece se adaptar mais lentamente à textura do alimento que em indivíduos jovens.[31] A diminuição da força máxima de mordida, como resultado do *deficit* na resistência do músculo ou das mudanças da escolha do alimento, leva a músculos menos treinados.[31,35]

Além disso, o dano muscular, observado em idosos, leva à redução do deslocamento mandibular vertical e menor da velocidade.[31] Portanto, o corte do alimento, aliado à redução da força de mordida, reduz as forças exercidas dente-alimento-dente, reduzindo, consequentemente, a quebra do alimento.[31]

O aumento da sequência mastigatória tem sido visto como um comportamento adaptativo, para vencer a fraqueza muscular decorrente do envelhecimento fisiológico independente do tipo de alimento.[31,35] Apesar desta maior duração da sequência mastigatória os idosos trituram menos o alimento do que o fazem os jovens.[31,35] Com isso, sugere-se que há redução, durante o processo de envelhecimento, da eficiência da mastigação (capacidade de fragmentação do alimento depois de certo número de golpes mastigatórios).[31] A prevalência de dano da capacidade mastigatória aumenta de 2% em adultos jovens (16 a 34 anos de idade) para 44% em indivíduos com idade acima de 85 anos.[31] Isso está associado com uma decadência física geral e/ou relacionado à redução da atividade física diária.[31]

Com o envelhecimento fisiológico, a força da língua decresce.[31] Contudo, a motilidade da língua é mantida, haja vista que a velocidade, importante atividade motora executada pela língua, não é afetada pela idade.[31,35] Além disso, seu suprimento sanguíneo também permanece constante.[31,35]

Durante o processo de envelhecimento, os limiares táteis são mais altos que em jovens, independentemente da existência de doenças ou medicação.[31,36] A capacidade de reconhecimento da forma da boca também é afetada pela idade.[31,36] Os idosos necessitam de mais tempo para esse reconhecimento, e apresentam mais erros que os jovens.[31,36] Os ligamentos periodontais são danificados com a perda dentária, destruindo os receptores periodontais.[31,36] Dessa maneira, a ausência dos dentes, uma característica dentária predominante na população idosa, possui consequências severas na propriocepção oral.[31,36]

Como resultado desse aumento dos limiares de detecção e reconhecimento com a idade, os idosos referem dificuldade para detecção do sabor, relatando diminuição do gosto ou mesmo a sensação de sabor desagradável.[31,36] Associado a isso, em nível periférico, a velhice reduz o número de papilas circunvaladas (em menor extensão, das foliculares).[31,36] Portanto, a idade pode levar à redução da acuidade sensorial, havendo maior comprometimento do olfato do que do paladar.[31,36] Desse modo, como consequência, observa-se um menor prazer decorrente da alimentação e preferência por sabores mais fortes, com impacto considerável no apetite e na ingestão dos alimentos.[31] Em contraste, a percepção de textura parece permanecer estável com a idade.[31] Pode-se, portanto, inferir que a textura desempenha um papel mais importante entre as propriedades sensoriais do alimento (textura, odor, sabor), o que contribui para a satisfação do alimento no idoso saudável.[31]

O processo de envelhecimento mantém estável a secreção de saliva, sobretudo relacionada ao fluxo de saliva da parótida, estimulado durante a mastigação artificial do bolo ou mastigação de alimento.[31] Em indivíduos sem dentes, que não possuem receptores periodontais, observa-se reflexo salivar da glândula parótida.[31] Nesse caso, as terminações nervosas aferentes na mucosa e dentaduras podem assumir o papel sensorial para manter o controle reflexo.[31] Contudo, com a idade, há decréscimo nas secreções salivares das glândulas submandibular e sublingual.[31] Ademais, estudos em idosos relataram, com frequência, queixas de boca seca.[31,36]

Um ponto importante a ser abordado, no que concerne à taxa de fluxo salivar nos idosos que apresentam queixa de boca seca (xerostomia), é o fato de essa taxa resulta do efeito de medicações, a exemplo de antidepressivos, anti-hipertensivos e antipsicóticos, que são fármacos amplamente utilizados por essa população.[31] Portanto, mudanças consideráveis na produção e composição da saliva são resultantes de doenças e condições associadas à idade.[31] Além disso, a xerostomia severa também é encontrada depois da radioterapia da região de cabeça e pescoço e doenças autoimunes.[31] Raramente, a boca seca está associada com a desidratação sistêmica, e o aumento do consumo de água não melhora a secura oral.[31]

Igualmente, o fluxo de saliva e a redução do desempenho mastigatório podem levar a mudanças na dieta, uma vez que alguns alimentos tornam-se desagradáveis e irritantes para comer.[31] Portanto, o idoso passa a ingerir, predominantemente, alimentos moles e fáceis de mastigar, o que resulta em menor ingestão de nutrientes essenciais, como ferro e fibra.[31]

A deglutição também se apresenta alterada, em decorrência do processo de envelhecimento, o que pode causar significativa morbidade e mortalidade.[31] Ademais, um estudo demonstrou que idosos portadores de prótese dentária deglutem um tamanho maior de partículas do alimento que idosos dentados (com dentes), apesar do aumento no número de ciclos mastigatórios.[31] Dessa maneira, a deglutição parece ter uma capacidade limitada para compensar as mudanças relacionadas à idade no tecido muscular e funções sensoriais.[31] Observa-se, portanto, que os idosos realizam vários movimentos de língua e osso hioide antes da deglutição.[31] Além disso, o decréscimo na taxa de fluxo salivar não modifica a duração da deglutição, mas o aumento do número de queixas sobre dificuldades para deglutir.[31] Aliados a essas mudanças estruturais, os idosos podem apresentar engasgos durante diferentes momentos do processo de deglutição, o que, por conseguinte, pode acarretar aspiração das partículas do alimento deglutido, com risco de desenvolver infecções respiratórias, já que o alimento penetra na via aérea inferior e se dirige aos pulmões.[31] Portanto, há uma grande incidência de idosos com disfagia (disfunção da deglutição), seja decorrente do próprio processo de envelhecimento, seja resultante de doenças associadas a essa população.[31]

IMPACTO DAS ALTERAÇÕES NUTRICIONAIS NA MASTIGAÇÃO E DEGLUTIÇÃO

Influência das características do alimento para a mastigação e deglutição e o impacto na nutrição

O prazer gerado pelas características sensoriais do alimento durante a mastigação, como sabor, cheiro e textura, é um dos maiores determinantes da nossa alimentação.[1] Muitas dessas percepções de prazer dependem do processo de degradação durante a mastigação e a deglutição.[2]

A mastigação e a deglutição são processos fisiológicos complexos, controlados pelo sistema nervoso central e modulados pelas aferências sensoriais da boca.[2] As características do indivíduo, como saúde dental e idade, bem como as propriedades do alimento, podem afetar a função mastigatória e a deglutição.[2] Durante a mastigação, os alimentos sólidos são processados em diferentes estágios.[4,5] Primeiro, ele é transportado de frente da boca para os dentes caninos.[4,5] Em seguida, o alimento é fragmentado pelos dentes, até ser deslocado para a porção oral da faringe, onde o bolo alimentar será formado e armazenado até ser deglutido.[4,5] Dessa maneira, a estrutura do alimento pode influenciar em vários aspectos o processo de mastigação, ou seja, desde os parâmetros de uma simples mastigação à organização temporal da sequência mastigatória.[4,5]

Durante a mastigação, as características do alimento afetam a sequência mastigatória, que consiste nos movimentos rítmicos de abertura e fechamento da mandíbula, desde a introdução do alimento na boca até a deglutição.[2,4,5] Portanto, a estrutura do alimento, como a textura e o tamanho, interferem na duração da sequência mastigatória e no número de ciclos mastigatórios necessários para preparar o alimento a ser deglutido.[2,4,5] Tais parâmetros podem ser utilizados como indicadores da dificuldade no processamento de um determinado alimento.[4,5] Um exemplo disso é que mais ciclos mastigatórios, bem como mais tempo, são requeridos para quebrar alimentos secos e duros e adicioná-los à saliva suficiente, a fim de formar um bolo alimentar adequado e seguro para deglutir.[2,4,5]

A mastigação necessita de atividade muscular para executar os movimentos da mandíbula e realizar forças para cortar ou moer o alimento.[5,35] Dessa maneira, a textura do alimento influencia a quantidade de atividade muscular recrutada.[2,5,35] Quanto maior a dureza do alimento, mais atividade muscular será solicitada para quebrá-lo.[2,5,35] Alimentos duros apresentam atividade aumentada dos músculos da mandíbula e maior duração de disparo da atividade muscular.[2,35] Diversos estudos demonstram essa relação entre a dureza do produto mastigado e a atividade muscular requerida.[2,5,35] A dureza do chiclete mastigado influenciou na duração do ciclo mastigatório e na amplitude da atividade muscular.[2,5,35] Com o chiclete duro, os indivíduos mastigaram mais lentamente e com mais atividade muscular.[2,5,35] Portanto, um indicador da força de mastigação é a quantidade de atividade muscular requerida para a realização da presente função.[2,5,35]

Além disso, a atividade do músculo pode atuar como estímulo sensorial para determinadas propriedades sensoriais do alimento, a exemplo da maciez da carne.[2,5,35] Portanto, a modificação no padrão de movimento da mandíbula durante a mastigação sugere contínua modulação sensorial da inervação motora para os músculos que se fixam à mandíbula.[2,5,35] Durante a mastigação, as partículas do alimento são reduzidas em tamanho, e segue-se sua mistura com a saliva produzida.[2,5,35] O alimento é, então, amolecido pela quebra da estrutura em fragmentos menores, pelo aumento da temperatura e pela ação da água e amilase salivar.[2,5,35] Dessa maneira, verifica-se que há redução da atividade muscular da mandíbula, da amplitude de abertura mandibular e da duração do ciclo mastigatório, à medida que a sequência mastigatória evolui.[2,5,35]

A dureza e o tamanho do alimento são conhecidos por influenciar os movimentos mandibulares.[2,5,35] Na mastigação de alimentos duros, maior abertura da mandíbula é observada, bem como maior amplitude dos movimentos mandibulares.[2,5,35] Ademais, quanto maior o tamanho do alimento, maior a abertura da mandíbula e a velocidade durante a mastigação.[2,5,35] Desse modo, sugere-se que as pessoas mastigam de tal maneira que os dentes inferiores que entram em contato com o alimento abrem a altura equivalente à do bolo alimentar.[2,5,35]

A secura dos alimentos também influencia o número de ciclos mastigatórios antes da deglutição.[2,5,35] Produtos secos necessitam de mais ciclos mastigatórios.[2,5,35] Por isso, um tempo maior é requerido para a quebra do alimento e para adicionar saliva suficiente, a fim de formar um bolo alimentar coeso, adequado para a deglutição.[2,5,35] Um bom exemplo disso é a mastigação de alimentos secos amanteigados (como bolo e torrada), na qual se verifica uma redução no número de ciclos mastigatórios.[35] Esse fato pode ser justificado em razão da manteiga promover a lubrificação e a formação do bolo de alimentos secos, diminuindo o tempo necessário na boca para formar um bolo alimentar coeso.[35] Outro estudo, em que foram adicionados pequenos volumes de água a um alimento (5 ou 10 mL), foi observada uma redução no número de ciclos mastigatórios e no trabalho muscular até que o mesmo fosse deglutido.[24] Tais efeitos foram mais relevantes para a torrada e o bolo, que são alimentos secos e necessitam de maior secreção de saliva para formar um bolo alimentar adequado e seguro para degluti-los.[24,35]

Desse modo, as sensações decorrentes das características do alimento, em especial a textura, direcionam a mastigação até o momento em que o bolo alimentar possa ser deglutido com segurança.[2,5,35] Ademais, a adaptação da mastigação à estrutura do alimento parece ser também protetiva, uma vez que altas forças podem danificar os dentes ou a articulação. Isso pode também aperfeiçoar o ritmo de quebra do alimento.[2,5,35]

Além de todos esses parâmetros diretamente relacionados ao mecanismo de formação do bolo alimentar, estudos demonstram que a palatabilidade do alimento também pode afetar a função mastigatória, em particular no início de uma refeição.[2] Contudo, tal fator sofre grande influência individual, já que um alimento pode ser saboroso ou agradável ao paladar de uma pessoa, ao passo que para outra não.[2]

Outro ponto de extrema importância a ser discutido é o papel dos diferentes tipos de alimentos no desenvolvimento craniofacial.[37] Características fundamentais, como a morfologia e tamanho diferencial dos dentes, a espessura e a profundidade da mandíbula, a morfologia do ramo e do côndilo mandibular e o formato da arcada dentária, estão correlacionados em certo grau com a dieta.[37] A mastigação não é apenas fundamental para a nutrição, mas também na determinação do desenvolvimento e equilíbrio das estruturas orofaciais: ossos, músculos e articulações.[37] O efeito da consistência dos alimentos no crescimento craniofacial e conformação da ATM tem sido constatado tanto em animais como em humanos.[26,37] A dieta mais consistente (dura) tem se mostrado mais vantajosa por promover um crescimento maior e mais harmônico entre as diversas estruturas craniofaciais.[30,37] Também o treino mastigatório é capaz de produzir aumento na força de mordida e resistência à fadiga.[30,37]

Em indivíduos com maloclusão ou outros comprometimentos morfofuncionais, alimentos duros, fibrosos ou secos podem não ser vantajosos ou mesmo contraindicados.[2,25] Com isso, é possível visualizar o impacto e a importância das características do alimento na função mastigatória e deglutição, sobretudo durante o período de intenso crescimento craniofacial, já que tais propriedades podem interferir no desenvolvimento das estruturas-chave para a realização das supracitadas funções.[2]

Efeitos da desnutrição sobre a mastigação e a deglutição

Os recém-nascidos adquirem todos os seus nutrientes e fluidos do leite materno durante a sucção.[26] Em seguida, a sucção dá lugar ao comportamento de alimentação ou mastigação.[26] Essa transformação comportamental, de uma simples resposta de consumo à mastigação e deglutição de alimentos sólidos e semissólidos, ocorre em virtude da maturação morfológica e fisiológica das estruturas, incluindo as neurais.[26]

A maturação das estruturas-chave para a mastigação e a deglutição ocorre concomitantemente com os estágios críticos do desenvolvimento do sistema nervoso central.[37,38] Em humanos, esses períodos críticos correspondem ao terceiro trimestre de gestação e se estendem até o final dos primeiros dois anos a quatro anos de vida pós-natal.[39] Assim, alterações ambientais incidentes nos estágios críticos do desenvolvimento têm efeitos permanentes na estrutura e função dos órgãos.[40] Estudos epidemiológicos e em animais têm demonstrado consequências deletérias na vida adulta como resultado de agressões ambientais durante os períodos fetal, neonatal ou da infância.[41-43] A desnutrição induzida na vida precoce está associada com um risco aumentado de desenvolver diabetes tipo 2, hipertensão e doenças cardiovasculares em longo prazo.[41] Uma nutrição adequada durante os períodos de gestação e lactação é essencial para o crescimento e desenvolvimento normal dos diferentes órgãos e sistemas do corpo.[42] Portanto, a desnutrição precoce pode induzir consequências permanentes ou duradouras nas diferentes estruturas e funções do organismo.[42] Estudos relatam que a desnutrição proteica resulta em retardo do crescimento dos filhotes e no desenvolvimento craniofacial.[44] A desnutrição pós-natal em ratos pode influenciar o crescimento cerebral, o comportamento alimentar, a ontogênese dos reflexos e as propriedades mecânicas do músculo esquelético.[45-48]

Estudos epidemiológicos e experimentais demonstraram que a desnutrição precoce leva a filhotes com menor peso corporal.[49,50] A restrição de proteína materna causa mudanças na composição e no volume de leite materno, e pode estar relacionada ao peso corporal dos seus filhotes.[51] A desnutrição proteica materna neonatal está associada com o menor estoque de nutrientes maternos e, subsequentemente, a menor transferência de nutrientes para os filhotes.[51] Isso está relacionado ao decréscimo do crescimento pós-natal.[51] A desnutrição proteica ou proteicocalórica leva a menor ganho de peso do primeiro dia de lactação em diante.[52] A deficiência no ganho de peso corporal em filhotes desnutridos pode resultar de uma redução ou ausência do hormônio de crescimento (GH), uma vez que a privação de alimento reduz o número de células secretoras de GH.[52]

O estado nutricional também está associado com vários problemas de saúde oral. Estudos experimentais sugerem que a desnutrição pós-natal parece resultar em atraso na maturação craniofacial, causando atrofia muscular, mudanças no tamanho da mandíbula e suas propriedades biomecânicas.[44,53] Também são observadas mudanças nos dentes, incluindo atraso na erupção, no tamanho e na morfologia dentária, e maior suscetibilidade a cárie após a desnutrição.[54]

As necessidades funcionais ao longo da vida do indivíduo são determinantes para o crescimento facial.[55-58] A forma da arcada dentária é influenciada pelas funções orais, pelo crescimento vertical dos processos alveolares, em resposta ao estímulo de erupção dental, e pela pressão muscular exercida nestes tecidos, ao passo que a perda dos dentes prejudica esse processo.[44,55] Ademais, os fatores ambientais também podem afetar a disposição dos dentes e a relação entre os ossos no complexo maxilomandibular.[44,55-57] Assim, a desnutrição precoce danifica o esqueleto craniofacial.[55] Um exemplo disso é o efeito da desnutrição proteica no crescimento da mandíbula.[44] O estado nutricional materno durante a lactação leva a alterações persistentes no desenvolvimento do esqueleto da mandíbula.[44] Isso sugere que a baixa estimulação hormonal, decorrente da privação nutricional, pode ser insuficiente para estimular o desenvolvimento normal dos ossos craniofaciais, a exemplo da mandíbula.[44,55-58]

A desnutrição pode também estar associada com a maloclusão, em especial o apinhamento dentário, definido como desalinhamento dos dentes decorrente do espaço insuficiente para que eles saiam (erupção) no local correto.[54,59,60] Portanto, o crescimento ósseo alterado no complexo craniofacial, causado pela nutrição pobre, pode ser refletido no espaço reduzido para erupção dentária.[54,59,60] Os efeitos das deficiências de proteína e caloria no crescimento da mandíbula e dos dentes demonstraram que o tamanho e a forma da mandíbula são afetados.[44,54] Ademais, a quantidade de espaço disponível para os dentes é reduzida em indivíduos deficientes em proteína e caloria, aumentando o apinhamento.[54,59,60] É possível também que o apinhamento possa estar indiretamente relacionado ao estado nutricional, por meio do dano da odontogênese, levando ao atraso da erupção dental e um aumento na incidência de cáries, com consequente perda dentária.[54,59,60] Tais eventos podem comprometer a forma do arco dentário e refletir no crescimento maxilomandibular, na forma de estímulo mastigatório insuficiente.[54,59,60] Portanto, isso pode indicar que a desnutrição modifica o padrão de crescimento dos ossos do esqueleto, incluindo os da face e cavidade oral.[54,59,60]

Quanto à salivação, estudos relatam diminuição da quantidade de saliva secretada, bem como alteração de sua composição em desnutridos.[61] Ademais, alguns autores mencionaram a ocorrência de hipertrofia da glândula parótida como um dos sinais clínicos de desnutrição em humanos.[61]

A desnutrição durante o período de lactação causa danos em curto e longo prazo nas dimensões verticais (epiglote-tireoide e tireoide-cricoide), ou seja, um mecanismo relacionado à ingestão alimentar, em particular com a deglutição; e, nas dimensões horizontais da laringe (anteroposterior e laterolateral), associado à função de fonação.[62] Os autores não observaram alterações nas dimensões verticais.[62] Em contrapartida, verificaram menores dimensões horizontais nos animais desnutridos.[62] Tais achados relacionados com os movimentos laríngeos durante a deglutição sugeriram que, provavelmente, os animais mantiveram suas dimensões verticais como um meio de adaptação morfológica, em resposta à maior demanda funcional no processo de ingestão alimentar, já que os estudos demonstram que animais desnutridos durante a vida precoce apresentam um aumento no tempo de sucção do leite, bem como no consumo de leite materno (hiperfagia) durante a lactação.[62]

Ainda com relação à função de deglutição, a deficiência de proteína durante o período crítico da vida causa um retardo no desenvolvimento de neurônios mioentéricos do esôfago, os quais controlam os movimentos de propulsão do bolo alimentar.[63] O esôfago é de extrema importância no processo de ingestão alimentar, uma vez que sua principal função é de transportar o bolo deglutido para o estômago.[63] Contudo, para que seja realizada adequadamente, complexas interações devem ocorrer entre os músculos da orofaringe e do esôfago, e múltiplos reflexos neurológicos.[63] Portanto, danos no controle neural do esôfago pré e/ou pós-natal contribuem para mudanças na função motora esofagiana.[63] Com isso, sugere-se que tais alterações estruturais possam afetar o mecanismo de transporte do alimento, o que pode interferir no processo de absorção dos nutrientes.[63]

Existem evidências de que a restrição nutricional precoce também pode comprometer os músculos relacionados às funções de mastigação e deglutição.[44,64,65] Isso é sugerido em virtude da existência de diversos estudos, sobretudo com os músculos relacionados à locomoção, que demonstram que a desnutrição perinatal pode induzir atrofia muscular e modificar irreversivelmente a morfologia do músculo.[43] Em adição, estudos mostram redução da proliferação celular, o que compromete o número de fibras musculares nos filhotes de mães submetidas à desnutrição perinatal, bem como mudanças nas proporções dos tipos de fibras musculares.[64,65]

Podemos, portanto, observar que há grandes evidências de que a desnutrição pré e/ou pós-natal pode levar a danos nas estruturas que atuam nos processos de mastigação e deglutição. Com isso, sugere-se que as alterações morfológicas relatadas levam, possivelmente, ao comprometimento funcional, podendo dessa maneira acarretar mudanças no padrão de ingestão alimentar, com *deficit* no consumo de nutrientes ou, até mesmo, aumento da probabilidade de desenvolver doenças digestivas e reduzir a absorção intestinal. Tais mudanças podem levar à seleção inadequada dos alimentos.

REFERÊNCIAS

1. Anderson B, Rafferty AP, Lyon-Callo S et al. Fast-food consumption and obesity among Michigan adults. Prev Chronic Dis. 2011;8(4):A71.
2. Foster KD, Grigor JMV, Cheong JN et al. The role of oral processing in dynamic sensory perception. Journal of Food Science. 2011;76:2.
3. Fujise T, Yoshimatsu H, Kurokawa M et al. Food consistency modulates eating volume and speed through brain histamine in rat. Brain Res Bull. 1993;32:555-9.
4. Wijk RA, Janssen AM, Prinz JF. Oral movements and the perception of semi-solid foods. Physiology & Behavior. 2011;104:423-8.
5. Thexton AJ. Mastigation and swallowing: an overview. British Dental Journal. 1992;173:197-206.
6. Pedersen AM, Bardow A, Beier et al. Saliva and gastrointestinal functions of taste, mastication, swallowing and digestion. Oral Diseases. 2002;8:117-129.
7. Douglas CR. Tratado de Fisiologia Aplicada à Nutrição. 2. ed. Rio de Janeiro: Guanabara Koogan; 2006.
8. Goldberg LJ, Chandler SH. Central mechanisms of rhythmical trigemin al activity. In: Taylor A, ed. Neurophysiology of the Jaws and Teeth. MacMillan Press: Basingstoke; 1990. p.268-93
9. Logemann JA. Disorders of deglutition. In: Logemann JA, ed. Evaluation and treatment of swallowing disorders. San Diego: College-Hill Press. 1983. p.37-86.
10. Van Der Bilt A. Assessment of mastication with implications for oral rehabilitation: a review. Journal of Oral Rehabilitation. 2011;38:754-80.
11. Hiiemae KM. Mechanisms of food reduction, transport and deglutition: how the texture of food affects feeding behavior. J Texture Stud. 2004;35:171-200.
12. Logemann JA. Swallowing physiology and pathophysiology. Otolaryngologic Clin N Am. 1988; 21:613-23.
13. Matsuo K, Palmer J. Coordination of mastication, swallowing and breathing. Jpn Dent Sci Rev. 2009;45(1):31-40.

14. Prinz JF, Lucas PW. An optimization model for mastication and swallowing in mammals. Proc R Soc Lond B. 1997;264: 1715-21.
15. Leopold NA, Kagel MC. Swallowing, ingestion and dysphagia: A reappraisal. Archives of Phyasical Medicine and Rehabilitation. 1983;64:371-3.
16. Ertekin C, Kiylioglu N, Tarlaci S et al. Voluntary and reflex influences on the initiation of swallowing reflex in man. Dysphagia. 2001;16:40-47.
17. Richardson CT, Feldman M. Salivary response to food in humans and its effect on gastric acid secretion. Am J Physiol. 1986;250:G85-G91.
18. Teff KL, Devine J, Engelman K. Sweet taste: effect on cephalic phase insulin release in men. Physiol Behav. 1995;57: 1089-95.
19. Arosio M, Ronchi CL, Beck-Peccoz P et al. Effects of modified sham feeding on ghrelin levels in healthy human subjects. J Clin Endocrinol Metab. 2004;89:5101-4.
20. Power ML, Schulkin J. Anticipatory physiological regulation in feeding biology: Cephalic phase responses. Appetite 2008;50(2-3):194-206.
21. Sakata T, Yoshimatsu H, Masaki T, Tsuda K. Anti-Obesity Actions of Mastication Driven by Histamine Neurons in Rats. Exp Biol Med. 2003;228:1106-10.
22. Zafra MA, Molina F, Puerto A. The neural/cephalic phase reflexes in the physiology of nutrition. Neurosci Biobehav Rev. 2006;30:1032-1044.
23. Oka K, Sakuarae A, Fujise T et al. Food texture differences affect energy metabolism in Rats. Dent Res. 2003;82(6):491-4.
24. Mioche L, Bourdiol P, Monier S. Chewing behaviour and bolus formation during mastication of meat with different textures. Archives of Oral Biology. 2003;48:193-200.
25. N'Gom PI, Woda A. Influence of impaired mastication on nutrition. J Prosthet Dent. 2002;87:667-73.
26. Delaney AL, Arvedson JC. Development of swallowin and feeding prenatal through first year of life. Developmental disabilities Research Reviews. 2008;14:105-7.
27. Felício CM. Fonoaudiologia aplicada a casos odontológicos. São Paulo: Pancast; 1999.
28. Bosma JF. Development of feeding. Clin Nutr. 1986;5(5):210-8.
29. Arvedson, JC Lefton-Greif MA. Anatomy, physiology, and development of feeding. Semin Speech Lang. 1996;17(4): 261-8.
30. Wilson EM, Green JR. The development of jaw motion for mastication. Early Human Development. 2009; 85(5):303-11.
31. Mioche L, Bourdiol P, Peyron MA. Influence of age on mastication: effects on eating behaviour. Nutrition Research Reviews. 2004;17:43-54.
32. Menaker L, Navia JM. Effect of undernutrition during the perinatal period on caries development in the rat: IV. Effects of differential tooth eruption and exposure to a cariogenic diet on subsequent dental caries incidencedent. J Dent Res. 1973;52(4):692-7.
33. Carlos JP, Wolfe MD. Methodological and nutritional issues in assessing the oral health of aged subjects. American Journal of Clinical Nutrition. 1989;50:1210-8; 1231-5.
34. Nagao M. The effects of aging on mastication. Nutrition Reviews 1992;50:434-37.
35. Yven C, Bonnet L, Cormier D et al. Impaired mastication modifies the dynamics of bolus formation. Eur J Oral Sci. 2006;114:184-90.
36. Budtz-Jørgensen E, Chung JP, Rapin CH. Nutrition and oral health. Best Pract Res Clin Gastroenterol. 2001;15(6):885-96.
37. Westneat MW, Hall WG. Ontogeny of feeding motor patterns in infant rats: an electromyographic analysis of suckling and chewing. Behav Neurosci. 1992;106:539-554.
38. Brocard F, Dorly V, Arsenault I et al. Emergence of intrinsic bursting in trigeminal sensory neurons parallels the acquisition of mastication in weanling rats. J Neurophysiol. 2006; 96: 2410-2424.
39. Morgane PJ, Miller M, Kemper T et al. The effects of protein malnutrition on the developing central nervous system in the rat. Neurosci Biobehav Rev. 1978;2:137-230.
40. Lucas A. Programming by early nutrition in man. Ciba Foundation Symposium. 1991;156:38-50, discussion 50-35.
41. Hales CN, Barker DJ. Type 2 (non-insulin-dependent) diabetes mellitus: the thrifty phenotype hypothesis. Diabetologia. 1992;35(7):595-601.
42. Ozanne SE, Martensz ND, Petry CJ et al. Maternal low protein diet in rats programmes fatty acid desaturase activities in the offspring. Diabetologia. 1998;41:1337-42.

43. Toscano AE, Manhães-de-Castro R, Canon F. Effect of a low-protein diet during pregnancy on skeletal muscle mechanical properties of offspring rats. Nutrition. 2008;24:270-8.
44. Alippi RM, Meta MD, Olivera MI, Bozzini C, Shneider P, Meta I et al. Effect of protein-energy malnutrition in early life on the dimensions and bone quality of the adult rat mandible. Arch Oral Biol. 2002;47:47-53.
45. Barreto-Medeiros JM, Feitoza EG, Magalhaes K, Cabral-Filho JE, Manhaes-De-Castro FM, De-Castro CM et al. Malnutrition during brain growth spurt alters the effect of fluoxetine on aggressive behavior in adult rats. Nutr Neurosci. 2004;7: 49-52.
46. Orozco-Sólis R, Lopes de Souza S, Barbosa-Matos RJ et al. Perinatal undernutrition-induced obesity is independent of the developmental programming of feeding. Physiology & Behavior. 2009;96:481-92.
47. Freitas-Silva SR, Castro RM, Perot C. Is reflex maturation in rats affected by neonatal malnutrition? Nutr Neurosc. 2008;11:207-12.
48. Toscano AE, Ferraz KM, Castro RM, Canon F. Passive stiffness of rat skeletal muscle undernourished during fetal development. Clinics. (São Paulo) 2010;65(12):1363-1369.
49. Gluckman PD, Seng CY, Fukuoka H, Beedle AS, Hanson MA. Low birthweight and subsequent obesity in Japan. Lancet. 2007;369:1081-1082.
50. Ozanne SE, Jensen CB, Tingey KJ, Storgaard H, Madsbad S, Vaag AA. Low birthweight is associated with specific changes in muscle insulin-signalling protein expression. Diabetologia. 2005; 48(3):547-552.
51. Zhan XA, Wang M, Ren H, Zhao RQ, Li JX, Tan ZL. Effect of early feed restriction on metabolic programming and compensatory growth in broiler chickens. Poult Sci. 2007;86(4):654-660.
52. Kilic M, Taskin E, Ustundag B, Aygun AD. The evaluation of serum leptin level and other hormonal parameters in children with severe malnutrition. Clin Biochem. 2004;37(5):382-387.
53. Bozzini C, Barcelo AC, Alippi RM, Leal TL, Bozzini CE, The concentration of dietary casein required for normal mandibular growth in the rat. J Dent Res. 1989;68:840-842.
54. Menaker L, Navia JM. Effect of undernutrition during the perinatal period on caries development in the rat: IV. Effects of differential tooth eruption and exposure to a cariogenic diet on subsequent dental caries incidencedent. J Dent Res. 1973;52(4):692-7.
55. Miller JPE, German RZ. Protein malnutrition affects the growth trajectories of the craniofacial skeleton in rats. Journal of Nutrition. 1999;129:2061-9.
56. Lobe SL, Bernstein MC, German RZ. Life-long protein malnutrition in the rat (Rattus norvegicus) results in altered patterns of craniofacial growth and smaller individuals. J Anat. 2006;208(6):795-812.
57. Wells JC. The thrifty phenotype as an adaptive maternal effect. Biol Rev Camb Philos Soc. 2007;82(1):143-72.
58. Ramírez Rozzi FV, González-José R, Pucciarelli HM. Cranial growth in normal and low-protein-fed Saimiri. An environmental heterochrony. J Hum Evol. 2005;49(4):515-35.
59. Psoter W, Gebrian B, Prophete S, Reid B, Katz R. Effect of early childhood malnutrition on tooth eruption in Haitian adolescents. Community Dent Oral Epidemiol. 2008;36(2):179-89.
60. Thomaz EB, Cangussu MC, da Silva AA, Assis AM. Is malnutrition associated with crowding in permanent dentition? Int J Environ Res Public Health. 2010;7(9):3531-44.
61. Johnson DA, Lopez H, Navia JM. Effects of Protein Deficiency and Diet Consistency on the Parotid Gland and Parotid Saliva of Rats. J Dent Res. 1995;74(8):1444-52.
62. Pires-de-Mélo IH, Wanderley dos Reis F, Luz LS et al. Short- and long-term effects of a neonatal low-protein diet in rats on the morphology of the larynx. Nutrition. 2009;25(7-8):855-860.
63. Greggio FM, Fontes RB, Maifrino LB, Castelucci P, de Souza RR, Liberti EA. Effects of perinatal protein deprivation and recovery on esophageal myenteric plexus. World J Gastroenterol. 2010;16(5):563-70.
64. Bedi KS, Birzgalis AR, Mahon M, Smart JL, Wareham AC. Early life undernutrition in rats. Quantitative histology of skeletal muscles from underfed young and refed adult animals. Br J Nutr. 1982;47(3):417-31.
65. Leandro CG, Silva Ribeiro W, Santos JA, Bento-Santos A et al. Moderate physical training attenuates muscle-specific effects on fibre type composition in adult rats submitted to a perinatal maternal low-protein diet. Eur J Nutr. 2012;51(7):807-15.

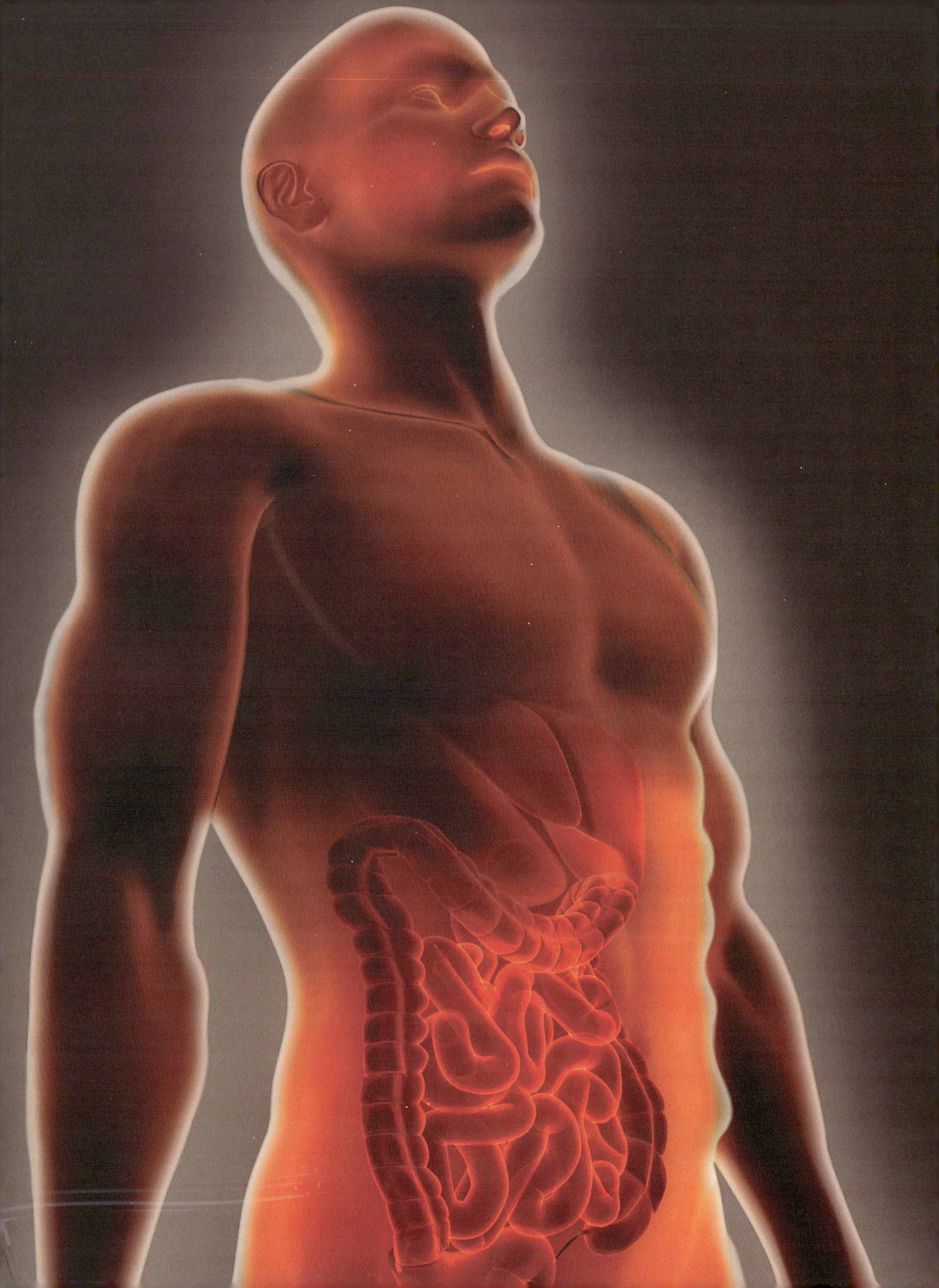

capítulo 7

Digestão e Absorção

Wylla Tatiana Ferreira e Silva

Sueli Moreno Senna

João Henrique da Costa Silva

Sebastião Rogério de Freitas Silva

INTRODUÇÃO

Os processos digestório e absortivo são de fundamental importância para o crescimento, desenvolvimento e manutenção da saúde. Frequentemente relegadas a segundo plano, essas funções do trato digestório fazem parte da interface entre os meios interno e externo do corpo. É por meio da digestão que os nutrientes são extraídos dos alimentos; e é por meio da absorção que esses nutrientes, agora disponíveis, serão encaminhados para a metabolização nas diferentes regiões do organismo. Para essa finalidade, o trato gastrintestinal é uma sequência de órgãos especializados na produção de muco, enzimas e hormônios, e deve estar em sintonia com os sistemas nervoso, endócrino e imunológico. Esse sistema é incrivelmente plástico, adaptando-se às demandas externas, dentre as quais o próprio alimento apresenta papel modulador da digestão e absorção.

O pâncreas e o fígado são as duas principais glândulas do trato digestivo e secretam substâncias que fluem através de ductos para dentro do duodeno. O pâncreas, em sua porção exócrina, secreta enzimas digestivas e um líquido rico em íons bicarbonato, como veremos mais adiante neste capítulo. Este último tem papel importante na inativação da acidez do quimo, garantindo a atividade das enzimas pancreáticas no intestino delgado.

O fígado, como função digestiva, secreta a bile, que contém íons bicarbonato, colesterol, fosfolipídios, pigmentos biliares, inúmeros dejetos orgânicos e os sais biliares. Os íons bicarbonato também ajudam a neutralizar a acidez do quimo, ao passo que os sais biliares solubilizam os lipídios da dieta, facilitando sua digestão e absorção. Uma vez secretada pelo fígado, a bile segue em pequenos ductos, que confluem para formar o ducto hepático comum. É armazenada e concentrada entre as refeições na vesícula biliar, pequena bolsa localizada abaixo do fígado. Durante as refeições, a musculatura da parede da vesícula se contrai, expelindo a bile para dentro do duodeno através do ducto biliar.

O ácido clorídrico secretado no estômago tem como principal função tornar o meio estomacal adequado, ou seja, ácido suficiente para a atuação de enzimas proteolíticas, como a pepsina. A fim de promover uma digestão parcial das proteínas ingeridas na dieta. Além de representar uma importante barreira contra a maior parte das bactérias presentes nos alimentos. Ainda assim, algumas bactérias conseguem sobreviver, colonizar e se multiplicar nas vias gastrintestinais, sobretudo no intestino grosso.

O produto da ação digestiva no estômago é o quimo, que contém fragmentos de proteínas, polissacarídeos, gotículas de lipídio, sal, água e várias outras pequenas moléculas ingeridas dos alimentos. O quimo segue para o intestino, onde ocorre praticamente toda a absorção de nutrientes por meio das células epiteliais, as quais transferem os nutrientes para a corrente sanguínea e/ou linfática. Vitaminas, sais minerais e água não exigem digestão enzimática e também são absorvidos no intestino delgado.

CARACTERÍSTICAS MORFOLÓGICAS DO TRATO GASTRINTESTINAL

Ao longo de sua extensão luminal interna, o trato gastrintestinal apresenta várias convoluções, responsáveis pelo aumento da superfície de absorção. A partir do estômago, o trato gastrintestinal é revestido por uma camada de células epiteliais com a presença de células exócrinas e endócrinas, que secretam muco e hormônios. Glândulas exócrinas também estão presentes e secretam ácido, enzimas, água e íons, bem como muco. Abaixo do epitélio existe uma camada de tecido conjuntivo, a lâmina própria, onde passam pequenos vasos sanguíneos, fibras nervosas e ductos linfáticos. A lâmina própria é separada dos tecidos subjacentes por uma fina camada de músculo liso, chamado de muscular da mucosa. Esse conjunto, formado por epitélio, lâmina própria e muscular da mucosa, é chamado de mucosa.

Em seguida, está a submucosa, camada de tecido conjuntivo frouxo com fibrilas de colágeno e elastina, onde estão localizados os troncos nervosos (plexo submucoso) e os vasos sanguíneos mais calibrosos da parede intestinal. A próxima camada é a muscular externa, composta por músculos lisos circulares e longitudinais. As contrações da muscular externa misturam e movimentam o conteúdo do lúmen e o impulsionam ao longo do trato gastrintestinal. Entre essas duas camadas existe uma segunda rede de células nervosas, conhecida como plexo mioentérico. Finalmente, circundando a superfície externa do trato, está uma fina camada de tecido conjuntivo, denominada serosa.

Ao longo da superfície luminal do intestino delgado, encontram-se projeções digitiformes e delgadas, conhecidas como vilosidades. A superfície de cada vilosidade está coberta por microvilosidades, que são projeções da membrana da superfície das células epiteliais, as quais recobrem as vilosidades. Essa combinação da mucosa pregueada, vilosidade e microvilosidade, aumenta a área de superfície do intestino delgado, caracterizada por ser a maior área absortiva do trato gastrintestinal.

DIGESTÃO E ABSORÇÃO

Carboidratos

A maior parte do carboidrato ingerido pelo brasileiro está em forma de polissacarídeo (amido presente em cereais, grãos, raízes e tubérculos), dissacarídeos (açúcar de cozinha) e lactose (açúcar do leite).

A digestão do amido começa na boca, por meio da ação da alfa-amilase salivar sobre os polissacarídeos (açúcares complexos), presentes no alimento. Esse processo é facilitado pela mastigação, que promove a formação de partículas alimentares menores, as quais serão deglutidas. No estômago a amilase é inativada pelo ácido clorídrico, mas no intestino delgado a alfa-amilase pancreática completa a digestão de carboidratos em oligossacarídeos. O resultado da ação das amilases sobre o amido é a liberação do dissacarídeo maltose e uma mistura de moléculas curtas, de cadeia ramificada de moléculas de glicose. Esses, juntamente com a sacarose e a lactose ingeridas, sofrem a ação das oligossacaridases localizadas nas membranas luminais das células epiteliais do intestino delgado. Essas oligossacaridases liberam glicose, galactose e frutose. Na Tabela 7.1, são apresentadas as principais vias de digestão e absorção de carboidratos ao longo do trato gastrintestinal.

Proteínas

O sítio principal de digestão de proteínas é o estômago, onde o alimento é armazenado, dissolvido, sofre digestão parcial das macromoléculas e tem regulado o seu ritmo de passagem para o intestino. As glândulas que revestem a parede do estômago secretam o ácido clorídrico e o pepsinogênio, que é convertido na luz do estômago em pepsina. No estômago, as proteínas são degradadas em fragmentos peptídicos pela pepsina, e no intestino delgado pela tripsina e quimotripsina, as proteases secretadas pelo pâncreas. Esses peptídeos ainda são convertidos em aminoácidos livres pela ação da carboxipeptidase do pâncreas e pela aminopeptidase, localizada nas células da borda em escova do intestino delgado. Uma vez livres, os aminoácidos entram nas células epiteliais por transporte ativo secundário associado ao sódio. Existem vários transportadores com diferentes especificidades para os aminoácidos. Diferente do que ocorre com a absorção de carboidratos, em que moléculas maiores que os monossacarídeos não são absorvidas, o enterócito absorve pequenos peptídios por transporte ativo. Assim, tanto

Tabela 7.1 Apresentação das principais vias de digestão e absorção de carboidratos, proteínas e lipídios ao longo do trato gastrintestinal.

Carboidratos		Boca	Estômago	Intestino delgado		Intestino grosso
Digestão	Substrato	Amido		Amido	Oligossacarídeos, di ou trissacarídeos	
	Enzimas	α-amilase salivar	Inativação alfa-amilase salivar	alfa-amilase salivar; alfa-amilase pancreática	Oligossacaridases (borda em escova): ▪ Isomaltase ▪ Maltase ▪ Sacarase ▪ Lactase ▪ Trelase	–
	Produtos	Oligossacarídeos		Oligossacarídeos	Glicose Galactose Frutose	–
Absorção				▪ Cotransportador Na+/glicose e Na+/galactose (SGLT1 ou 2) membrana luminal → GLUT2 membrana basolateral ▪ Transporte de frutose: GLUT5 na membrana luminal → GLUT2 na membrana basolateral		

Proteínas		Boca	Estômago	Intestino delgado		Intestino grosso
Digestão	Substratos		Proteínas	Polipeptídios	Pequenos peptídios e aminoácidos livres	
	Enzimas		Pepsinogênio + HCL → Pepsinas (hidrolisam ligações de aminoácidos aromáticos, como fenilalanina ou tirosina)	Enzimas proteolíticas pancreáticas: **Endopeptidases**: ▪ Tripsina ▪ Quimiotripsina ▪ Elastase **Exopeptidases**: ▪ Carboxipeptidases do pâncreas	Enzimas da borda em escova: ▪ Aminopeptidases ▪ Carboxipeptidases ▪ Endopeptidases ▪ Dipeptidases Peptidases intracelulares (enterócito)	
	Produtos		Polipeptídios Proteoses Peptonas	Pequenos peptídios e aminoácidos livres	Aminoácidos livres	
Absorção				**Membrana luminal** ▪ Cotransportador Na^+/aminoácidos ▪ Cotransportador Na^+/Cl^-/aminoácidos ▪ Cotransportador H^+/Di/tripeptídios **Membrana basolateral** ▪ Transporte de aminoácidos por difusão facilitada, independente de Na^+		

(*Continua*)

Tabela 7.1 Apresentação das principais vias de digestão e absorção de carboidratos, proteínas e lipídios ao longo do trato gastrintestinal. (*Continuação*)

Lipídios		Boca	Estômago	Intestino delgado		Intestino grosso
Digestão	Substratos	Lipídios	Lipídios	Triglicérides	Ésteres de colesterol, ésteres de vitaminas lipossolúveis, fosfolipídios e triglicérides	
	Enzimas	Lipase lingual	Lipase gástrica Lipase lingual	▪ Lipase pancreática (hidrolisa as ligações 1 e 3) ▪ Colipase (facilita a ação da lipase pancreática)	▪ Lipase ativada por sais biliares	
	Produtos			2-monoglicerídeos e ácidos graxos	Ácidos graxos, colesterol, monoglicerídeos	
Absorção				**Lúmen intestinal** Sais biliares + lipídios → micelas → camada inerte da borda em escova → difusão para o enterócito **Difusão simples para o enterócito** Monoacilgliceróis + ácidos graxos → triglicérides → quilomícrons → exocitose → linfa		
Água e eletrólitos		**Boca**	**Estômago**	**Intestino delgado**		**Intestino grosso**
Absorção				▪ Absorção ativa de Na^+ (cotransportadores ao longo da membrana apical ou luminal; ATPase Na^+/K^+ na membrana basolateral ▪ Absorção de Cl^- impulsionada pela absorção de Na^+ (contransportadores Na^+/Cl^-) ▪ Contratransportador de HCO_3^- e Cl^-		Absorção de Na^+ e Cl^- → gradiente osmótico → absorção de água
Vitaminas e sais minerais			**Estômago**	**Intestino delgado**		**Intestino grosso**
Absorção			Produção de fator intrínseco	▪ Vitaminas lipossolúveis: A, D, E, K acompanham a absorção de lipídios ▪ Vitamina B_{12} liga-se ao fator intrínseco para ser absorvida ▪ Cotransporte de Na^+ → tiamina, riboflavina, niacina, piridoxina, pantotenato, biotina e ácido ascórbico ▪ Mg acompanha a absorção de proteínas		

proteínas como carboidratos demandam energia da célula para sua absorção. Dentro da célula, os dipeptídios e os tripeptídios são hidrolisados em aminoácidos, que também deixam a célula por difusão facilitada através das membranas basolaterais. Na Tabela 7.1 são apresentadas as principais vias de digestão e absorção de proteínas ao longo do trato gastrintestinal.

Lipídios

Os lipídios estão presentes na dieta sobretudo na forma de triglicérides. Os lipídios são insolúveis em água e tendem a se agrupar para formar grandes gotas lipídicas na porção superior do estômago. A principal enzima digestiva para lipídios, a lipase pancreática, é solúvel em água, portanto sua ação fica limitada apenas à superfície destas gotas lipídicas. O processo de emulsificação estimula a formação de numerosas gotículas de lipídio, facilitando assim a ação da lipase. A emulsificação depende das contrações do estômago e da camada superior do intestino delgado para quebrar as grandes gotas de lipídios, além da presença dos sais biliares e fosfolipídios presentes na bile, que funcionam como agentes emulsificantes e impedem o reagrupamento dessas gotículas lipídicas.

Os sais biliares são também responsáveis pela formação de micelas, estruturas menores ainda que as gotículas, constituídas por sais biliares, ácidos graxos, monoglicerídeos, fosfolipídios, pequena quantidade de vitaminas lipossolúveis e colesterol. As micelas são essenciais para a absorção desses componentes pelo epitélio intestinal. Dentro da célula epitelial, o seu conteúdo é liberado por difusão simples para dentro do epitélio intestinal, onde os ácidos graxos e os monoglicerídeos são ressintetizados em triglicérides. Os triglicérides são então liberados pelas células epiteliais na forma de quilomícrons e passam para o sistema linfático, atingindo posteriormente o sangue. Na Tabela 7.1 são apresentadas as principais vias de digestão e absorção de lipídios ao longo do trato gastrintestinal.

Vitaminas

As vitaminas lipossolúveis acompanham os lipídios durante sua absorção, sendo solubilizadas em micelas. As vitaminas hidrossolúveis são absorvidas por difusão e transporte mediado. Exceção para a vitamina B_{12} que, por ser muito grande, precisa se ligar a uma proteína (fator intrínseco), secretada pelas células secretoras de ácido do estômago para ser absorvida pela porção inferior do íleo.

Água e sais minerais

A maior parte da água ingerida, cerca de 80%, é absorvida no intestino delgado, ao passo que restante é absorvido pelo intestino grosso e um pouco pelo estômago. Por dia, são ingeridos aproximadamente dois litros de líquidos, e outros sete litros têm acesso ao trato gastrintestinal por conta das secreções. O Na^+ é absorvido na borda-em-escova ativamente pela bomba de Na^+/K^+ATPase na membrana basolateral. Íons cloreto e bicarbonato são absorvidos com os íons sódio. O potássio, magnésio e cálcio, zinco, iodeto e ferro são absorvidos em menor concentração.

CONTROLE DOS PROCESSOS DIGESTIVOS

Modulação neural

O sistema nervoso entérico é responsável pela inervação do trato gastrintestinal, e pela atividade de duas redes nervosas, o plexo mioentérico e o plexo entérico. Os neurônios de ambos os plexos estão em comunicação, favorecendo que a atividade de um influencie na do outro. Esses neurônios se comunicam também com células musculares e glândulas exócrinas no trato gastrintestinal e recebem ramos nervosos simpáticos e parassimpáticos. Esse emaranhado de conexões explica por que estímulos em partes inferiores do trato podem produzir respostas em camadas superiores e vice-versa. Entretanto, podemos considerar que o plexo entérico influencia a atividade dos músculos lisos, ao passo que o plexo submucoso influencia a atividade secretora.

Modulação hormonal

Os principais hormônios gastrintestinais são a gastrina, a colecistoquinina (CCK), e a secretina. A gastrina está relacionada com a digestão de proteínas e a atividade do estômago, já a CCK, com a digestão de proteínas e lipídios no intestino delgado, e a secretina, com a inibição da acidez no intestino, potencializando a atividade digestória do mesmo.

FASES DA REGULAÇÃO NEURAL E HORMONAL AO LONGO DO TRATO GASTRINTESTINAL

As atividades de controle neural e hormonal do sistema digestório podem ser divididas em três fases: **fase cefálica**, iniciada por estímulos que chegam aos sentidos como visão, olfato, paladar e mastigação, promovendo a preparação do trato para a chegada do alimento. Essa fase pode ser influenciada por estados emocionais. A **fase gástrica**, por sua vez, se inicia por estímulos, tais como distensão gástrica, acidez, aminoácidos e peptídios oriundos da digestão de proteínas, que regulam a atividade digestiva a partir do estômago. Finalmente, a **fase intestinal** é iniciada por estímulos de distensão, acidez, osmolaridade e pela presença de diversos produtos digestivos no intestino.

Boca

Na boca, ocorre a secreção salivar, que é modulada positivamente pelo sistema nervoso simpático e parassimpático. Na ausência de alimento na boca, a secreção salivar é diminuta. No entanto, após o início de uma refeição, a secreção salivar pode aumentar consideravelmente. Esse aumento é promovido por um estímulo neural (sobretudo o sistema nervoso parassimpático) sobre as glândulas salivares. Essa secreção tem papel importante na digestão inicial de carboidratos e de lipídios, exercida pelas enzimas alfa-amilase salivar e lipases.

Estômago

A camada epitelial que reveste o estômago invagina-se na mucosa, formando muitas glândulas tubulares. As glândulas localizadas nas regiões do corpo e do fundo do estômago secretam sobretudo muco, ácido clorídrico e o precursor enzimático pepsinogênio. As glândulas localizadas na região do antro do estômago secretam pouco ácido, porém possuem células endócrinas que secretam gastrina. As glândulas localizadas no estômago são formadas por diferentes tipos celulares, tais como células da mucosa (produzem muco, importante para a proteção da mucosa gástrica, e estão localizadas próximas à abertura da glândula); células parietais ou oxínticas (produzem ácido clorídrico e fator intrínseco); células principais ou pépticas (produzem pepsinogênio); e células endócrinas ou G (produzem o hormônio gastrina). Além dessas, existem ainda, em menor quantidade, as células enterocromafins (liberam histamina), e as células que produzem somatostatina. A secreção das glândulas gástricas é modulada por vários fatores ambientais e intrínsecos, que determinam o volume e o conteúdo da secreção, e está intimamente relacionada ao percurso do bolo alimentar no trato gastrintestinal.

Secreção de ácido clorídrico

O estômago secreta aproximadamente 1 a 2 L de ácido clorídrico por dia, podendo reduzir o pH gástrico a valores próximos a 1. O H^+ é secretado pelas células parietais, que possuem a bomba H^+/K^+ATPase na membrana luminal, responsáveis pelo bombeamento de H^+ para a luz do estômago em troca de K^+ para dentro da célula.

A secreção de ácido pode ser estimulada por fatores hormonais e neurais, os quais levam a um aumento no número de bombas H^+/K^+ ATPase na membrana luminal e, assim, aumentam a secreção de H^+. Entre esses fatores estimuladores, destacam-se a gastrina (hormônio), a acetilcolina (Ach, neurotransmissor liberado nas sinapses sobre as células parietais ou oxínticas), a histamina e a somatostatina (Figura 7.1). Esses mediadores químicos não apenas agem diretamente sobre as células parietais, como também estimulam as secreções uns dos outros.

Durante uma refeição, a taxa de secreção de H^+ é rigorosamente modulada, de acordo com estímulos hormonais e neurais recebidos momento a momento. Durante a fase cefálica da digestão, há um aumento na atividade do sistema nervoso parassimpático, que resulta em uma maior liberação de Ach sobre as célu-

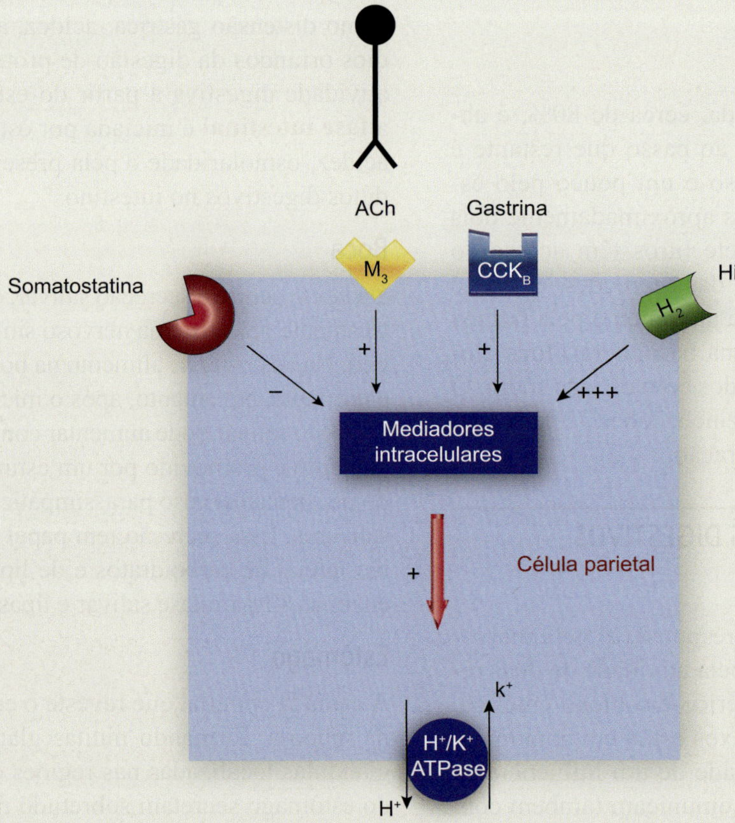

Figura 7.1 ► Visão esquemática da atuação da somatostatina, acetilcolina (Ach), gastrina e histamina sobre a célula parietal ou oxíntica, secretora de íons H^+, que compõe a secreção gástrica.

las parietais, juntamente com um maior estímulo para a liberação de histamina e gastrina. O resultado é uma maior secreção de ácido no estômago. Esses efeitos visam a preparar o ambiente gástrico para o recebimento do quimo, propiciando um pH ácido o suficiente para a digestão dos macronutrientes, sobretudo proteínas. As vias neurais e endócrinas utilizadas para estimular o aumento da secreção durante a fase gástrica são bastante semelhantes às utilizadas pela fase cefálica, que levam a maior liberação de Ach, gastrina e histamina, e estimulam a secreção ácida. O conteúdo proteico de uma refeição interfere diretamente na secreção de ácido no estômago, pois quanto maior o conteúdo proteico maior será a secreção.

A fase intestinal da secreção ácida é controlada sobretudo por estímulos procedentes da porção inicial do intestino delgado, que atuam modulando a secreção ácida pelo estômago. A distensão mecânica e a presença de um conteúdo ácido, hipertônico, com aminoácidos e ácidos graxos no intestino delgado, inibem a secreção gástrica de ácido. Esses estímulos são indicativos do volume e conteúdo gástrico que está sendo processado, portanto servem como parâmetro para o controle da velocidade de esvaziamento gástrico, promovendo um equilíbrio entre a atividade secretora do estômago e as capacidades digestivas e absortivas do intestino delgado. Assim, o intestino delgado receberá o quimo e formará o quilo em volume e conteúdo adequados às suas capacidades de digestão e absorção. Os principais hormônios liberados por mecanismo reflexo, e que inibem a secreção gástrica, são a secretina e a colecistoquinina (CCK).

Secreção de pepsina

O pepsinogênio é uma pró-enzima produzida e secretada pelas células principais gástricas. Quando em contato com o baixo pH do estômago, essa pró-enzima é convertida em sua forma ativa, a pepsina. Essa, por sua vez, tem um importante papel na digestão de proteínas, sendo responsável pela digestão de cerca de 20 a 25% das proteínas da dieta. A ativação da pepsina só ocorre em presença de uma elevada concentração de íons H^+ (pH ácido), sendo irreversivelmente inativada quando adentra no intestino delgado, que é caracterizado por ter um pH básico, fruto da grande secreção de íons bicarbonato (HCO_3^-) na região.

O principal estímulo à liberação de pepsinogênio é proveniente da rede neural, que integra o sistema nervoso entérico e atua sobre as células principais gástricas. Durante as fases cefálica, gástrica e intestinal, os diferentes mediadores que atuam estimulando ou inibindo a secreção de ácido, agem de maneira semelhante sobre a secreção de pepsinogênio. De maneira geral, há uma sincronia entre a secreção de pepsinogênio e a secreção ácida.

Motilidade gástrica

O estômago consegue armazenar grande quantidade de alimento, em condições normais, o seu volume atinge cerca de 1,5 L. Todo esse alimento é misturado com as secreções gástricas até a formação do quimo. A mistura é possível por conta dos movimentos peristálticos em resposta à chegada do alimento, os quais se tornam mais fortes na medida em que alcançam a maior massa muscular da parede que circunda o antro, promovendo uma mistura mais efetiva. A distensão do estômago estimula mecanorreceptores na parede do estômago e induz um aumento reflexo da força de contração da musculatura do antro. Da mesma maneira, o hormônio gastrina, em altas concentrações, é capaz de aumentar a intensidade das contrações do antro. A ativação de vias neurais do sistema nervoso parassimpático atua aumentando a motilidade gástrica, ao passo que o sistema simpático a diminui.

Secreções pancreáticas

O pâncreas exócrino secreta enzimas digestivas e íons bicarbonato (HCO_3^-) através de ductos que desembocam nos ductos biliares, com destino final no duodeno. As enzimas digestivas secretadas pelo pâncreas exercem um importante papel na digestão intestinal de proteínas (tripsina, quimiotripsina, elastase e carboxipeptidase), carboidratos (amilase), lipídios (lipase) e ácidos nucleicos (ribonuclease e desoxirribonuclease). Durante uma refeição, sobretudo durante a fase gástrica, há um aumento na secreção de secretina e CCK: a secretina estimula em especial a secreção de íons bicarbonato (HCO_3^-), ao passo que a CCK estimula a secreção das enzimas digestivas do pâncreas. Dessa maneira, a secreção de íons bicarbonato (HCO_3^-) estimulada pela secretina, tem importante função na neutralização do pH ácido do quimo vindo do estômago, e o principal fator estimulador de sua liberação é a alta concentração de íons H^+ no duodeno. Já a secreção de enzimas pancreáticas, que é promovida pela CCK, é estimulada pela presença de peptídios, aminoácidos e ácidos graxos no duodeno. Além desse controle hormonal sobre a secreção pancreática, a influência neural se dá sobretudo pelo nervo vago sobre o pâncreas, estimulando a secreção pancreática.

Secreção biliar

A secreção biliar é composta pela bile, produzida pelas células hepáticas e armazenada na vesícula biliar. A bile é composta pelos sais biliares (70%), fosfolipídios

(22%), íons bicarbonato (HCO_3^-), colesterol, pigmentos biliares, oligoelementos e produtos finais do metabolismo. Os sais biliares e os fosfolipídios têm grande importância na emulsificação dos lipídios e, dessa maneira, contribuem para a digestão intestinal de lipídio. Os sais biliares, colesterol, fosfolipídios e pigmentos, são secretados pelas células hepáticas (hepatócitos), ao passo que a solução rica em íons bicarbonato (HCO_3^-) é produzida pelas células epiteliais, que revestem os ductos biliares.

A secreção de sais biliares é modulada pela concentração de sais biliares no sangue, de maneira proporcional, ou seja, quanto maior a concentração de sais biliares no sangue, maior será a secreção desses pelos hepatócitos. A presença de lipídios no duodeno é um forte estímulo à liberação do hormônio CCK, que estimula a contração da vesícula biliar e consequente liberação da bile para a luz intestinal, onde atuará na neutralização do pH duodenal e na emulsificação dos lipídios, favorecendo a atuação de enzimas digestivas, como a lipase.

INTESTINO DELGADO

Secreção

Ao longo do intestino delgado, aproximadamente 1,5 L de solução é secretada por células da superfície da luz intestinal. Essa secreção é composta por água e íons sódio (Na^+), cloreto (Cl^-) e bicarbonato (HCO_3^-)], que atuam, juntamente com o muco produzido pelas células mucosas, na proteção das células epiteliais do intestino, contra a ação das enzimas digestivas. A presença de toxinas bacterianas na luz intestinal pode provocar um aumento na secreção de água pelas células.

Absorção

Normalmente, quase todo o líquido secretado pelo intestino delgado é absorvido de volta para o sangue. Além disso, um volume muito maior de líquidos, proveniente das secreções salivares, gástricas, hepáticas e pancreáticas, além da água ingerida, é absorvido em boa parte na porção final do intestino delgado.

Motilidade

O quimo é deslocado no sentido do intestino grosso por movimentos conhecidos como contrações de mistura ou contrações segmentares, que se caracterizam como movimentos fracos com velocidade média do deslocamento de apenas 1 cm/min. A intensidade das contrações segmentares pode ser influenciada por via hormonal ou neural. O sistema nervoso parassimpático aumenta a força de contração e a duração dos movimentos, enquanto o sistema nervoso simpático a diminui.

INTESTINO GROSSO

O intestino grosso tem aproximadamente 6 cm de diâmetro, com 1,20 m de comprimento, que se estende após o intestino delgado. O ceco é a primeira região do intestino grosso, a qual recebe o quilo vindo do intestino delgado. Em seguida, o quilo entra na região do cólon, subdividida em três porções: a ascendente, a transversa e a descendente. A porção final do intestino grosso é formada pelo reto, que termina no ânus.

O quilo proveniente do intestino delgado atravessa o esfíncter ileocecal e chega ao ceco no intestino grosso. O esfíncter ileocecal evita o refluxo do conteúdo fecal do cólon para o intestino delgado, e controla o esvaziamento do conteúdo do intestino delgado para o ceco. A motilidade do intestino grosso é baseada em dois tipos de movimentos: os de mistura e os propulsivos de massa, que ocorrem no cólon transverso e no descendente. Este último ocorre de uma a três vezes por dia, e é mais frequente após a alimentação, sendo importante para o estímulo da defecação. O próprio reflexo de distensão da parede do reto leva a ondas peristálticas fracas que impulsionam as fezes em direção ao ânus, e consequente abertura do esfíncter interno do ânus e defecação. O reflexo de defecação é mediado por mecanismos neurais, e envolve a participação do sistema nervoso simpático e parassimpático.

Ao longo do intestino grosso, as secreções são escassas. Não há enzimas, e as secreções consistem em muco e líquidos contendo íons bicarbonato e potássio. A maior parte dos nutrientes obtidos pela dieta já foi absorvida no intestino delgado. No intestino grosso, há uma intensa absorção de sódio (Na^+) pelas células da mucosa e absorção de água por osmose. No intestino grosso também ocorre absorção de produtos provenientes do metabolismo bacteriano da flora intestinal, como os ácidos graxos e a vitamina K. Os íons bicarbonato (HCO_3^-) secretados no intestino grosso têm importante função na neutralização do pH desta região. Por isso, distúrbios gastrintestinais que resultem em diarreia intensa e crônica, podem desencadear um quadro de acidose metabólica, decorrente da grande perda íons bicarbonato (HCO_3^-) por meio das fezes.

DIGESTÃO E ABSORÇÃO NA PERSPECTIVA DO ALIMENTO: O EXEMPLO DAS PROTEÍNAS

A fisiologia da digestão dos alimentos e absorção dos nutrientes não é um processo uniforme, ao contrário, sofre influência de numerosos fatores, dos quais, merece destaque o alimento. Uma vez ingerido, o alimento sofre complexas alterações causadas pelos processos digestivos. Os produtos parciais e finais da digestão dos alimentos – os nutrientes – interagem com o trato gastrintestinal (TGI), interferindo na motilidade, secreção, regulação neuro-hormonal, e na sequência da digestão e absorção propriamente ditas.

Além disso, modificações nos alimentos, originadas pelo processamento industrial, pelo preparo culinário, podem ter efeitos positivos e/ou negativos sobre a digestibilidade e biodisponibilidade dos nutrientes. Digestibilidade é o coeficiente de absorção de um nutriente, expresso como porcentagem do que foi retido em relação ao que foi ingerido. Biodisponibilidade é a fração de um nutriente no alimento que é absorvida e utilizada.

Dentre os macronutrientes, as proteínas constituem os mais estudados do ponto de vista de digestibilidade e biodisponibilidade. Por esse motivo, tomamos como exemplo as proteínas para um breve comentário acerca de como os alimentos e nutrientes podem modular os processos digestivos e absortivos. De modo geral, a hidrólise proteica (pelas proteinases: gástrica e pancreática) resulta em um *pool* de peptídeos, os quais são hidrolisados por peptidases pancreáticas, e liberam oligopeptídeos. Estes últimos são absorvidos, ou digeridos também por peptidases, nesse caso, da borda em escova, produzindo aminoácidos livres ou di-, tri- e oligoaminoácidos.

Algumas características das proteínas da dieta, tais como propriedades físico-químicas e composição de aminoácidos, pré-determinam a direção da proteólise, bem como, o segmento do TGI em que esta ocorrerá. A caseína (proteína presente no leite, queijos e iogurte) sofre precipitação no estômago, e nesse mesmo local, é também hidrolisada pela pepsina. Já a passagem pelo estômago, das proteínas do soro do leite e da proteína da soja, é muito rápida. A digestão destas proteínas ocorre exclusivamente no intestino delgado, por ação das enzimas pancreáticas. Por serem proteínas solúveis, elas não sofrem precipitação no estômago.

Os tipos de peptídeos produzidos pela hidrólise enzimática e, consequentemente, algumas das propriedades fisiológicas desses peptídeos, dependem da sequência de aminoácidos na proteína. Isso porque pepsina e tripsina apresentam afinidades diferentes pelas ligações peptídicas. A pepsina cliva ligações peptídicas próximas a aminoácidos aromáticos (fenilalanina, triptofano e tirosina), enquanto a tripsina cliva ligações peptídicas próximas a aminoácidos básicos (arginina e lisina).

A taxa de absorção dos aminoácidos depende do tipo de aminoácido em particular. É verdade que alguns aminoácidos (glicina, prolina e hidroxiprolina) podem ser transportados por mais de um mecanismo, tornando a cinética de absorção desses nutrientes algo difícil de prever. Por esse motivo, é a utilização de aminoácidos pelos tecidos esplâncnicos (intestino, baço, fígado e pâncreas), um dos fatores mais importantes na determinação da biodisponibilidade de aminoácidos para os demais tecidos e órgãos. As necessidades orgânicas para alguns aminoácidos chegam a ser 30% menores na alimentação parenteral, quando comparada à enteral. De fato, do ponto de vista metabólico, o intestino delgado é um dos tecidos mais ativos no corpo. Alguns aminoácidos não essenciais (glutamato, glutamina e aspartato) são amplamente oxidados nos enterócitos, de modo que a maior parte deles não alcança a veia porta. A glutamina circulante é sintetizada a partir de aminoácidos de cadeia ramificada (BCAA) e alfa-cetoglutarato nos tecidos. No homem, os tecidos esplâncnicos retém entre 20 e 50% da ingestão dietética de aminoácidos essenciais específicos. No entanto, os BCAA são exceções. Aproximadamente 80% do conteúdo de BCAA provenientes das proteínas dietéticas aparecem diretamente na circulação sanguínea.

As consequências fisiológicas das proteínas dietéticas são determinadas também pela sua fonte alimentar, composição e processamento. A influência da proteína na digestibilidade e biodisponibilidade de nutrientes no TGI, pode estar associada ao componente não proteico (proteína conjugada). A exemplo, a proteína da soja, que apresenta inibidores da tripsina e outros fatores antinutricionais como ácido fítico e lectina.

O processamento influencia a biodisponibilidade e as propriedades físico-químicas das proteínas, trazendo consequências para os processos de digestão e absorção. Por exemplo, a farinha de soja desengordurada, produzida pela moagem dos flocos sem gordura, contém 50% de proteína, ao passo que o concentrado proteico de soja, obtido pela extração de álcool e água dos flocos desengordurados, contém 70% de proteína, e a proteína de soja isolada, produzida por extração alcalina da farinha por precipitação com pH ácido, contém mais de 90% de proteína.

Proteínas e peptídeos (alguns dos quais biologicamente ativos) presentes em diferentes fases da digestão podem apresentar uma variedade de funções no TGI. Estas incluem: regulação de enzimas digestivas, modulação da absorção de nutrientes no intestino e outros sinais metabólicos pós-absortivos. Glicomacropeptídeo (GMP), por exemplo, reduz a hidrólise proteica por inibição da secreção gástrica e da motilidade.

COMPORTAMENTO DOS PROCESSOS DIGESTIVOS E ABSORTIVOS NA SAÚDE E NA DOENÇA

Digestão e absorção nos estágios críticos da vida: gestação, infância e envelhecimento

Período fetal

Em mamíferos, o feto recebe nutrientes da mãe através da placenta. Entretanto, por volta da metade do período gestacional, o feto também recebe nutrição enteral por ingestão de líquido amniótico (até 20% do seu peso corporal por dia durante as fases finais da gestação), embora a capacidade de deglutir já possa ser vista em fetos de 12 a 16 semanas. O conteúdo de nutrientes do fluido amniótico é relativamente baixo (por volta de 1% de proteína), porém mesmo assim contribui com 10% a 20% das demandas fetais de energia. De fato, o volume de fluido amniótico ingerido em humanos a termo no útero é de aproximadamente 500 mL por dia.[1]

A partir de seis semanas de gestação, o estômago primitivo já pode ser identificado, mas as pregas epiteliais são identificadas somente a partir da 14ª semana, quando ocorre o início da maturação da estrutura glandular. Os primeiros sinais de secreção ácida aparecem no feto de 16 semanas, embora as células parietais já possam ser vistas a partir de 11 semanas de vida. Mais tarde, a partir da metade do segundo semestre de gestação, a produção de secreção gástrica e de gastrina estão consolidadas. Por volta de 20 semanas de gestação, o estômago fetal se assemelha ao estômago do recém-nascido, e com 30 semanas a inervação e a musculatura gástrica já estão maduras.[2,3] Na fase fetal, o transporte de aminoácidos ocorre a partir da 14ª semana de gestação, o de glicose a partir da 18ª semana e o de ácidos graxos, da 24ª em diante (Figura 7.2).

Digestão e absorção fetal de proteínas

A atividade proteolítica gástrica em fetos foi documentada a partir da 17ª semana de gestação.[4] A absorção de di e tripeptídios ocorre através da membrana de borda em escova dos enterócitos, pelo transportador de peptídios PEPT1. Até o momento, não existem evidências científicas da presença de PEPT1 no intestino de fetos e recém-nascidos humanos, mas há diversos estudos sobre a expressão desse transportador em modelos de mamíferos nas fases precoces do desenvolvimento embrionário. Por volta de 17 a 20 semanas, todos os sistemas de transporte de aminoácidos são funcionais

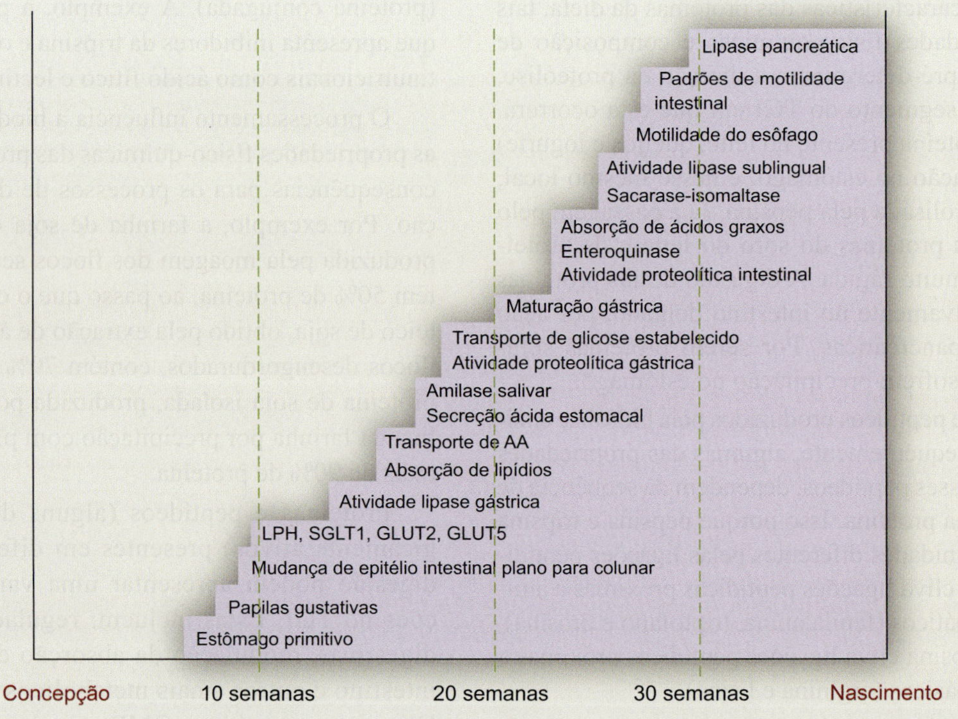

Figura 7.2 ▸ Ontogênese do trato gastrintestinal humano durante o período gestacional ao longo das 40 semanas.

no intestino delgado, o que garante a máxima absorção de proteínas. Após o nascimento até o desmame, ocorre um declínio na capacidade de transporte desses nutrientes, provavelmente refletindo uma diminuição gradual das necessidades proteicas do organismo, que se estabelece até a fase adulta.[5]

A enteroquinase é uma enzima produzida por células duodenais que cataliza a reação de ativação de tripsinogênio em tripsina, a qual, por sua vez, ativa diversas proteases. A atividade luminal da enteroquinase é detectável por volta de 24 semanas de gestação, mas o nível de atividade é baixo, atingindo 25% ao nascimento. Essa baixa atividade de enteroquinase pode ser uma etapa limitante no processo de digestão de proteínas, e talvez torne o feto/neonato mais suscetível a infecções intestinais. As proteases estão presentes e completamente funcionais por volta de 24 semanas de gestação.[2]

Digestão e absorção fetal de carboidratos

A expressão de transportadores de nutrientes no trato digestivo durante o terceiro trimestre de gestação permite que o feto absorva carboidratos, aminoácidos e proteínas desse fluido. O transporte intestinal de nutrientes, como a glicose, é o primeiro a ser detectado no intestino delgado. Tanto os nutrientes provenientes da placenta, como aqueles provenientes da ingestão de fluido amniótico, contribuem para a aquisição fetal de nutrientes.

A amilase salivar, mas não a pancreática, foi detectada no fluido amniótico a partir de 16 semanas de gestação. Os níveis da enzima são baixos ao nascimento, mas aumentam progressivamente até o terceiro mês de vida.

Pode-se detectar a atividade da enzima lactase-florizina hidrolase (LPH) na membrana em borda em escova dos enterócitos antes do nascimento (oito semanas a nove semanas de gestação). Essa enzima possui a ação de clivagem de lactose em glicose e galactose, sendo, portanto, crucial para a digestão e absorção de carboidratos, uma vez que o leite materno será o primeiro alimento do recém-nascido.

Em seguida (por volta de 9 a 10 semanas de gestação), aparece a atividade da enzima sacarase-isomaltase, uma dissacaridase que hidrolisa sacarose em glicose e frutose. Sua expressão vai aumentando gradativamente até o nascimento, e após há um rápido declínio nos níveis da enzima, talvez porque a sacarose não seja uma parte importante da dieta do lactente. Durante a formação do epitélio intestinal, onde as células planas se diferenciam em células colunares (nove semanas a 10 semanas de gestação), aparece também a expressão dos transportadores SGLT1, GLUT2 e GLUT5. A partir da 17ª semana de gestação, o transporte de glicose no intestino já está estabelecido.

A capacidade de captação de açúcares aumenta com a idade gestacional, tendo seu pico imediatamente após o nascimento, quando o intestino assume a carga da aquisição de nutrientes. O desenvolvimento pós-natal dos enterócitos resulta em aumento da área de superfície dos microvilos e da membrana basolateral, incrementando o processo absortivo.

Digestão e absorção fetal de lipídios

Alterações fisiológicas na composição dos sais biliares ocorrem ao longo da vida. A composição dos sais biliares de feto e do recém-nascido são muito diferentes da composição dos sais biliares do adulto.

A atividade da lipase pancreática é detectável a partir de 32 semanas de gestação. Permanece baixa ao nascimento e aumenta por volta de 10ª semana de vida. A lipase lingual é detectada um pouco mais cedo, a partir de 26 semanas de gestação; mas a atividade da lipase gástrica foi identificada por volta de 10 semanas a 13 semanas de gestação, caracterizando a precoce atividade lipolítica do trato gastrintestinal fetal. A distribuição da lipase gástrica semelhante à de indivíduos adultos também se estabelece precocemente, a partir de 16 semanas de gestação.

A absorção de lipídios pelo intestino fetal foi identificada a partir de 14 a 20 semanas de gestação. O receptor de scavenger classe B, tipo I (SR-BI), foi detectado em células epiteliais absortivas de fetos humanos a partir de 14 semanas de gestação, e está envolvido na captação seletiva de ésteres de colesterol. Por sua vez, os triglicérides são digeridos por lipases gástrica e lingual em ácidos graxos e monoacilgliceróis, e sua captação é maior no intestino imaturo que em adultos. Portanto, entre 14 e 20 semanas de gestação, o enterócito fetal está maduro e capaz de digerir e absorver os lipídios.[3]

Captação de outras moléculas pelo trato gastrintestinal

A captação de macromoléculas através da barreira epitelial intestinal é uma rota importante, por onde as imunoglobulinas, fatores de crescimento (IGF e EGF), hormônios (insulina, cortisol, tiroxina) e mesmo antígenos, são absorvidos. Essa rota é importante sobretudo em neonatos, pois eles obtêm fatores imunológicos a partir da ingestão de leite ou colostro. A captação de imunoglobulinas é facilitada pela presença de receptores Fc nos microvilos, e o trato gastrintestinal do feto e do neonato é exposto constantemente a interleucina 8 (IL-8), ingerida com o fluido amniótico e, depois, com o leite materno. Existem receptores de IL-8 por todo o intestino fetal (CXCR1 e CXCR2). Eles participam na migração, proliferação e diferenciação celular, auxiliando no desenvolvimento do intestino fetal.[4]

Em humanos, moléculas de IgG são transferidas ao feto através da placenta a partir do terceiro trimestre de gestação, e receptores de IgG foram detectados no intestino fetal, indicando a possibilidade de absorção por meio do fluido amniótico. O movimento de macromoléculas através da membrana de borda em escova permanece até o nascimento, e então diminui. Essa alta permeabilidade é extremamente importante para garantir a absorção de anticorpos através do colostro, auxiliando na imunidade do neonato. A inicialmente alta permeabilidade do intestino diminui alguns dias após o nascimento, levando ao fenômeno conhecido como "fechamento intestinal". Esse fenômeno pode estar associado à absorção de cortisol e de outros hormônios provenientes do leite materno, auxiliando na estabilidade da superfície intestinal.

A função motora do esôfago está bem desenvolvida por volta de 26 semanas, seguida por padrões de motilidade intestinais pouco desenvolvidos por volta de 28 semanas de gestação, e padrões mais maduros são vistos por volta de 33 a 34 semanas, caracterizando o amadurecimento do trato gastrintestinal na preparação para o transporte enteral.[2]

Infância

Crianças triplicam o seu peso até o primeiro ano de vida e, portanto, consomem grandes quantidades de comida e nutrientes em relação ao seu peso corporal. Após o nascimento, a nutrição é um determinante crítico para o desenvolvimento funcional e maturação do trato gastrintestinal.

No período do nascimento, o trato gastrintestinal deve ser capaz de lidar com a mudança da nutrição parenteral (via placenta), para a nutrição enteral (proveniente do colostro e do leite). Na preparação para esse evento, o trato gastrintestinal cresce e amadurece rapidamente em apenas semanas antes do nascimento. O epitélio intestinal é renovado por meio de uma série de transições programadas de desenvolvimento no formato e na função intestinal. Por exemplo, as enzimas hidrolase florizina-lactase (LPH), sacarase-isomaltase (SI) e proteína de ligação de ácidos graxos (Fabp1), são proteínas intestinais importantes para a nutrição durante os diferentes estágios do desenvolvimento. LPH hidrolisa a lactose do leite, SI hidrolisa as alfa-sacaridases, e Fabp1 é uma proteína citoplasmática importante para o transporte intracelular de lipídios.

O leite materno contém nutrientes funcionais e protetores que auxiliam a criar o ambiente para o desenvolvimento e maturação do intestino. Fatores ambientais são capazes de modificar a composição de componentes do leite materno, como a flora bacteriana. Por exemplo, o leite de mães obesas tende a ter uma flora bacteriana menor e menos diversa quando comparado ao leite proveniente de mães eutróficas. Além disso, a composição da flora bacteriana do leite materno é semelhante entre mães que realizaram cesárea por indicação médica ou parto normal, mas difere do leite proveniente de mães que optaram por cesárea eletiva, sugerindo que não é a operação *per se*, mas a ausência de estresse fisiológico ou de determinadas descargas hormonais que influencia no processo de transmissão bacteriana pelo leite materno.[5]

O leite materno é rico em oligossacarídeos com efeitos probióticos que promovem o crescimento da flora intestinal do bebê. Essas substâncias possuem outras funções que não somente as nutricionais, como a proteção da mucosa intestinal contra vírus e bactérias (cepas de *Shigella* e *Salmonella*, *Vibrio cholerae* e até mesmo contra o HIV-1 do próprio leite materno). O mecanismo dessa proteção é a atuação como ligantes solúveis aderidos aos agentes patogênicos, impedindo o seu contato com a mucosa intestinal. Além disso, os oligossacarídeos são absorvidos pela mucosa intestinal e atingem a circulação sistêmica, onde alteram interações de proteínas e carboidratos, sobretudo lectinas e selectinas. Essas moléculas desempenham um papel fundamental na adesão e rolamento de leucócitos ao endotélio vascular, bem como na ativação de plaquetas e neutrófilos. A ligação desses oligossacarídeos com L- e P-selectinas diminui a adesão dos leucócitos e a produção de espécies reativas de oxigênio. Provavelmente, esse seja um efeito protetor do leite materno, ajustando a funcionalidade de um sistema imunológico ainda imaturo, com função de proteger contra possíveis reações imunológicas exacerbadas.

Recomendações atuais para neonatos sugerem uma ingestão calórica de ~120 kcal/kg/dia e uma ingestão mínima de proteínas de 2,5 g/kg/dia a 3 g/kg/dia, das quais 50%, 30% e 45%, respectivamente, são destinadas ao metabolismo basal, crescimento e atividade. Essas estimativas são baseadas no crescimento fetal no útero e, uma vez que esse período é de intenso anabolismo e crescimento, as funções digestiva e absortiva são de extrema importância na sobrevivência do bebê.[6]

Digestão e absorção infantil de carboidratos

A amilase, além da salivar e pancreática, também está presente no leite humano, e pode ajudar na digestão de alimentos contendo amido. A dieta do recém-nascido consiste em lactose como carboidrato primário, constituindo aproximadamente 40% da energia que essas crianças recebem proveniente do leite humano ou de fórmulas. Quando os níveis de carboidratos estão anormalmente elevados, provavelmente os níveis de proteínas e lipídios serão baixos, aumentando o risco de desnutrição proteico-energética por uma dieta desbalanceada. Neonatos que consomem cronicamente dietas com alto conteúdo de carboidratos podem apresentar esteatose hepática na vida adulta.

O leite humano e bovino possuem 37% de carboidratos (7 g/100 mL de leite) na forma de lactose, os quais proporcionam 52% da energia total. O leite de soja apresenta 6,7 g/100 mL. As combinações de carboidratos em fórmulas infantis são lactose, sacarose, xarope de milho ou combinações dos três.

Na membrana apical dos enterócitos, a lactase libera glicose e galactose a partir da lactose. Tanto a glicose como a galactose são transportadas por transporte ativo secundário na membrana basolateral. A frutose é pouco absorvida em crianças de até dois anos, portanto alimentos contendo grandes quantidades de frutose podem induzir o acúmulo de frutose no lúmen intestinal, provocando diarreia.

O primeiro nutriente a ser ingerido pelos mamíferos é o leite, sendo o seu principal carboidrato a lactose. A lactose é quebrada em glicose e galactose pela lactase-florizina hidrolase (LPH), uma enzima fundamental para neonatos que dependem exclusivamente de leite materno. A LPH aparece no intestino delgado proximal por volta de 8 semanas a 9 semanas de gestação. Por volta do período de desmame, tanto a atividade da LPH como a abundância do respectivo mRNA diminuem, processo que perdura pela infância e adolescência. Por outro lado, em regiões como a Europa Ocidental e América do Norte, onde os laticínios continuam a ser consumidos por toda a vida em grandes quantidades, a atividade da LPH perdura ao longo da vida adulta.

Digestão e absorção infantil de proteínas

A digestão das proteínas se inicia no estômago pela ação das pepsinas, seguida pela digestão intestinal por tripsina, quimotripsinas e várias outras carboxi e aminopeptidases. A enzima quimosina é especialmente importante para recém-nascidos, por ser altamente efetiva na digestão das proteínas do leite. Sua ação faz com que as proteínas do leite coagulem, permanecendo por mais tempo no estômago. Com o passar da idade, essas proteases são gradualmente substituídas por componentes que possuem atividade proteolítica mais geral, como as pepsinas.[7] Dessa maneira, os lactentes podem ser beneficiados com a ação de enzimas recebidas por meio do leite materno, as quais não são inativadas por essas proteases, como a lactoferrina, que possui importante efeito bactericida e bacteriostático no intestino do neonato. A expressão de pepsina está completamente desenvolvida em crianças nascidas a termo entre os três meses e oito meses de vida, e essa secreção não é afetada pela ingestão de leite materno.[8]

Após a digestão das proteínas e peptídios, essas moléculas são absorvidas pelos enterócitos através de transportadores. Cada sistema de transportadores de aminoácidos possui afinidade por determinados tipos de aminoácidos, e são caracterizados pelo tipo de aminoácido transportado, dependência de Na^+ ou Cl^-, e localização na membrana luminal ou basolateral. Esses transportadores são normalmente regulados pelo nível de proteínas ou aminoácidos livres da dieta.

A imaturidade enzimática do intestino delgado neonatal faz com que exista uma fração de proteínas ingeridas que atinge o cólon, disponibilizando substratos para a microbiota colônica. Esse processo aumenta a concentração fecal de metabólitos bacterianos provenientes da putrefação (amônia, compostos fenólicos ou poliaminas), os quais parecem ter efeitos deletérios para o epitélio intestinal. A exceção são as poliaminas, benéficas para a proliferação das células epiteliais, bem como para a maturação do intestino delgado e grosso.[9]

Digestão e absorção infantil de lipídios

O ambiente nutricional do lactente amamentado com leite humano envolve uma dieta rica em lipídios, com alta frequência de mamadas. Requer rápida absorção e processamento eficiente para um balanço energético positivo, visando ao intenso crescimento tecidual. Ao nascimento, as lipases são capazes de hidrolisar de 60 a 70% dos lipídios ingeridos, mesmo na ausência de lipase pancreática. Além disso, o leite humano possui atividades lipase e esterase, contribuindo para a absorção de lipídios em lactentes. Portanto, parece que a capacidade de captação de ácidos graxos de cadeia longa do lúmen intestinal é o passo limitante da absorção de lipídios por lactentes.

A lipase pancreática e a lipase carboxil-éster do pâncreas infantil, juntamente com a lipase estimulada por sais biliares (secretada no leite materno), facilitam o processo de digestão de lipídios do leite.

A absorção de ácidos graxos não esterificados depende de suas propriedades físico-químicas. No pH do intestino, ácidos graxos saturados não esterificados de cadeia longa possuem uma tendência elevada para formar sabões hidratados insolúveis, como o dipalmitato cálcico, e esses sabões são em seguida descartados nas fezes. Essa dificuldade na formação de micelas prejudica a absorção de outros ácidos graxos e minerais em crianças pequenas. De fato, estudos clínicos têm demonstrado a importância da posição estereoespecífica de ácidos graxos de 16 carbonos (16:0, palmítico) no leite. Por essa razão, a absorção do lipídio total e do cálcio é baixa em crianças alimentadas com fórmulas contendo óleo de palma no lugar de óleo de coco (12:0, láurico), como fonte de ácidos graxos saturados. Isso ilustra o problema da absorção de cálcio e lipídios quando óleos vegetais são utilizados como fonte de 16:0. Além disso, os problemas relacionados à absorção de lipídios e minerais em crianças alimentadas com fórmulas, podem ser superados pela oferta limitada de ácidos graxos 16:0, e aumentada de ácidos graxos saturados de cadeia média em triglicérides e óleo de coco.[10]

Embora a carga de lipídios do leite materno seja elevada, os transportadores de ácidos biliares estão ausentes durante o período de aleitamento. Somente a partir de oito meses de idade foram identificados transportadores de ácidos biliares em intestino delgado de crianças. Consequentemente, sais biliares são excretados nas fezes em grande quantidade, carregando lipídios e promovendo diarreia no recém-nascido.[11]

Os anticorpos presentes no leite humano refletem o repertório antigênico do trato respiratório e digestório materno. Além disso, o leite materno é colonizado por bactérias que atuam como probióticos naturais. Os oligossacarídeos presentes no leite materno atuam como nutrientes para beneficiar as bactérias comensais. A fermentação desses oligossacarídeos e de lactose pode levar à produção de ácidos graxos de cadeia curta, os quais desempenham um papel probiótico. O butirato, por exemplo, é um importante nutriente para os colonócitos, além de agente antiapoptótico, proliferativo, auxiliar no reforço das junções intercelulares e estimular a síntese de peptídio-2 semelhante ao glucagon (hormônio trófico para o intestino). O leite humano contém também altos níveis de interleucina-10 (IL-10) e TGF-beta, agentes anti-inflamatórios que auxiliam na modulação de possíveis inflamações intestinais.[2]

Envelhecimento

Durante o processo de envelhecimento há perda do tônus muscular e do número de neurônios de um modo geral, trazendo grandes consequências negativas para a funcionalidade do trato gastrintestinal. Ocorre, então, alteração do processo de ingestão, pois a força motora da língua diminui, embora a peristalse da faringe se mantenha preservada. Já a permanência do reflexo da glote protege o idoso de aspiração traqueobrônquica e pneumonia.

Além disso, o risco de refluxo gastroesofágico aumenta, pois a pressão do esfíncter esofageano alto diminui, bem como a eficiência do reflexo contrátil faríngeo. Adicionalmente, a perda de neurônios no esôfago se reflete em baixa amplitude de ondas peristálticas, dilatação esofageana, retardamento do relaxamento da musculatura após ingestão, reduzida peristalse após deglutição e incompleto escoamento de líquidos de baixa e alta viscosidade. O refluxo gastroesofágico e a disfagia resultantes são agravados por outras doenças associadas, além do retardamento no esvaziamento gástrico associado ao envelhecimento. Estudos dão suporte à ideia de que o refluxo gastroesofágico aumenta com a idade. Pacientes mais velhos normalmente queixam-se de azia que pode ser proveniente de esofagite, estenose esofágica ou esôfago de Barrett. A existência de exposição prolongada do esôfago ao suco gástrico durante anos pode explicar a prevalência de refluxo gastroesofágico complicado nessa faixa etária, sobretudo se alterações sensório-motoras estiverem presentes, juntamente com a percepção sensorial diminuída em idosos. Além disso, esse quadro pode ser agravado pela associação de hérnia de hiato, motilidade esofágica prejudicada, redução do volume de saliva produzido e redução da concentração de bicarbonato de sódio.[12]

O envelhecimento normalmente não altera a motilidade do intestino delgado, ao contrário do cólon, cuja diminuição dos neurônios do plexo mioentérico está envolvida. A permeabilidade intestinal aumenta com a idade, o que talvez seja recorrente da deterioração das funções de barreira do intestino ao longo dos anos. É possível que esse desequilíbrio na permeabilidade intestinal seja uma das causas do aparecimento das doenças relacionadas a antígenos, as quais estão associadas ao envelhecimento, uma vez que a perda da função da barreira intestinal permite o aumento da absorção luminal de antígenos outrora descartados.[13]

Há alterações na barreira gástrica protetora da mucosa (muco, bicarbonato) e na proliferação tecidual da parede gástrica. Isso se deve à redução na produção de prostaglandina E2 (PGE2), a qual exerce forte influência sobre a secreção de muco e de bicarbonato. A atividade proliferativa das células da mucosa gástrica é também diminuída como resultado da expressão reduzida de fatores de crescimento. Estudos em humanos e animais revelaram reduzido fluxo sanguíneo gástrico. Juntos, esses achados apontam para um enfraquecimento das defesas gástricas, que deixam o estômago mais vulnerável aos danos do uso de anti-inflamatórios não esteroides, utilizados em larga escala por indivíduos idosos.[14]

Em idosos, o pâncreas exócrino diminui a secreção de bicarbonato e enzimas digestivas, o que normalmente não requer reposição. Isso se deve ao fato de que, com o avanço da idade, o pâncreas exócrino sofre atrofia, mas a sua porção endócrina é grandemente preservada.[15]

Idosos apresentam aumento na secreção de colesterol através dos sais biliares. A prevalência e incidência de doença hipocinética da vesícula biliar e disfunção do esfíncter de Oddi também estão aumentadas.[14]

A diminuição da secreção de enzimas digestivas, sucos pancreáticos e sais biliares reduz e lentifica a digestão, prejudicando a absorção de vitaminas, sais minerais, proteínas e lipídios. O desconforto digestivo causado por essas alterações leva ao uso de inibidores da bomba de prótons, que pode promover a proliferação bacteriana no intestino delgado, intensificando a má absorção e a desnutrição. Isso gera um ciclo em que a baixa ingestão e absorção de calorias leva ao aumento de apoptose de células intestinais.

Estudos experimentais com ratos em idades avançadas vêm demonstrando que a restrição calórica pode ser benéfica para o organismo de idosos de um modo geral. Animais sob restrição calórica apresentaram melhor resposta ao teste glicêmico, com maior proliferação de células beta pancreáticas. Além disso, as defesas antioxidantes aumentaram e os marcadores de estresse oxidativo diminuíram.[16] A via de sinalização Wnt/betacatenina vem sendo estudada como uma peça-chave no envelhecimento celular. Um estudo com camundongos demonstrou que os níveis de Wnt/betacatenina no músculo cardíaco retornaram aos níveis dos indivíduos jovens após a associação de restrição calórica e consumo de resveratrol.[17] Mas um provável mecanismo de ação da restrição calórica e do resveratrol contra o envelhecimento parece ser a manutenção do mecanismo de autofagia mitocondrial. Ao longo da vida, algumas mitocôndrias perdem a função e precisam ser removidas por meio do processo de autofagia. Com o envelhecimento, esse processo torna-se cada vez menos eficiente, prejudicando o funcionamento das células como um todo. Tanto a restrição calórica como o resveratrol, inativam a via de sinalização intracelular dependente de mTOR (*mammalian target of rapamycin*), levando ao aumento de proteína quinase ativada por AMP (AMPK), o que induz a macroautofagia.[18]

ALTERAÇÕES DO AMBIENTE NUTRICIONAL NO INÍCIO DA VIDA E IMPLICAÇÕES SOBRE OS PROCESSOS DIGESTIVOS E ABSORTIVOS EM CURTO E LONGO PRAZO

O início da formação do trato gastrintestinal tem início antes da 10ª semana de gestação, e sua maturação se prolonga pela infância. Nesse período crítico de desenvolvimento, o trato gastrintestinal está sujeito a sofrer influências ambientais capazes de modificar sua trajetória normal de crescimento e maturação, com reflexos em curto e longo prazo, de modo que variações na dieta materna ou nas dietas de desmame podem influenciar a ontogenia do intestino. O período crítico de programação é um fenômeno pelo qual um mecanismo biológico é ativado ou não durante a vida do indivíduo, em resposta às condições que prevaleceram em um período crítico da existência. Esse conceito de plasticidade fenotípica (antes chamado de programação metabólica) ou *imprinting* vem sendo usado para explicar associações entre eventos ocorridos no ambiente pré-natal/neonatal, levando a alterações no crescimento e desenvolvimento, o que incorre em posterior patofisiologia na vida adulta. Por exemplo, diferenças súbitas de tipos de ácidos graxos na dieta da gestante, ou na dieta de lactentes, resultando em uma adaptação forçada em um período precoce, pode induzir alterações imediatas ou tardias, como o aumento indesejado na absorção intestinal de açúcares, ácidos graxos e colesterol em indivíduos adultos. Ou seja, essas adaptações precoces apresentarão reflexos ao longo da vida do indivíduo, na saúde e desempenho gastrintestinal.[19]

Embora a deficiência de proteínas e aminoácidos seja difícil de acontecer em crianças que consomem quantidades adequadas de fórmulas infantis, os efeitos agudos e crônicos de uma dieta de proteínas em excesso sobre órgãos em formação vêm sendo estudados em modelos experimentais. Estudos em animais revelam que tanto uma dieta pobre em proteínas como uma dieta rica em proteínas prejudica a formação e a maturação dos enterócitos, bem como das enzimas da borda em escova. Esse fenótipo diferenciado pode resultar em baixo peso ao nascer, e em alterações no crescimento e desenvolvimento do indivíduo.[20] Em ratos recém-nascidos, a absorção de aminoácidos e carboidratos está prejudicada na prole de ratas submetidas à desnutrição proteica durante a gestação, dando a entender o motivo pelo qual indivíduos desnutridos frequentemente possuem menor peso corporal que os indivíduos normonutridos, mesmo após a regularização da dieta.[21]

Uma preocupação adicional é o excesso de ingestão de proteínas durante a infância, pois existe uma ligação com o surgimento de obesidade na vida adulta. Esse alto conteúdo proteico da dieta pode estimular a secreção de insulina e de IGF-1, que aumentam as taxas de crescimento do organismo, mas também do tecido adiposo. Ratos que sofreram restrição alimentar intrauterina apresentaram hiperfagia e elevação na expressão de ghrelina no primeiro dia de vida, efeito que permaneceu até a idade adulta. Esses animais foram também mais pesados que os seus pares.[22] A ghrelina é um peptídio produzido pelo estômago e pâncreas com ação central de estímulo da fome, além de ação local de proteção da mucosa gástrica e elevação do peristaltismo gastrintestinal. Esse estudo reforça que inclusive comportamentos são alterados como consequência da falta de nutrientes em períodos críticos do desenvolvimento do trato gastrintestinal, alterando a produção de hormônios ao longo da vida (Tabela 7.2).

Tabela 7.2 Efeitos de diferentes tipos de desnutrição nas fases do desenvolvimento (gestação e infância) sobre processos digestórios e absortivos imediatos ou tardios.

Deficiência/ Excesso	Modelo	Idade da desnutrição	Idade em que ocorreu o estudo	Efeito	Referência
Desnutrição					
Deficiência	Humano	?	Nascimento até 44 meses	↓ Amilase pancreática e salivar	(37)
Deficiência seguida por excesso	Rato	Dois últimos terços da gestação	Dia 1 ou 7 meses de vida	↑ Expressão de ghrelina	(22)
Deficiência	Porco	Final da gestação	A termo	↓ Peso intestinal ↓ Atividade aminopeptidase A e absorção de glicose ↑ Atividade dipeptidilpeptidase IV, lactase e sacarase	(38)
Desnutrição proteica					
Deficiência	Rato	Gestação e lactação	90 dias	Proteção contra úlcera gástrica aguda (↑ secreção muco e PGE2)	(39)
Deficiência	Rato	Gestação e lactação	21 e 42 dias	↓ Comprimento intestinal ↓ Atividade maltase e sacarase ↑ Atividade lactase	(40)
Deficiência proteica/excesso calórico	Humano	?	6 a 30 meses	Mucosa intestinal plana e sem vilosidades Células epiteliais sem borda em escova	(41)
Deficiência proteica e calórica	Humano	?	6 a 13 meses	Mucosa intestinal plana, com vilosidades poucas e curtas	(41)
Deficiência	Rato	Gestação até 42 dias de vida ou lactação	42 dias de vida	↓ Quantidade e tamanho de neurônios do plexo mioentérico	(42)
Desnutrição lipídica					
Excesso	Rato	Dois últimos terços da gestação até 16 dias de vida	15 a 16 dias de vida	Alterações na captação intestinal de glicose, frutose, colesterol e ácidos graxos	(43)
Excesso	Porco	Gestação e lactação	Dia 0, 7, 14 e 28 de vida	↓ Tamanho dos vilos do íleo somente no nascimento Alteração do perfil lipídico do íleo	(44)

(*Continua*)

Tabela 7.2 Efeitos de diferentes tipos de desnutrição nas fases do desenvolvimento (gestação e infância) sobre processos digestórios e absortivos imediatos ou tardios. *(Continuação)*

			Desnutrição lipídica		
Excesso	Rato	Lactação e desmame	Dias 15, 20 ou 40 de vida	↑ Atividade fosfatase alcalina intestinal Modificação do perfil da flora bacteriana (predomínio de bacterioides e redução de *lactobacillus*)	(45)
Manipulação de ácidos graxos da dieta	Rato	Gestação e lactação	15 dias ou 3 meses de vida	A redução de ácido araquidônico na dieta leva à redução das criptas intestinais e reduz a barreira mucoide intestinal	(46)
			Deficiência de ferro		
Deficiência	Humano	?	8 meses, 4 anos e 9 anos	Acloridria gástrica	(47)

Outro aspecto afetado pela desnutrição perinatal é o espectro de enzimas digestivas do intestino delgado, que pode sofrer modificações induzidas por componentes exógenos (envolvendo o tipo de nutrição), e endógenos (características genéticas e hormonais). Estudos com ratos indicaram que uma dieta hipoproteica após o desmame altera a atividade de enzimas digestivas na mucosa intestinal ainda na infância, efeito que permanece até a idade adulta. A atividade da maltase e da fosfatase alcalina é diminuída, ao passo que a das peptidases (aminopeptidase M e glicil-L leucina dipeptidase) torna-se elevada no animal adulto.[23]

A exposição precoce a uma dieta desequilibrada pode refletir em alterações na absorção de outros nutrientes, como por exemplo, uma dieta baixa em colesterol. Em animais, a falta de colesterol reduz a captação de glicose pelo intestino, efeito que persiste mesmo após o retorno à dieta normal, juntamente com alterações no transporte ativo de glicose, galactose, leucina e ácidos biliares. Um estudo com ratos desnutridos no período perinatal e submetidos a uma dieta hiperlipídica na vida adulta demonstrou que esses animais apresentaram diferenças na resposta à dieta, como a dificuldade em elevar os níveis de fosfatase alcalina jejunal e cecal, além de baixos níveis de TNF-alfa, havendo alteração nas respostas dos animais com restrição do crescimento fetal.[24] Em outro estudo, fêmeas que receberam dieta hipoproteica geraram proles com hipermetilação em aproximadamente 204 regiões promotoras de genes, dentre os quais genes envolvidos no metabolismo de colesterol e ácidos graxos no fígado e intestino.[25]

A dieta materna, portanto, é fundamental para a ontogenia do intestino, pois a maior parte das alterações no transporte de nutrientes é irreversível. Além disso, a responsividade aos desafios dietéticos do intestino depende de experiências prévias nos estágios iniciais da vida, enfatizando, mais uma vez, a importância da exposição nutricional precoce no desenvolvimento e adaptabilidade tardia do transporte intestinal de nutrientes.

Em ratos, a desnutrição materna durante a gestação causa redução no tamanho celular e no conteúdo de noradrenalina em neurônios do gânglio celíaco superior da prole, bem como a redução da inervação adrenérgica do plexo de Auerbach. Ambos os efeitos persistem na vida adulta.[26,27] O plexo mioentérico está presente em todo o trato gastrintestinal e atua de modo predominantemente excitatório, controlando o peristaltismo, a contração tônica da parede muscular, a frequência e intensidade da contração e aumentando a velocidade de transmissão das ondas excitatórias. O efeito deletério da desnutrição nos períodos críticos do desenvolvimento sobre a rede neuronal atinge também a função do pâncreas. A atividade parassimpática de ratos adultos previamente desnutridos durante a lactação induziu prejuízo na secreção de insulina, evidenciado por hipoinsulinemia, intolerância à glicose e redução da taxa de disparo do nervo vago.[28]

Outro prejuízo provocado pela redução da inervação das vísceras abdominais é a perda da proteção anti-inflamatória nervosa. O nervo vago regula as funções motoras e digestivas por meio da liberação de acetilcolina. O nervo vago aferente, trabalhando através do eixo hipotálamo-hipófise-adrenal, atua na liberação de acetilcolina, inibindo a ativação de NF-κB. Assim, a ação de macrófagos é reduzida pela diminuição da secreção de citocinas pró-inflamatórias, bem como da fagocitose. Portanto, a atividade do nervo vago eferente auxilia na proteção anti-inflamatória da mucosa intestinal e do compartimento peritoneal.[29]

CONSEQUÊNCIAS DAS MODIFICAÇÕES PATOLÓGICAS ASSOCIADAS À DIGESTÃO E ABSORÇÃO SOBRE O ESTADO NUTRICIONAL

Existe uma infinidade de doenças do trato gastrintestinal que afetam a digestão e absorção. São quadros complexos que envolvem o funcionamento do sistema em diferentes níveis estruturais, desde alterações na motilidade até expressão de receptores intracelulares, de origem congênita (por mutação genética ou imaturidade do sistema), por hipersensibilidade imunológica ou má absorção, mas todas acarretam graves prejuízos para o organismo, inclusive risco de morte. Descrevemos aqui somente alguns exemplos desses distúrbios que podem ocorrer nas diversas fases da vida.

Síndromes de má absorção

Síndromes de má absorção abrangem várias condições clínicas que resultam em diarreia crônica, distensão abdominal e atraso do desenvolvimento em indivíduos em fase de crescimento. Incluem deficiência congênita de sacarase e isomaltase, má absorção de glicose e galactose. Normalmente o tratamento tem por objetivo as correções das deficiências e sintomas, para melhora da qualidade de vida. Outras desordens comuns de má absorção são doença celíaca, anemia perniciosa e deficiência de lactase.

A má absorção de glicose e galactose é uma doença recessiva autossômica causada por mutações no gene do cotransportador de Na(+)/glicose (SGLT1), o *SLC5A1* (gene). Pacientes incapazes de absorver glicose e galactose apresentam sintomas desde o período neonatal, tais como diarreia ácida e desidratação severa. Esse cotransportador de Na +/glicose se acopla à glicose ou galactose para atravessá-las pela borda em escova das células do intestino delgado e dos túbulos proximais do rim. O acúmulo de glicose e galactose que não foram absorvidas pelo intestino neonatal leva à diarreia osmótica e desidratação severa, gerando um estado hipernatrêmico. A doença pode ser fatal se não for diagnosticada a tempo de introduzir o tratamento, que é a descontinuidade da dieta e a reidratação, com a introdução de frutose conforme a aceitação do paciente.[30]

A deficiência na atividade sacarase/maltase congênita aparece durante o desmame e a introdução de outros alimentos contendo carboidratos. Após a ingestão de sacarose ou maltose presente em sucos, frutas, grãos e alimentos relacionados, a criança apresenta cólicas, gases intestinais, sensação de inchaço abdominal e diarreia. Com o prejuízo na absorção desses e de outros nutrientes a desnutrição se instala, acompanhada de déficit de crescimento. A maioria das crianças afetadas adquire a capacidade de tolerar sacarose e maltose com o desenvolvimento. Mutações no gene SI responsável pela enzima (gene da sacarase/isomaltase) provocam alterações no dobramento e processamento da enzima, no seu transporte dentro do enterócito, ou ainda na orientação da enzima na membrana celular.

Processos alérgicos intestinais

O trato gastrintestinal é uma interface entre o meio interno e o meio externo. Justamente por isso está intimamente relacionado com o sistema imunológico através da presença de linfonodos mesentéricos, folículos linfoides isolados, células mononucleares da lâmina própria, linfócitos intraepiteliais, células NK, células M, placas de Peyer e apêndice vermiforme. Além dos alérgenos próprios dos alimentos, a comida industrializada possui uma carga de conservantes, corantes e outros produtos químicos potencialmente capazes de induzir processos alérgicos alimentares.

Um estudo com pessoas que apresentavam alergia a algum tipo de alimento e que apresentavam sintomatologia, como dor abdominal, diarreia, reações cutâneas, alterações circulatórias, sangramento intestinal, anemia ferropriva, má absorção e perda de peso, identificou que elas apresentaram lesões intestinais não erosivas como eritema, edema e hiperplasia linfoide (57,1% dos indivíduos participantes do estudo), e 28,6% apresentaram lesões erosivas (petéquias, lesões aftoides e erosões da mucosa). 86% dos pacientes apresentou anemia, que foi revertida após um ano de terapia com medicamentos antialérgicos.[31] Essas reações imunológicas podem ser mediadas por mecanismos dependentes ou não de IgE. As quimiocinas controlam o fluxo de células indo e vindo dos tecidos linfoides, como placas de Peyer. Nesse contexto, os macrófagos desempenham suas atividades clássicas de fagocitose e morte de microrganismos através da produção de NO. Essas células podem ser ativadas por células Th1, ou por Th2, nesse último caso produzindo IL-4, IL-5 e IL-13. Essas citocinas desempenham um papel estimulatório de células B para a produção de IgE, participando também no recrutamento e ativação de mastócitos, na secreção de muco, contração muscular e eosinofilia.[32,33] Um ambiente típico de células Th2 é aquele encontrado em situações de alergia alimentar no intestino.

Esse processo alérgico pode ser mantido através da produção de esfingosina-1 fosfato (SP1), um agente quimiotático para linfócitos produzido por mastócitos e plaquetas responsável pela captação de esplenócitos para o intestino com o intuito de produzir uma ação inflamatória mais rápida e efetiva.[34]

A doença celíaca é uma condição imunológica tecido-específica mediada por células T, ativada em um grupo de pessoas geneticamente suscetíveis. O disparo ocorre quando há exposição a proteínas da dieta ricas em prolina e glutamina, encontradas em certos grãos e cereais. Essas proteínas compreendem a gliadina (trigo), secalina (centeio), hordeína (cevada), avenina (aveia), zeína (milho), orzeína (arroz) e katirina (sorgo), mas somente as quatro primeiras são reativas para os doentes celíacos. Por conveniência, essas proteínas são coletivamente chamadas de glúten. A doença celíaca é caracterizada por dano na mucosa do intestino delgado (encurtamento de vilos, hiperplasia de criptas e aumento da infiltração de linfócitos no epitélio). A alta frequência de prolinas no glúten, combinada com a ausência de atividade prolilendopetidase no lúmen intestinal e na borda em escova dos enterócitos, tornam essas proteínas resistentes à digestão e resultam no acúmulo de peptídios imunogênicos. Quando na lâmina própria, esses peptídios podem ser apresentados às células T por células apresentadoras de antígenos. Essas células T ativadas iniciam uma reação inflamatória por meio da produção de citocinas, sobretudo a interferon-gama (IFN-gama), que leva ao dano tecidual. A má absorção de ferro e cálcio está presente nesses pacientes, uma vez que a doença celíaca é mais pronunciada no intestino delgado. Pessoas com doença celíaca podem apresentar elevadas taxas de mortalidade, especialmente se a inflamação crônica persistir. Diversas terapias têm sido estudadas para melhorar a qualidade de vida do paciente celíaco, como a administração de prolilendopeptidase via oral, redução da absorção de glúten, inibição da ativação das células T por glúten, engenheiramento genético de grãos para reduzir seu conteúdo total de glúten e até mesmo imunossupressão.[34]

Gastrite atrófica

A gastrite atrófica ocorre quando os anticorpos atacam o revestimento mucoso do estômago, provocando o seu estreitamento e perda de muitas células produtoras de ácido e de enzimas. Muito comum em idosos, a gastrite atrófica pode provocar anemia perniciosa, uma vez que interfere com a absorção da vitamina B_{12} presente nos alimentos, podendo também acarretar prejuízo para a digestão e absorção dos nutrientes (redução da secreção ácida, proliferação bacteriana, má absorção em geral).[14,35] Promove também a produção de espécies reativas de oxigênio, as quais aumentam a carcinogênese. A gastrite atrófica está normalmente associada à presença de *Helicobacter pylori*, e isso parece reduzir a produção de ghrelina, estimulando a atividade da leptina e, em consequência, favorecendo a anorexia e desnutrição em idosos. A presença crônica de gastrite atrófica leva à alteração da mucosa gástrica na sequência gastrite-metaplasia-carcinoma, por vezes associada com metaplasia intestinal.

Ainda há controvérsias sobre a prevenção contra o câncer de estômago nos pacientes em que a *Helicobacter pylori* é erradicada. Entretanto, algumas evidências indicam que o tratamento deve ser iniciado com a erradicação dessa bactéria, possibilitando a reversão da gastrite atrófica e, assim, descartando o surgimento do processo oncológico.[36] A permeabilidade à sacarose está aumentada em pacientes com gastrite atrófica, característica que parece estar associada ao grau de inflamação, e não ao grau da lesão gástrica.[36,37]

Enterocolite necrosante (NEC)

O muco intestinal é um dos mais importantes fatores de proteção do epitélio intestinal, portanto grande parte da ingestão de treonina é utilizada na formação de mucina pelas células de goblet no intestino delgado. Na ausência dessa camada de gel, a mucosa subjacente torna-se mais suscetível ao ataque de bactérias. Esse muco age como uma barreira, impedindo que as bactérias e as suas toxinas atinjam a membrana de borda em escova. Crianças prematuras possuem grande risco de desenvolver NEC, pois a colonização inicial do intestino por bactérias durante o uso de dietas enterais contribui para o desenvolvimento da doença. A má digestão de carboidratos também é um fator de risco, em que a proliferação de bactérias intestinais aumenta. Isso ocorre porque as dietas maternas são ricas em ácidos graxos n-6/n-3. Esses lipídios da dieta são fatores com força epigenética que contribuem para a incidência de isquemia fetal. O mecanismo associado é a alteração da composição do fluido amniótico e do conteúdo de ácidos graxos essenciais das membranas intestinais, os quais possuem ação estrutural. Os fatores de risco para NEC são prematuridade, uso de fórmulas infantis, tipo de colonização bacteriana intestinal e extensão do dano da inflamação ao intestino (inflamação, necrose, perfuração, peritonite, sepse e resposta inflamatória sistêmica). Um dos mecanismos do desenvolvimento de NEC é o reduzido fluxo de sangue das artérias que penetram a parede intestinal.[33] O dano às mucosas e o consequente aumento da permeabilidade intestinal leva à translocação de enterobactérias, ativação de macrófagos na lâmina própria e início de uma resposta inflamatória sistêmica. NO é liberado em resposta à indução de citocinas, e os mediadores pró-inflamatórios IL-18 e TNF-alfa estão envolvidos no desenvolvimento da NEC.

Os ligantes bacterianos que ativam a sinalização intracelular via TLRs estimulam tanto citocinas pró como anti-inflamatórias. Existem diversos genes induzidos no processo inflamatório, tais como citocinas, quimiocinas e moléculas de adesão, por meio da ativação de NF-κB, o qual está ativado em NEC. Além disso, o fator de ativação plaquetário (PAF) é um fosfolipídio endógeno pró-inflamatório, o qual ativa NF-κB, estimulando a produção de quimiocinas (CXCL2) por neutrófilos para o recrutamento de macrófagos para a lesão. A progressão da lesão gera risco de perfuração intestinal.

CONSIDERAÇÕES FINAIS

Uma alimentação saudável é fundamental para a formação e manutenção dos tecidos e de suas respectivas funções em todas as etapas da vida. Contudo, somente a ingestão não garante a disponibilidade dos nutrientes. Os processos digestório e absortivo desempenham um papel elementar e indispensável na cadeia de aproveitamento e disponibilidade de substratos e demais fatores para o metabolismo. Como pudemos observar, cada nutriente possui um papel e uma via de utilização particulares desde as fases mais precoces da vida. Sendo assim, a relação do organismo com o alimento é parte importante do estudo da origem da saúde e da doença, e qualquer desequilíbrio, seja ele próprio do consumo alimentar ou intrínseco ao indivíduo, é capaz de provocar repercussões imediatas ou tardias, as quais envolvem desde sutis alterações moleculares até a evolução para a morte do indivíduo.

APÊNDICE

Principais formas de transporte através da membrana plasmática

A movimentação de íons e moléculas através da membrana celular é um fenômeno fundamental para a manutenção da homeostase nos seres vivos. Essa movimentação, conhecida como transporte, pode ocorrer de forma passiva, sem gasto de energia, ou ativa, com gasto energético. Iremos introduzir de uma forma sucinta os principais mecanismos de transporte através da membrana, os quais são fundamentais para a absorção de macro e micronutrientes ao longo do trato gastrintestinal.

Transporte passivo

Ocorre sempre a favor do gradiente de concentração ou elétrico, com o intuito de igualar as concentrações e/ou potencial elétrico nas duas faces da membrana, ou seja, nos meios intra e extracelular. Não envolve gasto de energia.

Osmose

A osmose representa a difusão de moléculas de água de um compartimento para outro, sempre do local de menor concentração de soluto para aquele de maior concentração. A pressão exercida para o deslocamento da água através da membrana é conhecida como pressão osmótica.

Quando se comparam soluções de concentrações diferentes, aquela que possui mais soluto e, portanto, exerce maior pressão osmótica, é chamada de solução hipertônica, ao passo que a de menor concentração de soluto e menor pressão osmótica é denominada hipotônica. Caso essas duas soluções estejam separadas por uma membrana, haverá maior fluxo de água da solução hipotônica para a hipertônica, até que as duas soluções se tornem isotônicas.

Difusão simples

Consiste na passagem de substâncias do soluto de um compartimento para o outro, movidas por:

1. gradiente de concentração, do local de maior concentração para aquele de menor concentração do soluto;
2. gradiente elétrico e, no caso de uma substância positiva, ocorrerá do local "mais positivo" para o local "mais negativo".

Ambos os gradientes visam a estabelecer o equilíbrio da substância entre os dois compartimentos.

Difusão facilitada

Certos nutrientes, como monossacarídeos, aminoácidos, vitaminas e nucleotídeos, são constituídos de moléculas hidrofílicas e, por isso, têm dificuldade em atravessar a membrana celular por difusão simples. Dessa maneira, há nas membranas celulares tipos de transportadores e canais que possibilitam a passagem desses componentes de um lado para o outro da membrana, a favor do seu gradiente de concentração e/ou elétrico. Um exemplo clássico desse tipo de transporte é aquele exercido pelo transportador GLUT1, específico para o monossacarídeo glicose e que facilita a difusão dele a favor do gradiente de concentração.

Transporte ativo

Nesse processo, as substâncias são transportadas com gasto de energia e, geralmente, ocorrem contra o gradiente de concentração e/ou elétrico da substância.

Transporte ativo primário

Nesse transporte, a energia gerada pela hidrólise do ATP está diretamente acoplada ao sistema de transporte, como ocorre na maioria das ATPases. A bomba Na^+/K^+ ATPase é o principal exemplo desse tipo de transporte. Ela transporta o íon Na^+ contra o seu gradiente de concentração e elétrico, ou seja, do meio intra para o meio extracelular, sendo essencial para a manutenção do potencial de membrana e homeostase celular.

Transporte ativo secundário

Nesse transporte, há o movimento da substância e, em alguns casos, contra o seu gradiente de concentração, porém acoplado ao fluxo de uma segunda substância que se move a favor de seu gradiente de concentração e elétrico, criado em decorrência do gasto de energia e atuação de um outro transportador. Um exemplo são os cotransportadores Na^+/glicose e o Na^+/aminoácidos, presentes nas células do epitélio intestinal. Esses cotransportadores se beneficiam do gradiente de Na^+ criado pela bomba Na^+/K^+ ATPase na membrana basolateral para cotransportar glicose e aminoácidos do lúmen intestinal para o meio intracelular, para que possam ser absorvidos.

REFERÊNCIAS

1. Guilloteau P, Zabielski R, Hammon HM, Metges CC. Nutritional programming of gastrointestinal tract development. Is the pig a good model for man? Nutr Res Rev. 2010;23(1):4-22.
2. Neu J, Douglas-Escobar M. Gastrointestinal Development: Implications for Infant Feeding. Nutrition in Pediatrics. 4. ed. Ontario; 2008.
3. Levy E, Menard D, Suc I, et al. Ontogeny, immunolocalisation, distribution and function of SR-BI in the human intestine. J Cell Sci. 2004;117(Pt 2):327-37.
4. Maheshwari A, Lu W, Lacson A et al. Effects of interleukin-8 on the developing human intestine. Cytokine. 2002;20(6):256-67.
5. Cabrera-Rubio R, Collado MC, Laitinen K et al. The human milk microbiome changes over lactation and is shaped by maternal weight and mode of delivery. Am J Clin Nutr. 2012;96(3):544-51.
6. Boudry G, David ES, Douard V et al. Role of intestinal transporters in neonatal nutrition: carbohydrates, proteins, lipids, minerals, and vitamins. J Pediatr Gastroenterol Nutr. 2010;51(4):380-401.
7. Sangild PT, Fowden AL, Trahair JF. How does the fetal gastrointestinal tract develop in preparation for enteral nutrition after birth? Livestock Production Science. 2000;66:141-50.
8. Brock JH. Lactoferrin in human milk: its role in iron absorption and protection against enteric infection in the newborn infant. Arch Dis Child. 1980;55(6):417-21.
9. Loser C. Polyamines in human and animal milk. Br J Nutr. 2000;84(Suppl 1):S55-8.
10. Innis SM. Dietary triacylglycerol structure and its role in infant nutrition. Adv Nutr. 2011;2(3):275-83.
11. de Belle RC, Vaupshas V, Vitullo BB et al. Intestinal absorption of bile salts: immature development in the neonate. J Pediatr. 1979;94(3):472-6.
12. Roman S, Pandolfino JE. Environmental – lifestyle related factors. Best Pract Res Clin Gastroenterol. 2010;24(6):847-59.
13. Ma TY, Hollander D, Dadufalza V, Krugliak P. Effect of aging and caloric restriction on intestinal permeability. Exp Gerontol. 1992;27(3):321-33.
14. Grassi M, Petraccia L, Mennuni G et al. Changes, functional disorders, and diseases in the gastrointestinal tract of elderly. Nutr Hosp. 2011;26(4):659-68.
15. Saisho Y, Butler AE, Manesso E et al. Beta-cell mass and turnover in humans: effects of obesity and aging. Diabetes Care. 2013;36(1):111-7.
16. He XY, Zhao XL, Gu Q et al. Calorie restriction from a young age preserves the functions of pancreatic beta cells in aging rats. Tohoku J Exp Med. 2012;227(4):245-52.
17. Li Q, Hannah SS. Wnt/beta-catenin signaling is downregulated but restored by nutrition interventions in the aged heart in mice. Arch Gerontol Geriatr. 2012;55(3):749-54.
18. Dutta D, Calvani R, Bernabei R, Leeuwenburgh C, Marzetti E. Contribution of impaired mitochondrial autophagy to cardiac aging: mechanisms and therapeutic opportunities. Circ Res. 201;110(8):1125-38.
19. Drozdowski LA, Clandinin T, Thomson AB. Ontogeny, growth and development of the small intestine: Understanding pediatric gastroenterology. World J Gastroenterol. 2010;16(7):787-99.

20. Mickiewicz M, Zabielski R, Grenier B et al. Structural and functional development of small intestine in intrauterine growth retarded porcine offspring born to gilts fed diets with differing protein ratios throughout pregnancy. J Physiol Pharmacol. 2012;63(3):225-39.
21. Fitzgerald JF, Ferdinandus LD. Effect of maternal protein deprivation on in vitro neonatal intestinal function in rats. J Nutr. 1975;105(11):1476-80.
22. Nagata E, Nakagawa Y, Yamaguchi R et al. Altered gene expressions of ghrelin, PYY, and CCK in the gastrointestinal tract of the hyperphagic intrauterine growth restriction rat offspring. Horm Metab Res. 2011;43(3):178-82.
23. Egorova VV, Nikitina AA, Timofeeva NM. Effect of weaning terms and protein deficit in the rat pup nutrition on activities of digestive enzymes. Zh Evol Biokhim Fiziol. 2008;44(5):501-7.
24. Lalles JP, Orozco-Solis R, Bolanos-Jimenez F et al. Perinatal undernutrition alters intestinal alkaline phosphatase and its main transcription factors KLF4 and Cdx1 in adult offspring fed a high-fat diet. J Nutr Biochem. 2012;23(11):1490-7.
25. van Straten EM, Bloks VW, Huijkman NC et al. The liver X-receptor gene promoter is hypermethylated in a mouse model of prenatal protein restriction. Am J Physiol Regul Integr Comp Physiol. 2010;298(2):R275-82.
26. Conboy VB, Santer RM, Swift GL. Effects of prenatal undernutrition on prevertebral sympathetic neurons in the rat: a morphological and fluorescence histochemical study. J Anat. 1987;154:47-53.
27. Santer RM, Conboy VB. Prenatal undernutrition permanently decreases enteric neuron number and sympathetic innervation of Auerbach's plexus in the rat. J Anat. 1990;168:57-62.
28. de Oliveira JC, Scomparin DX, Andreazzi AE et al. Metabolic imprinting by maternal protein malnourishment impairs vagal activity in adult rats. J Neuroendocrinol. 2011;23(2):148-57.
29. van der Zanden EP, Snoek SA, Heinsbroek S et al. Vagus nerve activity augments intestinal macrophage phagocytosis via nicotinic acetylcholine receptor alpha4beta2. Gastroenterology. 2009;137(3):1029-39, 39 e1-4.
30. Vallaeys L, Van Biervliet S, De Bruyn G et al. Congenital glucose-galactose malabsorption: a novel deletion within the SLC5A1 gene. Eur J Pediatr. 2012 Jul 29 (Epub ahead of print).
31. Hagel AF, de Rossi TM, Zopf Y, Lindner AS, Dauth W, Neurath MF et al. Small-bowel capsule endoscopy in patients with gastrointestinal food allergy. Allergy. 2012;67(2):286-92.
32. Zhao A, Urban JF, Jr., Anthony RM et al. Th2 cytokine-induced alterations in intestinal smooth muscle function depend on alternatively activated macrophages. Gastroenterology. 2008;135(1):217-25 e1.
33. Thomson AB, Chopra A, Clandinin MT, Freeman H. Recent advances in small bowel diseases: Part I. World J Gastroenterol. 2012;18(26):3336-52.
34. McAllister CS, Kagnoff MF. The immunopathogenesis of celiac disease reveals possible therapies beyond the gluten-free diet. Semin Immunopathol. 2012;34(4):581-600.
35. Adamu MA, Weck MN, Gao L, Brenner H. Incidence of chronic atrophic gastritis: systematic review and meta-analysis of follow-up studies. Eur J Epidemiol. 2010;25(7):439-48.
36. Sjostedt Zsigmond C, Hannestad U, Franzen L et al. Atrophic gastritis is associated with increased sucrose permeability related to chronic inflammation. Digestion. 2005;72(4):201-6.
37. Watson RR, Tye JG, McMurray DN, Reyes MA. Pancreatic and salivary amylase activity in undernourished Colombian children. Am J Clin Nutr. 1977;30(4):599-604.
38. Sangild PT, Schmidt M, Elnif J et al. Prenatal development of gastrointestinal function in the pig and the effects of fetal esophageal obstruction. Pediatr Res. 2002;52(3):416-24.
39. Paula AC, Gracioso JS, Toma W et al. Is gastric ulceration different in normal and malnourished rats? Br J Nutr 2005;93(1):47-52.
40. Weaver LT, Desai M, Austin S et al. Effects of protein restriction in early life on growth and function of the gastrointestinal tract of the rat. J Pediatr Gastroenterol Nutr. 1998;27(5):553-9.
41. Brunser O, Reid A, Monckeberg F et al. Jejunal mucosa in infant malnutrition. Am J Clin Nutr 1968;21(9):976-83.
42. Misawa R, Girotti PA, Mizuno MS et al. Effects of protein deprivation and re-feeding on P2X2 receptors in enteric neurons. World J Gastroenterol. 2010;16(29):3651-3663.
43. Jarocka-Cyrta E, Perin N, Keelan M et al. Early dietary experience influences ontogeny of intestine in response to dietary lipid changes in later life. Am J Physiol. 1998;275(2 Pt 1):G250-8.
44. Boudry G, Douard V, Mourot J et al. Linseed oil in the maternal diet during gestation and lactation modifies fatty acid composition, mucosal architecture, and mast cell regulation of the ileal barrier in piglets. J Nutr. 2009;139(6):1110-7.
45. Mozes S, Bujnakova D, Sefcikova Z, Kmet V. Developmental changes of gut microflora and enzyme activity in rat pups exposed to fat-rich diet. Obesity (Silver Spring). 2008;16(12):2610-5.

46. Innis SM, Dai C, Wu X et al. Perinatal lipid nutrition alters early intestinal development and programs the response to experimental colitis in young adult rats. Am J Physiol Gastrointest Liver Physiol. 2010;299(6):G1376-G1385.
47. Hawksley JC, Lightwood R, Bailey UM. Iron-deficiency anaemia in children: Its association with gastro-intestinal disease, achlorhydria and haemorrhage. Arch Dis Child. 1934;9(54):359-72.

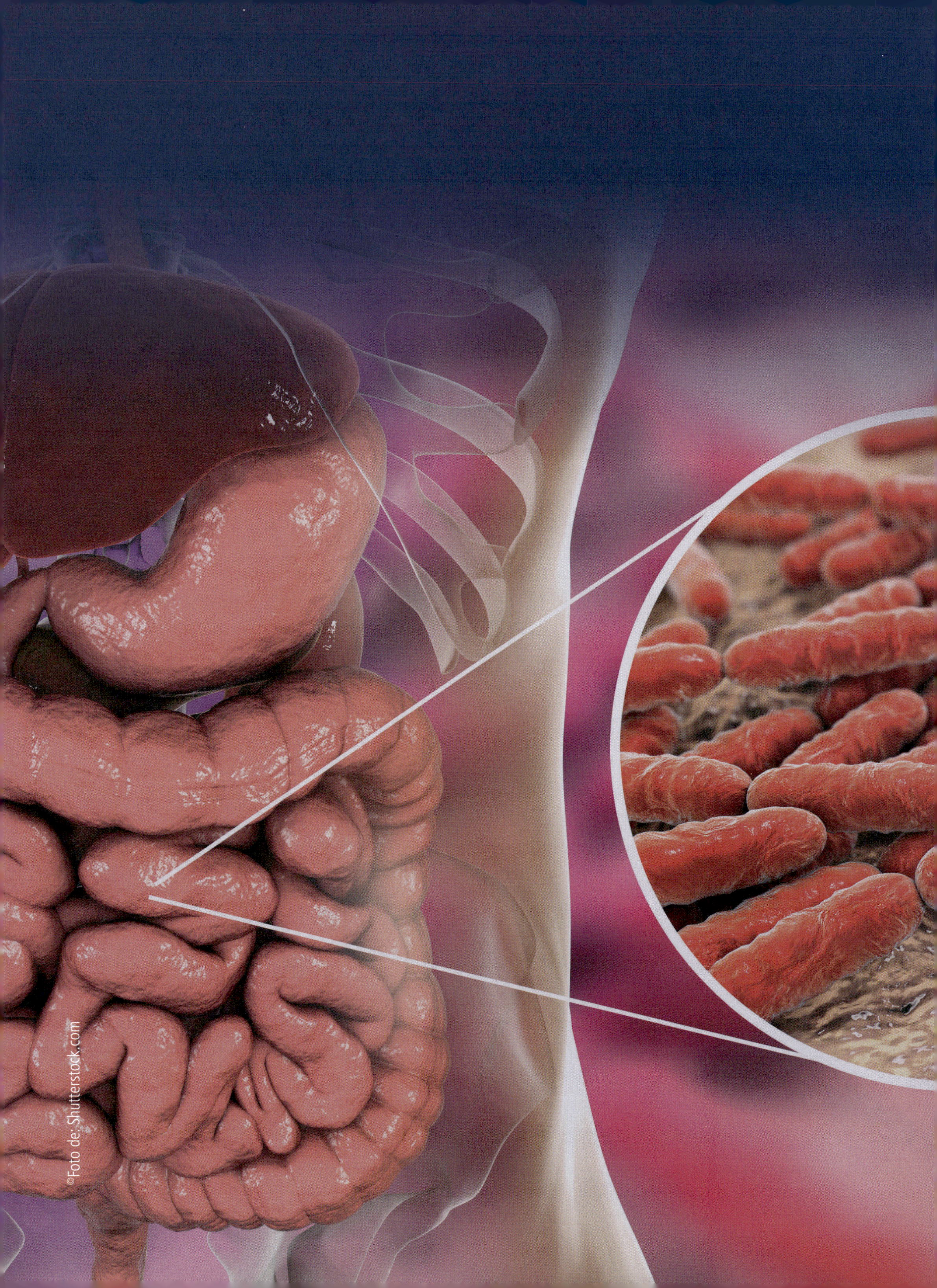
©Foto de: Shutterstock.com

capítulo 8

Nutrição e Microbiota

INTRODUÇÃO

O corpo humano contém cerca de dez vezes mais células microbianas do que células humanas. Esses microrganismos estão presentes em todas as superfícies corporais expostas ao ambiente externo, tais como pele, sistemas respiratório e urogenital, cavidades bucais e trato gastrointestinal. O trato gastrointestinal contém a maior colônia de microrganismos do corpo, onde formam uma comunidade complexa e dinâmica denominada de microbiota intestinal. Sabemos, há muito tempo, que a microbiota intestinal desempenha importantes funções em muitos processos com o hospedeiro, incluindo nutrição, metabolismo, crescimento, maturação do sistema imunológico e defesas contra agentes patogênicos. Recentemente, fortes evidências têm apontado a existência de desequilíbrios na microbiota intestinal, denominada de disbiose. Parece existir uma relação entre disbiose com o aparecimento de várias doenças humanas, incluindo doenças inflamatórias intestinais, obesidade e *diabetes mellitus* tipo 2. Alterações na homeostase da microbiota intestinal, incluindo uma baixa sobrevivência das bactérias do ácido lático (LAB) e a disbiose intestinal, têm sido associadas com uma passagem facilitada do lipopolissacarídeos (LPS) do intestino à circulação sistêmica. Elevações nos níveis de LPS aumentam a produção de citocinas pró-inflamatórias, que estão implicadas em vários distúrbios sistêmicos. O excesso de citocinas pró-inflamatórias e radicais livres tem sido associado com várias desordens em vias metabólicas no pâncreas, rim, tecido adiposo, músculo esquelético, fígado e vasos sanguíneos (Figura 8.1), favorecendo o desenvolvimento de doenças metabólicas e cardiorrenais.

A presença dessa comunidade de microrganismos é vital para a saúde humana. Estima-se que o intestino humano contenha vários trilhões de bactérias comensais que são principalmente anaeróbias obrigatórias ou facultativas e, portanto, difíceis de cultivar e estudar. No entanto, nosso entendimento da importância da microbiota intestinal e sua função na nutrição têm aumentado exponencialmente nestes últimos anos em razão dos avanços tecnológicos da metagenômica que permitiu um melhor entendimento do perfil genético e metabólico dessa comunidade. Dados recentes revelam que a microbiota intestinal é comparável a um novo órgão do corpo, contendo cerca de 150 vezes mais genes do que o seu hospedeiro.

José Luiz de Brito Alves
Marciane Magnani
Hubert Vidal

COMPOSIÇÃO DA MICROBIOTA INTESTINAL

A microbiota intestinal forma um ecossistema complexo e altamente dinâmico com seu hospedeiro. A diversidade microbiana é descrita em riqueza e unifor-

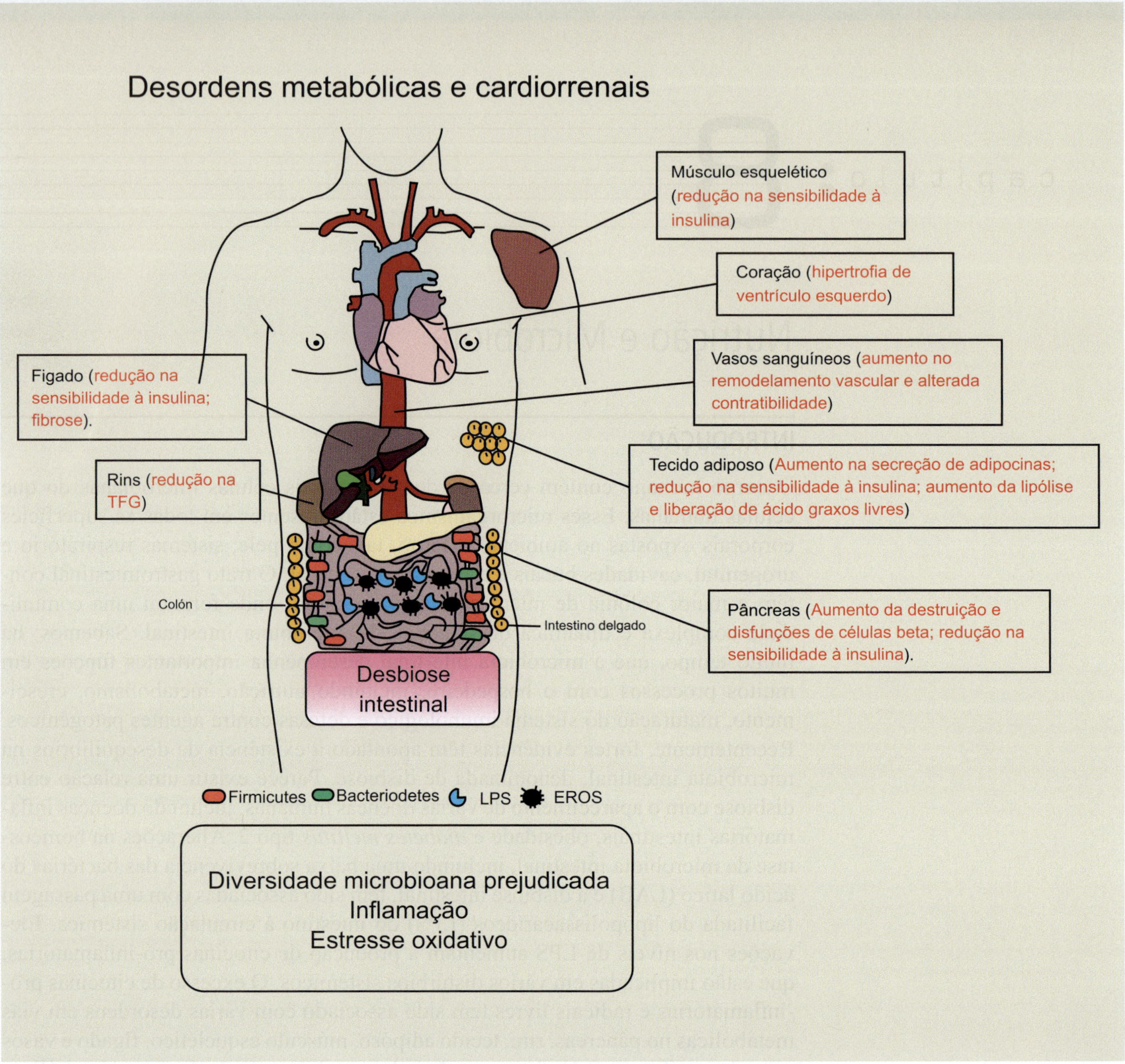

Figura 8.1 ► Desenho esquemático mostrando o impacto da disbiose da microbiota intestinal na inflamação, estresse oxidativo e danos sistêmicos em vários órgãos-chave do metabolismo sob desordens metabólicas e cardiorrenais.

midade. A riqueza ("quem está presente") descreve o número de espécies presentes no intestino, enquanto a uniformidade ("quantos estão presentes") representa a abundância relativa de cada espécie. Esses microrganismos são geralmente membros residentes do ecossistema, mas alguns deles podem ser transientes, introduzidos do ambiente através da ingestão de alimentos ou descartadas pelo uso de antibióticos.

O trato gastrointestinal é um ambiente desafiador para ser estudado, especialmente em seres humanos. A maioria dos dados obtidos são derivados de análises fecais, e, portanto, não representa uma imagem real e completa do intestino. De fato, cada região anatômica distinta do trato gastrointestinal possui suas próprias condições físico-químicas (suprimentos de nutrientes, enzimas digestivas, pH, potencial redox, ácidos biliares ou muco) que afetam a microbiota intestinal. Portanto, diferentes ecossistemas microbianos colonizam as diferentes partes do intestino. Em adição, a densidade microbiana aumenta ao longo do trato gastrointestinal, de 10^2 a 10^4 células no estômago e duodeno, 10^4 a 10^8 no jejuno e íleo, e 10^{10} a 10^{12} células no cólon e fezes. Também foi demonstrado que tanto a riqueza quanto a uniformidade do intestino delgado são muito diferentes, exibindo variações mais dinâmicas em comparação com o cólon.[1] Atualmente, a caracterização da dinâmica espaço-temporal da diversidade microbiana em todo o trato gastrointestinal é um desafio importante no campo científico.

A maioria dos microrganismos no intestino humano são bactérias. No entanto, várias espécies de *Archaea*, protozoários e fungos também contribuem para a formação do microbioma. Os principais grupos do domínio *Archaea* são de espécies produtoras de gás metano.[2] Para os fungos, a maioria pertence ao filo *Ascomycota* (incluindo os gêneros *Candida* e *Saccharomyces*) e *Basidiomycota*.[3] Além disso, os vírus também são um componente importante da microbiota, levando recentemente ao conceito de "viroma intestinal".[4] Além dos vírus patogênicos conhecidos responsáveis por gastroenterites (a exemplo dos gêneros *Enterovirus* ou *Rotavirus*), novos métodos metagenômicos levaram à identificação de uma série de vírus gigantes (derivados de protozoários e parasitas) e vírus derivados de plantas e bacteriófagos no intestino humano.[5]

As bactérias representam a grande maioria dos microrganismos da microbiota intestinal, os filos predominantes são os *Firmicutes* (Gram-positivos) e os *Bacteroidetes* (Gram-negativos). Entre outros filos, membros da *Actinobacteria* (incluindo as bactérias do gênero *Bifidobacterium*), da *Verrucomicrobia* (incluindo as do gênero *Akkermansia*) e da *Proteobacteria* (incluindo as do gênero *Escherichia*) são conhecidos por influenciar a nutrição e o metabolismo, mas vários outros filos estão representados no intestino humano.[6-8]

Os *Firmicutes* incluem um amplo número de gêneros com membros proeminentes no intestino humano, tais como *Eubacterium, Roseburia, Ruminococcus* e, em menor escala, *Lactobacillus*. Os *Bacteroidetes* incluem, principalmente, bactérias pertencentes aos gêneros *Bacteroides* e *Prevotella*. Embora as distribuições desses filos variem entre as populações, é possível definir um pequeno número de padrões amplos da composição da microbiota intestinal, denominados enterótipos, que não dependem do país ou do continente dos indivíduos.[9] Graças aos métodos metagenômicos, foi possível demonstrar que esses enterótipos são, em grande parte, conduzidos por atividades funcionais.[9,10] De fato, há aproximadamente 160 espécies bacterianas nas fezes de qualquer indivíduo.[7] As funções desempenhadas por essas espécies parecem ser encontradas em todos os indivíduos, indicando que a função é mais importante do que a identidade das espécies que a fornecem.[11]

MICROBIOTA INTESTINAL E NUTRIÇÃO

Como um "órgão" vivo, a microbiota intestinal requer nutrientes e energia para crescer e manter seus processos celulares. As fontes dos substratos incluem componentes alimentares ingeridos da dieta e componentes derivados do hospedeiro, tais como células epiteliais e muco. Ao usar esses substratos, as bactérias produzem uma série de moléculas que influenciam o metabolismo e a saúde humana. A microbiota intestinal também sintetiza várias moléculas e vitaminas, tais como a vitamina K e constituintes de vitaminas do complexo B_{12}, que contribuem diretamente para nutrição humana através de sua absorção intestinal.

Microbiota e fermentação de carboidratos

A fermentação de carboidratos consiste na principal função metabólica desempenhada pela microbiota intestinal humana, ocorrendo particularmente no cólon. Uma grande parte (cerca de 15%) dos carboidratos dietéticos ingeridos, tais como amidos resistentes ou pectinas, são não digeríveis. Esses carboidratos não digeríveis ao atingir o cólon, são fermentados por bactérias colônicas (por exemplo, bifidobactérias), originando ácidos graxos de cadeia curta (AGCCs), lactato e gases (CO_2, H_2 e metano). Esses produtos podem ser utilizados como fontes de carbono e energia por outras bactérias mais especializadas.[13,14] Os principais AGCCs produzidos pelo processo de fermentação são: acetato, propionato e butirato. Esses compostos apresentam uma série de efeitos biológicos no trato intestinal,[15] incluindo aumento na taxa de proliferação de células epiteliais e maior facilidade no processo de diferenciação celular epitelial. Em adição, os AGCCs favorecem a integridade das junções ou "*tight junction*" colônicas e regulam funções imunológicas. Os AGCCs também podem ativar receptores específicos acoplados a proteínas G (Gpr41 e Gpr43) em células epiteliais do cólon e células enteroendócrinas, resultando na liberação do peptídeo YY (PYY) e do peptídeo semelhante a glucagon 1 (GLP1),[16] que são hormônios intestinais relevantes para processos fisiológicos humanos. Essas ações poderiam contribuir para reduzir a ingestão alimentar e proteger os indivíduos contra obesidade e resistência à insulina. O butirato é uma importante fonte energética para células epiteliais colônicas, enquanto o acetato e o propionato podem ser absorvidos e metabolizados em outros tecidos. Em nível hepático, acetato e propionato podem ser utilizados como substratos para a gliconeogênese e para regular o processo da lipogênese. Além desses relevantes efeitos biológicos, é importante ressaltar que os AGCCs contribuem coletivamente para as nossas necessidades energéticas diárias (estimadas em torno de 10%) através do resgate da energia "perdida" do intestino delgado.

Microbiota e metabolismo de proteínas

A fermentação de proteínas acarreta a produção de aminoácidos de cadeia ramificada e uma variedade de fenólicos e outros metabólitos que podem ser tóxicos ao hospedeiro.[17] Esses compostos são normalmente detoxificados na barreira intestinal ou pelo fígado, mas podem ter efeitos nocivos em alguns processos patológicos. Por exemplo, a encefalopatia hepática pode ser atribuída aos metabólitos microbianos produzidos a partir do metabolismo proteico,[18] e durante doença renal crônica, as toxinas urêmicas derivadas do intestino (por exemplo, p-cresol) podem contribuir para a resistência à insulina e complicações metabólicas.[19] Além disso, compostos como amônia, certas aminas e sulfetos de hidrogênio podem desempenhar funções relevantes na iniciação de síndromes intestinais, inflamação, dano ao DNA e progressão de processos cancerígenos.[17]

Microbiota e metabolismo lipídico

Recentemente, a função da microbiota intestinal na regulação do metabolismo lipídico do hospedeiro, especialmente do colesterol, tem sido proposta. Um mecanismo baseia-se no efeito do propionato derivado do processo fermentativo sobre a atividade da enzima 3-hidroxi-3-metil glutaril-coenzima A sintase hepática, cujo principal efeito é a inibição da síntese de colesterol.[20] Além disso, várias bactérias intestinais, particularmente *Lactobacillus*, possuem atividades de hidrolase de ácidos biliares e, portanto, exibem a capacidade de hidrolisar sais biliares.[21] Isso pode afetar o ciclo entero-hepático dos ácidos biliares, ocasionando aumento da perda fecal de sais biliares e redução secundária do colesterol sérico decorrente da estimulação da síntese de ácidos biliares no fígado.[22,23] Outras modificações dos ácidos biliares pela microbiota intestinal levam à produção de ácidos biliares secundários[24], que podem ativar vários receptores (FXR, PXR, TGR5) no trato intestinal ou em outros tecidos, resultando em importantes efeitos regulatórios sobre o metabolismo e processos inflamatórios.[25]

MICROBIOTA INTESTINAL E DOENÇAS NUTRICIONAIS

Desnutrição

Recentemente, foi proposto que a microbiota intestinal poderia contribuir para o problema de saúde relacionado à desnutrição.[26] Estudos realizados em Bangladesh demonstraram que crianças com marasmo (desnutrição caracterizada por privação energética) exibem baixa diversidade microbiana intestinal e mudanças importantes na abundância relativa de *Proteobacterias* e *Bacteroidetes*, quando comparadas com crianças saudáveis.[27] Em crianças com kwashiorkor (caracterizadas por desnutrição proteica, mas não energética), a microbiota intestinal foi estudada durante os primeiros 3 anos de vida em 317 pares de gêmeos.[28] Foi demonstrado que suplementos dietéticos hiperproteicos poderiam permitir uma maturação na capacidade metabólica da microbiota intestinal dessas crianças. Nesse sentido, a função da microbiota no desenvolvimento da desnutrição foi demonstrada transplantando a microbiota intestinal de crianças com kwashiorkor para camundongos *germ-free*. Quando os camundongos tratados foram alimentados com uma dieta malawiana, eles perderam peso e apresentaram acentuados distúrbios no metabolismo de aminoácidos e carboidratos.[28] Continuando esses estudos, recentemente, Blanton e colaboradores identificaram duas espécies de bactérias (*Ruminococcus gnavus* e *Clostridium symbiosum*) que melhoram o crescimento e anormalidades metabólicas em ratos *germ-free* expostos ao transplante de microbiota advindas de crianças subnutridas.[29]

Obesidade e doenças associadas

O papel da microbiota intestinal na obesidade foi destacado pelos estudos da equipe do Dr. J. Gordon's entre 2004 e 2006, mostrando, em camundongos, que a obesidade estaria associada com uma alterada composição da microbiota intestinal e que o transplante de flora intestinal de camundongos obesos para ratos *germ-free* resultava em desenvolvimento de um fenótipo relacionado à obesidade.[30-32] Em modelos de roedores, a disbiose da microbiota associada à obesidade é caracterizada por uma predominância de *Firmicutes* em comparação com *Bacteroidetes*.[31] Essa alteração é, no entanto, menos clara em estudos com humanos,[33] mas os estudos de associação metagenômica em grandes coortes têm demonstrado diferenças relevantes na diversidade da microbiota.[34-36] No entanto, essas diferenças foram mais bem correlacionadas com os marcadores de resistência à insulina do que com a obesidade em si. Interessantemente, intervenções dietéticas para perda de peso aumentaram a variedade de genes e isso foi associado com um melhor *status* metabólico.[37] O transplante de microbiota fecal de doadores eutróficos para pacientes com síndrome metabólica demonstrou uma relação causal entre homoeostase glicêmica e microbiota intestinal.[38] O transplante melhorou significativamente a sensibilidade à insulina e, na microbiota intestinal, aumentou a diversidade e a abundância relativa de bactérias produtoras de butirato (*Roseburia intestinalis)*, as quais foram associadas com aumento significativo nas concentrações de butirato fecal.[38] Em conjunto, esses estudos indicam que indivíduos obesos com complicações metabólicas e também pacientes com diabetes tipo 2, são caracterizados por um microbioma associado à inflamação, com um menor potencial de produção de butirato e diversidade bacteriana reduzida. Além disso, um aumento da permeabilidade intestinal e maior translocação de lipopolissacarídeos das bactérias Gram-negativas para o sangue foram demonstrados tanto em modelos animais como em seres humanos com síndrome metabólica ou obesidade.[39]

Doença hepática gordurosa

A patogênese de diferentes doenças hepáticas tem sido associada à mudança na composição da microbiota intestinal.[40] A doença hepática gordurosa não alcóolica (DHGNA) é uma síndrome clínica comum, caracterizada por lesão hepática bem estabelecida, induzida por fatores ambientais não associados ao consumo excessivo de álcool. DHGNA é patologicamente caracterizada por uma acumulação difusa de gordura no hepatócitos (esteatose), além de ser um fator de risco relevante no desenvolvimento de resistência à insulina, diabetes tipo 2 e risco cardiovascular. Vários estudos têm demonstrado que, alterando a composição da microbiota intestinal através de intervenções com pré-bióticos (frutanos do tipo inulina) e/ou probióticos (*Bifidobacterium longum*), reduz-se a esteatose hepática, a lipogênese *de novo* e os marcadores inflamatórios[41,42] Um mecanismo potencial sugerido seria uma alta produção de propionato pela microbiota intestinal que atuaria inibindo a lipogênese hepática.[20] Em camundongos, uma relação causal entre microbiota e esteatose hepática tem sido evidenciada usando camundongos *germ-free*. Foi demonstrado que a susceptibilidade ao desenvolvimento de DHGNA poderia ser transmissível através de transplante de microbiota intestinal.[30,43] No entanto, específicas espécies bacterianas associadas ao fenótipo da DHGNA ainda não estão identificadas. Alterações na composição da microbiota, prejuízos na permeabilidade da barreira intestinal e elevada endotoxemia metabólica têm sido também evidenciadas na doença hepática alcoólica e na hepatite alcoólica grave.[40] Llopis e colaboradores demonstraram que a gravidade da hepatite alcoólica humana pode ser transferida via transplante microbiano fecal, tanto para camundongos *germ-free* como para camundongos convencionais.[44]

Hipertensão arterial

Elevados níveis de pressão arterial afetam mais de um bilhão de pessoas em todo o mundo e a hipertensão arterial continua sendo o principal fator de risco para doenças cardiovasculares e doença renal crônica.[45] Evidências crescentes de estudos experimentais e clínicos têm demonstrado que disbiose da microbiota intestinal pode desempenhar uma importante função no desenvolvimento da hipertensão.[46] Estudos pioneiros demonstraram que ratos *germ-free* exibem menor débito cardíaco e seu músculo liso vascular são marcadamente hiporresponsivos à administração das catecolaminas, epinefrina e norepinefrina, quando comparado aos vasos de ratos convencionais.[47,48] Alterações importantes na microbiota intestinal têm sido relatadas em vários modelos experimentais de hipertensão, a exemplo da hipertensão genética sal-sensível (ratos da cepa Dahl-Rapp) e nos ratos espontaneamente hipertenso (SHR). Ratos hipertensos exibem elevada proporção entre *Firmicutes* e *Bacteroidetes* (aproximadamente 5 vezes), aumento na população de bactérias do filo *Actinobacteria* e uma menor diversidade e uniformidade bacteriana.[49-51] De maneira semelhante, achados clínicos demonstram que o microbioma intestinal em pacientes com hipertensão arterial é caracterizado por uma menor diversidade microbiana em comparação a indivíduos saudáveis.[49,52] Pacientes hipertensos exibem elevado percentual de um enterótipo rico em bactérias do gênero *Prevotella, Klebsiella, Porphyromonas*, e *Actinomyces* e baixos níveis de *Faecalibacterium*, *Roseburia* e *Bifidobacterium.*[49,52] Esses achados sinalizam uma estratégia terapêutica promissora para controle da pressão arterial baseada em intervenções em nível de microbiota intestinal.

Dislipidemias

A dislipidemia multifatorial é caracterizada por elevados níveis de colesterol total, triglicerídeos, lipoproteínas de baixa densidade (LDL). Essa dislipidemia pode ser combinada ou não com uma redução nos níveis séricos de lipoproteína de alta densidade (HDL), e é considerada um fator de risco para o desenvolvimento de doenças cardiovasculares.[53] Em parte, as modificações no metabolismo lipídico estão associadas ao tipo de ácidos graxos da dieta. Por exemplo, a ingestão elevada de ácidos gordos saturados, trans e colesterol dietético são associados com altos níveis séricos de triglicerídeos, colesterol, LDL-c e baixo HDL.[54] Em adição, uma dieta rica em gordura parece aumentar a população de *E. coli*e de lipopolissacarídeos, favorecendo desenvolvimento de processos inflamatórios e disfunções intestinais.[55] Alterações na composição da microbiota e aumento na permeabilidade intestinal, favorecendo maior translocação de lipídios dietéticos, colesterol, marcadores inflamatórios e espécies reativas de oxigênio para sangue, têm sido relatadas nas dislipidemias.[56] Essas descobertas reforçam a modulação da microbiota intestinal como parte de uma estratégia potencial para controle da dislipidemia.

Doença renal crônica (DRC)

Disbiose intestinal tem sido bem descrita na DRC.[57] Desequilíbrios na microbiota intestinal podem ocorrer quantitativa ou qualitativamente. Esses desequilíbrios são frequentemente associadas com crescimento excessivo de *Enterobacteriaceae, Lachnospiraceae* e algumas *Ruminococcaceae* e diminuição de algumas *Bacteroideaceae, Prevotellaceae,* particularmente espécies do gênero *Bifidobacterium e Lactobacillus*. A disbiose intestinal desempenha uma função relevante na progressão da DRC e vem sendo reconhecida como um fator de risco não tradicional para algumas complicações, especialmente o desenvolvimento de doenças cardiovasculares em pacientes com DRC. Os compostos metabólicos produzidos pela microbiota intestinal podem constituir toxinas urêmicas importantes, mas apenas alguns deles foram identificados até agora. As toxinas urêmicas derivadas do cólon mais estudadas são:

- indoxil sulfato, derivado do catabolismo do triptofano pelas bactérias triptofanases;
- p-cresol sulfato, derivado da fermentação da tirosina e fenilalanina;
- N-óxido de trimetilamina (TMAO), derivado do metabolismo bacteriano da colina e betaína.[58-60]

Essas toxinas microbianas têm sido associadas com maior risco de resistência à insulina e eventos cardiovasculares através de mecanismos que incluem modificações fenotípicas no epitélio mesenquimatoso das células tubulares proximais renais, hiperativação do sistema renina-angiotensina-aldosterona e favorecimento de fibrose intersticial, glomeruloesclerose e aterosclerose.[61,62] Portanto, atualmente, a modulação da microbiota intestinal por pré-bióticos ou probióticos é vista como uma potencial estratégia no tratamento da DRC.

REFERÊNCIAS

1. Zoetendal EG et al. The human small intestinal microbiota is driven by rapid uptake and conversion of simple carbohydrates. ISME J. 2012;6(7):1415-26.
2. Salonen A et al. Comparative analysis of fecal DNA extraction methods with phylogenetic microarray: effective recovery of bacterial and archaeal DNA using mechanical cell lysis. J Microbiol Methods. 2010;81(2):127-34.
3. Scanlan PD, Marchesi JR. Micro-eukaryotic diversity of the human distal gut microbiota: qualitative assessment using culture-dependent and -independent analysis of faeces. ISME J. 2008;2(12):1183-93.
4. Scarpellini E et al. The human gut microbiota and virome: Potential therapeutic implications. Dig Liver Dis. 2015;47(12):1007-12.
5. Reyes A et al. Going viral: next-generation sequencing applied to phage populations in the human gut. Nat Rev Microbiol. 2012;10(9):607-17.
6. Mariat D et al. The Firmicutes/Bacteroidetes ratio of the human microbiota changes with age. BMC Microbiol. 2009; 9:123.
7. Rajilic-Stojanovic M, Smidt H, de Vos WM. Diversity of the human gastrointestinal tract microbiota revisited. Environ Microbiol. 2007; 9(9):2125-36.
8. Zoetendal EG, Rajilic-Stojanovic M, de Vos WM. High-throughput diversity and functionality analysis of the gastrointestinal tract microbiota. Gut. 2008;57(11):1605-15.
9. Arumugam M et al. Enterotypes of the human gut microbiome. Nature. 2011;473(7346):174-80.
10. Ramakrishna BS. Role of the gut microbiota in human nutrition and metabolism. J Gastroenterol Hepatol. 2013;28(Suppl 4):9-17.
11. Marchesi JR et al. The gut microbiota and host health: a new clinical frontier. Gut. 2016; 65(2):330-9.
12. LeBlanc JG et al. Bacteria as vitamin suppliers to their host: a gut microbiota perspective. Curr Opin Biotechnol. 2013;24(2):160-8.
13. Bird AR, Brown IL, Topping DL. Starches, resistant starches, the gut microflora and human health. Curr Issues Intest Microbiol. 2000;1(1):25-37.

14. Flint HJ et al. Microbial degradation of complex carbohydrates in the gut. Gut Microbes. 2012;3(4):289-306.
15. Ramakrishna BS, Roediger WE. Bacterial short chain fatty acids: their role in gastrointestinal disease. Dig Dis. 1990;8(6):337-45.
16. Everard A, Cani PD. Gut microbiota and GLP-1. Rev Endocr Metab Disord. 2014;15(3):189-96.
17. Windey K, De Preter V, Verbeke K. Relevance of protein fermentation to gut health. Mol Nutr Food Res. 2012;56(1): 184-96.
18. Bajaj JS et al. Linkage of gut microbiome with cognition in hepatic encephalopathy. Am J Physiol Gastrointest Liver Physiol. 2012;302(1):G168-75.
19. Koppe L et al. p-Cresyl sulfate promotes insulin resistance associated with CKD. J Am Soc Nephrol. 2013;24(1):88-99.
20. Lin Y et al. Differences in propionate-induced inhibition of cholesterol and triacylglycerol synthesis between human and rat hepatocytes in primary culture. Br J Nutr. 1995;74(2):197-207.
21. Begley M, Hill C, Gahan CG. Bile salt hydrolase activity in probiotics. Appl Environ Microbiol. 2006;72(3):1729-38.
22. Favier ML et al. Fermentable carbohydrates exert a more potent cholesterol-lowering effect than cholestyramine. Biochim Biophys Acta. 1995;1258(2):115-21.
23. Jones ML, Martoni CJ, Prakash S. Cholesterol lowering and inhibition of sterol absorption by Lactobacillus reuteri NCIMB 30242: a randomized controlled trial. Eur J Clin Nutr. 2012. 66(11):1234-41.
24. Gilliland SE, Speck ML. Deconjugation of bile acids by intestinal lactobacilli. Appl Environ Microbiol. 1977;33(1):15-8.
25. de Aguiar Vallim TQ, Tarling EJ, Edwards PA. Pleiotropic roles of bile acids in metabolism. Cell Metab. 2013;17(5):657-69.
26. Gordon JI et al. The human gut microbiota and undernutrition. Sci Transl Med. 2012;4(137):137ps12.
27. Monira S et al. Gut microbiota of healthy and malnourished children in bangladesh. Front Microbiol. 2011;2:228.
28. Smith MI et al. Gut microbiomes of Malawian twin pairs discordant for kwashiorkor. Science. 2013;339(6119):548-54.
29. Blanton LV et al. Gut bacteria that prevent growth impairments transmitted by microbiota from malnourished children. Science. 2016;351(6275).
30. Backhed F et al. The gut microbiota as an environmental factor that regulates fat storage. Proc Natl Acad Sci U S A. 2004;101(44):15718-23.
31. Ley RE et al. Obesity alters gut microbial ecology. Proc Natl Acad Sci U S A. 2005;102(31):11070-5.
32. Turnbaugh PJ et al. An obesity-associated gut microbiome with increased capacity for energy harvest. Nature. 2006;444(7122):1027-31.
33. Claesson MJ et al. Gut microbiota composition correlates with diet and health in the elderly. Nature. 2012;488(7410):178-84.
34. Qin J et al. A metagenome-wide association study of gut microbiota in type 2 diabetes. Nature. 2012;490(7418):55-60.
35. Karlsson FH et al. Gut metagenome in European women with normal, impaired and diabetic glucose control. Nature. 2013;498(7452):99-103.
36. Le Chatelier E et al. Richness of human gut microbiome correlates with metabolic markers. Nature. 2013;500(7464):541-6.
37. Cotillard A et al. Dietary intervention impact on gut microbial gene richness. Nature. 2013;500(7464):585-8.
38. Vrieze A et al. Transfer of intestinal microbiota from lean donors increases insulin sensitivity in individuals with metabolic syndrome. Gastroenterology. 2012;143(4): 913-6 e7.
39. Delzenne NM, Cani PD. Interaction between obesity and the gut microbiota: relevance in nutrition. Annu Rev Nutr. 2011;31:15-31.
40. Tilg H, Cani PD, Mayer EA. Gut microbiome and liver diseases. Gut. 2016;65(12):2035-44.
41. Daubioul CA et al. Effects of oligofructose on glucose and lipid metabolism in patients with nonalcoholic steatohepatitis: results of a pilot study. Eur J Clin Nutr. 2005;59(5):723-6.
42. Malaguarnera M et al. Bifidobacterium longum with fructo-oligosaccharides in patients with non alcoholic steatohepatitis. Dig Dis Sci. 2012;57(2):545-53.
43. Le Roy T et al. Intestinal microbiota determines development of non-alcoholic fatty liver disease in mice. Gut. 2013;62(12):1787-94.
44. Llopis M et al. Intestinal microbiota contributes to individual susceptibility to alcoholic liver disease. Gut. 2016;65(5): 830-9.
45. Mills KT et al. Global Disparities of Hypertension Prevalence and Control: A Systematic Analysis of Population-Based Studies From 90 Countries. Circulation. 2016;134(6): 441-50.
46. de Brito Alves JL et al. New insights on the use of dietary polyphenols or probiotics for the management of arterial hypertension. Front Physiol. 2016;7:448.

47. Baez S. Gordon HA. Tone and reactivity of vascular smooth muscle in germfree rat mesentery. J Exp Med. 1971;134(4): 846-56.
48. Gordon HA, Wostmann BS, Bruckner-Kardoss E. Effects of microbial flora on cardiac output and other elements of blood circulation. Proc Soc Exp Biol Med. 1963;114:301-4.
49. Marques FZ, Mackay CR, Kaye DM. Beyond gut feelings: how the gut microbiota regulates blood pressure. Nat Rev Cardiol. 2017;15(1):20-32.
50. Adnan S et al. Alterations in the gut microbiota can elicit hypertension in rats. Physiol Genomics. 2017;49(2):96-104.
51. Yang T et al. Gut dysbiosis is linked to hypertension. Hypertension. 2015;65(6):1331-40.
52. Li J et al. Gut microbiota dysbiosis contributes to the development of hypertension. Microbiome. 2017;5(1):14.
53. Adhyaru BB, Jacobson TA. New cholesterol guidelines for the management of atherosclerotic cardiovascular disease risk: a comparison of the 2013 American College of Cardiology/American Heart Association Cholesterol Guidelines with the 2014 National Lipid Association Recommendations for Patient-Centered Management of Dyslipidemia. Endocrinol Metab Clin North Am. 2016;45(1):17-37.
54. Hannon BA et al. Clinical outcomes of dietary replacement of saturated fatty acids with unsaturated fat sources in adults with overweight and obesity: a systematic review and meta-analysis of randomized control trials. Ann Nutr Metab. 2017;71(1-2):107-17.
55. Kim KA et al. High fat diet-induced gut microbiota exacerbates inflammation and obesity in mice via the TLR4 signaling pathway. PLoS One. 2012;7(10):e47713.
56. Chavez-Talavera O et al. Bile acid control of metabolism and inflammation in obesity, type 2 diabetes, dyslipidemia, and nonalcoholic fatty liver disease. Gastroenterology. 2017;152(7):1679-94 e3.
57. Mafra D et al. Role of altered intestinal microbiota in systemic inflammation and cardiovascular disease in chronic kidney disease. Future Microbiol. 2014;9(3):399-410.
58. Armani RG et al. Gut Microbiome in chronic kidney disease. Curr Hypertens Rep. 2017;19(4):29.
59. Wing MR et al. Gut microbiome in chronic kidney disease. Exp Physiol. 2016;101(4):471-7.
60. Nallu A et al. Gut microbiome in chronic kidney disease: challenges and opportunities. Transl Res. 2017;179:24-37.
61. Sun CY Chang SC, Wu MS. Uremic toxins induce kidney fibrosis by activating intrarenal renin-angiotensin-aldosterone system associated epithelial-to-mesenchymal transition. PLoS One. 2012;7(3):e34026.
62. Tang WH et al. Gut microbiota-dependent trimethylamine N-oxide (TMAO) pathway contributes to both development of renal insufficiency and mortality risk in chronic kidney disease. Circ Res. 2015;116(3):448-55.

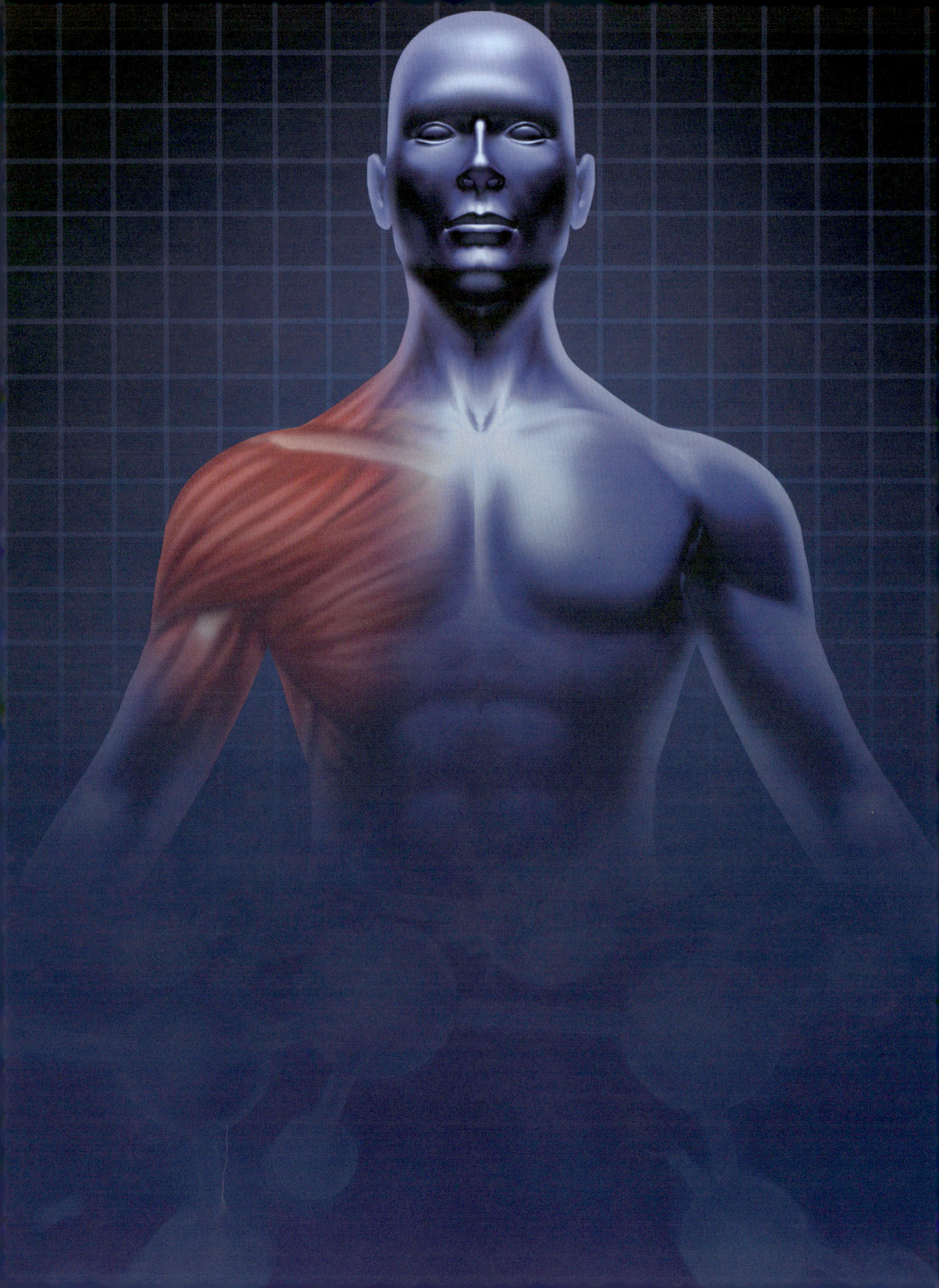

capítulo 9

Metabolismo: Anabolismo e Catabolismo

O metabolismo exerce a função integradora sobre os sistemas fisiológicos, nos quais os processos de síntese (reações anabólicas) e degradação (reações catabólicas) de macronutrientes são convertidos em energia para a manutenção das funções orgânicas. As reações metabólicas tanto de síntese como de degradação ocorrem de forma simultânea e altamente coordenada em função do estado nutricional e demanda energética do organismo.

O capítulo iniciará com a contextualização das principais vias metabólicas, definindo síntese (anabolismo) e degradação (catabolismo), enfatizando a importância do metabolismo na manutenção da homeostase e a inter-relação dos tecidos, com o propósito de garantir o aporte energético. No decorrer do capítulo serão correlacionadas as principais vias de síntese, degradação e formação de compostos ricos em energia que ocorrem no organismo e que são moduladas sob a ação de fatores ambientais que interferem na nutrição adequada. Serão ressaltadas também as alterações que a ausência de uma nutrição adequada nas fases de gestação e lactação podem inferir no metabolismo, modificando as respostas bioquímicas no organismo maduro.

CONTEXTUALIZAÇÃO BIOQUÍMICA: CONCEITOS E VIAS

Metabolismo é a soma de todas as transformações químicas que ocorrem em uma célula ou organismo, através de uma série de reações catalisadas por enzimas constituintes de uma via metabólica. Cada etapa de uma via metabólica promove uma alteração química específica, geralmente promovendo a remoção, ou a transferência, ou adição de um átomo em particular, ou um grupo funcional.[1-5]

Catabolismo

Catabolismo é a fase de degradação do metabolismo, ou melhor dizendo, momento em que os macronutrientes (carboidratos, gorduras e proteínas) são convertidos em intermediários menores e mais simples tais como o ácido láctico, CO_2, amônia, entre outros. No catabolismo ocorre liberação de energia, que muitas vezes é conservada na forma de adenosina trifosfato (ATP) e em moléculas aceptoras e transportadoras de elétrons como, nicotinamida adenina dinucleotideo (NAD^+), nicotinamida adenina dinucleotídeo fosfato ($NADP^+$) e flavina adenina dinucleotideo (FAD^+). O restante da energia, que não será utilizada para a formação dessas moléculas, é utilizada para a manutenção da temperatura corporal e o seu excesso é eliminado na forma de calor.[1-5]

Anabolismo

Anabolismo é a fase de síntese do metabolismo, na qual intermediários serão convertidos em moléculas maiores e mais complexas, tais como glicogênio, lipídio,

Claudia Jacques Lagranha
Mariana Pinheiro Fernandes
Aline Isabel da Silva

proteínas e ácidos nucleicos. Diferentemente do que ocorre no catabolismo, no anabolismo faz-se necessária a utilização de energia geralmente retirada dos grupos fosfatos do ATP e através da utilização do poder redutor dos NADH, NADPH e $FADH_2$. Vale ressaltar que muitas dessas reações anabólicas e catabólicas ocorrem dentro das células de forma quase simultânea, a depender da necessidade de cada célula e tecido.[1-5]

Os macronutrientes, carboidratos (glicose), ácidos graxos (lipídios) e proteínas são catabolizados por diferentes vias metabólicas; entretanto, a metabolização desses macronutrientes convergem para um intermediário comum, acetil coenzima A (acetil-CoA) que servirá como intermediário para formação de ATP ou será utilizado na síntese de novas moléculas de lipídios ou derivados, a depender da demanda energética celular (Figura 9.1). É importante notar que dizemos que acetil-CoA poderá dar origem a novas moléculas de lipídios ou derivados, pois o processo anabólico a partir de acetil-CoA não pode dar origem à glicose nos mamíferos, uma vez que a reação catalisada pela *piruvato desidrogenase* é irreversível e os mamíferos não dispõem de enzimas que possam catalisar essa conversão.

METABOLISMO DE CARBOIDRATOS: PRINCIPAIS VIAS METABÓLICAS E REGULAÇÃO

Visão geral do metabolismo de carboidratos

O metabolismo compreende vias anabólicas e catabólicas, que são compostas de sequências multienzimáticas e cada enzima, por sua vez, pode apresentar importantes características catalíticas ou regulatórias. Quem dita o predomínio de uma via em relação à outra é o estado nutricional e demanda energética do organismo.

Entre as vias metabólicas responsáveis pelo catabolismo dos macronutrientes, a glicólise é a única via capaz de produzir ATP de duas formas, sem a presença do oxigênio na mitocôndria (glicólise) e outra dependente das reações catalisadas por enzimas dentro da mitocôndria e com a utilização do oxigênio (fosforilação oxidativa). Nas reações catalisadas por enzimas que ocorrem no citoplasma, também conhecidas como glicólise, uma molécula de glicose é convertida em duas moléculas de piruvato, e durante as reações sequenciais para a formação do piruvato, uma parte da energia liberada da glicose é conservada na forma de ATP e NADH. Já na fase mitocondrial da glicólise, o piruvato através de enzimas-chaves que atuam nesse processo é convertido em acetil-CoA, o qual sofrerá uma série de reações que promoverão a formação de NADH e $FADH_2$, os quais, por sua vez, serão oxidados pela cadeia transportadora de elétrons mitocondrial, liberando gradualmente energia na forma de ATP, numa quantidade muito maior do que na fase anaeróbia. Como nosso corpo não é capaz de armazenar grandes quantidades de carboidratos na forma de glicose, os estoques de glicose na célula encontram-se sob a forma de glicogênio, que é o nosso principal polissacarídeo de reserva energética, e quando o corpo precisa manter a homeostase glicêmica ou quando há necessidade da metabolização da glicose para obtenção de energia durante a manutenção de uma atividade muscular, por exemplo, há uma maior ativação da glicogenólise, que

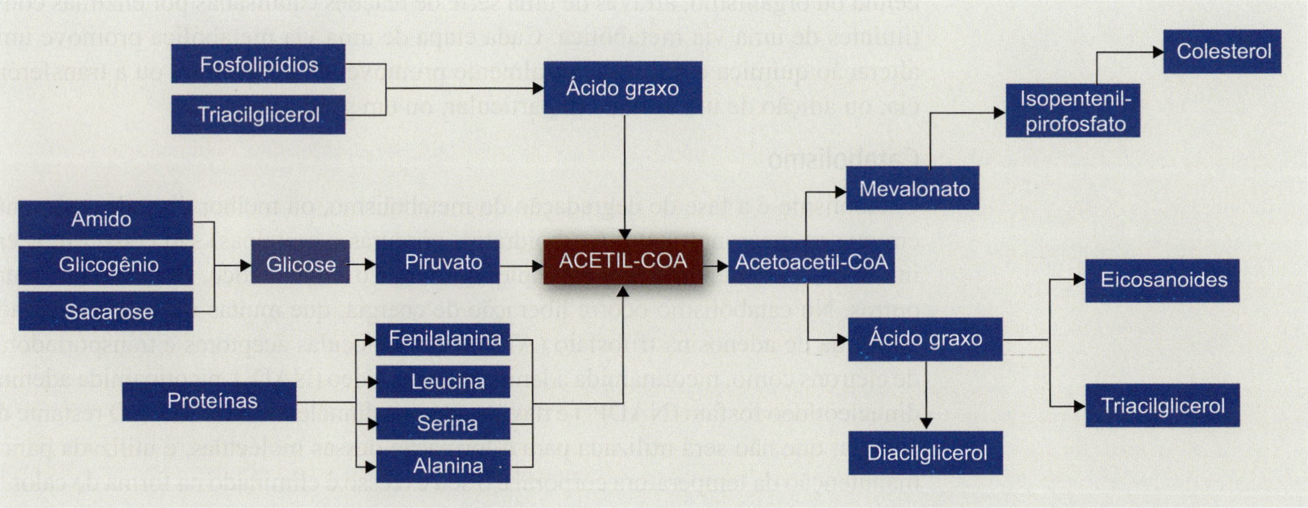

Figura 9.1 ► Catabolismo e anabolismo e seu intermediário comum, o acetil-CoA.

é a via de degradação do glicogênio para obtenção de glicose. No entanto, em situações energéticas favoráveis, como, por exemplo, logo após a ingestão de uma refeição rica em carboidratos e lipídios, nosso corpo utiliza tanto precursores não glicídicos (lipídios) para sintetizar glicose, através da gliconeogênese, ou armazena essa glicose que foi ingerida na forma de glicogênio, estimulando dessa maneira a via glicogênica, que é a via de síntese do glicogênio.[1-5]

Principais vias catabólicas dos carboidratos

Glicólise: catabolismo da glicose a piruvato

A quebra da molécula de glicose em duas moléculas de piruvato ocorre através de uma sequência de 10 reações, nas cinco primeiras, a molécula de glicose é ativada e/ou preparada para a formação do piruvato, fase também denominada de fase preparatória, em que há a necessidade de energia proveniente de moléculas de ATP, ou seja, nessa fase inicial da glicólise, ao invés da glicose liberar energia para a síntese de ATP, há um custo energético metabólico.[1-5]

A glicose pela ação da enzima *hexoquinase* sofre a adição do grupo fosfato, formando a glicose-6-fosfato, que pela ação da *fosfoglicose isomerase* modifica a estrutura da glicose-6-fosfato (uma aldose) formando frutose-6-fosfato (uma cetose). Após formação da frutose-6-fosfato, a enzima *fosfofrutoquinase* catalisa a transferência de mais uma molécula de fosfato formando a frutose-1,6-bifosfato. É justamente nos processos de transferência da molécula de fosfato que são necessárias as moléculas de ATP, gerando o custo metabólico na fase de preparação da glicose. A frutose-1,6-bifosfato vai ser quebrada pela ação da enzima *aldolase* em duas moléculas, o gliceraldeído-3-fosfato (uma aldose) e a di-hidroxiacetona fosfato (uma cetose), que pela ação da *triose fosfato isomerase* é convertida rapidamente na segunda molécula de gliceraldeído-3-fosfato.

A partir da sexta reação (conversão de gliceraldeído-3-fosfato em 1,3-bifosfoglicerato), iniciam-se as reações que fornecerão energia para a formação de ATP ou de NADH. É importante lembrar que uma molécula de glicose dá origem a duas moléculas de gliceraldeído-3-fosfato e que ambos seguirão as mesmas reações nas vias de ganho de energia. Assim, o gliceraldeído-3-fosfato pela ação da enzima *gliceraldeído-3-fosfato desidrogenase* forma o 1,3-bifosfoglicerato, além da formação de uma molécula de NADH. Vale ressaltar que se esse NADH formado não continuar reciclando ($NADH \rightarrow NAD^+$), a glicólise logo irá parar, pois a enzima *gliceraldeído-3-fosfato desidrogenase* é uma enzima dependente de NAD^+, e se os NADH formados não sofrerem oxidação para dar origem ao NAD^+, a concentração dessa molécula ficará muito reduzida e as enzimas dependentes de NAD^+ terão sua atividade reduzida. Após a formação de 1,3-bifosfoglicerato, a enzima *fosfoglicerato quinase* catalisa a transferência de um grupo fosforil de alta energia para o ADP formando ATP e 3-fosfoglicerato. O próximo passo da glicólise consiste na transferência do grupo fosforil do carbono 3 para o carbono 2 da molécula fosfoglicerato pela ação da enzima *fosfoglicerato mutase*, com a presença de Mg^{2+} na reação. Já na penúltima reação da glicólise, o 2-fosfoglicerato é, então, convertido em fosfoenolpiruvato através de uma reação de desidratação catalisada pela enzima *enolase*. No último passo da glicólise, ocorrerá a formação do piruvato e uma molécula de ATP, uma vez que a enzima *piruvato quinase* catalisará a transferência de um grupo fosforil de alta energia do fosfoenolpiruvato para o ADP formando ATP e piruvato. A glicólise libera apenas uma pequena fração de energia disponível na glicose, o restante será extraído por reações oxidativas no ciclo do ácido cítrico acopladas à fosforilação oxidativa (Figura 9.2).[1-5]

Destinos do piruvato no metabolismo celular

Nos mamíferos, o piruvato formado pela glicólise é metabolizado por meio de duas possíveis rotas catabólicas. Nos tecidos, em condições anaeróbias, o piruvato é reduzido a lactato através da fermentação do ácido láctico; quando em condições de hipóxia, o NADH não pode ser reoxidado a NAD^+; entretanto, o NAD^+ é requerido como um aceptor de elétrons na oxidação da glicose. Sob essas condições, o piruvato é reduzido a lactato pela ação da *lactado desidrogenase*, a qual catalisa a adição de hidrogênio que será removido do NADH e regenerando, assim, o NAD^+ necessário para a glicólise continuar. A redução do piruvato é um importante processo catabólico, mas o piruvato também apresenta destinos anabólicos, ele pode por exemplo, fornecer o esqueleto de carbono para a síntese do aminoácido alanina.[1-5]

O segundo destino do piruvato é através da sua oxidação com a perda do grupo carboxil, formando o acetil-CoA, que sofrerá inúmeras reações até ser totalmente oxidado no ciclo do ácido cítrico. Os elétrons liberados nessas oxidações são transferidos para os NAD^+ (NADH) e FAD^+ ($FADH_2$), que através da cadeia transportadora de elétrons na mitocôndria formará ATP e H_2O. O piruvato em vez de ser reduzido a lactato, passa por processos nos quais as células consomem O_2 e produzem H_2O e CO_2, denominados de respiração celular.

A respiração celular ocorre em três estágios principais, em primeiro lugar os piruvatos serão oxidados para obter o acetil-CoA pela ação do complexo enzi-

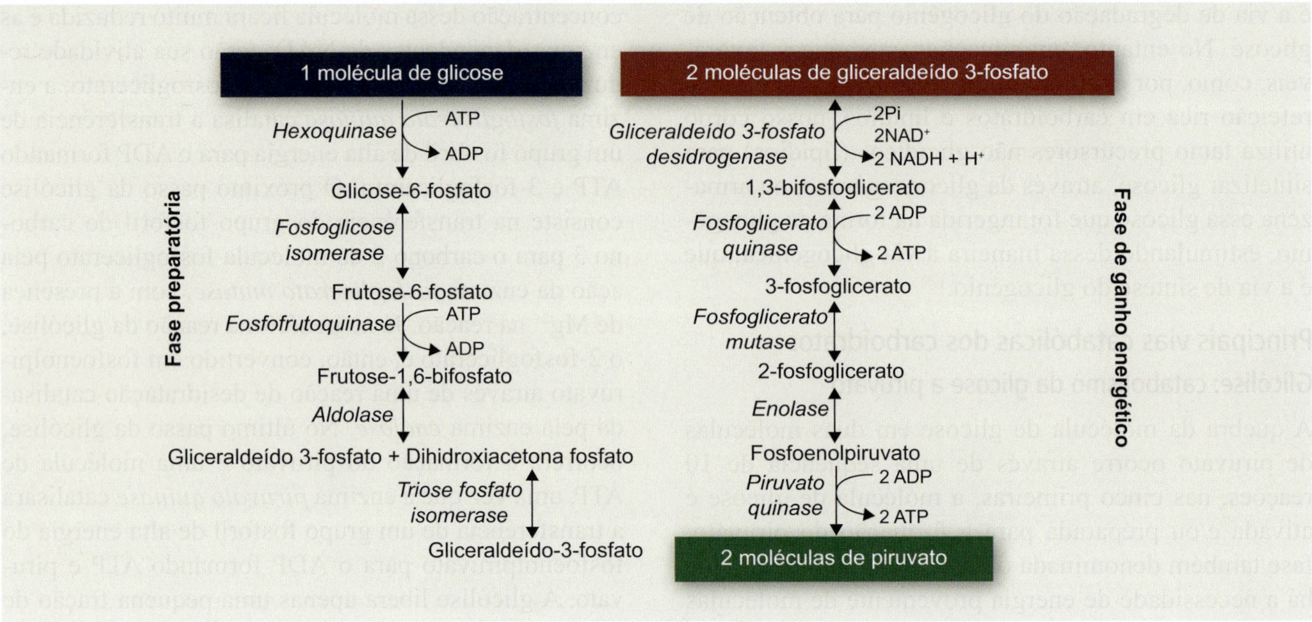

Figura 9.2 ► **Fases da glicólise.** Para cada molécula de glicose haverá uma fase de gasto de ATP para posterior formação de moléculas ricas em energia.

mático *piruvato desidrogenase*, que além de formar o acetil-CoA também libera uma molécula de NADH. Na segunda fase, os grupos acetil-CoA são oxidados no ciclo do ácido cítrico (ou ciclo de Krebs), que enzimaticamente os reduz a CO_2; a energia liberada será conservada na forma das nicotinamidas reduzidas (NADH e $FADH_2$). A reação inicial do ciclo do ácido cítrico, entre acetil-CoA e oxalacetato, para formar o citrato é catalisada pela enzima *citrato sintase*, que forma uma ligação carbono-carbono entre os grupos metilo do carbono da acetil-CoA e do carbono do oxalacetato. O citrato é isomerizado a isocitrato pela enzima *aconitase*; a reação ocorre em dois passos: desidratação a cis-aconitase, e re-hidratação para isocitrato. O isocitrato, por sua vez, sofre desidrogenação catalisada pela *isocitrato desidrogenase* para formar, inicialmente, oxalosuccinato, e, posteriormente, descarboxilação para alfacetoglutarato. O alfacetoglutarato sofre, na sequência, uma descarboxilação oxidativa, em uma reação catalisada por um complexo multienzimático semelhante ao envolvido na descarboxilação oxidativa de piruvato. O complexo *alfacetoglutarato desidrogenase* requer os mesmos cofatores da *piruvato desidrogenase* (tiamina, lipoato, NAD^+, FAD, e CoA) e resulta na formação de succinil-CoA. Succinil-CoA é convertido em succinato pela enzima *succinil-CoA sintetase* (ou *succinato tioquinase*). Esse é o único intermediário no ciclo do ácido cítrico de nível de fosforilação de substrato. O GTP formado é utilizado para a descarboxilação do oxalacetato para fosfoenolpiruvato na gliconeogênese e fornece uma ligação entre a atividade regular do ciclo do ácido cítrico e a retirada de oxalacetato para a gliconeogênese. O metabolismo subsequente do succinato, leva à regeneração de oxalacetato. Primeiro ocorre a reação de desidrogenação, formando fumarato sendo catalisada pela enzima *succinato desidrogenase*, que é ligada à superfície interna da membrana mitocondrial. A enzima contém FAD e reduz diretamente ubiquinona na cadeia respiratória. A *fumarase* (*fumarato hidratase*) catalisa a adição de água através da dupla ligação do fumarato, obtendo-se o malato. O malato será convertido em oxalacetato pela *malato-desidrogenase*, em uma reação que requer NAD^+.[1-6]

Na terceira fase da respiração, essas coenzimas reduzidas são oxidadas, gerando prótons (H^+) e elétrons. Os hidrogênios e os elétrons fluem através da cadeia respiratória por meio de uma relação redox a partir do $NAD^+/NADH$ para $O_2/2H_2O$. A cadeia respiratória consiste de um número de transportadores redox que procede a partir dos sistemas de *desidrogenase* ligados ao NADH e de flavoproteínas e citocromos, para a formação do oxigênio molecular. Nem todos os substratos são ligados à cadeia respiratória através de NADH, alguns, devido aos potenciais redox mais positivos (por exemplo, fumarato/succinato), estão ligados diretamente a *desidrogenases flavoproteicas*, que por sua vez ligam-se aos citocromos da cadeia respiratória. No decurso da transferência dos elétrons, o bombeamento de hidrogênio gera um gradiente entre os espaço das membranas mitocondriais, onde esse hidrogênio ao retornar para a matriz mitocondrial através do complexo da *ATP sintase* gera energia capaz de ressintetizar o ATP, processo esse chamado globalmente de fosforilação oxidativa (Figura 9.3).

Rendimento energético das vias glicolíticas (anaeróbica e aeróbica)

Considerando que a glicose é inicialmente metabolizada no citosol, para análise do rendimento global da glicose levam-se em conta os ATPs e os NADH formados no citosol. O NADH formado nessas condições não pode penetrar na membrana mitocondrial, mas é produzido continuamente no citosol pela *gliceraldeído-3-fosfato desidrogenase*. No entanto, sob condições aeróbias, o NADH extramitocondrial não se acumula, sendo oxidado pela cadeia respiratória mitocondrial. O processo de transferência de equivalentes reduzidos através da membrana mitocondrial requer pares de substratos, ligados por *desidrogenases* adequadas em cada lado da membrana mitocondrial. O sistema de transporte de NADH citosólico mais ativo é o transportador de malato-aspartato. Os equivalentes reduzidos do NADH citosólico são primeiro transferidos para o oxalacetato citosólico para a formação de malato, reação catalisada pela *malato desidrogenase* citosólica. O malato assim formado passa através da membrana mitocondrial interna por meio do transportador de malato-alfa-cetoglutarato. Dentro da matriz mitocondrial, os equivalentes redutores são passados ao NAD^+ pela ação da *malato desidrogenase*, formando NADH, onde o NADH pode então transferir elétrons diretamente para a cadeia respiratória. Cerca de três moléculas de ATP são gerados como par de elétrons. O oxalacetato citosólico deve ser regenerado por reações de transaminação e a atividade dos transportadores de membrana podem começar um novo ciclo de transporte.[1-5]

O músculo esquelético e cérebro usam um sistema de transporte de NADH diferente, o transportador de glicerol 3-fosfato, ele difere do transportador de malato--aspartato uma vez que fornece os equivalentes redutores do NADH para a ubiquinona, no Complexo III e não no Complexo I, fornecendo energia apenas para sintetizar 2 moléculas de ATP por par de elétrons[1-5] (Tabela 9.1).

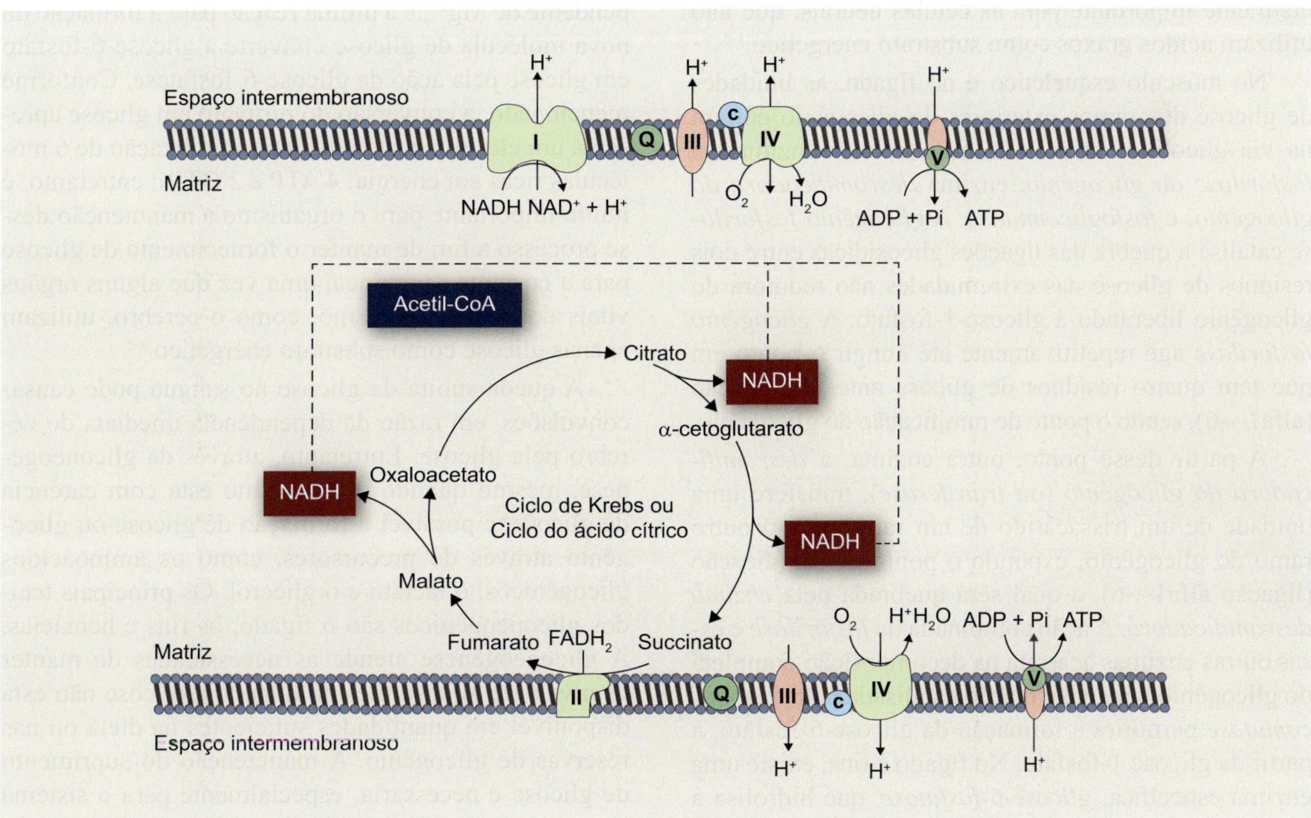

Figura 9.3 ▶ Oxidação do acetil-CoA no ciclo do ácido cítrico integrando com os processos fosforilativos da cadeia transportadora de elétrons.

Tabela 9.1 Rendimento energético do metabolismo de uma molécula de glicose.

Oxidação da glicose	
Via glicolítica	
Fosforilação ao nível do substrato	2 ATP
Fosforilação oxidativa dos 2NADH	6 ATP
Piruvato a acetil-CoA	
Fosforilação oxidativa de 2NADH	6 ATP
Ciclo do ácido cítrico	
Formação de 2GTP	2 ATP
Formação de 6NADH	18 ATP
Formação de $2FADH_2$	4 ATP
Rendimento	**38 ATP**

Glicogenólise

O glicogênio muscular proporciona uma fonte rápida de energia tanto para o metabolismo aeróbio ou anaeróbio. Ele pode ser esgotado em menos de uma hora durante atividade contrátil vigorosa. Já o glicogênio hepático serve como um reservatório de glicose para outros tecidos quando a glicose dietética não está disponível (por exemplo, entre as refeições); isso é especialmente importante para as células neurais, que não utilizam ácidos graxos como substrato energético.[1-5]

No músculo esquelético e no fígado, as unidades de glicose dos ramos exteriores do glicogênio entram na via glicolítica através da ação de três enzimas: a *fosforilase do glicogênio*, enzima *desramificadora do glicogênio*, e *fosfoglicomutase*. A *glicogênio fosforilase* catalisa a quebra das ligações glicosídicas entre dois resíduos de glicose das extremidades não redutora do glicogênio liberando a glicose-1-fosfato. A *glicogênio fosforilase* age repetitivamente até atingir o ponto em que tem quatro resíduos de glicose antes da ligação (alfa1→6), sendo o ponto de ramificação do glicogênio.

A partir desse ponto, outra enzima, a *desramificadora do glicogênio* (ou *transferase*), transfere uma unidade de um trissacárido de um ramo para o outro ramo do glicogênio, expondo o ponto de ramificação (ligação alfa1→6), a qual será quebrada pela *enzima desramificadora*. A ação combinada da *fosforilase* e essas outras enzimas acarreta na decomposição completa do glicogênio, na qual a reação catalisada pela *fosfoglicomutase* permitirá a formação da glicose-6-fosfato, a partir da glicose 1-fosfato. No fígado e rins, existe uma enzima específica, *glicose-6-fosfatase*, que hidrolisa a glicose 6-fosfato, sendo a glicose exportada, auxiliando a manutenção dos níveis de glicose no sangue.

Principais vias anabólicas dos carboidratos

Gliconeogênese e sua importância apesar do alto custo energético

Quando o suprimento de glicose está baixo tanto no sangue como em tecidos capazes de armazenar glicose, o organismo é capaz de sintetizar glicose a partir de precursores não glicídicos através da gliconeogênese, na qual há a conversão do piruvato ou compostos com 3 ou 4 carbonos em glicose. Os principais compostos precursores da glicose são lactato, piruvato, glicerol e alguns aminoácidos. As reações da glicólise e da gliconeogênese apresentam várias reações comuns; entretanto, três reações da glicólise são irreversíveis e a gliconeogênese utiliza as enzimas *piruvato carboxilase*, *fosfoenolpiruvato carboxiquinase*, *frutose 1,6-bifosfatase* e a *glicose-6-fosfatase* para converter essas reações irreversíveis e formar uma nova molécula de glicose. A reação da *piruvato carboxilase* vai utilizar o piruvato e convertê-lo em oxalacetato, requerendo a biotina como cofator, com gasto de moléculas de ATP. O oxalacetato, por sua vez, será convertido em fosfoenolpiruvato pela *fosfoenolpiruvato carboxiquinase* com o gasto de GTP. A próxima reação da gliconeogênese, diferente da glicólise, converterá a frutose-1,6-bifosfato em frutose-6-fosfato pela *frutose 1,6-bifosfatase*, dependente de Mg^{2+}, e a última reação para a formação da nova molécula de glicose converte a glicose-6-fosfato em glicose pela ação da glicose-6-fosfatase. Conforme mencionado, a conversão do piruvato em glicose apresenta um elevado custo energético (utilização de 6 moléculas ricas em energia, 4 ATP e 2 GTP); entretanto, é muito importante para o organismo a manutenção desse processo a fim de manter o fornecimento de glicose para a corrente sanguínea, uma vez que alguns órgãos vitais do nosso organismo, como o cérebro, utilizam apenas glicose como substrato energético.[1-5]

A queda súbita da glicose no sangue pode causar convulsões, em razão da dependência imediata do cérebro pela glicose. Entretanto, através da gliconeogênese, mesmo quando o organismo está com carência de glicose, é possível a formação de glicose ou glicogênio através de precursores, como os aminoácidos glicogênicos, o lactato e o glicerol. Os principais tecidos gliconeogênicos são o fígado, os rins e hemácias. A gliconeogênese atende às necessidades de manter os níveis de glicose mesmo quando a glicose não está disponível em quantidades suficientes na dieta ou nas reservas de glicogênio. A manutenção do suprimento de glicose é necessária, especialmente para o sistema nervoso, sendo a falha na gliconeogênese geralmente fatal, uma vez que a hipoglicemia faz com que o cérebro fique sem suprimento adequado gerando disfunção que pode levar à morte. A gliconeogênese é também importante na manutenção dos níveis de intermediários do ciclo do ácido cítrico, mesmo quando os ácidos graxos são a principal fonte de acetil-CoA. Além disso, a gliconeogênese reduz os níveis de lactato produzido pelos músculos e eritrócitos, e de glicerol produzido pelo tecido adiposo.

Glicogênese

O excesso de glicose é armazenado na forma de glicogênio, principalmente no fígado e músculo esquelético, que pode representar até 10% do peso do fígado e até 2% do peso do músculo. No entanto, em razão da maior quantidade dos grupos musculares, a totalização do glicogênio no sistema muscular é cerca de três a quatro vezes maior do que no fígado. Para que a glicose seja armazenada na forma de glicogênio, ela é primeiramente fosforilada em glicose-6-fosfato, catalisada pela *hexoquinase* no músculo e *glicoquinase* no fígado. A glicose-6-fosfato é, por sua vez, isomerizada à glicose 1-fosfato pela *fosfoglicomutase*. Em seguida, a glicose-1-fosfato reage com uridina trifosfato (UTP) para formar o nucleotídeo uridina difosfato glicose (UDPGlc) e pirofosfato na reação catalisada por *UDPGlc-pirofosforilase*. Já a *glicogênio sintetase* catalisa a formação de uma ligação glicosídica entre o carbono-1 (C1) da glicose ativada da UDPGlc e entre o carbono-4 (C4) do resíduo de glicose terminal do glicogênio.

Entretanto, é preciso uma molécula de glicogênio pré-existente, o "iniciador de glicogênio". O iniciador de glicogênio pode ser formado a partir de um inicializador conhecido como glicogenina, que é uma proteína glicosilada em um resíduo específico da tirosina e que forma uma cadeia curta, sendo o substrato para a *glicogênio sintetase*. A adição de resíduo de glicose para a molécula de glicogênio pré-existente ocorre nas extremidades não redutora da molécula, de modo que os "ramos da árvore" do glicogênio se tornam alongados através de sucessivas ligações alfa1→4. Quando a cadeia é alongada até pelo menos 11 resíduos de glicose, a *enzima ramificadora* transfere parte da cadeia de alfa1→4 (pelo menos seis resíduos de glicose) para uma cadeia vizinha, formando uma ligação alfa1→6, estabelecendo um ponto de ramificação do glicogênio.

Regulação do metabolismo de carboidratos

As reações do catabolismo da glicose ou glicogênio fornecem energia essencial para se opor às forças de entropia dos processos anabólicos. Essas interações entre as reações catabólicas e anabólicas são extremamente importantes para a sobrevivência dos organismos e muitos mecanismos regulatórios são necessários para assegurar que os metabólitos possam se direcionar através de cada via na direção correta a fim de coincidir com as necessidades da célula, de acordo com as circunstâncias em que se encontram. A importância da regulação metabólica para um organismo, se reflete na proporção relativa de genes que codificam proteínas reguladoras nos seres humanos, cerca de 4 mil genes incluindo cerca de 500 diferentes proteínas quinases.[1-2]

Essas proteínas reguladoras atuam em diferentes escalas de tempo e têm sensibilidades diferentes às mudanças externas. Dessa forma, a manutenção da homeostase com o fornecimento constante e o controle da concentração de ATP torna-se um processo vital para o organismo. Se as concentrações de ATP caem 10%, o ADP e o AMP produzidos fazem com que a concentração de AMP fique muito maior. Com isso, a proteína quinase dependente de AMP (AMPK), é ativada e promoverá o aumento do transporte de glicose, ativação da glicólise e a oxidação de ácidos graxos, enquanto suprime processos que necessitam de energia, tais como a síntese de ácidos graxos, colesterol e proteínas. De modo semelhante a alterações nos níveis de ATP, vários outros metabólitos precisam estar presentes na concentração correta, tal como 3-fosfoglicerato que é precursor do aminoácido serina. Caso esses produtos sejam necessários para algum processo, a glicólise é ajustada para ofertar esses intermediários sem afetar a taxa de produção de ATP.[1-2]

Os ajustes são realizados por modulação da atividade de enzimas-chaves que atuam em cada fase do processo, e que apresentam uma reação global próxima (porém não igual) ao equilíbrio. O fluxo de metabólitos através dessas fases é pequeno fazendo com que as taxas fiquem muito semelhantes; no entanto, pequenas mudanças nas concentrações de substrato ou de produto podem promover grandes mudanças e podem mesmo mudar a direção de formação do metabólito. As reações são altamente sensíveis à regulação, de modo que quando ocorrem pequenas modificações do padrão, o fluxo através das enzimas é ajustado para garantir que as concentrações de ATP continuem acima do seu nível de equilíbrio e quando tais alterações ocorrem, atividades enzimáticas em todas as vias interligadas ajustam-se para manter esses passos críticos para que não seja alcançado o equilíbrio.[1-2]

Regulação da glicose

Quando as reservas de glicogênio estão esgotadas e o organismo continua demandando suprimento, as vias são reguladas de modo a ativar a gliconeogênese no fígado e liberação de glicose para a utilização por outros tecidos. Na gliconeogênese, várias enzimas atuam de forma reversa do que na glicólise, sendo sete reações glicolíticas comuns à gliconeogênese; entretanto, três reações da glicólise são irreversíveis, aquelas catalisadas pela *hexoquinase*, *fosfofrutoquinase* e *piruvato quinase*. Tendo a gliconeogênese que usar outras enzimas como a *frutose 1,6-bifosfatase*, a *piruvato carboxilase* e a *fosfoenolpiruvato carboxiquinase* para contornar as reações irreversíveis da glicólise.

A *hexoquinase* é uma enzima regulada alostericamente pelo seu produto, glicose-6-fosfato, de modo que sempre quando a concentração celular de glicose-6-fosfato subir além do seu nível normal, essas enzimas são temporariamente e reversivelmente inibidas, fazendo com que a taxa de formação de glicose-6-fosfato fique em equilíbrio com a sua taxa de utilização, restabelecendo, assim, o estado basal. Quando a concentração de glicose no sangue está elevada, como após uma refeição, o excesso de glicose é transportado para os hepatócitos via GLUT2, onde ativa a *hexoquinase IV*, que converte glicose para glicose-6-fosfato. Rapidamente, a glicose cai no sangue e a frutose-6-fosfato desencadeia a inibição da *hexoquinase*, de modo que o fígado não compete com outros órgãos pela glicose.[1,2,4,5]

A glicose-6-fosfato pode, então, seguir pela glicólise ou por outras vias incluindo a via das pentoses ou da síntese de glicogênio. O que vai fazer com que a glicose-6-fosfato siga pela via da glicólise é a enzima *fosfofrutoquinase*. Essa enzima apresenta vários sítios regulatórios, sendo a regulação pela frutose-2,6--bifosfato a mais significativa e que ativa a enzima. Vale lembrar que a *fosfofrutoquinase* pode também ser ativada pelo AMP e ADP e inibida pelo citrato e pelo ATP. A terceira enzima que atua de forma irreversível é a *piruvato quinase*, onde altas concentrações de ATP, acetil-CoA e ácidos graxos de cadeia longa inibem essa enzima, ou seja, quando a célula apresenta níveis altos de suprimentos energéticos, os processos de quebra da glicose são reduzidos.

O primeiro ponto de controle da gliconeogênese é o piruvato, uma vez que ele pode ser tanto convertido em acetil-CoA e alimentar o ciclo do ácido cítrico, como ser convertido em oxalacetato pela *piruvato carboxilase* e iniciar o processo de gliconeogênese. Já o segundo ponto de controle da gliconeogênese é a reação catalisada pela *frutose-1,6-bifosfatase* a qual é inibida pelo AMP. Lembrando que a frutose-2,6-bifosfato é um metabólito muito importante na regulação tanto da glicólise como da gliconeogênese, uma vez que esse modula tanto a ação da fosfofrutoquinase como também da frutose-1,6-bifosfatase.

Regulação do glicogênio

Já vimos anteriormente que a metabolização do glicogênio é catalisada pela *glicogênio fosforilase*, que degrada o glicogênio em glicose 1-fosfato. A *glicogênio fosforilase* é uma enzima regulada alostericamente sendo um bom exemplo de ativação por fosforilação. Na década de 1930 foi descoberto que a *glicogênio fosforilase* se apresentava de duas formas ***a*** e ***b***, a *glicogênio fosforilase **a*** é cataliticamente ativa, e a *glicogênio fosforilase **b*** é a forma menos ativa da enzima. Estudos posteriores mostraram que estímulos que induziam a fosforilação de um resíduo de serina específico na *glicogênio fosforilase **b***, convertia-a em sua forma ativa, *fosforilase **a***, sendo essa fosforilação catalisada pela *fosforilase **b** quinase*. Quando a demanda pela glicose reduz, diminuindo assim a necessidade da quebra do glicogênio, a enzima *fosforilase **a** fosfatase* (*fosfoproteína fosfatase 1-PP1*), remove o grupo fosfato da *glicogênio fosforilase **a*** convertendo-a na forma menos ativa, *glicogênio fosforilase **b***. A enzima *PP1* é uma enzima central para metabolismo do glicogênio por que ela pode remover grupos fosforil de três enzimas fosforiladas em resposta ao glucagon (fígado) e epinefrina (fígado e tecido muscular): a *fosforilase quinase*, a *glicogênio fosforilase* e a *glicogênio sintase*.[1,2,4,5]

Outra enzima importante na regulação do metabolismo do glicogênio é a *glicogênio sintetase*, que também tem sua atividade controlada pelo grau de fosforilação em seus resíduos de serina. Entretanto, diferente do que ocorre com a *glicogênio fosforilase*, a *glicogênio sintetase* está na forma ativa (*glicogênio sintetase **a***) quando está desfosforilada, já quando fosforilada nos vários resíduos de serina apresenta-se inativa (*glicogênio sintetase **b***). No entanto essa enzima mesmo se estiver fosforilada, mas estiver na presença de seu ativador alostérico, a glicose-6-fosfato, ela pode ser ativada. A *glicogênio sintetase* pode ser fosforilada por 11 diferentes quinases; entretanto, a mais importante é a *glicogênio sintetase quinase 3*, a qual liga grupos fosforil em três resíduos de serina próximo à terminação carboxila da proteína.[1,2,4,5]

METABOLISMO LIPÍDICO: PRINCIPAIS VIAS METABÓLICAS E REGULAÇÃO

Visão geral do metabolismo lipídico

Os ácidos graxos existem no organismo na forma livre e esterificada, como ésteres de acila em moléculas mais complexas, conhecidas como triacilgliceróis (TG). Os TG são os lipídios da dieta mais abundantes e constituem a forma de armazenamento de todo o excesso de nutrientes, seja esse excesso ingerido na forma de carboidratos, proteínas ou até mesmo dos próprios lipídios. Representam a maior reserva energética do organismo, compreendendo aproximadamente 20% do peso corpóreo, o que equivale a uma massa 100 vezes maior comparada a do glicogênio hepático. Em termos de comparação de rendimento energético, é muito mais vantajoso para o organismo armazenar lipídios, ao invés de carboidratos. A oxidação completa dos lipídios apresenta um rendimento energético de aproximadamente 9 kcal/g, enquanto a oxidação de carboidratos produz 4 kcal/g. Os TG são armazenados no interior dos adipócitos, como uma forma de reserva energética e quando o organismo necessita de energia e os estoques de carboidratos (glicogênio) já foram utilizados, esses TG armazenados são mobilizados e degradados (oxidados) para produção de energia. Nessa situação, as vias de degradação sobrepõem-se às vias de síntese para que haja liberação de energia para os eventos celulares. De forma contrária, numa situação em que o indivíduo encontra-se no estado alimentado, há uma prevalência das vias anabólicas e estímulo da síntese de lipídios.[2,3]

Principais vias catabólicas dos lipídios

Degradação de triacilgliceróis

A mobilização dos TG armazenados nos adipócitos é iniciada pela enzima, *lipase hormônio sensível*, que catalisa a remoção de um ácido graxo do TG. Outras lipases completam o processo de hidrólise dos TG a ácidos graxos e glicerol. Tanto o glicerol quanto os ácidos graxos, produtos da hidrólise de TG, são oxidados através de processos distintos para obtenção de energia. Os adipócitos por não possuírem a enzima *glicerol quinase* não são capazes de oxidar o glicerol, que é liberado na circulação e segue para o fígado, onde sofre ação da *glicerol quinase* e é convertido à glicerol 3-fosfato, o qual pode ser transformado em di-hidroxiacetona fosfato, que é um intermediário da via glicolítica ou gliconeogênica. Já os ácidos graxos liberados pelos adipócitos são transportados pelo sangue ligados à albumina e utilizado pelos tecidos como fonte de energia. As hemácias e o sistema nervosos são exceções, uma vez que obtêm energia exclusivamente através da degradação da glicose.[3]

Os TGs provenientes da dieta que são transportados pelos quilomícrons (QM) são hidrolisados pela *lipase lipoproteica*, havendo também a liberação de ácidos graxos e glicerol. Os ácidos graxos, provenientes da dieta ou aqueles mobilizados dos adipócitos, são oxidados por uma via que se processa no interior das mitocôndrias, conhecida como betaoxidação.[3]

Degradação de ácidos graxos: ativação, transporte e betaoxidação

Ácidos graxos com 12 átomos de carbono ou menos podem penetrar na mitocôndria sem o auxílio de transportadores de membrana. Os que possuem 14 ou mais átomos de carbono, e constituem a maior parte dos ácidos graxos livres obtidos na alimentação, não conseguem atravessar diretamente a membrana mitocondrial interna e são transportados reversivelmente à carnitina. Antes de serem oxidados no interior das mitocôndrias, ácidos graxos de cadeia longa precisam ser primeiramente ativados a acil-CoA, sob ação da enzima *acil-CoA sintetase* (Figura 9.4). Nessa reação irreversível, há a formação de uma ligação tioéster entre o grupo carboxila do ácido graxo e o grupo SH da coenzima A, produzindo acil-CoA, que é um composto altamente energético. A membrana interna da mitocôndria é impermeável a acil-CoA, mas os grupos acila podem ser introduzidos na mitocôndria ligados à carnitina, num processo de várias etapas. Inicialmente, o acil-CoA liga-se ao grupo hidroxila da carnitina formando o derivado acil-carnitina, essa reação é catalisada pela enzima *carnitina aciltransferase I*, presente na face externa da membrana mitocondrial externa. Em seguida, a acil-carnitina passa para o interior da matriz por difusão facilitada através do *transportador acil-carnitina/carnitina*, localizado na membrana interna. Uma vez na matriz mitocondrial, o grupo acil é transferido para a CoA mitocondrial pela *carnitina aciltransferase II*. Essa enzima localiza-se na face interna da membrana mitocondrial interna, regenerando o acil-CoA e liberando a carnitina livre que volta para o espaço intermembranas através do mesmo transportador (Figura 9.4). Esse processo de entrada mediado pela carnitina é o passo limitante na velocidade de oxidação dos ácidos graxos no interior das mitocôndrias.[2,3,7]

Uma vez na matriz mitocondrial, os ácidos graxos são oxidados através da betaoxidação, que é a sua principal via para o catabolismo. Em mamíferos, além das mitocôndrias, a oxidação de ácidos graxos também ocorre em outras organelas como peroxissomos e retículo endoplasmático. O processo de betaoxidação de ácidos graxos difere se os ácidos graxos possuem insaturação e se possuem número ímpar de carbonos em sua cadeia carbonada. O processo descrito a seguir refere-se à betaoxidação de ácidos graxos com cadeia saturada e número par de carbonos. Durante esse processo, fragmentos de dois carbonos são removidos sucessivamente a partir da carboxila terminal da acil-CoA, produzindo acetil-CoA, acil-CoA encurtada de dois carbonos, NADH e $FADH_2$, através de uma série cíclica de quatro reações. Essas reações incluem uma oxidação que

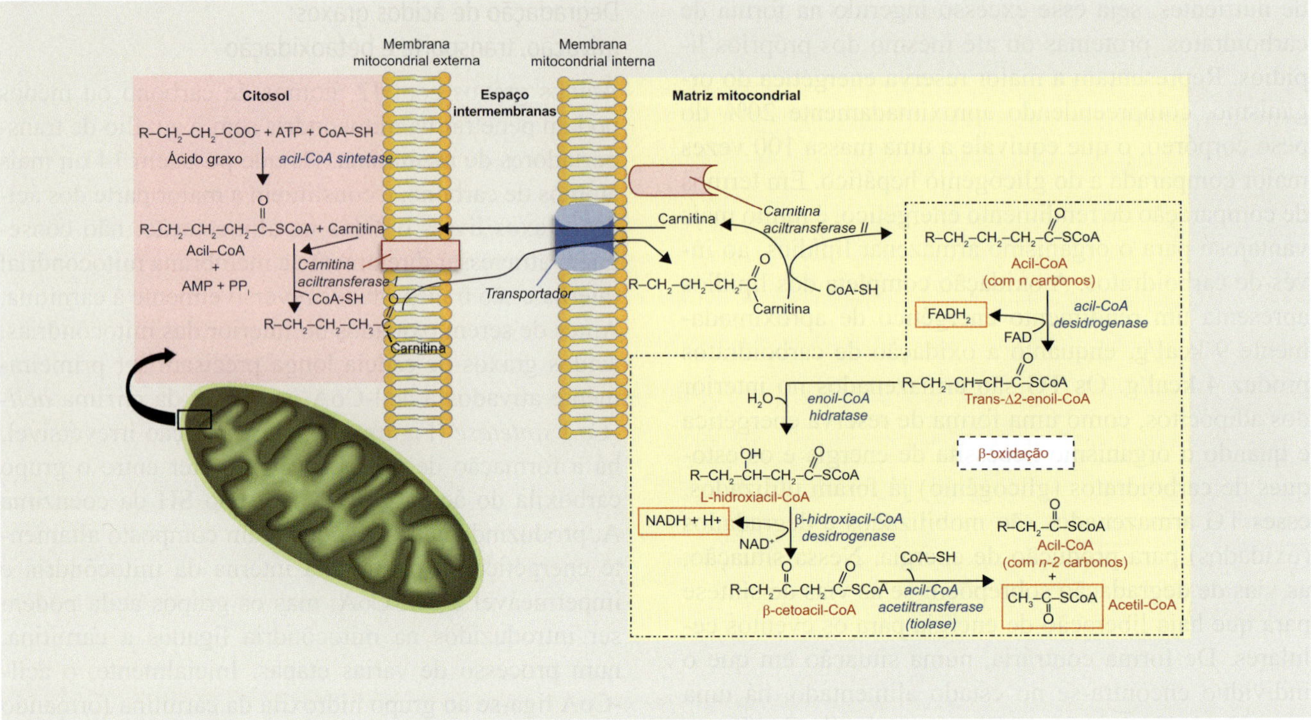

Figura 9.4 ▸ Ativação, transporte e betaoxidação de ácidos graxos saturados de cadeia longa com número par de carbonos. Antes de iniciar sua oxidação, o ácido graxo precisa ser ativado, transformando-se em acil-CoA, sob ação das isoenzimas *acil-CoA sintetases*, as quais se encontram associadas à membrana mitocondrial externa. Como a membrana mitocondrial interna é impermeável à acil-CoA, os grupos acila são transportados para o interior das mitocôndrias ligados à carnitina, sob ação de isoformas da enzima que catalisa esse processo. Uma vez na matriz mitocondrial, os ácidos graxos são oxidados por meio da betaoxidação. Ao final de cada sequência de quatro reações, os produtos resultantes consistem na liberação de acetil-CoA, NADH, $FADH_2$ e o ácido graxo com dois carbonos a menos em sua cadeia, que sofrerá uma nova sequência de quatro reações e assim sucessivamente, até a liberação final de 2 acetil-CoA. A área pontilhada na matriz mitocondrial representa as quatro reações da betaoxidação.

produz $FADH_2$ (reação irreversível da via), uma reação de hidratação, uma segunda reação de oxidação que produz NADH e uma clivagem tiólica que libera uma molécula de acetil-CoA e acil-CoA com dois carbonos a menos em sua cadeia (Figura 9.4). Esse ácido graxo, agora com dois carbonos a menos, passará novamente por essas quatros reações oxidativas e assim sucessivamente até a liberação final de dois acetil-CoA. Para ácidos graxos saturados com número par de carbonos em sua cadeia, as quatro reações da betaoxidação são repetidas em um número de vezes igual a (n/2)-1, onde n é o número de carbonos que o ácido graxo possui. Por exemplo, o palmitoil-CoA, que apresenta 16 átomos de carbono em sua cadeia, sofre sete passagens através dessa sequência oxidativa de reações para que ocorra seu catabolismo completo e liberação das coenzimas reduzidas (NADH e $FADH_2$), que doarão seus elétrons para a cadeia transportadora de elétrons, e várias unidades de acetil-CoA, que serão oxidados pelo ciclo do ácido cítrico, o qual também liberará NADH e $FADH_2$, que doarão seus elétrons para a cadeia transportadora de elétrons e acoplado a esse processo de transferência de elétrons, ocorre a síntese de ATP.[2,3,8]

Rendimento energético obtido a partir da oxidação de ácidos graxos

Grande quantidade de energia é liberada através da betaoxidação. Para exemplificar, calcularemos o rendimento energético obtido a partir da oxidação completa do palmitoil-CoA a CO_2 e H_2O. Como vimos, o palmitoil Co-A possui 16 átomos de carbonos em sua cadeia, logo passará 7 vezes pelas reações oxidativas da betaoxidação. Assim, teremos a liberação de 7 NADH, 7 $FADH_2$ e 8 acetil-CoA. Considerando que cada NADH e $FADH_2$ liberam 3 e 2 ATP, respectivamente, e a oxidação completa de 1 acetil-CoA a CO_2 e H_2O é capaz de produzir 12 ATP (considerado a energia do GTP, que é liberado pelo ciclo), teremos uma produção de 131 ATP a partir da oxidação completa de uma molécula de palmitoil-CoA. No entanto, devemos levar em consideração os 2 ATP que são utilizados na etapa de ativação dos ácidos graxos. Dessa maneira, o balanço energético final resulta em 129 ATP através da oxidação completa do palmitoil-CoA.[2-4]

Principais vias anabólicas dos lipídios

Síntese de ácidos graxos: lipogênese

A biossíntese dos ácidos graxos e a sua oxidação ocorrem por vias muito diferentes, catalisadas por enzimas distintas e ocorrem em compartimentos celulares diferentes. Em humanos, a maior parte da produção endógena de ácidos graxos ocorre no fígado e em menor proporção no tecido adiposo. São formados principalmente a partir de carboidratos e do excesso de proteínas da dieta. Quando a razão ATP/ADP celular é alta, acetil-CoA fica disponível para ser armazenada como gordura. Na via de síntese de ácidos graxos, o substrato inicial é acetil-CoA e o ácido palmítico é o produto final. Diferentemente da β-oxidação, a síntese de ácidos graxos ocorre no citosol. Como a membrana interna da mitocôndria é impermeável à acetil-CoA, os carbonos do grupo acetila são transportados sob a forma de citrato, que é o produto da primeira reação do ciclo do ácido cítrico. Através do transporte de acetil-CoA do interior da mitocôndria para o citosol, ocorre a produção de NADPH citosólico, que pode ser utilizado na produção de ácidos graxos, uma vez que atua como agente redutor (Figura 9.5). Outra fonte de fornecimento de NADPH é a via das pentoses fosfato.[3]

A síntese de ácidos graxos consiste na união sequencial de unidades de dois carbonos, a primeira é proveniente de acetil-CoA e todas as outras são provenientes de malonil-CoA, que é formada pela carboxilação de acetil-CoA, numa reação irreversível catalisada pela enzima *acetil-CoA carboxilase*, que tem como grupo prostético a vitamina *biotina*. Essa reação de carboxilação é a etapa limitante e regulada na síntese de ácidos graxos.[3]

As demais reações da biossíntese de ácidos graxos são catalisadas por um complexo multienzimático denominado *ácido graxo sintase*. As proteínas desse complexo agem em conjunto para catalisar a formação de ácidos graxos a partir de acetil-CoA e malonil-CoA. Durante todo o processo de síntese, os intermediários permanecem ligados covalentemente como tioésteres a um dos dois grupos tióis do complexo da *ácido graxo sintase*. Um ponto de ligação é o grupo -SH de um resíduo de cisteína existente em uma das sete proteínas (*betacetoacil-ACP sintase*) que compõe o núcleo da *ácido graxo sintase* e o outro é o grupo –SH da proteína transportadora de grupos acil ou ACP, à qual está sempre ligada a cadeia de ácido graxo em crescimento. O ACP tem como grupo prostético um derivado do ácido pantotênico, a fosfopanteteína, que é componente da coenzima A. A longa cadeia de fosfopanteteína do ACP transporta o substrato entre os diferentes centros

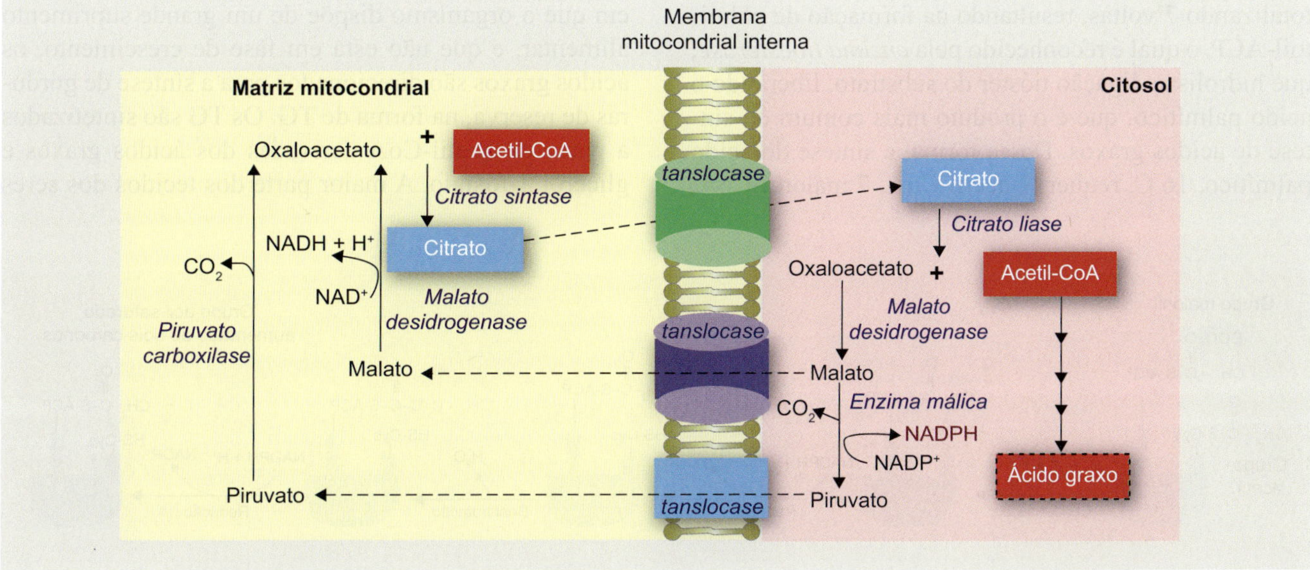

Figura 9.5 ► **Mecanismo de transporte do grupo acetila da mitocôndria para o citosol sob a forma de citrato.** Os grupos acetil saem da mitocôndria na forma de citrato, e no citosol eles são liberados para a síntese de ácidos graxos na forma de acetil-CoA. O oxaloacetato é transformado em malato, que retorna à matriz mitocondrial, onde é convertido novamente em oxaloacetato. Um destino alternativo para o malato do citosol é a sua oxidação pela enzima málica com concomitante produção de NADPH citosólico e liberação do piruvato, que volta à matriz mitocondrial.

ativos componentes da sintase. A síntese inicia-se com a transferência do grupo acetila da acetil-CoA para o ACP, catalisada pela *acetil-CoA-ACP transacilase*; a seguir, a acetila é transferida para o grupo SH de um resíduo de cisteína de outra enzima da sintase, a *betacetoacil-ACP sintase*. O ACP, que agora encontra-se livre, pode receber o grupo malonila do malonil-CoA, formando malonil-ACP, sob ação da enzima *malonil--CoA-ACP-transacilase*. Em seguida, ocorre uma condensação dos grupos acetila e malonila, catalisada pela *betacetoacil-ACP sintase* também chamada de enzima de condensação, originando um *betacetoacil--ACP* de quatro carbonos, com liberação de CO_2. Esse CO_2 liberado é utilizado na reação de carboxilação de acetil-CoA a malonil-CoA. Posteriormente esse *betacetoacil-ACP* de quatro carbonos sofre uma série de três reações: uma redução, desidratação e uma nova redução, catalisadas, respectivamente, por *betacetoacil-ACP redutase, beta-hidroxiacil-ACP desidratase e enoil-ACP redutase.* Essas duas redutases utilizam NADPH como doador de elétrons. Após essa sequência de três reações, há a formação de butiril-ACP e nesse ponto encerra-se o primeiro ciclo de síntese da cadeia de ácido graxo em crescimento (Figura 9.6). Para continuar o processo de alongamento da cadeia, que ocorre por sucessivas adições de unidades de dois carbonos fornecidos por malonil-CoA, o grupo butirila é transferido para o SH da *beta-cetoacil-ACP sintase*, liberando o ACP, agora livre para poder receber outro grupo malonil. O ciclo se repete por mais seis voltas, totalizando 7 voltas, resultando na formação de palmitoil-ACP, o qual é reconhecido pela *enzima tioesterase*, que hidrolisa a ligação tióster do substrato, liberando o ácido palmítico, que é o produto mais comum da síntese de ácidos graxos. Dessa forma, a síntese do ácido palmítico, 16 C, requer: 1 acetil-CoA, 7 malonil-CoA, 7 ATP consumidos na formação de 7 malonil-CoA a partir de 7 acetil-CoA e 14 NADPH utilizados durante as 7 voltas do processo de síntese.[2,3]

O palmitato (16:0), principal produto do sistema da *ácido graxo sintase* na células animais, é o precursor de outros ácidos graxos de cadeia longa, a partir do aumento de sua cadeia carbônica, formando, por exemplo, o estearato (18:0), ou ainda ácidos graxos maiores, por meio de sucessivas adições de grupos acetil através da ação dos sistemas de alongamento dos ácidos graxos presentes no retículo endoplasmático liso e na mitocôndria. Além desse sistema de alongamento, ocorre também a dessaturação das cadeias carbonadas dos ácidos graxos por enzimas chamadas *dessaturases*, também presentes no retículo endoplasmático liso, que atuam adicionando ligações duplas na configuração *cis*. Os humanos não possuem *dessaturases* capazes de introduzir duplas ligações a partir do carbono 10 até o carbono terminal da cadeia, por isso os ácidos graxos poli-insaturados linoleico e linolênico são nutricionalmente essenciais.[3,4]

Síntese de triacilgliceróis

A grande maioria dos ácidos graxos sintetizados no organismo ou ingeridos através da dieta podem seguir dois destinos: incorporação em TG para armazenamento de energia ou incorporação a fosfolipídios de membrana celular. O que vai direcionar esses TG a seguirem um desses destinos é a necessidade energética do organismo em um dado momento. Em uma situação em que o organismo dispõe de um grande suprimento alimentar, e que não está em fase de crescimento, os ácidos graxos são direcionados para a síntese de gorduras de reserva, na forma de TG. Os TG são sintetizados a partir de acetil-CoA derivadas dos ácidos graxos e glicerol 3-fosfato. A maior parte dos tecidos dos seres

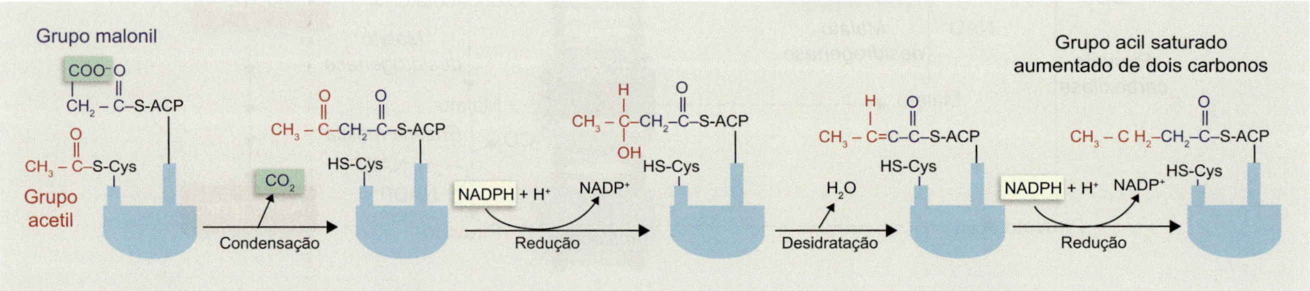

Figura 9.6 ► **Mecanismo de adição de dois carbonos na cadeia do ácido graxo em crescimento.** Cada grupo malonil e acetil é ativado por um tioéster que se une ao complexo multienzimático da ácido graxo sintase. A primeira etapa é a condensação de um grupo acil ativado (um grupo acetil é o primeiro grupo acil) com dois átomos de carbono provenientes do malonil-CoA, ocorrendo a eliminação de CO_2 do grupo malonil. O produto dessa reação de condensação é o beta-cetoacil-ACP, com quatro átomos de carbono que sofre uma série de três reações: redução, desidratação e outra redução, resultando no aumento de dois átomos de carbono na cadeia do grupo acil, com a liberação de butiril-ACP.

humanos é capaz de esterificar ácidos graxos, formando TG; no entanto, o fígado e o tecido adiposo são os principais responsáveis por esse processo. No tecido adiposo, o glicerol 3-fosfato, que é imprescindível para a síntese de TG, é formado através da redução da di-hidroxiacetona fosfato. Já no fígado, existe uma via alternativa para obtenção de glicerol 3-fosfato, que é a fosforilação do glicerol através da enzima *glicerol quinase*. O glicerol 3-fosfato sofre posteriormente três acilações, formando no final do processo o triacilglicerol (Figura 9.7).

Regulação do metabolismo lipídico

Os principais hormônios que regulam o metabolismo lipídico são insulina, glucagon e epinefrina. A prevalência das vias de síntese ou degradação ocorre em condições de abundância ou carência de nutrientes, respectivamente, como também em função da variação das necessidades energéticas.[2,3]

A degradação dos TG armazenados depende, primariamente, da enzima *lipase hormônio-sensível* dos adipócitos, a qual é regulada por modificação covalente. Em situações de hipoglicemia, ocorre a liberação de glucagon e durante a atividade física ocorre a liberação de epinefrina. Esses hormônios ligam-se a seus receptores nos adipócitos e provocam o aumento da concentração de cAMP e a proteína quinase A (PKA) é estimulada. A PKA catalisa a fosforilação da *lipase* que se torna ativa, promovendo a hidrólise dos TG e liberação de ácidos graxos na corrente sanguí-

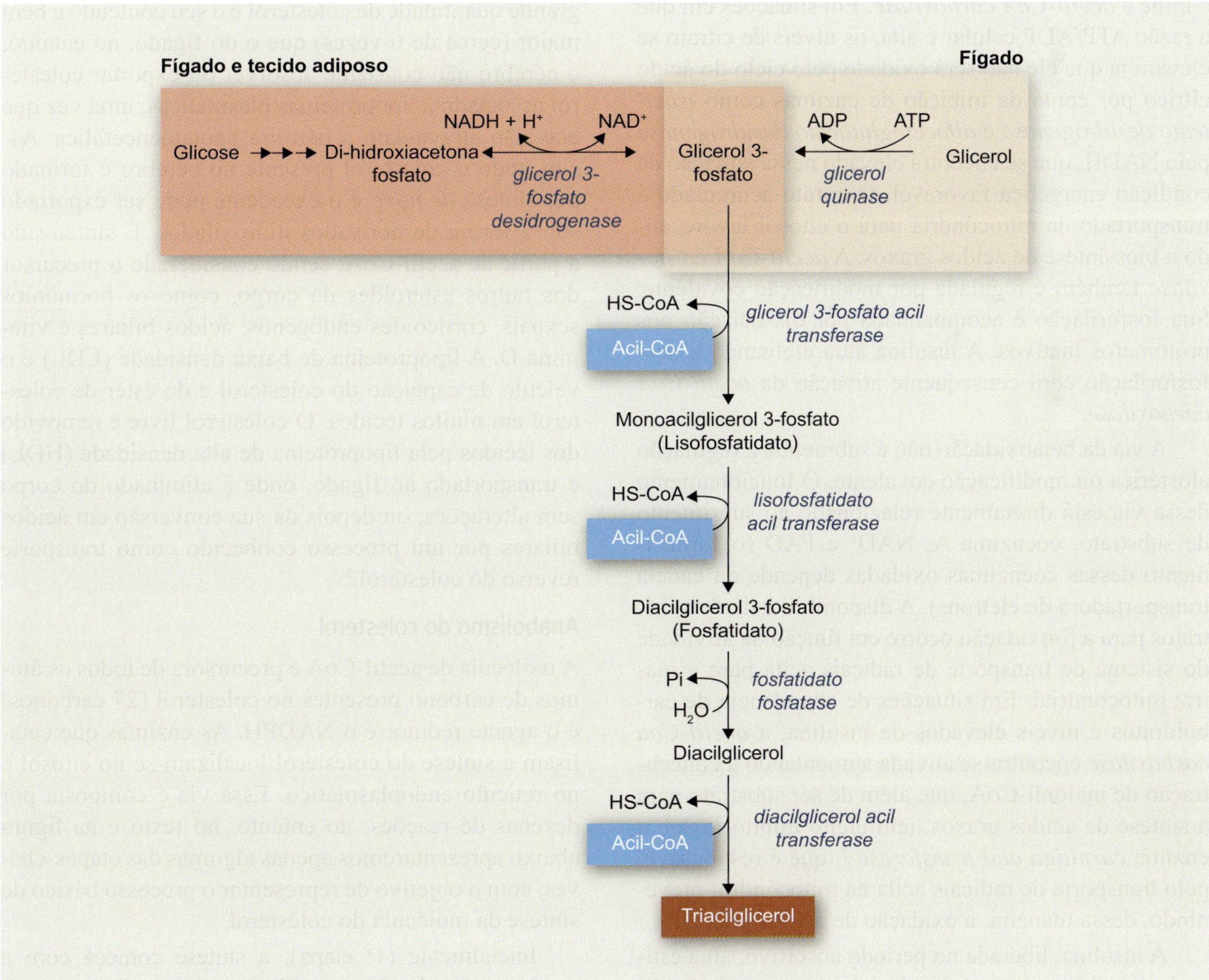

Figura 9.7 ▶ **Mecanismo de síntese de triacilgliceróis.** Como podemos observar na figura acima, o glicerol 3-fosfato sofre três acilações, formando posteriormente o triacilglicerol.

nea, podendo suprir a demanda energética de tecidos como fígado e músculos, através da betaoxidação. O transporte de ácidos graxos de cadeia longa através da carnitina é a etapa que regula a velocidade da betaoxidação. Em situações de jejum, através da ação do glucagon, tanto o transporte quanto a oxidação de ácidos graxos são estimulados. Em situações de abundância de nutrientes, a insulina é liberada pelo pâncreas e promove a desfosforilação e inibição da *lipase* dos adipócitos.[2,3]

A síntese de ácidos graxos pelo fígado e adipócitos apresenta como principal ponto de regulação a formação de malonil-CoA a partir de acetil-CoA, catalisada pela *acetil-CoA carboxilase*. A polimerização e consequente ativação das subunidades dessa enzima ocorrem na presença de citrato. Já o palmitoil-CoA, que é o produto da biossíntese de ácidos graxos, despolimeriza e inibe a *acetil-CoA carboxilase*. Em situações em que a razão ATP/ADP celular é alta, os níveis de citrato se elevam já que ele não será oxidado pelo ciclo do ácido cítrico por conta da inibição de enzimas como *isocitrato desidrogenase* e *alfacetoglutarato desidrogenase* pelo NADH, que se encontra elevado nessa situação de condição energética favorável. O citrato acumulado é transportado da mitocôndria para o citosol favorecendo a biossíntese de ácidos graxos. A *acetil-CoA carboxilase* também é regulada por modificação covalente. Sua fosforilação é acompanhada por dissociação nos protômeros inativos. A insulina atua efetuando a desfosforilação com consequente ativação da *acetil-CoA carboxilase*.[3]

A via da betaoxidação não é submetida à regulação alostérica ou modificação covalente. O funcionamento dessa via está diretamente relacionado ao suprimento de substrato, coenzima A, NAD^+ e FAD (o fornecimento dessas coenzimas oxidadas depende da cadeia transportadora de elétrons). A disponibilidade de substratos para a β-oxidação ocorre em função da atividade do sistema de transporte de radicais acila para a matriz mitocondrial. Em situações de abundância de carboidratos e níveis elevados de insulina, a *acetil-Coa carboxilase* encontra-se ativada aumentando a concentração de malonil-CoA, que além de ser substrato para a síntese de ácidos graxos, tem efeito inibitório sob a enzima *carnitina acil transferase I*, que é responsável pelo transporte de radicais acila na mitocôndria prevenindo, dessa maneira, a oxidação de ácidos graxos.[3]

A insulina, liberada no período absortivo, atua estimulando a biossíntese de lipídios desde a entrada de glicose nas células até a transcrição de genes de diversas enzimas do metabolismo lipídico, como a *acetil-CoA carboxilase* e proteínas do complexo da ácido graxo sintase. Em situações de jejum, o glucagon estimula tanto a degradação de TG quanto de ácidos graxos.[3]

Metabolismo do colesterol

Visão geral do metabolismo do colesterol

O colesterol está presente nos tecidos e no plasma em sua forma livre, no entanto, também pode ser armazenado quando ligado a um ácido graxo de cadeia longa, formando ésteres de colesterol. No plasma, essas duas formas são transportadas nas lipoproteínas. O colesterol pode ser obtido por produção endógena ou por meio da dieta. Um adulto saudável sintetiza aproximadamente 800 mg de colesterol por dia, o qual corresponde a cerca de 70% do colesterol total diário e o restante é fornecido pela dieta. Nos seres humanos, o fígado e o intestino delgado são os principais responsáveis por sua produção. O cérebro também produz grande quantidade de colesterol e o seu conteúdo é bem maior (cerca de 6 vezes) que o do fígado, no entanto, o cérebro não consegue absorver ou exportar colesterol associado a lipoproteínas plasmáticas, uma vez que elas não atravessam a barreira hematoencefálica. Assim, todo o colesterol presente no cérebro é formado por síntese *de novo* e o excedente pode ser exportado sob a forma de derivados hidroxilados. É sintetizado a partir de acetil-CoA, sendo considerado o precursor dos outros esteroides do corpo, como os hormônios sexuais, corticoides endógenos, ácidos biliares e vitamina D. A lipoproteína de baixa densidade (LDL) é o veículo de captação do colesterol e do éster de colesterol em muitos tecidos. O colesterol livre é removido dos tecidos pela lipoproteína de alta densidade (HDL) e transportado ao fígado, onde é eliminado do corpo sem alterações, ou depois da sua conversão em ácidos biliares por um processo conhecido como transporte reverso do colesterol.[3,5]

Anabolismo do colesterol

A molécula de acetil-CoA é precursora de todos os átomos de carbono presentes no colesterol (27 carbonos) e o agente redutor é o NADPH. As enzimas que catalisam a síntese do colesterol localizam-se no citosol e no retículo endoplasmático. Essa via é composta por dezenas de reações, no entanto, no texto e na figura abaixo apresentaremos apenas algumas das etapas-chaves, com o objetivo de representar o processo básico de síntese da molécula do colesterol.

Inicialmente (1ª etapa), a síntese começa com a condensação de duas moléculas de acetil-CoA, sob ação da enzima *acetil-CoA acetil transferase*, resultando na produção de acetoacetil-CoA; a qual se condensa com outra molécula de acetil-CoA, reação catalisada pela *HMG-CoA sintase* produzindo beta-hidroxi-beta-metilglutaril-CoA (HMG-CoA). Em seguida, a HMG-CoA é reduzida a mevalonato (6 carbonos), à custa de 2 NADPH, em uma reação catalisada pela *HMG-CoA redutase*. Podemos considerar essa reação como limitante da síntese do colesterol. Posteriormente (2ª etapa), o mevalonato sofre duas reações de fosforilação, reações que requerem o consumo de 3 ATP, e, em seguida, uma reação de descarboxilação, resultando na liberação do isopentenil-pirofosfato (5 carbonos), como unidade isoprenoide. Em seguida (3ª etapa), seis moléculas de isopentenil-pirofosfato são consumidas para formar o esqualeno (30 carbonos). A etapa de síntese do esqualeno acontece por reações de isomerização, condensação, redução (utilizando NADPH) e liberação de pirofosfato. A última fase (4ª etapa), envolve o dobramento da estrutura linear do esqualeno, formando o núcleo tetracíclico característico dos esteroides, além de um grupo hidroxila. Então, esse núcleo tetracíclico sofre dezenas de reações, as quais incluem incorporação de O_2, redução por NADPH, remoção de três grupos metila e migração de duplas ligações, resultando, finalmente, na liberação do colesterol (Figura 9.8).[2,3]

Regulação do metabolismo do colesterol

O colesterol presente nas células do nosso organismo é fornecido pelas lipoproteínas plasmáticas ou obtido através da síntese *de novo*, a partir de acetil-CoA, como vimos anteriormente. O colesterol transportado pelas lipoproteínas origina-se da síntese endógena ou dos alimentos.

Os quilomícrons são lipoproteínas sintetizadas no intestino delgado que transportam principalmente lipídios da dieta em maior proporção, os triglicerídeos. Em tecidos extra-hepáticos, esses triglicerídeos são hidrolisados pela lipase lipoproteica, liberando ácidos graxos e glicerol. Os quilomícrons remanescentes, agora enriquecidos em colesterol, são retirados da circulação pelo fígado.

O fígado no período pós-prandial, sintetiza mais ativamente triglicerídeos e colesterol, os quais se somam aos que foram provenientes dos quilomícrons, logo os triglicerídeos e o colesterol que excedem as necessidades dos hepatócitos são utilizados para a síntese das VLDL (*very low density lipoproteins*), que são exportadas para a circulação sanguínea. A medida que essas lipoproteínas circulam pelos capilares, os triglicerídeos que as compõem são hidrolisados pela lipase lipoproteica, resultando nas IDL (*intermediate density lipoproteins*). A remoção adicional de triacilgliceróis das IDL produz LDL (*low density lipoproteins*), que constitui o principal veículo de transporte do colesterol no sangue. Os tecidos, exceto intestino e fígado, adquirem a maior parte do seu colesterol exógeno através da endocitose de LDL. A quarta das principais lipoproteínas em mamíferos, a HDL (*high density lipopro-*

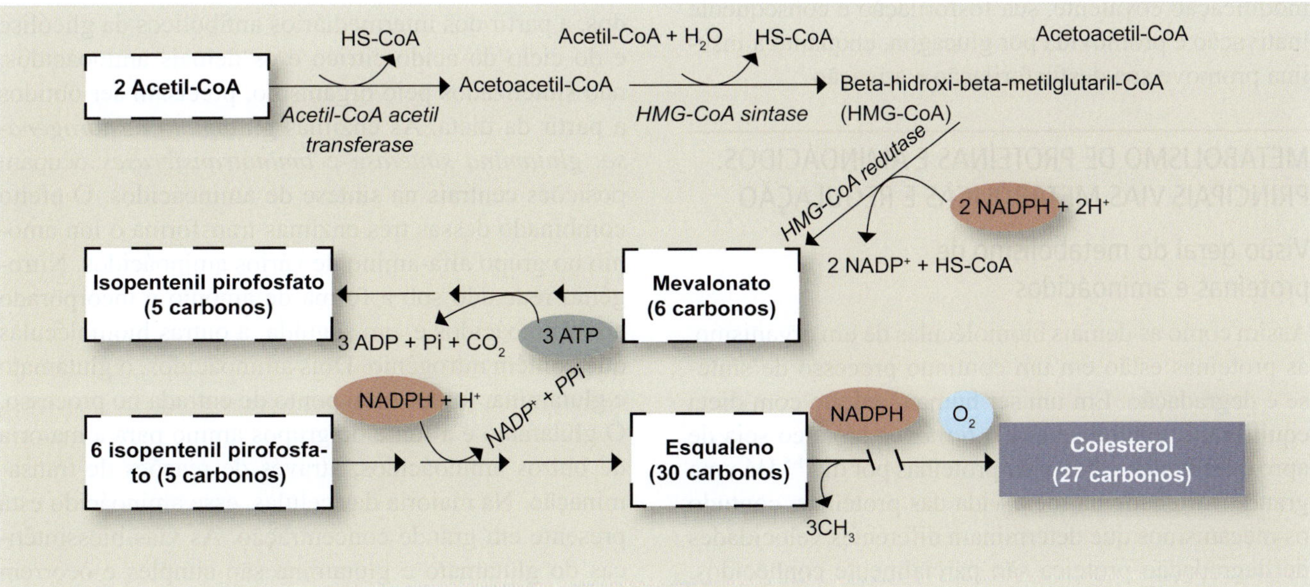

Figura 9.8 ▶ Etapas da síntese de colesterol. 1ª etapa: três moléculas de acetil-CoA produzem HMG-CoA, que sofre redução a mevalonato. 2ª etapa: mevalonato converte-se na unidade isoprenoide, isopentenil-pirofosfato, através de reações de fosforilação à custa de ATP e descarboxilação. 3ª etapa: seis unidades de isopentenil-pirofosfato formam o esqualeno, através de reação de redução por NADPH e produção de PPi. 4ª etapa: o esqualeno é convertido em colesterol por meio de sua ciclização, através de várias reações que envolvem a perda de três grupos metila e o consumo de NADPH e O_2.

teins), atua no sentido oposto ao das LDL, removendo colesterol de tecidos extra-hepáticos. São sintetizadas no fígado e, em menor proporção, no intestino delgado, como uma lipoproteína rica em proteína e com um teor baixo de colesterol. Elas se ligam à superfície dos tecidos e o excesso de colesterol intracelular é transferido para a membrana plasmática e, em seguida, para o interior das HDL, como ésteres de colesterol. As HDL enriquecidas de colesterol, conhecidas como HDL maduras, podem ser diretamente absorvidas pelo fígado, onde o colesterol pode ser transformado em sais biliares, que são excretados. Adicionalmente, elas também podem transferir o colesterol para outras lipoproteínas plasmáticas, principalmente VLDL e LDL, que também são absorvidas pelo fígado. As HDL efetuam o que chamamos de transporte reverso do colesterol, dos tecidos para o fígado, único órgão capaz de eliminar o colesterol. Nós, seres humanos, não sintetizamos enzimas capazes de degradar o núcleo esteroide do colesterol; portanto, a conversão em sais biliares é a principal via de excreção do colesterol.[2,3]

A concentração de colesterol no plasma de um indivíduo sadio é mantida, principalmente, graças a modulação da síntese hepática exercida pelo conteúdo intracelular e por ação hormonal. A principal enzima envolvida na síntese de colesterol é a *3-hidroxi-3-metilglutaril-CoA redutase* (*HMG-CoA redutase*). Concentrações elevadas de colesterol inibem a atividade dessa enzima e também a transcrição do gene que a codifica. Essa enzima também pode ser regulada por modificação covalente, sua fosforilação e consequente inativação é promovida por glucagon, enquanto a insulina promove sua desfosforilação e ativação.[3]

METABOLISMO DE PROTEÍNAS E AMINOÁCIDOS: PRINCIPAIS VIAS METABÓLICAS E REGULAÇÃO

Visão geral do metabolismo de proteínas e aminoácidos

Assim como as demais biomoléculas de um organismo, as proteínas estão em um contínuo processo de síntese e degradação. Em um ser humano adulto com dieta equilibrada, estima-se que o *turnover* proteico seja de aproximadamente 440 g de proteínas por dia.[1-5] Há uma grande variedade na meia-vida das proteínas, contudo os mecanismos que determinam diferentes velocidades de degradação proteica são parcialmente conhecidos. A manutenção da concentração de uma dada proteína é obtida pela síntese dessa proteína em uma quantidade equivalente à de sua degradação, a fim de que a concentração proteica geral de um indivíduo adulto saudável se mantenha constante. Sabemos que a partir da degradação proteica são obtidos os aminoácidos e ao contrário do que ocorre com lipídios e carboidratos, os aminoácidos não são armazenados pelo organismo, isto é, não há um estoque de proteínas no organismo com função de manter um suprimento de aminoácidos para utilização posterior, em caso de necessidade energética. Dessa maneira, os aminoácidos devem ser obtidos da dieta, sintetizados *de novo* ou produzidos pela degradação de proteínas endógenas. Os aminoácidos excedentes, em relação às necessidades do organismo, são rapidamente degradados e seu nitrogênio excretado.[1-5]

Em uma situação energética favorável, o organismo intensifica a ação das vias de biossíntese de aminoácidos e proteínas. Para que haja a síntese de aminoácidos não essenciais, faz-se necessária a presença do nitrogênio, que, em geral, é bastante escasso nos ambientes naturais, sendo empregado de maneira bastante econômica pela maior parte dos organismos. Aminoácidos livres formados durante a renovação metabólica são frequentemente recuperados e reutilizados como precursores de várias biomoléculas, como proteínas, uma vez que são as unidades monoméricas dessas macromoléculas, hormônios, coenzimas, nucleotídeos, neurotransmissores, dentre outras.[1-5]

A regulação da biossíntese dos compostos nitrogenados é crucial, uma vez que diferentes aminoácidos devem ser feitos nas proporções corretas, com precisão e coordenados com outras vias metabólicas. O corpo humano pode sintetizar uma parte dos 20 aminoácidos, a partir dos intermediários anfibólicos da glicólise e do ciclo do ácido cítrico e os demais aminoácidos, não sintetizados pelo organismo, precisam ser obtidos a partir da dieta. As enzimas *glutamato desidrogenase*, *glutamina sintetase* e *aminotransferases* ocupam posições centrais na síntese de aminoácidos. O efeito combinado dessas três enzimas transforma o íon amônio no grupo alfa-amino de vários aminoácidos. Nitrogênio reduzido sob a forma de amônio é incorporado aos aminoácidos e, em seguida, a outras biomoléculas que contêm nitrogênio. Dois aminoácidos, o glutamato e glutamina, fornecem o ponto de entrada no processo. O glutamato é a fonte de grupos amino para a maioria de outros aminoácidos, através de reações de transaminação. Na maioria das células, esse aminoácido está presente em grande concentração. As vias biossintéticas do glutamato e glutamina são simples e ocorrem na maioria dos organismos. A via mais importante para a incorporação do amônio em glutamato requer duas reações: na primeira, a *glutamina sintetase* catalisa a reação do glutamato utilizando ATP e formando o intermediário gama-glutamil fosfato + ADP e na sequência a gama-glutamil fosfato reage com a amônia formando a glutamina.[1,5,9]

(1) Glutamato + ATP → γ-glutamil fosfato+ADP
(2) γ-Glutamil fosfato + NH^+_4 → glutamina +Pi+ H^+

O glutamato pode também ser formado por outro processo, embora seja menos ativo, que é a reação de alfacetoglutarato e amônia formando glutamato. Essa reação é catalisada pela *L-glutamato desidrogenase*, uma enzima presente em todos os organismos e que utiliza o poder redutor do NADPH como cofator.

Alfacetoglutarato + NH^+_4 + NADPH →
L-glutamato + $NADP^+$+ H_2O

Principais vias catabólicas de proteínas intracelulares

Toda proteína tem um tempo de meia-vida útil. Após esse tempo de vida útil, proteínas "velhas" ou "defeituosas" precisam ser degradadas para não comprometer a homeostase celular. Atualmente, há três processos conhecidos de degradação proteica em eucariotos: o sistema ubiquitina-proteossomo, o sistema mediado por *catepsinas* (enzimas degradativas dos lisossomos) e o sistema *calpaínas* (*cisteíno proteases* dependentes de cálcio).[1-5] O sistema ubiquitina-proteossomo é o principal sistema de degradação de proteínas intracelulares, ocorre no citosol e é mediado pela proteína ubiquitina. As proteínas destinadas à degradação por esse sistema ligam-se inicialmente de forma covalente à ubiquitina, através da ligação da alfacarboxila da glicina C-terminal da ubiquitina a um grupo epsilon-amino de uma lisina da proteína a ser degradada, em um processo de três etapas catalisado enzimaticamente e dependente de ATP. Após essa ligação, outras moléculas de ubiquitina ligam-se à primeira obtendo-se dessa maneira a proteína dita ubiquitinada e marcada para degradação. Essa proteína ubiquitinada é então reconhecida por um grande complexo proteolítico, conhecido como proteossomo que desenrola desubiquitina e catalisa a hidrólise das ligações peptídicas que envolve os aminoácidos liberando fragmentos, que, posteriormente, são degradados por proteases não específicas liberando aminoácidos. A ubiquitina não é degradada podendo participar de outros ciclos proteolíticos.[2,3]

Ainda é bastante desconhecido o mecanismo de identificação de proteínas alteradas ou "defeituosas". Sabe-se que a seleção da proteína que será degradada, em parte, pode ser obtida a partir de sua estrutura primária, em função do aminoácido existente na sua porção aminoterminal. Enquanto alguns aminoácidos estabilizam as proteínas, que apresentam meia-vida longa, algumas dezenas de horas, outros atribuem às proteínas meia-vida bastante curta, apenas alguns minutos.

Degradação dos aminoácidos obtidos a partir do catabolismo proteico

A primeira fase do catabolismo dos aminoácidos envolve a remoção dos grupos alfa-amino (geralmente por transaminação e subsequente desaminação oxidativa) formando amônia e o alfacetoácido correspondente, que consiste na cadeia carbonada dos aminoácidos, a qual pode ser oxidada (originando compostos comuns ao metabolismo de carboidratos e lipídios) para produção de energia. Parte da amônia livre é excretada na urina e a maior parte destina-se a síntese de ureia, que é a forma como nosso corpo descarta a maior parte do nitrogênio.[1,5]

Remoção e transferência do grupo amino

O grupo amino da maior parte dos aminoácidos é retirado por um processo comum que consiste na transferência desse grupo para o alfacetoglutarato, formando glutamato e liberando juntamente o alfacetoácido (cadeia carbonada do aminoácido sem o grupamento amino). Essa reação de transferência de grupamento amino é catalisada por *aminotransferases* ou *transaminases* que são enzimas presentes tanto no citosol quanto nas mitocôndrias e que apresentam o piridoxal-fosfato como coenzima. O glutamato formado é um produto comum às reações de transaminação e constitui um reservatório temporário de grupos aminos dos aminoácidos.[3]

$$\text{Aminoácido + alfacetoglutarato} \xleftrightarrow[\textit{aminotransferases}]{} \text{alfacetoácido + glutamato}$$

Em uma segunda etapa desse processo de remoção e transferência de grupamento amino, o glutamato formado na etapa anterior pode seguir dois destinos, sofrer uma nova transaminação ou uma reação de desaminação. Como podemos observar no esquema anterior, a reação catalisada pelas *aminotransferases* é reversível, logo a remoção do grupo amino do próprio glutamato por transaminação é possível. A *aspartato transaminase* (AST) é a *aminotransferase* de maior atividade na maioria dos tecidos de mamíferos, catalisando a transaminação entre glutamato e aspartato. O aspartato formado é o segundo depositário do grupo amino dos aminoácidos. O glutamato também pode sofrer uma reação de desaminação oxidativa, liberando seu grupo amino na forma de amônia (NH_3), a qual se converte em íon amônio (NH_4^+), em pH fisiológico. Essa reação é catalisada pela enzima *glutamato desidrogenase*, que é uma enzima mitocondrial encontrada principalmente no fígado e no rim. A ação conjunta das *aminotransferases* e da *glutamato desidrogenase* resulta na transferência do grupo amino da maioria dos aminoácidos para esses dois compostos, aspartato e NH_4^+, que participarão da síntese da ureia (Figura 9.9).

Ciclo da ureia

A ureia, produzida pelo fígado, é o principal produto de excreção do metabolismo do nitrogênio em mamíferos. Os dois átomos de nitrogênio presentes na ureia são provenientes do aspartato e de íons amônio, e o átomo de carbono é proveniente do bicarbonato. A síntese da ureia inicia-se na matriz mitocondrial com a formação de carbamoil-fosfato, a partir de bicarbonato e NH_4^+, com o consumo de duas moléculas de ATP. Ainda na mitocôndria, o carbamoil-fosfato condensa-se com a ornitina formando citrulina, que é transportada para o citosol, onde reage com aspartato (doador do segundo nitrogênio da ureia), formando arginino-succinato (nessa etapa ocorre o consumo de mais uma molécula de ATP), que sofre uma reação de lise liberando arginina e fumarato. A arginina é hidrolisada produzindo ureia e liberando a ornitina, que retorna à matriz mitocondrial podendo participar novamente desse ciclo (Figura 9.10). O fumarato liberado no ciclo da ureia pode ser convertido a oxaloacetato, por meio de isoenzimas citosólicas, que catalisam reações idênticas às do ciclo do ácido cítrico. O oxaloacetato, por sua vez, através de uma reação de transaminação forma aspartato. Durante esse processo, na etapa de formação de oxaloacetato, ocorre a liberação de 1 NADH, que produz 3 ATP pela fosforilação oxidativa, diminuindo desse modo o investimento energético necessário para a síntese da ureia. Aproximadamente 90% do nitrogênio excretado encontram-se na forma de ureia, o restante encontra-se na forma de creatina, urato e íon amônio. Por ser altamente tóxico, o NH_4^+ produzido nos tecidos precisa ser incorporado a aminoácidos, principalmente glutamina e alanina, para que possa atravessar as membranas biológicas com facilidade e ser transportado até o fígado, onde é convertido em ureia.[2,3]

Oxidação da cadeia carbônica dos aminoácidos para produção de energia

Como foi visto anteriormente, após a remoção do grupo amino dos aminoácidos, o que resta é a sua cadeia carbonada sob a forma de alfacetoácido. As vias de oxidação de cada um dos 20 aminoácidos convergem para a produção dos seguintes compostos: piruvato, acetil-CoA ou intermediários do ciclo do ácido cítrico, como oxaloacetato, alfacetoglutarato, succinil-CoA e fumarato. A partir desse ponto de convergência, o metabolismo dos aminoácidos mistura-se com o das cadeias carbonadas de carboidratos ou ácidos graxos. Quem dita o destino final desses alfacetoácidos é o tecido e o estado energético do indivíduo. Se o organismo estiver necessitando de um suprimento energético, a cadeia carbonada poderá ser oxidada pelo ciclo do ácido cítrico; já em condições energéticas satisfatórias, estado alimentado ou durante repouso, os alfacetoácidos po-

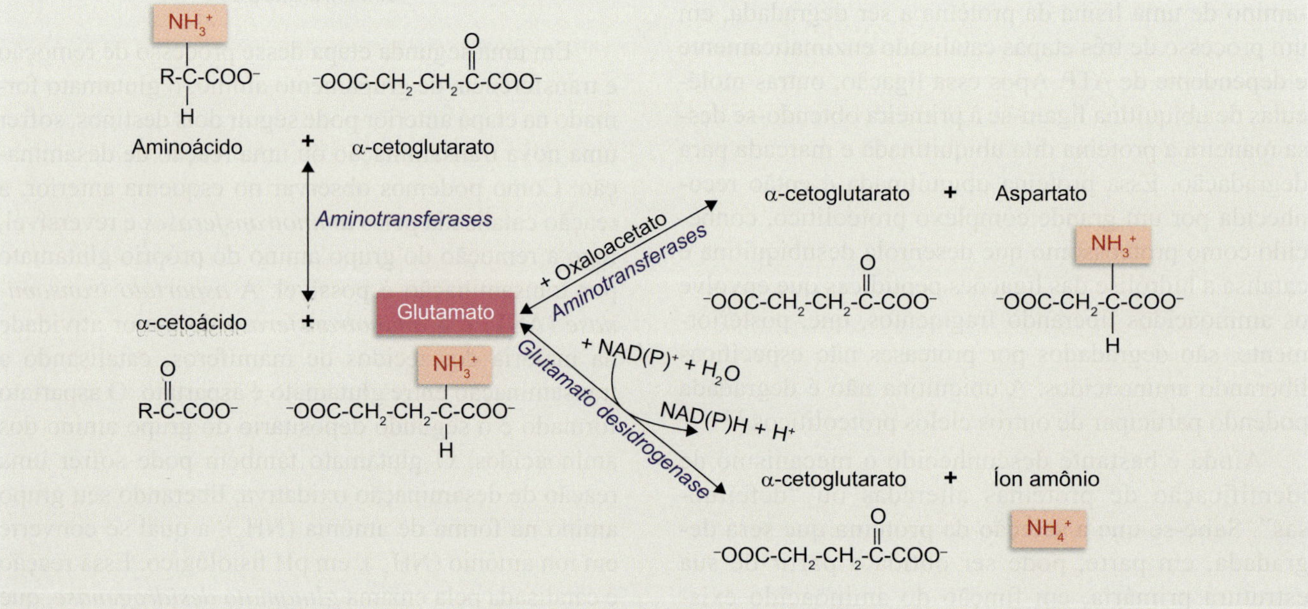

Figura 9.9 ► Mecanismo de ação das aminotransferases e da glutamato desidrogenase. Essas enzimas atuam na transferência do grupo amino, da maior parte dos aminoácidos, para o glutamato e, deste, para o aspartato e íon amônio, respectivamente.

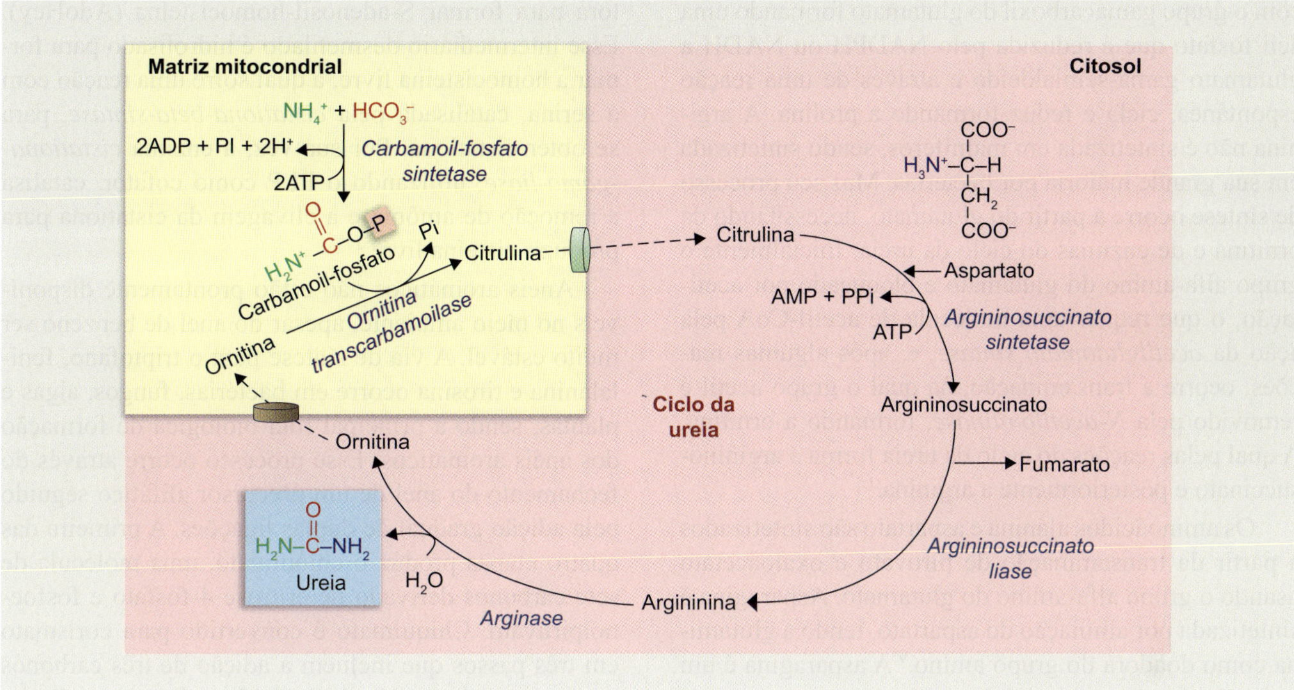

Figura 9.10 ▶ **Ciclo da ureia.** As duas reações iniciais ocorrem na matriz mitocondrial e as demais ocorrem no citoplasma. A passagem de citrulina e ornitina entre os compartimentos ocorre através de *translocases* específicas, existentes nas membranas mitocondriais. A reação catalisada pela *carbamoil--fosfato sintetase* não é considerada como uma reação do ciclo.

dem ser utilizados pela gliconeogênese, para produzir glicose, ou ser covertidos em TG, que são armazenados no interior dos adipócitos.

Em função dos produtos originados a partir da oxidação do alfacetoácido correspondente, os aminoácidos são classificados em glicogênicos, quando produzem piruvato, ou intermediários do ciclo do ácido cítrico; cetogênicos, quando originam corpos cetônicos; e glicocetogênicos, quando parte da sua cadeia carbonada é convertida em intermediários do ciclo do ácido cítrico e a outra parte é convertida em acetoacetato ou acetil-CoA (Tabela 9.2).[2,3]

Principais vias anabólicas de aminoácidos e proteínas

Síntese de aminoácidos

Todos os aminoácidos são derivados de produtos da glicólise, ciclo do ácido cítrico ou da via das pentoses, sendo que o nitrogênio entra a partir do glutamato ou glutamina.[1,9] Conforme comentamos anteriormente, o glutamato e a glutamina são formados pela aminação redutora do alfacetoglutarato na reação catalisada pela *glutamato desidrogenase*, e a aminação do glutamato forma a glutamina pela ação da *glutamina sintetase*. A prolina é formada em dois passos, primeiro o ATP reage

Tabela 9.2 Compostos originados a partir da degradação da cadeia carbonada de cada um dos vinte aminoácidos.

Aminoácidos	Composto originado a partir de sua oxidação
Alanina, cisteína, glicina, serina, treonina e triptófano	Piruvato
Asparagina e aspartato	Oxaloacetato
Aspartato, fenilalanina e tirosina	Fumarato
Isoleucina, valina, metionina e treonina	Succinil-CoA
Arginina, prolina, glutamina, glutamato e histidina	Alfa-cetoglutarato
Fenilalanina, tirosina, triptófano, lisina, isoleucina, treonina e leucina	Acetil-CoA

com o grupo gamacarboxil do glutamato formando uma acil fosfato que é reduzida pelo NADPH ou NADH a glutamato gama-semialdeído e através de uma reação espontânea, cicla e reduz formando a prolina. A arginina não é sintetizada em mamíferos, sendo sintetizada em sua grande maioria por bactérias. Mas seu processo de síntese ocorre a partir do glutamato, necessitando da ornitina e de enzimas do ciclo da ureia. Inicialmente o grupo alfa-amino do glutamato é bloqueado por acetilação, o que requer uma molécula de acetil-CoA pela ação da *acetilglutamato sintase*, e, após algumas reações, ocorre a transaminação, na qual o grupo acetil é removido pela *N-acetilonitinase*, formando a ornitina. A qual pelas reações do ciclo da ureia forma a argininosuccinato e posteriormente a arginina.[1,5]

Os aminoácidos alanina e aspartato são sintetizados a partir da transaminação de piruvato e oxaloacetato usando o grupo alfa-amino do glutamato. Asparagina é sintetizada por aminação do aspartato, tendo a glutamina como doadora do grupo amino.[9] A asparagina é um aminoácido não essencial e sua síntese ocorre através de simples reações em todos os organismos. Já a síntese de metionina, treonina, lisina, isoleucina, valina e leucina são mais complexas e interconectadas. Aspartato dá origem a treonina, metionina e lisina. O ponto de ramificação ocorre no aspartato-beta-semialdeído, um intermediário comum a todas as três vias e em homoserina, um precursor de treonina e metionina. A treonina, por sua vez, é um dos precursores da isoleucina. Piruvato dá origem a valina e isoleucina, nas vias que começam com a condensação de dois carbonos de piruvato com outra molécula de piruvato (via de síntese da valina) ou com alfacetobutirato (via de síntese da isoleucina). O alfacetobutirato é derivado de treonina numa reação que requer piridoxalfosfato. Um intermediário na via de síntese da valina, alfacetoisovalerato, é o ponto de partida para a via de síntese da leucina.[1]

A via principal para a formação de serina é a mesma em todos os organismos. No primeiro passo, o grupo hidroxila do 3-fosfoglicerato é oxidado por uma *desidrogenase* (usando NAD^+) para produzir 3-fosfo-hidroxipiruvato. Transaminação a partir do glutamato rende 3-fosfoserinas, as quais serão convertidas em serina livre pela *fosfoserina fosfatase*. Serina (três átomos de carbono) é o precursor da glicina (dois átomos de carbono), através da remoção de um átomo de carbono pela *serina hidroximetiltransferase*. Mamíferos sintetizam cisteína a partir de dois aminoácidos: a metionina, que fornece o átomo de enxofre e a serina, que fornece o esqueleto de carbono. A metionina é primeiro convertida em S-adenosilmetionina, que pode perder seu grupo metil para qualquer molécula aceptora para formar S-adenosil-homocisteína (AdoHcy). Esse intermediário desmetilado é hidrolisado para formar a homocisteína livre, a qual sofre uma reação com a serina, catalisada pela *cistationa-beta-sintase*, para se obter cistationa. Por sua vez, a enzima *cistationa-gama-liase*, utilizando o PLP como cofator, catalisa a remoção de amônia e a clivagem da cistationa para produzir cisteína livre.[2]

Anéis aromáticos não estão prontamente disponíveis no meio ambiente, apesar do anel de benzeno ser muito estável. A via de síntese para o triptofano, fenilalanina e tirosina ocorre em bactérias, fungos, algas e plantas, sendo a principal rota biológica de formação dos anéis aromáticos. Esse processo ocorre através do fechamento do anel de um precursor alifático seguido pela adição gradual de duplas ligações. A primeira das quatro etapas produz o chiquimato, uma molécula de sete carbonos derivado de eritrose 4-fosfato e fosfoenolpiruvato. Chiquimato é convertido para corismato em três passos que incluem a adição de três carbonos mais uma outra molécula de fosfoenolpiruvato. Corismato é o ponto de ramificação das vias de síntese dos aminoácidos aromáticos, com um ramo levando a triptofano, e o outro para fenilalanina e tirosina. No ramo da síntese do triptofano o corismato é convertido para antranilato, numa reação em que a glutamina doa o grupo amina, que se tornará parte do anel indol. O antranilato então se condensa com fosforribosil pirofosfato (PRPP) formando o N-5-fosforribosil antranilato. Esse composto sofre então um rearranjo, uma desidratação e uma descarboxilação gerando o indol-3-glicerol fosfato. O indol-3-glicerol fosfato reage com a serina formando o triptofano e liberando gliceraldeído 3-fosfato, nas duas reações finais catalisadas pela *triptofano sintase*. A estrutura da triptofano sintase é um tetrâmero alfa2beta2. A subunidade alfa cliva o indol-3-glicerol fosfato em indol e gliceraldeído-3-fosfato. A subunidade beta junta o indol com a serina para formar o triptofano. O indol é uma molécula hidrofóbica que pode atravessar a membrana e sair da célula; porém, a *triptofano sintase* possui um canal que liga suas subunidades catalíticas permitindo que o indol fique ligado na enzima, com isso o indol formado não sai da enzima quando a serina está presente e as duas reações parciais são coordenadas. Esse processo é metabolicamente vantajoso, pois, assim, aumenta a taxa de síntese, por prevenir a perda de um intermediário importante para a síntese do triptofano.[1,5]

A fenilalanina e tirosina são sintetizados a partir do corismato, por meio de reações menos complexas do que as da via de síntese do triptofano, tendo o intermediário comum o prefenato. A primeira reação da síntese de fenilalanina é catalisada pela *corismato mutase* e envolve a conversão de corismato a prefenato. A segunda reação é catalisada pela *prefenato desidratase*, que realiza a descarboxilação e desidratação de prefenato a fenilpiruvato, o qual será convertido a fenilalanina pela ação da *aminotransferase*, utilizando o grupo amina do glutamato. Os animais podem produzir tirosina diretamente, a partir de fenilalanina através da hidroxilação do carbono 4 do grupo fenil da fenilalanina pela ação da *fenilalanina hidroxilase*, sendo essa enzima também ativa no processo de degradação da fenilalanina.[(1,2,5)]

A via de síntese da histidina ocorre em todas as plantas e bactérias e difere em vários aspectos da síntese de outros aminoácidos. Histidina é sintetizada a partir de três precursores: o PRPP, que contribui com cinco carbonos, o ATP e a glutamina, que fornecem o grupo amino. Os passos-chaves na síntese de histidina são:

1. a condensação de ATP e PRPP, na qual o nitrogênio-1 (N-1) do anel de purina é ligado ao carbono-1 (C-1);
2. a ativação da ribose do PRPP promovendo a abertura do anel de purina que deixa o N-1 e o C-2 de adenina ligada à ribose;
3. a formação do anel imidazol em uma reação em que utiliza o grupo amino da glutamina.[9]

Síntese de proteínas

A grande maioria das reações químicas que ocorrem nas células envolvem proteínas. As proteínas desempenham diversas funções no nosso organismo, tais como: transportadoras, contráteis, sustentação mecânica, osmolaridade, estruturais, catalisadoras (enzimas), endócrina, nutrientes e etc. As proteínas são constituídas pelo arranjo dos aminoácidos. Uma vez que os 20 aminoácidos são importantes para a síntese das proteínas, as células apresentam mecanismos que não só controlam a síntese de cada aminoácido como também coordenam essa síntese em sincronia com a síntese proteica.[1,2,5]

Os ribossomos são organelas altamente complexas e reguladas, podendo representar até ¼ da massa total de uma célula. As milhares de proteínas presentes em cada célula são produzidas pelos ribossomos, o quais são capazes de formar ligações peptídicas e decodificar cada RNA mensageiro (RNAm) em uma sequência correta de aminoácidos que formará cada uma das proteínas presentes na célula. O processo de síntese de proteínas ocorre através de 5 passos principais; entretanto, a taxa de formação de novas proteínas dependerá das concentrações de aminoácidos, RNAt, fatores de tradução, número de ribossomos, e da cinética constantes. A formação de proteínas específicas pode ser inibida por repressores de tradução, que são proteínas que competem com os ribossomos na ligação do RNAm.[1,2,5]

Os cinco passos da síntese proteica:

1. Ativação dos aminoácidos para a síntese dos polipeptídios com uma sequência pré-determinada em dois processos: (1) o grupo carboxila de cada aminoácido deve ser ativado para facilitar a formação das ligações peptídicas, e (2) uma ligação entre cada novo aminoácido e as informações no RNAm que codifica a proteína precisa ocorrer de forma precisa. Ambos os processos são necessários para que ocorra a ligação de cada aminoácido ao respectivo RNAt na primeira fase da síntese de proteínas, sendo essa ligação fundamental para o processo de transcrição de forma correta. Essa reação ocorre no citosol e não nos ribossomos. Cada um dos 20 aminoácidos é covalentemente ligado a um RNAt específico à custa de ATP e utilizando enzimas dependentes de Mg^{2+}, conhecidas como *aminoacil-RNAt sintetase*.
2. Resumidamente, a iniciação é quando o RNAm liga-se a subunidade 40S do ribossomo, identifica a sequência de bases inicializadoras e ocorre a ligação do RNA transportador (RNAt) trazendo a metionina. Além disso, existem os fatores de iniciação de eucariotos (eIF-1, eIF-1A, eIF-3, entre outros), que se ligam a subunidade ribossomal 40S e em complexo com o GTP o eIF-2, se associa ao RNAt metionina iniciador. O RNAm é reconhecido e levado até o ribossomo pelo grupo de fatores eIF-4, onde o cap 5' é reconhecido pelo eIF-4E. Outro fator o eIF-4G, liga-se então tanto a eIF-4E quanto a uma proteína associada com a cauda poli-A na extremidade 3' do RNAm (a proteína PABP). Após a interação com outros fatores de iniciação, a subunidade 40S ribossomal, em associação com o RNAt metionina percorre o RNAm em busca do códon de iniciação AUG. Quando ele é alcançado, o fator eIF-5 provoca a hidrólise do GTP ligado ao eIF-2. Os eIFs são então liberados e a subunidade 60S pode se ligar à 40 S para formar o complexo ribossomal ativo 80S para a tradução proteica.
3. Alongamento da cadeia polipeptídica é o resultado das ligações dos aminoacil trazidos pelo RNAt ao códon seguinte na direção 5'→ 3'. Sendo que a síntese proteica exata depende tanto da correta ligação dos aminoácidos ao

RNAt como também do reconhecimento correto do anticódon do RNAt com a sequência complementar no códon do RNAm. O ribossomo tem três sítios para ligação do RNAt, denominado de P (peptidil), A (aminoacil) e E (saída). O RNAt-metionil fica ligado ao sitio P quando o ribossomo se fecha. Assim, o próximo aminoacil-RNAt vai parear no segundo códon da sequência do RNAm entrando no sítio A. Os aminoacil-RNAt serão acompanhados por fatores de alongamento (eEF-1a), que trazem acoplados um GTP. Quando o RNAt certo se liga ao códon no RNAm, o GTP é hidrolisado e o fator de alongamento liberado. Quando o eEF é liberado, uma ligação peptídica é feita entre os dois aminoácidos e catalisada pela subunidade maior do ribossomo. Esse processo resulta na transferência do primeiro aminoácido incorporado para o aminoacil-RNAt do sítio A e liberando assim o sítio P para o próximo aminoacil-RNAt. Em seguida, há uma translocação na qual o ribossomo move-se na sequência deslocando o RNAt vazio para o sítio E e o RNAt transportando os 2 primeiros aminoácidos da cadeia peptídica para o sítio P. O sítio A preenchido com o próximo aminoacil-RNAt vai provocar a saída do RNAt vazio do sítio E. Os resíduos de aminoácidos são adicionados repetidamente por inserção na extremidade C-terminal da cadeia peptídica em crescimento. E se repete até que o códon de terminação seja ligado no sitio A.

4. Terminação: um ribossomo traduz fielmente a mensagem genética, adicionando aminoácidos na cadeia polipeptídica até atingir o códon terminal. Em seguida, fatores de terminação, provavelmente se ligam diretamente ao códon terminal no RNAm no sítio A. Existem milhares de fatores de terminação, eles não só reconhecem os códons terminais, mas também catalisam a remoção hidrolítica da cadeia polipeptídica do RNAt do sítio P ribossomal. Eles se ligam ao sítio A, onde podem interagir com as bases do RNAm em adição ao códon terminal. É através de uma reação hidrolítica que ocorre a liberação da cadeia polipeptídica do RNAt do sítio P ribossomo, liberando, assim, a nova proteína recém-sintetizada e iniciando a preparação das subunidades ribossomais para um novo ciclo de síntese proteica. Todo o processo é alimentado com a energia a partir da hidrólise de ATP e GTP. O ATP é utilizado no processo de ativação dos aminoácidos, que se ligam ao RNAt apropriado. Além disso, pelo menos duas moléculas de GTP são hidrolisadas a GDP e fosfatos inorgânicos dentro do ribossomo, para cada ligação peptídica formada.
5. Processamento pós-tradução: as modificações pós-traducional das proteínas aumentam a gama de funções das proteínas através de ligação a outros grupos funcionais, como por exemplo, o acetato, fosfato, lipídios e carboidratos, modificando a natureza química ou estruturais de uma proteína (por exemplo, formação de pontes dissulfeto). As modificações que levam as proteínas funcionais aos seus locais apropriados podem começar mesmo quando as cadeias peptídicas ainda estão emergindo dos ribossomos. Nas organelas eucarióticas, a primeira modificação é a remoção do grupo N-formil por uma *deformilase* dependente de Fe^{2+} liberando a metionina N-terminal. Quando a cadeia é de apenas 20 a 30 resíduos, a metionina terminal que permanece após desformilação pode ser removida por uma *aminopeptidase* associada ao ribossomo. A N-acetiltransferase ligada ao ribossomo pode acetilar o N-terminal antes ou após a remoção da metionina. Em reações relativamente rápidas a acetil-metionina é clivada e o resíduo terminal seguinte é acetilado. N-acilação das novas cadeias peptídicas pelos ácidos graxos podem também ocorrer nos processos pós-traducionais. Por exemplo, grupos miristoil são ligados ao grupo amida do N-terminal glicina de muitas proteínas celulares. Grupos acil--graxos (como, por exemplo, o palmitoil) podem formar ligações tioéster com cadeias laterais de cisteína, essas ligações muitas vezes ocorrem próximo do C-terminal. Outras modificações incluem prenilação, ligação de diacilgliceróis através de ligações tioéster à cisteína, âncoras glicosilfosfatidilinositol ou glicosaminoglicanos. A adição em um N-terminal do grupo miristoil provoca uma alteração proteica relativamente permanente como o faz a metilação da histidina, lisina, arginina ou cadeias laterais. Em contraste, glicosilação, fosforilação, sulfatação produz alterações reversíveis na função das proteínas, muitas vezes essas modificações são usadas para gerar uma atividade catalítica na proteína.

Regulação do metabolismo de aminoácidos e proteínas

Neste tópico, focaremos a regulação do metabolismo de aminoácidos e proteínas em dois pontos principais, o ciclo da ureia e o papel da insulina. Há duas situações que estimulam consideravelmente a excreção de ureia por um indivíduo adulto, o consumo de dieta com alto teor de proteínas e em situações de jejum prolongado. Na primeira situação, os aminoácidos em excesso originam seus respectivos alfacetoácidos (que são convertidos em TG) e os grupos amino, que resultam num aumento da produção de ureia. Na situação de jejum prolongado, aumenta-se a proteólise muscular e as cadeias carbonadas dos aminoácidos são utilizadas como precursores da gliconeogênese e a eliminação dos grupos amino também resultam numa excreção aumentada de ureia. Em ambas as situações, há um estímulo para a síntese de enzimas do ciclo da ureia e da *carbamoil-fosfato sintetase I*, aumentando significativamente suas concentrações. A síntese da ureia sofre regulação alostérica da seguinte maneira: a enzima *carbamoil-fosfato sintetase I* é estimulada por N-acetilglutamato, que é um composto produzido a partir de acetil-CoA e glutamato sob ação da enzima *N-acetilglutamato sintase*, que é ativada por arginina. Caso a produção de ureia não seja adequada, para eliminar a amônia gerada no catabolismo de aminoácidos, intermediários do ciclo da ureia são acumulados. Dentre esses intermediários temos a arginina, que promove o aumento da concentração de N-acetilglutamato, o qual estimula a *carbamoil-fosfato sintetase I* favorecendo a síntese da ureia.[3] No que se refere ao controle da biossíntese de aminoácidos, a maneira mais sensível para esse controle é por meio da inibição das vias de síntese por retroalimentação da primeira reação (*feedback*), que geralmente é exercida pelo produto final dessas vias.[2,3]

Com relação ao metabolismo proteico, a insulina atua estimulando o transporte de muitos aminoácidos para o interior das células, além de aumentar a tradução do RNAm favorecendo, assim, a síntese proteica por um mecanismo ainda desconhecido. Em um período mais longo de tempo, a insulina também aumenta a extensão e a velocidade do processo de transcrição do DNA, levando, portanto a um aumento na concentração de RNAm na célula. De forma global, a insulina inibe/desfavorece os processos de catabolismo proteico, diminuindo a liberação de aminoácidos, especialmente pelas células musculares, para a corrente sanguínea. Esse mecanismo é controlado pela inibição da ação de degradação proteica pelas proteases dos lisossomos. No fígado, a insulina diminui a velocidade do processo de gliconeogênese através da inibição de enzimas imprescindíveis ao processo, disponibilizando aminoácidos para os processos de síntese proteica. Na ausência de insulina, o catabolismo das proteínas aumenta e grandes quantidades de aminoácidos são liberadas na corrente sanguínea e o excesso é utilizado em processos de obtenção de energia ou são destinados à gliconeogênese no fígado. Como resultado da degradação excessiva de aminoácidos, os níveis de ureia na urina aumentam consideravelmente.

NUTRIÇÃO E METABOLISMO DE MACRONUTRIENTES

O corpo é capaz de responder ao estado nutricional que se encontra, a fim de minimizar quaisquer consequências modulando vias metabólicas. Para ser capaz de realizar essas modificações, o organismo precisa dos macronutrientes das refeições a fim de retirar a energia química. Aproximadamente 8 horas após uma refeição, os nutrientes já foram totalmente absorvidos e o indivíduo entra no período pós-absortivo, o qual se mantém até a próxima refeição. Caso nenhum alimento seja ingerido, o corpo entra no estado de jejum.[10]

Modulação das vias metabólicas no período absortivo

O organismo, muitas vezes, vai usar estratégias para equilibrar e se adaptar a certas circunstâncias como, por exemplo, o período absortivo. Nesse estado, o organismo rapidamente reduz a mobilização das reservas endógenas e utiliza os macronutrientes provenientes da alimentação.

A glicose, que entrará na circulação pelo sistema porta, chega ao fígado em alta concentração, posteriormente essa glicose entrará nos hepatócitos e será, então, fosforilada a glicose 6-fosfato. Apesar dessa grande capacidade do fígado de armazenar a glicose, uma grande quantidade passará para a circulação sistêmica. A síntese de glicogênio será favorecida pela inativação da *glicogênio fosforilase* e ativação da *glicogênio sintase*, na qual a relação insulina/glucagon (I/G) elevada diminui os processos de gliconeogênese e glicogenólise e estimula a síntese de glicogênio. A glicose na circulação sistêmica será então utilizada pelos demais tecidos. No tecido adiposo, a alta concentração de glicose resulta em uma velocidade aumentada da glicólise, produzindo glicerol fosfato, que será utilizado para a síntese dos TG, concomitantemente com uma diminuição da gliconeogênese. O cérebro, por sua vez, como utiliza exclusivamente a glicose como combustível e não possui depósito de glicogênio, dependerá completamente da disponibilidade de glicose no sangue para manter sua taxa de utilização da glicose.

Com relação às gorduras, quando existe uma grande disponibilidade de ácidos graxos da dieta, as reservas corpóreas de gordura serão poupadas. A digestão das gorduras da dieta envolve emulsificação mecânica no estômago, desagregação lipolítica por lipases e solubilização por sais biliares no duodeno, e finalmente, absorção pelas células epiteliais ou enterócitos que revestem as paredes do intestino delgado superior. A lipólise das gorduras emulsionadas que entram no duodeno é catalisada pela *lipase pancreática*, que atua principalmente sobre os TG. *Lipase pancreática* hidrolisa os ácidos graxos retirando, inicialmente, um ácido graxo da posição 1 e, em seguida, da posição 3, gerando um 2,3-diacilglicerol, seguido pela formação do 2-monoacilglicerol (2-MAG). As gorduras são solubilizadas no duodeno através da interação com fosfolipídios e os ácidos biliares, que são produzidos a partir do colesterol no fígado sob a ação da enzima limitante *7-alfa-hidroxilase*. Esses sais biliares atuam como detergentes, solubilizam os lipídeos para formar micelas mistas, que são associações de moléculas anfipáticas que encapsulam e facilitam a ligação dos ácidos graxos de cadeia longa (AGCL), o 2-MAG e as vitaminas lipossolúveis (tocoferóis e carotenoides), que são mais insolúveis. A formação das micelas mistas aumenta a solubilidade de gordura de 100 a 1.000 vezes, e cria um microambiente ácido para o núcleo lipídico, o que facilita a dissociação e difusão de AGCL e 2-MAG nos enterócitos. A absorção de AGCL e 2-MAG a partir das micelas mistas ocorre por difusão facilitada pelas proteínas de ligação de ácidos graxos (FABP) da membrana da célula, o que aumenta permeabilidade da membrana. Um fator adicional que impulsiona a difusão é a rápida re-esterificação de AGCL em 2-MAG, e 2-MAG em TGs dentro do enterócitos pela enzima *acil-CoA:colesterol aciltransferase* (ACAT). Os TGs da dieta são absorvidos pelos enterócitos e armazenados nas partículas ricas em TG, os QM, que entrarão na circulação relativamente devagar tendo seu pico de concentração de 3 a 4 horas após a refeição. Os TG dos QM, quando no tecido adiposo, liberam os ácidos graxos reduzindo a lipólise intracelular. Em associação aos QM, no tecido adiposo ocorrerá um aumento da captação de glicose que será convertida em glicerol-3-fosfato, que por sua vez estimulará a síntese de TG. Dessa maneira, os ácidos graxos da dieta podem ser armazenados como TG do tecido adiposo de forma rápida e energeticamente eficiente.[2,3,11,12]

As respostas do *turnover* de proteínas no estado alimentado têm sido exploradas por vários investigadores. A maioria dos estudos tem mostrado uma inibição da degradação proteica quando em estado nutrido, ao passo que, em relação à síntese proteica, existem algumas discussões; entretanto, estudos sugerem que o processo de síntese varia de acordo com a quantidade ingerida de proteína na refeição, ou seja, quanto maior a concentração de proteína da dieta, maior o estímulo para a síntese proteica. O *turnover* das proteínas e a oxidação são mediados por respostas hormonais, em que a insulina e mesmo os aminoácidos agem como principais reguladores dos processos anabólicos e catabólicos das proteínas da dieta.[13]

Quando em estado absortivo, os aminoácidos através do intestino são liberados pela veia porta hepática como proteína digerida e aminoácidos não absorvidos, mas, além disso, há uma absorção de glutamina e uma liberação de alanina e citrulina. Os rins removem citrulina e a convertem em arginina; enquanto a glicina é removida para produzir serina, que será liberada. Os rins captam glutamina para a homeostase ácido-base e essa absorção aumenta dramaticamente durante a ingestão de uma dieta rica em proteínas, quando quantidades crescentes de ácido sulfúrico são produzidos a partir de oxidação de metionina e cisteína. Muitos dos aminoácidos da circulação serão captados na forma de glutamina e de aminoácidos de cadeia ramificada, os demais que permanecem na circulação serão, então, removidos pelo fígado. Esses aminoácidos de cadeia ramificada serão captados em sua quase totalidade pelos músculos esqueléticos, em que além de poderem ser utilizados para a síntese de novas proteínas musculares, também terão uma importante participação no metabolismo oxidativo.

Modulação das vias metabólicas no período pós-absortivo

A regulação dos nutrientes através da circulação durante o período pós-abortivo é altamente complexa. No caso de um período pós-absortivo como, por exemplo, uma noite de sono, se a glicose da dieta não entrar na circulação, os níveis plasmáticos de glicose, aminoácidos e TG caem. A baixa concentração de glicose circulante estimula a liberação de glucagon e inibe a liberação de insulina. A relação diminuída I/G e a disponibilidade diminuída de substratos circulantes estimulam os processos catabólicos para degradação de TG, glicogênio e proteínas que foram armazenados no período absortivo. No entanto, caso o indivíduo acorde e faça uma refeição essa glicose será quase totalmente utilizada pelo fígado, no metabolismo do glicogênio.[10,14]

Os ácidos graxos são, em sua maioria, anfipáticos (apresentam características hidrofóbicas e hidrofílicas), dessa forma eles não podem circular livremente no sangue, sendo assim os ácidos graxos não esterificados (NEFAs) são transportados ligados à albumina. A albumina no seu estado livre de lipídio chega aos capilares do tecido adiposo e se liga aos NEFAs, os quais serão transportados para os capilares teciduais para sua oxidação. As concentrações normais da albumina plasmática são de aproximadamente 0,6 mmol/L. No período pós-absortivo (mesmo exemplo da noite de sono), as concentrações de albumina no sangue podem chegar a 1,0 mmol/L, aumentando assim as concentrações de NEFAs que entram na circulação proveniente do tecido adiposo. Alguns hormônios, tais como epinefrina, hormônio de crescimento e cortisol atuam facilitando esse processo.

Lipidemia no período pós-absortivo normalmente tem seu pico entre 3 e 4 horas após a alimentação e diminui até concentrações basais após 5 a 6 horas. A hidrólise e absorção da gordura da dieta, reesterificação de TG e montagem de lipoproteína pelos enterócitos leva aproximadamente 15 minutos. Isso significa que o aumento quase imediato no TG do plasma após a ingestão de gordura deve ser explicado pela liberação de lipídeos armazenados nos enterócito da refeição anterior. Os TG são transportados principalmente pelas lipoproteínas de muito baixa densidade (VLDL-TG) que serão secretadas pelo fígado. Os VLDL liberam os TG para os tecidos através da ação da enzima *lipoproteína lipase* (LPL) e através da entrada por vários capilares até ficarem quase totalmente na forma de éster de colesterol. Várias moléculas de LPL podem ligar-se a uma partícula de QM ou VLDL, apesar da LPL mostrar maior afinidade pelo QM em detrimento da molécula de VLDL. No processo da cascata de remoção dos lipídios, as lipoproteínas ricas em TG (QM e VLDL), depois de receber a apo C-II a partir do HDL, um cofator essencial para a ativação de LPL, serão progressivamente convertidas em moléculas ricas em colesterol-QM, que são removidas da circulação por receptores de alta afinidade encontrados principalmente no fígado (proteína relacionada ao receptor LDL-LRP). Esses receptores reconhecem a apo E na superfície do colesterol-QM, que também foi captada a partir do HDL, e removem essas moléculas para dar origem a novas moléculas de TG.

O metabolismo dos aminoácidos no estado pós-absortivo também sofre modulação. Os aminoácidos glutamina e alanina são os principais aminoácidos liberados para a circulação proveniente do catabolismo proteico muscular, isso não significa que os outros aminoácidos não atuem.[13] Estudos sugerem que os demais aminoácidos doam seus grupos amino para formar glutamina e alanina que serão liberados. Em contrapartida, o fígado e, em menor proporção, os rins, atuam captando em grande intensidade os aminoácidos da circulação para o processo de gliconeogênese. Os esqueletos de carbono dos aminoácidos de cadeia ramificada (leucina, isoleucina e valina), o 2-oxoácido de cadeia ramificada, são oxidados pela enzima *2-oxoácido desidrogenase* de cadeia ramificada, que é um complexo enzimático similar ao complexo *piruvato desidrogenase* dando origem a acetil-CoA, acetato e succinil-CoA.[15,16]

Modulação das vias metabólicas no período de jejum

Quando por motivos religiosos, terapêuticos ou simplesmente pela escolha de não se alimentar, o organismo entra gradualmente em estado de jejum. A habilidade do corpo de se manter vivo por longos períodos de jejum mostra claramente quão coordenado e integrado é o metabolismo em diferentes órgãos e tecidos. Se carboidratos não forem ingeridos, as reservas limitadas tornam-se altamente preciosas e muitos padrões metabólicos são modificados para preservar essas reservas. Como mencionado anteriormente, alguns tecidos como o cérebro usam principalmente glicose, a qual, caso seja oxidada e forme piruvato será então "perdida", se metabolizada a CO_2 e H_20 no ciclo do ácido cítrico e cadeia transportadora de elétrons. Uma vez que a glicose pode ser gerada *de novo* a partir de outros compostos tais como glicerol, proveniente da lipólise, e esqueletos de carbonos provenientes da proteólise, muitos dos parâmetros alterados pelo jejum de certa forma atuam para potencializar a oferta de energia a partir das gorduras e minimizar a oxidação das proteínas.

A resposta adaptativa ao jejum de pouco tempo é a utilização total do glicogênio hepático, o qual pode ser depletado em aproximadamente 24 horas. Se o jejum se mantiver, o catabolismo de proteínas vai ser rapidamente ativado para suprir as necessidades de glicose, principalmente para o cérebro. Devido a carência de glicose, os níveis glicêmicos apresentarão uma pequena queda juntamente com a redução da insulina e o aumento da liberação de glucagon. Essas alterações irão reduzir a utilização da glicose por tecidos, como musculatura esquelética e, em particular, inibirá a atividade da *piruvato desidrogenase* em tecidos responsivos à insulina. Em combinação com a estimulação da lipólise no tecido adiposo e da produção de glicose hepática via gliconeogênese, esse processo pode perdurar ofertando energia entre 3 a 4 dias a depender do tamanho das reservas iniciais do tecido adiposo do indivíduo.

Em torno de uma semana de jejum, os níveis de glicose e insulina caem ainda mais e a lipólise aumenta proporcionalmente com a redução do processo de proteólise. Essa parada no catabolismo proteico é entendida como um processo de proteção do organismo, uma vez que as proteínas apresentam funções vitais ao corpo. O aumento da lipólise converge a um aumento da disponibilidade de NEFA e glicerol pelo tecido adiposo, uma vez que o glicerol é um precursor da glicose, a necessidade de aminoácidos glicogênicos ficará reduzida e o NEFA pode ser utilizado pelos tecidos em processos oxidativos. Apesar do cérebro não utilizar os NEFA, poderá utilizar como substrato energético os corpos cetônicos, provenientes da degradação dos NEFA. Numa fase de adaptação ao jejum prolongado (de 2 a 3 semanas de jejum), os níveis de corpos cetônicos chegam a concentrações aproximadamente 35 vezes maiores do que os níveis pós-absortivos, substituindo a glicose como o principal substrato oxidativo do cérebro. Devido à inibição da *piruvato desidrogenase* muito da glicose utilizada fora do cérebro será parcialmente metabolizada formando piruvato e lactato, que serão então reciclados no fígado através do processo da gliconeogênese.

Como já mencionamos, no jejum prolongado muitos ajustes dos processos metabólicos atuam de modo a poupar proteína. Sugere-se que, durante esse período, o gasto energético fique reduzido economizando substratos o máximo possível.[16] Um dos possíveis mecanismos controladores desse processo é via redução das concentrações do hormônio tiroidiano T3.[17,18] A redução da degradação proteica simplesmente refletiria na redução geral do metabolismo, uma vez que o hormônio tiroidiano tem efeitos catabólicos na musculatura esquelética, sua redução por si só pouparia as proteínas musculares. Em adição, sugere-se que altas concentrações de corpos cetônicos tenham um papel protetor das proteínas musculares, possivelmente por inibir a atividade da *2-oxoácido desidrogenase* de cadeia ramificada na musculatura, a qual é responsável pela degradação dos aminoácidos de cadeia ramificada. Em última análise, as reservas do tecido adiposo corporal limitam o período de sobrevivência do indivíduo, uma vez que, se as reservas de gordura forem totalmente depletadas inicia-se uma rápida degradação das proteínas levando rapidamente o indivíduo à morte.[19]

NUTRIÇÃO E METABOLISMO NA SAÚDE E NA DOENÇA

Metabolismo e desnutrição na gestação e lactação

Uma nutrição adequada desde antes da gestação é importante para a saúde da mãe e da criança, já que reservas energéticas insuficientes podem afetar negativamente os processos de ovulação e fecundação dificultando, assim, a gestação. Fetos e crianças que sofreram com uma nutrição inadequada no período gestacional e/ou na lactação e que apresentam baixo peso desenvolvem maiores riscos de defeitos genéticos e metabólicos. Estudos vêm mostrando que a desnutrição no período fetal está associada a prevalência aumentada de doenças cardíacas, aumento nos níveis lipídicos séricos, obesidade e redução da tolerância à glicose na vida adulta. Na desnutrição, condição na qual a entrada de glicose nas células não coincide com as necessidades, a primeira adaptação ao ambiente metabólico será para aumentar o processo de gliconeogênese, que envolve o desvio de aminoácidos para a síntese de glicose. Isso significa que menos aminoácidos serão utilizados para a síntese de novas proteínas. Inevitavelmente, as reservas de proteínas começam a cair e provocar outras adaptações; primeiro, o cérebro começa a usar menos glicose para energia, substituindo-a por cetonas, e em seguida, o gasto energético de repouso cai para ajudar a sustentar um novo equilíbrio. Por isso, um aporte nutricional durante o período crítico de desenvolvimento é muito importante para que o organismo possa se desenvolver de maneira adequada, sem precisar se adaptar à carência de nutrientes que a *posteriori* poderá obter, em níveis adequados.[20,21]

No período da gravidez, no qual ocorre o desenvolvimento de alguns órgãos e tecidos e o crescimento do embrião, o suprimento adequado de nutrientes é muito importante, pois a ausência de alguns nutrientes pode causar anormalidades, como é o caso da deficiência de riboflavina, que está associada à má formação esquelética.[22] No caso da deficiência de piridoxina e manganês poderão ocorrer problemas neuromotores. A deficiência de vitamina B_{12}, vitamina A, niacina e foleato está associada a prejuízos no desenvolvimento do sistema nervoso central.[23] Depois das três primeiras semanas, o aporte nutricional para o feto será transferido via placenta durante os meses subsequentes da gestação, nos quais os ácidos graxos e colesterol serão transferidos para o bebê através da placenta por difusão simples; já os carboidratos precisam de receptores para facilitar sua entrada e os aminoácidos entram via transporte ativo, contra o gradiente de concentração. As vitaminas hidrossolúveis passam para o feto por transporte ativo e acabam ficando em concentrações mais elevadas do que nas mães, já as vitaminas lipossolúveis passam para o feto por difusão passiva e ficam em concentrações abaixo das concentrações maternas.[24]

No período gestacional, ocorre um aumento na demanda energética, muitas gestantes equiparam essa demanda aumentando a quantidade de alimento ingerido, ou reduzindo os níveis de atividade e/ou combinando tanto a quantidade de alimento ingerido como também os níveis de atividades diárias. Independentemente da maneira que equiparam essas necessidades energéticas, a depender da quantidade de reservas iniciais, é preciso formar uma reserva apropriada para que estejam em um estado nutricional equilibrado ao entrar no período de lactação.[25] De maneira geral, as gestantes bem nutridas não necessitam de grandes recomendações nutricionais, mas algumas recomendações são sugeridas, como, por exemplo: é sugerido que para o segundo e terceiro trimestre exista um depósito de 925 g de proteína, em virtude do aumento do peso corporal do feto, há um requerimento adicional de 0,2 g de proteína/kg/dia. A placenta também transfere os ácidos graxos essenciais, que são cruciais para o desenvolvimento fetal.[25]

Prévios estudos mostram que um bom período de aleitamento materno é muito importante para a saúde do recém-nascido, podendo ter repercussões na vida adulta desse indivíduo.[24] Logo após o nascimento, devido às variações dos níveis hormonais de estrogênio, progesterona, prolactina e oxitocina, o leite materno é produzido e liberado em maior quantidade quando os recém-nascidos se alimentam, sendo muito importante para os recém-nascidos que as mães o façam de forma diária e regular, pois o leite materno contém inúmeros fatores bioativos que são importantes para o desenvolvimento do sistema imune, tais como anticorpos, células brancas do sangue, lactoferrina, lisozima, oligossacarídeos, antioxidantes, fator de crescimento epidermal, agentes anti-inflamatórios e antivirais. Os lipídeos são componentes muito importantes no leite materno, não só por propiciar substrato energético como também auxiliam no transporte de vitaminas e certos hormônios lipossolúveis. O leite materno contém ácidos graxos essenciais, como ácido linoleico e linolênico, e este último ainda pode ofertar ácidos eicosapentaenoicos (EPA) e docosa-hexaenoicos (DHA), importantíssimos para a composição de membranas e desenvolvimento cognitivo e visual. Em mulheres mal nutridas, pode haver prejuízo na secreção de importantes componentes específicos do leite materno, causando prejuízo na formação de órgãos e tecidos, potencializando o risco para o desenvolvimento de doenças na vida adulta.[26]

Metabolismo e fisiopatologias de doenças crônicas não transmissíveis (DCNT)

O ambiente das células e tecidos tem que se manter em constante equilíbrio, qualquer alteração do ambiente externo será minimizada por variações nos processos metabólicos a fim de manter a homeostase. Entretanto, se as alterações dos ambientes internos e externos se perpetuarem, o organismo terá que induzir alterações ainda maiores nos processos metabólicos para que suas estruturas e funções se mantenham constantes. Essas adaptações permitem a manutenção das funções fisiológicas e a sobrevivência do individuo; entretanto, de acordo com a magnitude das alterações haverá um "custo" para o organismo, sendo sugerido que esse "custo" induza modulações que favorecem o aparecimento de doenças crônicas não transmissíveis, tais como obesidade, dislipidemias, diabetes e doenças cardiovasculares.

Dessa maneira, uma alimentação adequada é imprescindível para que os indivíduos atinjam seu pleno potencial de crescimento, reprodução e longevidade. Durante o desenvolvimento, nas fases inicias da vida, existem momentos em que o organismo está mais susceptível a estímulos, tanto endógenos quanto ambientais. Esses períodos são denominados de "período crítico do desenvolvimento", que corresponde à fase de susceptibilidade devido a grande multiplicação e diferenciação celular em associação à maturação de órgãos e sistemas, em que fatores externos, como a restrição nutricional, induzem modificações bioquímicas, que podem repercutir na vida adulta.[20] Esse fenômeno biológico no qual um estímulo ou insulto, quando aplicado em fases críticas do desenvolvimento, pode produzir alterações permanentes na estrutura e função dos tecidos é conhecido como "plasticidade durante o desenvolvimento" ou "origem desenvolvimentista da saúde e da doença".[20]

A desnutrição proteica é um exemplo prevalente de distúrbio nutricional nos países em desenvolvimento e geralmente ocorre durante os períodos críticos do desenvolvimento. A desnutrição é um dos fatores não genéticos que mais interfere no desenvolvimento normal de órgãos e tecidos. Estudos epidemiológicos têm mostrado que crianças com baixo peso apresentam níveis elevados de colesterol e glicose séricos, associados a baixos teores circulantes de insulina, e quadro de hipertensão. Essas alterações não são vistas apenas na da vida adulta, estudos mostram que podem estar presentes precocemente, como é o caso de estudos mostrando que crianças com 3 anos de idade já apresentam aumento da pressão sanguínea. Em adição a esses dados, outros estudos epidemiológicos mostraram que cerca de 45% de crianças que pesavam menos que 2,5 kg ao nascimento e 8 kg com um ano de idade, eram acometidas por diabetes e doenças cardiovasculares quando adultos.

Obesidade

O sobrepeso e a obesidade são definidos como um acúmulo de gordura anormal ou excessivo que apresenta risco para a saúde. Uma medida populacional bruta para avaliar a obesidade é o índice de massa corporal (IMC), que é calculado com o peso de uma pessoa (em quilos) dividido pelo quadrado da sua altura (em metros). Uma pessoa com um IMC de 30 ou mais é geralmente considerada obesa. Uma pessoa com IMC igual ou superior a 25 é considerada com sobrepeso. Sobrepeso e obesidade são fatores de risco para uma série de doenças crônicas, incluindo diabetes, doenças cardiovasculares e câncer. Dados recentes da Organização Mundial da Saúde (OMS) demonstram que, atualmente, mais de 1,4 bilhão de adultos estão com sobrepeso, desses 500 milhões são obesos e mais de 40 milhões de crianças, abaixo de 5 anos de idade, já estão com sobrepeso.[27]

A relação entre peso ao nascer e obesidade avaliada na infância ou na idade adulta é geralmente positiva. Dados da literatura mostram uma relação positiva entre baixo peso ao nascer e IMC elevado no adulto, o que indica uma maior propensão à obesidade em recém-nascidos com baixo peso. Estudo comparativo entre a fome Holandesa e a Fome de Leningrado exemplifica a possível relação entre a nutrição fetal e pós-natal. A exposição a uma fonte reduzida de nutrientes no primeiro trimestre de gravidez, como ocorreu durante a Fome Holandesa no período de novembro de 1944 a abril de 1945, resultou em obesidade e maior distribuição de gordura abdominal nas crianças nascidas nesse período. Em contraste, nenhuma consequência foi observada no estudo da Fome de Leningrado. A diferença entre os dois estudos são justificados principalmente pela rápida transição, na Fome Holandesa, de privação nutricional durante a gravidez para uma nutrição adequada em seguida, já na Fome de Leningrado a privação nutricional durou muito mais tempo. Isso destaca a influência do rápido crescimento (*catch-up*) posterior à desnutrição fetal no desenvolvimento das patologias na idade adulta, conferindo um maior risco de componentes da síndrome metabólica. A síndrome metabólica é caracterizada pela presença de obesidade, resistência à insulina, dislipidemia, doenças cardiovasculares e renais.[28-30]

De acordo com o que já foi observado em humanos, estudos com animais experimentais demonstraram que a manipulação da nutrição durante o período de amamentação também promove um risco aumentado de desenvolver obesidade na idade adulta. Após gestação e lactação com carência de nutrientes e oferta de uma dieta hipercalórica posterior verificou-se que aos 9 meses de idade, os animais apresentavam aumento relativo da gordura corporal, hiperglicemia, hipercolesterolemia e hiperleptinemia. Estudo experimental com dieta hipoproteica no período gestacional e superalimentação no período de lactação mostrou, em adipócitos, um aumento na expressão de FABP4, leptina, enzima *lipase lipoproteica*, *acil-CoA desidrogenase de cadeia média* e VEGF; além da redução na expressão da *ácido graxo sintase*, do transportador de glicose-GLUT e da *11-beta-hidroxiesteroide desidrogenase*, mostrando que a restrição proteica no período fetal com superalimentação a *posteriori* induzem modificações metabólicas, principalmente no metabolismo lipídico, podendo potencializar o desenvolvimento de doenças metabólicas.[29-32]

Diabetes

De acordo com a OMS, existem no mundo 346 milhões de diabéticos, e mais de 80% deles estão nos países de baixa a média renda *per capita*, categoria na qual o Brasil se enquadra.[31] Desde 1966 é conhecido que uma nutrição inadequada induz alteração na massa de células beta do pâncreas; entretanto, o mecanismo envolvido e suas consequências em longo prazo ainda permanecem inconclusivos. Em condições de escassez de nutrientes, o organismo tem que sacrificar o desenvolvimento de alguns tecidos, como, por exemplo, o pâncreas, a fim de proteger outros, como o sistema nervoso. Essa modificação induz algumas consequências, tais como redução da glicólise e alteração dos receptores de insulina.[32]

Estudos epidemiológicos demonstraram que baixo peso ao nascer induzido por restrição nutricional durante a gestação aumenta a probabilidade de aparecimento e desenvolvimento de diabetes e/ou resistência à insulina. Estudos experimentais, em que animais foram submetidos à restrição proteica durante a vida fetal, demonstraram, ao nascimento, uma redução significativa das células endócrinas e da massa pancreática. Estudos adicionais mostraram que, se essa desnutrição for prolongada para o período de lactação, há uma redução de quase 50% na taxa de replicação das ilhotas pancreáticas, prejudicando preferencialmente as células beta.[33]

A redução da massa das células beta do pâncreas pode ser causada por uma perturbação na vascularização do pâncreas. O desenvolvimento dos vasos sanguíneos das ilhotas pancreáticas são muito sensíveis à disponibilidade de proteínas no útero, uma vez que tanto o volume ocupado pelos vasos sanguíneos como o número de vasos são mais baixos em ilhotas de animais submetidos à restrição proteica.[34]

Estudos experimentais, em que a desnutrição foi induzida no período crítico, demonstraram uma adaptação dos tecidos periféricos ao menor teor de insulina até os 3 meses de idade. Com o envelhecimento, efeitos mais robustos da desnutrição são observados, como resistência à insulina aos 15 meses e diabetes aos 17 meses de vida. Outro estudo mostrou também que, aos 18 meses de vida, os animais apresentavam hipertrigliceridemia, além de esteatose hepática. Esses dados sugerem que o prejuízo no início da vida pode ser claramente observado em situações de alta demanda de insulina, tais como obesidade, gravidez e envelhecimento.[34,35]

Doenças cardiovasculares

De acordo com a OMS, as doenças cardiovasculares (DCV) são a principal causa de morte no mundo, estima-se que 17,7 milhões de pessoas morrem por ano em razão das DCV.[36] Dados referentes às mortes no território brasileiro mostraram que, em 2014, as DCV foram responsáveis pelo óbito de mais de 340 mil brasileiros.

O período de suscetibilidade cardíaca, em humanos, ocorre entre a terceira e quinta semana de gestação e, em camundongos, na segunda semana gestacional. Nesse período, um desequilíbrio nutricional pode induzir uma série de adaptações necessárias à sobrevivência, como diminuição na taxa de divisão celular e redistribuição de fluxo sanguíneo, na tentativa de minimizar danos maiores a tecidos essenciais. Estudos clínicos têm demonstrado que fetos que sofrem retardo do crescimento intrauterino desenvolvem hipertrofia ventricular esquerda. Estudo recente verificou que a restrição proteica no período gestacional induz hipertensão na vida adulta, sendo acompanhada por aumento da frequência cardíaca basal. Além dessas modificações, dados experimentais mostraram que a exposição intrauterina a uma dieta hipoproteica prejudicava a recuperação cardíaca após um insulto de isquemia e reperfusão miocárdica. A combinação de hipertensão e hipertrofia cardíaca altera a preferência do cardiomiócito em relação ao substrato energético predominante, aumentando a utilização da glicose e reduzindo a utilização de ácidos graxos.[28]

Estudos em modelos experimentais associando restrição proteica durante a gestação com superalimentação durante a lactação, demonstraram que, quando adultos, esses animais apresentavam aumento da pressão arterial e da frequência cardíaca, em associação com a obesidade. Alguns mecanismos foram sugeridos para explicar o aumento da pressão induzida pela restrição proteica, e um possível mecanismo envolve os glicocorticoides transferidos da mãe para o feto. Quando as gestantes foram tratadas com inibidor da síntese de glicocorticoide, a prole não desenvolveu hipertensão e, além disso, sabe-se que inibição da 11b-hidroxiesteroide desidrogenase resulta em elevação da pressão sanguínea, e já foi demonstrado que a restrição proteica diminui a expressão dessa enzima.[37] Outro mecanismo sugerido para o aumento da pressão arterial está relacionado com a síntese de adiponectinas, leptinas, angiotensina e resistina.[38] Estudos relacionando desnutrição fetal e desenvolvimento da aterosclerose são muito escassos, uma vez que animais utilizados em experimentos não desenvolvem hipercolesterolemia em concentrações elevadas o suficiente para causar essa doença. Entretanto, utilizando animal geneticamente modificado, verifica-se que quando a prole, no período posterior à lactação, recebe dieta aterogênica, os animais apresentam elevada concentração de colesterol e lesões ateroscleróticas severas. Em camundongos geneticamente modificados para o receptor de LDL, a desnutrição fetal seguida por uma dieta aterogênica após a lactação induziu aumento da concentração de colesterol e de lesões ateroscleróticas.[39] Esses dados, em conjunto, mostram que a desnutrição materna resulta em alterações metabólicas, as quais favorecem a aterogênese quando expostas a ambientes favoráveis a esse tipo de patologia.[39]

Corroborando com esses achados, estudo com desnutrição proteica materna durante a gestação e lactação induziu aumento da pressão arterial sistólica, diastólica e média, em modelos experimentais utilizando ratos machos aos 90 dias de vida.[40] Utilizando o mesmo modelo experimental de desnutrição proteica materna, outro estudo que avaliou a prole de ratos machos observou um prejuízo na capacidade fosforilativa da mitocôndria, juntamente com o aumento da produção de espécies reativas de oxigênio (EROs) e peroxidação lipídica, acompanhado com a redução da atividade de enzimas antioxidantes – superóxido dismutase (SOD), catalase (CAT) e glutationa S-transferase (GST) – em conjunto com a diminuição dos níveis de glutationa reduzida (GSH), um importante tiol intracelular.[41] Em estudo avaliando a prole de fêmeas, foi observado que a desnutrição proteica durante a gestação e lactação induz desequilíbrio oxidativo (isto é, mais agentes pró-oxidantes ou menor defesa antioxidante) em coração de fêmeas em idade na qual os níveis de estrogênios estavam reduzidos; sugerindo que os efeitos deletérios da desnutrição durante esses períodos críticos do desenvolvimento podem ser minimizados a depender da ação de hormônios com capacidade de estimular defesas antioxidantes.[42]

O controle do sistema cardiovascular dentro da faixa de normalidade depende de ajustes imediatos resultantes da ação integrada de controles locais, humoral e neural.[43] A regulação neural do sistema cardiovascular se dá por uma interação neuronal no tronco encefálico, especialmente nos núcleos do trato solitário, da região caudal ventrolateral do bulbo (CVLM) e da região rostral ventrolateral do bulbo (RVLM), que constituem a rede neural mais importante para o controle da atividade simpática do sistema cardiovascular.[44] Como possível mecanismo modulador dessa atividade simpática, estudos prévios já mostraram que EROs são capazes de modular a atividade simpática nesses núcleos, sendo o aumento da produção de EROs em sítios-chaves do tronco encefálico um fator chave para patogênese de várias doenças cardiovasculares.[45]

Seguindo essa linha de pesquisa, recentemente a literatura mostrou que a desnutrição proteica materna durante o período da gestação e lactação modula negativamente a função mitocondrial e o equilíbrio oxidativo no tronco encefálico da prole de ratos machos aos 22 e 100 dias de vida.[46,47] Buscando aprofundar os conhecimentos sobre os eventos associados a desnutrição proteica materna durante períodos críticos do desenvolvimento, estudo publicado em 2017 mostrou que fêmeas aos 22 dias de vida, apresentaram uma maior lesão oxidativa no tronco encefálico, ao passo que aos 122 dias de vida, os efeitos da desnutrição foram reduzidos e até revertidos. Esses dados sugerem que os estrogênios podem atuar de modo a estimular as defesas antioxidantes, minimizando os efeitos deletérios da desnutrição durante a gestação e lactação.[48]

Esses dados, em conjunto, sugerem que a desnutrição proteica materna induz efeitos imediatos e duradouros sobre a capacidade oxidativa mitocondrial em tecidos-chaves do controle cardiovascular na prole, e que, a depender do gênero, esses efeitos deletérios são diferentes e parecem ser minimizados no sexo feminino, em faixa etária equivalente a sua fase reprodutiva.

REFERÊNCIAS

1. Metzer DE. Biochemistry – The chemical reaction of living cells. 2.ed. New York: Academic Press; 2001.
2. Nelson DL, Cox MM. Lehninger Princípios de Bioquímica. 6.ed. São Paulo: Sarvier; 2014.
3. Marzzoco A, Torres BB. Bioquímica Básica. 4.ed. Rio de Janeiro: Guanabara Koogan; 2015.
4. Harvey RA, Ferrier DR. Bioquímica Ilustrada. 5.ed. Porto Alegre: Artmed; 2012.
5. Murray R, Granner DK, Mayes PA, Rodwell V. Harper – Bioquímica Ilustrada. 27.ed. Rio de Janeiro: McGraw-Hill; 2007.
6. Kornberg H. Krebs and his trinity of cycles. Nat Rev Mol Cell Biol. 2000 Dec;1(3):225-8.
7. Bennet MJ. The enzymes of mitochondrial fatty acid oxidation. Clin Chim Acta. 1994;226:211-14.
8. Ghisla S. Beta-oxidation of fatty acids. A century of discovery. Eur J Biochem. 2004 Feb;271(3):459-61.
9. Newsholme P, Lima MM, Procopio J, Pithon-Curi TC, Doi SQ, Bazotte RB et al. Glutamine and glutamate as vital metabolites. Braz J Med Biol Res. 2003 Feb;36(2):153-63.
10. Frayn KN. Physiological regulation of macronutrient balance. Int J Obes Relat Metab Disord. 1995 Nov;19(5 Suppl):S4-10.
11. Frayn KN. Non-esterified fatty acid metabolism and postprandial lipaemia. Atherosclerosis. 1998 Dec;141(1 Suppl):S41-6.
12. Frayn KN, Tan GD, Karpe F. Adipose tissue: a key target for diabetes pathophysiology and treatment? Horm Metab Res. 2007 Oct;39(10):739-42.
13. Millward J, Fereday A, Gibson NR, Pacy PJ. Pos-prandial protein metabolism. Baillikre's Clinical Endocrinology and Metabolism. 1996 Oct;10(4):533-49.
14. Saris WH, Asp NG, Björck I, Blaak E, Bornet F, Brouns F, Frayn KN, Fürst P, Riccardi G, Roberfroid M, Vogel M. Functional food science and substrate metabolism. Br J Nutr. 1998 Aug;80(Suppl 1):S47-75
15. Beggs M, Shaw JM, Randle PJ. Longer-term regulation of branched-chain-2-oxoacid dehydrogenase complex studied in rat hepatocytes in culture. Biochem J. 1989 Jan;257(1):271-5.
16. Hardie DG, Ross FA, Hawley SA. AMPK: a nutrient and energy sensor that maintains energy homeostasis. Nat Rev Mol Cell Biol. 2012 Mar 22;13(4):251-62.
17. Nanaumi N, Shimomura Y, Suzuki M. Branched-chain 2-oxoacid dehydrogenase kinase activity is regulated by alteration of protein thiol groups. Biochem Int. 1991 Sep;25(1):137-41.
18. Pizarro-Delgado J, Hernández-Fisac I, Martín-Del-Río R, Tamarit-Rodriguez J. Branched-chain 2-oxoacid transamination increases GABA-shunt metabolism and insulin secretion in isolated islets. Biochem J. 2009 Apr;419(2):359-68.
19. Scislowski PW, Pickard K. The regulation of transaminative flux of methionine in rat liver mitochondria. Arch Biochem Biophys. 1994 Nov;314(2):412-6.
20. Barker DJ. Fetal and infant origins of adult disease. BMJ. 1990 Nov; 301(6771):1111
21. Collins. The limit of human adaptation to starvation. Nat Med. 1995;1:810-4.
22. WHO/FAO. Human vitamin and mineral requirements. Geneva: WHO; 2004.
23. WHO. Guideline development: Effect and Safety of vitamin A supplementation in population. Geneva: WHO; 2009

24. Picciano MF. Nutrient composition of human milk. Pediatr Clin North Am. 2001 Feb;48(1):53-67.
25. Zeisel SH. Is maternal diet supplementation beneficial? Optimal development of infant depends on mother's diet. Am J Clin Nutr. 2009 Feb;89(2):685S-7S.
26. Koletzko B, Cetin I, Brenna JT; Perinatal Lipid Intake Working Group; Child Health Foundation; Diabetic Pregnancy Study Group; European Association of Perinatal Medicine; European Association of Perinatal Medicine; European Society for Clinical Nutrition and Metabolism; European Society for Paediatric Gastroenterology, Hepatology and Nutrition, Committee on Nutrition; International Federation of Placenta Associations; International Society for the Study of Fatty Acids and Lipids. Dietary fat intakes for pregnant and lactating women. Br J Nutr. 2007 Nov;98(5):873-7.
27. WHO. Obesity and overweight. Geneva: WHO; 2012 May; fact sheet n. 311.
28. Remacle C, Bieswal F, Bol V, Reusens B. Developmental programming of adult obesity and cardiovascular disease in rodents by maternal nutrition imbalance. Am J Clin Nutr. 2011 Dec;94(6 Suppl):1846S-52S.
29. Bieswal F, Ahn MT, Reusens B, Holvoet P, Raes M, Rees W et al. The importance of catch-up growth after early malnutrition for the programming of obesity in male rat. Obesity. 2006 Aug;14(8):1330-43.
30. Bol VV, Delattre AI, Reusens B, Raes M, Remacle C. Forced catch-up growth after fetal protein restriction alters the adipose tissue gene expression program leading to obesity in adult mice. Am J Physiol Regul Integr Comp Physiol. 2009 May;297:R291-9.
31. WHO. Diabetes. Geneva: WHO; 2012 September; fact sheet n.312.
32. Remacle C, Dumortier O, Bol V, Goosse K, Romanus P, Theys N et al. Intrauterine programming of the endocrine pancreas. Diab, Obesity & Metab. 2007;9(Suppl. 2):196-209.
33. De Oliveira CA, Latorraca MQ, de Mello MA, Carneiro EM. Mechanisms of insulin secretion in malnutrition: modulation by amino acids in rodent models. Amino Acids. 2011 Apr;40(4):1027-34.
34. Souza de F, Ignácio-Souza LM, Reis SR, Reis MA, Stoppiglia LF, Carneiro EM et al. A low-protein diet during pregnancy alters glucose metabolism and insulin secretion. Cell Biochem Funct. 2012 Mar;30(2):114-21.
35. Zoppi CC, Silveira LR, Oliveira CA, Boschero AC, Curi R, Carneiro EM. Insulin release, peripheral insulin resistance and muscle function in protein malnutrition: a role of tricarboxylic acid cycle anaplerosis. Br J Nutr. 2010 May;103(9):1237-50.
36. WHO. Cardiovascular disease. Noncommunicable diseases country profiles. Geneva: WHO; 2016.
37. Lindsay RS, Lindsay RM, Edwards CR, Seckl JR. Inhibition of 11-beta-hydroxysteroid dehydrogenase in pregnant rats and the programming of blood pressure in the offspring. Hypertension. 1996;27:1200-4.
38. Yiannikouris F, Gupte M, Putnam K, Cassis L. Adipokines and blood pressure control. Curr Opin Nephrol Hypertens. 2010;19:195-200.
39. Bol V, Desjardins F, Reusens B, Balligand JL, Remacle C. Does early mismatched nutrition predispose to hypertension and atherosclerosis, in male mice? PLoS One. 2010 Sep;5(9)e12656:1-11.
40. de Brito Alves JL, Nogueira VO, de Oliveira GB, da Silva GS, Wanderley AG, Leandro CG et al. Short- and long-term effects of a maternal low-protein diet on ventilation, O_2/CO_2 chemoreception and arterial blood pressure in male rat offspring. Br J Nutr. 2014 Feb;111(4):606-15.
41. Nascimento L, Freitas CM, Silva-Filho R, Leite AC, Silva AB, da Silva AI et al. The effect of maternal low-protein diet on the heart of adult offspring: role of mitochondria and oxidative stress. Appl Physiol Nutr Metab. 2014 Aug;39(8):880-7.
42. Braz GRF, Emiliano AS, Sousa SM, Pedroza AAS, Santana DF, Fernandes MP et al. Maternal low-protein diet in female rat heart: possible protective effect of estradiol. J Dev Orig Health Dis. 2017 Jun;8(3):322-330.
43. Spyer KM. Neural organization and control of the baroreceptor reflex. Rev Physiol Biochem Pharmacol. 1981;88:24-124.
44. Guyenet PG. The sympathetic control of blood pressure. Nat Rev Neurosci. 2006 May;7(5):335-46.
45. Fisher JP, Young CN, Fadel PJ. Central sympathetic overactivity: maladies and mechanisms. Auton Neurosci. 2009 Jun 15;148(1-2):5-15.
46. Ferreira DS, Liu Y, Fernandes MP, Lagranha CJ. Perinatal low-protein diet alters brainstem antioxidant metabolism in adult offspring. Nutr Neurosci. 2016 Oct;19(8):369-375.
47. Ferreira DJS, da Silva Pedroza AA, Braz GRF, da Silva-Filho RC, Lima TA, Fernandes MP et al. Mitochondrial bioenergetics and oxidative status disruption in brainstem of weaned rats: Immediate response to maternal protein restriction. Brain Res. 2016 Jul 1;1642:553-561.
48. de Sousa SM, Braz GRF, Freitas CM, de Santana DF, Sellitti DF, Fernandes MP et al. Oxidative injuries induced by maternal low-protein diet in female brainstem. Nutr Neurosci. 2017 May;11:1-9.

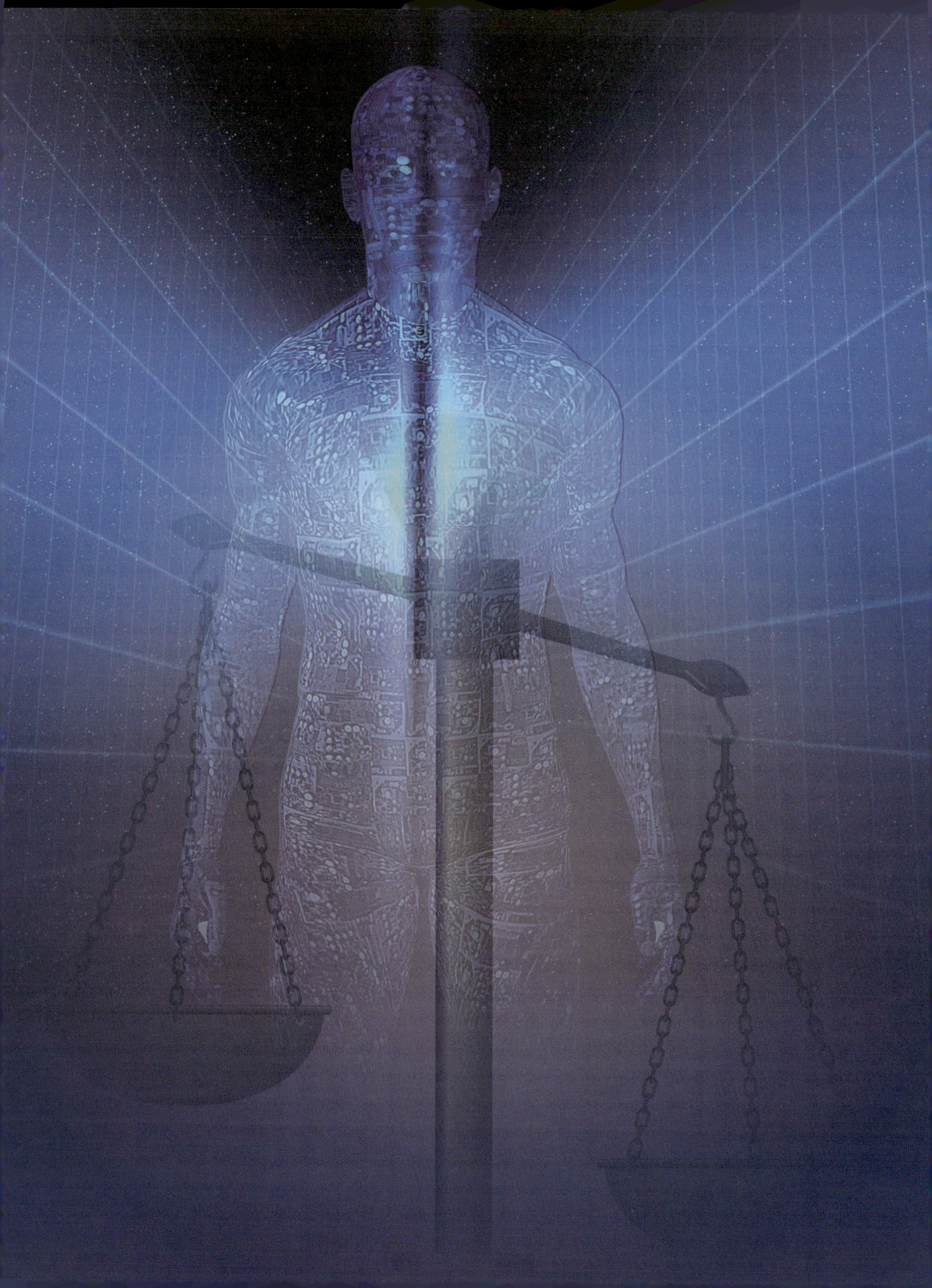

capítulo 10

Fluxo de Metabólitos e Balanço Energético: Acúmulo e Depleção de Substratos

Sandro Massao Hirabara
Camilo Lellis-Santos
Rui Curi

METABOLISMO CELULAR

O metabolismo celular compreende o conjunto de reações químicas que ocorrem na célula. Essas reações são especializadas de acordo com as funções específicas do tipo celular. Os adipócitos, por exemplo, apresentam vias lipogênicas ativas para acúmulo de triacilgliceróis; as hemácias somente utilizam glicose através da via glicolítica anaeróbia, pois não possuem mitocôndrias para oxidação completa de substratos; e os miócitos apresentam via de síntese de proteínas com atividade elevada.

De maneira geral, as reações químicas celulares podem ser classificadas como reações catabólicas ou anabólicas. As primeiras degradam moléculas relativamente maiores e mais complexas em outras menores e mais simples, geralmente liberando energia. A oxidação de glicose e ácidos graxos (formando água e CO_2), a lipólise (conversão de triacilglicerol em ácidos graxos e glicerol) e a glicogenólise (degradação de glicogênio em glicose) são exemplos de reações catabólicas. As vias anabólicas levam à síntese de moléculas mais complexas a partir de outras menores e mais simples, usualmente com gasto de energia. Como exemplo, tem-se a síntese de triacilglicerol a partir de ácidos graxos e glicerol, de glicogênio a partir de glicose e de proteínas a partir de aminoácidos.[1,2]

As vias metabólicas constituem-se de reações químicas, em que um substrato é sequencialmente transformado em um produto, pela ação de enzimas específicas. Algumas reações químicas são facilmente reversíveis, ao passo que outras não. Nesse caso, as enzimas são chamadas de regulatórias ou enzimas-chave, pois determinam o fluxo de substratos através da respectiva via metabólica. Há inúmeros fatores que controlam o fluxo de uma via metabólica, incluindo a concentração dos substratos, intermediários e produtos e a atividade e expressão das enzimas envolvidas que, por sua vez, podem ser moduladas por hormônios e substratos. Nesse sentido, a insulina é o principal hormônio anabólico e anticatabólico, acelerando a atividade de enzimas de vias anabólicas (síntese de proteínas, gorduras e carboidratos) e reduzindo a atividade de enzimas de vias catabólicas (degradação desses mesmos metabólitos). O glucagon, por outro lado, é um hormônio catabólico, agindo sobretudo no fígado, aumentando a produção de glicose por meio da glicogenólise (degradação de glicogênio) e da gliconeogênese (síntese *de novo* de glicose a partir de substratos não glicídicos). Outros hormônios, ainda, podem ser catabólicos para determinada via e anabólicos para outra. Por exemplo, o hormônio do crescimento (GH) possui ação catabólica no tecido adiposo, acelerando a lipólise, e efeito anabólico no músculo esquelético, aumentando a síntese de proteínas.[3]

METABOLISMO ENERGÉTICO E GASTO CALÓRICO

Diversas vias metabólicas são recrutadas para a manutenção das funções vitais das células, mantendo o organismo em constante equilíbrio. Essa manutenção é dependente de energia, gerada a partir da metabolização dos substratos energéticos glicose, ácidos graxos e aminoácidos. O organismo humano consome aproximadamente 360 L de O_2 por dia (0,20 a 0,25 mL/min) para a oxidação desses substratos, com a geração de 2,5 a 3,0 kcal/min. Um indivíduo adulto gasta cerca de 1,0 a 1,2 kcal/min em repouso, aproximadamente 1.440 kcal/dia. Esse gasto energético aumenta de duas a cinco vezes durante atividades cotidianas e domésticas, chegando a ser até 10 vezes maior em exercícios físicos muito intensos. Dessa maneira, considerando um indivíduo adulto, somente com atividades cotidianas (sem exercícios físicos), o gasto energético diário é de aproximadamente 2.300 kcal. Esse gasto possui três componentes principais:

- metabolismo basal (60 a 70%);
- termogênese induzida pela dieta (5 a 15%);
- atividade física espontânea (20% a 30%).

Um adulto com peso de 70 kg possui aproximadamente 9 kg de gordura, 10 kg de proteínas, 450 g de glicogênio e 20 g de glicose no plasma. Respectivamente, carboidratos, proteínas e gorduras representam 1%, 23% e 76% das calorias do organismo. Uma dieta balanceada é composta de cerca de 65 g de gordura, 70 g de proteínas e 370 g de carboidratos. As gorduras fornecem 9,4 kcal/g, proteínas 4,3 kcal/g e carboidratos 4,2 kcal/g, representando 25%, 12% e 63% do gasto calórico diário, respectivamente (Tabela 10.1).

FLUXO DE METABÓLITOS NAS CÉLULAS

As células constantemente sintetizam e degradam moléculas. As vias anabólicas e catabólicas são, respectivamente, responsáveis por esses processos. Os processos catabólicos liberam energia, utilizada parcialmente para produzir ATP, molécula altamente energética necessária para as diversas funções celulares, incluindo contração muscular, atividade de bombas iônicas e secreção de hormônios e citocinas. As células produzem ATP pela oxidação de glicose, ácidos graxos, aminoácidos e corpos cetônicos (Figura 10.1). Os três primeiros substratos (glicose, ácidos graxos e aminoácidos) estão presentes na dieta em grande quantidade (fonte exógena) ou são produzidos no organismo (fonte endógena) através da degradação de glicogênio (glicogenólise), triacilgliceróis (lipólise) e proteínas (proteólise), respectivamente. Os últimos substratos (corpos cetônicos) não estão presentes na dieta, porém, são produzidos endogenamente no fígado, em situações nas quais há aumento da oxidação de ácidos graxos, como no jejum prolongado e *diabete mellitus* não controlado.

Embora uma parte da energia celular seja gerada a partir da glicólise anaeróbia com a utilização de glicose como substrato energético, a maior parte do ATP é produzida pela cadeia de fosforilação oxidativa, que ocorre na membrana mitocondrial interna. De uma forma simplificada, nessa via, elétrons provenientes dos substratos energéticos são transferidos a NADH e $FADH_2$ por vários processos, incluindo glicólise, conversão de piruvato a acetil-CoA, ciclo de Krebs e betaoxidação (Figura 10.2). As moléculas de NADH e $FADH_2$, por sua vez, transportam e transferem os elétrons para os

Tabela 10.1 Contribuição de diferentes substratos energéticos no gasto energético diário de um homem com 70 kg de peso, que executa apenas atividades cotidianas.

Substrato	Gorduras	Proteínas	Carboidratos
Valor calórico (kcal/g)	9,4 kcal/g	4,3 kcal/g	4,2 kcal/g
Consumo diário (g)	65 g	70 g	370 g
Gasto calórico diário (kcal)	611 kcal	301 kcal	1.154 kcal
Gasto energético diário (%)	25%	12%	63%

Fonte: adaptada de Curi, 2009.[3]

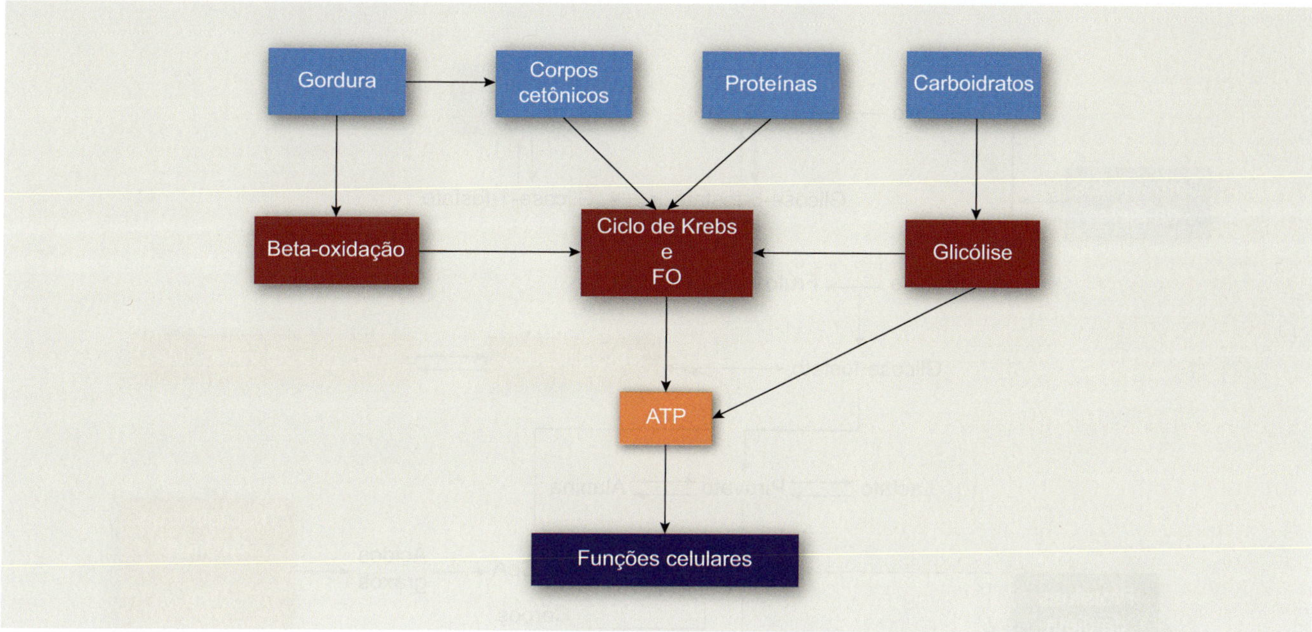

F.O.: Fosforilação Oxidativa.

Figura 10.1 ► Geração de ATP a partir de diferentes substratos energéticos FO (fosforilação oxidativa). (Fonte: adaptada de Curi, 2009).[3]

complexos I e II, respectivamente, da cadeia transportadora de elétrons, ao longo da qual são sequencialmente transferidos até o complexo IV, onde ocorre a redução do O_2 à H_2O. Nessa transferência de elétrons, ocorre liberação de energia, que é parcialmente utilizada para bombear prótons da matriz mitocondrial para o espaço intermembranoso, gerando, assim, um gradiente eletroquímico (ΔH^+). Finalmente, a energia desse gradiente é parcialmente usada (cerca de 30%) para a fosforilação do ADP em ATP. Grande parte da energia liberada nessa cadeia de reações produz calor, importante para a manutenção da temperatura do corpo. Ainda assim, a cadeia de fosforilação oxidativa é muito mais eficiente que a glicólise anaeróbia para a produção de ATP.[1]

Transporte dos substratos energéticos para o interior das células

Os substratos energéticos entram nas células por mecanismos distintos. A membrana plasmática é composta sobretudo por fosfolipídeos e, portanto, possui característica hidrofóbica e lipossolúvel (permite a passagem de substratos hidrofóbicos livremente) e constitui uma barreira para substratos hidrofílicos. Assim, os ácidos graxos e corpos cetônicos (acetoacetato e beta-hidroxibutirato) atravessam rapidamente a membrana plasmática, sem o requerimento de transportadores ou canais. Entretanto, várias proteínas ligantes de ácidos graxos facilitam ou favorecem o transporte desses metabólitos através da membrana plasmática, dentre elas as proteínas ligantes de ácidos graxos (FABP), transportador de ácido graxo (FAT), proteínas transportadoras de ácidos graxos (FATP) e proteínas ligantes de Acil-CoA (ACBP).[4]

Os aminoácidos e a glicose, por outro lado, são substratos hidrofílicos e, portanto, não atravessam a membrana plasmática sem a presença de transportadores. Esses compreendem proteínas específicas que permitem a passagem de metabólitos de um lado da membrana para o outro. Os transportadores de aminoácidos são estruturalmente semelhantes e estão envolvidos na passagem de grupos de aminoácidos com características estruturais parecidas. A passagem de glicose pela membrana plasmática é realizada por proteínas denominadas "transportadores de glicose" (GLUTs), as quais permitem o transporte de glicose por difusão facilitada. Existem várias isoformas de GLUTs que estão distribuídas diferentemente, conforme o tecido. O GLUT-1 é responsável pela captação basal de glicose, sendo constitutivamente expresso em todas as células; o GLUT-2 é expresso no fígado, rim (células tubulares) e ilhotas pancreáticas; o GLUT-3 no sistema nervoso central (SNC); o GLUT-4 na musculatura esquelética, coração e tecido adiposo branco; e o GLUT-5 no intestino delgado (enterócitos). A função dos GLUTs nas células está relacionada com a cinética de transporte de glicose. A concentração de glicose para atingir 50% do seu transporte máximo pelo GLUT é definida pela constante de Michaelis-Menten (K_m). GLUT-1 e -5 apresentam K_m de 1 mM a 2 mM, GLUT-

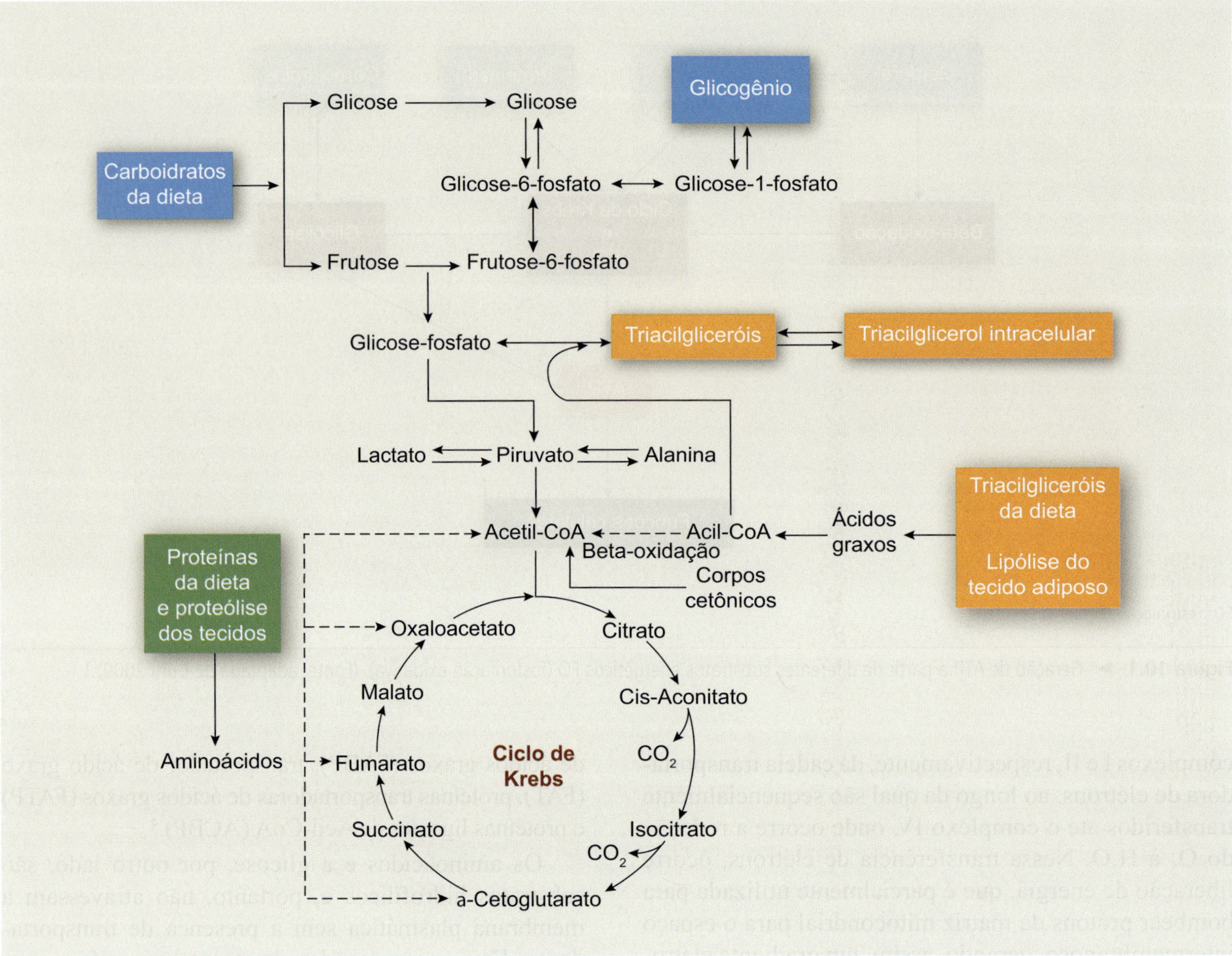

Figura 10.2 ► Principais vias de metabolização em comum de glicose, aminoácidos e ácidos graxos. (Fonte: adaptada de Curi, 2009).[3]

2 de 12 mM a 20 mM, GLUT-3 de 1 mM e GLUT-4 de 5 mM. É interessante notar que o GLUT-5 transporta sobretudo frutose em vez de glicose. Normalmente, a glicemia é de 5 mM, o que significa que os GLUTs com K_m próximo ou menor que esse valor (todos, exceto o GLUT-2) apresentam atividade máxima no transporte de glicose. O GLUT-2, por sua vez, possui K_m maior que 5 (12 mM a 20 mM), o que significa que esse transportador está funcionando bem abaixo de sua capacidade máxima. Isso é importante para a função de células que respondem a variações da glicemia, como os hepatócitos e as células beta pancreáticas, que têm funções importantes na manutenção da glicemia. Os hepatócitos auxiliam nessa manutenção consumindo ou liberando glicose, ao passo que as células beta pancreáticas o fazem por meio da secreção de maior ou menor quantidade de insulina.

FLUXO DE METABÓLITOS NO ESTADO ALIMENTADO

No estado alimentado, a grande oferta de substratos energéticos favorece sua deposição nos diversos tecidos e células do organismo. Após a digestão e absorção, parte da glicose é utilizada para geração de energia e outra é armazenada sobretudo no fígado e na musculatura esquelética como glicogênio. Em muitos casos, faz-se necessário investigar não somente as concentrações de determinado substrato em um momento específico, mas também analisar a dinâmica da transformação desses substratos pelo organismo. Os testes de tolerância à glicose, insulina e triglicerídeos são apresentados na Figura 10.3. O tecido adiposo também utiliza glicose para a síntese de ácidos graxos, os quais, por sua vez, são utilizados para a lipogênese (produção de triacilglicerol) nesse tecido.

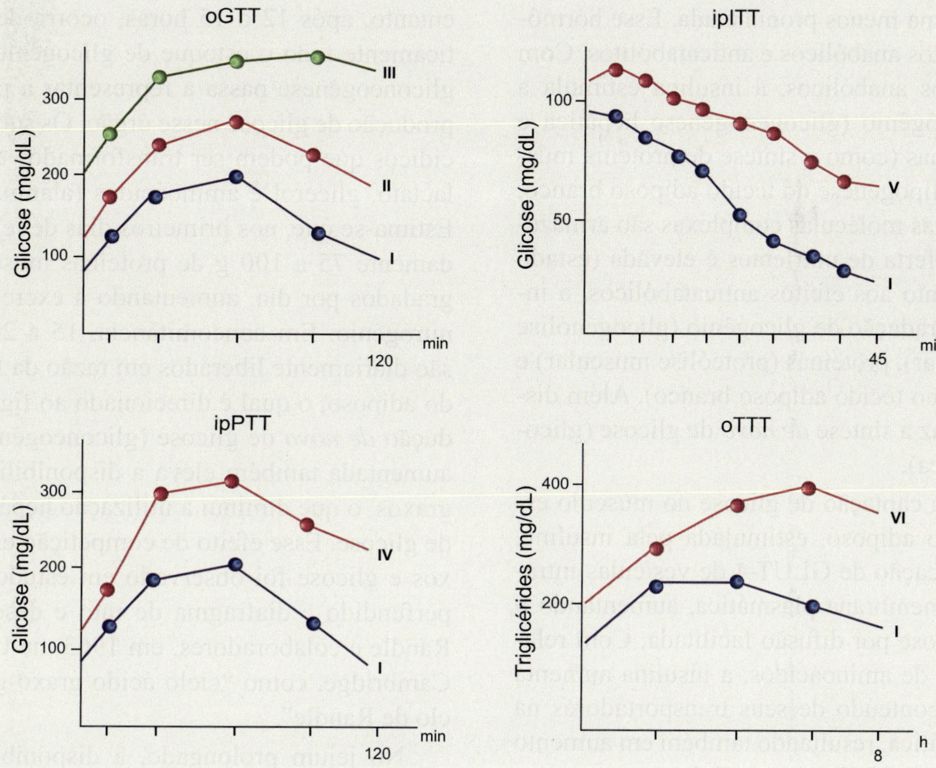

Figura 10.3 ▶ Testes de tolerâncias. No oGTT (teste oral de tolerância à glicose), os indivíduos recebem oralmente dose elevada de glicose e a glicemia é analisada antes e em alguns momentos até duas horas após o desafio com o carboidrato. No ipITT (teste intraperitoneal de tolerância à insulina), os animais são injetados com insulina por via intraperitoneal e a glicemia é analisada antes e em alguns momentos até 45 a 60 minutos após a injeção. No ipPTT (teste intraperitoneal de tolerância ao piruvato), os animais são injetados com piruvato por via intraperitoneal e a glicemia é analisada antes e em alguns momentos até duas horas após o desafio com o metabólito. No oTTT (teste oral de tolerância aos triglicérides), os animais recebem solução concentrada de lipídeos por gavagem e amostras de plasma são coletadas antes e a cada duas horas por oito horas após o desafio para dosagem de triglicérides. Em todos os testes, os indivíduos estão sujeitos previamente em jejum. Indivíduo saudável (**I**); indivíduo intolerante à glicose (**II**); indivíduo diabético (**III** e **VI**); indivíduo resistente à insulina (**IV** e **V**).

A glicose é substrato energético fundamental para vários outros tecidos, sobretudo aqueles que somente a utilizam como fonte de ATP, incluindo o SNC, hemácias e medula renal. Os ácidos graxos de cadeia longa da dieta (16 ou mais carbonos) são digeridos, absorvidos e resterificados em triacilgliceróis, os quais são incorporados em lipoproteínas específicas, os quilomícrons, pelos enterócitos. Os quilomícrons são então liberados na linfa e, posteriormente, alcançam a circulação sistêmica. Ao alcançar o tecido adiposo, os quilomícrons sofrem ação da lipase de lipoproteínas, enzima presente na membrana luminal das células endoteliais, liberando os ácidos graxos que são novamente esterificados em triacilgliceróis nas células adiposas. Ácidos graxos de cadeia curta (dois a quatro carbonos) e média (seis a 14 carbonos) da dieta, por outro lado, são digeridos e transferidos diretamente para a circulação, onde alcançam o fígado, sendo rapidamente oxidados. Grande parte dos aminoácidos provenientes da dieta é utilizada para a reposição de proteínas, que são normalmente degradadas em todas as células. Contudo, uma pequena parte é utilizada para a geração de energia, principalmente no fígado.

Regulação hormonal do fluxo de metabólitos durante o estado alimentado

No período pós-prandial, o aumento na glicemia é o estímulo mais importante para a secreção de insulina pelas células beta pancreáticas. Outros substratos absorvidos, incluindo diversos aminoácidos (arginina, leucina, isoleucina, valina, glutamina e alanina) e ácidos graxos de cadeia longa, também elevam a secreção de insulina de forma menos pronunciada. Esse hormônio apresenta efeitos anabólicos e anticatabólitos. Com relação aos efeitos anabólicos, a insulina estimula a produção de glicogênio (glicogenogênese hepática e muscular), proteínas (como a síntese de proteína muscular) e lipídeos (lipogênese no tecido adiposo branco, por exemplo). Essas moléculas complexas são armazenadas quando a oferta de nutrientes é elevada (estado alimentado). Quanto aos efeitos anticatabólicos, a insulina inibe a degradação de glicogênio (glicogenólise hepática e muscular), proteínas (proteólise muscular) e lipídeos (lipólise no tecido adiposo branco). Além disso, a insulina reduz a síntese *de novo* de glicose (gliconeogênese hepática).

O aumento na captação de glicose no músculo esquelético e tecido adiposo, estimulada pela insulina, envolve a translocação de GLUT-4 de vesículas intracelulares para a membrana plasmática, aumentando o transporte de glicose por difusão facilitada. Com relação ao transporte de aminoácidos, a insulina aumenta a expressão e o conteúdo de seus transportadores na membrana plasmática, resultando também em aumento na entrada desses metabólitos nas células.

FLUXO DE METABÓLITOS DURANTE O JEJUM

Ao contrário do estado alimentado, no jejum, os substratos energéticos não são obtidos pela ingestão alimentar. Nessa condição, as células dependem única e exclusivamente de substratos endógenos (armazenados ou sintetizados *de novo*) para a manutenção da glicemia, sobretudo para o SNC, hemácias, medula renal e retina, cujas células utilizam somente glicose como fonte de ATP. Assim, a mobilização das reservas endógenas de glicose (glicogênio) e a síntese *de novo* de glicose (gliconeogênese) são processos fundamentais para a manutenção da glicemia durante o jejum. A lipólise no tecido adiposo libera ácidos graxos livres (AGL) e glicerol a partir dos triacilgliceróis. Os primeiros (AGL) são importantes para manter a disponibilidade desses substratos energéticos para outras células, incluindo células musculares esqueléticas e cardíacas. O segundo (glicerol) é um importante substrato gliconeogênico. A proteólise muscular, por sua vez, libera aminoácidos, os quais também podem ser utilizados como substratos energéticos no organismo. De aproximadamente 10 kg de proteínas que o corpo humano apresenta, cerca de 6 kg podem sofrer metabolização. A mobilização de proteínas torna-se mais intensa em estados catabólicos, como no jejum prolongado e na caquexia.

Inicialmente, no jejum, ocorre aumento na produção hepática de glicose por meio da glicogenólise. No entanto, após 12 a 15 horas, ocorre depleção de praticamente todo o estoque de glicogênio no fígado e a gliconeogênese passa a representar a principal via de produção de glicose nesse órgão. Os substratos não glicídicos que podem ser transformados em glicose são: lactato, glicerol e aminoácidos (alanina e glutamina). Estima-se que, nos primeiros dias de jejum, aproximadamente 75 a 100 g de proteínas musculares são degradados por dia, aumentando a excreção urinária de nitrogênio. Em concomitância, 15 a 20 g de glicerol são diariamente liberados em razão da lipólise no tecido adiposo, o qual é direcionado ao fígado para a produção *de novo* de glicose (gliconeogênese). A lipólise aumentada também eleva a disponibilidade de ácidos graxos, o que diminui a utilização hepática e muscular de glicose. Esse efeito de competição entre ácidos graxos e glicose foi observado em estudos com coração perfundido e diafragma de rato e descrito por Philip Randle e colaboradores, em 1963, na Universidade de Cambridge, como “ciclo ácido graxo-glicose” ou “ciclo de Randle”.

No jejum prolongado, a disponibilidade elevada de ácidos graxos para o fígado resulta na produção de grandes quantidades de acetil-CoA através da via de betaoxidação. O excesso desse metabólito é condensado, formando corpos cetônicos (acetoacetato e beta-hidroxibutirato), os quais são liberados para o sangue. O beta-hidroxibutirato é mais estável, sendo sua concentração mais elevada no plasma. A concentração de corpos cetônicos pode aumentar em até 800 vezes, passando de 0,01 mM no estado alimentado para 8 mM no jejum prolongado. Essa grande elevação é particularmente importante para induzir a expressão da beta-hidroxibutirato desidrogenase no SNC. Em função disso, esse sistema passa a utilizar sobretudo corpos cetônicos como substratos energéticos, diminuindo a utilização de glicose. Consequentemente, ocorre menor quebra de proteínas, pois a demanda de aminoácidos para a gliconeogênese diminui. Essa condição pode se prolongar por vários dias ou meses, até uma redução acentuada dos estoques de gordura do organismo. Quando isso ocorre, a atividade lipolítica fica reduzida e os ácidos graxos já não representam os principais substratos energéticos às células e substratos cetogênicos ao fígado. Nesse estado metabólico, os aminoácidos e a glicose são os substratos energéticos disponíveis mais importantes, sendo as proteínas musculares intensamente degradadas para manter as necessidades energéticas e a gliconeogênese.

Regulação hormonal do fluxo de metabólitos durante o jejum

Durante o jejum, a secreção de insulina é reduzida em decorrência da diminuição da glicemia e da ação do sistema nervoso simpático, que libera noradrenalina. Essa age via receptores alfa-2-adrenérgicos, reduzindo a concentração de AMPc nas células beta pancreáticas e, consequentemente, a liberação de insulina.

Em adição à redução na secreção de insulina, ocorre aumento na secreção de diversos hormônios contrarreguladores da ação da insulina, incluindo glucagon, adrenalina, cortisol e GH. Os três primeiros agem em conjunto ativando diversas vias catabólicas, como glicogenólise, proteólise e lipólise, ao passo que o GH ativa a lipólise no tecido adiposo, mas estimula a síntese de proteínas no músculo esquelético. O glucagon, produzido pelas células beta pancreáticas, estimula a glicogenólise hepática. A adrenalina, produzida na medula adrenal, estimula a glicogenólise hepática e muscular e a lipólise no tecido adiposo branco. O cortisol, produzido pelo córtex da adrenal, ativa a proteólise muscular e a lipólise no tecido adiposo branco. Esses hormônios contrarreguladores da ação da insulina apresentam efeito sinérgico no aumento da glicemia.

ADAPTAÇÕES METABÓLICAS PARA A MANUTENÇÃO DA GLICEMIA

O suprimento de glicose para que as células possam realizar suas funções deve ser contínuo, pois alguns tecidos são exclusivamente dependentes dessa substância como substrato energético. Esses tecidos participam de processos essenciais para a homeostase do organismo, tais como interação com o meio e controle interno exercido pelo SNC, transporte de gases pelas hemácias, controle hidroeletrolítico e metabólico pelo tecido renal, captação de informações do meio pela retina e propagação da espécie pelo tecido epitelial germinativo. Em razão da dependência desses tecidos, sobretudo o SNC, o processo evolutivo selecionou a glicose como um substrato energético de fácil aquisição e adaptou o organismo para mobilizá-la de maneira dinâmica, rápida e eficiente. Para se ter uma ideia, o tecido nervoso sozinho utiliza cerca de 120 g de glicose por dia. Um homem adulto de 70 kg, que possui cerca de 2,5 L de plasma com uma concentração de glicose de 100 mg por 100 mL, apresenta um total de 2,5 g de glicose livre no organismo (sem considerar o interstício). Se o tecido nervoso consome 5 g de glicose por hora e se desconsiderarmos todas as outras células do organismo que também utilizam esse substrato, a quantidade de glicose do plasma seria suficiente para manter o SNC funcionando normalmente por apenas 30 minutos. No entanto, a concentração plasmática de glicose (glicemia) é mantida constante numa faixa de 70 a 100 mg/dL, aproximadamente 5,6 mmols por litro. Para que isso ocorra, os tecidos estão sujeitos à ação de diversos hormônios e neurotransmissores, os quais ativam ou inibem vias metabólicas, permitindo o fluxo de glicose e outros substratos energéticos entre os órgãos do organismo.

Órgãos envolvidos na manutenção da glicemia

Como discutido anteriormente, no estado alimentado, o pâncreas participa no acúmulo de substratos ao produzir insulina, em resposta à elevação da glicemia, que promove a captação de glicose e outros substratos em diversos tecidos. O aumento na concentração de glicose no sangue é o principal estímulo para o acúmulo desse substrato pelo fígado na forma de glicogênio. A seguir, estão descritos os mecanismos envolvidos na manutenção da glicemia durante o período entre refeições, jejum e atividade física, em que há uma demanda para a utilização dos estoques de metabólitos do organismo.

A produção hepática de glicose ocorre a partir da glicogenólise e da gliconeogênese. A gliconeogênese renal também exerce função importante na produção de glicose em situações nas quais há redução do pH. A elevação na concentração de íons H^+ no plasma aumenta a expressão e atividade de enzimas importantes da gliconeogênese renal, como a fosfoenolpiruvato carboxiquinase (PEPCK). Como os músculos esqueléticos representam cerca de 40 a 50% da massa total do organismo, o aumento na utilização de glicose por esse tecido provoca redução considerável na concentração plasmática desse metabólito. Em contrapartida, esse tecido pode favorecer a manutenção da glicemia ao reduzir a captação de glicose, aumentando a liberação de aminoácidos, como alanina e glutamina, por meio da proteólise, para o sangue. Esses aminoácidos são convertidos em glicose no fígado e rins. O aumento na oferta de metabólitos energéticos alternativos, sobretudo ácidos graxos, reduz a necessidade de consumo de glicose pelo músculo. Por meio da lipólise, o tecido adiposo fornece esses substratos para o consumo de outros tecidos, além de glicerol para gliconeogênese hepática.

Mecanismos envolvidos na manutenção da glicemia

Os precursores para a síntese *de novo* de glicose no fígado (gliconeogênese hepática) incluem: glicerol (produto da lipólise no tecido adiposo branco), alanina e glutamina (produtos da proteólise no músculo esquelético) e lactato (produto do metabolismo anaeróbio em células como as hemácias e tecidos como o músculo esquelético branco, principalmente) (Figura 10.4). A atividade dessa via metabólica é regulada pela oferta dos precursores. No entanto, os metabólitos da gliconeogênese são os mesmos da via glicolítica, já que ela tem sentido inverso à primeira, de modo que a direção do fluxo para uma ou outra via depende da concentração dos intermediários dessas e, principalmente, da atividade das enzimas-chave, controlada por ações específicas dos hormônios nos diferentes órgãos. Na via glicolítica, são três as enzimas-chave que promovem a conversão da glicose em piruvato. A glicose é fosforilada a glicose-6-fosfato (G6P) no fígado por ação da glicoquinase (GK), a qual é convertida em frutose-6-fosfato pela isomerase e, sequencialmente, em frutose difosfato (FDP) pela fosfofrutoquinase (FFK). A FDP segue por várias reações até gerar fosfoenolpiruvato (PEP) que é convertido em piruvato pela piruvato quinase (PK). A gliconeogênese hepática ocorre em três etapas de direção inversa, em que o piruvato proveniente de ambos, lactato e alanina, é convertido em PEP pela PEPCK. Esse é convertido em glicerol-fosfato que, em seguida, produz FDP. A FDP gera frutose-6-fosfato por ação da frutose difosfatase (FDPase), a qual é convertida em G6P. A G6P é convertida em glicose livre pela glicose-6-fosfatase (G6Pase). PEPCK, FDPase e G6Pase são as enzimas-chave da gliconeogênese (Figura 10.4). A atividade das enzimas-chave da gliconeogênese é estimulada por cortisol, glucagon, adrenalina e GH, e inibida por insulina. O ciclo de Cori, também denominado "ciclo glicose-lactato", é exemplo de direcionamento de vias de acordo com o substrato e o território de conversão. O piruvato é metabólito comum de lactato e alanina na via de conversão destes em glicose pela gliconeogênese hepática. O lactato proveniente dos sítios periféricos (sobretudo hemácias e músculo esquelético), a partir da metabolização da glicose, é convertido novamente em glicose no fígado. O ciclo alanina-glicose também tem importante participação na manutenção da glicemia. A alanina produzida e liberada pelo músculo esquelético é convertida em glicose no fígado pela gliconeogênese (Figura 10.5).

A glicose também pode ser sintetizada no rim a partir da glutamina. No entanto, a gliconeogênese renal é bastante ativa somente em condições de pH ácido, pois as enzimas gliconeogênicas renais são ativadas após acentuada redução do pH, conforme citado anteriormente. Em condições de acidose metabólica, como ocorre no exercício intenso, pela produção aumentada de lactato e CO_2, e no jejum prolongado, quando a produção dos corpos cetônicos aumenta muito, a estabilidade do RNAm da enzima-chave PEPCK aumenta, permitindo maior síntese proteica e consequente maior atividade enzimática. O alfacetoglutarato (também chamado de oxoglutarato) é o principal substrato para a gliconeogênese renal, sendo gerado pela metabolização da glutamina. A glutamina produzida no músculo esquelético é desaminada pela glutaminase dependente de fosfato no rim, gerando glutamato e amônia (NH_3). O glutamato forma o alfacetoglutarato e amônia. O alfacetoglutarato é convertido em glicose pela gliconeogênese e a amônia reage com os íons hidrogênio e forma sal de amônio (NH_4^+), que é eliminado na urina.

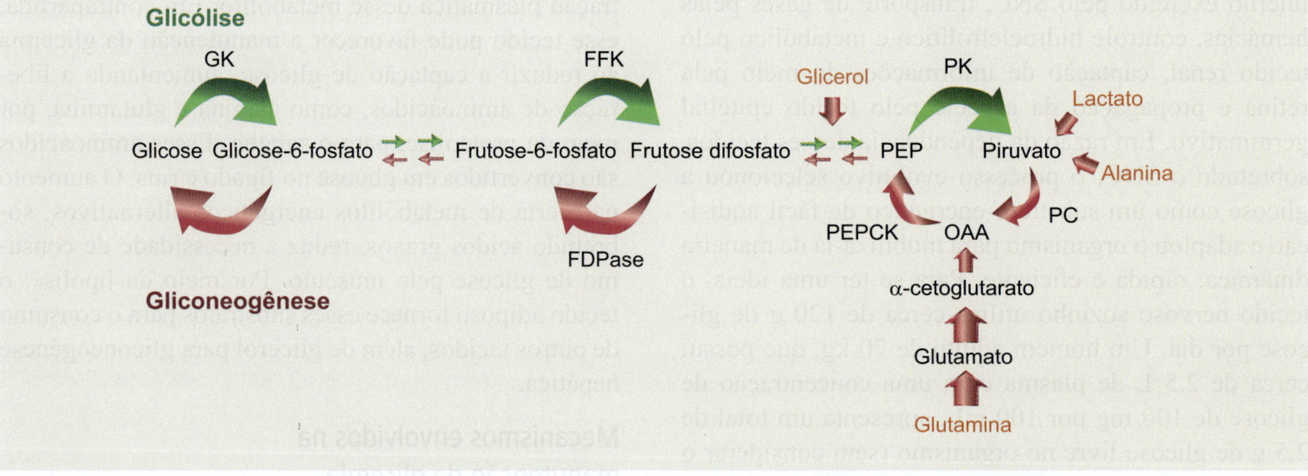

FDPase: frutose-difosfatase; FFK: fosfofrutoquinase; GK: glicoquinase; OAA: oxaloacetato; PC: piruvato carboxilase; PEP: fosfoenolpiruvato; PK: piruvato quinase.

Figura 10.4 ► Enzimas e substratos glicolíticos (em verde) e gliconeogênicos (em vermelho). (Fonte: adaptada de Curi, 2009).[3]

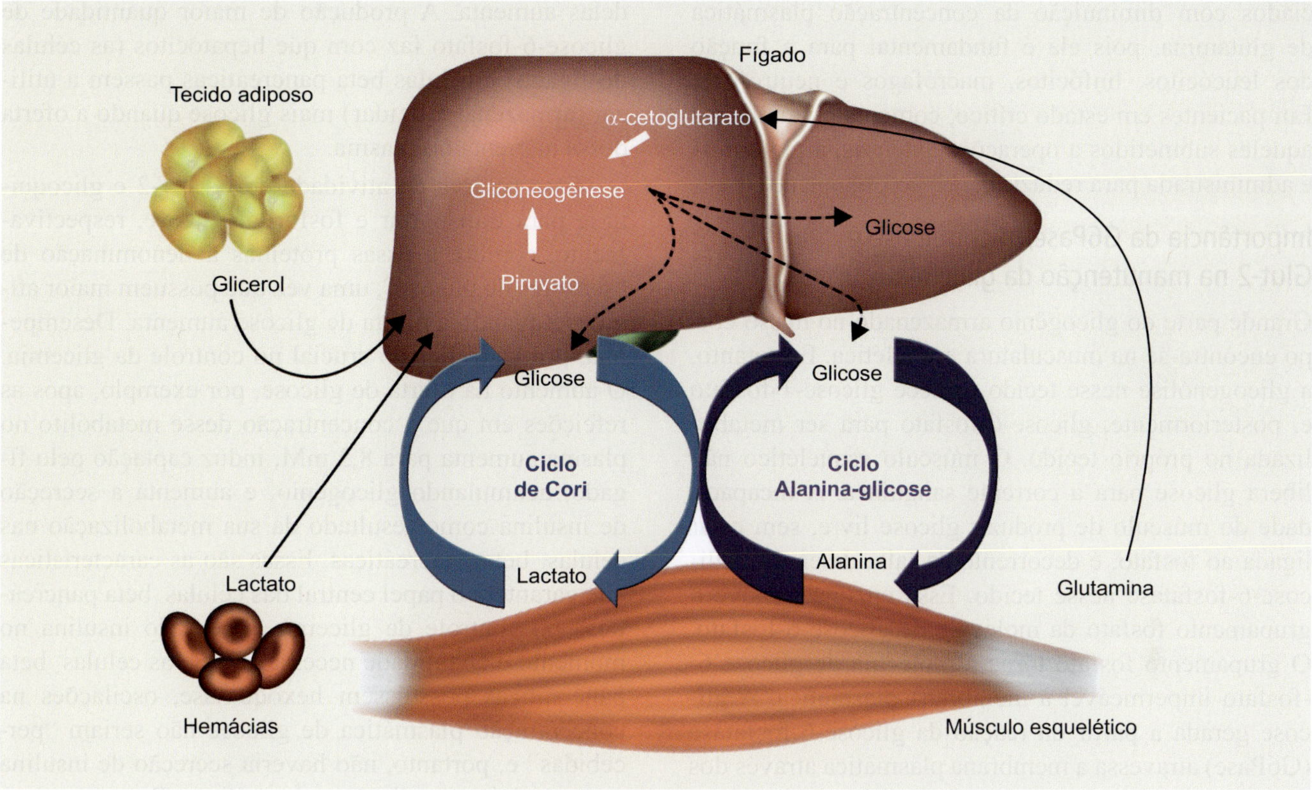

Figura 10.5 ► Principais tecidos, substratos e vias envolvidos na manutenção da glicemia. (Fonte: adaptada de Curi 2009).[3]

Dessa forma, a metabolização de glutamina pelo rim, além de fornecer glicose, contribui para o equilíbrio ácido-base.

A glutamina e a alanina são os principais substratos para a gliconeogênese provenientes das proteínas, sendo o músculo esquelético o principal fornecedor desses aminoácidos. Isso ocorre em função da taxa elevada de degradação de proteínas (proteólise muscular) que é estimulada por cálcio e hormônios como o cortisol e hormônios tireoidianos e ausência de insulina. Grande parte dos aminoácidos, como a leucina, isoleucina e valina, é metabolizada no próprio tecido muscular, gerando metabólitos para o ciclo de Krebs e grande quantidade de amônia. Como essa última é tóxica no tecido muscular, é conjugada com metabólitos da glicose e, então, liberados na corrente sanguínea. A amônia é conjugada com piruvato, formando alanina, e com alfacetoglutarato, formando glutamato, que depois recebe mais uma molécula de amônia, produzindo glutamina. A glutamina também é produzida e liberada no pulmão e fígado, sendo utilizada pelo rim, intestino, leucócitos (linfócitos, macrófagos e neutrófilos) e pelo sistema nervoso. Há evidência de que também o tecido adiposo pode produzir e utilizar glutamina. O fígado utiliza glutamina quando a oferta de amônia é baixa e produz esse aminoácido quando há mais amônia disponível.

A glutamina é o aminoácido mais abundante do organismo, com uma concentração no sangue de cerca de 0,6 a 1 mM. A glutamina proveniente da digestão dos alimentos não atinge a corrente sanguínea, pois é completamente consumida pelas células do epitélio intestinal. Nos enterócitos, a glutamina é utilizada como precursora de bases púricas e pirimídicas, componentes das moléculas de DNA e RNA. Os enterócitos apresentam alta capacidade proliferativa e a glutamina é consumida para a geração das células-filhas. Da mesma forma, as células neoplásicas de pacientes utilizam intensamente a glutamina para se proliferar. Como a demanda por glutamina é aumentada, a proteólise muscular é intensificada, gerando perda significativa da massa muscular. Em condições nas quais não há fornecimento de glutamina pela dieta, a proteólise muscular também é intensificada, já que esse aminoácido é retirado do sangue para manter a capacidade proliferativa do epitélio intestinal. Além de ser precursora de glicose no fígado e rim, a glutamina é precursora importante de neurotransmissores no SNC, formando glutamato e aspartato. É também utilizada pelo tecido adiposo e células endoteliais dos vasos sanguíneos. O aumento e agravamento de infecções muitas vezes estão associados com diminuição da concentração plasmática de glutamina, pois ela é fundamental para a função dos leucócitos, linfócitos, macrófagos e neutrófilos. Em pacientes em estado crítico, como os queimados e aqueles submetidos a operações extensas, a glutamina é administrada para reduzir danos ao organismo.

Importância da G6Pase, glicoquinase e Glut-2 na manutenção da glicemia

Grande parte do glicogênio armazenado no nosso corpo encontra-se na musculatura esquelética. Entretanto, a glicogenólise nesse tecido fornece glicose-1-fosfato e, posteriormente, glicose-6-fosfato para ser metabolizada no próprio tecido. O músculo esquelético não libera glicose para a corrente sanguínea. A incapacidade do músculo de produzir glicose livre, sem estar ligada ao fosfato, é decorrente da falta da enzima glicose-6-fosfatase nesse tecido. Essa enzima remove o grupamento fosfato da molécula de glicose-6-fosfato. O grupamento fosfato torna a molécula de glicose-6--fosfato impermeável à membrana plasmática. A glicose gerada a partir da reação da glicose-6-fosfatase (G6Pase) atravessa a membrana plasmática através dos GLUTs, indo para o sangue. A G6Pase é encontrada somente no fígado e tecido renal. Portanto, apenas esses dois órgãos podem fornecer glicose ao sangue e manter a glicemia constante.

Como discutido anteriormente, GLUT-1/3/4 e GLUT-2 transportam o mesmo metabólito: a glicose. Entretanto, apresentam Km bem distintos, já que as primeiras possuem Km de 1 a 5 mM enquanto o GLUT2 apresenta Km 5 vezes maior, o que significa que GLUT-1/3/4 possuem atividade máxima ou próxima da máxima em condições fisiológicas e que o GLUT-2 está funcionando bem abaixo de sua capacidade máxima. De forma similar, a hexoquinase e a glicoquinase catalisam a mesma reação, a conversão de glicose em glicose-6-fosfato. É importante ressaltar que a glicose precisa ser fosforilada para ser metabolizada. A hexoquinase é encontrada em todos os tecidos, ao passo que a glicoquinase está presente apenas no fígado e nas ilhotas pancreáticas. A hexoquinase apresenta Km de 0,1 mM, sendo o Km da glicoquinase aproximadamente de 10 mM. Assim, na concentração fisiológica de glicose (5 mM), a hexoquinase está na sua atividade máxima. Nessas mesmas condições, a atividade da glicoquinase é cerca de metade daquela observada quando o valor do Km é atingido. Há, portanto, muito o que aumentar na atividade da glicoquinase em função da oferta de maior quantidade de glicose. Dessa maneira, o fígado e as ilhotas pancreáticas podem fosforilar mais glicose quando a glicemia delas aumenta. A produção de maior quantidade de glicose-6-fosfato faz com que hepatócitos (as células do fígado) e células beta pancreáticas passem a utilizar (armazenar e oxidar) mais glicose quando a oferta dessa aumenta no plasma.

Essa reserva de atividade do GLUT-2 e glicoquinase para transportar e fosforilar glicose, respectivamente, confere a essas proteínas a denominação de "sensores de glicose", uma vez que possuem maior atividade quando a oferta de glicose aumenta. Desempenha, portanto, função crucial no controle da glicemia. O aumento na oferta de glicose, por exemplo, após as refeições em que a concentração desse metabólito no plasma aumenta para 8,3 mM, induz captação pelo fígado, acumulando glicogênio, e aumenta a secreção de insulina como resultado da sua metabolização nas células beta pancreáticas. Essas são as características que garantem o papel central das células beta pancreáticas no controle da glicemia, liberando insulina no momento e quantidade necessários. Se as células beta pancreáticas possuissem hexoquinase, oscilações na concentração plasmática de glicose não seriam "percebidas" e, portanto, não haveria secreção de insulina para corrigir as variações plasmáticas. Por sua vez, o fígado atua como um glicostato (uma analogia ao termostato no controle da temperatura) do organismo, pois capta mais glicose quando a oferta é alta e a libera quando ocorre redução da glicemia.

MECANISMOS ENVOLVIDOS NO FLUXO DE SUBSTRATOS ENERGÉTICOS EM ESTADOS FISIOPATOLÓGICOS

Em um paciente diabético não tratado, especialmente o diabético do tipo 1, ocorre um estado de depleção metabólica intensa decorrente da ausência do principal hormônio anabólico, a insulina. Se há baixa concentração plasmática de insulina, as vias metabólicas de acúmulo estão com atividade baixa e as de depleção estão mais suscetíveis às ações dos hormônios contrarreguladores.

Na ausência de insulina, não há translocação das vesículas contendo GLUT-4 para a membrana plasmática das células musculares e adiposas e, portanto, a captação de glicose por esse transportador é reduzida. No músculo e especialmente no fígado, a enzima fosforilase a, que regula a atividade da glicogenólise, deixa de ser inibida pela falta de insulina e passa a ser ainda mais ativada por glucagon e glicocorticoides. Esse aspecto, somado ao fato de que as enzimas glicolíticas (GK, FFK e PK) estão inibidas e as enzimas gliconeogênicas (PEPCK, PDPase e G6Pase) estão ativadas, contribuem para a hiperglicemia observada nos pacientes diabéticos descompensados.

A insulina promove a captação de aminoácidos e inibe a via proteolítica por meio do sistema ATP-proteassoma-ubiquitina. Os glicocorticoides ativam esse sistema, que consiste no endereçamento de proteínas para a degradação em vesículas de proteassoma, após marcação dessas com moléculas de ubiquitina por um complexo de enzimas ligases e ubiquitinases. Conforme mencionado acima, os aminoácidos gerados no músculo esquelético, alanina e glutamina, são substratos para a gliconeogênese hepática e renal. O meio ácido, resultante da produção elevada de corpos cetônicos nos indivíduos diabéticos, é o principal estímulo para o aumento da expressão da PEPCK no rim. A glutamina é o principal substrato para a gliconeogênese renal e sua metabolização gera glicose a partir do alfacetoglutarato e amônia (NH_3), que reage com íons hidrogênio formando sal de amônio (NH_4^+), eliminado na urina. Essa reação exerce função importante no equilíbrio ácido-base e ameniza os efeitos da acidose metabólica no paciente diabético.

Uma característica marcante do indivíduo diabético sem tratamento é o emagrecimento, que revela aumento expressivo do catabolismo de lipídeos no organismo. Com a insulinemia diminuída, a atividade da lipase de lipoproteínas é baixa e da lipase sensível ao hormônio é elevada, o que provoca diminuição da lipogênese e, por ação dos hormônios glicocorticoides e glucagon, aumento da lipólise. Os triacilgliceróis fornecem glicerol como esqueleto carbônico para a gliconeogênese hepática e ácidos graxos para a betaoxidação nos tecidos e órgãos. O aumento da oxidação de ácidos graxos disponibiliza ainda mais glicose para o organismo, exacerbando a atividade do ciclo de Randle nos indivíduos diabéticos. A oferta elevada de ácidos graxos ao fígado gera grandes quantidades de acetil-CoA, ultrapassando a capacidade desse tecido em oxidá-lo. Como consequência, o excesso de acetil-CoA é utilizado para gerar corpos cetônicos (acetoacetato e beta-hidroxibutirato), os quais são liberados na circulação. Nessa condição, as células do SNC passam a expressar enzimas, como a tioforase e a beta-hidroxibutirato desidrogenase, para a utilização dos corpos cetônicos como substratos energéticos, reduzindo a utilização de glicose. Os efeitos do jejum prolongado são muito similares aos observados nos pacientes diabéticos. À medida que a concentração plasmática de glicose diminui pela falta de alimentação, as concentrações plasmáticas de insulina e a razão insulina/glucagon também são reduzidas. Há ativação do sistema nervoso simpático que, por meio da noradrenalina, contribui para a diminuição da secreção de insulina via redução da concentração de AMPc (adenosina monofosfato cíclica) nas ilhotas pancreáticas. Concomitantemente, os hormônios contrarreguladores à ação da insulina se elevam no plasma. A depleção dos estoques de glicogênio hepático é induzida por glucagon e adrenalina. Esse último hormônio também ativa a glicogenólise muscular. Glucagon, glicocorticoides e adrenalina atuam sinergicamente, aumentando a lipólise no tecido adiposo branco. Os ácidos graxos liberados são fonte energética importante para diversos tecidos, sobretudo os músculos esqueléticos, além de serem utilizados para gliconeogênese hepática. Como no diabético, a persistência da oxidação de ácidos graxos no jejum prolongado promove aumento significativo da produção de corpos cetônicos, os quais passam a representar importante fonte energética. Quando o jejum se torna prolongado, os glicocorticoides promovem proteólise muscular ainda mais intensa, fornecendo aminoácidos, como alanina e glutamina, para a gliconeogênese hepática e renal. A degradação intensa de proteínas musculares deve ser evitada, pois é necessário que o organismo mantenha arcabouço estrutural que permita o movimento e busca de alimentos pelo indivíduo, mesmo em jejum. Dessa forma, o aumento da secreção de GH, que embora ative a lipólise no tecido branco, estimula a síntese de proteínas no músculo esquelético, e a diminuição da secreção de hormônios tireoideanos, que contribui para reduzir o metabolismo basal, atuam como mecanismos protetores no jejum.

Em indivíduos com resistência à insulina ou obesos, as respostas metabólicas desencadeadas pela insulina nos diversos tecidos são prejudicadas por disfunção da sinalização intracelular ativada pela ligação do hormônio ao seu receptor (Quadro 10.1). O músculo esquelético apresenta deficiência na captação de glicose induzida por insulina. A hiperglicemia resultante estimula a secreção de insulina e, dessa forma, esses indivíduos possuem hiperinsulinemia. A diminuição da fosforilação da proteína Akt, após ligação da insulina ao seu receptor, é um mecanismo comum na etiologia dessas condições. A fosforilação da Akt é responsável pela indução da translocação das vesículas contendo GLUT4 para a membrana plasmática dos miócitos. Se a sinalização do receptor de insulina não ocorre de maneira adequada, a captação de glicose fica prejudicado e esse substrato se acumula no plasma. De modo semelhante, no fígado, a ativação da Akt induzida pela insulina promove o acúmulo de glicose na forma de glicogênio e inibir a gliconeogênese. Portanto, quando há alteração nessa sinalização, o metabolismo hepático de carboidrato é prejudicado. O metabolismo hepático de lipídeos também é altera-

Quadro 10.1 Sobrecarga de nutrientes e sinalização da insulina.

O homem primitivo era submetido a períodos longos de jejum, visto que a oferta de alimentos, obtidos por meio da caça, não estava sempre disponível. No entanto, com o advento da revolução industrial, as refeições passaram a ser regulares e abundantes em gordura e proteínas, além de carboidratos. Um mecanismo de contenção da elevada ativação do receptor de insulina foi então descrito. Esse mecanismo envolve a sinalização mTOR/S6K1 (proteína-alvo da rapamicina em mamíferos/proteína ribossomal S6 quinase 1).[5] A ligação da insulina ao seu receptor promove a fosforilação em resíduos de tirosina do próprio receptor e também dos substratos do receptor de insulina1/2 (IRS1/2). Os IRSs ativam a fosfatidilinositol-3-quinase (PI3-quinase), que, por sua vez, ativa a Akt (ou proteína quinase B). A ativação da Akt gera sinais para o aumento da captação de glicose e síntese de glicogênio, supressão da gliconeogênese, indução de proliferação celular e inibição de apoptose. A Akt, contudo, pode também ativar a mTOR, regulando positivamente a S6K1, que fosforila o IRS1 em um resíduo de serina. Esse tipo de fosforilação inibe a sinalização da insulina, gerando uma alça de retroalimentação negativa intracelular. Esse mecanismo é ativado sobretudo em situações de sobrecarga de nutrientes, como excesso de glicose e, principalmente, aminoácidos, ambos ativando diretamente a via mTOR/S6K1. A ativação da S6K1 gera resposta anabólica que compreende acúmulo de triacilglicerol no tecido adiposo, hipertrofia do músculo esquelético, crescimento da célula beta-pancreática e síntese proteica. Além disso, ocorre supressão de eventos catabólicos, como a lipólise no tecido adiposo e a oxidação de ácidos graxos nos músculos esqueléticos, ambos favorecendo o acúmulo de substratos energéticos no organismo (**Figura 10.6**).

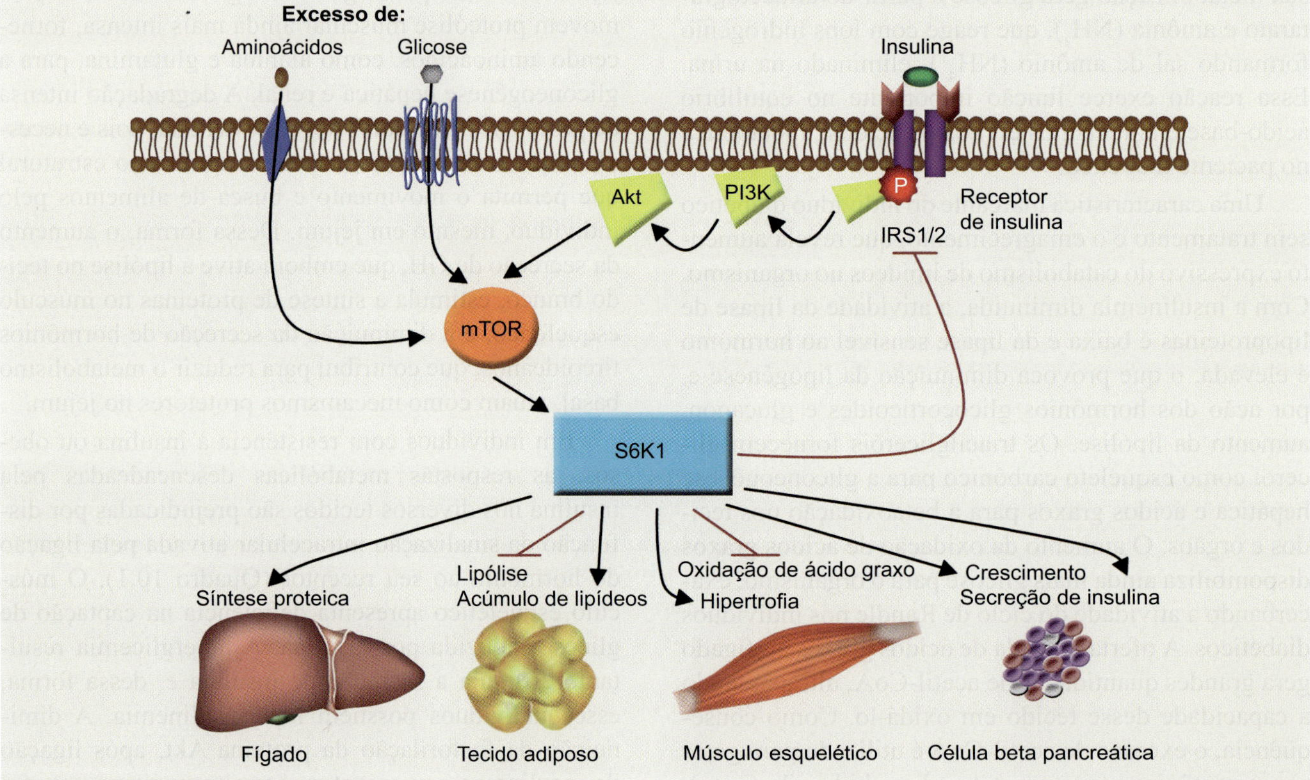

P: fosfato; IRS 1/2: substratos 1/2 para o receptor da insulina; mTOR: *"mammalian target of rapamycin"*; PI3K: fosfatidil-inositídeo 3-Quinase; S6K1: proteína ribossomal S6 quinase-1.

Figura 10.6 ▶ Principais vias envolvidas na manutenção da glicemia.

do e as concentrações plasmáticas de triacilgliceróis e lipoproteínas de baixa densidade se elevam, seja por deficiência na metabolização dos mesmos ou em razão da dieta consumida pelo indivíduo com resistência à ação da insulina. A concentração plasmática elevada de ácidos graxos saturados (como o palmitato e o ácido esteárico) contribui para a diminuição da resposta do receptor à insulina. As células do sistema imune também estão sujeitas à ação desses ácidos graxos que induzem a produção de citocinas pró-inflamatórias, como o TNF-alfa e interleucinas, capazes de reduzir a sensibilidade à insulina. A infiltração de macrófagos nos tecidos, como pâncreas, tecido adiposo e hipotálamo, é aumentada, resultando em prejuízo da sinalização da insulina e consequentes ações tecido-específicas. O indivíduo apresenta então quadro de inflamação crônica subclínica. De maneira distinta, no tecido adiposo, nas etapas iniciais do desenvolvimento da obesidade, há aumento do efeito lipogênico da insulina, observado pelo aumento da expressão do GLUT4 na membrana, que culmina com aumento do tamanho de adipócitos. Posteriormente, o quadro se agrava para a resistência à insulina, quer seja pelo excesso de nutrientes ou pela infiltração de macrófagos que produzem e estimulam a produção de citocinas pró-inflamatórias e espécies reativas de oxigênio. Se esse estímulo for exacerbado, as respostas desencadeiam a morte das células beta por estresse de retículo endoplasmático e oxidativo, o que pode tornar o paciente dependente do tratamento com insulina exógena.

O aumento crônico das concentrações plasmáticas de glicocorticoides causa disfunção do metabolismo de carboidratos, lipídeos e proteico. Indivíduos sob estresse crônico, em que os efeitos contrarreguladores à ação da insulina são exacerbados, configuram uma condição em que isso ocorre. Os glicocorticoides induzem resistência à insulina no músculo esquelético, levando a menor captação de glicose, síntese de glicogênio e de proteínas, bem como ao aumento na proteólise muscular. Os aminoácidos liberados pela musculatura esquelética, por sua vez, servem como substratos gliconeogênicos para o fígado, aumentando a produção de glicose. O receptor de glicocorticoide regula a expressão dos genes das enzimas gliconeogênicas hepáticas, PEPCK e G6Pase. A menor utilização de glicose pela musculatura esquelética e o aumento na produção de glicose pelo fígado contribuem para a hiperglicemia nessa condição. O uso crônico da droga anti-inflamatória, dexametasona, um composto com efeito glicocorticoide trinta vezes mais potente que o cortisol, provoca resistência periférica à insulina de forma mais rápida e grave (Quadro 10.2).

A pinealectomia consiste na retirada da glândula pineal produtora do hormônio melatonina. Esse hormônio é produzido mais intensamente na fase escura e durante o sono dos seres humanos, sendo responsável por sincronizar a expressão de muitos genes e reações enzimáticas intracelulares com o ambiente externo. Na ausência desse hormônio, os animais, além de perder essa sincronia, passam a apresentar concentrações elevadas de glicocorticoides no plasma e, como consequência, as disfunções metabólicas mencionadas acima e a resistência à ação da insulina. A privação do sono diminui a síntese de melatonina e eleva as concentrações plasmáticas de glicocorticoides, gerando efeitos contrários aos citados no balanço energético.

O teste mais utilizado, tanto na pesquisa científica como na clínica, para determinar se o indivíduo apresenta deficiência na metabolização de carboidratos, é o teste de tolerância à glicose (**GTT** do inglês *glucose tolerance test*). A via de administração pode ser intraperitoneal (ipGTT) ou oral (oGTT), sendo esta última conhecida na clínica como "curva glicêmica" (Figura 10.3). Nesse teste, os indivíduos em jejum são desafiados com uma sobrecarga de glicose normalizada pelo peso e a glicemia é dosada após 5, 10, 15, 30, 60, 90 e 120 minutos. A duração do teste varia de acordo com os protocolos e, em pacientes humanos, com frequência dosa-se apenas o basal, isto é, antes da sobrecarga de glicose, e após 120 minutos. Em indivíduo saudável, a glicemia eleva-se na primeira hora após a ingestão de carboidratos, mas,

Quadro 10.2 Ativadores de AMPK.

A restrição calórica (RC) é definida como uma moderada redução (de 20% a 40%) na ingestão de calorias sem afetar as necessidades básicas nutricionais. Essa intervenção pode promover longevidade ao proteger contra deteriorações de funções biológicas e reduzir o desenvolvimento de *diabetes mellitus*, complicações cardiovasculares e câncer.[6] A atividade física, a dieta contendo polifenóis (como resveratrol e quercetina) e fármacos hipoglicemiantes (como a metformina) são condições que possuem efeitos semelhantes à restrição calórica (**Figura 10.7**). Contudo, qual é o mecanismo de ação comum entre essas condições? Em todas essas condições há estimulação da proteína quinase ativada por AMP (AMPK).[7] A AMPK é ativada após aumento na relação AMP:ATP. Para restaurar esse desbalanço, a ativação da AMPK estimula processos catabólicos geradores de ATP e inibe processos anabólicos que consomem ATP. De modo geral, a AMPK age controlando o metabolismo mitocondrial ao promover a oxidação de substratos lipídicos na mitocôndria e ativar fatores promotores de biogênese mitocondrial, como a SIRT1 e PGC1alfa.[8,9] Além disso, a AMPK induz a translocação de vesículas contendo o GLUT4 e aumenta, como consequência, a captação de glicose no músculo esquelético e tecido adiposo, independentemente da insulina. A AMPK também inibe a via mTOR/S6K1 e, dessa forma, contrapõe os efeitos da atividade dessa via em condições de sobrecarga de nutrientes. O uso de alimentos funcionais e nutracêuticos, os quais atuam como miméticos da restrição calórica, ativando a AMPK, é uma estratégia de estudo visando ao controle das doenças metabólicas, incluindo obesidade e *diabetes mellitus* tipo 2.

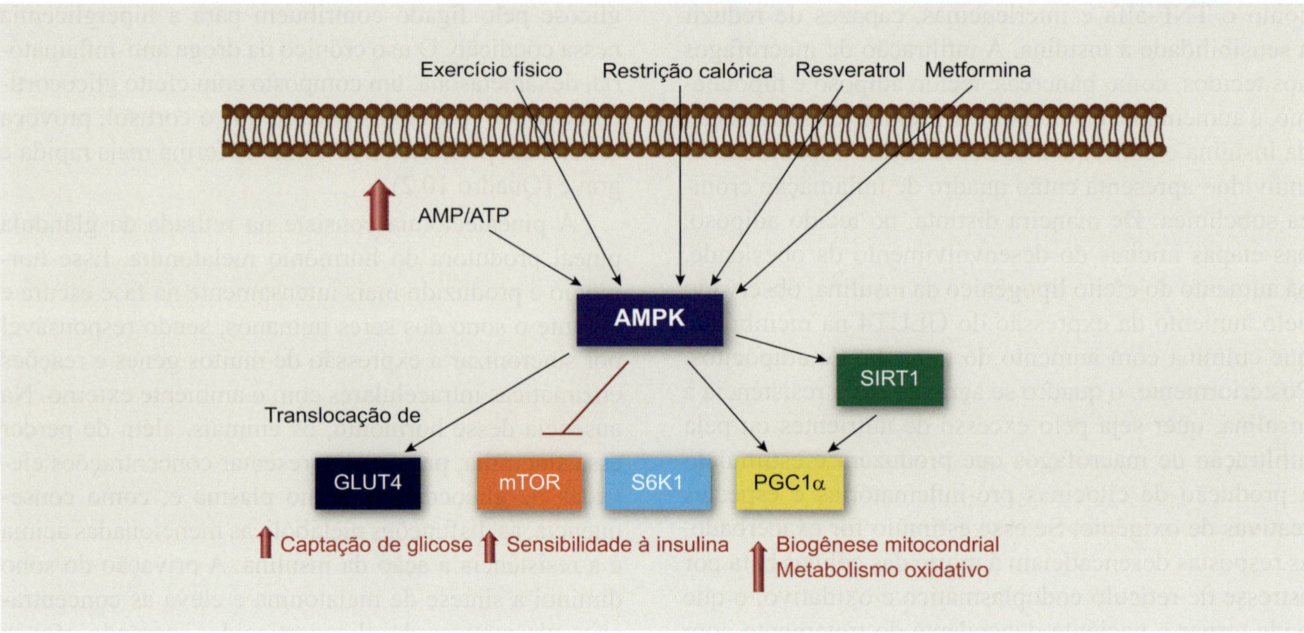

AMP: Adenosina Monofosfato; AMPK: Proteína Quinase dependente de AMP; ATP: Adenosina Trifosfatoglut4: transportador-4 de glicose; mTOR: "*mammalian target of rapamycin*"; PGC1a: "*peroxisome proliferator-activated receptor gamma coactivator 1-alpha*"; S6K1: proteína ribossomal S6 quinase-1; SIRT1: sirtuina-1.

Figura 10.7 ► Ativadores de AMPK e principais efeitos.

em 120 minutos, ela retorna para valores próximos dos basais. No entanto, em algumas patologias, como *diabete mellitus* e obesidade, os indivíduos já apresentam valores mais elevados na glicemia basal e em todos os outros pontos de análise, sendo a ausência do retorno para os valores basais após duas horas a característica mais marcante da curva glicêmica dessas patologias. Essa característica pode refletir menor secreção de insulina pela célula beta pancreática após estímulo com glicose, ou resistência à ação da insulina nos tecidos periféricos, sobretudo músculo esquelético, tecido adiposo e fígado. Perceba que, no gráfico **oGTT**, o **indivíduo I** é **saudável** e, portanto, em jejum, possui glicemia entre 70 e 99 mg/dL. Após ingerir a solução de glicose, sua glicemia eleva-se, atingindo um pico após uma hora e retornando para valores próximos dos basais após duas horas (< 126 mg/dL). No entanto, o exemplo do **indivíduo II**, que é **intolerante à glicose** por possuir resistência à insulina, atinge valores de glicemia sempre maiores que o indivíduo saudável (125 mg/dL no jejum) e o retorno para os níveis basais é mais lento. Já o **indivíduo III**, que é **diabético** do tipo I, é incapaz de promover a captação ativa de glicose pelo músculo e tecido adiposo e não suprime a produção hepática de glicose em razão da ausência de secreção de insulina. O carboidrato é absorvido no intestino, porém a capacidade de direcioná-lo para estoque no fígado e tecido muscular é perdida nessas patologias. Para verificar a ação da insulina em determinadas condições, utiliza-se o teste de tolerância à insulina (**ITT** do inglês *insulin tolerance test*). Esse teste, realizado em animais em jejum, consiste em aplicar dose elevada de insulina normalizada pelo peso (1 a 2 U/kg), sendo a glicemia verificada em tempos similares utilizados no GTT, mas geralmente o tempo final é 45 minutos, pois após esse período ocorre ação dos hormônios contrarreguladores. Em indivíduos saudáveis (**I**), espera-se que a glicemia diminua após a injeção de insulina. No entanto, em indivíduos com **resistência à insulina** (**V**), a constante de decaimento, parâmetro derivado da relação entre a glicemia e os tempos analisados, é maior comparada com indivíduos saudáveis. Isso significa que a mesma quantidade de insulina injetada nos animais com resistência não é capaz de induzir a captação de glicose pelo músculo ou tecido adiposo ou de suprimir a glicogenólise e gliconeogênese e estimular a glicogênese no fígado, de maneira eficiente como nos animais saudáveis.

Para verificar a atividade das enzimas gliconeogênicas no fígado, utiliza-se o teste de tolerância ao piruvato (**PTT** do inglês *piruvate tolerance test*). A metodologia é idêntica ao GTT, no entanto, os animais são desafiados com injeção intraperitoneal de solução de piruvato. Esse substrato é normalmente metabolizado e utilizado no ciclo de Krebs. Entretanto, em condições patológicas ele é direcionado para a produção hepática de glicose. Indivíduos diabéticos e obesos são frequentemente resistentes à insulina, apresentam aumento da atividade e expressão das enzimas gliconeogênicas e, portanto, com a maior oferta de substratos não glicídicos, como o piruvato, ocorre maior produção de glicose. Observa-se durante esse teste que, por exemplo, nos indivíduos com **resistência à insulina** (**IV**), elevam a concentração plasmática de glicose eleva-se de acordo com o tempo após a injeção de piruvato. Note-se que o piruvato foi convertido em glicose pelo fígado, o que ocorre também no **indivíduo saudável** (**I**), o qual também expressa as enzimas gliconeogênicas, mas à medida que a glicose eleva-se e estimula a secreção de insulina, esta última inibe a atividade dessas enzimas. No indivíduo resistente à insulina, além da insulina não agir de modo eficiente nos seus receptores no fígado, há maior atividade e expressão hepática de G6Pase, FDPase e PEPCK.

O teste de tolerância aos triglicerídeos (TTT) é também uma forma de investigar como o organismo se comporta quando desafiado frente a uma sobrecarga de lipídeos. Esse teste não é utilizado tão frequentemente como os anteriores, porém fornece evidências sobre a absorção intestinal de triglicerídeos e, sobretudo, metabolização lipídica pelo fígado e lipases endoteliais. Os animais, em jejum, recebem gavagem (**oTTT**), com um volume normalizado pelo peso de uma solução de lipídeos ou óleo de cozinha. As amostras de sangue da cauda do animal são coletadas a cada duas horas por oito horas e os triglicerídeos são determinados no plasma. Normalmente, um **indivíduo saudável** (**I**), após uma dieta contendo lipídeos, apresenta elevação da trigliceridemia e lipidemia em torno de uma a três horas, gerada pela absorção intestinal, mas após seis a oito horas os valores retornam ao basal, em razão da utilização pelo músculo e tecido adiposo e metabolização hepática. No entanto, um indivíduo com desbalanço no metabolismo de lipídeos, como **diabéticos** (**VI**), obesos, intolerantes à glicose e caquéticos, apresentam valores mais elevados duas horas após a ingestão, o que pode ser consequência da absorção e produção aumentada de quilomícrons nos enterócitos. Contudo, alteração mais marcante nesses indivíduos é a elevação da concentração plasmática de triglicérides após seis e oito horas, o que pode ser reflexo da menor remoção do plasma, decorrente da diminuição da capacidade oxidativa do músculo esquelético e tecido adiposo e menor expressão de lipases endoteliais e/ou aumento da produção hepática de VLDL.

REFERÊNCIAS

1. Hirabara SM, Pithon-Curi TC, Curi R. Introdução à fisiologia do exercício. In: Tirapegui J, ed. Nutrição, metabolismo e suplementação na atividade física. 2. ed. São Paulo: Atheneu; 2012.
2. Nelson DL, Cox MM. Bioenergetics and metabolism. In: Nelson DL, Cox MM, eds. Lehninger Principles of biochemistry. New York: W.H. Freeman and Company; 2005.
3. Curi R. Integração do metabolismo. In: Curi R, Procópio J, ed. Fisiologia básica. Rio de Janeiro: Guanabara Koogan; 2009.
4. William Jr WN, Padovese R. Oxidação dos ácidos graxos. In: Curi R, Pompeia C, Miyasaka CK, Procopio J, eds. Entendendo a Gordura. Barueri: Manole; 2002.
5. Um SH, D'Alessio D, Thomas G. Nutrient overload, insulin resistance, and ribosomal protein S6 kinase 1, S6K1. Cell Metab. 2006;3(6):393-402.
6. Chiba T, Tsuchiya T, Komatsu T et al. Development of calorie restriction mimetics as therapeutics for obesity, diabetes, inflammatory and neurodegenerative diseases. Curr Genomics. 2010;11(8):562-567.
7. Cantó C, Auwerx J. Calorie restriction: is AMPK a key sensor and effector? Physiology (Bethesda). 2011;26(4):214-224.
8. Guarente L. Sirtuins as potential targets for metabolic syndrome. Nature. 2006;444(7121):868-874.
9. Ruderman NB, Xu XJ, Nelson L et al. AMPK and SIRT1: a long-standing partnership? Am J Physiol Endocrinol Metab. 2010;298(4):E751-60.

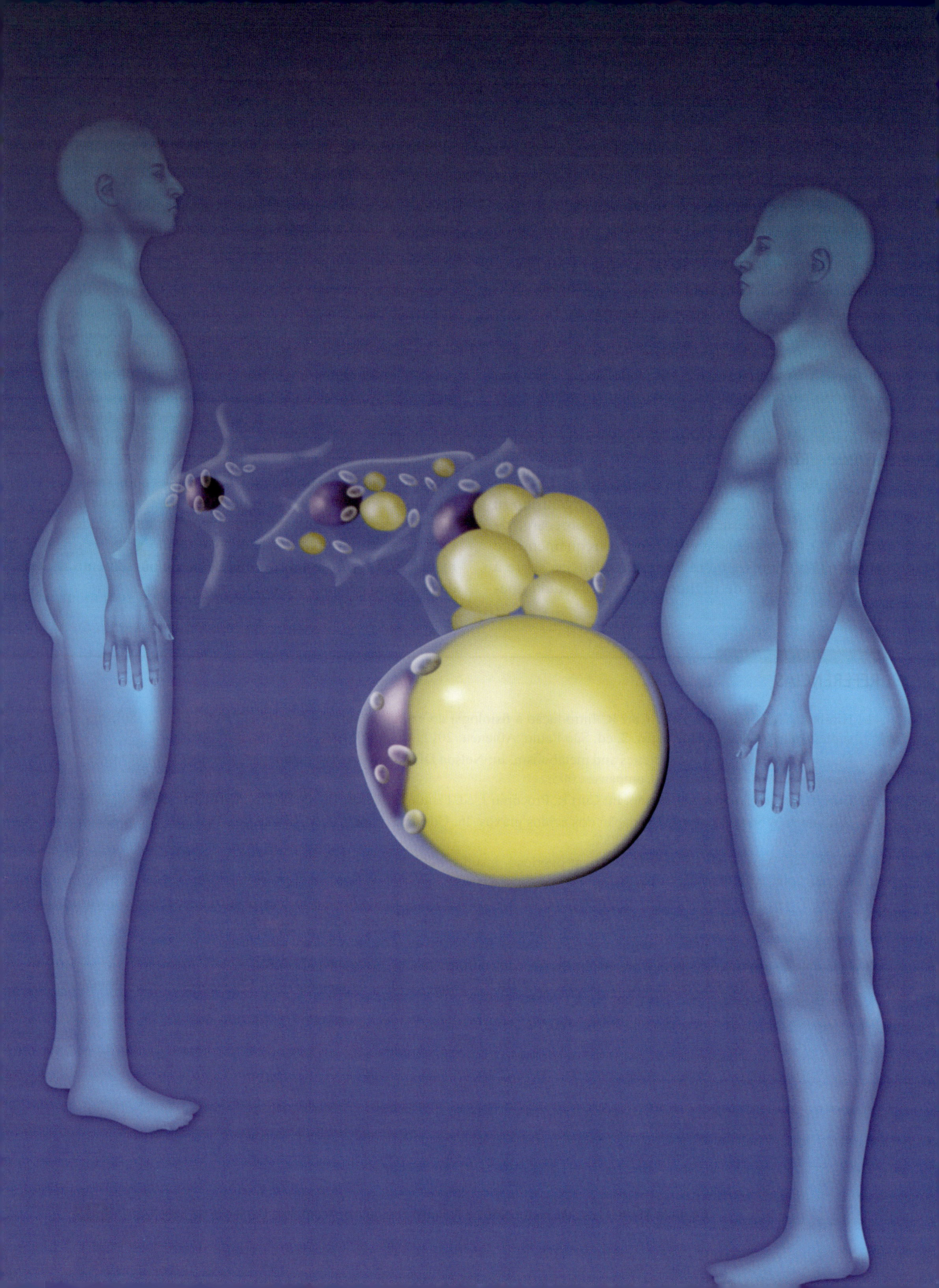

capítulo 11

O Papel do Tecido Adiposo no Controle do Armazenamento de Energia e na Composição Corporal

Maria Isabel Cardoso Alonso Vale
Patrícia Cristina Lisboa
Anne Mey
Miriam Helena Fonseca-Alaniz

INTRODUÇÃO

Os mamíferos estocam o excesso de calorias consumidas na dieta sob a forma de glicogênio (no fígado e no músculo esquelético), e, sobretudo, sob a forma de triacilgliceróis (TAG) no tecido adiposo.

As principais células no tecido adiposo branco (TAB) responsáveis pelo armazenamento dos TAG são os adipócitos, os quais armazenam TAG em uma grande gota lipídica que ocupa de 85 a 90% do citoplasma e empurra o núcleo e uma fina camada de citosol para a periferia da célula.[1] Os adipócitos possuem tamanhos (volume e diâmetro) distintos conforme a quantidade de TAG acumulada. Além dos adipócitos, o TAB é composto também por matriz de tecido conjuntivo, tecido nervoso, nódulos linfáticos, macrófagos, linfócitos, fibroblastos, células endoteliais e pré-adipócitos.

O conceito de que o TAB seria um mero depósito de gordura na forma de TAG foi abandonado e, atualmente, o TAB é considerado um órgão endócrino que vem recebendo muito destaque na literatura. A releitura da "teoria lipostática" reforça a função endócrina do TAB, em que se destaca a sinergia entre a leptina (um dos hormônios secretados pelo TAB) e a insulina no controle do peso e do comportamento alimentar. Acredita-se que a função do TAB vá além e que seu grande papel funcional resida em sua capacidade de interagir com outras estruturas, incluindo o sistema nervoso central, desempenhando funções parácrinas e endócrinas. Isso ocorreria graças à presença de um grande número de receptores no TAB, para um elevado número de hormônios provenientes de diversos órgãos endócrinos e, também, em razão da ação de hormônios e citocinas pró-inflamatórias secretadas pelos adipócitos, chamadas "adipocinas".[2] Essas regulam processos fisiológicos que incluem o metabolismo de glicose e a sensibilidade à insulina, o apetite, respostas inflamatórias, a angiogênese, a pressão sanguínea e a função reprodutiva. Na obesidade, a expressão de adipocinas e o metabolismo de glicose e de lipídios via TAB estão alterados, o que contribui para estados de hiperglicemia, hiperlipidemia, resistência à insulina e inflamação crônica. Portanto, a disfunção do TAB é um fator crucial no desenvolvimento da patogênese do diabetes do tipo 2 e de outras doenças metabólicas, como aterosclerose. Ainda, vários estudos em humanos mostram que, em razão da regulação dinâmica do metabolismo do TAB, esse tecido tem a capacidade de controlar/proteger outros tecidos quando há exposição a gorduras após uma refeição, por um período de aproximadamente 24 horas, desempenhando uma função protetora.[3]

Adicionalmente, o TAB é o maior reservatório energético do organismo em virtude de sua função de armazenar o excesso de calorias obtido da dieta na forma de TAG. Em períodos de privação alimentar, esses estoques são mobilizados.[4] Sendo assim, os principais fatores que influenciam a massa de tecido adiposo são ingestão alimentar e gasto energético.[5]

O aumento da massa adiposa resulta do aumento do tamanho e do número de adipócitos. O aumento no número depende da diferenciação dos pré-adipócitos em células maduras, um processo conhecido como adipogênese. Modificações do tamanho (diâmetro e volume) de adipócitos maduros, por sua vez, ocorrem basicamente em resposta à ativação da lipogênese e da lipólise (descrita adiante), que modificam o conteúdo de TAG depositado nessas células. Tendo em vista a grande variedade de problemas de saúde associados com o inapropriado armazenamento e mobilização do TAG, é crucial entender a regulação do metabolismo do tecido adiposo.

DESENVOLVIMENTO DO TECIDO ADIPOSO

O desenvolvimento do TAB varia de acordo com o sexo e a idade. A linhagem adiposa proveniente de células-tronco mesenquimais multipotentes se desenvolve em adipoblastos. O comprometimento desses adipoblastos dá origem a pré-adipócitos, que são células que expressam marcadores precoces, mas ainda não expressam marcadores tardios de estocagem de TAG.[6,7] Células-tronco multipotentes e adipoblastos, os quais são encontrados durante o desenvolvimento embrionário, ainda estão presentes no período pós-natal. A proliferação e a diferenciação celular ou adipogênese, é um processo complexo por meio do qual pré-adipócitos, que residem no estroma do tecido adiposo, se desenvolvem, transformando-se em adipócitos maduros.[8] As células multipotentes tornam-se pré-adipócitos quando perdem sua habilidade de se diferenciarem em outras linhagens mesenquimais e tornam-se "comprometidas" com a linhagem adipocitária. Essa fase inicial da diferenciação do adipócito é conhecida como determinação ou comprometimento, e ainda é pouco caracterizada. A segunda fase da adipogênese é a diferenciação terminal (um processo muito bem estabelecido *in vitro*), que consiste na ativação de eventos transcricionais em cascata.[7] Os pré-adipócitos adquirem as características de adipócitos maduros, acumulando gotas lipídicas e a habilidade de responder a hormônios como a insulina.

A existência de períodos especialmente sensíveis para alterações na celularidade do TAB ao longo da vida está bem estabelecida. Em particular, dois picos de alargamento acelerado da massa adiposa têm sido evidenciados, a saber, após o nascimento e entre os 9 anos e 13 anos idade. De fato, a proliferação e a diferenciação celular são mais elevadas durante o primeiro ano de vida, diminuindo nos anos que antecedem a puberdade. Em seguida, a adipogênese diminui durante a adolescência e, em indivíduos com peso estável, permanece relativamente constante ao longo da idade adulta. Sob circunstâncias do balanço energético mantido positivo, a expansão da massa adiposa ocorre inicialmente por um alargamento dos adipócitos existentes (hipertrofia). A perpetuação desse quadro resulta em obesidade, com um aumento no número total de células de gordura (hiperplasia).[9]

Portanto, o armazenamento de energia em excesso começa como um processo de hipertrofia resultante do acúmulo de lipídios em excesso em um número normal de células adiposas uniloculares, as quais podem ter seu tamanho normal aumentado em até quatro vezes. Se o balanço energético positivo se prolonga no tempo, o tecido adiposo progride por uma expansão hiperplásica. Curiosamente, a identificação da ocorrência de apoptose no TAB mudou a crença tradicional de que a aquisição de células de gordura é irreversível.[10]

Embora no início, durante a infância, a obesidade seja caracterizada por uma combinação de hiperplasia e hipertrofia das células de gordura, na idade adulta a obesidade por crescimento hipertrófico predomina. O crescimento hiperplásico de adipócitos em adultos parece não acontecer até que as células existentes atinjam um tamanho crítico. Por outro lado, consistente com um TAB contendo uma proporção significativa de células com capacidade de diferenciação, a formação de novos adipócitos tem sido muito bem relatada em humanos adultos.[6,7] Entre 15 e 50% das células que constituem o tecido adiposo correspondem a um reservatório de células-tronco mesenquimais, que incluem pré-adipócitos e são capazes de se dividir e se diferenciar em resposta a vários agentes extracelulares. De fato, o aumento do tamanho dos adipócitos durante o desenvolvimento da obesidade não é um processo ilimitado. Eventualmente, o seu crescimento atinge um grau máximo além do qual a sua capacidade de armazenamento de gordura se exaure e novas células são lentamente recrutadas e emergem desse tecido. Adipócitos muito grandes, além de sofrerem esgotamento da capacidade de estocagem de gordura, tornam-se mais lipolíticos. Isso pode desencadear um aumento na concentração de ácidos graxos livres no plasma, havendo risco de dano da função de órgãos não adiposos, em um processo denominado lipotoxicidade.[11]

Além disso, a ontogenia do desenvolvimento do TAB em populações não obesas fornece pistas importantes quanto à deposição de gordura em diferentes pontos do curso de vida e entre os sexos. Durante a adolescência, os sexos cada vez mais divergem. Meninas ganham pouca massa magra, mas quantidade substancial de gordura corporal, ao passo que o ganho de peso dos meninos é atribuído sobretudo ao aumento da massa muscular.[12] Na idade adulta, todas as populações humanas exibem dimorfismo sexual significativo na composição corporal, sendo os homens mais altos, com maior massa muscular e menos gordura. As mulheres não só têm mais gordura corporal como também uma distribuição marcadamente diferente, com a gordura se localizando sobretudo nas coxas, nádegas e seios, em contraste com a deposição de gordura abdominal no sexo masculino.[13]

Poucos trabalhos descrevem as alterações normais em TAB com o envelhecimento em indivíduos saudáveis, já que a maior parte da literatura está focada em sua relevância para o desenvolvimento da obesidade e da síndrome metabólica. Um estudo longitudinal, realizado por Hughes e colaboradores em 2004,[14] analisou indivíduos com idades entre 48 e 76 anos. Eles observaram que, ao longo de dez anos, mulheres saudáveis ganham em média 1,1 kg de peso corporal (com aumento da circunferência da cintura), ao passo que homens ganham em média 1 kg (com aumento da circunferência de quadril), e que este ganho corresponde à massa adiposa. O estudo também sugere uma diminuição geral de gordura subcutânea, com concomitante redistribuição da gordura visceral ao longo do tempo. Um outro estudo longitudinal, realizado com mulheres de 65 anos de idade, revelou um padrão de adiposidade visceral aumentada, bem como aumento da quantidade de gordura intramuscular determinado por todo o corpo, por meio de ressonância magnética.[15]

Foi constatado ainda que não há diferenças no padrão de ganho de adiposidade ao longo do tempo entre diferentes grupos raciais, muito embora tenha sido evidenciado que, com a idade, ocorre um aumento maior da massa total em homens (comparado a mulheres), particularmente no conteúdo adiposo da região do tronco e nas extremidades.[16] Entretanto, mulheres mais velhas também demonstraram um aumento intra-hepatocelular significativo em lipídios em comparação com os homens, ao passo que o conteúdo lipídico intramiocelular, de certa forma, se mantém, independente da idade em ambos os sexos.[17]

Wehrli e colaboradores (2007)[18] descreveram as mudanças que ocorrem no metabolismo da gordura, em indivíduos entre 3 e 84 anos de idade. Os resultados sugeriram um aumento da atividade metabólica da gordura visceral e subcutânea com o envelhecimento, o que poderia refletir em aumento da eficiência do corpo para armazenar em longo prazo, tanto energia como gordura. Essa opinião é corroborada por estudos que mostram que o ganho de peso é uma característica comum entre indivíduos, durante e após a idade adulta.[14] Uma possível explicação para esse aumento é a redistribuição dos depósitos de gordura para outros sítios.[19]

Células progenitoras de adipócitos (CPAs) na homeostase do TAB e na sua disfunção

Os depósitos de tecido adiposo branco subcutâneo e visceral diferem-se quanto ao desenvolvimento embrionário e pós-natal, e envolvem diferentes fontes de células progenitoras de adipócitos (CPAs). Em cada depósito, as CPAs envolvidas na organogênese são distintas daquelas envolvidas na homeostase do tecido adiposo após o nascimento. A exploração da dinâmica das CPAs nos diferentes ambientes é um campo de investigação ativo para entender a fronteira entre obesidade saudável e mórbida. O conhecimento recente adquirido nessa área resulta, principalmente, de modelos murinos e o uso de ferramentas genéticas em experimentos de rastreamento celular.

Os depósitos de tecido adiposo branco desenvolvem-se a partir de órgãos primitivos altamente vascularizados e envolvem CPAs de desenvolvimento para sua formação que são pobremente caracterizadas. Essas estruturas são então colonizadas por CPAs adultas no final da embriogênese ou após o nascimento, dependendo da espécie animal. CPAs adultas são definidas cedo, durante a embriogênese e antes da CPA de desenvolvimento, mas sua localização e colonização até os depósitos de tecido adiposo não é conhecida.[20] O acúmulo de lipídios no TAB só tem início após o recrutamento de CPAs em microambientes específicos[21] e, primeiramente, em depósitos de tecido adiposo subcutâneo, tanto em camundongos como em seres humanos.

As funções do tecido adiposo requerem uma interação importante entre adipogênese e angiogênese.[22] Em adultos, as CPAs formam uma população de células heterogêneas residindo em nichos perivasculares e no estroma circundando o tecido adiposo. As CPAs de localização mural entre os capilares expressam marcadores murais (*alpha actina de músculo liso*, alfaSMA e *fator de crescimento-B ativado por plaquetas*, PDGFRbeta), além do gene adipogênico *receptor ativado por proliferadores de peroxissomas* (PPARgama).[20] Sob controle do PPARgama, PDGFRbeta promove a retenção de CPAs na região e a expressão do fator de crescimento endotelial vascular (VEGF) que estimula a proliferação de células endoteliais para expandir este local.[23]

CPA mural é um subtipo[24] de célula que expressa PDGFRalfa e também marcadores de células-tronco mesenquimais (Sca1, CD34)[25] que estão na origem de todos os adipócitos presentes nos diferentes depósitos de tecido adiposo.[26] A expressão de PPARgama determina o comprometimento das células PDGFRalfa em direção à adipogênese.[26] Foi demonstrado que, após a exposição de camundongos ao frio ou a administração de tiazolidinediona – um fármaco sensibilizador de insulina utilizado no tratamento do diabetes em seres humanos –,[27] os depósitos de tecido adiposo branco subcutâneo desenvolvem células parecidas ao adipócito marrom (termogênicas) chamadas adipócitos "bege". Essas células são especializadas na dissipação de energia na forma de calor em vez de armazenamento para produção de ATP, por meio da expressão da proteína de desacoplamento 1 (UCP1). Aumentar o número ou a atividade dos adipócitos bege é uma estratégia promissora para o tratamento da obesidade.

Foi demonstrado em camundongos que os adipócitos bege resultam de CPAs recém-diferenciadas.[28] Após remoção dos estímulos, eles são mantidos no TAB, mas eles revertem para um fenótipo branco mantendo a memória do programa bege que pode ser reativado automaticamente se necessário, em um processo de conversão direta.[29] As células progenitoras bege não estão totalmente caracterizadas, mas a CPA mural contribui, pelo menos em parte, para o seu aparecimento em depósitos de tecido adiposo subcutâneo.[24]

Nos depósitos de tecido adiposo, o número de adipócitos aumenta em dois momentos bem definidos, após o nascimento e antes da puberdade. O final da adolescência estabelece um ponto de ajuste de número de adipócitos que permanece constante durante toda a vida em condições não obesas em camundongos[28] e humanos,[30] com equilíbrio entre morte e reposição de cerca de 10% de adipócitos por ano.[10] A CPA mural contribui para este *turnover* em condições saudáveis.[20] O número de adipócitos não é alterado no início precoce da obesidade, quando os depósitos de tecido adiposo se expandem por hipertrofia dos adipócitos.[10] Novos adipócitos se formam várias semanas após o início da alimentação com uma dieta hiperlipídica, causando hiperplasia[28,31] provavelmente quando os adipócitos começam a atingir seu tamanho máximo. Uma correlação semelhante de hipercelularidade com a gravidade da obesidade tem sido observada em seres humanos,[31] exceto pela hipercelularidade em idades precoces[30-32] que pode estar associada ou não à gravidade.[31] A hiperplasia na obesidade resulta da ativação de CPA de forma dependente de hormônios sexuais, o que contribui para a distribuição diferencial da gordura entre os sexos.[33] Em ratos machos, a dieta com alto teor de gordura induz hiperplasia apenas no TAB visceral[28] e envolve CPA PDGFRalfa mural[20] e não mural.[20] Em camundongos fêmeas, a dieta com alto teor de gordura induz adipogênese em TAB visceral e subcutâneo (Figura 11.1).[20]

Finalmente, CPAs surgem como "chaves" para a adaptação do tecido adiposo às mudanças ambientais durante toda a vida e representam potenciais-alvos em estratégias terapêuticas contra doenças metabólicas associadas à obesidade.

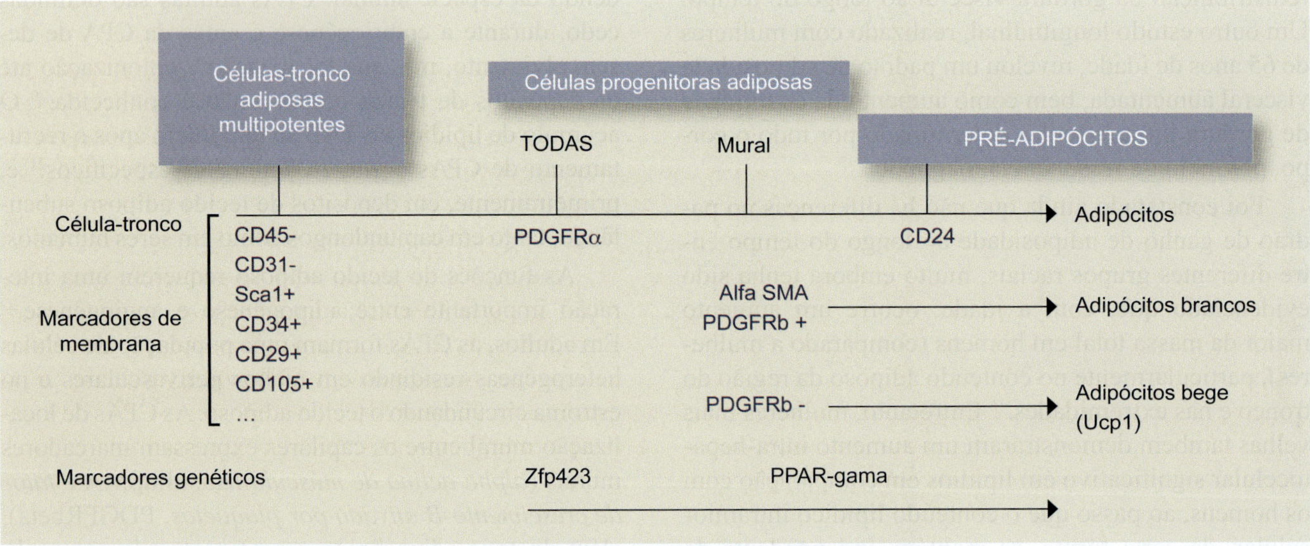

Figura 11.1 ► Marcadores de células precursoras adipogênicas no tecido adiposo branco.

METABOLISMO DO TECIDO ADIPOSO BRANCO

O TAG é uma molécula composta por três ácidos graxos esterificados na cadeia de carbono a uma molécula de glicerol, e é descrita como uma gordura neutra.

O conteúdo de TAG armazenado nos adipócitos depende do equilíbrio entre os processos de lipogênese, definido como biossíntese, incorporação e armazenamento de TAG na gota de gordura citoplasmática, e a lipólise, definida como a hidrólise do TAG armazenado e liberação de ácidos graxos livres (AGL) e glicerol.[4,34]

Em situações de privação alimentar ou alta demanda energética, como a exposição ao frio ou à atividade física, o TAB libera parte dos ácidos graxos e glicerol (estocados nas moléculas de TAG), para que possam ser usados como fonte de energia em outros tecidos corporais. Dessa maneira, o TAB participa ativamente na manutenção da homeostase energética.

Lipogênese

De maneira simplificada, para a formação do TAG, o adipócito necessita de uma molécula de glicerol-3-fosfato e de três moléculas de ácidos graxos complexados com a coenzima A, formando o composto acilCoA. O glicerol-3-fosfato é formado por duas vias: a di-hidroxiacetona-fosfato, gerada na via glicolítica, ou a gliceroneogênica. Pode, ainda, ser formado a partir do glicerol, pela ação da enzima *glicerol quinase*.

A esterificação do glicerol 3-fosfato com acilCoA na posição *sn*1 é catalisada pela enzima *glicerol 3-fosfato aciltransferase* (GPAT), formando 1-acilglicerol-3-fosfato (ácido lisofosfatídico), uma reação que ocorre tanto no retículo endoplasmático como na mitocôndria. Posteriormente, o ácido lisofosfatídico é esterificado na posição *sn*2 com outro acilCoA, processo catalisado pela enzima *1-acilglicerol-3-fosfato aciltransferase* (AGPAT), localizada no retículo endoplasmático e que resulta na formação de 1,2-diacilglicerol-3-fosfato (ácido fosfatídico). O ácido fosfatídico formado é então utilizado na formação de diferentes fosfolipídios ou para síntese do TAG. Na síntese de TAG, o grupamento fosfato do carbono 3 do ácido fosfatídico é retirado pela ação da enzima *fosfatase de ácido fosfatídico* (também conhecida como *lipina*), formando 1,2-diacilglicerol. Finalmente, um terceiro acilCoA é adicionado ao diacilglicerol pela ação da *diacilglicerol aciltransferase* (DGAT 1 e 2), formando, dessa maneira, o TAG (Figura 11.2).[35]

A maior parte dos ácidos graxos empregados na síntese de TAG (80%) são provenientes da dieta, da hidrólise de TAG de quilomícrons e de lipoproteína de muito baixa densidade (VLDL), catalisada pela lipase de lipoproteínas, presente no endotélio do tecido adiposo. Entretanto, o tecido adiposo é capaz de sintetizar ácidos graxos a partir da glicose e outros substratos pelo processo denominado síntese *de novo* de ácidos graxos.

Síntese *de novo* de ácidos graxos

A síntese *de novo* de ácidos graxos utiliza substratos não lipídicos para a formação dos ácidos graxos, e é responsável por aproximadamente 20% do *turnover* lipídico dentro do tecido adiposo. O passo inicial para síntese *de novo* de ácidos graxos é o transporte de acetil-CoA da mitocôndria para o citosol. A acetil-CoA é formada no interior da mitocôndria quando o piruvato (proveniente da via glicolítica) sofre ação da enzima *piruvato desidrogenase*. A beta-oxidação dos ácidos graxos e a degradação de certos aminoácidos, lactato e corpos cetônicos, também produzem acetil-CoA. A porção acetil da acetil-CoA é transportada ao citosol como citrato, produzido pela condensação do oxaloacetato e acetil-CoA, numa reação catalisada pela *citrato sintase* (enzima que controla o primeiro passo do ciclo de Krebs, também conhecido como ciclo do ácido cítrico). Isso ocorre quando a concentração de citrato mitocondrial está elevada, observada quando há alta concentração de ATP (após uma refeição), que por sua vez inibe a *isocitrato desidrogenase* (principal enzima na regulação da velocidade do ciclo de Krebs). Portanto, o aumento de citrato e ATP favorece a síntese de ácidos graxos, já que esta via necessita de ambos. Dessa forma, quando a carga energética celular é alta, repercute em uma razão ATP/ADP alta e acetil-CoA disponível para ser armazenada como gordura.

Uma vez no citosol, o citrato é clivado por ação da enzima *ATP citrato liase* (ACL), gerando novamente acetil-CoA e oxalacetato. O oxaloacetato formado na transferência de acetilas para o citosol tem agora que voltar para a mitocôndria. A membrana mitocondrial interna é impermeável ao oxaloacetato, daí ser necessária uma série de reações, que produzem grande parte do NADPH necessário para a síntese de ácidos graxos. Outra fonte de NADPH é proveniente da via das pentoses fosfato.

Por outro lado, a acetil-CoA presente no citosol é carboxilada pela enzima *acetil-CoA carboxilase* (ACC), transformando-se em malonil CoA. Esse produto entra então em uma via de síntese de ácidos graxos, que envolve a adição sucessiva de duas unidades de carbono à cadeia lipídica crescente, catalisada pela *ácido graxo sintase* (FAS), formando, dessa forma, o composto acil CoA (ácido graxo complexado com coenzima A), em uma reação estritamente dependente de NADPH. A enzima FAS consiste de um dímero, tendo em vista que cada monômero possui sete atividades enzimáticas diferentes. Faz parte da sintase uma pequena proteína não enzimática, designada proteína carreadora de acila ou ACP, à qual está sempre ligada uma cadeia de ácidos graxos em crescimento. As cadeias carbônicas de ácidos graxos são montadas em uma sequência repetitiva de reações com quatro passos, a saber:

1. Condensação dos grupos acetil e malonil ativados, formando acetoacetil.
2. Redução do grupo carbonila, formando D-beta-hidroxibutiril.
3. Desidratação para formar uma dupla ligação no produto, trans-delta2-butenoil.
4. Redução da dupla ligação, para formar o butiril. O doador de elétrons para as reações 2 e 4 é o NADPH.[35,36]

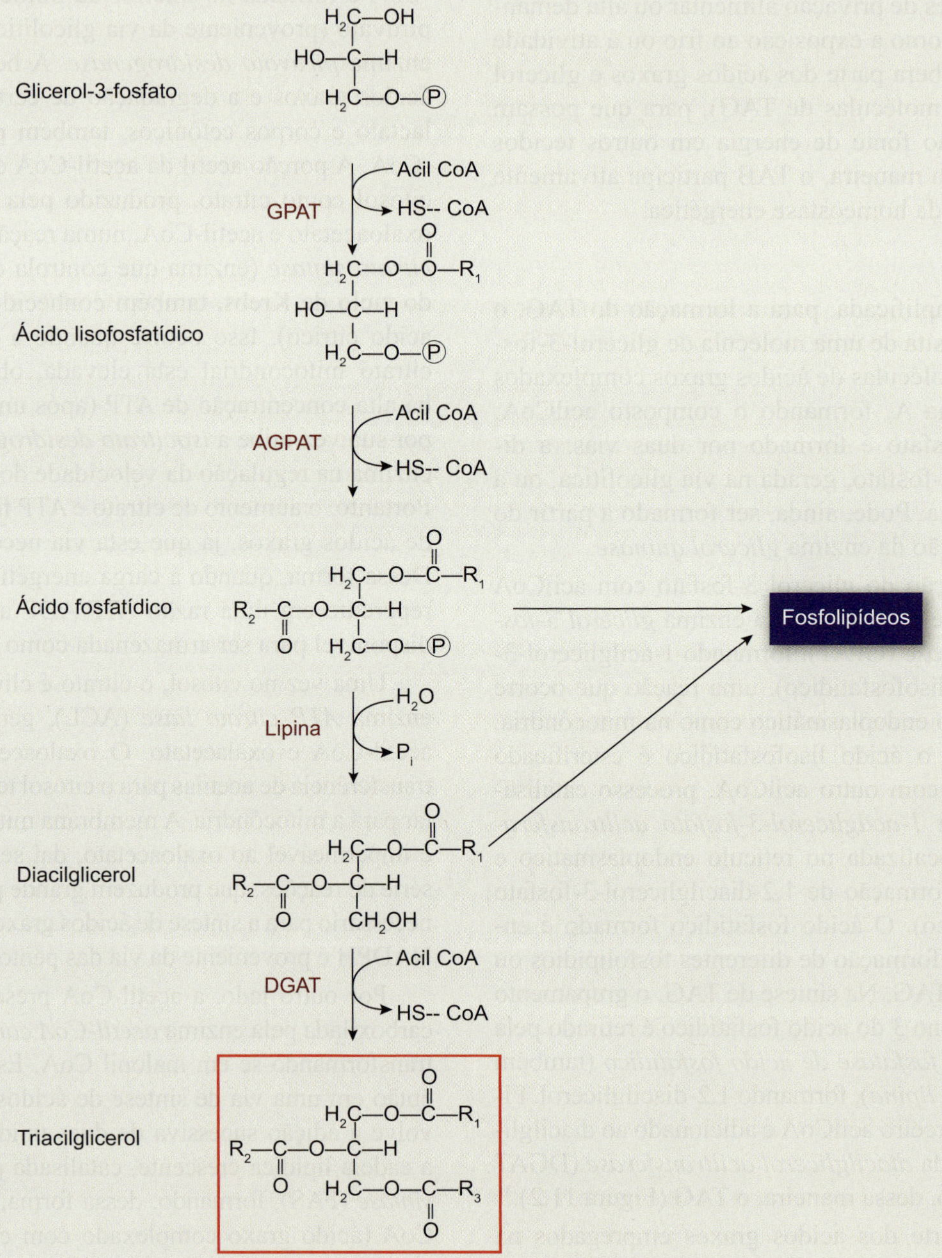

GPAT: glicerol-3-fosfato aciltransferase; AGPAT: 1-acilglicerol-3-fosfato aciltransferase; DGAT: diacilglicerol aciltransferase.

Figura 11.2 ▶ AcilCoA e glicerol-3-fosfato formam o TAG.

Essas quatro etapas de reações da FAS são repetidas sete vezes, até que o seu principal produto, o ácido palmítico, um ácido graxo saturado de dezesseis carbonos (16:0), seja formado. Esse é liberado da molécula de ACP por ação da atividade hidrolítica da enzima tioesterase presente no complexo da sintase.

O palmitato pode ser alongado (adições sucessivas de unidades de dois carbonos) e/ou dessaturado (adição de duplas ligações) por enzimas denominadas elongases e dessaturases, respectivamente. Tais enzimas estão localizadas na mitocôndria e no retículo endoplasmático e podem usar ácidos graxos de comprimentos de cadeia e graus de insaturação variáveis, como substratos. O comprimento e saturação dos ácidos graxos são determinantes para suas funções.[35,36]

Lipólise

A lipólise consiste na hidrólise sequencial da molécula de TAG (Figura 11.3), formando, em seguida, diacilglicerol (DAG), monoacilglicerol (MAG), glicerol e três ácidos graxos livres, processos catalisados, respectivamente, pelas enzimas lipase de triacilglicerol do adipócito (ATGL), lipase hormônio sensível (HSL) e lipase de monoglicerídeos (MGL).[37-38]

Em condições basais (não estimuladas), a HSL permanece predominantemente no citosol, ao passo que a perilipina, a ATGL e seu coativador, a proteína Abhd5 (*abhydrolase domain containing 5*), também denominada CGI-58 (*comparative gene identification 58*), estão presentes na superfície da gota lipídica. A ATGL possui alta especificidade para a hidrólise do TAG, sendo responsável por grande parte da atividade lipolítica encontrada em condições estimuladas e basais, não estimuladas; porém, nessas condições, seu coativador, o CGI-58, mantém-se ligado à perilipina (formando um complexo inativo), o que limita a atividade hidrolítica da enzima.[39,40]

Quando o adipócito sofre estímulo lipolítico, ocorre uma série de reações intracelulares que culmina com a ativação da proteína quinase A (PKA), que promove a fosforilação da HSL e perilipina. Após a fosforilação, a HSL transloca-se para a gota lipídica, onde atua em conjunto com a ATGL, acelerando a velocidade de lipólise. O acesso dessas lipases à gota lipídica é favorecido pela fosforilação da perilipina, que resulta na liberação do CGI-58, o qual se associa à ATGL, formando um complexo ativo, o que aumenta sua atividade.[40-45] A HSL possui maior especificidade para a hidrólise de DAG à MAG, podendo também hidrolisar TAG e MAG; porém, com menor eficiência. Já a MGL, localizada tanto no citosol como na superfície da gota lipídica, possui maior especificidade para hidrólise de MAG, catalisando o passo final da lipólise, ou seja, a conversão de MAG em glicerol e ácido graxo livre.[37-39]

Os ácidos graxos livres produzidos pela lipólise podem ser transportados até a membrana celular por proteínas transportadoras de ácidos graxos (FABP) e liberados na corrente sanguínea, ou então usados para síntese de novas moléculas de TAG, um processo denominado reesterificação. Os ácidos graxos liberados pelos adipócitos são transportados no sangue ligados à albumina e utilizados nos tecidos como fonte de energia.[37]

A lipólise é finamente modulada por uma série de fatores, incluindo o sistema nervoso central, hormônios e nutrientes. Dentre esses fatores, podemos destacar as catecolaminas liberadas na medula adrenal ou inervação simpática direta do tecido adiposo e o peptídeo natriurético atrial (ANP), como importantes ativadores, e a insulina como importante inibidor da lipólise. As catecolaminas ligam-se aos receptores beta-adrenérgicos ligados a proteínas G estimulatórias, ativando a proteína quinase A (PKA), que promove a fosforilação da HSL e perilipina. O ANP, por sua vez, estimula a lipólise por um mecanismo que envolve a Ativação de Proteína Quinase G (PKG).[1,40] Alguns trabalhos também descrevem certos subtipos de receptores nucleares, como os PPAR do tipo gama e alfa, os quais também modulam a lipólise de maneira positiva.[44]

Nos adipócitos, a gota lipídica é circundada por uma monocamada composta de fosfolipídios, proteínas estruturais e enzimas, o que protege as organelas celulares da citotoxidade gerada pelo TAG. Dentre as diversas proteínas que compõem essa monocamada,

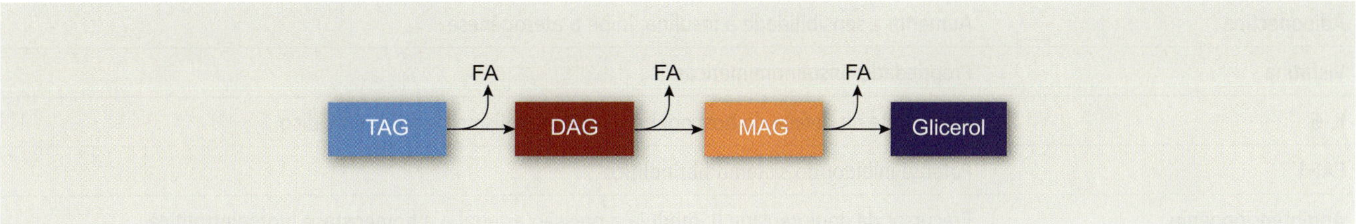

Figura 11.3 ▶ Hidrólise sequencial da molécula de TAG.

destacamos a perilipina A (principal perilipina do adipócito), que, dependendo do seu estado de ativação, pode atuar protegendo e delimitando a gota lipídica ou facilitando o processo hidrólise dos TAG.

FUNÇÕES ENDÓCRINAS DO TECIDO ADIPOSO BRANCO

Dentre as diversas adipocinas secretadas pelo tecido adiposo para a corrente sanguínea, destacam-se: a leptina, a adiponectina (AdipoQ, apMl, ACRP30), a adipsina, a resistina, o fator de necrose tumoral alfa (TNF-alfa), o inibidor do ativador de plasminogênio-1 (PAI-1), a interleucina (IL)-1beta, a IL-6, a IL-8, o fator de crescimento semelhante à insulina (IGF)-1, a MCP (proteína quimiotática de monócitos)-1, a visfatina e a proteína estimuladora de acilação (ASP), dentre outros. Com exceção quase única da adiponectina, a produção e/ou secreção desses diversos fatores bioativos se intensifica com a obesidade, estando associada com indução de resistência à insulina, hipercoagulabilidade e aterogênese, que geram hipertensão, intensificação de estados pró-inflamatórios e aumento de riscos cardiovasculares e acidentes tromboembólicos. A concentração elevada de IL-6 plasmática, por exemplo, é considerada um marcador de *diabetes mellitus* tipo 2 e de doenças cardiovasculares. A leptina desempenha função importante na manutenção da homeostase metabólica (incluindo a sensibilidade à insulina) e na regulação dos depósitos energéticos, pois diminui a ingestão alimentar e aumenta o gasto energético e a fertilidade. Esse hormônio está diretamente relacionado ao controle do armazenamento de energia no tecido adiposo. A redução da concentração plasmática de adiponectina observada nos indivíduos obesos (hipoadiponectinemia) é um fator de risco independente para o diabetes tipo 2 e complicações cardiovasculares. Além da sua função como sensibilizador da insulina, a adiponectina pode proteger contra a maioria das principais patologias relacionadas com a obesidade, incluindo hipertensão, aterosclerose, esteatose hepática, falência cardíaca, inflamação das vias aéreas e câncer de mama. A Tabela 11.1 mostra um resumo dos principais hormônios liberados pelo tecido adiposo branco e algumas de suas respectivas funções fisiológicas. De um modo geral, esses fatores sintetizados e secretados pelos adipócitos participam da regulação parácrina e/ou autócrina do adipócito e, como hormônios circulantes, podem influenciar o funcionamento de órgãos distantes, tais como o músculo, o pâncreas, o fígado e o sistema nervoso central. O conhecimento do papel biológico das adipocinas é de extrema importância no entendimento e na intervenção terapêutica em doenças de alta prevalência demográfica, como, por exemplo, a obesidade, o diabetes e a hipertensão arterial.[45-50]

Entre os hormônios que se destacam por sua participação na regulação metabólica, daremos maior atenção à leptina, à adiponectina e ao TNF-alfa.

Leptina

A leptina, sintetizada e secretada principalmente pelo tecido adiposo, é um importante sinal hormonal com função de regular a ingestão alimentar, gasto de energia e o estoque de gordura corpórea. O gene *ob*, que codifica esta proteína clonada em 1994, foi descrito em camundongos *ob/ob*, os quais são animais que desenvolvem obesidade, diabetes com resistência insulínica intensa e hipogonadismo hipogonadotrófico.[51] O tratamento desses animais com leptina reverte completamente esse quadro clínico.

Tabela 11.1 Hormônios secretados pelo tecido adiposo.

Hormônios	Função/efeito
Leptina	Informa ao cérebro sobre os estoques corporais de gordura Regula o apetite e o gasto energético
Resistina	Causa resistência à insulina
TNF-alfa	Causa resistência à insulina
Adiponectina	Aumenta a sensibilidade à insulina; inibe a aterogênese
Visfatina	Propriedades insulinomiméticas
IL-6	Importante na defesa do hospedeiro e no metabolismo glicídico e lipídico
PAI-1	Potente inibidor do sistema fibrinolítico
Angiotensinogênio	Precursor da angiotensina II; modula a pressão arterial e a homeostase hidroeletrolítica
ASP	Influencia a taxa de síntese de TAG no tecido adiposo

O gene *ob,* composto por três *éxons* e dois *íntrons,* está localizado nos cromossomos 6 e 7q31.3 em camundongos e seres humanos, respectivamente, e é transcrito por um RNAm de 4,5 Kb que codifica um pró-hormônio de 167 aminoácidos. A leptina, uma proteína monomérica composta de 146 aminoácidos e peso molecular de 16 KDa, apresenta uma ligação dissulfeto na posição C-terminal entre os resíduos de cisteína 96 e 146, a qual parece ser de extrema importância para sua atividade biológica. Esse hormônio conserva grande homologia entre as espécies e uma estrutura helicoidal similar àquela da família das citocinas.[51]

Diversos elementos regulatórios foram identificados dentro da região promotora do gene *ob*, incluindo elementos responsivos ao AMPc (CRE), elementos responsivos aos glicocorticoides (GRE), e sítios regulatórios, tais como CCAAT/*enhancer*, SP-1 e LP-1. Foi verificado que o gene da leptina é positivamente regulado por C/EBPalfa e negativamente regulado por PPARgama. Entretanto, os mecanismos que regulam a síntese da leptina ainda não estão completamente elucidados.

Os glicocorticoides são potentes estimuladores de síntese e secreção de leptina. A insulina também pode atuar como um regulador positivo, embora seus efeitos sejam ainda controversos. Por outro lado, fatores que aumentam AMPc intracelular, como os agonistas beta-adrenérgicos, diminuem a produção de leptina. Outros fatores que estimulam a liberação de leptina incluem estrógenos e certas citocinas, ao passo que outros inibem a sua secreção, como o jejum, a exposição ao frio (por estimulação adrenérgica ou AMPc), andrógenos, hormônio tireoidiano, hormônio de crescimento (GH) e tiazolinedionas.[45,49]

Uma das regiões do organismo em que sabidamente a leptina exerce importantes ações biológicas é o hipotálamo. Esse hormônio atua inibindo o comportamento alimentar, aumentando a termogênese e diminuindo o peso corpóreo em roedores. Os efeitos periféricos da leptina também já foram demonstrados em diversos tecidos.

A leptina é produzida proporcionalmente ao número e ao volume dos adipócitos e, dessa forma, correlaciona-se positivamente à quantidade de gordura corporal. Entretanto, admite-se que a leptina tenha um papel adipostático, uma vez que diminui com o jejum, resultando em hiperfagia, e aumenta com o ganho de peso induzido por dieta, inibindo voluntariamente a ingestão alimentar. Sendo assim, a leptina funciona como um sinal aferente dentro de um sistema de retroalimentação negativa, o qual mantém a constância da massa adiposa, e seus níveis séricos se alteram sem que haja concomitante mudança na adiposidade. A leptina atua por um mecanismo homeostático, que monitora mudanças nos estoques energéticos e realiza ajustes compensatórios na ingestão alimentar e gastos de energia, para manter a massa adiposa ajustada a um dado *set point.* Os mecanismos para essa fina correlação entre estoques de gordura e síntese e secreção de leptina ainda não são completamente entendidos.[45,49]

Podemos resumir o importante papel da leptina na regulação do balanço energético em duas ações:

1. Em uma população de neurônios parvocelulares do núcleo arqueado (ARC) hipotalâmico, estimula a expressão de neuropeptídios anorexigênicos, que inibem a ingestão alimentar (pró-ópiomelanocortina – POMC – e transcrito relacionado à cocaína e anfetamina – CART) e o aumento do gasto energético total, neste caso envolvendo uma população de neurônios similares do núcleo paraventricular (PVN), os quais promovem o aumento do tônus simpático.
2. Em outra população de neurônios do ARC, inibe a expressão de neuropeptídios orexigênicos, o neuropeptídeo Y (NPY) e peptídeo *agouti* (AgRP), envolvidos no aumento da ingestão alimentar e na redução do gasto energético. Além dessa importante função lipostática (mensuradora de depósitos lipídicos do organismo), a leptina modula a reprodução, a função tireoidiana, a angiogênese, a resposta imune, o controle da pressão sanguínea e a osteogênese. Com relação ao metabolismo lipídico, ativa a adenilciclase, aumenta a oxidação lipídica no músculo esquelético e reduz a síntese de TAG no fígado.

A leptina exerce seus efeitos biológicos interagindo com receptores de membrana específicos (OB-R), que pertencem à família de receptores de citocinas. Já foram descritas cinco isoformas do OB-R: OB-Ra, OB-Rb, OB-Rc, OB-Rd, e OB-Rf. Para a sua ação, a leptina deve interagir com a isoforma completa do seu receptor, OB-Rb. Após a sua ligação a esse receptor, a leptina induz a ativação de proteínas da via JAK (*Janus kinase*) e STAT (*signal transducers and activators of transcription*). Por esse mecanismo, são regulados os genes para POMC e NPY.

Face aos seus efeitos em aumentar a saciedade e reduzir o peso corporal, a leptina é vista como um fator antiobesidade. De fato, estudos anteriores mostraram hiperfagia e obesidade mórbida em roedores e seres humanos com deficiência de leptina ou do OB-R. Contudo, o uso farmacológico de leptina não é eficaz para tratar indivíduos obesos. A hiperleptinemia nesses pacientes é vista como um sinal de resistência ao hormônio, um fenômeno que tem participação na fisiopatologia da obesidade. Atualmente, sabe-se que pelo menos três mecanismos estão envolvidos nessa resistência:

- prejuízo no transporte de leptina para o tecido cerebral;
- danos dos seus receptores; e
- defeitos na sinalização pós-receptor.

Assim, esses eventos impedem a utilização terapêutica da leptina como hormônio/droga antiobesidade.

Adiponectina

A adiponectina é uma proteína de 30 kDa que contém 244 aminoácidos e que foi descrita em 1995. É relativamente abundante tanto no tecido adiposo como no plasma. Encontra-se elevada no sangue de indivíduos magros e diminuída em indivíduos obesos. Assim como a obesidade, a resistência à insulina e doenças cardiovasculares também tem forte correlação negativa com a adiponectina. Sabe-se que as mulheres apresentam níveis sanguíneos mais elevados de adiponectina que os homens, caracterizando um dimorfismo sexual.[47,48]

Seus principais efeitos biológicos envolvem o aumento da sensibilidade a insulina, efeitos moduladores do fator nuclear KB (NFKB) e inibição do TNF-alfa. A adiponectina possui vários efeitos vasculares: aumento da vasodilatação endotélio-dependente e vasodilatação endotélio-independente; supressão da expressão de receptores de moléculas de adesão vascular (*scavengers*); redução do efeito de fatores de crescimento sobre a musculatura lisa vascular; inibição do efeito de LDL oxidada (oxLDL) sobre o endotélio; aumento da produção de oxido nítrico; estimulação da angiogênese; redução do espessamento da íntima e da musculatura lisa que se segue à injúria da parede de artérias; inibição de migração e proliferação de células endoteliais. Além disso, esse hormônio também suprime a aterosclerose (inibe proteína C-reativa – PCR) e inflamação vascular.[47,48]

Em sua estrutura molecular, foram descritos os seguintes segmentos: um domínio globular (gADP), um domínio colágeno (cADP), uma região variável e uma sequência sinalizadora. O hormônio não circula isoladamente; os monômeros se agrupam formando trímeros; os trímeros se agrupam formando oligômeros (formados por quatro a seis trímeros). Os oligômeros são formados por interações entre a hélice tripla da fração colágeno, resultando em um agrupamento molecular de alta complexidade. Sem o domínio colágeno, o domínio globular permanece trimerizado, mas não associado. Assim, os trímeros são formados por interações entre os domínios globulares, enquanto os oligômeros se associam pelos domínios colágenos. Estudos sugerem que os domínios globulares garantem a atividade da adiponectina.

Os receptores de adiponectina (ADP-R1 e ADP-R2) contêm sete domínios transmembrana que, entretanto, são diferentes de receptores acoplados a proteínas G. O ADP-R1 é expresso primariamente no músculo e funciona com alta afinidade para gADP; porém, com baixa afinidade para adiponectina completa. O ADP-R2 é expresso primariamente no fígado e age com afinidade intermediária, para gADP e para a adiponectina completa.

A sinalização intracelular da adiponectina no fígado, no músculo esquelético, no adipócito e no endotélio envolve a ativação de AMP quinase (AMPK). A AMPK tem sido implicada na ação da metformina no fígado e das tiazolidinedionas na sensibilização à insulina, o que sugere uma ação mediadora desses dois fármacos antidiabéticos, reforçando os efeitos da adiponectina.

TNF-alfa

O TNF-alfa é uma citocina implicada em diversos eventos como inflamação, apoptose, citotoxicidade e indução de resistência à insulina. Atua como um modulador chave do metabolismo dos adipócitos, com ação direta em processos dependentes de insulina. Seu efeito mais importante é a inibição da lipogênese e a estimulação da lipólise. Também exerce um efeito inibitório sobre a adipogênese, regulando a massa de tecido adiposo e atuando tanto de forma parácrina quanto autócrina.[45,46,50]

A forma solúvel do TNF-alfa compreende dois terços da porção C-terminal de uma proteína precursora, que se encontra ancorada à membrana e que é secretada no meio extracelular. Essa proteína é formada por ação da enzima conversora de TNF-alfa (TACE) que cliva a molécula precursora entre os resíduos Ala-76 e Val-77.

O TNF-alfa exerce sua ação molecular ligando-se a receptores de membrana (TNFR-l e TNFR-2), com ativação subsequente da via das quinases reguladas extracelularmente (ERK 1/2, *extracellular regulated kinases*).

CONTROLE ENDÓCRINO DA LIPOGÊNESE E DA LIPÓLISE

O metabolismo das gorduras é rigorosamente controlado nos períodos pré-prandial, prandial e pós-prandial pela insulina, glucagon, somatostatina, adrenalina, cortisol, hormônio do crescimento (GH) e hormônios tireoidianos, que atuam sobretudo no fígado, músculo esquelético e tecido adiposo. Essas interações são coordenadas de um modo complexo, a fim de proporcionar uma regulação fina e responsividade a determinadas circunstâncias, tais como estresse, jejum, exercício e frio. A insulina, por exemplo, é dominante na redução da glicemia e na estimulação do metabolismo da glicose e síntese de gordura, proteínas e ácidos nucleicos. Já o glucagon, a adrenalina, o cortisol e o GH tendem a elevar a glicemia por diversos mecanismos. No entanto, esses hormônios diferem quanto aos efeitos sobre o metabolismo de proteínas, gorduras e ácidos nucleicos.[52]

As Tabelas 11.2 e 11.3 apresentam um resumo do controle hormonal relacionado ao metabolismo intermediário.

DISTRIBUIÇÃO DA GORDURA CORPORAL

Tecido adiposo branco e tecido adiposo marrom

O tecido adiposo, em mamíferos, é o mais flexível dos tecidos presentes no corpo, devido à sua grande capacidade de remodelação, sendo composto pelo TAB e pelo tecido adiposo marrom (TAM). Sua notável plasticidade, a qual permite variação tanto no tamanho como no formato, deve-se à propriedade dos adipócitos, de variar em volume e em número para que atendam a uma determinada situação fisiológica.[53]

O TAB, tipo de gordura predominante no corpo humano adulto, tem a função de estocar energia excedente na forma de TAG, ao passo que o TAM produz calor em recém-nascidos e roedores via desacoplamento mitocondrial e oxidação lipídica.

O TAM é composto de adipócitos multiloculares pequenos, ricos em mitocôndria, e que são especializados na produção de calor (termogênese), devido à presença da proteína desacopladora-1 (UCP-1, termogenina), que, quando ativada, dissipa o gradiente de prótons na membrana mitocondrial interna, desviando esses prótons do complexo F_1F_0 (ATP sintase) e impedindo a síntese de ATP, permitindo, assim, que se dissipe em calor a energia estocada na mitocôndria. Até recentemente, acreditava-se que o TAM existisse apenas em mamíferos hibernantes, fetos e recém-nascidos (como uma adaptação evolutiva para proteger o corpo do frio), diminuindo gradualmente durante a idade adulta. No entanto, o TAM metabolicamente ativo foi identificado na região cervical, supraclavicular, paravertebral e pescoço de seres humanos adultos. Esse TAM, funcional e ativado pela exposição ao frio ou dieta, encontra-se reduzido em homens com sobrepeso ou obesidade. Ainda, parece ser mais abundante em mulheres do que em homens, e está negativamente correlacionado a um maior índice de massa corporal (IMC), idade e uso de betabloqueador.[13,18]

Uma hipótese emergente sugere que a estimulação do TAM em indivíduos obesos resulta em perda de

Tabela 11.2 Efeitos dos hormônios sobre o metabolismo intermediário (I).

Hormônio	Captação de glicose	Utilização da glicose	Saída de glicose	Síntese de glicogênio	Síntese de proteína
Insulina	aumenta	aumenta	reduz	aumenta	aumenta
Glucagon	–	–	aumenta	reduz	–
Catecolaminas	–	aumenta	aumenta	–	–
Glicocorticoides	reduz	reduz	aumenta	aumenta	reduz
GH	reduz	reduz	aumenta	–	aumenta
Hormônios tireoidianos	–	aumenta	aumenta	–	aumenta/reduz

Tabela 11.3 Efeitos dos hormônios sobre o metabolismo intermediário (II).

Hormônio	Gliconeogênese	Glicogenólise	Cetogênese	Lipólise	Síntese de lipídios
Insulina	reduz	reduz	reduz	reduz	aumenta
Glucagon	aumenta	aumenta	aumenta	–	–
Catecolaminas	aumenta	aumenta	–	aumenta	–
Glicocorticoides	aumenta	–	aumenta	aumenta	–
GH	aumenta	–	aumenta	aumenta	–
Hormônios tireoidianos	aumenta	–	aumenta	aumenta	–

peso. De fato, adipócitos marrons podem ser encontrados intercalados dentro do TAB, em resposta à estimulação química, ação hormonal, alterações ambientais, exposição ao frio ou manipulação genética. A ativação do receptor adrenérgico beta-3 parece estar envolvida nesse processo. A plasticidade tecidual permite a conversão eficiente de adipócito branco em adipócito marrom (transdiferenciação), e vice-versa, tendo sido encarada como um mecanismo potencial para a terapia antiobesidade e antidiabetogênica.[54,55]

Tecido adiposo visceral e tecido adiposo subcutâneo

Anatomicamente, podemos classificar o TAB como tecido adiposo visceral (TAV) e tecido adiposo subcutâneo (TAS). O TAV é representado pelo tecido depositado próximo ou no interior das vísceras abdominais: gorduras mesentérica, omental e retroperitoneal. Já o TAS pode ser encontrado nos depósitos abaixo da pele: regiões abdominal, glútea e femoral.[56]

Além da divisão quanto à localização anatômica, também existem diferenças relacionadas à funcionalidade e ao metabolismo do TAV e do TAS. No TAV, o efeito lipolítico das catecolaminas é mais intenso, e o efeito antilipolítico da insulina é menos intenso. Essa resposta específica às catecolaminas nos adipócitos viscerais pode estar associada à maior expressão e atividade dos receptores beta1 e beta2 adrenérgicos comparados aos adipócitos subcutâneos.[57,58] Além disso, a enzima 11 beta-hidroxiesteroide desidrogenase tipo 1 (1betaHSD1), responsável por converter cortisona em cortisol, encontra-se elevada no TAV comparada ao TAS. Adicionalmente, o RNAm para leptina é mais expresso em adipócitos subcutâneos do que nos depósitos omentais.[59,60]

Quanto à distribuição regional da gordura corporal, sabe-se que há um dimorfismo sexual. As mulheres, por exemplo, exibem maior adiposidade do que os homens, caracterizada pela maior razão TAS/TAV.[59]

Recentemente, estudos evidenciaram que o TAV, sobretudo os adipócitos mesentéricos, tem toda a maquinaria enzimática para sintetizar as catecolaminas. Essa geração local de noradrenalina e adrenalina parece ser mais importante em situações de estresse, e poderia contribuir de maneira significativa para a regulação da lipólise e da termogênese.[61,62]

Tecido adiposo perivascular

Os mamíferos também possuem o tecido adiposo perivascular (TAPV), definido como o tecido adiposo que circunda todos os vasos sanguíneos, com exceção dos vasos localizados na região cerebral. O TAPV circunda as grandes artérias e veias, os pequenos vasos de resistência e os minúsculos vasos dos músculos esqueléticos e, assim como os demais depósitos adiposos, contém diferentes tipos celulares, incluindo adipócitos maduros e células do estroma vascular (pré-adipócitos, células tronco mesenquimais, células vasculares e inflamatórias).

O fenótipo do TAPV é dependente do seu sítio anatômico e as células adiposas perivasculares podem exibir características similares aos adipócitos brancos, marrons ou beges.[63] Por exemplo, adipócitos do TAPV que circunda as artérias coronárias humanas têm um perfil de expressão gênica e proteica mais consistente com o padrão das células adiposas do TAB, mas apresentam redução no tamanho e na formação de gotas lipídicas, menor grau de diferenciação e diminuição na expressão de genes reguladores da adipogênese (tais como PPARgama e C/EBPalfa) que adipócitos derivados de TAB subcutâneo e visceral.[64,65] Ainda, quando comparados a adipócitos subcutâneos e viscerais do TAB, os adipócitos do TAPV das artérias coronária e radial humanas exibem maior expressão de fatores associados com a regulação da angiogênese, da morfologia e do crescimento vascular (proliferação e migração das células musculares lisas e endoteliais), com inflamação, metabolismo e coagulação sanguínea.[64-66]

A origem dos adipócitos do TAPV parece ser diferente da origem dos constituintes do TAB e do TAM. A deleção específica de PPARgama em células musculares lisas vasculares de camundongos acarretou em ausência de TAPV nos animais sem comprometer o desenvolvimento do TAB e do TAM, indicando que adipócitos do TAPV podem se originar de progenitores das musculares lisas.[67]

Inicialmente descrito com a função de suporte estrutural para os vasos sanguíneos, o TAPV é atualmente reconhecido como um órgão metabolicamente ativo capaz de regular a função vascular em condições fisiológicas e patológicas, mediante a produção e secreção de fatores que exercem efeitos parácrinos, autócrinos e endócrinos. Tais fatores incluem as adipocinas originárias dos adipócitos, tais como leptina, adiponectina e omentina, citocinas e quimiocinas provenientes de células inflamatórias componentes do estroma vascular do TAPV, tais como IL-6 e TNF-alfa produzidas pelos linfócitos T e macrófagos.[63]

O TAPV está em contato direto com os vasos sanguíneos e seus adipócitos não são separados desses por uma camada fascial ou uma lâmina elástica o que permite que invadam a camada adventícia externa.[64] É proposto que os fatores secretados pelo TAPV alcancem as células vasculares (os fibroblastos na camada adventícia, as células musculares lisas na camada média e as células endoteliais na camada íntima) por difusão direta ou via *vasa vasorum*.[68] Além disso, o contato direto com *vasa vasorum* possibilita a difusão dos fatores secretados na corrente sanguínea para atingir diferentes órgãos e tecidos.[68]

Uma das principais funções reguladas pelo TAPV é a contratilidade vascular. O TAPV promove o relaxamento do tônus vascular mediante a liberação de um conjunto de moléculas bioativas denominadas fatores de relaxamento derivados do TAPV, incluindo adiponectina, leptina, fator de relaxamento derivado do adipócito (ADRF) e angiotensina 1-7.[69] As adipocinas podem atingir diretamente as células musculares lisas e promover uma resposta vasodilatadora mediada por canais de potássio (K), tais como canais de K dependentes de ATP (K_{ATP}) e canais de K abertos pela voltagem,[70,71] ou a contratilidade vascular pode ser regulada por um mecanismo dependente da produção de óxido nítrico (NO) pelo endotélio.[69] Ao difundir-se para a musculatura lisa adjacente, o NO promove a geração do segundo mensageiro guanosina monofosfato cíclico (GMPc), que, por meio de uma redução no cálcio intracelular, inibe a maquinaria contrátil das células musculares lisas causando seu relaxamento. Por outro lado, o TAPV também produz agentes vasoconstritores, tais como a Angiotensina II.[72,73] O balanço entre a secreção de fatores vasodilatadores e vasoconstritores pelo TAPV é essencial na regulação da função vascular e no controle da pressão arterial, sobretudo em condições de obesidade.

Em um indivíduo saudável, o TAPV representa cerca de 3% da massa adiposa corporal total.[68] Na obesidade, o TAPV tem seu volume (massa) aumentado e, como consequência, torna-se disfuncional, com alteração na composição celular e no perfil de expressão e secreção das adipocinas e citocinas. Assim, como para os demais depósitos adiposos, a alteração nas propriedades secretoras do TAPV na obesidade pode influenciar a sensibilidade à insulina sistêmica, mas o TAPV disfuncional parece contribuir predominantemente para as complicações vasculares associadas à obesidade sendo um fator de risco importante para o desenvolvimento de doenças cardiovasculares, tais como hipertensão arterial e aterosclerose.

Em indivíduos obesos, a expressão de angiotensina 1-7, adiponectina e outros fatores de relaxamento derivados do TAPV diminui enquanto a expressão dos vasoconstritores angiotensina II e TNF-alfa aumenta, contribuindo para elevar o tônus, a resistência vascular periférica, a pressão arterial e, consequentemente, promover o desenvolvimento de hipertensão arterial.[63,69]

Além do prejuízo no ajuste da secreção de fatores que controlam o tônus vascular, as alterações no TAPV induzidas pela obesidade são caracterizadas por hipóxia, estresse oxidativo, aumento na produção de adipocinas e citocinas inflamatórias (p.ex.: resistina, leptina, visfatina, IL-6, IL-8 e MCP-1) que, juntamente com a infiltração de células imunes (monócitos, linfócitos e granulócitos), podem causar um processo inflamatório na parede do vaso sanguíneo com consequente disfunção do endotélio e das células musculares lisas.[63,69]

Diversos dados experimentais indicam que as adipocinas e citocinas inflamatórias liberadas pelo TAPV na obesidade podem agir diretamente na parede vascular, contribuindo para o estabelecimento e a progressão da aterosclerose.[63,69] Em um estudo populacional, por exemplo, foi demonstrado associação entre o aumento na massa de TAPV ao redor das artérias coronárias e a presença de placas ateroscleróticas nos vasos.[74]

Assim, as evidências fortalecem o papel do TAPV na regulação da biologia vascular, sobretudo no controle do tônus vascular. Por outro lado, na obesidade, o prejuízo da função anticontrátil do TAPV, associado ao estabelecimento de um processo inflamatório, com acúmulo de macrófagos, secreção de citocinas inflamatórias e desregulação das adipocinas, contribuem para as complicações vasculares e aumentam o risco de doenças cardiovasculares.

COMPOSIÇÃO CORPORAL

A avaliação da composição corporal consiste na área dedicada ao estudo e aplicação de métodos para quantificar os componentes corporais individualmente. O corpo humano consiste em duas partes principais: uma associada à produção e acúmulo de energia (constituída por gordura, proteína e glicogênio), e outra composta pela água, que está intimamente relacionada aos outros componentes. Tradicionalmente, as técnicas utilizadas para determinar os componentes corporais podem ser divididas em cinco níveis, com avaliação de dezenas de componentes.[75,76] Assim, pode-se analisar a composição do corpo humano sob pelo menos cinco perspectivas: atômica, molecular, celular, tecidual e corporal total (Figura 11.4).

O nível **atômico** considera o peso corporal como o somatório de seis elementos químicos que o compõem, tais como oxigênio, nitrogênio, hidrogênio, carbono, fósforo e cálcio. Juntos, esses elementos correspondem a mais de 98% da massa corporal, sendo os 2% restantes constituídos de sódio, potássio, enxofre, cloro e magnésio. Nesse nível, é possível se estimar a massa celular total pela massa total de potássio, a proteína

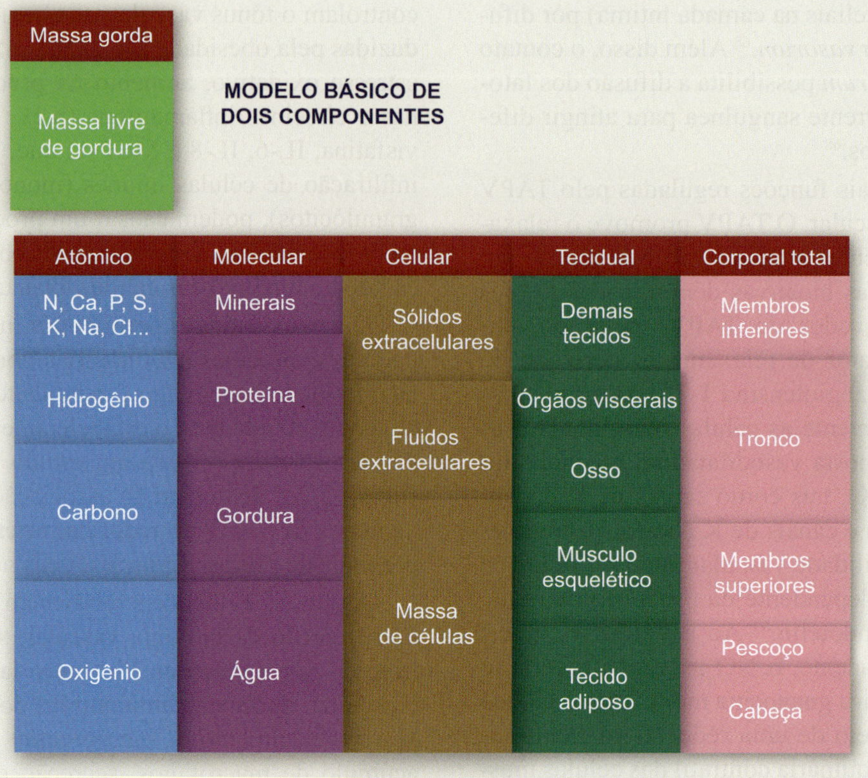

Figura 11.4 ▶ Composição corporal: separação do corpo em diferentes compartimentos, em que a soma é igual ao peso corporal.

corporal pela massa de nitrogênio e a gordura corporal pela massa de carbono.

O nível **molecular** separa o corpo em dois compartimentos: massa gorda (MG) e massa livre de gordura (MLG). Este último compartimento ainda pode ser desmembrado em três: água, proteína e minerais. É, sem dúvida, o mais utilizado para a avaliação da composição corporal por meio de diversos métodos. A água é o principal componente corporal, representando 60% em um indivíduo adulto, e 57% da água corporal encontra-se no compartimento intracelular.

O terceiro nível de composição corporal é o **celular**, que separa o corpo em células, fluidos extracelulares e sólidos extracelulares. As células podem ainda ser divididas em massa celular total e gordura. O líquido extracelular pode ser dividido em plasma e líquido intersticial.

Sob o ponto de vista **tecidual**, o corpo humano é constituído de cinco compartimentos: tecidos adiposo, muscular e ósseo (que correspondem a 75% do peso corporal), órgãos viscerais e sangue.

O último nível é o **corporal total**, em que o peso corporal é dividido em membros superiores, inferiores, tronco, pescoço e cabeça.

Cada nível de divisão da composição corporal tem um método de avaliação mais adequado, e a sua escolha irá depender da intenção do pesquisador.[75,76]

MÉTODOS PARA MEDIDAS DE COMPOSIÇÃO CORPORAL

O estudo da composição corporal se mostra um instrumento útil, sendo um excelente indicativo dos efeitos da desnutrição ou da obesidade sobre o organismo. A análise da quantidade e distribuição de gordura corporal pode auxiliar na conduta clínica e nutricional adequada, por exemplo, a indivíduos obesos, idosos ou pacientes com insuficiência renal crônica em hemodiálise, de modo a contribuir para a redução da taxa de morbidade e mortalidade.

Diversos métodos foram desenvolvidos para determinar de forma precisa a composição corporal de modelos animais e de seres humanos. Em animais experimentais, por exemplo, a análise química de carcaça é o método considerado como o padrão de referência para avaliação da composição corporal, realizado *post mortem*, e consiste na determinação de gordura, proteina, água e cinzas (minerais ósseos e intracelulares) corporais totais. Para seres humanos, apesar dos inúmeros métodos de análise de composição corporal existentes, a maioria apresenta limitações para utilização na prática clínica. Assim, propomos revisar os principais métodos de composição corporal de fácil aplicabilidade na rotina clínica.[75]

A dissecção anatômica (*in vitro*) é o único método capaz de quantificar diretamente, e com absoluta precisão, todos os componentes corporais, identificando cada tecido, bem como sua densidade, composição e peso. Todos os outros métodos (*in vivo*) se baseiam na determinação de um ou mais componentes e, a partir de fórmulas matemáticas e assumindo suposições, estimam o compartimento de interesse. Assim, quanto mais componentes conseguem ser medidos diretamente, mais preciso é o método, pois menores são as estimativas.

Na Tabela 11.4, podemos observar algumas características dos principais métodos de estudo da composição corporal. Existem outros métodos para avaliar a composição corporal; porém, utilizados em menor escala que os métodos descritos na tabela mencionada anteriormente, os quais devem ser considerados, conforme a disponibilidade do laboratório de pesquisa e o objetivo do estudo em questão, a saber: hidrometria, pletismografia por deslocamento de ar, *scanner* fotônico tridimensional, interactância infravermelha e análise de ativação de nêutrons *in vivo* (IVNA).

Tabela 11.4 Principais métodos de avaliação da composição corporal.

Método	Característica
1) Determinação da densidade corporal e volume: Pesagem hidrostática (hidrodensitometria)	Medição do indivíduo dentro da água, utilizando valores de densidade de dois compartimentos: a gordura e a massa magra. Vantagem: aplicabilidade do método de avaliação nutricional em pesquisas científicas e o emprego de aparelhagem pouco onerosa. Desvantagem: mudanças na composição dos fluidos corpóreos interferem negativamente nos cálculos da massa magra. Não é indicada para a população enferma ou para indivíduos que não suportam ficar embaixo d'água por longo tempo; exige profissionais altamente treinados para conduzir o estudo.
2) Antropométricos	Peso, IMC, pregas ou dobras cutâneas (subsecapular, tríceps, bíceps, suprailíaca, coxa) e circunferências (braço, coxa, cintura e quadril). Método simples, prático e de baixo custo, sendo o mais utilizado em estudos clínicos e epidemiológicos. Porém, apresenta baixa acurácia na avaliação individual.
3) Condutividade: Bioimpedância elétrica (BIA)	Uma corrente elétrica de baixa intensidade passa através do corpo e a impedância (oposição ao fluxo da corrente) é determinada. A água corporal total pode ser estimada, uma vez que seus eletrólitos são bons condutores da corrente elétrica. Por outro lado, alguns tecidos, como o adiposo, são maus condutores e impõem resistência à passagem da corrente. O principal pressuposto do método é que o corpo humano é composto por cincos cilindros (dois braços, duas pernas e o tronco), com densidade uniforme. Análise rápida, não invasiva e, relativamente, pouco dispendiosa em estudos clínicos e de campo.
4) Contagem corporal total: DXA (absorciometria de raios X de dupla energia)	Padrão-ouro para avaliar a massa óssea e diagnóstico de osteoporose. Método de boa precisão e reprodutibilidade para avaliar a composição corporal. A técnica baseia-se na atenuação de raios em diferentes níveis de energia, e permite realizar a mensuração corporal total e por segmentos (cabeça, tronco e membros). O princípio básico do DXA é a utilização de uma fonte de raios X com um filtro, que converte um feixe de raios X em picos fotoelétricos de baixa e alta energia que atravessam o corpo. A obtenção dos compartimentos corporais é feita pela medida da atenuação desses picos fotoelétricos. Método de rápida execução e não invasivo. Todavia, a técnica requer um local adequado, equipamento sofisticado, um avaliador treinado e os custos são elevados.
5) Imagem: Ultrassonografia (US) Tomografia computadorizada (TC) Ressonância nuclear magnética (RNM)	**US:** consiste na reflexão de ondas sonoras de alta frequência em contato com superfícies de diferentes densidades e a transformação destes sinais em imagens. Essa técnica pode ser utilizada para medir a espessura do tecido muscular, bem como a gordura subcutânea. Simples, de baixo custo e alta reprodutibilidade. **TC:** padrão-ouro para avaliar adiposidade abdominal e deposição de gordura ectópica. Baseada na obtenção de imagens corporais em diversos planos e posterior reconstrução por meio de softwares. Pode ser usado para avaliar as alterações na massa dos órgãos viscerais, medir a massa muscular regional, avaliar a distribuição de gordura interna *versus* subcutânea e estabelecer a densidade óssea em osteoporose. A TC envolve a exposição à radiação de ionização e, por esta razão, não é recomendada a mulheres grávidas ou crianças. Trata-se de um método também muito caro. **RNM:** importante para a avaliação da composição corporal, possibilitando a quantificação da gordura subcutânea e intra-abdominal. Método não invasivo, rápido, preciso e seguro. Não utiliza radiação ionizante e gera imagens de alta qualidade. Contudo, possui custo elevado e a disponibilidade restrita do equipamento.

OUTRAS INFLUÊNCIAS SOBRE A ADIPOSIDADE

A seguir, descreveremos brevemente sobre duas influências que afetam a distribuição de gordura corporal e têm importante papel na gênese da obesidade e de suas comorbidades, como diabetes tipo 2, dislipidemia e hipertensão arterial.

Disruptores endócrinos

O disruptor (ou interferente) endócrino é definido como uma substância química sintética ou natural, capaz de interferir no funcionamento natural do sistema endócrino. Atualmente, os disruptores endócrinos são classificados em uma série de grupos de compostos orgânicos potencialmente tóxicos, tais como poluentes orgânicos e substâncias tóxicas persistentes, dentre outros. Didaticamente, podemos agrupá-los em apenas duas grandes classes: substâncias químicas naturais (fitoestrógenos presentes nos alimentos) e substâncias químicas sintéticas (hormônios sintéticos e dezenas de subprodutos de processos industriais). Alguns exemplos de substâncias químicas sintéticas, as quais podem ser encontradas em plásticos, fertilizantes, pesticidas, desinfetantes, solventes e lubrificantes, são: bifenilas policloradas (PCBs), bisfenóis A e S (BPA e BPS), dicloro-difenil-tricloroetano (DDT), difeniléteres polibromados (PBDEs), hexaclorobenzeno (HCB), hidrocarboneto policíclico aromático (HPA), triclosan, ftalatos e dioxinas.[77,78]

Atualmente, sabe-se que a pandemia de obesidade não pode ser explicada apenas pela ingestão calórica elevada, pelo sedentarismo ou por alterações genéticas. Existe a hipótese de que o aumento da obesidade no mundo todo se deve à exposição prolongada aos disruptores endócrinos.[79,80] De fato, muitos destes agentes químicos (poluentes) ambientais podem ficar armazenados por muitos anos no tecido adiposo. Nos últimos anos, pesquisas científicas têm correlacionado a exposição aos disruptores endócrinos ao surgimento de distúrbios nos sistemas endócrinos, como distúrbios gonadais, doenças da tireoide, diabetes, disfunções neuroendócrinas e obesidade. Portanto, um maior conhecimento dos efeitos dos disruptores endócrinos, com vistas ao controle das taxas de exposição aos fatores ambientais, em conjunto com a melhoria dos hábitos alimentares e redução do sedentarismo, poderá representar uma potente estratégia adicional na prevenção da obesidade e de outros distúrbios metabólicos.

Programação metabólica

Sabe-se que alterações nutricionais, hormonais e ambientais durante estágios críticos do desenvolvimento, tais como gestação, lactação e adolescência, podem alterar a fisiologia e o metabolismo de um organismo, provocando o desenvolvimento de distúrbios metabólicos na vida adulta, como a obesidade.[81,82] Esse fenômeno é conhecido como programação metabólica e foi proposto pelo epidemiologista inglês David Barker (1938-2013), que sugeriu que o baixo peso ao nascer, causado por um ambiente intrauterino adverso, estava relacionado ao risco aumentado de desenvolvimento de doenças crônicas na idade adulta, tais como diabetes tipo 2, hipertensão e doença cardiovascular. A programação metabólica sugere que o feto é sensível a alterações nutricionais durante seu desenvolvimento. Do ponto de vista evolutivo, quando o fornecimento de nutrientes é precário, respostas adaptativas provocam prioridade no desenvolvimento de alguns órgãos em detrimento de outros. Tais alterações teriam como objetivo preparar o metabolismo para a sobrevivência do indivíduo durante condições adversas no futuro. Todavia, essas alterações adaptativas podem persistir mesmo em condições normais de fornecimento de nutrientes, e a modificação de funções de órgãos e tecidos deixa de ser uma vantagem adaptativa, tornando-se deletéria para o organismo. O termo "plasticidade ontogenética" tem sido utilizado, e propõe uma forma menos determinística e mais probabilística para explicar o surgimento de doenças em resposta a insultos durante um período crítico.[81,82]

Desde a primeira observação, em seres humanos, da relação entre o baixo peso ao nascer e o desenvolvimento de obesidade e doenças crônicas na vida adulta, feita na década de 1970, diversos estudos epidemiológicos em diferentes regiões no mundo têm reforçado essa hipótese. No Brasil, por exemplo, em diversas capitais, já foram evidenciadas maior deposição abdominal de gordura e hipertensão arterial em indivíduos adultos, de ambos os sexos, associadas à desnutrição perinatal.

CONSIDERAÇÕES FINAIS

Devido ao intenso avanço das pesquisas sobre a identificação das moléculas bioativas produzidas por células não pertencentes ao sistema endócrino clássico, notadamente as adipocinas do tecido adiposo, é urgente e fundamental que novas ideias e concepções sejam geradas à medida que o papel biológico das moléculas bioativas seja desvendado. Nas últimas décadas, diversos estudos experimentais foram desenvolvidos para melhor compreender os mecanismos envolvidos na plasticidade ontogenética, os quais alteram a massa corporal, a adiposidade e o metabolismo energético em longo prazo, bem como as alterações hormonais programadas nesse processo. Assim, no mundo todo, cientistas se dedicam ao estudo do tecido adiposo em nível morfológico, fisiológico, farmacológico e molecular. A grande expectativa da comunidade científica é de que o conjunto dos trabalhos experimentais, clínicos e epidemiológicos traga novas descobertas que visem prevenir e/ou tratar a obesidade e os distúrbios associados a esta condição.

REFERÊNCIAS

1. Jaworski K, Sarkadi-Nagy E, Duncan RE et al. Regulation of triglyceride metabolism IV. Hormonal regulation of lipolysis in adipose tissue. Am J Physiol Gastrointest Liver Physiol. 2007;293(1):G1-G4.
2. De Pauw A, Tejerina S, Raes M et al. Mitochondrial (dys)function in adipocyte (de)differentiation and systemic metabolic alterations. Am J Pathol. 2009;175(3):927-39.
3. Ruge T, Hodson L, Cheeseman J, Dennis AL et al. Fasted to fed trafficking of Fatty acids in human adipose tissue reveals a novel regulatory step for enhanced fat storage. J Clin Endocrinol Metab. 2009;94(5):1781-8.
4. Lafontan M. Advances in adipose tissue metabolism. Int J Obes. (Lond) 2008;32(Suppl 7):S39-51.
5. Girousse A, Langin D. Adipocyte lipases and lipid droplet-associated proteins: insight from transgenic mouse models. Int J Obes. (Lond) 2012;34(4):581-94.
6. Gregoire FM. Adipocyte differentiation: from fibroblast to endocrine cell. Exp Biol Med. 2001;226:997-1002.
7. Rosen ED, MacDougald OA. Adipocyte differentiation from the inside out. Nat Rev Mol Cell Biol. 2006;7:885-96.
8. Morrison RF, Farmer SR. Insights into the Transcriptional Control of Adipocyte Differentiation. J Cell Biochem. 1999;Suppl 32/33:59-67.
9. Queiroz JC, Alonso-Vale MI, Curi R et al. Control of adipogenesis by fatty acids. Arq Bras Endocrinol Metabol. 2009;53(5):582-94.
10. Spalding KL, Arner E, Westermark PO et al. Dynamics of fat cell turnover in humans. Nature. 2008;453:783-7.
11. DeFronzo RA. Dysfunctional fat cells, lipotoxicity and type 2 diabetes. Int J Clin Pract. 2004;Suppl.(143):9-21.
12. Wells JCK. The evolution of human fatness and susceptibility to obesity: an ethological approach. Biol Rev. 2006;81: 183-205.
13. Wells JCK. Sexual dimorphism of body composition. Best Pract Res Clin Endocrinol Metab. 2007;21:415-30.
14. Hughes VA, Roubenoff R, Wood M et al. Anthropometric assessment of 10-y changes in body composition in the elderly. Am J Clin Nutr. 2004;80(2):475-82.
15. Cree MG, Newcomer BR, Katsanos CS et al. Intramuscular and liver triglycerides are increased in the elderly. J Clin Endocrinol Metab. 2004;89(8):3864-71.
16. Visser M, Pahor M, Tylavsky F et al. One- and two-year change in body composition as measured by DXA in a population--based cohort of older men and women. J Appl Physiol. 2003;94(6):2368-74.
17. Machann J, Thamer C, Schnoedt B et al. Age and gender related effects on adipose tissue compartments of subjects with increased risk for type 2 diabetes: a whole body MRI/MRS study. Magma. 2005;8(3):128-37.
18. Wehrli NE, Bural G, Houseni M et al. Determination of age-related changes in structure and function of skin, adipose tissue, and skeletal muscle with computed tomography, magnetic resonance imaging, and positron emission tomography. Semin Nucl Med. 2007;37(3):195-205.
19. Kirkland JL, Tchkonia T, Pirtskhalava T et al. Adipogenesis and aging: does aging make fat go MAD? Exp Gerontol. 2002;37(6):757-67.
20. Jiang Y, Berry DC, Tang W et al. Independent stem cell lineages regulate adipose organogenesis and adipose homeostasis. Cell Rep. 2014;9:1007.
21. Han J, Lee JE, Jin J et al. The spatiotemporal development of adipose tissue. Development. 2011;138:5027.
22. Fukumura D, Ushiyama A, Duda DG et al. Paracrine regulation of angiogenesis and adipocyte differentiation during in vivo adipogenesis. Circulation Research. 2003;93:e88.
23. Jiang Y, Berry DC, Jo A et al. A PPARγ transcriptional cascade directs adipose progenitor cell-niche interaction and niche expansion. Nature Communications. 2017;8:15926.
24. Vishvanath L, MacPherson KA, Hepler C et al. Pdgfrβ+ mural preadipocytes contribute to adipocyte hyperplasia induced by high-fat diet feeding and prolonged cold exposure in adult mice. Cell Metabolism. 2016;23:350.
25. Rodeheffer MS, Birsoy K, Friedman JM. Identification of white adipocyte progenitor cells in vivo. Cell. 2008;135:240.

26. Berry R, Rodeheffer MS. Characterization of the adipocyte cellular lineage in vivo. Nat Cell Biol. 2013;15:302.
27. Digby JE, Montague CT, Sewter CP et al. Thiazolidinedione exposure increases the expression of uncoupling protein 1 in cultured human preadipocytes. Diabetes. 1998;47:138.
28. Wang QA, Tao C, Gupta RK et al. Tracking adipogenesis during white adipose tissue development, expansion and regeneration. Nat Med. 2013;19:1338.
29. Rosenwald M, Perdikari A, Rülicke T et al. Bi-directional interconversion of brite and white adipocytes. Nat Cell Biol. 2013;15:659.
30. Salans LB, Cushman SW, Weismann RE. Studies of human adipose tissue adipose cell size and number in nonobese and obese patients. Journal of Clinical Investigation. 1973;52:929.
31. Hirsch J, Batchelor B. Adipose tissue cellularity in human obesity. Clinics in Endocrinology and Metabolism. 1976;5:299.
32. Joe AW, Yi L, Even Y et al. Depot-specific differences in adipogenic progenitor abundance and proliferative response to high-fat diet. Stem Cells. 2009;27:2563.
33. Jeffery E, Wing A, Holtrup B et al. The adipose tissue microenvironment regulates depot-specific adipogenesis in obesity. Cell Metabolism. 2016;24:142.
34. Ahmadian M, Duncan RE, Sul HS. The skinny on fat: lipolysis and fatty acid utilization in adipocytes. Trends Endocrinol Metab. 2009;20(9):424-8.
35. Nelson DC, Cox MM. Lehninger Princípios de Bioquímica. 5. ed. São Paulo: Sarvier; 2008.
36. Marzooco A, Torres BB. Bioquímica Básica. 3. ed. Rio de Janeiro: Guanabara Koogan; 2007.
37. Duncan RE, Ahmadian M, Jaworski K et al. Regulation of lipolysis in adipocytes. Annu Rev Nutr. 2007;27:79-101.
38. Zechner R, Zimmermann R, Eichmann TO et al. Fat signals – lipases and lipolysis in lipid metabolism and signaling. Cell Metab. 2012;15(3):279-91.
39. Zimmermann R, Strauss JG, Haemmerle G et al. Fat mobilization in adipose tissue is promoted by adipose triglyceride lipase. Science. 2004;306:1383-6.
40. Bezaire V, Langin D. Regulation of adipose tissue lipolysis revisited. Proc Nutr Soc. 2009;68:350-60.
41. Lafontan M, Langin D. Lipolysis and lipid mobilization in human adipose tissue. Progress in Lipid Research. 2009;48: 275-97.
42. Ahmadian M, Wang Y, Sul HS. Lipolysis in adipocytes. Int J Biochem Cell Biol. 2010;42(5):555-9.
43. Yamaguchi T, Omatsu N, Matsushita S et al. CGI-58 interacts with perilipin and is localized to lipid droplets. Possible involvement of CGI-58 mislocalization in Chanarin-Dorfman syndrome. J Biol Chem. 2004;279:30490-7.
44. Festuccia WT, Blanchard PG, Deshaies Y. Control of brown adipose tissue glucose and lipid metabolism by PPAR. Front Endocrinology. (Lausanne) 2011;2(84):1-6.
45. Fruhbeck G, Gomez-Ambrosi J, Muruzabal FJ et al. The adipocyte: a model for integration of endocrine and metabolic signaling in energy metabolism regulation. Am J Physiol Endocrinol Metab. 2001;280:E827-47.
46. Fernández-Real JM, Ricart W. Insulin resistance and chronic cardiovascular inflammatory syndrome. Endocr Rev. 2003;24:278-301.
47. Daimon M, Oizumi T, Saitoh T et al. Decreased serum levels of adiponectin are a risk factor for the progression to type 2 diabetes in the Japanese population: the Funagata study. Diabetes Care. 2003;26:2015-20.
48. Ohashi K, Kihara S, Ouchi N et al. Adiponectin replenishment ameliorates obesity-related hypertension. Hypertension. 2006;47:1108-16.
49. Jequier E. Leptin signaling, adiposity, and energy balance. Ann NY Acad Sci. 2002;967:379-88.
50. Zhang HH, Kumar S, Barnett AH et al. Tumour necrosis factor-alpha exerts dual effects on human adipose leptin synthesis and release. Mol Cell Endocrinol. 2000;159:79-88.
51. Zhang Y, Proenca R, Maffei M et al. Positional cloning of the mouse obese gene and its human homologue. Nature. 1994;372:425-32.
52 Melmed S, Polonsky KS, Larsen PR, Kronenberg HM. Williams Textbook of Endocrinology. 13. ed. Philadelphia: WB Saunders; 2016.
53. Lafontan M, Berlan M. Do regional differences in adipocyte biology provide new pathophysiological insights? Trends Pharmacol Sci. 2003;24:276-83.
54. Yadav H, Rane SG. TGF-β/Smad3 signaling regulates brown adipocyte induction in white adipose tissue. Front Endocrinol. (Lausanne) 2012;3:35(1-6).
55. Ishibashi J, Seale P. Beige can be slimming. Science. 2012;328(5982):1113-4.

56. Wajchenberg BL. Subcutaneous and visceral adipose tissue: their relation to the metabolic syndrome. Endocr Rev. 2000;21:697-738.
57. Langin D. Adipose tissue lipolysis as a metabolic pathway to define pharmacological strategies against obesity and the metabolic syndrome. Pharmacological Research. 2006;53:482-91.
58. Arner P, Hellström L, Wahrenberg H et al. Beta-adrenoceptor expression in human fat cells from different regions. J Clin Invest. 1990;86:1595-600.
59. Rosenbaum M, Pietrobelli A, Vasseli JR et al. Sexual dimorphism in circulating leptin concentration is not accounted for by differences in adipose tissue distribution. Int J Obes Relat Metab Disord. 2001;25:1365-71.
60. Van Harmelen V, Reynisdottir S, Eriksson P et al. Leptin secretion from subcutaneous and visceral adipose tissue in women. Diabetes. 1998;47(6):913-7.
61. Kvetnansky R, Ukropec J, Laukova M et al. Stress stimulates production of catecholamines in rat adipocytes. Cell Mol Neurobiol. 2012;32(5):801-13.
62. Vargovic P, Ukropec J, Laukova M et al. Adipocytes as a new source of catecholamine production. FEBS Lett. 2011;585(14):227922-84.
63. Nosalski R, Guzik TJ. Perivascular adipose tissue in flammation in vascular disease. Br J Pharmacol. 2017; Epub ahead of print.
64. Chatterjee TK, Aronow BJ, Tong WS et al. Human coronary artery perivascular adipocytes overexpress genes responsible for regulating vascular morphology, inflammation, and hemostasis. Physiol Genomics. 2013;45:697-709.
65. Chatterjee TK, Stoll LL, Denning GM et al. Proinflammatory phenotype of perivascular adipocytes: influence of high-fat feeding. Circ Res. 2009;104:514-9.
66. Rittig K, Dolderer JH, Balletshofer B et al. The secretion pattern of perivascular fat cells is different from that of subcutaneous and visceral fat cells. Diabetologia. 2012;55:1514-25.
67. Chang L, Villacorta L, Li R et al. Loss of perivascular adipose tissue on peroxisome proliferator-activated receptor-g deletion in smooth muscle cells impairs intravascular thermoregulation and enhances atherosclerosis. Circulation. 2012;126: 1067-78.
68. Siegel-Axel DI, Häring HU. Perivascular adipose tissue: An unique fat compartment relevant for the cardiometabolic syndrome. Rev Endocr Metab Disord. 2016;17:51-60.
69. Xia N, Li H. The role of perivascular adipose tissue in obesity-induced vascular dysfunction. Br J Pharmacol. 2016; Epub ahead of print.
70. Lohn M, Dubrovska G, Lauterbach B et al. Periadventitial fat releases a vascular relaxing factor. Faseb J. 2002;16:1057-63.
71. Verlohren S, Dubrovska G, Tsang SY et al. Visceral periadventitial adipose tissue regulates arterial tone of mesenteric arteries. Hypertension. 2004;44:271-6.
72. Gálvez-Prieto B, Bolbrinker J, Stucchi P et al. Comparative expression analysis of the renin-angiotensin system components between white and brown perivascular adipose tissue. J Endocrinol. 2008;197:55-64.
73. Lu C, Su LY, Lee RMKW. et al. Mechanisms for perivascular adipose tissue-mediated potentiation of vascular contraction to perivascular neuronal stimulation: The role of adipocyte-derived angiotensin II. Eur J Pharmacol. 2010;634:107-12.
74. Mahabadi AA, Reinscha N, Lehmann N et al. Association of pericoronary fat volume with atherosclerotic plaque burden in the underlying coronary artery: A segment analysis. Atherosclerosis. 2010;211:195-9.
75. Mancini MC. Tratado de obesidade. Rio de Janeiro: Guanabara Koogan; 2010.
76. Mattsson S, Thomas J. Development of methods for body composition studies. Phys Med Biol. 2006;51:203-28.
77. Swedenborg E, Rüegg J, Mäkelä S et al. Endocrine disruptive chemicals: mechanisms of action and involvement in metabolic disorders. J Mol Endocrinol. 2009;43(1):1-10.
78. Schug TT, Janesick A, Blumberg B et al. Endocrine disrupting chemicals and disease susceptibility. J Steroid Biochem Mol Biol. 2011;127(3-5):204-15.
79. Thayer KA, Heindel JJ, Bucher JR et al. Role of environmental chemicals in diabetes and obesity: a National Toxicology Program workshop review. Environ Health Perspect. 2012;120(6):779-89.
80. Heindel JJ, vom Saal FS. Role of nutrition and environmental endocrine disrupting chemicals during the perinatal period on the aetiology of obesity. Mol Cell Endocrinol. 2009;304(1-2):90-6.
81. Gluckman PD, Hanson MA. Developmental plasticity and human disease: research directions. J Intern Med. 2007;261(5): 461-71.
82 . de Moura EG, Lisboa PC, Passos MC. Neonatal programming of neuroimmunomodulation-role of adipocytokines and neuropeptides. Neuroimmunomodulation. 2008;15(3):176-88.

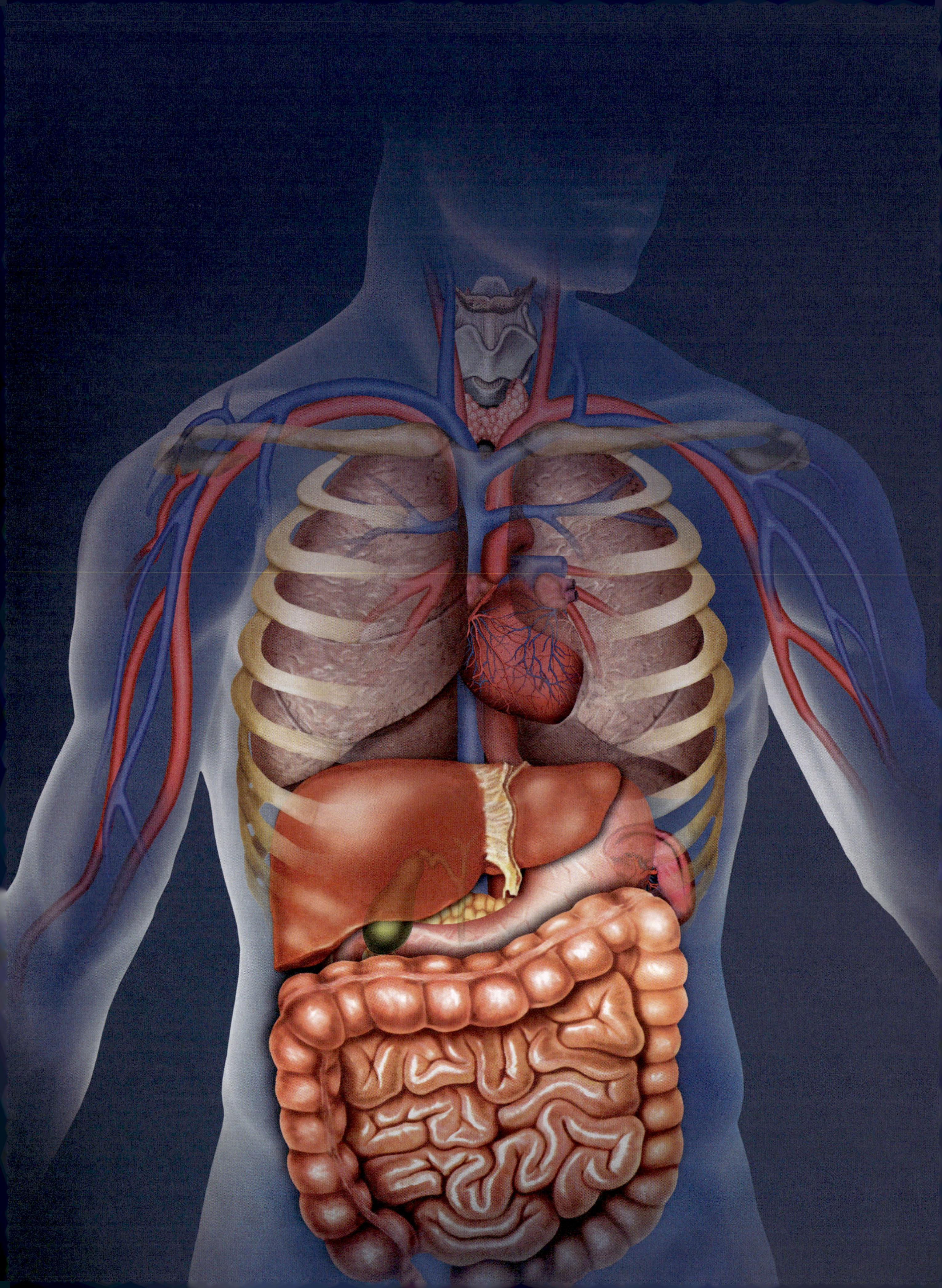

capítulo: 12

Excreção de Resíduos Digestivos e Metabólicos

Carmem Lygia Burgos Ambrósio
Raquel Araújo de Santana
Florisbela de Arruda Camara e Siqueira Campos

INTRODUÇÃO

Os processos de ingestão, digestão, absorção, transporte, captação celular e metabolização dos nutrientes obtidos por meio da alimentação são fundamentais para a sobrevivência, e a excreção é imprescindível para que os resíduos não absorvidos durante a digestão, como as fibras, e os produtos tóxicos resultantes do metabolismo, como a ureia proveniente dos aminoácidos, sejam eliminados do organismo.

Os principais órgãos envolvidos no processo de excreção são: o intestino grosso ou cólon, através do qual os resíduos digestivos são direcionados para a eliminação fecal; os rins, que eliminam a urina constituída sobretudo pelos produtos resultantes do metabolismo proteico; os pulmões, que favorecem a liberação do CO_2 oriundo do metabolismo dos carboidratos, proteínas e lipídios e a pele que, ao liberar o suor através das glândulas sudoríparas, propicia a termorregulação e consequente liberação de eletrólitos (Figura 12.1).

A composição das fezes, urina, gases respiratórios e suor é um indicador do estado de saúde, utilizado no diagnóstico clínico de diversas enfermidades.

SISTEMA GASTRINTESTINAL – CÓLON E EXCREÇÃO

O trajeto do alimento ingerido segue o sistema gastrintestinal constituído pela cavidade oral, faringe, esôfago, estômago, intestino delgado, intestino grosso ou cólon e ânus. Os órgãos anexos no sentido cefalocaudal que participam do processo de digestão são as glândulas salivares, o pâncreas, o fígado e a vesícula biliar, responsável pelo armazenamento e concentração da bile secretada pelo fígado (Figura 12.2).

Do alimento ingerido, os nutrientes que foram absorvidos no intestino delgado irão seguir para a corrente sanguínea para que sejam metabolizados, ao passo que os não absorvidos seguirão para o cólon, constituído na sequência pelo cólon proximal (ceco, apêndice vermiforme e cólon ascendente), cólon transverso e cólon distal (cólon descendente e cólon sigmoide). Em seguida, após o cólon sigmoide, as fezes já formadas seguirão para o reto e canal anal (Figura 12.3).

O cólon apresenta uma musculatura longitudinal concentrada em três feixes chamados *Taenia coli*, que vão do ceco ao reto e abaixo dos quais encontra-se o plexo mioentérico. A musculatura longitudinal entre os feixes é tênue e a musculatura circular do ceco ao canal anal é contínua, onde se espessa formando o esfíncter anal interno. O esfíncter anal externo, mais distal, apresenta musculatura estriada.

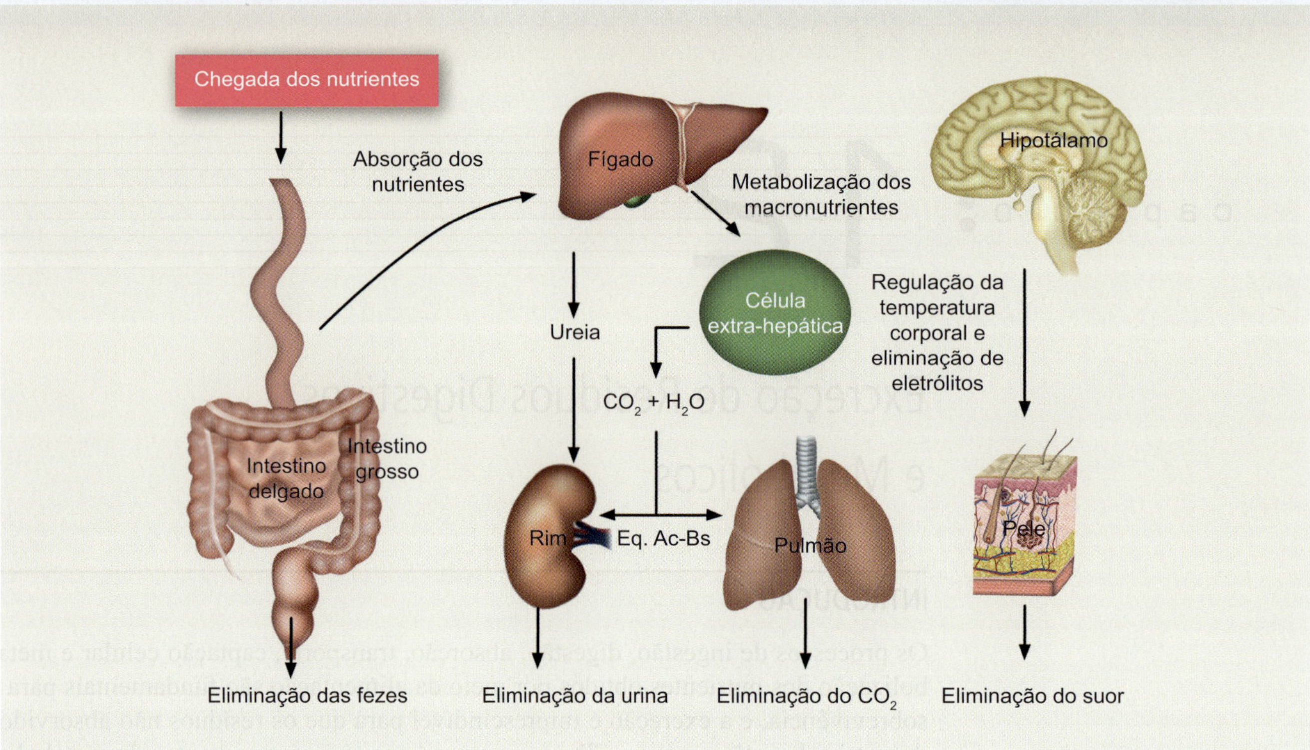

Figura 12.1 ► Integração dos tecidos e excreção.

A parede externa do cólon apresenta segmentos ovoides de musculatura circular mais concentrada chamados ***haustra***. Os haustra se formam e se desfazem conforme as contrações da musculatura circular, não sendo, dessa forma, fixos (Figura 12.4).

Em virtude das funções motoras do cólon, os resíduos digestivos serão submetidos à **retropropulsão, mistura, amassamento, lubrificação, propulsão cefalocaudal e expulsão** na forma de fezes ou defecação. A movimentação com retropropulsão do conteúdo colônico irá favorecer a renovação do contato deste com a mucosa, otimizando a absorção de água e eletrólitos, a qual ocorre predominantemente no cólon ascendente. Os processos de mistura, amassamento e lubrificação do conteúdo colônico com o muco secretado pelas células caliciformes ocorrem sobretudo na mucosa do cólon transverso e descendente. A propulsão cefalocaudal ocorre ao longo de todo cólon, ao passo que a expulsão das fezes ou defecação envolve o reto e o canal anal.

O cólon é responsável pelo processo final de absorção de água e eletrólitos. Por não possuir enzimas luminais ou da borda em escova, não efetua o processo de hidrólise enzimática de nutrientes, como tampouco absorve produtos de hidrólise desses nutrientes.

Dos 9 L de fluido contidos diariamente na luz do trato gastrintestinal, o intestino delgado absorve 7,5 L ao passo que o cólon absorve 1,4 L e excreta 0,1 L por dia nas fezes. Quase todo o NaCl e a água que atingem o cólon são absorvidos, e o K^+ e HCO^{3-} são secretados. A absorção ocorre sobretudo no cólon ascendente. O ceco é o principal sítio de fermentação bacteriana, e alguns produtos da fermentação das bactérias são absorvidos no cólon ascendente. Os ácidos graxos de cadeia curta ou ácidos graxos voláteis também são absorvidos no cólon.

A inervação intestinal pode ser dividida em inervação extrínseca parassimpática e simpática e a inervação intrínseca do sistema nervoso entérico, sendo este último localizado em gânglios nos plexos submucoso e mioentérico, controlando as função contrátil, secretora e endócrina. A estimulação parassimpática colinérgica aumenta a motilidade do cólon, ao passo que a estimulação simpática persistente causa constipação ou obstipação por inibição da motilidade.

O chamado "movimento de massa" é um mecanismo propulsivo que percorre toda a extensão do cólon, desde a região proximal até a distal, conduzindo o conteúdo colônico para o reto. Ocorre de uma a três vezes por dia e com maior frequência no cólon distal.

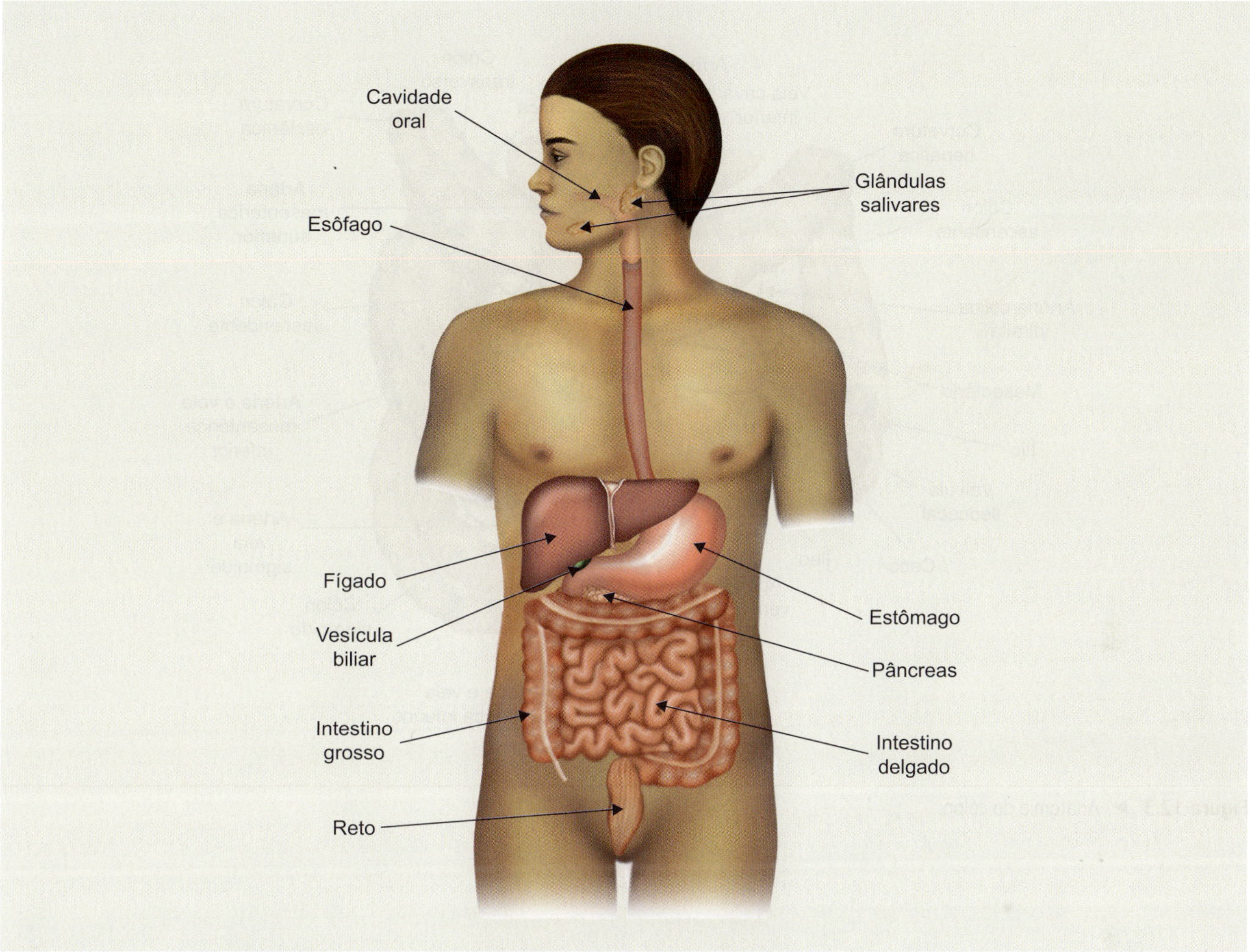

Figura 12.2 ► Sistema gastrintestinal.

A distensão do reto decorrente da chegada das fezes, promovida pelo movimento de massa, desencadeia o reflexo de defecação, que consiste no relaxamento do esfíncter anal interno e contração do esfíncter anal externo. Além de desencadear o reflexo de defecação, a distensão do reto sinaliza a conscientização da necessidade de evacuação e, se for protelada, os esfíncteres retomam o tônus normal e então ocorre retropropulsão das fezes do reto ao sigmoide.[1]

Composição das fezes e flora bacteriana

Os exames laboratoriais de fezes correspondem às análises macroscópicas, microscópicas e bioquímicas para a avaliação das funções digestivas, determinação de gordura fecal (distúrbios hepáticos e dos ductos biliares e síndromes de má absorção), detecção precoce de sangramento gastrintestinal, presença de ovos e parasitas e coprocultura para a detecção e identificação de bactérias patógenas.[2-5]

As fezes são constituídas por células da descamação intestinal, sais, muco, fibras, celulose e outros materiais não digeridos. A cor amarronzada ou acastanhada e estrutura das fezes se devem à presença de pigmentos de estercobilina e bilirrubina, provenientes da bile.[5] A quantidade de gordura fecal está aumentada em casos de má absorção severa, somente encontrada em doenças pancreáticas e do intestino delgado.[6] Outro produto resultante da decomposição bacteriana é o gás Sulfeto de Hidrogênio (H_2S), responsável pelo odor característico das fezes.[7]

Os principais grupos de bactérias intestinais normais são da espécie *Bifidobactérias e Lactobacilos*, que habitam o intestino grosso, atingindo 10^9 a 10^{11} por grama de fezes em adultos saudáveis, também chama-

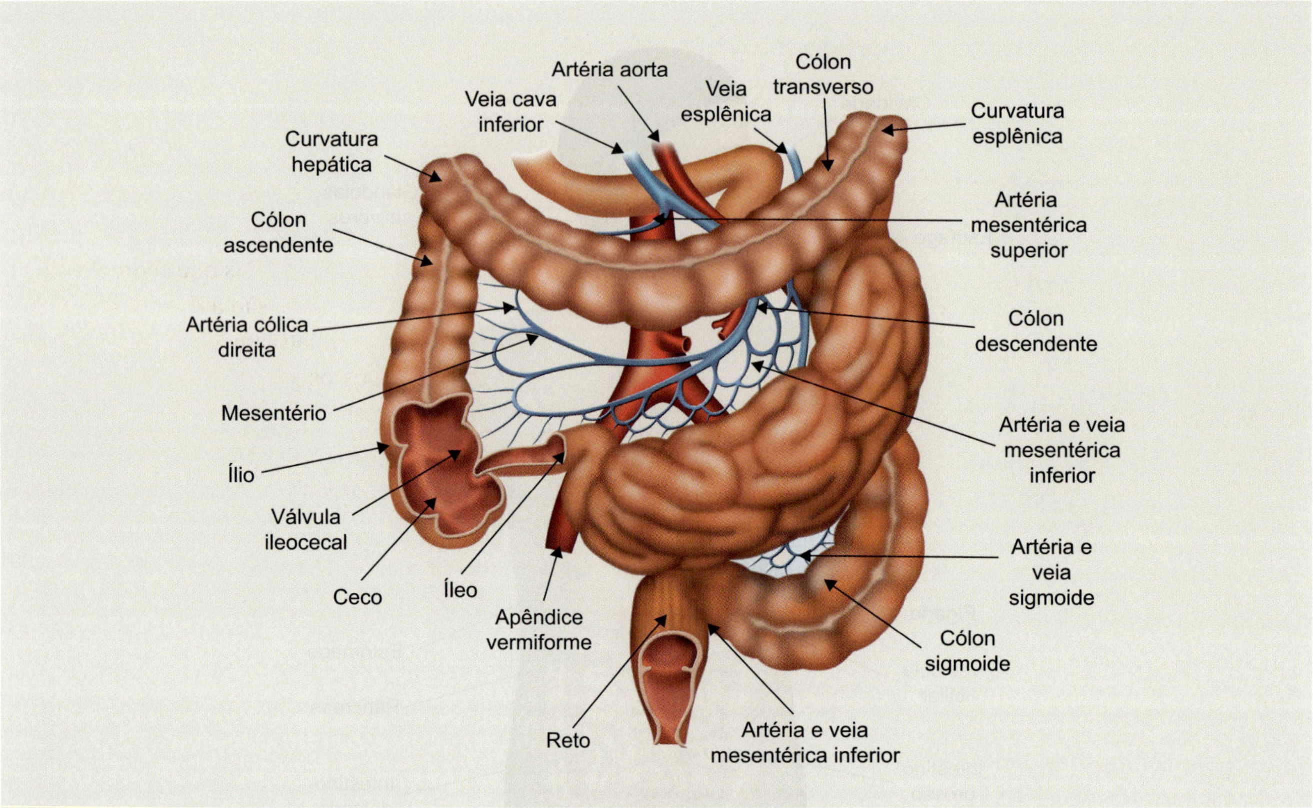

Figura 12.3 ▶ Anatomia do cólon.

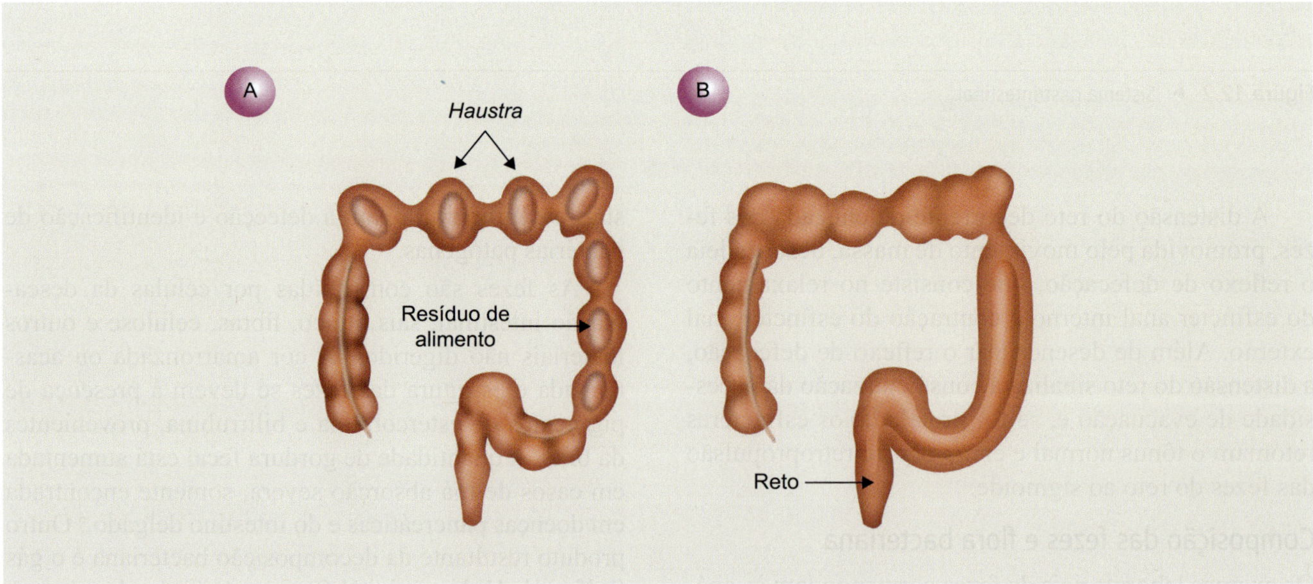

Figura 12.4 ▶ Esquema das haustrações no cólon (A) e movimento em massa conduzindo material colônico ao reto (B). Fonte: Aires, 2008.[1]

dos de probióticos.[8] Já os pré-bióticos são substâncias da dieta (normalmente constituídos por polissacarídeos e oligossacarídeos), não digeríveis, que nutrem e favorecem o crescimento de micro-organismos benéficos ao organismo. Simbióticos são produtos que combinam substâncias com efeitos probiótico e pré-biótico.[9]

Quando a composição da flora normal é afetada por fatores externos, como o uso de antibióticos, pode-se verificar o desenvolvimento excessivo de bactérias do tipo pseudomonas ou leveduras.

A microflora bacteriana apresenta funções antibacterianas, imunomoduladoras e metabólicas/nutricionais de fundamental importância para o organismo. Estudos mostram a relação da microbiota intestinal com enfermidades neurológicas como o autismo, a depressão e a esclerose múltipla, além de transtornos metabólicos como diabetes, doenças hepáticas não alcoólicas e síndrome metabólica.[10]

O mecanismo principal referente à função antibacteriana é conhecido como "efeito barreira", que impede a colonização de bactérias patógenas por ocupar os sítios de adesão celulares da mucosa. Outros mecanismos de proteção são a competição por nutrientes disponíveis no meio e a produção de substâncias com ação antimicrobiana, como ácidos e metabólitos restritivos ao crescimento dessas bactérias.[11]

Quanto à função imunológica, a flora bacteriana interage com as células do epitélio intestinal do hospedeiro por meio da colonização, provocando uma resposta contínua do sistema imune. Os linfócitos intraepiteliais expandem-se e os centros germinativos com células produtoras de imunoglobulinas se proliferam rapidamente, aumentando a concentração de imunoglobulinas circulantes.

As bactérias intestinais exercem um papel nutricional relevante no que diz respeito aos substratos não digeridos que chegam ao cólon, sobretudo carboidratos, os quais são fermentados para formar ácidos graxos de cadeia curta, servindo como principal fonte energética dos colonócitos, com efeito trófico no epitélio intestinal. A flora ainda desempenha outras funções metabólicas, como na síntese da vitamina K, na conversão de colesterol em coprostanol, de bilirrubina em urobilina e na inativação da tripsina.[11,12]

Intestino grosso e enfermidades

Parasitoses intestinais ou enteroparasitoses decorrem da presença de helmintos (macroparasitas) e/ou protozoários (microparasitas) no trato digestivo, comprometem cerca de 25% da população mundial (mais de dois bilhões de pessoas) e se distribuem de acordo com a região do globo e características das comunidades. Ocorrem em países desenvolvidos, mas são mais frequentes naqueles em desenvolvimento.

Algumas parasitoses intestinais ocorrem sobretudo em decorrência das condições sanitárias inadequadas, possibilitando transmissão via oral, sendo a população infantil o principal grupo de risco. Os parasitos com maior frequência nesse grupo são: *Entamoeba coli, Ascaris lumbricoides, Endolimax nana* e *Entamoeba histolytica/Entamoeba dispar*.[13]

Dentre as doenças inflamatórias que acometem o intestino grosso, as mais comuns são a **doença de Crohn** e **colite ulcerativa**. São relativamente raras e atingem adultos jovens de ambos os sexos. Outras doenças que atingem o intestino grosso são a síndrome do cólon irritável, a doença diverticular, pólipos e câncer.

As doenças diverticulares são um problema comum e o tratamento das complicações depende do estágio da doença. Modificações de estilo de vida com o objetivo de equilibrar a dieta, elevando a quantidade de fibras e reduzindo a quantidade de carne podem promover a diminuição do peso e as complicações da doença.[14]

Em comparação a outras bebidas alcoólicas, o consumo de vinho tinto pode melhorar o prognóstico de pacientes com câncer de cólon.[15,16]

A **doença de Crohn** caracteriza-se por uma inflamação intestinal crônica, que atinge geralmente o íleo e o cólon, podendo, no entanto, afetar qualquer parte do trato gastrintestinal. De origem autoimune, os sintomas mais comuns são febre, dores abdominais, diarreia e perda de peso. Atualmente, o tratamento restringe-se ao alívio dos sintomas e melhoria da qualidade de vida. A **colite ulcerativa** é uma inflamação intestinal intermitente do cólon, especificamente com a presença de úlceras. É geralmente confundida com a síndrome do intestino irritável, e seu principal sintoma é a diarreia com sangue, de surgimento gradual. A doença pode ser desencadeada por fatores ambientais, em pessoas com predisposição genética. Na Figura 12.5 encontram-se os locais específicos de manifestação, no cólon, das duas enfermidades.

A composição das fezes dos pacientes de Crohn apresenta menor conteúdo de sódio e cloro, maior concentração de potássio e maior osmolaridade, quando comparada àquela das fezes dos pacientes com colite ulcerativa.[17]

SISTEMA URINÁRIO – RINS E EXCREÇÃO

O sistema urinário é constituído por dois rins, dois ureteres, a bexiga e a uretra (Figura 12.6). Os rins são os órgãos fisiologicamente dinâmicos do sistema e produzem a urina, que é conduzida pelos ureteres, armazenada na bexiga e eliminada do organismo através da uretra.

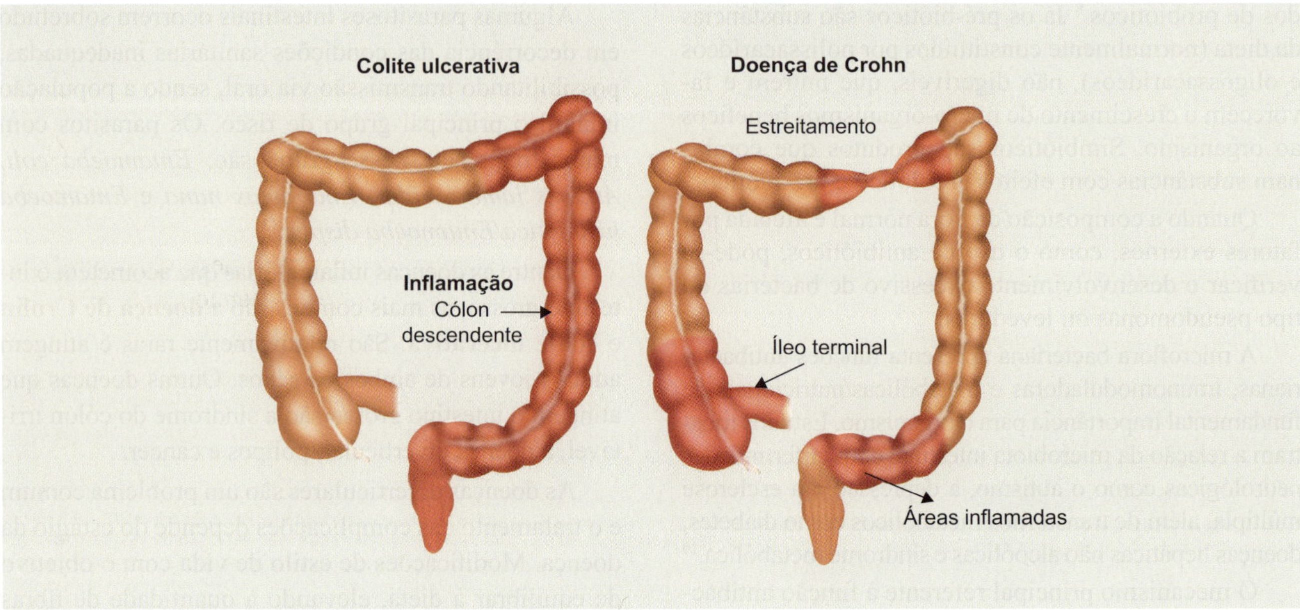

Figura 12.5 ► Locais de manifestações das doenças inflamatórias intestinais.

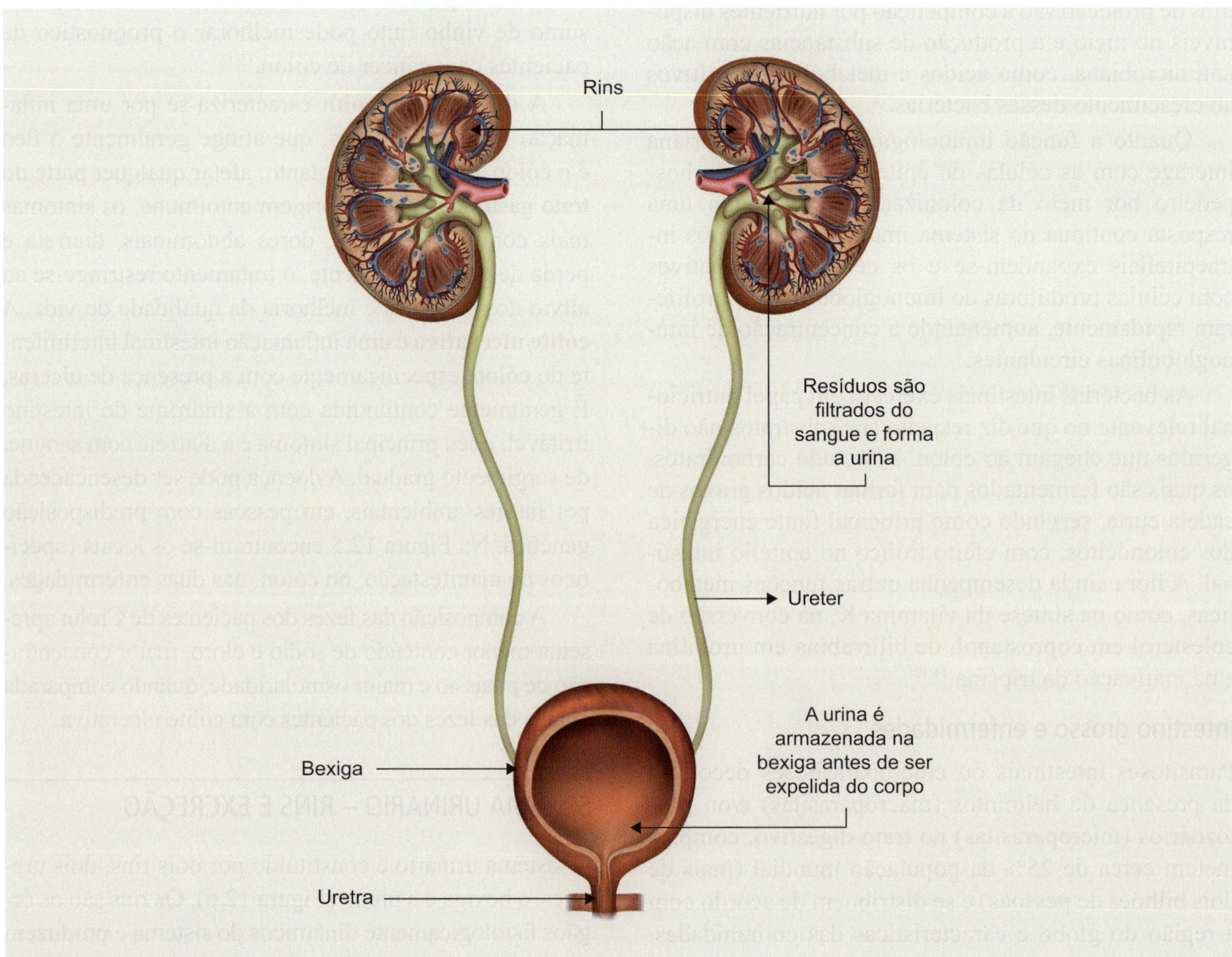

Figura 12.6 ► Sistema urinário.

Os rins desempenham diversas funções importantes no organismo, tais como:

1. Excreção de resíduos metabólicos como a ureia, creatinina, ácido úrico, drogas e toxinas.
2. Regulação do volume e da pressão sanguínea, eliminando ou retendo água de acordo com a necessidade do organismo.
3. Regulação do equilíbrio eletrolítico no líquido intersticial, controlando de forma simultânea o movimento e a perda de água em nível celular com a pele e pulmões.
4. Regulação da homeostase de íons inorgânicos, como o Na^+, K^+, Cl^-, HCO_3^-, H^+, Ca^{++} e P_i, importantes para o organismo.
5. Regulação do equilíbrio acidobásico juntamente com os pulmões.
6. Produção de **renina**, que ativa o sistema renina-angiotensina-aldosterona, participando do balanço de Na^+ e K^+ e regulação da pressão arterial; produção do **calcitriol**, importante na homeostase do cálcio e produção da **eritropoietina**, que estimula a formação de eritrócitos pela medula óssea.
7. Retenção de importantes nutrientes no organismo, tais como proteínas, aminoácidos, glicose, cálcio e sódio.
8. Realização de gliconeogênese em situação de jejum prolongado, excretando a amônia (NH_3), resultante desse processo.
9. Formação de prostaglandinas (PGI_2, PGE_1 e PGE_2) em condições patológicas, como a hemorragia.[6,18,19]

Anatomia funcional dos rins

Os rins são um par de órgãos situados na região retroperitoneal em cada lado da coluna vertebral. Ao se observar um corte do rim pode-se constatar que é constituído por uma região externa, chamada **córtex**, e outra interna, chamada **medula** (Figura 12.7).

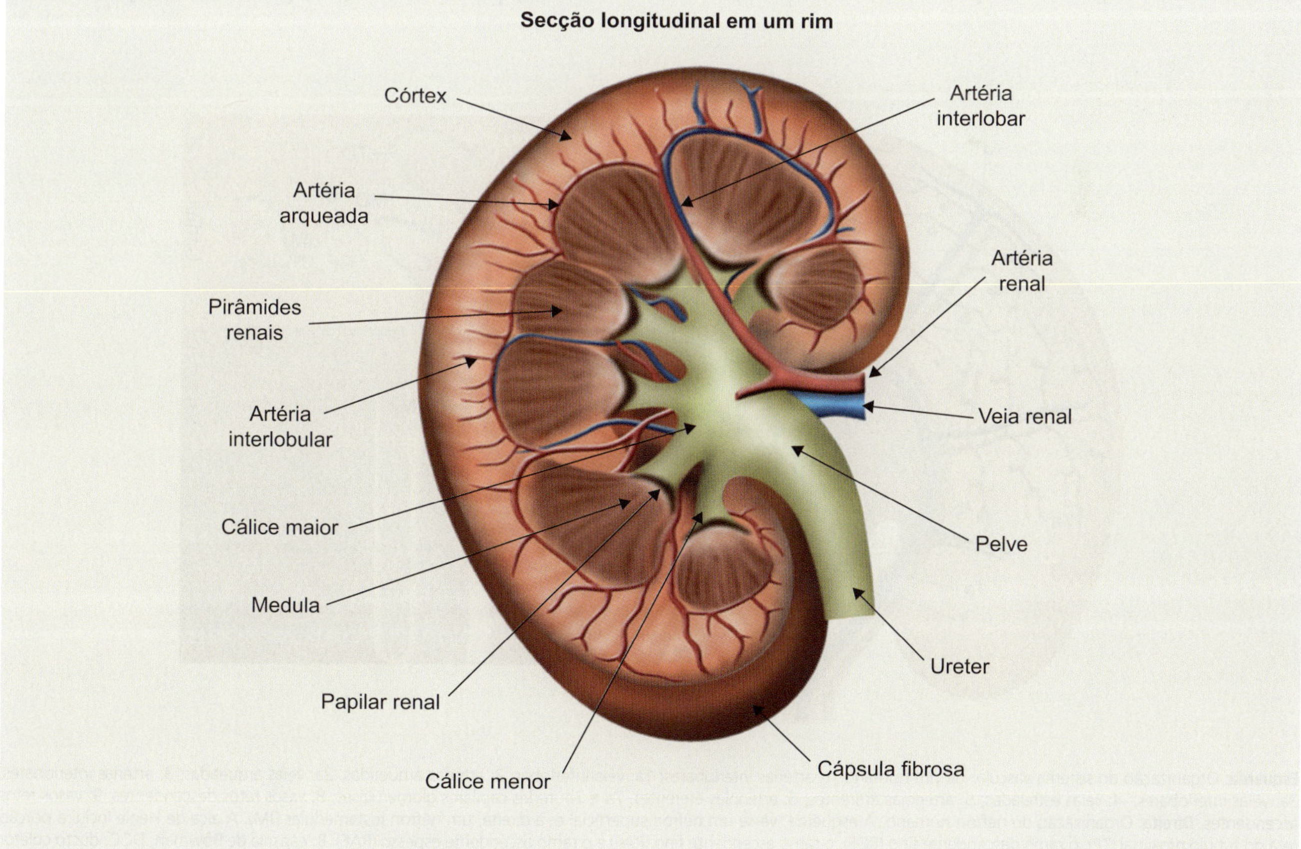

Figura 12.7 ▶ Corte do rim.

Tanto o córtex como a medula são compostos por **néfrons**, as unidades funcionais do rim, vasos sanguíneos, linfáticos e nervos. A medula se divide nas chamadas **pirâmides renais**. A base de cada pirâmide origina-se na borda corticomedular e o ápice termina na **papila**, que está localizada no **cálice menor**. A urina é coletada pelos **cálices menores**, que se expandem formando os cálices maiores, os quais por sua vez drenam para a pelve, região superior expandida do ureter.

O sangue entra em cada um dos rins através da **artéria renal**, que se bifurca formando a **artéria interlobar, artéria arqueada, artéria interlobular e arteríola aferente**, que leva aos **capilares glomerulares**. Os capilares glomerulares unem-se, formando a arteríola eferente, que leva aos **capilares peritubulares**, os quais conduzem o sangue ao néfron (Figura 12.8).

Cada rim possui cerca de um milhão de néfrons e cada néfron possui um **glomérulo** e um **túbulo renal** (Figura 12.9). O glomérulo é uma rede capilar que emerge da arteríola aferente. Os capilares glomerulares são envolvidos pela **cápsula de Bowman**. A formação da urina se inicia quando o sangue é ultrafiltrado nos capilares glomerulares para a cápsula de Bowman. O néfron tem uma estrutura tubular constituída por células epiteliais adequadas aos processos de reabsorção e secreção. O túbulo renal contém os seguintes segmentos, a partir da cápsula de Bowman: túbulo contorcido proximal, túbulo reto proximal e alça de Henle, constituída por ramo fino descendente e ascendente e ramo espesso ascendente.

Os néfrons podem ser **corticais superiores** e **justamedulares**. Os glomérulos dos néfrons corticais superiores estão localizados no córtex externo e, nesses néfrons, as alças de Henle são mais curtas e alcançam a medula externa. Já os glomérulos dos néfrons justamedulares estão próximos da medula e são maiores do que os glomérulos dos néfrons corticais, promovendo maiores ritmos de filtração glomerular. Os néfrons justamedulares apresentam longas alças de Henle que descem pela medula interna e papila e são fundamentais na concentração da urina. A forma de alça do segmento tubular, juntamente com o mecanismo de transporte dessa estrutura, possibilitam a crescente concentração do fluido tubular e sangue capilar em direção à papila renal. Os néfrons com alças mais longas são dotados da capacidade de concentrar a urina (Figura 12.10).

O néfron é responsável pela **ultrafiltração** glomerular, que consiste na passagem seletiva de pequenas moléculas, água ou íons pelo glomérulo na cápsula de Bowman, pela **reabsorção**, por meio da qual os rins

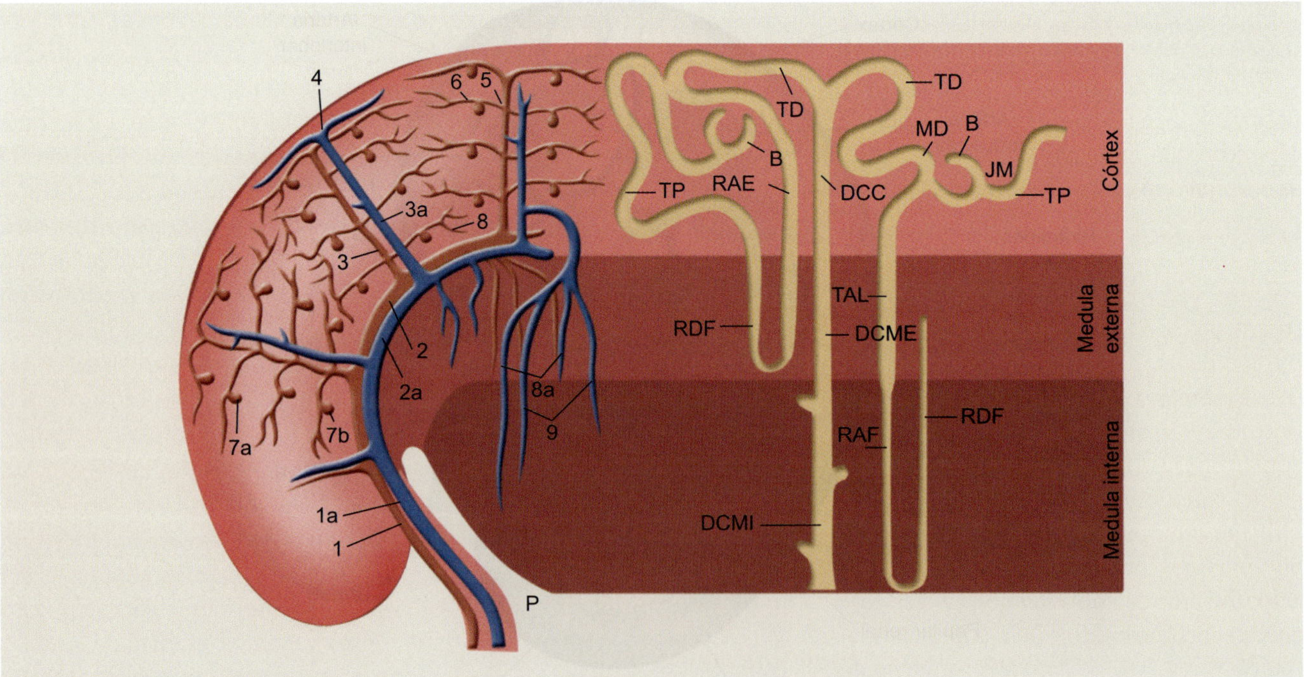

Esquerda: Organização do sistema vascular do rim humano. 1: artérias interlobares; 1a: veia interlobar; 2: artérias arqueadas; 2a: veias arqueadas; 3: artérias interlobares; 3a: veias interlobares; 4: veias estreladas; 5: arteríolas aferentes; 6: arteríolas eferentes; 7a e 7b: redes capilares glomerulases; 8: vasos retos descendentes; 9: vasos retos ascendentes. **Direita:** Organização do néfron humano. À esquerda, vê-se um néfron superficial e, à direita, um néfron justamedular (JM). A alça de Henle inclui a porção reta do túbulo proximal (TP), o ramo descendente fino (RDF), o ramo ascendente fino (RAF) e o ramo ascendente espesso (RAE). B: cápsula de Bowman; DCC: ducto coletor cortical; TD: túbulo distal; DCMI: ducto coletor medular interno; MD: mácula densa; DCME: ducto coletor medular externo; P: pelve. Fonte: modificada de Kriz W, Bankir LA. A standard nomenclature for structures of kidney. AM J Physiol. 1988;254:F1; Koushanpour E, Kriz W. Renal physiology: principles, structure, and function. 2nd ed. New York: Springer-Verlag; 1986.

Figura 12.8 ▶ Sistema vascular do rim. Fonte: adaptada de Berne & Levy, 2009.[19]

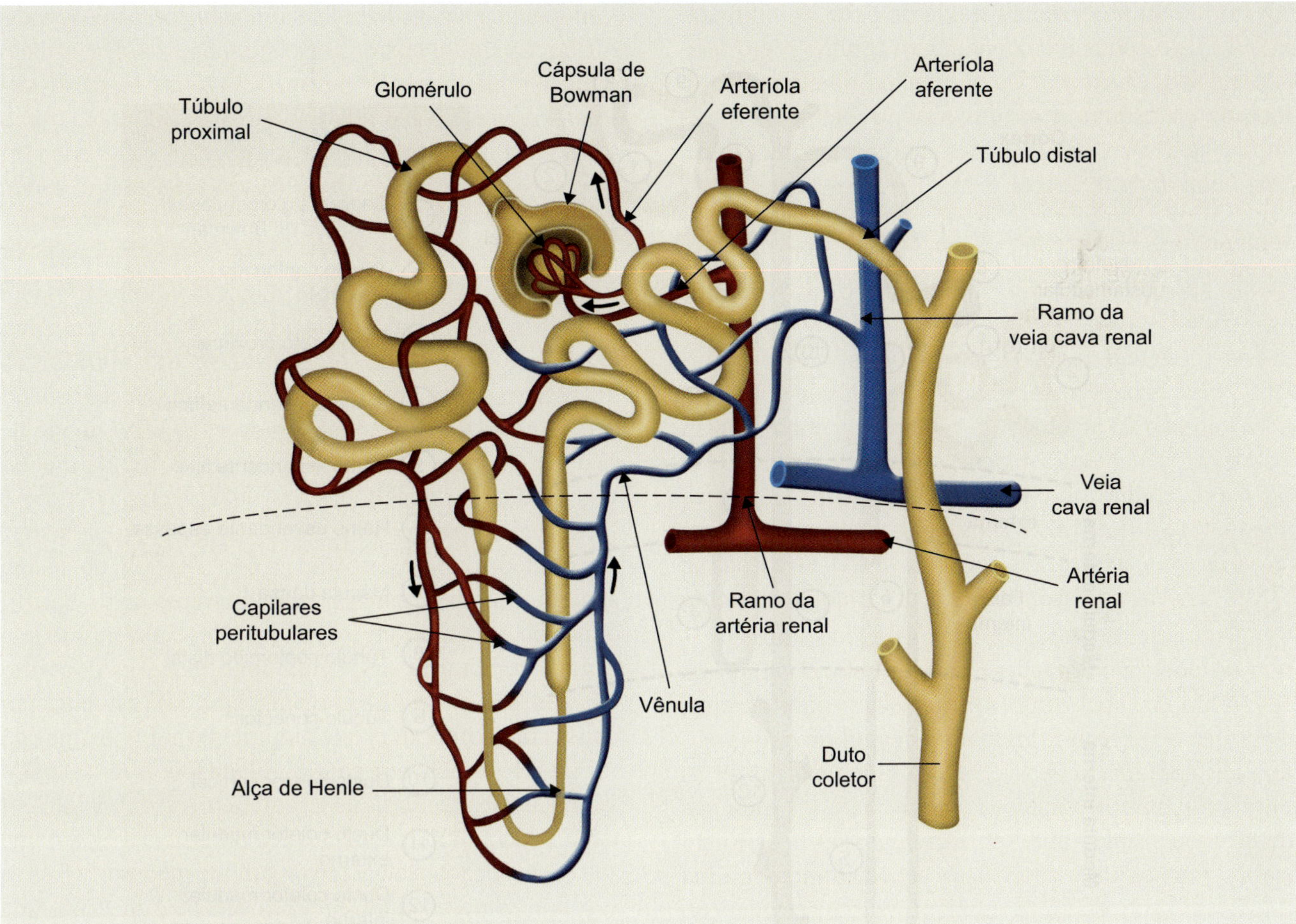

Figura 12.9 ▶ Estrutura do néfron.

reaproveitam nutrientes essencias ou partículas filtradas e a **secreção tubular**, que é o movimento de partículas dos capilares renais ou interstício para o lúmen do néfron. A taxa de excreção diz respeito à quantidade de substância excretada por unidade de tempo, resultado dos processos de ultrafiltração, reabsorção e secreção (Figura 12.11).

A filtração glomerular permite que o organismo conserve, por dia, cerca de 180 L de água, 25.200 mEq de sódio, 19.800 mEq de cloro, 4.320 mEq de HCO_3^- e 14.400 mg de glicose. O mecanismo de reabsorção no túbulo renal faz com que essas substâncias retornem para a circulação, ao passo que o mecanismo de secreção remove outras substâncias do sangue capilar peritubular para a urina.

A inervação dos rins é feita por fibras nervosas simpáticas e não há inervação parassimpática. Os nervos renais regulam o fluxo sanguíneo renal e a intensidade de filtração glomerular. As fibras adrenérgicas que inervam os rins liberam norepinefrina e dopamina. O aumento da atividade simpática estimula a secreção de renina. A ativação das fibras nervosas, que inervam o túbulo proximal, a alça de Henle, o túbulo distal e o ducto coletor, estimula a reabsorção de sódio por esses segmentos.

Urina

A urina é uma solução produzida pelos processos de filtração glomerular, controlados pela pressão osmótica e hidrostática, pelo suprimento de sangue renal e secreção de hormônios.

A ingestão de nutrientes, o peso corporal, idade, sexo, temperatura, umidade do ar, atividade corporal e estado de saúde do indivíduo influenciam tanto na quantidade como na composição da urina. Como o ritmo circadiano da excreção urinária é distinto, a quantidade e a composição da urina geralmente se referem a 24 horas. Na Tabela 12.1 encontram-se presentes os volumes urinários em diferentes situações.[20]

O volume urinário noturno é menor do que o diurno, numa proporção aproximada de 1:3. Esse quadro caracteriza a chamada nictúria.

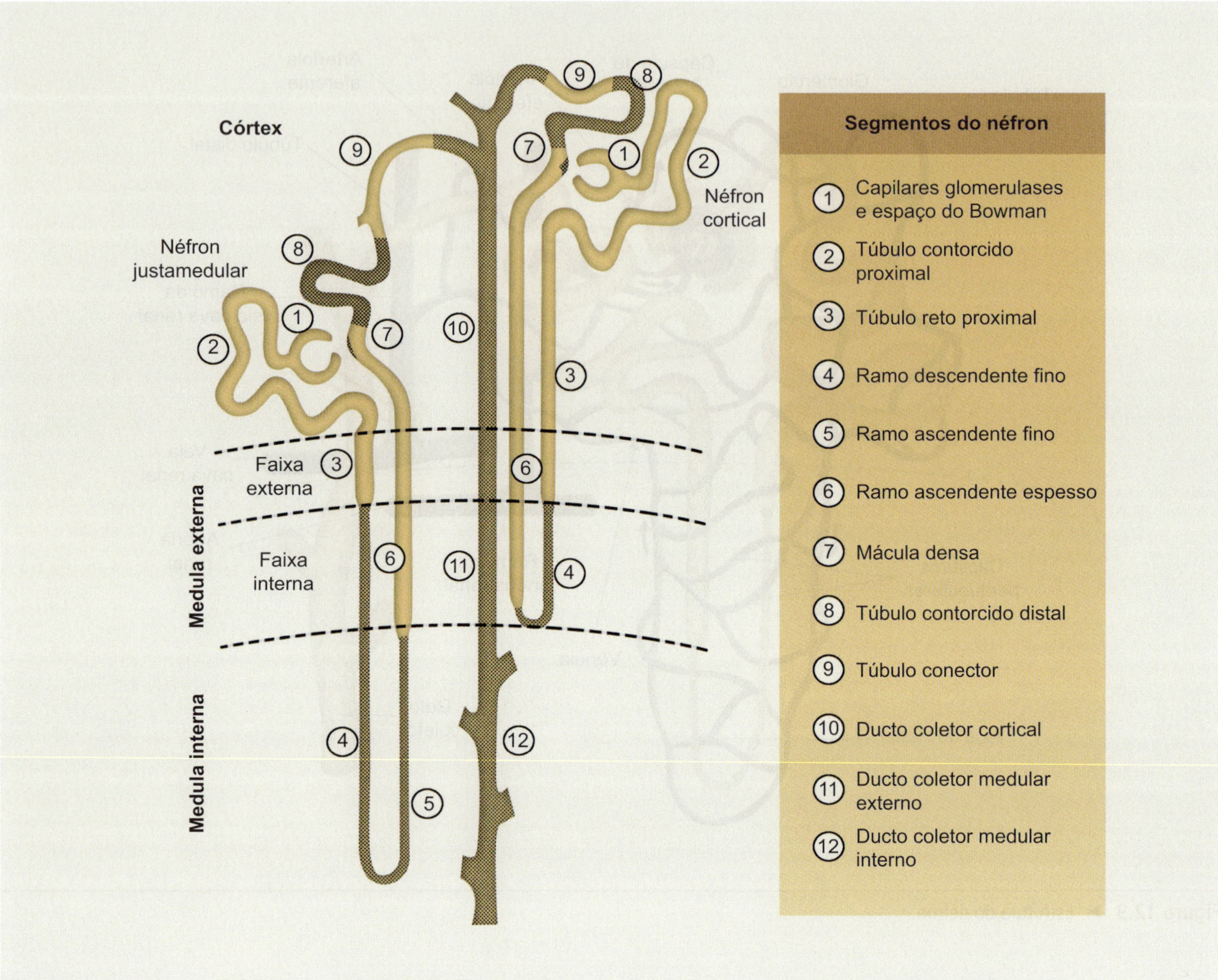

Figura 12.10 ► Segmentos de um néfron cortical e de um néfron justamedular. Fonte: adaptada de Costanzo, 2004.[18]

O material sólido excretado pela urina é constituído por compostos orgânicos (ureia, ácido úrico, creatinina, creatina e derivados de aminoácidos) e inorgânicos (íons cloreto, sódio, fosfatos, sulfatos, íons amônio e outros íons). Os compostos orgânicos da urina totalizam aproximadamente 45% do total de sólidos, ao passo que os inorgânicos totalizam 55% (Tabela 12.2).

O pH urinário sofre variações conforme a natureza ácida ou alcalina de alimentos, fármacos e de seus respectivos metabólitos. Dietas ricas em vegetais, leite e derivados elevam o pH urinário, ao passo que ovos, carnes e pães acidificam a urina.[21]

Compostos orgânicos da urina

A ureia é a forma de excreção dos átomos de nitrogênio dos aminoácidos e é sintetizada no fígado por meio do ciclo da ureia (Ver ciclo da ureia no Capítulo Metabolismo). A quantidade de ureia na urina está relacionada com a degradação proteica. Um balanço nitrogenado equilibrado significa que a quantidade de nitrogênio proteico absorvido é aproximadamente igual àquela excretada. Quando apenas uma parte do nitrogênio absorvido é excretada, o balanço é positivo, o que ocorre durante o crescimento do organismo. O balanço negativo, em geral, ocorre em consequência de enfermidades, como o câncer.

O ácido úrico proveniente do metabolismo das purinas dos nucleotídios é pouco solúvel em água ou em soluções ácidas, e é excretado sobretudo na forma de uratos. A quantidade média diária de excreção de ácido úrico é de 0,7 g. Um aumento de nucleoproteínas da dieta irá provocar uma elevação na quantidade de ácido úrico excretada.

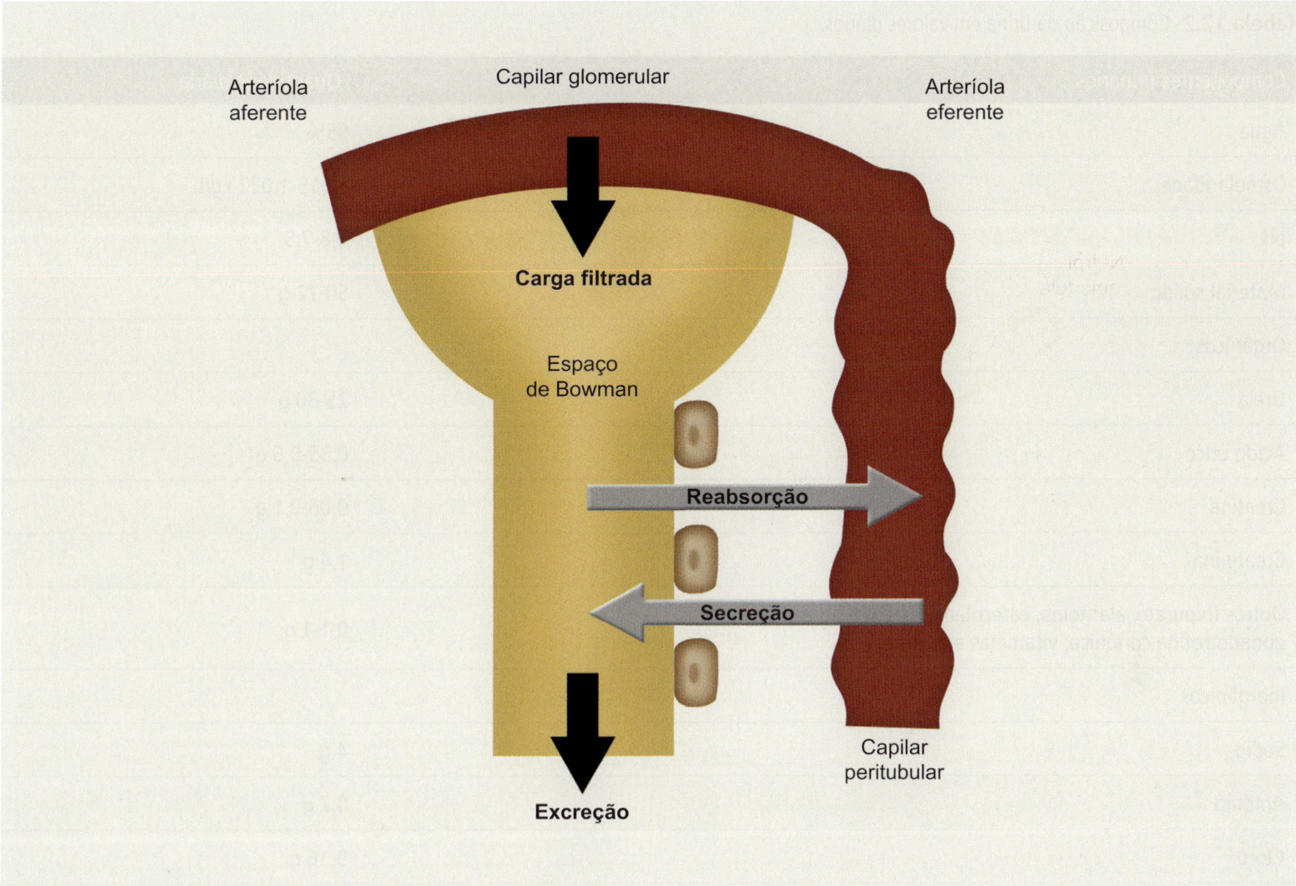

Figura 12.11 ► Processos de filtração, reabsorção e secreção em um néfron. Fonte: adaptada de Costanzo, 2004.[18]

Tabela 12.1 Valores de volume urinário.

Volume urinário	Quantidade excretada
Normal	500 mL/dia – 2.000 mL/dia
Poliúria	> 2.000 mL/dia Causas: polidipsia, insuficiência renal crônica, *diabetes mellitus*, diabetes insípido, aldosteronismo primário, líquidos provenientes de edemas, uso de diuréticos.
Oligúria	> 500 mL/dia Causas: baixa ingestão hídrica, desidratação por vômitos, diarreia ou sudorese excessiva, isquemia renal, pielonefrite, disfunção ou obstrução glomerular e agentes tóxicos.
Anúria	> 50 mL/dia Causas: comprometimento renal ou pré-renal.

Os aminoácidos arginina, metionina e glicina dão origem à creatina, encontrada nos músculos, cérebro e sangue na forma livre ou como creatina-fosfato. Na urina está presente cerca de 0,06 g/dia a 0,1 g/dia. De forma espontânea e irreversível, pequenas quantidades de creatina e creatina-fosfato podem ser convertidas em creatinina, que será excretada na urina. A quantidade de creatinina excretada é constante e diretamente proporcional à massa muscular, independentemente do consumo proteico. A quantidade em miligramas de creatinina excretada na urina em um período de 24h/kg de peso corporal é o coeficiente de creatinina de um indivíduo. Em homens, esse coeficiente varia de 20 a 26 e, em mulheres, de 14 a 22. Em média, um indivíduo adulto excreta 1,4 g de creatinina por dia.

Tabela 12.2 Composição da urina em valores diários.

Componentes urinários	Quantidade diária
Água	95%
Osmolaridade	1,015-1,022 kg/L
pH	4,8-7,5
Material sólido	50-72 g
Orgânicos	
Ureia	25-30 g
Ácido úrico	0,35-0,6 g
Creatina	0,06-0,1 g
Creatinina	1,4 g
Outros (hipurato, alantoína, catecolaminas, esteroides e serotonina, gonadotrofina coriônica, vitaminas e enzimas)	0,1-1 g
Inorgânicos	
Sódio	4 g
Amônio	0,7 g
Cloro	9-16 g
Sulfato – SO_4^{-2}	2,5 g
Fosfato – HPO_4^{-2} (aq)	2 g
Outros íons e constituintes inorgânicos	2,5 g

Fonte: adaptada de Sackheim, 2001.[22]

Na urina também são encontrados em menores quantidades outros compostos orgânicos, tais como o hipurato derivado do ácido benzoico, alantoína derivada da oxidação parcial do ácido úrico e a urobilina, urobilinogênio e biliverdina, derivados do metabolismo do heme.

Metabólitos de hormônios como catecolaminas, esteroides e serotonina podem ser encontrados na urina, fornecendo informações sobre a produção hormonal do organismo. Na gravidez, o hormônio proteico gonadotrofina coriônica é produzido em decorrência da implantação do óvulo fertilizado no tecido placentário e excretado na urina. A gonadotrofina coriônica, formada no início da gravidez, aparece na urina em razão de seu pequeno tamanho.

Quantidades mínimas de vitaminas e enzimas também são encontradas na urina. A análise desses compostos na urina tem valor diagnóstico.[22]

A urina pode ser utilizada como teste para identificar o uso de drogas. Com exceção da Maconha (*Cannabis*), os testes urinários podem identificar o uso de substâncias estimulantes, opioides e sedativas, funcionando como ferramentas auxiliares na atenção primária de usuários de drogas.[23]

Compostos inorgânicos da urina

Os principais cátions excretados na urina são Na^+, K^+, Ca^+, Mg^+ e NH_4^+, e os principais ânions são Cl^-, SO_4^{2-}, HPO_4^{2-}, além de traços de outros íons.

O sódio e o cloro correspondem a 2/3 dos eletrólitos encontrados na urina. Diariamente, de 9 g a 16 g de cloreto e em torno de 4 g de sódio são excretados em grande parte na forma de cloreto de sódio. O aumento na excreção urinária de sódio está relacionado à elevação da pressão sistólica em indivíduos sem sobrepeso e normotensos.[24] A quantidade excretada dos íons depende da quantidade de cloreto de sódio ingerida.

A quantidade de fosfato na urina também varia de acordo com a dieta. Quanto maior a ingestão de alimentos ricos em nucleoproteínas e fosfolipídios, maior a excreção desse mineral na urina. Outro elemento cuja eliminação depende da quantidade da dieta é o sulfato, uma vez que é derivado de proteínas contendo enxofre.

Além do íon amônio (NH_4^+), outros íons positivos encontrados na urina são o cálcio, o potássio e o magnésio. A razão normal de sódio e potássio na urina é de duas partes de sódio para uma de potássio.

Urina e enfermidade

Conforme observado no item referente aos compostos orgânicos da urina, níveis normais de ácido úrico, creatina e a creatinina comumente encontrados na urina podem se apresentar elevados em situações de enfermidade.

Na insuficiência renal aguda ocorre diminuição da excreção urinária de ureia, levando a um aumento da concentração de ureia sanguínea (uremia). Na gota, que se caracteriza pela deposição de uratos e ácido úrico nas juntas e tecidos, ocorre elevação da excreção do ácido úrico. Os cálculos ou pedras nos rins são resultado da cristalização tanto do oxalato de cálcio como do ácido úrico ou uratos, que podem causar obstrução dos ureteres ou uretra e dor durante a micção.

A condição na qual grandes quantidades de creatina são encontradas na urina chama-se creatinúria, e pode ocorrer em situações como inanição, *diabetes mellitus*, gravidez e hipertireoidismo. A relação creatinina-cálcio pode ser utilizada como preditora de pré-eclâmpsia em gestantes assintomáticas entre 18 e 24 semanas de gestação.[25] A presença de compostos como carboidratos, corpos cetônicos e proteínas na urina, que em condições de normalidade não são comumente excretados, ou excretados em quantidades muito pequenas, é um indicativo de algum desequilíbrio orgânico. Normalmente existe uma pequena quantidade de glicose na urina, mas não suficiente para fornecer um resultado positivo. Em situações não patológicas, como após a ingestão de uma refeição rica em carboidratos ou após um exercício muscular intenso, a glicose pode ser encontrada em níveis mais elevados na urina. O nível elevado de glicose na urina, denominado glicosúria, é encontrado no *diabetes mellitus* ou em situações de dano hepático.

Na gravidez e na lactação, a lactose e a galactose podem aparecer na urina. Pentoses podem aparecer após a ingestão de frutas que apresentam grandes quantidades desses monossacarídeos. Pentosúria é observada em indivíduos normais quando o consumo é aumentado, podendo haver excreção de xilose e arabinose de até 200 mg/dia.[26]

Os corpos cetônicos (acetona, acetoacetato e B-hidroxibutirato), provenientes da oxidação de lipídios, são produzidos em grande quantidade no organismo em situações como *diabetes mellitus*, inanição ou durante o consumo de dietas com reduzido teor de carboidratos (Figura 12.12). A cetonúria é a presença de corpos cetônicos na urina em decorrência dessas condições. No diabético descompensado, é comum o hálito característico, decorrente do excesso da acetona eliminada através da respiração (ver item pulmões e rins no equilíbrio acidobásico).

Na proteinúria, proteínas que normalmente não passam através da membrana encontram-se na urina. Dentre as proteínas plasmáticas, a albumina é a de menor tamanho e, em caso de proteinúria, é a que se encontra em maior quantidade, sendo por isso muitas vezes chamada de albuminúria.

Elevadas quantidades de urobilinogênio, biliverdina e bile na urina indicam enfermidade hepática. Em casos de fenilcetonúria, o ácido fenilpirúvico derivado do aminoácido fenilalanina, que normalmente não está presente na urina de indivíduos saudáveis, encontra-se elevado na urina de fenilcetonúricos.

No hiperparatireoidismo, hipertireoidismo e osteoporose ocorre elevação do fosfato e do cálcio urinário, ao passo que no hipoparatireoidismo, certas doenças renais e durante a gestação, ocorre diminuição da quantidade de fosfato e cálcio na urina.

A ocorrência de íons nitrato na urina indica a presença de bactérias redutoras no trato urinário.[22]

SISTEMA RESPIRATÓRIO – PULMÕES E EXCREÇÃO

A respiração é fundamental para a existência da vida, e o metabolismo humano requer ATP. Para a síntese de ATP são necessários os macronutrientes e o Oxigênio

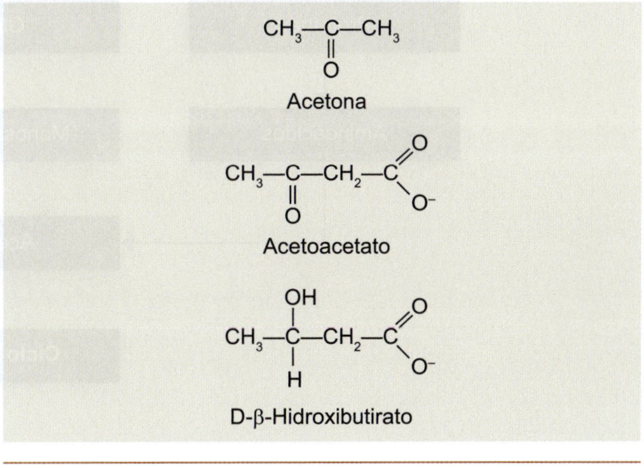

Figura 12.12 ► Corpos cetônicos.

(O_2). O dióxido de carbono (CO_2), produzido no metabolismo, é eliminado através do sistema respiratório, sendo excretado pelos pulmões (Figura 12.13).

Os sistemas respiratório e cardiovascular estão inter-relacionados na função de transporte do O_2 e CO_2 e, por isso, formam um sistema cardiopulmonar integrado. O sistema respiratório também funciona de forma conjunta com o sistema urinário na regulação do equilíbrio acidobásico, e está envolvido na síntese do vasoconstrictor angiotensina II, que ajuda na regulação da pressão sanguínea. Dentre outras funções, o sistema respiratório é importante para a fala e outras vocalizações, como choro e riso, e está relacionado ao olfato, fundamental para as relações humanas e seleção de alimentos.

Os principais órgãos respiratórios são nariz, faringe, laringe, traqueia, brônquios e pulmões (Figura 12.14). O trajeto final do ar dentro dos pulmões segue os brônquios, bronquíolos e alvéolos, microscópicos sacos de paredes finas que trocam gases com a corrente sanguínea através da parede alveolar. O percurso realizado pelo ar do nariz até a laringe é comumente chamado de trato respiratório superior, e aquele da traqueia aos pulmões chama-se trato respiratório inferior.

Cada pulmão tem um sistema de tubos ramificados chamado de árvore brônquica, a qual se estende do brônquio principal para cerca de 65.000 bronquíolos terminais. Cada bronquíolo se divide em 50 a 80 bonquíolos terminais, e cada bronquíolo terminal dá origem a dois ou mais bronquíolos respiratórios menores, que apresentam alvéolos originados de suas paredes. Eles são considerados o início da respiração celular porque seus alvéolos participam da troca gasosa.

Os alvéolos são bolsas de 0,2 mm a 0,5 mm de diâmetro (Figura 12.15). As células escamosas alveolares (tipo I) cobrem cerca de 95% da superfície alveolar. Essa fina espessura permite a rápida difusão gasosa entre o alvéolo e a corrente sanguínea. Os outros 5% são constituídos por células arredondadas a cuboides, chamadas grandes células alveolares (tipo II). Embora correspondam a uma área menor, essas células superam as células escamosas alveolares. Elas apresentam a função de reparar o epitélio alveolar quando as células escamosas são danificadas e secretar surfactante pulmonar, uma mistura de fosfolipídios e proteínas, que cobrem os alvéolos e bronquíolos menores e previne o colapso alveolar durante a expiração, por diminuir a tensão superficial dos líquidos que revestem os alvéolos.

As células mais numerosas presentes no pulmão são os macrófagos alveolares que mantêm os alvéolos livres de detritos fagocitando partículas de poeira nas partes superiores do trato respiratório. Quando os pulmões estão infectados ou sangrando, os macrófagos também fagocitam bactérias e células sanguíneas (Figura 12.16).

Cada alvéolo encontra-se envolvido por uma rede de capilares sanguíneos provenientes da artéria pulmonar. A barreira entre o ar alveolar e o sangue, chamada membrana respiratória, consiste unicamente em células escamosas alveolares, célula escamosa endotelial do capilar e a membrana basal compartilhada (Figura 12.17).

A superfície do pulmão é coberta por uma membrana serosa denominada pleura visceral. A pleura visceral gira sobre si mesma na região do hilo (composto por vias aéreas, artérias e veias pulmonares) e forma a pleura parietal, que adere ao mediastino, superfície interna da caixa torácica e superior do diafragma (Figura 12.18).

O espaço entre a pleura parietal e visceral, o qual contém o fluido pleural, chama-se cavidade pleural. A pleura e o fluido pleural apresentam as funções de re-

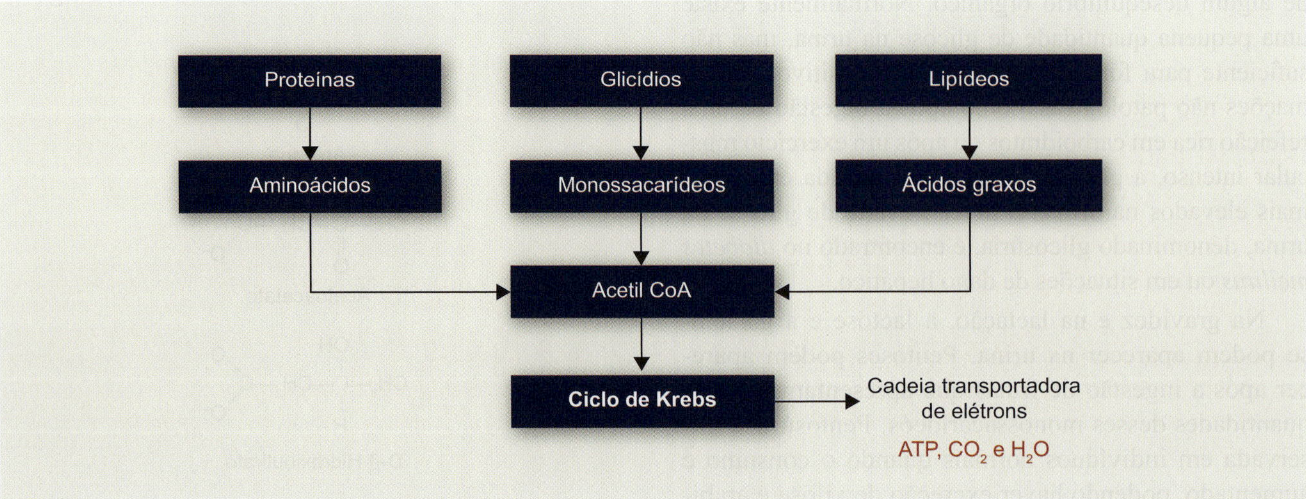

Figura 12.13 ► Destino metabólico dos macronutrientes.

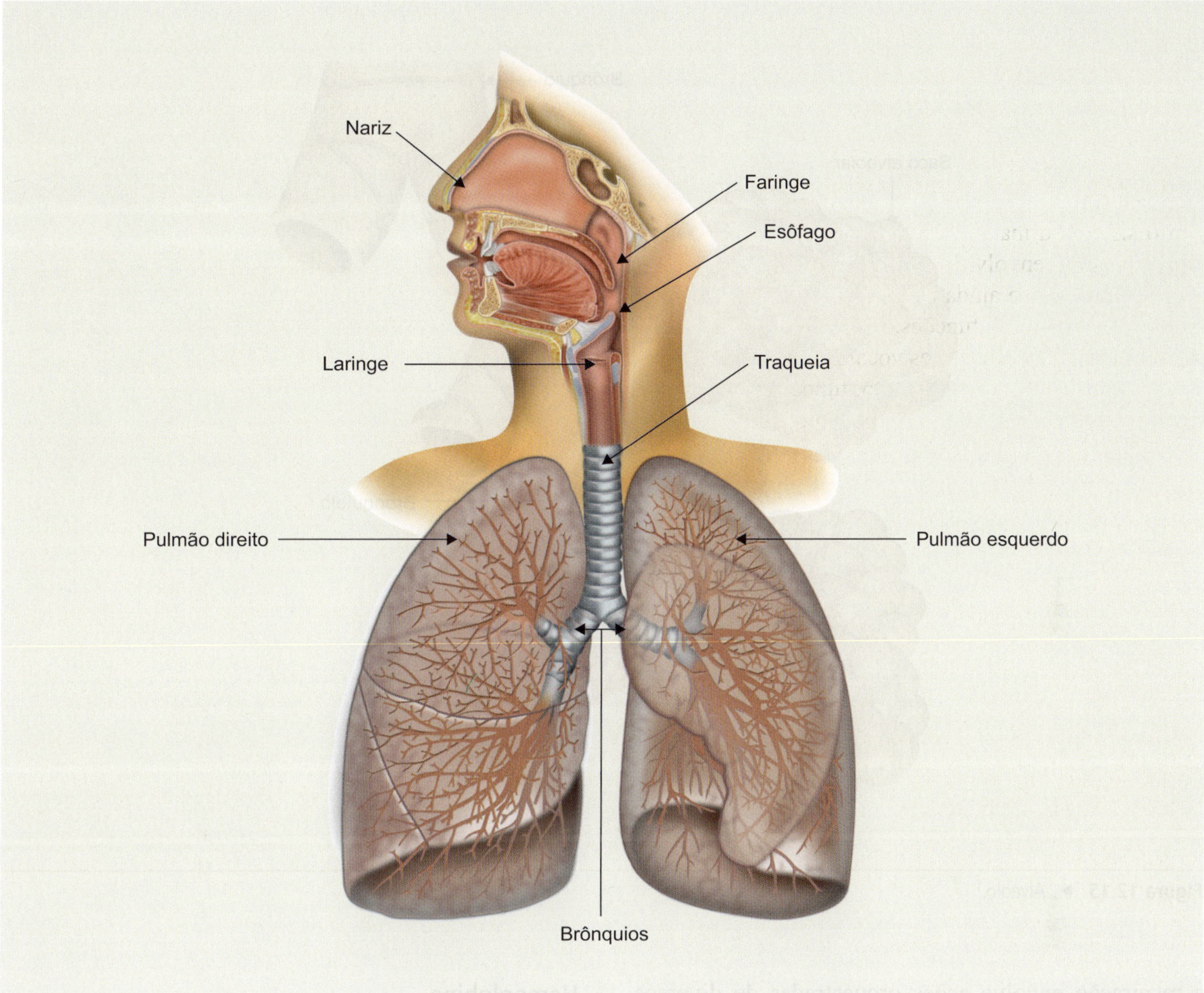

Figura 12.14 ▶ Sistema respiratório.

dução da fricção, por meio da qual o fluido atua como um lubrificante que permite que os pulmões expandam e contraiam com uma fricção mínima, criação de um gradiente de pressão, em que a pressão da cavidade pleural inferior à atmosférica permite que os pulmões inflem, e compartimentalização dos órgãos torácicos, prevenindo infecções de um órgão para outro.

O principal músculo respiratório é o diafragma. Quando relaxado, ele atinge a sua extensão máxima pressionando contra a base dos pulmões, que ficam com seu volume mínimo (expiração). Quando se contrai, expande a cavidade torácica e pulmões, criando um influxo de ar (inspiração) (Figura 12.19). Somente o diafragma é responsável por dois terços do fluxo de ar pulmonar; entretanto, outros músculos atuam como seus sinergistas. Desses, os principais são os músculos intercostais interno e externo, que enrijecem a cavidade torácica durante a respiração, contribuem para o alargamento e contração da cavidade torácica e são responsáveis por cerca de um terço do ar que ventila os pulmões. Outros músculos do tórax e do abdômen também auxiliam na respiração, sobretudo na respiração forçada, sendo considerados músculos acessórios da respiração, como os músculos eretores da coluna vertebral, esternocleidomastóideo, escalenos do pescoço e peitorais menor e maior (Figura 12.20).

A respiração depende de estímulos repetitivos do cérebro e cessa se as conexões nervosas dos músculos torácicos são rompidas ou caso a medula espinhal seja rompida acima do pescoço. A dependência do cérebro ocorre porque os músculos esqueléticos não podem contrair sem estimulação nervosa e, além disso,

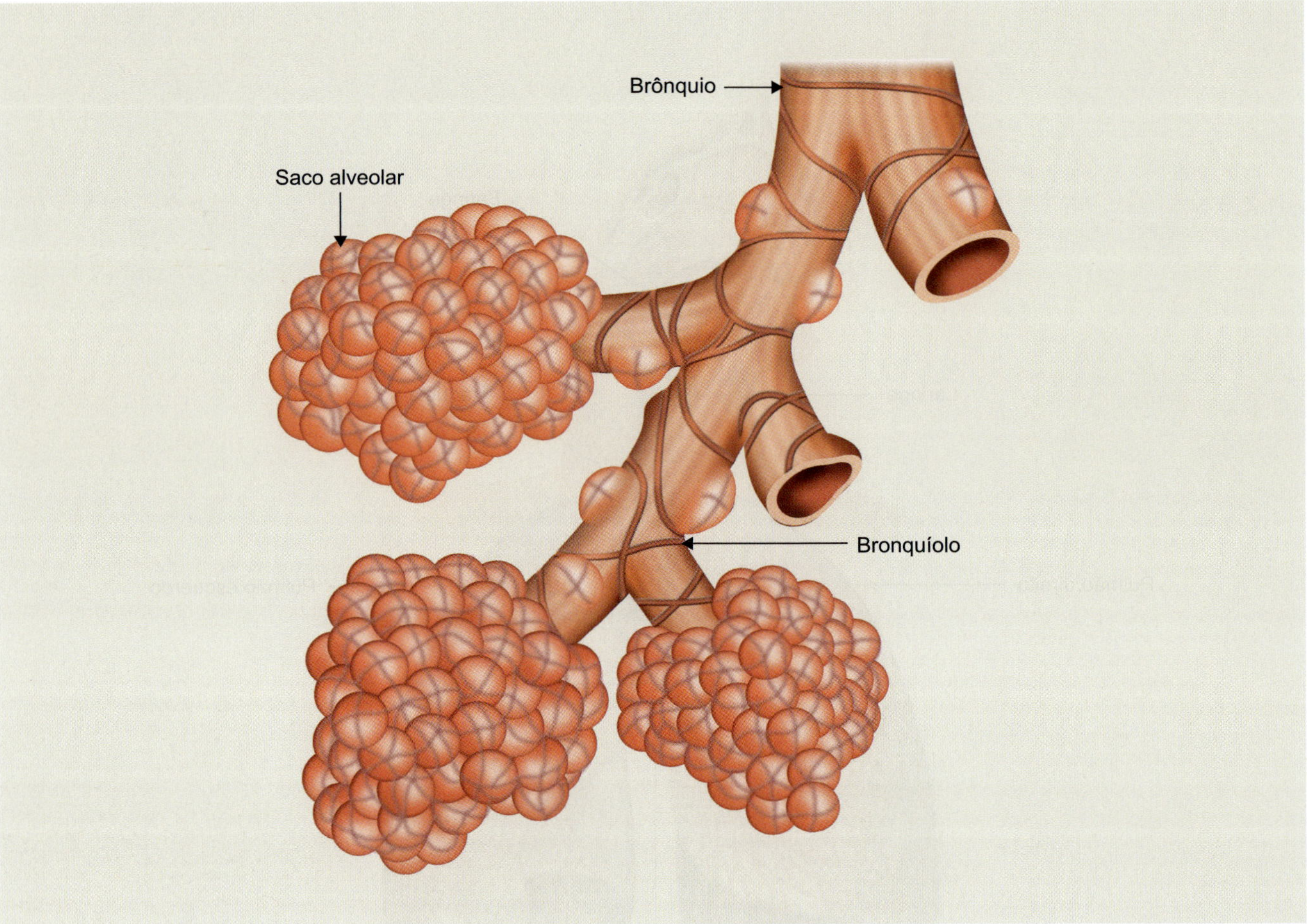

Figura 12.15 ► Alvéolo.

a respiração envolve ações orquestradas de diversos músculos, o que depende de um mecanismo central coordenado. O ritmo respiratório pode sofrer variações conforme observado na Tabela 12.3.

Composição do ar inspirado e do ar alveolar

O ar é composto por 78,6% de nitrogênio, 20,9% de oxigênio, 0,04% de dióxido de carbono e uma quantidade menor de gases como argônio, neônio, hélio, metano, ozônio e vapor d'água, que pode ser encontrado entre 0 e 4%, dependendo da temperatura e da umidade do ambiente.

A composição do ar alveolar difere daquela do ar inspirado em virtude da maior umidade das mucosas, a mistura do ar inspirado com o ar residual da respiração prévia e a troca de O_2 e CO_2 entre alvéolos e sangue. O ar alveolar é composto por 74,9% de nitrogênio, 13,7% de oxigênio, 5,3% de dióxido de carbono e aproximadamente 6,2% de água.[27]

Hemoglobina

O sangue arterial transporta em média 20 mL/dL de oxigênio, dos quais 95% encontra-se ligado à hemoglobina e 1,5% dissolvido no plasma sanguíneo. A hemoglobina é uma proteína encontrada nas hemácias, especializada no transporte de oxigênio e constituída por quatro subunidades proteicas (globinas), cada uma com um grupo heme que apresenta o ferro ferroso (ferro $^{2+}$) no centro. Quando uma ou mais moléculas de O_2 estão ligadas à hemoglobina, o composto é chamado oxi-hemoglobina (HbO_2), ao passo que a hemoglobina sem o oxigênio se chama desoxi-hemoglobina (HHb) (Figura 12.21).

A ligação do oxigênio à hemoglobina propicia rearranjos moleculares sequenciais, de forma que uma subunidade não muda sua conformação independentemente das outras subunidades. As novas conformações da hemoglobina, em razão das ligações com o oxigênio, têm afinidades crescentes pelo oxigênio, de forma

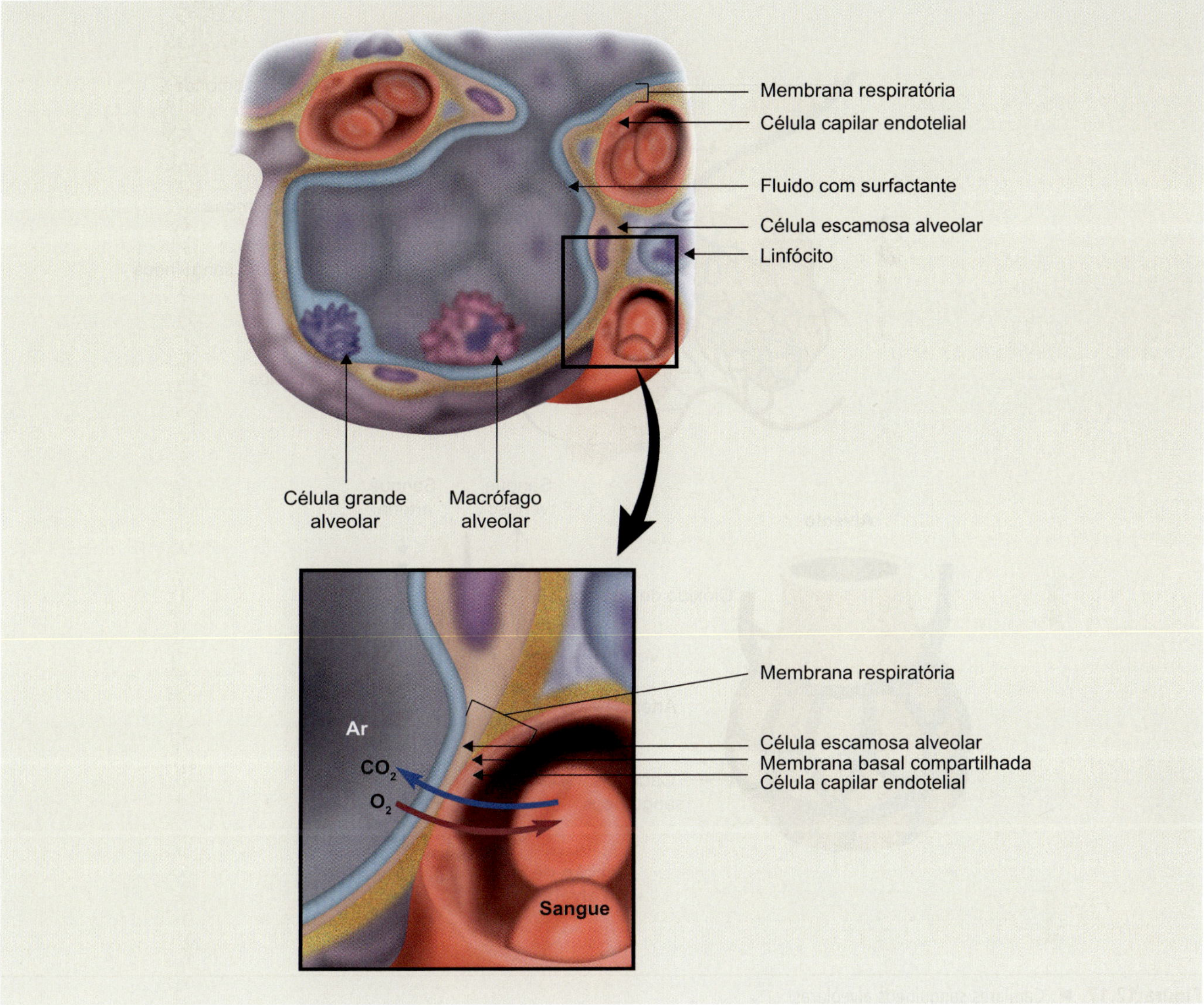

Figura 12.16 ► Tipos de células alveolares e trocas gasosas. Fonte: adaptada de Saladin, 2009.[27]

que a ligação da quarta molécula de oxigênio é 300 vezes mais fácil do que a ligação da primeira. A esse fenômeno dá-se o nome de cooperatividade.[28]

Existem fatores que interferem na capacidade de ligação da hemoglobina ao oxigênio, como o 2,3-bifosfoglicerato – **BPG** (Figura 12.22), a temperatura e o pH. O BPG é um composto derivado do 1,3-bifosfoglicerato, um intermediário da glicólise. Quando presente nas hemácias, a hemoglobina tem afinidade menor por oxigênio que quando purificada, pois as hemácias apresentam altos níveis de BPG, o que diminui a afinidade da hemoglobina pelo oxigênio, ligando-se preferencialmente à desoxi-hemoglobina. A curva de saturação da hemoglobina com e sem o BPG está representada na Figura 12.23.[29]

Em temperaturas mais elevadas, a curva de saturação da hemoglobina com o oxigênio é deslocada para a direita, ou seja, quanto maior a temperatura, menor a capacidade de saturação da hemoglobina com o oxigênio, o que é bastante favorável, uma vez que permite uma maior disponibilidade de oxigênio quando a demanda de energia é alta, como em situações de febre ou em músculos em contração intensa (Figura 12.24).

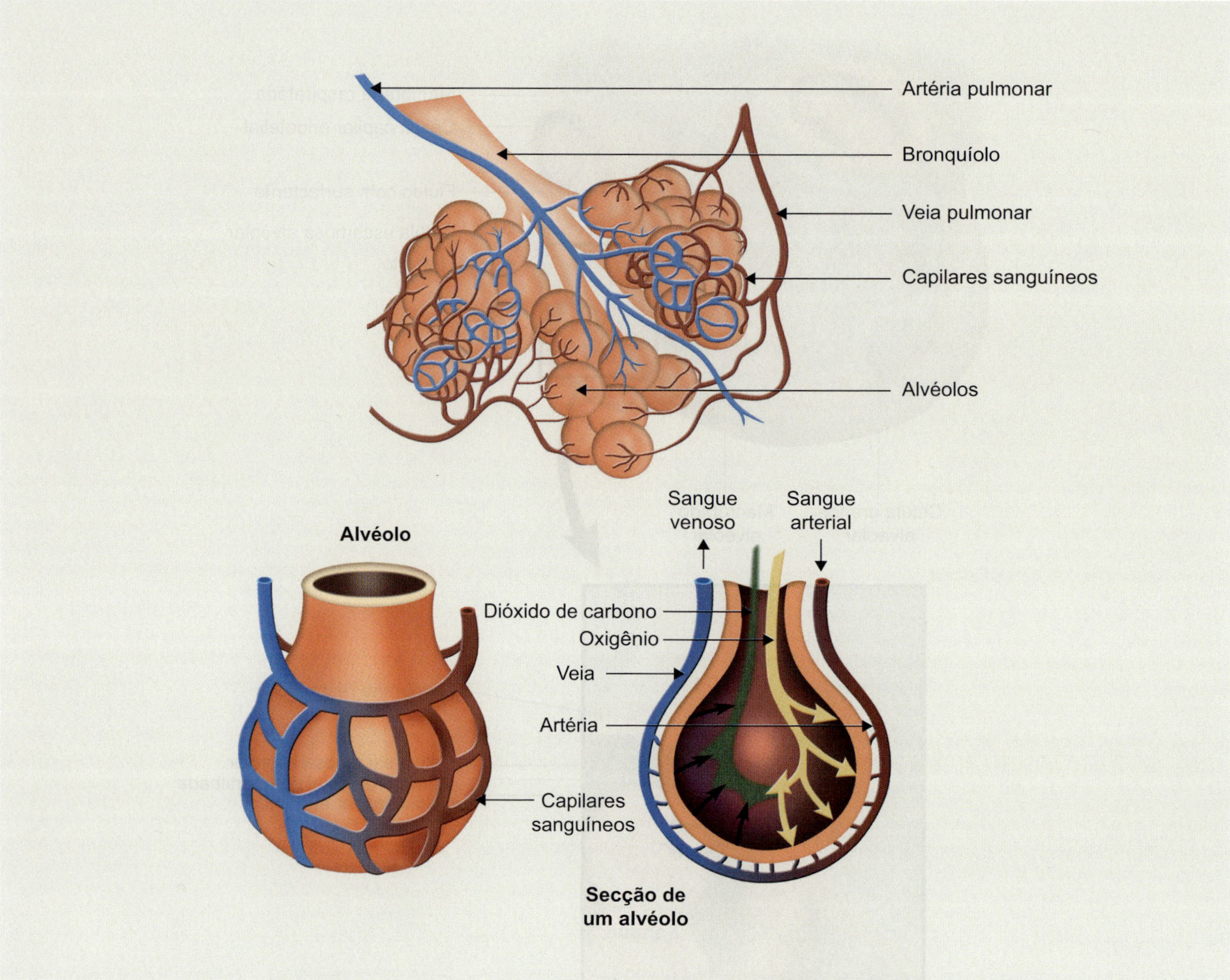

Figura 12.17 ► Capilares sanguíneos alveolares.

A afinidade da hemoglobina pelo oxigênio varia de acordo com o pH (Figura 12.25). Quanto menor o pH, menor a capacidade de ligação da hemoglobina com o oxigênio. Os íons H^+ ligam-se preferencialmente à desoxi-hemoglobina, que passa a ser a forma predominante, provocando uma diminuição na afinidade da hemoglobina por oxigênio. A preferência dos íons H^+ pela desoxi-hemoglobina evidencia que esta é uma **Base de Brönsted** mais forte do que a oxi-hemoglobina. O conjunto de fenômenos relacionados com o aumento do caráter ácido da hemoglobina quando ligada ao oxigênio e o aumento do caráter básico quando na forma desoxi constitui o chamado **efeito Bohr**.

Transporte de gases e equilíbrio acidobásico

O CO_2 produzido nos tecidos pelo metabolismo celular se difunde até as hemácias, onde é hidratado em uma reação catalisada pela anidrase carbônica formando o H_2CO_3, que por sua vez se dissocia em HCO^{3-} e H^+:

$$CO_2 + H_2O \xrightleftharpoons{\text{Anidrase carbônica}} H_2CO_3 \rightleftharpoons HCO^{3-} + H^+$$

Estas reações esclarecem por que um aumento na concentração de CO_2 provoca uma diminuição do pH. O aumento da acidez, associado à baixa pressão de O_2 dos tecidos, faz com que a hemoglobina libere O_2 para os tecidos e capte H^+, impedindo que ocorra alteração do pH (Figura 12.26).

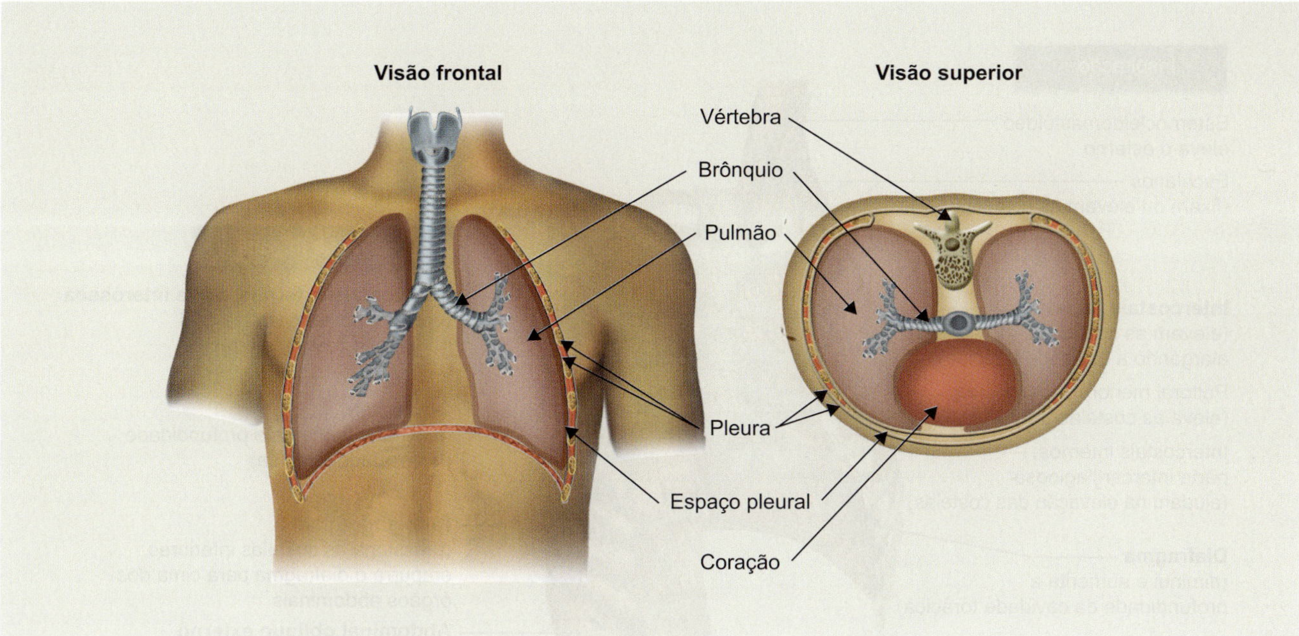

Figura 12.18 ▶ Pulmões e espaço pleural.

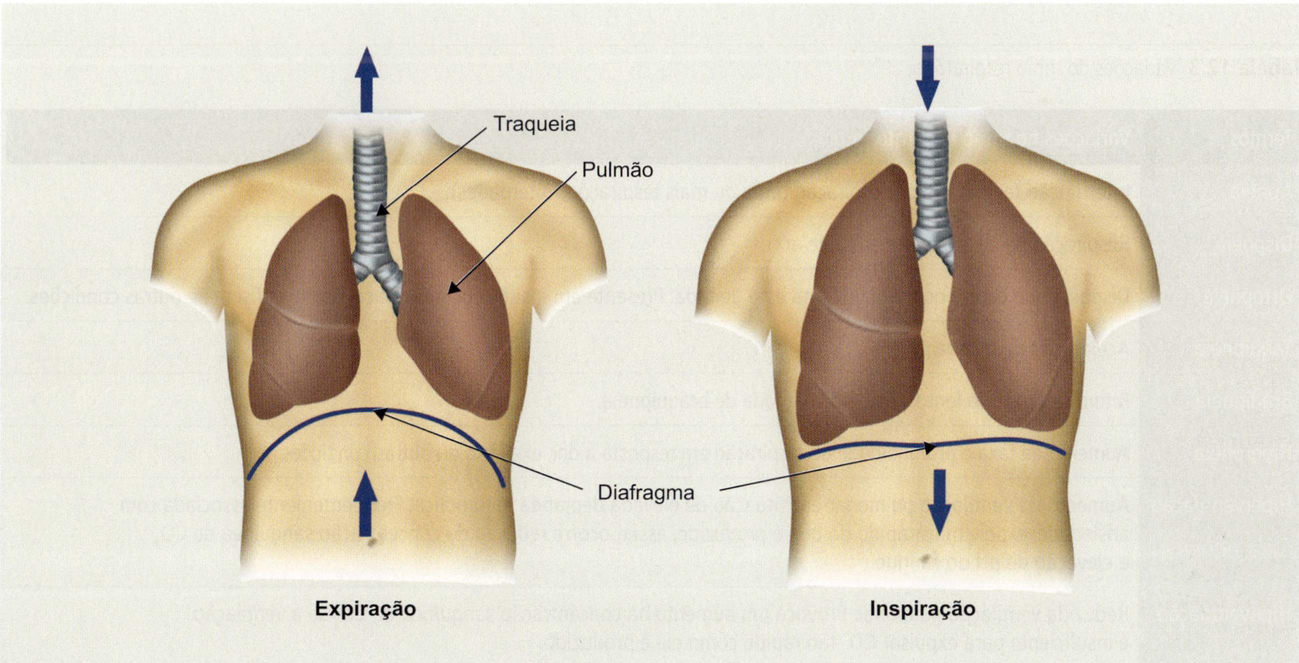

Figura 12.19 ▶ Movimento de inspiração e expiração do diafragma.

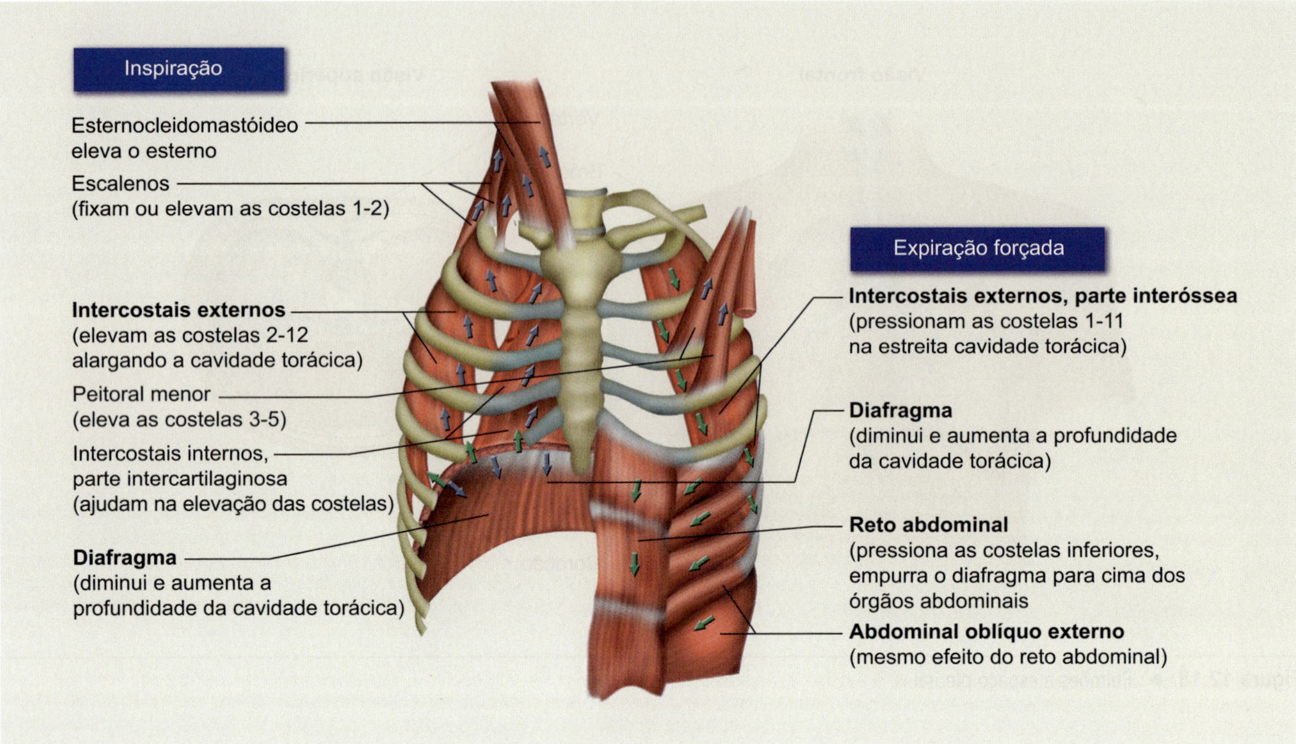

Figura 12.20 ► Músculos respiratórios. Fonte: adaptada de Saladin, 2009.[27]

Tabela 12.3 Variações do ritmo respiratório.

Termos	Variações no ritmo respiratório
Apneia	Interrupção temporária da respiração (uma ou mais respirações alternadas).
Dispneia	Respiração difícil, ofegante, falta de ar.
Ortopneia	Dispneia que ocorre quando a pessoa está deitada. Presente em insuficiência cardíaca, asma, enfisema e outras condições.
Taquipneia	Aceleração da respiração.
Bradipneia	Ritmo respiratório lento. Também chamada de braquipneia.
Hiperpneia	Aumento da taxa e profundidade da respiração em resposta a dor, exercício ou outras condições.
Hiperventilação	Aumento da ventilação pulmonar em situação de elevada demanda metabólica. Frequentemente associada com ansiedade; expele mais rápido do que é produzido, assim ocorre redução da concentração sanguínea de CO_2 e elevação do pH do sangue.
Hipoventilação	Reduzida ventilação pulmonar. Provoca um aumento na concentração sanguínea de CO_2 se a ventilação é insuficiente para expulsar CO_2 tão rápido como ele é produzido.
Respiração Kussmaul	Respiração rápida e profunda, muitas vezes induzida por acidose; presente no *diabetes mellitus*.
Parada respiratória	Interrupção definitiva da respiração, podendo retornar após intervenção médica.

Fonte: adaptada de Saladin, 2009.[27]

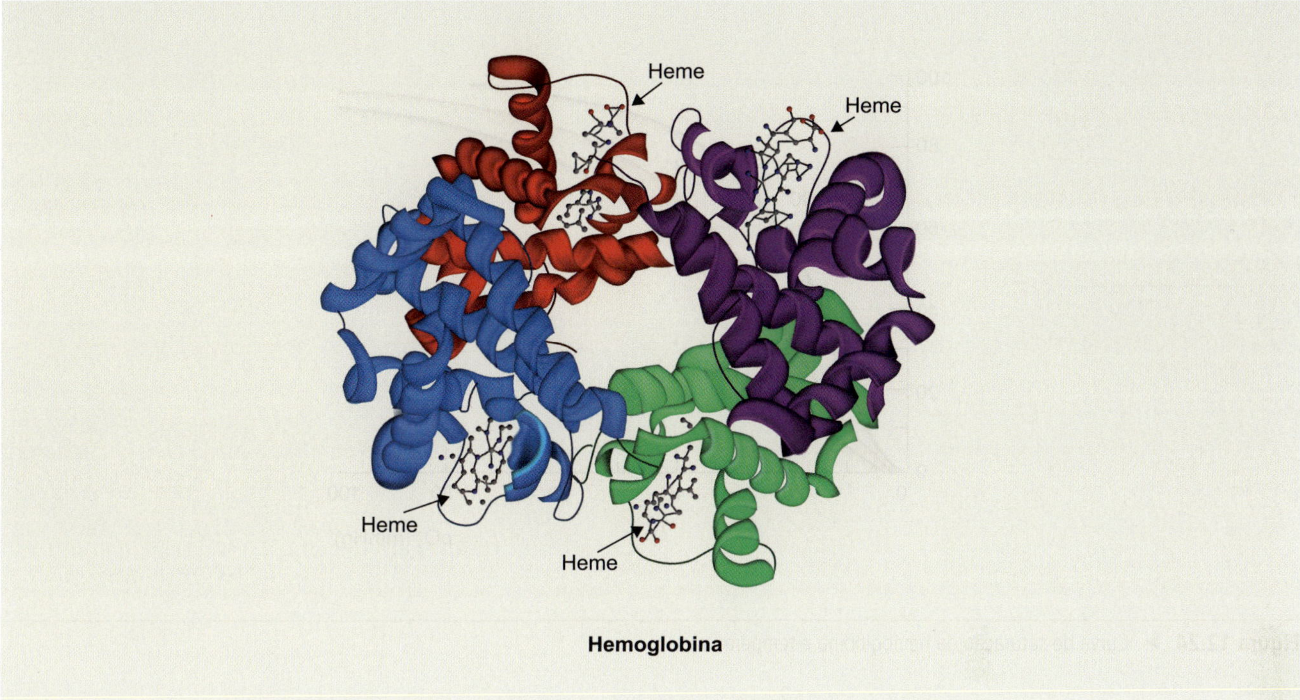

Figura 12.21 ► Hemoglobina.

Nos pulmões ocorre o inverso: a alta pressão de O_2 provoca a oxigenação da hemoglobina e a liberação de H^+ que se associa ao HCO^{3-}, formando o H_2CO_3 que, pela ação da anidrase carbônica, se dissocia em H_2O e CO_2:

$$H^+ + HCO^{3-} \rightleftarrows H_2CO_3 \xrightleftharpoons{\text{Anidrase carbônica}} H_2O + CO_2$$

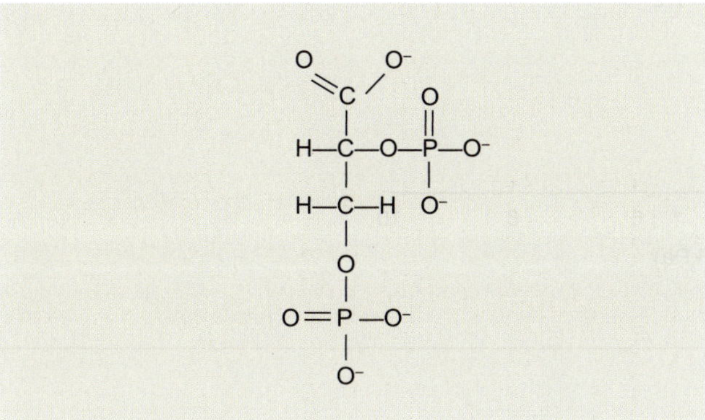

Figura 12.22 ► Estrutura do 2, 3 bifosfoglicerato (BPG).

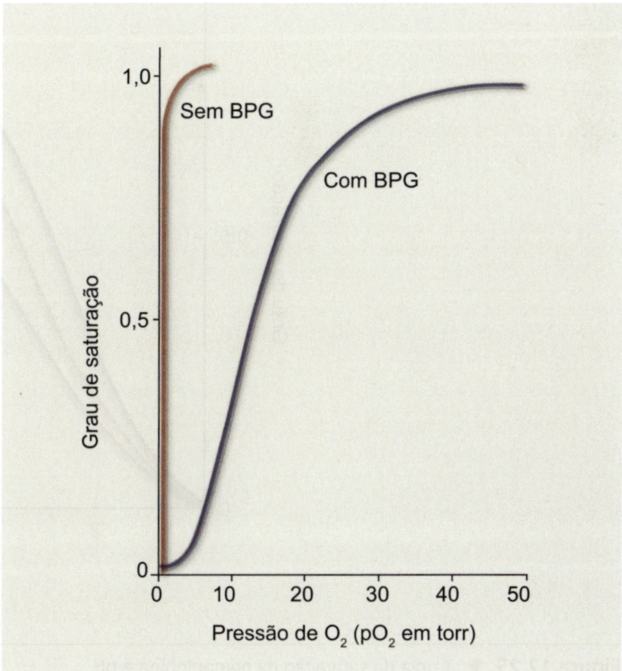

Figura 12.23 ► Curva de saturação da hemoglobina com e sem o BPG. Fonte – Campbell e Farrell, 2007.[22]

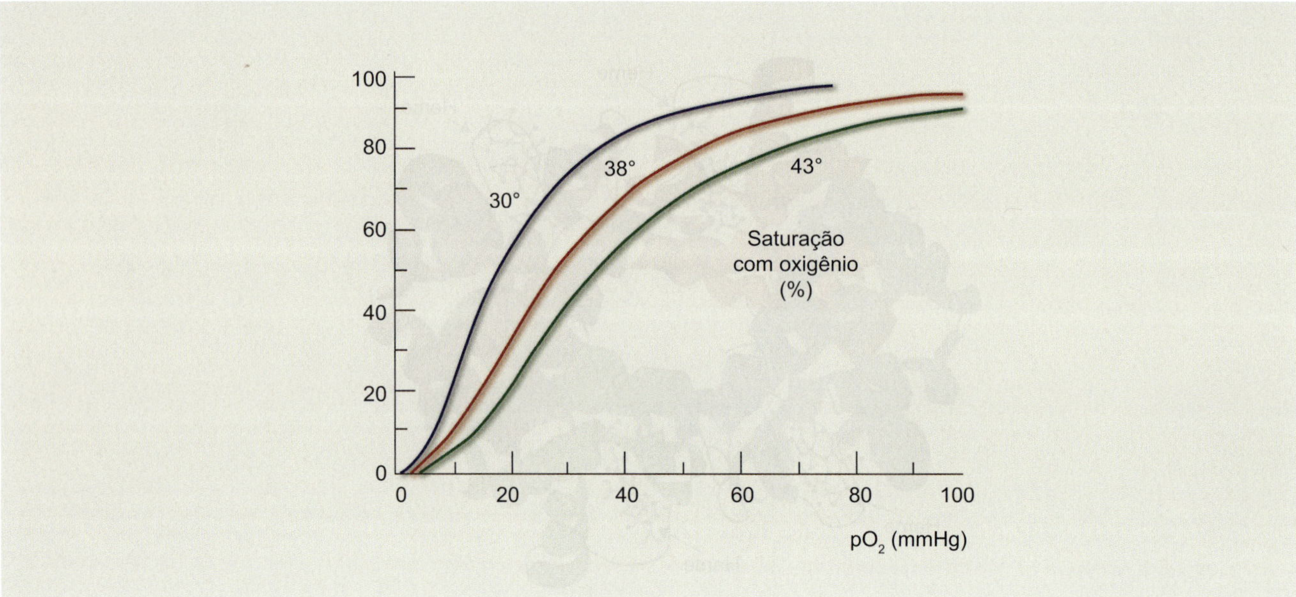

Figura 12.24 ▶ Curva de saturação da hemoglobina e temperatura.

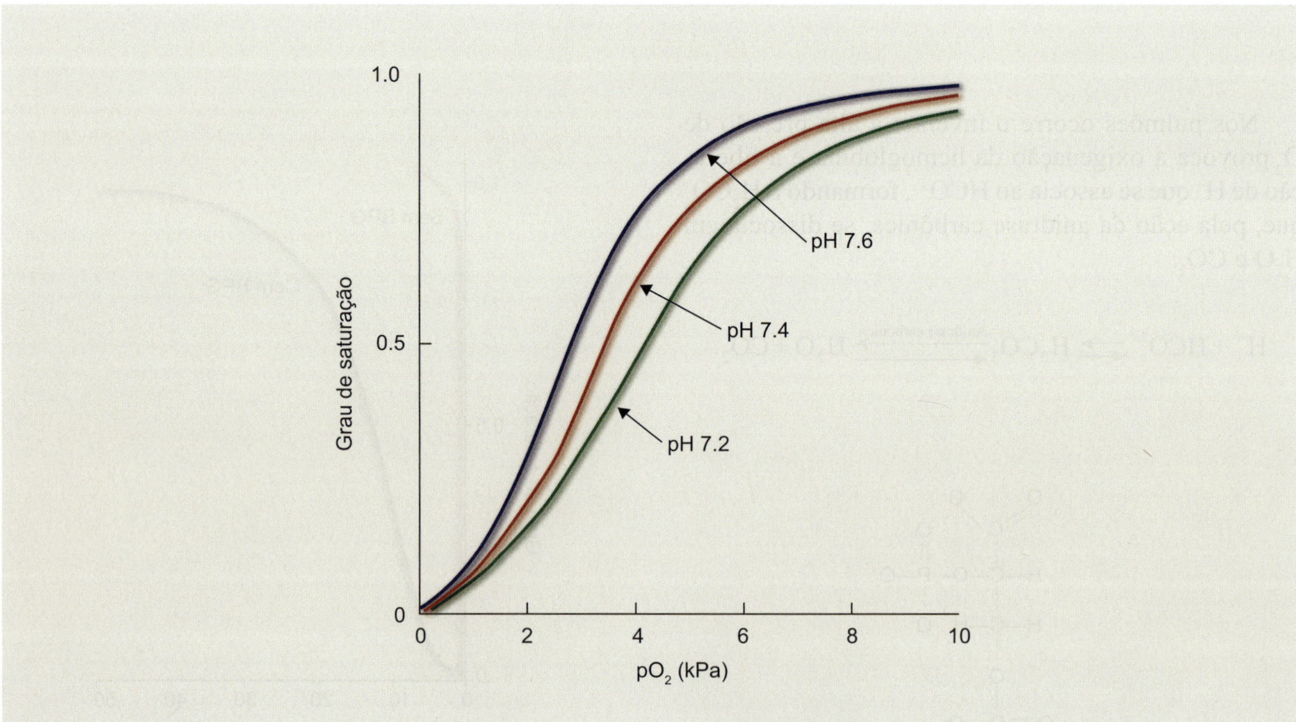

Figura 12.25 ▶ Curva de saturação da hemoglobina e pH.

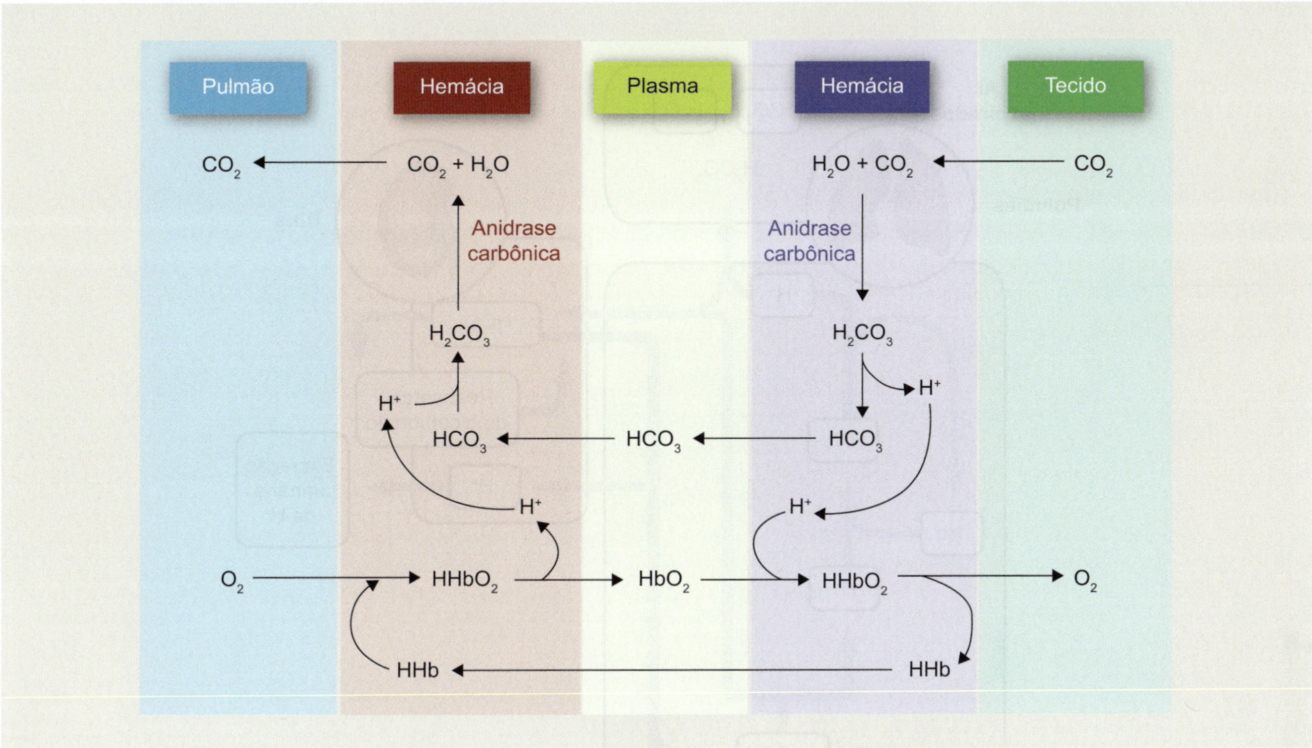

Figura 12.26 ► Transporte de gases e equilíbrio acidobásico.

Dessa forma, o CO_2 oriundo do metabolismo dos carboidratos, proteínas e lipídios é exalado através dos alvéolos e, à medida que ocorre o transporte dos gases, dá-se também o controle do equilíbrio acidobásico por meio da hemoglobina e do tampão bicarbonato (HCO^{3-}). Além da hemoglobina, da hemácia e do tampão bicarbonato plasmático, outras proteínas e o tampão fosfato (HPO_4^{2-}) agem como tampões intracelulares. A Figura 12.27 representa a inter-relação dos pulmões, rins e tecidos no equilíbrio acidobásico.

Pulmões e rins no equilíbrio acidobásico

Um aumento na concentração de CO_2 nos fluidos corporais como resultado da respiração celular diminui o pH, conforme descrito na equação 1. Os pulmões, por meio da respiração, desempenham um importante papel na manutenção do pH do sangue. O pH dos fluidos corporais pode ser ajustado por uma alteração da taxa e intensidade respiratórias, ou seja, ao se aumentar a taxa e a intensidade respiratória (hiperventilação), mais CO_2 é exalado, ocorrendo elevação do pH sanguíneo. Ao se diminuir a taxa e a intensidade respiratória (hipoventilação), por sua vez, menos CO_2 é exalado, ocorrendo diminuição do pH sanguíneo. O controle do pH pelos rins se dá pela excreção de H^+ no filtrado renal e por meio da reabsorção de HCO^{3-}.

A **acidose** é uma situação que ocorre quando o pH cai para valores menores do que 7,35, ao passo que na **alcalose** o pH sanguíneo aumenta para valores acima de 7,45. Portanto, os valores normais de pH no organismo estão entre 7,35 e 7,45. Os principais sinais clínicos da **acidose** são: depressão do sistema nervoso central decorrente da diminuição da transmissão sináptica, levando à desorientação, e coma, ao passo que os sinais da **alcalose** são hiperexcitabilidade do sistema nervoso por meio da facilitação da transmissão sináptica, levando a nervosismo, espasmos musculares, convulsões e morte.

Uma mudança no pH sanguíneo que leva à alcalose ou acidose pode ser compensada para retornar o pH ao normal. O **mecanismo de compensação** refere-se à resposta fisiológica ao desequilíbrio acidobásico, que tenta normalizar o pH sanguíneo. Quando uma pessoa apresenta um pH alterado por causas metabólicas – **acidose metabólica** ou **alcalose metabólica** –, os mecanismos respiratórios – hiper ou hipoventilação – podem auxiliar na compensação da alteração e, no caso de uma pessoa que apresenta um pH alterado por causas respiratórias – **acidose respiratória** ou **alcalose respiratória** –, mecanismos metabólicos – excreção renal de H^+ ou reabsorção de HCO^{3-} – podem compensar a alteração.

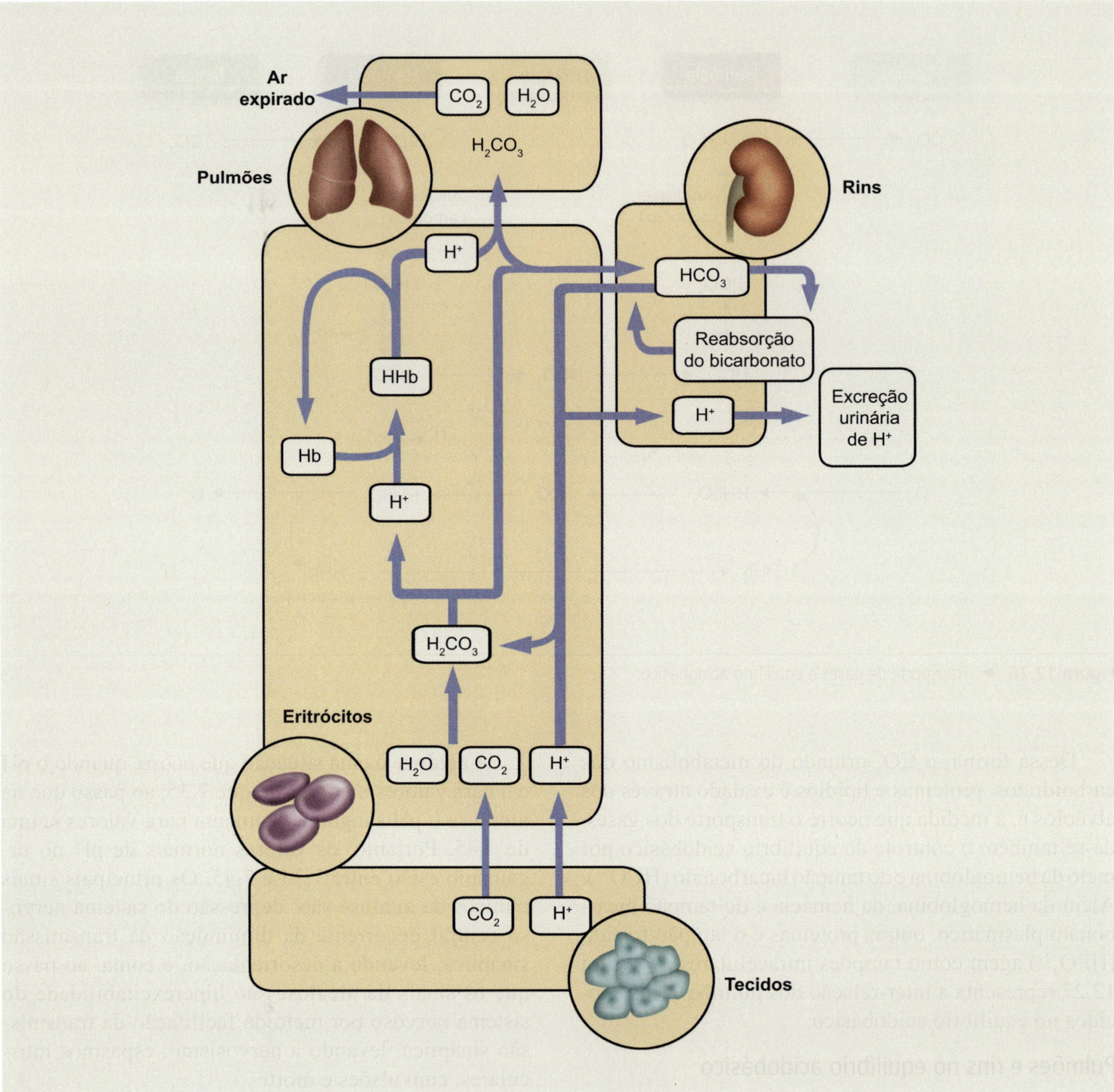

Figura 12.27 ▶ Inter-relações entre os tecidos e equilíbrio acidobásico. Fonte: adaptada de Baynes e Dominiczak, 2000.[30]

A **acidose respiratória** é comum e causada por doenças pulmonares que interferem com as trocas gasosas, como a doença obstrutiva crônica das vias aéreas. A **alcalose respiratória,** que é menos comum, é causada pela hiperventilação que resulta em uma redução do CO_2, como ocorre em situações de atividades físicas extenuantes, ansiedade, estresse ou febre.[30]

A **acidose metabólica** é comum e ocorre como resultado de uma superprodução ou retenção de ácidos não voláteis na circulação. O principal exemplo de acidose metabólica é a observada no *diabetes mellitus*, chamada **cetoacidose diabética**, em que ocorre um acúmulo dos corpos cetônicos acetoacetato e beta-hidroxibutirato no plasma, e a eliminação da acetona através da respiração, caracterizando o hálito do diabético descompensado. Os principais fatores responsáveis pelo desenvolvimento da cetoacidose diabética são as alterações na composição de eletrólitos como resultado do estresse acidobásico agudo, ao passo que os mais importantes fatores de compensação são os mecanismos regulatórios de defesa renal e extrarrenal e as intervenções terapêuticas.[31,32]

Nas nefropatias, a excreção de ácidos não voláteis também se encontra prejudicada, o que pode ocasionar acidose metabólica. Na insuficiência renal crônica, a desnutrição proteicoenergética é frequente e a acidose metabólica propicia o catabolismo proteico. O uso de bicarbonato de sódio melhora a acidose e, como consequência, reduz o catabolismo proteico na insuficiência renal crônica, podendo ser uma conduta na atenuação da desnutrição dos pacientes com esta enfermidade.[33]

A acidose metabólica durante o exercício intenso vem sendo relatada como consequência da elevação da produção de ácido lático. Essa crença leva à interpretação de que a produção de ácido lático causa acidose, e esta elevação do nível de lactato seria uma das causas da fadiga muscular durante o exercício intenso, entretanto não há evidências bioquímicas que suportem esta afirmação.[34]

Em pacientes com acidose lática e acidose de origem desconhecida, os níveis de moléculas ácidas circulantes associadas com o ciclo de Krebs ou ciclo do ácido cítrico, como citrato, isocitrato, α-cetoglutarato, succinato e malato, contribuem de maneira significativa para a geração da diferença aniônica nestes indivíduos e devem ser subestimados na cetoacidose diabética.[35]

A **alcalose metabólica**, por sua vez, é rara, e a causa mais comum é a perda de íons de hidrogênio pelo estômago em decorrência de vômito ou sucção gástrica.[30]

A dieta rica em verduras e frutas pode exercer influência elevando o pH sanguíneo e urinário em indivíduos adultos jovens e idosos, tanto no repouso quanto durante o exercício. Os idosos são mais sensíveis às alterações provocadas pela dieta sobre o equilíbrio acidobásico, quando comparados aos adultos jovens.[36]

PELE E ANEXOS – GLÂNDULAS SUDORÍPARAS E EXCREÇÃO

A pele é o maior órgão do corpo humano, corresponde a cerca de 15% do peso corporal e apresenta-se constituída pela epiderme e derme. A epiderme é uma camada epitelial de origem ectodérmica e a derme é uma camada conjuntiva de origem mesodérmica. Os pelos, unhas, glândulas sudoríparas e glândulas sebáceas são estruturas anexas da pele (Figura 12.28).

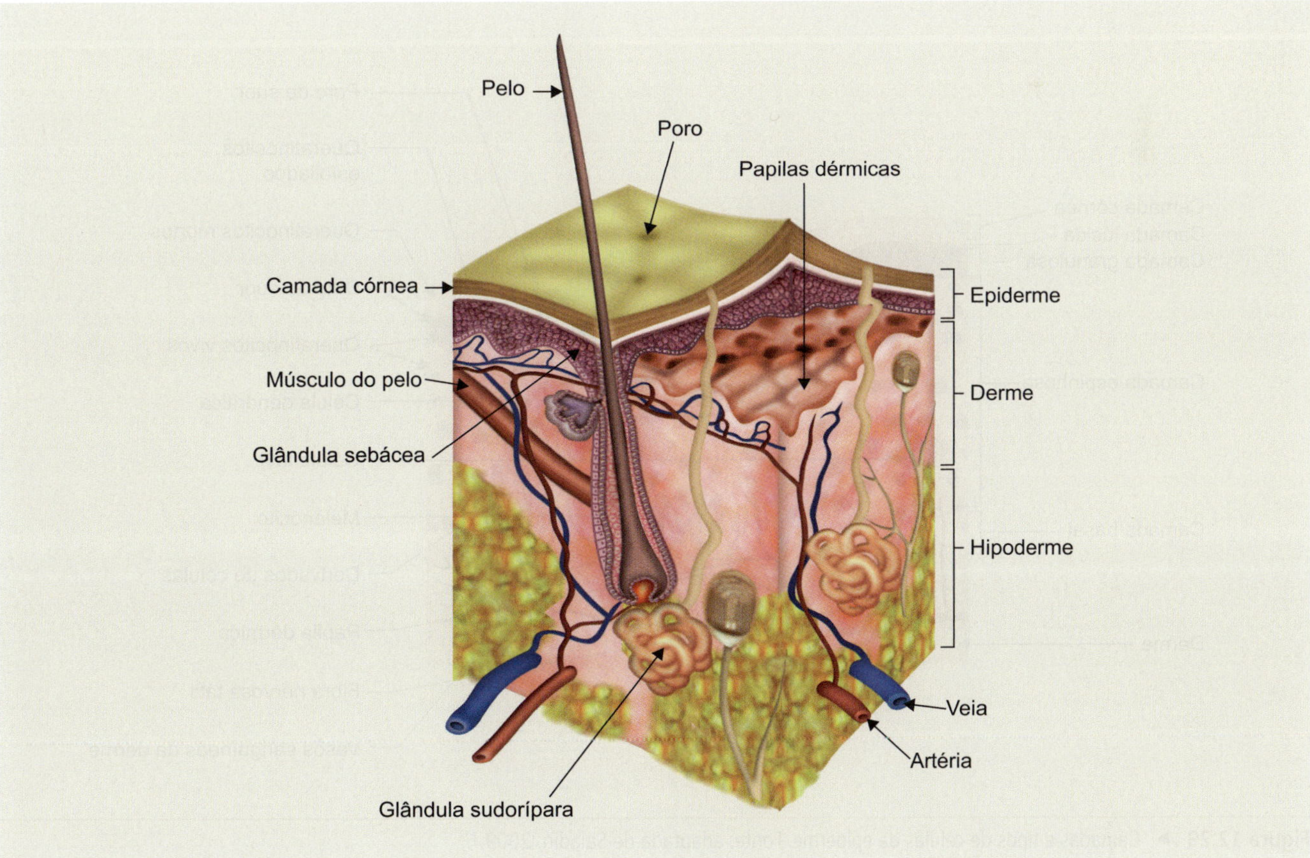

Figura 12.28 ► Estrutura da pele.

A pele é classificada em fina ou espessa de acordo com a espessura da epiderme. A pele espessa é encontrada na palma das mãos, planta dos pés e superfícies dos dedos das mãos e dos pés. A epiderme da pele espessa tem aproximadamente 0,5 mm de espessura em virtude da espessa camada córnea constituída por células mortas (Figura 12.28). A pele espessa apresenta glândulas sudoríparas, mas não possui folículos pilosos ou glândulas sebáceas. O resto do corpo é coberto por pele fina, que apresenta uma epiderme de aproximadamente 0,1 mm de espessura com uma fina camada córnea, folículos pilosos, glândulas sudoríparas e sebáceas. Abaixo e em continuidade com a derme está a hipoderme ou tecido celular subcutâneo, que não faz parte da pele e tem a função de uni-la aos órgãos subjacentes. A hipoderme é um tecido conjuntivo frouxo que pode conter muitas células adiposas, constituindo o panículo adiposo (Figura 12.29).

As funções da pele são de vital importância para o organismo, como resistência a trauma e infecção; prevenção da perda excessiva e/ou da absorção excessiva de água do organismo; proteção contra radiação ultravioleta e produtos químicos nocivos; formação da vitamina D3, que é essencial para o desenvolvimento e manutenção óssea; recepção de informações do ambiente e envio delas ao sistema nervoso central através de suas terminações nervosas sensitivas, que reagem ao calor, frio, toque, textura, pressão, vibração e injúria do tecido; termorregulação e excreção de diversas substâncias através das glândulas sudoríparas.

Epiderme

A epiderme é constituída por epitélio estratificado pavimentoso queratinizado. Como outros epitélios, a epiderme não apresenta vasos sanguíneos e depende da difusão de nutrientes da derme (tecido conectivo subjacente). A maior parte das sensações da pele ocorre em decorrência das terminações nervosas da derme, embora a epiderme apresente terminações nervosas esparsas para tato e dor.

Existem cinco tipos de células que fazem parte da epiderme: **células-tronco, queratinócitos, melanócitos, células de Merkel** e **células de Langerhans**. As **células-tronco** são células indiferenciadas que se dividem e dão origem aos queratinócitos, sendo encontradas apenas na camada mais profunda da epiderme, chamada camada basal. Os **queratinócitos** são as células mais abundantes da epiderme e recebem esse nome em razão de seu papel na síntese da queratina. Os **melanócitos**, que são as células responsáveis pela

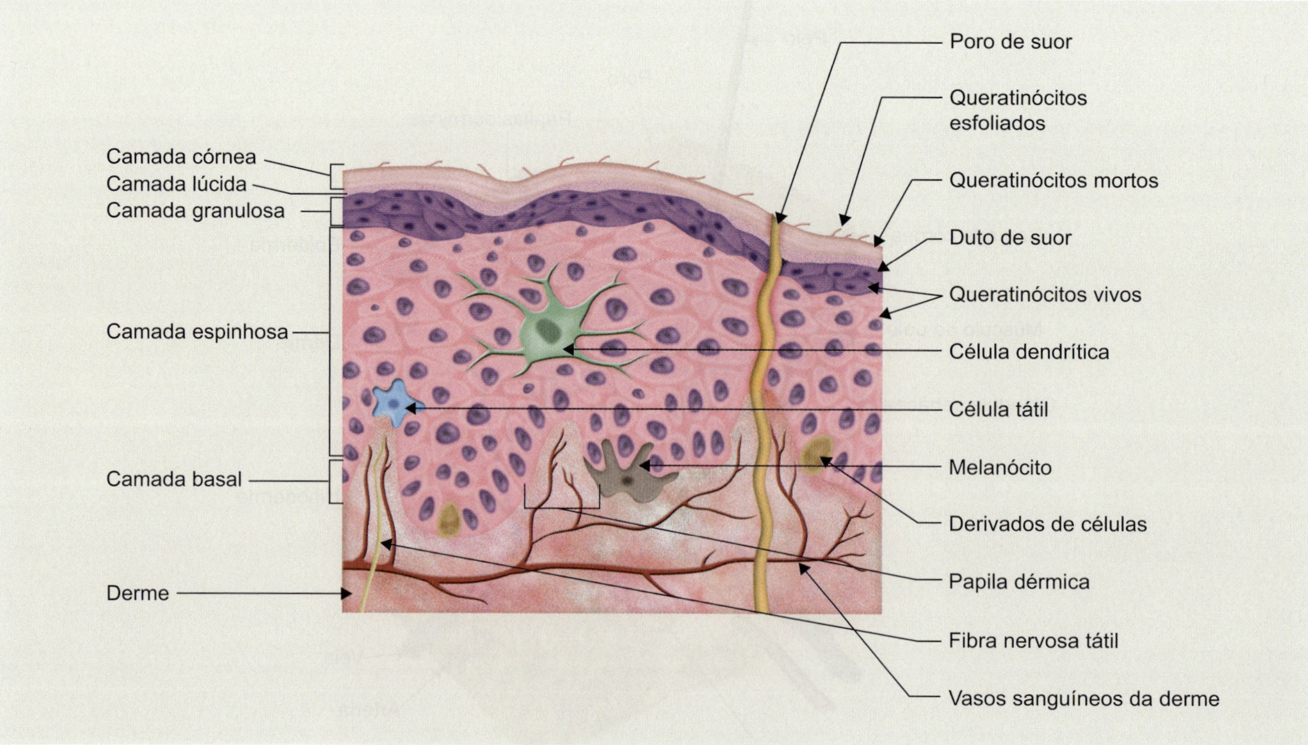

Figura 12.29 ▶ Camadas e tipos de células da epiderme. Fonte: adaptada de Saladin, 2009.[20]

síntese do pigmento marrom-escuro chamado melanina, encontram-se na camada basal em meio às células-tronco e queratinócitos mais profundos. As **células de Merkel** são mecanorreceptores (sensibilidade táctil) e existem em maior quantidade na pele espessa da palma das mãos e planta dos pés, sobretudo nas extremidades dos dedos. As **células de Langerhans** estão localizadas em toda a epiderme entre os queratinócitos, mas são mais frequentes na camada espinhosa. Essas células se originam de células precursoras da medula óssea transportadas pela corrente sanguínea e desempenham um papel importante nas reações imunitárias da pele.

A cor da pele é o resultado de diversos fatores, como o conteúdo de melanina e caroteno, quantidade de capilares na derme e cor do sangue nestes capilares. Entretanto, o fator mais significativo é a melanina. Pessoas com peles de cores diferentes apresentam a mesma quantidade de melanócitos, embora em pessoas de pele escura os melanócitos produzam maior quantidade de melanina. A quantidade de melanina na pele também varia com a exposição aos raios ultravioleta do sol, que estimulam a síntese do pigmento.

Vista da derme para a superfície, a epiderme apresenta cinco camadas: **camada basal**, **camada espinhosa**, **camada granulosa**, **camada lúcida** e **camada córnea**. A **camada basal**, também chamada de germinativa, é constituída por células prismáticas ou cuboides, basófilas, as quais estão sobre a membrana basal que separa a epiderme da derme. Apresenta intensa atividade mitótica, sendo responsável juntamente com a camada espinhosa pela constante renovação celular. A **camada espinhosa** consiste em diversas camadas de queratinócitos. Na maior parte da pele é a camada de maior espessura, embora na pele espessa a camada córnea a ultrapasse. A **camada granulosa** constitui-se de três a cinco camadas de queratinócitos planos, mais na pele espessa do que na fina. Os queratinócitos dessa camada apresentam grânulos de querato-hialina, o que dá o nome à camada. A **camada lúcida** é fina e mais evidente na pele espessa, constituída por células cujos núcleos e organelas citoplasmáticas foram digeridos por enzimas lisossomais e desapareceram. A **camada córnea** tem espessura variável e é constituída por células mortas, achatadas, sem núcleo e queratinizadas, que formam uma camada superficial resistente à abrasão, penetração e perda de água.

Derme

Abaixo da epiderme encontra-se uma camada de tecido conjuntivo chamada derme, que une a pele à hipoderme ou tecido subcutâneo. A espessura da derme varia de 0,2 mm na pálpebra a cerca de 4 mm nas palmas das mãos e plantas dos pés. A derme é constituída sobretudo por colágeno, mas também possui fibras elásticas e reticulares, fibroblastos e outras células típicas do tecido conjuntivo fibroso. Apresenta bom aporte de vasos sanguíneos, glândulas sudoríparas, glândulas sebáceas e terminações nervosas. Duas camadas constituem a derme: a **camada papilar**, superficial, que é delgada e composta por tecido conjuntivo frouxo, e a **camada reticular**, mais profunda, formada por tecido conjuntivo denso.

Hipoderme

A hipoderme, ou tecido subcutâneo, está localizada abaixo da pele. O tecido adiposo da hipoderme modela o corpo, funciona como reserva de energia e protege o organismo contra o frio, uma vez que a gordura é um bom isolante térmico. Dependendo da região em que se encontra, a espessura da camada adiposa pode variar. As regiões que apresentam um elevado percentual de gordura são os seios, abdômen, quadris e coxas. A gordura subcutânea é 8% mais espessa na mulher do que no homem e varia com a idade. Crianças e idosos têm menor quantidade de gordura subcutânea em comparação aos demais indivíduos, o que os torna mais suscetíveis ao frio.

Anexos

Pelos e unhas

Os pelos são estruturas queratinizadas originadas a partir do folículo piloso, que é uma invaginação da epiderme. O **folículo piloso** apresenta uma dilatação terminal chamada **bulbo piloso** que apresenta no centro uma **papila dérmica**, fonte de nutrição do pelo. A papila dérmica é recoberta por células que formam a **raiz do pelo**. No período de crescimento, as células da raiz se multiplicam e se diferenciam em diversos tipos celulares (Figura 12.30).

De dentro para fora, o pelo é constituído por medula, córtex e cutícula. As células centrais da raiz produzem a **medula do pelo**, formada por células grandes, vacuolizadas e fracamente queratinizadas. A medula é mais proeminente em pelos grossos, como os da sobrancelha, mais estreita em pelos de espessura intermediária e ausente em pelos mais finos, como os do couro cabeludo. Em torno da medula diferenciam-se células mais queratinizadas e dispostas de forma compacta, formando o **córtex do pelo**. A **cutícula do pelo** é constituída por células fortemente queratinizadas que envolvem o córtex como escamas. A células epiteliais mais periféricas formam a bainha externa, que continua com o epitélio da epiderme, e a bainha interna, que desaparce na altura da região onde desembocam as glândulas sebáceas no folículo (Figura 12.31).

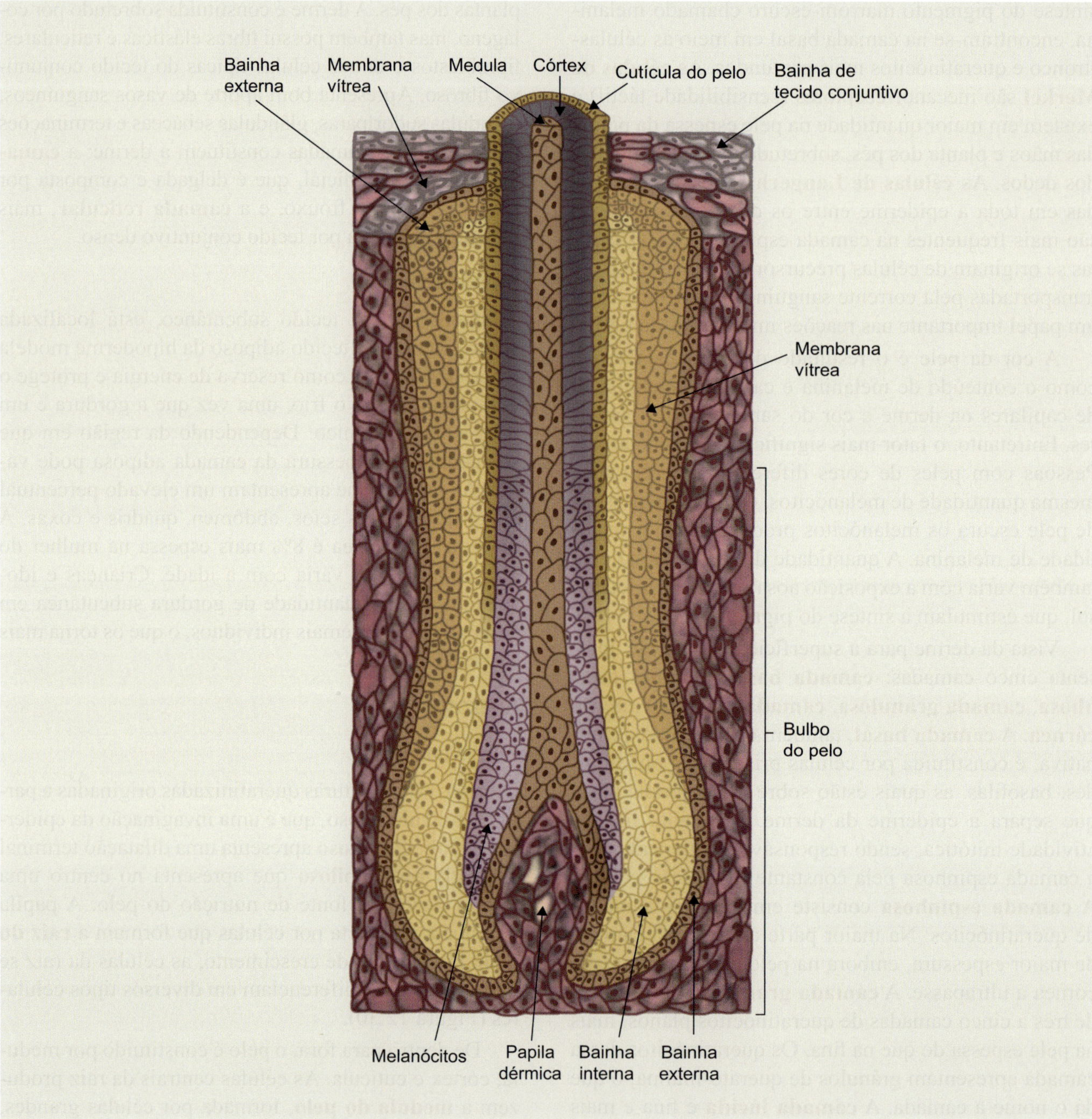

Figura 12.30 ► Folículo piloso. Fonte: adaptada de Junqueira e Carneiro, 2004.[37]

Entre o folículo piloso e o tecido conjuntivo que o envolve, encontra-se uma membrana basal chamada membrana vítrea. O folículo piloso é envolvido pela **bainha conjuntiva**. Os **músculos eretores dos pelos** estão dispostos obliquamente e inseridos tanto na bainha conjuntiva como na camada papilar da derme (Figura 12.31).

As unhas são placas de células queratinizadas localizadas na superfície dorsal das falanges terminais dos dedos. A porção proximal é chamada **raiz da unha**, de onde se observa a sua formação em virtude de um processo de proliferação e diferenciação das células epiteliais, as quais se queratinizam formando uma placa córnea. O epitélio da dobra de pele que cobre a raiz da unha consiste nas camadas usuais da epiderme. A camada córnea desse epitélio forma a **cutícula da unha**. Deficiências dietéticas podem interferir na aparência

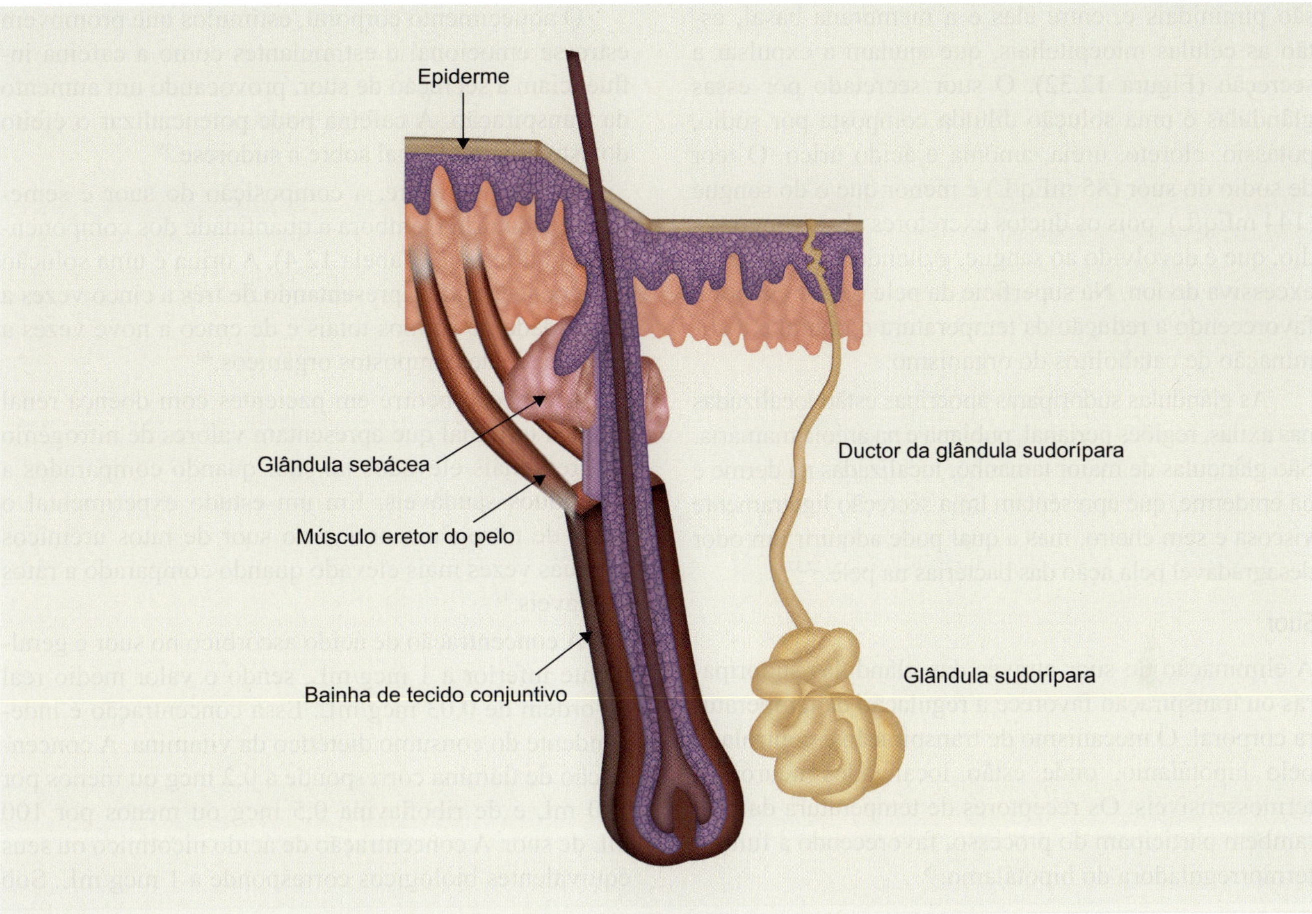

Figura 12.31 ▶ Folículo piloso e glândulas sudorípara e sebácea. Fonte: adaptada de Junqueira e Carneiro, 2004.[37]

das unhas, como a deficiência de ferro, que pode tornar as unhas planas ou côncavas (em forma de colher) ao invés de convexas.[27,37]

Glândulas

Quanto à forma de eliminação de suas secreções, as glândulas podem ser **holócrinas**, as quais eliminam suas células juntamente com a secreção; **merócrinas**, que eliminam somente as secreções, ficando suas células intactas; e **apócrinas**, que eliminam parte (pedaço) das células junto com a secreção. Nas glândulas anexas à pele existem os três tipos de glândulas citadas, conforme descrito a seguir.

Glândulas sebáceas

As glândulas sebáceas localizam-se na derme e os seus ductos desembocam nos folículos pilosos, embora em certas regiões como lábios, glande e pequenos lábios da vagina, os ductos desemboquem diretamente na superfície da pele. Essas glândulas são holócrinas e produzem uma secreção oleosa constituída por uma mistura complexa de lipídios, contendo triglicérides, ácidos graxos livres, colesterol e ésteres de colesterol. A secreção sebácea mantém a integridade da pele e do cabelo, evitando o ressecamento. A atividade secretora das glândulas sebáceas é muito pequena até o início da puberdade, quando ocorre uma maior estimulação em decorrência da influência dos hormônios sexuais.

Glândulas sudoríparas

Existem dois tipos de glândulas sudoríparas: merócrinas e apócrinas. As glândulas sudoríparas merócrinas são numerosas e encontradas em toda a pele, com exceção de algumas regiões, como a glande. Essas glândulas são tubulosas simples enoveladas e seus ductos se abrem na superfície da pele. As células secretoras são piramidais e, entre elas e a membrana basal, estão as células mioepiteliais, que ajudam a expulsar a secreção (Figura 12.32). O suor secretado por essas glândulas é uma solução diluída composta por sódio, potássio, cloreto, ureia, amônia e ácido úrico. O teor de sódio do suor (85 mEq/L) é menor que o do sangue (144 mEq/L), pois os ductos excretores absorvem o sódio, que é devolvido ao sangue, evitando assim a perda excessiva do íon. Na superfície da pele o suor evapora, favorecendo a redução da temperatura corporal e a eliminação de catabólitos do organismo.

As glândulas sudoríparas apócrinas estão localizadas nas axilas, regiões perianal, pubiana e na aréola mamária. São glândulas de maior tamanho, localizadas na derme e na epiderme, que apresentam uma secreção ligeiramente viscosa e sem cheiro, mas a qual pode adquirir um odor desagradável pela ação das bactérias na pele.[27,37]

Suor

A eliminação do suor através das glândulas sudoríparas ou transpiração favorece a regulação da temperatura corporal. O mecanismo de transpiração é controlado pelo hipotálamo, onde estão localizados neurônios termossensíveis. Os receptores de temperatura da pele também participam do processo, favorecendo a função termorreguladora do hipotálamo.[38]

O aquecimento corporal, estímulos que promovem estresse emocional e estimulantes como a cafeína influenciam a secreção de suor, provocando um aumento da transpiração. A cafeína pode potencializar o efeito do estresse emocional sobre a sudorese.[39]

Qualitativamente, a composição do suor é semelhante à da urina, embora a quantidade dos componentes seja diferente (Tabela 12.4). A urina é uma solução mais concentrada, apresentando de três a cinco vezes a quantidade de sólidos totais e de cinco a nove vezes a quantidade de compostos orgânicos.[40]

A exceção ocorre em pacientes com doença renal crônica terminal que apresentam valores de nitrogênio da ureia mais elevados no suor quando comparados a indivíduos saudáveis. Em um estudo experimental o valor de nitrogênio ureico no suor de ratos urêmicos foi duas vezes mais elevado quando comparado a ratos saudáveis.[41]

A concentração de ácido ascórbico no suor é geralmente inferior a 1 mcg/mL, sendo o valor médio real da ordem de 0,03 mcg/mL. Essa concentração é independente do consumo dietético da vitamina. A concentração de tiamina corresponde a 0,2 mcg ou menos por 100 mL e de riboflavina 0,5 mcg ou menos por 100 mL de suor. A concentração de ácido nicotínico ou seus equivalentes biológicos corresponde a 1 mcg/mL. Sob

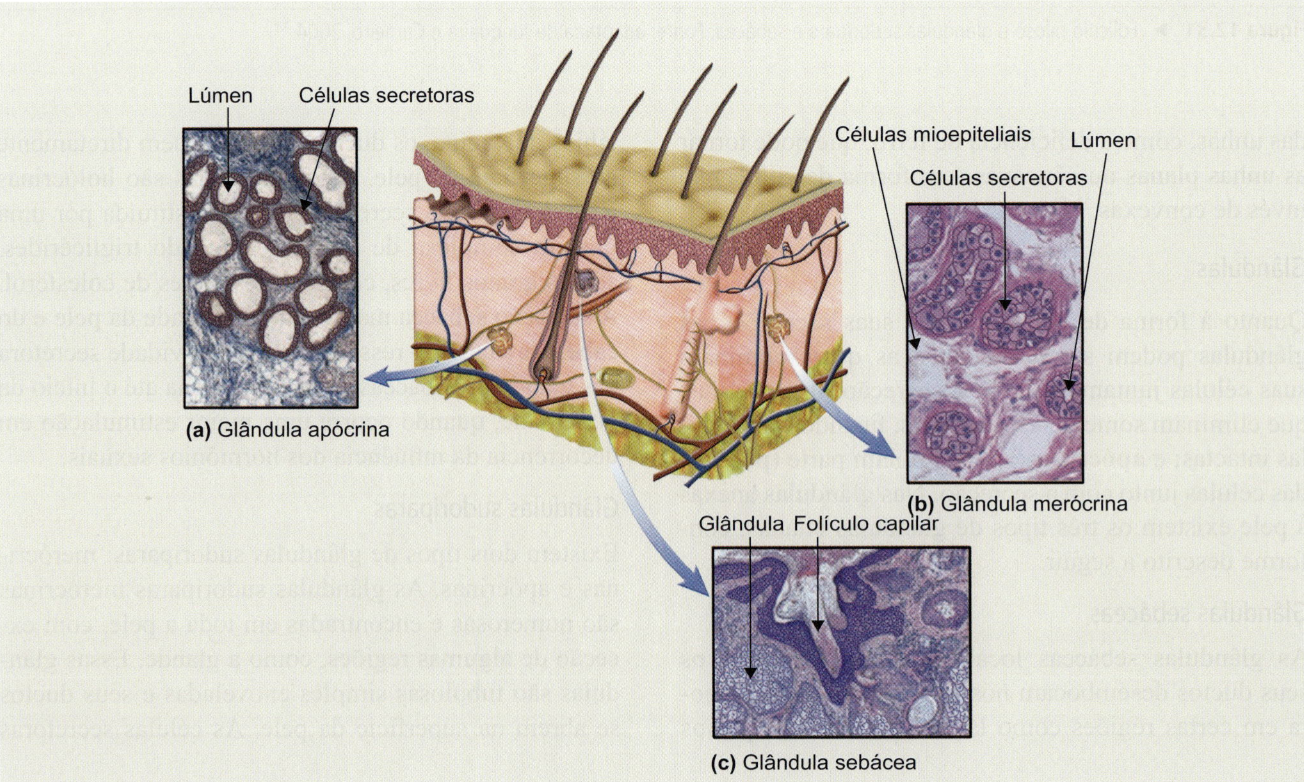

Figura 12.32 ▶ Glândulas merócrina, apócrina e sebácea. Fonte: adaptada de Saladin, 2009.[27]

Tabela 12.4 Composição do suor e da urina.

Composição	Média em 24 horas	
	Suor	Urina
Volume (mL)	510,8	6.870
pH	5,4	5,91
Sólidos totais (mg/dL)	1.323	4.365
Minerais (mg/dL)	980	2.300
Cloretos (mg/dL)	441	938
Sulfatos (mg/dL)	8,8	240
N-não proteico (mg/dL)	82,2	1.006
Ureia (mg/dL)	56,6	814
Amônia (mg/dL)	11,16	34
Ácido úrico (mg/dL)	0,32	43
Creatinina (mg/dL)	0,57	58
Creatina (mg/dL)	Traços	6
Aminoácido (mg/dL)	3,05	13,7
Açúcar (mg/dL)	15,17	71
Ácido lático (mg/dL)	73,7	presente

Fonte: adaptada de Mosher, 1933.[40]

condições de transpiração intensa, as perdas de ácido ascórbico, tiamina e riboflavina são ínfimas do ponto de vista nutricional, porém as perdas de ácido nicotínico podem ser significativas.[42]

O suor é um importante meio de excreção de zinco, cobre e manganês. A concentração de níquel e cádmio é superior àquela encontrada na urina, ao passo que a de chumbo é similar à da urina. Níveis de zinco e ferro no suor são inferiores nas mulheres, provavelmente como compensação das perdas menstruais.[43]

Os minerais cobre, zinco, ferro, magnésio e cromo são requeridos em pequenas quantidades para a manutenção da saúde e desempenho das funções fisiológicas. Em desportistas, uma reposição adequada desses minerais é requerida para o treinamento físico e máxima performance, uma vez que são perdidos em quantidades significativas através do suor.[44] Foi constatado em um estudo que atletas de duatlo (6 km de corrida, 26 km de ciclismo e 4 km corrida), os quais correm grande risco de apresentar desequilíbrio hidroeletrolítico em razão das elevadas perdas de suor, sobretudo no calor, apresentaram elevada taxa de sudorese, acompanhada de perdas de Na^+, K^+ e Cl^-, embora não tenham ocorrido alterações nas concentrações de eletrólitos séricos.[45]

A concentração dos constituintes do suor varia muito de indivíduo para indivíduo e até mesmo em um mesmo indivíduo, de acordo com a região corporal. Além disso, a composição da dieta também interfere na composição do suor, como a quantidade de sódio e cloro, diretamente relacionada à ingestão dietética desses minerais.[46]

Suor e enfermidades

Existem algumas enfermidades relacionadas ao suor, como a doença do suor, a hiperidrose e a fibrose cística.

A doença do suor ou Sudor anglicus surgiu na Inglaterra e matou milhões de pessoas entre 1.485 e 1.551, se espalhando por outros países da Europa e desaparecendo abruptamente após esse período. A doença se caracterizava por dores de cabeça repentinas, mialgia, febre, dispneia e sudorese intensa. De etiologia desconhecida, acredita-se que a doença do suor tenha sido causada por um hantavírus.[47,48]

A hiperidrose se caracteriza por uma excessiva sudorese, superando o limite necessário para a termorregulação. Trata-se de uma disfunção da eliminação do suor que pode provocar constrangimento social e profissional. A hiperidrose é classificada como primária (idiopática) ou secundária. Na hiperidrose primária não existe causa médica ou externa. Ocorre de forma generalizada no corpo inteiro, mas as regiões mais vulneráveis são axilas, palmas das mãos, planta dos pés e testa. Os pacientes com hiperidrose não apresentam maior número ou maiores glândulas sudoríparas e, na verdade, as glândulas são superestimuladas e mais ativas. A estimulação das glândulas sudoríparas ocorre por meio do sistema nervoso simpático com a acetilcolina como neurotransmissor.[49] Esses pacientes podem se beneficiar utilizando a toxina botulínica tanto em técnicas de diluição como de injeção, uma vez que a toxina é uma opção segura e efetiva no tratamento da hiperidrose axilar.[50]

A fibrose cística é um distúrbio que acomete múltiplos sistemas e é herdado de forma autossômica recessiva. Embora seja um dos distúrbios genéticos letais mais comuns em indivíduos caucasianos, também se expressa em outros grupos populacionais. A expressão do gene é altamente restrita às células epiteliais e todas as glândulas exócrinas são afetadas pela secreção de um muco espesso e aderente, o qual obstrui as glândulas e os ductos em diversos órgãos. O trato respiratório, glândulas sudoríparas e salivares, intestino, pâncreas, fígado e sistema reprodutor são atingidos pela enfermidade. O chamado **teste do suor** é o teste clínico diagnóstico mais conhecido, e é realizado pela iontoforese com pilocarpina. Níveis elevados de cloreto de sódio (> 60 mEq/L) no suor são indicativos da doença.[51]

REFERÊNCIAS

1. Aires MM. Fisiologia. 3. ed. Rio de Janeiro: Guanabara Koogan; 2008.
2. Erb W, Spira R, Wildgrube J, Bohle E. Fatty acid and sterol composition of faeces lipids in patients with liver cirrhosis. Klinische Wochenschrift. 1970;48:303-310.
3. Rivero A, Sánchez-Valverde F, Olivera JE, García MS. Medida de la composición fecal en niños celiacos mediante espectroscopía de reflectancia en el infrarrojo cercano. Anales del Sistema Sanitario de Navarra. 2000;23(3):433-40.
4. Rivero-Marcotegui A, Olivera-Olmedo JE, Valverde-Visus FS, et al. Water, fat, nitrogen, and sugar content in feces: reference intervals in children. Clinical Chemistry. 1998;44(7):1540-1544.
5. Oliveira LA et al. Métodos de laboratório aplicados à clínica: técnica e interpretação. 8aed. Rio de Janeiro: Guanabara Koogan; 2001.
6. Motta VT. Bioquímica Clínica para o Laboratório. 5.ed. São Paulo: MedBook; 2009.
7. Rizzo DC. Fundamentals of Anatomy & Physiology. 3.ed. New York: Delmar; 2010.
8. Hartemink R, Rombouts FM. Comparison of media for the detection of bifidobacteria, lactobacilli and total anaerobes from faecal samples. J Microbiol Meth. 1999;36:181-92.
9. Organización Mundial de Gastroenterología. Probióticos y prebióticos. Guías Mundiales de la Organización Mundial de Gastroenterología, 2011. 29p.
10. Biedermann L, Rogler G. The intestinal microbiota: its role in health and disease. European Journal of Pediatrics. 2015;174(2):151-67.
11. Brandt KG, Sampaio MMSC, Miuki CJ. Importância da microflora intestinal. Pediatria. 2006;28(2):117-27.
12. Chaud SG, Sgarbieri VC, Vicente E, et al. Influência de frações da parede celular de levedura (Saccharomyces cerevisiae) sobre os índices séricos de glicose e lipídios, microbiota intestinal e produção de ácidos graxos voláteis (AGV) de cadeias curtas de ratos em crescimento. Ciênc Tecnol Aliment. 2007;27(2):338-48.
13. Seixas MTL, Souza JN, Souza RP, et al. Avaliação da frequência de parasitos intestinais e do estado nutricional em escolares de uma área periurbana de Salvador, Bahia, Brasil. Rev Patologia Tropical. 2011;40(4):on line.
14. Kruse E, Leifeld L. Prevention and conservative therapy of diverticular disease. Viszeralmedizin. 2015;31(2):103-6.
15. Phipps AI, Shi Q, Limburg PJ, Nelson GD, Sargent, DJ, Sinicrope FA et al. Alcohol consumption and colon cancer prognosis among participants in north central cancer treatment group phase III trial N0147. International Journal of Cancer. 2016;139(5):986-95.
16. Phipps AI, Robinson JR, Campbell PT, Win AK, Figueiredo JC, Lindor NM, Newcomb PA. Prediagnostic alcohol consumption and colorectal cancer survival: The Colon Cancer Family Registry. Cancer. 2017;23(6):1035-43.
17. Schilli R, Breuer RI, Klein TF, Dunn K, Gnaedinger A, Bernstein J, Paige M, Kaufman M. Comparison of the composition of faecal fluid in crohn's disease and ulcerative colitis. Gut. 1982;23:326-232.
18. Costanzo LS. Fisiologia. 2.ed. Rio de Janeiro: Elsevier; 2004.
19. Berne & Levy. Fisiologia. 6.ed. Rio de Janeiro: Elsevier; 2009.

20. Koolman J, Röhm K. Bioquímica, Texto e Atlas. 3.ed. Porto Alegre: Artmed; 2005.
21. Moura MRL, Reyes FGR. Interação fármaco-nutriente: uma revisão. Rev Nutr. 2002;15(2):223-38.
22. Sackheim GI, Lehman D. Química e Bioquímica para Ciências Biomédicas. 8 .ed. Barueri: Manole; 2001.
23. Mcdonell GM, Graves CM, West II, Ries KR, Donovan MD, Bumgardner CK et al. Utility of point-of-care urine drug tests in the treatment of primary care patients with drug use disorders. Journal of Addiction Medicine. 2016;10(3):196-201.
24. Umesawa M, Yamagishi K, Noda H, Ikeda A, Sawachi S, Muraki I et al. The relationship between sodium concentrations in spot urine and blood pressure increases: a prospective study of Japanese general population: the Circulatory Risk in Communities Study (CIRCS). Journal of Addiction Medicine. 2016;10(3):196-201.
25. David A, Padmaja P. Calcium-to-creatinine ratio in a spot sample of urine, for early prediction of hypertensive disorders of pregnancy: a prospective study. The Journal of Obstetrics and Gynecology of India. 2016;66(Supplement 1):94-7.
26. Berhman RE, Kliegman RM, Jenson HB. Tratado de Pediatria. 17.ed. Rio de Janeiro: Elsevier; 2005.
27. Saladin K. Anatomy & physiology: the unity of form and function. 5.ed. Columbus:McGraw-Hill Companies; 2009.
28. Marzzoco. Bioquímica básica. 3.ed. Rio de Janeiro: Guanabara Koogan; 2007.
29. Campbell MK, Farrell SO. bioquímica. 5.ed. São Paulo: Thomson; 2007.
30. Baynes J, Dominiczak MH. Bioquímica médica. Barueri: Manole; 2000.
31. Adrogue HJ, Eknoyan G, Suri W. Diabetic ketoacidosis: Role of the kidney in the acid-base homeostasis re-evaluated. Kidney International. 1984;25:591-8.
32. Palmer BF, Clegg DJ. Electrolyte and acid–base disturbances in patients with diabetes mellitus. The New England Journal of Medicine. 2015;373(6):548-59.
33. Mafra D, Burini RC. Efeitos da correção da acidose metabólica com bicarbonato de sódio sobre o catabolismo proteico na insuficiência renal crônica. Rev Nutr. 2001;14(1):53-9.
34. Robergs RA, Ghiasvand F, Parker D. Biochemistry of exercise-induced metabolic acidosis. Am J Physiol Regul Integr Comp Physiol. 2004;287:R502-16.
35. Forni LG, McKinnon W, Lord GA et al. Circulating anions usually associated with the Krebs cycle in patients with metabolic acidosis. Critical Care 2005; 9:R591-R595. Disponível em: http://ccforum.com/content/9/5/R591.
36. Hietavala E-M, Stout JR, Hulmi JJ, Suominen H, Pitkänen H, Puurtinen R et al. Effect of diet composition on acid–base balance in adolescents, young adults and elderly at rest and during exercise. European Journal of Clinical Nutrition. 2015;69:399-404.
37. Junqueira LC, Carneiro J. Histologia Básica. 10.ed. Rio de Janeiro: Guanabara Koogan; 2004.
38. Scarpellini CS, Bícego KC. Regulação da temperatura corporal em diferentes estados térmicos: ênfase na anapirexia. Revista da Biologia. 2010 dezembro;5.
39. Tomoya K, Takao T, Shinya K, et al. Physical stimuli and emotional stress-induced sweat secretions in the human palm and forehead. Analytica Chimica Acta. 1998;365(1-3):319-26.
40. Mosher HH. Simultaneous study of constituents of urine and perspiration. The Journal of Biological Chemistry. 1933;99(3):781-90.
41. Keller RW, Bailey JL, Wang Y, Klein JD, Sands JM. Urea transporters and sweat response to uremia. Physiological Reports 2016;4(11). DOI: 10.14814/phy2.12825.
42. Mickelsen O, Keys A. The composition of sweat with special reference to the vitamins. Laboratory of Physiological Hygiene. 1943:479-90.
43. Cohn JR, Emmett EA. The excretion of trace metals in human sweat. Ann Clin Lab Sci. 1978;8(4):270-5.
44. Saraymen R, Kiliç E, Yazar S. Sweat cooper, zinc, iron, magnesium and chromium levels in national wrestler. İnönü Üniversitesi Tip Fakültesi Dergisi. 2004;11(1):7-10.
45. Becker GF, Flores LM, Schneider CD, Laitano O. Perda de eletrólitos durante uma competição de duatlo terrestre no calor. Rev Bras Educ Fís Esporte. 2011;25(2):215-23.
46. Costa F, Calloway DH, Margen S. Regional and total body sweat composition of men fed controlled diets. The American Journal of Clinical Nutrition. 1969;23(1):52-8.
47. Thwaites G, Taviner M, Phil M, Gant V. The English Sweating Sickness, 1485 to 1551. N Engl J Med. 1997;336:580-2.
48. Taviner M, Thwaites G, Gant V. The english sweating sickness, 1485-1551: a viral pulmonary disease? Medical History. 1998;42:96-98.
49. Wörle B, Rapprich S, Heckmann M. Definition and treatment of primary hyperhidrosis. Journal der Deutschen Dermatologischen Gesellschaft. 2007;5(7):625-8.
50. Almeida A, Montagner S. Botulinum Toxin for Axillary Hyperhidrosis. Dermatologic Clinics. 2014;32(4):495. DOI: 10.1016/j.det.2014.06.013
51. Maham LK, Escott-Stump S. Krause: alimentos, nutrição e dietoterapia. 12.ed. Rio de Janeiro: Elsevier; 2010.

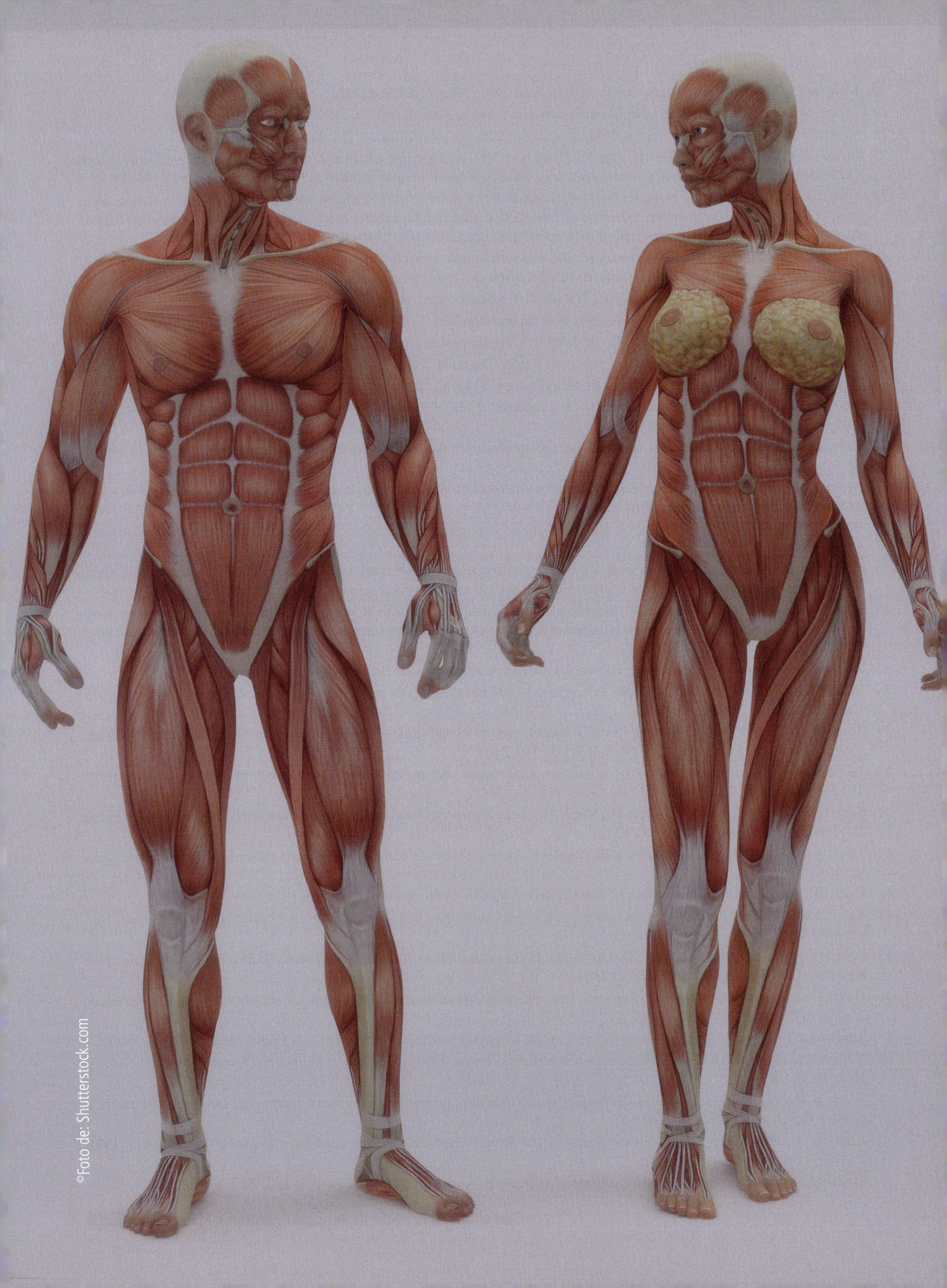

capítulo: 13

Nutrição e Plasticidade do Músculo Esquelético

Carol Góis Leandro
Diogo Vasconcelos
Raquel da Silva Aragão
Beatrice Morio
Luciano Pirola

INTRODUÇÃO

O músculo esquelético tem a capacidade de se contrair e gerar movimentos, transformando energia química, fornecida pela dieta, em combustível para produzir energia mecânica quando estimulado pelo sistema nervoso. Em termos biomecânicos, apresentam propriedades contráteis e elásticas. Os músculos também permitem que funções como deglutição, micção e defecação, estejam sob controle voluntário.

A contração do músculo requer energia, e quando o trifosfato de adenosina (ATP) é quebrado, o calor é produzido. Os músculos esqueléticos contribuem para a manutenção da homeostase no corpo ao gerar calor. É um tecido altamente plástico e responde aos diferentes estímulos ambientais como: falta ou excesso de algum nutriente e exercícios físicos de diferente duração e intensidade. Os mecanismos adaptativos parecem estar associados à plasticidade do músculo em termos moleculares e epigenéticos alterando a expressão de genes e proteínas relacionadas à produção ou reserva de energia.

Neste capítulo, serão abordadas as generalidades sobre o músculo esquelético, desde a embriogênese até sua capacidade de plasticidade em resposta ao ambiente. De maneira prática para a nutrição, serão descritos o metabolismo e a bioenergética do músculo esquelético. A seguir, será descrito como o processo de plasticidade ocorre em resposta à escassez e ao excesso de nutrientes, desde o nascimento até a vida adulta. Os mecanismos associados à plasticidade do músculo esquelético serão abordados no último tópico sobre epigenética.

MÚSCULO ESQUELÉTICO: EMBRIOGÊNESE, BIOENERGÉTICA E CARACTERÍSTICAS CONTRÁTEIS E ELÁSTICAS

Embriogênese do músculo esquelético

Em humanos, os músculos são formados antes do nascimento, no início da embriogênese. Células miogênicas são originadas precocemente a partir do epiblasto, antes mesmo da formação dos somitos. O mesoderma somítico apresenta a expressão de genes regulatórios miogênicos. Esses genes codificam fatores regulatórios miogênicos, como: *Myo D, miogenina, myf-5* e *myf-6* envolvidos diretamente na formação dos músculos. A proliferação celular inicia-se, então, nos somitos sob a influência das activinas A e B. A proliferação continua nos mioblastos sob regulação de proteínas expressas principalmente pelo fator de regulação miogênica *Myo D*. Esses mioblastos imaturos apresentam núcleo centralmente localizado e a membrana plasmática isenta de receptores para acetilcolina (Ach). Seguindo o período de mitose proliferativa, os mioblastos se fundem para formar os miotubos (Figura 13.1).

A entrada de Ca^{+2} nos mioblastos é essencial para o processo de fusão, e nessa etapa, os receptores de Ach estão expressos na membrana plasmática dos mioblastos. Depois do processo de fusão, as proteínas dos miofilamentos (actina e miosina) são sintetizadas pelos polissomos. Os miofilamentos são agrupados em feixes, originando as faixas A e I, e subsequentemente as linhas Z são identificadas. O arranjo ordenado das miofibrilas é responsável pelas estriações transversais, decorrentes da organização das proteínas contráteis em unidades idênticas, os **sarcômeros**, que constituem a unidade contrátil fundamental da fibra muscular. As proteínas identificadas nessa etapa são: desmina, titina, actina, cadeia pesada de miosina e nebulina (Figura 13.2).

Depois da formação dos miotubos, o sistema tubular transverso é formado a partir de invaginações da membrana plasmática que se torna mais permeável ao K^+ e a ação da Ach. O núcleo se move para o citoesqueleto e os miotubos completam sua transição para uma fibra muscular. As fibras formam blocos de tecidos e dividem-se para formar os músculos. Cada músculo é envolvido em tecido conjuntivo que desemboca nos tendões no final do músculo, bem como, uma camada fibrosa que envolve as fibras musculares formando os fascículos (Figura 13.2).

Sucessivas populações de fibras musculares contêm diferentes miosinas. Os miotubos primários contêm miosina "lenta" e é dependente de estímulo nervoso. Em seguida, os miotubos secundários apresentam miosina "rápida" (Figura 13.2). Durante o processo da miogênese, alguns mioblastos não se fundem e permanecem quiescentes entre a membrana plasmática da fibra muscular e a lâmina basal, sendo denominados **células satélites** ou mioblastos adultos indiferenciados.

Em humanos, existe um aumento do número de miotubos e fibras musculares até a 25ª semana de gestação. Depois, a proliferação se torna mais lenta e pode cessar no momento do nascimento. Em ratos, o desenvolvimento de fibras primárias ocorre do 14º ao 16º dia de vida fetal, e fibras secundárias no 17º ao 19º dia de vida fetal, embora diferenças no desenvolvimento dos diferentes tipos de músculos provavelmente existam.

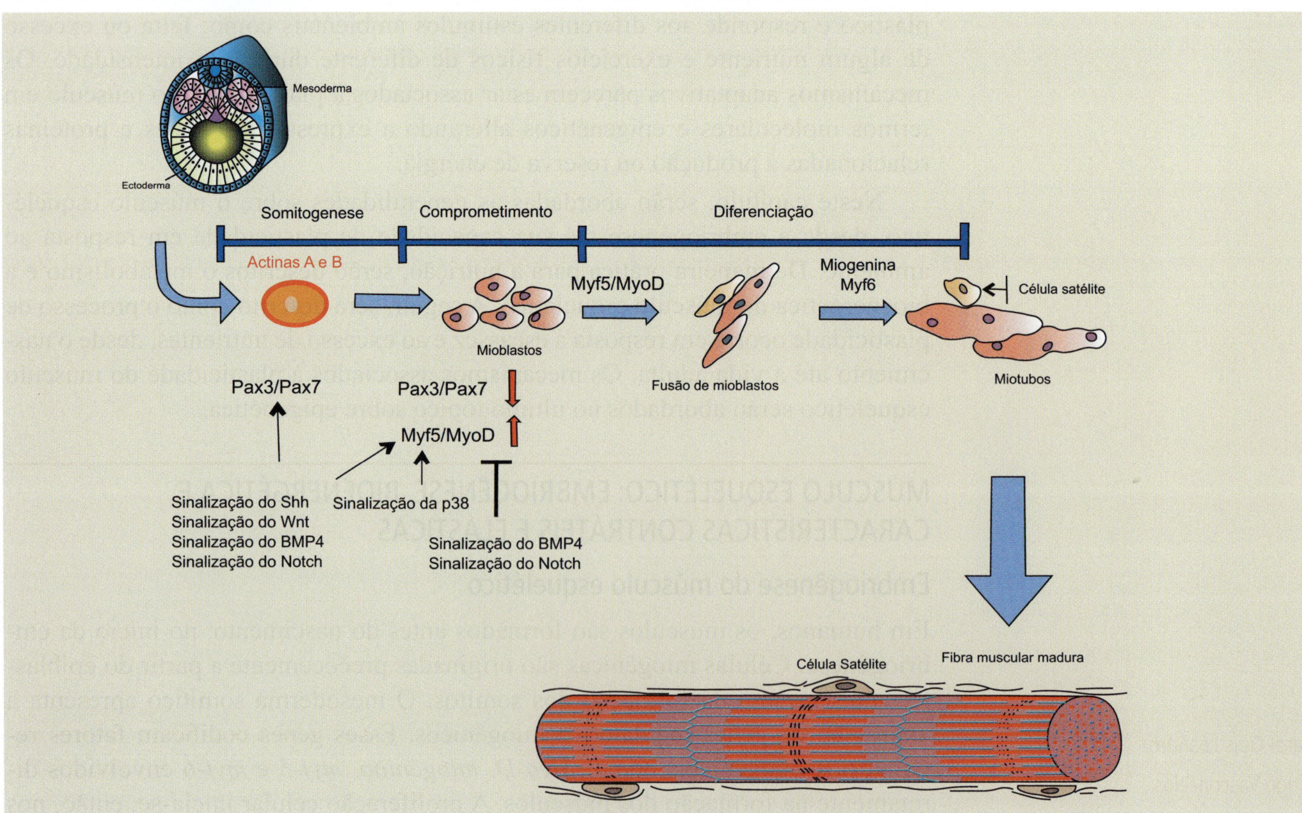

Figura 13.1 ► Embriogênese do músculo esquelético. Fases de somitogênese, comprometimento e diferenciação. Influência de fatores regulatórios miogênicos durante o processo de formação dos miotubos.

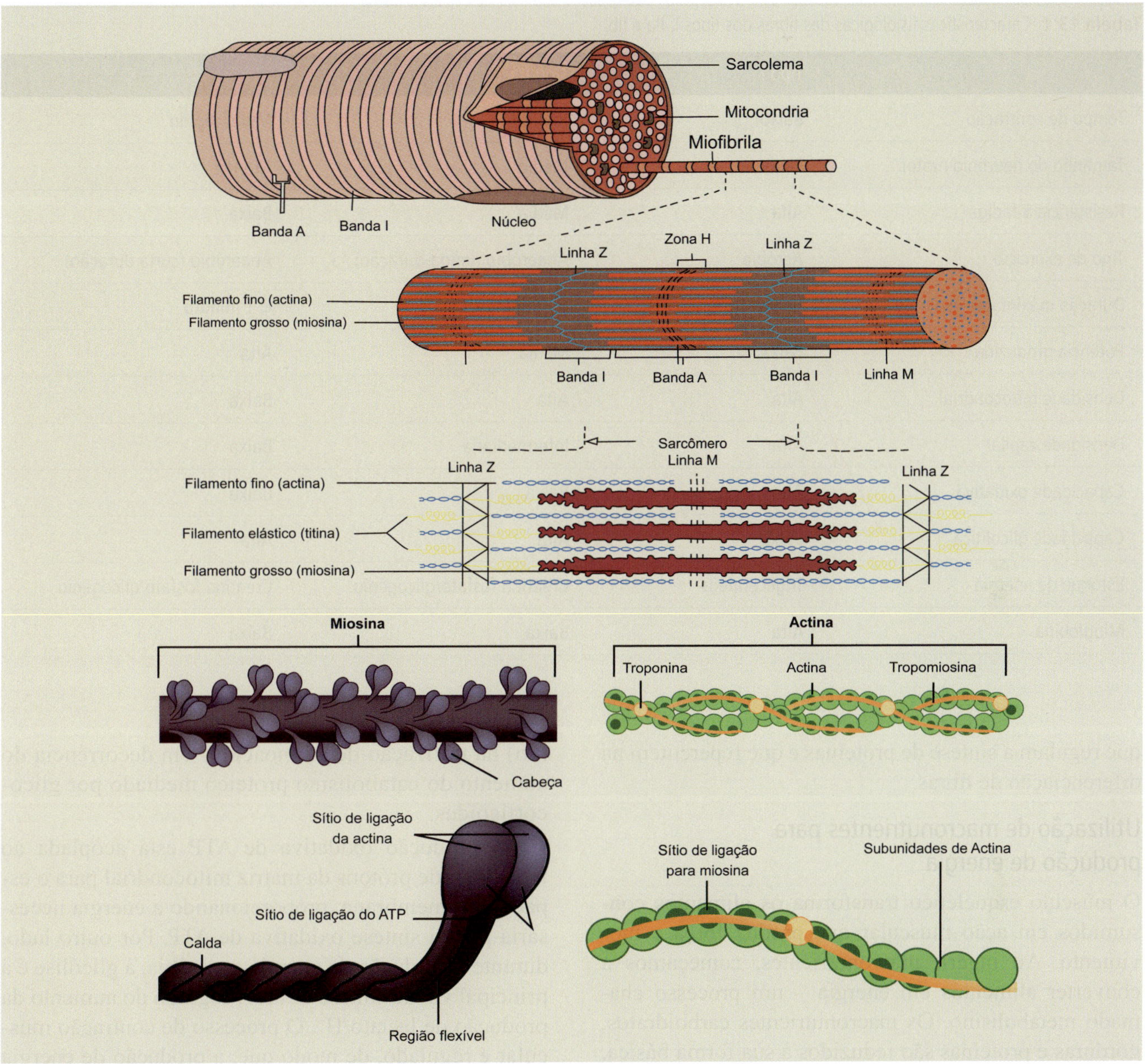

Figura 13.2 ► Estrutura estriada do músculo esquelético e suas proteínas constitutivas (actina, miosina, troponina, tropomiosina e titina) da unidade funcional (sarcômero).

A diferenciação em fibras musculares lenta (tipo I) ou rápida (tipo II) tem início na gestação e suas diferenciações em subtipos (IIa, IIb e IIx) ocorrem ao longo do desenvolvimento. É provável que a idade em que ocorre a diferenciação dos tipos de fibras dependa do músculo estudado. Por exemplo, a diferenciação de fibras do músculo sóleo de ratos ocorre após o nascimento, enquanto a diferenciação de fibras dos músculos gastrocnêmio e lumbricais ocorre no período de gestação. A espécie a ser estudada também pode interferir na diferenciação de fibras. Em humanos e primatas, a diferenciação histoquímica dos músculos das pernas ocorre antes do nascimento. Em roedores, as fibras dos músculos das patas são histoquimicamente indiferenciadas nos primeiros dias de vida pós-natal. As características fisiológicas das fibras dos tipos I, IIa e IIb são apresentados na Tabela 13.1.

O grau de plasticidade do músculo esquelético pode ocorrer também após o nascimento, e as fibras lentas podem se tornar rápidas e as fibras rápidas podem se tornar lentas nos músculos. O mecanismo subjacente às alterações no fenótipo das fibras ainda está pouco entendido; entretanto, os estudos têm considerado as alterações epigenéticas na expressão de genes

Tabela 13.1 Características fisiológicas das fibras dos tipos I, IIa e IIb.

	Tipo I	Tipo IIa	Tipo IIb
Tempo de contração	Baixo	Rápido	Muito rápido
Tamanho do neurônio motor	Pequeno	Médio	Grande
Resistência à fadiga	Alta	Média	Baixa
Tipo de exercício	Aeróbio	Anaeróbio (longa-duração)	Anaeróbio (curta duração)
Duração máxima de uso	Horas	< 30 minutos	< 1 minuto
Potência produzida	Baixa	Média	Alta
Densidade mitocondrial	Alta	Alta	Baixa
Densidade capilar	Alta	Intermediária	Baixa
Capacidade oxidativa	Alta	Baixa	Baixa
Capacidade glicolítica	Baixa	Alta	Alta
Estoque de energia	Triglicerídeos	Creatina fosfato/glicogênio	Creatina fosfato/glicogênio
Mioglobina	Alta	Baixa	Baixa

que regulam a síntese de proteínas e que repercutem na diferenciação de fibras.

Utilização de macronutrientes para produção de energia

O músculo esquelético transforma os alimentos consumidos em ação muscular que produz força e movimento. Ao ingerir macronutrientes, começamos a converter alimentos em energia – um processo chamado metabolismo. Os macronutrientes carboidratos, gorduras e proteínas são reduzidos à sua forma básica, principalmente glicose, ácidos graxos e aminoácidos, respectivamente. Esses macronutrientes são usados em processos metabólicos para produzir a molécula de ATP de modo que haja o processo de contração muscular. As etapas da contração estão representadas na Figura 13.3.

Os ácidos graxos e os carboidratos são os principais substratos para a produção de energia muscular. As principais vias metabólicas envolvidas nesse processo são: glicólise, ciclo de Krebs (CAT) e betaoxidação que oxidam glicose e ácidos graxos, respectivamente, gerando NADH e $FADH_2$ (Figura 13.4). Embora os aminoácidos também sejam oxidados nesse processo, sua contribuição é baixa comparada a dos carboidratos e ácidos graxos. Em exercícios de longa duração e alta intensidade (maratona, triatlo, ciclismo) há utilização de aminoácidos em decorrência do aumento do catabolismo proteico mediado por glicocorticoides.

A produção oxidativa de ATP está acoplada ao transporte de prótons da matriz mitocondrial para o espaço intermembrana, proporcionando a energia necessária para a síntese oxidativa de ATP. Por outro lado, durante a produção de energia anaeróbia, a glicólise é a principal via de síntese de ATP, seguido do aumento da produção de lactato/H^+. O processo de contração muscular é regulado, de modo que, a produção de energia é proporcional à demanda metabólica imposta pela atividade muscular.

Características contráteis e elásticas do músculo esquelético

Os diferentes músculos podem ser classificados como rápidos ou lentos não somente pela proporção dos diferentes tipos de fibras, mas também por apresentarem diferentes características contráteis e elásticas. Um modelo teórico foi proposto para expressar a contribuição das diferentes estruturas que compõem o músculo esquelético no desempenho de suas funções. Esse modelo é constituído de três componentes: componente contrátil (CC), componente elástico em série (CES) e componente elástico em paralelo (CEP) (Figura 13.5).

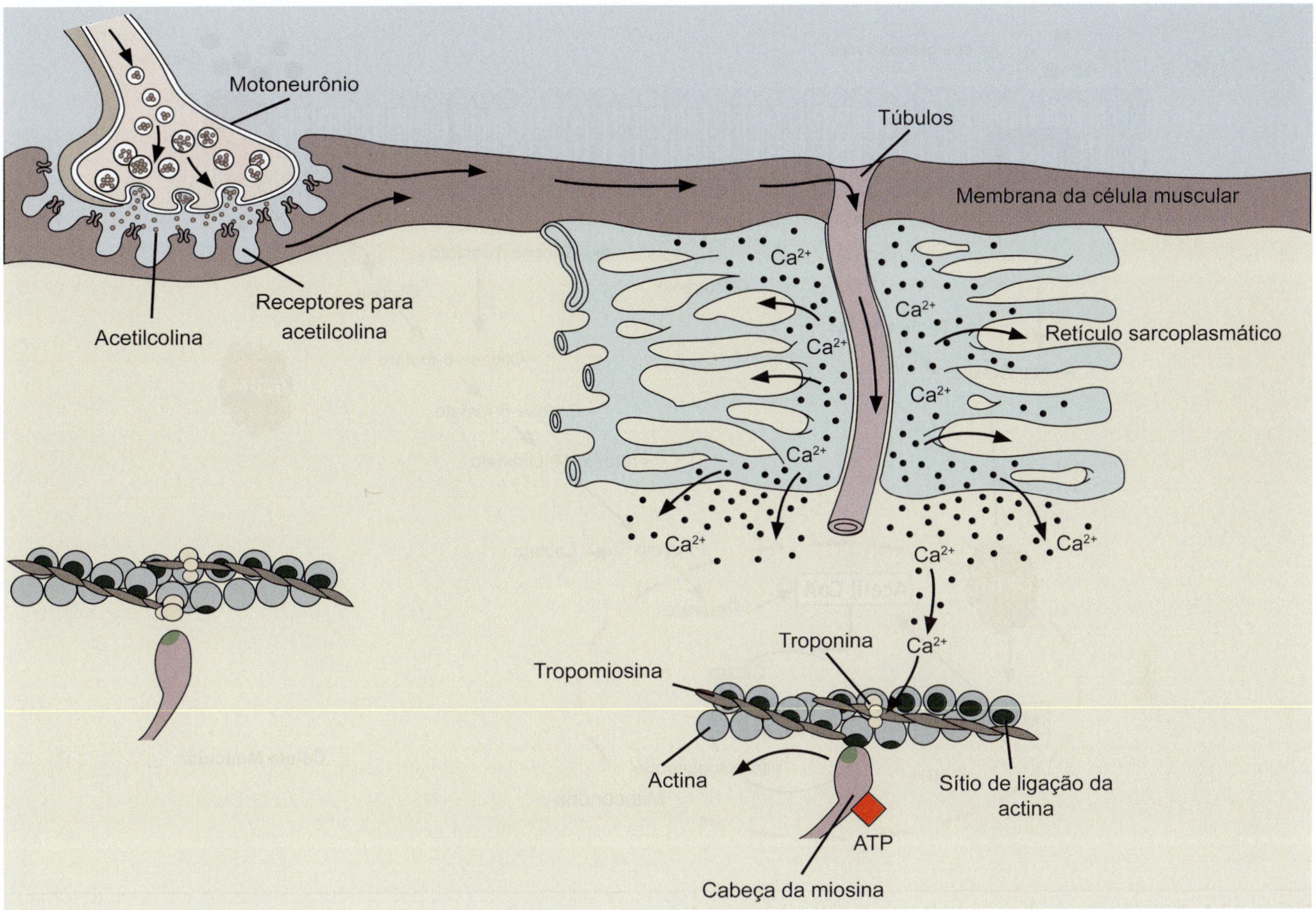

Figura 13.3 ► Etapas da contração muscular. Os motoneurônios liberam o neurotransmissor acetilcolina na placa motora do músculo esquelético. Quando ligados aos seus receptores pós-sinápticos, a acetilcolina aciona a troca de íons sódio e potássio no sarcolema (membrana da célula muscular). O impulso é propagado em direção aos túbulos T que tem conexão com o retículo sarcoplasmático. O cálcio é liberado no citoplasma e se liga ao sítio de ligação da troponina. A troponina arrasta a tropomiosina para que seja liberado o sítio de ligação da actina para a miosina. Quando o ATP é hidrolisado, a cabeça da miosina se curva de forma a ligar-se à actina.

O componente contrátil é onde a força de contração é gerada a partir da transformação da energia química em energia mecânica. Esse componente está relacionado à produção de força, encurtamento do sarcômero e velocidade de encurtamento, sendo representado principalmente pelas isoformas de miosina. É possível estabelecer relações de força-velocidade de encurtamento e força-comprimento muscular. Músculos rápidos apresentam maior velocidade máxima de encurtamento do que músculos lentos. Estudando o CC, também é possível analisar a tensão e a cinética da contração muscular e tempo de resistência à fadiga. Nessa cinética é possível estudar o tempo de contração, pico de força e tempo de meio relaxamento (tempo necessário para atingir 50% de relaxamento após um pico de contração). Músculos ricos em fibras tipo I apresentam tempo de contração mais prolongados do que os músculos chamados rápidos. Com o aumento da idade, esse tempo de contração tende a diminuir tanto em músculos rápidos quanto lentos. A resistência à fadiga também é maior nos músculos lentos do que nos rápidos. De modo geral, músculos lentos contraem mais lentamente e geram menor potência mecânica e também gastam menos ATP, em relação à tensão desenvolvida. Por outro lado, músculos ricos em fibras rápidas produzem maior potência mecânica e tem menor tempo de contração, mas tem maior gasto de ATP. Considerando os aspectos mecânicos e energéticos, músculos ricos em fibras lentas são mais indicados em tarefas de baixa intensidade e longa duração, enquanto os músculos ricos em fibras rápidas são melhores para ações curtas e de grande força.

O CES é representado tanto pelas pontes cruzadas de actina-miosina como pelas estruturas tendinosas dos

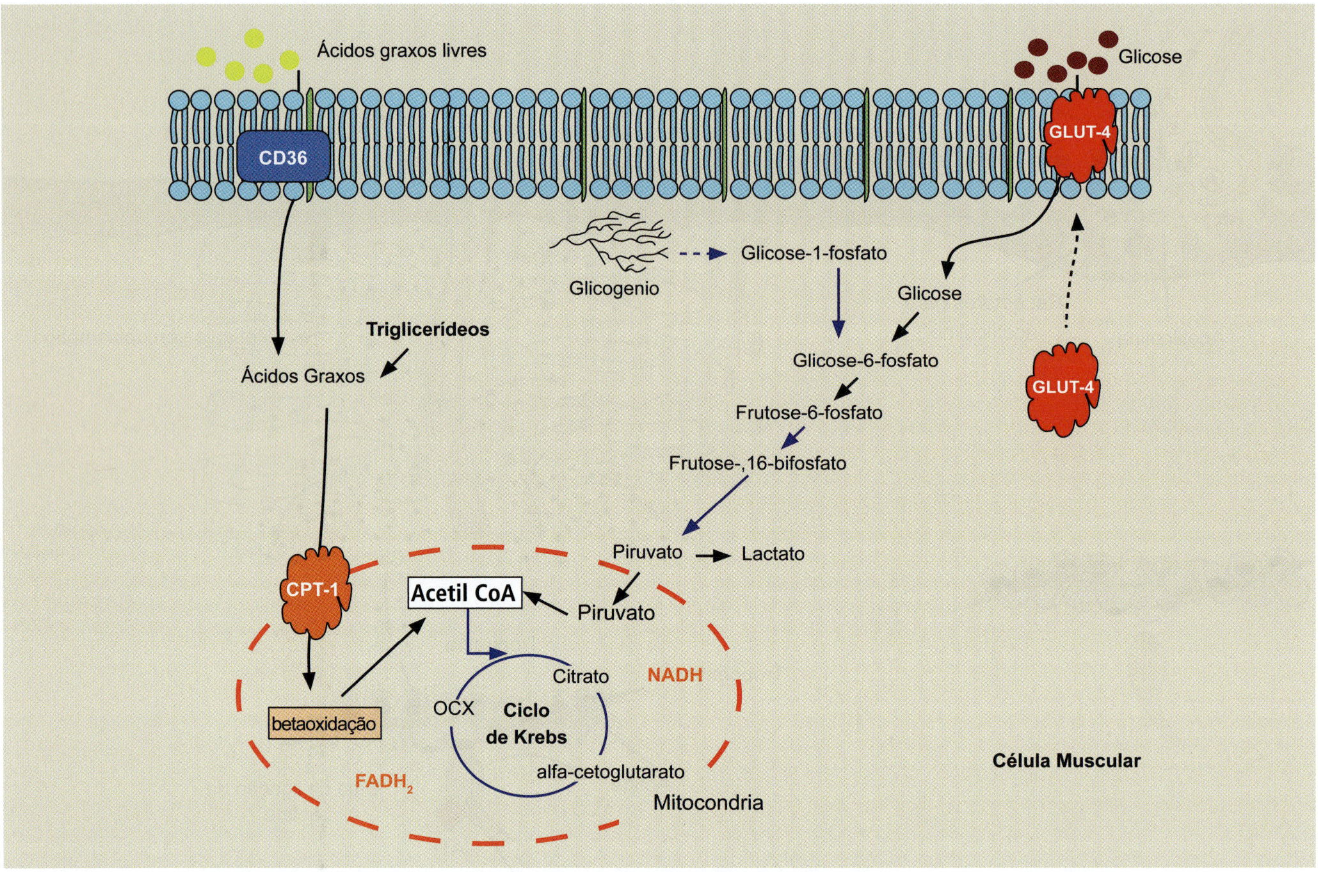

Figura 13.4 ► Utilização de glicose e ácidos graxos pela célula muscular.

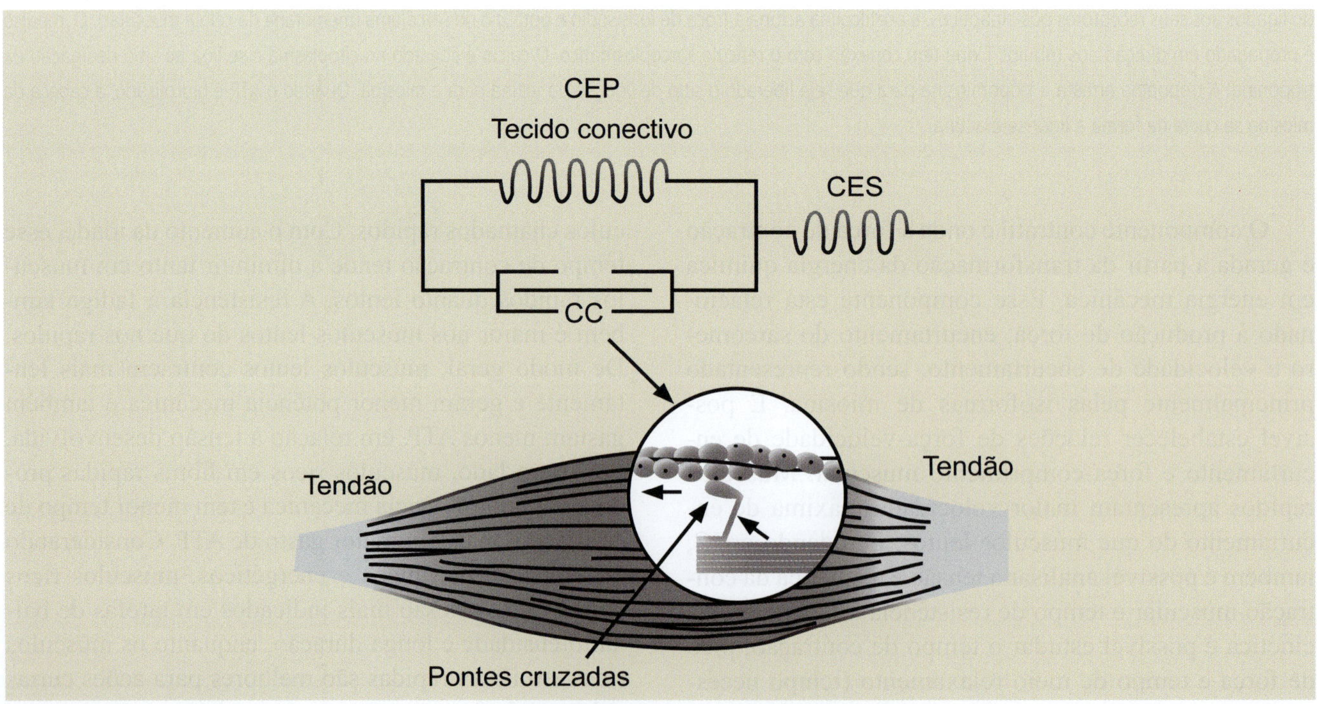

Figura 13.5 ► Modelo de Hill para expressar os componentes elásticos e contráteis do músculo: componente contrátil (CC), componente elástico em série (CES) e componente elástico em paralelo (CEP).

músculos. Esse componente tem a função de ligação do componente contrátil com o restante do músculo e de armazenamento de energia potencial quando estirado pelo CC. Com o estudo do CES podemos exprimir as variações de tensão e de comprimento tanto em termos de resistência quanto de extensibilidade. O CEP tem papel primordial na resistência que o músculo oferece ao estiramento passivo. Esse componente é constituído principalmente pelo sarcolema, envoltórios de tecido conjuntivo e proteínas como titina e desmina. O CEP pode ser caracterizado pela relação tensão-extensão passiva. As características do CEP dependem de quão rico o músculo é em tecidos de sustentação e como esses se distribuem. A exemplo, o músculo lento tende a ser mais resistente que o músculo rápido.

NUTRIÇÃO, ATIVIDADE FÍSICA E PLASTICIDADE DO MÚSCULO ESQUELÉTICO

O músculo esquelético é capaz de sofrer adaptações morfológicas e metabólicas em resposta à estímulos ambientais tais como desnutrição,[1] repetidas seções de atividade contrátil,[2] ou até mesmo em resposta à hipoatividade.[3] O estado nutricional durante o período inicial (período crítico) do desenvolvimento do músculo esquelético pode influenciar as características e propriedades contráteis das fibras.[4-6] A quantidade e qualidade dos nutrientes podem atuar como fator indutor de programação fetal sobre os tipos de fibras e sobre as propriedade reflexas e biomecânicas. Tem sido especulado que alterações no crescimento e desenvolvimento de fibras musculares podem ser um dos mecanismos subjacentes à programação fetal de doenças metabólicas.[7] Nesse sentido, a morfologia do músculo esquelético pode atuar na patogênese da resistência à insulina uma vez que indivíduos obesos e diabéticos apresentam maior quantidade de fibras glicolíticas (tipo IIa e IIb) e menor quantidade de fibras oxidativas (tipo I).[8]

Desnutrição perinatal e a diferenciação de fibras musculoesqueléticas e propriedades reflexas e biomecânicas

A desnutrição durante o período vulnerável do desenvolvimento está associada ao aparecimento de resistência à insulina e da diabetes tipo 2 na idade adulta.[9] Estudos epidemiológicos demonstram que os efeitos da programação fetal na composição corporal estão associados ao aumento do percentual de gordura corporal e a redução na massa muscular na vida adulta.[10]

Um modelo animal de estudo da programação fetal bem estabelecido é fornecer uma dieta hipoproteica (7 a 8% de proteína, caseína) às mães durante a gestação e lactação, e, a partir do desmame, os filhotes começam a receber dieta padronizada.[11-13] A desnutrição proteica (9% de caseína) durante a gestação reduziu o número e a densidade de fibras do tipo I do músculo *soleus* de filhotes com 4 semanas de idade. Apesar dos estudos utilizarem diferentes modelos de desnutrição, é provável que a taxa de crescimento de filhotes de mães desnutridas esteja relacionada ao percentual de massa magra do corpo que foi diminuído desde a vida fetal. Há uma redução de 29% no número de fibras do músculo *soleus* e de 34% no músculo *lumbricais* de fetos (20º dia) de mães desnutridas (restrição de 30% da dieta). Quando a dieta equilibrada foi fornecida no período de lactação, a redução no número de fibras de ambos os músculos dos filhotes aos 28 dias de vida permaneceu reduzida.[14] Um estudo avaliou a morfologia de miotubos em cultura e a expressão de proteínas-chave que regulam a miogênese em ratos jovens e adultos que foram desnutridos na lactação (dieta hipoproteica, 8% caseína).[15] Houve uma redução no número de células e na morfologia, mas a expressão de proteínas envolvidas na miogênese (Pax7, caderinas, integrina beta1, IL-4Ra e miogenina) não foram alteradas.[15] A maturação do reflexo de estiramento monossináptico são alteradas em resposta à desnutrição neonatal.[16] A desnutrição neonatal também altera a excitabilidade do reflexo ao desmame. Ratos submetidos à desnutrição neonatal apresentaram reduções significativas na latência do reflexo de Hoffman (reflexo H) e no índice de velocidade de condução nervosa. Contudo, se a dieta for recuperada após o desmame, a excitabilidade reflexa é rapidamente recuperada, o que indica uma notável plasticidade da via reflexa do músculo esquelético.[16] Com relação às propriedades mecânicas, a desnutrição causa redução da massa muscular, diminuição do *twitch* e da tensão tetânica. Há um aumento na velocidade máxima de encurtamento nos músculos *soleus* e EDL, e rigidez dos CES.[1]

Excesso de macronutrientes e adaptações fisiológicas do músculo esquelético

Uma dieta rica em proteínas acarreta o aumento de aminoácidos no plasma e, desse modo, a maior disponibilidade desses compostos nitrogenados para o músculo esquelético. Estudos revelaram que, em curto prazo, não há efeito da dieta hiperproteica sobre o balanço proteico no músculo esquelético *per si*. Entretanto, ocorre o estímulo da via de síntese proteica (Akt-mTOR) diretamente na célula muscular pelos aminoácidos de cadeia ramificada, os chamados *BCAAs (branched chain amino acids)*.[17] Já em condições catabólicas, por exemplo, no jejum prolongado e exercício físico, a manipulação da dieta rica em proteínas atenua a perda de massa muscular e aumenta a oxidação de aminoácidos no ciclo de Krebs.

As dietas ricas em carboidratos e lipídeos geram aumento de resistência à insulina no músculo esquelético. A alta disponibilidade de carboidratos promoverá, em curto prazo, as adaptações da célula muscular, como a inibição de vias catabólicas e ativação das vias anabólicas, principalmente, as vias relacionadas ao estoque de glicose na forma de glicogênio. O aumento da concentração de ATP e citrato inibem a atividade da enzima fosfofrutoquinase (PFK), uma enzima-chave da glicólise e, ao mesmo tempo, estimula a via da glicogênese (síntese de glicogênio).

Uma dieta rica em lipídios causará o aumento de ácidos graxos livres no plasma e uma maior disponibilidade para a célula muscular, o que acarreta na adaptação fisiológica de resistência à insulina. Em condições fisiológicas normais, por exemplo, no jejum, o aumento da resistência à insulina contribui para a homeostase da glicemia. Nessa condição, a célula passa a utilizar menos glicose pela conhecida competição de substratos, mecanismo chamado de ciclo ácido graxo-glicose ou ciclo de Randle. Nesse mecanismo, há a troca da predominância de substratos energéticos de glicose para ácidos graxos. Porém, essas adaptações ocorrem dependendo da condição fisiológica do organismo, como no estado alimentado, jejum ou exercício físico.

As adaptações fisiológicas e bioquímicas em longo prazo são decorrentes de mudanças epigenéticas e moleculares que podem ser permanentes, independentemente do estado fisiológico, por exemplo, na ativação ou silenciamento da expressão de genes. Diversos estudos que utilizaram dieta rica em lipídios e/ou carboidratos em fases determinantes do crescimento e desenvolvimento, resultaram na resistência crônica à insulina no músculo esquelético, o que é determinante para o aparecimento de *diabetes mellitus* tipo 2. Um dos principais mecanismos epigenéticos e moleculares resultantes envolvidos na resistência à insulina é a mudança na expressão de genes envolvidos no metabolismo de produção de energia nas mitocôndrias.

Uma dieta materna rica em lipídeos reduziu a expressão de fatores de transcrição mitocondrial no músculo esquelético, tais como o fator respiratório nuclear 1 (NRF1) e o fator de transcrição mitocondrial A (mtTFA) nos filhotes adultos.[18] Os genes que codificam as subunidades do complexo respiratório mitocondrial do sistema de transporte de elétrons (ETS) foram também reduzidos. Além disso, a expressão proteica da subunidade do complexo I e a atividade catalítica máxima dos complexos I e III foram reduzidos. Juntos, esses resultados indicam que a exposição a uma dieta materna rica em lipídeos durante o desenvolvimento pode provocar alterações mitocondriais ao longo da vida no músculo esquelético da prole.[18] O alto consumo de gorduras saturadas durante a gestação e a lactação parece estar associado às alterações na sinalização de vias: anabólica, catabólica e inflamatória do músculo esquelético na prole de ratos adultos.[19] Ratos submetidos a uma dieta rica em lipídeos (45% de gordura) ou dieta rica em gordura suplementada com ácido linoleico conjugado (45% de gordura de banha de porco + 1% de gordura total) apresentaram menor conteúdo de proteínas musculares acompanhado de concentrações elevadas de citocinas pró-inflamatórias, IL-6 e IL-1 beta.[19]

Nutrição, atividade física e plasticidade do músculo esquelético

A atividade física, quando realizada sistematicamente, pode induzir adaptações fisiológicas e bioquímicas no músculo esquelético. Em resposta a uma carga de exercício físico regular (2 horas por dia, 5 dias por semana, 30 m/min, durante 5 semanas) houve um aumento da expressão da cadeia pesada de miosina no músculo extensor longo dos dedos (EDL) de ratos que sofreram degeneração por toxina.[20] Em humanos, um treinamento progressivo de resistência de força, durante 8 semanas, aumentou o percentual de fibras do tipo IIa (transformação de fibras IIb para IIa) no músculo vasto lateral.[2] Comparados ao controle sedentário, homens treinados (corredores de velocidade) apresentaram um aumento no percentual de fibras do tipo IIx (que coexpressam MHC tipo I e IIa) no músculo *bíceps femoral*.[21] Em esquiadores treinados, a proporção de fibras do tipo I do músculo *tríceps brachii* diminuiu de 68,7 para 60,9%, enquanto a isoforma IIa aumentou de 21,6 para 35,7%.[22]

A expressão de isoformas da cadeia pesada de miosina durante o desenvolvimento é regulado por fatores miogênicos componentes de células satélites e é sensível a fatores exógenos, incluindo padrões de atividade neural e hormônios.[23] As alterações nas proporções de fibras induzidas pelo treinamento ainda não estão esclarecidas, mas provavelmente estão relacionadas com um aumento na atividade neuromuscular e a fatores metabólicos.[24, 25] As miofibras podem alterar a expressão de genes em resposta às demandas ambientais pela ativação de rotas de transdução do sinal que promovem mudanças adaptativas na citoarquitetura.[26]

Estudos prévios têm demonstrado que o treinamento físico pode atenuar os efeitos da desnutrição.[27-30] O treinamento físico de intensidade moderada (70% do VO_{2max}, 5 dias/semana, 60 minutos/dia) atenuou os efeitos da desnutrição perinatal (8% de caseína durante a gestação e lactação) na proporção de fibras do tipo I e IIa nos músculos *soleus* e EDL.[28] Em humanos, o treinamento físico pliométrico recuperou o desempenho em testes de aptidão física e neuromotores de crianças sobrepeso/obesas que apresentaram baixo peso ao nascer.[31] Alguns estudos também avaliaram o efeito da atividade física durante a gestação de ratas que foram submetidas à desnutrição proteica.[32-35] A desnutrição proteica perinatal reduz a resposta reflexa e o desenvolvimento neuromotor de ratos. Por outro lado, o treinamento físico materno (4 semanas antes da gestação e diminuição progressiva da duração e intensidade do esforço ao longo da gestação) atenuou os efeitos da desnutrição materna na resposta reflexa do filhote, fenótipo de fibras musculares e desenvolvimento neuromotor.[32,33,35] Os mecanismos subjacentes podem estar associados às alterações epigenéticas no músculo esquelético.

ALTERAÇÕES EPIGENÉTICAS DO MÚSCULO ESQUELÉTICO

A epigenética é responsável pela identidade de diferentes tipos de células, apesar da mesma informação genética, modulando a expressão gênica sem alterar o código genético. O conjunto das características epigenéticas, ou epigenoma, determina o padrão de expressão gênica que define as características e funções distintas de cada tipo de célula. Embora os genomas sejam essencialmente idênticos, os tipos de células em um organismo multicelular podem apresentar diferentes padrões de organização em resposta a uma demanda ambiental. Todo o processo de embriogênese do músculo esquelético, incluindo a diferenciação das células progenitoras envolvem mudanças genéticas e epigenéticas que culminam em alterações na expressão gênica.[36] Da mesma maneira, o músculo esquelético apresenta alta plasticidade em resposta às demandas ambientais. Os mecanismos subjacentes parecem estar relacionados às alterações epigenéticas. A Tabela 13.2 sumariza os diferentes mecanismos de alterações epigenéticas.

Os membros do fator regulatório miogênico (MRF), bem como as famílias do fator de aumento de miócitos (MEF2) controlam diferentes etapas da proliferação e diferenciação muscular esquelética. Além disso, evidências crescentes indicam que enzimas modificadoras de cromatina e complexos de remodelação reprogramam epigeneticamente promotores musculares em vários estágios, que impedem ou promovem atividades de MRF e MEF2. Entre essas enzimas, as histona desacetilases (HDACs), histonas acetiltransferases (HAT), histona metiltransferases (HMTs) e complexos SWI/SNF alteram a estrutura da cromatina por meio de modificações pós-tradução na expressão de MRF e MEF2. O estudo sobre os mecanismos pelos quais os reguladores epigenéticos controlam a miogênese provavelmente proporcionará uma nova base para o desenvolvimento de novas drogas terapêuticas para distrofias musculares, defeitos de regeneração relacionados ao envelhecimento que ocorrem em razão da proliferação e diferenciação alteradas e outras doenças, como o *diabetes mellitus*.

As células satélites (CS) são células-tronco do músculo adulto que são importantes para o crescimento do músculo esquelético pós-natal, homeostasia e reparação. A compreensão do epigenoma de CS em diferentes estágios e das múltiplas camadas da regulação pós-transcrição da expressão gênica está em constante expansão. As atividades coordenadas das famílias de histona metiltransferase do grupo *polycomb* (PcG), que reprime a expressão de genes regulados pelo desenvol-

Tabela 13.2 Mecanismos de alterações epigenéticas.

Epigenética	Descrição
Metilação de DNA	Ligação de um grupamento metil nas ilhas CpG. A reação é catalizada pelas metiltransferases. CpGs são frequentemente regiões promotoras de genes
Histonas	Acetilação: as histonas são acetiladas ou deacetiladas em resíduos de lisina na ramificação N-terminal. Essas reações são catalisadas por enzimas com atividade "histona acetil-transferase" (HAT) ou "histona deacetilase" (HDAC ou HD)
	Metilação: ocorre no resíduo de lisina. A ativação ou repressão depende da lisina em questão
	Fosforilação: ocorre nos resíduos de serina, treonina e tirosina
	Ubiquitinação: ocorre nos resíduos de serina. Tem função de silenciar ou ativar a expressão de genes
RNA não codificadores (siRNA e miRNA)	Atuam no silenciamento transcripcional e pós-transcripcional. Regulam a expressão de genes ao interagir com seus RNAs

vimento, e o grupo *trithorax*, que antagoniza a atividade repressiva da PcG, regulam a miogênese restringindo a expressão gênica durante cada etapa do processo de regeneração. Da mesma maneira, a acetilação a desacetilação de histonas em *loci* específicos têm sido descritas em toda a diferenciação CS para permitir a transcrição tempo-dependente de genes específicos. Além disso, a regulação gênica de CS também são sensíveis a ação de microRNAs, um mecanismo epigenético adicional, reprimindo ou aumentando a transcrição ou tradução de genes durante cada etapa da miogênese (Figura 13.6).[37] A importância dessas vias epigenéticas na modulação da ativação e diferenciação do CS os torna alvos promissores para intervenções de doenças.[36,37] Compreender as descobertas mais recentes sobre os mecanismos epigenéticos que regulam o comportamento do CS é útil na perspectiva da manipulação farmacológica para melhorar a regeneração muscular e para promover a homeostase muscular em condições patológicas.

A metilação do DNA e as modificações pós-tradução de histonas atuam como um mecanismo epigenético para controlar a plasticidade do músculo esquelético em resposta às demandas ambientais. A translocação de GLUT4 intracelular para a membrana plasmática é necessária para permitir a absorção de glicose pelas fibras musculares esqueléticas. Sob condições fisiológicas, a quantidade de vesículas contendo GLUT4 localizadas na membrana plasmática reflete a eficiência da sinalização de insulina. Nesse contexto, as HDAC de classe IIa foram associadas à regulação de genes envolvidos no metabolismo da glicose em diferentes tecidos. No músculo, a redução da expressão do gene e da proteína HDAC5 aumentam a absorção de glicose estimulada pela insulina. A facilitação da absorção de glicose depende do aumento da expressão gênica do *solute carrier family 2 member 4* (*SLC2A4*). O aumento da atividade transcripcional do gene *SLC2A4*, associado à redução de HDAC5 favorece a hiper-acetilação do promotor. Como a HDAC5 favorece a absorção de glicose e a sinalização de insulina no músculo esquelético, pode-se hipotetizar que as HDACs contribuem fortemente para a plasticidade do músculo esquelético

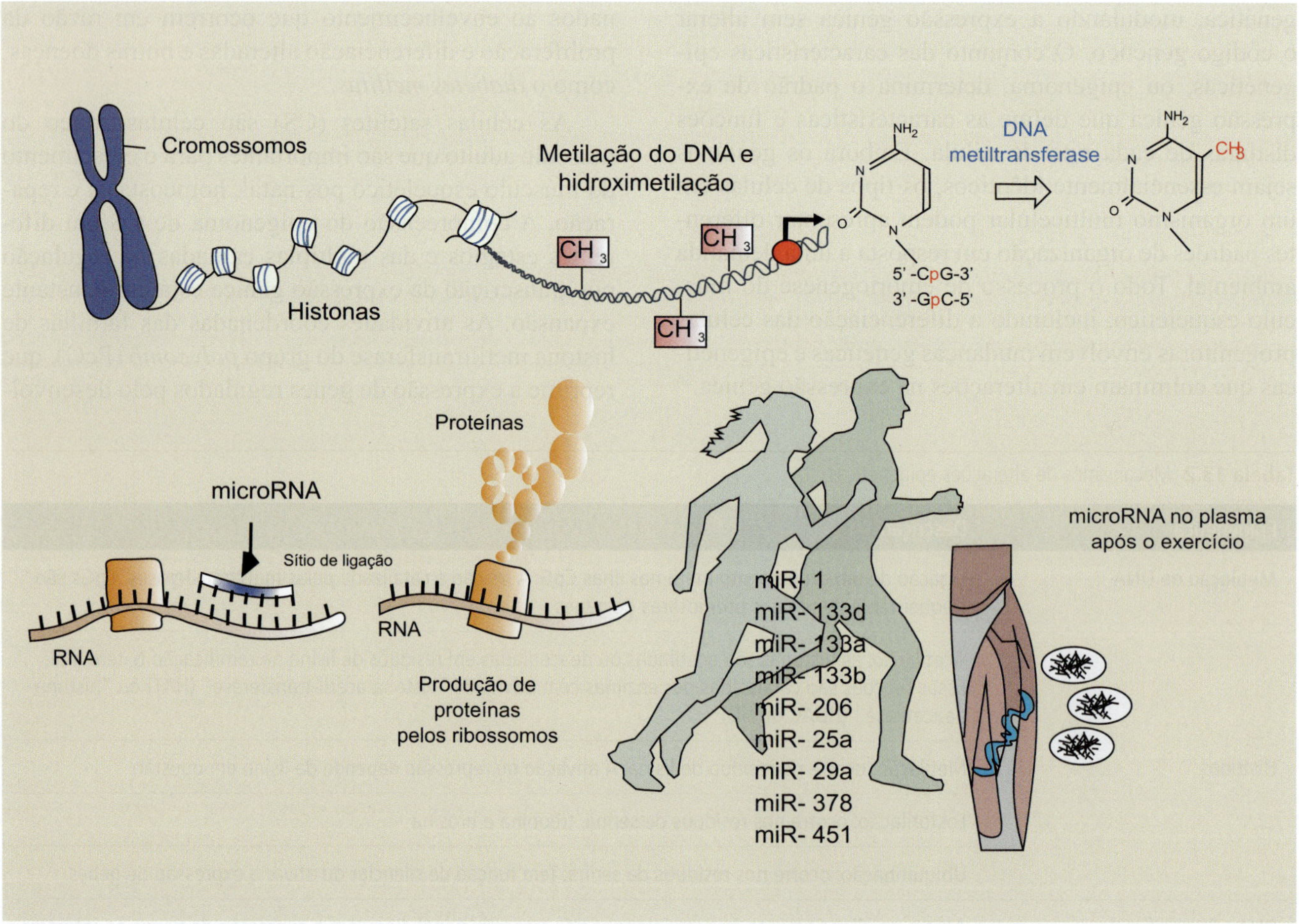

Figura 13.6 ► Metilação do DNA e acetilação de histonas. Produção de microRNAs no músculo e no plasma em resposta a um exercício físico.

e podem ter relevância clínica. De fato, a administração de ácido 4-fenilbutírico (4PBA, um inibidor HDAC de amplo espectro) pode aumentar a expressão do gene *GLUT4*, pelo menos em um modelo celular C2C12.

As modificações proteicas pós-tradução (PTM) de histonas, assim como a acetilação e metilação da histona 3 (H3) podem contribuir para a regulação transcripcional dependente de insulina. Além da ocorrência de PTM de histonas, outros mecanismos epigenéticos que controlam a transcrição consistem na substituição das proteínas do octâmero de histona "clássicas" (H2A, H2B, H3, H4) por uma variante de histona. A troca de H2A com a sua variante H2A.Z contribui para o estado de transcrição da cromatina e, na cromatina transcripcionalmente ativa, os nucleossomos apresentam preferencialmente as variantes de histonas H2A.Z e H3.3. A H2A.Z desempenha um papel importante na determinação da cromatina ativa transcripcionalmente no músculo, e sua deposição na proximidade do local de início da transcrição (TSS) de genes regulados pela insulina foram descritos em células musculares em cultura. Os genes regulados pela insulina mostraram um enriquecimento de H2A.Z nos nucleossomos localizados em torno do TSS. Esse enriquecimento foi observado tanto nos genes induzidos pela insulina (HKII) quanto nos genes reprimidos pela insulina (Pik3r2 e Irs2).

Desnutrição e alterações epigenéticas sobre o gene GLUT4

A vida pré e pós-natal precoce é um período crítico em que as alterações epigenéticas induzidas pelo meio ambiente determinam a predisposição a saúde ou a doença durante a vida adulta. Em ratos, a administração de uma dieta hipoproteica durante a gestação ocasionou modificações histológicas pós-translacionais na região promotora do *GLUT4*, e aumento da expressão da proteína GLUT4 no músculo esquelético da prole. A ligação de *myocyte enhancer factor 2* (MEF2A) no *GLUT4* foi aumentada, o que acarretou na modificações da estrutura de cromatina circundante.[5] Esses achados sugerem que alterações nutricionais no ambiente uterino materno podem causar mudanças epigenéticas duradouras em resposta às condições nutricionais desfavoráveis, que podem impactar negativamente a plasticidade do músculo esquelético mais tarde na vida, favorecendo o surgimento de *diabetes mellitus* tipo 2.

Atividade física e modificações epigenéticas no músculo esquelético

A atividade física sistemática aumenta a aptidão física e uma melhora do estado de saúde e desempenho atlético. Estudos recentes tem tentado identificar novos biomarcadores capazes de avaliar a capacidade de desempenho do exercício, o progresso no treinamento, a detecção precoce do excesso de treinamento e o monitoramento das mudanças de adaptação relacionadas à saúde.[38,39] Alguns biomarcadores genéticos, epigenéticos e transcriptômicos têm sido considerados promissores, principalmente os microRNAs não codificantes (miRNAs). Os miRNAs regulam a expressão do gene por ligação ao mRNA causando sua degradação ou inibição da tradução. Um crescente número de evidências sugere que os miRNAs afetam muitos processos e desempenham um papel crucial não apenas na diferenciação celular, proliferação e apoptose, mas também afetam a composição da matriz extracelular e a manutenção de processos de homeostase.

Os miRNAs mais abundantes no tecido muscular, comumente referidos como myomiRs, operam como moduladores da proliferação, diferenciação, metabolismo e hipertrofia do músculo esquelético e cardíaco. A família myomiR inclui miR-1, miR-133a, miR-133b, miR-206, miR-208a, miR-208b, miR-486 e miR-499.[38,39] A maioria dos myomiRs são expressos no coração e no músculo esquelético, com exceção do miR-208a, que é específico do coração, e miR-206, que é específico do músculo esquelético. Como os miRNAs individuais podem atuar em vários mRNAs-alvo e cada mRNA pode ser direcionado por múltiplos miRNAs, a identificação de genes-alvo biologicamente importantes continua sendo um grande desafio na pesquisa de miRNA.

Em resposta a uma carga aguda de exercício físico de resistência (treinamento de 12 semanas), houve um aumento na expressão de miR-1 e miR-133d em biópsia do músculo vasto lateral.[40] Os níveis de miR-1, miR-133a, miR-133b e miR-206 identificados no período de repouso após o treinamento de resistência foram reduzidos quando comparados aos níveis antes basais (antes do treinamento). Em resposta a um exercício agudo de ciclismo de resistência, houve alteração na expressão do miR-1, miR-133a e miR-133b. O treinamento de resistência com duração de 10 dias ocasionou um aumento do miR-1 e redução do miR-133b.[38] A regulação dos miRNAs do músculo esquelético associada ao treinamento de resistência foi observada em um estudo que envolveu 56 jovens homens não treinados que realizaram um programa de treinamento de resistência de cinco dias por semana por 12 semanas. Uma série de 21 miRNAs foi detectada a partir de biópsias do músculo vasto lateral. Os padrões de distribuição de miR-26a, miR-29a, miR-378 e miR-451 estavam relacionados a alterações na hipertrofia. Em participantes idosos, o treinamento de força com duração de 12 semanas resultou em redução de miR-1.[38] Os miRNAs alterados pela atrofia muscular podem desempenhar um papel na perda relacionada ao envelhecimento do músculo esquelético.

Os resultados de pesquisas recentes demonstram que doenças, lesões, exercícios ou inatividade podem alterar o padrão de expressão dos miRNAs, incluindo os myomiRs, e devem desempenhar um papel decisivo nas mudanças fenotípicas. Até recentemente, os perfis de expressão de miRNA provêm de amostras de tecido obtidos por técnicas invasivas de biópsia de músculos, o que ocasiona um desconforto considerável. A descoberta de que uma grande quantidade de miRNAs específicos de tecido existe também no plasma, soro e outros biofluídos levou ao avanço dos estudos sobre epigenética e músculo esquelético em várias condições fisiológicas e patológicas. A identificação do padrão de expressão de c-miRNAs, especificamente regulada por vários tipos de exercício, poderia revelar biomarcadores únicos na fisiologia do exercício e poderia fornecer mais informações sobre o controle molecular da adaptação ao exercício.

REFERÊNCIAS

1. Toscano AE, Manhaes-de-Castro R, Canon F. Effect of a low-protein diet during pregnancy on skeletal muscle mechanical properties of offspring rats. Nutrition. 2008;24(3):270-8.
2. Jensen CB et al. Altered skeletal muscle fiber composition and size precede whole-body insulin resistance in young men with low birth weight. J Clin Endocrinol Metab. 2007;92(4):1530-4.
3. Almeida-Silveira MI et al. Changes in stiffness induced by hindlimb suspension in rat Achilles tendon. Eur J Appl Physiol. 2000;81(3):252-7.
4. Tchamo ME et al. Deficits in anthropometric indices of nutritional status and motor performance among low birth weight children from Maputo City, Mozambique. Am J Hum Biol. 2017;29(3).
5. de Brito Alves JL et al. Transcriptional response of skeletal muscle to a low protein perinatal diet in rat offspring at different ages: The role of key enzymes of glucose-fatty acid oxidation. J Nutr Biochem. 2017;41:117-23.
6. Moura-Dos-Santos MA et al. Birthweight, body composition, and motor performance in 7- to 10-year-old children. Dev Med Child Neurol. 2015;57(5): 470-5.
7. Wells JC. The thrifty phenotype: an adaptation in growth or metabolism? Am J Hum Biol. 2011;23(1): 65-75.
8. Tanner CJ et al. Muscle fiber type is associated with obesity and weight loss. Am J Physiol Endocrinol Metab. 2002;282(6): E1191-6.
9. Barker DJ. The origins of the developmental origins theory. J Intern Med. 2007;261(5): 412-7.
10. Kensara OA et al. Fetal programming of body composition: relation between birth weight and body composition measured with dual-energy X-ray absorptiometry and anthropometric methods in older Englishmen. Am J Clin Nutr. 2005. 82(5): 980-7.
11. Cottrell EC, Ozanne SE. Early life programming of obesity and metabolic disease. Physiol Behav. 2008;94(1): 17-28.
12. Cripps RL et al. Early life programming of energy balance. Biochem Soc Trans. 2007;35(Pt 5):1203-4.
13. Martin-Gronert MS et al. Maternal protein restriction leads to early life alterations in the expression of key molecules involved in the aging process in rat offspring. Am J Physiol Regul Integr Comp Physiol. 2008;294(2):R494-500.
14. Wilson SJ, Ross JJ, Harris AJ. A critical period for formation of secondary myotubes defined by prenatal undernourishment in rats. Development. 1988;102(4):815-21.
15. de Melo JF et al. Effect of a neonatal low-protein diet on the morphology of myotubes in culture and the expression of key proteins that regulate myogenesis in young and adult rats. Eur J Nutr. 2011;50(4):243-50.
16. Freitas-Silva SR, Manhaes-de-Castro R, Perot C. Is the maturation of monosynaptic stretch reflex in rats affected by neonatal malnutrition? Nutr Neurosci. 2008;11(5):207-12.
17. D'Antona G et al. Branched-chain amino acid supplementation promotes survival and supports cardiac and skeletal muscle mitochondrial biogenesis in middle-aged mice. Cell Metab. 2010;12(4):362-72.
18. Pileggi CA et al. Maternal High Fat Diet Alters Skeletal Muscle Mitochondrial Catalytic Activity in Adult Male Rat Offspring. Front Physiol. 2016;7:546.
19. Pileggi CA et al. Maternal conjugated linoleic acid supplementation reverses high-fat diet-induced skeletal muscle atrophy and inflammation in adult male rat offspring. Am J Physiol Regul Integr Comp Physiol. 2016;310(5):R432-9.
20. Bigard AX et al. Changes in myosin heavy chain profile of mature regenerated muscle with endurance training in rat. Acta Physiol Scand. 1999;165(2):185-92.

21. Dahmane R, Djordjevic S, Smerdu V. Adaptive potential of human biceps femoris muscle demonstrated by histochemical, immunohistochemical and mechanomyographical methods. Med Biol Eng Comput. 2006;44(11):999-1006.
22. Terzis G, Stattin B, Holmberg HC. Upper body training and the triceps brachii muscle of elite cross country skiers. Scand J Med Sci Sports. 2006;16(2):121-6.
23. Bayol S et al. The influence of undernutrition during gestation on skeletal muscle cellularity and on the expression of genes that control muscle growth. The British Journal of Nutrition. 2004;91(3):331-9.
24. Rockl KS et al. Skeletal muscle adaptation to exercise training: AMP-activated protein kinase mediates muscle fiber type shift. Diabetes. 2007;56(8):2062-9.
25. Antonio-Santos J et al. Resistance training alters the proportion of skeletal muscle fibers but not brain neurotrophic factors in young adult rats. Journal of Strength & Conditioning Research. 2016. In press: 1-10.
26. Potthoff MJ, Olson EN, Bassel-Duby R. Skeletal muscle remodeling. Curr Opin Rheumatol. 2007;19(6):542-9.
27. de Melo Montenegro IH et al. Effects of a moderate physical training on the leptin synthesis by adipose tissue of adult rats submitted to a perinatal low-protein diet. Horm Metab Res. 2012;44(11):814-8.
28. Leandro CG et al. Moderate physical training attenuates muscle-specific effects on fibre type composition in adult rats submitted to a perinatal maternal low-protein diet. Eur J Nutr. 2012;51(7):807-15.
29. Senna SM et al. Moderate physical training attenuates perinatal low-protein-induced spleen lymphocyte apoptosis in endotoxemic adult offspring rats. Eur J Nutr. 2016;55(3):1113-22.
30. Moita L et al. Moderate physical training attenuates the effects of perinatal undernutrition on the morphometry of the splenic lymphoid follicles in endotoxemic adult rats. Neuroimmunomodulation. 2011;18(2):103-10.
31. Nobre GG et al. Twelve-weeks of plyometric training improves motor performance of 7-10 year old overweight/obese boys: a randomized controlled intervention. J Strength Cond Res. 2016.
32. Falcao-Tebas F et al. Maternal low-protein diet-induced delayed reflex ontogeny is attenuated by moderate physical training during gestation in rats. Br J Nutr. 2012;107(3):372-7.
33. Fidalgo M et al. Programmed changes in the adult rat offspring caused by maternal protein restriction during gestation and lactation are attenuated by maternal moderate-low physical training. Br J Nutr. 2013;109(3):449-56.
34. Santana Muniz G et al. Active maternal phenotype is established before breeding and leads offspring to align growth trajectory outcomes and reflex ontogeny. Physiol Behav. 2014;129:1-10.
35. Fragoso J, et al. Maternal voluntary physical activity attenuates delayed neurodevelopment in malnourished rats. Exp Physiol. 2017.
36. Bharathy N, Ling BM, Taneja R. Epigenetic regulation of skeletal muscle development and differentiation. Subcell Biochem. 2013;61:139-50.
37. Moresi V, Marroncelli N, Adamo S. New insights into the epigenetic control of satellite cells. World J Stem Cells. 2015;7(6):945-55.
38. Margolis LM et al. Circulating MicroRNA Are Predictive of Aging and Acute Adaptive Response to Resistance Exercise in Men. J Gerontol A Biol Sci Med Sci. 2017;72(10):1319-26.
39. Parr EB et al. Circulating MicroRNA Responses between 'High' and 'Low' Responders to a 16-Wk Diet and Exercise Weight Loss Intervention. PLoS One. 2016;11(4):e0152545.
40. Nielsen S et al. Muscle specific microRNAs are regulated by endurance exercise in human skeletal muscle. J Physiol. 2010;588(Pt 20):4029-37.

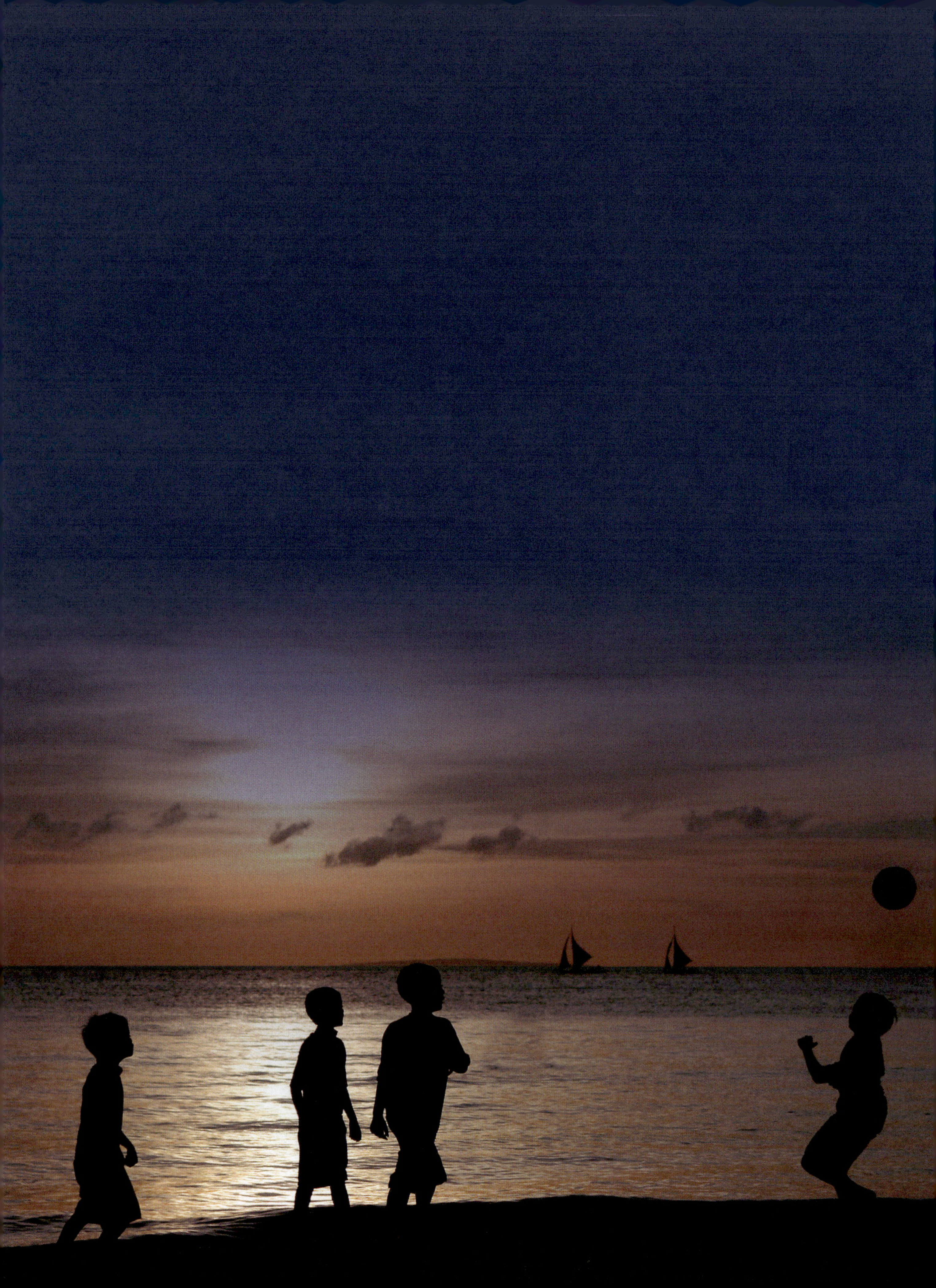

capítulo 14

Nutrição e Atividade Física

Carol Góis Leandro
Adriano Bento-Santos
José Antônio dos Santos
Mário Eugénio Tchamo
Adriano Eduardo Lima-Silva

INTRODUÇÃO

A relação entre nutrição adequada e estilo de vida ativo (prática regular de atividade física) é amplamente reconhecida como o principal alicerce para a promoção da saúde e profilaxia para o aparecimento de doenças cardiovasculares e metabólicas. A ciência do esporte dialoga com a ciência da nutrição a partir de um cenário multidisciplinar que perpassa a preferência e o consumo alimentar, a disponibilidade de nutrientes para o músculo em atividade, os mecanismos de utilização desses nutrientes e a eficiência em se livrar dos metabólitos.

Segundo a Organização Mundial da Saúde (OMS), a atividade física tem benefícios significativos para a saúde e contribui para prevenir doenças não transmissíveis (DNTs). Por outro lado, dados recentes da OMS relatam que um em quatro adultos é inativo e mais de 80% da população mundial de adolescentes é fisicamente inativa.[1]

Estudos clínicos de ampla abordagem epidemiológica, assim como modelos experimentais na área de ciências do esporte, convergem para a prática regular de exercícios de intensidade leve/moderada, ao menos três vezes por semana. Entretanto, ainda há controversas no que respeita à quantidade e qualidade do esforço físico. Questões, como a seguir, são frequentes.

1. Existe diferença entre atividade física, exercício físico, treinamento físico e aptidão física?
2. A recomendação/prescrição de atividade física pode ser generalizada para as diferentes populações?
3. O que significa intensidade do esforço?
4. Qual é a base fisiológica e bioquímica dos efeitos do treinamento físico?
5. Qual é a relação entre a nutrição e a prática de atividade física?

ADAPTAÇÕES FISIOLÓGICAS E BIOQUÍMICAS DO EXERCÍCIO FÍSICO

O termo **atividade física** refere-se a qualquer movimento do músculo esquelético que demande gasto energético acima do metabolismo basal. A quantificação da atividade física pode ser expressa em termos de dispêndio energético, trabalho (watts), tempo de atividade (minutos, horas), unidades de movimento (número de repetições), ou mesmo como resultados numéricos derivados de inquéritos ou questionários. A quantidade de energia despendida por um sujeito deve ser entendida como um valor relativo à sua massa corporal. Dessa forma, para a mesma atividade física, um sujeito com maior massa muscular despende maior quantidade de energia.

Quanto ao nível de atividade física, o indivíduo pode ser classificado como **ativo** ou **inativo**, a depender da quantidade de calorias semanais gastas em um esforço físico. A medida mais usada para determinar o gasto energético em um esforço físico é o Equivalente Metabólico (MET), onde 1 MET equivale a aproximadamente 3,5 mL $O_2 \cdot kg^{-1} \cdot min^{-1}$. Um MET representa o gasto energético de um indivíduo em repouso. Um indivíduo é considerado ativo quando realiza atividade física diária com um dispêndio energético semanal em torno de 450-750 METs/min/semana. Por exemplo, se um indivíduo realiza caminhada (correspondente a aproximadamente 3,3 METs) por trinta minutos, cinco vezes por semana, terá um dispêndio energético de 495 METs/min/semana (3,3 × 30 × 5). Um indivíduo é considerado ativo quando se engaja em atividades físicas (caminhadas, *jogging*, andar de bicicleta, natação, atividades domésticas, atividades no trabalho, atividades de lazer e recreação) diariamente durante trinta minutos, resultando em um dispêndio energético acima do metabolismo basal em torno de 1.500 kcal/semana ou 495 METs/min/semana.

A Tabela 14.1 apresenta a recomendação mais recente da OMS para a prática regular de atividade física em diferentes populações.

O termo **exercício físico** é utilizado quando a atividade física é realizada de forma sistemática e intencional, balizado pela intensidade, duração, frequência e tipo do esforço. Os estudos sobre as adaptações fisiológicas do exercício físico costumam se referir ao efeito agudo e crônico do esforço. O efeito agudo é aquele analisado logo a seguir de uma única carga de esforço. Por exemplo, em resposta a um exercício físico agudo (duas horas após exercício em esteira ergométrica, durante trinta minutos, a 6 km/h), há um aumento das concentrações plasmáticas de catecolaminas, da frequência cardíaca e dos níveis circulantes de ácidos graxos livres. Já o efeito crônico, refere-se ao somatório de sessões de exercício físico ao longo de um período de tempo.

Em resposta a um exercício físico crônico (avaliação sistemática do efeito de trinta minutos de exercício diário em bicicleta ergométrica a 100 watts, durante quatro semanas), ocorre uma diminuição na frequência cardíaca de repouso e aumento de massa magra. O termo exercício crônico se diferencia do termo **treinamento físico** com relação aos objetivos e ao grau de planejamento de cada sessão de exercício. O treinamento físico requer a montagem de um programa de treinamento (ou protocolo de treino), com o controle detalhado da intensidade, frequência, duração e tipo do esforço. O objetivo de um programa de treinamento pode ser melhorar o desempenho, a aptidão física ou ainda promover o alto rendimento em diversos esportes. Um programa de treinamento físico pode ser apli-

Tabela 14.1 Recomendações da OMS para prática de atividade física para diferentes populações, em relação à duração/frequência, intensidade e tipo.[1]

População	Duração/frequência	Intensidade	Tipo
Crianças e adolescentes de 5 a 17 anos de idade	60 minutos diariamente	Atividade física de intensidade moderada a vigorosa	Caminhada/*jogging*/ciclismo/esportes em geral
Adultos de 18 a 64 anos	150 minutos por semana	intensidade moderada	Caminhada/*jogging*/ciclismo/esportes em geral
	75 minutos por semana	intensidade vigorosa	Corrida/ciclismo/esportes em geral
	300 minutos por semana (aumenta o benefício)	Moderada	Caminhada/esportes em geral
	2 ou mais dias por semana	Moderada/intensa	Atividades de resistência muscular envolvendo grandes grupos musculares
Adultos com 65 anos ou mais	150 minutos de atividade física por semana	intensidade moderada	Corrida/caminhada/ciclismo/esportes em geral
	75 minutos por semana	intensidade vigorosa	Corrida/esportes em geral.
	300 minutos por semana (aumenta o benefício)	Intensidade moderada	Corrida/caminhada/*jogging*/esportes em geral/musculação
Mobilidade limitada	3 ou mais dias por semana	Intensidade moderada	Caminhada

cado tanto para indivíduos atletas como não atletas e requer o acompanhamento de um profissional da área de educação física e ciências do esporte.

O termo **aptidão física** pode ser entendido a partir de duas vertentes: a aptidão física relacionada à saúde, que abriga atributos biológicos (composição corporal, capacidade aeróbia e outros), que oferecem alguma proteção ao aparecimento de distúrbios orgânicos provocados pelo estilo de vida sedentário (Tabela 14.2); e a aptidão física relacionada ao desempenho esportivo, que inclui atributos biológicos (flexibilidade, força, resistência, velocidade, coordenação motora, agilidade e outros) necessários à prática mais eficiente dos esportes (Tabela 14.3).

Geralmente, a aptidão física é avaliada a partir de baterias de testes físicos propostos por centros de referência, com base em dados científicos a partir de estudos com populações diversas. A Tabela 14.4 exemplifica a bateria de testes proposta pelo FITNESSGRAM para avaliar a aptidão física de crianças e adolescentes.

Tabela 14.2 Variáveis da aptidão física relacionadas à saúde.

Morfológicas	Muscular	Neuromotora	Cardiorrespiratória	Metabólica
Relação peso/altura	Potência	Agilidade	Consumo submáximo de oxigênio	Tolerância à glicose
Composição corporal	Força	Equilíbrio	Função cardíaca	Sensibilidade à insulina
Gordura visceral abdominal	Resistência	Coordenação	Função pulmonar	Metabolismo lipídico e lipoprotéico
Densidade óssea	Velocidade	Flexibilidade	Pressão arterial	Oxidação de substratos
		Memória		Remoção de metabólitos
		Aprendizagem		

Tabela 14.3 Variáveis da aptidão física relacionadas ao desempenho esportivo.

Morfológicas	Muscular	Neuromotora	Cardiorrespiratória	Metabólica
Massa livre de gordura	Potência	Agilidade	Capacidade aeróbia	Ciclo glicose-ácido graxo
Dimensões corporais	Força	Equilíbrio	Potência aeróbia máxima	Reserva de glicogênio muscular e hepático
Relação massa gorda/ massa magra	Resistência	Coordenação	Consumo máximo de oxigênio	Estado redox
Alometria	Capacidade anaeróbia	Velocidade de reação	Transporte de oxigênio	Oxidação de substratos
	Resistência à fadiga	Flexibilidade		Remoção de metabólitos
		Tomada de decisão		
		Memória/aprendizagem		

Tabela 14.4 Testes proposta pelo FITNESSGRAM.

Testes recomendados pelo FITNESSGRAM	Componente da aptidão física
Corrida ou marcha (teste da milha)	Capacidade aeróbia
Curl-up	Força abdominal
Push-up	Força de membros superiores
Trunk-lift	Força e flexibilidade dos músculos extensores do tronco
Dobras de adiposidade/índice de massa corporal (IMC)	Composição corporal

O acesso às baterias de testes do FITNESSGRAM validados para diferentes populações assim como os valores de referência podem ser encontrado no site recentemente publicado em 2015 pelo FITNESSGRAM (https://www.cde.ca.gov/ta/tg/pf/documents/pft15hfzstd.pdf). Também é possível considerar outras baterias de testes de aptidão física, assim como os valores de referência nos testes no site da EUROFIT (*fitness test battery*) (http://www.topendsports.com/testing/eurofit.htm), e no site da PROESP atualizado em 2016 (https://www.ufrgs.br/proesp/arquivos/manual-proesp-br-2016.pdf).

De forma geral, os termos utilizados na ciência do movimento se inter-relacionam e se complementam (Figura 14.1).

Classificação da intensidade do exercício físico a partir de variáveis fisiológicas e bioquímicas

O exercício físico pode ser classificado de acordo com a intensidade (leve, moderado e intenso), duração (curta, média e longa), frequência (número de sessões de exercício por semana) e tipo (aeróbio ou anaeróbio). A classificação da intensidade do exercício físico, como leve, moderado ou intenso, toma como base a realização de testes progressivos de esforço até atingir a exaustão (teste máximo) ou próximo a exaustão (teste submáximo). As variáveis fisiológicas mais comumente utilizadas são: concentração sanguínea de lactato, consumo de oxigênio (VO_2) e frequência cardíaca (FC).

O lactato é o produto final da glicólise anaeróbica. A concentração de lactato no repouso é cerca de 1 mmol/L, e é produzido principalmente no músculo esquelético, intestino, cérebro e glóbulos vermelhos. O lactato formado vai para o fígado onde pode ser convertido em glicose (neoglicogênese) ou ser utilizado como combustível (fonte de energia). Durante o exercício em que a contribuição anaeróbia aumenta, o lactato produzido pode ser utilizado como fonte de energia por outros órgãos que ainda estão em aerobiose, como o coração e o encéfalo.

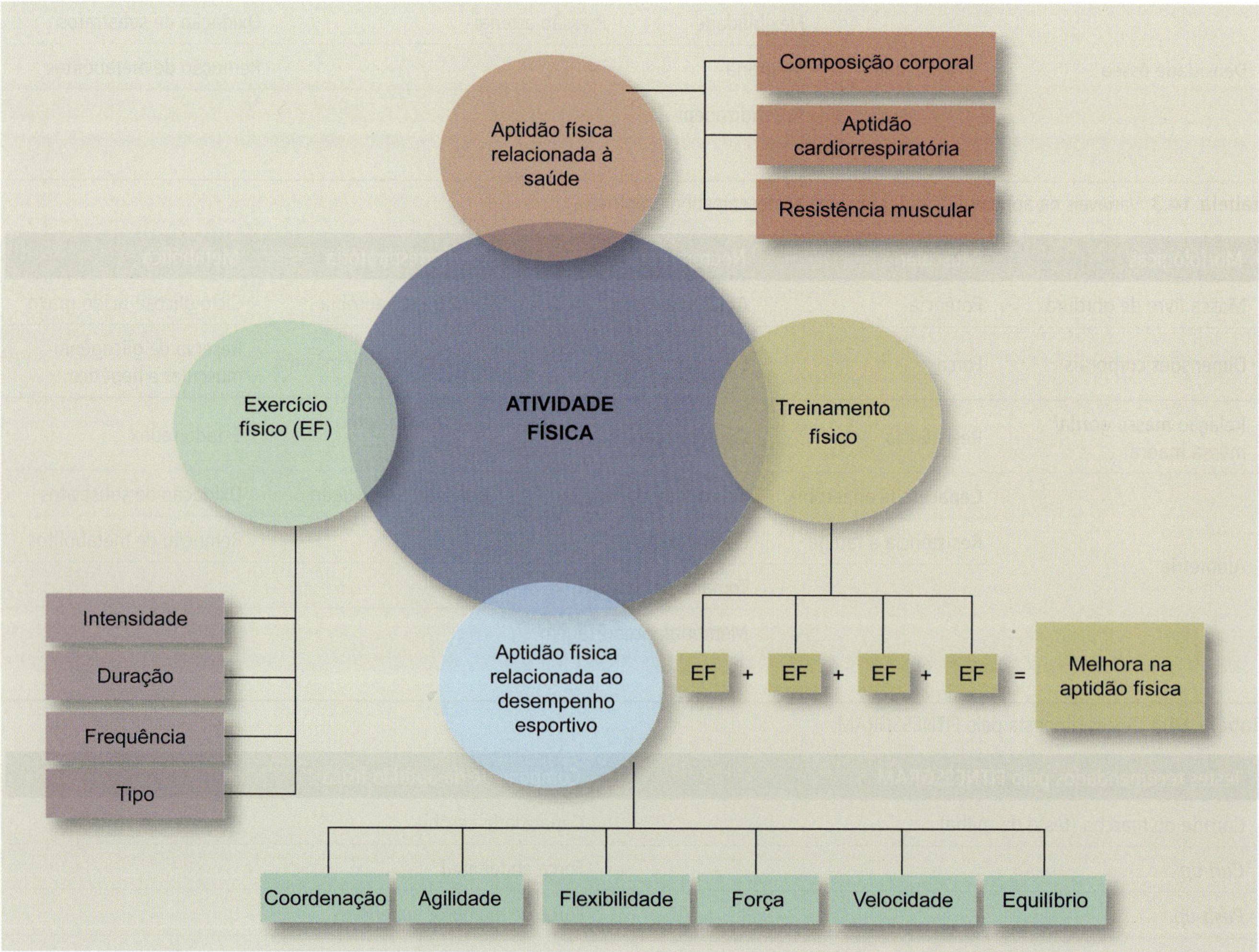

Figura 14.1 ► Relação entre atividade física, treinamento físico, exercício físico, aptidão física relacionada à saúde e aptidão física relacionada ao desempenho esportivo.

A concentração de lactato sanguíneo aumenta de forma exponencial em resposta a uma carga progressiva de esforço, uma vez que a produção/remoção (*turnover*) de lactato é alterada. Em exercícios de intensidade leve e moderada, a concentração de lactato sanguíneo permanece estável (variando entre 2 e 4 mmol/L), ou seja, o lactato é produzido em taxas mais baixas. Quando a intensidade aumenta, é observado um aumento na concentração de lactato por maior ineficiência na remoção, causando uma acumulação de lactato sanguíneo (Figura 14.2). Geralmente, o músculo é incapaz de manter uma alta intensidade por um longo período de tempo; assim, os exercícios intensos são de curta duração. O limiar anaeróbio que representa o início de aumento da concentração de lactato sanguíneo, o chamado OBLA (*onset blood lactate accumulation*) parece estar entre 4 e 5 mmol/L.

O consumo máximo de oxigênio (VO_{2max}) consiste no volume de oxigênio por minuto que um indivíduo pode consumir, transportar e utilizar durante um exercício progressivo até a exaustão (Figura 14.2). O VO_{2max} pode também ser entendido a partir da fórmula: VO_{2max} = Débito Cardíaco (DC) × (diferença arteriovenosa). Sendo o DC obtido pelo produto entre o volume sistólico e a FC, podemos considerar a FC como um parâmetro fisiológico importante na classificação da intensidade do exercício. O VO_{2max} é o parâmetro fisiológico mais comumente utilizado em estudos para referenciar a intensidade do esforço. Assim, um exercício leve geralmente refere de 20 a 50% do VO_{2max}, um exercício moderado de 50 a 70% do VO_{2max} e o exercício intenso acima de 80% do VO_{2max} (Figura 14.2). O VO_{2max} pode ser expresso de forma absoluta em mililitros por minuto (mL.min^{-1}), ou também de forma relativa ao peso corporal (mL.kg^{-1}.min^{-1}). Os fatores que podem afetar o $VO_{2máx}$ são: idade, gênero, quantidade de gordura corporal, genética, etnicidade, maturação biológica e o nível de treinamento do sujeito. A capacidade pulmonar, o tamanho do coração, o suprimento capilar e a alta percentagem de fibras oxidativas são determinantes na variabilidade do $VO_{2máx}$ entre as diferentes populações.

Os protocolos para avaliação do VO_{2max} e da concentração de lactato sanguíneo podem ser realizados em esteiras, bicicletas ou em campo. Os testes também podem ser realizados por qualquer população, uma vez

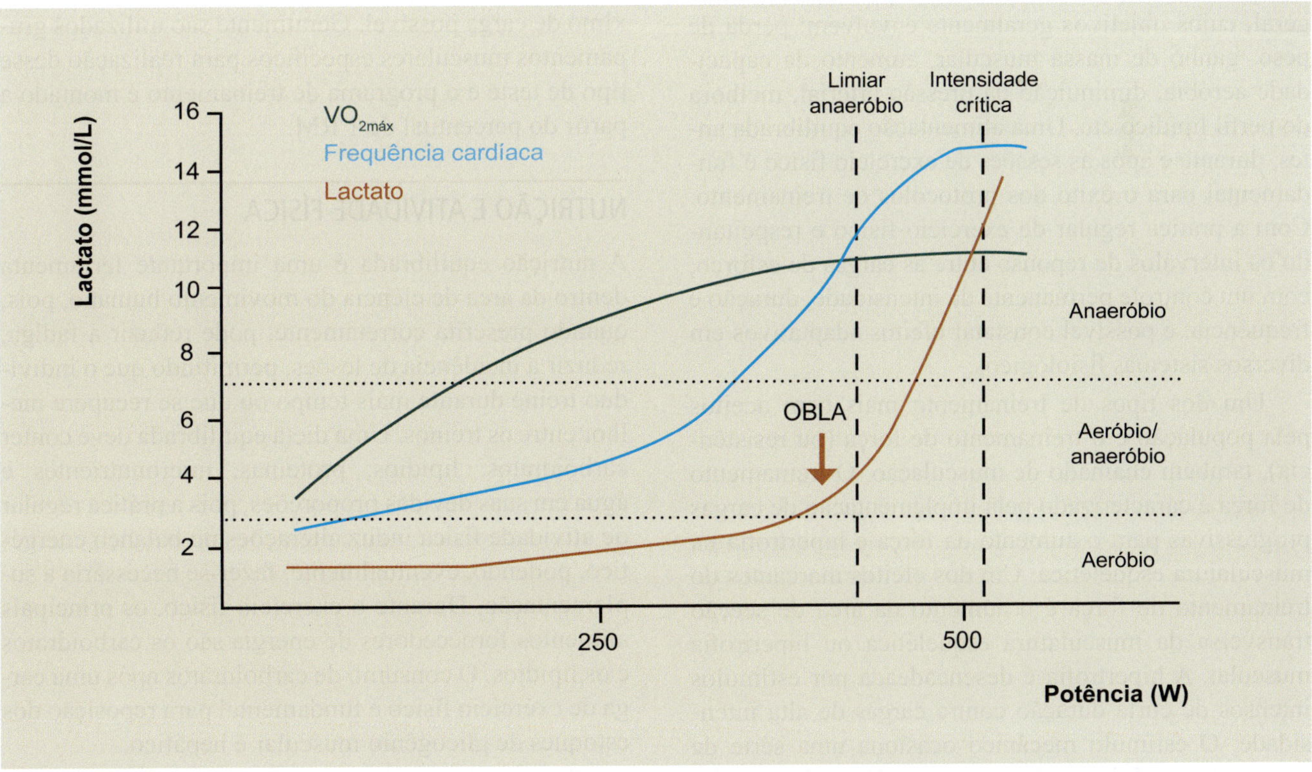

Figura 14.2 ▸ Variação do consumo máximo de oxigênio (VO_2max), da frequência cardíaca e da concentração sanguínea de lactato em resposta a um exercício de intensidade progressiva. O exercício pode ser classificado como anaeróbio, aeróbio/anaeróbio e aeróbio de acordo a concentração de lactato no sangue.

que existe adequação dos estágios e os indivíduos relatam o seu respectivo momento de chegada à exaustão (máximo) ou próximo dela (submáximo). Os profissionais da área de educação física utilizam protocolos de teste máximo ou submáximo para a montagem de programas de treinamento físico com intensidade controlada. Dessa maneira, cada indivíduo pode trabalhar no seu respectivo limiar de esforço e ter resultados mais precisos com relação à melhora da saúde ou desempenho em esportes de alto rendimento.

É de ressalva que os estudos experimentais envolvendo animais têm se preocupado em realizar testes máximos para o planejamento do protocolo de treinamento a partir de um percentual de esforço. Com isso, os modelos experimentais de treinamento físico deram um grande passo no entendimento dos mecanismos adaptativos que perpassam o efeito do treinamento físico em diferentes sistemas fisiológicos. Alguns protocolos de treinamento físico de intensidade moderada com base no VO_{2max} foram padronizados para ratos jovens ou fêmeas gestantes.[2,3] Mais recentemente, estudos têm publicado um protocolo para avaliação do nível de atividade física voluntária em gestantes e os efeitos sobre a prole em desenvolvimento.[4,5]

O treinamento físico não só se aplica a atletas de alto rendimento, mas também à população de forma geral, cujos objetivos geralmente envolvem: perda de peso, ganho de massa muscular, aumento da capacidade aeróbia, diminuição da pressão arterial, melhora do perfil lipídico etc. Uma alimentação equilibrada antes, durante e após as sessões de exercício físico é fundamental para o êxito dos protocolos de treinamento. Com a prática regular de exercício físico e respeitando os intervalos de repouso entre as cargas de esforço, com um controle permanente da intensidade, duração e frequência, é possível constatar efeitos adaptativos em diversos sistemas fisiológicos.

Um dos tipos de treinamento mais bem aceitos pela população é o treinamento de força (ou resistência), também chamado de musculação. O treinamento de força é caracterizado pela implementação de cargas progressivas para o aumento da força e hipertrofia na musculatura esquelética. Um dos efeitos marcantes do treinamento de força é o aumento da área de secção transversa da musculatura esquelética ou hipertrofia muscular. A hipertrofia é desencadeada por estímulos intensos de curta duração contra cargas de alta intensidade. O estímulo mecânico ocasiona uma série de eventos intracelulares como a expressão gênica e a síntese proteica. O treinamento de resistência pode alterar a expressão de dezenas de genes, fatores de aumento regulatório envolvidos com a miogênese, tais como miogenina e MyoD, e fatores inibitórios de crescimento (miostatina). Um dos mecanismos essenciais para o processo de hipertrofia muscular é a ativação de células satélites locais. Essas células são mioblastos, que se encontram em estado quiescente, localizados entre o sarcolema da miofibra e sua matriz extracelular. Dentro da matriz extracelular, pode ser encontrado um fator de crescimento, relacionado com o processo de hipertrofia, o fator de crescimento semelhante à insulina-I (IGF-I). Diante de um estímulo/exercício físico, o IGF-I é capaz de interagir com as células satélites próximas, fazendo com que elas se tornem mitoticamente ativas. As células irmãs resultantes são fundidas com os núcleos subjacentes da miofibra para a fibra existente. A adição desses novos núcleos conduz à síntese de proteínas contráteis adicionais resultando em hipertrofia da miofibra. O número de repetições e o intervalo de recuperação parecem exercer também um papel fundamental. É preconizado um intervalo de recuperação de 48 horas para a repetição do estímulo de treinamento. Nesse período de tempo, fatores miogênicos associados à hipertrofia muscular estão no seu ápice e o organismo encontra-se apto para receber uma nova estimulação. O treinamento de força é baseado em testes de repetição máxima (RM). Esse teste consiste na realização de um único movimento (corretamente executado) com o máximo de carga possível. Geralmente são utilizados grupamentos musculares específicos para realização desse tipo de teste e o programa de treinamento é montado a partir do percentual de 1 RM.

NUTRIÇÃO E ATIVIDADE FÍSICA

A nutrição equilibrada é uma importante ferramenta dentro da área de ciência do movimento humano, pois, quando prescrita corretamente, pode reduzir a fadiga, reduzir a incidência de lesões, permitindo que o indivíduo treine durante mais tempo ou que se recupere melhor entre os treinos. Uma dieta equilibrada deve conter carboidratos, lipídios, proteínas, micronutrientes e água em suas devidas proporções, pois a prática regular de atividade física induz alterações no balanço energético, podendo, eventualmente, fazer-se necessária a suplementação. Durante o exercício físico, os principais alimentos fornecedores de energia são os carboidratos e os lipídios. O consumo de carboidratos após uma carga de exercício físico é fundamental para reposição dos estoques de glicogênio muscular e hepático.

Os carboidratos apresentam um padrão diferente de digestão e absorção, um mecanismo denominado **índice glicêmico**. O índice glicêmico é um indicador qualitativo da habilidade de um carboidrato ingerido em elevar os níveis glicêmicos no sangue, fornecendo informações efetivas para um plano nutricional apropriado em relação à suplementação estratégica de carboidratos para o exercício. Além do tipo de carboidrato (simples ou complexo), o índice glicêmico pode ser usado como um guia de referências para a seleção do suporte nutricional ideal de carboidratos para o praticante de atividade física regular.

Os carboidratos constituem uma valiosa fonte de energia ao nosso organismo. Porém, a capacidade de estoque desse valioso substrato é limitada, fazendo-se necessário a busca por estratégias de economia e armazenamento de energia na forma de glicogênio, principalmente no fígado e no músculo. Por outro lado, as reservas de lipídios em nosso organismo são inúmeras vezes superiores àquelas de carboidratos. Os lipídios são armazenados no organismo na forma de triglicerídeos no tecido adiposo (± 17.500 mmol), no músculo esquelético (± 300 mmol) e no plasma (± 0,5 mmol) e representam o principal estoque de energia do organismo (± 560 MJ), chegando a ser 60 vezes maior quando comparados com o glicogênio (± 9 MJ). Outro fator importante é a quantidade de energia fornecida com a oxidação dos lipídios (9 kcal/g), enquanto a glicose fornece menos (4 kcal/g). Isso explicaria a preferência do nosso organismo pelos lipídios em condições basais e principalmente de jejum, aumentando a disponibilidade de glicose para outros tecidos (sistema nervoso, sanguíneo e imunológico), os quais são essencialmente mantidos à custa desse substrato. Exercícios de intensidade leve/moderada utilizam mais ácidos graxos como substrato energético, enquanto exercícios mais intensos utilizam mais a glicose (Figura 14.3). O mecanismo bioquímico que dá suporte a esse efeito está associado ao ciclo glicose-ácido graxo proposto em 1963 por Sir Philip Randle.[6]

Utilização do substrato em resposta a diferentes intensidades do exercício: ciclo glicose-ácido graxo

Os ácidos graxos e os carboidratos são os principais substratos para a produção de energia muscular. As principais vias metabólicas envolvidas nesse processo são: glicólise, ciclo do ácido tricarboxílico e betaoxidação, que oxidam glicose e ácidos graxos, respectivamente, gerando NADH e $FADH_2$. Embora os aminoácidos também sejam oxidados nesse processo, sua contribuição é baixa comparada a dos carboidratos e ácidos graxos. Em exercícios de longa duração e

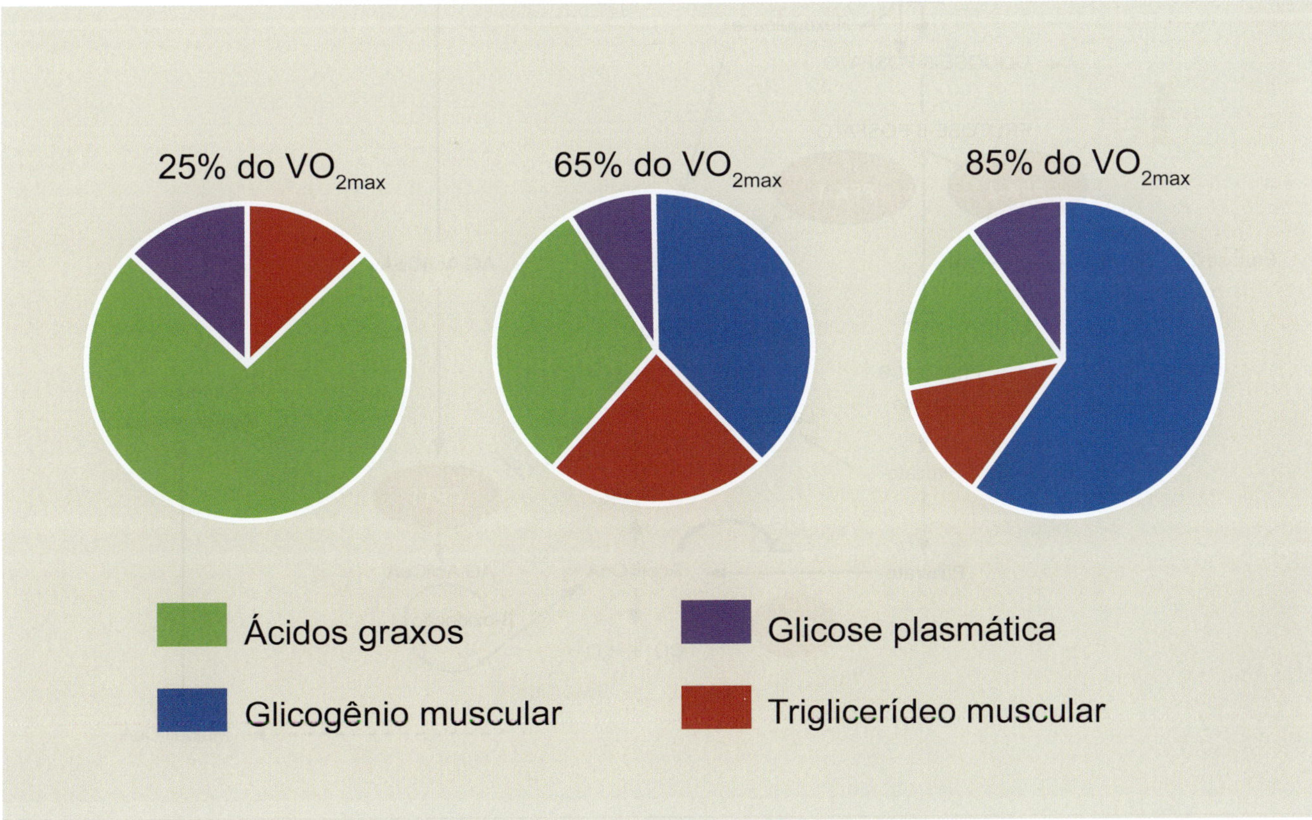

Figura 14.3 ► Utilização de substratos a partir do percentual de esforço máximo medido pelo consumo máximo de oxigênio (VO_2máx.).

intensidade alta (maratona, triatlo, ciclismo), há utilização de aminoácidos em decorrência do aumento do catabolismo proteico mediado por glicocorticoides.

A produção oxidativa de adenosina trifosfato (ATP) está acoplada ao transporte de prótons da matriz mitocondrial para o espaço intermembrana, proporcionando a energia necessária para a síntese oxidativa de ATP. Por outro lado, durante a produção de energia anaeróbia, a glicólise é a principal via de síntese de ATP, seguido do aumento da produção de lactato/H^+. O processo de contração muscular é regulado, de forma que a produção de energia é proporcional à demanda metabólica imposta pela atividade muscular. A predominância de utilização dos substratos depende diretamente da intensidade e da duração do esforço (Figura 14.3).

Durante exercícios de intensidade leve a moderada (entre 30 e 75% do VO_{2max}), os ácidos graxos são mobilizados do tecido adiposo (periférico, intermuscular e intramuscular) por meio da lipólise e utilizados pelo músculo-esquelético. Com o aumento da oxidação de ácidos graxos, há um aumento na produção de acetil-CoA e, consequentemente, aumento de citrato. O citrato é um inibidor alostérico da enzima fosfofrutoquinase (PFK). Com isso, a oxidação de glicose sofre uma redução e há predominância da oxidação de ácidos graxos. Em contraste, durante o exercício de alta intensidade (acima de 80% do VO_{2max}) mantido por um curto intervalo de tempo, há aumento na produção de lactato, que é um inibidor da enzima carnitina palmitoil transferase I (CPT-I), que atua no transporte de ácidos graxos para mitocôndria. Durante o exercício intenso, há também uma forte vasoconstrição periférica imposta pela maior ativação do sistema nervoso simpático, consequentemente, aumentando a vasoconstrição periférica e dificultando a liberação dos ácidos graxos para a circulação sistêmica. Isso sugere que a disponibilidade limitada de ácidos graxos, durante a atividade muscular intensa, previne o aumento e oxidação dos ácidos graxos plasmáticos, reduzindo sua taxa de oxidação (Figura 14.4).

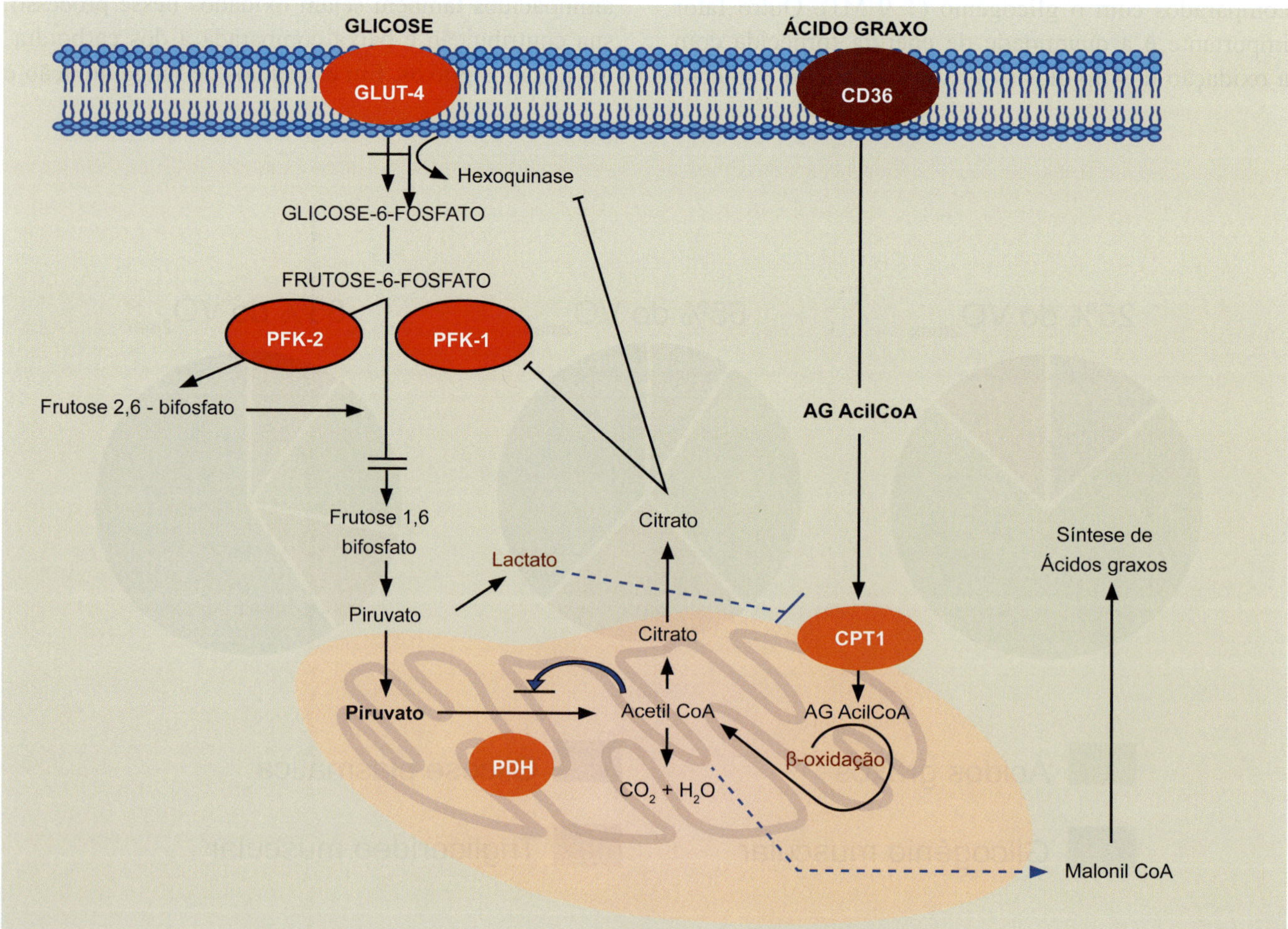

Figura 14.4 ► Ciclo glicose-ácido graxo na utilização de energia. A produção de lactato inibe a atividade da enzima carnitina palmitoil acil-transferase (CPT1) e diminui a entrada de ácido graxo na mitocôndria para ser betaoxidado. PFK: fosfofrutoquinase; PDH: piruvato desidrogenase.

Suplementos nutricionais e exercício físico

A Sociedade Internacional de Nutrição Esportiva (International Society of Sports Nutrition, ISSN) publicou, recentemente, um parecer sobre o consumo de alimentos e suplementos dietéticos na prática esportiva.[7] A ingestão de alimentos e a proporção dos macronutrientes estão associados ao tempo da recuperação e ao reparo de tecidos, aumento da síntese de proteínas musculares após o exercício intenso. As reservas de glicogênio endógeno são maximizadas seguindo uma dieta rica em carboidratos (8 a 12 g de carboidrato/kg/dia [g/kg/dia]) em resposta a uma carga de exercício intenso e de longa duração. Para uma rápida restauração de glicogênio (< 4 horas de recuperação), a ISSN preconiza uma ingestão de (1,2 g/kg/h) de carboidrato com alto índice glicêmico (> 70), suplementação com cafeína (8 mg/kg) ou, ainda, a combinação de carboidratos (0,8 g/kg/h) com proteína (0,2 a 0,4 g/kg/h). A Tabela 14.2 apresenta a relação entre os diferentes tipos de exercício e o consumo temporal de macronutrientes.

Carboidratos

Os carboidratos se relacionam com o desempenho de diversas formas. Como suplemento, os carboidratos são usados durante o exercício. Em exercício de até uma hora de duração, seu uso não é necessário, embora na última década evidências se acumularam sugerindo que "bochechar" carboidratos ativam áreas do cérebro que resultariam em melhora do desempenho nesse tipo de exercício.[8] Contudo, recomenda-se a suplementação de até 30 g/h de carboidrato (ingestão) durante esforços entre 1 e 2 horas e até 60 g/h para esforços entre 2 e 3 horas, na forma de glicose. Em esforços superiores a 3 horas, é recomendada a utilização de 90 g/h, combinando 60 g/h de glicose e 30 g/h de frutose, na tentativa de explorar as diferenças de transportadores desses dois carboidratos no intestino (transportador dependente de sódio para glicose e GLUT-5 para frutose).

Proteínas

A ingestão de proteínas tem sido estudada em resposta aos exercícios de resistência. Prévios estudos demonstram que o exercício e a ingestão de aminoácidos estimulam a síntese de proteínas musculares e são sinérgicos quando o consumo ocorre tanto antes como após o exercício de resistência.[9] Uma ingestão diária total de proteínas na faixa de 1,4 a 2 g de proteína/kg de peso corporal/dia é suficiente para a maioria dos indivíduos. Entretanto, doses de proteínas mais altas (de 2,3 a 3,1 g/kg/d) são necessárias para aumentar a massa corporal magra em indivíduos treinados com exercícios de resistência durante períodos de dieta hipocalórica. Existem novas evidências que sugerem que maiores ingestões de proteínas (> 3,0 g/kg/d) podem ter efeitos positivos na composição corporal em indivíduos praticantes de musculação. As recomendações gerais são de 0,25 g de uma proteína de alta qualidade por kg de peso corporal ou uma dose absoluta de 20 a 40 g.[9] As doses de proteína devem conter de 700 a 3.000 mg de leucina e/ou um teor relativo mais alto de leucina. Para uma disposição equilibrada dos aminoácidos essenciais (EAAs), o consumo de proteínas deve idealmente ser distribuídas uniformemente, a cada 3 a 4 horas, ao longo do dia. O período ótimo de tempo para ingerir proteínas é provavelmente uma questão de tolerância individual, uma vez que os benefícios são derivados da ingestão pré ou pós-treino; entretanto, o efeito anabólico do exercício é duradouro (pelo menos 24 horas), mas provavelmente diminui com o aumento do tempo pós-exercício. Embora indivíduos fisicamente ativos obtenham uma quantidade diária de proteína por meio do consumo de alimentos integrais, a suplementação é uma maneira prática de garantir a ingestão de qualidade e quantidade de proteínas adequadas, minimizando a ingestão de calorias, particularmente para os atletas que geralmente completam altos volumes de treinamento.

As proteínas rapidamente digeridas, que contêm altas proporções de EAAs e leucina adequada, são mais eficazes para estimular o ganho de massa magra. Diferentes tipos e qualidades das proteínas podem afetar a biodisponibilidade dos aminoácidos após a suplementação de proteínas. A adição de proteína pode ajudar a compensar os danos musculares e promover a recuperação. A ingestão de proteína de caseína pré-sono (30 a 40 g) fornece aumentos na massa magra e na taxa metabólica durante a noite sem influenciar a lipólise.

Existe uma grande variedade de suplementos nutricionais. Contudo, muitos deles carecem de comprovação científica. Os que apresentam evidências científicas mais robustas de sua eficácia são: cafeína, tamponantes (beta-alanina e bicarbonato) e creatina.

Cafeína

A cafeína é derivada de um composto químico, classificada como alcaloide do grupo das xantinas e designado com 1,3,7-trimetilxantina. No início da década de 1980, atletas fizeram uso de cafeína de forma indiscriminada, com intuito de melhorar o desempenho. Assim, essa droga foi incluída na lista de substâncias proibidas pelo Comitê Olímpico Internacional (COI) e permaneceu até o final de 2003. Em 2004, a cafeína foi retirada dessa lista porque o limite tolerável estipulado pelo COI (12 mcg/mL de cafeína na urina), não era alcançado, mesmo após a ingestão de altas doses de cafeína (~8 mg/kg de peso corporal). No entanto, a ingestão de doses moderadas (~5 mg/kg de peso corporal) era suficiente para melhorar o desempenho físico sem, contudo, ultrapassar o valor limítrofe para o caso positivo de *doping*.[10] Os principais mecanismos de ação da cafeína são:

1. ação direta sobre o sistema nervoso central (SNC) (atuando na percepção subjetiva de esforço e/ou a propagação de sinais neurais);
2. ação no músculo esquelético: alterações na bomba de sódio-potássio, inibição da enzima fosfodiesterase (PDE) e aumento na mobilização de cálcio por meio do retículo sarcoplasmático;
3. aumento da oxidação das gorduras e redução na oxidação de carboidratos.

Tamponantes

Acredita-se que o desenvolvimento da fadiga durante o exercício de alta intensidade está associado ao aumento da concentração de íons H^+, decorrente da predominante contribuição da glicólise anaeróbia. Estes fatores são responsáveis pela queda do pH intramuscular (acidose intramuscular). Por esse motivo, a suplementação com bicarbonato de sódio ($NaHCO_3$) e/ou beta-alanina, como meio para reduzir a acidose metabólica, vem ganhando destaque. Acredita-se que o tamponamento extracelular via $NaHCO_3$ permite um maior efluxo de íons H^+ do músculo para o sangue, reduzindo, assim, a acidose intramuscular. Similarmente, o tamponamento intracelular via carnosina (sintetizada a partir da beta-alanina) é outra forma de neutralizar os íons H^+ produzidos durante o exercício intenso. O $NaHCO_3$ é considerado um suplemento agudo, fazendo efeito dentro de uma a duas horas após o uso, enquanto a beta-alanina precisa de alguns meses para começar a ter efeito.

Creatina

A creatina é uma das substâncias ergogênicas nutricionais mais populares entre os atletas. A suplementação com creatina pode aumentar as concentrações de creatina intramuscular que melhoram o desempenho no exercício de alta intensidade, ocasionando maiores adaptações do treinamento. A suplementação com creatina pode também melhorar a recuperação pós-exercício, prevenção de lesões, termorregulação, reabilitação e neuroproteção.[11] Além disso, foram estudadas várias aplicações clínicas de suplementação com creatina envolvendo doenças neurodegenerativas (por exemplo, distrofia muscular, mal de Parkinson, doença de Huntington), diabetes, osteoartrite, fibromialgia, envelhecimento, isquemia cerebral e cardíaca, depressão e gravidez. Esses estudos mostram que a suplementação em curto e longo prazos (até 30 g/dia durante cinco anos) é segura e bem tolerada em indivíduos saudáveis e em várias populações. Contudo, a ingestão habitual de creatina na dieta (3 g/dia) ao longo da vida parece estar relacionada a maiores benefícios para a saúde.[11]

NUTRIÇÃO E ATIVIDADE FÍSICA DURANTE O DESENVOLVIMENTO FISIOLÓGICO

Atividade física regular está associada com um risco reduzido de morbidade e mortalidade, melhora de funções cardiorrespiratórias, metabólicas e psicológicas. Durante a gestação, os efeitos benéficos podem ser observados a depender da magnitude do exercício e do nível de aptidão física da mãe. Em 2002, o American College of Obstetricians and Gynecologists[12] publicou um guia para exercício físico durante a gestação. Esse guia foi revisado em 2010 por Bauer et al.[13] Nesse guia, mulheres gestantes poderiam se exercitar por trinta minutos ou mais (intensidade moderada), todos os dias da semana, desde que não apresentassem complicações médicas ou obstétricas. Entretanto, esse guia não especificou o que significa "exercício moderado" ou a quantidade de calorias gastas por semana na realização de atividade física regular. Recentemente, um novo guia de recomendações foi sugerido com base no dispêndio energético (expresso em taxa de equivalente metabólico, MET).[12,13] Nesse guia, foi sugerida a realização de atividade física de forma a aumentar o dispêndio energético entre 16 e 28 METs/hora/semana, ou um exercício de intensidade moderada ($\geq$ 60% da frequência cardíaca de reserva durante a gestação ou até 60% do consumo máximo de oxigênio, VO_{2max}). Para realizar uma atividade de 28 METs hora/semana, as gestantes devem caminhar a 3,2 km/hora, por 11,2 horas por semana (2,5 METs, intensidade leve, $\leq$ 40% do VO_{2max}).[13]

A atividade física regular de intensidade leve parece resultar em benefícios para a mãe e o feto. Na mãe, tem sido observado uma melhor função cardiovascular, ganho de peso limitado, diminuição do desconforto músculo esquelético, menor incidência de câimbras musculares e edema de membros inferiores, estabilidade no humor, redução de *diabetes mellitus* gestacional e hipertensão gestacional. Em gestantes que apresentam diabetes gestacional, a atividade física pode contribuir para manter os níveis glicêmicos normais. A gestação requer um aumento na secreção de insulina em resposta ao aumento da glicose circulante de forma a compensar a ocorrência de resistência à insulina no final da gestação.

Para o feto, foi observada uma diminuição da massa gorda, melhor tolerância ao estresse e avançada maturação neurocomportamental. Em modelos animais, ratas gestantes treinadas em esteira (cinco dias/semana, progressiva diminuição da duração, de cinquenta a vinte minutos/dia, a 40% do VO_{2max}) apresentaram um menor ganho de peso corporal e um aumento no consumo de oxigênio de repouso (VO_2 de repouso).[2] Nos filhotes, durante a lactação, foi observada uma melhora na ontogênese reflexa e na maturação física.[14] Resultados semelhantes foram observados em ratas gestantes e praticantes de atividade física voluntária.[4,5]

Um dos trabalhos pioneiros foi uma coorte realizada na década de 1990, que incluiu 800 gestantes praticantes de atividade física com intensidade leve/moderada, ou com intensidade alta, ou ainda, não praticantes.[15] Foi verificado que os recém-nascidos de mães que se exercitaram com intensidade alta durante a gestação apresentaram baixo peso ao nascer, enquanto na intensidade leve/moderada, os bebês apresentaram peso normal. Na Índia, um questionário de atividade física foi montado para classificar 797 mulheres de acordo com seu nível de atividade física. Nesse estudo, foi observado que um nível de atividade física intensa regular (ambiente doméstico e rural) repercutiu negativamente no peso placentário, peso ao nascer, circunferências da cabeça e do braço do neonato. Por outro lado, atividade física de baixa intensidade e realizada sistematicamente está associada ao aumento do peso ao nascer mesmo em mulheres que passaram por privação dietética.

Os mecanismos subjacentes parecem se fundamentar em alterações na comunicação materno-fetal via placenta. Gestantes exercitadas (vinte minutos/dia, três a cinco dias/semana, com intensidade de 55 a 60% VO_{2max}) tiveram maior eficiência em interagir com o feto devido ao maior volume funcional placentário. Estima-se que o volume placentário de sangue seja maior na 20ª e 40ª semana de gestação em mulheres que praticavam exercício físico (caminhadas diárias a 60% do VO_{2max}) comparadas as não exercitadas (sedentárias). Outro mecanismo proposto é que o treinamento físico de intensidade leve/moderada aumenta o consumo de oxigênio de repouso. Sugere-se, então, que uma maior quantidade de oxigênio e nutrientes possa ser destinada ao feto, podendo modular positivamente seu crescimento e desenvolvimento.

Nutrição e atividade física durante o crescimento e o desenvolvimento

A alimentação da criança nos primeiros anos de vida, na infância até na adolescência, tem repercussões ao longo de toda a vida do indivíduo. A adequação nutricional dos alimentos é fundamental na prevenção de morbimortalidade na infância, incluindo desnutrição e sobrepeso. É provável que os hábitos alimentares e a preferência por alimentos mais calóricos na vida adulta tenham uma forte associação com as fases iniciais de crescimento e desenvolvimento.

Durante as fases iniciais da vida, uma variedade de processos hormonais regula o crescimento e a agregação e diferenciação celular, com vias metabólicas particulares dominando durante a janela correspondente de desenvolvimento. Embora esses processos estejam sob forte comando genético, há um componente extrínseco referente à variabilidade ambiental (fenótipo). A nutrição é um dos fatores ambientais que mais influenciam as fases de crescimento e desenvolvimento da criança. Por exemplo, basta a carência de uma única vitamina para que a formação dos tecidos seja afetada de alguma forma. A quantidade de energia, por quilo de peso corporal, que uma criança precisa é maior do que àquela necessária para um adulto. Crianças de 6 a 12 meses de vida necessitam diariamente de 900 calorias, de 1 a 3 anos, 1.300 calorias, dos 4 a 6 anos, de 1.800 calorias, e dos 7 a 10 anos esse valor aumenta para 2.000 calorias.

A variabilidade no início do crescimento tem consequências em longo prazo, diminuindo a eficiência dos mecanismos de reparo celular típicos do processo de desenvolvimento. Nesse sentido, o baixo peso ao nascer tem relação com o aparecimento precoce de doenças cronicodegenerativas. Já a maturidade adiantada (idade da menarca e pico de velocidade da altura) e o índice de massa corporal (IMC) na infância estão associados com o risco de aparecimento de doenças cardiovasculares. Crianças com aumento do índice de adiposidade antes dos 8 anos de idade têm uma maior chance de sobrepeso aos 18 anos de idade.

O ambiente em que a criança vive pode atuar de forma positiva para um adequado crescimento e desenvolvimento, uma vez que sejam disponibilizados estímulos sociais, psíquicos e físicos. Particularmente aos estímulos físicos, destaca-se o engajamento em atividade física e/ou exercício físico regular. A prática de atividades físicas e exercícios físicos parece alterar a composição corporal via manutenção da massa magra e redução da gordura corporal. Um estudo avaliou 69 meninos entre 12 e 18 anos de idade, divididos em três grupos: G1 (praticavam exercício físico intenso: basquetebol, ginástica e atletismo); G2 (praticavam exercício físico leve/moderado de polo aquático e natação) e um grupo controle sem atividades. Houve uma correlação positiva entre a massa magra e a densidade mineral óssea nos grupos exercitados. Embora o nível de atividade física não altere os padrões normais de crescimento físico, tem sido demonstrado que crianças e adolescentes ativos apresentam uma menor probabilidade de desenvolver sobrepeso e obesidade.

A obesidade não parece afetar a aptidão física, mas certamente limitará o desempenho em testes de resistência e resultará em um menor valor do VO_{2max} por kg. Quando o VO_{2max} é medido em termos absolutos, existe um aumento progressivo durante o curso da infância. Esse aumento pode ser atribuído às mudanças de dimensão que ocorrem durante o crescimento nos diversos órgãos da cadeia de consumo de oxigênio (coração, pulmões, músculos e volume sanguíneo). Os valores médios aumentam de 1 L/min aos 6 anos de idade para 2 e 2,8 L/min aos 15 anos de idade em meninos e meninas, respectivamente. Durante a puberdade, os meninos apresentaram uma leve diminuição no VO_{2max} em termos relativos no começo da puberdade para depois demonstrarem um certo aumento progressivo no decorrer dos estágios consecutivos. Já as meninas aumentam os valores de VO_{2max} até o último estágio do período de maturação para depois permanecerem estáveis. O nível de treinamento ou de atividade física também pode influenciar de maneira positiva os valores do consumo máximo de O_2. Uma provável explicação seria fundamentada nas mudanças que ocorrem em termos fisiológicos (sistema de liberação de O_2) e anatômicos (massa muscular periférica) verificadas nos sujeitos envolvidos no treinamento.

Mesmo com as tentativas de normalizar o consumo máximo de O_2 para o peso do corpo, ainda não está clara a relação entre o VO_{2max} e as modificações que ocorrem no tamanho do corpo de uma criança em crescimento. Também existem dúvidas se a aptidão aeróbica aumenta por causa do aumento do tamanho do corpo ou pela melhoria na capacidade funcional que é independente das dimensões corporais, ou ainda por ambos. Em um estudo realizado para examinar a aptidão aeróbica de crianças de ambos os gêneros, foi verificado que os meninos apresentaram maior estatura, maior massa muscular no ventrículo esquerdo, maior VO_{2max} por kg, menos gordura e eram fisicamente mais ativos do que as meninas que, por sua vez, apresentaram maior aumento na quantidade de gordura corporal.[16]

Recentemente, estudos têm analisado de forma direta a relação entre aptidão física relacionada à saúde e fatores como a atividade física e o estado nutricional. Indivíduos com sobrepeso, obesidade ou desnutridos apresentam níveis inferiores de atividade física e aptidão física quando comparados a indivíduos com peso normal. Uma pesquisa desenvolvida com participantes entre 6 e 18 anos de idade em Moçambique verificou a relação entre estado nutricional e aptidão física. O estado nutricional foi avaliado de acordo com os índices antropométricos peso/altura, altura/idade e peso/idade. Os componentes da aptidão física foram avaliados de acordo com uma bateria de oito testes físicos: flexibilidade (*sit and reach*), força e resistência musculares (*trunk-lift*, *hand-grip*, *curl-up*, salto horizontal e flexão de braço), e aptidão cardiorrespiratória (teste da milha). Foi relatado que crianças e adolescentes desnutridos apresentaram níveis inferiores de atividade física e aptidão física quando comparados a indivíduos com peso normal.[17,18]

Do mesmo modo, indivíduos com excesso de gordura corporal também apresentam níveis inferiores de aptidão física. Um estudo longitudinal avaliou a relação entre excesso de peso e aptidão física em 6.287 crianças e adolescentes americanos entre 5 e 14 anos de idade, no período de 2001 a 2003. O estado nutricional foi determinado por meio do Índice de Massa Corporal (IMC) e a aptidão física por testes de flexibilidade (*sit and reach*), força e resistência musculares (flexão de braço), e aptidão cardiorrespiratória (*shuttle run test*). Nesse estudo, os resultados apontaram que indivíduos obesos têm níveis inferiores de aptidão física relacionada à saúde. Indivíduos obesos entre 12 e 18 anos de idade apresentaram menores níveis de resistência muscular e aptidão cardiorrespiratória quando comparados aos não obesos.[19]

O peso ao nascer parece também exercer influência sobre os níveis de aptidão física de crianças, particularmente no que respeita à aptidão cardiorrespiratória e força muscular. A capacidade aeróbia em crianças de 10 anos de idade, que nasceram com muito baixo peso (< 1.000 g), foi 50% menor quando comparada a crianças nascidas com peso normal. Esses resultados podem ser explicados em razão de possíveis disfunções pulmonares em crianças nascidas com muito baixo peso, como redução do consumo de oxigênio. Soma-se a isso o fato de crianças nascidas com baixo peso possuírem níveis inferiores de atividade física, o que também confere níveis inferiores de aptidão cardiorrespiratória. Problemas na capacidade aeróbia também confirmam outros achados de aumentada fatigabilidade em indivíduos que nasceram com muito baixo peso.[20]

Indivíduos nascidos com excesso de peso (> 4.000 g) também possuem níveis reduzidos de força, resistência e flexibilidade quando comparados aos seus pares nascidos com peso normal. Crianças nascidas com excesso de peso apresentavam, aos 10 anos de idade, níveis inferiores de força, resistência, flexibilidade e uma reduzida participação em atividades físicas quando comparadas a crianças nascidas com peso normal. O menor grau de flexibilidade foi relacionado a uma menor participação em atividades físicas, rigidez muscular e anormalidades no tônus muscular.

O ambiente pré-natal exerce influência no desenvolvimento do organismo e estímulos ou insultos durante a gravidez podem induzir alterações no ambiente fetal. Tais alterações podem resultar em mudanças estruturais e funcionais nas etapas de crescimento e desenvolvimento. As consequências podem ser disfunções pulmonares, cardiovasculares e alterações na estrutura e funções no músculo esquelético, causando um prejuízo no nível de aptidão física relacionada à saúde.

A inadequação alimentar e a inatividade física do homem moderno podem explicar grande parte dos transtornos patológicos e uma série de distúrbios metabólicos. A preferência por alimentos calóricos associada à surpreendente diminuição no nível de atividade física está resultando em uma população com sobrepeso e obesidade. É a denominada transição nutricional, ou seja, de uma sociedade historicamente caracterizada como caçadores-coletores e marcada por períodos de fome, passamos, por meio das revoluções agrícola e industrial, que melhoraram a segurança alimentar, para uma sociedade moderna caracterizada por alimentos disponíveis livremente e de recuo nas atividades que implicam em esforço físico.

A população mundial aumentou o consumo de alimentos com elevada densidade energética, como açúcar e gorduras saturadas; porém, pobre em nutrientes plásticos e reguladores. O estilo de vida cada vez mais sedentário tem sobremaneira contribuído para o excesso de peso. Segundo a OMS,[1] a causa de 1,9 milhões de óbitos por ano no mundo está relacionada à inatividade física. Estima-se que a falta de exercícios físicos seja responsável por 10% dos casos de câncer de mama e 16% dos casos de câncer de cólon e diabetes, e 22% dos casos de doença cardíaca isquêmica. Atualmente, há no planeta mais de um bilhão de pessoas com sobrepeso. A OMS[1] considera a obesidade um dos dez principais problemas de saúde pública do mundo, classificando-a como epidemia.

A obesidade refere-se à condição na qual a quantidade de gordura corporal excede os limites esperados dc normalidade em relação aos demais constituintes do organismo. Apesar de a origem da obesidade incluir causas endócrinas, é pouco comum nos adultos não atribuir à sua gênese a desproporção entre o suprimento alimentar e o dispêndio energético. A obesidade tem sido reconhecida como um fator de risco na etiologia de diferentes doenças degenerativas associadas com a alta taxa de mortalidade, tais como: arteriosclerose, diabetes, hipertensão e outras. As alterações metabólicas que ocorrem no organismo de um indivíduo obeso podem estar relacionadas com a fase de maior acumulação de gordura corporal, geralmente decorrente de um balanço energético positivo. A seguir, o peso corporal estabiliza-se por algum tempo, caracterizando a fase em que o indivíduo obeso pode comer menos que um indivíduo não obeso e continuar com excessiva quantidade de gordura. Os valores acima de 20% de gordura corporal nos homens e 30% nas mulheres caracterizam a obesidade.

Os exercícios físicos são geralmente utilizados como complemento no tratamento da obesidade, pois a primeira forma de intervenção na quantidade de gordura corporal processa-se no aporte energético por meio de uma dieta adequada. Contudo, os programas de exercícios físicos poderão atuar no dispêndio energético e, consequentemente, no balanço energético negativo. Outra forma de atuação do exercício físico seria na preservação da massa muscular, sendo este, talvez, o melhor caminho para a manutenção da perda de peso, pois o tratamento somente por meio da dieta pode resultar em uma perda substancial de tecido muscular.

A ingestão de dieta rica em lipídios está associada com resistência à insulina. Tanto ácidos graxos insaturados como também os saturados podem causar resistência à insulina; contudo, a ingestão de gordura saturada é mais efetiva em induzir alterações na ação da insulina. Animais submetidos a uma dieta rica em lipídios apresentam hiperglicemia, hiperinsulinemia e dislipidemia. A ineficiência da oxidação de ácido graxo e o acúmulo dos depósitos de gordura no interior de órgãos-alvo à insulina são um dos possíveis mecanismos de resistência à insulina induzida por dieta rica em lipídios.

O treinamento físico de intensidade leve/moderada induz um aumento na taxa de oxidação de ácidos graxos intracelular e aumenta a sensibilidade de receptores para insulina. O músculo esquelético em contração também dispõe de uma ativação intracelular de translocação do GLUT-4 (transportador de glicose), por um mecanismo que envolve o aumento dos níveis de Ca^{+2}. O GLUT4 tem papel essencial no mecanismo de sinalização celular da insulina e sua expressão também é diminuída pela ingestão de dieta hiperlipídica. Há também estudos que mostram que o exercício físico de intensidade moderada (entre 60 e 70% do VO_{2max}) promove um aumento no conteúdo de citocromo C e das enzimas mitocondriais citrato sintase, succinato desidrogenase e malato desidrogenase. O efeito molecular do treinamento físico (nessa mesma faixa de intensidade) envolve o aumento da expressão do *peroxisome proliferator-activated receptor-gamma coactivator 1-alpha* (PGC1-alfa), um mediador de biogênese mitocondrial.

É importante notar que os efeitos favoráveis do treinamento físico permanecem enquanto o sujeito se mantém ativo. Tão logo as sessões de treinamento sejam interrompidas, as alterações moleculares retornam aos valores pré-exercício. A Figura 14.5 apresenta a relação entre nutrição, atividade física e o aparecimento de doenças metabólicas durante o desenvolvimento.

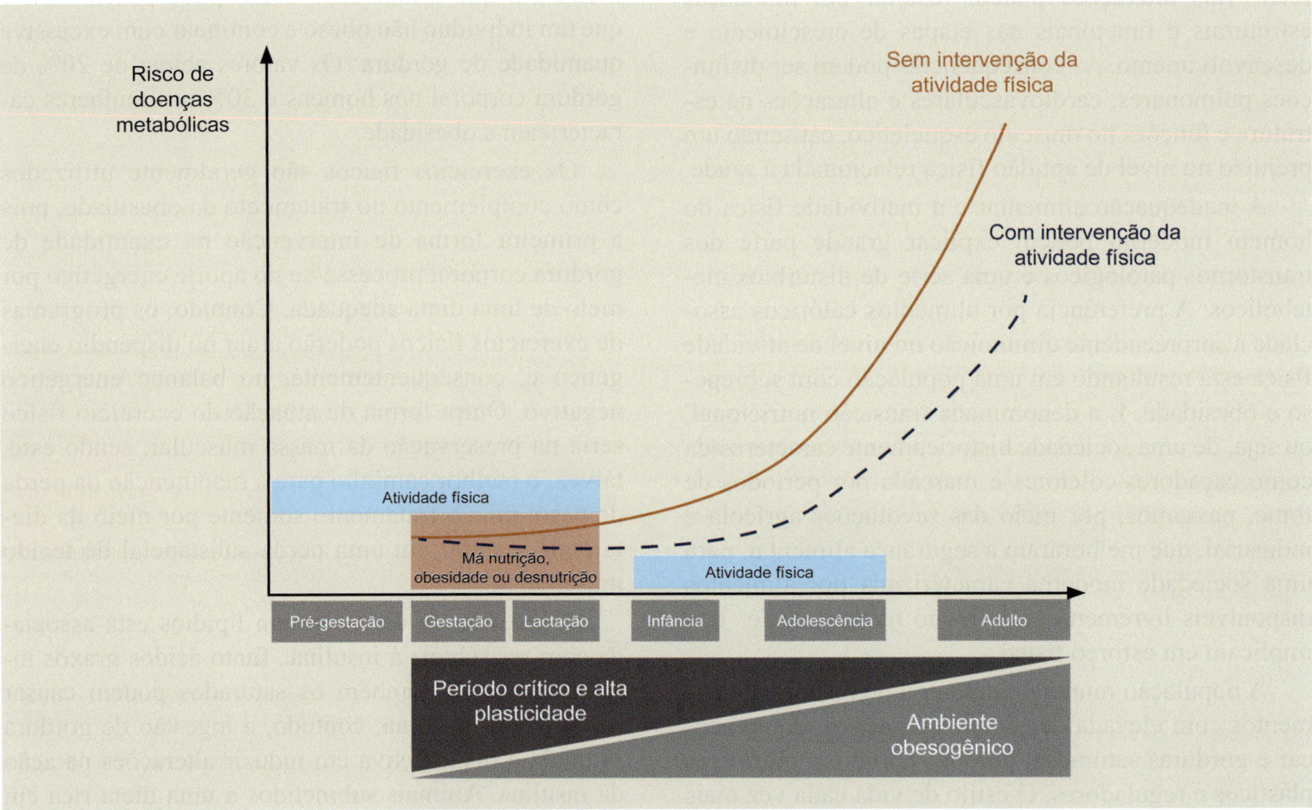

Figura 14.5 ► Influência do ambiente materno e neonatal (período crítico de alta plasticidade) sobre o aparecimento de doenças metabólicas na vida adulta. Diminuição dos riscos de doenças metabólicas na vida adulta se houver intervenção com atividade física na gestação, infância e adolescência.

REFERÊNCIAS

1. WHO. Global Strategy on Diet, Physical Activity and Health. [Acesso em 2018 abril 10]. Disponível em: http://www.who.int/dietphysicalactivity/pa/en/.
2. Amorim MF, dos Santos JA, Hirabara SM, Nascimento E, de Souza SL, de Castro RM et al. Can physical exercise during gestation attenuate the effects of a maternal perinatal low-protein diet on oxygen consumption in rats? Exp Physiol. 2009;94(8):906-13.
3. Leandro CG, Levada AC, Hirabara SM, Manhães-de-Castro R, De-Castro CB, Curi R, Pithon-Curi TC. A program of moderate physical training for Wistar rats based on maximal oxygen consumption. J Strength Cond Res. 2007;21(3):751-6.
4. Fragoso J, Lira AO, Chagas GS, Lucena Cavalcanti CC, Beserra R, de Santana-Muniz G et al. Maternal voluntary physical activity attenuates delayed neurodevelopment in malnourished rats. Exp Physiol. 2017 Nov 1;102(11):1486-99.

5. Santana Muniz G, Beserra R, da Silva Gde P, Fragoso J, Lira Ade O, Nascimento E et al. Active maternal phenotype is established before breeding and leads offspring to align growth trajectory outcomes and reflex ontogeny. Physiol Behav. 2014;129:1-10.
6. Randle PJ, garland PB, Hales CN, Newsholme EA. The glucose fatty-acid cycle. Its role in insulin sensitivity and the metabolic disturbances of diabetes mellitus. Lancet. 1963;1(7285):785-9.
7. Kerksick C, Harvey T, Stout J, Campbell B, Wilborn C, Kreider R et al. International society of sports nutrition position stand: nutrient timing. J Int Soc Sports Nutr. 2017;14:33.
8. de Ataide e Silva T, Di Cavalcanti Alves de Souza ME, de Amorim JF, Stathis CG, Leandro CG, Lima-Silva AE. Can carbohydrate mouth rinse improve performance during exercise? A systematic review. Nutrients. 2014;6(1):1-10.
9. Jäger R, Kerksick CM, Campbell BI, Cribb PJ, Wells SD, Skwiat TM et al. International Society of Sports Nutrition Position Stand: protein and exercise. J Int Soc Sports Nutr. 2017;14:20.
10. Ryan EJ, Kim CH, Fickes EJ, Williamson M, Muller MD, Barkley JE et al. Caffeine gum and cycling performance: a timing study. J Strength Cond Res. 2013;27(1):259-64.
11. Kreider RB, Kalman DS, Antonio J, Ziegenfuss TN, Wildman R, Collins R et al. International Society of Sports Nutrition position stand: safety and efficacy of creatine supplementation in exercise, sport, and medicine. J Int Soc Sports Nutr. 2017;14:18.
12. Zavorsky GS, Longo LD. Exercise guidelines in pregnancy: new perspectives. Sports Med. 2011;41(5):345-60.
13. Bauer PW, Broman CL, Pivarnik JM. Exercise and pregnancy knowledge among healthcare providers. J Womens Health (Larchmt). 2010;19(2):335-41.
14. Falcão-Tebas F, Bento-Santos A, Fidalgo MA, de Almeida MB, dos Santos JA, Lopes de Souza S et al. Maternal low--protein diet-induced delayed reflex ontogeny is attenuated by moderate physical training during gestation in rats. Br J Nutr. 2012;107(3):372-7.
15. Hatch MC, Shu XO, McLean DE, Levin B, Begg M, Reuss L et al. Maternal exercise during pregnancy, physical fitness, and fetal growth. Am J Epidemiol. 1993;137(10):1105-14.
16. Mota J, Guerra S, Leandro C, Pinto A, Ribeiro JC, Duarte JA. Association of maturation, sex, and body fat in cardiorespiratory fitness. Am J Hum Biol. 2002;14(6):707-12.
17. Tchamo ME, Santos MAM, Almeida MB, Silva AMMP, Leandro CG. Physical fitness and birth weight in young men from Maputo city, Mozambique. Brazilian Journal of Sports Medicine 2016;22(1):66-70.
18. Tchamo ME, Santos MAM, Almeida MB, Silva AMMP, Leandro CG. Deficits in anthropometric indices of nutritional status and motor performance among low birth weight children from Maputo City, Mozambique. Am J Hum Biol. 2017;29(3).
19. Rooney BL, Mathiason MA, Schauberger CW. Predictors of obesity in childhood, adolescence, and adulthood in a birth cohort. Matern Child Health J. 2011;15(8):1166-75.
20. Lopes AA, Tani G, Katzmarzyk PT, Thomis MA, Maia JA. Association between birth weight and neuromotor performance: a twin study. Scand J Med Sci Sports. 2014;24(3):e140-7.

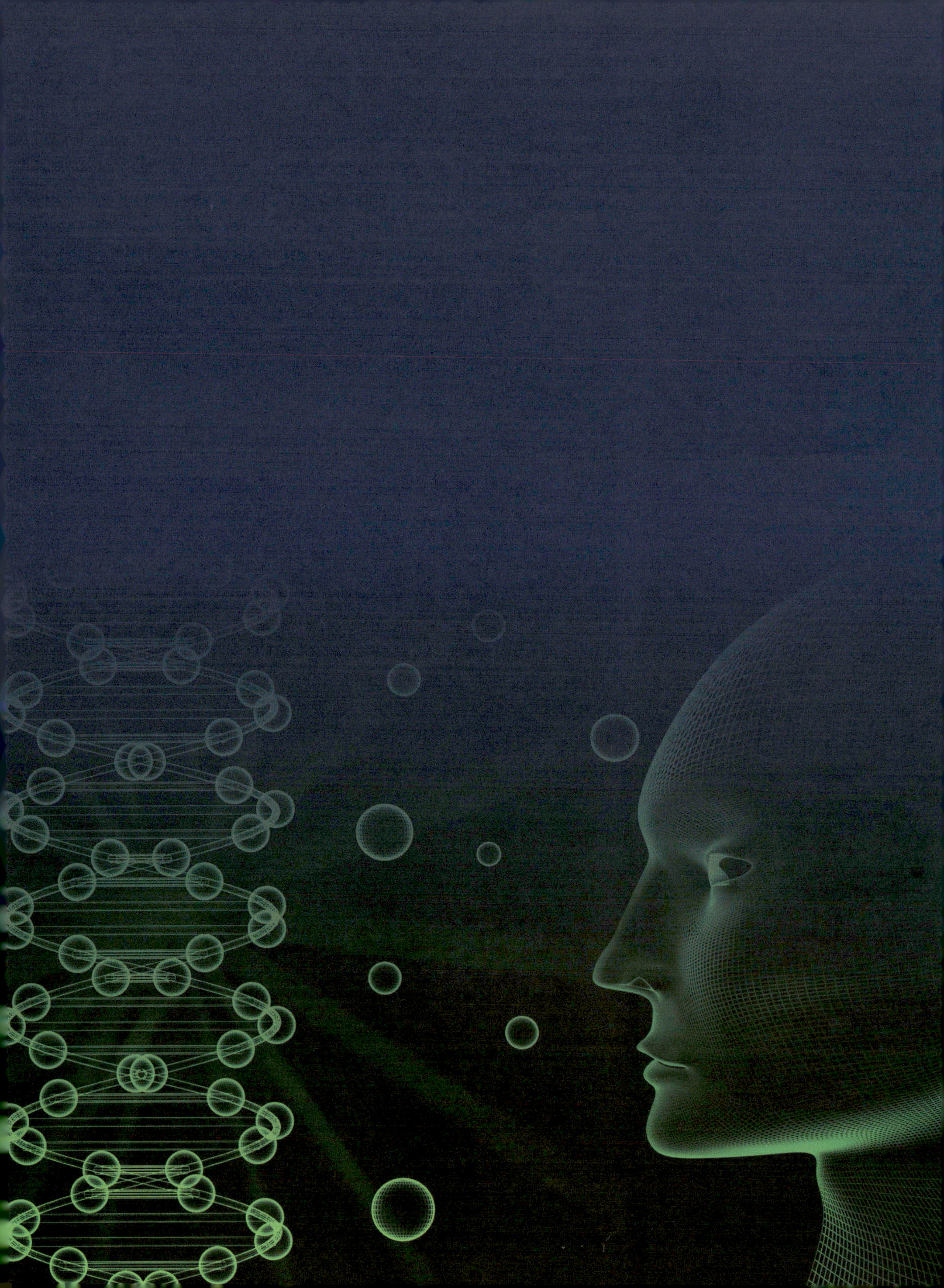

capítulo 15

Nutrição e Epigenética

Francisco Bolaños-Jiménez
Omar Guzmán-Quevedo
Rosalio Mercado Camargo
Héctor Urquiza Marín

INTRODUÇÃO

A ingestão de alimentos está associada, de maneira geral, ao fornecimento de nutrientes para satisfazer as necessidades de energia do corpo. No entanto, além de agir como fonte de energia, os nutrientes contidos nos alimentos atuam como moduladores das funções fisiológicas básicas do corpo por meio de diversos mecanismos, incluindo a estimulação ou a inibição da liberação de hormônios e a regulação da expressão genética. Como um exemplo do primeiro mecanismo de regulação, podemos citar a secreção de insulina induzida por glicose a partir de células pancreáticas ou a inibição da secreção da maioria dos hormônios da hipófise em condições de jejum. Para ilustrar o segundo mecanismo de ajuste, podemos citar a ação de alguns íons metálicos, tais como zinco e ferro, que modificam a transcrição e a tradução, respectivamente, de proteínas envolvidas em seus processos metabólicos correspondentes.

A descoberta da ação dos nutrientes sobre a expressão do gene tem dado origem a uma nova disciplina na área de nutrição, chamada nutrigenômica. Essa disciplina estuda os efeitos que os nutrientes têm sobre o genoma e, finalmente, sobre a fisiologia do organismo. O objetivo último da nutrigenômica é evitar, por meio de uma mudança nos hábitos alimentares, o início, a incidência, a progressão e/ou diminuir a gravidade das doenças crônicas como hipertensão, aterosclerose ou *diabetes mellitus* tipo 2.

Os nutrientes regulam a expressão dos genes por meio de diversos mecanismos, envolvendo, na maioria dos casos, a modificação do processo de transcrição do DNA. Um exemplo é a ativação direta da transcrição, por ácidos graxos, de várias enzimas envolvidas no metabolismo de lipídios, como resultado da sua interação com a família de receptores nucleares. Outro exemplo é a regulação da enzima málica no fígado pelos carboidratos. Os níveis de RNAm que codificam essa enzima são significativamente aumentados em resposta a uma dieta rica em carboidratos, não pelo aumento na transcrição, mas por uma diminuição da sua degradação (a estabilização do RNAm). Outro exemplo da regulação da transcrição pelos nutrientes é a estimulação da gluconeogênese para o aminoácido alanina, por meio da inibição da síntese da enzima piruvato desidrogenase, ou a ativação da síntese de proteínas pelo triptofano via ligação a um receptor de membrana nuclear que facilita a passagem do RNAm para o citoplasma.

Os mecanismos de regulação da expressão genética pelos nutrientes apenas mencionados são de curta duração e estão associados, na maioria dos casos, ao metabolismo dos próprios nutrientes. Os nutrientes, no entanto, podem induzir mudanças de expressão do gene de forma permanente ou em longo prazo. Isso se dá não por interferência dos processos de transcrição do DNA, mas pela alteração da organização estrutural da cromatina. Essas alterações, conhecidas pelo nome genérico de modificações epigenéticas, desempenham um papel importante no desenvolvimento de várias doenças, incluindo câncer e hipertensão arterial, bem como obesidade e diabetes. Estudos recentes indicam que a modulação epigenética da expressão do gene pode também ser a origem do alto risco de desenvolver obesidade e síndrome metabólica na idade adulta, induzida por um ambiente nutricional desequilibrado durante o desenvolvimento perinatal.

Neste capítulo, serão descritos brevemente os mecanismos de regulação epigenética da expressão gênica por nutrientes, focando a atenção sobre a relação entre esses mecanismos e o fenômeno da programação metabólica ou programação nutricional.

REGULAÇÃO EPIGENÉTICA DA EXPRESSÃO GÊNICA

O termo epigenética foi formulado originalmente por Conrad Waddigton em 1940 para definir "o ramo da biologia que estuda as relações de causa e efeito entre genes e seus produtos, apresentando o fenótipo".[1] Ao longo dos anos, o conceito de epigenética foi refinado e é usado hoje para indicar todo o processo de expressão e transmissão da informação genética, incluindo o modo geracional,[2] por meio de mecanismos que não afetam a sequência do DNA, mas a organização estrutural da cromatina.[3,4]

A regulação epigenética da expressão genética desempenha um papel fundamental na transdução funcional da informação contida no genoma. Todas as células do nosso corpo contêm a mesma informação genética, isto é, o mesmo genoma. No entanto, as características morfológicas e funcionais de uma célula do pâncreas, por exemplo, são muito diferentes das de uma célula muscular. O que torna uma célula diferente da outra, portanto, não é a informação genética que ela contém, mas a informação genética que expressa. A expressão diferencial de uma população de genes de uma célula para outra, e até mesmo de um estágio de desenvolvimento para outro, é controlada por processos epigenéticos que incluem dois mecanismos principais: a metilação do DNA e modificações pós-tradução de histonas (Figura 15.1).

Metilação do DNA

A metilação do DNA é a adição de um grupo metil aos resíduos de citosina do DNA. Essa mudança ocorre geralmente em citosinas, que são seguidas por uma guanina (dinucleotídeo CpG) e, na maior parte das vezes, leva à inibição da expressão dos genes, impedindo di-

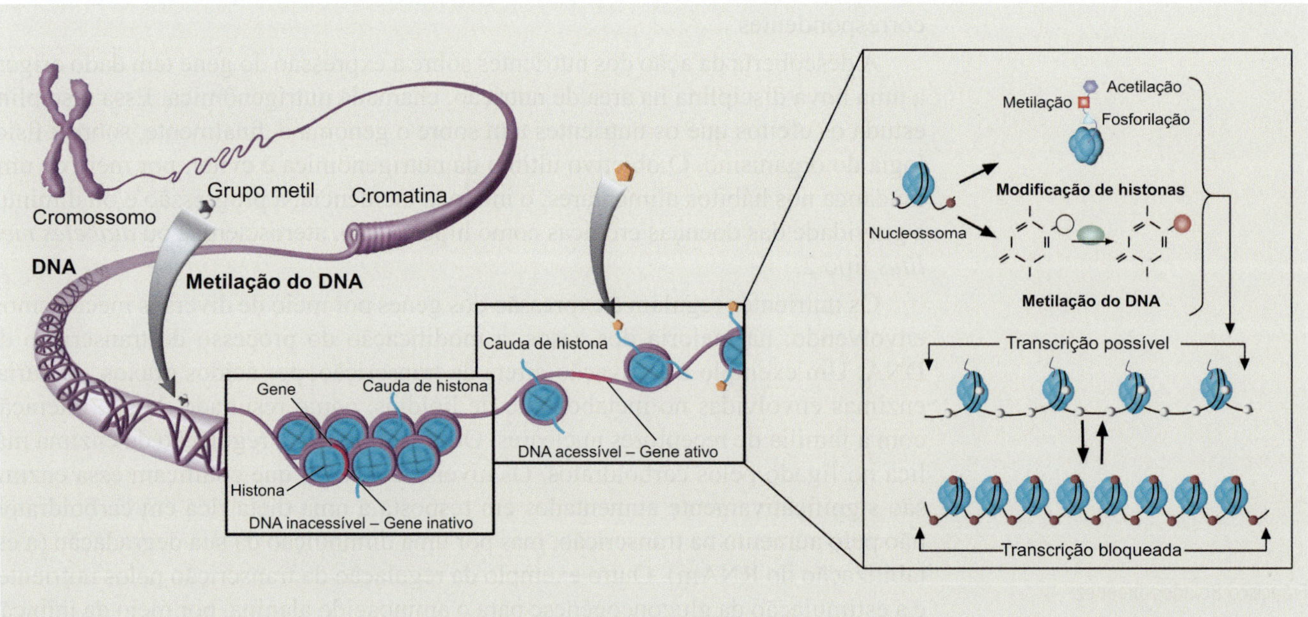

Figura 15.1 ► Representação esquemática dos dois principais mecanismos envolvidos na regulação epigenética da expressão gênica.

retamente a ligação de fatores de transcrição, ou ainda pelo recrutamento de complexos de proteínas que, por sua vez, irão impedir a ligação de fatores de transcrição do DNA. Nos genomas de mamíferos, as sequências CpG localizam-se sobretudo dentro dos sítios promotores ou primeiros éxons de genes em regiões do genoma chamadas ilhas CpG. Em humanos, essas ilhas cobrem cerca de 0,7% do genoma e 60% das regiões dos promotores estão associados com as ilhas CpG. No entanto, em termos globais, a percentagem de sequências CpG é muito baixa em razão da transformação espontânea da 5-metil citosina em timina.

A metilação do DNA desempenha um papel essencial no processo de "*imprinting*" parental, o mecanismo pelo qual a expressão do gene, a partir de mamíferos fêmeas, de um dos cromossomas X, é abolida para compensar a diferença na dosagem de gene entre os machos (XY) e fêmeas (XX).[5] De fato, após a fertilização, o DNA do zigoto é submetido à desmetilação maciça, de tal modo que o DNA do embrião não contenha substancialmente nenhum grupo metil. Essa hipometilação é a causa da totipotência de células-tronco embrionárias. Essa onda maciça de desmetilação, pouco depois seguida pela metilação *de novo* do genoma, estabelece um perfil de metilação específico em cada célula, que tem o efeito de bloquear a expressão de determinados genes e, portanto, a diferenciação de células e tecidos.[6] Na maioria dos casos, o padrão de metilação do DNA estabelecida durante a embriogênese é mantida com alta fidelidade durante a vida.[7]

Modificações pós-tradução das histonas

O genoma ocorre dentro do núcleo da célula como um complexo de nucleoproteínas, a cromatina que, além do DNA, contém proteínas globulares designadas histonas. Foi por meio de sua interação com histonas que o DNA, com comprimento de dois metros, pôde ser armazenado dentro de um núcleo celular de poucos mícrons de diâmetro. A unidade básica da cromatina é o nucleossomo, composto por um octâmero que consiste em duas cópias de cada uma das histonas H2A, H2B, H3 e H4, em torno do qual é enrolado um fragmento de 147 pares de bases de DNA. Em certas regiões do genoma, as histonas H2A, H2B e H3 podem ser substituídas por "variantes" de histonas, que são diferentes da histona canônica. No entanto, para que um gene possa ser transcrito e, assim, expresso, primeiro é necessário que o DNA correspondente à sua região promotora seja acessível a fatores de transcrição. Além da metilação do DNA, essa acessibilidade é controlada pela modificação pós-tradução das histonas. As histonas podem sofrer diversas modificações pós-tradução em sua parte N-terminal, incluindo a adição de grupos metil, acetil, fosfato e ubiquitina.[8] Essas alterações podem modificar sua afinidade para o DNA, levando a uma alteração na conformação da cromatina que promove (eucromatina) ou, pelo contrário, impede (heterocromatina), o acesso de fatores de transcrição para as regiões promotoras do gene.[9]

Ao contrário da metilação do DNA, que geralmente leva à inibição da transcrição, as modificações pós-tradução das histonas podem levar a um aumento ou uma diminuição na expressão de um gene com base no perfil de modificações pós-tradução das histonas, o código histona,[7,8] associado com seu promotor (Figura 15.2). A fosforilação da histona H3 em serina 10, por exemplo, está associada ao aumento na transcrição, ao passo que a metilação da mesma histona em lisina 9 é característica da cromatina inativa. No entanto, o efeito de um tipo de modificação pós-tradução de histonas na transcrição não é fixo e pode variar dependendo do contexto celular. Assim, a trimetilação da histona H3 em lisina 4 (H3K4me3) é tipicamente associada com a ativação da transcrição,[10] contudo, quando o DNA é danificado, essa mesma alteração inibe a transcrição por meio do recrutamento de um complexo repressivo formado por mSin3a e a histona deacetilase 1.[11] Estudos recentes também mostraram que a trimetilação da histona H3 em lisina 4 permite o reconhecimento e facilita a formação de complexos antígeno-anticorpo, interagindo com a recombinase RAG1/2 V (D) J.[12] Além disso, a modificação epigenética H3K4me3 pode ter ação positiva ou negativa sobre a transcrição. Assim, as modificações pós-tradução das histonas não têm valor preditivo se não considerarmos o contexto celular. Nesse sentido, o código da histona é "contexto específico", em analogia à regulação da transcrição.[13] Os nutrientes podem modular a expressão epigenética por intermédio da sua capacidade de atuar como um doador de grupos metil, como é o caso do ácido fólico, por exemplo, ou como moléculas ligantes de fatores de transcrição (Tabela 15.1).[14]

É importante notar que a metilação do DNA e modificações pós-tradução das histonas não são processos independentes. Diversas evidências experimentais mostram que esses dois mecanismos epigenéticos são acoplados e muitas vezes agem em concerto. De fato, repressores de domínio MBD (Metil-CpG-*-binding domain*), que se ligam especificamente ao grupo metil do DNA, são capazes de recrutar a Histona Deacetilase (HDAC) em sequências genômicas misturadas, as quais têm o efeito de deacetilar histonas e manter uma estrutura de cromatina condensada re-

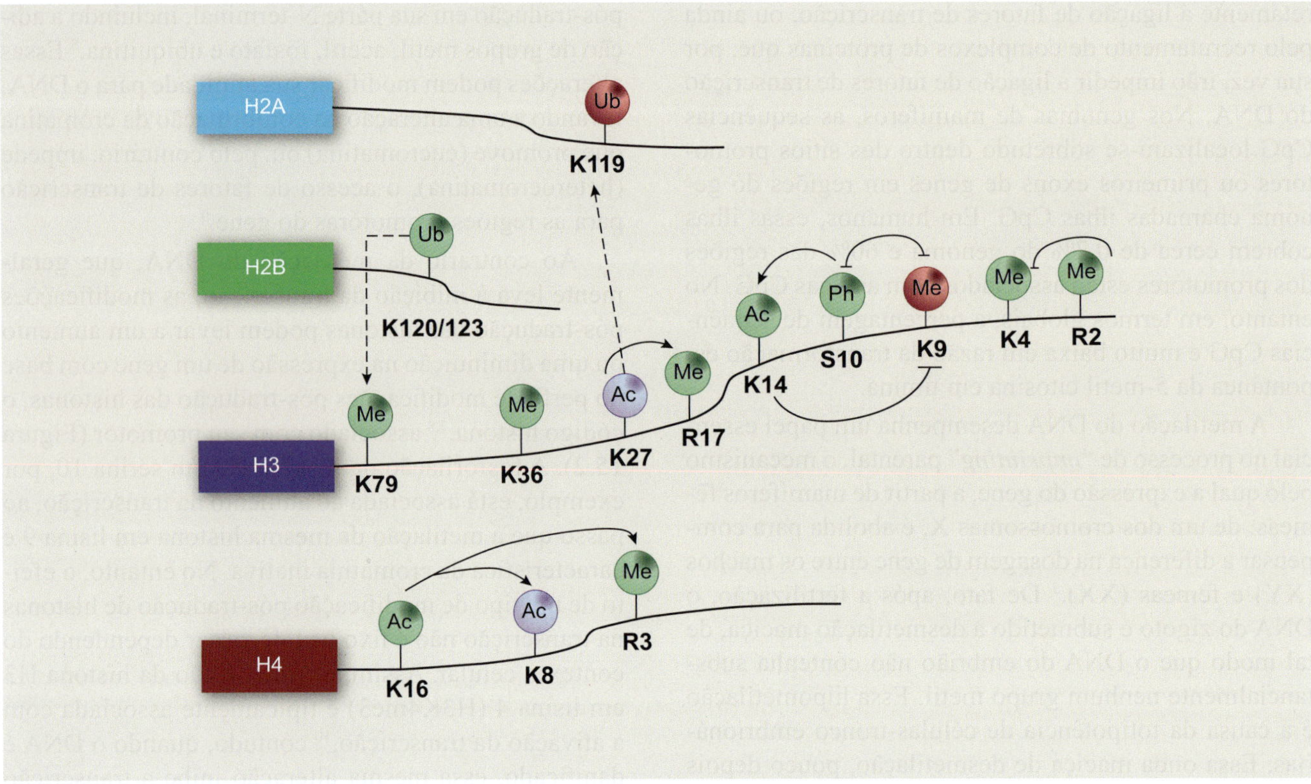

Figura 15.2 ► Ilustração das modificações pós-tradução das histonas e do seu efeito sobre a transcrição. Em contraste com a metilação do DNA, as modificações pós-tradução das histonas podem ativar ou inibir a transcrição dependendo de outras modificações pós-tradução presentes no promotor do gene, bem como do contexto celular. Na figura, as modificações pós-tradução das histonas associadas com um aumento da transcrição aparecem coloridas de verde, ao passo que as modificações associadas com a inibição de transcrição estão coloridas de vermelho. A figura também ilustra algumas das interações entre os diferentes resíduos de histona identificados até agora.

Tabela 15.1 Exemplos de modificações epigenéticas induzidas por nutrientes e os processos fisiológicos que afetam.

Nutriente	Modificação epigenética	Função fisiológica afetada
Ácido fólico	Metilação do DNA	Desenvolvimento embrionário, envelhecimento, resposta imune
Colina	Metilação do DNA Metilação de histonas	Desenvolvimento embrionário, aprendizagem e memória
Álcool	Metilação do DNA	Desenvolvimento embrionário
Curcumina	Acetilação de histonas	Desenvolvimento embrionário, envelhecimento, obesidade, resistência à insulina
Resveratrol	Acetilação de histonas	Inflamação
Restrição nutricional	Metilação do DNA, acetilação e metilação de histonas	Obesidade, resistência à insulina
Alimento hipercalórico	Metilação do DNA, acetilação de histonas	Obesidade, resistência à insulina

primindo assim a transcrição.[15,16] Foi também demonstrado que as enzimas DNA metilases Dnmt1, Dnmt3a e Dnmt3b interagem com a histona deacetilase e que seu efeito repressor é potencializado pela tricostatina A, um inibidor específico das HDACS.[17-20] Finalmente, a metilação da lisina 9 pelas metiltransferases da histona (HMT), cria uma ligação local para o repressor HP1 (proteína 1 de heterocromatina), uma proteína associada com a formação da heterocromatina. Em mamíferos, Dnmt1 e Dnmt3a interagem com a proteína HP1 e estão associados a uma atividade de metilação de histonas H3 em lisina 9. Esse trabalho indica que a metilação do DNA depende da metilação de histonas. Note, no entanto, que a relação inversa parece também ser verdade, a saber que a metilação do DNA pode facilitar a metilação das histonas. Assim, experiências de Imunoprecipitação da Cromatina (ChIP), realizadas em células de repressor induzível MeCP2, que se liga especificamente ao DNA metilado, indicam que a presença de MeCP2 é necessária para a metilação em lisina 9 da histona H3 no caso da impressão de um gene.[21] Tomados em conjunto, esses estudos sugerem a existência de um circuito de controle entre a metilação do DNA e a metilação das histonas, o que teria o efeito de manter e propagar o estado epigenético repressivo da cromatina nas sucessivas divisões celulares.

EFEITOS EM LONGO PRAZO DA NUTRIÇÃO NA EXPRESSÃO GÊNICA. BASES MOLECULARES DA PROGRAMAÇÃO METABÓLICA

Desnutrição perinatal e obesidade
O conceito de programação metabólica

Muitos estudos epidemiológicos em seres humanos indicam que os bebês com baixo peso ao nascer (peso a termo < 2,5 kg), têm um risco aumentado de desenvolver obesidade, diabetes tipo 2 e doença cardiovascular.[22] Essas observações epidemiológicas deram origem à hipótese da "programação" metabólica.[22,23] De acordo com essa hipótese, em um corpo malnutrido durante o processo de desenvolvimento, o metabolismo é alterado para que as chances de sobrevivência sejam maximizadas. Em primeiro lugar, há uma distribuição seletiva de nutrientes para preservar o crescimento do cérebro em detrimento de outros órgãos. Depois, há uma "programação", levando a adaptações metabólicas que lhe permitam sobreviver em condições de restrição alimentar. No entanto, quando a pressão de seleção desaparece e o corpo é superalimentado ou submetido a um desequilíbrio nutricional, a incompatibilidade entre a programação fisiológica e novas condições nutricionais gera a síndrome metabólica, resultando em diminuição da tolerância à glicose, hipertensão e um aumento do nível de triglicérides (Figura 15.3).

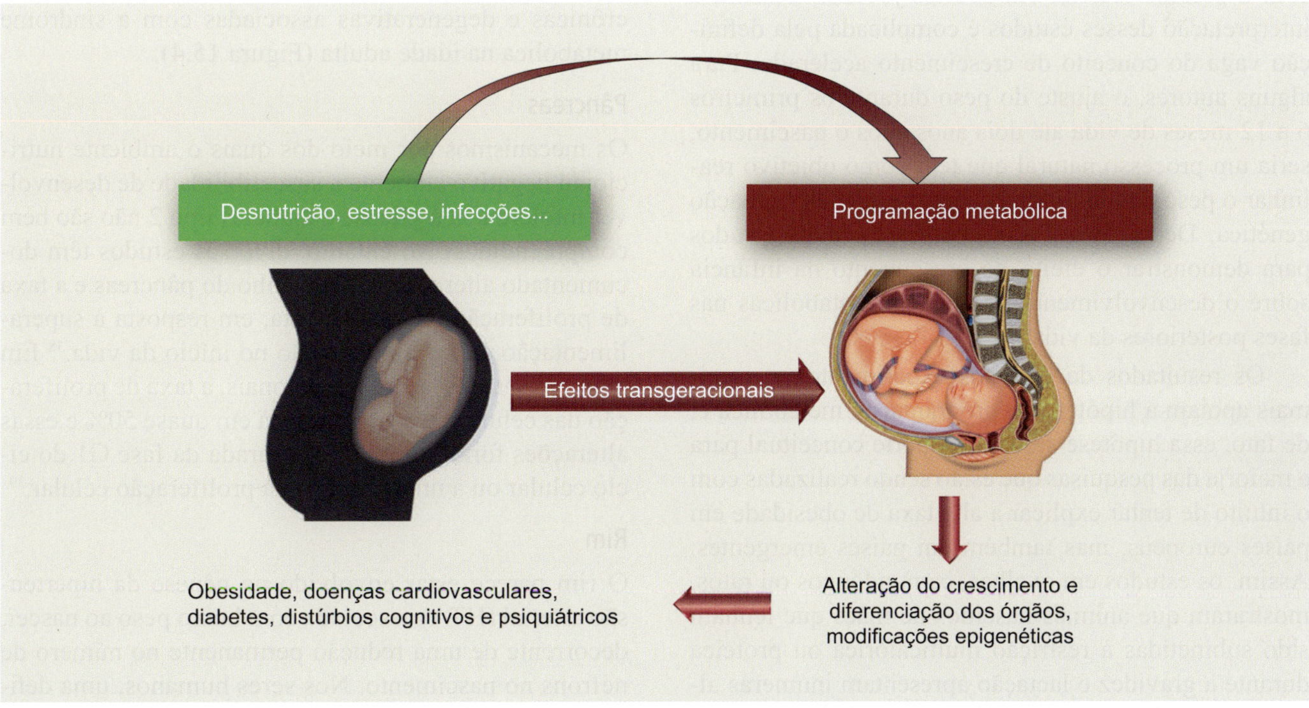

Figura 15.3 ▶ Ilustração esquemática da hipótese programação metabólica.

A programação de circuitos neurais também tem sido sugerida para explicar a predisposição à obesidade em indivíduos expostos a estímulos de estresse durante o desenvolvimento pré e/ou pós-natal.[24]

Curiosamente, diversos estudos epidemiológicos têm mostrado que os indivíduos que nascem com um peso elevado tendem a possuir um IMC maior na idade adulta.[25,26] Esses indivíduos também tendem a acumular massa de gordura abdominal.[26,27] Sabe-se também que o fumo durante a gravidez é correlacionado com o desenvolvimento da obesidade em crianças e adolescentes, provavelmente em decorrência do baixo peso ao nascer.[28,29]

Crescimento acelerado

Inúmeros estudos sugerem que o risco, entre as crianças nascidas com baixo peso, de desenvolver doenças metabólicas na vida adulta, é aumentado pelo crescimento acelerado (*catch up growth*) durante a infância. De fato, estudos epidemiológicos em uma coorte de crianças indianas, que foram seguidas dos 2 aos 12 anos de idade, mostraram que as crianças nascidas com um peso abaixo do padrão e se tornaram grandes na infância, apresentaram um maior risco de desenvolver diabetes tipo 2.[30-32] Resultados semelhantes foram relatados em uma coorte de crianças inglesas de 10 anos.[30] No entanto, dois estudos realizados na Inglaterra demonstraram que o ajuste do peso durante os primeiros seis meses de vida não se correlaciona diretamente com a pressão arterial em adultos jovens.[33] Assim, a interpretação desses estudos é complicada pela definição vaga do conceito de crescimento acelerado. Para alguns autores, o ajuste do peso durante os primeiros 6 a 12 meses de vida até dois anos após o nascimento, seria um processo natural que tem como objetivo realinhar o peso dos indivíduos com sua predeterminação genética. Dessa forma, são necessários mais estudos para demonstrar o efeito do crescimento na infância sobre o desenvolvimento de doenças metabólicas nas fases posteriores da vida.[34]

Os resultados de diversos experimentos em animais apoiam a hipótese de programação metabólica e, de fato, essa hipótese serve de suporte conceitual para a maioria das pesquisas que estão sendo realizadas com o intuito de tentar explicar a alta taxa de obesidade em países europeus, mas também em países emergentes. Assim, os estudos em ovelhas, camundongos ou ratos, mostraram que animais nascidos de mães que tenham sido submetidas à restrição multicalórica ou proteica durante a gravidez e lactação apresentam inúmeras alterações fisiológicas associadas com a síndrome metabólica, incluindo resistência à insulina, insensibilidade aos efeitos da leptina, acúmulo de gordura no fígado (esteatose), hipertensão e hiperlipidemia.

Mecanismos fisiológicos da programação metabólica

Graças a estudos em diversas espécies animais, os mecanismos fisiopatológicos da programação metabólica foram apreendidos. Assim, tem-se observado que vários tecidos são "alvos" preferidos da programação metabólica, incluindo o pâncreas, fígado, músculo, rim, tecido adiposo, o eixo HPA (hipotálamo, pituitária e adrenal) e o hipotálamo.[35] Diversos modelos animais de programação metabólica foram estabelecidos, e todos eles são baseados em uma mudança na ingestão nutricional em diferentes períodos do desenvolvimento, incluindo restrição calórica, diminuição do teor de proteínas do alimento, ligadura da artéria uterina, diabetes gestacional e uma dieta hipercalórica. Quanto às espécies de animais, os roedores e em particular o rato, são de longe os mais usados. Outras espécies, que têm a vantagem de taxas de crescimento pré e pós-natal semelhantes àquelas do homem, como ovelhas e porcos, também foram utilizados. Em cada um desses modelos, alterações no desenvolvimento dos órgãos e consequências fisiológicas e patológicas em longo prazo foram registradas.[36,37] Os resultados de todas as experiências com animais são consistentes com a existência de um vínculo de causa e efeito entre as condições de estresse e desnutrição no útero, ou durante o período inicial do desenvolvimento e o alto risco de doenças crônicas e degenerativas associadas com a síndrome metabólica na idade adulta (Figura 15.4).

Pâncreas

Os mecanismos por meio dos quais o ambiente nutricional negativo aumenta a suscetibilidade de desenvolver intolerância à glicose e diabetes tipo 2 não são bem compreendidos. No entanto, diversos estudos têm documentado alterações no tamanho do pâncreas e a taxa de proliferação de células beta, em resposta à superalimentação ou subalimentação no início da vida.[38] Em algumas manipulações nutricionais, a taxa de proliferação das células beta foi reduzida em quase 50% e essas alterações foram atribuídas à parada da fase G1 do ciclo celular ou a uma redução na proliferação celular.[39]

Rim

O rim parece estar envolvido na gênese da hipertensão arterial (HTA) associada com baixo peso ao nascer, decorrente de uma redução permanente no número de néfrons no nascimento. Nos seres humanos, uma deficiência nefrótica em cerca de 35% tem sido demonstrada em crianças com crescimento intrauterino retardado.

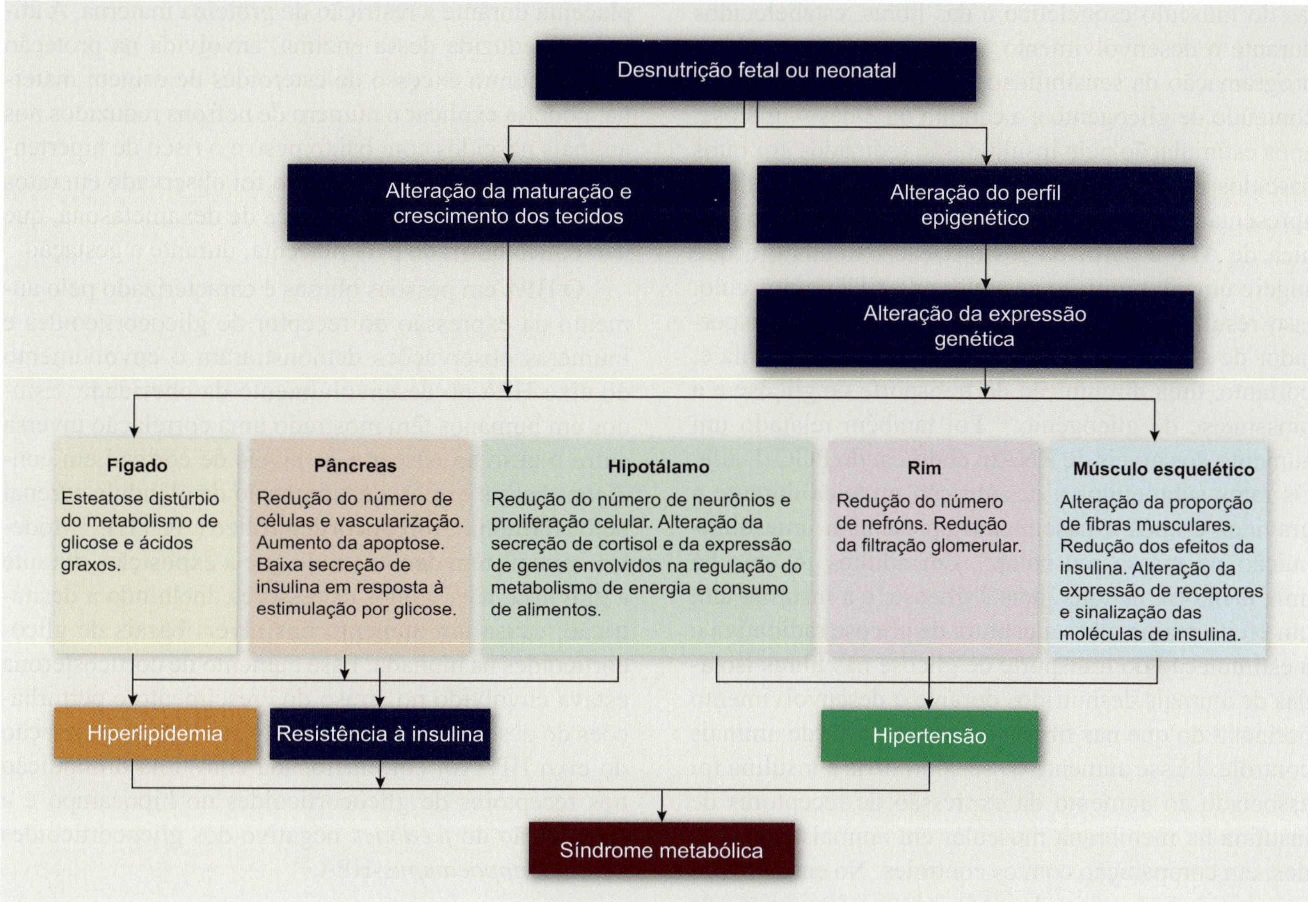

Figura 15.4 ► Resumo das alterações funcionais induzidas pela desnutrição durante o desenvolvimento perinatal.

A suscetibilidade à hipertensão e ao desenvolvimento de lesões glomerulares que causam comprometimento da função renal em adultos, parece estar relacionada com a redução do número de néfrons adquiridos no útero, e não na idade adulta. Os adultos com hipertensão têm um número significativamente reduzido de néfrons. A superalimentação pós-natal, sobretudo com proteínas, parece estar relacionada com uma maior suscetibilidade à glomerulosclerose pelo *hyperfiltration* adicional que induz.[40,41]

Fígado

Em ratos fêmeas grávidas, a ligadura da artéria uterina durante os últimos estágios da gravidez causa uma diminuição no peso corporal da ninhada e diabetes na vida adulta. No fígado, a fosforilação oxidativa é diminuída, resultando em diminuição da produção hepática de ATP.[42] Essas alterações estão associadas com níveis aumentados de RNAm que codifica a expressão do transportador de glicose GLUT-1. O nível de expressão do fator de corregulação da transcrição PGC-1-alfa também é aumentado, provocando uma alteração na expressão de diversos genes que codificam enzimas-chave na regulação do metabolismo da glicose, tais como glucose-6-fosfatase, fosfenolpiruvato carboxiquinase (PEPCK) e frutose-1-6-bisfosfatase. Por meio da alteração da produção de glicose, a superexpressão do PGC-1-alfa irá contribuir para o desenvolvimento da resistência à insulina.[43] Dados obtidos em animais com baixo peso ao nascer (RCIU), mostram que a oxidação de ácidos graxos por betaoxidação no fígado é reduzida, e que essa redução está associada com um aumento na biossíntese de ácidos graxos. Isso se traduz em um aumento de triglicérides fornecidos por esse órgão.[44] A diminuição na proliferação de hepatócitos e no crescimento do fígado também foram relatados em ninhadas de mães alimentadas com uma dieta de baixa proteína durante a gestação.[45,46]

Músculo esquelético

Tendo em vista que o músculo é o principal local de utilização da glicose pós-prandial, não surpreende que as alterações na massa muscular, o tipo, o padrão de crescimento e as características funcionais das células do músculo esquelético e das fibras, estabelecidos durante o desenvolvimento, sejam importantes para a programação da sensibilidade à insulina e diabetes. O conteúdo de glicogênio e a captura da 2-desoxiglicose, após estimulação pela insulina, são reduzidos em ratos nascidos com baixo peso.[47] Mitocôndrias musculares apresentam defeitos associados com uma redução crônica de ATP a partir da fosforilação oxidativa, o que sugere uma diminuição na síntese de ATP no músculo. Isso resultaria no recrutamento reduzido do transportador de glicose GLUT4 para a superfície da célula e, portanto, uma diminuição do transporte de glicose e a biossíntese de glicogênio.[48] Foi também relatado um aumento dos níveis de RNAm codificando PGC-1-alfa. Os ratos submetidos à desnutrição proteica durante a gravidez e após o nascimento apresentam uma diminuição na massa muscular.[49] Em adultos jovens, há uma melhoria na tolerância à glicose, e a insulina tem um efeito maior sobre a captura de glicose radioativa e a estimulação do transporte de glicose nas fibras isoladas de animais desnutridos durante o desenvolvimento perinatal do que nas fibras isoladas a partir de animais controle.[47] Esse aumento da sensibilidade à insulina foi associado ao aumento da expressão de receptores de insulina na membrana muscular em animais desnutridos, em comparação com os controles. No entanto, nos animais com 15 meses de idade, há uma diminuição da sensibilidade à insulina e da absorção da glicose. Essa redução não foi associada com níveis de expressão alterados do receptor de insulina ou do transportador GLUT 4, o que sugere a presença de um defeito na via de sinalização intracelular da insulina.[50]

Sistema renina-angiotensina (RAS) e eixo hipotalâmico--hipofisário (HPA)

O sistema renina-angiotensina e o eixo hipotalâmico hipofisário estão envolvidos na programação fetal de um maior risco de hipertensão, quando o animal nascido com baixo peso sofre de subnutrição materna (global ou proteína) durante a gestação. A restrição moderada de proteína materna (8% *versus* 20% de consumo de proteína), durante o período fetal e neonatal, provoca uma redução na expressão de componentes de RAS (RNAm e proteínas) no rim, associada com uma redução no número de nefróns e elevação da pressão sanguínea.[51] Na idade adulta, existe uma hiperatividade do RAS, como mostra a reversibilidade de certas formas de hipertensão observada sob o efeito de inibidores de enzima conversora da angiotensina. O envolvimento do eixo HPA pode estar relacionado com a atividade reduzida da 11-beta-hidroxi-desidrogenase tipo 2 na placenta durante a restrição de proteína materna. A atividade reduzida dessa enzima, envolvida na proteção do feto contra excesso de esteroides de origem materna, poderia explicar o número de nefróns reduzidos nos animais nascidos com baixo peso e o risco de hipertensão na idade adulta. Esse efeito foi observado em ratos durante a administração crônica de dexametasona, que não é metabolizada pela placenta, durante a gestação.

O HPA em pessoas obesas é caracterizado pelo aumento da expressão do receptor de glicocorticoides e inúmeras observações demonstraram o envolvimento do eixo HPA no desenvolvimento da obesidade. Estudos em humanos têm mostrado uma correlação inversa entre o peso ao nascer e os níveis de cortisol em condições basais e após a estimulação da glândula adrenal pelo Hormônio Adrenocorticotrófico (ACTH).[52] Modelos animais têm demonstrado que a exposição, durante a gravidez, a estímulos estressores, incluindo a desnutrição, causa um aumento nos níveis basais de glicocorticoides na ninhada. Esse aumento de corticosterona estava envolvido no atraso do crescimento e perturbações do desenvolvimento do eixo HPA. A programação do eixo HPA foi correlacionada com uma diminuição nos receptores de glicocorticoides no hipocampo e a diminuição do *feedback* negativo dos glicocorticoides no eixo *hippocampus*-HPA.[53]

Sistema cardiovascular

Diferentes sistemas e órgãos são afetados por mecanismos de programação de risco cardiovascular precoce. A ligação molecular entre a obesidade, sobretudo a obesidade visceral, e doença vascular, não é clara. Hipertensão, diabetes e dislipidemia podem ser fatores independentes de risco para doença cardiovascular.[54] O tecido adiposo, por meio da secreção de vários fatores, incluindo resistina, leptina, TNF-alfa, adiponectina e IL-6, contribui para o desenvolvimento de problemas coronários agudos. Todos esses fatores causam um estado pró-inflamatório em pacientes obesos e estão associados com a resistência à insulina e doença cardiovascular. A leptina contribui para o desenvolvimento de hipertensão, provavelmente em decorrência da ativação do sistema nervoso simpático.

Mecanismos vasculares diretos estão também envolvidos na programação precoce da hipertensão (HTA). Alterações do fluxo vascular no período perinatal podem induzir modificações na elasticidade arterial em longo prazo. Isso foi observado em crianças nascidas com uma artéria umbilical única e na síndrome de transfusão intergemelar Em diversos estudos recentes, a matriz arterial em recém-nascidos prematuros foi reduzida em comparação àquela de crianças nascidas a termo, alteração que persiste durante a maturação pós-natal.[55] Essas modificações parecem estar relacionadas com a remodelação da parede arterial e podem progredir para hipertensão. Durante o desenvolvimento, os componentes elásticos se acumulam na parede vascular. Esse mecanismo poderia ser impedido pelo nascimento prematuro ou restrição do crescimento. Além disso, diversos estudos clínicos e experimentais têm demonstrado que a vasodilatação dependente do endotélio é prejudicada em longo prazo nos bebês de baixo peso.

Cérebro

O cérebro desempenha um papel central na regulação da ingestão de alimentos e preferências alimentares, e aceita-se que o desenvolvimento de estruturas que regulam a ingestão alimentar e o balanço energético são sensíveis ao ambiente nutricional perinatal.[56] Mais dados da literatura mostram que o ambiente nutricional durante o período perinatal do desenvolvimento tem consequências em longo prazo sobre a função das redes neuronais que regulam a ingestão de alimentos, de modo que os mecanismos de regulação do comportamento alimentar, o equilíbrio de energia e, finalmente, o peso corporal, são modificados ao longo da vida.[56] Os estudos em ratos, por exemplo, demonstraram que a sobrealimentação durante as etapas pré-natais ou pós-natais do desenvolvimento leva à hiperfagia e obesidade em três semanas de vida.[57] Da mesma forma, os ratos de mães diabéticas ou que foram submetidos à superalimentação por meio da redução do número de filhotes na ninhada, apresentaram um aumento na expressão do peptídio orexigênico neuropeptídio Y (NPY) e galanina nas três primeiras semanas de vida.[58] Outros estudos, também utilizando o rato como modelo experimental, têm mostrado que a desnutrição proteica durante a gestação e a lactação provoca alterações estruturais no núcleo ventromedial (VMH), arqueado (ARC) e paraventricular (PVN) do hipotálamo.[59] Tem sido sugerido que as preferências alimentares podem ser estabelecidas durante as fases iniciais da vida.[60] Em concordância com essa proposta, os ratos alimentados com uma dieta pobre em proteína durante a gestação desenvolvem uma preferência por alimentos com alto teor de gordura, sendo tais efeitos mais pronunciados no gênero feminino.[61] Assim, a programação da preferência por alimentos saborosos, geralmente ricos em gorduras e hidratos de carbono, promove um excesso de ingestão alimentar e aumento do peso corporal.

DIMORFISMO SEXUAL E PROGRAMAÇÃO METABÓLICA

Inúmeros estudos indicam que a severidade dos distúrbios fisiológicos induzidos por desnutrição perinatal pode variar de acordo com o sexo.[62,63] Entre os bebês de baixo peso ao nascer, por exemplo, o risco de desenvolver hipertensão e hiperinsulinemia é maior em espécimes de macho.[64] Também foi relatado que somente fêmeas nascidas de mães alimentadas com uma dieta pobre em proteínas durante a gravidez têm um aumento na ingestão de alimentos e na massa de gordura abdominal.[61] Da mesma forma, ratas submetidas à restrição multicalórica durante a gestação apresentam um nível de gordura maior do que o dos machos.[65] Além disso, ratas gestantes alimentadas com uma dieta com alto teor de gordura darão origem a fêmeas com alterações cardiovasculares mais graves do que os machos da mesma ninhada.[66]

As diferentes alterações induzidas pela desnutrição perinatal por sexo podem ser atribuídas ao dimorfismo sexual, isto é, todas as diferenças fisiológicas e fenotípicas mais ou menos marcadas entre machos e fêmeas da mesma espécie. Na base do dimorfismo sexual, estão diversos processos moleculares e genéticos, que incluem a expressão de genes codificados por uma região específica do cromossomo Y (*sex determining region* Y, SRY), a inativação do cromossomo X por mecanismos epigenéticos, a atuação de hormônios esteroides (androgênicos e estrogênicos) e a regulação da expressão de receptores esteroides.[67] Esses processos ocorrem durante três estágios de desenvolvimento extremamente sensíveis a influências ambientais, ou seja, os períodos de desenvolvimento intrauterino e neonatal e a puberdade.

Sobre o dimorfismo cerebral, considera-se de forma clássica que as diferenças sexuais no cérebro de mamíferos estabeleceram-se por meio de hormônios esteroides durante o desenvolvimento perinatal. Na verdade, há nos machos um aumento de testosterona durante esse período crítico de desenvolvimento, o que resulta na formação das estruturas do cérebro sexualmente dimórfico e determina a aparência de um perfil de comportamento próprio dos machos.[68,69] Esses efeitos resultam não apenas da interação de testosterona com o receptor de andrógeno, mas também de sua conversão enzimática em estrogênio pela aromatase. Recentemente, as diferenças entre homens e mulheres quanto ao número de neurônios que expressam essa enzima têm sido relatadas.[70] Assim, de acordo com o pressuposto convencional de Jost,[71] o desenvolvimento do cérebro em indivíduos do sexo feminino seria padrão, ou seja, resulta da ausência de secreções testiculares e é independente do cromossoma sexual. No entanto, essa hipótese foi revisada com base em inúmeras evidências experimentais, as quais indicam que há mecanismos genéticos agindo em paralelo com os sinais hormonais para controlar o desenvolvimento do cérebro.[67,72] Como exemplo vemos diversos genes ligados ao desenvolvimento de dimorfismo sexual, incluindo transcrições dos genes do cromossomo que modula o desenvolvimento dos órgãos sexuais e outros tecidos somáticos, como o cérebro, que exprimem-se antes da diferenciação das gônadas.[67] Foi também observado que o tratamento das culturas de hipotálamo embrionário com estradiol promoveu crescimento axonal e aumentou a expressão da tirosina quinase tipo b e do Fator de Crescimento semelhante à Insulina (IGF), somente em culturas de embriões masculinos.[73] Essas diferenças não podem ser explicadas por mudanças no ambiente hormonal, já que culturas foram realizadas muito antes de ocorrer o pico de secreção de testosterona envolvido no estabelecimento do dimorfismo cerebral do tipo masculino.

Um dos mecanismos genéticos que contribuem para a implementação do dimorfismo sexual é o *imprinting* genômico ou parental. O *imprinting* genômico é um mecanismo epigenético da regulação transcripcional da expressão dos dois alelos de um gene com base na sua origem parental. Assim, para um gene submetido ao *imprint*, um dos dois alelos (alelo paterno ou materno) é sempre transcrito. Essa diferença é atribuída à presença das regiões que flanqueiam os genes "impressos" de uma sequência nucleotídica hipotética, chamada "caixa do *imprint*". Essa sequência seria o alvo, na linha germinal, de uma alteração que iria introduzir uma marca epigenética específica distinta nos gametas masculinos e femininos. Até agora, cerca de 50 genes foram identificados como estando sujeitos à impressão parental, e esses genes estão envolvidos na regulação de diversas funções moleculares, incluindo ciclo celular, de sinalização, de síntese ou degradação de proteínas ou, ainda, a reprogramação de gametas.[74] Além disso, a alteração na expressão de genes marcados nos seres humanos está associada a doenças metabólicas ou doenças geradas durante o desenvolvimento precoce, tais como câncer, diabetes, obesidade e desordens comportamentais, como o autismo.[75] Em nível molecular, a impressão parental é caracterizada por metilação diferencial de dinucleotídeos CpG no DNA. Essa metilação do DNA atua em conjunto com as mudanças nos níveis gerais de acetilação das histonas.[74,75]

O dimorfismo sexual, portanto, adiciona um grau de complexidade à análise da relação entre o ambiente nutricional perinatal e o desenvolvimento de doenças metabólicas na vida adulta[76] e é, sem dúvida, um dos principais problemas de pesquisa importante no campo da programação metabólica. Embora os efeitos diferenciais da desnutrição perinatal por sexo tenham começado a ser documentados, nenhuma análise da base mecanística de tais diferenças foi realizada até a presente data.

MUDANÇAS EPIGENÉTICAS INDUZIDAS PELO AMBIENTE NUTRICIONAL PRECOCE

Há muito se sabe que os nutrientes podem interferir potencialmente com os mecanismos epigenéticos de regulação da expressão do gene. No entanto, somente em 2000, foi demonstrado que as manipulações nutricionais durante o desenvolvimento perinatal podem afetar o nível da expressão do gene por meio de modificações epigenéticas. O primeiro exemplo, e também o mais estudado, de um gene sujeito a mudanças epigenéticas da nutrição, foi o alelo Avy do gene *agouti* em ratos. O gene *agouti* codifica uma molécula que estimula a produção de feomelanina amarela a partir de melanócitos foliculares em vez de eumelanina preta. A transcrição do gene *agouti* ocorre apenas na pele e de maneira transitória durante o desenvolvimento, de modo que o pelo dos ratos contém uma banda de feomelanina amarela misturada com um grupo de eumelanina preta, o que gera as características de pelos castanhos em camundongos selvagens. Em ratos Avy mutantes, a inserção de uma sequência de DNA transponível (*intracisternal sequence*, IAP), ao montante do sítio promotor do gene *agouti*, desencadeia a expressão ectópica do gene, levando à geração de ratos que, além de ter cabelo amarelo, são diabéticos, obesos e têm muitos tumores. A metilação da partícula do IAP varia em ratos Avy isogênicos, o que resulta na existência de ratos com a cor da pelagem variando de amarelo (partícula IPA não metilada) a castanho (partícula IAP metilada). No entanto, a adição aos alimentos de mães grávidas contendo ácido fólico,[77] ou genisteína,[78] presente no fitoestrogênio da soja, aumenta a proporção de ratos com o fenótipo castanho (pseudoagouti), estando a alteração no fenótipo diretamente relacionada com o aumento do nível de metilação de partículas IAP. Essas observações foram as primeiras a mostrar que a dieta da mãe durante a gravidez pode alterar o fenótipo do recém-nascido, e que essas alterações fenotípicas estão diretamente relacionadas com modificações epigenéticas.

Recentemente, as mudanças epigenéticas, induzidas pela deficiência de nutrientes durante a gravidez, foram analisadas pelo grupo de Lane R.H. nos Estados

Unidos. Em uma série de artigos, esses autores utilizaram o modelo de insuficiência uteroplacentária para examinar os efeitos do retardo de crescimento intrauterino no perfil geral de metilação do DNA e alterações pós-traducionais da histona H3 no rim, fígado e cérebro.[79-83] Em geral, esses estudos mostraram que, no rato, o retardo de crescimento intrauterino resulta na diminuição geral do nível de metilação do genoma e aumento na taxa de acetilação da histona H3. No fígado, essas alterações epigenéticas são observadas ao nascimento e persistem durante 21 dias nos machos, mas não em fêmeas, e ocorrem no promotor do gene da *dual specificity Phosphatase-5*, um gene envolvido na sinalização intracelular da cascata das MAP quinase, bem como o promotor do gene *p53* no rim. A importância fisiológica dessa última observação é o fato de que o gene *p53* regula positivamente o desenvolvimento do rim, e que uma redução no número de néfrons nas primeiras fases da vida parece estar associada com o desenvolvimento de hipertensão em idade adulta.[84] Um nível mais baixo de metilação do promotor de receptores de glucocorticoides e promotor PPAR-alfa no fígado foi também observado em animais submetidos a uma restrição da ingestão de proteína durante a gestação.[85] É interessante notar que essas alterações epigenéticas podem ser abolidas por meio da adição de ácido fólico na dieta e persistir nos animais de segunda geração.[86] A Tabela 15.2 resume as alterações epigenéticas associadas à programação metabólica que têm sido relatadas até agora.

Em conclusão, estabelece-se agora claramente no rato que a restrição nutricional durante a gravidez provoca uma diminuição do nível de metilação de DNA e um aumento da taxa de acetilação da histona H3 no fígado e cérebro, dois órgãos-chave do metabolismo. Essas alterações epigenéticas, que geralmente resultam em um aumento na expressão do gene podem, por conseguinte, ser a base da maior suscetibilidade para desenvolver obesidade e diabetes tipicamente observadas em indivíduos de baixo peso ao nascer. No entanto, é importante notar que a maior parte dos estudos sobre as consequências epigenéticas da desnutrição perinatal foram feitos no rato recém-nascido ou nos animais jovens, e usando manipulações experimentais que não reproduzem as condições nutricionais do bebê humano de baixo peso ao nascer. Portanto, a relevância fisiopatológica nos seres humanos nas alterações epigenéticas induzidas pela nutrição durante o desenvolvimento perinatal em ratos permanece a ser determinada.

TRANSMISSÃO GERACIONAL DA PROGRAMAÇÃO METABÓLICA

Apesar da maioria dos estudos sobre os mecanismos de transmissão da informação genética por meio de mecanismos epigenéticos centrarem-se sobre o patrimônio mitótico, existem alguns exemplos nos mamíferos que sugerem que as alterações epigenéticas estabelecidas durante a vida de um organismo podem ser transmitidas à geração seguinte. Por exemplo, um aumento

Tabela 15.2 Exemplos de modificações epigenéticas induzidas em animais submetidos à programação metabólica.

Tipo de modificação	Tecido	Manipulação nutricional
Redução geral do nível da metilação do genoma	Hipocampo	Oclusão da artéria uterina
Redução geral do nível da metilação do genoma	Glândula adrenal	Oclusão da artéria uterina
Diminuição do nível de metilação do promotor dos receptores PPAR-alfa e GR	Fígado	Oclusão da artéria uterina, desnutrição proteica da mãe
Hipermetilação dos promotores da POMC e do receptor de insulina	Hipotálamo	Superalimentação neonatal, desnutrição proteica da mãe
Redução geral do nível da metilação do genoma	Rim, fígado, cérebro	Oclusão da artéria uterina
Aumento do nível de acetilação da histona H3	Rim, fígado, cérebro	Oclusão da artéria uterina
Acetilação de histonas H3 e H4 e metilação de histonas H3 em lisina K4	Fígado	Desnutrição proteica da mãe
Hipermetilação dos promotores dos receptores PPAR-alfa e GR	Fígado	Desnutrição multicalórica da mãe
Diminuição da acetilação das histonas H3 e H4 no promotor do Pdx-1	Fígado	Oclusão da artéria uterina

no nível de expressão do receptor nuclear PPAR-alfa e do receptor de glicocorticoides (GR), foi observado no fígado de animais adultos (F1), filhos de mães (F0) alimentadas com alimentos pobres em proteína durante a gestação.[86] Essas alterações de expressão foram associadas com hipometilação das regiões de DNA correspondentes aos sítios promotores dos genes *PPAR-alfa* e *GR*. Tais alterações epigenéticas foram encontradas em animais de segunda geração (F2), apesar dos animais da geração F1 terem sido alimentados com uma dieta normal desde o nascimento.[87] O enriquecimento da dieta das mães grávidas com os doadores do grupo metil, tais como ácido fólico, vitamina B_{12}, colina ou betaína, também modifica o espectro da cor da pelagem de camundongos mutantes Avy por meio de alterações epigenéticas,[88] que parecem também ser transmitidas na segunda geração.[89,90] No entanto, existem resultados conflitantes a esse respeito.[90]

TRANSMISSÃO DE INFORMAÇÃO GENÉTICA POR MEIO DE MECANISMOS EPIGENÉTICOS

As alterações epigenéticas são mitoticamente hereditárias e isso permite, por um lado, a manutenção do perfil de expressão de genes característicos de um tipo celular durante a vida e, por outro, a sua transmissão ao longo de gerações.[2] Essas descobertas deram origem ao termo "epidemiologia epigenética" para definir o estudo das associações entre variabilidade epigenética e o risco de doenças.[7] A epidemiologia epigenética difere da epidemiologia genética pelo fato de que esta última disciplina considera que mutações *de novo* de um gene não são hereditárias, ao passo que a epidemiologia epigenética considera que as alterações de genes induzidas pelo ambiente são hereditárias e desempenham um papel importante na etiologia da doença,[7] incluindo o câncer, as síndromes associadas com a instabilidade cromossômica e doenças mentais e metabólicas.[4]

A informação epigenética fornece uma forma de memória que é necessária para a manutenção da função do genoma. Os marcadores epigenéticos devem, portanto, ser herdados. Contudo, ao contrário da informação genética, que é muito estável, a informação epigenética indica certo nível de plasticidade e é reversível em termos de hereditariedade.[91] Assim, dependendo da natureza do marcador epigenético, diferentes estratégias operam para restaurar ou manter o estado epigenético, imediatamente após o distúrbio que representa o processo de replicação do ciclo celular, ou por mecanismos que podem ser separados no tempo do acontecimento adverso.

Hereditariedade do perfil de metilação do DNA

O perfil de metilação do ADN é replicado por meio de um mecanismo de herança semiconservadora, de modo que os padrões de metilação pré-existentes são copiados para a nova cadeia de DNA depois da divisão celular. Esse processo envolve a enzima DNA metiltransferase 1 (DNMT1), e vários fatores, incluindo o da proteína NP95 e antígeno nuclear de proliferação celular (PCNA). Esta última proteína também está envolvida no recrutamento de outros fatores presentes na replicação, como os modificadores das histonas e os remodeladores da cromatina. O DNMT1 tem uma afinidade com as regiões do genoma em que apenas uma das cadeias de DNA é metilado.[92] A proteína NP95, quando adicionada a dinucleotídeos CpG metilados, forma um complexo com o PCNA e o DNMT1, facilitando o posicionamento de DNMT1 no garfo da replicação.

Herdabilidade do perfil pós-transdução das histonas

Ao contrário dos mecanismos envolvidos na hereditariedade do perfil de metilação do DNA, os mecanismos subjacentes ao perfil de transmissão pós-tradução das histonas de uma célula para outra, e, por extensão, de uma geração a outra, são bem menos conhecidos. Dois processos afetam a estrutura da cromatina durante a replicação do DNA. O primeiro, denominado separação de histonas parental, inclui a interrupção transitória de nucleossomos pré-existentes localizados a montante do garfo de replicação e transferência para a nova molécula de DNA. O segundo consiste na incorporação de novas moléculas de histonas sintetizadas em um nucleossomo. No entanto, ao contrário do que acontece durante a replicação do DNA em que os fios de DNA são utilizados como modelo, no caso de montagem das histonas em nucleossomos não existe um modelo parental. O desafio é entender como modificações pós-tradução, trazidas por nucleossomos parentais, os quais foram interrompidos e depois remontados a jusante do garfo de replicação durante a biossíntese de DNA, são transmitidas para as histonas novas.[93] Diversos modelos foram propostos para explicar a transferência de informação, e todos eles baseiam-se no fato de que o nucleossomo ligado à molécula nova de DNA é constituído por um tetrâmero (H3-H4) 2 parental e um tetrâmero (H3-H4) 2 recém-sintetizado.[93] Além disso, as histonas H3 e H4 são mais estáveis em comparação com histonas H2A e H2B no ciclo celular[94] e, portanto, representam bons candidatos para a transferência de informação epigenética.

A coordenação entre a reciclagem de tetrâmeros parentais das histonas H3 e H4 e novas histonas sintetizadas seria necessária para a transferência de informação epigenética. No entanto, como apenas histonas formando tetrâmeros parentais contêm modificações pós-tradução correspondentes a conformações de cromatina ativa ou inativa, processos moleculares adicionais são necessários para interpretar marcas epigenéticas existentes e transferi-las para os nucleossomos novos. Esse processo requer enzimas envolvidas em modificações pós-tradução das histonas e transferases de metil lisina e histona deacetilases (HDAC), o *chaperonne chromatine assembly factor* (CASF1). A última proteína integra o garfo de replicação por meio da sua capacidade de interagir com o (PCNA) e participa na síntese de DNA e da montagem da cromatina, fornecendo novas histonas.[93]

A "cópia" do perfil epigenético das histonas parentais, que são usadas como modelo ou guia para o estabelecimento das assinaturas epigenéticas em novas histonas, é feita por proteínas "leitoras" que, por recrutamento de remodeladores de cromatina, leem as informações contidas nas histonas parentais e as transferem para as novas histonas sintetizadas.[95] Um dos complexos mais estudados de proteínas "leitoras" é o grupo de polycomb (PcG). Esse grande complexo é chamado de complexo repressivo multimérico polycomb (PRC), e afeta a transcrição dos genes-alvo pela vinculação de DNA em sequências reguladoras, chamadas elementos de resposta do PcG (PRE). Dois complexos de polycomb foram identificados e caracterizados até o momento: PRC1 e PRC2. Assim, foi demonstrado que após sua contratação em uma sequência PRC pelos primeiros fatores de transcrição, o complexo PRC2 é capaz de adicionar três grupos metil à lisina 27 da histona H3 de nucleossomos. Essa marca epigenética (H3K27me3) permite o recrutamento do complexo PRC1, que mantém a repressão de genes-alvo associados para a pré-compactação da cromatina, ou pela interação direta com a maquinaria transcricional do promotor do gene-alvo.[96]

Em suma, a regulação da expressão e transmissão de informação por meio de mecanismos epigenéticos é um fenômeno muito importante de adaptação, ou armazenamento de informação, e modulação da resposta biológica. Por meio desses mecanismos, o corpo é capaz de se adaptar e modificar o conteúdo da informação genética a estímulos do meio ambiente, mantendo relativa estabilidade.

AGRADECIMENTOS

Os autores agradecem o apoio dos programas de cooperação internacional CAPES-COFECUB (Me 657/09) e ECOS-Nord (M12-S01) para a realização deste trabalho.

REFERÊNCIAS

1. Jablonka EVA, Lamb MJ. The Changing Concept of Epigenetics. Annals of the New York Academy of Sciences. 2002;981(1):82-96.
2. Chong S, Whitelaw E. Epigenetic germline inheritance. Current Opinion in Genetics & Development. 2004;14(6):692-966.
3. Turner BM. Cellular memory and the histone code. Cell. 2002;111(3):285-291.
4. Egger G, Liang G, Aparicio A, Jones PA. Epigenetics in human disease and prospects for epigenetic therapy. Nature. 2004;429(6990):457-463.
5. Robertson KD. DNA methylation and human disease. Nat Rev Genet. 2005;6(8):597-610.
6. Reik W, Dean W, Walter Jr. Epigenetic reprogramming in mammalian development. Science. 2001;293(5532):1089-1093.
7. Waterland RA, Michels KB. Epigenetic epidemiology of the developmental origins hypothesis. Annual Review of Nutrition. 2007;27(1):363-388.
8. Jenuwein T, Allis CD. Translating the histone code. Science. 2001;293(5532):1074-1080.

9. Borrelli E, Nestler EJ, Allis CD, Sassone-Corsi P. Decoding the epigenetic language of neuronal plasticity. Neuron. 2008;60(6):961-974.
10. Sims Iii RJ, Millhouse S, Chen C-F et al. Recognition of trimethylated histone H3 lysine 4 facilitates the recruitment of transcription postinitiation factors and pre-mRNA splicing. Molecular Cell. 2007;28(4):665-676.
11. Shi X, Hong T, Walter KL, et al. ING2 PHD domain links histone H3 lysine 4 methylation to active gene repression. Nature. 2006;442(7098):96-99.
12. Matthews AGW, Kuo AJ, Ramon-Maiques S et al. RAG2 PHD finger couples histone H3 lysine 4 trimethylation with V(D) J recombination. Nature. 2007;450(7172):1106-1110.
13. Lemon B, Tjian R. Orchestrated response: a symphony of transcription factors for gene control. Genes & Development. 2000;14(20):2551-2569.
14. Kaput J, Rodriguez R. Nutritional genomics: the next frontier in the postgenomic era. Physiol Genomics. 2004;16(2):166-177.
15. Jones PL, Jan Veenstra GC, Wade PA et al. Methylated DNA and MeCP2 recruit histone deacetylase to repress transcription. Nat Genet. 1998;19(2):187-191.
16. Nan X, Ng H-H, Johnson CA et al. Transcriptional repression by the methyl-CpG-binding protein MeCP2 involves a histone deacetylase complex. Nature. 1998;393(6683):386-389.
17. Rountree MR, Bachman KE, Baylin SB. DNMT1 binds HDAC2 and a new co-repressor, DMAP1, to form a complex at replication foci. Nat Genet. 2000;25(3):269-277.
18. Fuks F, Burgers WA, Brehm A et al. DNA methyltransferase Dnmt1 associates with histone deacetylase activity. Nat Genet. 2000;24(1):88-91.
19. Fuks F, Burgers WA, Godin N, Kasai M, Kouzarides T. Dnmt3a binds deacetylases and is recruited by a sequence-specific repressor to silence transcription. Embo J. 2001;20(10):2536-2544.
20. Robertson KD, Ait-Si-Ali S, Yokochi T et al. DNMT1 forms a complex with Rb, E2F1 and HDAC1 and represses transcription from E2F-responsive promoters. Nat Genet. 2000;25(3):338-342.
21. Fuks F, Hurd PJ, Wolf D, et al. The Methyl-CpG-binding Protein MeCP2 Links DNA Methylation to Histone Methylation. Journal of Biological Chemistry. 2003;278(6):4035-4040.
22. Hales CN, Barker DJP. The thrifty phenotype hypothesis. British Medical Bulletin. 2001;60(1):5-20.
23. Ozanne SE, Hales CN. Early programming of glucose–insulin metabolism. Trends in Endocrinology Metabolism. 2002;13(9):368-373.
24. Levin BE. Metabolic imprinting on genetically predisposed neural circuits perpetuates obesity. Nutrition. 2000;16(10):909-915.
25. Eriksson JFT, Osmond C, Barker D. Obesity from cradle to grave. Int J Obes Relat Metab Disord. 2003;27(6):722-727.
26. Rogers I. The influence of birthweight and intrauterine environment on adiposity and fat distribution in later life. Int J Obes Relat Metab Disord. 2003;27(7):755-577.
27. Oken EGM. Fetal origins of obesity. Obes Res. 2003;4:496-506.
28. Power C, Jefferis BJ. Fetal environment and subsequent obesity: a study of maternal smoking. International Journal of Epidemiology. 2002;31(2):413-419.
29. Toschke AM KB, Slikker W Jr, Hermann M, von Kries R. Childhood obesity is associated with maternal smoking in pregnancy. Eur J Pediatr. 2002;161(8):445-458.
30. Whincup PH, Cook DG, Adshead F et al. Childhood size is more strongly related than size at birth to glucose and insulin levels in 10–11-year-old children. Diabetologia. 1997;40(3):319-326.
31. Eriksson J, Forsén T, Tuomilehto J et al. Fetal and childhood growth and hypertension in adult life. Hypertension. 2000;36(5):790-794.
32. Bhargava SK, Sachdev HS, Fall CHD et al. Relation of serial changes in childhood body-mass index to impaired glucose tolerance in young adulthood. New England Journal of Medicine. 2004;350(9):865-875.
33. Martin RM, McCarthy A, Smith GD et al. Infant nutrition and blood pressure in early adulthood: the Barry Caerphilly Growth study. The American Journal of Clinical Nutrition. 2003;77(6):1489-1497.
34. Simmons R. Developmental origins of adult metabolic disease: concepts and controversies. Trends in Endocrinology Metabolism. 2005;16(8):390-394.
35. Remacle C, Dumortier O, Bol V et al. Intrauterine programming of the endocrine pancreas. Diabetes, Obesity and Metabolism. 2007;9:196-209.

36. Bertram CE, Hanson MA. Animal models and programming of the metabolic syndrome. British Medical Bulletin. 2001;60(1):103-121.
37. Holemans KAL, Van Assche FA. Fetal growth restriction and consequences for the offspring in animal models. J Soc Gynecol Investig. 2003;10(7):392-399.
38. Armitage JA, Khan IY, Taylor PD et al. Developmental programming of the metabolic syndrome by maternal nutritional imbalance: how strong is the evidence from experimental models in mammals? The Journal of Physiology. 2004;561(2):355-377.
39. Garofano A, Czernichow P, Bréant B. In utero undernutrition impairs rat beta-cell development. Diabetologia. 1997;40(10):1231-1234.
40. Brenner BM GD, Anderson S. Glomeruli and blood pressure. Less of one, more the other? Am J Hypertens. 1988;4:335-347.
41. Simeoni UZR. Long-term circulatory and renal consequences of intrauterine growth restriction. Acta Paediatr 2005;94(7):819-824.
42. Ogata ES, Swanson SL, Collins JW, Finley SL. Intrauterine growth retardation: altered hepatic energy and redox states in the fetal rat. Pediatr Res. 1990;27(1):56-63.
43. Yoon JC, Puigserver P, Chen G et al. Control of hepatic gluconeogenesis through the transcriptional coactivator PGC-1. Nature. 2001;413(6852):131-138.
44. Lane RH, Kelley DE, Gruetzmacher EM, Devaskar SU. Uteroplacental insufficiency alters hepatic fatty acid-metabolizing enzymes in juvenile and adult rats. American Journal of Physiology – Regulatory, Integrative and Comparative Physiology. 2001;280(1):R183-R190.
45. Burns SP, Desai M, Cohen RD et al. Gluconeogenesis, glucose handling, and structural changes in livers of the adult offspring of rats partially deprived of protein during pregnancy and lactation. The Journal of Clinical Investigation. 1997;100(7):1768-1774.
46. El Khattabi I, Grégoire F, Remacle C, Reusens B. Isocaloric maternal low-protein diet alters IGF-I, IGFBPs, and hepatocyte proliferation in the fetal rat. American Journal of Physiology – Endocrinology and Metabolism. 2003;285(5):E991--E1000.
47. Ozanne SE, Nave BT, Wang CL et al. Poor fetal nutrition causes long-term changes in expression of insulin signaling components in adipocytes. American Journal of Physiology – Endocrinology and Metabolism. 1997;273(1):E46-E51.
48. Selak MA, Storey BT, Peterside I, Simmons RA. Impaired oxidative phosphorylation in skeletal muscle of intrauterine growth-retarded rats. American Journal of Physiology – Endocrinology And Metabolism. 2003;285(1):E130-E137.
49. Desai M, Crowther NJ, Lucas A, Nicholas Hales C. Organ-selective growth in the offspring of protein-restricted mothers. British Journal of Nutrition. 1996;76(04):591-603.
50. Ozanne S, Olsen G, Hansen L et al. Early growth restriction leads to down regulation of protein kinase C zeta and insulin resistance in skeletal muscle. Journal of Endocrinology. 2003;177(2):235-241.
51. Woods LL, Ingelfinger JR, Nyengaard JR, Rasch R. Maternal protein restriction suppresses the newbornrenin-angiotensin system and programs adult hypertension in rats. Pediatr Res. 2001;49(4):460-467.
52. Ward AMV, Syddall HE, Wood PJ et al. Fetal Programming of the Hypothalamic-Pituitary-Adrenal (HPA) Axis: Low Birth Weight and Central HPA Regulation. Journal of Clinical Endocrinology & Metabolism. 2004;89(3):1227-1233.
53. Lesage J, Blondeau B, Grino M et al. Maternal undernutrition during late gestation iInduces fetal overexposure to glucocorticoids and iIntrauterine growth retardation, and disturbs of the hypothalamo-pituitary adrenal axis in the newborn rat. Endocrinology. 2001;142(5):1692-1702.
54. Aneja AE-AF, McFarlane SI, Sowers JR. Hypertension and obesity. Recent Prog Horm Res. 2004;59:169-205.
55. Tauzin L, Rossi P, Giusano B et al. Characteristics of arterial stiffness in very low birth weight premature infants. Pediatr Res. 2006;60(5):592-596.
56. Mcmillen IC, Robinson JS. Developmental origins of the metabolic syndrome: prediction, plasticity, and programming. Physiological Reviews. 2005;85(2):571-633.
57. Plagemann A, Harder T, Melchior K et al. Elevation of hypothalamic neuropeptide Y-neurons in adult offspring of diabetic mother rats. NeuroReport. 1999;10(15):3211-3216.
58. Plagemann AHT, Janert U, Rake A et al. Malformations of hypothalamic nuclei in hyperinsulinemic offspring of rats with gestational diabetes. Dev Neurosci. 1999;21(1):58-67.
59. Plagemann A, Harder T, Rake A et al. Hypothalamic nuclei are malformed in weanling offspring of low protein malnourished rat dams. The Journal of Nutrition. 2000;130(10):2582-2589.

60. Bellinger L, Langley-Evans SC. Fetal programming of appetite by exposure to a maternal low-protein diet in the rat. Clin Sci. 2005;109(4):413-420.

61. Bellinger L, Lilley C, Langley-Evans SC. Prenatal exposure to a maternal low-protein diet programmes a preference for high-fat foods in the young adult rat. British Journal of Nutrition. 2004;92(03):513-520.

62. Gilbert JS, Nijland MJ. Sex differences in the developmental origins of hypertension and cardiorenal disease. American Journal of Physiology – Regulatory, Integrative and Comparative Physiology. 2008;295(6):R1941-R1952.

63. Grigore D, Ojeda NB, Alexander BT. Sex differences in the fetal programming of hypertension. Gender Medicine. 2008;5Suppl 1(0):S121-S132.

64. Flanagan DE, Moore VM, Godsland IF et al. Fetal growth and the physiological control of glucose tolerance in adults: a minimal model analysis. American Journal of Physiology – Endocrinology and Metabolism. 2000;278(4):E700-E706.

65. Sardinha FLC, Telles MM, Albuquerque KT et al. Gender difference in the effect of intrauterine malnutrition on the central anorexigenic action of insulin in adult rats. Nutrition. 2006;22(111-112):1152-1161.

66. Khan IY, Taylor PD, Dekou V et al. Gender-linked hypertension in offspring oflard-fed pregnant rats. Hypertension. 2003;41(1):168-175.

67. Blecher SR, Erickson RP. Genetics of sexual development: A new paradigm. American Journal of Medical Genetics Part A. 2007;143A(24):3054-3068.

68. Weiz J, Ward IL. Plasma testosterone and progesterone titers of pregnant rats, their male and female fetuses, and neonatal offspring. Endocrinology. 1980;106(1):306-316.

69. Corbier PED, Roffi J. The neonatal testosterone surge: a comparative study. Arch Int Physiol Biochim Biophys. 1992;100(2):127-131.

70. Wu MV, Manoli DS, Fraser EJ et al. Estrogen masculinizes neural pathways and sex-specific behaviors. Cell. 2009;139(1): 61-72.

71. Jost A VB, Prépin J, Perchellet JP. Studies on sex differentiation in mammals. Recent Prog Horm Res. 1973;29:1-41.

72. Carrer H, Cambiasso M. Sexual differentiation of the brain: genes, estrogen, and neurotrophic factors. Cell Mol Neurobiol. 2002;(5-6):479-500.

73. Cambiasso MJ, Colombo JA, Carrer HF. Differential effect of oestradiol and astroglia-conditioned media on the growth of hypothalamic neurons from male and female rat brains. European Journal of Neuroscience. 2000;12(7):2291-2298.

74. Bourc'his D, Proudhon C. Sexual dimorphism in parental imprint ontogeny and contribution to embryonic development. Molecular and Cellular Endocrinology. 2008;282(1-2):87-94.

75. Vige A, Gallou-Kabani C, Junien C. Sexual dimorphism in non-mendelian inheritance. Pediatr Res. 2008;63(4):340-347.

76. Gabory A, Attig L, Junien C. Sexual dimorphism in environmental epigenetic programming. Molecular and Cellular Endocrinology. 2009;304(1-2):8-18.

77. Wolff GL, Kodell RL, Moore SR, Cooney CA. Maternal epigenetics and methyl supplements affect agouti gene expression in Avy/a mice. The FASEB Journal. 1998;12(11):949-957.

78. Dolinoy DC WJ, Waterland RA, Jirtle RL. Maternal genistein alters coat color and protects Avy mouse offspring from obesity by modifying the fetal epigenome. Environ Health Perspect. 2006;114(4):567-572.

79. Pham TD, MacLennan NK, Chiu CT et al. Uteroplacental insufficiency increases apoptosis and alters p53 gene methylation in the full-term IUGR rat kidney. American Journal of Physiology – Regulatory, Integrative and Comparative Physiology. 2003;285(5):R962-R70.

80. Fu Q, McKnight RA, Yu X et al. Growth retardation alters the epigenetic characteristics of hepatic dual specificity phosphatase 5. The FASEB Journal. 2006;20(12):2127-2129.

81. Fu Q, McKnight RA, Yu X, Wang L et al. Uteroplacental insufficiency induces site-specific changes in histone H3 covalent modifications and affects DNA-histone H3 positioning in day 0 IUGR rat liver. Physiological Genomics. 2004;20(1):108-116.

82. MacLennan NK, James SJ, Melnyk S et al. Uteroplacental insufficiency alters DNA methylation, one-carbon metabolism, and histone acetylation in IUGR rats. Physiological Genomics. 2004;18(1):43-50.

83. Ke X, McKnight RA, Wang Z-M et al. Nonresponsiveness of cerebral p53-MDM2 functional circuit in newborn rat pups rendered IUGR via uteroplacental insufficiency. American Journal of Physiology – Regulatory, Integrative and Comparative Physiology. 2005;288(4):R1038-R1045.

84. Ingelfinger JR. Pathogenesis of perinatal programming. Current Opinion in Nephrology and Hypertension. 2004;13(4): 459-464.

85. Lillycrop KA, Phillips ES, Jackson AA et al. Dietary protein restriction of pregnant rats induces and folic acid supplementationprevents epigenetic modification of hepatic gene expression in the offspring. J Nutr. 2005;135(6):1382-1386.

86. Burdge G, Slater-Jefferies J, Torrens C et al. Dietary protein restriction of pregnant rats in the F0 generation induces altered methylation of hepatic gene promoters in the adult male offspring in the F1 and F2 generations. Br J Nutr. 2007;97(3): 435-439.
87. Burdge GC, Slater-Jefferies J, Torrens C et al. Dietary protein restriction of pregnant rats in the F0 generation induces altered methylation of hepatic gene promoters in the adult male offspring in the F1 and F2 generations. British Journal of Nutrition. 2007;97(03):435-439.
88. Cooney CA, Dave AA, Wolff GL. Maternal methyl supplements in mice affect epigenetic variation and DNA methylation of offspring. The Journal of Nutrition. 2002;132(8):2393S-23400S.
89. Cropley JE, Suter CM, Beckman KB, Martin DIK. Germ-line epigenetic modification of the murine Avy allele by nutritional supplementation. Proceedings of the National Academy of Sciences. 2006;103(46):17308-17312.
90. Waterland RA, Travisano M, Tahiliani KG. Diet-induced hypermethylation at agouti viable yellow is not inherited transgenerationally through the female. The FASEB Journal. 2007;21(12):3380-3385.
91. Probst AV, Dunleavy E, Almouzni G. Epigenetic inheritance during the cell cycle. Nat Rev Mol Cell Biol. 2009;10(3): 192-206.
92. Bostick M, Kim JK, Estève P-O et al. UHRF1plays a role in maintaining DNA methylation in mammalian cells. Science. 2007;317(5845):1760-1764.
93. Groth A, Rocha W, Verreault A, Almouzni G. Chromatin challenges during DNA replication and repair. Cell. 2007;128(4): 721-733.
94. Kimura H, Cook PR. Kinetics of core histones in living human cells. The Journal of Cell Biology. 2001;153(7):1341-1354.
95. Taverna SD, Li H, Ruthenburg AJ et al. How chromatin-binding modules interpret histone modifications: lessons from professional pocket pickers. Nat Struct Mol Biol. 2007;14(11):1025-1040.
96. Hansen KH, Bracken AP, Pasini D et al. A model for transmission of the H3K27me3 epigenetic mark. Nat Cell Biol. 2008;10(11):1291-1300.

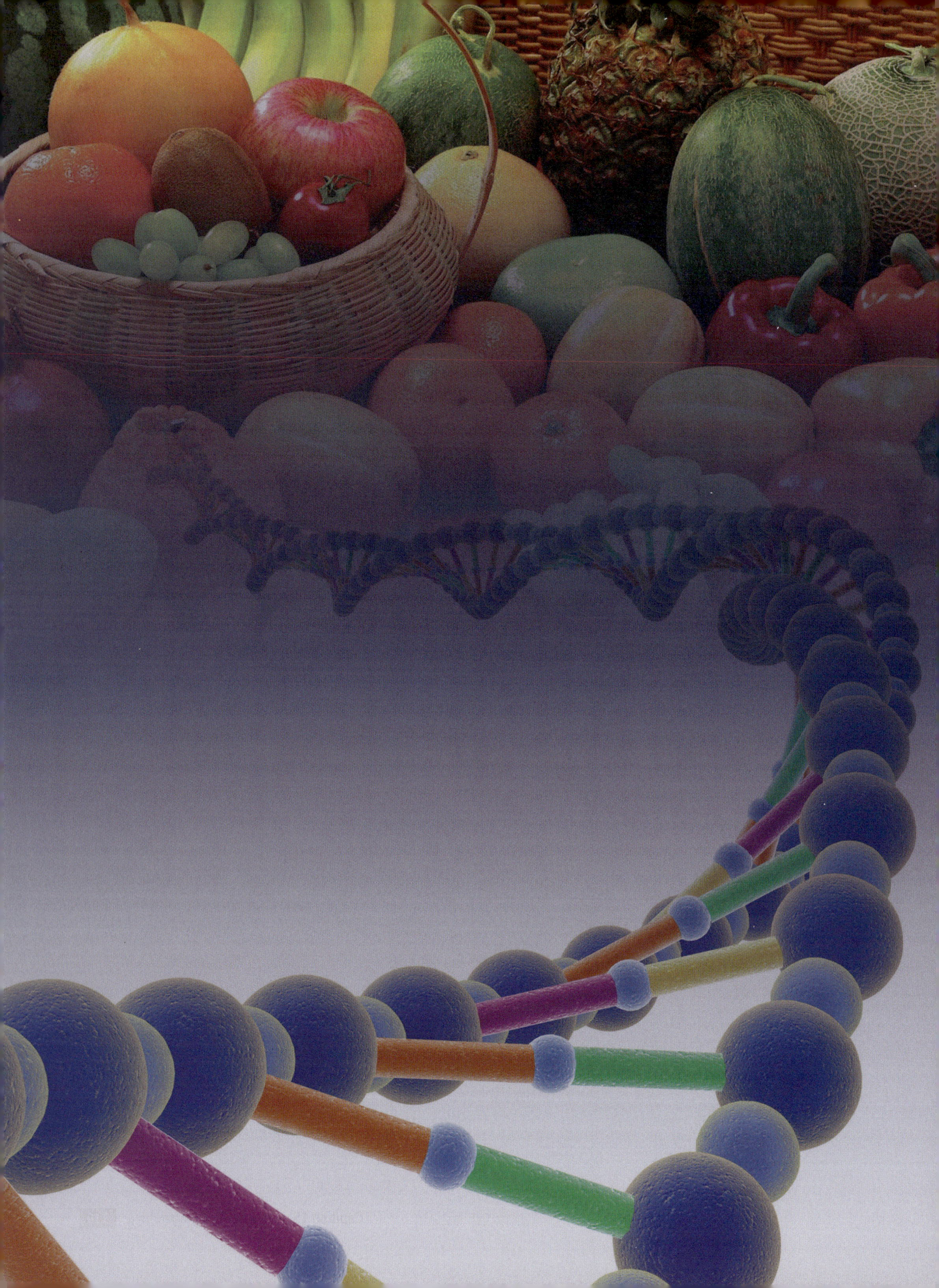

capítulo 16

Nutrigenômica

Roberta Saraiva Giroto Patrício

Thomas Prates Ong

INTRODUÇÃO

Doenças crônicas não transmissíveis representam problemas fundamentais a serem enfrentados pelas sociedades atuais. Com etiologias bastante variadas e, muitas vezes desconhecidas, doenças como as cardiovasculares e neurodegenerativas, diabetes, obesidade e câncer, levam décadas para se instalar, o que indica que estratégias de redução do risco são factíveis e devem ser consideradas prioridades no contexto da saúde pública.[1,2] Entretanto, deve-se ressaltar que é desafiador o estabelecimento de tais estratégias em razão do caráter multifatorial de tais doenças e, ainda, por não terem sido elucidados com profundidade as alterações celulares, metabólicas e moleculares associados a sua fisiopatologia.

Grandes expectativas têm sido voltadas para o potencial do uso das informações contidas na sequência do genoma humano para a promoção da saúde. O primeiro rascunho da sequência do DNA de nossa espécie foi publicado em 2001.[3,4] Esse evento, considerado um marco científico, foi possível por conta do investimento de bilhões de dólares e cerca de uma década e meia de pesquisas no âmbito do Projeto Genoma Humano (PGH). Ainda que diferentes pesquisadores previssem que a decorrência praticamente imediata da obtenção da sequência genética da espécie fosse o estabelecimento da "cura" das doenças crônicas não transmissíveis, hoje, cerca de uma década e meia após a conclusão do PGH, constata-se, tanto em nível epidemiológico como clínico, que o horizonte nesse sentido é ainda bastante complexo, com a incidência e mortalidade acarretada por tais doenças aumentando de modo considerável, principalmente em países em desenvolvimento, onde representam entraves ao desenvolvimento humano, social e econômico.[5-7]

Olhando em retrospecto, e agora com visão mais consolidada, constata-se que embora o conhecimento gerado pelo PGH seja um importante ponto de partida, isoladamente a sequência do DNA não traz todas as respostas para a pergunta essencial e que se refere a como os fenótipos são estabelecidos. Questões ainda abertas incluem: qual a função de boa parte de nossos genes? Como ocorre a sua regulação e quais as implicações de sua desregulação para o desenvolvimento das doenças crônicas não transmissíveis (DCNTs)? Importante destacar que o genoma é uma entidade nada estática, que é influenciada pelo meio-ambiente e que também influencia a reposta ao meio ambiente.[8-11]

Do ponto de vista da individualidade genética, tem-se constatado a partir do PGH que, apesar de apresentarem fenótipos bastante variados, seres humanos apresentam identidade genética de 99,9%. Apesar de relativamente pequeno, esse 0,1% de diferença na sequencia do DNA representa mais de 10 milhões de determinado tipo de variação genética denominada polimorfismo de nucleotídeo único (SNP; pronuncia-se "snip") já catalogados. Estima-se que cada indivíduo carregue em seu genoma algo entre 200 e 300 mil SNPs. Repercussões desses polimorfismos, em que se substitui uma base do DNA por outra, incluem a codificação de proteínas com funções biológicas alteradas, quando a troca de bases se dá em éxons ou, ainda, maior ou menor expressão do gene, quando a troca de bases ocorre na região promotora do gene. Por geralmente apresentar baixa penetrância, essa variações genéticas, bastante prevalentes na população, não têm isoladamente grande influência no fenótipo. Entretanto, no seu conjunto, tal número significativo de SNPs, juntamente com outras variações no genoma, como deleções e aumento no número de cópias e, ainda, variações epigenéticas, podem ter influência significativa no fenótipo e se associar a importante aspecto no contexto do balanço entre saúde e doença, e que se refere à individualidade genética, bioquímica e fisiológica.[12-14]

Fenótipos tão complexos como os associados às DCNTs decorrem, do ponto de vista molecular, da interação gene-ambiente. Diversos são os fatores ambientais que merecem ser considerados nesse sentido e que incluem, por exemplo, cultura, educação, renda, mas também poluição, infecções, uso de medicamentos, educação, atividade física e a própria alimentação. Na atual era do Pós-genoma Humano, observou-se o advento de diferentes disciplinas genômicas como, por exemplo, a farmacogenômica, toxicogenômica e a nutrigenômica.[12,15] Esta última é o foco do presente capítulo.

NUTRIGENÔMICA: DISCIPLINA GENÔMICA DE VERTENTE NUTRICIONAL

Nutrigenômica representa uma disciplina pós-genômica que tem como foco a interação gene-nutriente e suas repercussões para o fenótipo. Tal interação é bastante complexa e bidirecional, na medida em que nutrientes e compostos bioativos dos alimentos são capazes de modular a expressão gênica (direção 1) e, da mesma maneira, características genéticas podem influenciar a forma pela qual se responde à alimentação (direção 2) (Figura 16.1). Observa-se frequentemente na literatura o uso dos termos nutrigenômica e nutrigenética para se referir às direções 1 e 2 da interação gene-nutriente, respectivamente. Vale ressaltar que essa distinção é apenas operacional, na medida em que é impossível não considerar simultaneamente ambos os níveis de interação gene-nutriente. Mais recentemente, cunhou-se o termo epigenômica nutricional para se referir à dimensão da interação gene-nutriente que trata da influência dos fenômenos epigenéticos no fenótipo (tratado no capítulo anterior).[16-21]

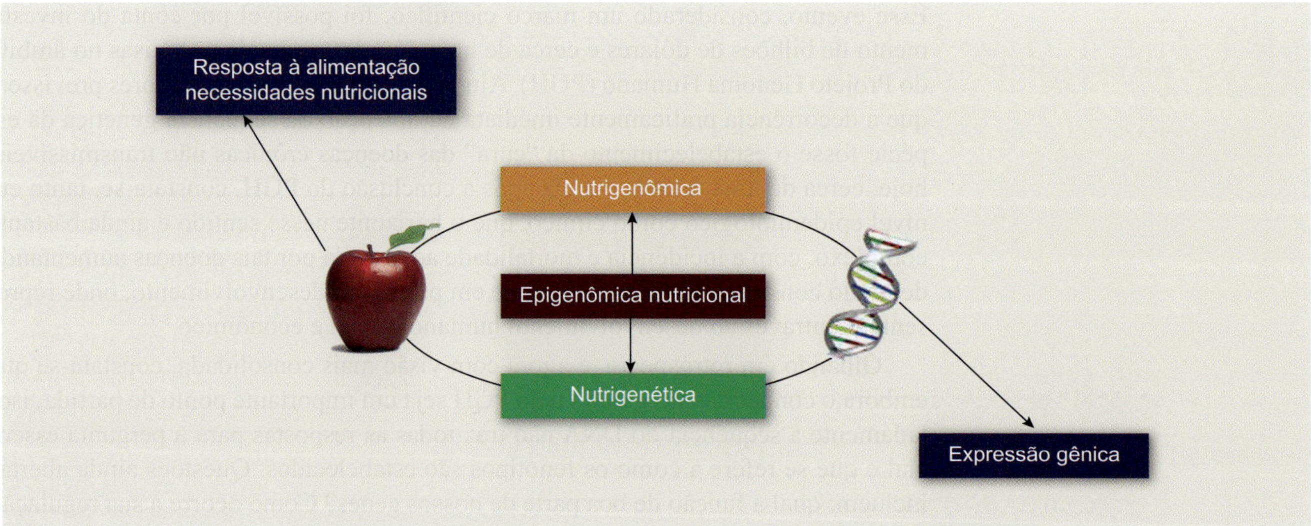

Figura 16.1 ▶ Interação gene-nutriente é bidirecional e influencia profundamente o fenótipo. A dimensão epigenômica nutricional influencia ambas as direções da interação gene-nutriente.

A nutrigenômica tem recebido interesse contínuo pela academia, profissionais da área da saúde, indústria de alimentos e o público em geral. Por se caracterizar como campo multidisciplinar do conhecimento, a nutrigenômica adota visão integrativa ao entendimento de como interações gene-nutriente se manifestam e influenciam profundamente os estados de saúde e doença. Dentre as aplicações da nutrigenômica, destaca-se o maior entendimento de como a nutrição influencia vias metabólicas e controle homeostático, como essa regulação é perturbada no início do desenvolvimento de doenças crônicas e qual a influência do genótipo nesse contexto. Nesse sentido, vislumbra-se que a principal decorrência do desenvolvimento da área de nutrigenômica deverá ser a melhor compreensão de como a alimentação influencia molecularmente o estado de saúde. Antecipa-se que a pesquisa nutrigenômica deverá contribuir para a identificação de indivíduos que respondem ou não a determinadas intervenções dietéticas e definição de recomendações nutricionais mais efetivas para a prevenção da doença. Uma perspectiva muito interessante nesse sentido refere-se à maneira de se estabelecer as recomendações nutricionais, que deixariam de ser generalizadas e passariam a prever as necessidades individuais, ou ainda, de subgrupos, com base em características genéticas, epigenéticas e metabólicas de cada indivíduo. Obviamente, questões fundamentais a serem discutidas no âmbito da nutrigenômica e, mesmo da genômica de maneira geral, são os aspectos éticos envolvidos, uma vez que informações genéticas individuais serão acessadas. Dessa maneira, garantia ao sigilo quanto às informações genéticas deverá ser fornecida ao cidadão, de modo que ele não sofra discriminação, por exemplo, no processo de obtenção de emprego e, ainda, ao contratar seguro-saúde. Vale destacar que a nutrigenômica é considerada prioridade de pesquisa nas Ciências Nutricionais por organizações como o American Society for Nutrition, Academy of Nutrition and Dietetics e Sociedade Brasileira de Alimentação e Nutrição.[22-26]

Impacto de variações genéticas no fenótipo nutricional

Já foram identificados diferentes polimorfismos genéticos de interesse nutricional. Considera-se a hipótese de que mecanismos evolutivos tenham sido responsáveis pela seleção de diferenças dessas variações genéticas. Um exemplo que ilustra essa possibilidade é o do polimorfismo representado pelo aumento do número de cópias do gene da alfa-amilase, que codifica a enzima necessária ao início da digestão de amido. Verificou-se que descendentes de populações que tradicionalmente consumiam dietas ricas em carboidratos apresentam maior número de cópias desse gene em comparação aos descendentes de populações que consumiam dietas pobres em carboidratos. É possível que o maior número de cópias da α-amilase tenha conferido, no passado, vantagem adaptativa a tal população, ao permitir digestão mais efetiva de amido. Um importante aspecto a se considerar é se atualmente, frente a mudanças tão drásticas introduzidas na alimentação, caracterizada pela abundância de alimentos, tal polimorfismo não poderia representar, agora, fator de risco para o diabetes do tipo II.[27-30]

Um SNP que merece destaque no contexto da nutrição é o APOA1G-75A. Nesse caso, verifica-se na posição -75 do gene (o número negativo significa que se trata da região promotora do gene) que ocorre substituição de uma guanina por uma adenina. Verificou-se em mulheres que não apresentavam essa variação nesse gene necessário à formação de HDL, que o maior consumo de ácidos graxos poli-insaturados foi inversamente associado com as concentrações de HDL, enquanto efeito contrário foi verificado nas mulheres que apresentavam tal polimorfismo. Esse estudo mostra que os indivíduos podem responder de maneiras distintas a uma mesma intervenção nutricional e que, muitas vezes, o maior consumo de determinado nutriente, considerado benéfico à saúde *a priori*, pode ter, inclusive, efeitos deletérios.[31,32]

Outro SNP bastante estudado é aquele presente no gene que codifica a enzima metilenotetra-hidrofolato redutase (MTHFRA677T). Nesse caso, a substituição de uma adenina por uma timina resulta em enzima polimórfica mais termolábil, que resulta em enzima com atividade reduzida. Uma das consequências fenotípicas de tal polimorfismo é que seus portadores apresentam maiores concentrações de homocisteína. Verifica-se em indivíduos polimórficos ser necessário o maior consumo de ácido fólico para reduzir as concentrações desse metabólito. Por ser a homocisteína implicada na fisiopatologia de diferentes doenças, como as cardiovasculares, tem-se observado associações entre polimorfismos nesse gene e risco para tais doenças. Isso indica que variações genéticas podem ter repercussões importantes, inclusive em relação às necessidades nutricionais individuais.[33,34]

Modulação da expressão gênica por nutrientes e compostos bioativos dos alimentos: impacto no fenótipo

As funções celulares dependem da correta produção de proteínas, que exercem diferentes atividades. Nesse contexto, para que ocorram adequadamente processos como digestão, absorção e metabolismo de nutrientes, proliferação e diferenciação celular, controle do estresse oxidativo e inflamação, entre outros, é necessário que o processo de expressão gênica seja muito bem regulado. Do ponto de vista molecular, as diferentes DCNTs envolvem em seu desenvolvimento alterações progressivas em processos transcricionais e pós-transcricionais. Tem-se identificado assinaturas moleculares que sinalizam, por exemplo, tecidos que apresentam maior evolução ao fenótipo neoplásico ou que apresentam alterações associadas ao metabolismo de glicose que aumentam o risco para o diabetes do tipo II. Prevê-se que, no futuro, o uso de plataformas ômicas (epigenômica, transcritômica, proteômica e metabolômica) possibilitará a caracterização ampla e aprofundada do fenótipo, de modo a possibilitar estimar com maior precisão risco e prognóstico de DCNTs, bem como melhor definir estratégias mais apropriadas de redução de seu risco.[35-39]

Dessa maneira, ao se identificar vias genômicas que começam a se desregular, decorrência deverá ser a escolha de intervenções, como nutricionais, mas também de exercício físico, entre outras, com o objetivo de alvejar genes com expressão alterada. Nutrientes e compostos bioativos dos alimentos são capazes de modular a expressão gênica por meio de mecanismos distintos e bastante complexos. Assim, por exemplo, nutrientes como as vitaminas A (ácido retinoico) e D (calcitriol), ácidos graxos e colesterol são capazes de ativar fatores de transcrição da classe dos receptores nucleares e, assim, induzir programas transcricionais. Ao se ligar diretamente a receptores como os da classe RAR (*retinoic acid receptors*; receptores de ácido retinoico), essa forma ativa da vitamina A modula a expressão de genes ligados aos processos de diferenciação, proliferação e morte celular. No câncer, por exemplo, esses receptores apresentam frequentemente alteração na sua expressão, que envolvem o silenciamento transcricional em decorrência da hipermetilação da região promotora. Receptores nucleares da classe dos PPARs (*peroxissome proliferators activated receptors*; receptores ativados por proliferadores de peroxissomas) e LXRs (*liver X receptors*; receptores hepáticos X) representam sensores de lipídios como ácidos graxos e colesterol, respectivamente. Sua ativação pelos seus ligantes permite adaptações celulares a flutuações nas concentrações desses lipídios, de modo a possibilitar a manutenção da homeostasia. Um exemplo disso é a ativação do PPARgamma por ácidos graxos no adipócito, de modo a induzir a expressão do gene da lipase de lipoproteína. Esta possibilita a depuração do quilomícron no período pós-prandial. A constatação de que ácidos graxos da série 3 ativam o PPARgamma com mais intensidade em comparação a ácidos graxos saturados, sugere que esse conhecimento deverá ser útil para o estabelecimento de escolhas alimentares.[12,40-44]

Outro mecanismo frequente pelo qual compostos dietéticos modulam a expressão gênica é a interferência em vias de sinalização celular. Assim, por exemplo, uma via que se encontra hiperativada no contexto da aterosclerose é a do fator de transcrição Fator Nuclear kappa B (NF-kappaB). Sua indução por espécies reativas de oxigênio e citocinas pró-inflamatórias resulta na expressão de moléculas de adesão como ICAM e VCAM em células endoteliais. Nesse sentido, considera-se o NF-kappaB como importante alvo molecular no contexto da redução do risco de doenças cardiovasculares. Compostos bioativos de alimentos capazes de inibir a via desse fator de transcrição pró-inflamatório incluem o resveratrol (vinho tinto), catequinas (chá verde), genisteína (soja), capsaicina (pimenta) e gingerol (gengibre). Assim, deve-se ressaltar que nutrientes e compostos bioativos dos alimentos podem ser entendidos como sinais dietéticos capazes de afetar múltiplos alvos moleculares e modular redes genômicas via mecanismos complexos, afetando processos importantes na prevenção das DCNTs, como ação antioxidante e anti-inflamatória, indução do reparo do DNA, destoxificação de carcinógenos, ação antioxidante e anti-inflamatória, inibição da proliferação celular e indução da apoptose. Uma importante distinção a ser feita entre tais compostos e fármacos é que enquanto esses últimos apresentam maior potência e especificidade, os componentes dietéticos apresentam menor potência e especificidade. Nesse sentido, diferentemente de moléculas sintéticas como fármacos, esses componentes dietéticos tendem a modular a expressão gênica de forma menos intensa, transitória e em modo de pulso de ação. Apesar de estarem presentes em concentrações reduzidas nos alimentos, a diversidade de CBAs que são consumidos em uma única porção de frutas ou hortaliças sugere a ocorrência de múltiplas interações moleculares. Uma possibilidade para explicar os efeitos protetores desses alimentos de origem vegetal no contexto da redução do risco de DCNTs é a de que tais compostos bioativos poderiam atuar em conjunto, resultando em efeitos potenciadores, aditivos ou sinérgicos. Assim, por exemplo, enquanto o gingerol inibe a fosforilação do inibidor de kappaB por quinases, a curcumina (cúrcuma) é capaz de evitar a translocação do NFkappaB para o núcleo celular. Outro aspecto a se considerar é que a modulação da expressão gênica por tais componentes dietéticos é, na maior parte das vezes, breve, durando de minutos a horas. Isso significa ser necessário o consumo frequente de alimentos saudáveis com vistas a se obter modulação da expressão gênica associada a fenótipo celular e metabólico mais adequado. Além disso, o impacto desses componentes dietéticos na expressão gênica dependerá, ainda, da presença de polimorfismos em genes que afetam a sua biodisponibilidade, como, por exemplo naqueles que codificam transportadores intestinais e enzimas de fase I e II. Vale ressaltar que um principal desafio para o estabelecimento de intervenções nutricionais personalizadas para a prevenção das DCNTs refere-se à análise da enorme quantidade de dados gerados a partir das diferentes plataformas "ômicas" utilizadas, que necessita de sofisticadas abordagens estatísticas e de bioinformática.[12,45-47]

O epigenoma como alvo molecular de nutrientes e compostos bioativos dos alimentos

Embora o impacto da epigenética tenha sido considerado na área da pesquisa do câncer, foi somente mais recentemente que maior interesse aflorou em outras áreas, como doenças cardiovasculares e neurodegenerativas, obesidade e a própria nutrição. Embora diferentes definições existam para epigenética, uma das mais prevalentes refere-se a mudanças herdáveis na expressão gênica, que não envolvem alterações na sequência do DNA. Muitos processos têm sido propostos como epigenéticos, sendo os mais frequentes: metilação do DNA, modificações pós-tradução em histonas e, mais recentemente, microRNAs. Coletivamente, tais processos interferem com a arquitetura da cromatina, possibilitando a transição de estruturas mais relaxadas e suscetíveis à indução do processo transcricional, a estruturas mais compactadas e associadas ao silenciamento transcricional. Dessa maneira, verifica-se que a cromatina apresenta papel tanto estrutural como regulatória da atividade do genoma. Enquanto processos transcricionais mediados por fatores de transcrição ocorrem em perspectiva de curto prazo (minutos a horas), processos epigenéticos podem resultar em controle da expressão gênica no longuíssimo prazo. Isso é exemplificado por silenciamento gênico mediado por hipermetilação da região promotora associada a determinadas marcas de histonas, como trimetilação de histona 3 no resíduo de lisina 27 (H3K27; sistema "*polycomb*").[20,48-50]

A alimentação pode influenciar o epigenoma de diferentes modos: modulando a disponibilidade de grupamentos metil disponíveis para reações de metilação (ácido fólico, vitaminas B6 e B12, colina, metionina); modulando a atividade de enzimas que compõem a maquinaria epigenética, incluindo DNA metiltransferases e histona acetil e metiltransferases (compostos bioativos como catequinas, isotiocianatos, ácidos graxos como o butírico). O fato de processos epigenéticos serem potencialmente reversíveis e implicados na gênese de DCNTs sugere que o epigenoma seja alvo molecular de relevância para ser considerado em estratégias nutricionais de redução do risco desses problemas de saúde pública. Por ser o epigenoma especialmente plástico no início da vida (vida intrauterina e os primeiros anos de vida), especial atenção tem sido voltada para a alimentação materna e, mais recentemente, para a paterna, no contexto origem desenvolvimentista da saúde e doença (do inglês *developmental origins of health and disease*). Assim, o início da vida representa uma janela de oportunidade promissora para o estabelecimento de intervenções nutricionais para a promoção da saúde e redução do risco das DCNTs, que deverão levar em conta, dessa maneira, uma perspectiva de todo ciclo de vida. Verifica-se que a modulação nutricional de processos epigenéticos (epigenômica nutricional) acrescenta nível adicional de complexidade à interação gene-nutriente. Sua consideração no contexto da nutrigenômica possibilitará trazer novas perspectivas à compreensão da relação entre dieta e risco para DCNTs.[20,51-53]

CONSIDERAÇÕES FINAIS E PERSPECTIVAS

A busca de soluções para o problema das DCNTs demanda a adoção de visões integradas, multidisciplinares e inovadoras. Nesse contexto, o desenvolvimento da nutrigenômica possibilitará elucidar, do ponto de vista molecular, como a alimentação influencia de maneira tão profunda nosso estado de saúde. Uma possibilidade bastante interessante é o estabelecimento de intervenções nutricionais mais direcionadas, que levem em conta a complexidade fenotípica que cada organismo apresenta. Prevê-se que o uso de informações genéticas e epigenéticas, associado à caracterização extensa do transcritoma, proteoma, metaboloma e microbioma permitirá a adoção de perspectiva de nutrição de precisão com base em dietas personalizadas.

REFERÊNCIAS

1. Ezzati M, Riboli E. Can noncommunicable diseases be prevented? Lessons from studies of populations and individuals. Science. 2012;337:1482-1487.
2. Wagner KH, Brath H. A global view on the development of non communicable diseases. Prev Med. 2012;54,S38-S41.
3. Lander ES, Linton LM, Birren B, International Human Genome Sequencing Consortium. Initial sequencing and analysis of the human genome. Nature 2001;409:860-921.
4. Venter JC, Adams MD, Myers EW et al. The sequence of human genome. Science. 2001;291:1304-1351.
5. Lauer MS. Advancing cardiovascular research. Chest. 2012;141:500-505.
6. Burguete A, Bermúdez-Morales VH, Madrid-Marina V. Overview in genomic medicine and public health. Salud Publica Mex. 2009;51:S379-S385.
7. Pan S, Knowles JW. Exploring predisposition and treatment response--the promise of genomics. Prog Cardiovasc Dis. 2012;55:56-63.
8. Jasny BR, Zahn LM. Genome-sequencing anniversary. A celebration of the genome, part I. Science. 2011;331:546.
9. Venter JC. Genome-sequencing anniversary. The human genome at 10: successes and challenges. Science. 2011;331:546-7.
10. Lander ES. Genome-sequencing anniversary. The accelerator. Science. 2011;331:1024.
11. Rowe SJ, Tenesa A. Human complex trait genetics: lifting the lid of the genomics toolbox – from pathways to prediction. Curr Genomics. 2012;13:213-24.
12. Kaput J, Rodriguez RL. Nutritional genomics: the next frontier in the postgenomic era. Physiol Genomics. 2004;16:166-77.
13. Kaput J. Decoding the pyramid: a systems-biological approach to nutrigenomics. Ann NY Acad Sci. 2005;1055:64-79.
14. Kauwell GP. Emerging concepts in nutrigenomics: a preview of what is to come. Nutr Clin Pract. 2005;20:75-87.
15. Ordovas JM, Corella D. Nutritional genomics. Annu Rev Genomics Hum Genet. 2004;5:71-118.
16. Simopoulos AP. Genetic variants, diet, and physical activity. J Am Diet Assoc. 2001;101:302-4.
17. van Ommen B, Stierum R. Nutrigenomics: exploiting systems biology in the nutrition and health arena. Curr Opin Biotechnol. 2002;13:517-21.
18. Trujillo E, Davis C, Milner J. Nutrigenomics, proteomics, metabolomics, and the practice of dietetics. J Am Diet Assoc. 2006;106:403-13.
19. Ross AS. Nutritional genomic approaches to cancer prevention research. Exp Oncol. 2007;29:250-256.
20. Ong TP, Pérusse L. Impact of nutritional epigenomics on disease risk and prevention: introduction. J Nutrigenet Nutrigenomics. 2011;4:245-47.
21. Kang JX. The coming of age of nutrigenetics and nutrigenomics. J Nutrigenet Nutrigenomics. 2012;5:I-I.
22. Marti A, Goyenechea E, Martínez JA. Nutrigenetics: a tool to provide personalized nutritional therapy to the obese. World Rev Nutr Diet. 2010;101:21-33.
23. Fenech M, El-Sohemy A, Cahill L. Nutrigenetics and nutrigenomics: viewpoints on the current status and applications in nutrition research and practice. J Nutrigenet Nutrigenomics. 2011;4:69-89.
24. Ohlhorst SD, Russell R, Bier D, Klurfeld DM, Li Z, Mein JR et al. Nutrition research to affect food and a healthy life span. Am J Clin Nutr. 2013;98:620-5.
25. Camp KM, Trujillo E. Position of the Academy of Nutrition and Dietetics: nutritional genomics. J Acad Nutr Diet. 2014;114:299-312.
26. Cominetti C, Horst MA, Rogero MM. Brazilian Society for Food and Nutrition position statement: nutrigenetic tests. Nutrire. 2017;42:10.
27. Novembre J, Ramachandran S. Perspectives on human population structure at the cusp of the sequencing era. Annu Rev Genomics Hum Genet. 2011;22:245-274.
28. Luca F, Perry GH, Di Rienzo A. Evolutionary adaptations to dietary changes. Annu Rev Nutr. 2010;30:291-314.
29. Perry GH, Dominy NJ, Claw KG et al. Diet and the evolution of human amylase gene copy number variation. Nat Genet. 2007;39:1256-60.
30. Santos JL, Saus E, Smalley SV et al. Copy number polymorphism of the salivary amylase gene: implications in human nutrition research. J Nutrigenet Nutrigenomics. 2012;5:117-131.
31. DeBusk RM, Fogarty CP, Ordovas JM, Kornman KS. Nutritional genomics in practice: where do we begin? JADA. 2005;105:589-98.

32. Corella D, Ordovas JM. Single nucleotide polymorphisms that influence lipid metabolism: Interaction with dietary factors. Annu Rev Nutr. 2005;25:2341-90.
33. Stover PJ. Influence of human genetic variation on nutritional requirements. Am J Clin Nutr. 2006;83:436S-442S.
34. Stover PJ. Polymorphisms in 1-carbon metabolism, epigenetics and folate-related pathologies. J Nutrigenet Nutrigenomics. 2011;4:293-305.
35. Döring Y, Noels H, Weber C. The use of high-throughput technologies to investigate vascular inflammation and atherosclerosis. Arterioscler Thromb Vasc Biol. 2012;32:182-195.
36. Raspe E, Decraene C, Berx G. Gene expression profiling to dissect the complexity of cancer biology: pitfalls and promise. Semin Cancer Biol. 2012;22:250-60.
37. Neelakandan K, Babu P, Nair S. Emerging roles for modulation of microRNA signatures in cancer chemoprevention. Curr Cancer Drug Targets. 2012;12:716-40.
38. Morine MJ, O'Brien C, Roche HM. Session 2: Personalised nutrition. Transcriptomic signatures that have identified key features of metabolic syndrome. Proc Nutr Soc. 2008;67:395-403.
39. Gjesing AP, Pedersen O. 'Omics'-driven discoveries in prevention and treatment of type 2 diabetes. Eur J Clin Invest. 2012;42:579-88.
40. Daniel H, Dieck H. Nutrient-gene interactions: a single nutrient and hundreds of target genes. Biol Chem. 2004;385: 571-583.
41. Rist MJ, Wenzel U, Daniel H. Nutrition and food science go genomic. Trends Biotechnol. 2006;24:172-8.
42. Müller M, Kersten S. Nutrigenomics: goals and strategies. Nat Rev Genet. 2003;4:315-22.
43. Khan S, Minihane AM, Talmud PJ et al. Dietary long-chain n-3 PUFAs increase LPL gene expression in adipose tissue of subjects with an atherogenic lipoprotein phenotype. J Lipid Res. 2002;43:979-85.
44. Daimiel L, Vargas T, Ramírez de Molina A. Nutritional genomics for the characterization of the effect of bioactive molecules in lipid metabolism and related pathways. Electrophoresis. 2012;33:2266-68.
45. Pamukcu B, Lip GY, Shantsila E. The nuclear factor-kappa B pathway in atherosclerosis: a potential therapeutic target for atherothrombotic vascular disease. Thromb Res. 2011;128:117-23.
46. Chen C, Kong AN. Dietary cancer-chemopreventive compounds: from signaling and gene expression to pharmacological effects. Trends Pharmacol Sci. 2005;26:318-26.
47. Surh YJ. Cancer chemoprevention with dietary phytochemicals. Nat Rev Cancer. 2003;3:768-80.
48. Baylin SB, Jones PA. A decade of exploring the cancer epigenome – biological and translational implications. Nat Rev Cancer. 2011;11:726-34.
49. Mazzio EA, Soliman KF. Basic concepts of epigenetics: impact of environmental signals on gene expression. Epigenetics. 2012;7:119-30.
50. Martín-Subero JI. How epigenomics brings phenotype into being. Pediatr Endocrinol Rev. 2011;9:506-10.
51. Ross SA. Diet and DNA methylation interactions in cancer prevention. Ann NY Acad Sci. 2003;983:197-207.
52. Lillycrop KA, Burdge GC. The effect of nutrition during early life on the epigenetic regulation of transcription and implications for human diseases. J Nutrigenet Nutrigenomics. 2011;4:248-60.
53. Ong TP, Moreno FS, Ross SA. Targeting the epigenome with bioactive food components for cancer prevention. J Nutrigenet Nutrigenomics. 2011;4:275-92.

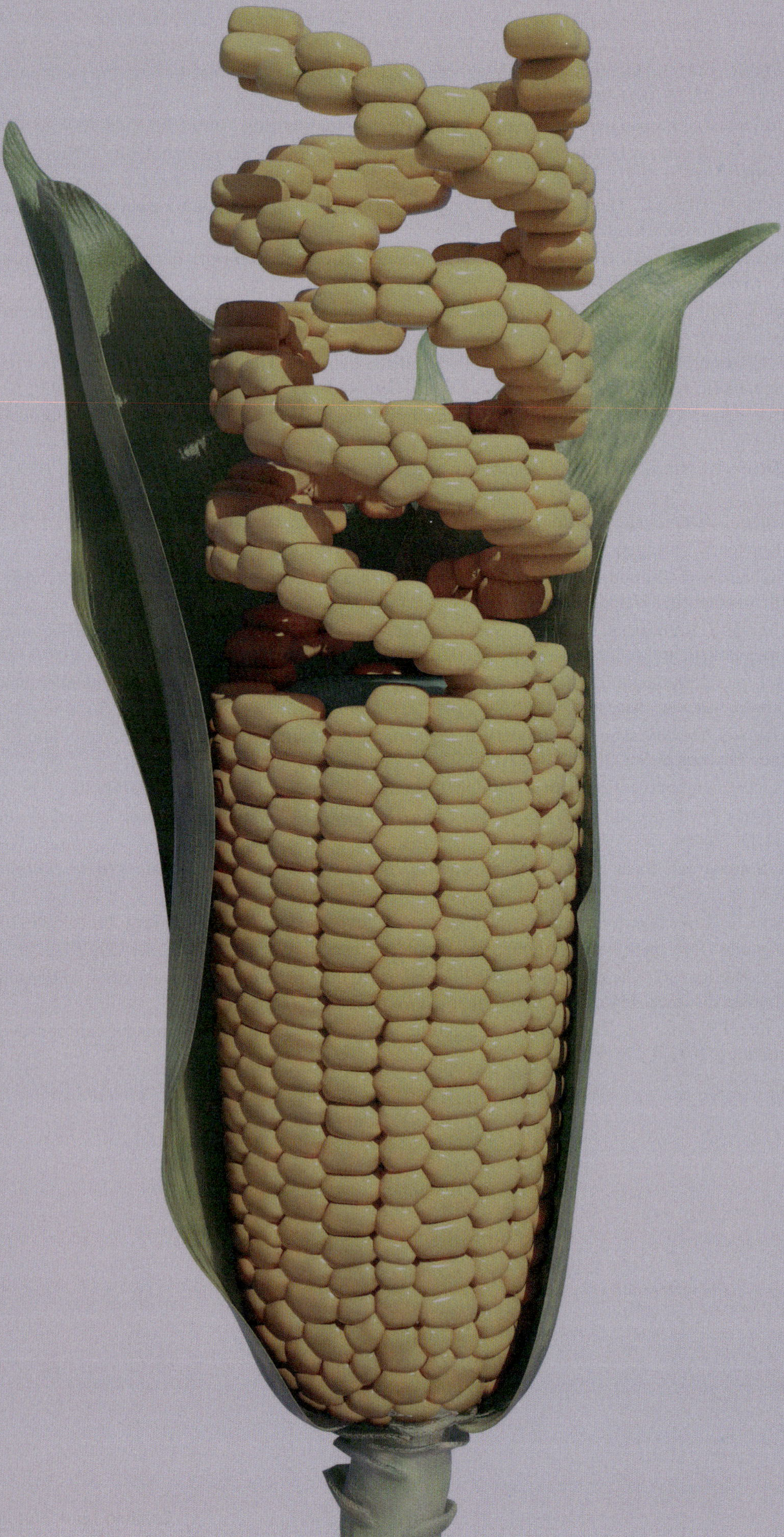

capítulo 17

Alimentos Transgênicos – Prós e Contras

Jairza Maria Barreto Medeiros
Adenilda Queirós Santos Deiró
Tereza Cristina Bomfim de Jesus Deiró
Lucimeire Santana dos Santos
Gabriela dos Santos Perez

INTRODUÇÃO

Organismo geneticamente modificado (OGM) é aquele cujo material genético (DNA ou RNA) foi modificado por qualquer técnica de engenharia genética, atribuindo-lhe novas características. Essas novas características possibilitam o aumento da produtividade e utilidade desses organismos, pois, dentre outras propriedades, tornam-os mais resistentes às pragas e mudanças climáticas desfavoráveis, além de favorecer a geração de produtos com melhores características sensoriais e nutricionais.[1]

A área de terras agrícolas, cultivadas com lavouras geneticamente modificadas expandiu-se exponencialmente desde seu início em 1996. Somente vinte anos depois, em 2016, uma área total de 185,1 milhões de hectares em todo o mundo foi utilizada para cultivo de alimentos geneticamente modificados (AGM).[2] A maioria desses alimentos foi cultivada em apenas cinco países: Estados Unidos, Brasil, Argentina, Índia e Canadá, com os Estados Unidos liderando a produção de cultura de AGM, seguido pelo Brasil, que registra o maior crescimento absoluto em hectares.[3]

Como consequência do aumento no cultivo de AGM, incrementa-se o consumo desses alimentos na população mundial, destacando-se a soja como principal cultura vegetal que sofre alteração biotecnológica, representando 78% da produção mundial (Figura 17.1), seguida do algodão, com 64% do cultivo de AGM, milho (33%) e canola (24%).[2]

A discussão sobre os benefícios e malefícios da utilização de AGM, reúne ainda opiniões bastante distintas. Entre cientistas, políticos e consumidores, pode-se encontrar aqueles que apoiam e apontam os benefícios, aqueles contrários, que enfatizam os riscos, e, ainda, aqueles que são indiferentes à tecnologia.[4]

Kramkowska e colaboradores[5] afirmam que o aumento do número de produtos transgênicos no mercado induz a crença que a modificação genética de plantas e animais promove benefícios. Sabe-se que as bases de cada modificação genética realizada envolvem um complexo processo de alteração do genoma que é responsável pela expressão e manifestação de uma característica desejada, como produção de vacinas comestíveis, medicamentos no leite, ovos ou frutas, para facilitar a distribuição de moléculas terapêuticas ou preventivas, além de aumentar o valor nutritivo dos alimentos e reduzir possíveis fatores alergênicos.[6,7]

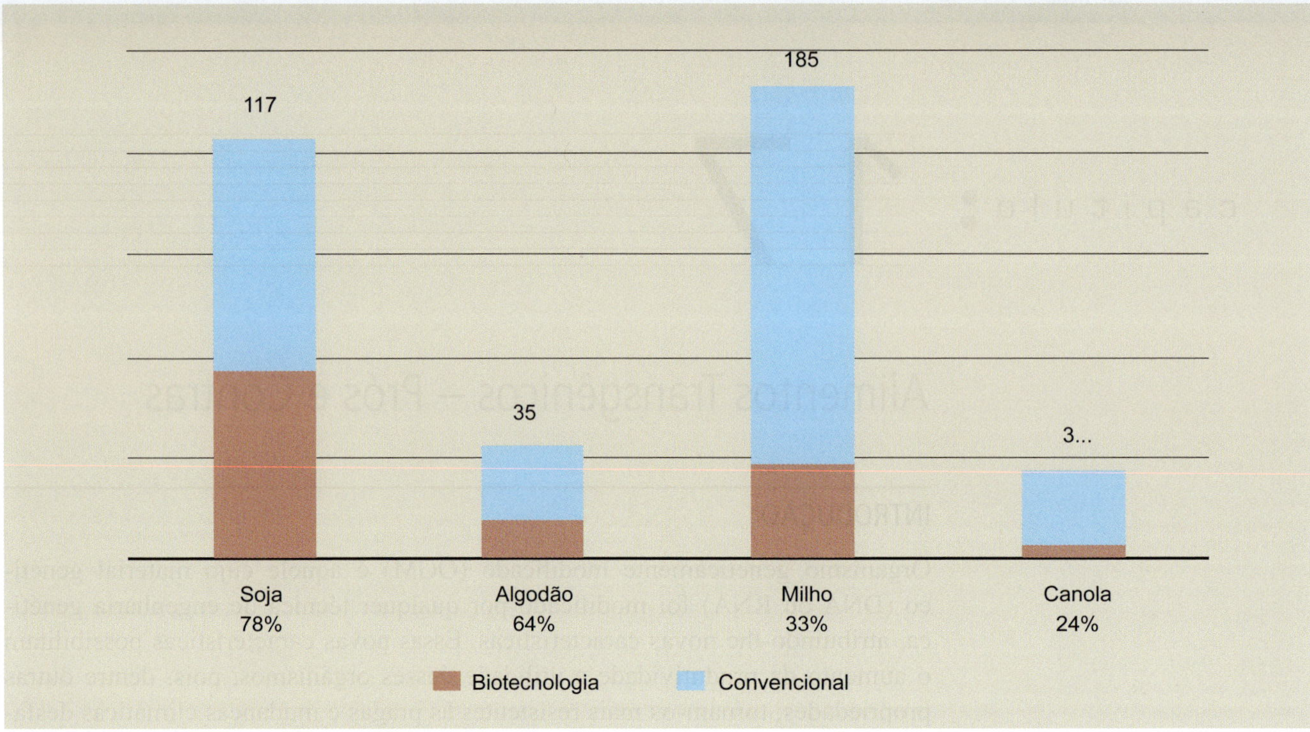

Figura 17.1 ► Taxas de produção global das principais culturas biotecnológicas (milhões de hectares). Fonte: adaptada de ISAAA, 2016.[2]

BENEFÍCIOS ASSOCIADOS À UTILIZAÇÃO DOS AGM

Dentre as inúmeras alterações genéticas já realizadas em plantas, as alterações que resultam na modificação da composição têm despertado bastante interesse pela comunidade produtora e consumidora. Fontes alimentares concentradas em compostos nutracêuticos, ou substâncias específicas carregando alto valor terapêutico, têm representado um elemento diferencial para auxiliar na promoção da saúde e prevenção de doenças.[6]

Uma alteração benéfica muito importante proposta pela engenharia genética, é o aumento de betacaroteno em alimentos geneticamente modificados. A hipovitaminose A ainda é considerada um sério problema de saúde pública, atingindo milhões de crianças, principalmente em países subdesenvolvidos ou em desenvolvimento,[8] causando mais de 3 milhões de mortes anualmente. A cultura mais utilizada para esse enriquecimento é o arroz, conhecido como *golden rice* que possui uma dose extra de vitamina A pré-formada (betacaroteno),[9] seguido da banana (*golden banana*).[10]

Modificações genéticas também têm sido realizadas para melhorar a composição lipídica de alguns alimentos, principalmente as oleaginosas. Combinações de genes encontrados na soja têm sido realizadas para produzir um óleo com maiores concentrações de ácido graxo oleico e menor quantidade do linolênico, composição essa que pode tornar o óleo mais resistente à oxidação, além de fornecer mais benefícios provenientes do ácido graxo monoinsaturado, aproximando a composição do óleo de soja ao do azeite de oliva.[11] Por meio da recombinação genética também realizada na semente da soja, um experimento realizado em animais, demonstrou propriedades anti-hipertensivas desse AGM em razão de mudanças na composição proteica (alpha-glicina).[12]

Ratos alimentados com soja orgânica ou geneticamente modificada após o desmame até o envelhecimento (455 dias de vida) apresentaram taxa de crescimento satisfatória e concentrações séricas de albumina e proteínas totais semelhantes aos controles alimentados com caseína.[13] Do mesmo modo, Soares e colaboradores[14] observaram que ratos alimentados com soja transgênica ou orgânica por 291 dias apresentaram taxa de crescimento similar aos ratos alimentados com caseína.

Outras recombinações genéticas realizadas em plantas, como o tomate, promoveu um aumento da concentração do licopeno, um potente antioxidante com propriedades anticancerígenas,[15] além de outros AGM, como o trigo sem gliadina, suscitando maior interesse à classe dos alimentos geneticamente modificados, uma vez que se torna uma alternativa atraente para indivíduos com alergia ou intolerância à essa proteína.[16]

Inúmeras outras alterações genéticas têm sido realizadas em plantas para prover, principalmente, alterações na composição nutricional (Tabela 17.1). A proposta dos engenheiros genéticos é de que a próxima geração de organismos geneticamente modificados irá disponibilizar para a população, alimentos com uma composição equilibrada, satisfazendo os requerimentos nutricionais de humanos e animais para posterior consumo, com uma maior quantidade e biodisponibilidade de nutrientes, assim como menor quantidade de fatores antinutricionais.[17] No entanto, questiona-se o quanto tais alterações podem de fato trazer benefício à longo prazo para a saúde da população.

Recentemente, um estudo prévio relatou a existência de consenso científico de que as culturas geneticamente modificadas não são mais perigosas do que as alternativas convencionalmente criadas. Nesse aspecto, outros estudos fazem considerações sobre o que pensam algumas organizações internacionais a respeito dos AGM. A Associação Americana para o Avanço da Ciência (AAAS) escreve que:

> A Organização Mundial da Saúde, a Associação Médica Americana, a Academia Nacional de Ciências dos EUA, a Sociedade Real Britânica e todas as outras organizações respeitadas que examinaram as evidências chegaram à mesma conclusão: consumir alimentos que contenham ingredientes derivados de culturas GM não é mais arriscado do que consumir os mesmos alimentos que contêm ingredientes de plantas cultivadas modificadas por técnicas convencionais de melhoria de plantas.[25,26]

Entretanto, outras organizações rejeitam a hipótese de que há consenso cientifico, exemplo disso foi a reação em 2013, da Rede Europeia de Cientistas para o Desenvolvimento Social e Responsabilidade Ambiental que emitiu um comunicado, criticando e rejeitando a declaração da AAAS-2012.[5,27]

Tabela 17.1 Culturas alimentares e suas principais alterações nutricionais criadas pela biotecnologia dos alimentos.

Planta	Alteração nutricional	Referência
Canola	Aumento do betacaroteno	ILSI, 2004[18]
	↑ Ácido gamalinoleico	ILSI, 2004[18]
	↑ Lisina	Falco et al., 1995[19]
	Modificação dos ácidos graxos – ↑ laurato ↓ mirístico	ADAS, 2013[20]
Aipim	↓ Glicosídeos cianogênicos w	Siritunga & Sayre, 2004[21]
Milho	↑ Biodisponibilidade do ferro	Drakakaki et al., 2005[22]
	↑ Lisina	ADAS, 2013[20]
	↑ Metionina	ILSI, 2004[20]
	↑ Vitamina E	ILSI, 2008[23]
Batata	↑ Betacaroteno	ADAS, 2013[20]
	↑ Metionina	ILSI, 2008[23]
	↑ Amido	ILSI, 2004[18]
Soja	↓ Alérgenos	ILSI, 2004[18]
	↑ Isoflavonas	ILSI, 2004[18]
	↓ Ácido linolênico	ADAS, 2013[20]
Trigo	↑ Gluteninas	ILSI, 2004[18]
	↑ Amilopectina	Sestili et al., 2016[24]
	Alteração na composição proteica	ADAS, 2013[21]

Riscos à saúde associados à utilização de AGM

Um estudo realizado em rede, com 1.812 participantes, avaliou a percepção de consumidores de várias faixas etárias, em quatro países: Japão, França, Estados Unidos e Reino Unido, quanto à segurança do consumo de alimentos transgênicos.[25] Nesse estudo, os riscos à saúde foi apontado como o principal motivo de resistência ao consumo dos AGM, sendo essa uma das principais tendências da discussão.

A maioria dos países considerou que haveria melhor aceitação dos AGM se houvesse maior explanação de dados científicos quanto à segurança. É importante avaliar as condições ambientais, os direitos dos consumidores, as características da fonte e os benefícios dos alimentos transgênicos, em cada país participante do estudo.[26]

Um dos principais riscos à saúde encontrado na literatura sobre os AGM é o desenvolvimento de alergia alimentar, que pode aumentar quando os alimentos têm sua recombinação genética modificada. A transferência de genes de células de um organismo para o núcleo celular de outro organismo pode resultar na expressão e síntese de novas proteínas ausentes anteriormente, que se tornam estranhas ao organismo, podendo desencadear uma reação imune patológica.[5]

Um estudo amplamente divulgado envolvendo alimentos transgênicos e alergenicidade foi o de Prescott et al., publicado em 2005 no *Journal of Agricultural and Food Chemistry*.[28] O mesmo evidenciou que a transferência de uma proteína vegetal (inibidor de alfa-amilase-1 do feijão – *Phaseolus vulgaris L.*) para um alimento não nativo (ervilha transgênica (*Pisum sativum L.*) modificou estruturalmente a proteína, provocando reação imune em camundongos.

Um estudo com transferência de moléculas para elevação da qualidade nutricional da soja promoveu alergenicidade.[29] Nesse tipo de soja deficiente em metionina, introduziu-se albumina 2S da castanha do Brasil, favorecendo um enriquecimento no aspecto nutricional da soja.[29] Esses autores mostraram que as sojas que sofreram a modificação genética apresentaram um alérgeno encontrado também na castanha do Brasil. Ou seja, os indivíduos que apresentavam manifestação alérgica à castanha do Brasil, passaram a apresentar a mesma manifestação à soja transgênica.

Outra consideração é que, além da transferência de uma molécula causadora de alergia de um alimento para o outro, um novo alérgeno pode ser formado em decorrência das modificações feitas por meio da engenharia genética.[30] Isso pode tornar a produção de alimentos transgênicos, *per se*, um possível risco para a saúde comparada a outras técnicas mais aceitas de produção de alimentos.

Apesar das evidencias, é importante salientar que ainda não existe um consenso sobre a ligação direta entre o aumento de alergias alimentares no mundo e o consumo de alimentos transgênicos. Os estudos experimentais mais robustos que investigaram essa temática mostraram que o teste de segurança para diagnosticar o potencial alergênico foi eficaz, tornando esses alimentos impróprios para a comercialização e consumo.[29]

Aspectos importantes a serem considerados podem estar relacionados ao aumento do risco à saúde quando se associa o uso de pesticidas às culturas de AGM. Resíduos de pesticidas se encontram mais elevados em AGM do que naqueles não GM.[31] Há relatos na literatura de que o principal ingrediente de alguns pesticidas, glifosato, tem sido associado ao aumento de ocorrência de neoplasia (linfoma não-Hodgkin).[32] Uma possível associação tem sido observada, entre o uso de outros pesticidas e a ocorrências de câncer.[33]

Importante ressaltar que, tradicionalmente, novas variedades de plantas alteradas geneticamente não têm sido submetidas a avaliações mais criteriosas das alterações químicas, toxicológicas ou nutricionais antes da comercialização, com exceção dos alimentos para grupos específicos, como lactentes.[17] Assim, novas variedades de milho, soja, batata e outras plantas, por exemplo, são avaliadas pelos produtores focando nas características agronômicas e fenotípicas, mas, usualmente, os alimentos derivados dessas novas variedades de plantas, não passam por um teste rigoroso de segurança alimentar, incluindo os experimentos em animais.[17]

Os testes em animais são imprescindíveis para verificar os efeitos fisiológicos dos AGM, uma vez que, ao alcançar o objetivo de conferir uma característica alvo-específica a uma planta, por meio da inserção de sequencias de DNA, traços adicionais podem, em alguns casos, serem adquiridos ou os traços existentes podem ser perdidos e modificados (efeitos não intencionais).[34]

Os efeitos não intencionais podem ser deletérios, benéficos ou neutros em relação à saúde da planta ou aos alimentos derivados da planta. Esses efeitos não desejados também podem surgir por meio da reprodução subsequente convencional da planta geneticamente modificada. Ademais, podem resultar da inserção aleatória de sequências de DNA no genoma da planta, que pode causar a ruptura ou silenciamento de genes existentes, ativação de genes que se encontravam inativos, ou modificações na expressão de genes existentes. Esses efeitos também podem resultar na formação de padrões novos ou metabólitos alterados.[34]

Deve-se considerar o grande potencial de acumulação desses metabólitos na alimentação, podendo produzir efeitos adversos na saúde humana. A avaliação da segurança dessas plantas requer investigações sobre o nível de resíduos e metabólitos na alimentação, além de uma verificação das alterações sofridas no perfil de nutrientes. Os efeitos potenciais do processamento desses alimentos, incluindo a preparação caseira, também devem ser analisados. Um exemplo importante são as possíveis alterações que podem ocorrer ao submeter esses alimentos a processamento térmico, podendo modificar a biodisponibilidade de um nutriente importante.[34]

Novas tecnologias vêm sendo desenvolvidas com o objetivo de amenizar os possíveis riscos à saúde associados ao do consumo de AGM. Dentre elas, destacam-se a combinação de DNA da própria planta ou espécies relacionadas, evitando a introdução de material genético estrangeiro como marcadores de seleção e/ou genes repórter. Atualmente, as modificações cisgênicas e/ou intragênicas realizadas têm sido bem-sucedidas em culturas como batata e maçã.[35] Outro estudo sobre expressão intragênica da proteína de milho (*Rubisco activase*) mostrou evidências experimentais de que a modificação intragênica do milho pode aumentar a expressão genética específica, preservando o genoma da planta livre de DNA estranho e conseguindo maiores economias significativas no tempo e trabalho do homem para a melhoria da cultura.[27]

CONSIDERAÇÕES FINAIS

As políticas para a segurança alimentar e nutricional apresentam como propósito, essencialmente, a melhoria das condições de alimentação, nutrição e saúde das populações em todo o planeta, inclusive no Brasil, mediante a promoção de práticas alimentares adequadas e saudáveis, a vigilância alimentar e nutricional, a prevenção e o cuidado integral a possíveis agravos relacionados à alimentação e nutrição. Nesse contexto, tecnologias avançaram nos últimos anos, em particular a engenharia genética, voltada à produção de alimentos geneticamente modificados com o objetivo de aumentar a produção, tornar suas culturas mais abundantes, com acréscimo de nutrientes e mais resistentes a herbicidas e pragas. No entanto, a segurança alimentar deve ser preocupação da engenharia genética, sendo necessários mais estudos sobre modificações genéticas de alimentos consumidos diariamente por milhões de pessoas, inclusive crianças em idade precoce, como os produtos à base de milho, arroz e soja, considerando o alto consumo destes e de seus produtos. Tais mudanças moleculares ainda são pouco estudadas, e as pesquisas existentes são pouco conclusivas. Dessa forma, estudos experimentais utilizando órgãos-alvo e outros envolvendo populações de consumidores de alimentos transgênicos devem ser encorajados, tendo como foco a segurança alimentar.

REFERÊNCIAS

1. Brasil. Lei n. 11.105, de 24 de março de 2005. Brasilia: Jurídicos; 2005.
2. ISAAA Briefs. Global Status of Commercialized Biotech/GM Crops: 2016. [Acesso em 2017 Sept 17]. Disponível em: http://www.isaaa.org/resources/publications/briefs/52/download/isaaa-brief-52-2016.pdf.
3. James C. Global Status of Commercialized Biotech/GM Crops. Ithaca: ISAAA; 2011.
4. Veličković V, Jović M, Nalić E, Višnjić A, Radulović O, Šagrić Č et al. Knowledge, attitudes toward, and acceptability of genetic modification among Western Balkan University Students of Life Sciences (AGREE Study). J Am Coll Nutr. 2016;35(2):150-60.
5. Kramkowska M, Grzelak T, Czyżewska K. Benefits and risks associated with genetically modified food products. Ann Agric Environ Med. 2013;20(3):413-9.
6. De Santis B, Stockhofe N, Wal JM, Weesendorp E, Lallès JP, van Dijk J. Case studies on genetically modified organisms (GMOs): Potential risk scenarios and associated health indicators. Food Chem Toxicol. 2017;pii: S0278-6915(17)30484-2.
7. de Vos CJ, Swanenburg M. Health effects of feeding genetically modified (GM) crops to livestock animals: A review. Food Chem Toxicol. 2017 Aug 31. pii: S0278-6915(17)30482-9.
8. WHO. 10 facts on nutrition. [Acesso em 2018 Apr 10]. Disponível em: http://www.who.int/features/factfiles/nutrition/en/.
9. Giuliano G. Provitamin A biofortification of crop plants: a gold rush with many miners. Curr Opin Biotechnol. 2017;44: 169-80.
10. Paul JY, Khanna H, Kleidon J, Hoang P, Geijskes J, Daniells J et al. Golden bananas in the field: elevated fruit pro-vitamin A from the expression of a single banana transgene. Plant Biotechnol J. 2017;15(4):520-32.

11. Pham AT, Shannon JG, Bilyeu KD. Combinations of mutant FAD2 and FAD3 genes to produce high oleic acid and low linolenic acid soybean oil. Theor Appl Genet. 2012;125(3):503-15.
12. Matoba N, Doyama N, Yamada Y, Maruyama N, Utsumi S, Yoshikawa M. Design and production of genetically modified soybean protein with anti-hypertensive activity by incorporating potent analogue of ovokinin(2-7). FEBS Lett. 2001;497(1):50-4.
13. Daleprane JB, Feijó TS, Boaventura GT. Organic and genetically modified soybean diets: consequences in growth and in hematological indicators of aged rats. Plant Foods Hum Nutr. 2009;64(1):1-5.
14. Soares LL, Lucas AM, Boaventura GT. Can organic and transgenic soy be used as a substitute for animal protein by rats? Braz J Med Biol Res. 2005;38(4):583-86.
15. Mehta RA, Cassol T, Li N, Ali N, Handa AK, Mattoo AK. Engineered polyamine accumulation in tomato enhances phytonutrient content, juice quality, and vine life. Nat Biotechnol. 2002;20(6):613-8.
16. Gil-Humanes J, Pistón F, Altamirano-Fortoul R, Real A, Comino I, Sousa C, et al. Reduced-gliadin wheat bread: an alternative to the gluten-free diet for consumers suffering gluten-related pathologies. PLoS One. 2014;9(3):e90898.
17. WHO. Foods derived from modern biotechnology. Rome, 2009. [Acesso em 2018 Apr 10]. Disponível em: http://www.fao.org/3/a-a1554e.pdf.
18. Chassy B1, Hlywka JJ, Kleter GA, Kok EJ, Kuiper HA, McGloughlin M et al.; Task Force for the International Life Sciences Institutue International Food Biotechnology Committee. Nutritional and safety assessments of foods and feeds nutritionally improved through biotechnology. Food Nutr Bull. 2005 Dec;26(4):436-42.
19. Falco SC, Guida T, Locke M, Mauvais J, Sanders C, Ward RT et al. Transgenic canola and soybean seeds with increased lysine. Biotechnology. 1995;13(6):577-82.
20. ADAS UK Ltd. & Rothamsted Research. Review of the strategies for the comprehensive food and feed safety and nutritional assessment of GM plants per se. EFSA supporting publication, 2013. [Acesso em 2018 Apr 10]. Disponível em: https://efsa.onlinelibrary.wiley.com/doi/pdf/10.2903/sp.efsa.2013.EN-480.
21. Siritunga D, Sayre R. Engineering cyanogen synthesis and turnover in cassava (Manihot esculenta). Plant Mol Biol. 2004;56(4):661-9.
22. Drakakaki G, Marcel S, Glahn RP, Lund EK, Pariagh S, Fischer R et al. Endosperm-specific co-expression of recombinant soybean ferritin and Aspergillus phytase in maize results in significant increases in the levels of bioavailable iron. Plant Mol Biol. 2005;59(6):869-80.
23. International Life Sciences Institute. Nutritional and safety assessments of foods and feeds nutritionally improved through biotechnology: case studies: executive summary of a task force report by the International Life Sciences Institute, Washington, D.C. J Food Sci. 2007 Nov;72(9):R131-7.
24. Sestili F, Sparla F, Botticella E, Janni M, D'Ovidio R, Falini G et al. The down-regulation of the genes encoding Isoamylase 1 alters the starch composition of the durum wheat grain. Plant Sci. 2016;252:230-38.
25. Komoto K, Okamoto S, Hamada M, Obana N, Samori M, Imamura T. Japanese Consumer Perceptions of Genetically Modified Food: Findings From an International Comparative Study. Interact J Med Res. 2016;5(3):e23.
26. Holm L, Kildevang H. Consumers' views on food quality. A qualitative interview study. Appetite. 1996;27(1):1-14.
27. Almeraya EV, Sanchez-de-Jimenez E. Intragenic modification of maize. J Biotechnol. 2016;238:35-41.
28. Prescott VE, Campbell PM, Moore A, Mattes J, Rothenberg ME, Foster PS, et al. Transgenic expression of bean alpha--amylase inhibitor in peas results in altered structure and immunogenicity. J Agric Food Chem. 2005;53(23):9023-30.
29. Nordlee JA, Taylor SL, Townsend JA, Thomas LA, Bush RK. Identification of a Brazil-nut allergen in transgenic soybeans. N Engl J Med. 1996;334(11):688-92.
30. Bawa AS, Anilakumar KR. Genetically modified foods: safety, risks and public concerns-a review. J Food Sci Technol. 2013;50(6):1035-46.
31. Hug K. Genetically modified organisms: do the benefits outweigh the risks? Medicina (Kaunas). 2008;44(2):87-99.
32. Hardell L, Eriksson M. A case-control study of non-Hodgkin lymphoma and exposure to pesticides. Cancer. 1999;85(6):1353-60.
33. Iarc Monographs on the evaluation of carcinogenic risks to humans. Some organophosphate insecticides and herbicides Some organophosphate insecticides and herbicides. Lyon, 2017. [Acesso em 2018 Apr 10]. Disponível em: http://monographs.iarc.fr/ENG/Monographs/vol112/mono112.pdf.
34. Alimentarius C. Guideline for the conduct of food safety assessment of foods derived from recombinant-DNA plants. 2003: 26th Session of the Codex Alimentarius Commission.
35. de Vetten N, Wolters AM, Raemakers K, van der Meer I, ter Stege R, Heeres E et al. A transformation method for obtaining marker-free plants of a cross-pollinating and vegetatively propagated crop. Nat Biotechnol. 2003;21(4):439-42.

PARTE 2.

Fisiopatologia dos Distúrbios Nutricionais

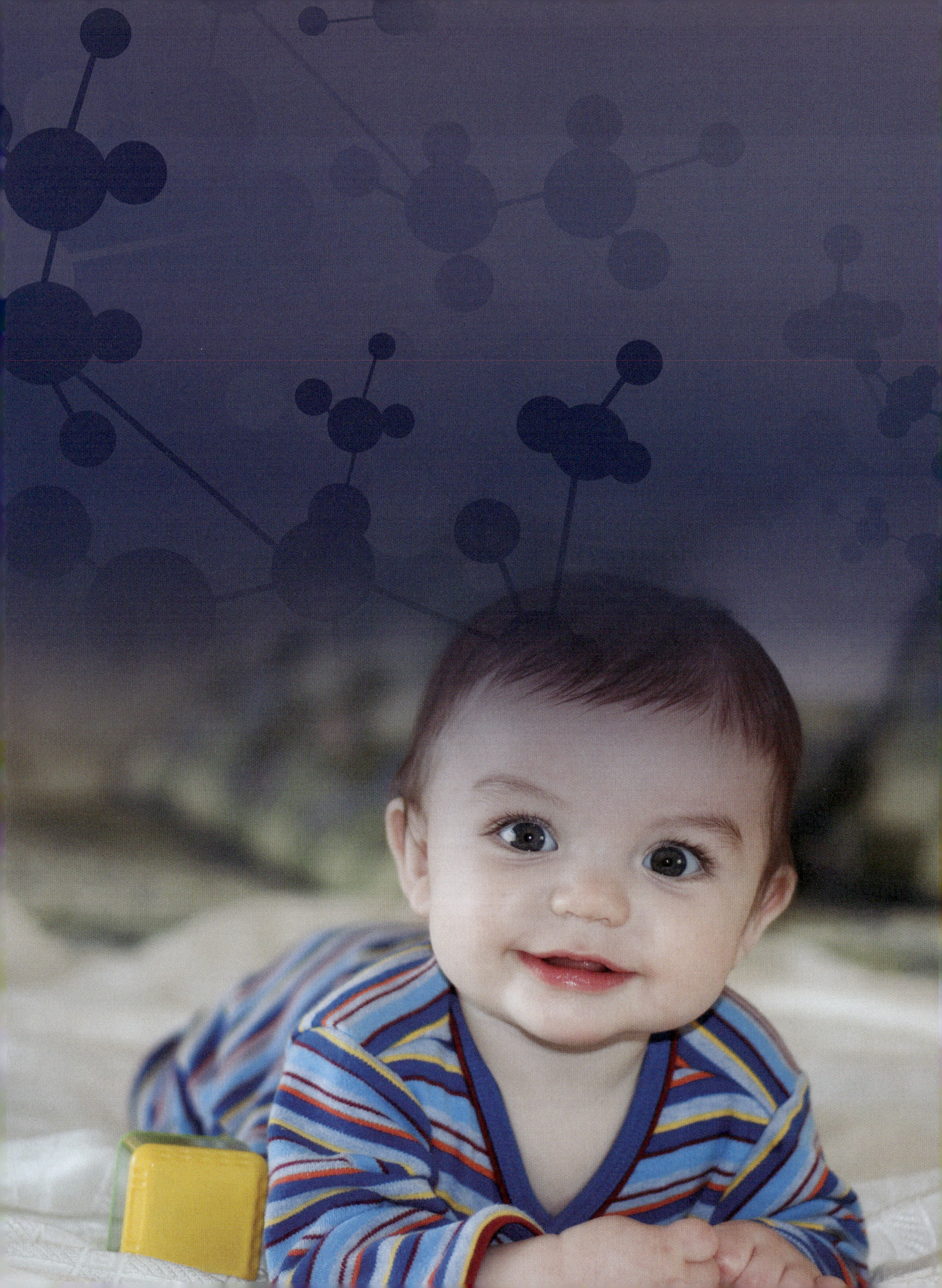

capítulo: 18

Alterações Moleculares Decorrentes da Desnutrição no Início da Vida e Síndrome Metabólica

Lucas Carminatti Pantaleão
Gabriela Fullin Resende Teodoro
Julio Tirapegui

INTRODUÇÃO

Com o respaldo de observações epidemiológicas nas quais se identificavam os efeitos da restrição do crescimento intrauterino (RCIU) em humanos sobre as características fenotípicas e sobre a incidência de doenças cardiovasculares em longo prazo, o inglês David Barker e seus colaboradores elaboraram e publicaram, no final da década de 1980, a hipótese que mais tarde seria conhecida como "hipótese da origem fetal das doenças".[1-3]

A hipótese inicial de Barker foi aventada a partir de observações, nas quais a RCIU induzida pela desnutrição proteico-energética levava à obesidade e ao risco aumentado para doenças cardiovasculares na vida adulta e, por essa razão, também recebeu a alcunha "hipótese do fenótipo conservador".[3,4] Todavia, vinte anos de pesquisas em reprogramação fenotípica resultaram na descrição de uma série de outros "insultos", capazes de redefinir os sistemas fisiológicos e metabólicos durante a gestação, tais como as deficiências minerais e vitamínicas, o aporte reduzido de aminoácidos essenciais, a obesidade materna e o consumo de dietas com elevado teor de ácidos graxos saturados. Ademais, entende-se que as condições ambientais no início da vida pós-útero também provocam reprogramação dos processos fisiológicos, afetando diretamente o risco para doenças crônicas e, por essa razão, o termo "Origens desenvolvimentistas da saúde e das doenças – *Developmental Origins of Adult Health and Disease* (DOHaD)" parece mais adequado para a descrição dessas associações.

Com o passar das décadas, grande esforço por parte da comunidade científica foi empregado para caracterizar os mecanismos envolvidos no fenômeno inicialmente observado por Barker, bem como para descrever os efeitos provocados por diferentes efetores ambientais sobre o padrão de desenvolvimento do feto e da criança no início da vida pós-útero. Inicialmente, sugeriu-se que a desnutrição de uma criança proporcionaria redução seletiva do desenvolvimento de determinados órgãos e tecidos para a preservação de outros essencialmente vitais, reduzindo o risco de mortalidade de um indivíduo submetido a ambientes hostis por meio de adaptações que preveniriam os efeitos deletérios da escassez de nutrientes sobre a homeostase, havendo, todavia, dificuldade de adaptação a condições mais favoráveis.[2] Entretanto, o aparecimento de doenças tardias em indivíduos programados no início da vida não estava necessariamente atrelado a alterações morfológicas (tais como a RCIU) nesse período, havendo a necessidade de estudos mais profundos para a descrição dos reais mecanismos envolvidos.

Com o presente capítulo, temos como objetivo demonstrar resultados de diferentes estudos experimentais envolvendo a reprogramação fenotípica induzida pela nutrição no início da vida, destacando os mecanismos moleculares associados a esses fenômenos. Antes, gostaríamos de ressaltar ao leitor que essa parece ser uma área promissora para a pesquisa em nutrição e saúde, sendo crucial para o desenvolvimento de estratégias e programas de saúde pública destinados à prevenção das doenças crônicas não transmissíveis.

IMPORTÂNCIA DOS MODELOS EXPERIMENTAIS

Muitos dos conhecimentos atuais relativos à importância da nutrição fetal foram derivados de pesquisas em animais, sendo que a utilização de outros mamíferos em experimentos de programação representa uma importante ferramenta que permite análises mais invasivas e maior controle de variáveis que afetam diretamente o desfecho.

Contudo, antes de discutirmos os resultados de diferentes estudos experimentais envolvendo as DOHaD, cabe ressaltar que grande parte desses trabalhos envolve a RCIU como marcador de resposta preditiva adaptativa a estresses nutricionais, farmacológicos e físicos, enquanto observações epidemiológicas descrevem alterações permanentes mesmo em indivíduos nascidos com peso e comprimento adequados. O baixo peso ao nascer representa, todavia, um marcador simples e direto para a predição das redefinições nos processos fisiológicos para os cientistas envolvidos nesses estudos e, por essa razão, acaba sendo amplamente utilizado.[5]

Além disso, segundo dados da Organização Mundial de Saúde – World Health Organization (WHO), na maioria dos países americanos e europeus, a prevalência de subnutrição e de desnutrição proteico-energética entre mulheres em idade fértil foi substituída pelo aumento da incidência de sobrepeso e de deficiências nutricionais específicas.[6] Por essa razão, o baixo peso ao nascer perdeu força epidêmica, dando lugar ao ganho de peso gestacional excessivo, à obesidade materna e ao alto peso ao nascer, havendo, como consequência, mais de 41 milhões de crianças menores de cinco anos com sobrepeso e em risco para doenças crônico-metabólicas.[7] Por essa razão, grande parte dos pesquisadores dos efeitos do ambiente intrauterino e perinatal tem dirigido seus esforços para o estudo de distúrbios tardios induzidos por dietas hiperlipídicas e de cafeteria, as quais mimetizam o padrão de dieta ocidental vigente.

MECANISMOS ENVOLVIDOS NAS ALTERAÇÕES DA MORFOLOGIA NEONATAL EM RESPOSTA À DESNUTRIÇÃO MATERNA

Os estudos experimentais da má nutrição no início da vida sobre as alterações morfológicas em curto e longo prazo envolvem a manipulação da dieta materna durante a gestação, a lactação ou ambos e, em alguns casos, durante curto período pós-lactacional.[8]

Durante a vida fetal, tecidos e órgãos atravessam períodos "críticos" de desenvolvimento que coincidem com períodos de rápida divisão celular. Durante essas etapas, alterações agudas ou crônicas no ambiente provocam redução seletiva da taxa de mitose em determinados tecidos fetais vulneráveis, reduzindo a sua hiperplasia para preservação de outros de maior importância vital, caso do sistema nervoso central.[2] Em humanos, a hipótese de conservação de determinados órgãos e tecidos em detrimento a outros pode ser exemplificada pela desproporção entre a circunferência de cabeça e o comprimento ou o peso do neonato.

Em estudos experimentais envolvendo modelos animais, a desnutrição materna e o consequente baixo peso ao nascer são alcançados por meio de dois protocolos básicos sujeitos a alterações metodológicas que pouco afetam os resultados. Em roedores, por exemplo, a desnutrição é induzida por restrição energética (cerca de 50%) ou por dietas hipoproteicas, sendo as últimas as mais frequentemente observadas em estudos de reprogramação da sensibilidade à insulina e da síndrome metabólica.[8] Os modelos de restrição proteica envolvem dietas que restringem o consumo de proteínas a 5-9%, sendo que, ao menos para roedores, as recomendações preconizadas pelo Instituto Americano de Nutrição – American Institute of Nutrition (AIN), é de 20%.[9]

Proles de roedores cuja dieta foi restrita em proteínas durante a gestação costumam apresentar alterações morfológicas caracterizadas por redução de cerca de 20% do peso ao nascer. Em caso de alocação com mães não desnutridas após o nascimento, essas ninhadas tendem a apresentar ganho de massa corporal acelerado característico do *catch-up growth*, associado a uma série de distúrbios que aumentam o risco para doenças crônicas e que reduzem a sua expectativa de vida. Dentre essas patologias, destaca-se o estabelecimento da obesidade e do *diabetes mellitus* tipo II em longo prazo.[8]

Quando, em detrimento da restrição, levamos em consideração o consumo materno excessivo, observamos que, na maior parte dos estudos experimentais, não há alteração significativa da massa corporal do concepto ou do animal lactente, havendo, todavia, alterações marcantes na morfologia do tecido adiposo e do músculo esquelético.[10-11] Por conta da sua plasticidade, estes últimos ocuparão o centro de discussões posteriores.

Transporte placentário de aminoácidos e oxigênio

Os mecanismos associados à redução do crescimento fetal em resposta à restrição proteica ainda não estão totalmente elucidados, mas acredita-se que grande parte dos efeitos observados da desnutrição materna sobre o desenvolvimento da prole esteja diretamente relacionada à menor disponibilidade de nutrientes e à menor capacidade de difusão gasosa na placenta, refletindo a reduzida capacidade de transporte placentário de aminoácidos, lipídios, micronutrientes e oxigênio.[12-16]

A barreira placentária corresponde a uma interface seletiva que media a transferência de nutrientes e hormônios para o feto, estando também associada às trocas gasosas e ao transporte de metabólitos.[17] Demonstrou-se recentemente que a restrição grave de proteínas em roedores leva à menor expressão e atividade dos diferentes subtipos de transportadores que são componentes dos sistemas A e L na placenta, responsáveis pelo transporte de aminoácidos neutros da face materna para a face fetal da barreira e pelo aporte de grande número de aminoácidos essenciais como a leucina e o triptofano para a circulação fetal.[14-16] Consequentemente, a deficiência e a menor atividade desses transportadores estariam envolvidas diretamente na redução das concentrações plasmáticas de aminoácidos essenciais e do balanço nitrogenado da prole.[16]

Gestantes que sofrem restrição proteica possuem ainda concentrações reduzidas de importantes hormônios reguladores da função placentária como a insulina, a somatomedina C ou fator de crescimento semelhante à insulina-1 (IGF-1) e a leptina. Esses hormônios são reconhecidos por receptores metabotrópicos que ativam vias sinalizadoras envolvendo mediadores intracelulares (mTOR, Akt e STAT3) na placenta, os quais aumentam a expressão e a atividade dos transportadores acima citados, levando ao maior aporte de aminoácidos essenciais para o feto. Dessa forma, entende-se que a redução nas concentrações de hormônios anabólicos maternos também contribui para a regulação negativa do transporte de aminoácidos para o feto em quadros de restrição proteica.[16]

Finalmente, cabe lembrar que tanto a desnutrição quanto o sobrepeso materno também afetam as trocas gasosas entre a circulação materna e fetal. Gestações nas quais as mães apresentam IMC pré-gestacional abaixo ou acima do recomendado, são marcadas pelo crescimento compensatório da placenta e pela redução no desenvolvimento da veia umbilical e na capacidade de difusão de oxigênio para os demais tecidos fetais.[12] Acredita-se que a hipoxemia fetal resultante represente um dos agentes causais da RCIU em resposta à má-nutrição materna e também contribua para o risco aumentado para doenças metabólicas em longo prazo.

Alteração da atividade do eixo hipotálamo-hipófise-adrenal

A restrição alimentar, também induz interferências nas funções do eixo hipotálamo-pituitária-adrenal (HPA) materno, aumentando a concentração do cortisol e contribuindo para o baixo peso ao nascer e para o comprometimento das funções metabólicas na idade adulta.[18] A maior parte dos glicocorticoides em excesso da circulação materna será inativada na placenta; porém, entre 10 e 20% serão transportados para o feto, sendo que esse fluxo exacerbado induzirá efeitos sobre a regulação metabólica e sobre a morfologia fetal, além de promover prolongada ativação do eixo HPA da prole, contribuindo para os efeitos permanentes observados em estudos de reprogramação fenotípica.[19,20] Vale assim ressaltar que não apenas a anatomia fetal é afetada, mas também as suas interações endócrinas e a sua atividade metabólica.

Desnutrição materna e morfologia do tecido adiposo no início da vida

Dado que a RCIU tem sido associada ao aumento da adiposidade e das concentrações de leptina em longo prazo,[21,22] abordaremos nesse tópico a forma pela qual a subnutrição materna interfere na composição corporal de sua prole no início da vida.

O desenvolvimento do tecido adiposo é caracterizado pela diferenciação de células precursoras em adipócitos maduros em processo conhecido como adipogênese que, segundo estudos morfológicos realizados em embriões humanos, inicia-se antes do nascimento.[11] No período perinatal, ocorre rápida expansão do tecido adiposo em decorrência de processos hipertróficos e hiperplásicos, sendo que o potencial de geração de novas células maduras é mantido mesmo na fase adulta. Cabe ressaltar que, em estudos experimentais, o número de células adiposas tende a aumentar em resposta à exposição a dietas ricas em carboidratos simples e em lipídios saturados, estando esse fenômeno relacionado a um complexo arranjo de eventos que envolvem proliferação e diferenciação de pré-adipócitos.[11]

Adipócitos maduros são encontrados em abundância no tecido adiposo branco (TAB) e no tecido adiposo marrom (TAM) do neonato, cada qual apresentando funções distintas.[23] O TAB é o maior estoque de energia endógena que pode ser mobilizado quando a oferta de alimentos for limitada ou em situações nas quais há atraso no início da lactação, além de ser responsável pela secreção de hormônios reguladores do apetite e da homeostase energética.[24] O TAM, por sua vez, é capaz de rapidamente gerar grandes quantidades de energia térmica, assegurando a adaptação do recém-nascido às baixas temperaturas do ambiente extrauterino.[25,26] Este último mecanismo é garantido pela presença da proteína desacopladora 1 (UCP1), expressa exclusivamente no TAM.

As UCP localizam-se na membrana interna da mitocôndria e atuam na translocação dos prótons e elétrons livres, gerados no processo de síntese de adenosina trifosfato (ATP), do espaço intermembranas para a matriz mitocondrial. Durante a síntese de ATP, a cadeia respiratória transporta prótons e elétrons através da membrana interna da mitocôndria para o espaço intermembranas, criando um gradiente de prótons. No retorno dos prótons para a matriz mitocondrial, as proteínas ATP-sintases, também localizadas na membrana interna, utilizam a energia para fosforilar o ADP (+ Pi) e sintetizar o ATP. Considerando que as UCP servem como um canal alternativo para os prótons retornarem à matriz, a função dessas proteínas é desacoplar a fosforilação da molécula de ADP, gerando apenas calor. A ativação desse caminho de translocação de prótons para a matriz mitocondrial resulta, indiretamente, em maior oxidação de substratos energéticos, diminuindo a eficiência da síntese de ATP e produzindo mais calor, com implicações na regulação da temperatura, do gasto energético e do acúmulo de gordura corporal.[27]

Em quadros nos quais há consumo marginal de nutrientes no último mês de gestação, tanto o peso ao nascer quanto a massa adiposa do concepto são reduzidos. Curiosamente, o reduzido TAM desses neonatos tem maior capacidade de expressar UCP1, enquanto o TAB passa a expressar mais UCP2, sendo um provável mecanismo de proteção ante subsequente exposição ao ambiente obesogênico, mas que leva à redução da massa adiposa de forma aguda.[28] A maior expressão de ambas as UCP no tecido adiposo fetal parece ser mediada parcialmente pela resposta aumentada ao cortisol materno, uma vez que o tecido adiposo de proles de roedores submetidos à restrição alimentar materna exibe expressão aumentada de RNAm que codifica receptores de glicocorticoides. Todavia, ainda não é totalmente clara a magnitude do impacto que esse incremento tem sobre a regulação da expressão das UCP, mas entende-se que esses hormônios são efetivos na redução da massa do tecido adiposo.[29]

Outra etapa importante para o desenvolvimento da massa adiposa de indivíduos reprogramados corresponde ao período neonatal.[30] Nos primeiros dias após o nascimento, a expressão das diferentes isoformas do receptor de IGF está aumentada no tecido adiposo de mamíferos.[31] Diante de uma restrição nutricional pré-natal seguida de melhoria nas condições nutricionais após o nascimento, acredita-se que ocorra maior abundância desses receptores, potencializando o efeito anabólico do IGF no tecido adiposo e o consequente ganho de massa adiposa.[32] Esse mecanismo auxilia na compreensão do rápido ganho de peso caracterizado por maior massa adiposa durante o *catch up growth.*

Além disso, já se sabe que insultos dietéticos caracterizados pelo consumo materno excessivo também afetam diretamente a morfologia do TAB, levando ao aumento da área de adipócitos localizados no TAB visceral já no período de amamentação.[33] Esse fenômeno foi descrito em ratos recém-desmamados cujas mães tiveram uma dieta rica em ácidos graxos saturados durante a gestação e a lactação, mas não foi observado em filhotes de matrizes submetidas a esse padrão de dieta apenas na gestação. Em estudo semelhante, nosso grupo avaliou que o efeito da dieta hiperlipídica apenas durante a lactação provoca aumento da adiposidade corporal e da massa dos coxins adiposos viscerais da prole com magnitude semelhante à daqueles animais com dieta hiperlipídica materna gestacional e lactacional. Ambos os estudos denotam o potencial da dieta materna também durante a lactação sobre a morfologia do tecido adiposo no desmame.[33,34]

O leite materno é considerado um alimento complexo, que fornece tanto elementos nutritivos quanto bioativos, os quais conferem benefícios para o crescimento, o desenvolvimento e a saúde de animais lactentes.[35] Ácidos graxos que compõem os glóbulos lipídicos do leite são derivados de síntese *de novo* na glândula mamária, a partir de lipídios obtidos na dieta ou mobilizados do tecido adiposo.[36] Variações na distribuição dos ácidos graxos da dieta e/ou na composição corporal materna influenciam diretamente a concentração e a composição dos lipídios secretados durante a produção láctea e, consequentemente, afetam o crescimento e a morfologia do tecido adiposo da prole. Assim, acredita-se que tanto o período fetal quanto o período lactacional sejam determinantes para o estabelecimento do fenótipo no início da vida, havendo grande influência da dieta e do estado nutricional materno sobre esse processo.

Concluindo essa etapa, ressaltamos que é de grande importância considerar os efeitos apresentados sobre o acréscimo de massa adiposa, dado que esse aumento se mantém durante a fase pós-natal, contribuindo para o aumento do risco para a obesidade tardia associada ao consumo materno excessivo.

Desenvolvimento do tecido muscular no início da vida

Uma vez que o tecido muscular esquelético corresponde ao principal sítio de metabolização de glicose e de ácidos graxos, o estudo das suas alterações precoces contribui para a compreensão da relação entre o comportamento alimentar materno e os diversos distúrbios metabólicos na vida adulta. A ação da dieta gestacional envolve mecanismos que compreendem desde regulações moleculares da diferenciação preferencial de células mesenquimais e de mioblastos durante o desenvolvimento fetal, até a alteração na taxa de síntese proteica. Nesse sentido, destacamos a importância de inúmeras enzimas, fatores de transcrição e de tradução, além de outros elementos que compõem uma extensa rede intracelular que participa da modulação desses fenômenos.

O processo responsável pelo desenvolvimento do tecido muscular embrionário recebe o nome de miogênese. As principais células componentes desse tecido, os miócitos, são derivadas de células mesenquimais, que primeiramente se diferenciam em células precursoras em um mecanismo que abrange a atividade de diversos fatores de transcrição, incluindo os fatores regulatórios miogênicos (MyoD, Miogenina, Myf-5 e MRF4). Tais fatores se ligam a regiões promotoras específicas do DNA, coordenando a diferenciação de células mesenquimais, a maturação de mioblastos e a resposta a fatores de crescimento que atuam regulando o processo miogênico. Dentre os hormônios que regulam os fatores miogênicos destacam-se os IGFs, que atuam tanto na hiperplasia como na hipertrofia do tecido muscular (Figura 18.1).[37,38]

Cabe ressaltar que, em mamíferos, a fase hiperplásica ocorre unicamente durante o período fetal, sendo que o número de fibras se mantém fixo após o parto, havendo, entretanto, relatos de discreto aumento após o nascimento em decorrência da maturação de miotubos pré-existentes.[37] Durante a miogênese, as fibras musculares se desenvolvem majoritariamente em duas formas distintas: as fibras que se formam nos primeiros estágios da fusão dos mioblastos e que são denominadas fibras primárias; e as células secundárias que são formadas durante a segunda etapa de diferenciação dos mioblastos fetais. Há, ainda, uma terceira forma de mioblastos que não dá origem a fibras musculares, mas se diferencia em uma linhagem celular quiescente localizada próximo às miofibrilas e é denominada célula-satélite.[37]

A restrição do crescimento fetal programa o organismo a desenvolver menor proporção de massa muscular, fato decorrente de diminuição na replicação celular no período gestacional, proporcionando redução permanente do número de miócitos e de células satélite.[38] Modelos animais demonstram que a restrição energética na ordem de 50% do consumo durante a gestação leva ao retardo no desenvolvimento muscular com redução no número de miofibrilas secundárias em função da regulação negativa da sinalização promovida pelo alvo da rapamicina (mTOR) no músculo.[39] Em decorrência dessa disfunção hiperplásica no desenvolvimento muscular, ocorre desproporcionalidade da massa magra em relação à massa adiposa na prole dessas matrizes.[40]

Dentre os inúmeros fatores que determinam as alterações no desenvolvimento muscular, a atividade do mTOR, está relacionada ao estímulo da síntese proteica, do crescimento e da mitose. Estudos recentes demonstram que tanto dietas ricas em alimentos de alta densidade energética, quanto deficientes em proteínas podem ser responsáveis pela redução do processo anabólico mediado pela sinalização dessa proteína.[39]

A descoberta do mTOR, em meados da década de 1990, proporcionou significante avanço na descrição do mecanismo de atuação da insulina e de outros mitógenos sobre a regulação da síntese proteica e do desenvolvimento do tecido muscular. Uma vez ativada, essa enzima regula o processo de síntese proteica em células musculares de mamíferos, por meio da alteração de alguns componentes do mecanismo de tradução de RNAm (Figura 18.2). A diminuição da atividade do mTOR observada em resposta à restrição energética e proteica leva à menor síntese de novas proteínas, prejudicando a proliferação de fibras musculares e afetando, consequentemente, a capacidade metabólica desse tecido.

No entanto, assim como dietas restritivas influenciam a morfologia do músculo esquelético, os excessos nutricionais maternos também afetam diretamente o desenvolvimento muscular esquelético mediado pelo mTOR. O estudo de Zhu e colaboradores,[41] por exemplo, demonstrou que ovelhas prenhes submetidas ao consumo de dieta correspondendo a 150% das recomendações propostas pelo *National Research Council*

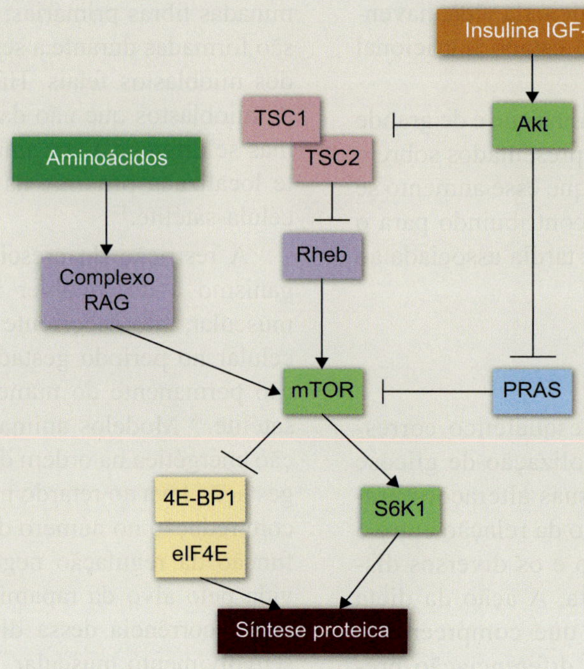

Figura 18.1 ► Sinalização envolvida na síntese proteica mediada por insulina, fator de crescimento semelhante à insulina (IGF-1) e aminoácidos. Por vias ainda não totalmente elucidadas, a sinalização de hormônios mitogênicos e a disponibilidade de aminoácidos ativam o mTOR, o qual aumenta a taxa de síntese proteica. (→ indica ativação, ⊤ indica inibição).

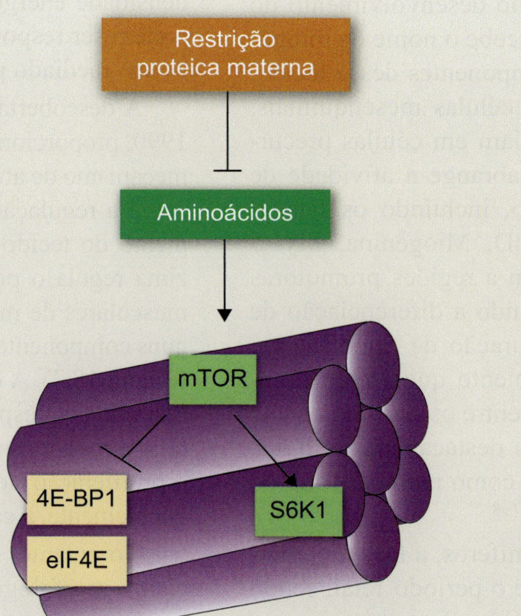

Figura 18.2 ► Influência da dieta restrita em proteína na redução da sinalização mediada pelo mTOR. Em quadros de restrição proteica materna, a baixa disponibilidade de aminoácidos leva à redução da ativação do mTOR, diminuindo a síntese proteica no músculo esquelético da prole. (→ indica ativação, ⊤ indica inibição).

(NRC) geraram fetos com redução da atividade das proteínas relacionadas à via de síntese promotora do aumento da tradução de RNAm no músculo esquelético que envolve a ativação do mTOR.

Acredita-se que o fenômeno descrito tenha relação com o aumento da adiposidade no tecido muscular esquelético, uma vez que parte das células mesenquimais do músculo fetal pode se diferenciar em adipócitos durante o desenvolvimento. A maior parte das células adiposas recém-formadas em adultos está localizada no tecido adiposo visceral, enquanto aquelas localizadas ectopicamente, caso das intramusculares, são diferenciadas majoritariamente durante o desenvolvimento fetal, por meio da redução da regulação positiva de uma proteína quinase sensível ao estado energético celular (AMPK), fato que leva ao acúmulo de lipídios no citosol e à maior atividade do fator transcricional adipogênico PPARg, com consequente diferenciação de células precursoras em adipócitos.[42] A maior adiposidade muscular leva ao aumento da fosforilação inibitória do substrato de receptor de insulina 1 (IRS-1) e da redução da atividade da fosfatidilinositol 3 quinase (PI3K), proteínas relacionadas à transdução do sinal da insulina e do IGF-1, havendo menor sensibilidade a esses hormônios no músculo esquelético e consequente menor ativação do mTOR.

ORIGENS FETAIS DA OBESIDADE E DA SÍNDROME METABÓLICA NA VIDA ADULTA

Segundo a WHO, o sobrepeso e a obesidade são definidos como o acúmulo anormal ou excessivo de gordura que prejudica a saúde.[43]

Na década de 1960 atribuiu-se o nome "síndrome plurimetabólica" ao grupo de distúrbios metabólicos que incluíam, além da obesidade, o *diabetes mellitus* e a hiperlipidemia. Naquela época, essa condição era associada apenas às características genéticas, não havendo menção direta de influência de agentes ambientais sobre a etiologia desses distúrbios. Entretanto, os hábitos alimentares e o nível de atividade física mudaram consideravelmente nas últimas décadas e, curiosamente, a prevalência da síndrome aumentou em resposta. Assim, cerca de 20 anos após os primeiros indícios de uma síndrome que compreendia distúrbios metabólicos, pela primeira vez, associou-se a sua incidência ao estilo de vida ocidental, que compreendia dietas com alto índice glicêmico e densidade energética e sedentarismo.

Recentemente, a programação da síndrome metabólica foi descrita em estudos experimentais que ressaltam o maior risco para estabelecimento de doenças crônicas não transmissíveis na vida adulta em indivíduos expostos à má nutrição no início da vida. Nesse contexto, diferentemente de tópicos anteriores que abordaram os impactos da dieta materna sobre a morfologia fetal e perinatal, tentaremos sumarizar os efeitos diretos da má nutrição precoce sobre a regulação fisiológica e metabólica de diferentes tecidos envolvidos na homeostase em longo prazo, ressaltando os mecanismos recentemente propostos.

Reprogramação do tecido adiposo branco e síndrome metabólica

Inicialmente, citamos o estudo publicado em 2005,[44] no qual Guan e colaboradores observaram a expressão diferencial de mais de 600 genes no tecido adiposo de animais provenientes de mães submetidas à restrição proteica durante a gestação e a lactação. Após refinamento dos resultados obtidos na análise em larga escala, os autores concluíram que esses animais apresentavam um padrão de transcrição em que a expressão de genes relacionados à proliferação de pré-adipócitos, à diferenciação dos mesmos em adipócitos maduros e à lipogênese estava aumentada. Esses resultados estavam em acordo com o maior acúmulo de gordura no tecido adiposo visceral, fato associado ao risco aumentado para resistência à insulina e a fatores de risco para doenças cardiovasculares.

Com a progressiva adipogênese e o aumento do volume de adipócitos, há maior expressão e secreção de citocinas inflamatórias [caso do fator de necrose tumoral alfa (TNF-alfa)], cujo aumento leva à infiltração de macrófagos e à redução na sensibilidade à insulina no próprio tecido adiposo. Em resposta à restrição proteica materna durante a gestação e a lactação, já foi descrita a redução da expressão de uma das subunidades catalíticas de um importante componente da via intracelular de sinalização de insulina no TAB, a PI3K, o que levou à menor resposta tópica a esse hormônio.[45] O grande problema reside no fato de que a resistência insulínica no TAB também está associada à redução da lipogênese e ao aumento da lipólise, com consequente liberação de ácidos graxos para o plasma.[46-47]

Tanto o TNF-alfa quanto os ácidos graxos não esterificados liberados do tecido adiposo insensível à insulina são apontados como os principais promotores da redução da sensibilidade à insulina em outros tecidos e órgãos metabolicamente ativos, como o músculo esquelético e o fígado.[48-51] Uma vez que o músculo esquelético é responsável por cerca de 80% do metabolismo da glicose em condições fisiológicas, a redução da sensibilidade à insulina nesse órgão o torna central para o desenvolvimento do diabetes em animais reprogramados.[52]

Assim, a alteração fenotípica do tecido adiposo em longo prazo auxilia na compreensão da programação de resistência à insulina e, até aqui, entendemos que não apenas o padrão de desenvolvimento tecidual afeta o fenótipo final, mas que o padrão de expressão gênica diferencial em um determinado tecido, caso do adiposo visceral, pode ser mantido mesmo com a suspensão do estímulo transiente (no caso, a dieta hipoproteica). Todavia, até recentemente, os mecanismos que permitiam as alterações permanentes na fisiologia tecidual ainda não haviam sido elucidados.

Importância da epigenética no estudo da programação da síndrome metabólica

Alterações morfológicas ocorridas no início da vida impactam diretamente o fenótipo na vida adulta, mas não explicam totalmente o aumento do risco para o estabelecimento de doenças metabólicas em longo prazo. Atualmente, entende-se que a reprogramação fenotípica responde a alterações na expressão ou silenciamento de alguns genes por meio da modulação da interação entre o DNA e as proteínas que compõem a cromatina. Tais alterações, que não têm relação com a sequência de nucleotídeos, mas ocorrem paralelamente aos genes, são coletivamente conhecidas como regulação epigenética e, uma vez que elas são transmissíveis de uma geração celular à outra, representam um importante mecanismo que permeia as alterações permanentes observadas na reprogramação fenotípica.

As alterações epigenéticas incluem modificações acetilação de resíduos de aminoácidos em histonas e metilação diferencial de regiões promotoras no DNA. Ambos os fenômenos alteram o padrão de condensação da cromatina e, consequentemente, a expressão gênica; todavia, a acetilação de histonas parece ser uma alteração lábil e transiente, enquanto a metilação do DNA é mais estável e tende a ser mantida de uma geração celular à outra. Nesse sentido, grande número de estudos experimentais demonstrou alterações no padrão de metilação do DNA em resposta a condições intrauterinas anômalas que acabaram por programar o fenótipo, afetando diretamente órgãos e tecidos envolvidos com a homeostase glicêmica, com o metabolismo de lipídios e com o balanço energético, induzindo, assim, a obesidade e a síndrome metabólica.[53-58]

Assim, com a popularização do estudo do epigenoma, novas abordagens foram propostas objetivando a interpretação dos efeitos da má nutrição observados sobre a incidência para as doenças crônicas.[53-58] Estudos *in vitro* utilizando culturas primárias de embriões de camundongos com variações do meio de cultura que incluíam a redução da disponibilidade de aminoácidos demonstraram alterações no padrão de expressão de alguns genes, fato que foi associado à menor metilação global do DNA.[53] O padrão de metilação gerado pela desnutrição embrionária pode ser corroborado por uma série de estudos *in vivo*, nos quais a restrição proteica intraútero provoca redução da metilação do DNA e afrouxamento da cromatina. Aparentemente, a expressão da proteína DNA metiltransferase 1 (Dnmt1) é um importante marcador de metilação e é crucial para a manutenção dessa característica ao longo do tempo.

Reprogramação do fígado e regulação do metabolismo

No fígado de ratos albinos adultos submetidos à RCIU por desnutrição proteica materna, foi recentemente descrita a redução da expressão da 7α colesterol hidroxilase (Cyp7a1), enzima crucial para a metabolização de colesterol em ácidos biliares.[54] A supracitada alteração programada origina-se da hipoacetilação e hipermetilação do resíduo de lisina K9 da histona H3 (H3K9) na região promotora do gene da Cyp7a1, e leva ao aumento espontâneo das concentrações de colesterol plasmático devido à menor metabolização e excreção do mesmo (Figura 18.3).

O mecanismo proposto para elucidar esse complexo evento envolve a reduzida expressão de uma importante desmetilase da H3, a Jmjd2a. Aparentemente, o menor aporte de aminoácidos essenciais para o feto regula a expressão dessa desmetilase histona específica, tornando-a menos disponível durante o final do período fetal e favorecendo a hipermetilação permanente de promotores, o que torna algumas regiões cromossômicas específicas mais condensadas, comprometendo o recrutamento da RNA polimerase II e silenciando permanentemente alguns genes, dentre eles aquele que codifica a Cyp7a1. Por essa razão, concluímos que, por meio de adaptações epigenéticas, a RCIU induz a hipercolesterolemia em longo prazo, aumentando o risco para as doenças cardiovasculares, principal desfecho da síndrome metabólica.

Por mecanismo semelhante, dietas hipoproteicas parecem reduzir a expressão da Dnmt1 e a ligação ao DNA da proteína ligadora de metil CpG (MeCP2) no fígado de ratos albinos em formação.[55] A reduzida atividade dessas proteínas leva à hipometilação do promotor do gene do receptor de glicocorticoide (GR), com consequente aumento permanente da atividade promotora do gene e maior expressão da proteína. O aumento da disponibilidade de GR no fígado de animais experimentais e de seres humanos favorece a sua

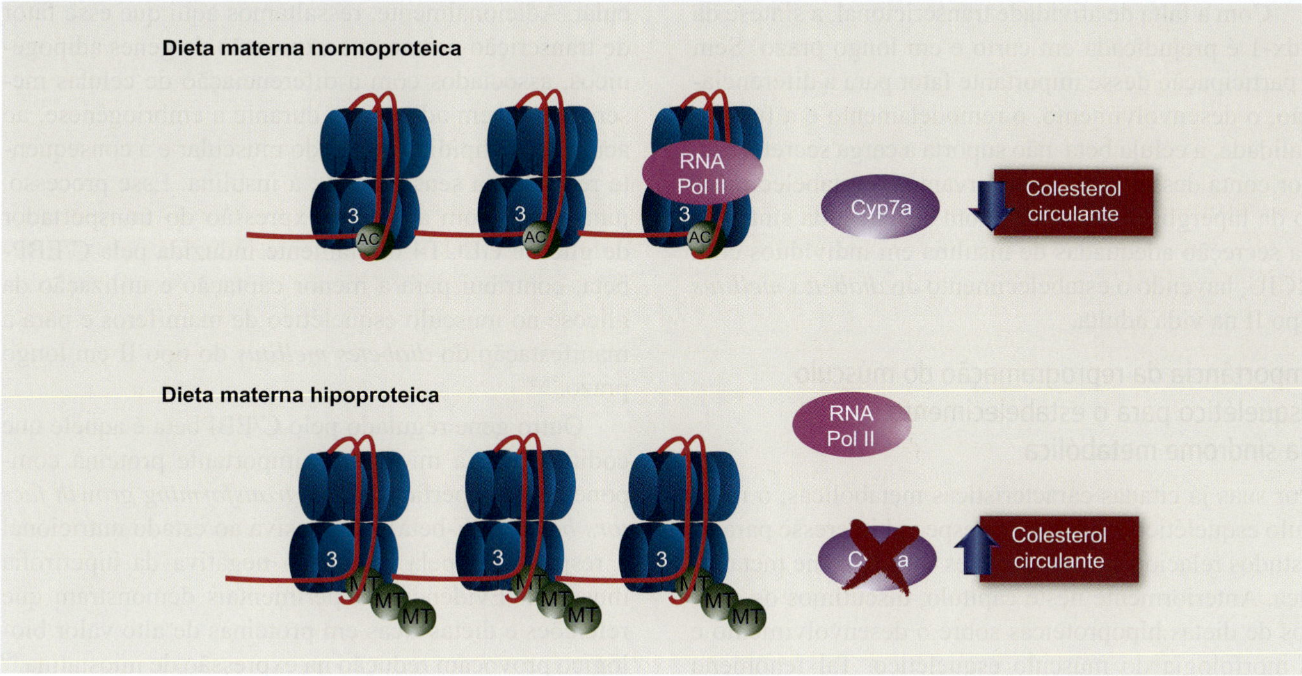

Figura 18.3 ► Mecanismo descrito para o aumento da colesterolemia em animais submetidos à dieta hipoproteica materna.

A restrição proteica durante a gestação provoca o aumento da trimetilação do resíduo de lisina K9 da histona H3 na prole do sexo masculino de ratos albinos, reduzindo permanentemente a expressão da enzima Cyp7a, associada ao metabolismo de colesterol no fígado. Consequentemente, esses animais apresentam hipercolesterolemia na vida adulta.

resposta aos glicocorticoides endógenos [corticosterona (roedores) e cortisol (humanos)]. Esses hormônios esteroides atravessam livremente as membranas plasmáticas e provocam a ativação do GR, o qual se desliga de seu complexo inibitório [composto por proteínas de choque térmico – *heat shock proteins* (HSPs)] e forma homodímeros que se deslocam ao núcleo celular, onde atuam como fator transcricional, ativando a expressão da enzima fosfoenolpiruvatocarboxiquinase (PEPCK), associada diretamente à ativação da gliconeogênese hepática e com o consequente aumento da glicemia basal. Por conta dessa alteração permanente, a concentração de glicose em indivíduos expostos à subnutrição proteica pode aumentar, contribuindo para a hiperglicemia na progressão da síndrome metabólica.

Ainda relacionado ao aumento da sensibilidade a glicocorticoides, cabe citar o estudo de Bertram e colaboradores,[56] que já havia demonstrado redução na expressão da 11beta-hidroxiesteroide desidrogenase tipo II no fígado e em outros órgãos em resposta à desnutrição materna. Essa enzima é responsável pela metabolização de glicocorticoides e sua redução leva ao aumento da concentração de cortisol em seres humanos, fato associado à já citada maior gliconeogênese e à resistência central e periférica à insulina.

Reprogramação do pâncreas endócrino

Além da homeostase hepática, o desenvolvimento das células betas pancreática também é fundamental para o adequado controle da homeostase glicêmica, sendo que o seu remodelamento afeta diretamente a capacidade secretora e a resposta insulinêmica em seres humanos. Estudos experimentais do início da década passada já haviam demonstrado alterações permanentes no transcriptoma de ilhotas pancreáticas de animais submetidos à RCIU, sendo comum o silenciamento do gene da Pdx1, responsável pela regulação do desenvolvimento e da diferenciação de células beta. Todavia, Park e colaboradores[57] demonstraram mais tarde que esse efeito tinha origem em alterações epigenéticas permanentes.

O aumento da associação de Dnmt1 durante a vida fetal e de Dnmt1 e Dnmt3a durante a vida adulta à região promotora do gene da Pdx1 em animais submetidos à desnutrição fetal leva à maior taxa de metilação em H3K9 durante todo o período pós-natal. Além disso, com a progressão da idade, observa-se constante processo da desacetilação das histonas na região desse gene, fenômeno aparentemente resultante do aumento permanente da expressão da HDAC1 e de mSin3A. Como resultado final, ocorre redução da capacidade de associação de um importante fator transcricional à região promotora da Pdx1, o *upstream stimulatory factor-1* (USF-1).[57]

Com a falta de atividade transcricional, a síntese da Pdx-1 é prejudicada em curto e em longo prazo. Sem a participação desse importante fator para a diferenciação, o desenvolvimento, o remodelamento e a funcionalidade, a célula beta não suporta a carga secretória e, por conta desses efeitos, observamos o estabelecimento da hiperglicemia crônica com ausência da síntese e da secreção adequadas de insulina em indivíduos com RCIU, havendo o estabelecimento do *diabetes mellitus* tipo II na vida adulta.

Importância da reprogramação do músculo esquelético para o estabelecimento da síndrome metabólica

Por suas já citadas características metabólicas, o músculo esquelético também é de especial interesse para os estudos relacionados ao diabetes e à síndrome metabólica. Anteriormente neste capítulo, discutimos os efeitos de dietas hipoproteicas sobre o desenvolvimento e a morfologia do músculo esquelético. Tal fenômeno decorre da plasticidade fenotípica frente a alterações do ambiente intrauterino, característica das fibras musculares esqueléticas. Procuraremos agora ressaltar os mecanismos epigenéticos envolvidos nas alterações morfológicas e funcionais na vida adulta, dando especial enfoque àqueles relacionados à regulação da expressão da miostatina e da PEPCK.

No músculo esquelético de animais submetidos à RCIU por restrição proteica, a hiperacetilação de lisinas específicas nas histonas H3 e H4 leva também ao maior relaxamento da cromatina, bem como à maior ligação da RNA polimerase II na região promotora da CCAT – *enhancer binding protein* (C/EBPbeta), levando à sua maior expressão.[58] Esse fator transcricional possui amplo espectro de atuação, que inclui o aumento da expressão de genes associados com a ativação do processo adipogênico e da PEPCK. Já denotamos, anteriormente, a importância dessa última sobre a ativação e a manutenção da gliconeogênese no fígado. Cabe agora citar que a maior expressão da PEPCK no músculo esquelético favorece a conversão de oxalacetato a fosfoenolpiruvato no ciclo de Krebs, mantendo a retroalimentação desse processo em condições catabólicas, como o jejum noturno e o exercício físico.

Em um primeiro momento, o aumento do processo metabólico no músculo esquelético induzido por essa alteração permanente na expressão de C/EBPbeta e, indiretamente, de PEPCK, pode parecer benéfico em um contexto de programação de síndrome metabólica. Todavia, esse fenômeno induz o catabolismo de aminoácidos essenciais, comprometendo o desenvolvimento e a manutenção da morfologia do tecido muscular. Adicionalmente, ressaltamos aqui que esse fator de transcrição promove a expressão de genes adipogênicos, associados com a diferenciação de células mesenquimais em adipócitos durante a embriogênese, ao acúmulo de lipídios no tecido muscular e à consequente redução na sensibilidade à insulina. Esse processo, juntamente com a menor expressão do transportador de glicose GLUT4 diretamente induzida pela C/EBP-beta, contribui para a menor captação e utilização da glicose no músculo esquelético de mamíferos e para a manifestação do *diabetes mellitus* do tipo II em longo prazo.[38,59]

Outro gene regulado pelo C/EBPbeta é aquele que codifica para a miostatina, importante proteína componente da superfamília dos *transforming growth factors beta* (TGF-beta), responsiva ao estado nutricional e responsável pela regulação negativa da hipertrofia muscular. Evidências experimentais demonstram que refeições e dietas ricas em proteínas de alto valor biológico provocam redução na expressão de miostatina.[60] Todavia, a restrição energética e proteica parece induzir o efeito contrário, levando à sua maior expressão em músculos específicos de roedores.[61] O trabalho de Liu e colaboradores demonstrou, todavia, o potencial da restrição proteica gestacional para a indução da regulação positiva tardia desse fator, levando à atrofia muscular em longo prazo.[62]

Nesse estudo, a restrição proteica de 50% dos valores preconizados para suínos durante a gestação e a lactação de porcas matrizes serviu como modelo para a indução de desnutrição no início da vida de porcos. Inicialmente, a alteração da dieta provocou redução na expressão de miostatina no músculo *longissimus dorsi*, como mecanismo voltado à proteção de proteínas musculares à provável proteólise induzida pelo baixo aporte de aminoácidos essenciais. Todavia, após receberem uma dieta que atendia às suas necessidades nutricionais, os animais apresentaram aumento da expressão da miostatina no mesmo tecido.[62]

Para explicar a reprogramação do padrão de expressão da miostatina frente a privações no início da vida, propôs-se a existência de alterações epigenéticas na região promotora de seu gene.[60] Dentre essas alterações, destacamos o aumento da acetilação global da histona H3, a maior taxa de trimetilação da lisina 27 dessa mesma histona (H3K27) e a redução da metilação em H3K9. Apesar de ainda não serem muito claros os mecanismos que associam as alterações do epigenoma à expressão da miostatina, eles devem ter origem na maior capacidade de associação do efetor positivo C/EBPbeta ao promotor. Cabe lembrar que o modelo de restrição proteica induz ainda o aumento da expressão deste último fator transcricional, fato que corrobora a hipótese de regulação da expressão de miostatina pelo mesmo.[58]

Assim, tanto a maior expressão da PEPCK quanto o possível processo atrófico do músculo esquelético induzido pela miostatina contribuem para a menor capacidade metabólica do músculo esquelético e para a desregulação homeostática que ela gera. Esses efeitos, somados aos anteriormente citados, contribuem severamente para o estabelecimento da síndrome metabólica em animais desnutridos no início da vida (Figura 18.4).

Obesidade materna e programação de síndrome metabólica

Os estudos relacionados nos itens anteriores ressaltam o efeito da desnutrição materna sobre a reprogramação da síndrome metabólica; todavia, mulheres desnutridas representam pequena parcela das gestantes brasileiras.[63] Por sua vez, atualmente, o consumo predominante de alimentos de alta densidade energética e a obesidade materna são mais prevalentes e provocam inúmeros efeitos durante a vida adulta de seus filhos, tais como o aumento do volume do tecido adiposo e o aumento do risco para alterações hemodinâmicas, para a aterosclerose e para a resistência à insulina.[64-66] Nesse sentido, o consumo de dietas hiperlipídicas durante a lactação também predispõe ao desenvolvimento de doenças metabólicas em longo prazo, o que pode, ao menos em parte, ser explicado pela hipótese da DOHaD.

Experimentalmente, o uso de dietas hiperlipídicas durante a gestação e a lactação compõem a maior parte dos modelos que mimetizam o comportamento alimentar ocidental. Esse tipo de dieta leva ao aumento das

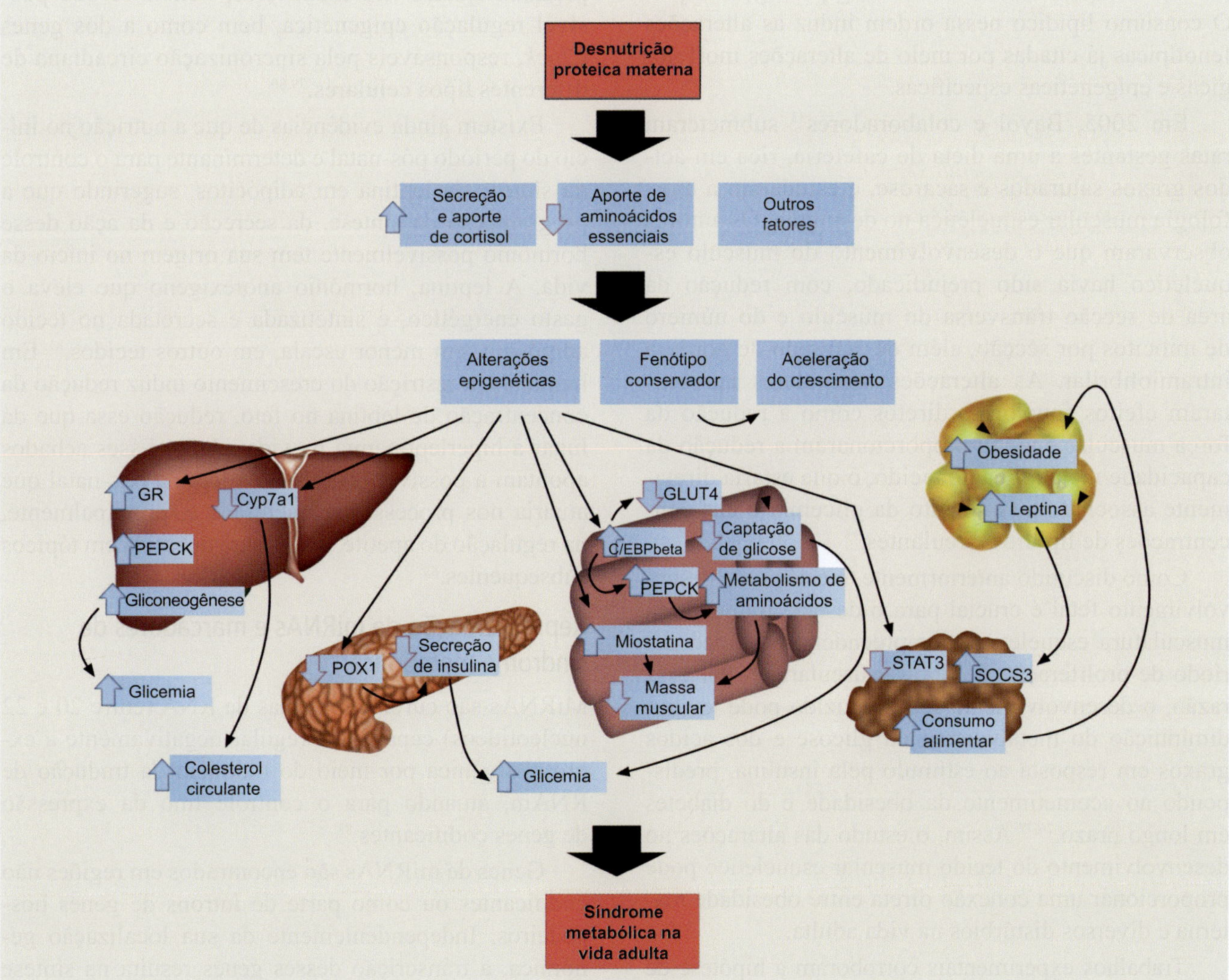

Figura 18.4 ► Desnutrição materna induzindo distúrbios metabólicos e fisiológicos via alterações epigenéticas.

concentrações de triacilgliceróis séricos e hepáticos, além de provocar maior acúmulo de gordura visceral. Em ratos, esse acúmulo é caracterizado pelo aumento do volume dos tecidos adiposos retroperitonial e epididimal, sugerindo obesidade central que, em humanos, está relacionada à síndrome metabólica.[67-69] Cabe salientar que o tipo de gordura da dieta também influencia o desenvolvimento dessas doenças, havendo relação positiva entre o consumo de dietas ricas em ácidos graxos saturados e *trans* e o desenvolvimento das doenças cardiovasculares e do diabetes; sendo, essa relação, inversamente proporcional quando do consumo de dietas ricas em ácidos graxos mono e poli-insaturados.[70-74]

Segundo o AIN, a recomendação de lipídios para roedores durante o período gestacional é de 70 g para cada 1 kg de ração.[9] Na maior parte dos trabalhos envolvendo aumento da densidade energética das dietas de ratas e de outros mamíferos, os lipídios compreendem uma faixa entre 35 e 60% do valor energético total (VET), correspondendo a até 400 g por kg de ração. O consumo lipídico nessa ordem induz as alterações fenotípicas já citadas por meio de alterações morfológicas e epigenéticas específicas.

Em 2005, Bayol e colaboradores[33] submeteram ratas gestantes a uma dieta de cafeteria, rica em ácidos graxos saturados e sacarose, e estudaram a morfologia muscular esquelética no desmame. Os autores observaram que o desenvolvimento do músculo esquelético havia sido prejudicado, com redução da área de secção transversa do músculo e do número de miócitos por secção, além de acúmulo de gordura intramiofibrilar. As alterações musculares apresentaram efeitos funcionais diretos como a redução da força muscular e ainda proporcionaram a redução da capacidade metabólica do tecido, o que estaria diretamente associado ao aumento da glicemia e das concentrações de lipídios circulantes.[75]

Como discutido anteriormente, o estágio de desenvolvimento fetal é crucial para o desenvolvimento da musculatura esquelética, compreendendo o único período de proliferação de fibras musculares.[38] Por essa razão, o desenvolvimento fetal reduzido pode levar à diminuição do metabolismo da glicose e dos ácidos graxos em resposta ao estímulo pela insulina, predispondo ao acometimento da obesidade e do diabetes em longo prazo.[76,77] Assim, o estudo das alterações no desenvolvimento do tecido muscular esquelético pode proporcionar uma conexão direta entre obesidade materna e diversos distúrbios na vida adulta.

Trabalhos experimentais corroboram a hipótese de programação de resistência à insulina no músculo esquelético de animais submetidos a uma dieta hiperlipídica fetal e lactacional e destacam alterações específicas no transcriptoma. Animais desmamados de matrizes consumindo *junk food* exibem maior expressão do receptor de IGF-1 (IGF-1R) e de PPARg, padrão característico em condições de lipogênese e de resistência à insulina e ao IGF-1 no tecido muscular esquelético.[78]

Uma dieta materna cujo VET era composto por 35% de lipídios provocou aumento da acetilação de lisinas componentes da cauda de histonas H3 em resposta à menor expressão da desacetilase HDAC1 no fígado de fetos de macacos. O padrão de expressão da HDAC1 manteve-se aumentado durante os primeiros dias de vida dos animais, o que favorece a permanência das alterações na estrutura da cromatina. Tais alterações foram relacionadas à maior expressão de chaperonas (HSPs) e de genes de sincronia fisiológica e comportamental (Npas2 e Rdh12).[79] Esses últimos são conhecidos pela sua capacidade de regulação temporal do comportamento alimentar e, tanto em primatas quanto em mamíferos, denota-se sua possível regulação epigenética, bem como a dos genes *Clock*, responsáveis pela sincronização circadiana de diferentes tipos celulares.[79,80]

Existem ainda evidências de que a nutrição no início do período pós-natal é determinante para o controle da síntese de leptina em adipócitos, sugerindo que a programação da síntese, da secreção e da ação desse hormônio possivelmente tem sua origem no início da vida. A leptina, hormônio anorexígeno que eleva o gasto energético, é sintetizada e secretada no tecido adiposo e, em menor escala, em outros tecidos.[81] Em humanos, a restrição do crescimento induz redução da concentração de leptina no feto, redução essa que dá lugar à hiperleptinemia na vida adulta. Esses achados apontam a possível resistência à leptina pós-natal que atuaria nos processos metabólicos e, principalmente, na regulação do apetite, a qual será debatida em tópicos subsequentes.[82]

Reprogramação de miRNAs e marcadores de síndrome metabólica

MiRNAs são curtas moléculas de RNA (entre 20 e 22 nucleotídeos) capazes de regular negativamente a expressão gênica por meio do bloqueio da tradução de RNAm, atuando para o controle fino da expressão de genes codificantes.[83]

Genes de miRNAs são encontrados em regiões não codificantes ou como parte de íntrons de genes hospedeiros. Independentemente da sua localização genômica, a transcrição desses genes resulta na síntese de moléculas de RNA mais longas conhecidas como pri-miRNAs, cujo processamento dá origem a pequenos duplex de RNA, constituindo os miRNA maduros, os quais serão incorporados a um complexo riboproteico de silenciamento, composto por uma das fitas do duplex e por proteínas citoplasmáticas. No complexo de silenciamento, a fita do miRNA atua como guia para a localização de sequências complementares nos RNAm-alvo enquanto as proteínas atuam bloqueando a sua tradução.

Milhares de miRNAs já foram descritos em várias espécies e, além dos achados obtidos nas áreas que têm consistentemente estudado a importância dos miRNAs em processos biológicos como a embriologia e a oncologia, recentes evidências indicam que os miRNAs têm importância na regulação dos eventos moleculares envolvidos na patogênese da síndrome metabólica em resposta à reprogramação no início da vida. O trabalho de Rodil-Garcia e colaboradores, por exemplo, recentemente demonstrou que o peso ao nascer é determinante para o perfil de miRNAs circulantes, provenientes de produtos de exocitose, de vesículas ou de tecidos danificados, em neonatos.[84] Esse trabalho demonstra a importância do adequado desenvolvimento fetal para o controle da expressão e exocitose de miRNAs no início da vida, mas não discute o impacto da reprogramação dessas moléculas mais tarde na vida adulta.

Nesse sentido, diversos grupos de pesquisa vêm utilizando modelos animais para descrever o potencial efeito de miRNAs programados no início da vida sobre marcadores de risco para doenças crônicas. Um estudo supervisionado pela professora Susan Ozanne em Cambridge demonstrou que a RCIU induzida por uma dieta hipoproteica leva à maior expressão do miRNA miR-483-3p no tecido adiposo de camundongos adultos, levando à repressão da tradução do seu RNAm-alvo, que codifica a proteína fator de crescimento e diferenciação-3 (GDF-3).[85] Como resultado do silenciamento da GDF-3 em resposta à expressão aberrante do miR-483-3p, as células adiposas começam a perder a capacidade de acumular lipídeos, o que, em longo prazo, leva à lipotoxicidade e ao desenvolvimento de resistência à insulina, aumentando o risco para doenças metabólicas.

Recentemente, esse mesmo grupo de pesquisas demonstrou que a obesidade materna também leva à repressão, em longo prazo, da expressão do miRNA miR-706 no tecido adiposo da prole de camundongos. Esse miRNA possui o RNAm da citocina pró-inflamatória IL-33 como alvo, e sua regulação negativa leva ao aumento de sua expressão, contribuindo para o estado inflamatório observado em indivíduos obesos.[86]

A restrição proteica na gestação e na lactação ainda provoca redução significante na expressão tardia do miR-136 e -500 no músculo esquelético de suínos.[62] Com o auxílio de bases de dados *in silica* específicas, destacamos o RNAm da miostatina como alvo predito do miR-136 e miR-500, que o tornam passível de regulação negativa. Assim, a redução permanente observada nesses miRNA representa um importante mecanismo adjuvante na elucidação da regulação positiva da expressão de miostatina e a consequente atrofia muscular observada nesse modelo.[62]

A partir desses e de outros dados relacionados à atividade de miRNAs sensíveis à reprogramação fenotípica, podemos afirmar que essa nova área de pesquisa é muito promissora no que concerne à descrição de alvos terapêuticos para indivíduos expostos ao ambiente intrauterino adverso e deve ser mais explorada ao longo dos próximos anos.

ORIGENS NO INÍCIO DA VIDA DAS ALTERAÇÕES NO APETITE

Condições ambientais hostis transientes no início da vida, tais como a má nutrição materna durante a gestação e a lactação, também estão associadas com modificações epigenéticas que afetam permanentemente a expressão de genes responsáveis pela regulação do apetite em mamíferos. Por essa razão, alguns pesquisadores buscam descrever os mecanismos que permeiam as alterações no apetite de indivíduos submetidos à má nutrição no início da vida.

Inicialmente, cabe destacar que grande parte do conhecimento relativo à regulação crônica do apetite é centrado no padrão de expressão e na resposta central à leptina. Esse hormônio peptídico de 167 aminoácidos secretado majoritariamente pelo TAB foi descoberto e caracterizado em meados da década de 1990, imediatamente após a clonagem do seu gene *ob* em camundongos (e posteriormente de seu homólogo em humanos), cuja deleção levava ao estabelecimento espontâneo da obesidade e da síndrome metabólica. Atualmente, entende-se que os efeitos adipogênicos da falta de leptina derivam não somente da sua capacidade de regular o apetite, mas também do seu potencial regulador da homeostase lipídica e glicêmica em outros órgãos.

No caso da sua ação central, a leptina regula o apetite por meio da modulação da atividade de duas populações neuronais localizadas no núcleo arqueado do hipotálamo – neurônios NPY e neurônios POMC –, fenômeno dependente da ativação de fatores transcripcionais específicos. Simplificadamente, a leptina é reconhecida por receptores *Ob*, que possuem atividade tirosina quinase, fosforilando a proteína transdutora de sinal e ativadora de transcrição 3 (*signal transducer and activator of transcription 3* – STAT3), que forma homodímeros com outras STAT3 fosforiladas e que passa a exibir um sinal de localização nuclear, migrando para o núcleo celular e promovendo alterações no padrão de transcrição dos neurônios sensíveis à leptina. Em neurônios orexígenos, esse processo inibe a transcrição de NPY e AgRP, enquanto em neurônios anorexígenos, ele promove a expressão de POMC e CART.

As concentrações plasmáticas de leptina refletem diretamente a adiposidade corporal e, por essa razão, indivíduos com maior massa adiposa apresentam maior expressão e secreção, aumentando as concentrações plasmáticas do hormônio. Em um primeiro momento, somos compelidos a pensar que maiores concentrações de leptina induziriam maior resposta central e periférica a ela, melhorando o quadro metabólico e aumentando a saciedade. Todavia, o excesso crônico de leptina leva à reduzida sensibilidade a ela em uma população de neurônios hipotalâmicos, alterando indiretamente a regulação metabólica e a regulação da saciedade. Assim, entendemos que tanto a falta quanto o excesso da leptina induzem menor saciedade e maior fome.

Um estudo demonstrou que a restrição proteica durante o período gestacional provoca alterações no padrão de expressão da leptina em longo prazo. De maior interesse para as discussões deste capítulo é o fato de haver hipometilação de ilhas CpG, localizadas na região promotora do gene da leptina, levando ao aumento da expressão e da secreção do hormônio em resposta ao consumo alimentar, fato que ressalta o potencial da desnutrição materna sobre a reprogramação da dinâmica de expressão desse hormônio. A redução da expressão da leptina em períodos de jejum, o que pode ter contribuído para a maior resposta orexígena. A restrição proteica na ordem de 8% na lactação de ratos albinos provocou menor consumo alimentar após a lactação, especialmente durante o período pré-púbere. Entretanto, com a vida adulta estabelecida, esses animais passaram a exibir maiores concentrações de leptina plasmática.

A restrição proteica a 9% e a 8% do conteúdo total da dieta materna durante a gestação e a lactação, respectivamente, não foram capazes de afetar a expressão gênica e a concentração sanguínea de leptina em ratos adultos. A partir desses dados, é possível inferir que a alteração da resposta hipotalâmica à leptina induzida pela má nutrição no início da vida pode levar ao maior consumo alimentar e à alteração metabólica em longo prazo sem necessariamente afetar as concentrações do hormônio.

Alterações hipotalâmicas que potencialmente afetam a regulação do apetite não são exclusivas de quadros de deficiência nutricional materna, mas também envolvem condições de consumo excessivo. A reprogramação dos reguladores neuronais hipotalâmicos do apetite e dos componentes da via de sinalização da leptina de ratos neonatos em resposta à obesidade materna prévia induzida por uma dieta de cafeteria (composta por leite condensado, gordura suína, biscoitos e bolos industrializados). Destaca-se, nesse cenário, a redução na concentração plasmática de leptina e a menor expressão hipotalâmica de POMC, NPY, MC4R, *Ob-Rb* em animais neonatos.

Quase toda a leptina circulante em fetos provém da mãe via transporte placentário, sendo que, no início da vida pós-útero, a demanda do hormônio é suprida pelo leite materno. Dado que mães obesas têm maior síntese adiposa e consequente maior leptinemia, é provável que haja aporte aumentado do hormônio para o feto, reduzindo a produção endógena pelo mesmo e levando a um quadro de hipoleptinemia na prole imediatamente após o nascimento. Apesar da hipoleptinemia observada, a obesidade materna induz maior adiposidade durante a infância, fato associado a maiores concentrações sanguíneas de leptina ao final da amamentação e durante toda a vida adulta, e à maior resposta orexígena ao NPY. De qualquer forma, as reduzidas concentrações de leptina no início da vida de filhos de mães obesas e as adaptações hipotalâmicas observadas afetam diretamente o seu apetite, levando à hiperfagia.

Com base em todos esses dados, assumimos que a prole adulta de animais submetidos a dietas com alta densidade energética tende a apresentar maior consumo alimentar quando comparada a animais provenientes de mães recebendo dietas padrão. Interessantemente, o comportamento alimentar materno não afeta apenas o consumo global da sua prole, mas também parece reprogramar as preferências alimentares da prole em longo prazo.

A prole de ratas alimentadas com alimentos típicos da dieta ocidental (*junk food*) durante a gestação e a lactação, além de apresentarem maior consumo energético, também tiveram alteração nas suas preferências alimentares. Quando esses animais tiveram acesso tanto à sua ração padrão quanto a alimentos de baixo valor nutricional que incluíam biscoitos, *marshmallows*, queijo, bolos de chocolate, salgadinhos e barras de chocolate, esses animais preferiram o consumo de *junk food*. Esse foi um dos primeiros trabalhos a observar o potencial da dieta materna sobre a preferência alimentar da sua prole, demonstrando a existência da programação da palatabilidade.

A programação da preferência alimentar pode não estar unicamente relacionada à dieta materna, mas pode também refletir os efeitos do comportamento alimentar no início da vida das proles. A exposição a uma dieta hiperlipídica pelo período de uma semana imediatamente após a lactação de camundongos induziu a maior preferência por gordura durante a vida adulta desses animais, período no qual o desenvolvimento morfofuncional do núcleo arqueado do hipotálamo já é pleno e, teoricamente, a plasticidade hipotalâmica é limitada. Por essa razão, em condições de programação do apetite no período pós-lactacional, a relação do consumo com a fisiologia do sistema nervoso central não está associada com a atividade do núcleo arqueado ou outros núcleos hipotalâmicos.

Em detrimento da plasticidade hipotalâmica e do remodelamento morfológico de seus núcleos, uma dieta rica em ácidos graxos saturados administrada imediatamente após a lactação ou no período pré-púbere provoca alterações em sistemas de recompensa específicos. O consumo de alimentos da preferência de um roedor leva à liberação excessiva de dopamina no núcleo acubens, um agrupamento de neurônios gabaérgicos no estriado ventral relacionado com respostas límbicas de recompensa, de prazer e de indução ao vício. Assim, animais expostos precocemente a uma dieta hiperlipídica acabam por desenvolver paladar específico e preferência por alimentos ricos em ácidos graxos saturados, efeito associado diretamente a mecanismos ainda não totalmente elucidados que afetam a sinalização da dopamina.

Em resposta à dieta hiperlipídica ocorre aumento da atividade dopaminérgica no sistema nervoso central característica de mecanismos de recompensa, acompanhada por maior excitabilidade neuronal e maior expressão de elementos que compõem mecanismos de *feedback* negativo. Dentre eles, destaca-se a atividade da proteína quinase dependente de ciclina (Cdk5), capaz de fosforilar e reduzir a atividade de proteínas envolvidas na sinalização neuronal da dopamina. Os animais programados pela dieta hiperlipídica no início da vida apresentaram maior expressão da Cdk5 em neurônios do estriado ventral, o que parece atenuar a atividade do receptor de dopamina D1, localizada *downstream* na cascata de sinalização do neurotransmissor nessas células. Esses dados sugerem menor transdução do sinal gerado pela dopamina nos animais reprogramados, sendo que a preferência por ácidos graxos na dieta parece emergir como mecanismo compensatório decorrente da falta de resposta à dopamina, estimulando os sistemas de recompensa.

Concluindo, observamos que alterações endócrinas e hipotalâmicas associadas ao controle de apetite parecem ser programadas tanto pelas deficiências quanto pelos excessos nutricionais maternos durante períodos críticos do desenvolvimento. Todavia, há ampla área de estudo que envolve a reprogramação das preferências alimentares induzidas pelo consumo excessivo de ácidos graxos saturados e de sacarose no início da vida que merecem a atenção dos profissionais envolvidos com a nutrição materna e infantil, visando a redução do consumo de alimentos de baixo valor nutricional em longo prazo.

PROPOSTAS DE INTERVENÇÃO NUTRICIONAL

Aminoácidos de cadeia ramificada

Modificações na dieta materna conduzem a alterações na saúde fetal como resultado de uma adaptação do feto ao ambiente intrauterino adverso, sendo que os efeitos induzidos nesse ambiente são fortemente associados ao desenvolvimento de doenças crônicas na vida adulta.[102] Partindo dessa premissa, estudos têm sido conduzidos com o intuito de definir estratégias de prevenção ou de mitigação dos efeitos deletérios do ambiente hostil sobre o feto.

Aminoácidos essenciais modulam o desenvolvimento fetal e placentário por meio da regulação alostérica de enzimas, que atuam diretamente na regulação da síntese proteica e da proliferação celular em vários tecidos do feto e da placenta por meio da regulação da atividade e/ou da expressão de proteínas envolvidas na tradução de RNAm. A atividade do mTOR é sensível à disponibilidade de aminoácidos (Figura 18.4), especialmente, dos aminoácidos de cadeia ramificada – *BCAA* (*cranched-chain amino acids*), compostos pela L-leucina, L-valina e L-isoleucina. Dentre eles, a leucina destaca-se por ser o maior efetor aminoacídico da via de sinalização do mTOR e por estimular a síntese proteica no músculo esquelético e em outros tecidos.

Nessa perspectiva, a suplementação aguda de leucina recupera a síntese proteica no músculo esquelético e no tecido adiposo visceral de porcos neonatos previamente submetidos à desnutrição proteica. Os autores desse estudo demonstraram que a ausência da suplementação desse aminoácido provocaria a redução da taxa de síntese proteica no período perinatal, sendo que, com a sua oferta, eles passam a apresentar anabolismo muscular semelhante ao daqueles animais provenientes de mães não desnutridas. Esse efeito foi atribuído à regulação positiva da via do mTOR, observada pelo aumento da fosforilação de componentes da mesma e da formação do complexo eIF4E-eIF4G.

Similarmente, um estudo demonstrou que em porcos recém-desmamados submetidos à dieta hipoproteica materna, a suplementação com leucina eleva a fosforilação de S6k1 e 4E-BP1, ambos alvos da enzima quinase mTOR, aumentando a síntese proteica no músculo esquelético e em tecidos viscerais, tais como o fígado, o coração, o pâncreas, o baço, entre outros.

Acredita-se, assim, que a suplementação de leucina no período perinatal e na infância poderia minimizar os impactos agudos da desnutrição proteica materna. Contudo, embora os efeitos da leucina sobre a síntese proteica sejam importantes, observa-se que dietas restritas em proteína contendo altas concentrações desse aminoácido provocam redução das concentrações de valina e isoleucina no organismo, sendo esse fenômeno denominado "paradoxo da leucina". Tal fato pode ser atribuído à regulação alostérica de enzimas envolvidas com o metabolismo de aminoácidos de cadeia ramificada, provocando maior oxidação dos BCAA.

Em condições restritivas nas quais a leucina é o único aminoácido suplementado, as enzimas envolvidas no seu catabolismo têm a atividade aumentada em resposta à maior disponibilidade da mesma e acabam por depletar os outros BCAA, valina e isoleucina, os quais já apresentavam concentrações reduzidas. Além disso, o reduzido crescimento de ratos em resposta à uma dieta restrita em proteína é acentuado quando de decréscimo nas concentrações desses últimos. Também se observa que, além da redução do crescimento, há diminuição no consumo alimentar quando se suplementa isoladamente qualquer um dos BCAA e há deficiência de pelo menos um deles na dieta. Em conjunto, esses fatos indicam que, embora a leucina seja o principal aminoácido responsável por ativar a via do mTOR, sua suplementação crônica isolada dos demais BCAA é muitas vezes impraticável.

Recentemente, foi verificado que a oferta dos três BCAA em conjunto (45% leucina, 30% valina e 25% isoleucina) a 4% do total da dieta durante a gestação de ratas submetidas à restrição proteica (5% da dieta) minimiza os efeitos deletérios induzidos pelo manejo nutricional. Dentre os efeitos observados, os autores denotam a restauração plena de diversos marcadores como a massa de órgãos (coração, baço, rim, pâncreas e intestino), a adiposidade corporal e o estado nutricional proteico, caracterizado pelas concentrações séricas de proteína e de RNA hepáticas e musculares. Esses efeitos foram justificados pelo estímulo da via do mTOR, haja vista que se verificou aumento da atividade dessa proteína e de 4E-BP1 no fígado desses animais.

Outro sensor nutricional que também é afetado em condições de deficiência proteica é o fator de iniciação eIF2alfa. Quando fosforilado na carência de proteína, esse fator provoca redução da taxa de tradução, afetando a síntese proteica. Nosso grupo de pesquisas descreveu significativa redução na fosforilação desse fator de iniciação no fígado de ratos neonatos em resposta à recuperação nutricional promovida pela oferta de BCAA a ratas desnutridas sustentando a hipótese de que essa suplementação contribui para a manutenção do crescimento fetal, mesmo sob privação de proteínas na dieta.

Se considerarmos que a manutenção do crescimento desses órgãos poderia ser acompanhada por uma manutenção da funcionalidade dos mesmos, é plausível supor que essa suplementação seja capaz de reverter o efeito induzido pela programação fetal, associada à baixa disponibilidade de proteínas no decorrer da gestação, evitando o desenvolvimento de doenças crônicas não transmissíveis, como diabetes e hipertensão. Não obstante, até o presente momento não foram conduzidos estudos que avaliem o efeito em longo prazo dessa suplementação.

Ácido fólico

O ácido fólico é uma vitamina hidrofílica que contribui para o controle dos estágios iniciais do desenvolvimento do tubo neural do feto em formação, por meio da regulação positiva da taxa de proliferação celular nesse tecido. Essa vitamina é essencial para a síntese e manutenção de DNA e como doador de grupamentos metil na regulação epigenética da transcrição de genes que orquestram o fechamento do tubo neural, havendo relação positiva entre deficiência materna de folato e o risco aumentado para a ocorrência de defeitos do tubo neural na prole. Por essa razão, a suplementação pré-gestacional de ácido fólico se tornou uma recomendação em serviços de saúde que data do início da década de 1990.

Além da sua importante função sobre o desenvolvimento neural da prole, e devido ao seu potencial sobre o remodelamento epigenético, foi investigado se a suplementação de ácido fólico (5 mg/kg) durante a gravidez poderia melhorar marcadores fisiológicos e metabólicos em longo prazo. Foi observado que a metilação das regiões promotoras dos genes que codificam PPARalfa e GR foi significativamente maior no fígado de animais submetidos à suplementação de ácido fólico, sendo que a expressão de ambos foi consequentemente reduzida. O acréscimo da exposição a glicocorticoides na vida precoce é associado ao desenvolvimento de hipertensão, enquanto a atividade alterada de PPARs é associada às dislipidemias. A restrição proteica materna durante a gestação afeta a metilação das regiões promotoras e a expressão de ambos os genes e, nesse estudo, a suplementação de ácido fólico foi capaz de reverter tais alterações, embora o mecanismo não tenha sido bem esclarecido.

Se considerarmos que, no Brasil, existem alimentos enriquecidos com ácido fólico, como a farinha de trigo, e que o Governo fornece gratuitamente a suplementação de 5 mg de ácido fólico para todas as gestantes, poderíamos supor que essa suplementação, além de evitar a má formação do tubo neural e a incidência de anemia, poderia evitar alterações epigenéticas decorrentes da baixa ingestão proteica. Porém, não podemos tomar tais afirmações com segurança, dado que não foram realizados estudos clínicos que avaliassem tal pressuposto. Vale ressaltar que os estudos apresentados nesse tópico foram realizados com ratos e que nem sempre os resultados são reproduzidos em outros mamíferos, tais como seres humanos. Além disso, seria necessário realizar estudos crônicos que avaliassem os efeitos dessas intervenções em longo prazo para averiguar se eles seriam mantidos ou suprimidos.

Suplementação hormonal

Além da suplementação com nutrientes, pesquisas utilizando a infusão de hormônios também têm sido delineadas. Como já visto neste capítulo, a restrição alimentar durante a gestação favorece o desenvolvimento de obesidade, hiperinsulinemia e hiperleptinemia, conduzindo a menor sensibilidade desses hormônios, sobretudo quando aliada a posterior oferta de dieta palatável.

A premissa geral subjacente ao conceito do desenvolvimento da programação é a de que ela afeta o desenvolvimento dos processos de plasticidade. Uma vez induzida, o organismo tem capacidade reduzida para inverter a trajetória de desenvolvimento escolhido, tornando a programação do desenvolvimento "irreversível" em uma gama particular de aspectos nutricionais.

Nesse contexto, um estudo em ratos submetidos a um modelo de desnutrição materna (30% da dieta *ad libitum*), com posterior tratamento de leptina (2,5 mcg/g.d), no período neonatal (3 a 13 dias), demonstrou diminuição transitória do ganho de peso e adequação de ingestão calórica, atividade locomotora, peso corporal, massa adiposa, glicemia de jejum, insulinemia e leptinemia. Esse estudo sugere que a programação do desenvolvimento metabólico é potencialmente reversível por uma intervenção no final da fase de plasticidade do desenvolvimento. A completa normalização do fenótipo programado pelo tratamento com leptina neonatal implica que a leptina reverte no feto as adaptações resultantes da desnutrição pré-natal.

CONSIDERAÇÕES FINAIS

Como citado antes, apesar de ser fato conhecido na "hipótese da origem fetal das doenças" proposta por Barker que a RCIU induzida pela desnutrição proteico-energética leva à obesidade e ao risco aumentado para doenças cardiovasculares na vida adulta, após vinte anos de pesquisas em reprogramação fenotípica, uma série de outras deficiências durante o início da vida também foram descritas como potenciais indutoras de alterações fisiológicas e metabólicas em longo prazo. Boa parte delas está associada às deficiências minerais e vitamínicas, ao baixo aporte de aminoácidos essenciais, à obesidade e ao consumo de dietas com elevado teor de ácidos graxos saturados.

É necessário ainda salientar que grande parte desses conhecimentos sobre o impacto da nutrição no início da vida deriva da pesquisa em animais, importante ferramenta que fornece dados rápidos, precisos e confiáveis, permitindo análises mais invasivas e de maior controle das variáveis. Devido à maior incidência de obesidade e de síndrome metabólica, grande parte dos estudos nessa área procura descrever as consequências tardias induzidas por dietas hiperlipídicas e de cafeteria, as quais reproduzem o padrão de dieta ocidental vigente. Esse tipo de alimentação provoca alterações marcantes na morfologia do tecido adiposo e do músculo esquelético, sendo que ambos terão importância fundamental na etiologia da síndrome metabólica, na qualidade de vida e, consequentemente, na longevidade do indivíduo.

Neste capítulo, foram enfocados alguns tecidos e mecanismos moleculares associados à origem fetal da síndrome metabólica na fase adulta, destacando o músculo esquelético, o tecido adiposo e o sistema nervoso central. As pesquisas nessa área avançam rapidamente em nível epigenético e biomolecular e, futuramente, o entendimento mais aprimorado das bases moleculares da síndrome metabólica, da *diabetes mellitus* tipo II, das doenças cardiovasculares, da condição pró-inflamatória e do perfil secretório dos tecidos adiposo e muscular servirá como ferramenta útil para obtenção do perfil genético e fenotípico que seguramente levará a identificação de indivíduos de alto risco.

Para reverter o quadro fenotípico desfavorável, é necessária a adesão da população a estratégias precoces efetivas para melhora da sensibilidade à insulina, tais como a redução do peso corporal, a prática regular de atividade física e a dieta diversificada e equilibrada, a qual inclua adequada ingestão de frutas e hortaliças, uma vez que esses alimentos apresentam elevada concentração de fibras e compostos bioativos envolvidos na modulação da resposta inflamatória. Aliando essas estratégias, teremos melhor qualidade de vida e, consequentemente, maior longevidade, que finalmente é o objetivo que todos almejamos.

REFERÊNCIAS

1. Barker DJ, Osmond C. Infant mortality, childhood nutrition, and ischaemic heart disease in England and Wales. Lancet. 1986;1:1077-81.
2. Barker DJ. Maternal nutrition, fetal nutrition, and disease in later life. Nutrition. 1997;13:807-13.
3. Barker DJ. Fetal origins of coronary heart disease. Br J Health. 1993;69:195-6.
4. Hales CN, Barker DJ. Type 2 (non-insulin-dependent) diabetes mellitus: the thrifty phenotype hypothesis. Diabetologia. 1992;35:595-601.
5. Chen M, Zhang L. Epigenetic mechanisms in developmental programming of adult disease. Drug Disc Today. 2011;16:1007-1018.
6. Poston L, Caleyachetty R, Cnattingius S, Corvalán C, Uauy R, Herring S et al. Preconceptional and maternal obesity: epidemiology and health consequences. Lancet Diabetes Endocrinol. 2016;4(12):1025-1036.
7. World Health Organization (WHO). Childhood overweight and obesity [texto na internet]. Geneva: WHO; 2018. Disponível em: http://www.who.int/dietphysicalactivity/childhood/en/. Acesso em: 23 jan. 2018.
8. Vickers MH. Developmental programming of the metabolic syndrome – critical windows for intervention. World J Diabetes. 2011;15:137-148.
9. Reeves PG, Nielsen FH, Fahey GC Jr. AIN-93 purified diets for laboratory rodents; final report of the American Institute of Nutrition ad hoc writing commitee ond the reformulation of the AIN-76A rodent diet. J Nutr. 1993;123:1939-1951.
10. Pileggi CA, Segovia SA, Markworth JF, Gray C, Zhang XD, Milan AM et al. Maternal conjugated linoleic acid supplementation reverses high-fat diet-induced skeletal muscle atrophy and inflammation in adult male rat offspring. Am J Physiol Regul Integr Comp Physiol. 2016;1;310(5):R432-9.
11. Greenwood Pl, Bel AW. Consequences of intra-uterine growth retardation for postnatal growth, metabolism and pathophysiology. Reprod Suppl. 2003;61:195-206.
12. Richardson BS, Ruttinger S, Brown HK, Regnault TRH, De Vrijer B. Maternal body mass index impacts fetal-placental size at birth and umbilical cord oxygen values with implications for regulatory mechanisms. Early Hum Dev. 2017;112:42-47.
13. Janssonn N, Pettersson J, Haafiza A, Ericssona A, Palmberg I, Tranberg M et al. Down-regulation of placental transport of amino acids precedes the development of in-trauterine growth restriction in rats fed a low protein diet. J Physiol. 2006;576:935-946.
14. Glazier JD, Cetin I, Perugino G, Ronzoni S, Grey AM, Mahendran D et al. Association between the activity of the system A amino acid transporter in the microvillous plasma membrane of the human placenta and severity of fetal com-promise in intrauterine growth restriction. Pediatr Res. 1997;42:514-519.
15. Magnusson Al, Waterman IJ, Wennergren M, Jansson T, Powell Tl. Triglyceride hydrolase activities and expression of fatty acid binding proteins in the human placenta in pregnancies complicated by intrauterine growth restriction and diabetes. J Clin Endocrinol Metab. 2004;89:4607-4614.
16. Rosario FJ, Jansson N, Kanai Y, Parsad PD, Powell Tl, Jansson T. Maternal protein restriction in the rat inhibits placental insulin, mTOR, and STAT3 signaling and down-regulates placental amino acid transporters. Endocrinology. 2011;152:1119-1129.
17. Brolio MP, Ambrosio CE, Franciolli AR, Morini AC, Guerra RR, Miglino MA. A barreira placentária e sua função de transferência nutricional. Rev Bras Reprod Anim. 2010;34:222-232.
18. Correia-Branco A, Keating E, Martel F. Maternal undernutrition and fetal developmental -programming of obesity: the glucocorticoid connection. Reprod Sci. 2015;22(2):138-45.
19. Gitau R, Cameron A, Fisk Nm, Glover V. Fetal exposure to maternal cortisol. Lancet. 1998;352:707-8.
20. Murphy BE, Clark SJ, Donald IR, Pinsky M, Vedady D. Converstion of maternal cortisol to cortisone during placental transfer to the human fetus. Am J Obstet Gynecol. 1974;118:583-41.
21. Bispham J, Clarke L, Symonds Me, Stephenson T. Postnatal ontogeny of insulin-like growth factor (IGF) and prolactin receptor (PRL-R) in ovine perirenal adipose tissue. J Physiol. 2003;65:547.
22. Fonseca-Alaniz MH, Takada J, Alonso-Vale MI, Lima FB. O Tecido Adiposo como centro regulador do metabolismo. Arq Bras Endocrinol Metab. 2006;50:216-229.
23. Moulin K, Truel N, Andre M, Arnauld E, Nibbelink M, Cousin B, Dani C, Penicaud L, Casteilla L. Emergence during development of the white-adipocyte cell phenotype is independent of the brown-adipocyte cell phenotype. Biochemical Journal. 2001;356:659-664.
24. Ahima RS, Flier JS. Adipose tissue as an endocrine organ. Trends Endocrinol Metab. 2000;11:327-332.

25. Casteilla L, Champigny O, Bouillaud F, Robelin J, Ricquier D. Sequential changes in the expression of mitochondrial protein mRNA during the development of brown adipose tissue in bovine and ovine species. Biochem J. 1989;257:665-671.
26. Cannon B, Nedergaard J. The biochemistry of an inefficient brown adipose tissue. Essays Biochem. 1985;20:110-164.
27. Boschini RP, Garcia Junior JR. Regulação da expressão gênica das UCP2 e UCP3 pela restrição energética, jejum e exercício físico. Rev Nutr. 2005;18:753-764.
28. Pearce S, Budge H, Mostyn A, Korur N, Wang J, Ingleton PM. Differential effects of maternal cold exposure and nutrient restriction on prolactin receptor and uncoupling protein 1 abundance in adipose tissue during development in young sheep. Adipocytes 2005;1:57-64.
29. Bispham J, Gardner DS, Gnanalingham MG, Stephenson T, Symonds ME, Budge H. Maternal nutritional programming of fetal adipose tissue development: differential effects on messenger ribonucleic acid abundance for uncoupling proteins and peroxisome proliferator-activated and prolactin receptors. Endocrinology. 2005;146:3943-9.
30. Bispham J, Budge H, Mostyn A, Dandrea J, Clarke L, Keisler D, Symonds ME et al. Ambient temperature, maternal dexamethasone, and postnatal ontogeny of leptin in the neonatal lamb. Pediatric Research. 2002;52:85-90.
31. Bispham J, Clarke L, Symonds ME, Stephenson T. Postnatal ontogeny of insulin-like growth factor (IGF) and prolactin receptor (PRL-R) in ovine perirenal adipose tissue. J Physiol. 2003;65:547.
32. Symonds ME, Pearce S, Bispham J, Gardner DS, Stephenson T. Timing of nutrient restriction and programming of fetal adipose tissue development. Proc Nutr Soc. 2004;63:397-403.
33. Bayol SA, Simbi BH, Stickland NC. A maternal cafeteria diet during gestation and lactation promotes adiposity and impairs skeletal muscle development and metabolism in rat offspring at weaning. J Physiol. 2005;567:951-61.
34. Pantaleão LC, Teodoro GF, Torres-Leal Fl, Vianna D, De Paula Td, De Matos-Neto EM et al. Maternal postnatal high-fat diet, rather than gestational diet, affects morphology and mTOR pathway in skeletal muscle of weaning rat. J Nutr Biochem. 2013;24(7):1340-8.
35. Picciano MF, Mcdonald SS. Lactation. In: Shils ME, Olson JA, Shike M, Ross AC, eds. Modern Nutrition in Health and Nutrition. 10.ed. Baltimore: Lippincott Williams & Wilkins; 2006. p.784-96.
36. Williamson DH, Lund P. Strategies for the supply of lipid substrates during post-natal brain development: a tale of two tissues. Dev Neuroscience. 1993;15:156-64.
37. Bridi AM. Crescimento e desenvolvimento do tecido muscular. Disponível em: http://www.uel.br/pessoal/ambridi/Carnesecarcacasarquivos/Crescimentoedesenvolvimentomuscular.pdf. Acesso em: 24 jun. 2012.
38. Du M, Yan X, Tong JF, Zhao J, Zhu MJ. Maternal obesity, inflammation, and fetal skeletal muscle development. Biol Reprod. 2010;82:4-12.
39. Zhu MJ, Ford SP, Nathanielsz PW, Du M. Effect of maternal nutrient restriction in sheep on the development of fetal skeletal muscle. Biol Reprod. 2004;71:1968-73.
40. Eriksson JG, Forsen T, Jaddoe VWV, Osmond C, Barker DJP. Effects of size at birth and childhood growth on the insulin resistance syndrome in elderly individuals. Diabetologia. 2002;45:342-8.
41. Zhu MJ, Han B, Tong J, Ma C, Kimzey JM, Underwood KR et al. AMP-activated protein kinase signalling pathways are down regulated and skeletal muscle impaired in fetuses of obese, over-nourished sheep. J Physiol. 2008;586:2651-64.
42. Tong J, Zhu MJ, Underwood KR, Hess BW, Ford SP, Du M. AMP activated protein kinase and adipogenesis in sheep fetal skeletal muscle and 3T3-L1 cells. J Animal Sci. 2008;86:1296-305.
43. World Health Organization (WHO). Obesity and overweight [texto na internet]. Geneva, 2006. Disponível em: http://www.who.int/mediacentre/factsheets/fs311/en/. Acesso em: 14 fev. 2008.
44. Guan H, Arany E, Beek Jp, Chamson-Reig A, Thyssen S, Hill Dj et al. Adipose tissue gene expression profiling reveals distinct molecular pathways that define visceral adiposity in offspring of maternal protein-restricted rats. Am J Physiol Endocrinol Metab. 2005;288:E663-73.
45. Ozanne SE, Dorling MW, Wang Cl, Nave BT. Impaired PI 3-kinase from early growth-restricted male rats. Am J Physiol Endocrinol Metab. 2001;280:E534-E539.
46. Weisberg SP, Mccann D, Desai M, Rosenbaum M, Leibel RL, Ferrante Jr AW. Obesity is associated with macrophage accumulation in adipose tissue. J Clin Invest. 2003;112:1796-808.
47. Nieto-Vasquez I, Fernández-Veledo S, Krämer D, Vila-Bedmar R, Garcia-Guerra L. Insulin resistance associated to obesity: the link TNF-alpha. Arch Physiol Biochem. 2008;114:183-94.
48. Chavez JA, Summers SA. Characterizing the effects of saturated fatty acids on insulin signaling and ceramide and diacylglycerol accumulation in 3T3-L1 adipocytes and C2C12 myotubes. Arch Biochem Biophy. 2003;419:101-9.

49. Frangioudakis G, Ye JM, Cooney GJ. Both saturated and n-6 polyunsaturated fat diets reduce phosphorilation of insulin receptor substrate-1 and prtein kinase B in muscle during the initial stages of in vivo insulin stimulation. Endocrinology. 2005;146:5596-603.
50. Wei Y, Chen K, Whaley-Connell AT, Stump CS, Ibdah JA, Sowers JR. Skeletal muscle insulin resistance: role of cytokines and reactive oxygen species. Am J Physiology Regul Integr Comp Physiol. 2008;294:673-80.
51. Van Den Berg SAA, Guigas B, Bijland S, Ouwens M, Voshol PJ, Frants RR et al. High levels of dietary stearate promote adiposity and deteriorate hepatic insulin sensitivity. Nutr Metab. 2010;7:1-11.
52. Defronzo RA, Binder C, Wahren J, Felig P, Ferrannini E, Faber OK. Sensitivity of insulin secretion to feedback inhibition by hyperinsulinaemia. Acta Endocrinologica. 1981;98:81-6.
53. Khosla S, Dean W, Brown D, Reik W, Feil R. Culture of preimplantation mouse embryos affects fetal development and the expression of imprinted genes. Biol Reprod. 2001;64:918-926.
54. Sohi G, Marchand K, Revesz A, Arany E, Hardy DB. Maternal protein restriction elevates cholesterol in adult rat offspring due to repressive changes in histone modifications at the cholesterol 7α-hydroxilase promoter. Mol Endocrinol. 2011;25:785-798.
55. Lillycrop KA, Phillips ES, Jackson AA, Hanson MA, Burdge GC. Dietary protein restriction of pregnant rats induces and folic acid supplementation prevents epigenetic modification of hepatic gene expression in the offspring. J Nutr. 2005;135:1382-1386.
56. Bertram C, Trowern AR, Compin N, Jackson AA, Whorwood CB. The maternal diet during pregnancy programs altered expression of the glucocorticoid receptor and type 2 11beta-hydroxysteroid dehydrogenase: potential molecular mechanisms underlying the programming of hypertension in utero. Endocrinology. 2001;142:2841-53.
57. Park JH, Stoffers DA, Nicholls RD, Simmons RA. Development of type 2 diabetes following intrauterine growth retardation in rats is associated with progressive epigenetic silencing of Pdx1. J Clin Invest. 2008;118:2316-2324.
58. Zheng S, Rollet M, Pan YX. Maternal protein restriction during pregnancy induces CCAAT/enhancer-binding protein (C/EBPβ) expression through the regulation of histone modification at its promoter region in female offspring rat skeletal muscle. Epigenetics. 2011;6:161-170.
59. Greco AV, Mingrone G, Giancaterine A, Manco M, Morroni M, Cinti S et al. Insulin resistance in morbid obese. Diabetes. 2002;51:144-151.
60. Nakazato K, Hirose T, Song H. Increased myostatin synthesis in rat gastrocnemius muscles under high-protein diet. Int J Sport Nutr Exerc Metab. 2006;16:153-65.
61. Allen Dl, Cleary AS, Lindsay SF, Loh AS, Reed JM. Myostatin expression is increased by food deprivation in a muscle--specific manner and contributes to muscle atrophy during prolonged food deprivation in mice. J Appl Physiol. 2010;109: 692-701.
62. Liu X, Wang J, Li R, Yang X, Sun Q, Albrecht E et al. Maternal dietary protein affects transcriptional regulation of myostatin gene distinctively at weaning and finishing stages in skeletal muscle of Meishan pigs. Epigenetics. 2011;6:899-907.
63. Monteiro CA, Conde WL, Popkin BM. Is obesity replacing or adding to undernutrition? Evidence from different social classes in Brazil. Pub Health Nutr. 2002;5:105-12.
64. Tucker LA, Seljaas GT, Hager RL. Body fat percentage of children varies according to their diet composition. J Am Diet Assoc. 1997;97:981-6.
65. Arnitage JA, Taylor PD, Poston L. Experimental models of developmental programming: consequences of exposure to an energy rich diet during development. J Physiol. 2005;565:3-8.
66. Xu J, Eilat-Aidar S, Loria C, Goldbourt C, Howard BV, Fabsitz RR et al. Dietary fat intake and risk of coronary heart disease: the Strong Heart Study. Am J Clinical Nutr. 2006;84:894-902.
67. Naderali EK, Pickavance LC, Wilding JP, Williams G. Diet induced dysfunction in the rat is dependent of the degree of increase in total body weight. Clinic Sci. 2001;100:635-41.
68. Chalkley SM, Hettiarachi M, Chisholm DJ, Kraegen EW. Long-term high-fat feeding leads to severe insulin resistance but not diabetes in Wistar rats. Am J Physiol Endocrinol Metab. 2002;282:1231-8.
69. Yamaguchi R, Nakagawa Y, Liu YJ, Fujisawa Y, Sai S, Nagata E et al. Effects of maternal high-fat diet on serum lipid concentration and expression of peroxisomal proliferator-activated receptors in the early life of rat off spring. Horm Metab Res. 2010;42:821-5.
70. Kushi LH, Lew RA, Stare FJ, Ellison CR, El Lozi M, Bourke G et al. Diet and 20-year mortality from coronary heart disease. The Ireland-Boston Diet-Heart Study. New Engl J Med. 1985;312:811-8.

71. Pietinen P, Ascherio A, Korhonen P, Hartman AM, Willet WC, Albanes D et al. Intake of fatty acids and risk of coronary heart disease in a cohort of Finnish men. The alpha-tocopherol, beta-carotene cancer prevention study. Am J Epidemiol. 1997;145:876-87.
72. Oh K, Hu FB, Manson JE, Stampfer MJ, Willett WC. Dietary fat intake and risk of coronary heart disease in women: 20 years of follow-up of the nurses' health study. Am J Epidemiol. 2005;161:672-9.
73. Khan IY, Dekou V, Douglas G, Jensen R, Hanson MA, Poston L, Taylor PD. A high fat diet during rat pregnancy or suckling induces cardiovascular dysfunction in adult offspring. Am J Physiol Reg Integr Comp Physiol. 2004;288:127-33.
74. Taylor PD, Poston L. Developmental programming of obesity in mammals. Exp Physiol. 2007;92:287-98.
75. Bayol SA, Macharia R, Farrington SJ, Simbi BH, Stickland NC. Evidence that a materna "junk food" diet during pregnancy and lactation can reduce muscle froce in offspring. Eur J Nutr. 2009;48:62-5.
76. Forsen T, Eriksson J, Tuomilehto J, Reunanen A, Osmond C, Barker D. The fetal and childhood growth of persons who develop type 2 diabetes. Ann Int Med. 2000;133:176-182.
77. Eriksson JG, Yliharsila H, Forsen T, Osmond C, Barker DJ. Exercise protects against glucose intolerance in individuals with a small body size at birth. Prev Med. 2004;39:164-167.
78. Bayol SA, Jone D, Goldspink G, Stickland NC. The influence of undernutrition gestation on skeletal muscle cellularity and the expression of genes that control muscle growth. Br J Nutr. 2004;91:331-339.
79. Aagaard-Tillery KM, Grove K, Bishop J, Ke X, Fu Q, Mcknight R et al. Developmental origins of disease and determinants of chromatin structure: maternal diet modifies the primate fetal epigenome. J Mol Endocrinol. 2008;41:91-102.
80. Ripperger JA, Schibler U. Rhythmic CLOCK-BMAL1 binding to multiple E-box motifs drives circadian transcription and chromatin transitions. Nature Genetics. 2006;38:369-374.
81. Castro FC, Leite HV, Pereira AK, Reis ZSN, Cabral ACV. Associação entre antropometria e leptina circulante nos compartimentos maternos, fetal a placentário, na gravidez normal. Rev Bras Ginecol Obstet. 2004;26:691-695.
82. Beall MH, Haddad MEL, Gayl D, Desai M, Ross MG. Adult obesity as a consequence of in utero programming. Clin Obstet Ginecol. 2004;47:952-966.
83. Wilczynska A, Bushell M. The complexity of miRNA-mediated repression. Cell Death Differ. 2016;22(1):22-33.
84. Rodil-Garcia P, Arellanes-Licea EDC, Montoya-Contreras A, Salazar-Olivo LA. Analysis of MiRNA Expression in Newborns with Differential Birth Weight Using Newborn Screening Cards. Int J Mol Sci. 2017;28:18(12).
85. Ferland-Mccollough D, Fernandez-Twinn DS, Cannell IG, David H, Warner M, Vaag AA, Bork-Jensen J, Brøns C, Gant Tw, Willis AE, Siddle K, Bushell M, Ozanne SE. Programming of adipose tissue miR-483-3p and GDF-3 expression by maternal diet in type 2 diabetes. Cell Death Differ. 2012;19(6):1003-12.
86. Alfaradhi MZ, Kusinski LC, Fernandez-Twinn DS, Pantaleão LC, Carr SK, Ferland-Mccollough D et al. Maternal Obesity in Pregnancy Developmentally Programs Adipose Tissue Inflammation in Young, Lean Male Mice Offspring. Endocrinology. 2016;157(11):4246-4256.

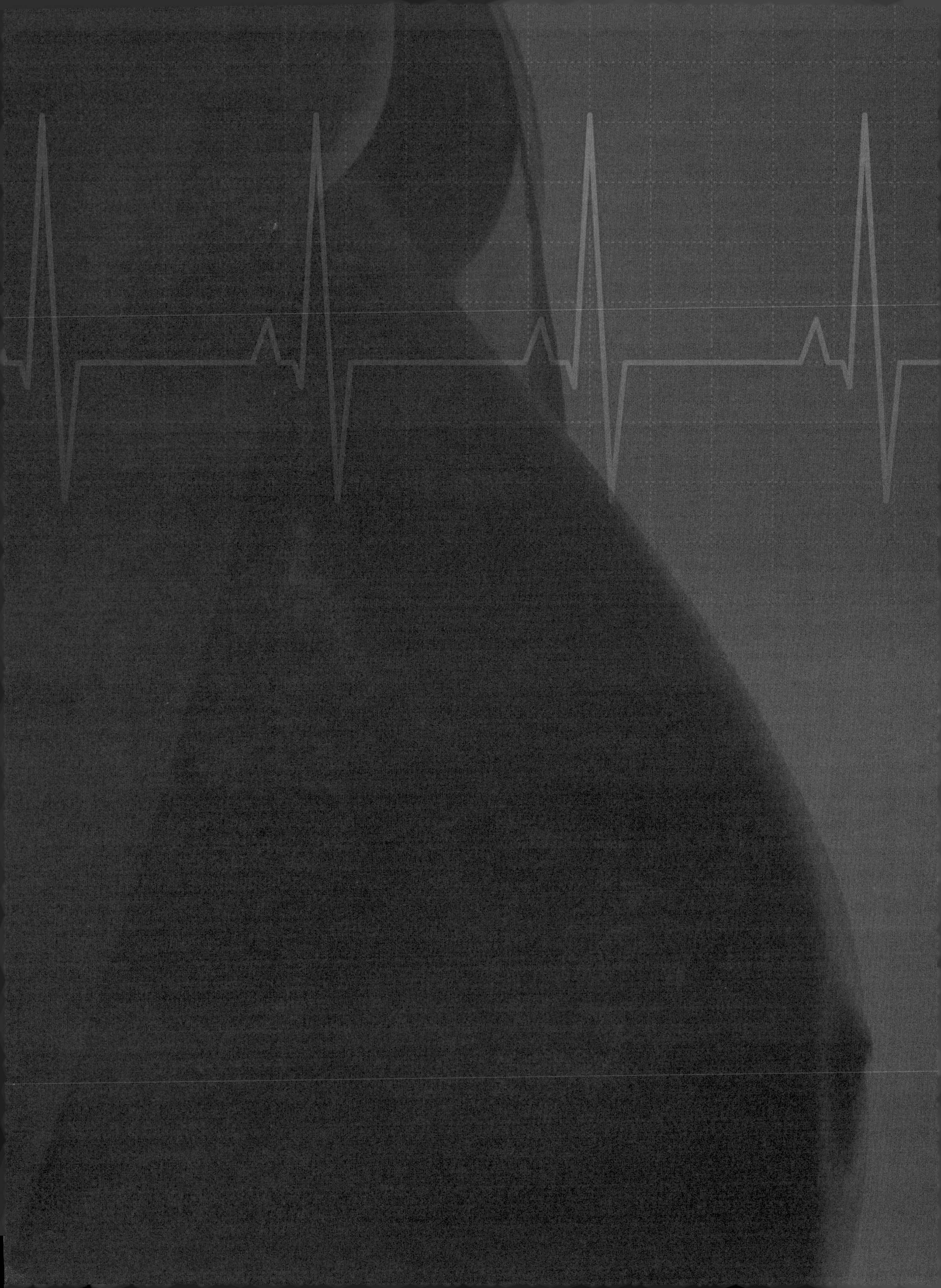

capítulo 19

Desnutrição Intrauterina e Suas Repercussões Tardias no Aparecimento de Doenças Cardiometabólicas

Maria do Carmo Pinho Franco
Aiany Cibelle Simões Alves
Monique Assis Vasconcelos Barros
Viviane de Oliveira Nogueira Souza
João Henrique da Costa Silva

INTRODUÇÃO

A restrição nutricional e a deficiência de micronutrientes são fatores que continuam afetando mães e crianças em países em desenvolvimento. Em uma perspectiva atual, a predisposição para o desenvolvimento tardio de algumas enfermidades crônicas tem origem durante a vida fetal. Portanto, eventos ocorridos antes mesmo do nascimento podem influenciar a relação genótipo-fenótipo implicando em alterações de vias metabólicas, comprometendo, assim, o processo de controle homeostático do organismo.[1-3]

Esse fenômeno pode ser interpretado no contexto da plasticidade fenotípica, que se refere à capacidade de um organismo reagir aos insultos ambientais internos e externos com mudança na forma, estado, fisiologia ou taxa de atividade, entretanto, sem alterações genéticas.[4] De fato, os fatores nutricionais são um elemento importante nesse tema e tem sido mais amplamente investigado desde Barker e colaboradores.[5-9] Nesse contexto, novas evidências de estudos clínicos e epidemiológicos têm mostrado a associação da desnutrição intrauterina com o desenvolvimento tardio de diversas doenças, principalmente as cardiovasculares e metabólicas.[10,11]

O PESO AO NASCER: SUA IMPORTÂNCIA E SUAS DEFINIÇÕES

O peso ao nascer é considerado o principal indicador de saúde do recém-nascido, refletindo as condições nutricionais, ambientais, sociais e econômicas que a gestante está exposta. O peso ao nascer é resultado de dois processos importantes: idade gestacional e a taxa de crescimento fetal. O baixo peso ao nascimento, desse modo, pode ser causado por período gestacional curto ou pela restrição de crescimento fetal ou uma combinação desses dois fatores. Raramente o feto irá conseguir atingir seu potencial de crescimento geneticamente predeterminado. Em condições normais, o crescimento fetal pode se restringir em maior ou menor grau como resultado da atuação de fatores de origem fetais, maternais ou placentários. Em sentido amplo, considera-se como recém-nascido de baixo peso aquele definido de acordo com as diretrizes adotadas pela Organização Mundial da Saúde (OMS) como pesando 2.500 g ou menos, independentemente de sua idade gestacional. Portanto, nesse conceito incluem-se tanto o recém-nascido prematuro (idade gestacional menor que 37 semanas) como aqueles que nasceram a termo (idade gestacional entre 37 e 42 semanas), mas pequenos para idade gestacional. Do ponto de vista clínico, é importante estabelecer uma clara diferenciação entre esses dois grupos, pois fatores etiopatogênicos, bem como o prognóstico em longo prazo, são diferentes para ambos os grupos.

O termo pequeno para idade gestacional (PIG) refere as medidas de peso e comprimento do recém-nascido ao nascer. Três definições podem ser usadas: peso ao nascer menor que o percentil dez para a idade gestacional, peso ao nascer menor que 2.500 g e idade gestacional maior ou igual a 37 semanas ou peso ao nascer menor que dois desvios padrões abaixo da média de peso para a idade gestacional. Por outro lado, o termo restrição de crescimento intrauterino refere-se ao padrão de crescimento fetal, ou seja, o feto apresenta diminuição em sua velocidade de crescimento. Na prática clínica, o termo PIG é utilizado para designar crianças que sofreram algum tipo de restrição nutricional durante o desenvolvimento intrauterino. Porém, em algumas circunstâncias, essa identificação não é adequada, pois uma pequena porcentagem dos recém-nascidos que se encontram abaixo do percentil dez nas curvas de peso pode não refletir uma desnutrição intrauterina, e sim um feto que é constitucionalmente pequeno para a idade gestacional, como, por exemplo, um filho de pais de baixa estatura familiar. Já a restrição de crescimento intrauterino é um processo fisiopatológico decorrente de múltiplos fatores etiológicos. É muito frequente confundir a restrição de crescimento intrauterino com o recém-nascido pequeno para idade gestacional. Portanto, é difícil afirmar se o baixo peso ao nascer é resultado de uma real restrição de crescimento intrauterino ou se simplesmente é o reflexo da variabilidade biológica individual. O fato é que a restrição de crescimento intrauterino é consequência de injúria fetal, que poderá ter graves repercussões nas fases iniciais da vida, bem como na saúde futura do indivíduo.

A ORIGEM FETAL DE DOENÇAS CRÔNICAS: O PAPEL DA PLASTICIDADE FENOTÍPICA

O desenvolvimento de algumas doenças crônicas pode ser decorrente de um ambiente intrauterino inadequado, onde o aporte insuficiente de nutrientes ao feto acarreta alterações metabólicas, *programando*, assim, o aparecimento tardio dessas doenças. Esse fenômeno pode ser interpretado como a tentativa do feto de se adaptar ao novo ambiente pobre em nutrientes, permitindo sua sobrevivência às custas de modificações permanentes em suas estruturas e órgãos vitais e têm sido amplamente estudadas no campo da *"origem desenvolvimentista da saúde e doenças"*.[12-16] Há pelo menos duas décadas, um grupo de pesquisadores britânicos, liderado por David Barker, iniciou uma série de estudos que apontaram a possível importância dos eventos ocorridos durante o desenvolvimento intrauterino na patogênese de hipertensão arterial, cardiopatias e diabetes do tipo II. Esses estudos epidemiológicos foram baseados em dados retrospectivos coletados em cidades inglesas, como Hertfordshire, Preston e Sheffield. Nesses estudos, os dados antropométricos ao nascimento foram coletados e considerados fatores preditivos do desenvolvimento de doenças na vida adulta. De fato, as crianças com histórico de baixo peso ao nascimento apresentavam maior mortalidade por doenças cardiovasculares quando atingiam a maturidade.[14,17,18] Contudo, as melhores evidências da correlação entre peso ao nascer e o desenvolvimento tardio de doenças crônicas são provenientes de estudos relacionados aos períodos de intensa restrição alimentar ocorridos durante a Segunda Guerra Mundial. Nessa época, as populações de determinadas regiões da Europa foram submetidas a períodos variáveis de intensa fome, entre eles podemos citar o cerco de Leningrado e o Inverno da Fome (*Hunger Winter*) na Holanda. O clássico trabalho de Antonov[16] descreveu que, durante o cerco de Leningrado, em 1942, a fome massiva provocou um decréscimo no peso médio ao nascer da ordem de 500 gramas. Na Holanda, não se observou redução tão acentuada do peso no nascimento (em torno de 240 gramas) quanto àquela descrita por Antonov, isso pode ser em razão das melhores condições nutricionais daquela população, pois ali a fome não atingiu as mesmas proporções que na União Soviética.[8] Posteriormente, vários estudos de seguimento foram delineados e demonstraram que essa grave desnutrição durante o período pré-natal, apesar de apresentar pequeno efeito sobre o desenvolvimento fetal, foi capaz de *programar* o desenvolvimento tardio de algumas doenças crônicas, uma vez que essas populações apresentaram taxas elevadas de doenças cardiovasculares.[19] Portanto, determinadas alterações ocorridas durante a vida fetal podem, realmente, exercer ações de *programação*, acarretando modificações que persistem durante toda a vida do indivíduo.[14,15,18,19] Essa relação pode ser melhor observada na Figura 19.1.

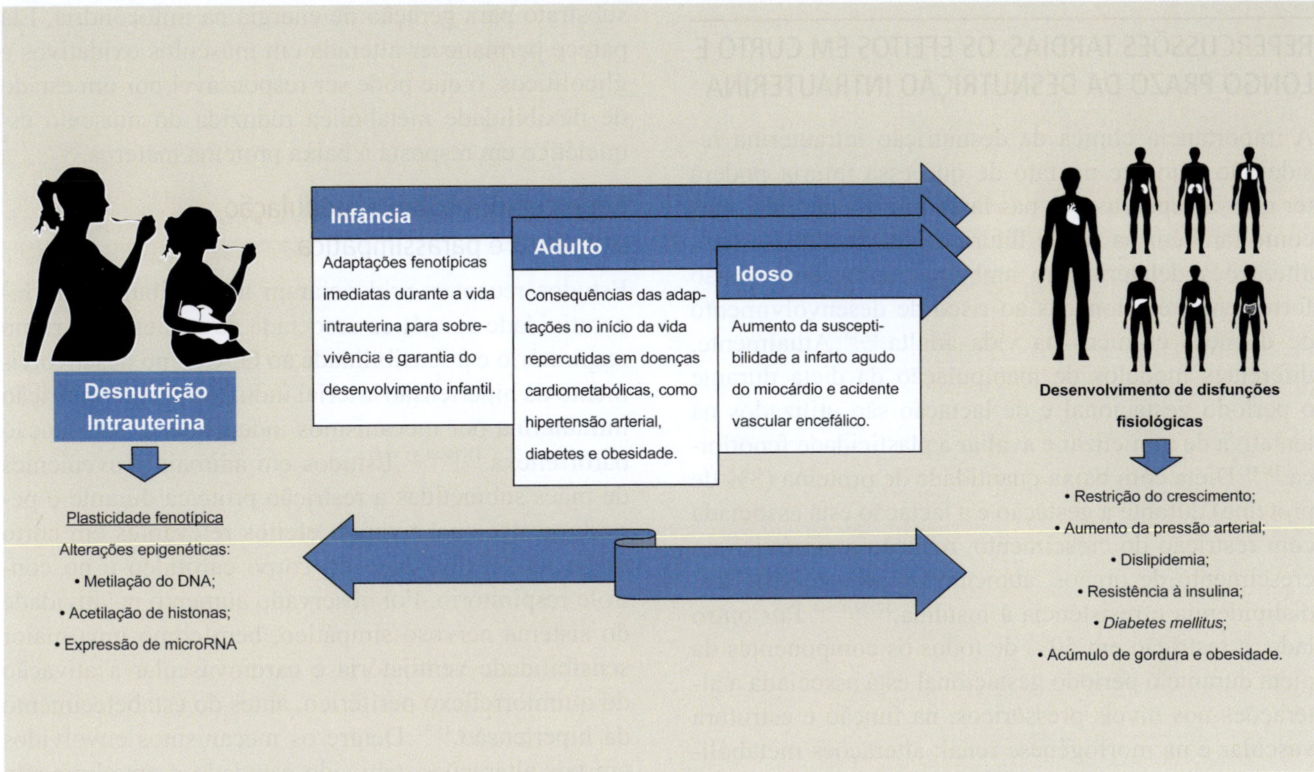

Figura 19.1 ▸ Visão geral da influência da restrição de proteínas durante o período fetal e suas repercussões ao longo da vida.

Diante disso, estuda-se como um organismo reage a diferentes estímulos ambientais, como a desnutrição intrauterina, e induz alterações no fenótipo, mas sem alterar o genótipo.[20] Nesse contexto, alterações epigenéticas, tais como metilação do DNA, acetilação de histonas e expressão de microRNA são considerados a base molecular da plasticidade fenotípica. Essas modificações denominadas "epigenéticas" foram descritas pela primeira vez por Conrad Waddington, em 1940, relatando a causa e efeito nos genes para produzir um fenótipo.[21] Atualmente, esse conceito é empregado para descrever o processo de expressão gênica e sua vinculação com modificações na estrutura da cromatina sem alterar a sequência do DNA.[22,23] Entre todas as modificações epigenéticas, a metilação do DNA tem sido a mais estudada e está relacionada à adição de grupos metil em resíduos de citosina de DNA, normalmente na citosina seguida de resíduo de guanina (dinucleotídeos CpG), que pode produzir inibição da expressão gênica por prejudicar a ligação ao fator transcricional.[24-26] Nesse contexto, tem sido investigado como os aspectos nutricionais podem induzir essas modificações epigenéticas.

Alguns macro e micronutrientes foram identificados como importantes fatores nutricionais indutores de processos epigenéticos, como a metilação do DNA.[27,28] Considera-se pelo menos três maneiras pelas quais os nutrientes podem induzir a metilação do DNA, alterar a expressão gênica e modificar o fenótipo celular:

1. fornecendo grupo metil para induzir a formação de S-adenosil-L-metionina (metilação do DNA genômico), modificando a atividade da metiltransferase ou prejudicando o processo de desmetilação do DNA;
2. modificando a remodelação da cromatina, nos resíduos de lisina e arginina nas caudas N-terminais das histonas; e
3. alterando a expressão de microRNA.[22,23,29]

Nesse contexto, alterações nos componentes de aminoácidos, como a metionina e a cisteína, e também a redução de colina e folato na dieta podem modificar os processos de metilação do DNA levando tanto a hiper como a hipometilação.[30] Por exemplo, a deficiência de colina pode precipitar a hipermetilação do DNA associado à disfunção em órgãos-chave do metabolismo, como o fígado.[31,32]

REPERCUSSÕES TARDIAS: OS EFEITOS EM CURTO E LONGO PRAZO DA DESNUTRIÇÃO INTRAUTERINA

A importância clínica da desnutrição intrauterina reside não somente no fato de que essa injúria poderá ter graves repercussões nas fases iniciais da vida, mas como também na saúde futura do indivíduo. De fato, alterações deletérias no ambiente intrauterino estão fortemente relacionadas ao risco de desenvolvimento de doenças crônicas na vida adulta.[33,34] Atualmente, diferentes modelos de manipulação da dieta durante o período gestacional e de lactação são utilizados na tentativa de mimetizar e avaliar a plasticidade fenotípica.[35-41] Dieta com baixa quantidade de proteína (8% de proteína) durante a gestação e a lactação está associada com restrição do crescimento, redução assimétrica no crescimento de órgãos, aumento da pressão sistólica, dislipidemia e resistência à insulina.[37-39,42-44] Por outro lado, a restrição em 50% de todos os componentes da dieta durante o período gestacional está associada a alterações nos níveis pressóricos, na função e estrutura vascular e na morfogênese renal; alterações metabólicas são pouco observadas.[40,41]

Repercussões metabólicas

Sabe-se que a magnitude dos efeitos deletérios sobre o metabolismo dependerá diretamente do tempo de exposição à dieta pobre em proteína.[45,46] e da trajetória de crescimento ao longo do período pós-natal.[20,47] Um aumento do *catch-up* de crescimento e o aumento de peso na infância parecem aumentar a perturbação metabólica em órgãos como o fígado.[48,49] De fato, alguns estudos têm evidenciado que ratos submetidos à restrição proteica durante o período gestacional reduziram a gliconeogênese por meio de um mecanismo principalmente mediado pela diminuição do nível de mRNA da fosfoenolpiruvato carboxiquinase hepática, enzima essencial para a gliconeogênese, além de alteração na sinalização da insulina no fígado. Além disso, observou-se diminuição em enzimas-chave da via glicolítica em músculos glicolíticos. Enquanto os músculos oxidativos parecem ser mais afetados em indivíduos adultos, apresentando redução da expressão de enzimas-chave na via glicolítica e redução no mRNA da beta-HAD, enzima responsável pela oxidação de ácidos graxos. Além disso, as alterações gênicas observadas no músculo durante a infância/adolescência são revertidas ao longo dos anos. Provavelmente, resulta de uma adaptação do músculo frente a um novo e adequado ambiente nutricional. No entanto, certas alterações são mantidas, como no caso da piruvato desidrogenase quinase (PDK4), que é essencial para fornecimento de substrato para geração de energia na mitocôndria. Ela parece permanecer alterada em músculos oxidativos e glicolíticos, o que pode ser responsável por um estado de flexibilidade metabólica reduzida do músculo esquelético em resposta à baixa proteína materna.[50]

Repercussões sobre a modulação simpática e parassimpática

Estudos recentes evidenciaram a contribuição da hiperatividade simpática associada ao aumento do ritmo respiratório e à sensibilidade ao O_2/CO_2 no desenvolvimento da hipertensão arterial induzida pela desnutrição intrauterina por mecanismos independentes da função barorreflexa.[11,39,44,51] Estudos em animais provenientes de mães submetidas a restrição proteica durante o período gestacional tiveram efeitos relevantes em curto prazo na sensibilidade do corpo carotídeo e no controle respiratório. Foi observado aumento na atividade do sistema nervoso simpático, bem como uma maior sensibilidade ventilatória e cardiovascular à ativação do quimiorreflexo periférico, antes do estabelecimento da hipertensão.[41,51] Dentre os mecanismos envolvidos em tais alterações, tem sido estudado o envolvimento do fator induzido por hipóxia 1-alfa (HIF-1-alfa) nos quimiorreceptores periféricos do corpo carotídeo.[51] No entanto, os mecanismos epigenéticos envolvidos nesses efeitos ainda não estão claros, mas podem envolver a metilação do DNA nessa condição.[52-54]

É sabido que o sistema nervoso central em comparação com outros sistemas tem uma maior vulnerabilidade às espécies reativas de oxigênio (EROs). Os EROs são conhecidos por modularem a atividade simpática e o aumento da sua produção em sítios-chave do tronco cerebral está envolvido na etiologia de várias doenças cardiovasculares, por exemplo, doenças causadas por hipercirculação simpática, como hipertensão neurogênica. Recentemente, estudo desenvolvido por Brito-Alves e colaboradores demonstrou que parte dessas alterações observadas no sistema de controle cardiovascular e respiratório desses indivíduos provenientes de mães que sofreram desnutrição proteica durante a gestação, deve estar relacionada às mudanças nos níveis de EROs em regiões da medula oblonga no tronco cerebral (Figura 19.2).[55] Esse estudo demonstrou a presença de alterações transcripcionais e funcionais nessa região, que promovem menor capacidade antioxidante das células e podem induzir aumento da atividade de neurônios do sistema nervoso simpático.

Repercussões renais

Diferentes estudos têm demonstrado que alterações permanentes ocorridas no desenvolvimento renal

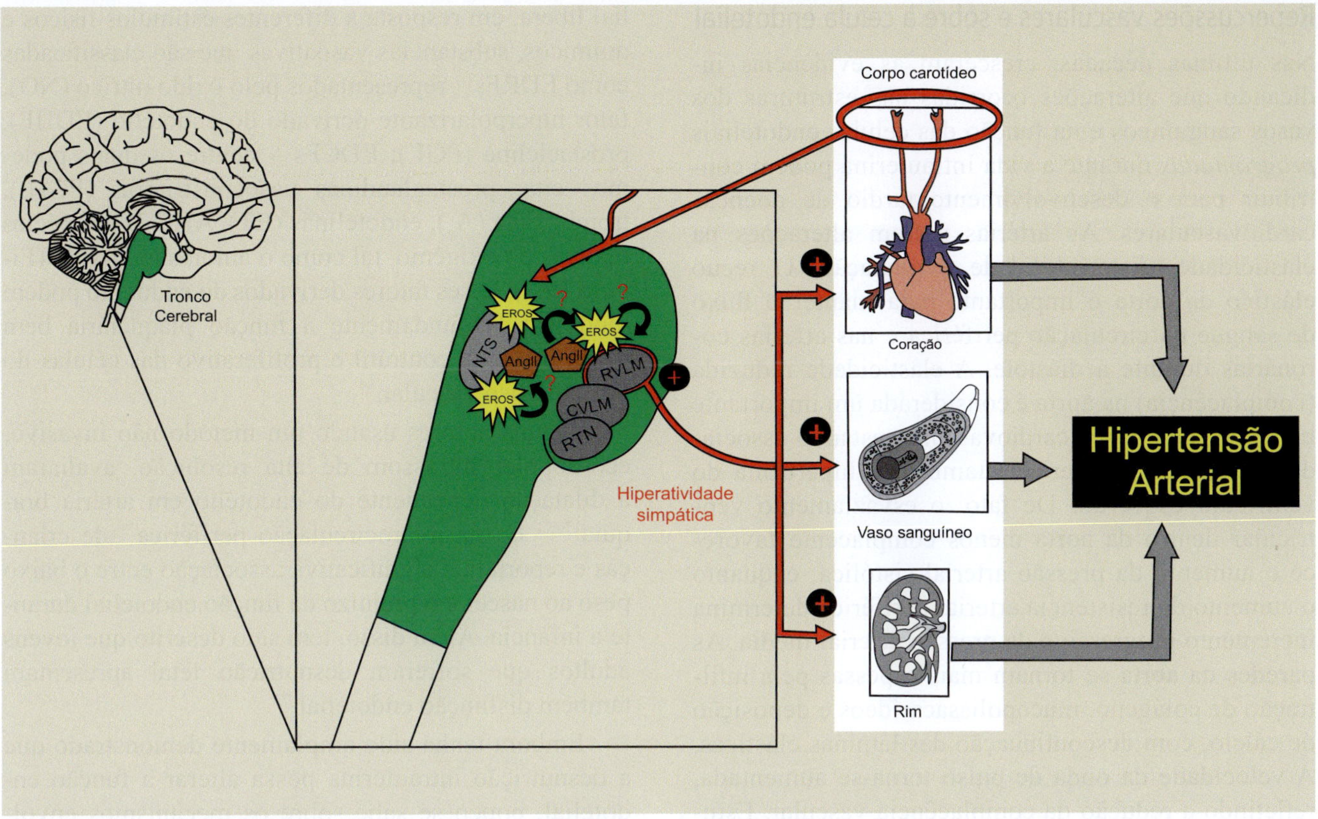

Figura 19.2 ► Modelo esquemático dos mecanismos envolvidos na hipertensão arterial induzida pela desnutrição materna. A hiperestimulação dos quimiorreceptores periféricos (corpo carotídeo) para o tronco cerebral aumenta a estimulação simpática para o coração, vasos sanguíneos e rins. Especula-se que espécies reativas de oxigênio e componentes do sistema renina angiotensina podem interagir nas regiões-chave de controle como NTS, RTN, RVLM e CVLM, induzindo aumento da pressão arterial. Legendas: NTS: núcleo do trato solitário; RTN: *retrotrapezoid nucleus*; RVLM: *rostral ventromedial medulla*; CVLM: *caudal ventrolateral medulla*; Ang II: angiotensina II; EROS: espécies reativas de oxigênio.

como, por exemplo, redução do peso renal e também do número total de néfrons, são observadas tanto em crianças com restrição de crescimento intrauterino[56,57] quanto em ratos que foram expostos à desnutrição intrauterina.[58,59] De fato, a desnutrição intrauterina acarreta em glomerulogênese irregular prejudicando, em longo prazo, as funções renais.[60] Estudos observaram que a redução no número de glomérulos associados à hipertrofia glomerular pode resultar no desenvolvimento da glomeruloesclerose.[61,62] Esse processo de esclerose promove diminuição ainda maior no número de néfrons, culminando em um ciclo de hipertensão arterial e progressiva injúria glomerular. Além disso, foi demonstrado que o retardamento do crescimento fetal contribui para a maior prevalência de doenças renais terminais em afro-americanos, podendo explicar assim a maior incidência de hipertensão arterial nesse grupo étnico.[63]

Apesar de vários estudos clínicos avançarem no sentido de estabelecer a importância do peso ao nascimento nas alterações da morfologia do rim, pouco se sabe sobre a função renal de indivíduos com histórico de baixo peso ao nascer. A avaliação da função renal é de extrema importância na prática clínica, tanto em termos de diagnóstico quanto de prognóstico, sendo essa realizada pelo cálculo da taxa de filtração glomerular, na qual a dosagem dos níveis séricos de creatinina é corriqueiramente empregada. Recentemente, têm-se buscado marcadores mais adequados que poderiam oferecer uma correlação mais acurada com a filtração glomerular. Inúmeras proteínas de baixo peso molecular foram analisadas, sendo a cistatina C reconhecida como promissor marcador endógeno da função renal.[64] Um estudo recente demonstrou que crianças com histórico de restrição de crescimento intrauterino apresentaram aumento significativo dos níveis de cistatina C, e não de creatinina, sugerindo que a elevação desse marcador endógeno é uma alteração renal precoce nessas crianças que apresentam risco aumentado de desenvolverem doenças renais crônicas na vida adulta.[65]

Repercussões vasculares e sobre a célula endotelial

Nas últimas décadas, cresceram as evidências indicando que alterações ocorridas nas estruturas dos vasos sanguíneos e na função das células endoteliais *programadas* durante a vida intrauterina podem contribuir para o desenvolvimento tardio de doenças cardiovasculares. As artérias sofrem alterações na elasticidade, distensibilidade e dilatação. O recuo elástico da aorta é importante para manter o fluxo de sangue na circulação periférica e nas artérias coronárias durante a diástole. A elasticidade reduzida (complacência) na aorta é considerada um importante marcador de doença cardiovascular, estando associada à hipertensão arterial e também a hipertrofia do ventrículo esquerdo. De fato, o esvaziamento ventricular dentro da aorta menos complacente favorece o aumento da pressão arterial sistólica, enquanto o aumento da resistência arterial periférica determina incremento progressivo da pressão arterial média. As paredes da aorta se tornam mais espessas pela infiltração de colágeno, mucopolissacarídeos e deposição de cálcio, com descontinuação das lâminas elásticas. A velocidade da onda de pulso torna-se aumentada, refletindo a redução da complacência vascular. Estudos demonstraram que tanto homens quanto mulheres com histórico de restrição de crescimento intrauterino apresentavam redução significativa da complacência nas artérias de grande calibre presentes no tronco e também nos membros inferiores.[66] Além disso, outros estudos sugeriram que a alteração na síntese de elastina poderia ser a ligação entre o baixo peso ao nascer e a posterior elevação dos níveis pressóricos. Esses autores propuseram que a síntese de elastina na aorta e em grandes artérias estaria diminuída em fetos com retardo de crescimento, levando ao enrijecimento permanente desses vasos e acarretando elevação tardia dos níveis pressóricos.[67] Estudos recentes apontam que o baixo peso ao nascer está relacionado com prejuízo do crescimento vascular, caracterizado por redução nas dimensões da artéria aorta e aumento do débito cardíaco.[68] O conjunto desses dados apoia o conceito de que a restrição de crescimento intrauterino pode exercer efeito adverso sobre a estrutura vascular, contribuindo para o desenvolvimento tardio de doenças cardiovasculares.

Vários estudos clínicos têm demonstrado que a desnutrição intrauterina pode também alterar diretamente a função moduladora do endotélio vascular. O endotélio vascular é o maior órgão endócrino do corpo humano e o controle parácrino local da função endotelial exerce papel importante na manutenção e desenvolvimento de doenças cardiovasculares. Sabe-se que a célula endotelial libera, em resposta a diferentes estímulos físicos e químicos, substâncias vasoativas que são classificadas como EDRFs – representados pelo óxido nítrico (NO), fator hiperpolarizante derivado do endotélio (EDHF), prostaciclina (PGI_2); EDCFs – dentre os quais podemos citar prostaglandinas vasoconstritoras (PGH_2), tromboxana (A_2), endotelinas (ET), ANG II e espécies reativas do oxigênio, tal como o ânion superóxido (Figura 19.3). Esses fatores derivados do endotélio podem modificar profundamente a função plaquetária bem como o estado contrátil e proliferativo das células do músculo liso vascular.[69]

Alguns autores usando um método não invasivo, eco-doppler ultrassom de alta resolução, avaliaram a dilatação dependente do endotélio em artéria braquial[70,71] ou na microcirculação periférica[72] de crianças e reportaram significativa associação entre o baixo peso ao nascer e o prejuízo da função endotelial durante a infância. Além disso, tem sido descrito que jovens adultos que sofreram desnutrição fetal apresentam também disfunção endotelial.[73]

Embora tenha sido amplamente demonstrado que a desnutrição intrauterina possa alterar a função endotelial, pouco se sabe sobre os mecanismos envolvidos nesse efeito. Nas últimas décadas, cresceram as evidências indicando que diversos biomarcadores poderiam estar envolvidos, tanto no início quanto no desenvolvimento da disfunção endotelial, atuando em conjunto com outros fatores de risco já estabelecidos (hipercolesterolemia, tabagismo, obesidade e sedentarismo). Em uma série de estudos realizados, com crianças em idade escolar e com histórico de restrição de crescimento intrauterino foram avaliados diversos fatores de risco para doenças cardiovasculares que poderiam comprometer a função da célula endotelial, elucidando, assim, os possíveis mecanismos envolvidos na disfunção endotelial presente nessas crianças. É fato conhecido que elevações nas concentrações séricas de ácido úrico são comumente vistas em associação com intolerância à glicose, dislipidemia, hipertensão arterial e doenças cardiovasculares.[74] Foi constatado que crianças com baixo peso ao nascimento e nascidas a termo apresentaram elevação significativa dos níveis séricos de ácido úrico.[71] Além disso, os níveis séricos de ácido úrico correlacionaram-se inversamente com a resposta vasodilatadora dependente do endotélio, sugerindo que o retardamento do crescimento fetal promove efeitos deletérios sobre o endotélio vascular e isso poderia estar relacionado com o aumento dos níveis de ácido úrico.[71] Em outro estudo, foi observado que as crianças com histórico de restrição de crescimento intrauterino apresentaram elevação dos níveis

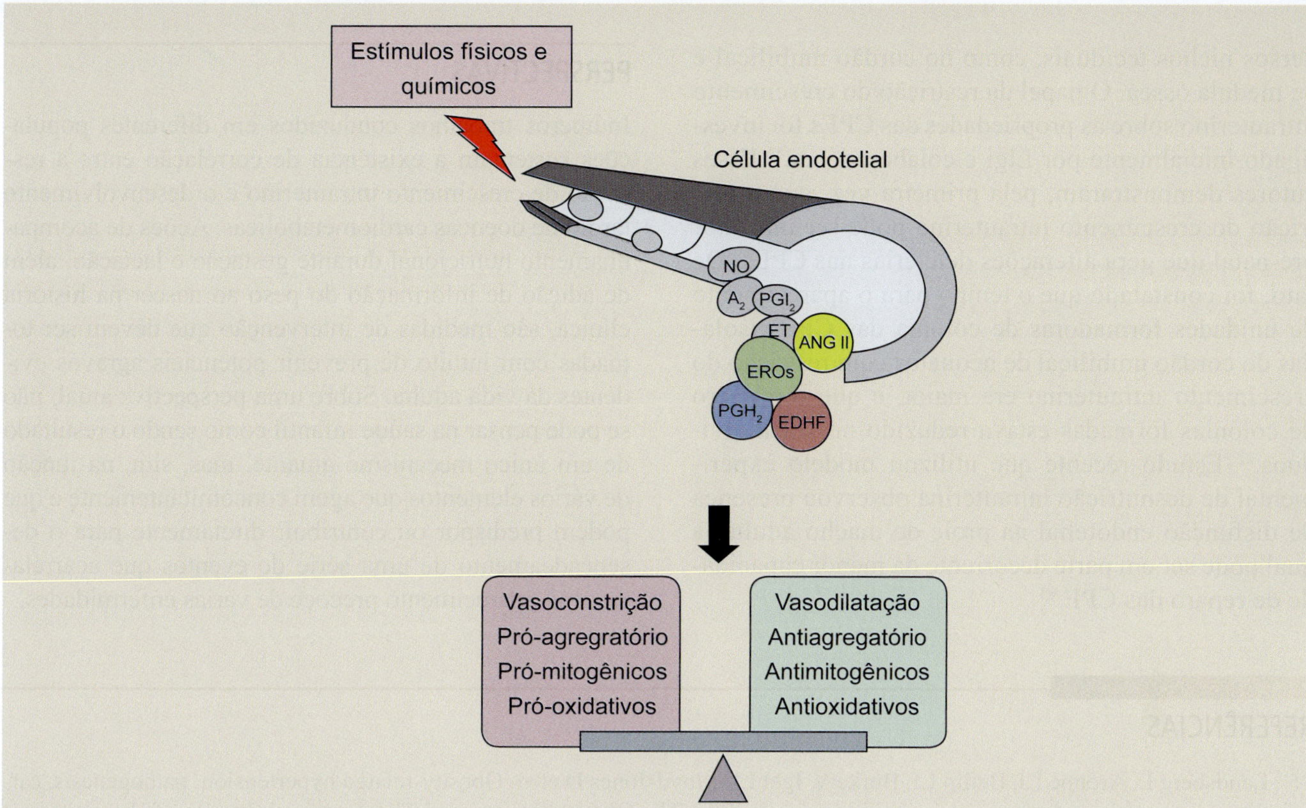

Figura 19.3 ► A célula endotelial libera, em resposta a diferentes estímulos físicos e químicos, substâncias vasoativas, como óxido nítrico (NO), fator hiperpolarizante derivado do endotélio (EDHF), prostaciclina (PGI2); e substâncias vasoconstritoras, como as prostaglandinas vasoconstritoras (PGH2), tromboxana (A2), endotelinas (ET), angiotensina II (ANG II) e espécies reativas do oxigênio (ROS). Diante de desordens vasculares, como as que podem ser induzidas pela desnutrição intrauterina, a função endotelial pode ser alterada, com maior produção de mediadores vasoconstritores, pró-agregatórios e pró-mitogênicos.

circulantes de homocisteína.[75] Apesar da existência de poucas informações sobre os efeitos do retardamento do crescimento fetal sobre o metabolismo do folato, altas concentrações de homocisteína podem contribuir positivamente para o desenvolvimento de doenças cardiovasculares na vida adulta.

Diversos autores propõem que os efeitos deletérios sobre a função moduladora do endotélio podem também recair sobre a diminuição na síntese e na biodisponibilidade do NO, que é o principal mediador da vasodilatação promovida pelo endotélio. Estudos experimentais demonstraram que ratos submetidos à desnutrição intrauterina apresentaram diminuição na síntese de NO via alterações no cofator tetra-hidrobiopterina, essencial para o perfeito funcionamento da enzima óxido nítrico sintase (NOS), responsável pela conversão da L-arginina em NO.[76] A essas alterações soma-se, ainda, o quadro de estresse oxidativo, resultado da diminuição da atividade da enzima superóxido dismutase, associado ao aumento da geração de ânion superóxido por mecanismo mediado pela NAPDH-oxidase via ativação da angiotensina II.[77,78] Estudos clínicos corroboram esses achados, nos quais foi observada redução significante na atividade da NOS em artéria umbilical[79] e na circulação feto-placentária em gestações comprometidas pela restrição do crescimento fetal.[80,81] Além disso, as concentrações urinárias de NO foram diminuídas em crianças com histórico de baixo peso ao nascimento,[75] sugerindo que alterações na via do NO permanecem durante a infância e podem desempenhar um papel importante no desenvolvimento tardio de desordens vasculares nessas crianças.

Além da síntese/biodisponibilidade de NO diminuída, a redução na capacidade de reparo do endotélio vascular também tem sido apontada como um fator adicional que pode contribuir para o prejuízo da função endotelial. Acreditava-se que o processo de reparo da camada endotelial resultava apenas da incorporação de células endoteliais maduras. Contudo, após a caracterização das células progenitoras endoteliais (CPEs) passou-se a investigar a contribuição dessas células na manutenção da integridade vascular. As CPEs são consideradas um tipo de célula-tronco linhagem-específica, podendo ser encontradas em diversos nichos teciduais, como no cordão umbilical e na medula óssea. O papel da restrição do crescimento intrauterino sobre as propriedades das CPEs foi investigado inicialmente por Ligi e colaboradores.[82] Esses autores demonstraram, pela primeira vez, que a restrição do crescimento intrauterino pode ser um fator pré-natal que gera alterações deletérias nas CPEs. De fato, foi constatado que o tempo para o aparecimento de unidades formadoras de colônia das CPEs isoladas do cordão umbilical de neonatos com restrição do crescimento intrauterino era maior, e que o número de colônias formadas estava reduzido nesses indivíduos.[82] Estudo recente que utilizou modelo experimental de desnutrição intrauterina observou presença de disfunção endotelial na prole de macho adulta, a qual pode ser em parte decorrente da menor capacidade de reparo das CPE.[83]

PERSPECTIVAS

Inúmeros trabalhos conduzidos em diferentes populações sustentam a existência de correlação entre a restrição de crescimento intrauterino e o desenvolvimento tardio de doenças cardiometabólicas. Ações de acompanhamento nutricional durante gestação e lactação, além de adição de informação do peso ao nascer na história clínica, são medidas de intervenção que devem ser tomadas com intuito de prevenir potenciais agravos evidentes da vida adulta. Sobre uma perspectiva atual, não se pode pensar na saúde infantil como sendo o resultado de um único mecanismo atuante, mas, sim, na junção de vários elementos que agem concomitantemente e que podem predispor ou contribuir diretamente para o desencadeamento de uma série de eventos que acarretariam no aparecimento precoce de várias enfermidades.

REFERÊNCIAS

1. Landsberg L, Aronne LJ, Beilin LJ, Burke V, Igel LI, Lloyd-Jones D et al. Obesity-related hypertension: pathogenesis, cardiovascular risk, and treatment – a position paper of the The Obesity Society and The American Society of Hypertension. Obesity (Silver Spring). 2013;21(1):8-24.
2. Lucas A. Programming by early nutrition: an experimental approach. J Nutr. 1998;128(2 Suppl):401S-6S.
3. Wells JC. Obesity as malnutrition: the role of capitalism in the obesity global epidemic. Am J Hum Biol. 2012;24(3): 261-76.
4. West-Eberhard MJ. Developmental plasticity and evolution. Cambridge: Oxford University Press; 2003.
5. Osmond C, Barker DJ. Fetal, infant, and childhood growth are predictors of coronary heart disease, diabetes, and hypertension in adult men and women. Environmental health perspectives. 2000;108(Suppl 3):545-53. Epub 2000/06/15.
6. Barker DJ. Fetal origins of cardiovascular disease. Annals of Medicine. 1999;31(Suppl 1):3-6. Epub 1999/05/26.
7. Barker DJ. In utero programming of chronic disease. Clin Sci (Lond). 1998;95(2):115-28. Epub 1998/07/29.
8. Barker DJ. Maternal and fetal origins of coronary heart disease. Journal of the Royal College of Physicians of London. 1994;28(6):544-51. Epub 1994/11/01.
9. Barker DJ. The fetal and infant origins of adult disease. BMJ. 1990;301(6761):1111. Epub 1990/11/17.
10. Antony GM, Laxmaiah A. Human development, poverty, health & nutrition situation in India. The Indian Journal of Medical Research. 2008;128(2):198-205.
11. Costa-Silva JH, de Brito-Alves JL, Barros MA, Nogueira VO, Paulino-Silva KM, de Oliveira-Lira A et al. New Insights on the Maternal Diet Induced-Hypertension: Potential Role of the Phenotypic Plasticity and Sympathetic-Respiratory Overactivity. Frontiers in physiology. 2015;6:345. Epub 2015/12/05.
12. Hales CN, Barker DJ. Type 2 (non-insulin-dependent) diabetes mellitus: the thrifty phenotype hypothesis. Diabetologia. 1992;35(7):595-601. Epub 1992/07/01.
13. Barker DJ, Osmond C. Infant mortality, childhood nutrition, and ischaemic heart disease in England and Wales. Lancet. 1986;1(8489):1077-81. Epub 1986/05/10.
14. Barker DJ, Winter PD, Osmond C, Margetts B, Simmonds SJ. Weight in infancy and death from ischaemic heart disease. Lancet. 1989;2(8663):577-80. Epub 1989/09/09.
15. Fall CH, Osmond C, Barker DJ, Clark PM, Hales CN, Stirling Y et al. Fetal and infant growth and cardiovascular risk factors in women. BMJ. 1995;310(6977):428-32. Epub 1995/02/18.
16. Antonov AN. Children born during the siege of Leningrad in 1942. The Journal of Pediatrics. 1947;30(3):250-9. Epub 1947/03/01.
17. Barker DJ, Bull AR, Osmond C, Simmonds SJ. Fetal and placental size and risk of hypertension in adult life. BMJ. 1990;301(6746):259-62. Epub 1990/08/04.

18. Hales CN, Barker DJ, Clark PM, Cox LJ, Fall C, Osmond C et al. Fetal and infant growth and impaired glucose tolerance at age 64. BMJ. 1991;303(6809):1019-22. Epub 1991/10/26.
19. Ravelli GP, Stein ZA, Susser MW. Obesity in young men after famine exposure in utero and early infancy. N Engl J Med. 1976;295(7):349-53. Epub 1976/08/12.
20. Wells JC. The thrifty phenotype: An adaptation in growth or metabolism? American journal of human biology: the official journal of the Human Biology Council. 2011;23(1):65-75. Epub 2010/11/18.
21. Jablonka E, Lamb MJ. The changing concept of epigenetics. Annals of the New York Academy of Sciences. 2002;981:82-96. Epub 2003/01/28.
22. Chong S, Whitelaw E. Epigenetic germline inheritance. Current Opinion in Genetics & Development. 2004;14(6):692-6. Epub 2004/11/09.
23. Egger G, Liang G, Aparicio A, Jones PA. Epigenetics in human disease and prospects for epigenetic therapy. Nature. 2004;429(6990):457-63. Epub 2004/05/28.
24. Mansego ML, Milagro FI, Campion J, Martinez JA. Techniques of DNA methylation analysis with nutritional applications. Journal of Nutrigenetics and Nutrigenomics. 2013;6(2):83-96. Epub 2013/05/22.
25. Chango A, Pogribny IP. Considering maternal dietary modulators for epigenetic regulation and programming of the fetal epigenome. Nutrients. 2015;7(4):2748-70. Epub 2015/04/16.
26. Mitchell C, Schneper LM, Notterman DA. DNA methylation, early life environment, and health outcomes. Pediatric Research. 2016;79(1-2):212-9. Epub 2015/10/16.
27. Mazzio EA, Soliman KF. Epigenetics and nutritional environmental signals. Integrative and Comparative Biology. 2014;54(1):21-30. Epub 2014/05/28.
28. Szarc vel Szic K, Declerck K, Vidakovic M, Vanden Berghe W. From inflammaging to healthy aging by dietary lifestyle choices: is epigenetics the key to personalized nutrition? Clin Epigenetics. 2015;7:33.
29. Stone N, Pangilinan F, Molloy AM, Shane B, Scott JM, Ueland PM et al. Bioinformatic and genetic association analysis of microRNA target sites in one-carbon metabolism genes. PloS one. 2011;6(7):e21851. Epub 2011/07/19.
30. Fiorito G, Guarrera S, Valle C, Ricceri F, Russo A, Grioni S et al. B-vitamins intake, DNA-methylation of One Carbon Metabolism and homocysteine pathway genes and myocardial infarction risk: the EPICOR study. Nutrition, metabolism, and cardiovascular diseases: NMCD. 2014;24(5):483-8. Epub 2014/01/15.
31. Wei LN. Non-canonical activity of retinoic acid in epigenetic control of embryonic stem cell. Transcription. 2013;4(4):158-61. Epub 2013/07/19.
32. Karlic H, Varga F. Impact of vitamin D metabolism on clinical epigenetics. Clinical Epigenetics. 2011;2(1):55-61. Epub 2011/04/01.
33. Nuyt AM, Alexander BT. Developmental programming and hypertension. Curr Opin Nephrol Hypertens. 2009;18(2):144-52.
34. Barker DJ, Osmond C, Forsen TJ, Kajantie E, Eriksson JG. Maternal and social origins of hypertension. Hypertension. 2007 Sep;50(3):565-71. Epub 2007 Jul 9. 2007.
35. Ozanne SE, Hales CN. Lifespan: catch-up growth and obesity in male mice. Nature. 2004;427(6973):411-2. Epub 2004/01/30.
36. Costa-Silva J, Silva P, Pedi N, Luzardo R, Einicker-Lamas M, Lara L et al. Chronic undernutrition alters renal active Na+ transport in young rats: potential hidden basis for pathophysiological alterations in adulthood? European Journal of Nutrition. 2009;48(7):437-45.
37. Barros MA, De Brito Alves JL, Nogueira VO, Wanderley AG, Costa-Silva JH. Maternal low-protein diet induces changes in the cardiovascular autonomic modulation in male rat offspring. Nutrition, metabolism, and cardiovascular diseases: NMCD. 2015;25(1):123-30. Epub 2014/10/08.
38. Falcao-Tebas F, Bento-Santos A, Fidalgo MA, de Almeida MB, dos Santos JA, Lopes de Souza S et al. Maternal low--protein diet-induced delayed reflex ontogeny is attenuated by moderate physical training during gestation in rats. Br J Nutr. 2012;107(3):372-7. Epub 2011/07/08.
39. de Brito Alves JL, Nogueira VO, de Oliveira GB, da Silva GS, Wanderley AG, Leandro CG et al. Short- and long-term effects of a maternal low-protein diet on ventilation, O(2)/CO(2) chemoreception and arterial blood pressure in male rat offspring. Br J Nutr. 2014;111(4):606-15. Epub 2013/09/26.
40. Franco MCP, Nigro D, Fortes ZB, Tostes RC, Carvalho MH, Lucas SR, Gomes GN, Coimbra TM, Gil FZ. Intrauterine undernutrition – renal and vascular origin of hypertension. Cardiovasc Res. 2003;60:228-234.
41. Franco MCP, Dantas APV, Arruda RMP, Kawamoto EM, Fortes ZB, Scavone C et al. Intrauterine Undernutrition: Expression and Activity of the Endothelial Nitric Oxide Synthase in Male and Female Adult Offspring. Cardiovasc Research. 2002;56:145-153.

42. Leandro CG, da Silva Ribeiro W, dos Santos JA, Bento-Santos A, Lima-Coelho CH, Falcao-Tebas F et al. Moderate physical training attenuates muscle-specific effects on fibre type composition in adult rats submitted to a perinatal maternal low-protein diet. Eur J Nutr. 2012;51(7):807-15. Epub 2011/11/01.
43. de Brito Alves JL, de Oliveira JM, Ferreira DJ, de Barros MA, Nogueira VO, Alves DS et al. Maternal protein restriction induced-hypertension is associated to oxidative disruption at transcriptional and functional levels in the medulla oblongata. Clin Exp Pharmacol Physiol. 2016 Dec;43(12):1177-1184.
44. Paulino-Silva KM, Costa-Silva JH. Hypertension in rat offspring subjected to perinatal protein malnutrition is not related to the baroreflex dysfunction. Clinical and Experimental Pharmacology & Physiology. 2016. Epub 2016/07/28.
45. Zohdi V, Lim K, Pearson JT, Black MJ. Developmental programming of cardiovascular disease following intrauterine growth restriction: findings utilising a rat model of maternal protein restriction. Nutrients. 2015;7(1):119-52. Epub 2015/01/01.
46. Zohdi V, Sutherland MR, Lim K, Gubhaju L, Zimanyi MA, Black MJ. Low Birth Weight due to Intrauterine Growth Restriction and/or Preterm Birth: Effects on Nephron Number and Long-Term Renal Health. International Journal of Nephrology. 2012;2012:136942. Epub 2012/09/13.
47. Wells JC. The programming effects of early growth. Early Hum Dev. 2007;83(12):743-8. Epub 2007/10/02.
48. Tarry-Adkins JL, Fernandez-Twinn DS, Hargreaves IP, Neergheen V, Aiken CE, Martin-Gronert MS et al. Coenzyme Q10 prevents hepatic fibrosis, inflammation, and oxidative stress in a male rat model of poor maternal nutrition and accelerated postnatal growth. The American Journal of Clinical Nutrition. 2016;103(2):579-88. Epub 2016/01/01.
49. Wang J, Cao M, Zhuo Y, Che L, Fang Z, Xu S et al. Catch-up growth following food restriction exacerbates adulthood glucose intolerance in pigs exposed to intrauterine undernutrition. Nutrition. 2016;32(11-12):1275-84. Epub 2016/05/24.
50. de Brito Alves JL, Toscano AE, da Costa-Silva JH, Vidal H, Leandro CG, Pirola L. Transcriptional response of skeletal muscle to a low protein perinatal diet in rat offspring at different ages: The role of key enzymes of glucose-fatty acid oxidation. The Journal of Nutritional Biochemistry. 2017;41:117-23. Epub 2017/01/16.
51. de Brito Alves JL, Nogueira VO, Cavalcanti Neto MP, Leopoldino AM, Curti C, Colombari DS et al. Maternal protein restriction increases respiratory and sympathetic activities and sensitizes peripheral chemoreflex in male rat offspring. The Journal of Nutrition. 2015;145(5):907-14. Epub 2015/05/03.
52. Nanduri J, Prabhakar NR. Epigenetic Regulation of Carotid Body Oxygen Sensing: Clinical Implications. Adv Exp Med Biol. 2015;860:1-8. Epub 2015/08/26.
53. Prabhakar NR. Sensing hypoxia: physiology, genetics and epigenetics. J Physiol. 2013;591(Pt 9):2245-57. Epub 2013/03/06.
54. Altobelli G, Bogdarina IG, Stupka E, Clark AJ, Langley-Evans S. Genome-wide methylation and gene expression changes in newborn rats following maternal protein restriction and reversal by folic acid. PLoS One. 2013;8(12):e82989. Epub 2014/01/07.
55. de Brito Alves JL, Ferreira DJ, Barros MA, Nogueira VO, Alves DS, Vidal H et al. Maternal protein restriction induced--hypertension is associated to oxidative disruption at transcriptional and functional levels in the medulla oblongata. Clinical and Experimental Pharmacology & Physiology. 2016;12:1177-84.
56. Hinchcliffe AS, Lynch MRJ, Sargent PH, Howard CV, Van Zelzen D. The Effect of Intrauterine Growth Retardation on the Development of Renal Nephrons. Br J Obstr Gynaecol. 1992;99:296-301.
57. Konje JC, Bell SC, Morton JJ, De Chazal RE, Taylor DJ. Human Fetal Kidney Morphometry during Gestation and Relationship between Weight Kidney Morphometry and Plasma Active Renin Concentration at Birth. Clin Sci. 1996;91: 169-175.
58. Merlet-Benichou C, Gilbert T, Muffat-Joly M, Lelievre-Pegorier ME, Leroy B. Intrauterine Growth Retardation Leads to a Permanent Nephron Deficit in the Rat. Pedriat Nephrol. 1994;8:175-180.
59. Franco MCP, Arruda RMMP, Fortes ZB, Carvalho MHC, Tostes RCA, Oliveira SF et al. Severe Nutritional Restriction in Pregnant Rats Aggravates Hypertension, Altered Vascular Reactivity and Renal Development in Spontaneously Hypertensive Rats Offspring. J Cardiovasc Pharmacol. 2002;29(3):369-377.
60. Langley-Evans SC, Welham SJM, Jackson AA. Fetal Exposure to a Maternal Low Protein Diet Impairs Nephrogenesis and Promotes Hypertension in the Rat. Life Sci. 1999;64:965-974.
61. Lucas SR, Costa Silva VL, Miraglia SM, Zaladek GF. Functional and Morphometric Evaluation of Offspring Kidney After Intrauterine Undernutrition. Pediatr Nephrol. 1997;6:719-723.

62. Mackenzie HS, Brenner BM. Fewer Nephrons at Birth: A Missing Link in the Etiology of Essential Hypertension? Am J Kidney Dis. 1995;26(1):91-8.
63. Lackland DT, Egan BM, Fan ZJ, Syddall HE. Low Birth Weight Contributes to the Excess Prevalence of End-stage Renal Disease in African Americans". J Clin Hypertens. 2001;3(1):29-31.
64. Grubb A, Simonsen O, Sturfelt G, Truedsson L, Thysell H. Serum Concentration of Cystatin C, Factor D and Beta 2-microglobulin as a Measure of Glomerular Filtration Rate. Acta Med Scand. 1985;218:499-503.
65. Franco MC, Nishida SK, Sesso, R. GFR Estimated from Cystatin C versus Creatinine in Children Born Small for Gestational Age. Am J Kidney Dis. 2008;51(6):925-32.
66. Martyn CN, Barker DJ, Jespersen S, Greenwald S, Osmond C, Berry C. Growth in utero, adult blood pressure, and arterial compliance. British Heart Journal. 1995;73(2):116-21. Epub 1995/02/01.
67. Martyn CN, Greenwald SE. Impaired synthesis of elastin in walls of aorta and large conduit arteries during early development as an initiating event in pathogenesis of systemic hypertension. Lancet. 1997;350(9082):953-5. Epub 1997/10/07.
68. Brodszki J, Lanne T, Marsal K, Ley D. Impaired vascular growth in late adolescence after intrauterine growth restriction. Circulation. 2005;111(20):2623-8. Epub 2005/05/11.
69. Vanhoutte PM. Endothelial dysfunction in hypertension. Journal of Hypertension Supplement: Official Journal of the International Society of Hypertension. 1996;14(5):S83-93. Epub 1996/12/01.
70. Leeson CPM, Whincup PH, Cook DG, Donald AE, Papacosta O, Lucas A et al. Flow-mediated Dilatation in 9-11 Year Old Children: The Influence of Intrauterine and Childhood Factors. Circulation. 1997;96:2233-8.
71. Franco MC, Christofalo DM, Sawaya AL, Ajzen AS, Sesso R. Effects of Low Birth Weight in 8- to 13-year-old Children: Implications in Endothelial Function and Uric Acid Levels. Hypertension. 2006;48(1):45-50.
72. Martin H, Hu J, Gennser G, Norman M. Impaired Endothelial Function and Increased Carotid Stiffness in 9-year-old Children with Low Birthweight. Circulation. 2000;102(22):2739-44.
73. Goodfellow J, Bellamy MF, Gorman ST, Brownlee M, Ramsey MW, Lewis MJ et al. Endothelial Function is Impaired in Fit Young Adults of Low Birth Weight. Cardiovasc Res. 1998;40:600-6.
74. Feig DI, Johnson RJ. Hyperuricemia in Childhood Primary Hypertension. Hypertension. 2003;42:247-52.
75. Franco MC, Higa EM, D'almeida V, De Sousa FG, Sawaya AL, Fortes ZB et al. Homocysteine and Nitric Oxide are Related to Blood Pressure and Vascular Function in Small-for-gestational-age Children. Hypertension. 2007;50(2):396-402.
76. Franco MC, Fortes ZB, Akamine EH, Kawamoto EM, Scavone C, De Britto LR et al. Tetrahydrobiopterin Improves Endothelial Dysfunction and Vascular Oxidative Stress in Microvessels of Intrauterine Undernourished Rats. J Physiol. 2004;558:239-248.
77. Franco MCP, Dantas APV, Akamine HE, Kawamoto EM, Fortes ZB, Scavone C et al. Enhanced Oxidative Stress as a Potential Mechanism Underlying the Programming of Hypertension in Utero. J Cardiovasc Pharmacol. 2002;40:501-9.
78. Franco MC, Akamine HE, Dimarco GS, Casarini DE, Fortes ZB, Carvalho MHC et al. NADPH Oxidase and Enhanced Superoxide Generation in the Intrauterine Undernourished Rats: Involvement of the Renin-Angiotensin System. Cardiovasc Res. 2003;59:767-775.
79. Rutherford RA, Mccarthy A, Sullivan MH, Elder MG, Polak JM, Wharton, J. Nitric Oxide Synthase in Human Placenta and Umbilical Cord from Normal, Intrauterine Growth-retarded and Pre-eclamptic Pregnancies. Br J Pharmacol. 1995;116:3099-109.
80. Hata T, Hashimoto M, Manabe A, Aoki S, Lida K, Masumura S et al. Maternal and Fetal Nitric Oxide Synthesis is Decreased in Pregnancies with Small for Gestational age Infants. Hum Reprod. 1998;13:1070-3.
81. Schiessl B, Strasburger C, Bidlingmaier M, Mylonas I, Jeschke U, Kainer F, Friese K. Plasma- and Urine Concentrations of Nitrite/Nitrate and Cyclic Guanosinemonophosphate in Intrauterine Growth Restricted and Preeclamptic Pregnancies. Arch Gynecol Obstet. 2006;274:150-4.
82. LigiI, Simoncini S, Tellier E, Vassallo PF, Sabatier F, Guillet B, Lamy E et al. A switch toward angiostatic gene expression impairs the angiogenic properties of endothelial progenitor cells in low birth weight preterm infants. Blood. 2011;118(6):1699-709.
83. Oliveira V, de Souza LV, Fernandes T, Junior SDS, de Carvalho MHC, Akamine EH et al. Intrauterine growth restriction--induced deleterious adaptations in endothelial progenitor cells: possible mechanism to impair endothelial function. J Dev Orig Health Dis. 2017;10:1-9.

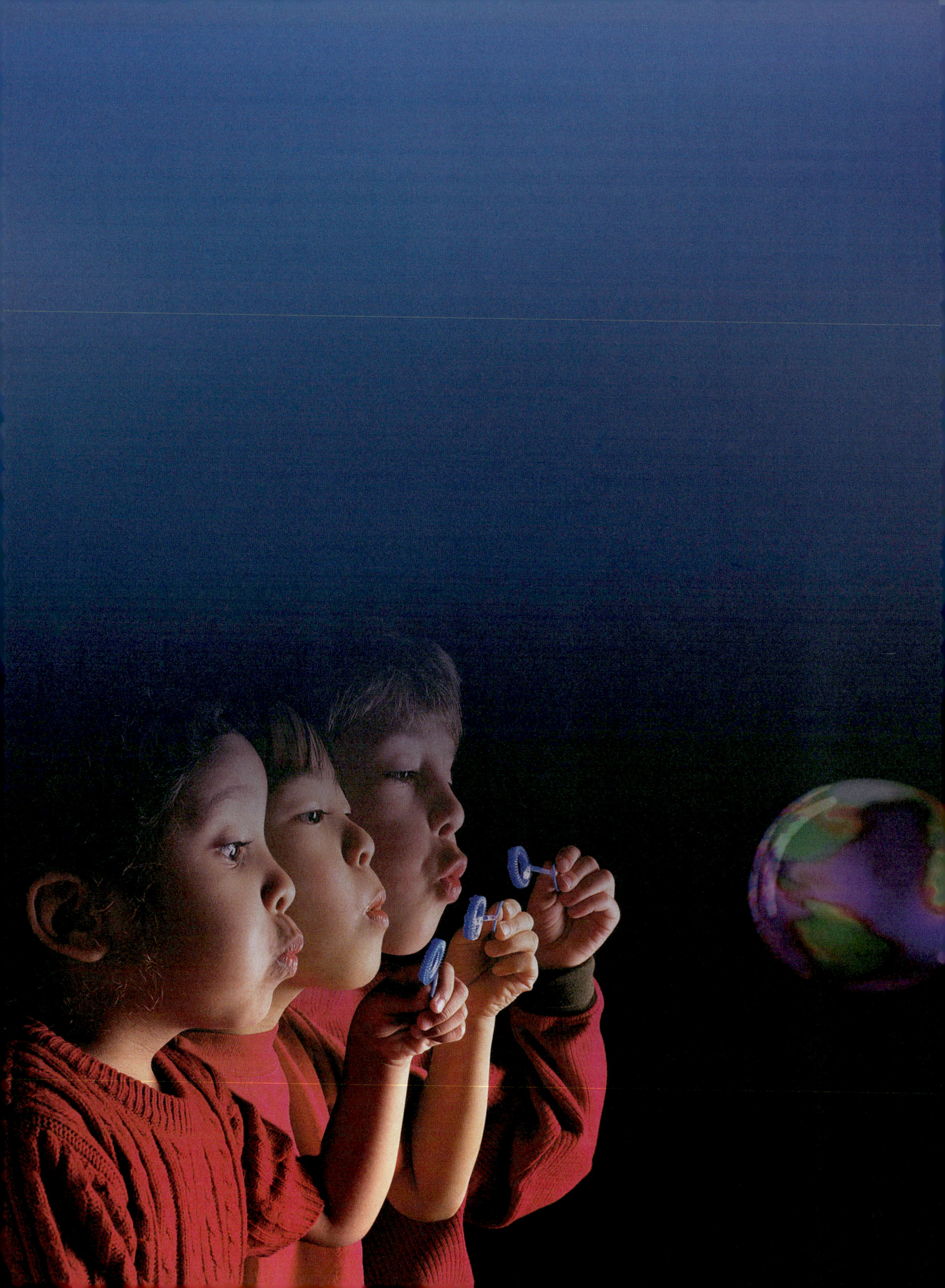

capítulo: 20

Baixa Estatura e Suas Consequências em Longo Prazo

Revilane Parente de Alencar Britto
Vinicius José Baccin Martins
Telma Maria de Menezes Toledo Florêncio

EPIDEMIOLOGIA, CONCEITO E ETIOLOGIA DA BAIXA ESTATURA

Epidemiologia

A Organização das Nações Unidas para Agricultura e Alimentação (FAO) estima que 795 milhões de pessoas sejam subnutridas no mundo, das quais um terço são crianças.[1] Embora a subnutrição infantil esteja diminuindo, ela ainda constitui uma das principais preocupações em saúde no mundo, está relacionada a mais de um terço de todas as mortes de crianças menores de 5 anos e a 35% da carga de doenças nesta faixa etária.[2] A baixa estatura é o tipo mais comum de subnutrição, estando presente em uma em cada quatro crianças até cinco anos no mundo, correspondendo a uma prevalência de 22,9%.[3]

No Brasil, 8,95% das crianças com até 60 meses de idade tem baixa estatura.[4] As regiões com maior prevalência para esse déficit são o Norte (13,06%) e Nordeste (9,33%), enquanto a região Sul foi a região com menor prevalência (7,72%).[4] No entanto, por ser um país continental, o Brasil possui grandes diferenças intra e inter-regionais, com as periferias das grandes cidades e as áreas rurais do Norte/Nordeste apresentando prevalências superiores de baixa estatura. Em Alagoas, encontrou-se uma prevalência de baixa estatura de 11% em crianças menores de 5 anos.[4] Porém, prevalências mais altas foram evidenciadas ao se avaliar o estado nutricional e de saúde de crianças pré-escolares das comunidades remanescentes dos quilombos, onde a taxa foi de 11,5%.[5] Estudos em favelas de Maceió, encontraram prevalências de baixa estatura de 22% em adultos, 11% em adolescentes[6] e 13,4% em crianças menores de 6 anos (Figura 20.1).[7]

Conceito

A baixa estatura é um indicador bem estabelecido da subnutrição crônica,[8] também tem sido considerada um bom parâmetro para a avaliação da qualidade de vida e um indicador da iniquidade socioeconômica de uma população.[9] Segundo a Organização Mundial da Saúde (OMS), são diagnosticadas com baixa estatura as crianças e adolescentes com valor < -2 desvios-padrão para o índice estatura para idade. Para os adultos, a baixa estatura é definida como uma estatura de 152,4 cm ou inferior para o sexo feminino e 164,5 cm para masculino, as quais correspondem ao percentil 5 da relação altura para idade da população de referência mundial, aos 19 anos.[10]

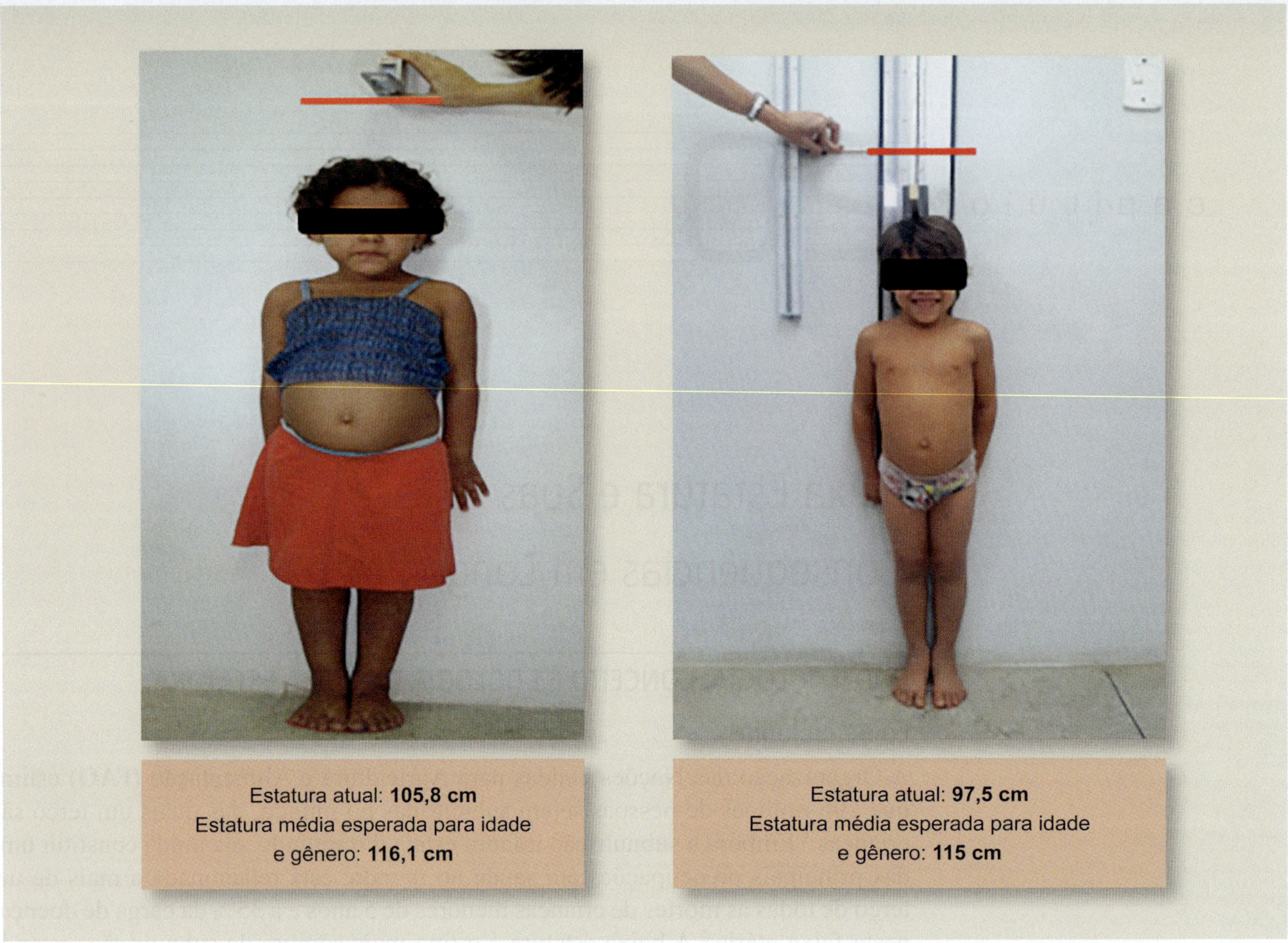

Figura 20.1 ► Baixa estatura em crianças moradoras de favelas de Maceió – Alagoas.

Etiologia

A etiologia da baixa estatura é definida por uma complexa combinação de fatores, normalmente associados à pobreza, como acesso inadequado ou insuficiente ao alimento, consumo inadequado de vitaminas, minerais, frequência de infecções, condições insalubres de moradia, assistência precária à saúde, desemprego e/ou subemprego, escolaridade familiar baixa, vínculo mãe-filho fraco e tempo de exposição a essas condições. Nesse modelo multicausal, determinantes biológicos, econômicos, culturais, sociais e ambientais atuam de maneira significativa, colaborando para o agravo e perpetuação do déficit de estatura.[11]

Determinantes biológicos

O crescimento somático é um processo complexo influenciado por fatores intrínsecos, como herança genética, ação sinérgica de vários hormônios e fatores extrínsecos, como as condições ambientais, nutrição e infecção. Durante o crescimento somático, há aumento do número e dimensão das células dos vários tecidos do corpo.

A velocidade de crescimento é diferente ao longo da vida até que ocorra o alcance da estatura final, ou seja, o fechamento das placas de crescimento ósseo. A determinação da estatura final depende tanto da velocidade quanto da duração do crescimento, fatores em parte controlados pela quantidade e qualidade da dieta.[11] Existem quatro períodos críticos para o crescimento e em todas essas fases o aporte de nutrientes é vital, tanto o adequado consumo energético como o de proteínas, vitaminas e sais minerais.[12] O período embrionário é caracterizado pela maior taxa de crescimento de toda a vida.[12] No primeiro ano de vida, ocorre cerca de 50% de aumento no comprimento do corpo e em seguida, nos dois anos seguintes, há um declínio relativamente súbito na taxa de crescimento. Após esse período, a taxa de crescimento volta a aumentar, apresentando um pico por volta dos 6 ou 7 anos, diminuindo lentamente até a puberdade, quando há nova aceleração do crescimento linear.

Caso a subnutrição seja instalada em um desses períodos, o sistema endócrino promove alterações adaptativas com o intuito de manter a vida, inibindo o crescimento linear. A baixa estatura é mais grave quanto mais cedo se instalar. As principais alterações ocorrem no eixo hipotálamo/hormônio de crescimento (GH) – fígado/fator de crescimento semelhante à insulina tipo I (IGF-1), eixo hipotálamo hipófise adrenal, eixo hipotálamo hipófise gônadas, eixo hipotálamo hipófise tireoide e no metabolismo da glicose. Dessa maneira, é de vital importância o aporte de energia, proteínas e demais nutrientes para o crescimento adequado. Sabe-se que a ingestão energética adequada é fundamental para a regulação do IGF-1. Há um limiar energético requerido (11 kcal/kg/dia), abaixo do qual mesmo uma ingestão adequada de proteínas é incapaz de elevar a concentração de IGF-1.[13] Porém, uma quantidade proteica adequada é também necessária, uma vez que o aumento dos níveis de IGF-1 é proporcional ao conteúdo proteico da dieta. Além disso, a qualidade proteica da dieta também é importante, pois as concentrações de IGF-1 podem ser restauradas mais rapidamente com dietas ricas em aminoácidos essenciais quando comparadas com dietas ricas em aminoácidos não essenciais.[14] Na Figura 20.2 estão descritas as principais alterações no eixo hipotálamo-hipófise- fígado que ocorrem na baixa estatura.

Os aminoácidos essenciais, especialmente os de cadeia ramificada, parecem promover ganho do crescimento por exercer efeitos sobre a síntese proteica muscular, redução da gordura corporal, modulação da adiposidade, além de, possivelmente, atuar diminuindo

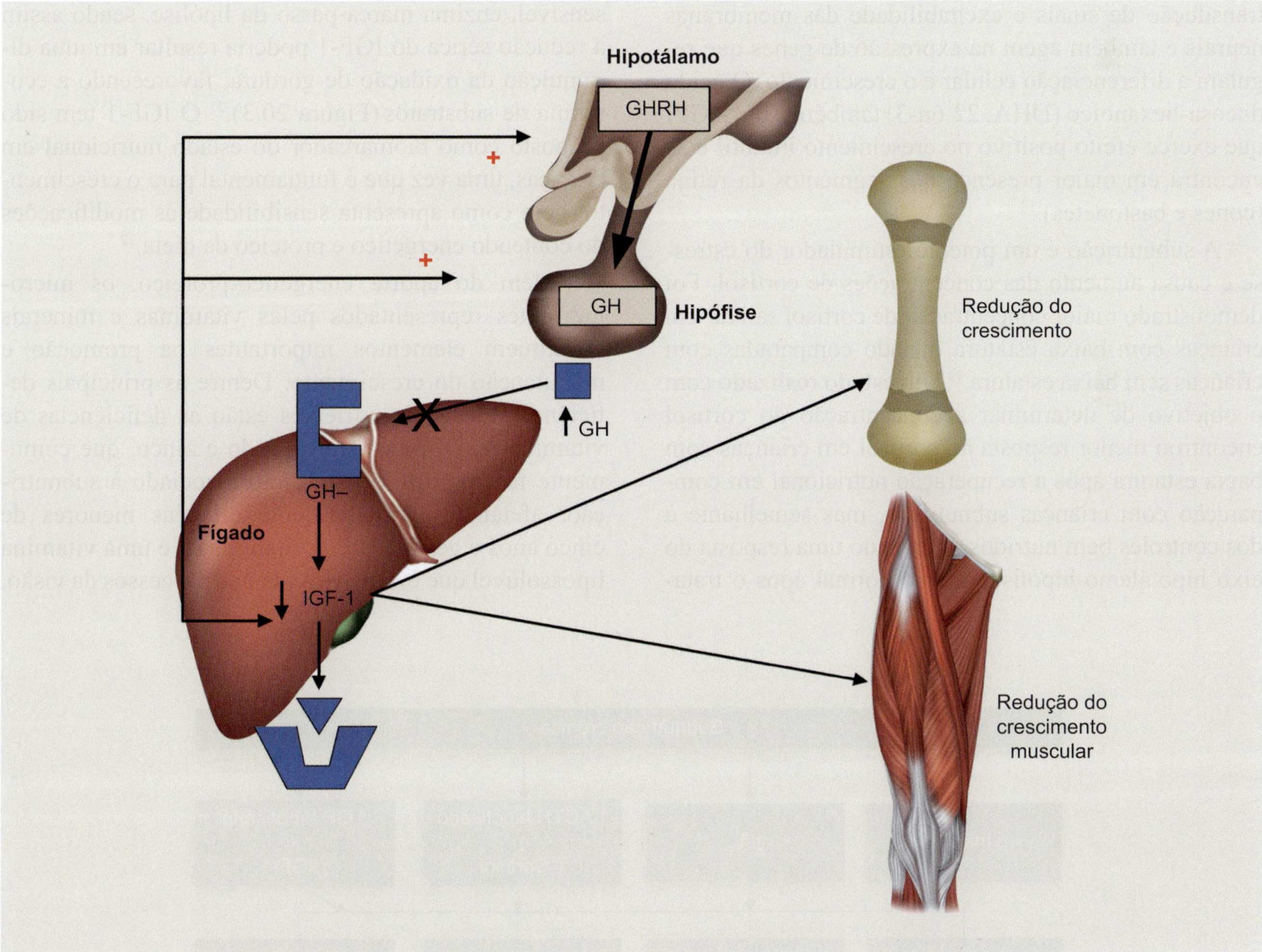

Figura 20.2 ► Controle da síntese, ação e regulação do IGF-1 na subnutrição. A síntese de IGF-1 está diminuída devido à resistência hepática ao GH. A resistência é gerada pela menor disponibilidade de aminoácidos, hipoinsulinemia e hipercortisolemia. Essa resistência resulta em menor produção de IGF-1, o hormônio-chave para a regulação desse eixo. Concentrações baixas de IGF-1 estimulam a produção de GHRH hipotalâmico e GH hipofisário por mecanismos de retroalimentação positiva (+) na tentativa de que o aumento do GH estimule a produção de IGF-1.

hipercolesterolemias.[15] Uma alimentação enriquecida em proteínas aumenta os níveis sanguíneos de GH, IGF-1 e de suas proteínas carreadoras (IGFBPs), como também a concentração de insulina e estimula RNAs mensageiros do IGF-1 e das IGFBPs hepáticas,[16] contribuindo para a ativação do anabolismo. Investigando dados de consumo alimentar em mulheres de baixa renda do Nordeste, um estudo longitudinal prospectivo encontrou uma ingestão proteica em torno de 16%, ou seja, aproximadamente 1,2 gramas de proteína por quilo de peso corporal ao dia, compatível com as recomendações vigentes.[17]

Além das proteínas, os ácidos graxos essenciais como os poli-insaturados de cadeia longa (AGPI-CL), incluindo ácido linoleico da série (LA, 18:2n-6) e alfalinolênico da série n-3 (LA, 18:3n-3), desempenham papel fundamental no crescimento e desenvolvimento infantil. Eles atuam promovendo a atividade neural, transdução de sinais e excitabilidade das membranas neurais e também agem na expressão de genes que regulam a diferenciação celular e o crescimento. O ácido docosa-hexanoico (DHA, 22:6n-3) também é um AGPI que exerce efeito positivo no crescimento infantil e se encontra em maior presença nos segmentos da retina (cones e bastonetes).[18]

A subnutrição é um potente estimulador do estresse e causa aumento das concentrações de cortisol. Foi demonstrado maior concentração de cortisol salivar em crianças com baixa estatura quando comparadas com crianças sem baixa estatura.[19] Um estudo realizado com o objetivo de determinar a concentração do cortisol encontrou menor resposta ao cortisol em crianças com baixa estatura após a recuperação nutricional em comparação com crianças subnutridas, mas semelhante à dos controles bem nutridos, indicando uma resposta do eixo hipotálamo-hipófise adrenal normal após o tratamento.[20] O aumento do cortisol favorece a neoglicogênese (produção de glicose pelo fígado a partir da lipólise e proteólise de outros tecidos) e a liberação de ácidos graxos do tecido adiposo (pela quebra de lipídios) e inibem as ações do GH e IGF-1 no crescimento. O aumento nos níveis séricos do GH comumente observados na baixa estatura deve-se possivelmente à diminuição do efeito inibitório, por retroalimentação negativa do IGF-1 em nível hipofisário. Há, portanto, uma resistência ao efeito estimulador do GH na síntese hepática de IGF-1, desencadeado pelo aumento do cortisol, diminuição de insulina e pela baixa concentração de aminoácidos provenientes da dieta (Figura 20.2). Dessa forma, o aumento da relação cortisol-insulina associado à redução do hormônio tireoidiano (T3) levaria à redução da massa isenta de gordura e do crescimento linear, além de contribuir para menor oxidação de gordura. Isto ocorre porque o IGF-1 aumenta a atividade da lipase hormônio sensível, enzima marca-passo da lipólise, sendo assim a redução sérica do IGF-1 poderia resultar em uma diminuição da oxidação de gordura, favorecendo a economia de substratos (Figura 20.3).[21] O IGF-1 tem sido proposto como biomarcador do estado nutricional em crianças, uma vez que é fundamental para o crescimento, bem como apresenta sensibilidade às modificações do conteúdo energético e proteico da dieta.[22]

Além do aporte energético-proteico, os micronutrientes representados pelas vitaminas e minerais constituem elementos importantes na promoção e manutenção do crescimento. Dentre as principais deficiências de micronutrientes estão as deficiências de vitamina A, D, folato, ferro, iodo e zinco, que comumente fazem parte de um ciclo associado à subnutrição, afetando particularmente crianças menores de cinco anos e gestantes.[23] A vitamina A, é uma vitamina lipossolúvel que está envolvida nos processos da visão,

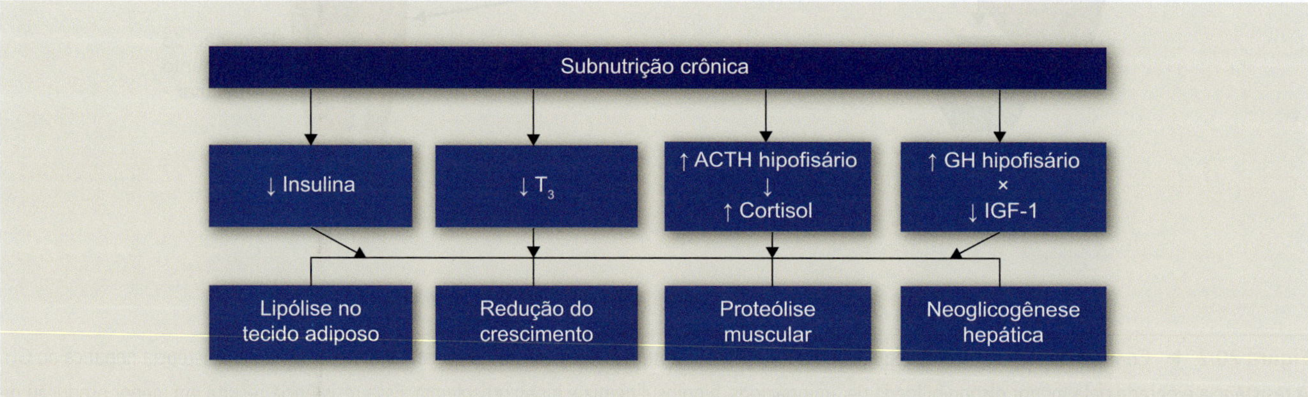

Figura 20.3 ► Subnutrição crônica decorrente de alimentação insuficiente em energia, proteínas, vitaminas e minerais associada a infecções frequentes.

diferenciação e manutenção da integridade epitelial, função imune e reprodutiva, formação óssea e crescimento, além de promover a síntese de ácido retinoico, envolvido na expressão gênica e secreção noturna de GH.[24] O ácido fólico ou folato age como coenzima-chave em várias reações celulares, estando envolvido diretamente na biossíntese das purinas e pirimidinas e, consequentemente, na formação, estabilidade e reparo do DNA e RNA, ambos fundamentais para a promoção do crescimento rápido e das multiplicações celulares. O folato também está envolvido no metabolismo de um carbono, podendo alterar a metilação do DNA, um importante determinante epigenético na expressão gênica, na manutenção da integridade do DNA, e no desenvolvimento de mutações.[24,25] A vitamina D atua como um pré-hormônio essencial ao crescimento através da formação dos ossos (absorção de cálcio e deposição de cálcio nos ossos), pois estimula a diferenciação dos condrócitos presentes na placa de crescimento.[26] A deficiência desses micronutrientes merece destaque como problema de saúde pública no Brasil e no mundo em razão dos impactos na saúde que são desencadeados pelas suas carências. Cerca de 33% das crianças abaixo de 5 anos em todo o mundo apresentam deficiência subclínica de vitamina A, sendo as maiores prevalências de *deficit* na África e Ásia. As Américas e Caribe apresentam prevalência de 15%.[27] Embora existam poucas pesquisas representativas nacionalmente sobre a prevalência de deficiência de folato e de vitamina D, uma revisão sistemática estimou a morte de 56 mil indivíduos em 2005 por insuficiência dietética de ácido fólico, e estima-se que 1 bilhão de pessoas em todo o mundo, incluindo países de baixa e média renda, apresentem insuficiência ou deficiência de vitamina D.[2]

Aliados às vitaminas, encontram-se os minerais, em particular o ferro e zinco, como facilitadores no processo de crescimento. Tem-se observado que em crianças, particularmente aquelas com idade inferior a 5 anos, que a anemia por deficiência de ferro está relacionada a diversas implicações clínicas que comprometem a saúde, como: maior suscetibilidade às infecções devido ao comprometimento da imunidade celular e a má utilização de energia pelos músculos, redução da força muscular, comprometimento da função endócrina[28] e da memória[29], pois pode ocasionar alterações no metabolismo energético do hipocampo e, ainda, diminuição do crescimento linear.[28] Globalmente, a anemia afeta 47,4% das crianças em idade pré-escolar e 25,4% das crianças em idade escolar, tendo como principal fator etiológico a deficiência de ferro.[30] Por sua vez, a prevalência mundial de deficiência de ferro em crianças abaixo de 5 anos é de 18%.[2] Em estudo recente conduzido em crianças de 6 a 60 meses do Estado de Alagoas foi observada uma prevalência de anemia de 27,4%, sendo mais prevalente em crianças $\leq$ 24 meses (40,7%) em detrimento àquelas com idade superior a 24 meses (19,3%).[31] Os autores concluem que apesar de ter havido uma redução significativa na prevalência de anemia nos últimos dez anos, ainda pode ser considerado um problema de saúde pública de magnitude moderada naquele Estado.[31] O zinco é necessário para a atividade de mais de 200 enzimas, dentre elas é constituinte da estrutura das metaloenzimas, como RNA polimerase e transcriptase reversa (fator de transcrição IIIA), as quais estimulam o crescimento linear através da síntese de RNA e DNA. Esse micronutriente influencia também a regulação hormonal da divisão celular, especialmente via GH e IGF-I, atuando sobre a proliferação celular.[32,33] Os sintomas observados na deficiência desse elemento incluem: lesões de pele, anorexia, ossos finos e fracos, além de retardo do crescimento (redução da concentração plasmática de IGF-1 e redução dos receptores de GH) e alteração do sistema imune.[34] Dentre os indicadores de risco populacional de deficiência de zinco, podemos citar a prevalência de crianças menores de 5 anos de idade com escore Z de altura para a idade inferior a -2 desvio padrões em relação aos padrões de crescimento infantil da OMS.[35] Os últimos dados sobre prevalência de deficiência de zinco demonstram que ela atinge cerca de 17% da população mundial.[2] O cálcio é outro mineral essencial ao crescimento, pois atua estimulando a densidade mineral óssea através do aumento nas concentrações séricas de IGF-1.[36] A FAO estimou que a média de consumo de cálcio per capita em países desenvolvidos foi de 850 mg/dia em comparação com 344 mg/dia nos países em desenvolvimento, essa diferença deve-se basicamente ao consumo inferior de produtos de origem animal, principalmente os lácteos nessa população.[37] Um estudo realizado com crianças de 2 a 5 anos residentes em Calvínia na África do Sul, encontrou uma alta prevalência de baixa estatura nas crianças e um adequado consumo de macronutrientes, zinco, ferro e vitamina A; entretanto, observou um consumo insuficiente de cálcio e vitamina D (21% e 15% da EAR respectivamente). A ingestão foi significativamente inferior nas crianças de baixa estatura, os autores sugerem que essa ingestão inadequada de cálcio e vitamina D, foi associada ao menor consumo de lácteos nessa população e possivelmente pode ter contribuído para o *deficit* de crescimento observado nessa população.[38]

Determinantes socioambientais

Os fatores socioambientais como condições insalubres de moradia (Figura 20.4), grande contingente de pes-

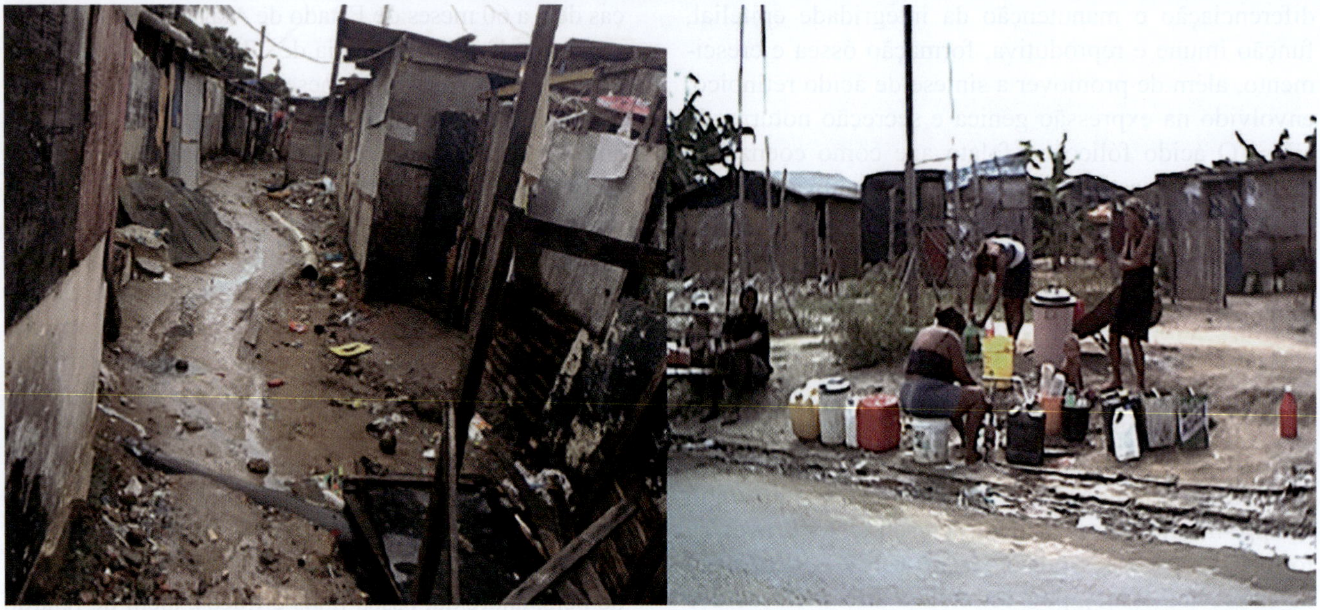

Figura 20.4 ► Famílias vivendo em condições insalubres em favelas de Maceió – AL.

soas por domicílio, falta de revestimento de piso, casas sem esgotamento sanitário e sem tratamento de água, aumentam a susceptibilidade a infecções respiratórias e às doenças parasitárias, as quais influenciam o estado nutricional, principalmente das crianças.[9,11,39] Essas infecções recorrentes associadas ao consumo alimentar inadequado levam ao déficit no crescimento por depleção das reservas nutricionais, que pode ser agravada pelo estresse fisiológico da infecção, que causa mais degradações proteicas com redução de até 20% da reserva energética e com diminuição ainda mais acentuada do crescimento linear e piora do estado nutricional.[40]

A escolaridade familiar também tem importância no crescimento infantil. Quanto mais instruída for a mãe, mais estará atenta sobre a importância de hábitos de higiene pessoal e do meio e será capaz de fornecer alimentação adequada ao crescimento e desenvolvimento da criança.[41] Além disso, já se observou que mães que apresentam escolaridade inferior a quatro anos de estudos têm 4,3 vezes mais chances de terem crianças com atraso no crescimento.[42,43]

O acesso aos serviços de saúde também é fator determinante no crescimento, pois considerando que o início do déficit nutricional pode ocorrer durante a fase intrauterina e/ou primeira infância, ações como o pré-natal para as gestantes, o acompanhamento do crescimento e desenvolvimento, imunizações, o fomento do aleitamento materno exclusivo até o sexto mês e a alimentação complementar até o segundo ano de vida constituem medidas que favorecem o adequado crescimento e desenvolvimento infantil.[44]

Além disso, uma menor renda familiar per capita, quando aliada à baixa escolaridade materna, contribui de maneira decisiva para a carência de alimentos ou para sua escolha inadequada, por menos acesso às informações nutricionais.[43,45] Assim, a continuidade de uma alimentação inadequada na adolescência e na vida adulta, ocasionará ganho de peso gestacional insuficiente, o que favorecerá a geração de uma criança com baixo peso ao nascer, associado a desmame inadequado, infecções de repetição e erro alimentar, perpetuando o ciclo pobreza/subnutrição (Figura 20.5).[46] Nessa perspectiva, o retardo do crescimento na infância e adolescência, levaria a baixa estatura na mulher e um risco maior de gerar crianças com baixo peso ao nascer. Essas crianças, por sua vez, teriam um maior risco de apresentar retardo de crescimento e de, no futuro, gerar recém-nascidos de baixo peso, o que caracterizaria o efeito intergeracional da subnutrição.[47] Esse fenômeno pode ser observado, em parte, em um estudo conduzido com 2.226 mulheres de 18 a 45 anos de idade, residentes em área de muito baixa renda da cidade de Maceió – Alagoas. Mães situadas no primeiro quartil de estatura ($\leq$ 152 cm) tiveram uma tendência em aumentar o risco de ter crianças com baixo peso ao nascer (BPN) em comparação com mães com estatura > 160,4 cm (OR: 1,42; IC 95%: 0,96-1,09; p = 0,078). As crianças filhas de mães com baixa estatura apresentaram peso médio ao nascer 120 g inferior aos das mães situadas no quartil superior de estatura (3,18 ± 0,56 kg *vs* 3,30 ± 0,58 kg, p = 0,002). A análise multivariada mostrou que mães com baixa estatura e idade inferior

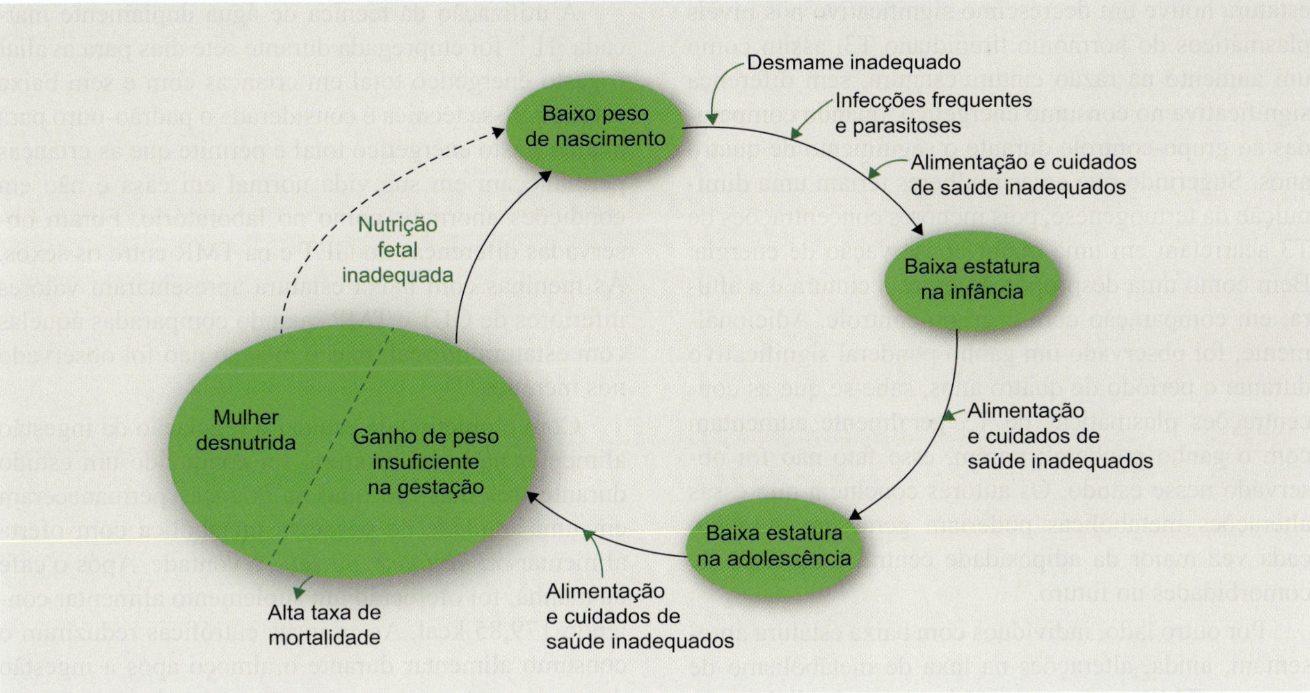

Figura 20.5 ► Ciclo pobreza/baixa estatura.[46]

a 20 anos ou com a presença de subnutrição (índice de massa corporal – IMC < 18,5 kg/m^2) tiveram aumento no risco de ter filhos com BPN (OR: 3,05; IC 95%: 1,44-6,47 e OR: 2,26; IC 95%: 0,92-5,95, respectivamente), enquanto o sobrepeso associado à baixa estatura apresentou efeito protetor para o BPN (OR: CI 0,38; 95%: 0,16-0,95). Esses achados mostraram que, nas mães com baixa estatura, o sobrepeso teve efeito protetor para o ganho de peso dos filhos durante a gestação, indicando que nelas, o aumento do peso reduziu o risco de gerar filhos com BPN.[48]

CONSEQUÊNCIAS DA BAIXA ESTATURA

Quando a subnutrição ocorre em janelas críticas de desenvolvimento, como no período intrauterino ou na infância, particularmente nos primeiros 1.000 dias de vida, promove mudanças endócrinas e metabólicas para garantir a manutenção da vida, mas essas adaptações podem acarretar efeitos deletérios em longo prazo. Isso foi corroborado por estudos clínicos e experimentais que demonstraram associação entre subnutrição, incluindo a baixa estatura, e desenvolvimento de doenças não comunicáveis, como obesidade, diabetes e hipertensão. Muitos estudos têm sugerido o excesso de cortisol como um dos responsáveis para o desenvolvimento de doenças não comunicáveis na vida adulta.[49,50]

Balanço energético em indivíduos de baixa estatura

Inúmeras alterações metabólicas e hormonais em indivíduos subnutridos crônicos acarretam alterações no dispêndio e no consumo energético.[51,52] Concentrações baixas de T3 livre, a forma mais ativa do hormônio tireoidiano, com aumento de rT3 (forma inativa do hormônio) têm sido observadas em indivíduos com baixa estatura. Também foi encontrada menor concentração de T4 livre nas crianças com baixa estatura e também em crianças recuperadas de subnutrição em comparação aos controles.[20] Isso pode indicar um efeito de programação que pode favorecer o acúmulo futuro de gordura corporal, o que justifica a manutenção de uma observação contínua dos indicadores antropométricos e clínicos, bem como o incentivo a estilos de vida saudáveis nessas crianças. Também são observados baixos níveis das proteínas transportadoras dos hormônios tireoidianos (transferrina, pré-albumina e albumina) e redução da atividade em nível periférico da enzima que converte T4 em T3 nas células-alvo (iodotironina 5-deiodinase tipo I).[21,53,54] A redução de T3 diminui a termogênese e o consumo de oxigênio, o que permite uma maior conservação de energia frente à escassez de substrato.[51,52]

Nessa direção, um estudo prospectivo investigando mulheres socialmente vulneráveis, com e sem baixa estatura, observou que apenas nas mulheres de baixa estatura houve um decréscimo significativo nos níveis plasmáticos do hormônio tireoidiano T3, assim como um aumento na razão cintura/estatura, sem diferença significativa no consumo energético, quando comparadas ao grupo-controle durante o seguimento de quatro anos. Sugerindo que essas mulheres teriam uma diminuição da termogênese, pois menores concentrações de T3 acarretam em uma maior conservação de energia. Bem como uma desproporção entre a cintura e a altura, em comparação com o grupo-controle. Adicionalmente, foi observado um ganho ponderal significativo durante o período de quatro anos, sabe-se que as concentrações plasmáticas de T3 geralmente aumentam com o ganho ponderal; porém, esse fato não foi observado nesse estudo. Os autores concluem que essas alterações metabólicas poderiam gerar um aumento cada vez maior da adiposidade central e ao risco de comorbidades no futuro.[55]

Por outro lado, indivíduos com baixa estatura apresentam, ainda, alterações na taxa de metabolismo de repouso (TMR), gasto energético pós-prandial, gasto energético total (GET), e quociente respiratório (QR). Um estudo realizado com crianças (8 a 11 anos) verificou que aquelas com baixa estatura tiveram TMR menor em valores absolutos e aumentados quando expressos por quilo de peso corporal.[56] Essa diferença se deve ao fato de que a TMR é determinada principalmente pelos tecidos metabolicamente ativos, ou seja, vísceras e cérebro[57] e na subnutrição, a massa celular (número e tamanho das células), além de reduzida em quantidade, tem sua distribuição alterada. Nesta condição, esses tecidos estão proporcionalmente aumentados em detrimento da massa muscular e adiposa, que são tecidos menos ativos metabolicamente. Observou-se ainda um QR maior nas crianças com baixa estatura do que nas crianças eutróficas.[58] O QR expressa a relação entre CO_2 expirado e O_2 inspirado e por meio dele pode ser calculado o tipo de substrato (carboidrato ou gordura) que está sendo metabolizado pelo organismo. Um valor de QR próximo de 1 indica oxidação de carboidratos, enquanto próximo de 0,7, por exemplo, indica maior oxidação de ácido graxo. As crianças com baixa estatura, portanto, mostraram uma preferência em oxidar carboidratos em relação à gordura, tanto em situação de repouso, como pós prandial.[58] O aumento do QR na subnutrição crônica se deve à maior ingestão de carboidratos pelos indivíduos subnutridos e ao uso seletivo deles como combustível, mesmo no estado pós-absortivo. A utilização seletiva desse combustível é metabolicamente mais vantajosa, devido a uma maior geração de ATP, em relação a quantidades isoenergéticas de gordura ou proteína.[59,60]

A utilização da técnica de água duplamente marcada $^2H_2{}^{18}$ foi empregada durante sete dias para avaliar o gasto energético total em crianças com e sem baixa estatura. Essa técnica é considerada o padrão-ouro para avaliar gasto energético total e permite que as crianças permaneçam em sua vida normal em casa e não em condições anormais como no laboratório. Foram observadas diferenças no GET e na TMR entre os sexos. As meninas com baixa estatura apresentaram valores inferiores de GET e TMR quando comparadas àquelas com estatura normal, mas o mesmo não foi observado nos meninos.[61]

Com o objetivo de estudar a regulação da ingestão alimentar na baixa estatura, foi conduzido um estudo durante três dias, no qual as crianças permaneceram em uma unidade de pesquisa metabólica com oferta alimentar *ad libitum*,[62] ou seja, à vontade. Após o café da manhã, foi oferecido um suplemento alimentar contendo 179,85 kcal. As crianças eutróficas reduziram o consumo alimentar durante o almoço após a ingestão do suplemento, mas as crianças com baixa estatura não, sugerindo uma regulação da ingestão alimentar prejudicada e uma possível hiperfagia quando alimentos estão disponíveis à vontade.[62]

O acompanhamento de meninas adolescentes com baixa estatura durante o período de seguimento de três anos demonstrou uma TMR inferior às com estatura normal, assim como um maior ganho ponderal (incremento de 6 kg/ano nas meninas de baixa estatura *versus* 4 kg/ano naquelas com estatura normal), associado a um menor percentual de massa magra (Figura 20.6). Esses achados mostram que o organismo que sofreu subnutrição no inicio da vida a ponto de reduzir o crescimento linear procura se adaptar a essa situação de carência, diminuindo o gasto energético (TMR) pela redução da massa muscular e aumento do ganho de gordura corporal.[56]

O acúmulo de gordura corporal nas crianças com baixa estatura não é distribuído igualmente no corpo. Tem sido demonstrado um maior acúmulo no tronco em relação às crianças sem baixa estatura.[63] O cortisol parece ter um efeito chave no acúmulo de gordura central nesses indivíduos.[64-66] O número de receptores de glicocorticoides aumenta no tecido adiposo central quando comparado ao tecido adiposo periférico. Adicionalmente, o cortisol aumenta a atividade da lipase lipoproteica, elevando a velocidade de captação de ácidos graxos plasmáticos e síntese de gordura.[67] Em adição, crianças com baixa estatura são mais sedentárias do que aquelas de estatura normal e possuem padrão dietético menos diversificado, com menor ingestão de produtos de origem animal.[68]

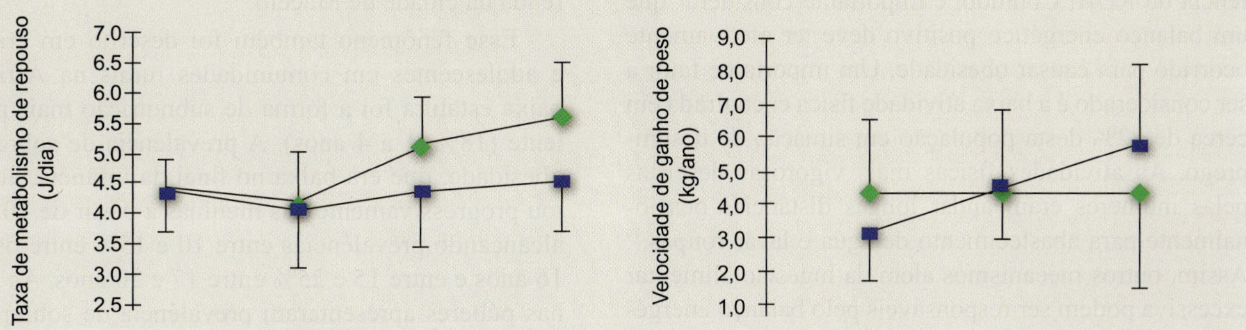

Figura 20.6 ► Gasto energético em repouso e velocidade de ganho de peso em adolescentes do sexo feminino com baixa estatura (quadrado) e estatura normal (losango). ANOVA: $p<0{,}001$.[56]

Em adultos, um estudo investigou o gasto energético e a composição corporal de mulheres residentes em comunidades de baixa renda em Maceió – Alagoas, utilizando o método da água duplamente marcada. As mulheres de baixa estatura tiveram menor peso e massa corporal magra em comparação às mulheres de estatura normal, adicionalmente as mulheres de baixa estatura apresentaram um gasto energético significativamente menor e um nível de atividade física significativamente superior (avaliado por acelerômetro) em comparação às mulheres mais altas, sugerindo que essas mulheres são mais propensas ao ganho de peso e comorbidades associadas.[69]

Todos esses estudos reforçam a tese de que a baixa estatura ativa mecanismos envolvidos em uma melhor eficiência metabólica dos substratos energéticos disponíveis com gasto energético reduzido,[56,70] favorecendo o acúmulo de gordura corporal e ganho de peso.[63]

Densidade mineral óssea

A densidade mineral óssea (DMO) é um indicador chave para a saúde óssea e o risco de desenvolver osteoporose. Uma DMO alta está positivamente correlacionada com a redução da incidência de osteoporose e consequentemente de fraturas,[71] ou seja, quanto maior for o pico de DMO do indivíduo, menor será a chance de desenvolver osteoporose no avançar da idade. Diversos fatores contribuem para a determinação do pico de massa óssea como gênero e carga genética (fatores não modificáveis) e hábitos de vida, incluindo prática de atividade física, qualidade da alimentação, consumo de bebida alcoólica, café e parâmetros antropométricos (parâmetros modificáveis).[72]

A subnutrição é um fator conhecido na patogênese da fratura osteoporótica em indivíduos idosos.[73] Além disso, o pico de massa óssea em indivíduos subnutridos no período de aquisição de massa óssea, ou seja, da infância até a segunda década da vida adulta, é menor em decorrência do aporte reduzido de proteínas e energia, bem como a de outros substratos importantes para a síntese do osso, como os micronutrientes.[72,74] Crianças com baixa estatura foram acompanhadas por três anos para avaliação do impacto desse déficit na massa óssea.[75] Durante esse período, houve incrementos menores, seja na DMO, seja no conteúdo mineral ósseo, em relação a crianças eutróficas, demonstrando o impacto da subnutrição no desenvolvimento do osso.

Baixa estatura e obesidade

Umas das consequências da baixa estatura é a maior susceptibilidade à obesidade, encontrada em populações muito pobres e com ingestão alimentar compatível com o baixo nível socioeconômico.[76-78] Um estudo mostrou por exemplo, ingestão alimentar muito baixa em adultos moradores de favelas, com média de energia ingerida de apenas 63% em relação à ingestão Dietética Recomendada (RDA).[6] Após ajuste para energia e estatura, os valores não ultrapassaram 70% das recomendações. No sexo masculino, observou-se relação entre a ingestão alimentar e o estado nutricional (subnutridos = 5.882 kJ *versus* obesos = 7.226 kJ). Por outro lado, entre as mulheres com baixa estatura, o consumo de energia não mostrou relação com o estado nutricional, pois a ingestão de energia entre as mulheres subnutridas e obesas foi similar (4,527 kJ *versus* 4,686 kJ, respectivamente). Esses resultados levantam a possibilidade de que a alta prevalência de sobrepeso/obesidade, em particular nas mulheres com baixa estatura, não está associada ao excesso de energia ingerida, mas sim ao consumo insuficiente, considerando-se o valor de referência da RDA. Contudo, é importante considerar que um balanço energético positivo deve ter efetivamente ocorrido para causar obesidade. Um importante fator a ser considerado é a baixa atividade física encontrada em cerca de 82% desta população em situação de desemprego. As atividades físicas mais vigorosas descritas pelas mulheres eram andar longas distâncias ocasionalmente para abastecimento de água e lavar roupas.[79] Assim, outros mecanismos além da ingestão alimentar excessiva podem ser responsáveis pelo balanço energético positivo, possivelmente o baixo gasto energético.

Na Alemanha, um estudo realizado com mais de 800 mil mulheres mostrou maior prevalência de obesidade nas mulheres jovens de baixa estatura, quando comparadas às mulheres mais altas.[80] Um outro estudo também realizado na Alemanha com mais de 200.000 adultos, observou que a prevalência de obesidade aumentou com a redução da estatura.[81] Quando comparadas às mulheres mais altas, aquelas de baixa estatura tiveram prevalências de 1,3, 1,8 e 1,9 maiores de obesidade grau I, II e III, respectivamente.[81] Outra pesquisa com mais de 300 mil mulheres coreanas de 40 a 64 anos de idade, observou uma maior prevalência de sobrepeso/obesidade nas mulheres de baixa estatura (40,3%) quando comparadas às mulheres com altura superior a 161 cm (31,4%).[82] Um estudo realizado no México com quase 120 mil indivíduos, encontrou nas mulheres de baixa estatura (< 150 cm) uma prevalência de obesidade de 39,3%, comparado a 30,6% nas mulheres acima de 150 cm ($p < 0,001$).[83] No Brasil, um estudo, utilizando dados do estudo do Sistema de Vigilância de Fatores de Risco para Doenças Crônicas por Entrevistas Telefônicas, observou, após ajustes para características socioeconômicas e comportamentais (como dieta e atividade física), que o IMC foi inversamente associado à estatura nos indivíduos estudados ($p = 0,001$).[84] Nos homens, a chance de ser obeso foi duas vezes maior naqueles situados abaixo do percentil 5 e entre as mulheres de baixa estatura esse risco aumentou para três vezes. Quando as comparações foram feitas para presença de obesidade aos 20 anos de idade, o risco foi ainda maior (cerca de seis vezes para homens baixos e oito vezes maior para as mulheres de baixa estatura).[84] Os autores sugerem que esse efeito maior da baixa estatura em idades mais jovens poderia ser fortemente influenciado pela nutrição no início da vida, e perderia sua magnitude na idade adulta, em razão da presença de outros fatores ambientais moduladores do ganho de peso.[84] No Nordeste, uma prevalência de 20% a mais de excesso de peso em mulheres de baixa estatura também foi observada em um estudo realizado com mais de 2.000 mulheres residentes em área de baixa renda da cidade de Maceió.[48]

Esse fenômeno também foi descrito em crianças e adolescentes em comunidades rurais na África. A baixa estatura foi a forma de subnutrição mais prevalente (18%, 1 a 4 anos). A prevalência de sobrepeso/obesidade, que era baixa no final da infância, aumentou progressivamente nas meninas a partir de 10 anos, alcançando prevalências entre 10 e 15% entre os 10 e 16 anos e entre 15 e 25% entre 17 e 20 anos. As meninas púberes apresentaram prevalência de sobrepeso e obesidade de 35%, enquanto para o sexo masculino a prevalência não alcançou 1%.[85]

Associação entre adiposidade central materna e baixa estatura nas crianças também foi descrita em populações rurais e comunidades indígenas no México.[86] As famílias viviam em condições de extrema pobreza, com grande número de moradores por domicílio e saneamento básico presente em menos de 20% da comunidade. Aproximadamente um quarto de todas as crianças tinha sobrepeso ou obesidade. A prevalência de baixa estatura em crianças com idade entre 4 e 5 anos foi de 21,3% para a população não indígena e mais que o dobro (42,7%), para a população indígena. A prevalência de sobrepeso ou obesidade concomitante à baixa estatura também foi duas vezes superior nas crianças indígenas, sendo 5,9% em crianças não indígenas e 12,1% em indígenas. Crianças com baixa estatura e sobrepeso/obesidade possuíam mães mais jovens, com baixa estatura e baixa escolaridade, pior nível socioeconômico e menor percepção da sua condição social.[87] A coexistência entre baixa estatura e sobrepeso também foi descrita em crianças moradoras de áreas de muito baixa renda na China.[88] De 453 crianças com sobrepeso e idade entre 0 e 5 anos, 57,6% apresentaram baixa estatura, 41,0% apresentaram estatura para idade dentro dos valores médios e somente 1,4% eram altos. A prevalência de baixo peso foi 10% e a de baixa estatura em todas as crianças foi de 30%, sendo esse o problema mais grave e prevalente.

Alterações lipídicas na baixa estatura

A hiperlipidemia na infância e na adolescência vem sendo considerada um dos principais fatores para a ocorrência do processo aterosclerótico em longo prazo.[89] Estudos experimentais revelam que a aterogênese pode se iniciar nas fases precoces da vida, sendo constatada a presença de lesões como infiltrações de lipídios e de proteoglicanos na camada íntima dos vasos de indivíduos, já no seu primeiro ano de vida.[90,91]

O início da aterosclerose na infância, desencadeada pelo aumento do colesterol plasmático, pode ser potencializado no decorrer da vida pela obesidade e outros fatores como inatividade física, dieta inadequada, história familiar e hipertensão arterial.[92,93] Apesar de a dislipidemia estar frequentemente associada à obesidade, estudos têm observado que a subnutrição intrauterina e/ou no início da vida pode predispor desordens metabólicas, levando a alterações no perfil lipídico ainda na infância e na adolescência.[94,95]

Modelos animais têm mostrado que a má nutrição materna durante a gestação pode levar a uma modificação na síntese de colesterol e elevação nas suas concentrações plasmáticas.[96,97] Em humanos, estudos demonstraram associação negativa entre o peso ao nascer e o perfil lipídico aterogênico de adultos, ou seja, quanto menor o peso ao nascer maior alteração no perfil lipídico.[98-100] Um dos primeiros estudos em humanos demonstrando essas associações foi publicado por Barker e colaboradores, em 1993,[101] em indivíduos de meia idade de ambos os sexos nascidos durante os anos de 1939 e 1940. Esses autores observaram naqueles com BPN uma tendência ao aumento das concentrações de colesterol total (CT), lipoproteínas de baixa densidade (LDL) e apolipoproteína B (apolipoproteína ligada ao LDL colesterol), embora apenas a associação com apolipoproteína B fosse estatisticamente significativa. Posteriormente, estudos com indivíduos que foram gerados durante a Fome Holandesa, observaram que eles tinham um perfil mais aterogênico do que as pessoas que não foram expostas à fome no útero.[102,103] Em mais detalhes, um estudo realizado com indivíduos nascidos em Amsterdã, Rotterdam e Leiden, no final da II Guerra Mundial, observou que a exposição pré-natal à fome, nas mulheres, mas não nos homens, elevou as concentrações de CT sérico (0,27 mmol/L; $p = 0{,}007$), LDL (0,17 mmol/L; $p = 0{,}06$) e triglicerídeos (0,17 mmol/L; $p = 0{,}02$) em relação às mulheres não expostas.[104] Nenhuma mudança significativa foi observada nas concentrações de lipoproteínas de alta densidade (HDL) em homens ou mulheres aos 50 anos de idade. Esses autores sugerem, portanto, que a exposição pré-natal à fome pode ter efeitos distintos (e sexo-específicos) sobre a programação do metabolismo do colesterol na vida adulta. Os resultados mostraram ainda que o perfil lipídico mais aterogênico em mulheres após a exposição pré-natal à fome foi independente do IMC atual e da circunferência da cintura, no entanto, esses estudos não avaliaram a altura atual.[104]

Por sua vez, estudos em diferentes populações confirmaram que a baixa estatura está relacionada com um perfil lipídico menos favorável, tanto em crianças,[105,106] como em adultos.[100] Indivíduos com baixa estatura apresentam valores séricos mais elevados de CT, LDL e triglicérides do que aqueles com estatura normal.[85,100] Como possível explicação para esses achados, acredita-se que os níveis elevados de hormônio GH e reduzidos de IGF-1 estejam associados à dislipidemia.[107] Além disso, o crescimento retardado do fígado no último trimestre da gestação pode levar a mudanças permanentes no metabolismo lipídico, seja pela diminuição de receptores hepáticos ativos e/ou sua inatividade ou, ainda, pela produção excessiva de lipoproteína de muito baixa densidade (VLDL-C) e LDL e/ou defeitos na expressão da enzima lipase lipoproteica. Também pode ocorrer uma alteração no número de hepatócitos nas áreas periportal e perivenosa de crianças nascidas com baixo peso.[108]

Crianças brasileiras com baixa estatura matriculadas em um centro para recuperação nutricional mostraram uma prevalência de dislipidemia de 98,9%, com alteração nas concentrações de CT, triglicérides e HDL. Observou-se uma relação inversa entre os valores de HDL e o grau de subnutrição, ou seja, quanto mais grave a subnutrição, menores os valores de HDL-c.[105] Com o tratamento, houve redução nos níveis séricos de triglicérides e aumento de HDL-C.[106] No entanto, os níveis de LDL e CT permaneceram inalterados, demonstrando que as alterações no metabolismo desses lipídios permanecem alteradas mesmo após a recuperação do estado nutricional das crianças.[106] Em mulheres e homens ingleses, um estudo observou que a altura foi significativamente associada ao colesterol total.[109] Investigando mulheres de 21 a 45 anos do *The Behavioral Risk Factor Surveillance System* (BRFSS) no período de 1984 a 2005, observou-se que 10 cm a mais em estatura associou-se a uma redução de 8 a 18% no colesterol sérico.[110] Resultados similares foram observados em assentamentos subnormais no Nordeste do Brasil, onde os autores encontraram aumento do colesterol total, da razão colesterol total/HDL e diminuição dos níveis da lipoproteína de alta densidade em mulheres com baixa estatura, mas não em homens.[100]

Esses achados demonstram que o metabolismo lipídico é afetado permanentemente na ocorrência de alguma interferência no metabolismo do colesterol provocada pela subnutrição durante as fases de desenvolvimento da criança. Dessa forma, a subnutrição no início da vida acarretaria efeitos deletérios persistentes na estrutura e função hepáticas, que regulariam os níveis séricos de colesterol por toda a vida.[108] Por outro lado, alguns autores também referem que os adipócitos humanos expressam receptores de GH e esse modula profundamente o metabolismo lipídico. O GH é um hormônio lipolítico que regula o fluxo de ácidos graxos livres para a musculatura e o tecido adiposo através da modulação da lipase lipoproteica.[109] Embora esse achado não seja universal, acredita-se que crianças subnutridas com cortisol elevado tendem a apresentar aumento na secreção hepática e diminuição do catabolismo das VLDLs (apolipoproteínas B), além do aumento de triglicérides plasmáticos e diminuição do HDL.[111]

Alterações no metabolismo da glicose – insulina e *diabetes mellitus*

A baixa estatura está associada a maior risco de intolerância à glicose,[112,113] alterações no metabolismo da insulina,[114-116] *diabetes mellitus* tipo II (DM),[117,118] diabetes gestacional[119,120] e complicações microvasculares do diabetes (nefropatia e retinopatia diabética).[121] Os mecanismos subjacentes para essa associação e, portanto, sua relevância para a etiologia e a prevenção de diabetes não estão bem elucidados. É provável que fatores intrauterinos e pós-natais da infância sejam determinantes para essa associação.[116] O ambiente nutricional e hormonal no útero podem afetar a estrutura e a função das células pancreáticas por meio de vários mecanismos, tais como a vascularização, inervação, ou morfologia das ilhotas pancreáticas.[122]

Os primeiros achados epidemiológicos de associação da estatura com intolerância à glicose datam de 1991, quando um estudo prospectivo com indivíduos sem história clínica de diabetes, divididos em dois grupos (baixa estatura: mulheres = 159,4 ± 1,0 cm e homens = 173,4 ± 1,1 cm; controle: mulheres = 162,4 ± 1,0 cm e homens = 176,9 ± 1,3 cm) mostrou que quanto menor a estatura, maior era a glicemia.[112] Ainda nos anos 1990, outro estudo, com seguimento de 12 anos, realizado na Noruega com mais de 11 mil indivíduos foi pioneiro em identificar uma relação inversa entre estatura e DM em mulheres. Os autores observaram que em mulheres 5 cm mais altas, o risco de diabetes era quase 30% inferior. O risco permaneceu o mesmo após ajuste para idade, IMC e outros fatores de risco para DM. Entretanto, essa associação não foi observada em homens.[118] Mais tarde, outros estudos também identificaram associação entre estatura e resposta glicêmica a uma sobrecarga de glicose ingerida, em ambos os sexos.[123] Acredita-se que as diferenças de gênero podem ser mediadas por hormônios sexuais femininos. O estrogênio poderia estar influenciando os níveis de glicose em jejum por afetar a sensibilidade à insulina.

Não só o gênero parece interferir na relação entre estatura e alterações no metabolismo dos carboidratos, mas também a etnia e uma história secular de pobreza. A comparação de europeus, afro-caribenhos e descendentes de paquistaneses residentes em uma cidade britânica revelou que os paquistaneses eram mais baixos (de 2 a 5 cm), apresentavam maior IMC, gordura central e uma prevalência de diabetes superior em relação aos outros. As variáveis mais preditivas para a glicemia de jejum após teste de sobrecarga com glicose foram a estatura e a circunferência da cintura. Os paquistaneses possuíam um legado histórico que incluía seis gerações anteriores de escravidão e, além disso, no momento do estudo, 30% das mulheres paquistanesas ainda eram analfabetas.[117] Mulheres brasileiras com baixa estatura, residentes em comunidades de muito baixa renda apresentaram aumento da resistência à insulina em relação às de estatura normal.[100] Mulheres jovens com obesidade abdominal e baixa estatura mostraram diminuição na produção de insulina pelas células beta do pâncreas e menor glicemia e, como resposta a essa deficiência, uma maior resistência à insulina, quando comparadas às mulheres situadas no quartil superior de estatura.[124] Todas essas alterações podem levar a uma falência pancreática e ao aumento do risco de diabetes. Ainda, encontrou-se em adolescentes brasileiras com baixa estatura uma diminuição na função da célula beta pancreática associada com um aumento na sensibilidade à insulina. É provável que o aumento da sensibilidade à insulina seja devido a um maior número de receptores periféricos de insulina, especialmente nos tecidos muscular e adiposo, e possa representar um mecanismo contrarregulatório para compensar baixos níveis de insulina.[125]

Indivíduos de baixa renda também estão expostos a inúmeras infecções de repetição que levam a um aumento dos marcadores inflamatórios, como fator de necrose tumoral (TNF-alfa) e que poderiam contribuir para alteração na insulinemia, levando à resistência à insulina.[115]

Recém-nascidos pequenos para a idade gestacional mostraram padrão de secreção de insulina fortemente associado ao incremento em comprimento após o primeiro ano de vida, enquanto a sensibilidade à insulina foi mais relacionada ao ganho de peso. Esses dados sugerem que a secreção e sensibilidade à insulina estão intimamente ligadas aos padrões de ganho de peso e estatura durante os primeiros anos de vida pós-natal.[126] Postulou-se ainda que, pelo fato de a insulina ser um hormônio que participa ativamente no anabolismo de proteína durante a fase de crescimento, o prejuízo na ação desse hormônio poderia ser acompanhado por uma diminuição no desenvolvimento do esqueleto, resultando em uma diminuição da estatura final.[114]

O comprimento da perna (CP), a razão CP-estatura = (CP/estatura × 100) e a baixa estatura mostraram associação inversa com diabetes em mulheres.[116] A associação se manteve, mesmo após ajuste para fatores como IMC e obesidade central. Assim, mesmo que a estatura e comprimento das pernas sejam influenciados por fatores genéticos, a influência ambiental na primeira infância parece ser o determinante mais importante.[116] Ainda, a estatura, o CP e a razão CP-estatura estavam inversamente associados com adiposidade e intolerância à glicose.[113]

Dessa maneira, a baixa estatura parece ser um forte preditor para risco de diabetes, independentemente de outros fatores de risco conhecidos. Por outro lado, na medida em que a estatura adulta é um indicador de desenvolvimento e crescimento durante a infância, as alterações que levam a patologias como a obesidade, a resistência à insulina e o diabetes podem ser evidentes antes mesmo da puberdade, como indicado por estudos epidemiológicos.[125,127]

Hipertensão e baixa estatura

A subnutrição aumenta o risco de hipertensão arterial.[128,129] Uma nutrição inadequada durante a fase intrauterina e/ou nos primeiros anos de vida acarreta diminuição do tamanho do rim, número reduzido de néfrons com glomérulos e túbulos coletores pouco diferenciados, restringindo, portanto, a capacidade funcional do rim, levando ao aumento da pressão arterial no adulto.[130] Também foi evidenciado que a baixa estatura aumenta a atividade da enzima conversora de angiotensina, aumentando, assim, a atividade do sistema renina-angiotensina.[131] A maior exposição aos glicocorticoides também está associada ao aumento da pressão arterial, além da subnutrição acarretar indiretamente alterações nos níveis pressóricos em decorrência de mudanças na composição corporal.[11]

Tem sido descrito aumento da pressão arterial em indivíduos com baixa estatura em várias faixas etárias, desde crianças e adolescentes até na vida adulta.[132,133] Crianças subnutridas apresentam médias mais altas de pressão arterial quando comparadas a crianças eutróficas.[134] Em jovens com baixa estatura, foram observadas prevalências muito altas de pré-hipertensos (36%) ou já hipertensos (21%).[132] Em adultos moradores de regiões pobres, a associação entre baixa estatura e hipertensão foi maior entre as mulheres (38,5%) do que entre os homens (18,4%), chegando a uma prevalência de 50% naquelas com baixa estatura e obesas.[133]

Sinteticamente, a baixa estatura e as alterações hormonais decorrentes geram uma série de alterações epigenéticas (ação do ambiente na expressão dos genes de um indivíduo) e em muitos tecidos e órgãos, o que leva a um prejuízo na qualidade de vida e aumento da frequência e intensidade de doenças ao longo de todo o ciclo de vida (Figura 20.7). Essas alterações acarretam em redução da massa muscular e em prejuízo do crescimento ósseo. Por outro lado, a baixa estatura leva a um aumento da gordura abdominal e da relação cintura-

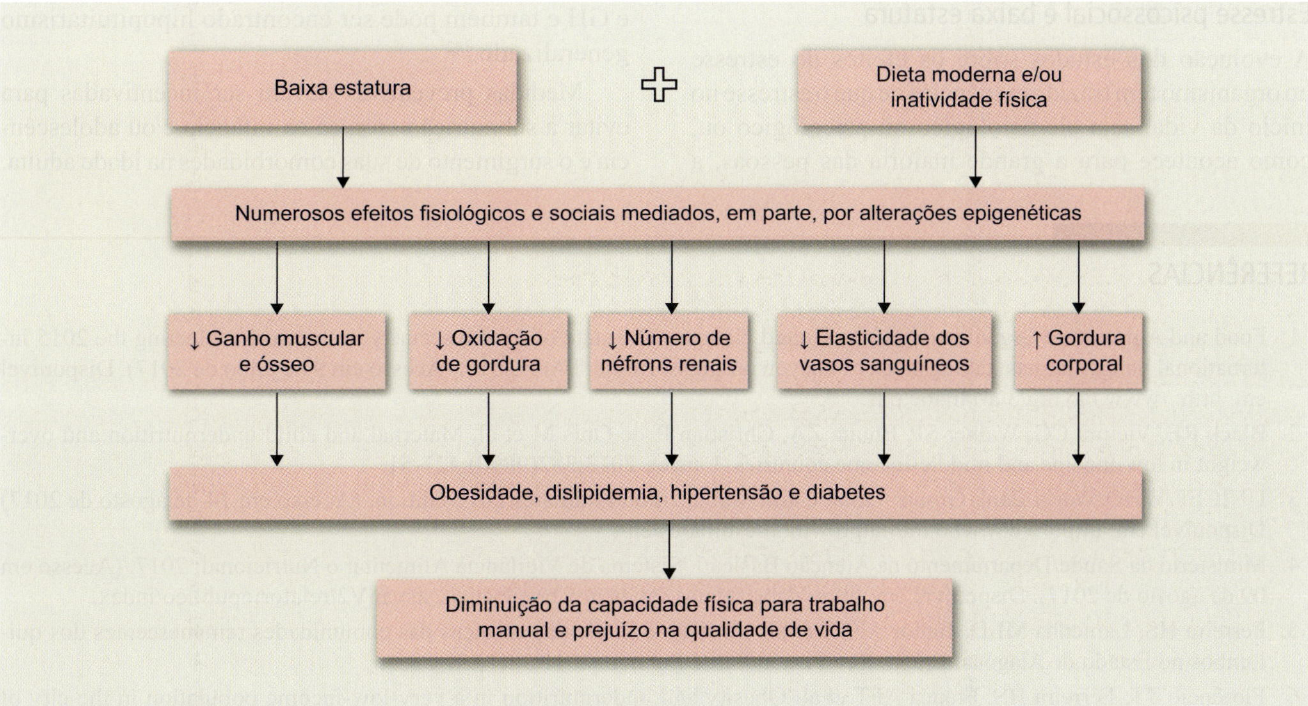

Figura 20.7 ► Associação entre baixa estatura, obesidade, dislipidemia, diabetes, hipertensão e capacidade de trabalho.

-quadril e prejuízos na oxidação de gordura. Além disso, a baixa estatura afeta vários tecidos e órgãos como o pâncreas, os rins e o sistema vascular, com redução na elasticidade dos vasos. Na vida adulta, essas mudanças hormonais combinadas à dieta moderna, rica em alimentos processados, e/ou diminuição da atividade física acarretam maior susceptibilidade à obesidade e suas comorbidades (hipertensão, dislipidemia e diabetes), assim como diminuição da capacidade física para trabalho manual e prejuízo na qualidade de vida.[135]

Muitas vezes, a importância da estatura associada a diversas doenças tem sido negligenciada como uma variável independente em estudos epidemiológicos.[119] Os caminhos biológicos subjacentes a esta associação ainda exigem investigação, especificamente do ambiente nutricional e hormonal durante as diversas fases da vida intrauterina e pós-natal. Assim, a subnutrição pregressa (aqui representada pela baixa estatura), torna indivíduos mais susceptíveis a efeitos adversos no metabolismo da glicose e insulina, assim como ao diabetes e suas complicações. Por conseguinte, a prevenção de ganho de peso e obesidade em adolescentes e adultos que foram subnutridos no início de vida parece ser de suma importância para combater a epidemia de obesidade, diabetes tipo II e hipertensão. Esses indivíduos provavelmente estão expostos a um risco aumentado para essas doenças crônicas na vida adulta, como tem sido proposto para indivíduos com história de subnutrição fetal.[136,137]

Estresse psicossocial e baixa estatura

A evolução dos estudos sobre os efeitos do estresse no organismo tem trazido evidências de que o estresse no início da vida, seja ele fisiológico ou psicológico ou, como acontece para a grande maioria das pessoas, a combinação desses dois fatores, altera por efeito epigenético a neurogênese, a plasticidade cerebral e a sua capacidade de regeneração, a formação dendrítica e o número de sinapses, além da função cognitiva, do controle do apetite, da quantidade de gordura corporal, entre muitos outros fatores.[138]

Indivíduos expostos à fome holandesa (Segunda Guerra Mundial) durante a gestação apresentaram aumento da resposta do eixo hipotálamo hipófise adrenal em resposta a um estresse psicológico, sem contudo, terem sido encontradas diferenças na concentração basal e pico de cortisol quando os participantes da pesquisa foram comparados com aqueles concebidos antes e depois da privação nutricional.[139]

Condições insalubres de vida, como a pobreza, aumentam a prevalência de depressão e ansiedade e também têm sido responsáveis por maior secreção de cortisol.[140] A negligência no início da vida e um cuidado precário ou insuficiente estão associados a alterações permanentes nos mecanismos do controle do estresse, aumentando a vulnerabilidade e a hipersensibilidade aos episódios estressantes na vida adulta.[141] Há relatos de redução do crescimento longitudinal em indivíduos com grave privação emocional.[142] Foi proposto que a privação emocional poderia retardar o crescimento por uma série de vias, incluindo inapetência, alteração da função gastrintestinal e alterações hormonais. Crianças com privação emocional apresentam diminuição das reservas hipofisárias de ACTH e GH e também pode ser encontrado hipopituitarismo generalizado.[142]

Medidas preventivas devem ser incentivadas para evitar a subnutrição crônica na infância e/ou adolescência e o surgimento de suas comorbidades na idade adulta.

REFERÊNCIAS

1. Food and Agriculture Organization of the United Nations. The state of food insecurity in the world: Meeting the 2015 international hunger targets: taking stock of uneven progress. Rome: FAO; 2015. (Acesso em 9 de julho de 2017). Disponível em: http://www.fao.org/3/a-i4646e.pdf.
2. Black RE, Victora CG, Walker SP, Bhutta ZA, Christian P, de Onis M et al. Maternal and child undernutrition and overweight in low-income and middle-income countries. Lancet. 2013;382(9890):427-51.
3. UNICEF/WHO/World Bank Group – Joint Child Malnutrition Estimates 2017 edition. (Acesso em 14 de agosto de 2017) Disponível em: http://www.who.int/nutgrowthdb/estimates/en/.
4. Ministério da Saúde/Departamento de Atenção Básica/l. Sistema de Vigilância Alimentar e Nutricional; 2017. (Acesso em 09 de agosto de 2017). Disponível em: http://dabsistemas.saude.gov.br/sistemas/sisvanV2/relatoriopublico/index.
5. Ferreira HS, Lamenha MLD, Júnior AFSX et al. Nutrição e saúde das crianças das comunidades remanescentes dos quilombos no Estado de Alagoas, Brasil. Rev Panam Salud Publica. 2011;30(1):51-58.
6. Florêncio TT, Ferreira HS, França APT et al. Obesity and undernutrition in a very-low-income population in the city of Maceió, Northeastern Brazil. Br J Nutr. 2001;86(2):277-283.

7. Cabral MJ, Vieira KA, Sawaya AL, Florêncio TMMT. Perfil socioeconômico, nutricional e de ingestão alimentar de beneficiários do Programa Bolsa Família. Estud Av. 2013;27(78):71-87.
8. WHO. World Health Organization. Physical Status: The use and interpretation of anthropometry. Report of WHO Expert Committee, WHO Technical Report Series, 854. Geneva: WHO; 1995.
9. Sawaya AL, Solymos GMB, Florêncio TMMT, Martins PA. Os dois Brasis: quem são, onde estão e como vivem os pobres brasileiros. Estudos Avançados. 2003;17(48):21-45.
10. World Health Organization. Growth reference data for 5-19 years. Geneva: WHO; 2007. (Acesso em 11 de junho de 2017). Disponível em: http://www. who.int/growthref/hfa_girls_5_19years_per.
11. Victora CG, Adair L, Fall C et al. Maternal and child undernutrition: consequences for adult health and human capital. Lancet. 2008;371:340-357.
12. Martins VJB, Santos CDL, Clemente APG et al. Fisiologia do crescimento. In: Ribeiro EB. Fisiologia Endócrina. Barueri: Manole; 2012. p.237-254.
13. Grover Z, Ee LC. Protein energy malnutrition. Pediatr Clin North Am. 2009;56:1055-1068.
14. Noguchi T. Protein nutrition and insulin like growth factor system. Brit J Nutr. 2000;84:241-244.
15. Fayh APT, Friedman R, Sapata KB, Oliveira AR. Efeito da suplementação de L-arginina sobre a secreção de hormônio do crescimento e fator de crescimento semelhante à insulina em adultos. Arq Bras Endocrinol Metab. 2007;51(4):587-592.
16. Haraguchi FK, Abreu WC, Paula H. Proteínas do soro do leite: composição, propriedades nutricionais, aplicações no esporte e benefícios para a saúde humana. Rev Nutr. 2008;1-16.
17. Florêncio TM, Bueno NB, Clemente AP, Albuquerque FC, Britto RP, Ferriolli E et al. Weight gain and reduced energy expenditure in low-income Brazilian women living in slums: a 4-year follow-up study. Br J Nutr. 2015;114(3):462-71.
18. Tinoco SMB, Sichieri R, Moura AS et al. Importância dos ácidos graxos essenciais e os efeitos dos ácidos graxos trans do leite materno para o desenvolvimento fetal e neonatal. Cad Saúde Pública. 2007;23(3):525-534.
19. Fernald LC, Grantham-McGregor SM. Stress response in school-age children who have been growth retarded since early childhood. Am J Clin Nutr. 1998;68(3):691-8.
20. Martins VJ, Neves AP, Garcia MC et al. Normal cortisol response to cold pressor test, but lower free thyroxine, after recovery from undernutrition. Br J Nutr. 2016;115:14-23.
21. Sawaya AL. Alterações fisiopatológicas da desnutrição energético-protéica. (Acesso em 9 de junho de 2017). Disponível em: http://www.desnutricao.org.br/downloads_pdf/download_03_alteracoes_fisiopatologicas.pdf.
22. Hawkes CP, Grimberg A. Insulin-Like Growth Factor-I is a Marker for the Nutritional State. Pediatr Endocrinol Rev. 2015;13:499-511.
23. Bailey RL, West KP Jr, Black RE. The epidemiology of global micronutrient deficiencies. Ann Nutr Metab. 2015;66:22-33.
24. Sembra RD, Bloem MW. The anemia of vitamin A deficiency: epidemiology and pathogenesis. Eur J Clin Nutr. 2002;56:271-281.
25. Fonseca VM, Sichieri R, Basilio L, Ribeiro LVC. Consumo de folato em gestantes de um hospital público do Rio de Janeiro. Rev Bras Epidemiol. 2003;6(4):319-327.
26. Greer FR. Issues in establishing vitamin D recommendations for infants and children. Am J Clin Nutr. 2004;80:1759-1762.
27. WHO. Global prevalence of vitamin A deficiency in populations at risk. 1995-2005 WHO global data base on vitamin A deficiency. Geneva: WHO; 2009.
28. Batista Filho M, Souza AL, Bresani CC. Anemia como problema de saúde pública: uma realidade atual. Cienc Saúde Coletiva. 2008;13(6):1917-1922.
29. Lozoff B, Georgieff MK. Iron deficiency and brain development. Semin Pediatr Neurol. 2006;13:158-165.
30. Yakoob MY, Lo CW. Nutrition (Micronutrients) in Child Growth and Development: A Systematic Review on Current Evidence, Recommendations and Opportunities for Further Research. J Dev Behav Pediatr. 2017 Jul 25.
31. Ferreira HS et al. Prevalence and temporal trend (2005-1 2015) of anaemia 2 among children in Northeast Brazil. Public Health Nutr. 2017 (no prelo).
32. Sena KCM, Pedrosa LFC. Efeitos da suplementação com zinco sobre o crescimento, sistema imunológico e diabetes. Rev Nutr. 2005;18(2):251-259.
33. Food and Nutrition Board. Dietary Reference Intakes for Vitamin A, Vitamin K, Arsenic, Boron, Chromium, Copper, Iodine, Iron, Manganese, Molybdenum, Nickel, Silicon, Vanadium, and Zinc. Washington: National Academy Press; 2001. (Acesso em 6 de maio de 2017). Disponível em: https://www.ncbi.nlm.nih.gov/books/NBK222310/pdf/Bookshelf_NBK222310.pdf.
34. Rivera JA, Hotz C, González-Cossio T et al. The effect of micronutrient deficiencies on child growth: a review of results from community-based supplementation trials. J Nutr. 2003;133(11 Suppl 2):4010-4020.
35. WHO/UNICEF/IAEA/IZiNCG interagency meeting on zinc status indicators, held in IAEA headquarters. Food Nutr Bull. 2005;28:399-484.

36. Prentice A, Gintly F, Stear SJ et al. Calcium supplementation increase stature and bone mineral mass of 16- to 18-year-old boys. J Clin Endocrinol Metab. 2005;90(6):3153-3161.
37. Pettifor JM. Calcium and vitamin D metabolism in children in developing countries. Ann Nutr Metab. 2014;64(Suppl 2):15-22.
38. van Stuijvenberg ME, Nel J, Schoeman SE, Lombard CJ, du Plessis LM, Dhansay MA. Low intake of calcium and vitamin D, but not zinc, iron or vitamin A, is associated with stunting in 2- to 5-year-old children. Nutrition. 2015 Jun;31(6):841-6.
39. Martins IS, Marinho SP, Oliveira DC, Araujo EAC. Pobreza, desnutrição e obesidade: inter-relação de estados nutricionais de indivíduos de uma mesma família. Ciênc. Saúde Coletiva. 2007; 12(6):1553-1565.
40. Dulger H, Arik M, Ramazan M et al. Pro-inflammatory cytokines in Turkish children with protein-energy malnutrition. Mediators Inflamm. 2002;11(6):363-365.
41. França E, Souza JM, Guimarães MDC et al. Associação entre fatores sócio-econômicos e mortalidade infantil por diarreia, pneumonia e desnutrição em região metropolitana do Sudeste do Brasil: um estudo de caso-controle. Cad Saúde Pública. 2001;17(6):1437-1447.
42. Silveira KBR, Alves JFR, Ferreira HS et al. Association between malnutrition in children living in favelas, maternal nutritional status, and environmental factors. J Pediatr. 2010;86(3):215-220.
43. Monteiro CA, Conde WL. Tendência secular da desnutrição e da obesidade na infância na cidade de São Paulo (1974-1996). Rev Saúde Pública. 2000;34:52-61.
44. Coutinho JG, Gentil PC, Toral N. A desnutrição e obesidade no Brasil: o enfrentamento com base na agenda única da nutrição. Cad Saúde Pública. 2008;24:332-340.
45. Silva GAP, Balaban G, Motta MEFA. Prevalência de sobrepeso e obesidade em crianças e adolescentes de diferentes condições sócio-econômicas. Rev Bras Saúde Matern Infant. 2005; 5(1):53-59.
46. Sawaya AL. Desnutrição: consequências em longo prazo e efeitos da recuperação nutricional. Estudos Avançados. 2006;20(58):147-158.
47. Aizer A, Currie J. The intergenerational transmission of inequality: maternal disadvantage and health at birth. Science. 2014;344(6186):856-61.
48. Britto RP, Florêncio TM, Benedito Silva AA, Sesso R, Cavalcante JC, Sawaya AL. Influence of maternal height and weight on low birth weight: a cross-sectional study in poor communities of northeastern Brazil. PLoS One. 2013;8(11).
49. Reynolds RM. Glucocorticoid excess and the developmental origins of disease: two decades of testing the hypothesis – 2012 Curt Richter Award Winner. Psychoneuroendocrinology. 2013;38(1):1-11.
50. Seckl JR, Cleasby M, Nyirenda MJ. Glucocorticoids, 11beta-hydroxysteroid dehydrogenase, and fetal programming. Kidney Int. 2000;57(4):1412-7.
51. Brown PI, Brasel JA. Endocrine changes in the malnourished child. In: Susukind RM, Lewinter-Susukind L. The Malnourished Child. New York: Nestlé Nutrition Workshop Series; 1990.
52. Sawaya AL. Desnutrição urbana no Brasil em um período de transição. São Paulo: Cortez; 1997. p. 231.
53. Setian NS. Hypothyroidism in children: diagnosis and treatment. J Pediatr (Rio J). 2007;83(5 Suppl):209-16.
54. Franco B, Laura F, Sara N, Salvatore G. Thyroid function in small for gestational age newborns: a review. J Clin Res Pediatr Endocrinol. 2013;5(1):2-7.
55. Florêncio TM, Bueno NB, Britto RPA, Albuquerque FC, Lins IL, Sawaya AL. Waist-to-Height Gain and Triiodothyronine Concentrations in a Cohort of Socially Vulnerable Short-Stature Women: A Four-Year Follow-Up Study. Ann Nutr Metab. 2016;68:298-305.
56. Grillo LP, Siqueira AFA, Silva AC et al. Lower resting metabolic rate and higher velocity of weight gain in a prospective study of stunted vs. nonstunted girls living in the shantytowns of São Paulo, Brazil. Eur J Clin Nutr. 2005;59:835-842.
57. Waterlow JC. Childhood malnutrition in developing nations: looking back and looking forward. Annu Rev Nutr. 1994;14:1-19.
58. Hoffman DJ, Sawaya AL, Verreschi I et al. Why are nutritionally stunted children at increased risk of obesity? Studies of metabolic rate and fat oxidation in shantytown children from São Paulo, Brazil. Am J Clin Nutr. 2000;72:702-707.
59. Shetty PS. Adaptation to low energy intakes: The responses and limits to low intakes in infants, children and adults. Eur J Clin Nutr. 1999;53:514-533.
60. Sawaya AL, Roberts S. Stunting and future risk of obesity: principal physiological mechanisms. Cad Saúde Pública. 2003;19:21-28.
61. Hoffman DJ, Sawaya AL, Coward A et al. Energy expenditure of stunted and nonstunted boys and girls living in the shantytowns of São Paulo, Brazil. Am J Clin Nutr. 2000;72:1025-1031.
62. Hoffman DJ, Roberts SB, Verreschi I et al. Regulation of energy intake may be impaired in nutritionally stunted children from the shantytowns of São Paulo, Brazil. J Nutr. 2000;130:2265-2270.

63. Hoffman D. Body fat distribution in stunted compared with normal-height children from the shantytowns of São Paulo, Brazil. Nutrition. 2007;23:640-646.
64. Phillips DI, Walker BR, Reynolds RM et al. Low birth weight predicts elevated plasma cortisol concentrations in adults from 3 populations. Hypertension. 2000;35:1301-1306.
65. Björntorp P. Do stress reactions cause abdominal obesity and comorbidities? Obes Rev. 2001;2:73-86.
66. Kajantie E, Eriksson J, Barker DJ et al. Birth size, gestational age and adrenal function in adult life: Studies of dexamethasone suppression and ACTH1-24 stimulation. Eur J Endocrinol. 2003;149:569-575.
67. Masuzaki H, Paterson J, Shinyama H et al. A transgenic model of visceral obesity and the metabolic syndrome. Science. 2001;294:2166-2170.
68. Said-Mohamed R, Bernard JY, Ndzana A, Pasquet P. Is overweight in stunted preschool children in cameroon related to reductions in fat oxidation, resting energy expenditure and physical activity? PLoS ONE. 2012;7(6):e39007.
69. Albuquerque FCA, Bueno NB, Clemente AG, Ferrioli E, Florêncio TMMT, Hoffman D, Sawaya AL. Association Between Adult Stature and Energy Expenditure in Low-Income Women from Northeastern Brazil. PLoS One. 2015;10(7):e0131891.
70. Nishimoto Y, Ida S, Etani Y, Miyatani S. Resting energy expenditure in short-stature children. Endocr J. 2012;59(3):265-271.
71. Chan MF, Ko CY. Osteoporosis prevention education programme for women. J Adv Nurs. 2006;54(2):159-170.
72. Brandao CMA, Vieira JGH. Fatores envolvidos no pico de massa óssea. Arq Bras Endocrinol Metab. 1999;43(6):401-408.
73. Ammann P, Bourrin S, Bonjour JP et al. Protein undernutrition-induced bone loss is associated with decreased IGF-I levels and estrogen deficiency. J Bone Miner Res. 2000;15(4):683-690.
74. Bennell K, Khan K, McKay H. The role of physiotherapy in the prevention and treatment of osteoporosis. Man Ther. 2000;5(4):198-213.
75. Das Neves J, Martins PA, Sesso R, Sawaya AL. Malnourished children treated in day-hospital or outpatient clinics exhibit linear catch-up and normal body composition. J Nutr. 2006;136:648-655.
76. Prentice AM. Regional case studies – Africa. In: Kalhan SC, Prentice AM, Yajnik CS. Emerging Societies – Coexistence of Childhood Malnutrition and Obesity. Nestlé Nutrition Institute. 2009;63:33-46.
77. Yin S. Regional Case Studies – China. In: Kalhan SC, Prentice AM, Yajnik CS. Emerging Societies – Coexistence of Childhood Malnutrition and Obesity. Nestlé Nutrition Institute. 2009;63:25-32.
78. Sawaya AL, Dallal G, Solymos G et al. Obesity and malnutrition in a shantytown population in the city of São Paulo, Brazil. Obes Res. 1995;3:107-115.
79. Florêncio TT, Ferreira HS, Cavalcante JC et al. Food consumed does not account for the higher prevalence of obesity among stunted adults in a very-low-income population in the Northeast of Brazil (Maceió, Alagoas). Eur J Clin Nutr. 2003;57:1437-1446.
80. Hermanussen M, Sunder M, Voigt M, Tresguerres JA. Morbit obesity is associated with short stature. J Pediatr Endocrinol Metab. 2005;18:647-650.
81. Bosy-Westphal A, Plachta-Danielzik S, Dörhöfer RP, Müller MJ. Short stature and obesity: positive association in adults but inverse association in children and adolescents. Br J Nutr. 2009;102:453-61.
82. Song YM, Sung J. Adult height and the risk of mortality in South Korean women. Am J Epidemiol. 2008;168(5):497-505.
83. Lara-Esqueda A, Aguilar-Salinas A, Velazquez-Monroy O, Gómez-Pérez FJ, Rosas-Peralta M, Mehta R et al. The body mass index is a less-sensitive tool for detecting cases with obesity-associated comorbidities in short stature subjects. Int J Obes Relat Metab Disord. 2004;28(11):1443-50.
84. Sichieri R, dos Santos Barbosa F, Moura EC. Relationship between short stature and obesity in Brazil: a multilevel analysis. Br J Nutr. 2010;103:1534-8.
85. Kimani-Murage EW, Kahn K, Pettifor JM et al. The prevalence of stunting, overweight and obesity, and metabolic disease risk in rural South African children. BMC Public Health. 2010;10:158.
86. Barquera S, Peterson KE, Must A et al. Coexistence of maternal central adiposity and child stunting in Mexico. Int J Obes. 2007;31:601-607.
87. Fernald LC, Neufeld LM. Overweight with concurrent stunting in very young children from rural Mexico: prevalence and associated factors. Eur J Clin Nutr. 2007;61:623-632.
88. Wang X, Höjer B, Guo S et al. Stunting and overweight in the malnutrition among children in a poor area of China. Public Health Nutr. 2009;12:1991-1998.
89. Nakashima Y, Fujii H, Sumiyoshi S et al. Early human atherosclerosis: accumulation of lipid and proteoglycans in intimal thickenings followed by macrophage infiltration. Arterioscler Thromb Vasc Biol. 2007;27:1159-1165.
90. Carvalho DF, Paiva AA, Melo ASO et al. Perfil lipídico e estado nutricional de adolescentes. Rev Bras Epidemiol. 2007;10(4):491-498.

91. Giuliano ICB, Caramelli B. Dislipidemias na infância e adolescência. Pediatria (São Paulo). 2008;29(4):275-285.
92. Pellanda LC, Echenique L, Barcellos LMA et al. Origin of atherosclerosis in childhood and adolescence. Am J Clin Nutr. 2000;72:1307-1315.
93. Pereira PB, Arruda IKG, Cavalcanti AMTS, Diniz AS. Perfil lipídico em escolares de Recipe-PE. Arq Bras Cardiol. 2010;95(5):606-613.
94. Lussana F, Painter RC, Ocker MC et al. Prenatal exposure to the Dutch famine is associated with preference for fatty food and a more atherogenic lipid profile. Am J Clin Nutr. 2008;88:1648-1652.
95. Lumey LH, Stein AD, Kahn HS, Romijn JA. Lipid profiles in middle-aged men and women after famine exposure during gestation: the Dutch Hunger Winter Families Study. Am J Clin Nutr. 2009;89(6):1737-1743.
96. Lucas A, Baker BA, Desai M, Hales CN. Nutrition in pregnant or lactating rats programs lipid metabolism in the offspring. Br J Nutr. 1996;76:605-612.
97. Bellinger L, Lilley C, Langley-Evans SC. Prenatal exposure to a maternal low-protein diet programmes a preference for high-fat foods in the young adult rat. Br J Nutr. 2004;92:513-20.
98. Barker DJP, Martyn CN, Osmond C et al. Growth in utero and serum cholesterol concentrations in adult life. BMJ. 1993;307:1524-7.
99. Mogren I, Hogberg U, Stegmayr B et al. Fetal exposure, heredity and risk indicators for cardiovascular disease in a Swedish welfare cohort. Int J Epidemiol. 2001;30:853-862.
100. Florencio TT, Ferreira HS, Cavalcante JC et al. Short stature, abdominal obesity, insulin resistance and alterations in lipid profile in very low income women living in Maceió, north-eastern Brazil. Eur J Cardiovasc Prev Rehabil. 2007;14:346-348.
101. Barker DJP, Martyn CN, Osmond C, Hales CN, Fall CHD. Growth in utero and serum cholesterol concentrations in adult life. BMJ. 1993;307:1524-7.
102. Barker DJ. Commentary: Developmental origins of raised serum cholesterol. Int J Epidemiol. 2003;32(5):876-877.
103. Roseboom TJ, van der Meulen JH, Osmond C, Barker DJ, Ravelli AC, Bleker OP. Plasma lipid profiles in adults after prenatal exposure to the Dutch famine. Am J Clin Nutr. 2000;72(5):1101-6.
104. Lumey LH, Stein AD, Kahn HS, Romijn JA. Lipid profiles in middle-aged men and women after famine exposure during gestation: the Dutch Hunger Winter Families Study. Am J Clin Nutr. 2009;89(6):1737-43.
105. Veiga GRS, Ferreira HS, Sawaya AL et al. Dyslipidaemia and undernutrition in children from impoverished areas of Maceió, State of Alagoas, Brazil. Int J Environ Res Public Health. 2010;7:4139-4151.
106. Alves JFR, Britto RPA, Ferreira HS, Sawaya AL, Florêncio TMTM. Evolution of the biochemical profile of children treated or undergoing treatment for moderate or severe stunting: consequences of metabolic programming? J Pediatr. 2014;4: 356-362.
107. Martinelli Jr CE, Custódio RJ, Aguiar-Oliveira, MH. Fisiologia do eixo GH sistema IGF. Arq Bras Endocrinol Metab. 2008;52(5):717-725.
108. Barker DJP. Mothers, Babies and Health in Later Life. 2.ed. Edinburgh: Churchill Livingstone; 1998. p.81-93.
109. Skidmore PM, Hardy RJ, Kuh DJ, Langenberg C, Wadsworth ME. Birth weight and lipids in a national birth cohort study. Arterioscler Thromb Vasc Biol. 2004 Mar;24(3):588-94.
110. Rashad I. Height, health, and income in the US, 1984-2005. Econ Hum Biol. 2008;6(1):108-26.
111. Barreto-Filho JAS, Oliveira JLM, Marques C, Aguiar-Oliveira MH. Papel do eixo GH/IGF-1 na fisiopatologia da síndrome metabólica: resistência insulínica e lesão de órgãos-alvo. Rev Bras Hipertens. 2005;12(3):159-164.
112. Brown DC, Byrne CD, Clark PM et al. Height and glucose tolerance in adult subjects. Diabetologia. 1991;34:531-533.
113. Asao K, Kao WHL, Batiste-Roberts K et al. Short Stature and the Risk of Adiposity, Insulin Resistance, and Type 2 Diabetes in Middle Age The Third National Health and Nutrition Examination Survey (NHANES III), 1988-1994. Diabetes Care. 2006;29:1632-1637.
114. Guerrero-Igea FJ, Lepe-Jimenez JA, Garrido-Serrano A, Palomo-Gil S. Association among hyperinsulinemia, family history of diabetes, and diminutive stature in normoglycemic premenopausal women (Letter). Diabetes Care. 2001;24: 602-603.
115. Gonzalez-Barranco J, Rios-Torres JM, Castillo-Martinez L et al. Effect of malnutrition during the first year of life on adult plasma insulin and glucose tolerance. Metabolism. 2003;52:1005-1011.
116. Lawlor DA, Ebrahim S, Smith GD. The association between components of adult height and Type II diabetes and insulin resistance: British Women's Heart and Health Study. Diabetologia. 2002;45:1097-106.
117. Riste L, Khan F, Cruickshank K. High prevalence of type 2 diabetes in all ethnic groups, including Europeans, in a British inner city: relative poverty, history, inactivity, or 21st century Europe? Diabetes Care. 2001;24:1377-83.

118.Njolstad I, Arnesen E, Lund-Larsen PG. Sex differences in risk factors for clinical diabetes mellitus in a general population: a 12-year follow-up of the Finnmark study. Am J Epidemiol. 1998;147:49-58.

119.Anastasiou E, Alevizaki M, Grigorakis SJ et al. Decreased stature in gestational diabetes mellitus. Diabetologia. 1998;41:997-1001.

120.Branchtein L, Schmidt MI, Matos MC et al. Short stature and gestational diabetes in Brazil. Brazilian Gestational Diabetes Study Group. Diabetologia. 2000;43(7):848-51.

121.Wade J, Forsblom C, Thorn LM et al. Adult stature and diabetes complications in patients with type 1 diabetes. The Finn-Diane Study and the Diabetes Control and Complications Trial. Diabetes. 2009;58:1914-1920.

122.Barker DJP. Mothers, Babies and Disease in Later Life. London: British Medical Journal Books; 1994.

123.Sicree RA, Zimmet PZ, Dunstan DW et al. Differences in height explain gender differences in the response to the oral glucose tolerance test – the AusDiab study. Diabet Med. 2008;25(3):296-302.

124.Britto RPA, Florêncio TMTM, Costa ACS, Pinheiro ME. Baixa estatura, obesidade abdominal e fatores de risco cardiovascular em mulheres de baixa renda. RBM. 2011;68(3):71-7.

125.Martins PA, Sawaya AL. Evidence for impaired insulin production and higher sensitivity in stunted children living in slums. Brit J Nutr. 2006;95:996-1001.

126.Soto N, Bazaes RA, Penã V et al. Insulin sensivity and secretion are related to catch-up growth in small-for-gestational- age infants at age 1 year: results from a prospective cohort. J Clin Endocrinol Metab. 2003;88:3645-50.

127.Guo SS, Wu W, Chumlea WC, Roche AF. Predicting overweight and obesity in adulthood from body mass index values in childhood and adolescence. Am J Clin Nutr. 2002;76:653-658.

128.Barker DJ, Bull AR, Osmond C, Simmonds SJ. Fetal and placental size and risk of hypertension in adult life. BMJ. 1990;301(6746):259-262.

129.Ferreira HS, Moura FA, Júnior Cabral CR et al. Short stature of mothers from an area endemic for undernutrition is associated with obesity, hypertension and stunted children: a populationbased study in the semiarid region of Alagoas, Northeast Brazil. Br J Nutr. 2009;101:1239-1245.

130.Neelsen S, Stratmann T. Effects of prenatal and early life malnutrition: Evidence from Greek famine. J Health Econ. 2011;30(3):479-488.

131.Febba A, Sesso R, Barreto GP, Liboni CS, Franco MC, Casarini DE. Stunting growth: association of the blood pressure levels and ACE activity in early childhood. Pediatr Nephrol. 2009; 24(2):379-86.

132.Fernandes MT, Sesso R, Sawaya Al. Increased blood pressure in adolescents of low socioeconomic status with short stature. Pediatr Nephrol. 2003;18:435-9.

133.Florêncio TT, Ferreira HS, Cavalcante JC, Sawaya AL. Short stature, obesity and arterial hypertension in a very low income population in North-Eastern Brazil. Nutr Metab Cardiovasc Dis. 2004;14(1):26-33.

134.Sesso R, Barreto GP, Neves JN, Sawaya AL. Malnutrition is associated with increased blood pressure in childhood. Nephron Clinical Practice. 2004;97:61-67.

135.Martins VJ, Toledo Florêncio TM et al. Long-lasting effects of undernutrition. Int J Environ Res Public Health. 2011;8(6):1817-1846.

136.Barker DJP. Developmental origins of chronic disease. Public Health. 2012;126(3):185-189.

137.Chernausek SD. Update: consequences of abnormal fetal growth. J Clin Endocrinol Metab. 2012;97:689-695.

138.McEwen BS. Physiology and neurobiology of stress and adaptation: central role of the brain. Physiol Rev. 2007;87: 873-904.

139.de Rooij SR, Painter RC, Phillips DI et al. Cortisol responses to psychological stress in adults after prenatal exposure to the Dutch famine. Psychoneuroendocrinology. 2006;31:1257-1265.

140.Strike PC, Steptoe A. Psychosocial factors in the development of coronary artery disease. Prog Cardiovasc Dis. 2004;46: 337-347.

141.Pervanidou P, Chrousos GP. Metabolic consequences of stress during childhood and adolescence. Metabolism. 2012;61(5):611-619.

142.Styne D. Crescimento. In: Greenspan FS, Dardner DG. Endocrinologia Básica e Clínica. 7.ed. Rio de Janeiro: McGraw--Hill; 2006. p.147-180.

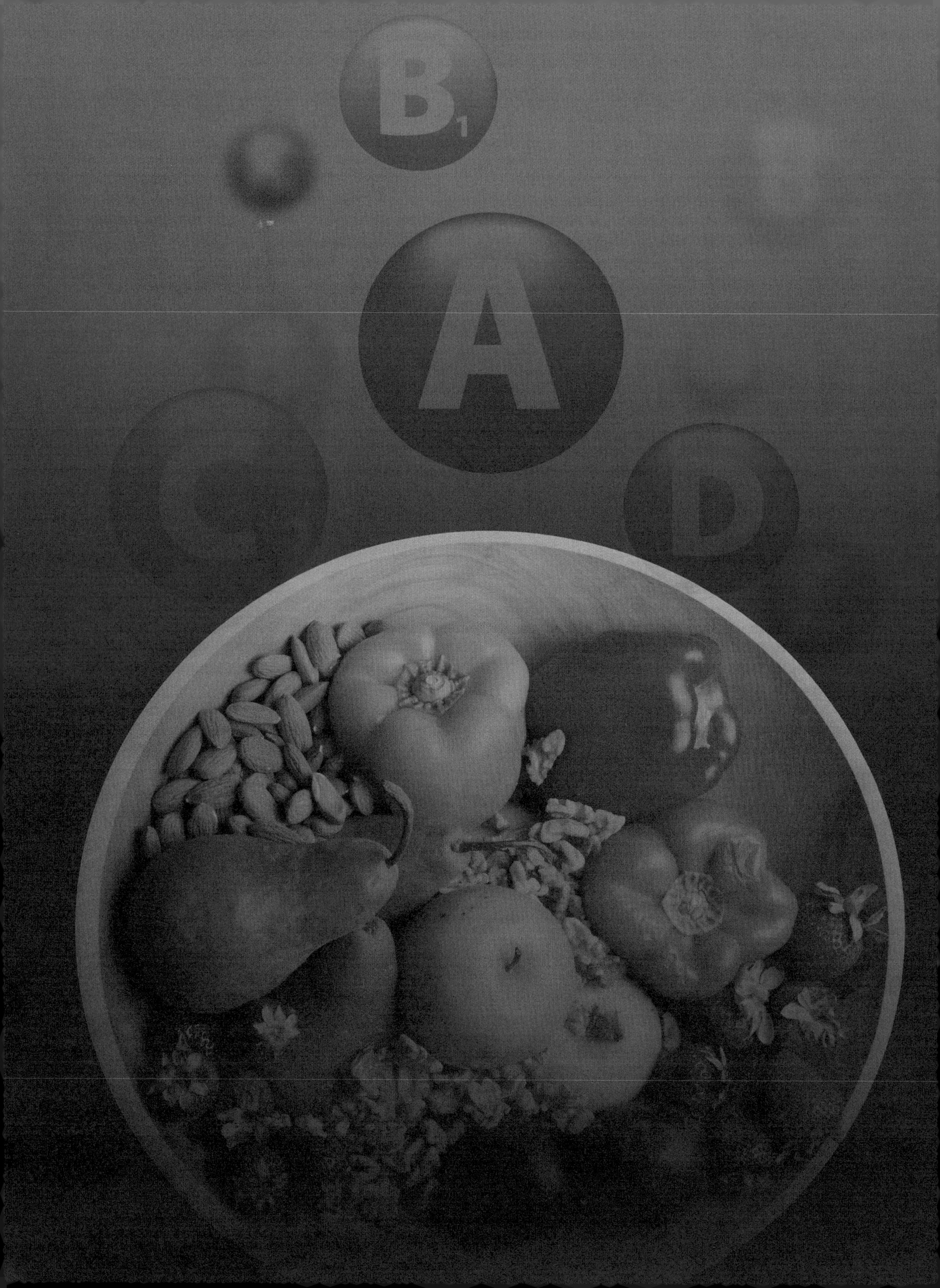
B1
A
D

capítulo 21

Aspectos Nutricionais de Micronutrientes

Liliane Viana Pires
Paula Nascimento Brandão Lima
Silvia Maria Franciscato Cozzolino

INTRODUÇÃO

Os micronutrientes participam de diversas reações do metabolismo, podendo exercer uma ou mais funções metabólicas específicas (nutrientes do tipo 1) ou atuar em múltiplas funções metabólicas (nutrientes do tipo 2). O conhecimento particularizado dos aspectos nutricionais e fisiológicos dos micronutrientes auxilia no entendimento das doenças associadas à deficiência ou toxicidade. Dessa maneira, este capítulo abordará os principais aspectos ligados aos micronutrientes considerados de maior importância na alimentação, devido, principalmente, aos efeitos de suas deficiências no desenvolvimento humano.

ZINCO[119,52]

Funções

O zinco é amplamente encontrado dentro das células e possui funções catalíticas, estruturais e regulatórias. Estima-se que o genoma humano codifique cerca de 3.000 proteínas de zinco,[66] sendo reconhecida a sua participação em mais de 300 metaloenzimas.[89]

A função estrutural desse mineral dar-se-á por meio de sua ligação a moléculas de cisteína ou histidina presentes nos domínios de proteínas, facilitando o dobramento destas, e formando estruturas conhecidas como "dedos de zinco". Algumas das proteínas que possuem essa estrutura estão envolvidas na diferenciação ou proliferação celular, transdução de sinal e adesão celular.[53]

Esse mineral também está envolvido na estrutura e na estabilização de enzimas, como na *superóxido dismutase* (SOD),[53,76] e atua nos sítios catalíticos de metaloenzimas como *carboxipeptidases*, *anidrase carbônica*, *fosfatase alcalina*, *RNA polimerases* e a *álcool desidrogenase*.[47] Na regulação gênica, o zinco liga-se ao fator de transcrição metal responsivo 1 (MTF1), estimulando a transcrição de diversos genes, positiva ou negativamente, de acordo com a concentração de zinco celular.[53]

O zinco interage com importantes hormônios envolvidos no crescimento ósseo, como a somatomedina-c, osteocalcitonina, testosterona, hormônios da tireoide e insulina. Dessa maneira, o zinco está intimamente ligado ao metabolismo ósseo, sendo considerado um componente essencial na calcificação da matriz óssea.[89] A homeostase de zinco é importante também para a função do sistema imunológico, que consiste em um processo de divisão celular frequente, no qual esse mineral tem grande participação mediante a via de sinalização das proteínas quinases ativadas por mitógeno (MAP quinases).[102] O zinco é necessário para a fisiologia da resposta imunológica inata e adaptativa, principalmente para o desenvolvimento das células T e de suas funções periféricas após a maturação.[64,105] Em concentrações fisiológicas, o zinco é capaz de suprimir a apoptose celular por meio da inibição da atividade da *caspase-3* e aumento na relação das proteínas Bcl/Bax.[102]

Além disso, o zinco participa dos sistemas endócrino, parácrino e autócrino. No espaço extracelular, esse mineral é responsável pela propagação de sinais, ligando-se a proteínas da superfície celular. Já no citosol das células, o zinco livre apresenta função de segundo mensageiro a partir do aumento da sua concentração. Desse modo, atua na cascata de sinalização ativando ou inibindo enzimas envolvidas nesse processo, como as proteínas tirosina *fosfatases*, *fosfodiesterases*, *caspases* e *quinases*. No sistema nervoso, a liberação do zinco de neurônios pré-sinápticos modula a neurotransmissão por intermédio da sua ligação a transportadores de zinco e a canais de receptores nos neurônios pós-sinápticos.[50,117]

No metabolismo glicídico, é conhecida a participação do zinco em diversas etapas. Durante a síntese de insulina, íons de zinco (Zn^{2+}) presentes nos grânulos secretórios ligam-se à insulina, promovendo a sua maturação e cristalização, formando complexos hexâmetros que favorecem o armazenamento da insulina nas células beta.[58] Além disso, o zinco pode modular a secreção de insulina por meio da interação com canais iônicos. Uma vez liberado no espaço extracelular, o complexo zinco/insulina se dissocia e os íons de zinco podem ser reabsorvidos pela célula beta, agir na supressão da secreção de glucagon ou atuar nos receptores de insulina nas células-alvo.[58,88]

A ativação da cascata de sinalização da insulina nas células-alvo pelo zinco ocorre devido a sua ação insulino-mimética. O zinco estimula a fosforilação da subunidade beta dos receptores de insulina e, em conjunto, aumenta a fosforilação dos substratos do receptor de insulina, a ativação da enzima *fosfatidilinositol 3-quinase* e a fosforilação da proteína Akt, o que provoca a translocação do GLUT4 para a membrana plasmática e, consequentemente, o transporte de glicose para dentro das células. Em adição, o zinco mantém a cascata de sinalização ativa impedindo a desfosforilação dos receptores de insulina mediante a inibição da proteína *tirosina fosfatase 1B* (PTP1B). Nesse sentido, o zinco estimula a glicogênese pela redução da fosforilação da *glicogênio sintase quinase-3*.[18,50,58,67,88]

Visto a ação insulino-mimética citada anteriormente, o zinco estimula, ainda, a lipogênese e a absorção e oxidação de glicose nos adipócitos. Também atua regulando a gliconeogênese por meio da interação com o fator de transcrição FOXO1 e as enzimas *fosfoenolpiruvato carboxiquinase* e *glicose-6-fosfatase*.[18,21,67,102]

Os efeitos do zinco no sistema *redox* são indiretos e dependem da sua concentração. Em condições normais, o zinco apresenta ações antioxidantes, ativando o elemento de resposta de metal ligado ao MTF1 e o fator de transcrição NF-E2. A ativação desses fatores permite a expressão de enzimas antioxidantes e do metabolismo da glutationa.[67] Estudos demonstram, ainda, o papel protetor do zinco na oxidação de macromoléculas e na redução de espécies oxidantes devido a sua capacidade de ligação na membrana plasmática, substituindo metais de transição com capacidade *redox*, em especial, ferro e cobre.[35,120,121]

Aspectos fisiológicos

A absorção do zinco da dieta ocorre, em sua maioria, no intestino delgado, em especial no jejuno, através da superfície da borda em escova da célula do enterócito, por um processo transcelular. Em situações de alta concentração de zinco no intestino, a absorção ocorre através do mecanismo de difusão simples. Quando em baixa concentração, ocorre aumento da sua absorção em até 90% através de mecanismos mediados por carreadores. Além disso, ocorre concomitante redução da sua excreção urinária.[48,50,52,60,109]

Os mecanismos de regulação da absorção e da homeostase são realizados pelos transportadores de zinco das famílias ZIP (SLC39) e ZnT (SLC30), bem como pela metalotioneína (MT).[39,109] Com um total de 14 transportadores, a família ZIP move o zinco do espaço extracelular ou de organelas celulares para o citoplasma. Já a família de transportadores ZnT (SLC 30) possui 10 membros identificados, e é responsável por mover o zinco do citoplasma para o lúmen das organelas intracelulares ou para o exterior da célula.[53,67]

A metalotioneína possui diferentes funções, dentre as quais estão a compartimentalização de zinco intracelular, limitando a sua absorção em ocasiões de alta concentração do mineral, e a função antioxidante. Quando ocorre aumento da necessidade desse mineral, a metalotioneína é degradada, liberando o zinco para as funções metabólicas.[53,67,80,84]

Após a captação e liberação de zinco pela membrana basolateral da célula intestinal, esse mineral é transportado para os capilares mesentéricos, onde circula no sangue portal ligado a albumina, sendo captado pelo fígado e posteriormente distribuído para outros tecidos ligado a albumina (70%), à alfa-2-macroglobulina (18%), a outras proteínas e a alguns aminoácidos, especialmente a cisteína e histidina.[26,48,52,53]

O corpo humano contém de 2 a 4 g de zinco, destes, 12 a 16 mcM podem ser mensurados no plasma e outros fluídos, fazendo parte do *pool* de zinco necessário para a sua distribuição no organismo.[26,48,76] Fatores como estresse, trauma agudo e infecção podem reduzir o teor de zinco plasmático.[47]

A excreção de zinco ocorre em maior proporção pelo intestino, local onde são eliminadas as secreções pancreáticas, variando de 27 a 90 μmol/dia, e, em menor quantidade, pela urina. Nesta última, a concentração de zinco excretada é de cerca de 8 a 11 μmol/dia devido ao processo de reabsorção dos rins. O zinco também é perdido pela descamação das células epiteliais do intestino, suor, sêmen, cabelo e menstruação.[26,48,76] Em casos de deficiência, as excreções urinárias e fecais desse mineral são reduzidas, seguidas pela mobilização das limitadas reservas intracelulares e pelo catabolismo de tecidos, a fim de reestabelecer o equilíbrio corporal.[53]

Visto que o zinco é um nutriente do tipo 2, não é reconhecido um biomarcador sensível e específico para avaliação da sua concentração corpórea. Na deficiência de zinco podem ser observados: presença de anemia grave, retardo de crescimento, hipogonadismo, lesões cutâneas e oculares, infecções, letargia, diarreia persistente, alopecia, distúrbios do paladar, insuficiência imunológica, disfunções cerebrais, comprometimento da cicatrização de feridas, perda de apetite, inflamação crônica, doença hepática, instabilidade emocional, irritabilidade e depressão.[47,50,53]

Biodisponibilidade de zinco

É importante mencionar que vários fatores da dieta já foram identificados como promotores ou antagonistas potenciais da absorção de zinco. As substâncias orgânicas solúveis de baixo peso molecular, como os aminoácidos (principalmente a histidina e cisteína) e ácidos orgânicos, podem agir como ligantes, facilitando sua absorção.[34,47,48,119] Entretanto, substâncias como taninos e outros polifenóis, oxalatos e fitatos podem reduzir a absorção desse mineral, prejudicando sua biodisponibilidade. Outros minerais com propriedades físico-químicas semelhantes, como o ferro, o cobre e o cádmio, quando presentes em excesso, podem diminuir a entrada de zinco na célula, seu transporte intestinal e, portanto, sua absorção.[34,48,119]

Recomendação de ingestão e fontes alimentares

Atualmente, a recomendação de ingestão diária de zinco mais usada no Brasil é a estabelecida pelo Institute of Medicine/Food and Nutrition Board.[47] Na Tabela 21.1, encontram-se as recomendações de ingestão de zinco para todas as fases de desenvolvimento.

As principais fontes alimentares de zinco são aquelas de origem animal e ricas em proteínas, como: ostras, camarão, carne bovina, de frango e de peixe e fígado. Também são boas fontes desse mineral o gérmen de trigo, grãos integrais, castanhas, legumes e tubérculos. Assim, uma alimentação variada será adequada em zinco.[48,119]

Tabela 21.1 Recomendações de ingestão dietética (DRIs) relativas ao zinco em mg/dia.

Estágio de vida	EAR	AI*/RDA	UL
Recém-nascidos e crianças			
0-6 meses	–	2*	4
7-12 meses	2,5	3	5
1-3 anos	2,5	3	7
4-8 anos	4	5	12
9-13 anos	7	8	23
Homens			
14-18 anos	8,5	11	34
19-50 anos	9,4	11	40
> 51 anos	9,4	11	40
Mulheres			
14-18 anos	7,3	9	34
19-50 anos	6,8	8	40
> 51 anos	6,8	8	40
Gestantes			
≤ 18 anos	10,5	12	34
19-50 anos	9,5	11	40
Lactantes			
≤ 18 anos	10,9	13	34
19-50 anos	10,4	12	40

AI: ingestão adequada; EAR: necessidade média estimada; RDA: ingestão dietética recomendada; UL: limite superior tolerável de ingestão.
Fonte: IOM, 2006.[47]

CÁLCIO[94,110]

Funções

Estocado primordialmente como cristais de hidroxiapatita na matriz óssea e dentro de organelas intracelulares. O cálcio confere sustentação ao esqueleto e proteção aos órgãos internos,[97] além de estar envolvido na contração muscular, metabolismo energético, coagulação sanguínea e no processo de mitose celular.[51,43]

Para que o cálcio exerça suas funções nas mais diversas células do organismo, a sua concentração extracelular deve ser mantida em quantidades fisiológicas ideais. Portanto, depende da regulação integrada dos fluxos de cálcio no intestino, nos rins e nos ossos. A regulação do cálcio no soro é controlada pelo próprio cálcio, seja pelo seu receptor ou pela ação de hormônios, sendo os mais importantes o paratormônio (PTH) e a 1,25 di-hidroxivitamina D ($1,25(OH)_2D$).[15]

A manutenção da quantidade de cálcio no meio extracelular é importante para a excitabilidade neuromuscular, e variações bruscas nessas concentrações podem ocasionar a tetania (concentrações reduzidas), flacidez e arritmias (concentrações elevadas). Nos músculos esquelético e cardíaco, os íons de cálcio liberados do retículo sarcoplasmático ligam-se a troponina, acarretando o deslocamento da tropomiosina e permitindo, assim, a ligação da miosina na molécula de actina, desencadeando a contração muscular.[108] Além disso, esse mineral desempenha importante papel na cascata de coagulação após injúria vascular, ligando-se a fosfolipídios oriundos da adesão plaquetária, criando uma superfície de adesão para outros fatores de coagulação.[15,23,51,77]

Como muitos outros micronutrientes, algumas enzimas contêm cálcio em seus sítios catalíticos, podendo-se citar a *alfa-amilase* e as *fosfolipases*.[94] Na regulação metabólica, em geral, o cálcio age ativando proteínas quinases, as quais modulam a atividade de enzimas importantes para a ligação de hormônios na superfície das células. Além disso, as proteínas ligadoras de cálcio são também essenciais para: secreção de hormônios e neurotransmissores; adesão celular e função de proteínas do citoesqueleto.[23,94] Possui, ainda, função como segundo mensageiro nas células do sistema imunológico, incluindo células T, B e mastócitos. Os sinais de Ca^{+2} regulam a ativação e diferenciação de linfócitos e uma variedade de processos transcricionais.[75,81]

Além desses aspectos, sugere-se a participação do cálcio na regulação da concentração de colesterol sanguíneo, em razão da sua capacidade de formar complexos que dificultam a absorção intestinal de ácidos graxos, em especial, ácidos graxos saturados.[51,78] Em consonância, dentro dos adipócitos, o cálcio regula o metabolismo de lipídios, estimulando a lipólise, a oxidação de gorduras e a inibição da lipogênese *de novo*.[100] Dessa maneira, o cálcio apresenta um importante papel antiobesogênico.[57,96,100]

O cálcio atua ainda em conjunto com a vitamina D na secreção e sensibilização da insulina,[51] visto que essa vitamina auxilia na regulação do fluxo de Ca^{+2} nas células beta. Assim, o aumento desse íon no citosol desencadeia a exocitose das vesículas secretórias que contêm a insulina.[74] Outro efeito observado é a participação do cálcio no ritmo cardíaco pela regulação do sistema renina-angiotensina-aldosterona e pela melhora do balanço entre sódio e potássio.[51] O cálcio modula, ainda, vias que controlam a oncogênese e a progressão do câncer visto seus efeitos regulatórios na proliferação celular e apoptose.[43]

Aspectos fisiológicos

O cálcio só pode ser adquirido pela ingestão alimentar e encontra-se no sangue sob as formas ionizada e livre. A sua absorção pode ser influenciada pela idade do indivíduo, fatores genéticos e nutricionais, presença de doenças, raça e medicamentos.[19,23]

A absorção do cálcio ocorre por dois mecanismos: um ativo e saturável, denominado "processo transcelular", e outro passivo e não saturável, o "processo paracelular". O primeiro mecanismo de absorção ocorre no duodeno e, em menor proporção, no jejuno; enquanto o segundo mecanismo é observado ao longo de todo o intestino curto e, em menor proporção, no cólon.[19,23,97]

Na absorção transcelular, o cálcio presente no lúmen intestinal atravessa a borda em escova para entrar no enterócito por processo não dependente de energia, tendo um gradiente eletroquímico favorável para esse processo, regulado pela $1,25(OH)_2D$. Além desses aspectos, alterações no conteúdo de lipídios da membrana da borda em escova também influenciam na absorção, pois o aumento na composição dos ácidos graxos linoleico e araquidônico e na razão fosfati dilcolina:fosfatidiletanolamina resulta em aumento na fluidez da membrana e do fluxo de cálcio. Ademais, a presença do canal de cálcio específico TRPV6, também conhecido como CaT1, está envolvida nesse processo de absorção.[19,23,97]

O segundo mecanismo de absorção do cálcio é pela via paracelular, meio pelo qual o cálcio é absorvido por difusão passiva. O mineral atravessa as células adjacentes na membrana do enterócito, sendo impulsionado por gradientes transepiteliais eletroquímicos.

A difusão passiva aumenta linearmente com as concentrações de cálcio no lúmen intestinal, sendo a vitamina D um promotor do aumento da permeabilidade.[19,23,97] Os hormônios estradiol, estrogênio e prolactina também estimulam a absorção de cálcio intestinal.[19]

Após a entrada de cálcio no enterócito, esse mineral é transportado para a membrana basolateral por um mecanismo finamente regulado, evitando alterações nas concentrações de cálcio intracelulares. Ressalta-se que o cálcio presente no citosol do enterócito está relacionado com a proteína de ligação do cálcio, a calbindina, e que a capacidade máxima de transporte desse elemento dentro da célula está diretamente relacionada com a quantidade dessa proteína.[23,97]

A saída de cálcio para a circulação pode ocorrer por meio de um gradiente eletroquímico semelhante ao que favorece a entrada de cálcio pela borda em escova ou por mecanismos contra esse gradiente, que necessita de energia. Uma das vias é por meio da bomba de trifosfato de adenosina dependente de cálcio. Essa bomba é induzida pela $1,25(OH)_2D$ e ativada pela calmodulina e, possivelmente, pelas proteínas ligadoras de cálcio. Outra via utilizada é pela troca de sódio/cálcio na membrana basolateral, a qual está associada à redução de entrada de sódio para dentro da célula.[19,23,97]

A absorção do cálcio é importante para manter suas concentrações no fluído extracelular. Quando há redução desse mineral, o hormônio da paratireoide e/ou calcitriol normalizam a concentração de cálcio por meio da mobilização óssea, do aumento da absorção intestinal ou do estímulo da reabsorção pelos rins. Por outro lado, quando a concentração de cálcio no sangue é muito alta, a calcitonina assegura a sua reabsorção óssea ou excreção urinária. Diante disso, análises bioquímicas de cálcio no sangue não refletem o estado nutricional do indivíduo relativo a esse mineral, uma vez que ele é altamente regulado.[15,23,94,97,110]

Biodisponibilidade de cálcio

Ao avaliar a fonte alimentar de cálcio, deve-se atentar para a composição dos alimentos que o contém. A eficiência da absorção de cálcio é dependente, por exemplo, das quantidades de ácido oxálico, fitato e fibras, entre outros, tanto no alimento quanto na mesma refeição. A absorção de cálcio do leite e de seus derivados tem a mesma eficiência, mas também deve-se considerar a presença de lactose hidrolisada ou a ausência desse açúcar. Alimentos ricos em ácido oxálico (espinafre, batata-doce e feijão) e em ácido fítico podem reduzir a absorção de cálcio, sendo o ácido oxálico o inibidor mais potente.[85,94]

Os estudos de biodisponibilidade apresentam resultados controversos quanto ao efeito do consumo de fibras na absorção intestinal de cálcio. O consumo de amido resistente e de oligossacarídeos não digeríveis tem sido associado positivamente com o aumento na absorção. Em um estudo realizado com adolescentes, verificou-se aumento de 3% na absorção de cálcio na maioria dos participantes após o consumo de 8 g de uma mistura de inulina com oligofrutose.[1]

Recomendação de ingestão e fontes alimentares

Na Tabela 21.2, encontram-se as recomendações de ingestão dietética de cálcio, de acordo com a fase de desenvolvimento.[44]

A ingestão de cálcio pela população brasileira apresenta-se inferior aos valores ideais preconizados. As principais fontes alimentares desse mineral são oriundas dos produtos derivados do leite, contribuindo com mais de 50% das necessidades diárias de cálcio. Folhas verdes também são ricas em cálcio, porém seria necessária uma ingestão elevada, difícil de ser consumida, para promover quantidades semelhantes de cálcio biodisponível dos produtos derivados do leite. Assim, embora os vegetais, frutas e grãos apresentem um teor de cálcio em sua composição, a contribuição para o alcance das necessidades diárias de ingestão não é significativa. As carnes, aves e peixes suprem apenas pequena parte do cálcio da dieta.[94]

FERRO[36,116]

Funções

O ferro é um elemento essencial na alimentação e a sua deficiência encontra-se entre as mais prevalentes, estando as mulheres em idade fértil, pessoas socialmente desfavorecidas, crianças e indígenas dentre os grupos com maior risco de deficiência.[61]

O ferro está presente em quatro classes importantes de proteínas, sendo elas: proteínas heme contendo ferro (hemoglobina, mioglobina e citocromos), enzimas de ferro-enxofre (flavoproteínas e hemeflavoproteínas), proteínas para armazenamento e transporte de ferro (transferrina, lactoferrina e ferritina) e enzimas com conteúdo de ferro ou ativadas por ferro.[5,7,30,47]

As proteínas heme (hemoglobina e mioglobina) são proteínas não enzimáticas de transporte de oxigênio, nas quais o ferro funciona como um ligante para o dioxigênio. As enzimas ferro-enxofre estão principalmente ligadas ao metabolismo energético, atuando nas reações de transferência de um único elétron e na geração de trifosfato de adenosina (ATP) no metabolismo celular. Outras proteínas heme também atuam nas reações de transferência de elétrons associando-se a cofatores como o citocromo P450.[5,7,30]

Tabela 21.2 Recomendações de ingestão dietética (DRIs) relativas ao cálcio (mg/dia).

Estágio de vida	EAR	AI*/RDA	UL
Recém-nascidos e crianças			
0-6 meses	–	200*	1.000
7-12 meses	–	260*	1.500
1-3 anos	500	700	2.500
4-8 anos	800	1.000	2.500
9-13 anos	1.100	1.300	3.000
Homens			
14-18 anos	1.100	1.300	3.000
19-50 anos	800	1.000	2.500
51-70 anos	800	1.000	2.000
> 70 anos	1.000	1.200	2.000
Mulheres			
14-18 anos	1.100	1.300	3.000
19-50 anos	800	1.000	2.500
51-70 anos	800	1.200	2.000
> 70 anos	1.000	1.200	2.000
Gestantes			
≤ 18 anos	1.100	1.300	3.000
19-50 anos	800	1.000	2.500
Lactantes			
≤ 18 anos	1.100	1.300	3.000
19-50 anos	800	1.000	2.500

AI: ingestão adequada; EAR: necessidade média estimada; RDA: ingestão dietética recomendada; UL: limite superior tolerável de ingestão.
Fonte: IOM, 2011.[44]

A proteína heme ligada ao citocromo P450 participa do metabolismo do ácido graxo araquidônico e eicosanoides, sendo os metabólitos gerados importantes nos processos de vasoconstrição renal, broncodilatação e broncoconstrição, edema, vasodilatação intestinal, contração do músculo liso, resposta alérgica, mitogênese, quimiotaxia, inibição e declínio da agregação plaquetária, reabsorção óssea, secreção de peptídeos, mobilização de cálcio intracelular, modulação da bomba de sódio e potássio e resposta a dor. Ainda, o citocromo P450 é responsável pela: conversão do acetato em esteróis e ácidos biliares; via metabólica da esteroidogênese; síntese e metabolismo da vitamina D_3; e hidroxilação do ácido retinoico.[7,73]

Ainda, o ferro é constituinte de nucleotídeos, participa da síntese de proteínas, tecidos e alguns hormônios. A ação do ferro no sistema imunológico consiste na sua participação no processo de diferenciação e crescimento celular, regulação da produção de citocinas, bem como faz parte de enzimas geradoras de peróxido e de óxido nitroso, que são importantes para o funcionamento enzimático das células imunológicas. No cérebro, o ferro está incorporado em enzimas de oxirredução ou de transporte de elétrons, na síntese e no armazenamento de neurotransmissores. Além disso, o ferro está envolvido na absorção e degradação de neurotransmissores, formando outras proteínas contendo ferro, que, por sua vez, podem alterar direta ou indiretamente a função cerebral por meio da redução de peróxido, metabolismo de aminoácidos e desaturação de gordura.[5,7,30,104]

Este mineral pode se apresentar sob dois estados de oxidação estáveis termodinamicamente, o Fe^{3+} (ferro férrico) e Fe^{2+} (ferro ferroso). Essas formas são ideais para catalisar várias reações bioquímicas, inclusive as reações que acarretam na formação de radicais de oxigênio tóxicos, particularmente quando presentes em excesso.[5,30,92]

Aspectos fisiológicos

O ferro alimentar pode ser encontrado nas formas não heme, oriundo de alimentos de origem vegetal, e heme, proveniente de alimentos de origem animal. Para ser absorvido nos enterócitos, o ferro não heme é primeiramente reduzido pelo citocromo b duodenal à forma Fe^{2+}, para então se ligar ao transportador de metal divalente 1 (DMT-1). O ferro heme, por sua vez, é absorvido nos eritrócitos pela proteína transportadora de heme, sendo o grupo heme posteriormente degradado pela enzima heme oxigenase 1 (HO-1). Uma vez absorvido, o ferro é transferido dos enterócitos para circulação pelo transportador de metal ferroportina. O Fe^{2+} pode, então, ser oxidado a Fe^{3+} pela hefaestina e transportado na circulação sanguínea pela transferrina.[54] Essa proteína transportadora de ferro é responsável por sua distribuição para a medula óssea, com o objetivo de suprir as necessidades de precursores eritrocitários para a síntese de hemoglobina. O ferro também é obtido a partir da recuperação das hemácias após a expiração de sua meia-vida, cerca de 120 dias, pela ação da HO-1 no sistema reticuloendotelial. Após a degradação das hemácias, 60% do ferro é reciclado em novas moléculas de hemoglobina. A parte do ferro que não é utilizada para a formação da hemoglobina entra no *pool* de armazenamento na ferritina.[27,30,54,92]

A deposição de ferro no organismo ocorre principalmente no fígado sob as formas de ferritina e hemossiderina, sendo esse órgão responsável pelo controle central da regulação corporal. Esse mineral também é armazenado no baço e medula óssea. Na célula, o ferro é armazenado no citosol, dentro da molécula de ferritina, podendo ser liberado conforme a necessidade orgânica de ferro. Tanto os compostos inorgânicos quanto os orgânicos de ferro são absorvidos no mesmo local do trato digestivo e seguem a mesma rota de armazenamento e eliminação.[27,30,54,92]

Em situações de normalidade, ocorre uma perda de ferro diária de 1 a 2 mg, e essa quantidade deve ser reposta por meio da alimentação. A maior parte do ferro eliminado se dá pelo intestino, pela descamação dos enterócitos, pelo sangue oculto nas fezes e pelas secreções biliares. Há também perdas de ferro pela descamação da pele e, em pequena proporção, pela urina. O tamanho da molécula de transferrina impede que ela seja filtrada pelos glomérulos renais.[13,36,54,92,116]

O ferro não é facilmente eliminado do organismo e esse aspecto tem merecido atenção em circunstâncias nas quais o excesso pode ser absorvido ou usado impropriamente. Uma abundância de ferro pode catalisar a geração de radicais livres, por meio da reação de Fenton, que prejudicam as funções celulares e que podem suprimir a atividade enzimática.[13,30,54]

A deficiência de ferro deve ser investigada por meio da combinação de testes, visto que suas concentrações séricas e plasmáticas não são suficientes para o diagnóstico. Na prática clínica pode-se observar como critérios de diagnóstico da deficiência de ferro os valores de transferrina, saturação de transferrina e ferritina.[61]

Biodisponibilidade de ferro

Como já abordado, o ferro advindo da dieta apresenta-se sob duas formas, heme e não heme. O ferro não heme apresenta uma maior susceptibilidade a interferências na sua biodisponibilidade, sendo importante considerar os fatores promotores e inibidores da sua absorção. Destacam-se dentre os fatores promotores da absorção do ferro não heme, a presença do ácido gástrico, o concomitantemente consumo de ácido ascórbico, vitamina A e de betacaroteno. Em contrapartida, a absorção de ferro pode ser inibida pelo ácido fítico e os polifenóis presentes em proteínas vegetais e pelo cálcio. O ferro heme, por sua vez, apresenta elevada biodisponibilidade.[27,29,36,47,116]

Recomendação de ingestão e fontes alimentares

As recomendações de ingestão de ferro propostas pelo Institute of Medicine/Food and Nutrition Board (Tabela 21.3)[47] foram estabelecidas considerando as perdas fisiológicas diárias e, por conseguinte, estimando as necessidades de ferro baseadas em estudos de ingestão alimentar desse elemento.

Medidas preventivas podem ser instituídas para melhorar a absorção de ferro de algumas fontes alimentares, uma vez que o padrão alimentar atual apresenta fatores limitantes relacionados com a biodisponibilidade desse mineral. Dentre essas medidas estão: aumentar o consumo de ferro heme; aumentar o consumo de vitamina C e reduzir o consumo dos inibidores da absorção de ferro durante as refeições.[47]

As melhores fontes alimentares de ferro são as carnes. Alimentos como espinafre, ostras, fígado, ervilhas e legumes possuem altas concentrações de ferro.[36,47,48]

Tabela 21.3 Recomendações de ingestão dietética (DRIs) relativas ao ferro em mg/dia.

Estágio de vida	EAR	AI*/RDA	UL
Recém-nascidos e crianças			
0-6 meses	–	0,27*	40
7-12 meses	6,9	11	40
1-3 anos	3	7	40
4-8 anos	4,1	10	40
Meninos			
9-13 anos	5,9	8	40
14-18 anos	7,7	11	45
Meninas			
9-13 anos	5,7	8	40
14-18 anos	7,9	15	45
Homens			
≥ 19 anos	6	8	45
Mulheres			
19-50 anos	8,1	18	45
≥ 51 anos	5	8	45
Gestantes			
≤ 18 anos	23	27	45
19-50 anos	22	27	45
Lactantes			
≤ 18 anos	7	10	45
19-50 anos	6,5	9	45

AI: ingestão adequada; EAR: necessidade média estimada; RDA: ingestão dietética recomendada; UL: limite superior tolerável de ingestão.
Fonte: IOM, 2006.[47]

MAGNÉSIO[64,87]

Funções

O magnésio atua como cofator em mais de 600 enzimas, além de participar na ativação de 200 enzimas. O magnésio pode encontrar-se livre (Mg^{2+}) no organismo ou ligado a ribossomos, polinucleotídeos e ATP, apresentando ação antagonista ao cálcio.[6,31,71]

A presença do magnésio é importante para manter um suprimento adequado de purinas e pirimidinas, visto a sua participação na estrutura e atividade da DNA e RNA polimerases, que são necessárias, respectivamente, para a síntese de DNA e RNA, no reparo do DNA e na proliferação e replicação celular. Portanto, sua funcionalidade está relacionada com a síntese de constituintes teciduais e no crescimento. O magnésio atua no desenvolvimento e manutenção de ossos e outros tecidos calcificados por meio da indução da proliferação dos osteoblastos, da inibição da liberação de moléculas pró-inflamatórias, da estimulação da atividade dos osteoclastos e da formação da coluna de condrócitos.[6] Também é responsável pela manutenção da concentração intracelular de potássio e pela regulação da liberação de acetilcolina e histamina.[6,31,64,71,87,91,115]

O magnésio participa da sinalização celular a partir da relação Mg^{2+}/Ca^{2+}, regulando a atividade das Ca^{2+} ATPases e de outras proteínas transportadoras de Ca^{2+}, e a abertura do canal de cálcio tipo L. Possui, ainda, papel de segundo mensageiro, visto que a ativação das células T e a estimulação do fator de crescimento epidérmico (EGF) acarretam o influxo de magnésio para dentro das células T via transportador magnésio T1 (MagT1). Uma vez no ambiente intracelular, o magnésio pode ativar a *fosfolipase C-γ (PLCγ1)*, reduzindo a fosforilação da proteína quinase C (PKC) e do inositol trisfosfato (IP3), promovendo menor fluxo de Ca^{2+}.[6]

No metabolismo glicêmico o complexo magnésio-ATP (Mg-ATP) é necessário para a atividade de *hexoquinase*, *fosfofrutoquinase*, *aldolase*, *fosfoglicerato quinase* e *piruvato quinase*. Além disso, é importante para o funcionamento do pâncreas e secreção da insulina, visto o seu efeito regulatório na sinalização do cálcio e ativação da calmodulina, resultando na fosforilação de proteínas das vesículas secretórias de insulina.[6] O complexo Mg-ATP é ainda fundamental para o correto funcionamento de outras quinases, ATPases, guanilil-ciclases e adenilil ciclases.[6,71]

As concentrações de magnésio cerebrais são responsáveis pela regulação do receptor N-metil-D-aspartato (NDMA), responsável pelo influxo de cálcio nas células neuronais e pela transmissão sináptica excitatória, plasticidade neuronal e excitotoxicidade. O magnésio atua, ainda, nos receptores do ácido gama-aminobutírico (GABA), causando a hiperpolarização das células neuronais. A regulação dos receptores NDMA e GABA pelo magnésio impede o influxo excessivo de cálcio nos neurônios, prevenindo a geração de espécies reativas de oxigênio e consequente morte celular neuronal. Além disso, o magnésio possui efeito regulatório no estresse oxidativo por meio da atividade da enzima *óxido nítrico sintase* e da liberação de neuropeptídios como a substância P e o peptídeo relacionado com o gene da calcitonina (*CGRP*), responsáveis pela secreção de mediadores inflamatórios e vasodilatação, respectivamente.[6,71]

Com relação à função cardíaca, o magnésio é fundamental nas fases 2 e 3 do potencial de ação do miocárdio, sendo que na fase 2, o magnésio inibe os canais de Ca^{2+} do tipo L, prevenindo a sobrecarga de Ca^{2+}. Já na fase de repolarização da célula (fase 3), a atuação do magnésio se dá pela regulação do retificador tardio de canal de K^+. O magnésio age como antagonista da ligação do cálcio a troponina C, calmodulina e parvalbumina, além de servir como substrato para ATPases cardíacas e regulador da síntese de óxido nítrico. Ademais, o magnésio mostra-se essencial para a regulação da contração do músculo esquelético, uma vez que ocupa os locais de ligação de cálcio nas células musculares, impedindo um estado de hipercontratibilidade.[6,31]

Aspectos fisiológicos

O magnésio é o cátion bivalente mais abundante no interior das células, onde funciona como cofator e regulador para uma série de reações essenciais nos sistemas biológicos. No adulto, o conteúdo de magnésio no corpo é de aproximadamente 24 g (1.000 mmol), sendo que a maior parte está concentrada no esqueleto sob a forma de hidroxiapatia.[31,69] Um terço do magnésio corpóreo se encontra dentro da célula e apenas 1% pode ser encontrado nos fluídos extracelulares, incluindo o sangue. No osso, a quantidade de magnésio é muito variável e fica, principalmente, em sua superfície, onde uma porção está em equilíbrio com o fluído extracelular.[69,87,91]

Na circulação, o magnésio está sob três diferentes formas: dissociado/ionizado; ligado às proteínas como albumina e globulinas; ou complexado com fosfato, citrato ou outros ânions. As formas ionizadas e complexadas são as frações ultrafiltradas nos rins; a forma biologicamente ativa do magnésio está sob a forma livre e ionizada (Mg^{2+}). Em condições fisiológicas, as concentrações de magnésio no soro são mantidas a valores quase constantes por mecanismos que envolvem o conteúdo ósseo, absorção intestinal e excreção renal.[31,69,87,91]

A manutenção da homeostase celular de magnésio é realizada de maneira conjunta pelos receptores de potencial transiente melastina-7 (TRPM7), transportadores MagT1 e SLC41A1. O efluxo de magnésio da célula pode ser dependente de sódio (Na^+) ativado pelo AMPc ou mediado pelo transportador de Mg^{2+} dependente de colina (eritrócitos). Nos tecidos, a homeostase é mantida pelos receptores de potencial transiente melastina-6 (TRPM6) e membros da família ciclina M (CNNM).[6]

A quantidade de magnésio absorvido varia de 24 a 76% do que foi ingerido, sendo o principal local de absorção o intestino delgado, e uma menor quantidade absorvida no cólon. Quando há uma baixa ingestão de magnésio, a eficiência na absorção desse mineral é mais apurada e, em paralelo, ocorre redução na excreção urinária. O processo de absorção de magnésio se dá por duas vias distintas: a transcelular, via ativa e saturável, que ocorre por meio dos canais TRPM6 e TRPM7,[6] e a de transporte paracelular passiva, não saturável (principal mecanismo). Em baixas concentrações no lúmen intestinal, a absorção se dá, principalmente, por via transcelular, e em concentrações crescentes no intestino a absorção ocorre pela via paracelular.[69,91]

A absorção de magnésio também é influenciada pela 1,25-di-hidroxivitamina D, a qual pode estimular a absorção intestinal. Outra importante participação do magnésio é como cofator para a ligação da vitamina D à sua proteína de transporte e para a conversão da forma ativa da vitamina D no fígado e nos rins. O magnésio também é necessário para a liberação do paratormônio (PTH) e sensibilização dos tecidos-alvo a esse hormônio. Assim, a deficiência de magnésio causa redução da resposta da 1,25-di-hidroxivitamina D e do PTH.[31,69]

No rim, aproximadamente 80% do magnésio presente na circulação é filtrado no glomérulo e, destes, mais de 95% é reabsorvido ao longo do néfron[64,87,91] através do transportador CNNM2.[6] A maior parte da reabsorção de magnésio ocorre na alça de Henle (70%) e cerca de 5 a 10% do magnésio filtrado é reabsorvido no túbulo convoluto distal por meio de um processo ativo intracelular mediado pelo TRPM6.[6] A taxa de reabsorção pelo túbulo convoluto distal define a excreção urinária de magnésio, já que não há reabsorção significativa no ducto coletor. Em torno de 3 a 5% de magnésio é excretado na urina.[64,87,91]

Visto que a maior parte do magnésio se encontra dentro das células ou nos ossos, a estimativa exata do seu conteúdo corporal não é possível. A medida mais usual utilizada na prática clínica é a concentração sérica de magnésio. Indivíduos saudáveis apresentam concentração sérica dentro do intervalo de 0,76 a 1,15 mmol/L.[31]

Biodisponibilidade de magnésio

As necessidades de magnésio são afetadas por fatores ligados à biodisponibilidade do mineral. Os alimentos ricos em fibras parecem interferir na sua absorção/retenção orgânica. Dessa maneira, o fitato, presente nos alimentos ricos em fibra, pode formar compostos insolúveis com o magnésio, dificultando sua absorção. A presença de proteína na dieta parece ser um fator regulador para sua absorção. Dietas hipoproteicas diminuem a absorção de magnésio, e dietas hiperproteicas aumentam a sua excreção pelos rins sem alterar sua retenção. A lactose e alguns carboidratos podem aumentar a absorção de magnésio e a excreção urinária aumenta com a ingestão de álcool e cafeína.[64]

Recomendação de ingestão e fontes alimentares

A estimativa das necessidades para o estabelecimento das recomendações de magnésio depende de vários indicadores, como o magnésio sérico, ionizado plasmático, intracelular, balanço de magnésio, estimativas de acréscimo de tecido durante o crescimento, teste de tolerância ao magnésio, estudos epidemiológicos e de metanálise.[45] Todos esses dados serviram de subsídio para o estabelecimento das recomendações nutricionais nas diferentes faixas etárias e/ou em situações fisiológicas. Na Tabela 21.4, pode-se observar as recomendações de ingestão de magnésio nas diferentes fases da vida.

O magnésio se encontra distribuído amplamente em alimentos de origem vegetal e animal. Os vegetais folhosos são considerados as melhores fontes, em especial os folhosos verdes escuros, seguido pelos legumes, frutos do mar, nozes, cereais e derivados do leite.[47,69] Deve-se considerar o processamento e refinamento dos grãos, pois esses processos removem cerca de 80% do magnésio desses alimentos e seus subprodutos. O conteúdo na água pode variar de 1 a 16 mcg/g.[45,64]

SELÊNIO[11,68]

Funções

Dentre as muitas funções exercidas pelo selênio, a sua participação na estrutura de enzimas envolvidas no sistema de defesa antioxidante é mais a destacada. As proteínas que contêm selênio na sua estrutura são denominadas selenoproteínas e fazem parte dessa classificação a *glutationa peroxidase* (*GPX*), *tiorredoxina redutase* (*TrxR*), *iodotironina deiodinase* e as selenoproteínas P, K e S. As selenoproteínas atuam em diversos sistemas, como na espermatogênese, no

Tabela 21.4 Recomendações de ingestão (DRIs) relativas ao magnésio em mg/dia.

Estágio de vida	EAR	AI*/RDA	UL**
Recém-nascidos e crianças			
0-6 meses	–	30*	–
7-12 meses	–	75*	–
1-3 anos	65	80	65
4-8 anos	110	130	110
9-13 anos	200	240	350
Homens			
14-18 anos	340	410	350
19-30 anos	330	400	350
31-70 anos	350	420	350
> 70 anos	350	420	350
Mulheres			
14-18 anos	300	360	350
19-30 anos	255	310	350
31-70 anos	265	320	350
> 70 anos	265	320	350
Gestantes			
≤ 18 anos	335	400	350
19-30 anos	290	350	350
31-50 anos	300	360	350
Lactantes			
≤ 18 anos	300	360	350
19-30 anos	255	310	350
31-50 anos	265	320	350

AI: ingestão adequada; EAR: necessidade média estimada; RDA: ingestão dietética recomendada; UL: limite superior tolerável de ingestão, nesse caso refere-se à quantidade utilizada como suplemento.
Fonte: IOM, 2006.[47]

desenvolvimento cerebral, na função tireoidiana e no processamento de proteínas recém-sintetizadas.[10] O selênio também atua na defesa do organismo em razão da sua capacidade de modular a resposta imunológica por meio da ativação, diferenciação e proliferação de células das respostas imunes inatas e adaptativas, alteração da expressão de citocinas e de seus receptores. Além disso, no ambiente intracelular, o selênio pode influenciar a atividade de leucócitos nos processos de aderência, migração, fagocitose e secreção de citocinas.[42,59]

Sua interação com elementos tóxicos como o arsênio, o cádmio, o mercúrio, o cobre, a prata, o chumbo e a platina pode modificar a toxicidade desses metais e prevenir possíveis manifestações toxicológicas devido à exposição. O mecanismo proposto para explicar essa interação seria por meio da reação direta do selênio na sua forma inorgânica com os metais, dando lugar à formação de substâncias biologicamente inativas. Outro mecanismo possível seria por meio da reação do selênio com os grupos tióis de algumas moléculas para formar selenosulfitos com forte afinidade por metais.[11,83,111]

Já foram identificadas oito isoformas de GPX (GPX1 a GPX8) em mamíferos, no entanto, apenas cinco são selenoenzimas (GPX1 a GPX4 e GPX6). Essas proteínas são expressas em diversas partes do organismo como: interior das células e na maioria dos tecidos (GPX1 e GPX4); epitélio gastrintestinal (GPX2); plasma, rins, coração e glândula tireoide (GPX3); epitélio olfativo e tecidos embrionários (GPX6). O papel dessa enzima é detoxificar espécies reativas de oxigênio como, por exemplo, o peróxido de hidrogênio (H_2O_2) e os hidroperóxidos de fosfolípides.[42]

As enzimas TrxR, por sua vez, apresentam papel *redox* por meio da regeneração da tioredoxina reduzida, que é responsável pela redução de moléculas oxidadas. A família *iodotironina deiodinase* (DIO) consiste no total de três enzimas que agem na regulação da tireoide, ativando o hormônio tiroxina (T_4) para a forma ativa tri-iodotironina (T_3) (DIO1 e DIO2) ou inativando-os de maneira irreversível (DIO3). Já a selenoproteína P tem seu papel reconhecido como transportador de selênio no plasma para os tecidos, além de função antioxidante.[42]

Aspectos fisiológicos

O selênio ingerido por meio de alimentos ou suplementos alimentares apresenta diferenças quanto a sua utilização pela rota metabólica, devido principalmente às formas químicas em que se apresentam. As formas inorgânicas, selenato e selenito, são absorvidas mais eficientemente, no entanto, com menor retenção no organismo do que as formas orgânicas, selenocisteína e selenometionina[10,12] Na Figura 21.1, está esquematizada a via metabólica de selênio.

A selenometionina é a principal forma química presente na dieta e é absorvida no intestino por meio dos transportadores de metionina. Após a absorção, a selenometionina é transformada em selenocisteína por meio do ciclo da metionina e da via de transulfuração, que ocorrem principalmente no fígado.[10] A selenometionina pode ser incorporada diretamente em proteínas por meio da substituição da metionina.[24,82,99] Já a sele-

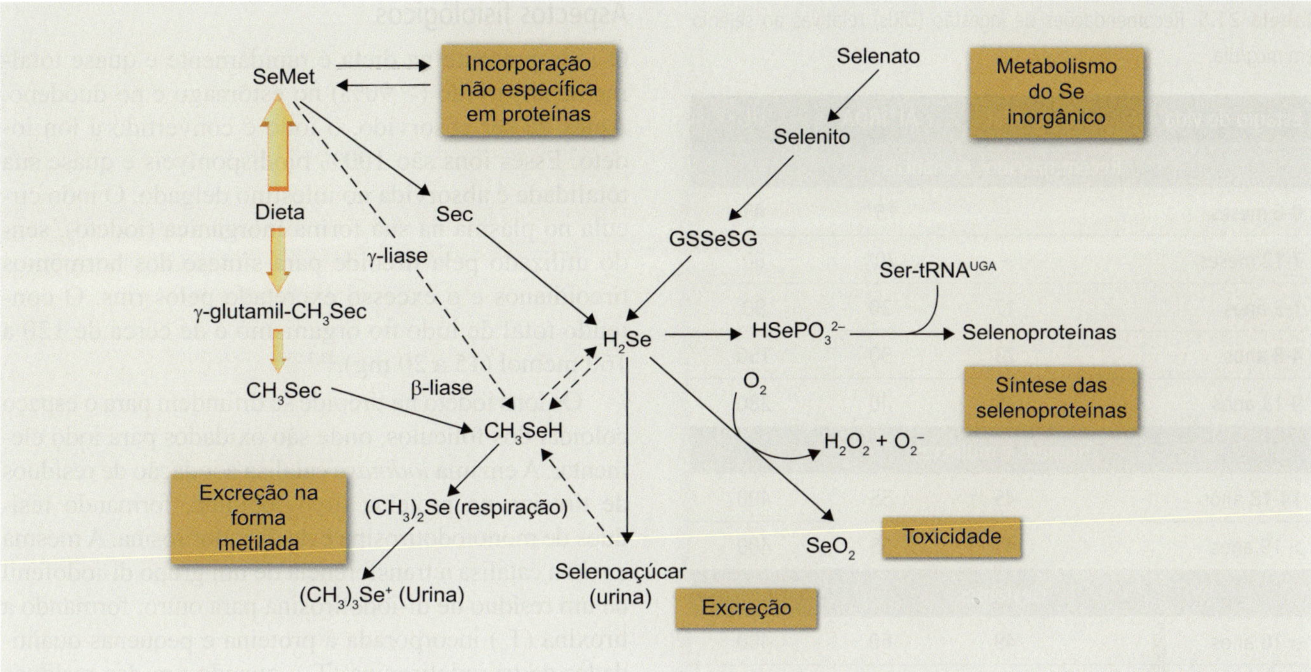

Figura 21.1 ► Via metabólica de selênio em humanos, proposto por Rayman et al.[82] Legenda: SeMet: selenometionina; Sec: selenocisteína; GSSeSG: selenodiglutationa; γ-glutamil-se-CH_3Sec: γ-glutamil-selênio-metilselenocisteína; H_2Se: selenito de hidrogênio; $HSePO_3^{2-}$: selenofosfato; CH_3Sec: selênio-metilselenocisteína; CH_3SeH: metilselenol; $(CH_3)_2Se$: dimetil selenito; SeO_2: dióxido de selênio; $(CH_3)_3Se^+$: íon trimetilselenonio.

nocisteína entra diretamente na via metabólica sendo catabolizada em seleneto e alanina pela *selenocisteína liase*.[10] Com relação às formas inorgânicas, o selenato e selenito são reduzidos pela *diglutationa*, formando o selenito de hidrogênio. O selenito é reduzido a seleneto pela TrxR ou por reação com a *glutationa*. Assim como a selenocisteína e selenometionina, esses compostos entram no *pool* de selenito (H_2Se).[10]

A partir de então, o selênio será utilizado para a síntese de selenoproteínas ou excretado pela urina na forma de selenoaçúcar (principal forma de excreção de selênio). Uma via independente é a do composto orgânico gamaglutamil-metilselenocisteína, que é primeiramente convertido em metilselenocisteína (CH_3Sec) e transformado pela *betaliase* em metilselenol (CH_3SeH). Este é excretado principalmente pela respiração ou, em menor quantidade, pela urina na forma de íon trimetilselenonio. Ressalta-se que o metilselenol pode entrar na via do *pool* de selenito, conforme mostrado na Figura 21.1.[10,24,82,99]

A incorporação da selenocisteína na sequência de aminoácidos para formar a selenoproteína ocorre durante a sua tradução, com início da codificação da proteína no códon UGA na região codificadora do mRNA. Esse códon é o local de finalização da tradução. No entanto, a recodificação do códon UGA para incorporação da selenocisteína necessita de uma estrutura *loop* específica, chamada de sequência de inserção Sec (SECIS) na região 3' não traduzida (3'UTR) do mRNA.[9,38,55]

Biodisponibilidade de selênio

A biodisponibilidade de selênio a partir de uma variedade de alimentos e sua eficácia em melhorar o estado nutricional dos indivíduos tem sido investigada. De maneira geral, o selênio é bem absorvido e utilizado pelo organismo.

Estudos de curto, médio e longo prazos estão sendo realizados para avaliar biomarcadores funcionais mais robustos, assim como a presença de polimorfismos em genes que codificam para selenoproteínas, que podem exercer influências sobre o metabolismo e determinar diferenças quanto ao estado nutricional.[24]

Recomendação de ingestão e fontes alimentares

As recomendações para ingestão de selênio foram baseadas em estudos que avaliaram a ingestão de selênio com a maximização da atividade da enzima *glutationa peroxidase*. Na Tabela 21.5, encontram-se as recomendações de ingestão de selênio nas diferentes fases da vida.

As principais fontes alimentares de selênio são feijões, cereais, carnes e oleaginosas, especialmente a castanha-do-pará também conhecida como castanha-

Tabela 21.5 Recomendações de ingestão (DRIs) relativas ao selênio em mcg/dia.

Estágio de vida	EAR	AI*/RDA	UL
Recém-nascidos e crianças			
0-6 meses	–	15*	45
7-12 meses	–	20*	60
1-3 anos	17	20	90
4-8 anos	23	30	150
9-13 anos	35	40	280
Homens e mulheres			
14-18 anos	45	55	400
> 19 anos	45	55	400
Gestantes			
≤ 18 anos	49	60	400
18-50 anos	49	60	400
Lactantes			
≤ 18 anos	59	70	400
18-50 anos	59	70	400

AI: ingestão adequada; EAR: necessidade média estimada; RDA: ingestão dietética recomendada; UL: limite superior tolerável de ingestão.
Fonte: IOM, 2006.[47]

-do-brasil. A absorção de selênio parece não ser etapa limitante na sua biodisponibilidade, mas, sim, sua conversão nas formas metabolicamente ativas.[68]

IODO[22,37]

Funções

O Iodo é essencial para a atividade dos hormônios tireoidianos e para regulação da tiroxina e tri-iodotironina.[112] O hormônio estimulante da tireoide (TSH), secretado pela glândula pituitária em resposta às concentrações circulantes de hormônios tireoidianos, é responsável pela produção hormonal e pelo mecanismo autorregulatório em resposta à disponibilidade de iodo.[25,32,113]

Os processos metabólicos do organismo humano também sofrem influência da glândula tireoide, como controle da glicólise e neoglicogênese, aumento da lipólise e produção de energia.[22,32,37] Durante a gestação, o hormônio da tireoide é essencial para o desenvolvimento cerebral do feto, bem como nos primeiros 2 anos de vida.[114]

Aspectos fisiológicos

O iodo presente na dieta é rapidamente e quase totalmente absorvido (> 90%) no estômago e no duodeno. Antes de ser absorvido, o iodo é convertido a íon iodeto. Esses íons são 100% biodisponíveis e quase sua totalidade é absorvida no intestino delgado. O iodo circula no plasma na sua forma inorgânica (iodeto), sendo utilizado pela tireoide para síntese dos hormônios tireoidianos e o excesso excretado pelos rins. O conteúdo total de iodo no organismo é de cerca de 120 a 160 mcmol (15 a 20 mg).[22,32,37]

Os íons iodeto na tireoide se difundem para o espaço coloidal dos folículos, onde são oxidados para iodo elementar. A enzima *iodinase* catalisa a iodação de resíduos de tirosina na proteína tireoglobulina, formando resíduos de monoiodotirosina e de di-iodotirosina. A mesma enzima catalisa a transferência de um grupo di-iodofenil de um resíduo de di-iodotirosina para outro, formando a tiroxina (T_4) incorporada à proteína e pequenas quantidades de tri-iodotironina (T_3), quando um dos resíduos transferidos é uma monoiodotirosina.[22,32,37,113]

A tireoglobulina iodada é então captada pelas células da tireoide, iniciando-se, então, a proteólise para liberação de T_4 e pequenas quantidades de T_3. Os hormônios são liberados da tireoide a partir do estímulo da tireotrofina, que, por sua vez, tem sua secreção regulada pela tiroxina circulante. A iodotirosina livre é desiodada na tireoide e o iodeto pode ser reutilizado. Em condições fisiológicas, a quantidade de tireoglobulina iodada no coloide da glândula é suficiente para manter a secreção hormonal necessária em um período de aproximadamente cem dias.[32,37]

Biodisponibilidade de iodo

Compostos como glicosinolatos são considerados bociogênicos e são encontrados naturalmente em alguns alimentos. A principal consequência da ingestão desses compostos é a inibição da iodação da tirosina, especialmente a transferência do iodo da monoiodotirosina para a di-iodotirosina. Substâncias bociogênicas, tanto de ocorrência natural quanto sintética, são utilizadas no tratamento da tireotoxicose, na qual há aumento pronunciado da glândula tireoide.[22,32,48,113]

Alimentos como mandioca, milho, broto de bambu, batata-doce, couve-flor e algumas variedades de leguminosas contêm substâncias bociogênicas. Essas substâncias são derivadas de glicosídios cianogênicos, capazes de liberar quantidades significativas de cianeto por hidrólise. Não apenas o próprio cianeto é tóxico, mas também seu metabólito, o tiocianato (SCN-), possuindo características bociogênicas, além de competir com o iodo durante sua captação pela glândula tireoide.

Ressalta-se que quantidades significativas dessas substâncias na dieta podem ser um fator precipitante para o desenvolvimento do bócio. Embora os efeitos inibitórios dos vegetais bociogênicos já tenham sido estabelecidos, ainda se desconhece as quantidades necessárias para esse efeito, sua potenciação ou a diminuição da atividade bociogênica pelo processamento dos alimentos, considerando as necessidades de iodo.[32,37,48,113]

Recomendação de ingestão e fontes alimentares

Para crianças de 0 a 12 meses, a necessidade de iodo se baseia na ingestão proveniente do leite materno recomendada pela AI (ingestão adequada). A partir de 1 ano, as recomendações se baseiam em estudos de balanço de iodo e de recuperação nutricional de crianças em diversas regiões.[48] As recomendações de iodo para todas as fases de desenvolvimento seguem na Tabela 21.6.

As principais fontes alimentares de iodo são: alimentos marinhos, sal iodado, leite e ovos. Carne e cereais são fontes secundárias. O cozimento é capaz de provocar perda de iodo dos alimentos. A ingestão concomitante de alimentos como soja, crucíferas, entre outros, podem reduzir a absorção de iodo pela presença de substâncias bociogênicas. Os comitês internacionais ligados à OMS preconizam um aumento de aproximadamente 50% na recomendação da ingestão de iodo para minimizar os efeitos bociogênicos para os grupos populacionais que fazem uso desses alimentos.[25,37,48,113]

Tabela 21.6 Recomendações de ingestão dietética (DRIs) relativas ao iodo em mcg/dia.

Estágio de vida	EAR	AI*/RDA	UL
Recém-nascidos e crianças			
0-6 meses	–	110*	–
7-12 meses	–	130*	–
1-3 anos	65	90	200
4-8 anos	65	90	300
9-13 anos	73	120	600
Homens e mulheres			
14-18 anos	95	150	900
> 19 anos	95	150	1.100
Gestantes			
≤ 18 anos	160	220	900
19-50 anos	160	220	1.100
Lactantes			
≤ 18 anos	209	290	900
19-50 anos	209	290	1.100

AI: ingestão adequada; EAR: necessidade média estimada; RDA: ingestão dietética recomendada; UL: limite superior tolerável de ingestão.
Fonte: IOM, 2006.[47]

FOLATO[14,63]

Funções

O folato é uma vitamina hidrossolúvel (B_9) cuja forma biologicamente ativa é o ácido tetra-hidrofólico (monoglutamato). Essa vitamina participa em várias reações de transferência de carbono para a biossíntese de nucleotídeos essenciais para a síntese de DNA e RNA, no metabolismo da metionina, da serina, da glicina e da histidina, e na formação de agentes de metilação.[14,25,56,63,90]

Além da forma ativa, a família dos folatos é composta pelas formas: ácido fólico, 5-metiltetra-hidrofolato, 5-formil-tetra-hidrofolato, 10-formiltetra-hidrofolato, 5,10-metileno-tetra-hidrofolato e tetra-hidrofolato não substituído. O ácido fólico é uma forma sintética hidrossolúvel inexistente na natureza, sendo estruturalmente constituído por um grupo pteroil ligado a um resíduo de ácido glutâmico, e necessita ser convertido à forma ativa pela enzima *di-hidrofolato redutase*. [90]

Estudos recentes têm apontado que o folato participa da defesa antioxidante do organismo por meio da modulação de vias antioxidantes específicas juntamente com a capacidade de eliminar espécies reativas de oxigênio e radicais livres não oxigenados, evitando a produção excessiva de citocinas pró-inflamatórias.[56,70] Além disso, os folatos participam do metabolismo da homocisteína, um marcador de inflamação associado ao risco de doenças cardiovasculares e a problemas neuropsiquiátricos.[28,49]

O metabolismo do folato está interrelacionado com a síntese de metionina presente na molécula de homocisteína. O 5-metiltetra-hidrofolato doa um grupo metil para a reação de remetilação da homocisteína, catalisada pela *metionina sintase*. Outro ciclo relacionado com o folato é a síntese de timidilato e purinas, no qual o 10-formiltetra-hidrofolato doa grupos com um carbono.[90]

A homeostase do folato pode ser afetada pela baixa ingestão dietética, má absorção intestinal, aumento das necessidades fisiológicas (gravidez), doenças hepáticas, defeitos genéticos no metabolismo e interações medicamentosas. Deficiência de folato está associada a defeitos no tubo neural, anemia, doenças cardiovasculares, câncer e doenças neurológicas.[90]

Aspectos fisiológicos

O folato oriundo da dieta está principalmente sob a forma de poliglutamato (forma inativa), tornando necessária a sua hidrólise em monoglutamato para que ocorra o transporte pela mucosa intestinal. Essa reação é catalisada pelas *folato conjugases*.[90]

A absorção de folato se dá por dois mecanismos: mediado por carreadores e transporte passivo. O primeiro é especifico e ocorre preferencialmente na parte superior do intestino delgado, sendo a absorção mediada pelo transportador de folato reduzido, receptores de folato e transportador de folato acoplado a próton.[3,14,33,80,90]

O segundo mecanismo de absorção predomina no íleo e ocorre principalmente em situações de alta concentração de folato. Esse mecanismo permite que praticamente todo o folato presente nessa porção do intestino seja absorvido, o que é importante quando a ingestão de folato excede a capacidade de absorção jejunal específica. Além disso, o ácido fólico proveniente de suplementos pode ser transportado para a corrente sanguínea sem modificação.[14,25,33,79]

Após a absorção, o folato é rapidamente transportado na circulação ligado à albumina de forma inespecífica e a outras proteínas, sendo que um terço do folato se encontra livre na corrente sanguínea[3,14,33,63,79] para ser utilizado no metabolismo ou armazenado nos tecidos na forma de poliglutamato ou seguir para a recirculação entero-hepática.[3] Algumas espécies de bactérias intestinais podem produzir folato por meio da produção de corismato, precursor da biossíntese de folato.[3]

A parte de folato excretada pelas fezes é composta da proporção da vitamina da dieta não absorvida, da porção bacteriana e da descamação dos enterócitos. A quantidade de folato excretada pela urina é muito pequena, em razão da reabsorção da parte filtrada pelo glomérulo.[14,25,33,79]

Biodisponibilidade de folato

A biodisponibilidade de folato pode variar conforme a forma ingerida, a ligação com proteínas, presença de doenças gástricas e uso de medicamentos.[90]

O folato oriundo dos alimentos tem biodisponibilidade variável, sendo menos disponível que o ácido fólico. O teor de folato presente nos alimentos pode ser reduzido em cerca de 30% a depender do tipo de cozimento. Além disso, o uso de antiácidos pode reduzir a absorção de folato, visto que os seus principais transportadores necessitam de um pH intestinal entre 5,5 e 6,0.[90,107]

As formas sintéticas utilizadas na fortificação de alimentos têm sua biodisponibilidade em torno de 85 a 100%.[46,63]

Recomendação de ingestão e fontes alimentares

Os estudos mais antigos acerca da recomendação de folato, baseados na depleção/repleção e usando metil-tetra-hidrofolato, sugeriram uma recomendação de 80 a 100 mcg/dia desse nutriente. Na década de 1980, a partir dos novos conhecimentos sobre a essencialidade desse nutriente e sua associação com o aparecimento da espinha bífida e outros defeitos do tubo neural com a ingestão reduzida dessa vitamina, as recomendações de ingestão foram aumentadas de forma a garantir um aporte adequado e reduzir esses problemas, principalmente durante a gestação.[46,47] Na Tabela 21.7, encontram-se as recomendações de ingestão de folato, conforme a fase de vida.

O folato é amplamente distribuído nos alimentos: laticínios, carne bovina e de frango, frutos do mar, frutas, castanhas, cereais e vegetais. Os maiores teores de folato são encontrados nas leveduras, no espinafre, no fígado, no amendoim, nos feijões, na couve-de-bruxelas e no brócolis.[46,63]

VITAMINA A (RETINOL)[86,118]

Funções

A vitamina A constitui uma família de compostos alimentares lipossolúveis essenciais, estruturalmente relacionados com o retinol (álcool-lipídico). Essa vita-

Tabela 21.7 Recomendações de ingestão dietética (DRIs) relativas ao folato em mcg/dia.

Estágio de vida	EAR	AI*/RDA	UL
Recém-nascidos e crianças			
0-6 meses	–	65*	–
7-12 meses	–	80*	–
1-3 anos	120	150	300
4-8 anos	160	200	400
9-13 anos	250	300	600
Homens e mulheres			
14-18 anos	330	400	800
> 19 anos	320	400	1.000
Gestantes			
≤ 18 anos	520	600	800
19-50 anos	520	600	1.000
Lactantes			
≤ 18 anos	450	500	800
19-50 anos	450	500	1.000

AI: ingestão adequada; EAR: necessidade média estimada; RDA: ingestão dietética recomendada; UL: limite superior tolerável de ingestão.
Fonte: IOM, 2006.[47]

mina apresenta-se na forma de retinol, ácido retinoico e retinal, sendo estocado no fígado em grande parte sob a forma de palmitato de retinil. Sua função mais conhecida é no processo visual, como grupo prostético dos pigmentos visuais, e na retina, onde atua como 11-*cis*-retinal após a fotoisomerização, iniciando a transdução dos sinais para o cérebro no córtex visual. Ainda, atua na córnea e membranas conjuntivas para manter a morfologia normal.[2,4]

O sistema imunológico depende da sinalização da vitamina A e do ácido retinoico (metabólito ativo) para o correto funcionamento mediante a indução de receptores nas células T e B pelas células dendríticas. Também é possível observar a indução da diferenciação das células dendríticas CD11b$^+$, responsáveis pelas respostas imunológicas frente a infecções bacterianas e fúngicas, pela vitamina A e seu metabólito.[8]

Por intermédio do ácido retinoico, a vitamina A apresenta múltiplas ações, regulando a expressão de diversos genes a partir das famílias de receptores nucleares de ácido retinoico (RAR), receptor do retinoide X (RXR) e receptores ativados por proliferador de peroxissoma (PPAR). Em adição, pode-se observar a capacidade de ativação da via de sinalização das proteínas *quinases* ativadas por mitógenos (*MAP quinases*) e da via de sinalização *Janus quinase/STAT5*. Dessa maneira, a vitamina A participa da regulação do metabolismo de carboidratos, lipídios e proteínas, desenvolvimento ósseo, inibição do crescimento de células tumorais, apoptose e proteção contra danos oxidativos.[2,4,25,48,86,103,118]

Visto a interação com as vias de sinalização supracitadas, nos últimos anos o ácido retinoico vem sendo apontado como um hormônio de ação endócrina e parácrina, participando, assim, da diferenciação e desenvolvimento das células estaminais embrionárias e na manutenção da estrutura e função das células epiteliais.[2]

Aspectos fisiológicos

O termo ingestão de vitamina A se refere à ingestão de todos os compostos com atividade de vitamina A presentes na dieta. Cerca de 70 a 90% do retinol da dieta são absorvidos normalmente, e esse processo se mantém elevado mesmo quando a ingestão de vitamina A é aumentada. Tanto a vitamina A pré-formada quanto os carotenoides dependem da ingestão conjunta de lipídios para que o processo de absorção ocorra adequadamente por meio das micelas formadas. No caso dos ésteres de retinil, a ligação de éster deve ser hidrolisada. O retinol livre, quando se encontra em concentrações fisiológicas, é absorvido via difusão facilitada. No entanto, quando em concentrações farmacológicas, a absorção se dá por difusão simples.[2]

O retinol, ao entrar no enterócito, liga-se à proteína celular ligadora de retinol tipo II (CRBP-II) e é reesterificado pela ação da enzima *lecitina retinol aciltransferase* (*LRAT*) ou pela *acil coenzima A retinol aciltransferase* e então secretada no sistema linfático como parte dos quilomícrons.[2] Assim, os quilomícrons entram na circulação sanguínea exercendo sua função de carreadores de ácidos graxos, na forma de triacilgliceróis, para os tecidos. Quando esses quilomícrons ficam sem os triacilgliceróis, são denominados quilomícrons remanescentes. Assim, os ésteres de retinil presentes nos quilomícrons remanescentes entram no fígado, via veia porta, e são captados pelas células do parênquima hepático por meio de receptores específicos. Então, são hidrolisados em retinol, unindo-se à apoproteína ligadora de retinol para que sejam secretados. A maior parte do retinol ingerido é armazenada como ésteres de retinil, em situações em que as reservas hepáticas dessa vitamina estão adequadas.[16,86,105,118]

A vitamina A é armazenada principalmente no fígado, sendo essa reserva suficiente para suprir as demandas por vários meses. A mobilização da vitamina A das reservas hepáticas se dá, inicialmente, pela hidrólise dos ésteres de retinil, sendo o retinol ligado à proteína ligadora de retinol (RBP) liberado para a circulação, onde se complexa com a transtirretina (TTR), formando o retinol-RBP-TTR. Assim, o retinol pode ser utilizado pelas células que possuem receptores que reconhecem a RBP. O complexo retinol-RBP-TTR possui alto peso molecular, o que reduz a perda de retinol pela filtração glomerular quando o indivíduo apresenta carência dessa vitamina, além de proteger contra a sua oxidação e esterificação.[2,16,86,105,118]

Biodisponibilidade de vitamina A

A biodisponibilidade da vitamina A e dos carotenoides pode ser alterada conforme a estrutura, propriedades físicas e químicas, ligação molecular, quantidade ingerida, matriz alimentar, inibidores da absorção e bioconversão, estado nutricional do indivíduo, fatores genéticos, e interações desses compostos com outros nutrientes.[118]

O retinol, em geral, não tem sua biodisponibilidade facilmente alterada, uma vez que os mecanismos que regulam a sua homeostase são bem controlados em indivíduos saudáveis. No entanto, a biodisponibilidade dos carotenoides pode ser comprometida pela presença de fibras alimentares, particularmente pectinas, gordura alimentar inadequada, uso de substitutos de gordura não digeríveis, interferência de outros carotenoides, várias condições clínicas, incluindo o fluxo biliar inadequado, má absorção de lipídios e acidez gástrica reduzida.[25,48,118]

Além disso, há algumas interações com outros nutrientes que podem comprometer o estado nutricional de vitamina A dos indivíduos. Por exemplo, na deficiência de zinco, ocorre uma redução da quantidade de retinol circulante, pois esse mineral é essencial para a formação da RBP, proteína importante no processo de mobilização e transporte da vitamina A do fígado para a circulação.[86,118]

Recomendação de ingestão e fontes alimentares

As recomendações de ingestão diária podem ser supridas por meio de fontes alimentares que contenham vitamina A pré-formada (retinol e seus ésteres), carotenoides que possuem atividade de provitamina A ou por meio de fontes alimentares que as contenham combinadas.[47,48] Na Tabela 21.8 estão apresentados os valores atualmente propostos para ingestão de vitamina A.

Os alimentos com maiores teores de vitamina A são o fígado e o óleo do fígado de peixe. Os vegetais folhosos e frutas amarelo-alaranjadas, ovos e leite e seus derivados são as fontes alimentares que mais contribuem com a ingestão de vitamina A, sendo considerados boas fontes dessa vitamina.[48,118]

Tabela 21.8 Recomendações de ingestão dietética (DRIs) relativas à vitamina A em mcg/dia.

Estágio de vida	EAR	AI*/RDA	UL
Recém-nascidos e crianças			
0-6 meses	–	400*	600
7-12 meses	–	500*	600
1-3 anos	210	300	600
4-8 anos	275	400	900
Homens			
9-13 anos	445	600	1.700
14-18 anos	630	900	2.800
≥ 19 anos	625	900	3.000
Mulheres			
9-13 anos	420	600	1.700
14-18 anos	485	700	2.800
≥ 19 anos	500	700	3.000
Gestantes			
≤ 18 anos	530	750	2.800
19-50 anos	550	770	3.000
Lactantes			
≤ 18 anos	885	1.200	2.800
19-50 anos	900	1.300	3.000

AI: ingestão adequada; EAR: necessidade média estimada; RDA: ingestão dietética recomendada; UL: limite superior tolerável de ingestão.
Fonte: IOM, 2006.[47]

VITAMINA D[20,40]

Funções

A principal função da vitamina D é manter as concentrações de cálcio e fósforo circulante em proporção que conserve os processos celulares, a função neuromuscular e a calcificação óssea. Para que esses processos ocorram, a vitamina D em sua forma ativa (1,25-di-hidroxivitamina D) auxilia no aumento da eficiência de absorção de cálcio e fósforo da dieta pelo intestino delgado e nos processos de mobilização desses minerais no osso, ativando e regulando uma série de genes que codificam para proteínas de transporte de cálcio e proteínas da matriz óssea.[17,20,25,40]

A vitamina D também modula a transcrição de proteínas do ciclo celular, que reduzem a proliferação celular e aumentam a diferenciação de células especializadas,[93] como precursores de osteoclastos, enterócitos, queratinócitos, entre outras. Essa propriedade pode explicar as ações da vitamina D na reabsorção óssea e no transporte de cálcio no intestino e na pele.[17,20,40] Tem-se verificado que concentrações reduzidas de vitamina D relacionam-se com o aumento do risco de doenças crônicas, dentre elas o *diabetes mellitus* tipo 2 e as doenças cardiovasculares.[93]

As células beta apresentam receptores de vitamina D (VDR), os quais estão ligados a ação dessa vitamina nas vias de síntese e secreção de insulina por meio da ativação de fatores transcricionais do gene da insulina e regulação do conteúdo de cálcio.[98,101] Nas células-alvo de insulina, a vitamina D pode aumentar a expressão dos receptores de insulina, ativar fatores de transcrição do metabolismo da glicose e estimular o influxo de cálcio.[101]

No controle de peso corporal, a vitamina D age inibindo a proteína desacopladora 2 no tecido adiposo, na diferenciação de pré-adipócitos, na síntese e liberação da *lipase lipoproteica* e na homeostase de cálcio no interior dos adipócitos.[100] Ademais, a vitamina D está envolvida na regulação da reprodução a partir dos VDRs expressos nos ovários, útero, placenta e testículos. A ligação da vitamina D aos VDRs inicia a cascata de sinalização, com fosforilação de receptores e translocação nuclear.[62,95]

Aspectos fisiológicos

A vitamina D ingerida é incorporada na fração dos quilomícrons, sendo que aproximadamente 80% são absorvidos pelo sistema linfático. Após entrar na circulação, essa vitamina se liga à proteína ligadora de vitamina D, sendo então transportada para o fígado. Nesse órgão, ocorre a primeira reação de hidroxilação no carbono 25, formando a 25-hidroxivitamina D (25(OH)D), principal forma da vitamina D circulante. Em seguida, a vitamina D é transportada para os rins, onde será ativada pela 1-alfa-hidroxilase, formando a 1,25-di-hidroxivitamina D.[17,20,25,44,95]

Na pele, a síntese de vitamina D e a sua conversão para a forma 1,25-di-hidroxivitamina D são finamente regulados pelo organismo. A vitamina D_3, ao ser produzida na pele sob ação da luz solar, entra na circulação, podendo ser armazenada nos tecidos gordurosos para posterior utilização ou pode ser metabolizada da mesma forma daquela advinda da dieta.[122]

Ressalta-se que a produção de 25(OH)D pelo fígado é regulada por um mecanismo de retroalimentação negativo, controlado pela própria 25(OH)D e pela 1,25-di-hidroxivitamina D.[40,122] A 25(OH)D é a forma predominantemente encontrada no sangue, sendo o marcador que melhor reflete a sua concentração corporal, em especial, em razão da sua meia-vida mais longa.[98,122]

Biodisponibilidade de vitamina D

A biodisponibilidade de vitamina D em alimentos se assemelha às formas sintéticas utilizadas como suplementos, pois aumentam as concentrações de 25(OH)D no soro em proporção semelhante.[72] Fontes alimentares de origem animal, como os ovos, podem ter a quantidade de vitamina D aumentada com adição de colecalciferol na ração dos animais.[20,44]

É importante salientar que a maior parcela das necessidades diárias para a vitamina D é suprida pela biossíntese na pele. Fatores como baixa exposição à luz solar, idade, sexo e pigmentação da pele podem reduzir a síntese dessa vitamina na pele.[95,122] A utilização de filtros solares também pode reduzir a síntese,[122] embora o seu uso deva ser incentivado para redução do risco de câncer de pele.

Recomendação de ingestão e fontes alimentares

As recomendações de ingestão para vitamina D foram estabelecidas com base no acréscimo ósseo, assim como para o cálcio. Os valores são expressos em microgramas (mcg) ou em unidades internacionais (UI). Estudos com animais consideram que essa relação deve representar 1 UI = 40 mcg de 25(OH)D. Em humanos, a atividade da 25(OH)D é cinco vezes maior e é considerado que 1 UI = 5 mcg de 25(OH)D (Tabela 21.9).[44]

É amplamente conhecido que a vitamina D pode ser sintetizada pela pele em resposta à exposição à luz solar e que também pode ser obtida por meio da dieta. Óleos de peixes, ovos e carnes são as principais fontes desse nutriente.[41,44]

Tabela 21.9 Recomendações de ingestão dietética (DRIs) relativas à vitamina D em UI/dia.

Estágio de vida	EAR	AI*/RDA	UL
Recém-nascidos e crianças			
0-6 meses	–	400*	1.000
7-12 meses	–	400*	1.500
1-3 anos	400	600	2.500
4-8 anos	400	600	3.000
9-13 anos	400	600	4.000
Homens e mulheres			
14-18 anos	400	600	4.000
19-70 anos	400	600	4.000
> 70 anos	400	800	4.000
Gestantes			
≤ 18 anos	400	600	4.000
19-50 anos	400	600	4.000
Lactantes			
≤ 18 anos	400	600	4.000
19-50 anos	400	600	4.000

AI: ingestão adequada; EAR: necessidade média estimada; RDA: ingestão dietética recomendada; UL: limite superior tolerável de ingestão.
Fonte: IOM, 2006.[44]

REFERÊNCIAS

1. Abrams SA, Griffin IJ, Hawthorne KM. Young adolescents who respond to an inulin-type fructan substantially increase total absorbed calcium and daily calcium accretion to the skeleton. J Nutr. 2007;137:2524S-6S.
2. Albahrani AA, Greaves RF. Fat-Soluble Vitamins: Clinical Indications and Current Challenges for Chromatographic Measurement. Clin Biochem Rev. 2016;37:27-47
3. Alpers DH. Absorption and blood/cellular transport of folate and cobalamin: pharmacokinetic and physiological considerations. Biochimie. 2016;126:52-6.
4. Álvarez R, Vaz B, Gronemeyer H et al. Functions, Therapeutic Applications, and Synthesis of Retinoids and Carotenoids. Chem Rev. 2014;114:1-125.
5. Anderson GJ, Vulpe CD. Mammalian iron transport. Cell Mol Life Sci. 2009;66:3241-61.
6. Baaij JHF, Hoenderop JGJ, Bindels RJM. Magnesium in Man: Implications for Health and Disease. Physiol Rev. 2015; 95:1-46.
7. Beard JL. Iron Biology in Immune Function, Muscle Metabolism and Neuronal Functioning. J Nutr. 2001:131:568S-580S.
8. Beijer MR. Kraal G, Haan JMM. Vitamin A and dendritic cell differentiation. Immunology. 2013:142;39-45.
9. Bellinger FP, Raman AV, Reeves MA, Berry MJ. Regulation and function of selenoproteins in human disease. Biochemical Journal. 2009;422:11-22.
10. Burk RF, Hill KE. Regulation of Selenium Metabolism and Transport. Annu Rev Nutr. 2015;35:109-34.
11. Burk RF, Levander OA. Selenium. In: Shils ME, Shike M, Ross AC et al. Modern Nutrition in Health and Disease. 10.ed. Philadelphia: Lippincott Williams & Wilkins; 2006.
12. Burk RF, Norsworthy BK, Hill KE et al. Effects of chemical form of selenium on plasma biomarkers in a high-dose human supplementation trial. Cancer Epidemiology, Biomarkers & Prevention. 2006;15:804-10.
13. Cair G, Bernuzzi F, Recalcati S. A precious metal: iron, essential nutrient for all cells. Genes & Nutrition. 2006;1:25-40.
14. Carmel R. Ácido fólico. In: Shils ME, Shike M, Ross AC et al. J. Modern Nutrition in Health and Disease. 10.ed. Philadelphia: Lippincott Williams & Wilkins; 2006. p.503-515.
15. Carmeliet G, Cromphaut SV, Daci E et al. Disorders of calcium homeostasis. Best Practice & Research Clinical Endocrinology & Metabolism. 2003;17:529-46.
16. Chadha R. Vitamin A metabolism. In: Vir SC. Public health nutrition in developing countries. New Delhi: Woodhead Publishing India in Food Science; 2011. p.405-43.
17. Cherniack EP, Florez H, Roos BA et al. Hypovitaminosis D in the elderly: from bone to brain. The Journal of Nutrition, Health & Aging. 2008;12:366-73.
18. Chimienti F. Zinc, pancreatic islet cell function and diabetes: new insights into an old story. Nutrition Research Reviews. 2013;26:1-11.
19. Christakos S, Dhawan P, Porta A et al. Vitamin D and intestinal calcium absorption. Molecular and Cellular Endocrinology. 2011;347:25-9.
20. Cominetti C, Cozzolino SMF. Vitamina D (calciferol). In: Cozzolino SMF (org.). Biodisponibilidade de Nutrientes. 4.ed. Barueri: Manole; 2012. p.343-64.
21. Coulston L, Dandona P. Insulin-like Effect of Zinc on Adipocytes. Diabetes. 1980;29:665-7.
22. Dunn JT. Iodine. In: Shils ME, Shike M, Ross AC et al. Modern Nutrition in Health and Disease. 10.ed. Philadelphia: Lippincott Williams & Wilkins; 2006. p.300-11.
23. Emkey RD, Emkey GR. Calcium metabolism and correcting calcium deficiencies. Endocrinol Metab Clin N Am. 2012;41:527-56.
24. Fairweather-Tait SJ, Collings R, Hurst R. Selenium bioavailability: current knowledge and future research requirements. American Journal Clinical Nutrition. 2010;91:1484S-91S.
25. FAO/WHO. Vitamin and mineral requirements in human nutrition. 2.ed. Geneva: World Health Organization; 2005.
26. Food and Agriculture Organization/World Health Organization. Human Vitamin and Mineral Requirements. Report of a joint FAO/WHO expert consultation Bangkok. Thailand: FAO/WHO; 2001. p.257-70.
27. Fuqua BK, Vulpe CD, Anderson GJ. Intestinal iron absorption. Journal of Trace Elements in Medicine and Biology. 2012;26:115-9.
28. Ganguly P, Alam SF. Role of homocysteine in the development of cardiovascular disease. Nutr J. 2015;14:6.
29. García-Casal MN, Layrisse M, Solano L et al. Vitamin A and β-Carotene Can Improve Nonheme Iron Absorption from Rice, Wheat and Corn by Humans. J Nutr. 1998;128:646-50.

30. Gisbert JP, Gomollón F. An update on iron physiology. World J Gastroenterol. 2009;15:4617-26.
31. Gröber U, Schmidt J, Kisters K. Magnesium in Prevention and Therapy. Nutrients. 2015;7:8199-8226.
32. Gunnarsdottir I, Dahl L. Iodine intake in human nutrition: a systematic literature review. Food & Nutrition Research. 2012;56.
33. Guo Y, Smith GN, Wen SW, Walker MC. Folate metabolism and preeclampsia. Fetal and Maternal Medicine Review. 2012;23(2):131-155.
34. Hambidge KM, Miller LV, Westcott JE et al. Zinc bioavailability and homeostasis. Am J Clin Nutr. 2010;91:1478S-83S.
35. Har-El R, Chevion M. Zinc (II) protects against metal-mediated free radical induced damage: studies on single and double strand breakage. Free Radic Biol Med. 1991;12:509-15.
36. Henriques GS, Cozzolino SMF. Ferro. In: Cozzolino SMF (org.). Biodisponibilidade de Nutrientes. 4.ed. Barueri: Manole; 2012. p.27, 645-73.
37. Henriques GS, Pires LV, Cozzolino SMF. Iodo. In: Cozzolino SMF (org.). Biodisponibilidade de Nutrientes. 4.ed. Barueri: Manole; 2012. p.767-94.
38. Hesketh J. Nutrigenomics and selenium: gene expression patterns, physiological targets, and genetics. Annual Review of Nutrition. 2008;28:157-77.
39. Hess S Y, Lönnerdal B, Hotz C et al. Recent advances in knowledge of zinc nutrition and human health. Food and Nutrition Bulletin. 2009;30:5S-11S.
40. Holick MF. Vitamina D. In: Shils ME, Shike, M, Ross AC et al. Modern Nutrition in Health and Disease. 10.ed. Lippincott Williams & Wilkins; 2006. p.405-25.
41. Holvik K, Madar AA, Meyer HE et al. A randomised comparison of increase in serum 25-hydroxyvitamin D concentration after 4 weeks of daily oral intake of 10 µg cholecalciferol from multivitamin tablets or fish oil capsules in healthy young adults. British Journal of Nutrition. 2007;98:620-5.
42. Huang Z, Rose AH, Hoffmann PR. The Role of Selenium in Inflammation and Immunity: From Molecular Mechanisms to Therapeutic Opportunities. Antioxid Redox Signal. 2012;16:705-43.
43. Humeau J, Bravo-San Pedro JM, Vitale I et al. Calcium signaling and cell cycle: progression or death. Cell Calciu. 2017;S0143-4160.
44. Institute of Medicine/Food Nutrition Board. Dietary reference intakes for calcium and vitamin D. Washington, D.C.: National Academic Press; 2011. Disponível em: http://www.nap.edu.
45. Institute of Medicine/Food Nutrition Board. Dietary reference intakes for calcium, phosphorus, magnesium, vitamin D, and fluoride. Washington D.C.: National Academic Press; 1999. Disponível em: http:// www.nap.edu.
46. Institute of Medicine/Food Nutrition Board. Dietary Reference Intakes for thiamin, riboflavin, niacin, vitamin B6, folate, vitamin B12, pantothenic acid, biotin, and cholin. Washington, D.C.: National Academic Press; 1998. Disponível em: http://www.nap.edu.
47. Institute of Medicine/Food Nutrition Board. Dietary Reference Intakes: The Essential Guide to Nutrient Requirements. Washington, D.C.: National Academic Press; 2006. Disponível em: http://www.nap.edu.
48. Institute of Medicine/Food Nutrition Board. Iodine. In: Dietary Reference Intakes for vitamin A, vitamin K, arsenic, boron, chromium, copper, iodine, iron, manganese, molibdenum, nickel, silicon and vanadium. Washington, D.C.: National Academy Press; 2001. Disponível em: http://www.nap.edu.
49. Kaluzna-Czaplinska J, Zurawicz E, Michalska M et al. A focus on homocysteine in autism. Acta Biochim. 2014;60:137-42.
50. Kambe T, Tsuji T, Hashimoto A et al. The physiological, biochemical, and molecular roles of zinc transporters in zinc homeostasis and metabolism. Physiol Rev. 2015;95:749-84.
51. Kim MK, Chon SJ, Noe EB et al. Associations of dietary calcium intake with metabolic syndrome and bone mineral density among the Korean population: KNHANES 2008–2011. Osteoporos Int. 2016;91:295-302.
52. King JC, Cousins RJ. Zinc. In: Shils ME, Shike M, Ross AC et al. Modern Nutrition in Health and Disease. 10.ed. Philadelphia: Lippincott Williams & Wilkins; 2006. p.271-87.
53. King JC. Zinc: an essential but elusive nutrient. Am J Clin Nutr. 2011;94(suppl):679S-84S.
54. Kohgo Y, Ikuta K, Ohtake T et al. Body iron metabolism and pathophysiology of iron overload. Int J Hematol. 2008;88:7-15.
55. Labunskyy VM, Hatfield DL, Gladyshev VN. Selenoproteins: molecular pathways and physiological roles. Physiol Ver. 2014;94:739-77.
56. Lai K, Chen C, Ho C et al. Novel roles of folic acid as redox regulator: Modulation of reactive oxygen species sinker protein expression and maintenance of mitochondrial redox homeostasis on hepatocellular carcinoma. Tumor Biology. 2017; 39:1-10.

57. Lappe JM, McMahon DJ, Laughlin A et al. The effect of increasing dairy calcium intake of adolescent girls on changes in body fat and weight. Am J Clin Nutr. 2017;105:1046-53.
58. Li YV. Zinc and insulin in pancreatic beta-cells. Endocrine. 2014;45:178-89.
59. Liu Z, Yao X, Du J, Song B, Zhang F. Selenium Deficiency Augments the Levels of Inflammatory Factors and Heat Shock Proteins via the Redox Regulatory Pathway in the Skeletal Muscles of Mice. Biol Trace Elem Res. 2018 Apr;182(2):309-316.
60. Liuzzi JP, Bobo JA, Lichten LA et al. Responsive transporter genes within the murine intestinal-pancreatic axis form a basis of zinc homeostasis. Proc Natl Acad Sci USA. 2004;101:14355-60.
61. Low MSY, Grigoriadis G. Iron deficiency and new insights into therapy. Med J Aust. 2017;207:81-7.
62. Luk J, Torrealday S, Perr GN et al. Relevance of vitamin D in reproduction. Hum Reprod. 2012:27:10:3015-27.
63. Mafra D, Cozzolino SMF. Ácido fólico. In: Cozzolino SMF (org.). Biodisponibilidade de Nutrientes. 4.ed. Barueri: Manole; 2012. p.495-512.
64. Mafra D, Cozzolino SMF. Magnésio. In: Cozzolino SMF (org.). Biodisponibilidade de Nutrientes. 4.ed. São Paulo: Manole; 2012. p.629-44.
65. Maret W. Cellular zinc and redox states converge in the metallothionein/thionein pair. J Nutr. 2003;133:1460S-2S.
66. Maret W. Zinc biochemistry: from a single zinc enzyme to a key element of life. Adv Nutr. 2013;4:82-91.
67. Maret W. Zinc in Pancreatic Islet Biology, Insulin Sensitivity, and Diabetes. Prev Nutr Food Sci. 2017;22:1-8.
68. Martens IBG, Martens A, Cozzolino SMF. Selênio. In: Cozzolino SMF (org.). Biodisponibilidade de Nutrientes. 4.ed. Barueri: Manole; 2012. p.721-65.
69. Misra PS, Nessim SJ. Clinical aspects of magnesium physiology in patients on dialysis. Seminars in Dialysis. 2017;1-8.
70. Mitra S, Natarajan R, Ziedonis D et al. Antioxidant and anti-inflammatory nutrient status, supplementation, and mechanisms in patients with schizophrenia. Prog Neuro-psychopharmacol Biol Psychiatry. 2017;78:1-11.
71. Morais JBS, Severo JS, Alencar GRR. Effect of magnesium supplementation on insulin resistance in humans: A systematic review. Nutrition. 2017;38:54-60.
72. Natri A-M, Salo P, Vikstedt T et al. Bread fortified with cholecalciferol iIncreases the serum 25-hydroxyvitamin D concentration in women as effectively as a cholecalciferol Supplement. J Nutr. 2006;136:123-7.
73. Nebert DW, Russell DW. Clinical importance of the cytochromes P450. Lancet. 2002;360:1155-62.
74. Nicholls DG. The Pancreatic β-Cell: A Bioenergetic Perspective. Physiol Rev. 2016;96:1385-1447.
75. Oh-hora, M. Calcium signaling in the development and function of T-lineage cells. Immunological Reviews. 2009;231:210-24.
76. Overbeck S, Rink L, Haase H. Modulating the immune response by oral zinc supplementation: a single approach for multiple diseases. Arch Immunol Ther Exp (Warsz). 2008;56:15-30.
77. Palta S, Saroa R, Palta A. Overview of the coagulation system. Indian J Anaesth. 2014;58:515-23.
78. Papakonstantinou E, Flatt W, Huth P et al. High dietary calcium reduces body fat content, digestibility of fat and serum vitamin D in rats. Obes Res. 2003;11:387-94.
79. Park JY, Vollset SE, Melse-Boonstra A et al. Dietary intake and biological measurement of folate: A qualitative review of validation studies. Mol Nutr Food Res. 2012.
80. Prasad AS. Discovery of human zinc deficiency: 50 years later. Journal of Trace Elements in Medicine and Biology. 2012;26:66-9.
81. Rao A, Hogan PG. Calcium signaling in cells of the immune and hematopoietic systems. Immunological Reviews. 2009;231:5-9.
82. Rayman MP, Infante HG, Sargent M. Food-chain selenium and human health: spotlight on speciation. British Journal of Nutrition. 2008;100:238-53.
83. Rayman MP. Selenium and human health. Lancet. 2012;379:1256-68.
84. Rink L, Haase H. Zinc homeostasis and immunity. Trends Immunol. 2007;28:1-4.
85. Rodríguez-Rodríguez E, Lombán BN, López-Sobaler AM et al. Review and future perspectives on recommended calcium intake. Nutr Hosp. 2010;25:366-74.
86. Ross C. Vitamina A e carotenoides. In: Shils ME, Shike M, Ross AC et al. Modern Nutrition in Health and Disease. Philadelphia: Lippincott Williams & Wilkins; 2006. p.378-404.
87. Rude RK, Shils ME. Magnesium. In: Shils ME, Shike M, Ross AC et al. Modern Nutrition in Health and Disease. 10.ed. Philadelphia: Lippincott Williams & Wilkins; 2006.
88. Ruther GA, Chabosseau P, Bellomo E et al. Intracellular zinc in insulin secretion and action: a determinant of diabetes risk?. Proceedings of the Nutrition Society. 2016;75:61-72.

89. Salgueiro MJ, Zubillaga MB, Lysionek AE et al. The role of zinc in the growth and development of children. Nutrition. 2002:18:510-9.
90. Scaglione F, Panzavolta G. Folate, folic acid and 5-methyltetrahydrofolate are not the same thing. Xenobiotica. 2014;44:480-8.
91. Schlingmann KP, Konrad M, Seyberth HW. Genetics of hereditary disorders of magnesium homeostasis. Pediatr Nephrol. 2004;19;13-25.
92. Scientific Advisory Committee on Nutrition. Iron and Health. London: TSO; 2010. p.13-124.
93. Shab-Bidar S, Neyestani TR, Djazayery A. The interactive effect of improvement of vitamin D status and VDR FokI variants on oxidative stress in type 2 diabetic subjects: a randomized controlled trial. European Journal of Clinical Nutrition. 2015;69:216-22.
94. Silva AGH, Pires LV, Cozzolino SM. F. Cálcio. In: Cozzolino SMF (org.). Biodisponibilidade de Nutrientes. 4.ed. Barueri: Manole; 2012. p.579-612.
95. Skowrońska P, Pastuszek E, Waldemar Kuczyński W et al. The role of vitamin D in reproductive dysfunction in women – a systematic review. Annals of Agricultural and Environmental Medicine. 2016;23:671-6.
96. Soares MJ, Murhadi LL, Kurpad AV et al. Mechanistics roles for calcium and vitamin D in the regulation of body weight. Obesity Reviews. 2012;13:592-605.
97. Stackhouse GB, Stoller ML. Calcium physiology. In: Stoller ML, Meng MV. Urinary stone disease. The practical guide to medical and surgical management. New York: Humana Press; 2007. p.85-102.
98. Strobel F, Reusch J, Penna-Martinez M. Effect of a Randomised Controlled Vitamin D Trial on Insulin Resistance and Glucose Metabolism in Patients with Type 2 Diabetes Mellitus. Horm Metab Res. 2014;46:54-8.
99. Suzuki KT, KurasakIi K, Okazaki N, Ogra Y. Selenosugar and trimethylselenonium among urinary selenium metabolites: dose- and age-related change. Toxicology and Applied Pharmacology. 2005;206:1-8.
100. Tabesh M, Azadbakht L, Faghihimani E et al. Effects of Calcium Plus Vitamin D Supplementation on Anthropometric Measurements and Blood Pressure in Vitamin D Insufficient People with Type 2 Diabetes: A Randomized Controlled Clinical Trial. J Am Coll Nutr. 2015;34:281-9.
101. Tabesh M, Azadbakht L, Faghihimani E. Effects of calcium–vitamin D co-supplementation on metabolic profiles in vitamin D insufficient people with type 2 diabetes: a randomised controlled clinical trial. Diabetologia. 2014;57:2038-47.
102. Tang X, Shay NF. Zinc Has an Insulin-Like Effect on Glucose Transport Mediated by Phosphoinositol-3-Kinase and Akt in 3T3-L1 Fibroblasts and Adipocytes. J Nutr. 2001;131:1414-20.
103. Tanoury ZA, Piskunov A, Rochette-Egly C. Vitamin A and retinoid signaling: genomic and nongenomic effects. J Lipid Res. 2013;54:1761-1775.
104. Tansarli GS, Karageorgopoulos DE, Kapaskelis A et al. Iron deficiency and susceptibility to infections: evaluation of the clinical evidence. Eur J Clin Microbiol Infect Dis. 2013;32:1253-8.
105. Theodosiou M, Laudet V, Schubert M. From carrot to clinic: an overview of the retinoic acid signaling pathway. Cell Mol Life Sci. 2010;67:1423-45.
106. Tuerk MJ, Fazel N. Zinc deficiency. Current Opinion in Gastroenterology. 2009;25:136-43.
107. Visentin M, Diop-Bove N, Zhao R et al. The Intestinal Absorption of Folates. Annu Rev Physiol. 2014;76:251-74.
108. Wakabayashi T. Mechanism of the calcium-regulation of muscle contraction. Proc Jpn. Acad Ser B Phys Biol Sci. 2015;91:321-49.
109. Wang X, Bing Zhou B. Critical Review. Dietary Zinc Absorption: A Play of Zips and ZnTs in the Gut. IUBMB Life. 2010;62:176-82.
110. Weaver CM, Heaney RP. Calcium. In: Shils ME, Shike M, Ross AC et al. Modern Nutrition in health and disease. 10.ed. Philadelphia: Lippincott Williams & Wilkins; 2006. p.194-210.
111. Weeks BS, Hanna MS, Cooperstein D. Dietary selenium and selenoprotein function. Med Sci Monit. 2012;18:127-32.
112. Weng W, Dong M, Zhan J et al. A PRISMA-compliant systematic review and meta-analysis of the relationship between thyroid disease and different levels of iodine intake in mainland China. Medicine. 2017;96:25.
113. WHO/Unicef/ICCIDD. Assessment of the iodine deficiency disorders and monitoring their elimination. A Guide for program managers. Geneva: World Health Organization; 2008.
114. Williams FL, Ogston S, Hume R et al. Supplemental Iodide for Preterm Infants and Developmental Outcomes at 2 Years: an RCT. Pediatrics. 2017;139.
115. Witkowski M, Hubert J, Mazur A. Methods of assessment of magnesium status in humans: a systematic review. Magnesium Research. 2011;24:163-80.

116. Wood RJ, Ronnenberg AG. Iron. In: Shils ME, Shike M, Ross AC et al. Modern Nutrition in Health and Disease. Philadelphia: Lippincott Williams & Wilkins; 2006. p.248-70.
117. Yamasaki S, Sakata-Sogawa K, Hasegawa A et al. Zinc is a novel intracellular second messenger. The Journal of Cell Biology. 2007;177:637-45.
118. Yuyama LKO, Marinho HA, Alencar FH et al. Vitamina A (retinol) e carotenoides. In: Cozzolino SMF (org.). Biodisponibilidade de Nutrientes. 4.ed. Barueri: Manole; 2012. p.297-342.
119. Yuyama LKO, Yonekura L, Aguiar JPL et al. Zinco. In: Cozzolino SMF (org.). Biodisponibilidade de nutrientes. 4.ed. Barueri: Manole; 2012. p.695-720.
120. Zago MP, Oteiza PI. The antioxidant properties of zinc: interactions with iron and antioxidants. Free Radical Biology & Medicine. 2001;31:266-74.
121. Zago MP, Verstraeten SV, Oteiza PI. Zinc in the prevention of Fe2+ -initiated lipid and protein oxidation. Biol Res. 2000;33:143-50.
122. Zhang F, Moayyeri A, Spector TD. Genetic influences on circulating vitamin D level: A review. Curr Cardiovasc Risk Rep. 2012;6:549-5.

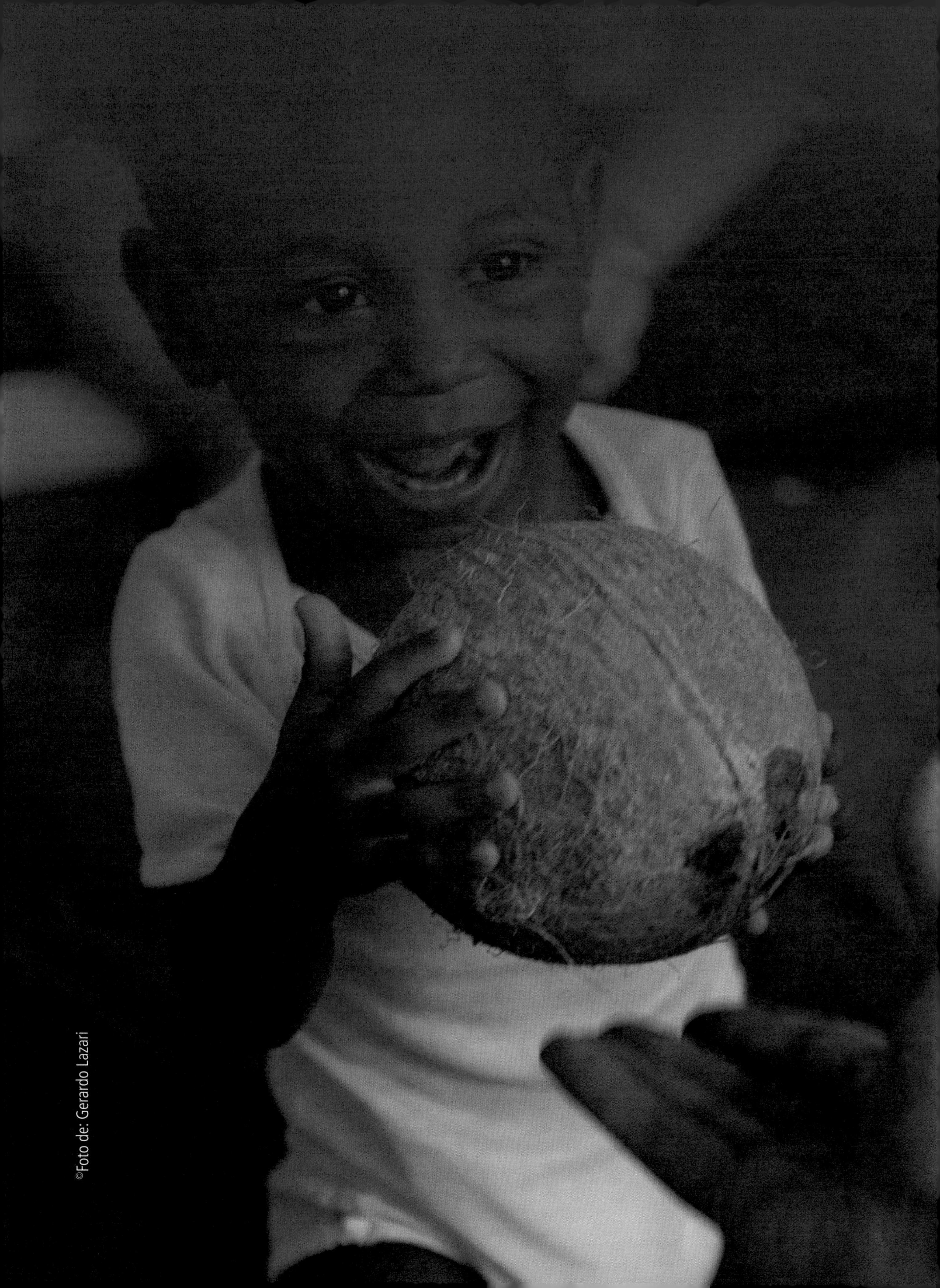

©Foto de: Gerardo Lazari

capítulo: 22

Fome Oculta e Deficiência de Micronutrientes

INTRODUÇÃO

Micronutrientes são substâncias essenciais para o organismo, uma vez que participam de diversos processos fisiológicos, como reações enzimáticas, produção hormonal, regulação gênica, resposta imunológica e processos metabólicos de geração de energia. Dessa forma, a deficiência de micronutrientes acarreta grandes prejuízos para a saúde dos indivíduos, particularmente para aqueles pertencentes aos grupos de risco, como crianças, adolescentes, mulheres e gestantes. De maneira geral, o estado nutricional deficiente dos indivíduos com relação aos micronutrientes é considerado um problema de saúde pública, afetando principalmente países de baixa renda. Dada a importância dos micronutrientes nos processos fisiológicos, este capítulo abordará os principais aspectos associados à deficiência dos mesmos e as consequências para a saúde dos indivíduos.

DEFICIÊNCIA E REPERCUSSÃO NO ORGANISMO

Zinco

O zinco é o segundo elemento-traço mais abundante, sendo considerado essencial para todos os organismos vivos. Cerca de 95% do zinco corporal está presente dentro das células, e sua concentração celular é mantida por um complexo sistema, coordenado por mais de trinta proteínas, incluindo aquelas da família transportadores de zinco (ZnT e ZIP), as quais irão manter a homeostase celular desse mineral.[1-3] Sua essencialidade para a saúde humana é dada pela sua participação em reações enzimáticas que controlam mecanismos celulares, bem como processos de síntese do DNA, desenvolvimento cerebral e crescimento estatural normal. Além disso, tem sido descrito o seu papel no estresse oxidativo, na resposta imunológica, na regulação gênica e na síntese de proteínas.[3-8]

A deficiência de zinco ainda é uma situação comum tanto nos países desenvolvidos quanto em desenvolvimento.[9] A alimentação deficiente em zinco ou alterações que comprometam sua absorção, como na doença de Chron, doença renal e cirrose hepática, podem trazer graves consequências para a saúde humana.[10,11] Além disso, outros fatores são considerados predisponentes para a deficiência do zinco,

Liliane Viana Pires
Gabrielli Barbosa de Carvalho
Silvia Maria Franciscato Cozzolino

como a desnutrição energético-proteica e a presença de fitatos na dieta, sendo que estes se ligam ao zinco, formando compostos menos solúveis e prejudicando sua absorção. Em contrapartida, as proteínas têm efeito positivo, aumentando a biodisponibilidade do zinco.[7,12]

Uma vez que o zinco apresenta uma multiplicidade de funções bioquímicas, os sinais fisiológicos de deficiência são diversos e variam dependendo da gravidade da condição. Crianças estão entre os grupos de alto risco de deficiência de zinco, devido aos inúmeros papéis desse mineral no crescimento, diferenciação e função celular.[13,14] Células dos sistemas imunológico, gastrointestinal e da pele são susceptíveis à deficiência de zinco, ocasionando, consequentemente, os sintomas iniciais, como dermatite, diarreia, alopecia e perda de apetite. A depleção persistente do zinco pode ocasionar mudanças nos cabelos, pele e mucosas, além de perda de peso e retardo no crescimento, podendo ainda prejudicar o sistema imune, acarretando uma maior susceptibilidade a patógenos.[13,15]

Outras consequências da deficiência de zinco são a dermatite pustular, hipogonadismo, letargia mental, alterações neurossensoriais, desordens de comportamento, aprendizado e memória. Ademais, o comprometimento do crescimento e desenvolvimento físico tem maior destaque durante períodos de crescimento rápido como infância e puberdade, nos quais há uma maior necessidade desse mineral.[7,10,11,16] Crianças prematuras e com doenças crônicas, que prejudicam a absorção gastrointestinal de nutrientes, apresentam maior risco de deficiência de zinco.[17,18] Estratégias de suplementação podem ter forte impacto na redução global da deficiência desse mineral. Tem-se notado que a suplementação com zinco reduz a mortalidade infantil em países com prevalência de deficiência de micronutrientes. Uma vez que a diarreia e a pneumonia são as duas principais causas da mortalidade infantil, estudos têm mostrado que a suplementação com zinco acarretou em redução das mesmas.[6,16]

Cálcio

O cálcio é o quinto micronutriente mais abundante no corpo humano, sendo essencial para vida, uma vez que possui importante papel em diversos processos fisiológicos, como mineralização esquelética, contração muscular, transmissão de impulsos nervosos, coagulação sanguínea e secreção hormonal. Aproximadamente 1% deste cálcio encontra-se livre no sangue e no fluido extracelular e cerca de 99% desse mineral está armazenado no esqueleto na forma de hidroxiapatita, a qual fornece força esquelética e auxilia nas múltiplas funções mediadas por cálcio, além de participar da manutenção do cálcio sérico.[19,-21] Tanto na infância quanto na adolescência há um rápido crescimento e uma intensa remodelação óssea. Tais eventos são observados especialmente nos dois primeiros anos de vida e entre 11 e 14 anos nas meninas e 13 e 17 anos nos meninos. Dessa maneira, faz-se necessária uma adequada ingestão de cálcio e vitamina D para reduzir a ocorrência do raquitismo, que consiste em uma mineralização defeituosa das placas de crescimento. Na fase adulta, a perda da parte mineral do osso pode resultar em osteomalácia, que consiste de defeituosa mineralização de ossos existentes, sendo, portanto, frequentemente precedida de raquitismo na infância.[22-25]

A ingestão dietética é a única maneira do organismo dispor do cálcio. Estudos têm mostrado que o estado nutricional de indivíduos relativo ao cálcio é deficiente. Dessa forma, em condições de reduzida ingestão de cálcio, a homeostase desse mineral é mantida por meio da regulação pela glândula tireoide e pelos rins, com a síntese de hormônios que atuam retirando o cálcio do osso, trazendo consequências negativas para a saúde óssea.[19,26,27] Associado a isso, idosos apresentam inadequada absorção intestinal de cálcio, combinada a um declínio hormonal relativo à idade, o que acarreta efeitos adversos, como a osteoporose, uma desordem esquelética associada à perda progressiva tanto da parte orgânica como mineral do osso. Assim, a deficiência crônica de cálcio, resultante de uma ingestão inadequada e/ou de uma baixa absorção intestinal, é a causa mais importante e mais grave da osteoporose.[28,29]

Além disso, estudos têm verificado um efeito antiobesidade do cálcio. O conteúdo de cálcio ionizado intracelular, regulado por hormônios calciotrópicos, tem papel chave na regulação do metabolismo de adipócitos. A oferta elevada de cálcio dietético acarreta a supressão desses hormônios, inibindo as vias de reserva de triglicerídeos e redirecionando a energia para a massa corporal magra e termogênese.[30,31] Ainda, o cálcio dietético no trato gastrointestinal provoca precipitação de ácidos graxos insolúveis, tornando a gordura menos disponível para absorção.[32] Ressalta-se, portanto, a importância do consumo adequado de alimentos fontes de cálcio, uma vez que o cálcio na forma de produtos lácteos parece trazer mais benefícios antiobesidade quando comparado ao cálcio na forma de suplemento.[30]

Nesse contexto, é possível que a ingestão adequada de cálcio possa modular e alterar o balanço energético e a composição corporal. Ademais, pesquisadores têm observado redução na taxa de incidência de resistência à insulina em indivíduos que aumentaram a ingestão de produtos lácteos. Portanto, o cálcio dietético apresenta importante papel na tolerância à glicose.[33]

Ferro

O ferro é um componente estrutural de várias proteínas, incluindo enzimas, citocromos, mioglobina e hemoglobina. Quase dois terços do ferro do corpo são encontrados na hemoglobina, que está presente em eritrócitos circulantes e envolvida no transporte de oxigênio em direção aos tecidos de todo o corpo para o metabolismo. Além disso, esse mineral está relacionado com o desenvolvimento da cognição.[34,35]

Distúrbios no metabolismo do ferro são condições patológicas humanas comuns. Estima-se que a deficiência de ferro afeta mais de dois bilhões de pessoas no mundo,[36] sendo considerada importante fator de risco para a saúde de grupos populacionais como crianças, adolescentes, mulheres e gestantes. A anemia, diminuição anormal na concentração de hemoglobina no sangue, pode ser causada tanto pela ingestão inadequada, quanto pela absorção deficiente ou perda excessiva do ferro. Tal condição é considerada a principal consequência da deficiência de ferro, sendo a mais prevalente em todo o mundo.[36-38]

Os principais indicadores de deficiência de ferro são a capacidade física reduzida, atraso no desenvolvimento psicomotor e função cognitiva prejudicada. Em sua fase mais avançada, além dos sintomas citados, a deficiência de ferro está associada à fraqueza, redução da capacidade respiratória e tontura. Mesmo na ausência de anemia, a deficiência de ferro pode acarretar distúrbios neurocognitivos.[34,36,38,39] Dentre os grupos etários com maior risco de deficiência de ferro estão as crianças, principalmente porque grande parte do desenvolvimento do sistema nervoso ocorre nos primeiros anos de vida, e os adolescentes devido ao aumento das necessidades nutricionais em consequência da maior velocidade de crescimento, da menstruação nas meninas e do aumento da eritropoiese durante o crescimento. Além disso, na adolescência, existe uma série de fatores externos que influenciam o desenvolvimento da deficiência de ferro, como a omissão de refeições e o consumo frequente de alimentos com reduzido teor de ferro e elevado teor de carboidratos e gorduras. Mulheres pós-parto e doadores de sangue regulares podem também desenvolver deficiência de ferro.[40-42]

Além dos aspectos citados acima, sabe-se que a deficiência de ferro promovida por um desbalanço nutricional pode interferir no metabolismo de neurotransmissores, principalmente serotonina e dopamina, afetando, dessa forma, o comportamento.[43] No sistema endócrino, há relatos de aumento na sensibilidade à insulina e redução dos níveis de tiroxina. Também tem sido descrito que, na presença da deficiência de ferro, a imunidade mediada por células pode aumentar a produção de interleucina-1 (pró-inflamatório) e reduzir a de interleucina-2 (anti-inflamatório). O aumento de interleucina-1 circulante e a redução de tiroxina resultam em déficits no processo de aprendizagem e no desenvolvimento cognitivo de crianças e adolescentes. Esse achado também pode explicar o efeito da deficiência de ferro no sistema imunológico, uma vez que crianças com deficiência de ferro têm uma maior incidência de doenças infecciosas do que as crianças sem a deficiência.[44,45]

O desbalanço na homeostase de ferro tem influência na atividade das citocinas e nos mecanismos efetores da imunidade mediada por células de macrófagos. Altas concentrações de ferro reduzem a sensibilidade do Interferon-gama (IFN-gama), causando uma menor expressão do Fator de Necrose Tumoral-alfa (TNF-alfa), do complexo principal de histocompatibilidade de antígenos classe II ou das Moléculas de Adesão Intercelular (ICAM), uma vez que o ferro está envolvido nas vias de imunidade dos neutrófilos e macrófagos pela formação de radicais hidroxilas tóxicos. A restrição de ferro afeta a proliferação e diferenciação dos linfócitos B e T *helper*, enquanto a sobrecarga resulta em alterações da função das células *natural killer*, prejudicando os neutrófilos citotóxicos e mudando as taxas dos linfócitos $CD4^+$ para $CD8^+$.[44]

A suplementação de grupos de risco da população com ferro tem sido utilizada para prevenção dos efeitos prejudiciais de sua deficiência durante o desenvolvimento, principalmente, de crianças, já que nos primeiros anos de vida ocorre o rápido desenvolvimento neurológico, sendo que o ferro, nos oligodendrócitos, é necessário para os sistemas sensoriais (visual e auditivo), aprendizagem e do comportamento.[36,40,46,47] Entretanto, a suplementação de ferro deve ser realizada com critério, a fim de não provocar alterações na homeostase desse mineral no organismo. Tanto a restrição quanto o excesso de ferro devem ser bem monitorados.

Magnésio

O magnésio é um mineral envolvido em mais de trezentos processos enzimáticos, sendo cofator de várias enzimas, na manutenção dos níveis intracelulares de cálcio e potássio, além de participar do desenvolvimento e manutenção de ossos[34] e atenuar os efeitos do estresse oxidativo. Está envolvido, ainda, no metabolismo da glicose, na homeostase da insulina, na produção de adenosina trifosfato (ATP), proteína e ácido nucleico, e na regulação da função hormonal e imune. Além disso, também desempenha um papel crítico na modulação dos transportadores de membrana e na transdução de sinal.[48,49]

A deficiência de magnésio pode ser em consequência de uma série de fatores, como a reduzida ingestão dietética de magnésio, estresse, elevado consumo de álcool, doenças cardiovasculares e neuromusculares, síndromes de má absorção, problemas renais, osteoporose, além de distúrbios endócrinos, como o *diabetes mellitus* e a síndrome metabólica.[50-53] Dentre os principais efeitos da deficiência de magnésio estão a hipocalcemia sintomática (desenvolvida quando a deficiência de magnésio se torna de moderada a grave), cãibras musculares, espasmos musculares e convulsões.[34]

A concentração de magnésio sérico e dietético pode estar relacionada com a etiologia de doenças cardiovasculares e hipertensão. Alguns estudos verificaram que o magnésio sérico foi significativamente mais baixo em pacientes com doenças cardiovasculares e hipertensos. Essas concentrações reduzidas de magnésio no sangue podem provocar dano vascular grave, acelerando o desenvolvimento da aterosclerose, podendo causar vasoconstrição das artérias coronárias e aumento da pressão.[51,53] Além disso, a deficiência de magnésio tem sido associada com o aumento da produção de citocinas inflamatórias e pró-aterogênicas em células endoteliais, o que pode contribuir para o declínio da função renal.[54,55]

A participação do magnésio trazendo benefícios na redução de risco de desenvolvimento de *diabetes mellitus* tipo 2, resistência à insulina e síndrome metabólica é de notável importância, uma vez que esse mineral tem a habilidade de promover a autofosforilação da subunidade beta do receptor de insulina, o que determina a sensibilidade à insulina. Além disso, o magnésio intracelular promove translocação do transportador de glicose 4 (GLUT-4) para a membrana celular, possibilitando a captação da glicose, reduzindo, assim, a concentração sanguínea de glicose.

Observou-se ainda que concentrações intracelulares adequadas de magnésio se relacionam ao metabolismo da glicose, contribuindo para a fosforilação da enzima tirosina quinase no receptor de insulina, sendo essa reação necessária para a absorção de glicose mediada pela insulina. Dessa forma, o magnésio é capaz de promover o aumento da afinidade da insulina ao seu receptor.[56,57] Um estudo conduzido com adolescentes obesos mostrou uma relação inversa entre as concentrações séricas de magnésio e de ingestão com os níveis de insulina e índice de resistência à insulina.[9] Tais ações do magnésio esclarecem seus efeitos benéficos no metabolismo da glicose e homeostase da insulina.[56,57]

Outras doenças nas quais tem sido evidenciado o papel benéfico do magnésio para a melhora do quadro patológico são as infecções bacterianas e fúngicas, crises asmáticas e deficiência de cálcio e de potássio, que são frequentes durante a infância e adolescência.[34,59,60]

Selênio

O selênio é um micronutriente essencial com importante papel em diversas funções biológicas.[61-63] Esse elemento é componente de proteínas denominadas selenoproteínas. É por meio dessas proteínas que o selênio age, sendo que grande parte delas atuam na defesa antioxidante.[34,64,65] Além disso, esse mineral tem influência na resposta imunológica, tanto modificando a expressão de citocinas e seus receptores como tornando as células imunes mais resistentes ao estresse oxidativo.[64]

Sua essencialidade foi detectada por Schwarz e Foltz[66], em 1957. Em 1973, Rotruck[67] isolou a enzima antioxidante glutationa peroxidase (GPX), que contém quatro moléculas de selênio em seu sítio ativo e regula o peróxido de hidrogênio e outros hidroperóxidos, protegendo contra o estresse oxidativo. Esse elemento entra na cadeia alimentar por meio de plantas e, consequentemente, depende da sua concentração no solo. Portanto, a ingestão alimentar de selênio está relacionada a sua presença no solo, sendo que áreas vulcânicas e de solo ácido apresentam deficiência desse mineral.[65,68,69]A principal manifestação da deficiência grave de selênio foi relatada na década de 1980, quando a concentração reduzida de selênio no sangue foi associada a uma doença cardíaca endêmica na China. Os pacientes que apresentaram essa doença possuíam degeneração de estruturas mitocondriais e sarcoplasmáticas e cardiomegalia, podendo ser fatal de acordo com a gravidade da deficiência.[70] Outra doença associada à deficiência de selênio é a doença de Kashin-Beck, uma osteoartropatia que atinge crianças de 5 a 13 anos de idade em regiões da China, Rússia e Israel. Casos avançados da doença apresentam degeneração e necrose da cartilagem hialina do osso, resultando em baixa estatura, alargamento das articulações, dor óssea e osteoartrite secundária.[65]

Além dessas manifestações graves da deficiência de selênio, estudos sugerem que a deficiência está acompanhada de perda da imunocompetência, uma vez que o selênio participa da proliferação e atividade das células T no processo de resposta imunológica. A deficiência de selênio também está ligada ao aumento de virulência ou progressão de doenças virais. Nas crianças, sua deficiência pode exacerbar os quadros de crises asmáticas. Pode também estar relacionada a outras condições inflamatórias como pancreatite e artrite reumatoide.[65]

O selênio pode afetar a resistência à insulina por meio de múltiplas rotas metabólicas. Estudos iniciais mostraram que o selenato de sódio pode mimetizar a ação da insulina, estimulando, assim, a absorção da glicose.[71] Outra via de atuação do selênio é por meio da sua incorporação em selenoproteínas, em especial a GPX, que tem papel de reduzir o peróxido de hidrogênio em água e oxigênio, reduzindo o estresse oxidativo.[72-74] Essa redução, por sua vez, promove inibição da ativação do fator nuclear kappa B (NF-κB), que está relacionado a expressão de citocinas inflamatórias, como o fator de necrose tumoral (TNF-alfa) e algumas interleucinas (IL-1 e IL-18).[75-77]

Estudos realizados no Brasil que avaliaram a suplementação com castanha-do-Brasil como fonte de selênio em pacientes com *diabetes mellitus* tipo 1,[78] em obesos mórbidos[79] e em pacientes renais crônicos,[80] todos recebendo aproximadamente 290 mcg/dia de selênio, mostraram que essa suplementação foi efetiva em melhorar os marcadores do *status* de selênio, como as concentrações plasmáticas e eritrocitárias desse mineral.

A deficiência de selênio tem sido associada, ainda, a doenças da tireoide, como bócio, hipotireoidismo e tireoidites autoimunes.[81] Tal mineral está incorporado em selenoproteínas, sendo a iodotironina 5' – desiodase tipo I (DIO1) uma das principais, a qual está diretamente envolvida no metabolismo do hormônio da tireoide.[82] Essa enzima possui uma única molécula de selênio na sua constituição na forma de selenocisteína. O papel dessa iodase e das outras duas isoformas (II e III) na glândula tireoide é de converter o pró-hormônio T_4 (Tiroxina) em T_3 (Tri-iodotironina), forma biologicamente ativa, participando, assim, da regulação dos hormônios da tireoide, pois são necessárias tanto para a ativação do T_3 como para a degradação do T_3 e T_4.[83,84] Tem-se observado que concentrações sanguíneas de selênio estão inversamente correlacionadas ao tamanho da tireoide.[85] Dessa maneira, o selênio parece ter um importante papel na regulação da homeostase da glândula tireoide.

Outra selenoproteína que atua na glândula da tireoide é a GPX3, que é produzida e secretada pelo tirócito e regula a concentração de peróxido de hidrogênio (H_2O_2) no lúmen folicular. Como a deficiência de selênio é comum em doenças da tireoide, a atividade da enzima GPX3 pode estar reduzida na tireoide. O tirócito está continuamente exposto a concentrações potencialmente tóxicas de H_2O_2 e hidroperóxidos lipídicos, os quais possuem efeitos citotóxicos nas células da tireoide, ocasionando a apoptose. Em situações de deficiência desse elemento, a resposta apoptótica ao H_2O_2 está aumentada. Por outro lado, quando o *status* de selênio se encontra adequado, os sistemas tioredoxina redutase e GPX protegem o tirócito da ação dos peróxidos, particularmente pela ação da GPX3, que pode utilizar o excesso de H_2O_2 e catalisar a polimerização de tireoglobulina presente no coloide. Além disso, a deficiência de selênio também reduz a atividade da DIO1 e, consequentemente, a síntese periférica de T_3.[86,87]

Além desses aspectos, tem-se atribuído ao selênio um papel na redução do risco de doenças cardiovasculares, conforme observado em metanálises. Esses estudos mostraram que reduzidas concentrações sanguíneas de selênio associam-se ao aumento da incidência de doença cardíaca coronariana.[88,89]

Iodo

O iodo é essencial para a síntese dos hormônios da tireoide, visto sua participação nas moléculas de Tiroxina (T_4) e da Tri-iodotironina (T_3). Os hormônios tireoidianos, de uma forma geral, regulam muitas reações bioquímicas, especialmente a síntese proteica e a atividade enzimática. Vários órgãos são dependentes desse mineral para a homeostase do corpo, como o cérebro, os músculos, o coração, a glândula pituitária e os rins. A deficiência grave de iodo pode comprometer o desenvolvimento do cérebro, além de promover danos ao sistema imunológico e associar-se ao aumento da incidência de câncer.[34,90,91]

O cérebro é um dos órgãos mais comprometidos pela deficiência de iodo. O hormônio da tireoide é particularmente importante para mielinização do sistema nervoso central, processo mais ativo no período perinatal e durante o desenvolvimento fetal e pós-natal precoce.[34,91,92] A deficiência de iodo ainda é um problema de saúde pública que atinge grande parte dos países. Tal condição pode ocasionar o aparecimento de algumas doenças como hipotireoidismo, bócio, cretinismo e outras anormalidades de crescimento e desenvolvimento. Muitas dessas doenças são causadas pela inadequada ação dos hormônios tireoidianos na presença da deficiência de iodo. O tratamento com iodo pode reverter essas consequências, especialmente o cretinismo, caracterizado por ser uma forma extrema de dano neurológico do hipotireoidismo fetal, com retardo mental grave, dificuldade de coordenação neurológica e baixa estatura.[34,93,94] Um estudo de metanálise mostrou que a deficiência de iodo está associada com a redução do quociente de inteligência, quando avaliado por testes específicos, mostrando a importância do iodo para o desenvolvimento mental.[94]

A baixa ingestão de iodo resulta na redução da produção de hormônio da tireoide, o que estimula a secreção do hormônio estimulante da tireoide (TSH), que, por sua vez, aumenta a absorção de iodo pela tireoide, estimula o crescimento dessa glândula e causa o desenvolvimento do bócio, principal achado clínico da deficiência de iodo. Inicialmente, o bócio é difuso, podendo se tornar nodular com o tempo. No seu último estágio, pode estar associado ao hipertireoidismo oriundo de nódulos autônomos ou de câncer folicular da tireoide.[90,91,95] Outras consequências da deficiência de iodo são redução na capacidade reprodutiva, na aprendizagem e, em alguns países, aumento na mortalidade infantil. A correção da deficiência de iodo, principalmente com o processo de iodização do sal, tem ocorrido em países onde essa deficiência é encontrada.[90]

Folato

O folato é uma vitamina hidrossolúvel do complexo B que participa de várias reações de transferência de carbono para a biossíntese de nucleotídeos essenciais para a síntese de DNA e RNA, funcionando ainda como uma coenzima no metabolismo de aminoácidos. Embora o folato esteja amplamente distribuído nos alimentos, sua deficiência é comum.[34,96,97]Algumas situações em que a deficiência de folato pode se manifestar são: baixa ingestão alimentar durante o crescimento, na gestação e lactação (condições nas quais há elevada necessidade desse nutriente), má absorção, hemólises e doenças malignas (leucemias, por exemplo) e pelo uso de algumas medicações. A deficiência em folato pode também estar associada às complicações durante a gestação, como abortos espontâneos, sangramentos e pré-eclâmpsia.[97-99] Os defeitos do tubo neural estão entre as anomalias congênitas mais comuns nos Estados Unidos.[100] Nogueira, Parente e Cozzolino[101] avaliaram a suplementação com ácido fólico associado ao ferro e ao zinco em adolescentes grávidas e verificaram melhora significativa do estado nutricional relativo ao folato sendo, portanto, um nutriente essencial nessa fase de vida.

A anemia megaloblástica é a principal manifestação clínica dessa deficiência, sendo caracterizada por macrocitose e maturação nuclear anormal das células vermelhas do sangue, aspectos semelhantes aos da deficiência em vitamina B12. Nos casos graves dessa anemia, há alterações na hematopoiese, apresentando redução na quantidade de granulócitos e plaquetas, podendo haver insuficiência cardíaca congestiva e outros sinais de comprometimento da liberação de oxigênio.[97,98,102]A elevada ingestão alimentar de folato não tem sido associada a efeitos adversos. Por outro lado, o consumo excessivo de ácido fólico de suplementos alimentares pode acarretar complicações neurológicas em indivíduos com deficiência de vitamina B12, pois pode mascarar e atrasar o diagnóstico da deficiência dessa vitamina.[34]

Lesões de mucosa e outras manifestações clínicas, como hiper-homocisteinemia com danos vasculares são bem conhecidas como consequência da deficiência em ácido fólico.[97,102]

Vitamina A (retinol)

A vitamina A (retinol) é um micronutriente lipossolúvel de grande importância para o desenvolvimento embrionário e infantil,[103,104] além de ser essencial para a proliferação e diferenciação celular e para a manutenção de funções celulares específicas, como a fototransdução. Sua função fisiológica mais conhecida é no processo visual, como grupo prostético dos pigmentos visuais.[105,106]

A deficiência dessa vitamina ainda é mundialmente comum, afetando principalmente países com recursos limitados.[107] Tal condição é um sinal de desnutrição, podendo estar associada às infecções e à mortalidade em crianças e, possivelmente, em mulheres férteis. A falta desse nutriente provoca xeroftalmia, distúrbio ocular caracterizado por cegueira noturna e ressecamento dos olhos, podendo evoluir para um quadro de cegueira irreversível.[105,106,108] A deficiência grave é considerada quando ocorre sinais oculares como xerose de córnea e mancha de Bitot associadas a baixas concentração de retinol no soro e no leite materno.[109,110]

Crianças na fase pré-escolar são o principal grupo acometido pela deficiência de vitamina A, uma vez que as mesmas apresentam aumento da demanda nutricional nessa fase de expressivo crescimento e desenvolvimento. Essa carência também está associada à deficiência proteico-calórica, sobretudo entre os grupos de baixo nível socioeconômico.[111,112] Ressalta-se que o estado nutricional dos indivíduos em relação ao ferro pode ser afetado pela deficiência em vitamina A, resultando em anemia por deficiência dessa vitamina.[113]

A suplementação com vitamina A e fortificação de alimentos são os métodos mais diretos para fornecer quantidades adequadas dessa vitamina para indivíduos deficientes. Estudos sugerem que a suplementação com vitamina A em crianças esteja associada à redução da mortalidade geral destas.[114,115] Em 2004, o Ministério da Saúde implantou o Programa Nacional de Suplementação de vitamina A, intitulado "Vitamina A Mais", com o objetivo de reduzir a prevalência de deficiência de vitamina A entre crianças de 6 a 59 meses de idade, residentes em áreas consideradas de risco para a deficiência. A dosagem administrada é de 100.000 UI, uma vez a cada seis meses para crianças de 6 a 11 meses de vida, e de 200.000 UI, uma vez a cada seis meses para crianças até 59 meses.[116]

A deficiência em vitamina A também pode se manifestar em indivíduos que apresentem doenças que envolvam má absorção de lipídios, como na doença de Crohn, doença celíaca, situações que envolvam danos ou ressecção ileal e em algumas infecções, uma vez que de 70 a 90% dessa vitamina são absorvidos no intestino na presença de suco entérico e sais biliares.[117]

Vitamina D (Calciferol)

A vitamina D, classificada como lipossolúvel e também conhecida como calciferol, está envolvida na saúde óssea. Sua principal função biológica é auxiliar na absorção de cálcio e fósforo, ajudando assim a manter os níveis séricos desses minerais dentro da normalidade.[34] É também considerada um pró-hormônio relacionado ao crescimento e desenvolvimento ósseo, além de exercer função na imunidade, reprodução e secreção de insulina. Essa vitamina também desempenha importante papel no metabolismo do cálcio e na manutenção da mineralização óssea.[118]

Tal micronutriente pode ser obtido tanto pela exposição solar, uma vez que sua síntese ocorre em grande parte na pele, como pela dieta, tendo como fontes principais os óleos de peixes, ovos e carnes. Entretanto, as fontes alimentares não fornecem isoladamente quantidade suficiente para manutenção das concentrações adequadas de 25-hidroxivitamina D [25(OH)D], biomarcador utilizado para avaliar o estado nutricional do indivíduo em relação a essa vitamina. A partir da 25(OH)D, ocorre a conversão da vitamina D para sua forma ativa (1,25-di-hidroxivitamina D).[118-120]

A deficiência dessa vitamina resulta em inadequada mineralização óssea ou desmineralização do esqueleto, tendo como consequências o raquitismo em crianças, osteomalácia em adultos, descalcificação de ossos e dentes, elevação do hormônio da paratireoide, redução do fósforo sérico e desenvolvimento da osteoporose. O prolongamento da deficiência pode ainda resultar no risco de aparecimento de outras morbidades não associadas a problemas ósseos, como doenças cardiovasculares, *diabetes mellitus* tipos 1 e 2, câncer de próstata e de intestino grosso, dentre outras.[34,121,122]

A vitamina D pode ter sua biodisponibilidade e absorção prejudicadas na presença de doenças intestinais em razão da ingestão dietética reduzida provocada pelos sintomas, atividades da doença e à má absorção de vitaminas lipossolúveis. Além disso, a reduzida exposição solar ou o uso de protetor solar também limitam a disponibilidade dessa vitamina.[118,123-125] Ademais, o uso de medicamentos, como os antiepiléticos, corticosteroides e os redutores da absorção intestinal de gordura, pode interferir no estado nutricional relativo à vitamina D do indivíduo.[118]

REFERÊNCIAS

1. Huang Z, Lippard SJ. Illuminating mobile zinc with fluorescence from cuvettes to live cells and tissues. Methods Enzymol. 2012;505:445-68.
2. Kambe T, Tokui T, Hashimoto A, et al. The physiological, biochemical, and molecular roles of zinc transportes in zinc homeostasis and metabolism. Physiol Rev. 2015;95:749-84.
3. King JC. Zinc: an essential but elusive nutrient. Am J Clin Nutr. 2011;94:679S-84S.
4. Andreini C, Bertini I. A bioinformatics view of zinc enzymes. J Inorg Biochem. 2012;111:150-6.
5. Bailey RL, West KP Jr, Black RE. The epidemiology of global micronutrient deficiencies. Ann Nutr Metab. 2015;66(suppl 2):22-33.
6. Overbeck S, Rink L, Haase H. Modulating the immune response by oral zinc supplementation: a single approach for multiple diseases. Arch Immunol Ther Exp. 2008;56:15-30.
7. Prasad AS. Discovery of human zinc deficiency: 50 years later. Journal of Trace Elements in Medicine and Biology. 2012;26:66-9.
8. Tuerk MJ, Fazel N. Zinc deficiency. Curr Opin Gastroenterol. 2009;25:136-43.
9. Brown KH, Rivera JA, Bhutta Z, et al. International Zinc Nutrition Consultative Group (IZiNCG) technical document #1. Assessment of the risk of zinc deficiency in populations and options for its control. Food Nutr Bull. 2004;25:99-203.
10. Flekac M, Skrha J, Hilgertova J, et al. Gene polymorphisms of superoxide dismutase and catalase in diabetes mellitus. BMC Med Genet. 2008;9.
11. Prasad AS. Impact of the discovery of human zinc deficiency on health. J Am Coll Nutr. 2009;28:257-65.
12. Foster M, Samman S. Vegetarian diets across the lifecycle: impact on zinc intake and status. Advances in food and nutrition research. 2015;74:93-131.

13. Ackland L, Michalczyk A. Zinc and infant nutrition. Arch Biochem Biophys. 2016;611:51-7.
14. Roohani N, Hurrell R, Kelishadi R, et al. Zinc and its importance for human health: An integrative review. J Res Med Sci. 2013;18:144-57.
15. Krebs NF, Miller LV, Hambidge KM. Zinc deficiency in infants and children: A review of its complex and synergistic interactions. Paediatrics and International Child Health. 2014;34:279-88.
16. Yuyama LKO, Yonekura L, Aguiar JPL, et al. Zinco. In: Cozzolino SMF (org.). Biodisponibilidade de nutrientes. 4.ed. Barueri: Manole; 2012. p.695-720.
17. Krebs NF. Update on zinc deficiency and excess in clinical pediatric practice. Annals of nutrition & metabolism. 2013;62 Suppl 1:19-29.
18. Terrin G, Berni Canani R, Di Chiara M, et al. Zinc in early life: a key element in the fetus and preterm neonate. Nutrients. 2015;7:10427-46.
19. Emkey RD, Emkey GR. Calcium metabolism and correcting calcium deficiencies. Endocrinol Metab Clin N Am. 2012;41:527-56.
20. Peacock M. Calcium metabolism in health and disease. Clin J Am Soc Nephrol. 2010;5 (Suppl 1):S23-30.
21. Veldurthy V, Wei R, Oz L, et al. Vitamin D, calcium homeostasis and aging. Bone Res. 2016;4.
22. Bueno AL, Czepielewski MA. The importance for growth of dietary intake of calcium and vitamin D. J Pediatr. 2008;84:386-94.
23. Munns CF, Shaw N, Kiely M, et al. Global consensus recommendations on prevention and management of nutritional rickets. J Clin Endocrinol Metab. 2016;101:394-415.
24. Silva AGH, Pires LV, Cozzolino SMF. Cálcio. In: Cozzolino SMF (org.). Biodisponibilidade de nutrientes. 4.ed. Barueri: Manole; 2012. p.579-612
25. Uday S, Högler W. Nutritional rickets and osteomalacia in the twenty-first century: revised concepts, public health, and prevention strategies. Curr Osteoporos Rep. 2017;15:293-302.
26. Lips P, van Schoor NM. The effect of vitamin D on bone and osteoporosis. Best Pract Res Clin Endocrinol Metab. 2011;25:585-91.
27. Stackhouse GB, Stoller ML. Calcium physiology. In: Stoller ML, Meng MV. Urinary stone disease. The practical guide to medical and surgical management. Human Press. 2007;85-102.
28. Fischer V, Haffner-Luntzer M, Prystaz K, et al. Calcium and vitamin-D deficiency marginally impairs fracture healing but aggravates posttraumatic bone loss in osteoporotic mice. Sci Rep. 2017;7.
29. Rachner TD, Khosla S, Hofbauer LC. Osteoporosis: now and the future. Lancet. 2011;377:1276-87.
30. Lappe JM, McMahon DJ, Laughlin A, et al. The effect of increasing dairy calcium intake of adolescent girls on changes in body fat and weight. Am J Clin Nutr. 2017;105:1046-53.
31. Soares MJ, Murhadi LL, Kurpad AV, et al. Mechanistic roles for calcium and vitamin D in the regulation of body weight. Obesity Reviews. 2012;13:592-605.
32. Papakonstantinou E, Flatt W, Huth P, et al. High dietary calcium reduces body fat content, digestibility of fat and serum vitamin D in rats. Obes Res. 2003;11:387-94.
33. Harkness LS, Bonny AE. Calcium and vitamin D status in the adolescent: key roles for bone, body weight, glucose tolerance, and estrogen biosynthesis. J Pediatr Adolesc Gynecol. 2005;18(5):305-11.
34. Institute of Medicine of The National Academies. Dietary Reference Intakes: The Essential Guide to Nutrient Requirements. Washington, DC: The National Academies Press; 2006.
35. Scientific Advisory Committee on Nutrition. Iron and Health. London: TSO; 2010. p. 13-124.
36. Iannotti LL, Tielsch JM, Black MM, et al. Iron, supplementation in early childhood: health benefits and risks. Am J Clin Nutr. 2006;84:1261-76.
37. Kassebaum NJ, Jassrasaria R, Naghavi M, et al. A systematic analysis of global anemia burden from 1990 to 2010. Blood. 2014;123:615-24.
38. Kohgo Y, Ikuta K, Ohtake T, et al. Body iron metabolism and pathophysiology of iron overload. Int J Hematol. 2008;88:7-15.
39. Lynch MF, Griffin IJ, Hawthorne KM, et al. Iron absorption is more closely related to iron status than to daily iron intake in 12-to 48-mo-old children. J Nutr. 2007;137:88-92.
40. Cable RG, Glynn SA, Kiss JE, et al. Iron deficiency in blood donors: analysis of enrollment data from the REDS-II Donor Iron Status Evaluation (RISE) study. Transfusion. 2011;51:511-22.
41. Camaschella C. Iron deficiency: new insights into diagnosis and treatment. Hematology. 2015;2015:8-13.

42. Henriques GS, Cozzolino SMF. Ferro. In: Cozzolino SMF (org.). Biodisponibilidade de nutrientes. 4.ed. Barueri: Manole; 2012. p.645-73.
43. Shafir T, Angulo-Barroso R, Jing Y, et al. Iron deficiency and infant motor development. Early Hum Dev. 2008;84:479-85.
44. Gisbert JP, Gomollón F. An update on iron physiology. World J Gastroenterol. 2009;15:4617-26.
45. Pontual L. Iron and susceptibility to infections. Arch Pediatr. 2017;24(5S):5S14-5S17.
46. Beard J. Recent evidence from human and animal studies regarding iron status and infant development. J Nutr. 2007;137:524S-30S.
47. Yehuda S, Rabonovitz S, Mostofsky DI. Nutritional deficiencies in learning and cognition. J Pedriatr Gastroenterol Nutr. 2006;4:S22-5.
48. Baaij JH, Hoenderop JG, Bindels RJ. Magnesium in man: implications for health and disease. Physiol Rev. 2015;95:1-46.
49. Witkowski M, Hubert J, Mazur A. Methods of assessment of magnesium status in humans: a systematic review. Magnesium Research. 2011;24:163-80.
50. Gommers LM, Hoenderop JG, Bindels RJ, et al. Hypomagnesemia in type 2 diabetes: a vicious circle diabetes 2016;65:3-13.
51. Kupetsky-Rincon EA, Uitto J. Magnesium: novel applications in cardiovascular disease – a review of the literature. Ann Nutr Metab. 2012;61:102-10.
52. Lima ML, Cruz T, Rodrigues LE, et al. Serum and intracelular magnesium deficiency in patients with metabolic syndrome--evidences for its relation to insulin resistance. Diabetes Res Clin Pract. 2009;83:257-62.
53. Sales CH, Pedrosa LFC. Magnesium and diabetes mellitus: Their relation. Clinical Nutrition. 2006;25:554-62.
54. Ferre S, Baldoli E, Leidi M, et al. Magnesium deficiency promotes a pro-atherogenic phenotype in cultured human endothelial cells via activation of NFkB. Biochim Biophys Acta. 2010;1802:952-8.
55. Tin A, Grams ME, Maruthur NM, et al. Results from the atherosclerosis risk in communities study suggest that low serum magnesium is associated with incident kidney disease. Kidney Int. 2015;87:820-7.
56. Cahill F, Shahidi M, Shea J, et al. High dietary magnesium intake is associated with low insulin resistance in the Newfoundland population. PLoS ONE. 2013;8.
57. Das UM. Magnesium supplementation reduces metabolic syndrome – How and Why? Arch Med Res. 2014;45:604-6.
58. Bo S, Bertino E, Trapani A, et al. Magnesium intake, glucose and insulin serum levels in pre-school very-low-birth weight pre-term children. Nutr Metab Cardiovasc Dis. 2007;17:741-7.
59. Feske S, Skolnik EY, Prakriya M. Ion channels and transporters in lymphocyte function and immunity. Nature Rev Immunol. 2012;12:532-47.
60. Mohammed S, Goodacre S. Intravenous and nebulised magnesium sulphate for acute asthma: systematic review and meta--analysis. Emergency Med J. 2007;24:823-30.
61. Karaye KM, Yahaya IA, Lindmark K, et al. Serum selenium and ceruloplasmin in nigerians with peripartum cardiomyopathy. Int J Mol Sci. 2015;4:7644-54.
62. Kieliszek M, Błażejak S, Gientka I, et al. Accumulation and metabolism of selenium by yeast cells. Appl Microbiol Biotechnol. 2015;13:5373–82.
63. Zhao ZJ, Li Q, Yang PZ, et al. Selenium: a protective factor for Kaschin-Beck disease in Qing-Tibet Plateau. Biol Trace Elem Res. 2013;153:1-4.
64. Nazıroğlu M, Yıldız K, Tamtürk B. Selenium and psoriasis. Biol Trace Elem Res. 2012;1-3:3-9.
65. Rayman MP. Selenium and human health. Lancet. 2012;379:1256-68.
66. Schwarz K, Foltz CM. Selenium as an integral part of factor 3 against dietary necrotic liver degeneration. Nutrition. 1999;3:255.
67. Rotruck JT, Pope AL, Ganther HE, et al. Selenium: biochemical role as a component of glutathione peroxidase. Science. 1973;4073:588-90.
68. Fairweather-Tait SJ, Collings R, Hurst R. Selenium bioavailability: current knowledge and future research requirements. American Journal Clinical Nutrition. 2010;91:1484S–91S.
69. Wirth EK, Conrad M, Winterer J, et al. Neuronal selenoprotein expression is required for interneuron development and prevents seizures and neurodegeneration. FASEB J. 2010;24:844-52.
70. Ge K, Xue A, Bai J, et al. Keshan Disease – an endemic cardiomyopathy in China. Virchows Arch A Pathol Anat Histopathol. 1983;410:1-12.
71. Wang Y, Lin M, Gao X, et al. High dietary selenium intake is associated with less insulin resistance in the Newfounland population. PLoS One. 2017;12:e0174149.

72. Loh K, Deng H, Fukushima A, et al. Reactive oxygen species enhance insulin sensitivity. Cell Metab. 2009;10:260-72.
73. Wang X, Zhang W, Chen H, et al. High selenium impairs hepatic insulin sensitivity through opposite regulation of ROS. Toxicol Lett. 2014;224:16-23.
74. Wang XD, Vatamaniuk MZ, Wang SK, et al. Molecular mechanisms for hyperinsulinaemia induced by over-production of selenium-dependent glutathione peroxidase-1 in mice. Diabetologia. 2008;51:1515-24.
75. Dhanya BL, Swathy RP, Indira M. Selenium downregulates oxidative stress-induced activation of leukotriene pathway in experimental rats with diabetic cardiac hypertrophy. Biol Trace Elem Res. 2014;161:107-15.
76. Lee BC, Lee J. Cellular and molecular players in adipose tissue inflammation in the development of obesity-induced insulin resistance. Biochim Biophys Acta. 2014;1842:446-62.
77. Puchau B, Zulet MA, Hermsdorff HH, et al. Nail antioxidant trace elements are inversely associated with inflammatory markers in healthy young adults. Biol Trace Elem Res. 2010;133:304-12.
78. Pires LV. Efeito da suplementação com castanha-do-brasil (Bertholletia excelsa H.B.K.) na expressão gênica de citocinas inflamatórias e sua relação com o estresse oxidativo em pacientes com diabetes mellitus tipo 1. Tese (Doutorado em Ciência de Alimentos) – Faculdade de Ciências Farmacêuticas, Universidade de São Paulo, São Paulo, 2012.
79. Cominetti C, Bortoli MC, Garrido AB, et al. Brazilian nut consumption improves selenium status and glutathione peroxidase activity and reduces atherogenic risk in obese women. Nutrition Research. 2012;32:403-7.
80. Stockler-Pinto MB, Mafra D, Farage NE, et al. Effect of Brazil nut supplementation on the blood levels of selenium and glutathione peroxidase in hemodialysis patients. Nutrition. 2010;26:1065-9.
81. Wu Q, Rayman MP, Lv H, et al. Low population selenium status is associated with increased prevalence of thyroid disease. J Clin Endocrinol Metab. 2015;100:4037-47.
82. Köhrle J. Selenium and the thyroid. Curr Opin Endocrinol Diabetes Obes. 2015;22:392-401.
83. Thomson CD. Selenium and iodine intakes and status in New Zealand and Australia. British Journal Nutrition. 2004;9:661-72.
84. Zavacki AM, Ying H, Christoffolete MA, et al. Type I iodothyronine deiodinase is a sensitive marker of peripheral thyroid status in the mouse. Endocrinology. 2005;146:1568-75.
85. Rasmussen LB, Schomburg L, Köhrle J, et al. Selenium status, thyroid volume, and multiple nodule formation in an area with mild iodine deficiency. Eur J Endocrinol. 2011;164:585-90.
86. Beckett GJ, Arthur JR. Selenium and endocrine systems. Journal of Endocrinology. 2005;184:455-65.
87. Schmutzler C, Mentrup B, Schomburg L, et al. Selenoproteins of the thyroid: expression, location and possible functions of glutathione peroxidase 3. Biological Chemistry. 2007;388:1053-9.
88. Flores-Mateo G, Navas-Acien A, Pastor-Barriuso R, et al. Selenium and coronary heart disease: A meta-analysis. Am J Clin Nutr. 2006;84:762-73.
89. Navas-Acien A, Bleys J, Guallar E. Selenium intake and cardiovascular risk: What is new? Curr Opin Lipidol. 2008;19:43-9.
90. Gunnarsdottir I, Dahl L. Iodine intake in human nutrition: a systematic literature review. Food & Nutrition Research. 2012;56.
91. Henriques GS, Pires LV, Cozzolino SMF. Iodo. In: Cozzolino SMF (org). Biodisponibilidade de nutrientes. 4.ed. Barueri: Manole; 2012. p.767-94.
92. Dunn JT. Iodine. In: Shils ME, Shike M, Ross AC, et al. Modern Nutrition in Health and Disease. 10.ed. Philadelphia: Lippincott Williams & Wilkins; 2006. p.300-11.
93. World Health Organization/Unicef/ICCIDD. Assessment of the iodine deficiency disorders and monitoring their elimination. A Guide for program managers. Geneva: World Health Organization; 2008.
94. Zimmermann MB. New reference values for thyroid volume by ultrasound in iodine-sufficient schoolchildren: a World Health Organization/Nutrition for Health and Development Iodine Deficiency Study Group Report. Am J Clin Nutr. 2004;79:231-7.
95. Medeiros-Neto G, Camargo RY, Tomimori EK. Approach to and treatment of goiters. Med Clin North Am. 2012;96: 351-68.
96. Park JY, Vollset SE, Melse-Boonstra A, et al. Dietary intake and biological measurement of folate: A qualitative review of validation studies. Mol Nutr Food Res. 2012;57:562-81.
97. Guo Y, Smith GN, Wen SW, et al. Folate metabolismo and preeclampsia. Fetal and Maternal Medicine Review. 2012;23:131-55.
98. Mafra D, Cozzolino SMF. Ácido fólico. In: Cozzolino SMF (org.). Biodisponibilidade de nutrientes. 4.ed. Barueri: Manole; 2012. p.495-512.

99. Stabler SP. Clinical folate deficiency. In: Bailey LB (ed.). Folate in Health and Disease. 2.ed. Florida: CRC Press Boca Raton; 2009. p.409-88.
100. Viswanathan M, Treiman KA, Kish-Doto J, et al. Folic acid supplementation: an evidence review for the US Preventive Services Task Force. Rockville (MD): Agency for Healthcare Research and Quality; 2017.
101. Nogueira NN, Parente JV, Cozzolino. Mudanças na concentração plasmática de zinco e ácido fólico em adolescentes grávidas submetidas a diferentes esquemas de suplementação. Cad Saúde Pública 2003;19(1):155-60.
102. Carmel R. Ácido fólico. In: Shils ME, Shike M, et al. Modern nutrition in health and disease. 10.ed. Philadelphia: Lippincott Williams & Wilkins; 2006. p.503-15.
103. Gutierrez-Mazariegos J, Theodosiou M, Campo-Paysaa F, et al. Vitamin A: a multifunctional tool for development. Semin Cell Dev Biol. 2011;22:603-10.
104. Tang XH, Gudas LJ. Retinoids, retinoic acid receptors, and cancer. Annu Rev Pathol. 2011;6:345-64.
105. Chadha R. Vitamin A metabolism. In: Vir SC. Public health nutrition in developing countries. Woodhead Publishing India in Food Science; 2011. p.405-43.
106. Theodosiou M, Laudet V, Schubert M. From carrot to clinic: an overview of the retinoic acid signaling pathway. Cell Mol Life Sci. 2010;67:1423-45.
107. World Health Organization. Global prevalence of vitamin A deficiency in populations at risk: 1995–2005: WHO Global Database on Vitamin A Deficiency. Geneva: WHO; 2009.
108. Tanumihardjo SA, Russel RM, Stephensen CB, et al. Biomarkers of Nutrition for Development (BOND) – Vitamin A Review. J Nutr. 2016;146:1816S-48S.
109. Ross C. Vitamina A e carotenoides. In: Shils ME, Shike M, Ross AC, et al. Modern nutrition in health and disease. 10.ed. Philadelphia: Lippincott Williams & Wilkins; 2006. p.378-404.
110. Yuyama LKO, Marinho HA, Alencar FH, et al. Vitamina A (retinol) e carotenoides. In: Cozzolino SMF (org.). Biodisponibilidade de nutrientes. 4.ed. Barueri: Manole; 2012. p.297-342.
111. Hall, JA, Grainger, JR, Spencer, SP, et al. The role of retinoic acid in tolerance and immunity. Immunity. 2011;35:13-22.
112. Sommer A, Vyas KS. A global clinical view on vitamin a and carotenoids. Am J Clin Nutr. 2012;96:1204S-6S.
113. Wiseman EM, Bar-El Dadon S, Reifen R. The vicious cycle of vitamin a deficiency: A review. Crit Rev Food Sci Nutr. 2017;17:3703-14.
114. Haile D, Biadgilign S, Azage M. Differentials in vitamin A supplementation among preschool-aged children in Ethiopia: Evidence from the 2011 Ethiopian Demographic and Health Survey. Public Health. 2015;129:748-54.
115. Imdad A, Mayo-Wilson E, Herzer K, et al. Vitamin A supplementarion for preventing morbidity and mortality in children from six months to five years of age. Cochrane Database Syst Rev. 2017 Mar 11;3:CD008524.
116. Brasil. Ministério da Saúde. Vitamina A mais: programa nacional de suplementação de vitamina A: condutas gerais. Brasília: Ministério da Saúde; 2004. 23 p.
117. D'Ambrosio DN, Clugston RD, Blaner WS. Vitamin A metabolism: an update. Nutrients. 2011;3:63-103.
118. Cominetti C, Cozzolino SMF. Vitamina D (calciferol). In: Cozzolino SMF (org.). Biodisponibilidade de Nutrientes. 4.ed. Barueri: Manole; 2012. p.343-64.
119. Pfotenhauer KM, Shubrook JH. Vitamin D deficiency, its role in health and disease, and current supplementation recommendations. J Am Osteopath Assoc. 2017;117:301-5.
120. Trehan N, Afonso L, Levine DL, et al. Vitamin D Deficiency, supplementation, and cardiovascular health. Crit Pathw Cardiol. 2017;16:109-18.
121. Bandeira F, Griz L, Dreyer P, et al. Vitamin D deficiency: A global perspective. Arq Bras Endocrinol Metab. 2006;50:640-6.
122. Biesalski HK. Vitamin D recommendations – beyond deficiency. Ann Nutr Metab. 2011;59:10-16.
123. Mouli VP, Ananthakrishnan NA. Review article: vitamin D and inflammatory bowel diseases. Aliment Pharmacol Ther. 2014;39:125-36.
124. Scott FI, Mamtani R, Brensinger CM, et al. Risk of nonmelanoma skin cancer associated with the use of immunosuppressant and biologic agents in patients with a history of autoimmune disease and nonmelanoma skin cancer. JAMA Dermatol. 2016;152(2):164-72.
125. Vítek L. Bile acid malabsorption in inflammatory bowel disease. Inflamm Bowel Dis. 2015;21:476-83.

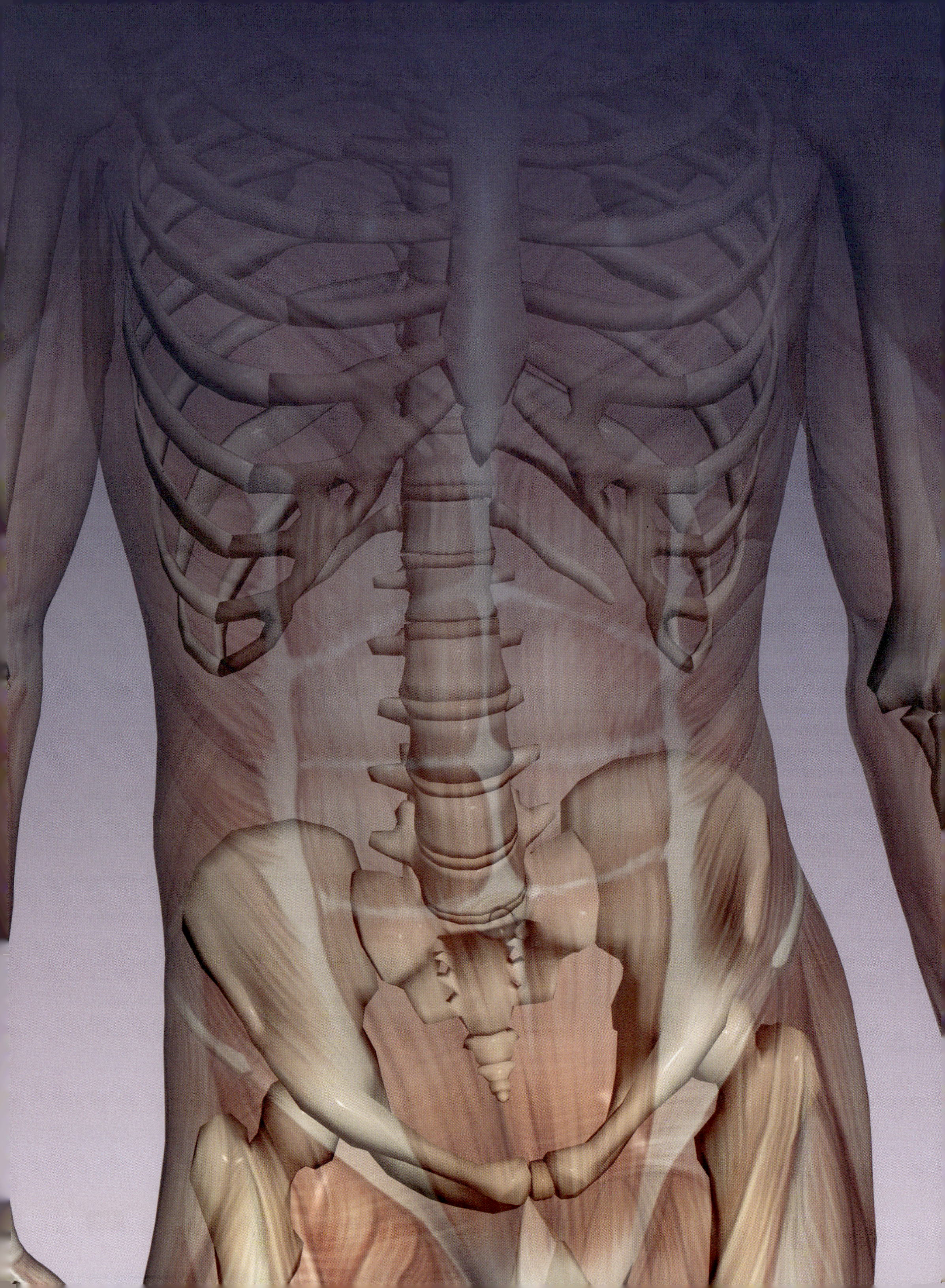

capítulo: 23

Caquexia – de Hipócrates a 2020

Sílvia Fernandes Maurício
Maria Isabel T. D. Correia

DEFINIÇÃO E CLASSIFICAÇÃO

O termo caquexia é derivado do grego "cacos" (ruim) e "xia" (condição).[1] Hipócrates, há mais de 2400 anos, já citava a caquexia: "A carne é consumida e transforma-se em água... o abdome se enche de água, os pés e as pernas incham; os ombros, clavículas, peito e coxas definham... essa doença é fatal.".[2]

As principais referências a essa síndrome têm sido relacionadas à caquexia do câncer.[3,4] Entretanto, a caquexia está associada a diversas outras doenças, como Insuficiência cardíaca congestiva (ICC) e renal crônica (IRC), aquelas do trato gastrintestinal, doença pulmonar obstrutiva crônica (DPOC), tuberculose, fibrose cística, queimaduras, sepse e síndrome da imunodeficiência adquirida.[1,5,6] As taxas anuais de mortalidade em pacientes com caquexia variam entre 10 e 15% naqueles com DPOC, 20% nos com ICC, 30% naqueles com IRC e até 80% em pacientes oncológicos.[5]

A ausência de definição padrão foi fator que certamente contribuiu para retardar o diagnóstico clínico da caquexia. Isso tem impactado na evolução desses pacientes, tornando-os mais vulneráveis a todo tipo de evento adverso. Assim, morbidade e mortalidade aumentadas, além de comprometimento da qualidade de vida, são condições frequentes no paciente caquético. Muitas propostas de definições têm sido apresentadas até que, em 2011, uma caracterização mais objetiva foi publicada.[7] O Consenso Internacional para Definição e Classificação da Caquexia no Câncer foi proposto por Fearon et al.,[7] que definiram a caquexia como "síndrome multifatorial, na qual há perda contínua de massa muscular, com concomitante perda ou não de massa adiposa e que não pode ser totalmente revertida pela terapia nutricional convencional, conduzindo ao comprometimento funcional progressivo do organismo". Uma vez que o músculo esquelético representa quase 50% do peso corporal em seres humanos, a pesquisa sobre a caquexia do câncer tem sido, ao longo dos anos, principalmente dedicada ao tecido muscular. No entanto, a síndrome afeta vários outros tecidos como o adiposo, coração, fígado, trato gastrointestinal e cérebro.[8] O consenso propõe a classificação da caquexia, segundo a gravidade, em pré-caquexia, caquexia e caquexia refratária. O paciente é classificado na pré-caquexia quando apresenta perda de peso involuntária menor ou igual a 5%, além de anorexia e alterações metabólicas como tolerância à glicose diminuída. Destaca-se que essas alterações podem preceder a perda de peso. Para a inclusão do paciente no segundo estágio, considera-se perda de peso maior que 5%, ou perda de peso maior que 2%, com Índice de Massa Corporal (IMC) < 20 kg/m^2, ou sarcopenia (síndrome multifatorial associada essencialmente à perda de massa muscular e função esquelética) acompanhada de perda de peso superior a 2%. Há ainda redução da ingestão alimentar e presença de inflamação sistêmica. O terceiro estágio inclui pacientes com diferentes graus de caquexia, mas nos quais há intenso catabolismo. Estes não respondem ao tratamento anticâncer, e têm concomitante baixo escore de desempenho e, expectativa de sobrevida inferior a três meses.[7] No entanto, até o presente momento, esses termos propostos ainda estão restritos à esfera conceitual, sendo pouco operacionais na rotina clínica.[9] Anorexia, inflamação, resistência à insulina e aumento da proteólise muscular são frequentemente associados à síndrome,[3] o que também ocorre com a desnutrição em muitos enfermos.

Os sintomas e sinais da caquexia variam e as manifestações dessa síndrome são heterogêneas. Os principais aspectos que podem estar associados à caquexia são: exacerbada perda involuntária de peso, anorexia, alterações do paladar, vômitos, saciedade precoce, má absorção intestinal, astenia, fadiga, perda de habilidades motoras e físicas, apatia, diminuição da imunocompetência, caos metabólico, desequilíbrio iônico, alteração no perfil hormonal plasmático e disfunção hipotalâmica.[7]

DIAGNÓSTICO

O desenvolvimento da caquexia é variável de acordo com a natureza, o estágio e o local do tumor, além de variações interindividuais (predisposição genética, IMC inicial e composição corporal, atividade física, ingestão de alimentos, comorbidades e microbiota intestinal). Portanto, devido à heterogeneidade da apresentação da síndrome e à ausência de definição bem estabelecida, o diagnóstico de caquexia geralmente não é feito em tempo hábil.[10] O critério mais utilizado na detecção da síndrome é a perda de peso e a forma como esta ocorreu; porém, para complementar o diagnóstico e classificar o paciente segundo a gravidade, outros parâmetros devem ser utilizados, como a presença e a gravidade da inflamação além de dados relativos à composição corporal.[7]

A avaliação e o monitoramento da massa muscular, principal compartimento afetado pela síndrome, é desafiante. A massa muscular é extremamente variável na população geral e oncológica. Assim, um indivíduo com massa muscular atual dentro dos parâmetros de normalidade, não exclui perda significativa anterior. Além disso, as ferramentas utilizadas para medir a massa muscular, como a tomografia computadorizada, a densitometria ou a bioimpedância elétrica, são limitadas pela acessibilidade, reprodutibilidade, custo e irradiação como é o caso da tomografia.[10]

A tomografia computadorizada, em particular, é método que vem recebendo crescente atenção na avaliação da massa muscular com o intuito de avaliar a presença de sarcopenia (perda de massa e força muscular).[11,12] No contexto da caquexia, as deficiências nutricionais, o aumento na produção de citocinas pró-inflamatórias e o desequilíbrio entre ativação de vias proteolíticas e a inativação de vias de síntese proteica são fatores que contribuem para o desenvolvimento da sarcopenia.[13,14] A sarcopenia e a perda de funcionalidade estão associadas às complicações pós-operatórias, à maior toxicidade ao tratamento antineoplásico e ao menor tempo de sobrevida destes enfermos.[15,17] No entanto, a utilização de imagens de tomografia computadorizada na rotina clínica é método de conveniência que pode ser utilizado de forma oportunista quando as imagens são obtidas como parte do diagnóstico médico e armazenadas digitalmente nos arquivos hospitalares. A dose de radiação gerada pelo exame é alta, não sendo aconselhado exames frequentes, com o único objetivo de avaliar a composição corporal.[18]

A dinamometria manual pode ser utilizada para avaliar a força muscular, contribuindo para o diagnóstico mais preciso da sarcopenia.[19] Destaca-se que as alterações na função muscular são observadas de forma mais precoce que as mudanças nos parâmetros antropométricos e laboratoriais, sendo estes úteis na detecção precoce de anormalidades relacionadas à funcionalidade.[20]

A perda de peso e a redução da ingestão alimentar, sinais frequentes da caquexia, podem ser avaliadas por meio da Avaliação Global Subjetiva Produzida Pelo Paciente (AGS-PPP) ou pela Avaliação Global Subjetiva (AGS) original. A AGS-PPP trata-se da AGS original de maneira modificada, pois acrescenta dados relacionados ao câncer. Consta de questionário dividido em duas partes, sendo a primeira respondida pelo próprio paciente, com perguntas sobre perda de peso, alteração da ingestão, sintomas gastrintestinais (acrescentados de alguns aspectos relacionados ao paciente oncológico) e alterações na capacidade funcional. A segunda parte do questionário é completada pelo avaliador, por meio da avaliação de fatores associados ao diagnóstico que aumentam a demanda metabólica, como estresse, febre, depressão, fadiga, estágio do tumor ou tratamento. Há também exame físico semelhante ao contemplado pela AGS original. O estado nutricional é classificado em A (nutrido), B (suspeita de desnutrição ou moderadamente desnutrido) ou C (gravemente desnutrido).[21]

A inflamação sistêmica pode ser avaliada pelo escore prognóstico de Glasgow (EPG) gerado pela combinação de valores de proteína C-reativa (PCR) elevados e hipoalbuminemia.[22] O EPG é fator determinante da gravidade da inflamação, além de prognóstico de morbidez e mortalidade. Estudos em pacientes com câncer gastrintestinal mostraram associação entre o estado nutricional avaliado pela AGS e a gravidade da inflamação determinada pelo EPG.[23,24]

Outros parâmetros de avaliação do estado nutricional podem auxiliar na detecção de sinais da caquexia, destacando-se os métodos antropométricos, como peso, circunferências do braço e panturrilha e área muscular do braço.[25] A espessura do músculo adutor do polegar é medida antropométrica de baixo custo, capaz de avaliar o compartimento muscular e, indiretamente, o estado nutricional.[26] Recentemente, novo sistema de classificação que incorpora o significado prognóstico do IMC associado à perda de peso, ambos categorizados, foi descrito.[27] Esse sistema de classificação considera a sobrevida do paciente oncológico em função do IMC e do percentual da perda de peso. Ao avaliar o tempo médio de sobrevida para cada classe de pacientes, Martin e colaboradores (2015)[27] encontraram cinco padrões específicos, com sobrevidas estatisticamente diferentes. As cinco classes variam do zero, com a sobrevida mais longa, até quatro, com a sobrevida mais curta. Dessa forma, quanto menor o IMC e maior o percentual de perda de peso, menor o tempo de sobrevida do paciente oncológico. Os autores sugerem que esse sistema de classificação é ferramenta útil na rotina clínica já que é capaz de prever a sobrevida do paciente oncológico independentemente do estádio e da localização do tumor, sexo, idade, tipo de tratamento e *performance status*. Porém, vale enfatizar que tal sistema não foi ainda validado para a população brasileira, e todos os 8.160 indivíduos avaliados por esses autores eram residentes em países europeus ou no Canadá, o que pode influenciar na sobrevida.

A utilização de diferentes métodos de avaliação do estado nutricional determina não só o diagnóstico, mas é também importante no acompanhamento nutricional, com intuito de verificar a evolução desses pacientes durante o tratamento ambulatorial e hospitalar.

ETIOLOGIA

A caquexia, como já descrito, é síndrome com múltiplas características, de etiologia extremamente complexa. Não há, até o momento, absoluto consenso sobre os fatores que deflagram e mantêm o quadro. Em alguns tipos de câncer, fatores secretados pelo próprio tumor em crescimento estão aparentemente implicados na mobilização de ácidos graxos e proteínas.[1] Contudo, a concepção da síndrome como estado inflamatório crônico, no qual a reação do hospedeiro à presença do tumor aparece como o principal agente causal, tem ganhado destaque.[3,8,28] Atualmente, a própria definição da síndrome enfatiza o papel da inflamação crônica, em paralelo à resposta de estresse neuroendócrino.[29]

As citocinas têm papel importante na patogênese da caquexia. O fator de necrose tumoral-alfa (TNF-alfa), as interleucinas (IL-1, IL-6), o interferon-gama (IFN-gama) e as prostaglandinas, cuja concentração está alterada na caquexia, induzem diversos sintomas relacionados à síndrome.[29,30]

Há ainda outros fatores etiológicos envolvidos no desenvolvimento da caquexia. Estudo com 220 pacientes com tumores gástrico e esofágico identificou ingestão alimentar reduzida, aumento das concentrações séricas de PCR, estágio avançado da doença e obstrução mecânica do tumor como variáveis independentes para o desenvolvimento da caquexia.[31] Destacam-se, ainda, os efeitos adversos do tratamento antineoplásico, como náuseas, vômitos, anorexia e saciedade precoce, que contribuem para o estado caquético do paciente.[32]

FISIOPATOLOGIA

Os mecanismos fisiopatológicos envolvidos na perda progressiva de peso, característica dos pacientes com caquexia, são complexos. As vias bioquímicas e os aspectos celulares participantes do intenso quadro catabólico integram-se e superpõem-se entre si, formando rede ainda não totalmente elucidada, cuja compreensão é essencial para a adequada abordagem terapêutica. Destacamos, a seguir, as principais alterações no balanço energético, no metabolismo de carboidratos, tecido muscular, tecido adiposo, além das disfunções mitocondriais associadas à síndrome.

Balanço energético na caquexia

Anorexia

Anorexia, definida como a perda do desejo de comer, é comum em pacientes com câncer, ICC e DPOC. Sintomas como saciedade precoce e sensação de plenitude após ingestão de pequena quantidade de alimento são frequentemente relatados por pacientes com câncer.[32]

A anorexia pode ser decorrente da presença do tumor, independentemente daquela causada pelo tratamento e pelo estado emocional. Embora a anorexia seja componente importante do processo de caquexia, não deve ser interpretada como única responsável pela perda de massa corporal, especialmente de tecidos musculares. Em estudo com 297 pacientes com câncer, os autores observaram que não ocorreram diferenças significantes na ingestão energética quando comparados com pacientes caquéticos com peso estável.[33] Na verdade, os primeiros tendem inclusive a ingerir maiores quantidades de energia alimentar, a qual não é suficiente para compensar o hipermetabolismo em que se encontram, ainda que isso também não ocorra em todos os tipos de câncer. Além disso, pacientes com alterações do apetite, como aqueles com anorexia nervosa, não apresentam depleção proeminente da massa muscular. Já na caquexia, há perda predominante de músculo.[1]

Apesar de a anorexia representar evento muito importante no desenvolvimento da caquexia, mostrou-se que a nutrição parenteral total não interrompe a perda de peso corporal no paciente caquético. Portanto, parece evidente que as alterações metabólicas presentes nesses pacientes (aumento da ineficiência energética, resistência à insulina e metabolismo anormal dos carboidratos, lipídeos e proteínas) têm papel fundamental no desenvolvimento da síndrome.[3,8]

Causas da anorexia: papel dos neuropeptídios

A liberação de substâncias químicas pelo tumor pode induzir à anorexia em pacientes oncológicos.[29] As interleucinas IL-1 e IL-6, bem como o TNF-alfa causam efeito importante sobre o apetite. Receptores para TNF--alfa e IL-1 são encontrados nas áreas hipotalâmicas, responsáveis pela regulação da ingestão de alimentos. A anorexia pode ser resultado de desequilíbrio entre os sinais orexígenos, como aqueles produzidos pelo Neuropeptídio Y (NPY), e os anorexígenos, como aqueles produzidos pela pró-opiomelanocortina (POMC).[34] O NPY é um potente peptídio orexígeno responsável pelo aumento da resposta parassimpática e, consequente, redução do gasto energético de repouso (GER). Possui papel importante no aumento da ingestão de alimentos e na lipogênse.[1] Já a POMC estimula a atividade simpática e aumento do GER.[34]

A leptina desempenha papel importante no controle de depósitos de gordura corporal por meio da inibição da ingestão alimentar e aumento no gasto energético. A concentração sérica de leptina depende da quantidade de gordura corporal do indivíduo. Dessa maneira, quando os níveis de gordura corporal se encontram drasticamente reduzidos na caquexia, a concentração de leptina diminui proporcionalmente.[35]

Gasto energético

O aumento do gasto energético também contribui para o estado catabólico do paciente caquético. O GER representa cerca de 70% da energia total gasta por um indivíduo sedentário. Com relação ao paciente oncológico, o GER é determinado, principalmente, pelo tipo e estágio do tumor. Observa-se aumento do GER em pacientes com câncer de pulmão e pâncreas, enquanto não há aumento considerável do GER de pacientes com câncer gástrico e colorretal.[1]

Provável explicação para o aumento do GER, em pacientes com câncer, é o aumento da termogênese no tecido adiposo marrom (TAM) ou no músculo esquelético. O TAM possui papel importante no controle da temperatura corporal e no balanço energético, apesar do pequeno teor em adultos. Porém, em estudo clássico, observou-se a presença do TAM em 80% dos pacientes caquéticos.[36] O efeito termogênico do TAM e do músculo esquelético é em razão da presença de proteínas desacopladoras (*uncoupled proteins* – UCP) que mediam a "fuga" de prótons através da membrana mitocondrial interna, diminuindo, assim, o nível do acoplamento da respiração à fosforilação do ADP. Há três tipos de UCP: UCP1; encontrada apenas no TAM; UCP2, encontrada na maioria dos tecidos; e UCP3, encontrada no TAM e músculo esquelético. Há aumento nos níveis de mRNA UCP3 no câncer, sendo esse aumento relacionado com maior gasto energético e catabolismo. Evidências sugerem que algumas citocinas e o fator mobilizador de lipídios podem aumentar os níveis de UCP, tanto no TAM quanto no músculo esquelético.[37]

Alterações no metabolismo de carboidratos

As alterações descritas no metabolismo de carboidratos incluem maior taxa de gliconeogênese a partir de alanina (proveniente da musculatura esquelética), de glicerol (cuja disponibilidade no fígado resulta do incremento da lipólise no tecido adiposo periférico) e de lactato, produzido pelo tumor em grandes quantidades. O glicogênio hepático é degradado, havendo grande liberação de glicose pelo órgão.[3] As células tumorais, por meio da maior utilização da glicose por via anaeróbica, produzem lactato, que estimula a gliconeogênese. O lactato é, então, metabolizado no fígado e reconvertido em glicose por meio do ciclo de Cori.[3] Essas alterações contribuem para a depleção nutricional do paciente, uma vez que são processos de alto gasto energético e resultam de ciclos metabólicos fúteis (quebra e ressíntese de um mesmo composto com consumo de energia).[1] Segundo Tisdale e colaboradores,[38] o gasto energético no ciclo de Cori é de aproximadamente 300 calorias por dia.

Tecido muscular

O *turnover* proteico total do organismo está aumentado na maioria dos pacientes com câncer avançado, mas é observado também naqueles com massa tumoral diminuída.[39] O custo energético desse desequilíbrio pode chegar a 100 kcal/dia. Redução na taxa de síntese proteica foi descrita para humanos[39]; porém, as alterações na taxa de degradação de proteína são de difícil avaliação *in vivo*. Utilizando modelo de caquexia em ratos, Llovera e colaboradores[40] sugeriram que há ativação de sistema ATP dependente, mediado pela ubiquitina e insensível a alterações na concentração celular de cálcio, bem como independente de mecanismos lisossomais de degradação. Ocorre, concomitantemente, inibição do transporte de aminoácidos para o músculo esquelético.[40]

Os principais aminoácidos liberados pela musculatura do indivíduo caquético são a alanina e glutamina.[29] A alanina servirá à gliconeogênese hepática, enquanto a glutamina é, na maior parte, utilizada pelo tumor, em processos energéticos e biossintéticos. Os aminoácidos essenciais (leucina, isoleucina e valina) têm concentração plasmática aumentada, bem como taxa de *turnover* alterada na caquexia.[41] Dentre esses, a leucina, que representa sozinha cerca de 8% da proteína corporal total, é mais oxidada como resultado da caquexia. A valina e a leucina são ativamente requisitadas pelo tumor em progressão. Dessa maneira, há aumento do fluxo desses aminoácidos da musculatura esquelética para o tumor.[41]

Em adição à degradação proteica, o conteúdo de DNA da fibra muscular também é reduzido, o que induz à fragmentação e, consequentemente, à apoptose.[42] Tisdale (1999),[43] em revisão sobre o tratamento da caquexia, já mencionava estudos que investigaram o papel do TNF-alfa na mediação dos efeitos da síndrome sobre a musculatura. A resposta apoptótica, por exemplo, pode ser mimetizada pelas citocinas. Embora haja relatos da associações entre o TNF-alfa e o aumento da proteólise, os resultados são alvos de controvérsia, e admite-se que o efeito não seja direto, mas fruto da interação com outros mediadores.[7]

Em estudo recente, indicou-se a participação inequívoca da inflamação característica da caquexia na deflagração das alterações metabólicas: o TNF-alfa e a IL-6 apresentam efeitos contundentes sobre o processo de síntese proteica no músculo pela mediação na transcrição e ativação de fatores de transcrição, como o fator nuclear kappa B (NFKB) e MyoD, além de outras vias, como a do mTOR (que estaria inibida na caquexia).[44] Há, ainda, relatos de aumento da concentração de miostatina (importante regulador negativo da massa muscular) em pacientes caquéticos.[7]

As alterações que ocorrem no tecido muscular são alvos frequentes de estudos sobre a caquexia, já que a degradação da musculatura constitui uma das características mais particulares da doença. A astenia ou fraqueza estão entre as queixas mais comuns dos pacientes caquéticos. No jejum prolongado, mecanismos regulatórios impedem a degradação extensa da massa magra, preservando o nitrogênio corporal. Na vigência da caquexia, quando a ingestão de nitrogênio já está reduzida em razão da anorexia, tais mecanismos falham, permitindo a proteólise, inclusive da musculatura cardíaca e lisa.[8,10]

Tecido adiposo

Os efeitos da caquexia sobre o metabolismo lipídico são menos conhecidos do que aqueles incidentes sobre o metabolismo proteico, principalmente no tocante aos mecanismos envolvidos. Tal fato deriva da presunção de que a perda de proteínas é mais deletéria ao organismo do que a de gordura. Entretanto, sabe-se que mesmo durante o jejum voluntário, ocorre preservação de depósitos de tecido adiposo associados à adaptação e, em presença de doenças, alguns sítios de acúmulo de gordura são mantidos ou até mesmo expandidos.[45] O metabolismo energético não pode, de maneira alguma, ser compreendido de forma segmentada. Há óbvia associação entre as vias do metabolismo lipídico, proteico e de carboidratos e inúmeros mecanismos comuns de controle. Pode-se, então, afirmar que modificações no metabolismo lipídico, embora não tão abrangentemente estudadas até o momento, impliquem em alterações nos mais variados níveis metabólicos e fisiológicos no organismo portador da doença.[7]

A gordura (na forma de triacilglicerol) constitui 90% das reservas energéticas de um indivíduo adulto e é dramaticamente afetada pela síndrome da caquexia. A perda de tecido adiposo nessa síndrome é devida, principalmente, ao aumento da lipólise. A concentração plasmática de glicerol, indicativa de lipólise no tecido adiposo periférico, está aumentada na vigência do quadro, e observa-se aumento do *turnover* de ácidos graxos e glicerol em pacientes com câncer e caquéticos, comparados aos que não desenvolvem a síndrome. Os ácidos graxos liberados, principalmente se poli-insaturados, podem promover o crescimento tumoral pela inativação da proteína ativadora da GTPase e, ainda, a apoptose de adipócitos.[46] Até hoje, o *turnover* de ácidos graxos no tecido adiposo é pouco conhecido em pacientes caquéticos. Fica claro, entretanto, que há redução na deposição lipídica, mediada pelo decréscimo na atividade da enzima *lipase lipoproteica* (*LPL*) e pela redução na concentração de insulina. A enzima *lipase hormônio-sensível*, por sua vez, apresenta atividade aumentada frente à estimulação pelas catecolaminas.[46] A diminuição da LPL resulta em hiperlipidemia. A hipertrigliceridemia, a hipercolesterolemia, o aumento dos ácidos graxos livres, assim como a depleção dos estoques de gordura e a diminuição dos níveis de LPL são fenômenos observados em pacientes oncológicos caquéticos.[10]

Dois mecanismos têm sido propostos para explicar as alterações metabólicas no tecido adiposo: as alterações induzidas por citocinas e as mediadas por fatores produzidos pelo tumor.[10] Um dos mecanismos descritos propõe que o TNF-alfa impede o armazenamento de gordura pela inibição da LPL, enzima responsável pelo transporte de triglicérides para os adipócitos. Um segundo mecanismo seria o fator mobilizador de lipídios (FML/ZAG), produzido pela célula tumoral. Esse age diretamente no tecido adiposo, hidrolisando os triglicérides a ácidos graxos livres e glicerol por meio do aumento intracelular do AMPc, de modo análogo aos hormônios lipolíticos, com consequente mobilização e utilização dos lipídios.[46] A Tabela 23.1 apresenta os principais mecanismos fisiopatológicos envolvidos na caquexia.

Disfunção mitocondrial na caquexia

Nos últimos anos, as mitocôndrias do músculo esquelético tornaram-se foco intrigante na identificação dos fundamentos do catabolismo muscular induzido pela caquexia do câncer.[47,48] Embora numerosos estudos tenham relatado perda de conteúdo mitocondrial associada à perda de massa muscular, ainda não há consenso sobre o impacto da função mitocondrial na caquexia.[47,49,50] A função mitocondrial é classicamente definida como a capacidade de produção de ATP por meio da fosforilação oxidativa e betaoxidação.[49,51] As interrupções na cadeia transportadora de elétrons diminuem a respiração mitocondrial e a capacidade de produzir ATP. Embora, relativamente, poucos estudos publicados tenham examinado diretamente a respiração mitocondrial muscular na caquexia do câncer, o músculo esquelético caquético exibe diminuição da atividade enzimática do citocromo C oxidase e do consumo de oxigênio.[50] A sinalização inflamatória tem sido associada à disfunção mitocondrial induzida pelo câncer no músculo esquelético.[52] A análise *in vivo* e *in vitro* da caquexia induzida por carcinoma pulmonar demonstrou diminuição das taxas de síntese de ATP muscular e diminuição do fluxo de elétrons mitocondriais com aumentos associativos no TNF-alfa.[53,54]

A disfunção mitocondrial também tem sido fortemente associada ao excesso de produção de espécies reativas de oxigênio (ROS).[54] O papel das ROS para promover a disfunção e a atrofia do músculo esquelético está bem estabelecido e foi revisado extensivamente.[55-57] Embora as ROS elevadas tenham sido observadas na perda de músculo esquelético, ainda não foi determinado se as ROS iniciam o catabolismo muscular na caquexia do câncer ou se são consequência do processo de desperdício.[47]

Tabela 23.1 Mecanismos fisiopatológicos da caquexia.

Anorexia	Tecido muscular
↑ IL-1, IL-6 e TNF-alfa ↓ Ingestão alimentar ↓ Hormônios orexígenos (NPY) e ↑ hormônios anorexígenos (POMC)	↑ *Turnover* proteico ↓ Síntese proteica ↑ Proteólise ↑ Liberação glutamina e alanina ↑ Apoptose
Gasto energético	**Tecido adiposo**
↑ GER ↑ Presença UCP ↑ Termogênese no TAM e/ou músculo esquelético	↑ Lipólise ↓ LPL Hiperlipidemia, hipertrigliceridemia, hipercolesterolemia ↑ Ácidos graxos livres Fator mobilizador de lipídios
Metabolismo carboidratos	
↑ Gliconeogênese ↑ Degradação glicogênio hepático Ciclo de Cori	

TRATAMENTO DA CAQUEXIA

O desenvolvimento de diferentes estratégias terapêuticas para abordar a caquexia tem tido como alvo dois fatores principais: as alterações metabólicas e a anorexia.[8] A melhoria do apetite e consequente aumento da ingestão de alimentos por via oral pode ser atingido por meio de agentes farmacológicos e intervenções nutricionais.

Tratamento medicamentoso

Os estimulantes do apetite (acetato de megestrol e acetato de medroxiprogesterona) são fármacos sintéticos derivados da progesterona. Atuam na melhora do apetite, com consequente aumento da ingestão calórica e potencial melhoria do estado nutricional.[8] O acetato de megestrol atua na ativação do NPY no hipotálamo, um potente estimulante do apetite.[58] O acetato de medroxiprogesterona age na redução da produção de serotonina e de citocinas pró-inflamatórias, como a IL-1, IL-6 e TNF-alfa.[59,60]

Outros fármacos utilizados são os corticosteroides tipo dexametasona, prednisolona e metilprednisolona. O mecanismo de ação dos corticosteroides sobre o apetite deve-se à inibição das citocinas com ação pró-inflamatória que atuam na diminuição do apetite.[61] O tratamento com derivados de esteroides gonadais (testosterona) podem ter significativos efeitos colaterais, como masculinização, retenção de líquidos e toxicidade hepática. Porém, os anabolizantes podem promover o acúmulo de proteína e impedir a perda progressiva de nitrogênio associado à caquexia.[8] O cloridrato de ciproeptadina atua como bloqueador serotoninérgico e assim interfere no centro do apetite hipotalâmico, acarretando em aumento do apetite.[61] Os bloqueadores são medicamentos que podem reduzir o gasto de energia corporal e melhorar a eficiência de utilização de substratos. Pacientes com caquexia tratados com betabloqueadores podem ter aumento da massa total de gordura corporal e inversão parcial do quadro caquético.[61] Os anti-inflamatórios não esteroides (Aines) agem na anorexia pela inibição da produção de prostaglandinas pelas enzimas *COX-1* (*ciclo-oxigenase 1*) e *COX-2* (*ciclo-oxigenase 2*).[7]

Assim, diferentes tipos de fármacos podem ser utilizados no tratamento de sintomas da caquexia. Contudo, há que se salientar que essas drogas estão associadas a efeitos adversos que podem comprometer o estado geral do paciente. Ademais, não há, até o presente momento, proposta terapêutica que seja comprovadamente efetiva para interromper a síndrome.[62]

Intervenção nutricional

A intervenção nutricional é parte essencial da abordagem terapêutica multimodal na caquexia do câncer.[62] Evidências recentes sugerem que pacientes com câncer têm potencial anabólico explorável antes de atingir a fase refratária da caquexia, justificando-se, assim, a importância de intervenções nutricionais precoces.[18,63,64] Além disso, na ausência de suprimento adequado de energia e nutrientes, é improvável que a massa muscular e o peso corporal sejam, pelo menos, estabilizados.[62]

As diretrizes da Sociedade Europeia de Nutrição Clínica e Metabolismo, publicadas em 2016,[9] destacam que a primeira forma de intervenção nutricional deve ser o aconselhamento dietético. O objetivo principal desse aconselhamento é auxiliar no controle de sintomas e incentivar a ingestão de alimentos mais facilmente tolerados, além do aspecto hedônico. A terapia nutricional (TN) deverá ser planejada conforme o estado nutricional do paciente, além da quantidade e qualidade da aceitação alimentar. O estágio de caquexia no qual o paciente se encontra deve ser avaliado e definido antes de se instituir a TN. Se a aceitação da dieta oral não for suficiente, ou seja, menor que 70 a 80% das necessidades calóricas, é recomendado introduzir suplementos alimentares com intuito de melhorar o aporte nutricional.[8] A suplementação oral é método simples e pouco invasivo para aumento do aporte nutricional. Os suplementos alimentares devem fornecer quantidades adequadas de todos os nutrientes: proteína, energia, vitaminas e minerais, com a finalidade de suprir as necessidades nutricionais do paciente. Quando a TN via oral é insuficiente, a nutrição enteral ou parenteral podem ser indicadas. A decisão sobre a via de administração vai depender do estado clínico do paciente. Caso o intestino esteja com funcionamento adequado, a alimentação por via enteral é mais vantajosa, por provocar menos efeitos colaterais graves, apresentar menores custos e contribuir para a manutenção da barreira intestinal. A nutrição parenteral, no entanto, ainda continua a ser o regime de tratamento padrão para os pacientes que são incapazes de se alimentar devido à obstrução mecânica do trato gastrintestinal ou má absorção intestinal.[8] Os benefícios e os riscos das intervenções nutricionais, especialmente das mais invasivas, devem ser seriamente ponderados, considerando-se especialmente pacientes com doença avançada. No entanto, as decisões sobre as distintas intervenções nutricionais devem considerar a individualidade de cada enfermo, o ambiente social e econômico em que este vive, assim como a participação da família no curso do tratamento, além das escolhas do próprio paciente.

É importante destacar que a recuperação do estado nutricional, durante a caquexia, não pode ser completamente revertida pela TN convencional. A reversão do quadro se dá apenas com o tratamento da doença que desencadeou o estado caquético; contudo, pode ser melhorada por meio da ingestão alimentar adequada e, talvez, por meio de imunonutrientes.

FARMACONUTRIÇÃO

A intervenção nutricional, além de fornecer energia, proteína e micronutrientes, também pode representar estratégia potencial para combater a inflamação e interferir nos mecanismos moleculares envolvidos na patogênese da caquexia do câncer por meio do uso de nutrientes específicos (imunonutrientes).[62] A inter-relação entre nutrição e sistema imunológico tem sido foco de atenção para identificação de componentes com função imunomoduladora. Os imunonutrientes são representados por aminoácidos (glutamina, arginina, citrulina, cisteína e taurina), nucleotídeos, lipídios (ômega-3), vitaminas e oligoelementos, entre outros.[65] A desnutrição está relacionada com a imunossupressão, assim a utilização de imunonutrientes pode auxiliar no tratamento nutricional da caquexia.[66]

Os ácidos eicosapentaenoico (EPA) e docosaexaenoico (DHA) são ácidos graxos essenciais, ou seja, não produzidos pelo organismo e que necessitam ser obtidos pela alimentação. Pertencem à família do ômega-3 e favorecem a produção de prostaglandinas da série 3 e de leucotrienos da série 5. Esses estão relacionados à imunocompetência e à redução de respostas inflamatórias. Além disso, reduzem os níveis de prostaglandinas da série 2 e de leucotrienos da série 4, envolvidos nos processos de imunossupressão e ação pró-inflamatória. O EPA também inibe a transcrição do NF-kB, que tem ação pró-inflamatória,[67] e reduz a produção de TNF-alfa pelos macrófagos.[68] Estudos mostram que os ácidos graxos ômega-3 estabilizam e diminuem a perda de peso em pacientes com câncer.[69,70] A dose diária de 2 g de EPA parece ser apropriada.[9] A suplementação de cápsulas de óleo de peixe, com 18% EPA + 12% DHA em doze tabletes por dia, via oral, por três meses, gerou diminuição da fadiga, redução no nível de proteínas de fase aguda e discreto ganho de peso em pacientes com câncer de pâncreas.[71] Em estudo com ratos caquéticos, o grupo que recebeu óleo de peixe apresentou redução significativa da perda de peso e atenuação do crescimento tumoral.[71] É importante destacar que a dieta suplementada com esses ácidos graxos deve conter quantidades adequadas de proteínas e calorias para manutenção ou recuperação do quadro nutricional observado nos pacientes com caquexia.

Os aminoácidos arginina e glutamina são considerados não essenciais para adultos saudáveis. No entanto, são aminoácidos condicionalmente essenciais para indivíduos em condições catabólicas.[30] Estudo em ratos com tumor renal demonstrou que a dieta suplementada com arginina promoveu ganho de peso e preservação do estado nutricional em comparação aos animais que receberam solução mista de aminoácidos.[72] Os mecanismos de ação da arginina incluem a estimulação da produção de hormônio de crescimento. A arginina é também precursora da produção de óxido nítrico, que está envolvida na destruição mediada por macrófagos de células tumorais e de bactérias. Esse aminoácido pode, ainda, aumentar a atividade imunológica.[73] É importante destacar que, em certas doenças, como o câncer, podem ocorrer alterações no metabolismo de arginina. A depleção das concentrações desse aminoácido pode contribuir para a cascata de eventos que conduzem à caquexia no câncer.[74] Pacientes com câncer de cabeça e pescoço, gravemente desnutridos, que receberam nutrição enteral suplementada com arginina no período perioperatório tiveram maior sobrevida, assim como maior sobrevida livre da doença em comparação ao grupo que recebeu somente a nutrição enteral padrão.[75]

Fórmulas suplementadas com glutamina estão relacionadas à maior preservação do músculo esquelético devido ao aumento da síntese proteica e diminuição da proteólise muscular. Há também relação com a melhora do sistema imunológico, além da função antioxidante, já que a glutamina é precursora da *glutationa*, enzima importante na prevenção da oxidação.[38] Uma revisão sistemática da literatura recente, sobre os efeitos da suplementação de glutamina na toxicidade de pacientes caquéticos em quimioterapia, relatou que apenas seis dos doze estudos avaliados observaram benefícios clínicos.[76] Assim como a arginina, a concentração de glutamina pode estar alterada em algumas doenças. Tal alteração pode ocasionar efeitos adversos no sistema imunológico, na integridade da mucosa gastrintestinal e no metabolismo das proteínas.[73] Contudo, o papel da suplementação com glutamina ainda é controverso, apesar de a glutamina ser semiessencial em condições catabólicas.

A L-carnitina é um derivado de aminoácido envolvido no metabolismo dos ácidos graxos e na produção de energia.[77] Estudos experimentais indicam efeitos benéficos na suplementação de carnitina em animais caquéticos.[78,79] Ensaios clínicos também observaram benefícios da suplementação isolada[80] ou associada a outros nutrientes.[81] Investigações adicionais são necessárias para esclarecer o real papel terapêutico da carnitina em relação à perda de massa muscular na caquexia do câncer.

Os nucleotídeos (purinas e pirimidinas) são os precursores da síntese do ácido desoxirribonucleico (DNA) e ácido ribonucleico (RNA).[66] Os nucleotídeos podem ser sintetizados endogenamente e, portanto, não são nutrientes essenciais. Porém, em alguns pacientes, com ingestão alimentar reduzida e em casos de crescimento celular rápido, esses nutrientes podem se tornar essenciais.[66] Estudos *in vitro* demonstram que a suplementação de nucleotídeos é benéfica para aumentar a proliferação dos enterócitos durante os períodos de reparação após a lesão tecidual intestinal ou durante período de proliferação celular rápida.[82] Os nucleotídeos estão ainda envolvidos no metabolismo energético, nos componentes de coenzimas, nos agonistas celulares e auxiliam na ativação da resposta imunológica celular e humoral.[66]

PERSPECTIVAS

As perspectivas em relação à síndrome da caquexia envolvem a determinação de marcadores, a utilização de citocinas ou o balanço das mesmas. Além disso, faz-se necessária a determinação precoce da suscetibilidade à caquexia por determinação da presença de polimorfismos de genes, como os relacionados à sarcopenia e às citocinas. Destaca-se também a priorização de estudos com genes que influenciem duas ou mais características presentes na caquexia, como inflamação sistêmica, perda do tecido adiposo e muscular e redução da sobrevida.

Sabe-se que as citocinas exercem papel de grande importância na patogênese da caquexia. Porém, estudos futuros devem ser capazes de explicar a complexidade de alterações característica do quadro caquético, sejam *in vitro* ou em modelos animais.

O surgimento de vários medicamentos para o tratamento da síndrome é uma realidade. Dentre estes, destaca-se a melatonina, neuro-hormônio secretado pela glândula pineal que reduz o nível circulante de TNF-alfa em experimentos animais.[83] Com relação aos imunonutrientes, destacam-se estudos abordando efeitos do ômega-3 no aumento da massa muscular e na concentração proteica.[84,85] Tais achados servem de base para futuras pesquisas que avaliem a interação entre proteína muscular e metabolismo lipídico. Estudos experimentais recentes também destacam a ação do hidroximetilbutirato (HMB), metabólito da leucina, na preservação da massa muscular e função.[62,86] Porém, ainda são necessários estudos que avaliem efetivamente os efeitos desses nutrientes e outros medicamentos na expectativa e qualidade de vida de pacientes com câncer caquéticos, assim como na melhoria da resposta ao tratamento e sobrevida.

CONSIDERAÇÕES FINAIS

A caquexia do câncer é caracterizada por alterações no balanço energético e metabólico, depleção do tecido adiposo e muscular, além de aumento na produção de citocinas pró-inflamatórias. Na última década, observaram-se avanços significativos na compreensão dos mecanismos envolvidos no surgimento e na evolução da caquexia. Contudo, apesar de a síndrome atingir considerável número de pacientes e ser conhecida desde Hipócrates, o progresso na detecção e no tratamento, assim como na rotina clínica, tem sido lento. Destaca-se a necessidade de estudos que contemplem uma proposta terapêutica multimodal, levando-se em consideração tanto a abordagem medicamentosa como a nutricional.

REFERÊNCIAS

1. Tisdale MJ. Cancer cachexia. Curr Opin Gastroenterol. 2010;26(2):146-51.
2. Katz AM, Katz PB. Diseases of the heart in the works of Hippocrates. Br Heart J. 1962;24:257-64.
3. Argilés JM, Fontes-Oliveira CC, Toledo M, López-Soriano FJ, Busquets S. Cachexia: a problem of energetic inefficiency. J Cachexia Sarcopenia Muscle. 2014;5(4):279-86.
4. Fearon K, Arends J, Baracos V. Understanding the mechanisms and treatment options in cancer cachexia. Nat Rev Clin Oncol. 2013;10(2):90-9.
5. von Haehling S, Anker SD. Cachexia as a major underestimated and unmet medical need: facts and numbers. J Cachexia Sarcopenia Muscle. 2010;1(1):1-5.
6. von Haehling S, Anker SD. Cachexia as major underestimated unmet medical need: facts and numbers. Int J Cardiol. 2012;161(3):121-3.
7. Fearon K, Strasser F, Anker SD, Bosaeus I, Bruera E, Fainsinger RL, et al. Definition and classification of cancer cachexia: an international consensus. Lancet Oncol. 2011;12(5):489-95.

8. Argilés JM, López-Soriano FJ, Stemmler B, Busquets S. Novel targeted therapies for cancer cachexia. Biochem J. 2017;474(16):2663-78.
9. Arends J, Bachmann P, Baracos V, Barthelemy N, Bertz H, Bozzetti F, et al. ESPEN guidelines on nutrition in cancer patients. Clin Nutr. 2016.
10. Loumaye A, Thissen JP. Biomarkers of cancer cachexia. Clin Biochem. 2017.
11. Prado CMM, Lieffers JR, McCargar LJ, Reiman T, Sawyer MB, Martin L, et al. Prevalence and clinical implications of sarcopenic obesity in patients with solid tumours of the respiratory and gastrointestinal tracts: a population-based study Lancet Oncol [Internet]. 2008;9:629-35.
12. Ryan AM, Power DG, Daly L, Cushen SJ, Ní Bhuachalla Ē, Prado CM. Cancer-associated malnutrition, cachexia and sarcopenia: the skeleton in the hospital closet 40 years later. Proc Nutr Soc. 2016;75(2):199-211.
13. Cohen S, Nathan JA, Goldberg AL. Muscle wasting in disease: molecular mechanisms and promising therapies. Nat Rev Drug Discov. 2015;14(1):58-74.
14. Kalinkovich A, Livshits G. Sarcopenia ≠ The search for emerging biomarkers. Ageing Res Rev. 2015;22:58-71.
15. Lieffers JR, Bathe OF, Fassbender K, Winget M, Baracos VE. Sarcopenia is associated with postoperative infection and delayed recovery from colorectal cancer resection surgery. Br J Cancer. 2012;107(6):931-6.
16. Prado CM, Baracos VE, McCargar LJ, Reiman T, Mourtzakis M, Tonkin K, et al. Sarcopenia as a determinant of chemotherapy toxicity and time to tumor progression in metastatic breast cancer patients receiving capecitabine treatment. Clin Cancer Res. 2009;15(8):2920-6.
17. Reisinger KW, Bosmans JW, Uittenbogaart M, Alsoumali A, Poeze M, Sosef MN, et al. Loss of Skeletal Muscle Mass During Neoadjuvant Chemoradiotherapy Predicts Postoperative Mortality in Esophageal Cancer Surgery. Ann Surg Oncol. 2015;22(13):4445-52.
18. Prado CM. Body composition in chemotherapy: the promising role of CT scans. Curr Opin Clin Nutr Metab Care. 2013;16(5):525-33.
19. Cruz-Jentoft AJ, Baeyens JP, Bauer JM, Boirie Y, Cederholm T, Landi F, et al. Sarcopenia: European consensus on definition and diagnosis: Report of the European Working Group on Sarcopenia in Older People. Age Ageing. 2010;39(4):412-23.
20. White JV, Guenter P, Jensen G, Malone A, Schofield M, Group AoNaDMW, et al. Consensus statement of the Academy of Nutrition and Dietetics/American Society for Parenteral and Enteral Nutrition: characteristics recommended for the identification and documentation of adult malnutrition (undernutrition). J Acad Nutr Diet. 2012;112(5):730-8.
21. Ottery FD. Definition of standardized nutritional assessment and interventional pathways in oncology. Nutrition. 1996;12(1 Suppl):S15-9.
22. Forrest LM, McMillan DC, McArdle CS, Angerson WJ, Dunlop DJ. Evaluation of cumulative prognostic scores based on the systemic inflammatory response in patients with inoperable non-small-cell lung cancer. Br J Cancer. 2003;89(6):1028-30.
23. Maurício SF, da Silva JB, Bering T, Correia MI. Relationship between nutritional status and the Glasgow Prognostic Score in patients with colorectal cancer. Nutrition. 2013;29(4):625-9.
24. da Silva JB, Maurício SF, Bering T, Correia MI. The relationship between nutritional status and the Glasgow prognostic score in patients with cancer of the esophagus and stomach. Nutr Cancer. 2013;65(1):25-33.
25. Slaviero KA, Read JA, Clarke SJ, Rivory LP. Baseline nutritional assessment in advanced cancer patients receiving palliative chemotherapy. Nutr Cancer. 2003;46(2):148-57.
26. Bragagnolo R, Caporossi FS, Dock-Nascimento DB, de Aguilar-Nascimento JE. Adductor pollicis muscle thickness: a fast and reliable method for nutritional assessment in surgical patients. Rev Col Bras Cir. 2009;36(5):371-6.
27. Martin L, Senesse P, Gioulbasanis I, Antoun S, Bozzetti F, Deans C, et al. Diagnostic criteria for the classification of cancer--associated weight loss. J Clin Oncol. 2015;33(1):90-9.
28. Blum D, Omlin A, Baracos VE, Solheim TS, Tan BH, Stone P, et al. Cancer cachexia: a systematic literature review of items and domains associated with involuntary weight loss in cancer. Crit Rev Oncol Hematol. 2011;80(1):114-44.
29. Argilés JM, Busquets S, Stemmler B, López-Soriano FJ. Cancer cachexia: understanding the molecular basis. Nat Rev Cancer. 2014;14(11):754-62.
30. Arends J, Baracos V, Bertz H, Bozzetti F, Calder PC, Deutz NEP, et al. ESPEN expert group recommendations for action against cancer-related malnutrition. Clin Nutr. 2017;36(5):1187-96.
31. Deans DA, Tan BH, Wigmore SJ, Ross JA, de Beaux AC, Paterson-Brown S, et al. The influence of systemic inflammation, dietary intake and stage of disease on rate of weight loss in patients with gastro-oesophageal cancer. Br J Cancer. 2009;100(1):63-9.

32. Brown JK. A systematic review of the evidence on symptom management of cancer-related anorexia and cachexia. Oncol Nurs Forum. 2002;29(3):517-32.
33. Bosaeus I, Daneryd P, Svanberg E, Lundholm K. Dietary intake and resting energy expenditure in relation to weight loss in unselected cancer patients. Int J Cancer. 2001;93(3):380-3.
34. Davis MP, Dreicer R, Walsh D, Lagman R, LeGrand SB. Appetite and cancer-associated anorexia: a review. J Clin Oncol. 2004;22(8):1510-7.
35. Alemán MR, Santolaria F, Batista N, de La Vega M, González-Reimers E, Milena A, et al. Leptin role in advanced lung cancer. A mediator of the acute phase response or a marker of the status of nutrition? Cytokine. 2002;19(1):21-6.
36. Shellock FG, Riedinger MS, Fishbein MC. Brown adipose tissue in cancer patients: possible cause of cancer-induced cachexia. J Cancer Res Clin Oncol. 1986;111(1):82-5.
37. Bing C, Brown M, King P, Collins P, Tisdale MJ, Williams G. Increased gene expression of brown fat uncoupling protein (UCP)1 and skeletal muscle UCP2 and UCP3 in MAC16-induced cancer cachexia. Cancer Res. 2000;60(9):2405-10.
38. Tisdale MJ. Cachexia in cancer patients. Nat Rev Cancer. 2002;2(11):862-71.
39. Dworzak F, Ferrari P, Gavazzi C, Maiorana C, Bozzetti F. Effects of cachexia due to cancer on whole body and skeletal muscle protein turnover. Cancer. 1998;82(1):42-8.
40. Llovera M, García-Martínez C, López-Soriano FJ, Argilés JM. The effect of chronic tumour necrosis factor-alpha treatment on urinary nitrogen excretion in the rat. Biochem Mol Biol Int. 1994;33(4):681-9.
41. Durham WJ, Dillon EL, Sheffield-Moore M. Inflammatory burden and amino acid metabolism in cancer cachexia. Curr Opin Clin Nutr Metab Care. 2009;12(1):72-7.
42. van Royen M, Carbó N, Busquets S, Alvarez B, Quinn LS, López-Soriano FJ, et al. DNA fragmentation occurs in skeletal muscle during tumor growth: A link with cancer cachexia? Biochem Biophys Res Commun. 2000;270(2):533-7.
43. Tisdale MJ. New cachexic factors. Curr Opin Clin Nutr Metab Care. 1998;1(3):253-6.
44. Kemik O, Kemik AS, Begenik H, Erdur FM, Emre H, Sumer A, et al. The relationship among acute-phase responce proteins, cytokines, and hormones in various gastrointestinal cancer types patients with cachectic. Hum Exp Toxicol. 2012;31(2):117-25.
45. Pond CM. Long-term changes in adipose tissue in human disease. Proc Nutr Soc. 2001;60(3):365-74.
46. Bing C. Lipid mobilization in cachexia: mechanisms and mediators. Curr Opin Support Palliat Care. 2011;5(4):356-60.
47. VanderVeen BN, Fix DK, Carson JA. Disrupted Skeletal Muscle Mitochondrial Dynamics, Mitophagy, and Biogenesis during Cancer Cachexia: A Role for Inflammation. Oxid Med Cell Longev. 2017;2017:3292087.
48. Evans WJ, Morley JE, Argilés J, Bales C, Baracos V, Guttridge D, et al. Cachexia: a new definition. Clin Nutr. 2008;27(6): 793-9.
49. Antunes D, Padrão AI, Maciel E, Santinha D, Oliveira P, Vitorino R, et al. Molecular insights into mitochondrial dysfunction in cancer-related muscle wasting. Biochim Biophys Acta. 2014;1841(6):896-905.
50. Fermoselle C, García-Arumí E, Puig-Vilanova E, Andreu AL, Urtreger AJ, de Kier Joffé ED, et al. Mitochondrial dysfunction and therapeutic approaches in respiratory and limb muscles of cancer cachectic mice. Exp Physiol. 2013;98(9): 1349-65.
51. Julienne CM, Dumas JF, Goupille C, Pinault M, Berri C, Collin A, et al. Cancer cachexia is associated with a decrease in skeletal muscle mitochondrial oxidative capacities without alteration of ATP production efficiency. J Cachexia Sarcopenia Muscle. 2012;3(4):265-75.
52. Carson JA, Hardee JP, VanderVeen BN. The emerging role of skeletal muscle oxidative metabolism as a biological target and cellular regulator of cancer-induced muscle wasting. Semin Cell Dev Biol. 2016;54:53-67.
53. Constantinou C, Fontes de Oliveira CC, Mintzopoulos D, Busquets S, He J, Kesarwani M, et al. Nuclear magnetic resonance in conjunction with functional genomics suggests mitochondrial dysfunction in a murine model of cancer cachexia. Int J Mol Med. 2011;27(1):15-24.
54. McLean JB, Moylan JS, Andrade FH. Mitochondria dysfunction in lung cancer-induced muscle wasting in C2C12 myotubes. Front Physiol. 2014;5:503.
55. Muller FL, Song W, Jang YC, Liu Y, Sabia M, Richardson A, et al. Denervation-induced skeletal muscle atrophy is associated with increased mitochondrial ROS production. Am J Physiol Regul Integr Comp Physiol. 2007;293(3):R1159-68.
56. Reid MB. Free radicals and muscle fatigue: Of ROS, canaries, and the IOC. Free Radic Biol Med. 2008;44(2):169-79.
57. Ferreira LF, Reid MB. Muscle-derived ROS and thiol regulation in muscle fatigue. J Appl Physiol. 2008;104(3):853-60.
58. Ruiz Garcia V, López-Briz E, Carbonell Sanchis R, Gonzalvez Perales JL, Bort-Marti S. Megestrol acetate for treatment of anorexia-cachexia syndrome. Cochrane Database Syst Rev. 2013(3):CD004310.

59. Mantovani G, Macciò A, Massa E, Madeddu C. Managing cancer-related anorexia/cachexia. Drugs. 2001;61(4):499-514.
60. Mantovani G, Macciò A, Esu S, Lai P, Santona MC, Massa E, et al. Medroxyprogesterone acetate reduces the in vitro production of cytokines and serotonin involved in anorexia/cachexia and emesis by peripheral blood mononuclear cells of cancer patients. Eur J Cancer. 1997;33(4):602-7.
61. Argilés JM, Olivan M, Busquets S, López-Soriano FJ. Optimal management of cancer anorexia-cachexia syndrome. Cancer Manag Res. 2010;2:27-38.
62. Aversa Z, Costelli P, Muscaritoli M. Cancer-induced muscle wasting: latest findings in prevention and treatment. Ther Adv Med Oncol. 2017;9(5):369-82.
63. Chevalier S, Winter A. Do patients with advanced cancer have any potential for protein anabolism in response to amino acid therapy? Curr Opin Clin Nutr Metab Care. 2014;17(3):213-8.
64. Engelen MP, van der Meij BS, Deutz NE. Protein anabolic resistance in cancer: does it really exist? Curr Opin Clin Nutr Metab Care. 2016;19(1):39-47.
65. Suchner U, Kuhn KS, Fürst P. The scientific basis of immunonutrition. Proc Nutr Soc. 2000;59(4):553-63.
66. Cunha WD, Friedler G, Vaisberg M, Egami MI, Costa Rosa LF. Immunosuppression in undernourished rats: the effect of glutamine supplementation. Clin Nutr. 2003;22(5):453-7.
67. Singer P, Shapiro H, Theilla M, Anbar R, Singer J, Cohen J. Anti-inflammatory properties of omega-3 fatty acids in critical illness: novel mechanisms and an integrative perspective. Intensive Care Med. 2008;34(9):1580-92.
68. Babcock TA, Helton WS, Hong D, Espat NJ. Omega-3 fatty acid lipid emulsion reduces LPS-stimulated macrophage TNF--alpha production. Surg Infect (Larchmt). 2002;3(2):145-9.
69. van der Meij BS, Langius JA, Spreeuwenberg MD, Slootmaker SM, Paul MA, Smit EF, et al. Oral nutritional supplements containing n-3 polyunsaturated fatty acids affect quality of life and functional status in lung cancer patients during multimodality treatment: an RCT. Eur J Clin Nutr. 2012;66(3):399-404.
70. Murphy RA, Mourtzakis M, Chu QS, Baracos VE, Reiman T, Mazurak VC. Nutritional intervention with fish oil provides a benefit over standard of care for weight and skeletal muscle mass in patients with nonsmall cell lung cancer receiving chemotherapy. Cancer. 2011;117(8):1775-82.
71. Wigmore SJ, Ross JA, Falconer JS, Plester CE, Tisdale MJ, Carter DC, et al. The effect of polyunsaturated fatty acids on the progress of cachexia in patients with pancreatic cancer. Nutrition. 1996;12(1 Suppl):S27-30.
72. Gonzaga Silva LF, Odorico de Moraes M, Santos Dias Soares F, Mota Moura Fé D, Cavalcante JL, Anselmo JN, et al. Effects of L-arginine-enriched total enteral nutrition on body weight gain, tumor growth, and in vivo concentrations of blood and tissue metabolites in rats inoculated with Walker tumor in the kidney. Nutrition. 2004;20(2):225-9.
73. Laviano A, Renvyle T, Yang ZJ. From laboratory to bedside: new strategies in the treatment of malnutrition in cancer patients. Nutrition. 1996;12(2):112-22.
74. Vissers YL, Dejong CH, Luiking YC, Fearon KC, von Meyenfeldt MF, Deutz NE. Plasma arginine concentrations are reduced in cancer patients: evidence for arginine deficiency? Am J Clin Nutr. 2005;81(5):1142-6.
75. Buijs N, van Bokhorst-de van der Schueren MA, Langius JA, Leemans CR, Kuik DJ, Vermeulen MA, et al. Perioperative arginine-supplemented nutrition in malnourished patients with head and neck cancer improves long-term survival. Am J Clin Nutr. 2010;92(5):1151-6.
76. Kuhn KS, Muscaritoli M, Wischmeyer P, Stehle P. Glutamine as indispensable nutrient in oncology: experimental and clinical evidence. Eur J Nutr. 2010;49(4):197-210.
77. Stephens FB, Constantin-Teodosiu D, Greenhaff PL. New insights concerning the role of carnitine in the regulation of fuel metabolism in skeletal muscle. J Physiol. 2007;581(Pt 2):431-44.
78. Laviano A, Molfino A, Seelaender M, Frascaria T, Bertini G, Ramaccini C, et al. Carnitine administration reduces cytokine levels, improves food intake, and ameliorates body composition in tumor-bearing rats. Cancer Invest. 2011;29(10): 696-700.
79. Busquets S, Serpe R, Toledo M, Betancourt A, Marmonti E, Orpí M, et al. L-Carnitine: an adequate supplement for a multi--targeted anti-wasting therapy in cancer. Clin Nutr. 2012;31(6):889-95.
80. Kraft M, Kraft K, Gärtner S, Mayerle J, Simon P, Weber E, et al. L-Carnitine-supplementation in advanced pancreatic cancer (CARPAN) – a randomized multicentre trial. Nutr J. 2012;11:52.
81. Madeddu C, Dessì M, Panzone F, Serpe R, Antoni G, Cau MC, et al. Randomized phase III clinical trial of a combined treatment with carnitine + celecoxib ± megestrol acetate for patients with cancer-related anorexia/cachexia syndrome. Clin Nutr. 2012;31(2):176-82.
82. He Y, Chu SH, Walker WA. Nucleotide supplements alter proliferation and differentiation of cultured human (Caco-2) and rat (IEC-6) intestinal epithelial cells. J Nutr. 1993;123(6):1017-27.

83. Cutando A, López-Valverde A, Arias-Santiago S, DE Vicente J, DE Diego RG. Role of melatonin in cancer treatment. Anticancer Res. 2012;32(7):2747-53.
84. Smith GI, Atherton P, Reeds DN, Mohammed BS, Rankin D, Rennie MJ, et al. Dietary omega-3 fatty acid supplementation increases the rate of muscle protein synthesis in older adults: a randomized controlled trial. Am J Clin Nutr. 2011;93(2): 402-12.
85. Smith GI, Atherton P, Reeds DN, Mohammed BS, Rankin D, Rennie MJ, et al. Omega-3 polyunsaturated fatty acids augment the muscle protein anabolic response to hyperinsulinaemia-hyperaminoacidaemia in healthy young and middle-aged men and women. Clin Sci (Lond). 2011;121(6):267-78.
86. Aversa Z, Bonetto A, Costelli P, Minero VG, Penna F, Baccino FM, et al. β-hydroxy-β-methylbutyrate (HMB) attenuates muscle and body weight loss in experimental cancer cachexia. Int J Oncol. 2011;38(3):713-20.

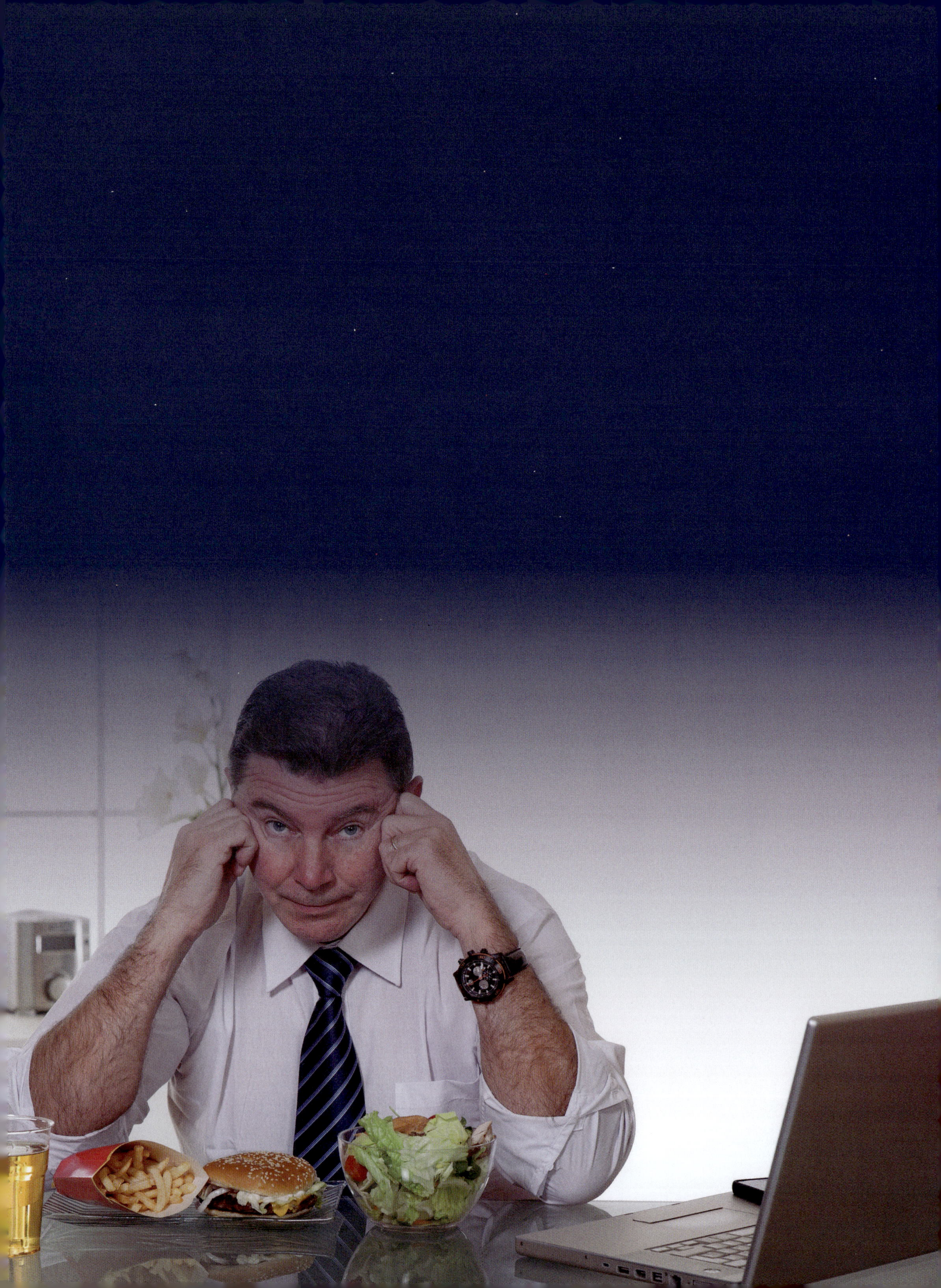

capítulo: 24

Estresse, Comportamento Alimentar e Estado Emocional

Regina Célia Spadari
Marcia Carvalho Garcia
Daniela Ortolani

INTRODUÇÃO

A resposta de estresse constitui um dos mecanismos conservados em toda a escala evolutiva. Acredita-se que essa resposta se desenvolveu com o objetivo de garantir a sobrevivência ante situações adversas. No entanto, em determinadas circunstâncias o estresse pode causar diversos distúrbios físicos e emocionais, afetando diretamente o bem-estar e a qualidade de vida.

A modernidade, a industrialização e a urbanização trouxeram praticidade na alimentação, propiciada pela tecnologia que permitiu a oferta de alimentos visualmente atraentes, mais palatáveis, calóricos, escassos em nutrientes e com excesso de gordura saturada, colesterol, sódio, açúcares e álcool. Essa situação aliada a um estilo de vida sedentário e um ritmo alucinante de trabalho tornou o estresse um fator de risco para a maioria das doenças prevalentes na atualidade. Assim, a compreensão dos efeitos do estresse no organismo, bem como dos mecanismos adaptativos por ele desencadeados, especialmente como ele afeta a escolha de alimentos, pode orientar as necessidades nutricionais.

DEFINIÇÃO DE ESTRESSE

Os seres vivos estão constantemente em contato com situações que exigem adaptações físicas e/ou psicológicas. Exemplos disso são as alterações climáticas, que demandam um reequilíbrio térmico dos organismos; alterações no estado nutricional, que levam os organismos a se mobilizarem para armazenar ou utilizar energia; ou também, para seres que vivem em comunidade, alterações sociais que levam os indivíduos a se reestruturarem psicologicamente para se integrarem às diversas situações da sociedade. Tais alterações, por gerarem distúrbios no complexo equilíbrio orgânico conhecido como "homeostase", levam à ativação de forças adaptativas, que são cruciais para a sobrevivência do organismo e são responsáveis por sua resistência e enfrentamento às alterações do meio ambiente. Contudo, não são apenas eventos desagradáveis que desencadeiam respostas adaptativas: sentimentos de exultação e excitação, por exemplo, provocam no organismo a mesma série de reações, o que é denominado por alguns autores "bom estresse" ou "eustresse".[1] Segundo Chrousos e Gould,[2] organismos unicelulares se adaptam ao estresse com mudanças apropriadas em sua bioquímica; organismos multicelulares se adaptam por meio de complexas mudanças neurais, metabólicas e celulares; e organismos sociais, cuja sobrevivência depende da cooperação da comunidade, desenvolvem ligações sociais com essa comunidade, cuja manutenção é essencial para a homeostase.

Há muito tempo, os cientistas estudam os efeitos de um ambiente adverso na fisiologia e na saúde. Já em 1911, Cannon e La Paz[3] propuseram o papel da glândula adrenal no controle das funções orgânicas em situações desfavoráveis. Em 1914, novamente Cannon,[4] em um estudo clássico, baseou-se em teorias propostas por McDougall[5] e explicou que "as emoções de medo e de raiva são, na vida selvagem, seguidas por comportamentos de fugir ou lutar".[4]

Esse conceito foi um dos marcos para a definição de estresse, anos mais tarde. Em 1936, Hans Selye[6] afirmou que quando repentinamente confrontado com situações críticas, o organismo apresenta uma "reação de alarme", descrita como o impacto inicial causado pelo agente agressor. Após um período de submissão contínua ao agressor, entram em ação mecanismos de adaptação tendo como objetivo a homeostase, a qual constitui a fase de resistência orgânica. A fase de exaustão, esgotamento ou fadiga seria resultado de um longo e intenso esforço durante o qual o organismo tentou alcançar a homeostase e a adaptação frente a estressores intensos ou prolongados.[6-10] A síndrome como um todo foi chamada de "síndrome da adaptação geral", propondo-se que ela teria caráter inespecífico.[6]

Porém, sabe-se atualmente que a quantidade de atividade fisiológica necessária para manter ou restabelecer a homeostasia varia e as diferenças dependem das condições em que cada organismo se encontra. Recentemente, alguns autores propuseram uma alteração na teoria de Selye, questionando também a constância do meio interno, na qual essa teoria se baseia. Propuseram que o conceito de homeostase pode ser aplicado apenas a alguns parâmetros fundamentais, tais como pH, temperatura corporal, glicemia e pCO_2. No entanto, para que esses parâmetros sejam mantidos constantes, outros devem variar. Esse conceito constitui a teoria da alostasia, definida como manutenção da estabilidade por meio da mudança.[11,12] Essa teoria propõe que, quando ativados, os sistemas efetores conduzem a adaptação do organismo a uma nova condição e não para retornar a uma situação que não existe mais, pelo menos por hora. Ao conjunto dos mecanismos alostáticos, dá-se o nome de carga alostática e o processo por ela desencadeado é denominado adaptação. Entretanto, se a carga alostática se torna excessiva e se prolonga de modo intermitente ou contínuo, observa-se sobrecarga alostática com continuada ativação dos sistemas efetores, resultando em mal adaptação. Nessas condições, estresse é referido como sobrecarga alostática e incapacidade adaptativa.[12] A mal adaptação pode ter consequências sobre o metabolismo, o sistema cardiovascular, as respostas imunológica e inflamatória, a reprodução, entre outras, desencadeando doenças.

As diferenças entre as teorias pioneiras de Canon[13] e de Selye[6] e as atuais de Sterling e Eyer[11] e de Chrousos e Gold[14] residem no limiar a partir do qual a resposta específica passa a ser inespecífica. Os neurotransmissores, hormônios e citocinas liberados durante a reação de estresse seriam capazes de manter o estado de alostasia. A permanência contínua ou intermitente e a intensidade da "nova situação" são componentes que definem o estado de estresse. Novamente, o limiar vem separar o padrão de resposta ao novo. Se a experiência, os conhecimentos anteriores e a dedução das circunstâncias forem similares às vividas, a discrepância entre o que é observado e o que é vivido, o que é esperado ou programado será reduzida, eliciando respostas compensatórias específicas para cada estímulo e para cada organismo. Acima do limiar desses padrões de respostas, observa-se a resposta de estresse não específica proposta por Selye.[15]

O estresse pode ser agradável, recompensador ou, no mínimo, não ser danoso. Por outro lado, quando a natureza, a magnitude e a duração da resposta de estresse vão além da adaptação individual somada ou não à percepção de perda do controle e/ou disforia, gera-se comportamento crônico adverso, além de consequências físicas. Assim sendo, no primeiro caso, a ativação do sistema de estresse funciona como agente protetor, pois prepara o organismo para atacar ou fugir e, dessa maneira, aumenta as chances de sobrevivência. Porém, esse mesmo sistema passa de ação protetora para danosa, podendo desencadear doenças quando um determinado limiar é alcançado, gerando sobrecarga alostática. Nesse contexto, os organismos reagem diferentemente. Há aqueles que ativam seus sistemas de estresse rapidamente e retornam ao estado inicial. Por outro lado, há organismos que, nas mesmas situações, reagem mais lentamente, diminuem a resistência e ficam predispostos a doenças mais facilmente.[16] A resposta específica depende, também, de como o organismo percebe o agente estressor e o interpreta de acordo com experiências anteriormente vividas. A lentidão na recuperação da resposta de estresse parece refletir a sensação de perda de controle. Incontrolabilidade e/ou imprevisibilidade se refletem nas alterações fisiológicas que caracterizam a resposta de estresse.[17]

Os efeitos do estresse podem se manifestar em quatro domínios distintos: fisiológico, comportamental, experiência subjetiva e função cognitiva. Os efeitos fisiológicos incluem alterações no sistema neuroendócrino, sistema nervoso autônomo e sistema imunológico, que afetam todos os demais sistemas fisiológicos.[18] Todas essas alterações resultam em diferentes respostas de ativação dos eixos hipotálamo-pituitária-córtex adrenal (HPA), sistema nervoso simpático-medula adrenal (SNSAM), além de componentes do sistema nervoso central (SNC).

Esses conceitos propostos nas duas décadas mais recentes ampliam a teoria homeostática inicial e podem ajudar a compreender as consequências do estresse agudo ou crônico sobre os organismos. Normalmente, a resposta aguda de estresse é limitada e de curta duração. As consequências, já mencionadas, têm efeitos temporários e não comprometem a integridade do indivíduo. Por outro lado, a resposta crônica de estresse, caracterizada por ativação constante do sistema de estresse, resulta em secreção aumentada ou prolongada do hormônio liberador de corticotrofina (CRH), hormônio adrenocorticotrófico (ACTH) e glicocorticoides, podendo acarretar desregulação da adaptação comportamental e periférica. O aumento da ativação do eixo HPA pode desencadear estresse crônico, síndrome do pânico, busca excessiva da prática de exercício físico, *diabetes mellitus*, síndrome plurimetabólica, nanismo psicossocial, doenças gastrintestinais, entre outras. A diminuição da atividade do eixo HPA está relacionada com insuficiência da adrenal, síndrome da fadiga crônica, fibromialgia, artrite reumatoide, entre outras.[19]

RESPOSTA DE ESTRESSE

A resposta de estresse é resultado da interação entre as características do indivíduo e as demandas do meio, ou seja, as discrepâncias entre os meios externo e interno e a percepção do indivíduo em relação a sua capacidade de resposta. A resposta ao estressor compreende aspectos cognitivos, comportamentais e viscerais, visando propiciar uma melhor percepção da situação e de suas demandas, assim como um processamento mais rápido da informação disponível, possibilitando busca de soluções, selecionando comportamentos adequados e preparando o organismo para agir de maneira rápida e eficiente.[1] A sobreposição desses três níveis (cognitivo, comportamental e visceral) é eficaz até certo limite, o qual, uma vez ultrapassado, poderá desencadear um efeito desorganizador.[9,20]

A resposta a estressores agudos inclui processos fisiológicos que redirecionam a utilização de energia entre os vários órgãos, mobilizando reservas e preparando o organismo para uma exposição estressante adicional, imprevisível. O aumento do suprimento energético aos órgãos-alvo (como coração, cérebro e músculos) fundamentais para o enfrentamento ou a fuga, é estimulado principalmente pelas catecolaminas e glicocorticoides que ativam a gliconeogênese e glicogenólise hepáticas, inibem a captação de glicose por tecidos periféricos e aumentam a proteólise e a lipólise. Outras alterações fisiológicas incluem aumento do tônus cardiovascular e da frequência respiratória, assim como inibição de algumas funções orgânicas, como comportamento alimentar, digestão, crescimento, reprodução e imunidade.[21] A ativação da resposta de estresse também inicia uma série de alterações comportamentais, como aumento do estado de alerta e euforia, melhora temporária da cognição e memória para o evento estressor, assim como analgesia.[14] Essas respostas comportamentais e fisiológicas são afetadas pela ativação de sistemas efetores primários como o sistema nervoso simpático (SNS, liberando noradrenalina), sistema adrenomedular (liberando adrenalina e noradrenalina), eixo HPA (secretando CRH, ACTH e glicocorticoides), sistema nervoso parassimpático (SNP, liberando acetilcolina) e sistema renina-angiotensina.

Alguns autores consideram o eixo límbico-hipotálamo-pituitária-adrenal (LHPA) também integrado ao sistema de estresse por entender que a regulação hormonal causada por exposição a agentes estressores envolve também estruturas extra-hipotalâmicas.[12]

Vários outros sistemas também contribuem para o restabelecimento da homeostase, como o eixo hipotálamo-pituitária-tireoide (em resposta ao frio e calor), eixo hipotálamo-pituitária-gonadal (reduzindo temporariamente a função reprodutiva), liberação ou inibição do hormônio do crescimento e alterações na função imunológica. Todos esses sistemas agem diretamente, alterando a liberação ou os efeitos biológicos de muitos mediadores da resposta aguda de estresse (p. ex.: neurotransmissores, hormônios, citocinas etc.), ou indiretamente, alterando os níveis das variáveis monitoradas (p. ex.: pressão sanguínea, temperatura corporal etc.), com subsequentes reflexos determinados pela homeostase.[1] Apesar de todos esses eixos desempenharem papéis importantes na resposta de estresse por sua ação individual ou integrada, o eixo HPA e o sistema neurovegetativo são os mais estudados.

Todo o SNC está direta ou indiretamente envolvido na manutenção da homeostase e participa na organização geral da resposta de estresse. Diversas estruturas do prosencéfalo, incluindo córtex pré-frontal, hipocampo, amígdala e septo, juntamente com fibras nervosas condutoras dos estímulos sensoriais, projetam eferências mono e polissinápticas que convergem para o núcleo paraventricular (NPV). Esse componente central da resposta de estresse está localizado no hipotálamo e inclui, principalmente, neurônios liberadores de CRH e de arginina-vasopressina (AVP). Núcleos do tronco encefálico, como o *locus ceruleus* e outros grupos celulares catecolaminérgicos do bulbo e da ponte que constituem o "sistema simpático central" também participam dessa resposta.[22-24] esses constituem os componentes centrais do "sistema de estresse", como foi proposto por Charmandari e colaboradores.[19] Assim, o cérebro é o órgão central do estresse e da adaptação ao estresse, porque é ele que percebe e determina o que é ameaçador, bem como a resposta fisiológica e comportamental ao agente estressor.[25]

A resposta de estresse é ativada por estímulos como dor,[26] recrutamento de sistemas inatos de defesa[27] ou associações ligadas aos estímulos sensoriais, como o medo condicionado.[7] Além disso, distúrbios internos da homeostase sinalizados por meio dos sistemas cardiovascular, respiratório e das vísceras são capazes de acionar tais mecanismos. Esses distúrbios parecem ser sinalizados ao NPV através de neurônios do tronco encefálico, localizados na região do núcleo do trato solitário (NTS).[28] Grande parte desses neurônios utiliza noradrenalina e adrenalina como neurotransmissores.[29] Esses estímulos atingem a região medial parvocelular do NPV, que, por sua vez, estimula o SNS que ativa a medula das glândulas adrenais, levando à liberação de catecolaminas (adrenalina e noradrenalina), o que dispara a resposta imediata inicial de estresse ou reação de alarme.[30]

O NPV também possui neurônios que sintetizam e secretam CRH, liberando esse hormônio nos vasos da circulação porta-hipofisária, que tem acesso à porção anterior da glândula hipófise. A ligação do CRH em receptores nos corticotropos da adeno-hipófise induz a liberação de ACTH na circulação sistêmica. O principal alvo do ACTH é o córtex da glândula suprarrenal, onde esse hormônio exerce efeito trófico, além de estimular a síntese e secreção de glicocorticoides na zona fasciculada. Os glicocorticoides são os efetores periféricos do eixo HPA e promovem alterações fisiológicas através da ligação em receptores intracelulares distribuídos em praticamente todos os tecidos.[31,32]

Neurotransmissores e hormônios envolvidos na resposta de estresse

Catecolaminas

Adrenalina, noradrenalina e dopamina são catecolaminas que o organismo produz. A síntese dessas catecolaminas ocorre em todos os neurônios catecolaminérgicos, nas células cromafins da medula da suprarrenal e em células do coração.

No citoplasma das células, a tirosina, aminoácido não essencial, é convertida em dopa (di-idroxifenilalanina) pela enzima tirosina hidroxilase, que, por sua vez, é convertida em dopamina pela descarboxilase de aminoácidos. A dopamina, nos neurônios dopaminérgicos, é captada e fica armazenada em vesículas até sua liberação nas sinapses. Nas células cromafins e em neurônios adrenérgicos, é captada pelos grânulos, que contêm a enzima dopamina β-hidroxilase, que converte a dopamina em noradrenalina. Em alguns grânulos, a sequência termina e a noradrenalina é armazenada para ser posteriormente liberada como neurotransmissor ou como hormônio. Nos outros grânulos, a noradrenalina alcança o citoplasma e sofre a ação da enzima feniletanolamina N-metiltransferase (PNMT), que a converte em adrenalina. Os grânulos captam essa adrenalina, que é então armazenada. As células cromafins secretam 80% de adrenalina e 20% de noradrenalina, que são lançadas na corrente sanguínea. Essas células também secretam trifosfato de adenosina (ATP), outros nucleotídeos, proteínas, lipídios, β-encefalinas, neuropeptídio Y (NPY) e cromogranina. Essas substâncias são liberadas mediante estímulos à medula da suprarrenal.

A descoberta de que ocorre a síntese de catecolaminas em células do coração é recente. Há evidências de que a estratégica localização dessas células secretoras de catecolaminas auxilia a manutenção da contratilidade do miocárdio, no repouso e durante o estresse.[33]

Fatores que regulam a síntese, a liberação e a metabolização das catecolaminas

A sobrevida das catecolaminas liberadas pela medula da suprarrenal é de poucos minutos. Proteínas transportadoras, localizadas na membrana plasmática das células alvo e hepáticas, captam as catecolaminas, que são metabolizadas pela enzima catecol-orto-metil-transferase (COMT). As catecolaminas são também recaptadas pelos neurônios adrenérgicos que as liberaram. Nesse processo, chamado de recaptação neuronal, as catecolaminas são metabolizadas pela monoaminoxidade (MAO). Os produtos da metabolização das catecolaminas são excretados na urina.

As catecolaminas, noradrenalina a adrenalina, exercem seus efeitos após interação com receptores específicos. Esses receptores são proteínas localizadas na membrana plasmática pertencentes à família de receptores ligados a proteína G, e foram classificados em três tipos e vários subtipos, de acordo com suas propriedades farmacológicas e estrutura molecular: adrenoceptores α_1 (α_1-AR), que incluem os subtipos α_{1A}, α_{1B} e α_{1D}; adrenoceptores α_2 (α_2-AR), com os subtipos α_{2A}, α_{2B}, α_{2C}; e adrenoceptores β (β-AR), que compreendem os subtipos β_1, β_2 e β_3. São inúmeras as respostas celulares da interação das catecolaminas com seus receptores adrenérgicos. Essas diferentes respostas dependem da quantidade de receptores existentes na membrana e do tipo de adrenoceptor presente, pois eles têm maior afinidade por uma ou outra catecolamina.

Os adrenoceptores β_1, β_2, β_3 exercem seus efeitos por meio da ativação de um complexo proteico que inclui a proteína G estimulatória (G_s) e a adenil-ciclase (AC). A AC, quando ativada, catalisa a formação de monofosfato cíclico de adenosina (AMPc) no citoplasma, que ativa proteínas quinases dependentes de AMPc (PKA). Essas enzimas fosforilam outras proteínas, promovendo efeitos celulares específicos, de acordo com o repertório de cada célula.

Em algumas circunstâncias, os adrenoceptores β_2 podem acoplar-se também a proteína G inibitória (G_i) que, quando ativada, inibe a via AC-AMPc-PKA e, consequentemente, os efeitos promovidos por essa via. Esse acoplamento β_2-G_i também ativa a via $G_i\beta\gamma$-fosfatidil-inositol-3-fosfato/proteína quinase B (PKB), que exerce efeito antiapoptótico em miócitos cardíacos.

Os adrenoceptores β_3 foram descritos em adipócitos, nos quais estimulam a lipólise por meio de ativação da via mediada pela proteína Gs-AC-AMPc-PKA e no miocárdio, em que promovem efeito inotrópico negativo. Aqui, os adrenoceptores β_3, ao serem estimulados, interagem com proteína G, a qual estimula a produção de óxido nítrico (NO), com consequente aumento da concentração intracelular de monofosfato cíclico de guanosina (GMPc) e ativação de proteínas quinases dependentes de GMPc, que diminuem a corrente de cálcio nos miócitos. O NO ativa também a fosfodiesterase, que diminui a concentração intracelular de AMPc e inibe a corrente I*f*, ativada pela hiperpolarização.

Os três subtipos de adrenoceptores α_1 interagem com a proteína G_q, a qual estimula a fosfolipase C (PLC). Essa enzima ativa mecanismos que resultam em aumento da concentração intracelular de cálcio, o que estimula proteínas quinases dependentes de cálcio (PKC). Os adrenoceptores α_1 também podem ativar a proteína Gi, a qual inibe a AC e reduz a concentração intracelular de AMPc, opondo-se ao efeito estimulatório mediado pelos receptores β-adrenérgicos. Acoplam-se também a moléculas efetoras alternativas, como fosfolipase D (PLD) e quinases sensíveis ao complexo cálcio-calmodulina. Os adrenoceptores α_2 atuam por sua ligação com a proteína G_i, inibindo a AC.

Os mecanismos celulares descritos sugerem que, a despeito de vários subtipos de adrenoceptores β coexistirem na mesma célula, de serem ativados pelas mesmas catecolaminas endógenas e de estarem ligados ao mesmo sistema de segundo-mensageiro, cada subtipo desempenha um papel fisiológico específico na modulação das funções celulares. O mesmo se aplica aos adrenoceptores α, cujos efeitos podem se opor ou fortalecer aqueles mediados pelos adrenoceptores β. Portanto, a resposta de cada tecido às catecolaminas depende da população de receptores adrenérgicos e do repertório de segundos-mensageiros. Além disso, a localização celular estratégica dos adrenoceptores e dos componentes de cada via pode privilegiar uma ou outra via, dependendo do tipo celular e da condição fisiológica. Todos esses componentes do sistema podem sofrer alterações em condições de estresse, as quais têm caráter adaptativo benéfico ou conduzem ao desenvolvimento de mal adaptações, que resultam nas doenças desencadeadas pelo estresse.

Efeitos sistêmicos das catecolaminas

Há adrenoceptores para as catecolaminas, adrenalina e noradrenalina, em quase todas as células do organismo, o que garante a resposta fisiológica para as atividades cotidianas e para situações de estresse, caso seja necessário. As catecolaminas liberadas pela medula da suprarrenal e pelo sistema nervoso simpático não atravessam a barreira hematoencefálica. Catecolaminas liberadas pelos neurônios adrenérgicos centrais, noradrenérgicos e dopaminérgicos, promovem aumento do grau de alerta, de atenção e da velocidade de raciocínio em consonância com os efeitos periféricos devidos ao aumento da atividade simpatomedular.

Os efeitos das catecolaminas nos órgãos-alvo dependem dos tipos de adrenoceptores presentes e da resposta específica de cada célula ao segundo-mensageiro gerado mediante interação catecolamina-receptor. As catecolaminas ativam as vias intracelulares para disponibilizar substratos energéticos aos tecidos ativos e inibem processos fisiológicos que podem aguardar momentos mais oportunos, como a digestão, a diurese e a reprodução.

Efeitos sobre o sistema cardiovascular

A resposta cardiovascular às ações das catecolaminas é uma das atividades fisiológicas mais conhecidas. Os diversos subtipos de adrenoceptores estão distribuídos por todo o sistema cardiovascular (coração e vasos), permitindo uma rápida resposta fisiológica. Em consequência do aumento das concentrações das catecolaminas, ocorre aumento da frequência de batimentos do coração, da força de contração do miocárdio e aumento da velocidade do fluxo sanguíneo. Também ocorre redirecionamento do fluxo sanguíneo para os tecidos mais ativos, acompanhados ou não de alterações da pressão arterial sistêmica.

Dentre os subtipos de adrenoceptores, estão expressos no coração os três subtipos do adrenoreceptor β e o adrenoceptor α_1. A expressão dos adrenoreceptores na membrana plasmática varia conforme as espécies, mas os β-adrenoreceptores predominam no tecido cardíaco, com cerca de 80% de expressão do β_1-AR e 20% de β_2-AR.

A ação das catecolaminas sobre o coração desencadeia efeito positivo sobre a frequência de batimentos, a força de contração, a velocidade de propagação dos potenciais de ação e de relaxamento dos cardiomiócitos, o que resulta em aumento do débito cardíaco. O complexo catecolaminas-adrenoceptores β_1 e β_2 gera alteração da conformação da proteína G (acoplada ao receptor), provocando desligamento da subunidade α dessa proteína. Essa subunidade α se desloca até outra proteína de membrana, a adenilato ciclase (AC), onde ativa essa AC, que passará a clivar ATP em AMPc, que, por sua vez, fosforila proteínas quinases dependentes de AMPc (PKA). As PKAs provocam a fosforilação de canais de cálcio voltagem-dependentes, permitindo assim o influxo de cálcio na célula. O aumento da concentração de cálcio citoplasmático provoca a ativação de receptores de rianodina, localizados no retículo sarcoplasmático. Esses receptores se abrem e permitem a saída de mais cálcio para o citoplasma. esses processos geram aumento da força de contração do miocárdio. Concomitante a esses processos, a ativação dos receptores β_1 e β_2, também induz processos que aceleram o relaxamento das fibras do cardiomiócito. Para isso, será necessário diminuir a concentração de cálcio no citoplasma. Para tanto, a fosfolambam, proteína que, quando defosforilada, inibe a bomba de cálcio do retículo sarcoplasmático (RS), é fosforilada, permitindo que a bomba de cálcio do RS recapture o cálcio citoplasmático. Além disso, a troponina I deverá ser fosforilada para que haja redução da afinidade da troponina C pelo cálcio.

Os adrenoceptores β_1 e β_2 também regulam o remodelamento cardíaco. As catecolaminas aumentam o trabalho do coração por meio do seu efeito positivo sobre o cronotropismo, o inotropismo e o lusitropismo, e também através do controle do crescimento e morte de cardiomiocitos, assim contribuindo para o remodelamento cardíaco.[34]

A sinalização dos adrenoceptores α no coração envolve a ativação de múltiplas vias que regulam o débito cardíaco e a resposta de crescimento celular. O três subtipos de receptores α_1 (α_{1A}, α_{1B}, α_{1D}) são expressos no coração, sendo o α_{1B} o principal subtipo. O efeito da estimulação dos receptores adrenérgicos sobre a contratilidade também depende do estado de desenvolvimento e do gênero.

As catecolaminas também exercem seus efeitos nos vasos sanguíneos. Por meio de ativação do adrenoceptores β_2-Gs, causam dilatação nos vasos da circulação coronariana e dos músculos esqueléticos, ao mesmo tempo em que provocam contrição dos vasos da circulação mesentérica e da pele, nos quais predominam os adrenoceptores α_{1A}, e α_{1D}. A vasoconstrição da circulação cutânea induzida pelo frio é mediada por adrenoceptores α_{2C}. Assim, o efeito das catecolaminas sobre cada leito vascular depende essencialmente do tipo de adrenoceptor predominante. Naqueles leitos vasculares ricos em adrenoceptores β_2, o efeito é predominantemente vasodilatador. Naqueles especialmente ricos em adrenoceptores α, o efeito das catecolaminas é predominantemente vasoconstritor.

A afinidade dos adrenoceptores α e β difere em relação às duas catecolaminas periféricas. Os adrenoceptores β_1 têm maior afinidade pela noradrenalina do que pela adrenalina, enquanto os adrenoceptores β_2 são preferencialmente ativados pela adrenalina. Assim, no coração, onde predominam os adrenoceptores β_1, o efeito da noradrenalina é mais pronunciado que o da adrenalina. Por outro lado, nos vasos em que há adrenoceptores β_2 mediando vasodilatação e adrenoceptores α mediando vasoconstrição, o aumento da resistência do vaso causado pela noradrenalina (atuando em adrenoceptor α) será mais pronunciado que o da adrenalina, que atua em adrenoceptor α e β_2. Como os vasos da musculatura representam um segmento importante dos vasos sanguíneos corpóreos, a noradrenalina aumenta muito a resistência periférica total e eleva a pressão arterial de modo mais pronunciado que a adrenalina.

A ativação desse complexo sistema representa o principal mecanismo por meio do qual as catecolaminas regulam o desempenho cardíaco durante atividade basal e também durante a reação de estresse, quando a atividade cardíaca deve aumentar para atender às necessidades fisiológicas de maior fluxo sanguíneo para os tecidos ativos, acompanhada ou não de alteração da pressão arterial. Nesse caso, a ação das catecolaminas se dá em consonância com o efeito de substâncias vasodilatadoras e vasoconstrictoras produzidas localmente nos músculos ativos.

Efeitos sobre o sistema respiratório

O efeito das catecolaminas sobre o sistema respiratório se dá, principalmente, pela ação da adrenalina sobre a musculatura brônquica, onde a ativação de adrenoceptores β_2 acoplados à proteína Gs causa broncodilatação. Esse efeito resulta em melhora da oxigenação do sangue e em consequente aumento da oferta de oxigênio aos tecidos.

Efeitos sobre o sistema endócrino e o metabolismo

As catecolaminas exercem importante efeito sobre o metabolismo. Sua ação resulta em mobilização de substratos energéticos dos tecidos de reserva, especialmente o fígado e o tecido adiposo. As catecolaminas também propiciam o ambiente hormonal que reduz a utilização de glicose pelos tecidos periféricos, poupando-a para uso do tecido nervoso, mas ofertando outros substratos energéticos aos tecidos ativos.

No pâncreas, as catecolaminas inibem a secreção de insulina e estimulam a secreção de glucagon, embora esse efeito não seja muito importante do ponto de vista fisiológico, uma vez que a função pancreática é regulada, principalmente, pela concentração plasmática de metabólitos. O glucagon e os glicocorticoides potencializam os efeitos estimulatórios da adrenalina sobre a glicogenólise e a neoglicogênese hepáticas, os quais são mediados, principalmente, por adrenoceptores β_2. Como resultado, ocorre aumento da glicemia. Entretanto, graças à baixa concentração plasmática de insulina, a glicose não pode ser utilizada pelos tecidos periféricos, sendo poupada para uso dos neurônios, das células da glia e das hemácias, que não dependem da insulina para captar glicose.

As catecolaminas são importantes reguladoras do equilíbrio energético e do metabolismo lipídico, pois ativam a lipólise e a termogênese, sendo este último efeito exercido por meio da ativação, principalmente, de adrenoceptores β_2 e em consonância com os hormônios tireoidianos no tecido adiposo marrom. Tanto o tecido adiposo branco quanto o marrom expressam os três subtipos de adrenoceptores β, com predominância do subtipo β_1 em adipócitos brancos humanos, os quais quando estimulados pelas catecolaminas, acoplam-se à via Gs-AC-PKA. No tecido adiposo branco, a ativação dessa via induz a fosforilação da lipase hormônio-sensível e da perilipina A. A ativação da lipólise disponibiliza glicerol, usado como substrato da gliconeogênese hepática, e ácidos graxos, os quais constituem fonte energética para os tecidos periféricos. Outras vias alternativas de ativação foram descritas, mas os mecanismos ainda não foram esclarecidos, elas incluem as cascatas da ERK e p38 MAPK, que parecem ser independentes uma da outra e não contam com a participação da proteína Gs.

Por outro lado, o estímulo dos adrenoceptores α_2 pode induzir efeito antilipolítico por meio da queda da concentração intracelular de AMPc, como consequência da inibição da AC. Esse tipo de adrenoceptor também está envolvido com a proliferação de adipócitos. A proporção relativa dos subtipos de adrenoceptores α e β varia entre as espécies, depósitos de gordura e estados metabólicos. Enquanto adipócitos de roedores expressam principalmente adrenoceptores β_3 e menor quantidade dos outros dois subtipos de adrenoceptores β, em adipócitos humanos ocorre o oposto. Assim, a quantidade relativa de adrenoceptores β e α_2 pode contribuir para a eficácia das catecolaminas sobre a hidrólise das triglicérides.

Efeitos sobre as glândulas exócrinas

A noradrenalina exerce efeito direto sobre as células glandulares nasais, lacrimais, salivares e demais glândulas do trato gastrintestinal, promovendo a formação de secreção concentrada que contém quantidade extra de muco e enzimas. Além disso, as catecolaminas promovem constrição da musculatura da parede dos vasos sanguíneos que irrigam essas glândulas, o que resulta em redução da secreção.

Efeitos sobre o trato gastrintestinal, útero e vesícula urinária

O efeito das catecolaminas sobre a função do trato gastrintestinal é, de modo geral, inibitório, mas menos importante do ponto de vista fisiológico do que o controle exercido por neurotransmissores liberados pelos neurônios locais dos plexos miontérico e submucoso e pelos hormônios gastrintestinais. Como mencionado, sob a ação das catecolaminas, a secreção das glândulas é reduzida, resultando na liberação de menor quantidade de enzimas digestivas. As catecolaminas também causam relaxamento da musculatura da parede do tubo digestivo, com inibição do peristaltismo, por meio da ativação de adrenoceptores β_2 e da contração da musculatura dos esfíncteres mediada por adrenoceptores α. Esses efeitos resultam em redução do progresso digestivo e da propulsão do alimento ao longo do trato gastrintestinal.

No útero e na vesícula urinária, ocorre relaxamento da musculatura por um efeito mediado por adrenoceptores β_2, os quais predominam nesses tecidos. Mas a população de adrenoceptores do útero pode variar de acordo com a região do órgão e o estado hormonal predominante.

Das ações das catecolaminas descritas, pode-se concluir que seu efeito é geral sobre o organismo, atingindo praticamente todos os órgãos e tecidos, com o objetivo de mobilizar energia dos órgãos de reserva (fígado, tecido adiposo e músculos) e disponibilizá-la para os tecidos ativos (músculos esqueléticos, coração, sistema nervoso) por meio de ativação dos sistemas cardiovascular e respiratório, resultando em aumento do fluxo sanguíneo rico em nutrientes e em oxigênio para os tecidos ativos, em detrimento dos tecidos e sistemas menos envolvidos com a reação de luta e fuga (trato gastrintestinal, sistemas urinário e reprodutor). Assim, a medula da glândula suprarrenal, em consonância com o sistema nervoso simpático, garante não apenas as condições para que o organismo desempenhe as atividades basais da vida diária, mas, também, atenda aos eventuais aumentos da demanda.

Ativação excessiva ou prolongada desse sistema, no entanto, pode resultar na ativação exacerbada dos efeitos acima descritos, causando doenças relacionadas com o estresse. Dentre eles, foram descritos as cardiopatias, morte súbita relacionada com fortes emoções, desenvolvimento de síndrome metabólica, hipertensão, *diabetes mellitus*, úlceras gástricas e colite ulcerativa. Altas concentrações plasmáticas de catecolaminas foram confirmadas como preditivas de risco cardiovascular.[35]

Glicocorticoides

Os glicocorticoides, cortisol em humanos e corticosterona em roedores, são os principais hormônios esteroides que regulam processos metabólicos, cardiovasculares, imunológicos e comportamentais.[19,21]

Esses hormônios regulam também a atividade basal do eixo HPA, finalizando a resposta de estresse ao atuarem em centros hipotalâmicos e pituitários. Atuam também em centros extra-hipotalâmicos. Sua ação limita o tempo de exposição do organismo aos glicocorticoides e estabelece o retorno a um estado regulado.[36]

Os glicocorticoides exercem seus efeitos por meio da ligação e ativação de dois tipos de receptores intracelulares, o receptor de mineralocorticoide (MR) e o receptor de glicocorticoide (GR). Os MR possuem alta afinidade pela corticosterona e também pela aldosterona; os GR possuem baixa afinidade por glicocorticoides endógenos e alta afinidade por glicocorticoides sintéticos, como a dexametasona.[37,38] A ativação do GR, que ocorre em altas concentrações circulantes de glicocorticoides, estimula a transcrição de alguns genes e estimula a de outros, além de exercer efeito *feedback* negativo no hipotálamo e na adeno-hipófise, interrompendo a resposta de estresse; enquanto os MR regulam a atividade basal do eixo HPA. Várias outras estruturas cerebrais estão envolvidas nos processos de retroalimentação, dentre as quais se destacam a amígdala, o córtex cerebral pré-frontal e o hipocampo,[39] sendo esta última estrutura uma das mais fortemente relacionadas com a regulação do eixo HPA, devido à sua alta concentração de receptores glicocorticoides.

No estado inativo, o GR é parte de um complexo multiproteico, consistindo de várias moléculas de proteínas de choque térmico (*heat shock proteins*).[32,40] A ligação do glicocorticoide (GC) com GR desloca as proteínas de choque térmico e permite a formação de homodímeros de complexos GC-GR, que se deslocam para o núcleo da célula, onde interagem com elementos responsivos aos glicocorticoides específicos no DNA, de modo a alterar a transcrição de determinados genes.[41] O receptor ativado também inibe, por meio de interações proteína-proteína, outros fatores de transcrição como o c-jun/c-fos e NF-kB, que são reguladores positivos da transcrição de vários genes envolvidos na ativação e crescimento de células do sistema imunológico e outros tipos celulares.[42] Além disso, os glicocorticoides alteram o potencial elétrico de neurônios.

Na maioria dos vertebrados, há um ritmo circadiano pronunciado da secreção de glicocorticoides, com picos no início da fase ativa do ciclo claro-escuro.[43] O ritmo circadiano dos glicocorticoides é dependente do núcleo supraquiasmático (NSQ), uma vez que lesões dessa estrutura levam a concentrações plasmáticas aproximadamente constantes e intermediárias entre o pico e o nadir circadianos.[44,45]

Ação dos glicocorticoides sobre o metabolismo

Dentre as respostas que fazem parte da síndrome geral da adaptação estão as alterações metabólicas. A fim de que o organismo tenha o aporte energético necessário para a reação de "luta ou fuga", os hormônios liberados durante a reação de estresse agem sobre os tecidos de reserva como o adiposo, o muscular e o hepático, modificando o metabolismo de lipídios e de carboidratos, na maioria dos quais as catecolaminas e os glicocorticoides exercem efeitos opostos aos da insulina.

Os glicocorticoides influenciam o metabolismo de carboidratos por meio de sua ação permissiva aos efeitos glicogenolíticos e gliconeogênicos das catecolaminas e do glucagon. Como resultado desses efeitos, ocorre aumento da glicemia graças à regulação de diversas enzimas, principalmente da *fosfoenolpiruvato quinase* (*PEPCK*), que catalisa a conversão do oxalacetato a fosfoenolpiruvato, e da *glicose-6-fosfatase* (*G-6-Pase*), que converte glicose 6-fosfato em glicose. Essa regulação ocorre tanto na transcrição como na estabilidade do RNAm da PEPCK. Por outro lado, os glicocorticoides podem causar um efeito compensatório no metabolismo de carboidratos durante a resposta de estresse, favorecendo a síntese de glicogênio. Esse efeito seria decorrente da ativação na síntese de *glicogênio sintase* e da desfosforilação da forma inativa dessa enzima, tornando-a ativa.

Os glicocorticoides também regulam a glicemia por meio da diminuição da captação de glicose dependente de insulina e da utilização de glicose pelos tecidos periféricos. Em adipócitos e fibroblastos, o efeito imediato dos glicocorticoides é a translocação dos transportadores de glicose da membrana plasmática para o interior da célula. Além disso, glicocorticoides também diminuem a concentração de RNAm do transportador de glicose. De acordo com Saad e colaboradores,[47] ocorrem modificações tanto na interação com os receptores como nas vias de sinalização da insulina em miócitos e hepatócitos de ratos que receberam injeção de glicocorticoides. Macho e colaboradores[47] observaram que, em músculo de animais submetidos a estresse por restrição de movimentos, ocorreu diminuição da ligação da insulina ao seu receptor, mesmo não havendo aumento na concentração plasmática de insulina. Os autores sugeriram que esse processo estaria relacionado com outros fatores regulatórios, incluindo a elevação da concentração plasmática de glicocorticoides.

Em tecido adiposo branco de ratos, as catecolaminas e o glucagon estimulam a atividade lipolítica, causando liberação de ácidos graxos livres e de glicerol para o plasma. As respostas às catecolaminas, nesse tecido, mediadas pela ativação de adrenoceptores β_1, β_2 e β_3, promovem a estimulação da lipólise, decorrente do aumento da concentração intracelular de AMPc, ativação de proteína-quinase dependente de AMPc (PKA) e fosforilação de *lipase-hormônio-sensível* (*HSL*). Os glicocorticoides desempenham papel permissivo na manutenção da resposta lipolítica às catecolaminas, uma vez que aumentam a atividade da HSL.

Aumentos da concentração plasmática de ácidos graxos livres e de glicerol foram observados em cães e em humanos após infusão endovenosa de catecolaminas. Verago e colaboradores[48] demonstraram que, em ratos, as concentrações plasmáticas de corticosterona aumentaram significativamente após cada uma de três sessões de estresse por choque nas patas; as de glicerol não se alteraram; as de triacilgliceróis aumentaram apenas após a primeira sessão e as concentrações plasmáticas de glicose aumentaram após as segunda e terceira sessões. Nos adipócitos desses animais também ocorreu redução da resposta mediada por adrenoceptores β_1 e β_3, acompanhada de aumento da resposta lipolítica mediada por β_2-AR.[49]

O fígado é o principal órgão captador de glicerol plasmático, utilizando-o como substrato para a gliconeogênese e para a síntese de triacilgliceróis. A síntese hepática de triacilgliceróis a partir de ácidos graxos e de glicerol pode ser modulada pelas catecolaminas, pelo glucagon e pelos próprios ácidos graxos, principalmente através da estimulação da atividade enzimática da *fosfatidil fosfoidrolase*. Em hepatócitos, tanto a síntese quanto a atividade dessa enzima são estimuladas por glicocorticoides.

Os triacilgliceróis, em células hepáticas, podem ser incorporados em lipoproteínas de muito baixa densidade (VLDL) e liberados para a corrente sanguínea. A velocidade dessa liberação é dependente do fluxo sanguíneo no leito vascular hepático, e esse também pode ser influenciado pela ação adrenérgica sobre os vasos. Dexametasona estimula a secreção de VLDL em hepatócitos de ratos mantidos em cultura. A concentração plasmática de triacilgliceróis também é dependente da velocidade de captação, mediada pela atividade da *lipoproteína lipase* nos tecido adiposo, muscular esquelético e cardíaco. Vários hormônios influenciam a atividade de *lipoproteína lipase*, incluindo a insulina, as catecolaminas e os glicocorticoides. Esses hormônios podem estimular ou inibir sua atividade, de acordo com o tecido em que agem.

Em situações em que ocorre elevação da concentração plasmática de catecolaminas e de glicocorticoides, como ocorre durante o estresse, espera-se um aumento do *turnover* dos elementos lipídicos do metabolismo, que pode ser acompanhado ou não da elevação de suas concentrações plasmáticas, como foi demonstrado por Verago e colaboradores[49] em ratos submetidos a choques nas patas.

ESTRESSE, INGESTÃO ALIMENTAR E ESTADO EMOCIONAL

Considerando a importância do aporte energético para a reação de estresse, pode-se afirmar que uma nutrição adequada equipa o organismo com os recursos de que necessita para sobreviver diante das exigências que enfrenta. Uma alimentação inadequada, por outro lado, esgotará suas reservas nutricionais, contribuindo para aumentar sua vulnerabilidade a doenças. Isso, por sua vez, provoca ainda mais estresse, criando assim um círculo vicioso de desgaste.

A ingestão alimentar pode ser alterada por diferentes fatores, como o *status* biológico, a disponibilidade de nutrientes e o estresse.[50] O estado emocional também pode afetar o comportamento alimentar e diferentes tipos de alimentos influenciam as respostas de estresse numa complexa via dupla de regulação e tênue equilíbrio.

Para muitas pessoas, o estresse pode influenciar a quantidade e o tipo de alimento que ingerem. Aproximadamente 35 a 60% das pessoas aumentam a ingestão calórica, enquanto cerca de 25 a 40% diminuem a ingestão calórica quando experimentam situações estressantes.[51,52] Em ambos os grupos, o estresse altera a preferência pelo tipo de alimento, aumentando o consumo de alimentos altamente palatáveis.[52-55]

Períodos de maior sobrecarga de trabalho se associam a um maior consumo de calorias e gorduras, principalmente em pessoas que usualmente fazem dietas hipocalóricas. A alta palatabilidade dos lipídeos e sua capacidade de induzir saciedade favorecem seu maior consumo. Esse comportamento também pode ser beneficiado pela ampla variedade de alimentos altamente palatáveis disponíveis no mercado, os quais favoreceriam o enfrentamento dos agentes estressores diários e imprevisíveis.[56]

Em modelos animais, vários pesquisadores demonstraram que a exposição crônica a agentes estressores pode alterar o consumo de alimento e a massa corporal. Por exemplo, ratos submetidos a estresse por choque nas patas e ratos submetidos a estresse crônico brando e imprevisível diminuem a ingestão de alimento e a massa corporal.[57-59] Quando submetidos a estresse crônico, repetido, por contenção, aumentam a ingestão de alimento doce[60] sem alterar o consumo de ração padrão; a administração de diazepam (benzodiazepínico) reverte esse efeito. A influência do estresse no comportamento alimentar, intensificando ou atenuando o apetite, ou ainda aumentando o consumo de macronutrientes ou sabores específicos, varia conforme a intensidade e a duração do agente estressor.

Como vimos nas seções anteriores, a resposta de estresse inclui a liberação de CRH por neurônios do hipotálamo. Esse peptídeo tem sua ação mediada por receptores CRH-R1 e CRH-R2. Sua ligação, principalmente neste último, tem efeito inibitório sobre o comportamento alimentar. Por outro lado, os glicocorticoides têm efeito permissivo sobre o consumo alimentar. Esse efeito pode ser constatado pela hiperfagia e pela obesidade associadas à síndrome de Cushing; e pela anorexia observada em portadores da doença de Addison. Agindo no SNC, os glicocorticoides modulam a ingestão de alimento, provavelmente por meio da ativação do NPY. A remoção das adrenais reduz o consumo alimentar em 10 a 20% e diminui o ganho de massa corporal assim como inibe a obesidade induzida pelo NPY.[61] Esses efeitos da adrenalectomia são revertidos pela administração de glicocorticoides.[62] Como existe uma sobreposição importante entre neurônios alvos de glicocorticoides, insulina e leptina, sugere-se que esses hormônios atuem de modo coordenado na regulação do apetite e do gasto energético.

É intrigante, porém, que a dieta também possa influenciar a resposta de estresse. Por exemplo, após uma noite de jejum, uma sobrecarga de carboidratos (mas não de proteínas ou gordura) aumenta a secreção de cortisol induzida por estresse.[63] Por outro lado, após dez dias de consumo de uma dieta rica em carboidratos, diminuem as concentrações basais de cortisol em relação a indivíduos recebendo dieta rica em proteínas.[64] Em ratos, a ingestão de uma solução de glicose por vários dias inibe a produção central de CRH.[65] Dietas ricas em gordura aumentam tanto a secreção basal de glicocorticoides como a induzida por estresse,[66] e reduzem a resposta do SNS. Por sua vez, o jejum aumenta a secreção de ACTH e corticosterona, reduzindo a retroalimentação negativa do eixo HPA.[65] Em decorrência desses efeitos, alguns autores propuseram que os glicocorticoides e a insulina estimulam o consumo de alimentos altamente calóricos e palatáveis, que por sua vez, protegeriam o eixo HPA da disfunção associada ao estresse e, consequentemente, da depressão e da ansiedade.[65] Esses alimentos são referidos como *comfort foods*, um termo que reflete a hipótese de que a ingestão de alimento palatável reduz as respostas de estresse, sendo muitas vezes utilizado pelas pessoas como "automedicação" para o alívio do estresse. De acordo com essa hipótese, a ingestão de alimento palatável está associada à melhora do humor, diminuição do estresse percebido e redução da concentração plasmática de cortisol em humanos.[67,68]

Alterações na ingestão de alimento palatável são observadas também em roedores submetidos ao estresse. Quando é ofertado a ratos alimento altamente palatável (como dieta de cafeteria, banha ou sacarose), eles preferem ingerir esse tipo de alimento do que a ração comercial.[58,59,69,70] Entretanto, roedores expostos a estresse crônico, em geral, preservam a ingestão de alimento mais palatável, enquanto a de ração comercial é diminuída, resultando em maior proporção de ingestão diária de alimento derivado de fontes alimentares palatáveis.[71] Estudos têm mostrado que a leptina desempenha um papel importante na escolha do tipo de alimento. Sua função clássica é sinalizar um estado energético diminuindo o consumo de alimento e estimulando o gasto energético. Porém, seu efeito anorexígeno é atenuado quando alimentos ricos em gordura são ofertados, fato que se deve ao estado conhecido como "resistência à leptina".[72]

A elevada ingestão de alimento palatável em roedores está associada a redução dos índices de estresse, incluindo comportamentos relacionados com ansiedade, desamparo aprendido, concentração plasmática de corticosterona, reações de dor e distresse.[71,73]

O alívio do estresse promovido pela ingestão de *comfort food* pode ser temporário, mas se a exposição ao agente estressor persistir, fato que leva ao aumento da ativação do eixo HPA, a ingestão de alimentos palatáveis pode ser mantida e promover obesidade. No entanto, os mecanismos pelos quais os *comfort foods* aliviam o estresse ainda são desconhecidos.

Sabe-se que os *comfort foods* possuem propriedades metabólicas (p. ex.: calorias e composição de macronutrientes) e não metabólicas (p. ex.: sabor, hedonia e recompensa). As propriedades metabólicas desses alimentos altamente palatáveis (sacarose e banha) podem estar associadas a sua capacidade de reduzir a resposta de estresse.[65,74] Ulrich-Lai e colaboradores[75] mostraram que pequena quantidade de *comfort food* também pode produzir alívio do estresse, mediado pela propriedade de ativar o sistema de recompensa, agindo na amígdala basolateral. Esses autores também sugerem que outros comportamentos prazerosos, tais como consumo de pequena quantidade de sacarose, sacarina ou atividade sexual podem diminuir o estresse atuando no circuito cerebral de recompensa. Quando grande quantidade de *comfort food* é consumida, as propriedades metabólicas dos alimentos podem promover diminuição adicional do estresse, talvez por meio de ações no tecido adiposo, no circuito metabólico cerebral e/ou induzindo valor adicional de recompensa promovido pelos macronutrientes do alimento.[65,76,77]

Existe também uma estreita relação entre ingestão de alimentos ricos em gordura ou açúcar e a modulação de estados emocionais. O alimento palatável pode aliviar emoções negativas através da diminuição dos sinais de estresse e ansiedade após a exposição a agentes estressores ou condições de estresse crônico e imprevisível.[59,78,79,80] Além disso, pessoas que apresentaram humor deprimido aumentaram a preferência e o consumo de *comfort foods* e relataram a ingestão desses alimentos para aliviar os sentimentos aversivos.[81] As reações emocionais positivas relacionadas com sabor, densidade energética do alimento e suas ações recompensadoras e hedônicas têm função significativa sobre o comportamento de *overeating* e desenvolvimento de obesidade.[82] Ulrich-lai e colaboradores[75] mostraram que a ingestão de solução de sacarose reduz em 10 a 20% a resposta de estresse. Embora essa atenuação possa ser considerada relativamente modesta, pode fornecer efeito cumulativo durante alguns anos.

Enquanto a ingestão de alimentos palatáveis pode atenuar as emoções negativas e o estado de humor em curto período de tempo, o consumo excessivo leva ao aumento do tecido adiposo e à obesidade, aumentando consequentemente a vulnerabilidade à depressão e ansiedade.[83] As desordens do humor são reconhecidas como um risco significativo para obesidade e patologias associadas, como *diabetes mellitus* tipo 2. Luppino e colaboradores[84] mostraram que a obesidade aumenta a probabilidade de depressão em aproximadamente 55%.

Embora a automedicação por meio do consumo de alimentos altamente palatáveis e caloricamente ricos diminua a resposta de estresse, essa redução também pode ser alcançada por outros comportamentos naturais recompensadores, como atividades que promovam relaxamento ou descanso mental e físico. Esses comportamentos recompensadores devem ser explorados de modo que contribuam para o controle da obesidade e outros transtornos relacionados com o estresse.

CONSIDERAÇÕES FINAIS

A reação de estresse que, a princípio se desenvolveu para garantir a sobrevivência durante situações ameaçadoras, pode desencadear várias doenças, quando excessiva ou prolongada. Os hormônios do estresse, catecolaminas e glicocorticoides, exercem efeitos em todos os tecidos periféricos, contribuindo para fornecer suporte vegetativo para as reações de luta ou fuga. Atuam também no SNC promovendo o rápido raciocínio, o alerta, modulando a memória e a tomada de decisão. Esses hormônios também modulam a quantidade e a escolha do tipo de alimento ingerido. Em geral, o estresse se caracteriza por estimular a escolha de "alimentos que confortam". Esses alimentos atenuam a resposta endócrina de estresse, mas provocam alterações metabólicas deletérias. A compreensão dos mecanismos relacionados com o estresse e seus efeitos sobre a ingestão de alimentos pode auxiliar na redução dos efeitos indesejados, contribuindo para a alimentação saudável e a qualidade de vida.

REFERÊNCIAS

1. McEwen BS. The neurobiology of stress: from serendipity to clinical relevance. Brain Research. 2008;86:172-189.
2. Chrousos GP, Gold PW. Stress: basic mechanisms and clinical implications – Introduction. Annals of the New York Academy of Sciences. 1995;77:15-18.
3. Cannon WB, De La Paz D. Emotion stimulation of adrenal secretion. American Journal of Physiology. 1911;28:64-70.
4. Cannon WB. The emergency function of the adrenal medulla in pain and the major emotions. American Journal of Physiology. 1914;33:356-372.
5. McDougall W. Introduction to social psychology. London: Methuen & Co.; 1908. p.49-59.

6. Selye H. A syndrome produced by diverse nocuous agents. Nature. 1936;138:32.
7. Van De Kar LD, Piechowski RA, Rittenhouse PA, Gray TA. Amygdaloid lesions: differential effect on conditioned stress and immobilization-induced increases in corticosterone and renin secretion. Neuroendocrinology. 1991;54:89-95.
8. Huether G, Doering S, Rüger U et al. The stress-reaction process and the adaptive modification and reorganization of neuronal networks. Psychiatry Research. 1999;87(1):83-95.
9. Carrasco GA, Van de Kar LD. Neuroendocrine pharmacology of stress. European Journal of Pharmacology. 2003;463(1-3):235-272.
10. McEwen MM. Stressed or stressed out: what is the difference? Journal of Transcultural Nursing. 2005;16(4):347-355.
11. Sterling P, Eyer J. Allostasis: a new paradigm to explain arousal pathology. In: Fisher S, Reason J, editors. Handbook of Life Stress, Cognition and Health. 1988;629-649.
12. Levine S. Developmental determinants of sensitive and resistance to stress. Psychoneuroendocrinology. 2005;30:939-946.
13. Canon WB. Stress and strains of homeostasis. Am J Med Sci. 1935;198:1-12.
14. Chrousos GP, Gold PW. The concepts of stress and stress system disorders. Overview of physical and behavioral homeostasis. JAMA. 1992;267:1244-1252.
15. Day TA. Defining stress as a prelude to mapping its neurocircuity: no help from allostasis. Prog Neuro Psychopharmacol Biol Psychiatry. 2005;20:1195-1200.
16. De Kloet ER. Hormones, brain and stress. Endocrine Regulations. 2003;37(2):51-67.
17. Steptoe A. Encyclopedia of Stress. San Diego: Academic Press; 2000. p.510-551.
18. Koolhaas JM, Bartolomucci A, Buwalda B et al. Neurosc Biobeh Rev. 2011;35:1291-1301.
19. Charmandari E, Tsigos C, Chrousos G. Endocrinology of the stress response. Annual Review Physiology. 2005;67:259-284.
20. Van de Kar LD, Blair ML. Forebrain pathways mediating stress-induced hormone secretion. Frontiers Neuroendocrinology. 1999;20(1):1-48.
21. Sapolsky RM, Romero LM, Munck AU. How do glucocorticoids influence stress responses? Integrating, permissive, suppressive, stimulatory, and preparative actions. Endocrine Reviews. 2000;21:55-89.
22. Chrousos GP. Regulation and dysregulation of the hypothalamic-pituitary-adrenal axis: the corticotropin-releasing hormone perspective. Endocrinology Metabolism Clinical of North America. 1992;21:833-358.
23. Tsigos C, Chrousos GP. Physiology of the hypothalamic-pituitary-adrenal axis in health and dysregulation in psychiatric and autoimmune disorders. Endocrinology Metabolism. 1994;23:451-466.
24. Joëls M, Baram Z. The neuro-symphony of stress. Nature Reviews Neuroscience. 2009;10(6):459-466.
25. McEwen BS, Eiland L, Hunter RG, Miller MM. Stress and anxiety: structural plasticity and epigenetic regulation as a consequence of stress. Neuropharmacology. 2012;62:3-12.
26. Palkovits M, Baffi JS, Pacak K. The role of ascending neuronal pathways in stress-induced release of noradrenaline in the hypothalamic paraventricular nucleus of rats. Journal of Neuroindocrinology. 1999;11:529-539.
27. Figueiredo HF, Bodie BL, Tauchi M, Douglas CM, Herman JP. Stress integration after acute and chronic predator stress: differential activation of stress circuitry and sensitization of the hypothalamo-pituitary-adrenocortical axis. Endocrinology. 2003;144:5249-5258.
28. Swanson LW, Sawchenko PE. Hypothalamic integration: organization of the paraventricular and supraoptic nuclei. Annual Review of Neuroscience. 1983;6:269-324.
29. Cunningham ET Jr, Sawnchenko PE. Anatomical specificity of noradrenergic inputs to the paraventricular and supraoptic nuclei of the hypothalamus in the rats. Journal of Comparative Neurology. 1988;274:60-76.
30. Ursin H, Olff M. Psychobiology of coping and defence strategies. Neuropsychobiology. 1993;28:66-71.
31. Munck A, Guyre PM, Holbrook NJ. Physiological functions of glucocorticoids in stress and their relation to pharmacological actions. Endocrinology Review. 1984;5:25-44.
32. Bamberger CM, Schulte HM, Chrousos GP. Molecular determinants of glucocorticoids receptor function and tissue sensitivity to glucocorticoids. Endocrinology Review. 1996;17:245-261.
33. Spasojevic N, Gavrilovic L, Dronjak S. Regulation of catecholamine-synthesising enzymes and β-adrenoceptors gene expression. in ventricles of stressed rats. Physiology Research. 2011;60(Suppl. 1):S171-S176.
34. Santos IN, Spadari-Bratfisch RC. Stress and cardiac β-adrenoceptors. Stress. 2006;9:69-84.
35. Peng YS, Shan J, Qi XY, Zhang SF et al. The catecholamine-beta-adrenoreceptor-cAMP system and prediction of cardiovascular events in hypertension. Clinic Experimental Pharmacology and Physiology. 2006;33:227-331.

36. Rose AJ, Vegiopoulos A, Herziq S. Role of glucocorticoids and the glucocorticoid receptor in metabolism: insights from genetic manipulations. J Steroids Biochem Mol Biol. 2010;122(1-3):10-20.

37. Reu JM, De Kloet ER. Anatomical resolution of two types of corticosterone receptor sites in rat brain with in vitro autoradiography and computerized image analysis. Journal of Steroid Biochemistry. 1986;24:269-272.

38. Sutano W, De Kloet ER. Species-specificity of corticosteroid receptors in hamster and rat brains. Endocrinology. 1987;121:1405-1411.

39. Campeau S, Day HE, Helmreich DL et al. Principles of Psychoneuroendocrinology. Psychiatric Clinical of North America. 1998;21:259-276.

40. Giguere V, Hollenberg SM, Rosenfeld MG, Evans RM. Functional domains of the human glucocorticoid receptor. Cell. 1996;46:645-652.

41. Pratt WB. Glucocorticoid receptor structure and the initial events in signal transduction. Progress Clinical of Biology Research. 1990;322:119-132.

42. Scheinman RI, Cogswell PC, Lofquist AK, Baldwin AS Jr. Role of transcriptional activation of I kappa B alpha in mediation of immunosuppression by glucocorticoids. Science. 1995;270(5234):283-286.

43. Keller-Wood M, Dallman MF. Corticosteroid inhibition of ACTH secretion. Endocrinology Review. 1984;5:1-24.

44. Moore RY, Eichler VB. Loss of a circadian adrenal corticosterone rhythm following suprachiasmatic lesions in the rat. Brain Research. 1972;42:201-206.

45. Cascio CS, Shinsako J, Dallman MF. The suprachiasmatic nuclei stimulate evening ACTH secretion in the rat. Brain Research. 1987;423:173-178.

46. Saad MJ, Folli F, Kahn JA, Kahn CR. Modulation of insulin receptor, insulin receptor substrate-1, and phosphatidylinositol 3-kinase in liver and muscle of dexamethasone-treated rats. Journal of Clinic and Invest. 1993;92:2065-2072.

47. Macho L, Fichová M, Zórad Š, Kvetnanský R. Changes of insulin binding in rat tissues after exposure to stress. Physiology Research. 1999;48:51-58.

48. Verago JL, Grassi-Kassisse DM, Spadari-Bratfisch RC. Metabolic markers following beta-adrenoceptor agonist infusion in footshock-stressed rats. Brazilian Journal of Medicine and Bioology. Research. 2001;34(9):1197-1207.

49. Farias-Silva E, Grassi-Kassisse DM, Wolf-Nunes V, Spadari-Bratfisch RC. Stress-induced alteration in the lipolytic response to beta-adrenoceptor agonists in rat white adipocytes. Journal of Lipidic Research. 1999;40:1719-1727.

50. Silveira PP, Portella AK, Clemente Z et al. Neonatal handling alters feeding behavior of adults rats. Physiology and Behavior. 2004;80:739-745.

51. Epel E, Jimenez S, Brownell K, Stroud L, Stoney C, Niaura R. Are stress eaters at risk for the metabolic syndrome? Ann N Y Acad Sci. 2004;1032:208-210.

52. Oliver G, Wardle J. Perceived effects of stress on food choice. Physiol Behav. 1999;66(3):511-5.

53. Laugero KD, Falcon LM, Tucker KL. Relationship between perceived stress and dietary and activity patterns in older adults participating in the Boston Puerto Rican Health Study. Appetite. 2011;56(1):194-204.

54. Groesz LM, McCoy S, Carl J, Saslow L, Stewart J, Adler N et al. What is eating you? Stress and the drive to eat. Appetite. 2012;58(2):717-21.

55. Tryon MS, DeCant R, Laugero KD. Having your cake and eating it too: a habit of comfort food may link chronic social stress exposure and acute stress-induced cortisol hyporesponsiveness. Physiol Behav. 2013;114-115:32-7.

56. la Fleur SE, Luijendijk MC, van Rozen AJ, Kalsbeek A, Adan RA. A free-choice high-fat high-sugar diet induces glucose intolerance and insulin unresponsiveness to a glucose load not explained by obesity. International Journal of Obesity. 2011;35(4):595-604.

57. Farias-Silva E, Sampaio-Barros, MM, Amaral MEC et al. Subsensitivity to insulin in adipocytes from rats submitted to foot shock stress. Canadian Journal of Physiology and Pharmacology. 2002;80(8):783-789.

58. Ortolani D, Oyama LM, Ferrari EM et al. Effects of comfort food on food intake, anxiety-like behavior and the stress response in rats. Physiology and Behavior. 2011;103:487-492.

59. Ortolani D, Garcia MC, Melo-Thomas L, Spadari-Bratfisch RC. Stress-induced endocrine response and anxiety: the effects of comfort food in rats. Stress. 2014;17(3):211-8.

60. Ely DR, Dapper V, Marasca J et al. Effect of restraint stress on feeding behavior of rats. Physiology and Behavior. 1997;61:395-398.

61. Dallman MF, la Fleur SE, Pecoraro NC et al. Minireview: glucocorticoids, food intake, abdominal obesity, and wealthy nations in 2004. Endocrinology. 2004;145:2633-2638.

62. Freedman MR, Castonguay TW, Stern JS. Effect of adrenalectomy and glucocorticoid replacement on development of obesity. American Journal of Physiology. 1985;250:R595-607.
63. Gonzalez-Bono E, Rohleder N, Helhammer DH et al. Glucose but not protein or fat load amplifies the cortisol response to psychosocial stress. Hormone and Behavior. 2002;41:328-333.
64. Anderson DE, Rosner W, Khan MS et al. Diet-hormone interactions: protein-carbohydrate ratio alters reciprocally the plasma levels of testosterone and cortisol and their respective binding globulin in man. Life Science. 1987;40:1761-1768.
65. Dallman MF, Pecoraro N, Askana SF et al. Glucocorticoids, chronic stress, and obesity. Proc Natl Acad Sci USA. 2006;100(20):11696-11701.
66. Tannenbaum BM, Brindley DN, Tannenbaum GS et al. High-fat feeding alters both basal and stress-induce hypothalamic--pituitary-adrenal activity in rats. American Journal of Physiology. 1997;273:E1168-E11677.
67. Dube L, Lebel JL, Lu J. Affect asymmetry and comfort food consumption. Physiololgy and Behavior. 2005,86:559-67.
68. Gibson EL. Emotional influences on food choice: sensory, physiological and psychological pathways. Physiology and Behavior. 2006;89:53-61.
69. la Fleur SE, Luijendijk MC, van der Zwaal EM, Brans MA, Adan RA. The snacking rat as model of human obesity: effects of a free-choice high-fat high-sugar diet on meal patterns. Int J Obes (Lond). 2014;38(5):643-9.
70. Zeeni N, Daher C, Fromentin G, Tome D, Darcel N, Chaumontet C. A cafeteria diet modifies the response to chronic variable stress in rats. Stress. 2013;16(2):211-9.
71. Françolin-Silva AL, da Silva Hernandes A, Fukuda MT, Valadares CT, Almeida SS. Anxiolytic-like effects of short-term postnatal protein malnutrition in the elevated plus-maze test. Behavioral Brain Research. 2006;173(2):310-4.
72. Myers Jr MG, Heymsfield SB, Halft C et al. Challenges and opportunities of defining clinical leptin resistance. Cell Metab. 2012;15:150-156.
73. la Fleur SE, Houshyar H, Roy M, Dallman MF. Choice of lard, but not total lard calories, damps adrenocorticotropin responses to restraint. Endocrinology. 2005;146(5):2193-9.
74. Pecoraro N, Reyes F, Gomez F et al. Chronic stress promotes palatable feeding, which reduces signs of stress: feedforward and feedback effects of chronic stress. Endocrinology. 2004;145(8):3754-3762.
75. Ulrich-Lai YM, Christiansen AM, Ostrander MM, Jones AA et al. Pleasurable behaviors reduce stress via brain reward pathways. PNAS. 2010;107:20529-20534.
76. Dallman MF, Pecoraro NC, La Fleur SE. Chronic stress and comfort foods: self-medication and abdominal obesity. Brain, Behavior and Immunity. 2005;9:275-280.
77. Ren X et al. Nutrient selection in the absence of taste receptor signaling. Journal of Neuroscience. 2010;30:8012-8023.
78. de Oliveira C, Oliveira CM, de Macedo IC, Quevedo AS, Filho PR, Silva FR et al. Hypercaloric diet modulates effects of chronic stress: a behavioral and biometric study on rats. Stress. 2015;18(5):514-23.
79. Finger BC, Dinan TG, Cryan JF. High-fat diet selectively protects against the effects of chronic social stress in the mouse. Neuroscience. 2011;192:351-60.
80. Maniam J, Morris MJ. Palatable cafeteria diet ameliorates anxiety and depression-like symptoms following an adverse early environment. Psychoneuroendocrinology. 2010;35(5):717-28.
81. Macht M. How emotions affect eating: a five-way model. Appetite. 2008;50(1):1-11.
82. Fulton S. Appetite and reward. Front Neuroendocrinol. 2010;31(1):85-103.
83. Hryhorczuk C, Sharma S, Fulton SE. Metabolic disturbances connecting obesity and depression. Front Neurosci. 2013;7(7):177.
84. Luppino FS, de Wit LM, Bouvy PF, Stijnen T, Cuijpers P, Penninx BW, Zitman FG. Overweight, obesity, and depression: a systematic review and meta-analysis of longitudinal studies. Arch Gen Psychiatry. 2010;67(3):220-9.

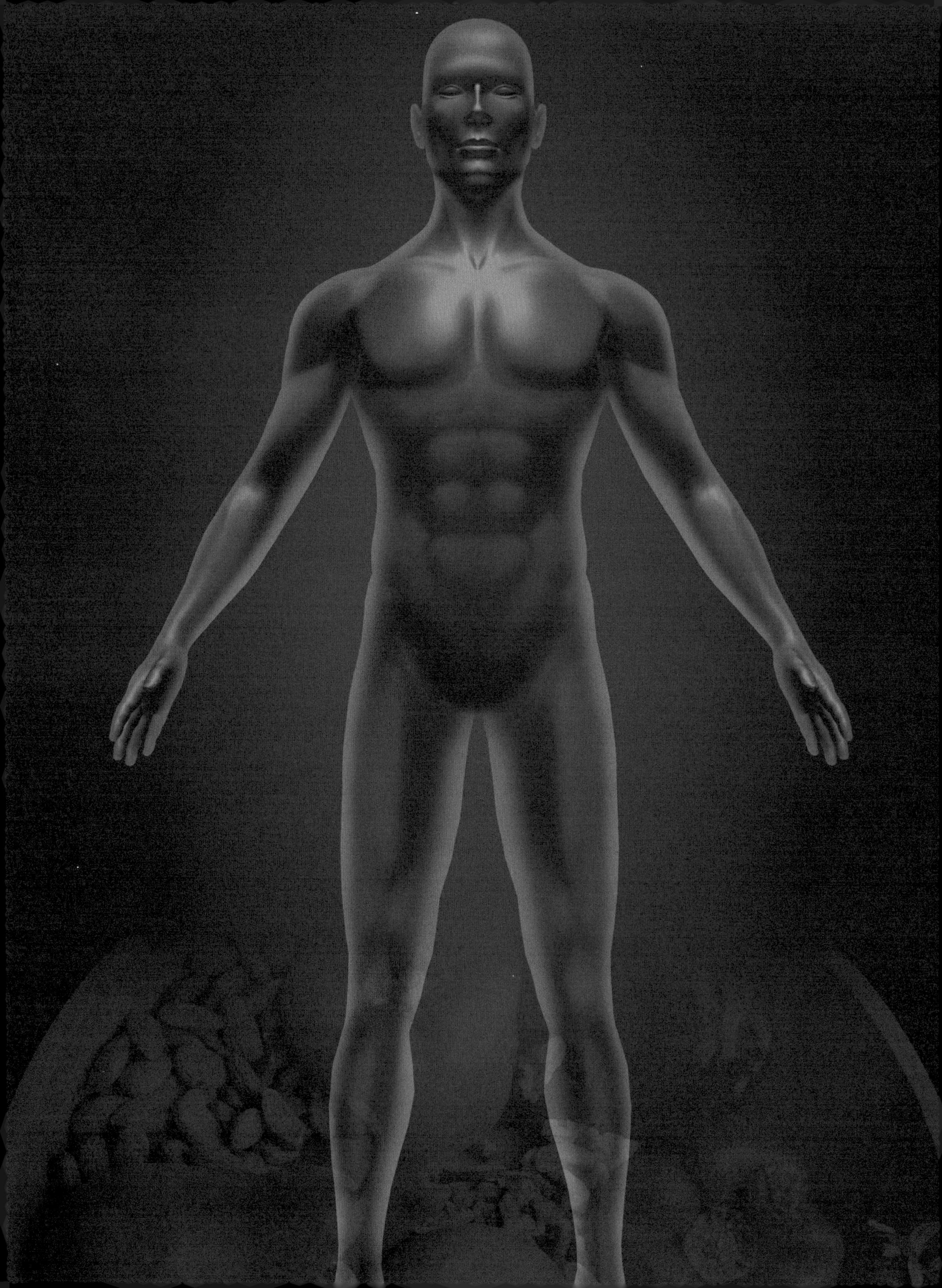

capítulo 25

Nutrição e Inflamação – Ácidos Graxos Poli-insaturados, Glutamina, Curcumina e Resveratrol

Vera Lucia Flor Silveira
Karina Vieira de Barros
Marcelo Macedo Rogero

INTRODUÇÃO

A inflamação é uma resposta fisiológica à infecção ou à lesão tecidual que inicia a destruição do patógeno e os processos de reparação tecidual que ajudam a restaurar a homeostase nos locais infectados ou danificados. Essa resposta compreende complexos processos que envolvem as células do sistema imune e mediadores biológicos.[1]

A fase aguda dessa resposta se caracteriza pelo aumento do fluxo sanguíneo e da permeabilidade vascular, acrescido de acúmulo de fluidos, leucócitos e mediadores inflamatórios; a fase crônica é caracterizada pelo desenvolvimento das respostas imunes específicas humoral e celular em relação ao estímulo patológico presente no local da lesão.[2]

A inflamação é caracterizada por vermelhidão, edema, calor, dor e perda de função. Esses sinais ocorrem primariamente devido à: vasodilatação, que permite o aumento do fluxo de sangue na área afetada; aumento da permeabilidade vascular, que facilita a difusão de moléculas, como anticorpos, citocinas e outras proteínas plasmáticas para o sítio da lesão e infiltração celular, que ocorre por quimiotaxia e diapedese, movimento direto das células inflamatórias através da parede dos vasos em direção ao local da inflamação. Adicionalmente, ocorrem alterações metabólicas em vários órgãos e ativação de sistemas enzimáticos do plasma e de células do sistema imune (Figura 25.1).

Reações inflamatórias agudas são, em geral, bem reguladas e não causam danos excessivos ao hospedeiro, sendo autolimitantes e se resolvendo rapidamente. Esta autorregulação envolve a ativação de mecanismos de *feedback* negativo, como a secreção de mediadores anti-inflamatórios, a inibição de cascatas de sinalização pró-inflamatórias e a ativação de células regulatórias. Esta resposta inflamatória controlada é essencial para a saúde e manutenção da homeostase.

Entretanto, quando ocorre falha na autorregulação da inflamação, esta pode se tornar crônica e contribuir para a perpetuação e progressão da doença.[3] As caracterís-

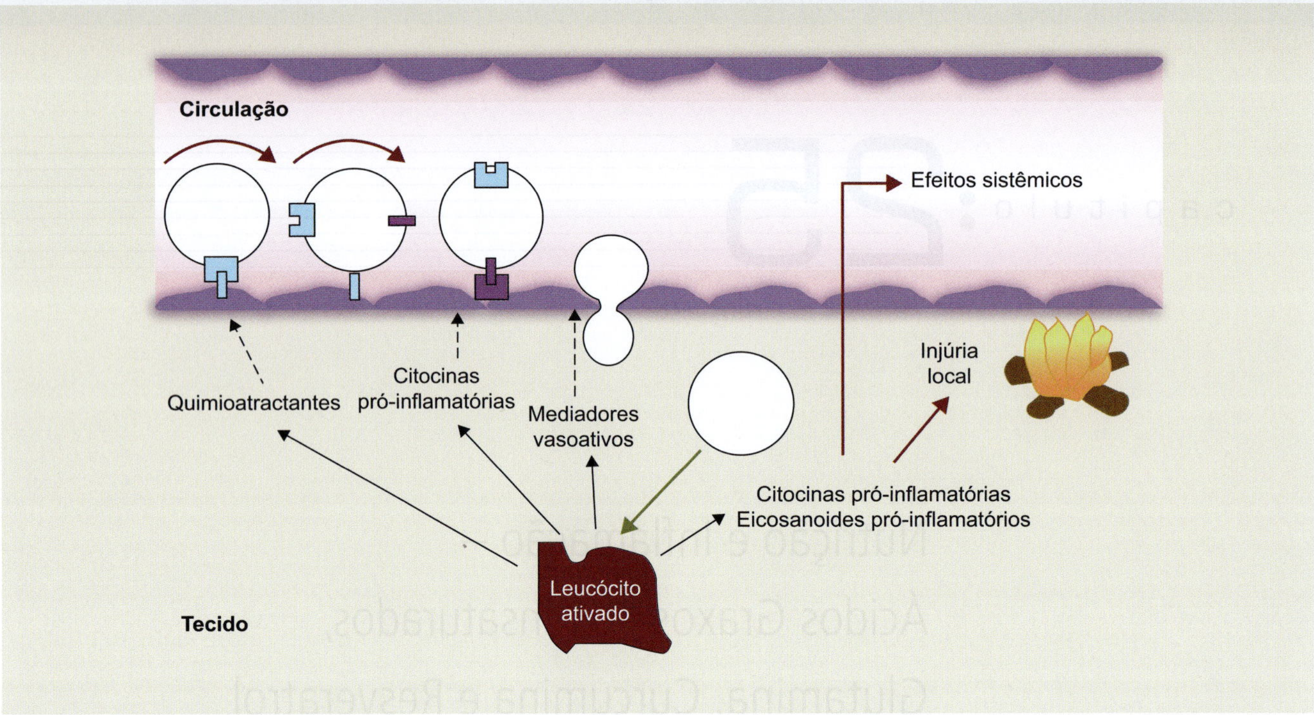

Figura 25.1 ▶ Vista geral da inflamação. Fonte: adaptada de Calder et al., 2009.[3]

ticas típicas de respostas inflamatórias crônicas incluem a perda da função de barreira, resposta a estímulos normalmente benignos, infiltração de células inflamatórias em compartimentos onde não são normalmente encontradas em número elevado e produção excessiva de oxidantes (espécies reativas de oxigênio e de nitrogênio), citocinas (TNF-alfa, IL-1beta, IL-6, IFN-gama), quimiocinas (IL-8, MCP-1), eicosanoides (prostaglandina E_2, leucotrienos de série par) e metaloproteinases de matriz. Esses mediadores amplificam a resposta inflamatória, são destrutivos e contribuem para os sintomas clínicos. Muitos desses mediadores são positivamente regulados pelo fator de transcrição pró-inflamatório designado NF-kB, enquanto outros são negativamente regulados pelo receptor nuclear PPAR-gama. A entrada de células inflamatórias no local da inflamação é facilitada pelo aumento de moléculas de adesão sobre o endotélio, processo que é induzido por citocinas pró-inflamatórias e por uma série de gatilhos inflamatórios, frequentemente agindo por meio do NF-kB.[4]

Vários componentes da dieta, incluindo ácidos graxos poli-insaturados (AGP) de cadeia longa, vitaminas antioxidantes, flavonoides, pré-bióticos, probióticos, glutamina e curcumina, entre outros, têm o potencial para modular a predisposição para condições inflamatórias crônicas e podem ter um papel relevante na sua terapia. Esses componentes atuam por meio de uma variedade de mecanismos, incluindo diminuição da produção de mediadores inflamatórios, modulação da expressão gênica (AGP n-3, vitamina E, flavonoides), redução da produção de oxidantes prejudiciais (vitamina E e outros antioxidantes) e função de barreira intestinal, promovendo respostas anti-inflamatórias (pré-bióticos e probióticos).

PAPEL BIOLÓGICO DOS ÁCIDOS GRAXOS POLI-INSATURADOS

Os AG estão envolvidos na regulação do metabolismo lipídico e nos processos que envolvem o transporte dos lipídios até o tecido alvo. Podemos citar como exemplos dessas atividades, o papel inibidor dos AGP n-3 na síntese de triacilglicerol hepático, promovendo efeito hipotriacilglicerolêmico, e o papel inibidor do Ácido Linoleico (AGP n-6) no acúmulo de gordura corporal.[5]

Além disso, são importantes componentes das membranas de todas as células, estando presentes nos fosfolipídios, que representam 50% da estrutura da membrana. A natureza dos AG nos fosfolipídios de membrana contribui com sua fluidez e com a regulação da atividade de proteínas presentes nessa membrana.

Os fosfolipídios também são fontes de segundos mensageiros, como o diacilglicerol, ácido fosfatídico, inositol trifosfato, ceramidas e ácido araquidônico (AA), os quais são responsáveis por eventos de sinalização de membrana originados para o citosol e para o núcleo para promover uma resposta celular adequada.

A relação entre resposta inflamatória e AGP tem sido bastante investigada, sendo os principais AG de interesse os AGP de cadeia longa, com 18 a 22 átomos de carbono, incluindo o ácido eicosapentaenoico (EPA), o ácido docosaexaenoico (DHA) e o ácido araquidônico (AA). Esses AG apresentam importante papel funcional por serem substratos para a síntese de eicosanoides (prostaglandinas – PG, tromboxanos – TX, leucotrienos – LT) e autacoides (resolvinas, lipoxinas e neuroprotectinas). O AA, AGP n-6, é o precursor de eicosanoides inflamatórios como a PGE_2 e o LTB_4, enquanto os AGP n-3, EPA e DHA, além de inibir o metabolismo do AA e a consequente formação de eicosanoides pró-inflamatórios, podem dar origem a mediadores que são menos inflamatórios do que os produzidos a partir do AA. Os AGP n-3, além de modificar o perfil dos mediadores lipídicos liberados, podem também alterar outros aspectos da inflamação, como a quimiotaxia de leucócitos e a produção de citocinas inflamatórias. Como os AG são também ligantes de receptores nucleares, alguns desses efeitos ocorrem devido a alterações na expressão gênica, resultante de alterações na transcrição gênica[6] (Figura 25.2).

Na década de 1970, devido ao aumento substancial das enfermidades cardíaco-coronarianas associadas ao consumo elevado de lipídios saturados, campanhas nutricionais preconizaram a substituição dos Ácidos Graxos Saturados (AGS) da dieta por AGP. Vários estudos epidemiológicos e nutricionais mostraram que a população ocidental, que consumia AGS em grande quantidade, apresentava altos índices de cardiopatias, enquanto populações de japoneses e esquimós, que

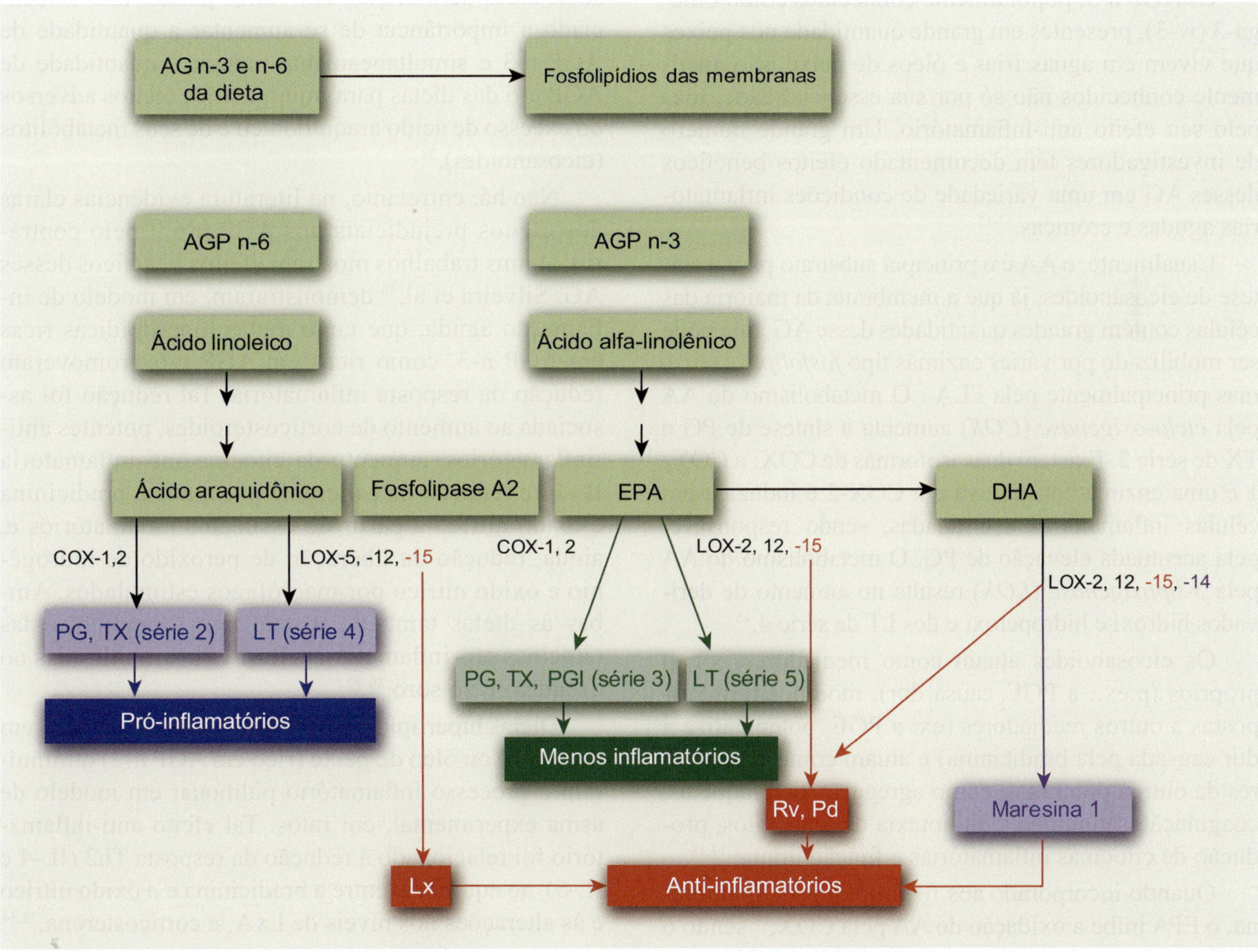

Figura 25.2 ► Metabolismo de ácidos graxos poli-insaturados (AGP) n-6 e n-3. COX (ciclo-oxigenase), LOX (lipoxigenase), EPA (ácido eicosapentaenoico), DHA (ácido docosaexaenoico), PG (prostaglandinas), TX (tromboxanos), LT (leucotrienos), PGI (prostaciclinas), Lx (lipoxinas), Pd (protectinas). Fonte: adaptada de Molendi-Coste et al.[36]

consumiam uma dieta rica em AGP n-3, tinham esses índices diminuídos.

A partir da demonstração de que os lipídios da dieta participam da constituição dos fosfolipídios da membrana, sendo importantes para a manutenção da homeostase celular e comunicação intercelular,[8,9] vários estudos mostraram que mudanças na composição da dieta e, particularmente, no tipo de AG da dieta podem alterar a composição lipídica dos fosfolípidos da membrana, alterando a sua funcionalidade.[10]

Dietas ricas em AGP n-3 promovem aumento na fluidez das membranas de macrófagos, enquanto dietas ricas em AGP n-6 têm efeito oposto. Essas alterações na fluidez da membrana parecem estar associadas à diminuição na afinidade de ligação do fator de necrose tumoral-alfa (TNF-alfa), na atividade da GTPase, na produção do AMPc e na modulação da secreção de citocinas,[11] tendo também implicações na despolarização celular e no controle de canais iônicos.[12]

Os AGP n-3, popularmente conhecidos como ômega-3 (w-3), presentes em grande quantidade nos peixes que vivem em águas frias e óleos de peixe, são atualmente conhecidos não só por sua essencialidade, mas pelo seu efeito anti-inflamatório. Um grande número de investigadores têm documentado efeitos benéficos desses AG em uma variedade de condições inflamatórias agudas e crônicas.[13-15]

Usualmente, o AA é o principal substrato para a síntese de eicosanoides, já que a membrana da maioria das células contém grandes quantidades desse AG, que pode ser mobilizado por várias enzimas tipo *fosfolipase* (*FL*), mas principalmente pela FLA_2. O metabolismo do AA pela *ciclo-oxigenase* (*COX*) aumenta a síntese de PG e TX de série 2. Existem duas isoformas de COX: a COX-1 é uma enzima constitutiva e a COX-2 é induzida em células inflamatórias estimuladas, sendo responsável pela acentuada elevação de PG. O metabolismo do AA pela *5-lipoxigenase* (*LOX*) resulta no aumento de derivados hidroxi e hidroperoxi e dos LT da série 4.[16]

Os eicosanoides atuam como mediadores por si próprios (p.ex.: a PGE_2 causa dor), modificam as respostas a outros mediadores (ex: a PGE_2 potencializa a dor causada pela bradicinina) e atuam como reguladores de outros processos, como agregação de plaquetas, coagulação sanguínea, quimiotaxia de leucócitos, produção de citocinas inflamatórias e função imune.[17,18]

Quando incorporado aos fosfolipídios de membrana, o EPA inibe a oxidação do AA pela COX,[19] sendo o substrato preferencial das enzimas COX e LOX, com consequente formação de PG e TX das séries 3 e LT da série 5,[20] eicosanoides menos potentes no processo inflamatório.[21,22]

A redução da geração dos mediadores derivados do AA, que acompanha o consumo de óleo de peixe, tem sido associada a efeitos benéficos dos AGP n-3 sobre condições inflamatórias.[23]

Além da diminuição dos eicosanoides derivados do AA, os AGP n-3 diminuem a produção de mediadores inflamatórios não lipídicos como a Interleucina-1(IL-1), IL-6, TNF-alfa e fatores teciduais derivados de monócitos, macrófagos ou células endoteliais estimuladas.[10,24]

Dessa forma, o consumo de óleo de peixe, rico em EPA, diminui a produção de PGE_2, TXA_2 e LTB_4 e pode reduzir a agregação de plaquetas, a coagulação sanguínea e a quimiotaxia de leucócitos, e modular a produção de citocinas inflamatórias e a função imune. Isto tem sido demonstrado em culturas celulares, em animais e em humanos voluntários.[25-27] Nos últimos anos, vários trabalhos têm mostrado efeitos benéficos com a suplementação de óleo de peixe (rico em EPA e DHA) sobre condições inflamatórias crônicas. E as sociedades de nutrição, em vários países, têm evidenciado a importância de se aumentar a quantidade de AGP n-3 e simultaneamente reduzir a quantidade de AGP n-6 das dietas para minimizar os efeitos adversos do excesso de ácido araquidônico e de seus metabólitos (eicosanoides).[28]

Não há, entretanto, na literatura evidências claras dos efeitos prejudiciais dos AGP n-6,[29] pelo contrário, alguns trabalhos mostram efeitos benéficos desses AG. Silveira et al.[30] demonstraram, em modelo de inflamação aguda, que tanto dietas hiperlipídicas ricas em AGP n-3, como ricas em AGP n-6 promoveram redução da resposta inflamatória. Tal redução foi associada ao aumento de corticosteroides, potentes anti-inflamatórios, aumento da citocina anti-inflamatória IL-10 e redução da calicreína plasmática, bradicinina e óxido nítrico a partir de exsudatos inflamatórios e, ainda, redução da liberação de peróxido de hidrogênio e óxido nítrico por macrófagos estimulados. Ambas as dietas também promoveram diminuição das citocinas pró-inflamatórias, IL-1 e IL-6, analisadas no exsudato e no soro.[30-32]

Dietas hiperlipídicas ricas em óleo de soja (rico em AGP n-6) ou óleo de peixe (rico em AGP n-3) diminuíram o processo inflamatório pulmonar em modelo de asma experimental, em ratos. Tal efeito anti-inflamatório foi relacionado à redução da resposta Th2 (IL-4 e IL-5), ao equilíbrio entre a bradicinina e o óxido nítrico e às alterações nos níveis de LxA_4 e corticosterona.[33,34]

Em modelo de inflamação crônica – a colite experimental induzida por sulfato de sódio dextran – foi demonstrado que uma dieta normolipídica com razão balanceada AGP n-6/n-3 de 2:1 (mistura de óleo de soja e óleo de peixe, 2:1), foi capaz de reduzir o índice de atividade da doença, diminuir a atividade da mieloperoxidase, sugerindo diminuição da infiltração neutrofílica no cólon, diminuir as concentrações colônicas de citocinas pró-inflamatórias, aumentar a concentração de IL-10 e proteger contra o dano oxidativo do DNA[35] em comparação com uma dieta controle com razão n-6/n-3 11:1. Além disso, foi verificado que, para o efeito anti-inflamatório, a mistura de óleo de soja e óleo de peixe (2:1) na dieta foi melhor do que o uso de óleo de peixe como fonte exclusiva de gordura.[35]

Razão AGP n-6/n-3

As duas classes de AGP, n-6 e n-3, apresentam funções metabólicas e funcionais distintas e às vezes opostas. O equilíbrio entre a ingestão desses ácidos graxos é importante para a homeostase e o desenvolvimento normal. A razão n-6/n-3 encontrada no homem paleolítico foi estimada em 1:1 a 5:1, sendo que hoje esta razão é de cerca de 20:1 a 50:1. Nos últimos anos, os pesquisadores têm procurado estabelecer o equilíbrio ideal entre esses AG na dieta e têm demonstrado a importância de se modular a razão n-6/n-3 para se obter efeitos benéficos, em vez de simplesmente reduzir a quantidade do AGP n-6. O desequilíbrio na relação n-6/n-3, como é observado em dietas ocidentais, pode estar relacionado a um aumento da produção de citocinas pró-inflamatórias e de eicosanoides em doenças autoimunes e doenças inflamatórias. Adicionalmente, o óleo de peixe contém grandes quantidades de AGS, os quais têm sido associados a doenças crônicas. As pesquisas indicam que a proporção n-6/n-3 ideal pode variar de acordo com a doença. No entanto, a relação entre 5-2:1 tem sido associada à inflamação diminuída em pacientes com doença inflamatória intestinal, artrite reumatoide e outras doenças inflamatórias e com a proliferação celular reduzida em pacientes com câncer colorretal. A razão n-6/n-3 equilibrada na dieta é essencial para o crescimento e desenvolvimento normais e deve levar a uma diminuição de doenças crônicas e melhorar a saúde mental. Embora ainda não exista uma dieta recomendada para ácidos graxos essenciais, uma ingestão adequada desses ácidos tem sido estimada e a indústria de alimentos tem tomado providências para o enriquecimento de vários alimentos com AGP n-3.[7,36,37]

AGP e resolução da inflamação

Pesquisas recentes têm mostrado que, durante o processo de "resolução da inflamação", o metabolismo tanto do EPA e DHA como do AA aumenta também a liberação de eicosanoides anti-inflamatórios.[38] Esse processo é um evento ativo e bem controlado, em parte, por mediadores endógenos que funcionam como autacoides locais, estimulando mecanismos de pró-resolução.[39-41] Tais mediadores, sintetizados em exsudatos inflamatórios durante a resolução espontânea, são derivados de AGP que incluem as lipoxinas (Lx), derivadas da via da lipoxigenase, a partir do AA, e resolvinas (Rv), protectinas (Pd) e maresinas, formadas a partir do EPA e DHA.[40,42] A desregulação desses mediadores tem sido associada a doenças de inflamação prolongada.[43]

As Lx, primeiramente descritas em 1984 por Serhan et al.,[44] foram os primeiros mediadores reconhecidos por exercerem dupla atividade: anti-inflamatória e pró-resolução. Em humanos, são sintetizadas durante interações de leucócitos com células da mucosa (epitélio do trato gastrintestinal ou do tecido brônquico) e também no interior dos vasos durante interações plaquetas-leucócitos.[39]

Para atingir a fase de resolução, o início da resposta inflamatória deve ocorrer, e então os eicosanoides derivados do AA, no exsudado inflamatório, mudam sua produção inicial de PG e LT para Lx. Estas estimulam a atividade apoptótica de macrófagos[45] e, por serem potentes quimiotáxicos, ativam a infiltração de células mononucleares sem estimulação de quimiocinas pró-inflamatórias ou de vias de ativação pró-inflamatórias.[39]

As Rv, Pd e maresinas, derivadas de AGP n-3, originalmente identificadas no exsudado de peritonite experimental, em ratos,[38,46,47] são mediadores lipídicos bioativos com potentes ações anti-inflamatórias e imunorreguladoras, *in vitro* e *in vivo*.[48,49] A RvE_1 é produzida espontaneamente em indivíduos saudáveis após o tratamento com aspirina ou EPA.[50] As enzimas da citocromo P450 estão envolvidas na formação das Rv da série E. Elas convertem EPA em 18-HEPE, que então pode ser transformado, em neutrófilos humanos, em RvE1 ou RvE2. Em diversos modelos de inflamação (doença periodontal, doença inflamatória intestinal, asma, retinopatia e peritonites), a RvE1 tem sido associada à redução de lesão tecidual por leucócitos e à menor expressão de genes pró-inflamatórios, sendo as células-alvo da RvE1, os neutrófilos, as células dendríticas, os macrófagos e as moléculas de adesão.[51]

Esses mediadores lípidos pró-resolução agem prevenindo a inflamação excessiva e removendo micróbios e células apoptóticas, acelerando, assim, a resolução e o retorno da homeostase tecidual. Como parte de seu mecanismo molecular, exercem suas ações por meio de receptores acoplados a proteínas G pró-resolução específicas. Alguns estudos têm mostrado a possibilidade desses mediadores e seus receptores abrirem novos caminhos para a terapêutica de resolução ativa em oposição aos inibidores de enzimas e antagonistas de receptores convencionalmente utilizados.[52] Esses estudos têm chamado a atenção para a necessidade de fármacos que imitem o modo de ação dos mediadores endógenos *pro-resolution*.[53] A identificação dos eventos celulares e as vias moleculares que promovem o fim da inflamação e o início da resolução é um passo fundamental para o tratamento de doenças inflamatórias crônicas, onde os mediadores especializados da fase de resolução Lx, Rv e Pd têm um importante papel.[54]

Polimorfismos de nucleotídeos únicos (SNPs) e nutrição

A relação entre o ambiente e a genética tem sido reconhecida como a base do entendimento entre a saúde e a doença. Nas últimas duas décadas, com os avanços na biologia molecular, demonstrou-se que os fatores genéticos podem determinar a susceptibilidade a doenças, enquanto os ambientais podem determinar se indivíduos geneticamente susceptíveis serão afetados.[38,55] Dessa forma, os aspectos nutricionais estão sendo considerados como um dos fatores mais importantes de ambiente.[38] Diversos estudos têm mostrado que polimorfismos de nucleotídeo único (SNPs) podem influenciar o metabolismo dos nutrientes, bem como alguns nutrientes podem influenciar a expressão de genes.[3,38,55] Com o avanço da ciência e ênfase em estudos de nutrigenômica e nutrigenética, tem sido demonstrado que certos nutrientes podem influenciar a resposta inflamatória, acelerando ou regredindo o tempo de resolução da doença.[38,55,56]

É bem conhecido que nem todos os indivíduos respondem à terapia nutricional da mesma forma. Para qualquer nutriente suplementado, é possível encontrar indivíduos com boa resposta, pobre resposta ou os não respondedores. Devido à grande variabilidade individual, um elevado número de pacientes é necessário em estudos de intervenção nutricional.[55,56] A variação da intensidade da resposta inflamatória em doenças crônicas, incluindo sepse, e também a longevidade em idosos têm sido associadas aos SNPs.[57-60] Os SNPs podem estar presentes em regiões reguladoras de genes que codificam citocinas pró-inflamatórias, afetando sua taxa de transcrição[57] e as respostas imunológicas e inflamatórias. Diferenças de população na frequência de alelos de genes que codificam citocinas podem contribuir para a incidência de doenças diferentes.[61]

Nesse contexto, alguns genes estão envolvidos na modulação dos efeitos dos AGP em diferentes fenótipos de doenças. A variabilidade genética na FADS1-FADS-2, agrupamento de genes de codificação de delta-5 (D5D) e delta-6 (D6D) dessaturases, tem sido relacionada às diferentes concentrações plasmáticas de ácidos graxos.[62] As *dessaturases* D5D e D6D são conhecidas como sendo enzimas-chave desta via e ambas são expressas na maioria dos tecidos humanos, com elevados níveis no fígado, mas também presentes no cérebro, coração e pulmões. A hipótese de que elas desempenham papel importante em doenças inflamatórias é reforçada por estudos funcionais em animais, em que os inibidores seletivos de D5D e D6D promoveram uma resposta anti-inflamatória.

Assim, na era da "genômica nutricional", torna-se essencial um bom conhecimento da possível relevância da variabilidade genética sobre os efeitos da ingestão de certos nutrientes, ressaltando os ácidos graxos, a fim de tornar as recomendações dietéticas individualizadas e se obter os melhores efeitos para cada indivíduo e cada fenótipo.

GLUTAMINA

A glutamina é um L-alfa-aminoácido de 5 carbonos, com peso molecular de 146,15 e composição elementar de carbono (41,09%), hidrogênio (6,90%), oxigênio (32,84%) e nitrogênio (19,17%), sendo, em pH fisiológico, classificada como um aminoácido neutro e, nutricionalmente, como um aminoácido condicionalmente essencial. A glutamina apresenta dois grupos amino: um grupo alfa-amino e um grupo amida terminal facilmente hidrolisável, sendo que estas características ressaltam as funções da glutamina como um veículo de transporte de nitrogênio e carreadora de amônia. Esse é o aminoácido livre mais abundante no músculo e no plasma humano, sendo também encontrado em concentrações relativamente altas em muitos tecidos. Com relação à concentração plasmática de glutamina, esta constitui aproximadamente 20% do total de aminoácidos livres e, após um jejum de 12 horas, a concentração plasmática se encontra entre 500 mcmol/L e 750 mcmol/L, sendo esta dependente do balanço entre a liberação e captação de glutamina pelos vários órgãos e tecidos do organismo.[63,64]

A glutamina está presente na composição de proteínas vegetais e animais. Por exemplo, considerando a porcentagem da proteína pelo seu número de aminoácidos, verifica-se que a glutamina representa 35,1% da gliadina presente no trigo; 24,2% da proteína do feijão; 9,6% da glicinina presente na soja; 8,9% da betacaseína presente no leite de vaca; 3,8% da ovalbumina presente no ovo de galinha; e 2,9% da actina presente no músculo esquelético.[63,64]

Metabolismo da glutamina

Dentre os órgãos envolvidos na síntese de glutamina, incluem-se o músculo esquelético, os pulmões, o fígado, o cérebro e, possivelmente, o tecido adiposo, os quais contêm atividade da enzima glutamina sintetase. Por outro lado, tecidos que são primariamente consumidores de glutamina – células da mucosa intestinal, leucócitos e células do túbulo renal – contêm elevada atividade da enzima *glutaminase*. Sob certas condições, como reduzido aporte de carboidratos, o fígado pode se tornar um sítio consumidor de glutamina (Figura 25.3).[65-68]

Metabolismo da glutamina no músculo esquelético

O metabolismo da glutamina está diretamente ligado ao músculo esquelético, que é quantitativamente o local mais relevante de estoque, síntese e liberação de glutamina, apesar da atividade da enzima *glutamina sintetase* ser relativamente baixa por unidade de massa no tecido muscular. Dessa maneira, o músculo esquelético exerce fundamental papel no metabolismo da glutamina por ser um dos maiores tecidos (quantitativamente) do organismo. O conteúdo intramuscular de glutamina corresponde de 50 a 60% do total de aminoácidos livres nesse tecido. Aproximadamente 80% da glutamina corporal está no músculo esquelético, e essa concentração é superior trinta vezes a do plasma. No estado pós-absortivo, glutamina e alanina correspondem a respectivamente 48 e 32% dos aminoácidos liberados pelo músculo esquelético, sendo que a glutamina com dois átomos de nitrogênio por molécula é a principal fonte de liberação de nitrogênio a partir do músculo. As taxas de trocas de glutamina e alanina excedem os seus estoques corporais, e sua ocorrência na proteína muscular é de apenas 10 a 15%, indicando que há uma constante necessidade da síntese *de novo* desses aminoácidos no músculo. A taxa de síntese de glutamina no músculo esquelético – aproximadamente 50 mmol/h – é mais alta do que a de qualquer outro aminoácido. Desse modo, glutamina e alanina devem ser formadas como produtos da interconversão de aminoácidos dentro da célula, em um processo dependente das condições metabólicas da mesma, as quais são afetadas pelo estado nutricional, hormonal e também pelo exercício físico.[65-69]

Metabolismo da glutamina em leucócitos

Linfócitos e macrófagos têm a capacidade de utilizar glicose e glutamina para obter energia e precursores para a biossíntese de macromoléculas (Figura 25.4).[69,70] A glicose é convertida principalmente em lactato (glicólise), enquanto a glutamina segue a sua conversão para glutamato e aspartato, sofrendo oxidação parcial para CO_2, via processo denominado glutaminólise, essencial para o efetivo funcionamento dessas células do sistema imune. A glicólise fornece ribose-5-fosfato, precursora da síntese de RNA e DNA, e glicerol 3-fosfato para a síntese de fosfolipídios. A glutaminólise fornece glutamina, amônia e aspartato, que são utilizados na síntese de purinas e pirimidinas, sendo esses fundamentais para a formação de DNA e RNA. Cabe ressaltar que o processo de proliferação de linfócitos T e B, como também as taxas de síntese proteica, produção de interleucina-2 e síntese de anticorpos destas células são dependentes de glutamina. Em macrófagos, a síntese e a secreção de citocinas pró-inflamatórias, como TNF-alfa, IL-1 e IL-6, representa processo dependente da concentração de glutamina extracelular.[69-75]

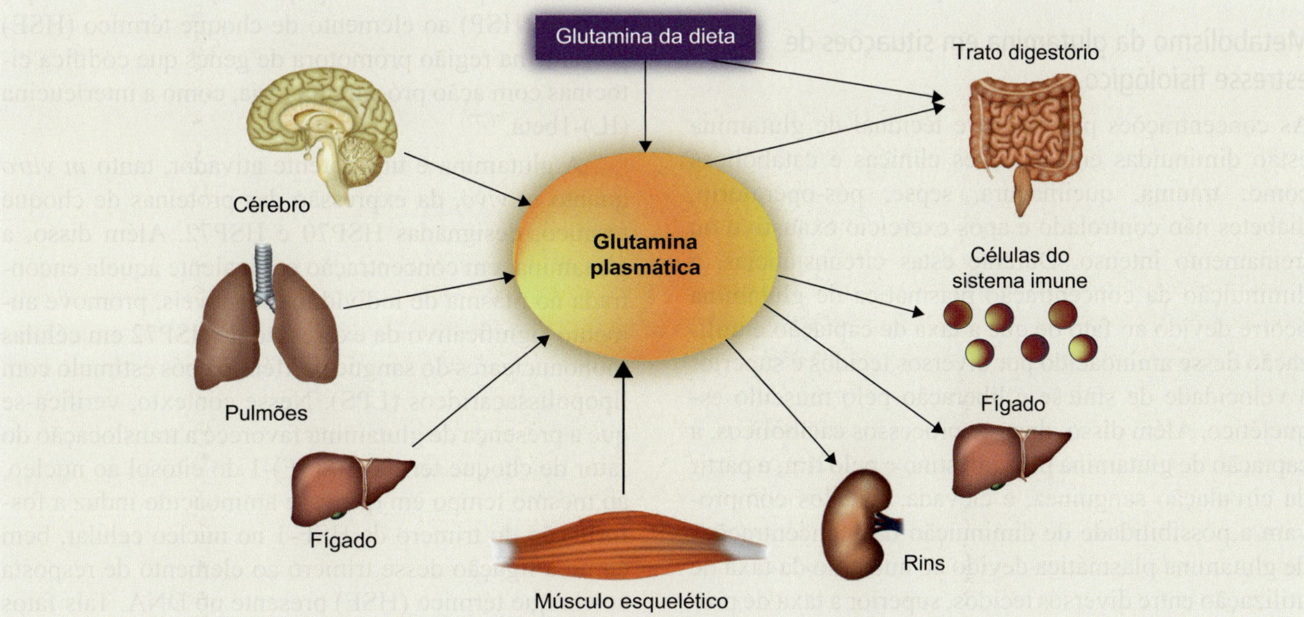

Figura 25.3 ► Síntese e utilização de glutamina por diversos tecidos e órgãos. Fonte: adaptada de Rogero e Tirapegui.[66]

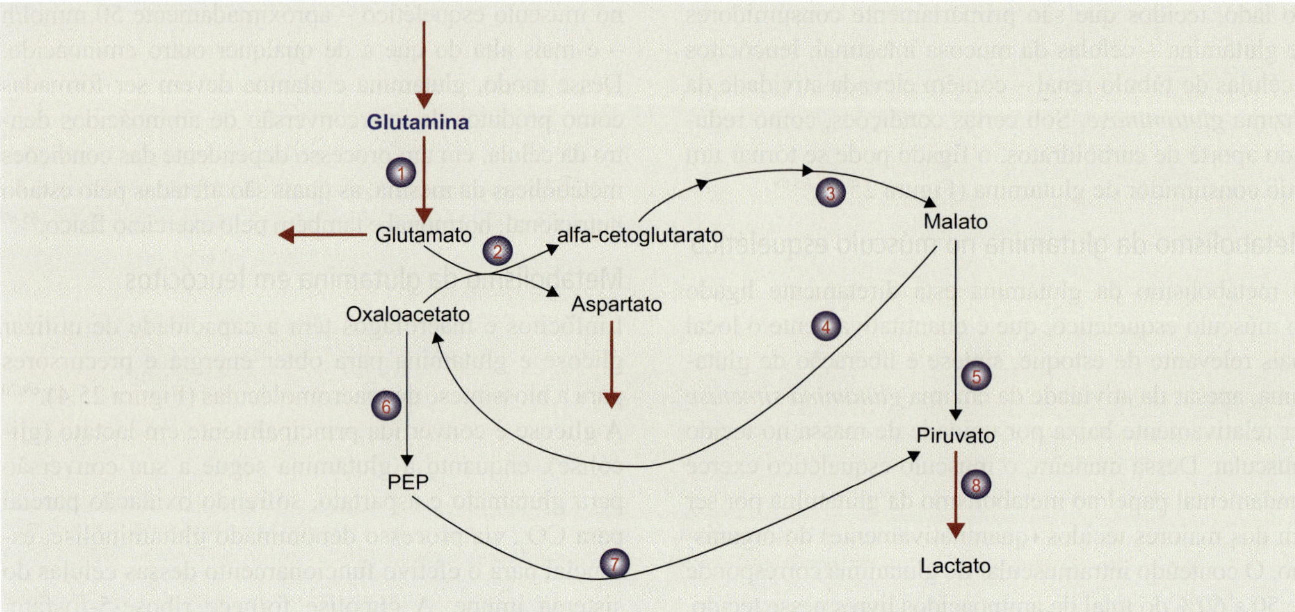

Figura 25.4 ► Metabolismo da glutamina em macrófagos e linfócitos. Enzimas estão indicadas como: 1 *glutaminase*; 2 *aspartato aminotransferase*; 3 enzimas da metade esquerda do ciclo de Krebs; 4 *malato desidrogenase NAD-dependente*; 5 enzima *málica*; 6 *fosfoenolpiruvato carboxiquinase*; 7 *piruvato quinase*; 8 *lactato desidrogenase*; PEP: fosfoenolpiruvato. Fonte: adaptada de Calder.[9]

Neutrófilos apresentam aumento do consumo de glicose relacionado ao processo de endocitose e geração de espécies reativas de oxigênio. Porém, a glicose não é o único metabólito energético utilizado por essas células. Estudos recentes demonstraram que neutrófilos também consomem glutamina ativamente, sendo que a taxa de utilização de glutamina por neutrófilos, assim como por linfócitos e macrófagos, é similar ou até mesmo superior quando comparada à glicose.[70]

Metabolismo da glutamina em situações de estresse fisiológico

As concentrações plasmática e tecidual de glutamina estão diminuídas em situações clínicas e catabólicas como: trauma, queimadura, sepse, pós-operatório, diabetes não controlado e após exercício exaustivo ou treinamento intenso. Durante estas circunstâncias, a diminuição da concentração plasmática de glutamina ocorre devido ao fato de que a taxa de captação e utilização desse aminoácido por diversos tecidos é superior à velocidade de síntese e liberação pelo músculo esquelético. Além disso, durante processos catabólicos, a captação de glutamina pelo intestino e pelo rim, a partir da circulação sanguínea, é elevada. Estudos comprovam a possibilidade de diminuição das concentrações de glutamina plasmática devido ao aumento da taxa de utilização entre diversos tecidos, superior à taxa de produção pelo músculo esquelético. Essas situações estão associadas ao aumento na susceptibilidade a infecções, sendo sugerido que isto pode ocorrer, parcialmente, devido à diminuição do fornecimento de glutamina para células imunocompetentes, como linfócitos.[63,64,70]

Glutamina, proteínas de choque térmico e resposta inflamatória

A indução da resposta de choque térmico atenua a síntese de citocinas pró-inflamatórias, sendo tal fato relacionado à capacidade de ligação da proteína de choque térmico (HSP) ao elemento de choque térmico (HSE) presente na região promotora de genes que codifica citocinas com ação pró-inflamatória, como a interleucina (IL)-1beta.[76,77]

A glutamina é um potente ativador, tanto *in vitro* quanto *in vivo*, da expressão das proteínas de choque térmico, designadas HSP70 e HSP72. Além disso, a glutamina, em concentração equivalente àquela encontrada no plasma de indivíduos saudáveis, promove aumento significativo da expressão da HSP72 em células mononucleares do sangue periférico após estímulo com lipopolissacarídeos (LPS). Nesse contexto, verifica-se que a presença de glutamina favorece a translocação do fator de choque térmico (HSF)-1 do citosol ao núcleo, ao mesmo tempo em que esse aminoácido induz a fosforilação do trímero de HSF-1 no núcleo celular, bem como a ligação desse trímero ao elemento de resposta ao choque térmico (HSE) presente no DNA. Tais fatos acarretam no aumento da expressão gênica das proteínas HSP70 e HSP72[76-81] (Figura 25.5).

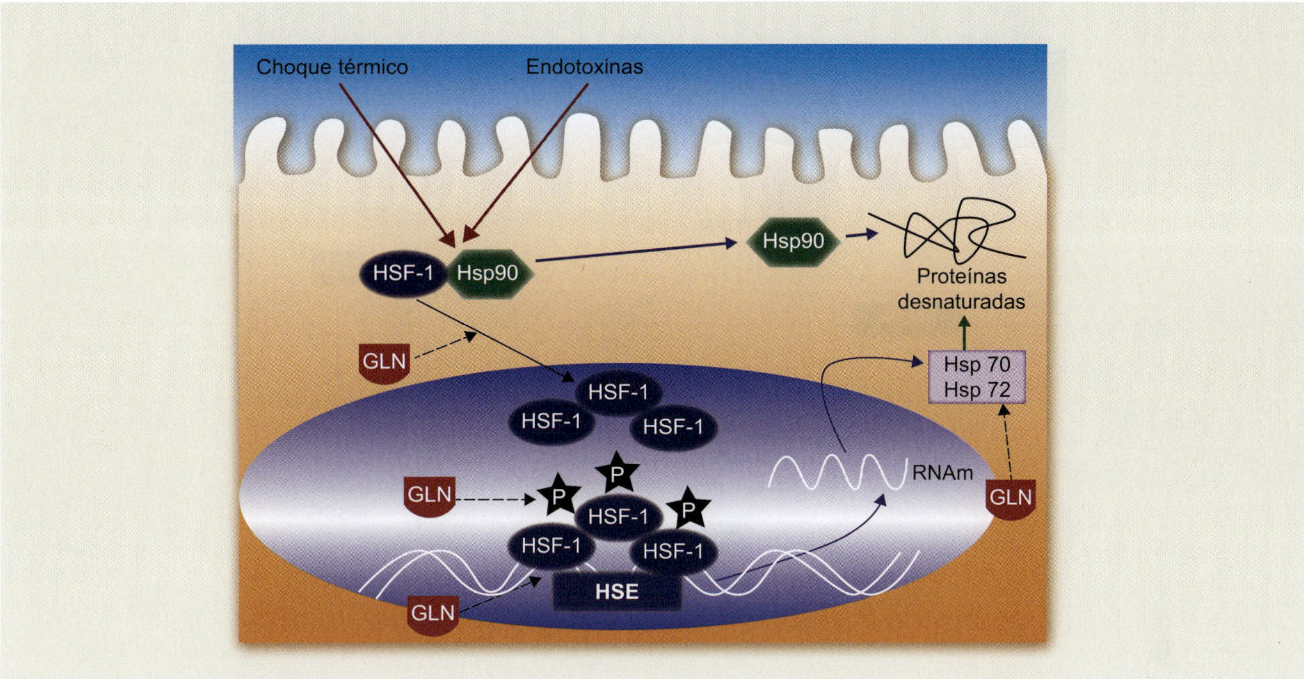

Figura 25.5 ▶ Mecanismos de ação da glutamina relacionados ao aumento da expressão das proteínas de choque térmico HSP 70 e HSP 72. (HSF: fator de choque térmico; Hsp: proteína de choque térmico; GLN: glutamina; HSE: elemento de resposta ao choque térmico; P: fosfato).

A proteína de choque térmico HSP27 é um membro amplamente expresso no organismo e pertencente à família das proteínas de choque térmico. O estímulo celular com o Fator de Necrose Tumoral alfa (TNF-alfa) provoca a fosforilação da HSP27 pela proteína quinase p38-MK2, o que favorece a associação da HSP27 com a quinase IKK-beta, reduzindo a atividade desta quinase. Tal fato indica que a HSP27 atua como um regulador negativo na via de sinalização do fator de transcrição NF-κB (Figura 25.6).[82]

A glutamina apresenta a capacidade de aumentar a expressão da HSP27, sendo que o mecanismo relacionado a esse fato ainda não está totalmente elucidado. Possíveis explicações para os efeitos da glutamina sobre a expressão da HSP incluem: aumento da atividade do promotor da HSP; aumento da estabilidade do mRNA da HSP, o que favorece a síntese desta proteína (etapa de tradução); e redução do estresse relacionado ao *turnover* proteico.[81]

Glutamina, glutationa e resposta inflamatória

A glutationa é produzida a partir do glutamato, da glicina e da cisteína e está presente na célula tanto na sua forma reduzida (GSH) quanto na forma oxidada (GSSG). A razão GSH:GSSG é o principal regulador relacionado ao potencial redox intracelular. Uma vez que a glutamina pode ser metabolizada pelo ciclo do gama-glutamil – o que resulta na síntese de glutationa –, constata-se que esse aminoácido tem a capacidade de modular a concentração tecidual de glutationa. Além disso, a glutamina, quando metabolizada via ciclo de Krebs, promove o aumento da produção de NADPH, o que favorece o aumento da razão GSH:GSSG (Figura 25.6). Cabe destacar que a síntese de diversas citocinas pró-inflamatórias é dependente da ativação do fator de transcrição NF-κB, que, por sua vez, é modulada pelo potencial redox celular e, consequentemente, pela razão GSH:GSSG.[83]

Dessa forma, observa-se que a suplementação intravenosa de glutamina atenua a depleção de glutationa no músculo esquelético de pacientes submetidos a cirurgias de grande porte. Aliado a esse fato, verifica-se que a administração de glutamina no período pré-operatório promove o aumento da expressão das proteínas HSP25 e HSP70.[81,84]

CURCUMINA

A curcumina, um derivativo do ácido hidrocinâmico, é um membro da família dos compostos curcuminoides, e apresenta dois anéis polifenólicos hidrofóbicos ligados a dois grupos carbonil. A curcumina é um pigmento fenólico de cor amarela obtido a partir da cúrcuma (*Curcuma longa L.*), que pertence à família da Zingiberaceae. A atividade antioxidante da curcumina tem sido atribuída aos seus grupos hidroxil e metóxi. Um típico extrato cru dos rizomas da *C. Longa* contém cerca de 70 a 76% de

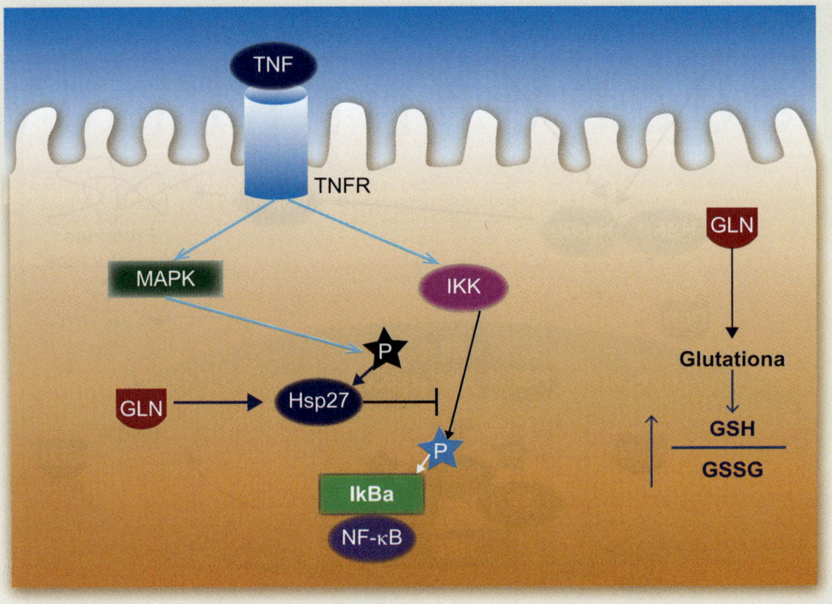

Figura 25.6 ► Papel da HSP 27 na inibição da via de sinalização do fator de transcrição NF-κB e o papel da glutamina no aumento da expressão da HSP 27 e da síntese de glutationa. (TNF: fator de necrose tumoral; TNFR: receptor do fator de necrose tumoral; IKK: quinase do inibidor do NF-κB; IκBα: inibidor do NF-κB; NF-κB: fator nuclear kappa B; GSH: glutationa reduzida; GSSG: glutationa oxidada; GLN: glutamina; MAPK: proteína quinase ativada por mitógenos; Hsp: proteína de choque térmico; P: fosfato).

curcumina. Diversos estudos caracterizaram a ação anti-inflamatória da curcumina aliada à ação antibacteriana, antiviral, antifúngica e antitumoral.[85,86]

O metabolismo da curcumina no intestino envolve reações de sulfatação, glicoronidação e redução, o que resulta em baixa absorção intestinal desse composto bioativo. Os metabólitos oriundos da curcumina apresentam uma meia vida muito curta e pobre permeabilidade celular. A absorção intestinal da curcumina pode ser elevada por meio da ingestão concomitante de 20 mg de piperina – um alcaloide presente na pimenta preta –, o que resulta em aumento de 2.000% na absorção da curcumina. Contudo, cabe destacar que a piperina apresenta alguns efeitos colaterais. Aliado a esse fato, uma forma baseada em nanopartícula, designada nanocurcumina, tem sido desenvolvida para aumentar a solubilidade e a biodisponibilidade da curcumina.[87-90]

Um nível máximo tolerável de ingestão da curcumina não foi estabelecido. Estudos demonstram que uma dose de ingestão até 12 g/dia é segura e tolerável para humanos, apresentando alguns leves efeitos colaterais. Dentre os efeitos colaterais, destaca-se o papel da curcumina na quelação do ferro, cujo fato pode intensificar a deficiência de ferro em pessoas com baixos estoques corporais desse mineral. Além disso, a curcumina atenua a síntese de hepcidina – proteína regulatória envolvida no transporte de ferro.[88,90]

Mecanismos de ação da curcumina na resposta inflamatória

A curcumina modula *in vitro* diversos alvos moleculares, incluindo o NF-κB, e a expressão dos genes induzidos por esse fator de transcrição, como as proteína COX-2, iNOS, VCAM-1, ICAM-1, TNF-alfa, IL-1, IL-6, IL-8, IL-12 e interferon-gama. Além disso, a curcumina inibe *in vitro* a ativação do NF-κB dependente de TNF-alfa, além da ativação induzida por Forbol-12--Acetato-13-Miristato (PMA) e por peróxido de hidrogênio. Esses três indutores supracitados estimulam a produção de espécies reativas de oxigênio, que são potentes ativadoras do NF-κB[91] (Figura 25.7).

Desse modo, sugere-se que seu efeito anti-inflamatório se deva, em parte, à sua capacidade de "sequestrar" espécies reativas de oxigênio em situações de estresse oxidativo celular. A curcumina é capaz de inibir a fosforilação e a degradação do IKB-alfa induzida pelo TNF-alfa, o que indica que esse composto bioativo também atua em etapas que precedem a fosforilação do IKB-alfa. Além disso, é capaz de inibir a ativação do fator de transcrição AP-1, frequentemente associado à resposta inflamatória. Em ensaios *in vitro*,

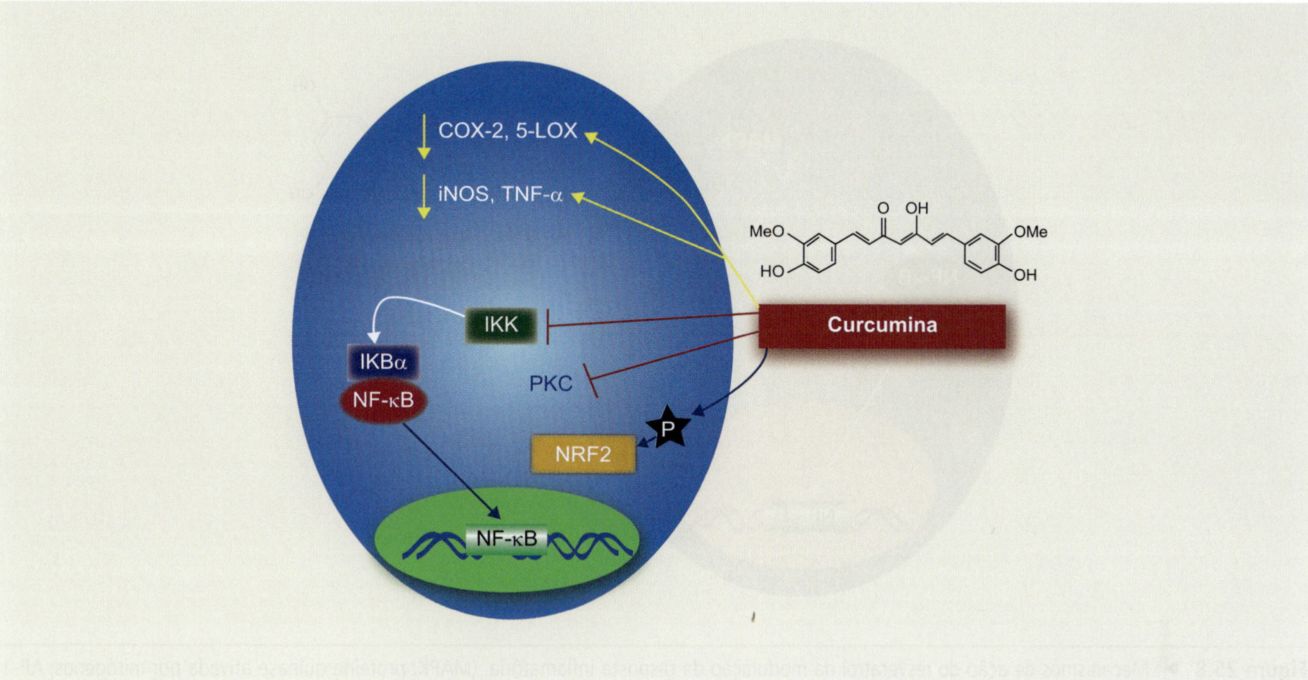

Figura 25.7 ► Mecanismos de ação na modulação da resposta inflamatória (COX-2: ciclo-oxigenase-2; 5-LOX: 5-lipoxigenase; iNOS: óxido nítrico sintase induzível; TNF-α: fator de necrose tumoral-alfa; IKK: quinase do inibidor do NFκB; PKC: proteína quinase C; NF-kB: fator nuclear kappa B; IκBα: inibidor do NFκB; NRF2: fatores 2 relacionados ao NF-E2).

a curcumina efetivamente inibe a ativação da JNK em células estimuladas por TNF-alfa, radiação ionizante, PMA e UV-C. Esse fato revela um dos possíveis mecanismos de supressão das vias de sinalização da AP-1 e do NF-κB por esse composto. Cabe ainda destacar que a curcumina favorece o aumento da expressão de genes que codificam enzimas antioxidantes, uma vez que esse composto bioativo está envolvido com a ativação da via dos fatores 2 relacionados ao NF-E2 (NRF2).[90,91]

O aumento da síntese de adiponectina representa potencial alvo terapêutico para o tratamento da obesidade e do diabetes tipo II. Evidências sugerem que a curcumina favorece a secreção de adiponectina por meio da inibição da via de sinalização do NFκB, ao mesmo tempo em que aumenta a expressão gênica da adiponectina. Outro possível mecanismo relacionado ao efeito da curcumina sobre a síntese de adiponectina envolve o aumento da expressão gênica da sirtuina (SIRT)-1.[89]

RESVERATROL

O resveratrol (trans-3,5,4'-tri-hidroxiestilbeno) é uma fitoalexina composta por dois anéis fenólicos unidos por uma dupla ligação. Esse composto bioativo existe em duas isoformas: trans-resveratrol e cis-resveratrol, sendo o trans-resveratrol a forma mais estável. O resveratrol é um polifenol que está presente em uma grande variedade de espécies de plantas, incluindo a raiz do heléboro-branco (*Veratrum grandiflorum O. Loes*), uvas, amendoins e amoras. Cabe destacar que o resveratrol é o principal polifenol encontrado no vinho tinto, cuja presença nesta bebida tem sido associada à menor incidência de infarto do miocárdio na França em comparação a outros países – o conhecido "paradoxo francês". Além disso, a ingestão de resveratrol tem sido associada à redução do risco de diversas doenças crônicas não transmissíveis, como câncer, doença cardiovascular e doenças de Alzheimer.[91-93]

Mecanismos de ação do resveratrol na resposta inflamatória

Esse composto inibe *in vitro* a expressão de citocinas pró-inflamatórias em células pulmonares estimuladas com LPS e suprime a ativação dos fatores de transcrição NF-κB e AP-1. Similarmente, o resveratrol inibe *in vitro* a ativação da JNK e de sua proteína *upstream*, denominada Proteína Quinase Ativada por Mitógenos (MEK). Este último fato pode explicar o mecanismo de supressão da ativação do fator de transcrição AP-1 pelo resveratrol[91] (Figura 25.8).

O resveratrol também inibe *in vitro* a expressão gênica das enzimas COX-2 e iNOS e das moléculas

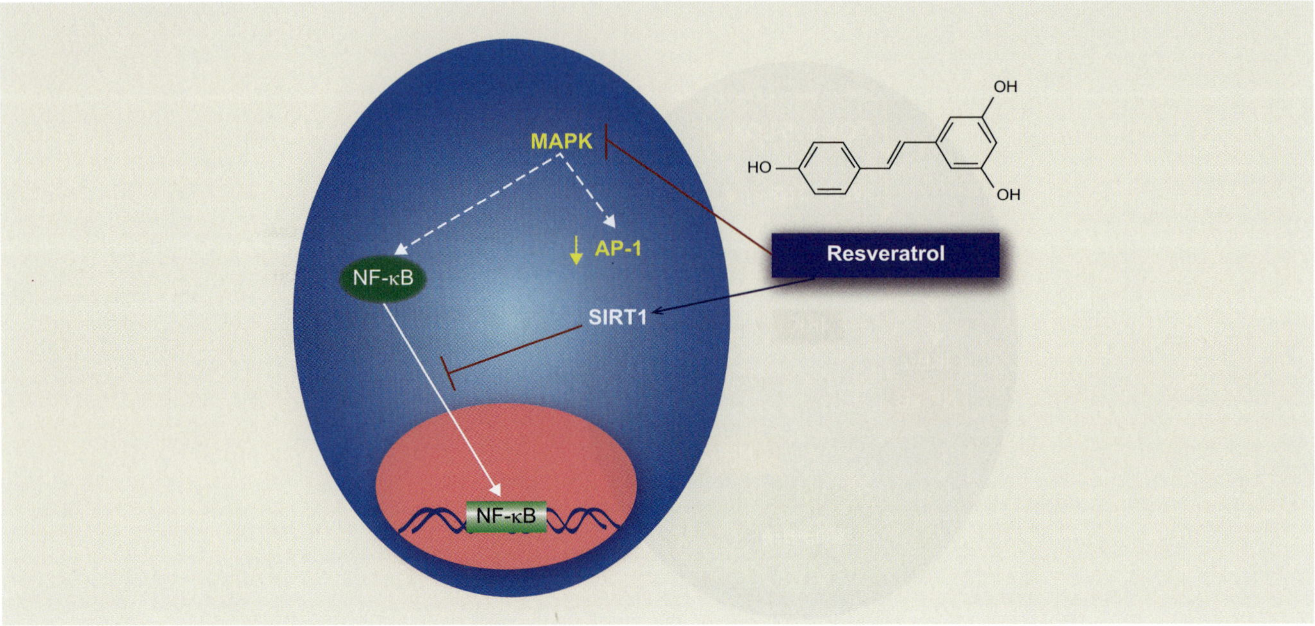

Figura 25.8 ▶ Mecanismos de ação do resveratrol na modulação da resposta inflamatória. (MAPK: proteína quinase ativada por mitógenos; AP-1: proteína ativadora 1; NF-kB: fator nuclear kappa B; SIRT1: sirtuina1).

de adesão de superfície celular, como a molécula-1 de adesão intercelular (ICAM-1), molécula-1 de adesão de leucócitos endotelial (ELAM-1) e molécula-1 de adesão celular vascular (VCAM-1). Uma vez que os genes que codificam para essas proteínas são regulados pelo fator de transcrição NF-κB, é possível que esse efeito anti-inflamatório do resveratrol seja decorrente da sua ação supracitada sobre a via de sinalização do NF-kB.[91-93]

Em mamíferos, constata-se a existência de sete membros da família das sirtuinas, classificadas como SIRT1-7. A SIRT1 é um dos alvos de ação do resveratrol e é comumente estudada devido à sua interação com proteínas envolvidas na reposta inflamatória, como os fatores de transcrição NFκB e PPAR e as citocinas IL-6 e TNF-alfa. A SRT1 é uma *desacetilase* de histonas dependente de NAD^+, ao mesmo tempo em que atua como um regulador negativo do NF-κB. Assim, constata-se que a SIRT1 provoca a desacetilação da subunidade RelA/p65 do NFκB no resíduo 310 de lisina, o que inibe a via de sinalização desse fator de transcrição.[94,95]

REFERÊNCIAS

1. Rankin JA. Biological mediators of acute inflammation. AACN Clin Issues. 2004;15:3-17.
2. Saadi S, Wrenshall LE, Platt JL. Regional manifestations and control of the immune system. FASEB J. 2002;16:849-856.
3. Calder PC, Albers R, Antoine JM et al. Inflammatory disease processes and interactions with nutrition. Br J Nutr. 2009;101:S1-45.
4. Elewaut D, DiDonato JA, Kim JM et al. NF-kappa B is a central regulator of the intestinal epithelial cell innate immune response induced by infection with enteroinvasive bacteria. J Immunol. 1999;163:1457-1466.
5. Rahman SM, Wang Y, Yotsumoto H et al. Effects of conjugated linoleic acid on serum leptin concentration, body-fat accumulation, and beta-oxidation on fatty acid in OLEFT rats. Nutrition. 2001;17:385-390.
6. Calder PC. Omega-3 fatty acids and inflammatory processes. Nutrients. 2010;2:355-374.
7. Molendi-Coste O, Legry V, Leclercq IA. Why and how meet n-3 PUFA Dietary Recommendations? Gastroenterol Res Pract. 2011;74:281-8.
8. Bjorksten B. Fatty acids and inflammatory responses: Is there a connection? Acta Pediatric Scand Suppl. 1989;351:76-79.
9. Calder PC. N-3 polyunsaturated fatty acids and immune cell function. Adv. Enzyme Regul. 1997;37:197-237.
10. Calder PC. Dietary modifications with lipids. Proc Nutr Soc. 2002;61:345-358.

11. Tappia OS, Ladha S, Clark DC, Grimble RF. The influence of membrane fluidity; TNF receptor binding, cAMP production and GTP-ase activity on macrophage cytokine production in rats fed a variety of fat diets. Mol. Cell Biochem. 1997;166:135-43.
12. Zeng Y, Han X, Sclesinger P, Gross RW. Nonesterified fatty acids induce transmembrane monovalent cation flux: host-guest interactions as determinants of fatty acid-induced ion transport. Biochemistry. 1998;37:9497-9508.
13. Calder PC. n-3 polyunsaturated fatty acids, inflammation, and inflammatory diseases. Am J Clin Nutr. 2006;83:1505S--1519S.
14. Myhrstad MC, Retterstøl K, Telle-Hansen VH et al. Effect of marine n-3 fatty acids on circulating inflammatory markers in healthy subjects and subjects with cardiovascular risk factors. Inflamm Res. 2011;60:309-319.
15. Rangel-Huerta OD, Aguilera CM, Mesa MD, Gil A. Omega-3 long-chain polyunsaturated fatty acids supplementation on inflammatory biomakers: a systematic review of randomised clinical trials. Br J Nutr. 2012;107:S159-S170.
16. Zurier B. Essential fatty acids and inflammation. Ann Rheum Dis. 1991;50:745-746.
17. Bjorksten B. Fatty acids and inflammatory responses – Is there a connection? Acta Paediatr Scand Suppl. 1989;351:76-79.
18. Kremmyda LS, Tvrzicka E, Stankova B, Zak A. Fatty acids as biocompounds: their role in human metabolism, health and disease: a review. part 2: fatty acid physiological roles and applications in human health and disease. Biomed Pap Med Fac Univ Palacky Olomouc Czech Repub. 2011;155:195-218.
19. Obata T, Nagakura T, Masaki T, Maekawa K, and Yamashita K. Eicosapentaenoic acid inhibits prostaglandin D2 generation by inhibiting cyclo-oxigenase-2 in cultured human mast cells. Clin Exper Allergy. 1999;29:1129-1135.
20. Sane S, Baba M, Kusano C et al. Eicosapentaenoic acid reduces pulmonary edema in endotoxemic rats. J Surg Res. 2000;93:21-27.
21. Simopoulos AP. Omega-3 fatty acids in inflammation and autoimmune diseases. J Am Coll Nutr. 2002;21:495-505.
22. Calder PC, Yaqoob P. Omega-3 polyunsaturated fatty acids and human health outcomes. Biofactors. 35:266-72, 2009.
23. Miles EA, Calder PC. Modulation of immune function by dietary fatty acids. Proceed Nutr Soc. 1998;57:277-292.
24. Priante G, Bordin L, Musacchio E et al. Fatty acids and cytokine mRNA expression in human osteoblastic cells: a specific effect of arachidonic acid. Clin Sci. 2002;102:403-409.
25. Calder PC. Long-chain n-3 fatty acids and inflammation: potential application in surgical and trauma patients. Braz J Med Biol Res. 2003;36:433-446.
26. Raedestorff D, Pantzem, Bachmannh H, Moser U. Anti-inflammatory properties of docosahexaenoic and eicosapentaenoic acids in Phorbol-Ester Induced Mouse Ear Inflammation. Int Arch Immunol. 1996;111:284-290.
27. Arntzen KJ, Brekke OL, Vatten L, Austgulen R. Reduced Production of PGE2 and PGF2 from decidual cells cultures suplemented with n-3 polyunsaturated fatty acids. Prostaglandins & Other Lipid Mediators. 1988;56:183-195.
28. Simopoulos AP, Leaf A, Salem N Jr. Workshop statement on the essentiality of and recommended intakes for Omega-6 and Omega-3 fatty acids. Prost Leuk Ess Fatty Acids. 2000;63:119-121.
29. Horrobin DF. Commentary on the workshop statement: Are we really sure that arachidonic acid and linoleic acid are bad things? Prost Leuk Ess Fatty Acids. 2000;63:145-147.
30. Silveira VLF, Limões EA, Nunes DW. Participation of adrenal gland in the anti-inflammatory effect of polyunsaturated diets. Mediators of Inflammation. 1995;4:359-363.
31. Wohlers M, Navarro Xavier RA, Oyama LM et al. Effect of fish or soybean oil-rich diets on bradykinin, kallikrein, nitric oxide, leptin, corticosterone and macrophages in carrageenan stimulated rats. Inflammation. 2005;29:17-25.
32. Wohlers M, Xavier RAN, Silveira VLF. Effect of soybean and fish oil-rich diets on in vivo release of catecholamines and cytokines. Ann Nutr Metab. 2007;51:284-515.
33. Navarro Xavier RA, Pedreira de Castro MA, Abreu GG et al. Fish oil or soybean oil-rich diet in experimental asthma: Immunodulatory and anti-inflammatory effect. In: 9th Conference of the International Society for the Study of Fatty Acids and Lipids (ISSFAL), Maastricht, Netherlands, 2010.
34. Navarro Xavier RA, Barros KV, Abreu GG, Silveira VF. Inflammatory mediators are modified by soybean (PUFA n-6) or fish (PUFA n-3) oil-rich diets: antiinflammatory effect upon the development of experimental asthma. In 9th Conference of the International Society for the Study of Fatty Acids and Lipids (ISSFAL), Maastricht, Netherlands, 2010.
35. Barros KV, Xavier RA, Abreu GG et al. Soybean and fish oil mixture protects against DNA damage and decrease colonic inflammation in rats with dextran sulfate sodium (DSS). Lipids Health Dis. 2010;68:8-14.
36. Simopoulos, A P. Redefining dietary recommendations and food safety. World Rev Nutr Diet. 1998;83:219-222.
37. Simopoulos AP. Human requirement for N-3 polyunsaturated fatty acids. Poult Sci. 2000;79:961-970.

38. Simopoulos AP. The importance of the omega-6/omega-3 fatty acid ratio in cardiovascular disease and other chronic diseases. Exp Biol Med. 2008;233:674-688.
39. Serhan CN, Clish CB, Brannon J et al. Novel functional sets of lipid-derived mediators with antiinflammatory actions generated from omega-3 fatty acids via cyclooxygenase 2-nonsteroidal antiinflammatory drugs and transcellular processing. J Exp Med. 2000;192:1197-1204.
40. Serhan CN. Resolution phases of inflammation: novel endogenous anti-inflammatory and pro-resolving lipid mediators and pathways. Annu Rev Immunol. 2007;25:101-137.
41. Gilroy DW, Newson J, Sawmynaden P et al. A novel role for phospholipase A2 isoforms in the checkpoint control of acute inflammation. FASEB J. 2004;18:489-498.
42. Seki H, Tani Y, Arita M. Omega-3 PUFA derived anti-inflammatory lipid mediator resolvin E1. Prostaglandins Other Lipid Mediat. 2009;89:126-130.
43. Samuelsson B, Dahlen SE, Lindgren JA et al. Leukotrienes and lipoxins: structures, biosynthesis, and biological effects Science. 1987;237:1171-117-6.
44. Kohli P, Levy BD. Resolvins and protectins: mediating solutions to inflammation. Br J Pharmacol. 2009;158:960-71.
45. Serhan CN, Hamberg M, Samuelsson B. Lipoxins: novel series of biologically active compounds formed from arachidonic acid in human leukocytes. Proc Natl Acad Sci USA. 1984;81:5335-5339.
46. Godson C, Mitchell S, Harvey K et al. Cutting edge: lipoxins rapidly stimulate nonphlogistic phagocytosis of apoptotic neutrophils by monocyte-derived macrophages. J Immunol. 2000;164:1663-1667.
47. Lu Y, Hong S, Tjonahen E, Serhan CN. Mediator-lipidomics: databases and search algorithms for PUFA-derived mediators. J Lipid Res. 2005;46:790-802.
48. Serhan CN, Yang R, Martinod K et al. Maresins: novel macrophage mediators with potent antiinflammatory and proresolving actions. J Exp Med. 2009;206:15-23.
49. Serhan CN. Controlling the resolution of acute inflammation: a new genus of dual anti-inflammatory and proresolving mediators. J Periodontol. 2008;79:1520-1526.
50. Serhan CN. Systems approach with inflammatory exudates uncovers novel anti-inflammatory and pro-resolving mediators. Prostaglandins Leukot Essent Fatty Acids. 2008;79:157-163.
51. Arita M, Clish CB, Serhan CN. The contributions of aspirin and microbial oxygenase to the biosynthesis of anti-inflammatory resolvins: novel oxygenase products from omega-3 polyunsaturated fatty acids. Biochem Biophys Res Commun. 2005;338:149-157.
52. Seki H, Fukunaga K, Arita M et al. The anti-inflammatory and proresolving mediator resolvin E1 protects mice from bacterial pneumonia and acute lung injury. J Immunol. 2010;184:836-843.
53. Serhan CN, Sriram Krishnamoorthy AR, Chiang N. Novel anti-inflammatory – Pro-resolving mediators and their receptors. Curr Top Med Chem. 2011;11:629-647.
54. Navarro Xavier RA, Newson J, Silveira VLF et al. A new strategy for the identification of novel molecules with targeted proresolution of inflammation properties. J Immunol. 2010;184:1516-1525.
55. Paoloni-Giacobino A, Grimble R, Pichard C. Genomic interactions with disease and nutrition. Clin Nutr 2003;22:507-514.
56. Corella D, Ordovás JM. Interactions between dietary n-3 fatty acids and genetic variants and risk of disease. Br J Nutr. 2012;107:S271-S283.
57. Visentainer JEL, Sell AM, Silva GC et al. TNF, IFNG, IL-6, IL-10 and TGFB1 gene polymorphisms in South and Southeast Brazil. Intern J Immunogenetics. 2008;35:287-293.
58. Nakada T et al. Influence of toll-like receptor 4, CD14, tumor necrosis factor, and interleukine-10 gene polymorphisms on clinical outcome in Japanese critically ill patients. J Surg Research. 2005;129:322-328.
59. Mira JP, Cariou A, Grall et al. Association of TNF2, a TNF-alfa promoter polymorphism, with septic shock susceptibility and mortality – A multicenter study. JAMA. 1989;1:282.
60. Cederholm T, Persson M, Anderson P et al. Polymorphisms in cytokine genes influence long-term survival differently in elderly male and female patients. Journal of Internal Medicine. 2007;262;215-223.
61. Carvalho-Silva DR, Santos FR, Rocha J, Pena SD. The phylogeography of Brazilian Y-chromosome lineages. American Journal of Human Genetics. 2001;68:281-289.
62. Bokor S, Dumont J, Spinneker A, Gonzalez-Gross M et al. Single nucleotide polymorphisms in the FADS gene cluster are associated with delta-5 and delta-6 desaturase activities estimated by serum fatty acid ratios. J Lipid Res. 2010;51(8):2325-2333.
63. Lacey JM, Wilmore DW. Is glutamine a conditionally essential amino acid? Nutrition Reviews. 1990;48:297-309.

64. Moskovitz B, Katz y, Singer P, Nativ O, Rosenberg B. Glutamine metabolism and utilization: relevance to major problems in health care. Pharmacological Research: the Official Journal of the Italian Pharmacological Society. 1994;30:61-71.
65. Walsh NP, Blannin AK, Robson PJ, Gleeson M. Glutamine, exercise and immune function: links and possible mechanisms. Sports Medicine. 1998;26:177-191.
66. Rogero MM, Tirapegui J. Aspectos nutricionais sobre glutamina e exercício físico. Nutrire 2003;25:87-112.
67. Rogero MM, Tirapegui J, Pedrosa RG et al. Plasma and tissue glutamine response to acute and chronic supplementation with L-alanyl-L-glutamine rats. Nutrition Research. 2004;24:261-270.
68. Rogero MM, Tirapegui J, Pedrosa RG, Castro IA, Pires ISO. Effect of alanyl-glutamine supplementation on plasma and tissue glutamine concentrations in rats submited to exhaustive exercise. Nutrition. 2006;22:564-571.
69. Calder PC. Fuel utilization by cells of the immune system. Proceedings of the Nutrition Society. 1995;54:65-82.
70. Newsholme P, Curi R, Pithon-Curi TC et al. Glutamine metabolism by lymphocytes, macrophages, and neutrophils: its importance in health and disease. Journal of Nutritional Biochemistry. 1999;10:316-324.
71. Rogero MM, Borges MC, De Castro IA et al. Effects of dietary glutamine supplementation on the body composition and protein status of early-weaned mice inoculated with Mycobacterium bovis Bacillus Calmette-Guerin. Nutrients. 2011;3:792-804.
72. Rogero MM, Borelli P, Fock RA et al. Effects of glutamine on the nuclear factor-kappaB signaling pathway of murine peritoneal macrophages. Amino Acids. 2010;39:435-441.
73. Rogero MM, Tirapegui J, Vinolo MA et al. Dietary glutamine supplementation increases the activity of peritoneal macrophages and hemopoiesis in early-weaned mice inoculated with Mycobacterium bovis bacillus Calmette-Guérin. Journal of Nutrition. 2008;138:1343-1348.
74. Rogero MM, Borelli P, Vinolo MA et al. Dietary glutamine supplementation affects macrophage function, hematopoiesis and nutritional status in early weaned mice. Clinical Nutrition. 2008;27:386-397.
75. Rogero MM, Borelli P, Fock RA et al. Glutamine in vitro supplementation partly reverses impaired macrophage function resulting from early weaning in mice. Nutrition. 2008;24:589-598.
76. Wischmeyer PE. Clinical applications of L-glutamine: past, present, and future. Nutrition in Clinical Practice. 2003;18:377-385.
77. Wischmeyer PE. Glutamine and heat shock protein expression. Nutrition. 2002;18(3):225-228.
78. Hamiel CR, Pinto S, Hau A, Wischmeyer PE. Glutamine enhances heat shock protein 70 expression via increased hexosamine biosynthetic pathway activity. American Journal of Physiology – Cell Physiology. 2009;297:C1509-C1519.
79. Singleton KD, Wischmeyer PE. Glutamine's protection against sepsis and lung injury is dependent on heat shock protein 70 expression. American Journal of Physiology-Regulatory Integrative and Comparative Physiology. 2007;292:R1839-R1845.
80. Wischmeyer PE, Riehm J, Singleton KD, Ren H, Musch MW, Kahana M, chang EB. Glutamine attenuates tumor necrosis factor-alpha release and enhances heat shock protein 72 in human peripheral blood mononuclear cells. Nutrition. 2003;19:1-6.
81. Wischmeyer PE. Glutamine: the first clinically relevant pharmacological regulator of heat shock protein expression? Current Opinion in Clinical Nutrition & Metabolic Care. 2006;9:201-206.
82. Park KJ, Gaynor RB, Kwak YT. Heat shock protein 27 association with the I κB kinase complex regulates tumor necrosis factor α-induced NF-κB activation. The Journal of Biological Chemistry. 2003;278:35272-35278.
83. Flaring UB, Rooyackers OE, Wernerman J, Hammarqvist F. Glutamine attenuates post-traumatic glutathione depletion in human muscle. Clinical Science. 2003;104:275-282.
84. Wischmeyer PE, Kahana M, Wolfson R et al. Glutamine induces heat shock protein and protects against endotoxin shock in the rat. The Journal of Applied Physiology. 2001;90:2403-2410.
85. Hatcher H, Planalp R, Cho J et al. Curcumin: From ancient medicine to current clinical trials. Cellular and Molecular Life Sciences. 2008;65:1631-1652.
86. Shehzad A, Khan S, Sup Lee Y. Curcumin molecular targets in obesity and obesity-related cancers. Future Oncology. 2012;8:179-190.
87. Schaffer M, Schaffer PM, Zidan J, Bar Sela G. Curcuma as a functional food in the control of cancer and inflammation. Current Opinion in Clinical Nutrition & Metabolic Care. 2011;14:588-597.
88. Alappat L, Awad AB. Curcumin and obesity: evidence and mechanisms. Nutrition Reviews. 2010;68:729-738.
89. Chung S, Yao H, Caito S, Wang JW et al. Regulation of SIRT1 in cellular functions: role of polyphenols. Archives of Biochemistry and Biophysics. 2010;501:79-90.
90. Aggarwal BB. Targeting inflammation-induced obesity and metabolic diseases by curcumin and other nutraceuticals. Annual Review of Nutrition. 2010;30:173-199.

91. Rahman I, Biswas SK, Kirkham PA. Regulation of inflammation and redox signaling by dietary polyphenols. Biochemical Pharmacology. 2006;72:1439-1452.

92. Aggarwal BB, Shishodia S. Molecular targets of dietary agents for prevention and therapy of cancer. Biochemical Pharmacology. 2006;71:1397-1421.

93. Li H, Xia N, Förstermann U. Cardiovascular effects and molecular targets of resveratrol. Nitric Oxide. 2012;26:102-110.

94. Stünkel W, Campbell RM. Sirtuin 1 (SIRT1): the misunderstood HDAC. Journal of Biomolecular Screening. 2011;16:1153-1169.

95. Horio Y, HayashI T, Kuno A, Kunimoto R. Cellular and molecular effects of sirtuins in health and disease. Clinical Science. 2011;121:191-203.

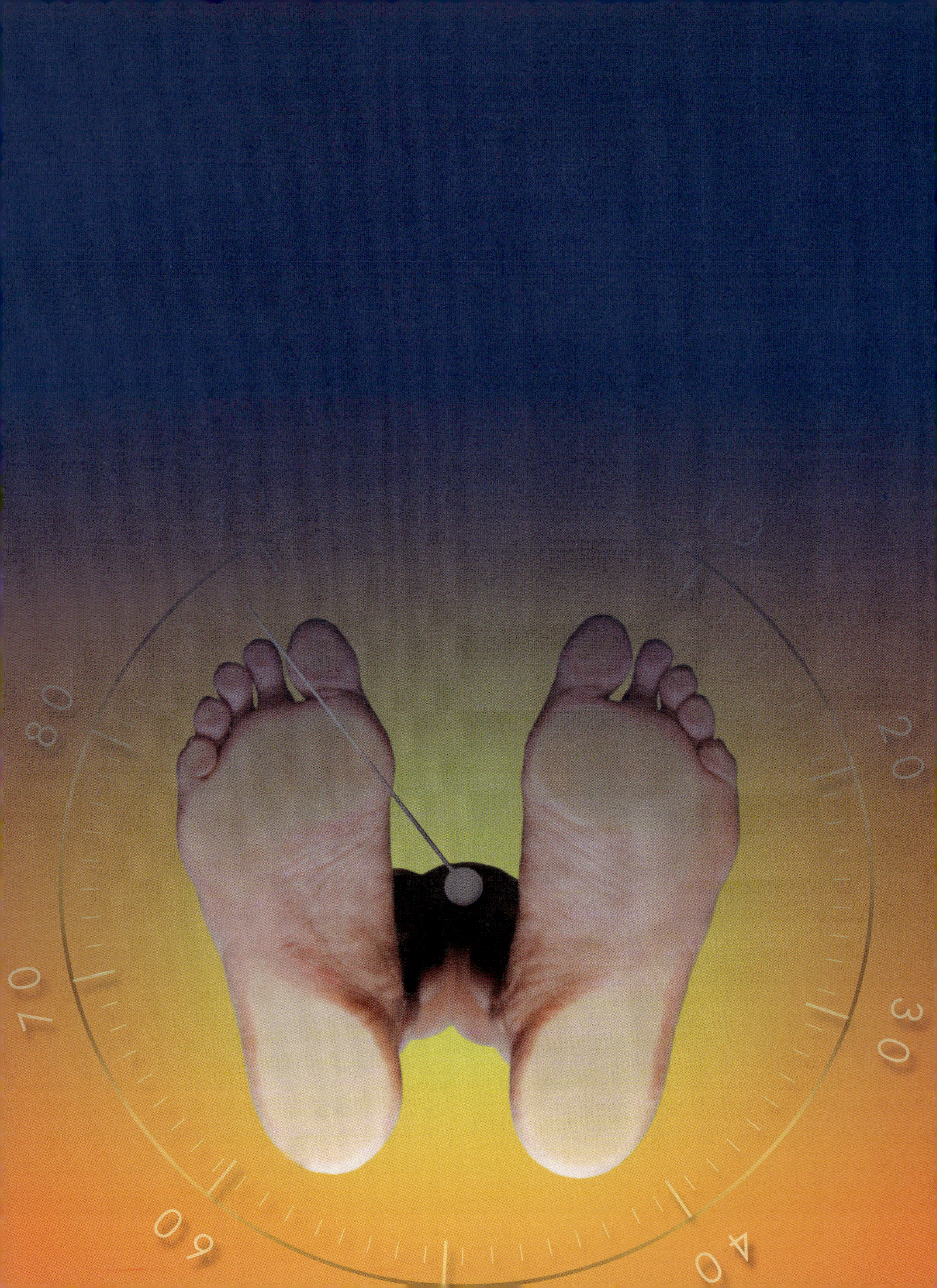
10
20
30
40
60
70
80

capítulo 26

Obesidade: Estado de Má Nutrição

Ariana Ester Fernandes
Ana Paula Grotti Clemente
Marcio Corrêa Mancini
Clarissa Tamie Hiwatashi Fujiwara

INTRODUÇÃO

A obesidade é um dos maiores desafios da saúde pública no século XXI. É sabido que a obesidade é uma doença multifatorial complexa, incluindo fatores ambientais como inatividade física e má alimentação.[1] Outros fatores também contribuem para o desenvolvimento da obesidade: fatores genéticos (patologias congênitas),[2] intrauterinos (crianças cujas mães tiveram diabetes gestacional; ou crianças cujas mães eram obesas mórbidas durante a gestação),[3] baixo peso ao nascer,[4] oscilação de peso no início da vida[5] e o tipo de aleitamento que a criança recebeu no início da vida.[6] O presente capítulo abordará a etiologia da obesidade sob o aspecto da má nutrição. Os capítulos 18, 19 e 20 abordaram a etiologia da obesidade como decorrência da programação metabólica intrauterina e no início da vida e suas consequências em longo prazo.

EPIDEMIOLOGIA DA OBESIDADE

A obesidade atingiu proporções pandêmicas, sendo considerada a quinta principal causa de morte no mundo. São atribuíveis ao sobrepeso e à obesidade 4 milhões, ou 7,1% do total de mortes no mundo por qualquer causa. A doença cardiovascular é a principal causa de mortalidade seguida do diabetes, representando, respectivamente, 2,7 e 0,6 milhões do total de óbitos. A doença renal crônica e o câncer representaram, cada um, menos de 10% do total de mortes associadas ao excesso de peso.[7]

Estimativas propostas pela Organização Mundial da Saúde (OMS) para 2010 apontam que as mais altas prevalências de sobrepeso e obesidade, para ambos os sexos, se concentram majoritariamente nos países desenvolvidos, no entanto, observa-se que, em muitos países em desenvolvimento, há relevantes prevalências de sobrepeso e obesidade (Figura 26.1 A e B).[8]

Nos países com desigualdades de renda, como o caso do Brasil, as proporções de crianças que vivem em relativa pobreza estão associadas com maiores prevalências do sobrepeso, independentemente do nível de renda absoluta.[9] Dados do levantamento nacional realizado pelo Instituto Brasileiro de Geografia e Estatística

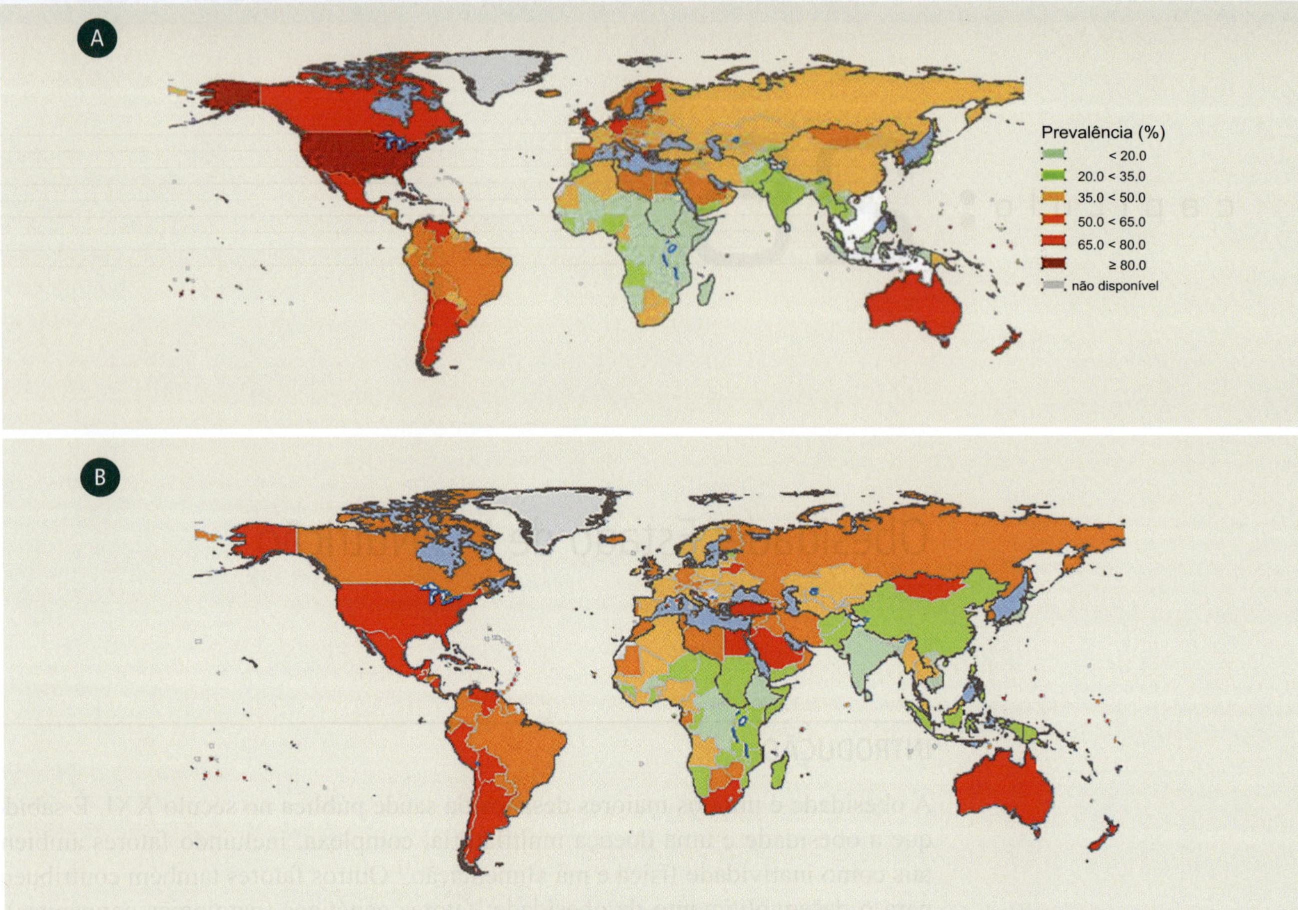

Figura 26.1 ▶ **A** Estimativas de prevalência de sobrepeso e obesidade em meninos acima de 15 anos, 2010. **B** Estimativas de prevalência de sobrepeso e obesidade em meninas acima de 15 anos, 2010. Fonte: WHO, 2012.[8]

(IBGE), em 2008/2009, mostram que na faixa etária entre 5 e 9 anos, aproximadamente 50% da população urbana brasileira tinha excesso de peso ou obesidade, e entre 10 e 19 anos, a prevalência era de 29,5%. Na população adulta, foi observada uma prevalência de aproximadamente 50% de excesso de peso ou obesidade.[10]

Nas últimas décadas, tem sido observado que os maiores incrementos da obesidade têm ocorrido em populações de países em desenvolvimento que apresentaram maior êxodo rural, com consequente mudança de hábito alimentar.

Estudos têm observado forte correlação entre a progressão da indústria alimentícia na década de 1980, com aumento na introdução de novos alimentos industrializados no mercado, e o aumento da prevalência de obesidade mundial (ver Capítulos 28 e 29).[11] Há uma evidente mudança no comportamento alimentar, marcada pelo aumento no consumo de produtos industrializados, com baixo valor nutritivo, rico em gorduras, açúcar e sal e elevada densidade energética, caracterizando uma má nutrição. Esse fato, associado à mudança de estilo de vida, com diminuição de atividade física, tem levado ao aumento da prevalência de sobrepeso/obesidade e doenças associadas em idades cada vez mais precoces.

A síndrome metabólica é um estado patológico caracterizado por uma condição clínica de alterações antropométricas, fisiológicas e bioquímicas em indivíduos, tais como: obesidade central, glicemia de jejum alterada e resistência à insulina, ocasionando o *diabete mellitus* tipo II, dislipidemias e hipertensão arterial. Muito embora não sejam critérios diagnósticos da síndrome metabólica, determinadas condições clínicas e fisiopatológicas podem estar frequentemente associadas, como a doença hepática gordurosa não alcoólica, hiperuricemia, síndrome da apneia e hipopneia obstrutiva do sono e síndrome de ovários policísticos.[1]

O QUE É MÁ NUTRIÇÃO?

O conceito abrangente de má nutrição engloba tanto a desnutrição decorrente de carências nutricionais (energia, proteína, ácidos graxos essenciais e micronutrientes), como os quadros clínicos causados por uma ingestão excessiva ou desbalanceada de nutrientes, tais como a obesidade, dislipidemias e outras doenças crônicas não transmissíveis (DCNT). Está relacionada a manifestações clínicas, antropométricas e/ou laboratorialmente diagnosticáveis. É importante ressaltar que a maior parte dos casos de má nutrição, atualmente, é aquela associada a excessos ou desequilíbrios nutricionais, atribuídos exclusivamente à inadequada ingestão de alimentos ao longo da vida, conforme mostra a Figura 26.2.[12]

SEGURANÇA ALIMENTAR

A segurança alimentar de uma população pressupõe o atendimento de diversas necessidades humanas, que incluem disponibilidade de alimentos, diversificação da dieta, condições salubres de moradia, acesso à educação e a serviços de saúde, todas essas necessidades são fortemente associadas ao grau de rendimento de uma nação.

Observa-se na Figura 26.3 que o aumento de 2% no rendimento *per capita* mundial, entre 1990 e 2010, resultou no aumento do consumo energético. Observa-se que, em média, no mundo inteiro, o consumo de energia da dieta aumentou em cerca de 210 kcal por pessoa/dia, ou seja, 8%. Nota-se que o aumento foi maior nos países em desenvolvimento (275 kcal/pessoa/dia), quando comparado aos países desenvolvidos (86 kcal/pessoa/dia). Entre todas as regiões dos países em desenvolvimento, os maiores aumentos absolutos (260 a 270 kcal/dia) se concentraram na Ásia (onde o crescimento econômico foi mais rápido), na América Latina e no Caribe, enquanto os menores aumentos (menos de 130 kcal/dia) foram na Oceania e na África Subsaariana (onde o crescimento econômico foi lento).[13]

O aumento da energia disponível dos alimentos tem sido acompanhado por mudanças na composição das dietas. Numerosos estudos têm demonstrado um aumento estatisticamente significativo de associações positivas entre o rendimento total familiar per capita e a diversidade dietética, definida como o número de alimentos individuais ou grupos de alimentos consumidos ao longo de um determinado período de tempo.

Uma pesquisa avaliando o consumo alimentar de 59 pesquisas domiciliares em 47 países em desenvolvimento comparou o perfil de consumo alimentar do quin-

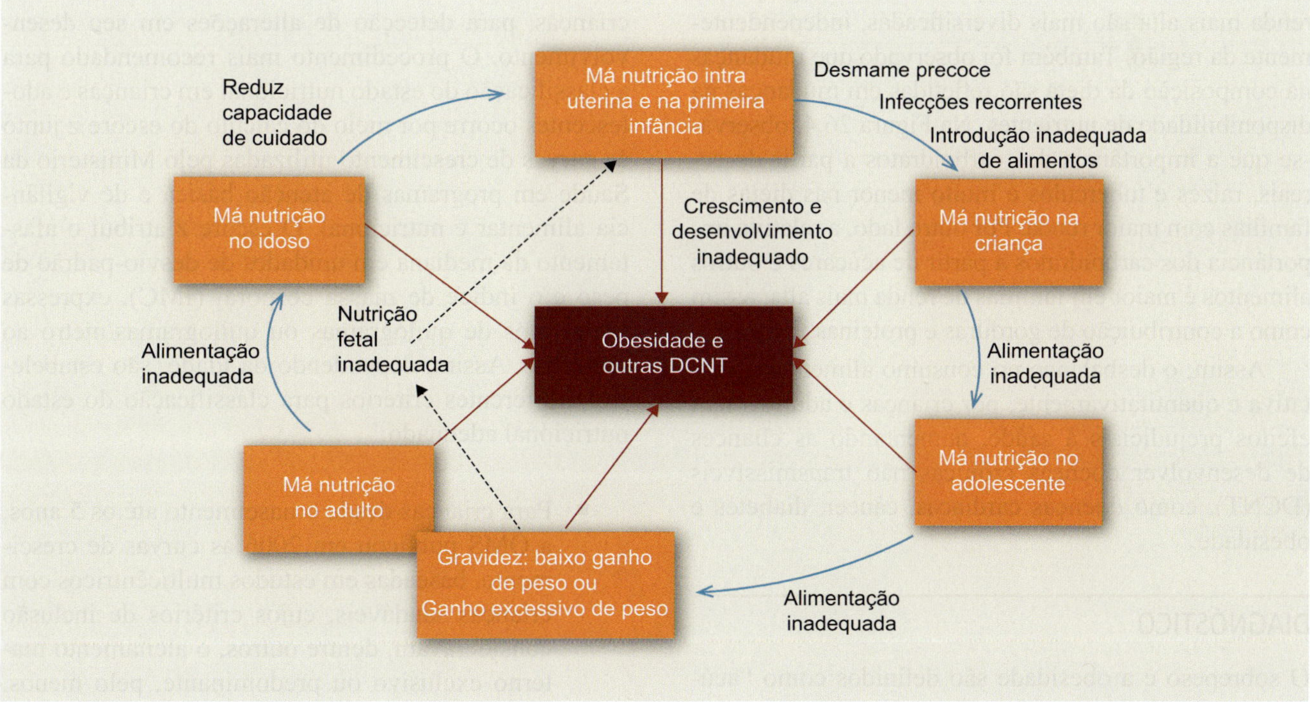

Figura 26.2 ► Influência da má alimentação sobre a obesidade e outras doenças crônicas não transmissíveis (DCNT) ao longo do ciclo da vida. Fonte: adaptada de Darnton-Hill et al., 2004.[12]

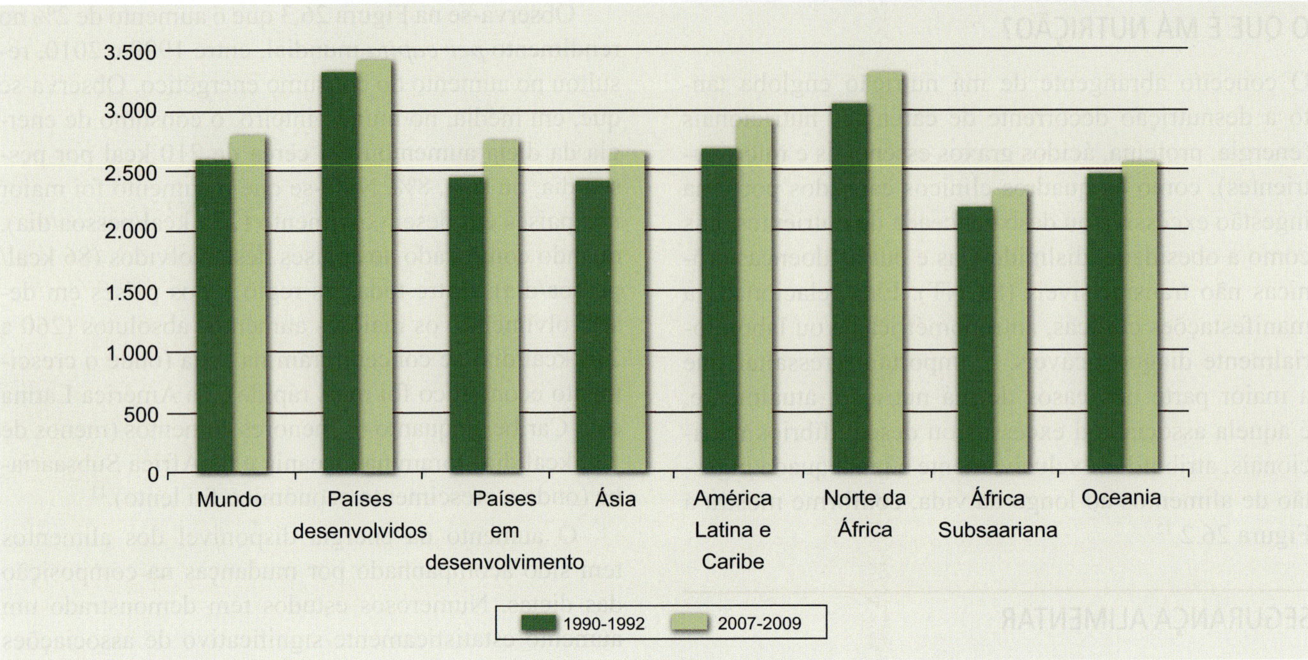

Figura 26.3 ▸ Média do consumo calórico diário total por indivíduo (kcal/dia/pessoa) mundial e dividido por regiões. Fonte: adaptada de WHO, 2012.[13]

til de menor rendimento com o de maior rendimento e observou que, apesar das diferenças regionais nas dietas, os resultados confirmam que as dietas dos grupos de renda mais alta são mais diversificadas, independentemente da região. Também foi observado que mudanças na composição da dieta são refletidas em mudanças na disponibilidade de nutrientes. Na Figura 26.4, observa-se que a importância dos carboidratos a partir de cereais, raízes e tubérculos é muito menor nas dietas de famílias com maior renda. Por outro lado, a relativa importância dos carboidratos a partir de açúcares e outros alimentos é maior em famílias de renda mais alta, assim como a contribuição de gorduras e proteínas.[13]

Assim, o desbalanço no consumo alimentar qualitativa e quantitativamente, por crianças e adultos, tem efeitos prejudiciais à saúde, aumentando as chances de desenvolver doenças crônicas não transmissíveis (DCNT), como doenças cardíacas, câncer, diabetes e obesidade.

DIAGNÓSTICO

O sobrepeso e a obesidade são definidos como "acúmulo anormal ou excessivo de gordura que apresenta um risco para a saúde".

Assim, para diagnóstico de sobrepeso e obesidade, deve-se monitorar o estado nutricional por meio da avaliação antropométrica, procedimento mais utilizado em saúde pública, que é uma ferramenta fundamental para avaliação das condições de saúde, sobretudo em crianças, para detecção de alterações em seu desenvolvimento. O procedimento mais recomendado para a classificação do estado nutricional em crianças e adolescentes ocorre por meio do cálculo do escore z junto às curvas de crescimento utilizadas pelo Ministério da Saúde em programas de atenção básica e de vigilância alimentar e nutricional. O escore z atribui o afastamento da mediana em unidades de desvio-padrão de peso e o índice de massa corporal (IMC), expressas em termos de quilogramas ou quilogramas/metro ao quadrado. Assim, dependendo da idade, são estabelecidos diferentes critérios para classificação do estado nutricional adequado:[1]

- Para crianças desde o nascimento até os 5 anos, a OMS publicou em 2006 as curvas de crescimento, baseadas em estudos multicêntricos com crianças saudáveis, cujos critérios de inclusão consideravam, dentre outros, o aleitamento materno exclusivo ou predominante, pelo menos, até os quatro meses de idade e aleitamento materno parcial até, no mínimo, 12 meses de idade, refletindo um padrão de crescimento sob condições ótimas do ponto de vista biológico. Crian-

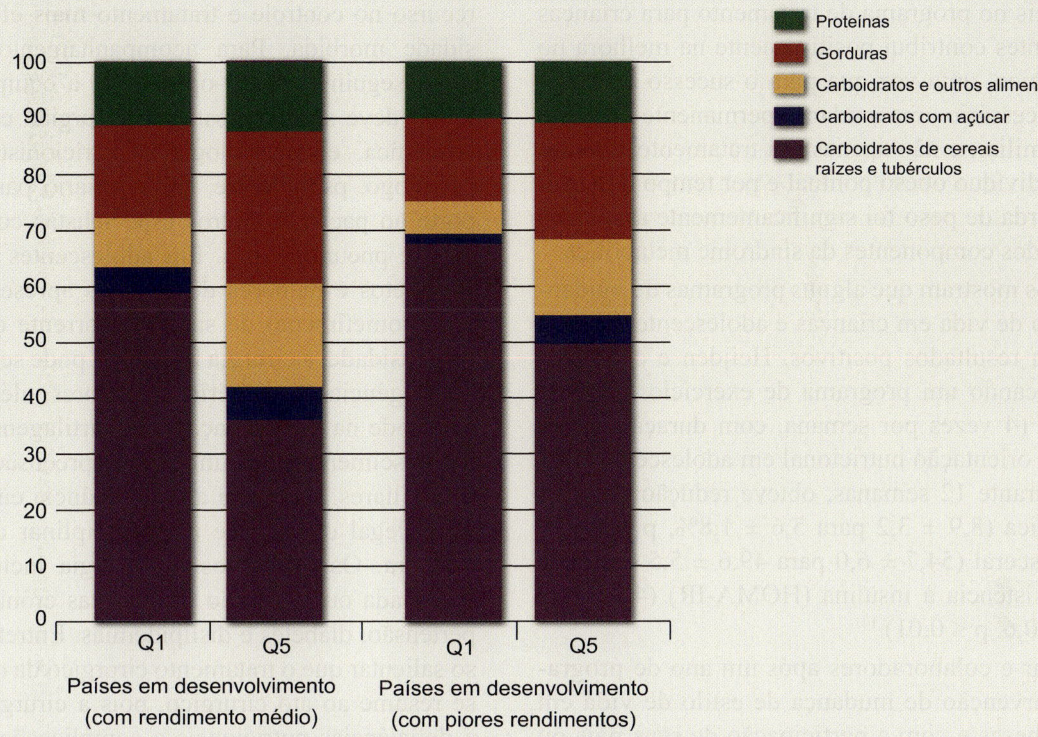

Figura 26.4 ▶ Distribuição de macronutrientes no total de energia consumida. Fonte: adaptada de WHO, 2012.[13]

ças com escore z de IMC para idade ou peso para estatura acima de +1 são classificadas com sobrepeso e acima de +2 com obesidade.

- Para os indivíduos com idade entre 5 e 19 anos, foi reconstruída, em 2007, a curva de referência baseada no levantamento realizado pelo Centro Nacional de Estatística e Saúde (NCHS)/OMS em 1977. Indivíduos com escore z na curva de IMC para idade superior a +1 são classificadas com sobrepeso, acima de +2 com obesidade e acima de +3 com obesidade grave.
- Para indivíduos adultos, a medida mais comumente usada para diagnóstico de sobrepeso e obesidade é o IMC – um índice simples, definido como o peso em quilogramas dividido pelo quadrado da estatura em metros (kg/m^2). O IMC é o mesmo para ambos os sexos e baseia-se na associação a doenças crônicas e mortalidade. No entanto, deve ser considerado como guia, pois ele pode não corresponder à mesma porcentagem de gordura em indivíduos distintos e não indica a distribuição de gordura corporal em diferentes populações. Indivíduos com IMC acima de 25 kg/m^2 e abaixo de 30 kg/m^2 são classificados com sobrepeso e indivíduos com IMC acima de 30 kg/m^2 são classificados como obesos.
- Para idosos – indivíduos com 60 anos ou mais – a classificação do estado nutricional se diferencia de adultos em decorrência das alterações fisiológicas inerentes ao processo de envelhecimento, como modificações na composição corporal e maior risco de sarcopenia. O sobrepeso é diagnosticado pelo IMC acima de 27 kg/m^2, segundo os pontos de corte recomendados pelo Sistema de Vigilância Alimentar e Nutricional (SISVAN) do Ministério da Saúde (MS).

TRATAMENTO

Programas de intervenção de mudança de estilo de vida, com uma equipe multiprofissional, e terapias interdisciplinares são amplamente recomendados na literatura para o tratamento de pacientes obesos. Estudos apontam que a participação e envolvimento dos pais ou responsáveis no programa de tratamento para crianças e adolescentes contribui positivamente na melhora no quadro clínico, uma vez que para o sucesso do tratamento é necessário uma mudança permanente no estilo de vida familiar, e não apenas um tratamento direcionado ao indivíduo obeso pontual e por tempo determinado. A perda de peso foi significantemente associada à melhora dos componentes da síndrome metabólica.

Estudos mostram que alguns programas de mudança de estilo de vida em crianças e adolescentes obesos apresentam resultados positivos. Heijden e colaboradores, aplicando um programa de exercício aeróbico controlado (4 vezes por semana, com duração de 30 minutos) e orientação nutricional em adolescentes hispânicos durante 12 semanas, obteve redução de: gordura hepática (8,9 ± 3,2 para 5,6 ± 1,8%, $p < 0,05$), gordura visceral (54,7 ± 6,0 para 49,6 ± 5,5 cm^2, $p < 0,05$) e resistência à insulina (HOMA-IR) (4,9 ± 0,7 para 4,1 ± 0,6, $p < 0,01$).[14]

Reinehr e colaboradores após um ano de programa de intervenção de mudança de estilo de vida em crianças obesas e com a participação de seus pais ou responsáveis, com uma equipe multiprofissional, observou redução da prevalência de síndrome metabólica (19 para 9%, de acordo com a definição do IDF) e melhora de circunferência abdominal, pressão arterial e glicemia.[15]

No Brasil, um estudo de intervenção clínica em adolescentes obesos, com uma terapia multiprofissional, com um ano de duração, estudou a correlação das citocinas: interleucina 6 (IL-6), interleucinas 10 (IL-10) e o fator de necrose tumoral alfa (TNF-alfa) e verificou correlação positiva entre gordura visceral e IL-6 e TNF-alfa e correlação negativa entre gordura subcutânea e TNF-alfa e adiponectina.[16] Outro estudo do mesmo grupo de pesquisa mostrou que, em adolescentes submetidos ao mesmo protocolo de tratamento, as concentrações séricas de leptina, insulina e HOMA-IR são inversamente proporcionais à densidade mineral óssea (BMD).[17] Apesar da limitação do tamanho das amostras de ambos os estudos, eles indicam que a perda de peso (gordura visceral), efeito do tratamento, foi altamente correlacionada com a diminuição do estado inflamatório, característica da obesidade, sugerindo que a terapia multiprofissional foi eficaz.

No entanto, para pacientes com obesidade mórbida, ou seja, pacientes com IMC acima de 40 kg/m^2 por mais de 2 anos ou que possuírem IMC acima de 35 kg/m^2 e DCNT decorrente do processo de obesidade, ambos com insucesso em terapias conservadoras realizadas continuamente, a cirurgia bariátrica é considerada um recurso no controle e tratamento mais efetivo da obesidade mórbida. Para acompanhamento no período pré e seguimento pós-operatório, a equipe multidisciplinar deve ser composta por cirurgião com formação específica, endocrinologista, nutricionista, nutrólogo, psicólogo, psiquiatra e, se necessário para melhor suporte ao paciente, outros especialistas como cardiologista e pneumologista. Em adolescentes com 16 anos completos e menores de 18 anos apresentando grave comprometimento de saúde decorrente da magnitude da obesidade, a cirurgia bariátrica pode ser considerada na exigência dos critérios anteriores, além da obrigatoriedade na consolidação das cartilagens das epífises de crescimento dos punhos, compreensão do paciente e familiares, mediante a concordância entre o responsável legal e a equipe multidisciplinar composta por pediatra. Os benefícios da cirurgia incluem melhora acentuada ou resolução de doenças crônicas como hipertensão, diabetes e dislipidemias. Entretanto, é preciso salientar que o tratamento cirúrgico da obesidade não se resume ao ato cirúrgico, pois a cirurgia pode levar a deficiências nutricionais e complicações clínicas em curto e longo prazo.[18]

Os *deficit* nutricionais são comuns nos indivíduos submetidos à cirurgia bariátrica disabsortiva ou mista. A necessidade de acompanhamento periódico e suplementação específica no pós-operatório são consensuais. Tão importante quanto o acompanhamento pós-operatório, é a avaliação nutricional bioquímica pré-operatória, visto que deficiências prévias à cirurgia podem acarretar em graves consequências clínicas após a cirurgia.

Tipos de cirurgia bariátrica

As cirurgias bariátricas se diferenciam pelo mecanismo de funcionamento. Existem três procedimentos básicos da cirurgia bariátrica e metabólica:[19]

- **Restritivos:** são procedimentos que produzem a perda de peso exclusivamente por limitar a quantidade de alimentos que o estômago é capaz de comportar.
- **Disabsortivos:** as técnicas disabsortivas têm como foco o intestino, reduzindo a superfície de contato para absorção e digestão do alimento.
- **Mistos:** nas operações mistas, há uma combinação dos dois tipos anteriores, reduzindo a ingestão e absorção de alimentos.

São quatro as modalidades de cirurgia bariátrica mais utilizadas no Brasil, mostradas na Figura 26.5. O prin-

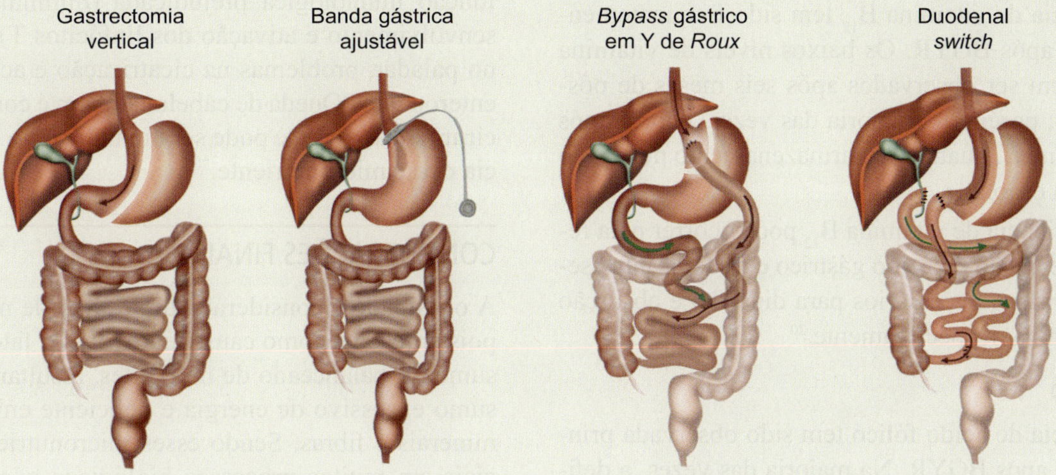

Figura 26.5 ▶ Técnicas de cirurgia bariátrica mais utilizadas no Brasil. Fonte: adaptada de SBCB, 2017.[21]

cipal tipo de cirurgia bariátrica realizado atualmente é o *bypass* gástrico em Y de Roux (BGYR), no qual o estômago é reduzido radicalmente (para apenas 30 a 50 mL), agregado a uma derivação jejunal em forma de Y, que promove pequeno grau de má-absorção e intolerância para carboidratos.

Deficiências nutricionais no pós-cirúrgico

As implicações dos procedimentos da cirurgia bariátrica no estado nutricional do paciente se devem especificamente às alterações anatômicas e fisiológicas que prejudicam as vias de absorção e/ou ingestão alimentar. O conhecimento da fisiologia de absorção do trato gastrointestinal é fundamental para compreender as potenciais deficiências nutricionais observadas após a cirurgia.

A restrição energética é componente extremamente necessário para perda de peso; porém, pode ser associada a efeitos secundários indesejáveis, tais como aversão a alguns alimentos, dieta desequilibrada, desnutrição proteica e deficiências de alguns nutrientes.

Com o uso de técnicas disabsortivas e mistas, aproximadamente 25% de proteína e 72% de gordura deixam de ser absorvidos. Consequentemente, nutrientes como as vitaminas lipossolúveis e o zinco, que dependem da gordura dietética para serem absorvidos, podem ficar deficientes. Outro fator resultante dessas técnicas cirúrgicas que pode acarretar em má-absorção de muitos micronutrientes é a diminuição do tempo de trânsito gastrintestinal, por redução da superfície de contato do alimento com o intestino. Alguns micronutrientes que merecem atenção especial por causa da absorção e/ou digestão prejudicada pela cirurgia incluem ferro, cálcio, vitamina D, tiamina, vitamina B_{12}, ácido fólico e zinco.[20]

Ferro

A deficiência de ferro é comum nessa população, principalmente em mulheres com idade fértil. A absorção do ferro é comprometida pela redução do consumo de alimentos fonte desse micronutriente (como carnes, por exemplo), pela diminuição da quantidade de ácido gástrico (o que dificulta a digestão) e pela modificação no duodeno (parte do intestino onde a maior parte do ferro é absorvida).[20]

Cálcio e vitamina D

A carência de vitamina D está presente em grande parte da população. O reconhecimento desse déficit e correção antes mesmo da cirurgia é muito importante para maximizar as concentrações de vitamina D, prevenindo complicações em médio e longo prazo, como a desmineralização óssea. Dado que o cálcio é absorvido no duodeno e no jejuno proximal, a situação pode ser agravada após cirurgia do tipo disabsortivo.[20]

Tiamina

A deficiência de vitaminas do complexo B é muito comum no período pós-operatório. Deve receber atenção particular a deficiência de tiamina, que pode ocorrer de forma aguda em indivíduos que apresentam vômitos prolongados e está associada a sintomas neurológicos graves, que podem ser irreversíveis.[20]

Vitamina B12

A deficiência de vitamina B_{12} tem sido frequentemente relatada após BGYR. Os baixos níveis de vitamina B_{12} já podem ser observados após seis meses de pós-operatório; porém, na maioria das vezes, ocorre após um ano ou mais, quando seu armazenamento no fígado se encontra esgotado.

A deficiência de vitamina B_{12} pode ocorrer pela redução da secreção do ácido gástrico e do fator intrínseco no estômago, necessários para digestão e absorção dessa vitamina, respectivamente.[20]

Ácido fólico

A deficiência de ácido fólico tem sido observada principalmente após BGYR. Na maioria das vezes, a deficiência de ácido fólico após cirurgia bariátrica ocorre em razão da diminuição da ingestão, e não em decorrência de sua má-absorção. Outro fator importante que pode resultar na deficiência de ácido fólico é a deficiência de vitamina B_{12}, necessária para a conversão do ácido metiltetra-hidrofólico (forma inativa da vitamina) em ácido tetra-hidrofólico (forma ativa).[20]

Zinco

O zinco é absorvido no duodeno e no jejuno proximal, que também podem ser alterados pela cirurgia. Algumas manifestações da deficiência de zinco incluem função imunológica prejudicada (diminuição do desenvolvimento e ativação dos linfócitos T), alterações no paladar, problemas na cicatrização e acrodermatite enteropática. Queda de cabelo também é comum após a cirurgia bariátrica e pode ser um indicativo da deficiência desse micronutriente.[20]

CONSIDERAÇÕES FINAIS

A obesidade é considerada um estado de má nutrição, pois apresenta como causa, entre outros fatores, o consumo desbalanceado de nutrientes, resultando no consumo excessivo de energia e deficiente em vitaminas, minerais e fibras. Sendo esses micronutrientes essenciais em muitos processos biológicos que regulam o peso corporal direta ou indiretamente. Os benefícios metabólicos desses micronutrientes no controle da perda de peso incluem a regulação do apetite, da fome, da absorção de nutrientes, da taxa metabólica, do metabolismo de lipídios e carboidratos, das funções das glândulas tireoide e suprarrenais, do armazenamento de energia, da homeostase da glicose, de atividades neurais, entre outros. Assim, não só a adequação calórica, mas também a de micronutrientes são importantes para uma boa saúde e para o sucesso do tratamento para perda de peso e manutenção em longo prazo.

REFERÊNCIAS

1. Associação Brasileira para o Estudo da Obesidade e da Síndrome Metabólica (ABESO). Diretrizes Brasileiras de Obesidade. 4. ed. São Paulo: ABESO; 2016.
2. Farooqi S, O'Rahilly S. Genetics of obesity in humans. Endocr Rev. 2006;27:710-718.
3. Lawlor DA, Fraser A, Lindsay RS et al. Association of existing diabetes, gestational diabetes and glycosuria in pregnancy with macrosomia and off spring body mass index, waist and fat mass in later childhood: findings from a prospective pregnancy cohort. Diabetologia. 2010;53:89-97.
4. Ong KK, Loos RJ. Rapid infancy weight gain and subsequent obesity: systematic reviews and hopeful suggestions. Acta Paediatr. 2006;95:904-908.
5. Taylor RW, Grant AM, Goulding A, Williams SM. Early adiposity rebound: review of papers linking this to subsequent obesity in children and adults. Curr Opin Clin Nutr Metab Care. 2005;8:607-612.
6. Black ER, Allen LH, Bhutta ZA et al. Maternal and child undernutrition: global and regional exposures and health consequences. The Lancet. 2008;371:243-260.7.
7. The Global Burden of Disease Study (GBD) 2015 Obesity Collaborators, Afshin A, Forouzanfar MH et al. Health Effects of Overweight and Obesity in 195 Countries over 25 Years. N Engl J Med. 2017;377(1):13-27.
8. World Health Organization (WHO). Obesity and Overweight. Disponível em: http://www.who.int/mediacentre/factsheets/fs311/en/. Acesso em: 26/09/2012.
9. Lobstein T, Baur L, Uauy R. IASO International Obesity Task Force, Obesity in children and young: a crisis in public health. Obes Rev. 2004;5(supp 1):4-104.
10. Brasil. Ministério do Planejamento, Orçamento e Gestão, Instituto Brasileiro de Geografia e Estatística, Pesquisa de orçamentos familiares 2008-2009. Antropometria e Estado Nutricional de Crianças, adolescentes e adultos no Brasil. Rio de Janeiro: IBGE; 2010.

11. Enes CC, Slater B. Obesity in adolescence and its main determinants. Rev Bras Epidemiol. 2010;13(1):163-71.
12. Darnton-Hill I, Nishida C, James WP. A life course approach to diet, nutrition and the prevention of chronic diseases. Public Health Nutr. 2004;7(1A):101-21.
13. McGuire S. WHO, World Food Programme, and International Fund for Agricultural Development. 2012. The State of Food Insecurity in the World 2012. Economic growth is necessary but not sufficient to accelerate reduction of hunger and malnutrition. Rome: FAO. Adv Nutr. 2013;4(1):126-7.
14. Heijden G, Wang Z, Chu Z et al. A 12-week aerobic exercise program reduces hepatic fat accumulation and insulin resistence in obese, Hispanic adolescents. Epidemiology. 2010;18(2):384-390.
15. Reinehr T, Kleber M, Toschke AM. Lifestyle intervention in obese children is associated with a decrease of the metabolic syndrome prevalence. Atherosclerosis. 2009;207:174-180.
16. Lira FS, Rosa JC, Dos Santos RV et al. Visceral fat decreased by long-term interdisciplinary lifestyle therapy correlated positively with interleukin-6 and tumor necrosis factor-α and negatively with adiponectin levels in obese adolescents. Metabolism. 2011;60(3):359-65.
17. do Prado WL, de Piano A, Lazaretti-Castro M et al. Relationship between bone mineral density, leptin and insulin concentration in Brazilian obese adolescents. J Bone Miner Metab. 2009;27(5):613-9.
18. Mancini MC. Bariatric surgery – an update for the endocrinologist. Arq Bras Endocrinol Metab. 2014;58(9):875-8.
19. Mechanick JI, Youdim A, Jones DB et al. Clinical practice guidelines for the perioperative nutritional, metabolic, and nonsurgical support of the bariatric surgery patient--2013 update: cosponsored by American Association of Clinical Endocrinologists, The Obesity Society, and American Society for Metabolic & Bariatric Surgery. Obesity (Silver Spring). 2013;21(Suppl 1):S1-27.
20. Pories WJ. Bariatric surgery: risks and rewards. J Clin Endocrinol Metab. 2008;93(11):89-96.
21. Sociedade Brasileira de Cirurgia Bariátrica e Metabólica. Técnicas cirúrgicas. [Acesso em 5 out 2017]. Disponível em: https://www.sbcbm.org.br/tecnicas-cirurgicas/#1508949384822-df39ca6a-199b.

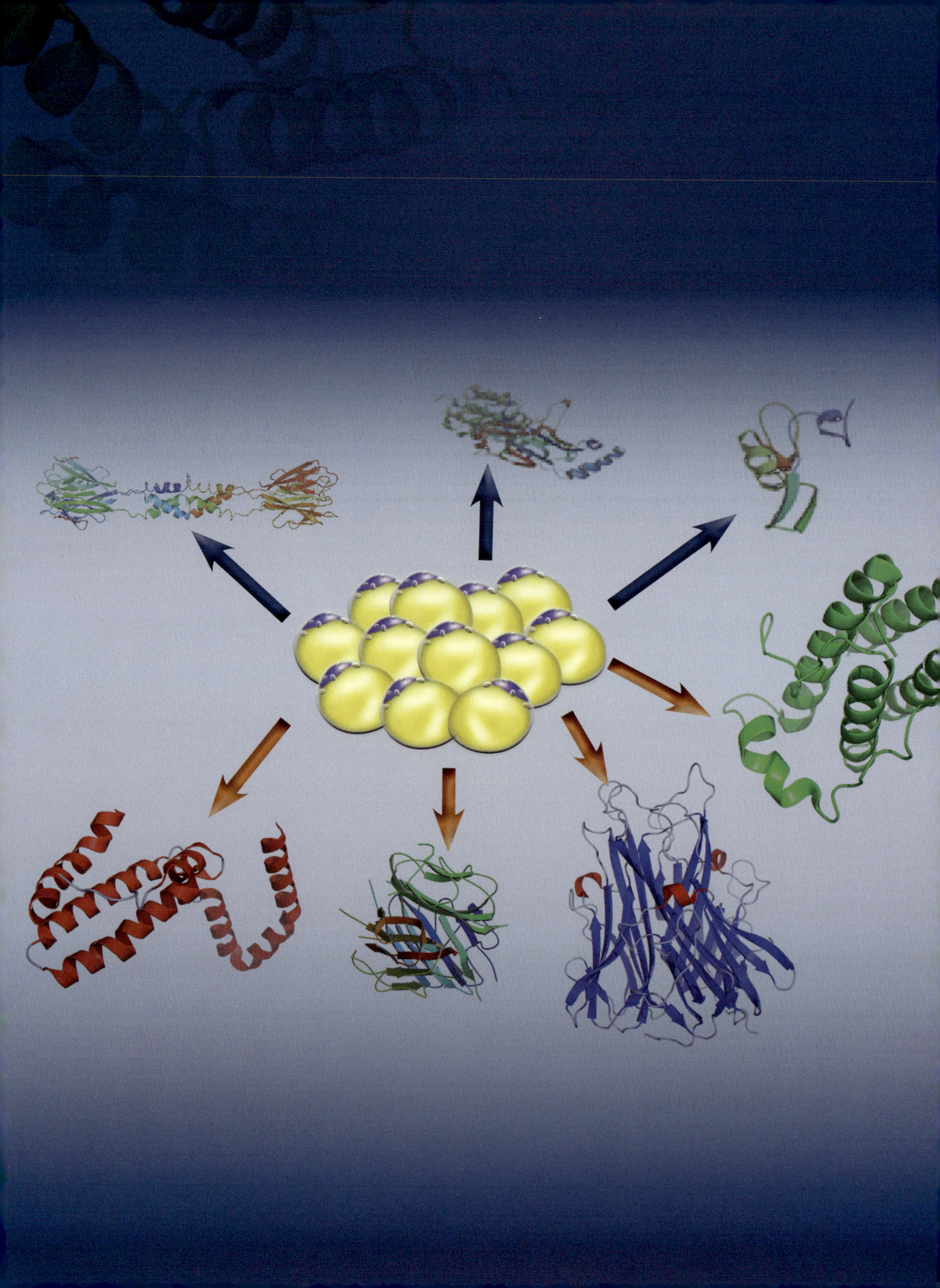

capítulo 27

Obesidade, Adipocinas e Mecanismos Inflamatórios

Claudia Oller do Nascimento
Eliane Beraldi Ribeiro
Lila Missae Oyama

INTRODUÇÃO

A obesidade é considerada uma doença crônica associada com um estado de inflamação subclínica. Pode levar ao desenvolvimento de aterosclerose, problemas cardiovasculares e *diabetes mellitus* do tipo II.

O tecido adiposo de indivíduos obesos produz várias citocinas pró-inflamatórias envolvidas no desenvolvimento dessas doenças.

A hipóxia do tecido adiposo, o estresse reticular endoplasmático, a ativação do sistema imunológico inato por ácidos graxos saturados e endotoxinas, provenientes da microbiota intestinal, foram identificados como desencadeantes desse processo inflamatório.

Neste capítulo, discutimos as citocinas e proteínas produzidas pelo tecido adiposo, conhecidas genericamente como adipocinas, e os mecanismos envolvidos na regulação de sua secreção: hipóxia e microbiota.[1,2]

ADIPOCINAS

A função precípua do tecido adiposo é armazenar energia na forma de triacilgliceróis e liberar ácidos graxos e glicerol quando há necessidade de produção de ATP pelo organismo.

Na década de 1990, o tecido adiposo branco passa a ser reconhecido como um importante tecido secretor com a descoberta da leptina pelo grupo do Dr. Friedman.

Desde então, várias proteínas foram descritas como sendo secretadas pelo tecido adiposo, denominadas genericamente de adipocinas. Essa denominação é aplicada exclusivamente às proteínas secretadas pelo tecido adiposo e não às proteínas citoplasmáticas ou de membrana.

As adipocinas têm efeitos autócrinos, parácrinos e endócrinos. Podem ser divididas em (Figura 27.1):[3,4]

1. **Adipocinas relacionadas com a homeostase energética:** a leptina, resistina, *fasting-induced adipose factor* (FIAF), visfatina, adiponectina;

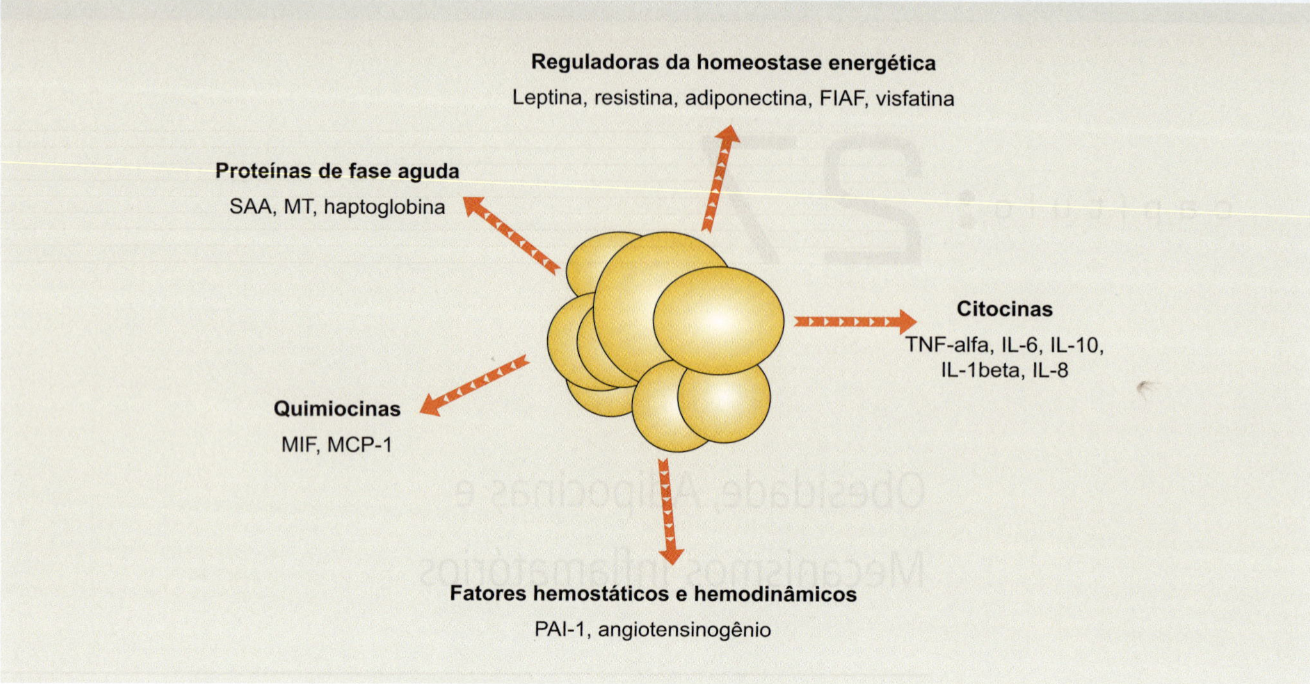

Figura 27.1 ► Classificação das adipocinas de acordo com suas características e funções.

2. **Proteínas de fase aguda:** haptoglobina, metalotioneína (MT), amiloide A sérico (SAA);
3. **Citocinas:** fator de necrose tumoral-alfa (TNF-alfa), interleucina 6 (IL-6), IL-1beta, IL-8, IL-10;
4. **Fatores hemostáticos e hemodinâmicos:** inibidor do ativador de plasminogênio-1 (PAI-1) e angiotensinogênio;
5. **Quimiocinas:** proteína quimiotáxica de monócito-1 (MCP-1), fator inibidor de migração de macrófagos (MIF).

ADIPOCINAS RELACIONADOS À HOMEOSTASE ENERGÉTICA

Leptina

A leptina é uma molécula *citocina-like* produzida pelo gene *ob* que codifica uma proteína de peso molecular de 18 kDa. Essa molécula sofre clivagem, originando o hormônio ativo de 16 kDa.

O tecido adiposo branco é o principal produtor e determinante da concentração circulante de leptina, em especial o tecido adiposo subcutâneo. Isso é evidenciado pela correlação direta entre a concentração plasmática de leptina e a massa adiposa, refletindo o grau de adiposidade corporal. A leptina tem sido considerada como um adipostato. Entretanto, outros tecidos são reconhecidos, atualmente, como produtores e secretores de leptina, tais como a placenta, tecido adiposo marrom, estômago e músculo esquelético.

A leptina tem efeitos pleiotrópicos: regula o funcionamento de sistemas neuroendócrinos múltiplos ligados à homeostase energética, ao controle da ingestão de alimentos e à maturação do sistema reprodutivo feminino; reduz a secreção de insulina e melhora a resistência à insulina; estimula a hematopoiese, a angiogênese e o desenvolvimento fetal; inibe a osteogênese e modula o sistema imunológico e a resposta imune, entre outros.

Deficiência ou resistência à leptina causa hiperfagia, obesidade, infertilidade, susceptibilidade ao diabetes, hipometabolismo, elevação dos estoques de tecido adiposo e da concentração de glicocorticoides.

No sistema nervoso central, a leptina, após ser transportada pela barreira hematoencefálica, liga-se aos receptores Ob-Rb, presentes em neurônios do núcleo arqueado do hipotálamo, ativando a via JAK/STAT (*janus-kinase/signal transducer and activator of transcription*). Reduz-se, assim, a expressão de dois neuropeptídios orexígenos: o neuropeptídio Y (NPY) e a proteína semelhante à *Agouti* (AgRP) e estimula a expressão de neuropeptídios anorexígenos: o hormônio melanócito Estimulante (alfa-MSH) e o transcripto regulado por cocaína e anfetamina (CART), inibindo a ingestão alimentar e elevando o gasto energético.

A produção de leptina é regulada por hormônios, citocinas e pela ação do sistema nervoso. A insulina, os glicocorticoides, os estrógenos e o TNF-alfa estimulam a sua produção. As catecolaminas são potentes inibidores.

O jejum e a exposição ao frio inibem a secreção de leptina pelo tecido adiposo. A realimentação e a exposição ao calor revertem esse quadro.

Resistina

Desde a descoberta, em 2001, da secreção de resistina pelo tecido adiposo branco de roedores e a sua ligação com obesidade e diabetes, vários estudos foram realizados com o intuito de entender o papel da resistina em humanos, sendo os resultados controversos no que diz respeito a seu efeito sobre a resistência à insulina.

Em humanos, embora seja classificada como uma adipocina, a resistina é expressa principalmente pelos macrófagos e desempenha importante papel nos processos inflamatórios, tais como: disfunção endotelial, angiogênese, trombose e disfunção do músculo liso. Vários estudos correlacionam a resistina ao desenvolvimento de aterosclerose e problemas cardiovasculares. Esses efeitos da resistina envolvem a liberação de endotelina-1 (ET-1 – ativadora de células endoteliais), aumento de Moléculas de Adesão de Células Vasculares e Intracelulares (VCAM e ICAM).

O efeito pró-inflamatório da resistina parece ser iniciado por sua ligação ao receptor TLR-4 e ativação da via do do Fator Nuclear kappa B (NF-kappa B), MAPK e superprodução de espécies reativas ao oxigênio (Figura 27.2).

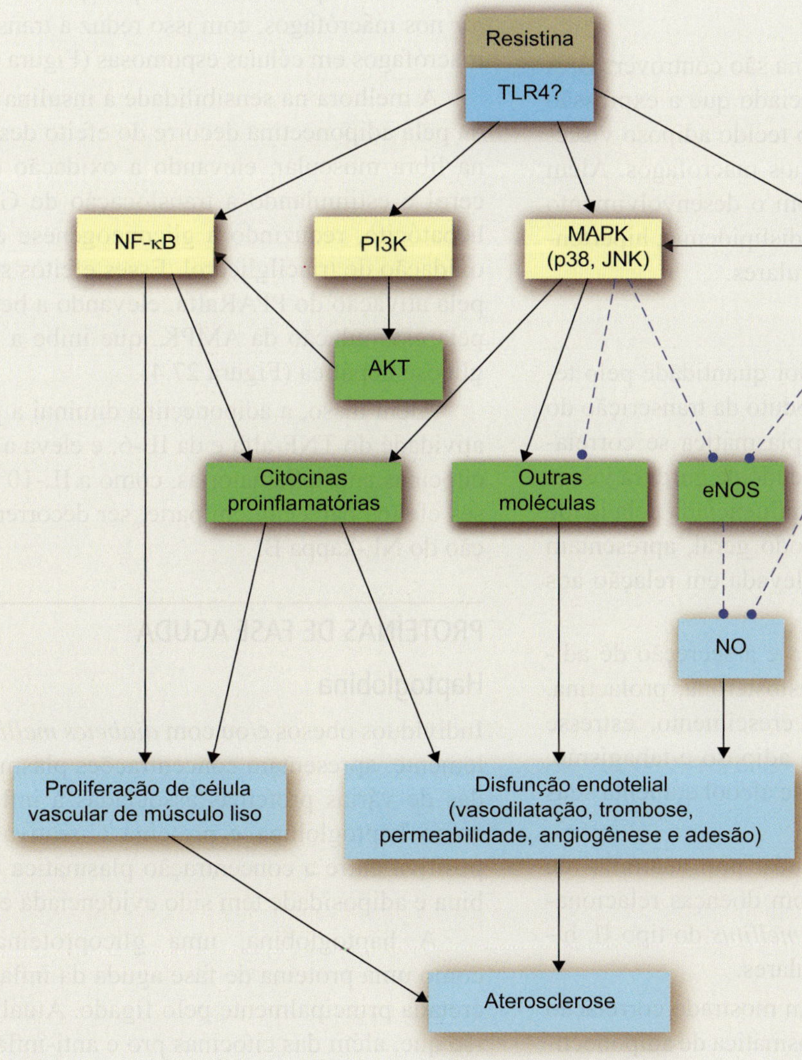

Figura 27.2 ▶ Esquema do mecanismo pró-inflamatório da resistina. (Fonte: adaptada de Jamaluddin et al., 2012).[4]

Fasting-induced adipose factor (FIAF)

O FIAF é uma proteína pertencente à família de proteínas semelhantes ao fibrinogênio e à angiopoietina e é sintetizado pelo tecido adiposo branco e marrom, fígado e células da mucosa intestinal. O FIAF inibe a ação da Lipase Lipoproteica (LPL) no tecido adiposo, levando à redução da captação de triacilgliceróis. Sua secreção sofre influência do jejum de dietas ricas em gordura e hipercalóricas, possivelmente, por modificarem a microbiota intestinal. No jejum, as concentrações plasmáticas de FIAF estão elevadas. Após ingestão de dietas hipercalóricas, a concentração de FIAF reduz com consequente elevação na atividade da LPL no tecido adiposo.

Pesquisas demonstram que o FIAF participa da regulação da ingestão alimentar e que pode exercer papel coadjuvante ao da leptina, como molécula sinalizadora do estado nutricional.

Visfatina

As pesquisas referentes à visfatina são controversas. A maioria dos estudos tem evidenciado que a expressão gênica e proteica de visfatina no tecido adiposo visceral ocorre predominantemente nos macrófagos. Além disso, relacionam a visfatina com o desenvolvimento de *diabetes mellitus*, obesidade, dislipidemia, hipertensão, doenças renais e cardiovasculares.

Adiponectina

Adiponectina, secretada em maior quantidade pelo tecido adiposo subcutâneo, é o produto da transcrição do gene *apM1*. Sua concentração plasmática se correlaciona negativamente com o conteúdo de gordura visceral e a área do adipócito, sendo influenciada pela idade e pelo gênero. Mulheres, de modo geral, apresentam concentração de adiponectina elevada em relação aos homens.

A expressão gênica, proteica e a secreção de adiponectina são reduzidas pela testosterona, prolactina, glicocorticoides, hormônio do crescimento, estresse oxidativo, inflamação no tecido adiposo e tabagismo, enquanto o consumo moderado de álcool aumenta seus níveis circulantes.

Hipoadiponectinemia, causada por acúmulo de gordura visceral, é associada com doenças relacionadas à obesidade como *diabetes mellitus* do tipo II, hipertensão e doenças cardiovasculares.

Estudos epidemiológicos têm mostrado correlação positiva entre a concentração plasmática de adiponectina e HDL-colesterol e negativa com o índice de massa corporal, pressão arterial, glicemia de jejum, resistência à ação da insulina e concentrações plasmáticas de insulina, colesterol total, LDL-colesterol, triacilgliceróis e ácido úrico.

Dois receptores de adiponectina foram descritos, adipoR1 e adipoR2. O receptor adipoR1 é altamente expresso no músculo esquelético e o receptor adipoR2 é predominantemente expresso no fígado. Esses receptores também são expressos no tecido adiposo, nos macrófagos, nas células endoteliais, nas células beta pancreáticas, entre outros.

Várias funções fisiológicas têm sido atribuídas à adiponectina, entre elas: efeito antiaterogênico e melhora na sensibilidade à insulina.

O efeito antiaterogênico da adiponectina tem sido evidenciado por seu papel modulador sobre a resposta inflamatória endotelial, pois: inibe o efeito do TNF-alfa sobre a adesão de monócitos e sobre a expressão de moléculas de adesão; diminui a expressão gênica da enzima lipoproteína lipase e do *macrophage scarvenger receptor* nos macrófagos, com isso reduz a transformação de macrófagos em células espumosas (Figura 27.3).

A melhora na sensibilidade à insulina desencadeada pela adiponectina decorre do efeito dessa adipocina na fibra muscular, elevando a oxidação de triacilglicerol e estimulando a translocação de GLUT4; e no hepatócito, reduzindo a gliconeogênese e elevando a oxidação de triacilglicerol. Esses efeitos são mediados pela ativação do PPARalfa, elevando a betaoxidação e pela estimulação da AMPK, que inibe a produção de glicose hepática (Figura 27.4).

Além disso, a adiponectina diminui a produção e a atividade do TNF-alfa e da IL-6, e eleva a produção de citocinas anti-inflamatórias, como a IL-10 e a IL-1. Esses efeitos parecem, em parte, ser decorrentes da inibição do NF-kappa B.

PROTEÍNAS DE FASE AGUDA

Haptoglobina

Indivíduos obesos e/ou com *diabetes mellitus*, frequentemente, apresentam concentrações plasmáticas elevadas de várias proteínas associadas à inflamação, tais como haptoglobina e proteína C-reativa. Correlação positiva entre a concentração plasmática de haptoglobina e adiposidade tem sido evidenciada em humanos.

A haptoglobina, uma glicoproteína conhecida como uma proteína de fase aguda da inflamação, é secretada principalmente pelo fígado. Atualmente, sabe-se que, além das citocinas pró e anti-inflamatórias, os adipócitos expressam e secretam proteínas de fase aguda, como a haptoglobina.

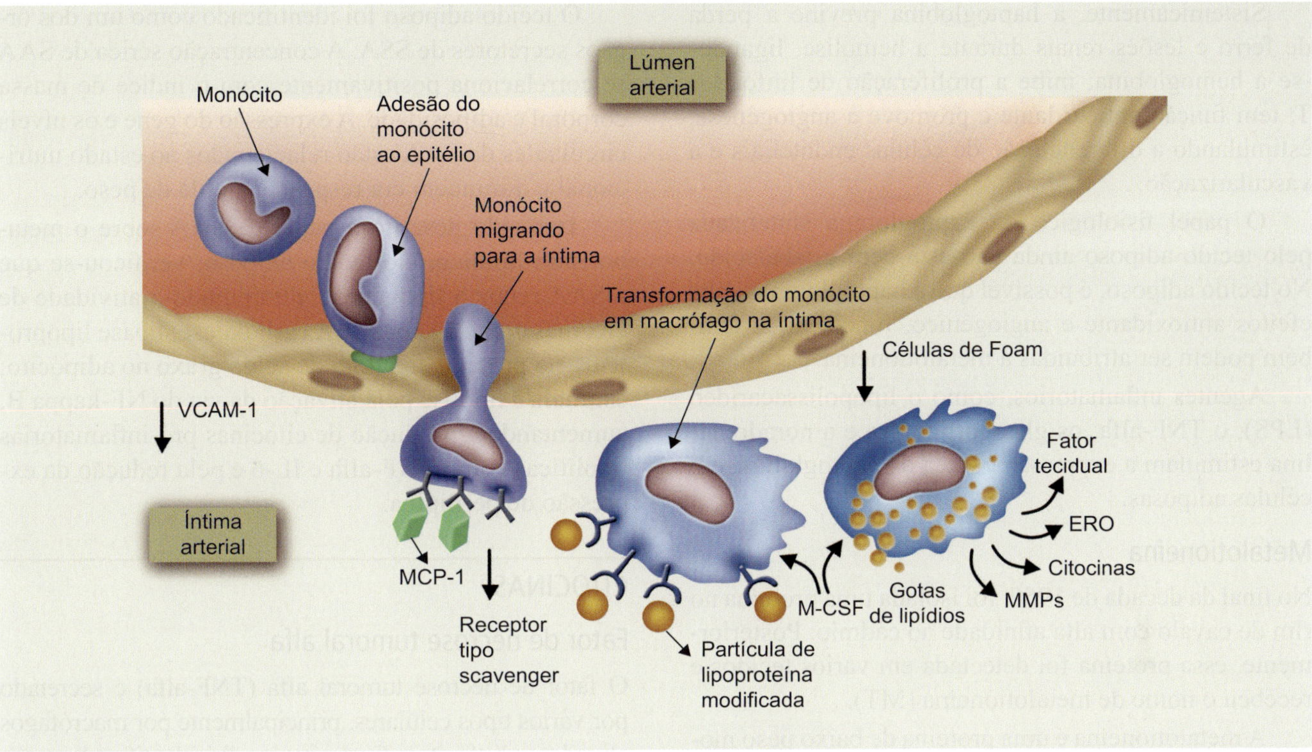

Figura 27.3 ► Efeitos antiaterogênicos da adiponectina. (Fonte: adaptada de Libby, 2002).[5]

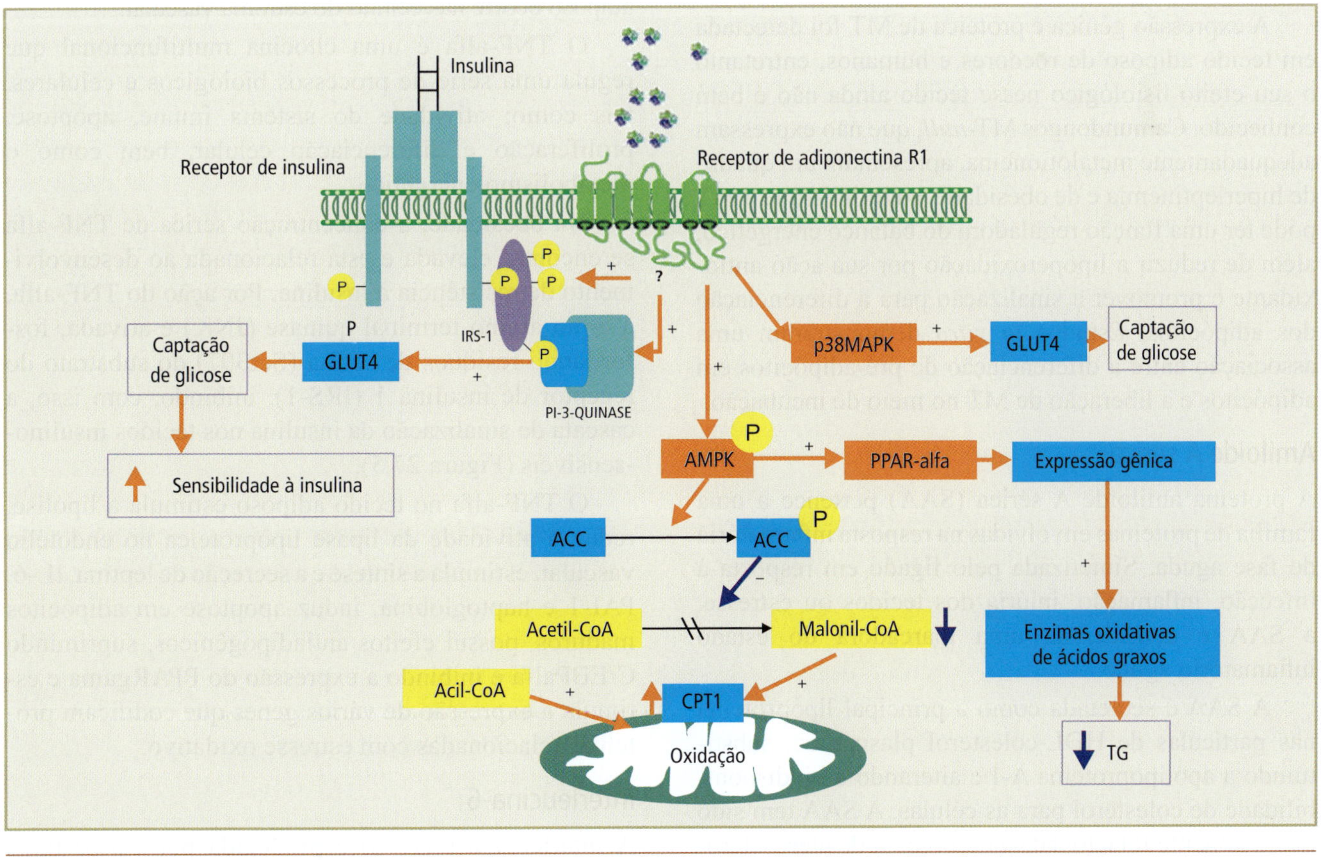

Figura 27.4 ► Efeitos metabólicos da adiponectina que promovem melhora na sensibilidade à insulina. Fonte: adaptada de Gil-Campos, 2004.[6]

Sistemicamente, a haptoglobina previne a perda de ferro e lesões renais durante a hemólise, ligando-se à hemoglobina; inibe a proliferação de linfócitos T; tem função antioxidante e promove a angiogênese, estimulando a diferenciação de células endoteliais e a vascularização.

O papel fisiológico da haptoglobina sintetizada pelo tecido adiposo ainda não está bem estabelecido. No tecido adiposo, é possível que a haptoglobina tenha efeitos antioxidante e angiogênico, funções que também podem ser atribuídas à metalotioneína.

Agentes inflamatórios, como o lipopolissacarídeo (LPS), o TNF-alfa, os glicocorticoides e a noradrenalina estimulam a expressão gênica da haptoglobina em células adiposas.

Metalotioneína

No final da década de 1950, foi isolada uma proteína no rim de cavalo com alta afinidade ao cádmio. Posteriormente, essa proteína foi detectada em vários tecidos e recebeu o nome de metalotioneína (MT).

A metalotioneína é uma proteína de baixo peso molecular, rica em cisteína, com função de regular o metabolismo de zinco e cobre, tem efeito antioxidante e papel preventivo contra intoxicação de metais pesados como cádmio e mercúrio.

A expressão gênica e proteica de MT foi detectada em tecido adiposo de roedores e humanos, entretanto o seu efeito fisiológico nesse tecido ainda não é bem conhecido. Camundongos MT-*null*, que não expressam adequadamente metalotioneína, apresentam um quadro de hiperleptinemia e de obesidade, sugerindo que a MT pode ter uma função reguladora do balanço energético, além de reduzir a lipoperoxidação por sua ação antioxidante e promover a sinalização para a diferenciação dos adipócitos. Estudos *in vitro* demonstraram uma associação entre a diferenciação de pré-adipócitos em adipócitos e a liberação de MT no meio de incubação.

Amiloide A sérica

A proteína amiloide A sérica (SAA) pertence a uma família de proteínas envolvidas na resposta inflamatória de fase aguda. Sintetizada pelo fígado em resposta à infecção, inflamação, injúria dos tecidos ou estresse, a SAA é considerada uma marcadora do estado inflamatório agudo.

A SAA é secretada como a principal lipoproteína nas partículas de HDL-colesterol plasmático, substituindo a apolipoproteína A-I e alterando a biodisponibilidade de colesterol para as células. A SAA tem sido positivamente relacionada à ocorrência de aterosclerose e amiloidose secundária.

O tecido adiposo foi identificado como um dos órgãos secretores de SSA. A concentração sérica de SAA se correlaciona positivamente com o índice de massa corporal e adiposidade. A expressão do gene e os níveis circulantes de SAA estão relacionados ao estado nutricional e diminuem em resposta à perda de peso.

Tem sido descrito o papel da SAA sobre o metabolismo lipídico. No tecido adiposo, verificou-se que a SAA reduz a lipogênese, diminuindo a atividade de enzimas como a acetil CoA carboxilase, lipase lipoproteica e a proteína ligadora de ácido graxo no adipócito; estimula a lipólise pela ativação da via do NF-kappa B, aumentando a produção de citocinas pró-inflamatórias lipolíticas como TNF-alfa e IL-6 e pela redução da expressão de perilipina.

CITOCINAS

Fator de necrose tumoral alfa

O fator de necrose tumoral alfa (TNF-alfa) é secretado por vários tipos celulares, principalmente por macrófagos ativados e linfócitos. Essa citocina foi identificada como sendo produzida pelo tecido adiposo, em 1993, pelo grupo do Hotamisligil. Atualmente, sabe-se que os adipócitos secretam TNF-alfa, mas a maior parte da produção no tecido adiposo ocorre nas células do estroma vascular.

O TNF-alfa é uma citocina multifuncional que regula uma série de processos biológicos e celulares, tais como: atividade do sistema imune, apoptose, proliferação e diferenciação celular, bem como o metabolismo energético.

Na obesidade, a concentração sérica de TNF-alfa se encontra elevada e está relacionada ao desenvolvimento de resistência à insulina. Por ação do TNF-alfa, a c-jun amino terminal quinase (JNK) é ativada, fosforilando resíduos de serina (Ser307) do substrato do receptor de insulina 1 (IRS-1), inibindo, com isso, a cascata de sinalização da insulina nos tecidos insulino-sensíveis (Figura 27.5).

O TNF-alfa no tecido adiposo estimula a lipólise, reduz a atividade da lipase lipoproteica no endotélio vascular, estimula a síntese e a secreção de leptina, IL-6, PAI-1 e haptoglobina, induz apoptose em adipócitos maduros, possui efeitos antiadipogênicos, suprimindo C/EBPalfa e inibindo a expressão do PPARgama e estimula a expressão de vários genes que codificam proteínas relacionadas com estresse oxidativo.

Interleucina-6

A interleucina-6 (IL-6) é produzida por vários tipos celulares (fibroblastos, células endoteliais, monócitos)

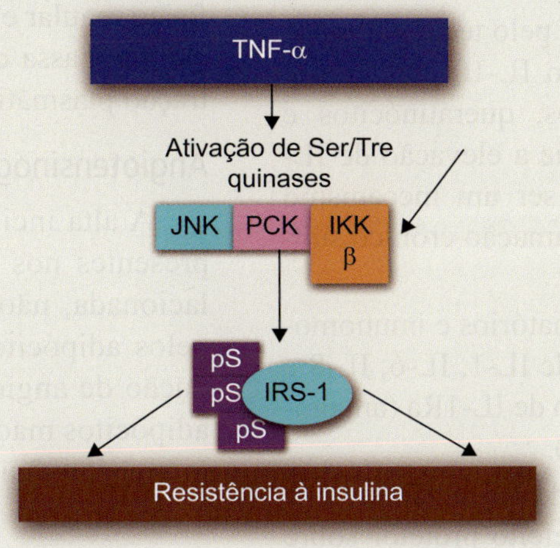

Figura 27.5 ▶ Efeito do TNF-alfa sobre a resistência à insulina.

e por vários tecidos, incluindo o tecido adiposo, especialmente os adipócitos. Tem sido relatado, em situações normais, que cerca de 15 a 30% da IL-6 circulante é proveniente do tecido adiposo, sendo que a secreção do tecido adiposo visceral é maior que do subcutâneo. A expressão gênica de IL-6 por adipócitos é estimulada pela insulina, pela estimulação simpática via adrenoceptores beta-2 e beta-3 e pelo TNF-alfa.

Indivíduos obesos e diabéticos, frequentemente, apresentam elevação na concentração sérica de IL-6. Em adipócitos e hepatócitos, a IL-6 inibe a sinalização da insulina via estimulação da expressão de SOCS3 (supressor da sinalização de citocina 3), que dificulta a ligação da insulina ao seu receptor e a fosforilação do IRS-1. Ela também eleva a concentração de VLDL e de triacilglicerol. Entretanto, no músculo esquelético, a IL-6 estimula a oxidação de ácidos graxos e captação de glicose.

No hipotálamo, através de ação endócrina, participa da regulação do balanço energético, estimulando o gasto e reduzindo a ingestão de alimentos. Alguns estudos têm proposto que, em indivíduos obesos, ocorre redução de IL-6 no fluído cérebro espinhal.

Interleucina-1beta (IL-1beta)

A IL-1beta é um dos mediadores da resposta do hospedeiro a danos nos tecidos, infecção e inflamação. O tecido adiposo é um dos principais produtores de IL-1beta, sendo que em indivíduos obesos a sua produção é elevada. Dentre seus efeitos, destacam-se: redução na ingestão alimentar; hipertermia; estimulação da secreção de proteínas de fase aguda, leptina e IL-6; hipoglicemia e ativação do eixo hipotálamo-hipófise-adrenal.

O aumento de IL-1beta está associado ao desenvolvimento de *diabetes mellitus* do tipo II. Pesquisas têm demonstrado que o ácido graxo e a glicose estimulam a produção de IL-1beta. Essa citocina atua sobre a célula beta da ilhota pancreática, ativando o receptor IL-1R e a via do NF-kappa B, estimulando a produção de pró-IL1beta. A pró-IL-1beta, por sua vez, se liga ao receptor NLR3 da família do receptor semelhante ao NOD, que, uma vez ativado, transforma a pró-IL-1beta em IL-1beta. A IL-1beta ativa o MYD88, elevando o processo inflamatório na célula beta, podendo induzir a destruição dessas células, tornando o indivíduo diabético do tipo II não insulino-dependente a diabético do tipo II insulino-dependente.

Interleucina-8

A concentração sanguínea da IL-8, em humanos, aumenta na obesidade, correlacionando-se positivamente com o grau de adiposidade. IL-1beta e TNF-alfa estimulam a secreção de IL-8 no tecido adiposo, enquanto os glicocorticoides inibem.

A IL-8 atua como: quimiotáxico para neutrófilos e linfócitos T; induz a adesão de monócitos na superfície da lesão aterosclerótica; estimula a migração e proliferação de células de músculo liso, componentes comuns da aterosclerose; reduz a atividade dos inibidores tecido-específicos de metaloproteinases, aumentando a liberação local de metaloproteinases degradadoras de matriz extracelular, o que induz a instabilidade da lesão aterosclerótica.

Interleucina-10

Na obesidade, a secreção de IL-10 pelo tecido adiposo é elevada. Várias células secretam IL-10, tais como: monócitos, macrófagos, linfócitos, queratinócitos e adipócitos maduros. Discute-se que a elevação de IL-10, em indivíduos obesos, pode ser um mecanismo contrarregulador do estado de inflamação crônico subclínico, presente nesses indivíduos.

A IL-10 tem efeitos anti-inflamatórios e imunomoduladores, reduzindo a produção de IL-1, IL-6, IL-8 e TNF-alfa, e estimulando a secreção de IL-1Ra (antagonista do receptor de interleucina-1).

Pesquisas recentes têm discutido que o aumento na relação IL-10/TNF-alfa pode ter efeito protetor sobre o desenvolvimento de doenças associadas à obesidade.

FATORES HEMOSTÁTICOS E HEMODINÂMICOS

Inibidor do ativador do plasminogênio 1 (PAI-1)

O PAI-1 é produzido principalmente pelos hepatócitos, entretanto, foi observada uma correlação positiva entre o volume dos adipócitos e a expressão de mRNA para a PAI-1 por essas células, sendo que o tecido adiposo visceral produz mais PAI-1 que o subcutâneo.

O PAI-1 regula a homeostase vascular, inibindo a fibrinólise. Ele também reduz a atividade das enzimas ativadoras do plasminogênio tecidual e da ativadora do plasminogênio tipo uriquinase, responsáveis pela ativação do plasminogênio em plasmina. A plasmina transforma fibrina em produto de degradação de fibrina, reduzindo, assim, a formação de trombos.

A elevação da concentração plasmática de PAI-1 tem sido associada ao desenvolvimento de doenças cardiovasculares e tromboembolíticas, presentes nos quadros de obesidade e hiperinsulinemia e depende, em parte, do aumento da produção de PAI-1 pelos adipócitos. Alguns estudos demonstraram aumento na expressão de fator tecidual, principal ativador celular da cascata da coagulação, induzido pela insulina no tecido adiposo branco. Conjuntamente, essas duas proteínas podem contribuir para o estado pró-trombótico observado na obesidade.

A concentração circulante de PAI-1 pode ser influenciada por fatores genéticos e ambientais. Estudos demonstraram que a concentração sérica de PAI-1 se correlacionou negativamente com a quantidade de carboidrato ingerida e positivamente com a quantidade de gordura ingerida. A expressão de PAI-1 pelo tecido adiposo é estimulada pelo TNF-alfa, pelo TGF-beta, pela IL-6, pelo insulina, por glicocorticoides, pela angiotensina II e por alguns ácidos graxos.

Melhora no estilo de vida com prática de exercício físico regular e alimentação adequada, bem como redução na massa corporal promovem redução na concentração plasmática de PAI-1.

Angiotensinogênio

A alta incidência de problemas cardiovasculares, presentes nos quadros de obesidade, pode estar relacionada, não só à elevação da produção de PAI-1 pelos adipócitos, como também ao aumento na produção de angiotensinogênio. Estudos relatam que os adipócitos maduros são importantes produtores de angiotensinogênio.

O sistema renina-angiotensina desempenha papel central na regulação da pressão arterial, tanto por afetar a função renal como por modular o tônus vascular. O aumento na pressão arterial em indivíduos obesos tem sido associado com a elevação da secreção de angiotensinogênio a partir dos depósitos de tecido adiposo aumentados, em especial o tecido adiposo visceral que secreta mais angiotensinogênio que o subcutâneo.

O produto da ativação do angiotensinogênio, angiotensina II, estimula a produção e a liberação de prostaciclinas, que agem como potentes sinalizadores para a transformação de pré-adipócitos em adipócitos.

QUIMIOCINAS

Proteína quimiotáxica de monócito-1 (MCP-1)

A expressão gênica de MCP-1 no tecido adiposo de indivíduos obesos se apresenta elevada. A proteína quimiotáxica de monócito (MCP-1) estimula o recrutamento de macrófagos pelo tecido adiposo.

Acredita-se que a MCP-1 contribui para o desenvolvimento de resistência à ação da insulina. Algumas pesquisas demonstraram elevação na concentração plasmática de MCP-1 em indivíduos com *diabetes mellitus* do tipo II.

A expressão de MCP-1, no tecido adiposo, ocorre principalmente nos macrófagos e é estimulada pela insulina, pela resistina e pela hipóxia.

Fator inibidor de migração de macrófagos (MIF)

O MIF é uma quimiocina envolvida com a resposta inflamatória e com o estresse. Possui atividade pró-inflamatória, reduz a apoptose de macrófagos, neutraliza a ação supressora dos glicocorticoides sobre o sistema imune e estimula a expressão de TNF-alfa em células do sistema imune periférico, garantindo atividade pró-inflamatória adicional.

A concentração plasmática de MIF se correlaciona positivamente com o índice de massa corporal. O MIF é expresso por células do sistema imune e por adipócitos e regula a infiltração de macrófagos no tecido adiposo, além de ser um elo entre a obesidade e resistência à ação da insulina. A expressão gênica de MIF é estimulada pela insulina.

Mecanismos envolvidos com o processo inflamatório no tecido adiposo

Vários mecanismos têm sido propostos como desencadeadores da inflamação no tecido adiposo presente na obesidade, entre eles destacam-se a hipóxia, o estresse do retículo endoplasmático, a ativação do sistema imune inato via receptores *toll-like* por ácidos graxos saturados e endotoxinas provenientes da translocação de lipopolissacarídeos da microbiota intestinal.

Hipóxia

Como dito anteriormente, as adipocinas pró-inflamatórias, secretadas pelo tecido adiposo de indivíduos obesos, estão envolvidas nas doenças associadas à obesidade. A questão que fica, no entanto, é: o que leva o tecido adiposo com a hipertrofia e a hiperplasia a secretar essas adipocinas? Pesquisadores, em especial o Dr. Paul Trayhurn, têm proposto que um dos possíveis mecanismos envolvidos nesse processo é a hipóxia.

Tem sido demonstrado que a expansão do tecido adiposo ocorre mais rapidamente que a angiogênese, levando à redução relativa do suprimento de oxigênio com consequente hipóxia e aumento na expressão de HIF-1 (fator indutor de hipóxia do tipo 1). O HIF-1 é uma proteína heterodimérica formada por duas subunidades, a alfa e a beta. A subunidade beta é expressa constitutivamente, não sendo induzida pela hipóxia. Por outro lado, a subunidade alfa é altamente induzida pela hipóxia, o que ocasiona a formação funcional do HIF-1.

O HIF-1 se liga ao elemento responsivo à hipóxia no DNA e estimula transcrição de genes e a produção de citocinas pró-inflamatórias como IL-6, TNF-alfa, MCP-1, fatores angiogênicos como a leptina e fator de crescimento de endotélio vascular (VEGF), que induzem neovascularização, entre outros. Por outro lado, a baixa tensão de oxigênio reduz a secreção de adiponectina.

Além disso, a hipóxia induz o recrutamento de macrófagos, que se acumulam no tecido adiposo, aumentando o estado inflamatório. Outros fatores de transcrição estão envolvidos na resposta molecular à hipóxia, incluindo o NF-kappa B e a proteína ligadora ao elemento responsivo ao AMPc.

A hipóxia, indiretamente, induz apoptose, necrose e lipólise no adipócito. Os ácidos graxos saturados livres, provenientes da lipólise, ligam-se ao TLR-4, ativando uma cascata de sinalização e o NF-kappa B que irá induzir a produção de adipocinas pró-inflamatórias.

Dieta e microbiota intestinal

A microbiota intestinal tem sido associada ao estado inflamatório presente na obesidade. Reforçando essa hipótese, estudos recentes têm demonstrado que a microbiota intestinal de indivíduos obesos difere da de magros.

O intestino humano abriga de 10 a 100 trilhões de microrganismos e um genoma 100 a 150 vezes maior que o genoma humano. No cólon, concentra-se a maioria desses microrganismos, sendo as cepas de bactérias mais comumente encontradas os *Bacteroidetes*, *Eubacterium*, *Bifidobacterium*, *Fusobacterium*, *Peptostreptococcus*.

Estudos com camundongos *ob/ob*, geneticamente obesos, demonstraram que sua microbiota apresentava 50% menos *Bacterioidetes* e maior proporção de *Firmicutes* em relação aos camundongos magros. O mesmo tem sido verificado em humanos.[7]

Dois aspectos têm sido evidenciados com relação ao papel da microbiota na obesidade:[7]

1. Como desencadeante da obesidade *per se*, algumas bactérias elevam a absorção de monossacarídeos, aumentando a disponibilidade de substrato para a lipogênese hepática, com posterior aumento da adiposidade.
2. O papel da microbiota como desencadeante do processo inflamatório pela translocação pela barreira intestinal de lipopolissacarídeos (LPS) proveniente de bactérias Gram-negativas mortas. O LPS é um importante ligante do TLR-4. Como dito anteriormente, quando ativado, o TLR-4 estimula a produção de citocinas proinflamatóriaspró-inflamatórias. Dietas ricas em ácidos graxos saturados modificam a microbiota intestinal, elevando a endotoxemia e os próprios ácidos graxos saturados ativam a via do TLR-4.

REFERÊNCIAS

1. Wood IS, de Heredia FP, Wang B, Trayhurn P. Cellular hypoxia and adipose tissue dysfunction in obesity. Proc Nutr Soc. 2009;68(4):370-377.
2. Delzenne NM, Cani PD. Interaction between obesity and the gut microbiota: relevance in nutrition. Annu Rev Nutr. 2011;31:15-31.
3. Trayhurn P, Wood IS. Adipokines: inflammation and the pleiotropic role of white adipose tissue. Br J Nutr. 2004;92(3):347-355.
4. Jamaluddin MS, Weakley SM, Yao Q, Chen C. Resistin: functional roles and therapeutic considerations for cardiovascular disease. Br J Pharmacol. 2012;165(3):622-632.
5. Libby P. Inflammation in atherosclerosis. Nature. 2002 Dec 19-26;420(6917):868-74.
6. Gil-Campos M, Cañete RR, Gil A. Adiponectin, the missing link in insulin resistance and obesity. Clin Nutr. 2004 Oct;23(5):963-74.
7. Salminen S, Bouley C, Boutron-Ruault MC et al. Functional food science and gastrointestinal physiology and function. Br J Nutr. 1998;80 Suppl 1:S147-S171.

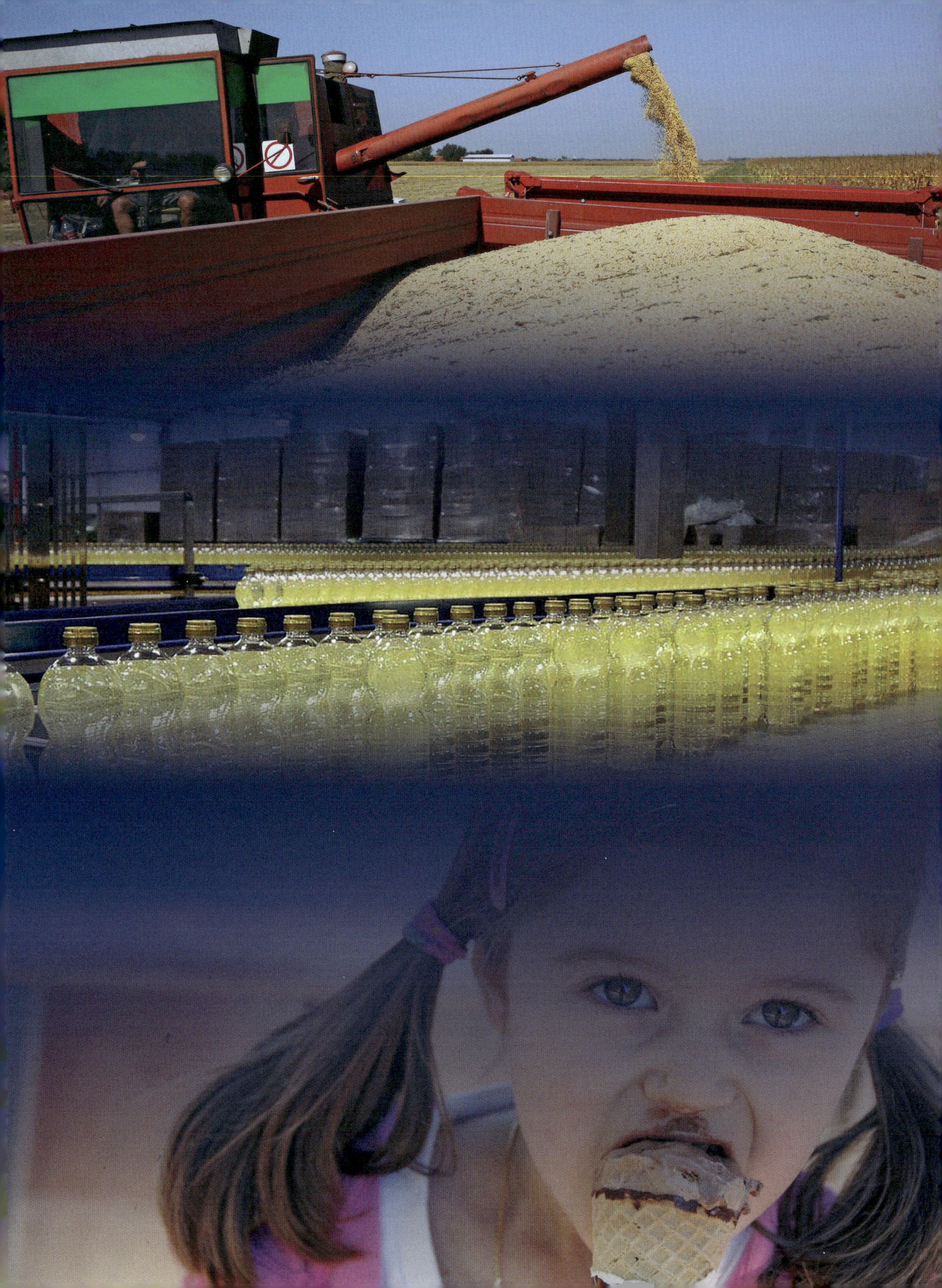

capítulo: 28

Alimentos Industrializados e Comercializados e o Desbalanço Fisiológico: Memória, Aprendizagem e Contexto Social – Parte I

Ana Lydia Sawaya
Andrea Filgueiras
Pollyanna Fernandes Patriota

"Seja o porteiro do seu coração e não deixe entrar nenhum pensamento sem interrogá-lo. Interrogue cada pensamento individualmente e diga-lhe: você é um dos nossos ou um dos nossos adversários? Se for da casa, vai enchê-lo de paz. Mas se for do inimigo, vai perturbá-lo pela raiva ou provocá-lo pela cobiça."

(Carta II, Evágrio Pôntico, 345-399 d.C.)

Comer é o primeiro instinto e também a primeira paixão, diziam os gregos. Comer é também um gesto que une o ser humano à origem e força da vida, ou seja, a unir-se a Deus. Por isso, em todas as religiões e culturas há refeições sagradas. Esse instinto básico garante, como todos os outros, a vida e a sobrevivência. Mas por ser uma paixão, os antigos diziam que pode se transformar em um gesto obsessivo que domina o ser humano, sua mente e suas ações no quotidiano, tornando-o escravo, fazendo-o perder o controle do próprio comportamento e vontade. Nesse caso, em vez de estimulá-lo a viver, torna-o "viciado" em comer, o que desde a antiguidade já era conhecido como o vício da gula. Os gregos afirmavam que a origem do vício da gula residia no medo de que a própria vida estivesse ameaçada, ou no medo de morrer de fome. Seria, portanto, resultado do medo, da falta, da insegurança e da ansiedade. Era muito interessante o tratamento que eles propunham para retomar a liberdade de decidir o que, quando e quanto comer. Diziam que era necessário um trabalho "ascético" (exercício como o treinamento de um atleta que exige autodomínio) direcionado pelos pensamentos, tendo como gesto principal aprender a saborear a comida, evitando engoli-la rápida e ansiosamente; e em última instância a prática do jejum (o que para eles significava alimentar-se em horas determinadas uma a duas vezes por dia e em quantidades fixas saindo da mesa sempre com um pouco de fome), sempre inseparável do exercício da oração e da meditação, com o objetivo de atingir a *apatheia* (termo grego que significa liberdade e serenidade interiores diante das adversidades e que resultam na experiência estável de paz e afeição por tudo e por todos).[1]

Em 2009, Kessler descreve em seu livro "Acabar com o comer em excesso"[2] algo muito semelhante a esse "trabalho" com os pensamentos. Cita uma série de pensamentos que devem ser conscientemente formulados diante de uma comida que foi desenvolvida para ser muito palatável pela indústria ou é comercializada em bares e restaurantes:

> *"Se você não consegue tirar da sua cabeça um pensamento involuntário (sobre comer aquela coisa gostosa), você pode consegui-lo se aprender respostas mentais que aquietam esse estímulo. Repetir para si mesmo esses pensamentos faz com que essa "urgência" desapareça. Aqui estão possíveis respostas mentais para os pensamentos sobre comida:*
>
> - *Comer aquela comida vai me satisfazer apenas momentaneamente.*
> - *Comer isso vai me levar a ficar preso ao ciclo de sempre: vejo – quero ansiosamente – é uma recompensa momentânea.*
> - *Comer isso vai me deixar preso numa armadilha: na próxima vez que me encontrar nessa situação, vou querer de novo fazer isso.*
> - *Comer isso vai me fazer sentir-me mal.*
> - *Se eu comer isso, estarei demonstrando a mim mesmo que não consigo romper o ciclo e ser livre.*
> - *Eu vou ficar mais contente se não comer isso.*
> - *Eu vou estar menos pesado amanhã se não comer isso."*

Ele diz ainda que

> *"você pode tentar olhar para palavras ou frases para tê-las em mente e você pode lembrar-se delas quando você precisar resistir a um estímulo. Repetir para si mesmo 'eu tenho controle (das minhas atitudes ou gestos)' ou ainda, 'eu sou uma pessoa saudável que faz escolhas saudáveis' pode ser surpreendentemente útil".*[2]

Para combater o vício da gula os gregos insistiam que era preciso aprender a controlar os tipos de pensamentos que nos vêm à mente. Evágrio, que era um filósofo grego, mas já da era cristã e que vivia como monge eremita no deserto, chamava esse sistema de antepor a pensamentos impulsivos outros saudáveis de método *antirrheticon*.[1] Ele dizia que não era uma questão de reprimir ou manipular nossos sentimentos por meio de pensamentos positivos, mas de conhecer bem nossos pensamentos, antes de contrapor-nos a eles, de aceitar as fraquezas, ao invés de combatê-las automaticamente com pensamentos positivos. Dizia que o método *antirrheticon* consistia em dividir a mente

> *"em duas partes: entre a triste e a que anima, entre a doente e a saudável. Estas duas esferas da alma devem dialogar uma com a outra. A parte doente se manifesta através de objeções negativas tais como: 'eu não consigo, ninguém gosta de mim, ninguém se preocupa comigo, comigo sai tudo errado'. (...) Contra tais pensamentos deve-se procurar uma palavra bíblica que se oponha a estes, tais como, o salmo 118 que diz: o Senhor está comigo: nada temo".*[1]

Nessa mesma direção, Carl G. Jung[1] afirma que sempre temos dois polos dentro de nós: medo e confiança, amor e agressão, tristeza e paz, força e fraqueza. Muitas vezes, porém, estamos fixos em um dos polos e o trabalho de fazer vir à memória outro tipo de pensamento, permite trazer à tona o outro polo e coloca-nos em contato com as lembranças que já estão em nós e são saudáveis, de forma que as lembranças de eventos saudáveis e positivos chegam à consciência e podem crescer.

É surpreendente como estas constatações correspondem aos resultados de muitos estudos atuais sobre memória e aprendizagem. Sabe-se que cada vez que trazemos à consciência uma lembrança, acabamos por conservá-la melhor em nossa memória, ou seja, vem à nossa mente com muito mais facilidade e "naturalmente". Isso funciona tanto para lembranças positivas quanto negativas. Cada vez que nos lembramos de um fato, uma situação, a memória desse fato é reforçada em nossa mente. Ao contrário, se não nos lembramos de algo por muito tempo, a memória desse fato vai aos poucos sendo perdida. Os mecanismos associados ao processo de memória envolvem duas etapas: a informação é trazida à nossa consciência e em seguida é recopiada em nossa memória. Essa "nova" memória apaga as memórias anteriores, renovando sempre as informações contidas nela. Há ainda outra descoberta interessante: esse processo passa por uma modificação temporária da memória. Cada vez que a lembrança de um fato é reescrita em nossa memória, ele pode ser reescrito de forma ligeiramente diferente e a memória de um fato negativo no passado pode ser apagada e reescrita de outra forma. Essas descobertas permitiram experiências para tentar apagar da memória fatos e feridas desagradáveis do passado.

O procedimento de reescrever a memória de fatos passados ou experiências vividas tem sido utilizado para extinguir a memória recorrente da ânsia por drogas e recaídas. Sabe-se que o uso das drogas e as recaídas envolvem associações mnemônicas entre o ato de consumir a droga, os ambientes propícios onde esse consumo se dá e os efeitos da estimulação das drogas nos centros cerebrais que controlam o "querer" e o "prazer". Essas associações são aprendidas e guardadas na memória, e geram também *reflexos condicionados*. Experimentos têm sido desenvolvidos para apagar os condicionamentos e sinais ambientais que são capazes de persistir mesmo após longo período de abstinência, em animais e seres humanos dependentes. Um estudo verificou que mudar de ambiente rapidamente (10 minutos após o consumo da droga) faz com que ratos "esqueçam" a associação entre droga e ambiente e passem a não mais procurar o ambiente onde normalmente encontravam a droga.[3] Quando o mesmo foi realizado com pessoas dependentes de heroína, a mudança de ambiente após 10 minutos (mas não uma hora depois) permitiu que a memória ligada à droga fosse reescrita e eles não experimentaram mais a ânsia pela droga como antes.

Crescem também evidências de que as propagandas de alimentos geram esse mesmo reflexo condicionado: vejo – lembro – quero ansiosamente – sinto-me recompensado momentaneamente. E esses estímulos têm aumentado o comer como vício, especialmente nas pessoas mais suscetíveis. Nesse sentido, são particularmente perigosas e nocivas à saúde mensagens que chegam frequentemente à consciência e são, portanto, frequentemente reescritas na memória gerando reflexos condicionados. São particularmente ilustrativas três propagandas de chocolate e bombons: "pense menos, ame mais" (chocolate?); "mata sua fome" (fome de quê?); "você merece" (essa indulgência e prazer momentâneo...). Os exemplos são realmente muitos:

- Amo muito tudo isso;
- Um sabor inesquecível;
- Exageradamente gostoso;
- Com sabor de quero mais;
- Deprimido? Coma chocolate;
- Impossível comer um só.

O presente capítulo e o próximo procurarão descrever estudos recentes que evidenciam o desbalanço fisiológico (com implicações para comer como vício) gerado pelos alimentos industrializados e preparados comercialmente que levam a uma ingestão excessiva com consequências graves à saúde mundial e a decorrente pandemia de obesidade e doenças associadas.

MEMÓRIA, APRENDIZAGEM, REFLEXO CONDICIONADO E COMER DESORDENADAMENTE

Recém-nascidos têm preferências inatas por sabores doces, assim como rejeitam sabores amargos. Do ponto de vista evolutivo, esse comportamento garante a aceitação inata de alimentos doces que fornecem energia rapidamente por meio da degradação dos carboidratos, enquanto os sabores amargos estão em geral associados a substâncias tóxicas. Além disso, a preferência por sabor doce pode reforçar a aceitação imediata do leite materno. Sabe-se também, que as crianças são capazes de selecionar uma dieta saudável sem a influência dos adultos, o que mostra a existência de um sistema inato para preferência de alimentos saudáveis, quando estes estão à disposição. Não se conhece, porém, como esse comportamento se dá quando alimentos altamente processados e ricos em energia são preferencialmente oferecidos. Da mesma forma, as preferências inatas podem ser modificadas logo cedo por processos de aprendizagem e memória, e com o passar do tempo, a memória de alimentos oferecidos com mais frequência torna-se determinante para a aquisição de preferências alimentares. Se perguntarmos a alguém: qual é o seu prato preferido? É recorrente que a reposta recaia sobre o prato que se consumia quando criança aos domingos ou dias de festa na família. Nesse comportamento, a memória não inclui somente o alimento, mas toda a situação envolvida ao ingeri-lo, a alegria e bem-estar experimentados e a segurança do convívio familiar, guardados em nossa memória numa associação positiva com o prato consumido. E toda vez que estivermos nos mesmos locais, ou em situação semelhante, ou nos lembramos dos tempos de outrora, revivemos a emoção e o desejo de comer aquele prato de novo. Tudo foi guardado em nossa memória. Quanto maior a emoção, maior será a memória e o desejo. A mesma técnica de estimulação da memória por eventos emocionantes é utilizada pela propaganda.

Existem três grandes processos que modificam as preferências alimentares em crianças e jovens.[4] Em primeiro lugar, a mera exposição a um alimento desconhecido, por meio da repetição do sabor e da ingestão levam a uma diminuição da rejeição que normalmente ocorre quando a criança ou jovem experimentam pela primeira vez um alimento desconhecido, o que é chamado de neofobia. Em segundo lugar, a aceitação de um alimento é modificada por influências sociais: as crianças aprendem a preferir alimentos que os adultos, seus amigos e seus heróis consomem. Por isso é tão importante o momento da refeição em família. Estudos, por outro lado, mostraram que a influência dos amigos pode ser mais forte que as dos pais, mesmo em crianças com 2 anos de idade. Em terceiro lugar, as crianças aprendem a associar as consequências fisiológicas da ingestão alimentar, tais como: sabor, cor, prazer experimentado, sensação de saciedade com cada alimento. Esses processos de aprendizagem geram estruturas e processos cognitivos, assim como atitudes e crenças sobre cada alimento e sobre a sua ingestão, que determinam, por sua vez, o controle da ingestão alimentar na vida adulta.

Consequentemente, não pode ser negligenciada a grande importância das modificações no padrão alimentar e o contexto social a partir da década de 1980; quando começou a ocorrer o aumento dos casos de obesidade no mundo. Um estudo americano[5] mostrou que o número de produtos novos introduzidos no mercado de alimentos a partir de 1978, tais como condimentos, doces e balas, sanduíches, biscoitos, bolos e tortas, acompanhou paralelamente o aumento na prevalência de obesidade. Pode-se observar também (Figura 28.1) que esse aumento foi muito superior ao aumento ocorrido pela facilidade de comercialização de frutas e vegetais no mesmo período. De 1978 a 1998, a variedade de alimentos industrializados passou de cerca de 500 para quase 2.500.

Outro dado interessante para mostrar a mudança no padrão alimentar é a associação entre ganho de gordura corporal e a preferência alimentar. Quanto maior a variedade de vegetais consumidos, menor o ganho de gordura corporal, ao passo que, quanto maior a variedade de alimentos processados e palatáveis, maior o ganho de gordura corporal (Figura 28.2).

Mas não só o perfil dos alimentos ingeridos foi modificado radicalmente nas últimas décadas, como a forma de se alimentar vem sofrendo modificações significativas. Para um número crescente de pessoas é comum fazer outras coisas enquanto come, como por exemplo, trabalhar, ver televisão e ler. É cada vez mais raro sentar-se à mesa e ter horário fixo para a refeição, assim como ocorreu a perda da função social do ato de se alimentar em família. Em muitas casas é comum, sobretudo na população de baixa renda, a ausência de mesa para realização das refeições diárias. Ainda, a indústria alimentícia introduziu o que foi oportunisticamente chamado de alimento "conveniente" que pode ser consumido solitariamente, a qualquer hora, rapidamente e quando se está com pressa. É produzido para gerar grande sensação de prazer e diminuir o tédio das horas vagas, além de criar o hábito da ingestão de alimentos com alto valor energético, sem a necessidade de preparo. Estimula ainda o sedentarismo e chega até a diminuir a angústia e a solidão, assim como a ansiedade. O chocolate, por exemplo, possui esse efeito por meio da promoção da estimulação central do hormônio serotonina, entre outros; enquanto o comer um pacote de biscoito estimula o hormônio insulina e a sensação prazerosa da saciedade.

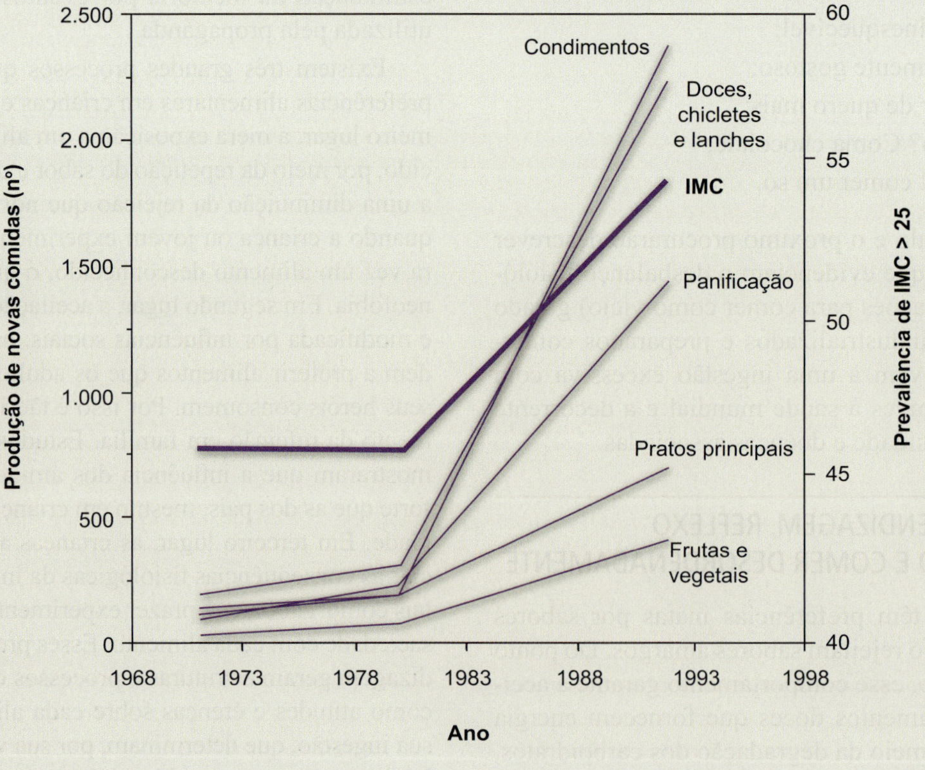

Figura 28.1 ► Crescimento da variedade de produtos comercializados nos Estados Unidos em relação à prevalência de sobrepeso (IMC > 25). Fonte: adaptada de McCrory et al., 1999.[5]

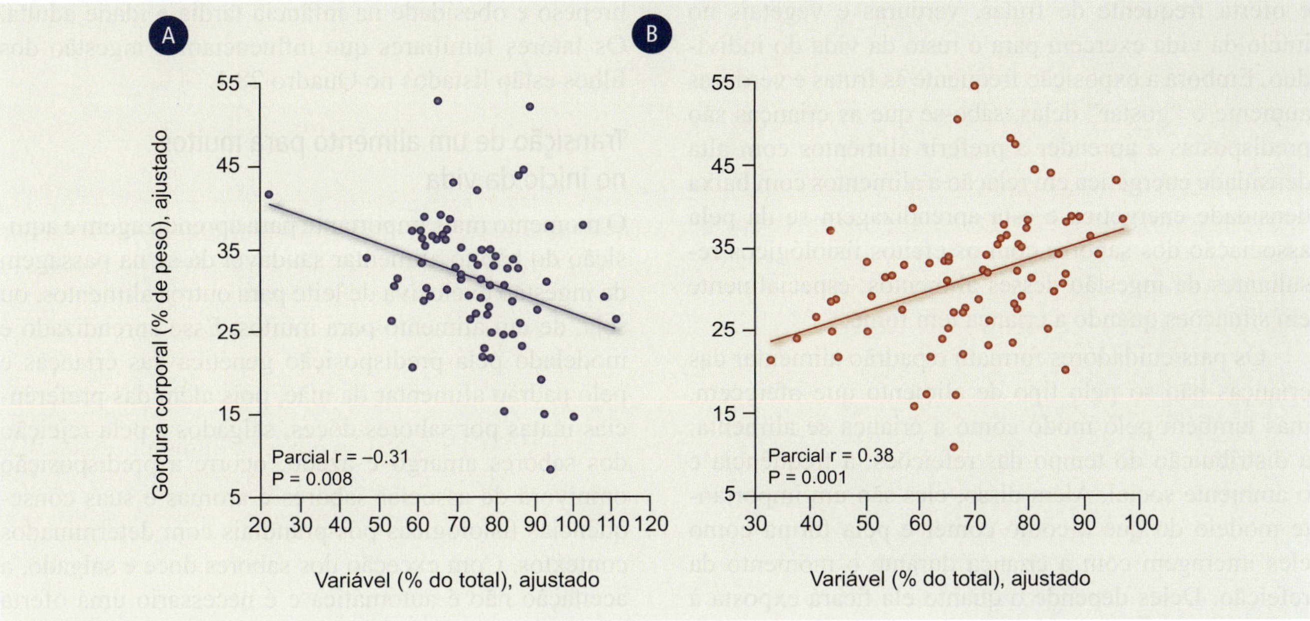

Figura 28.2 ► Associação entre gordura corporal e variedade de alimentos consumidos, tais como vegetais (A), doces, sanduíches, condimentos, pratos congelados e carboidratos (B). Correlações parciais ajustadas para idade, sexo e variedade no outro grupo de alimentos. Fonte: adaptada de McCrory et al., 1999.[5]

O mais impressionante, porém, refere-se aos achados de que esse tipo de comportamento torna-se um hábito muito difícil de remover, uma vez ocorrido um processo de aprendizagem, sobretudo no início da vida e durante a fase de crescimento. Esse processo acarreta modificações profundas na memória e no sistema que controla o comportamento alimentar provocando modificações funcionais do sistema nervoso e da plasticidade neuronal até gerar um reflexo condicionado. Sabe-se que existem "deixas" ambientais que fazem o cérebro direcionar a atenção à resposta prazerosa que um alimento altamente palatável pode gerar, que motivam o nosso comportamento (não conseguimos tirar da cabeça o desejo de comer "aquilo") e estimulam a nossa ânsia até conseguir comê-lo (ex.: desejo de comer pizza, cerveja, hambúrguer ou chocolate). Quando estas deixas ou sinais estão presentes, nós aprendemos a correr atrás daquele alimento para garantir o prazer que foi guardado na memória por experiências prévias. A repetição desse comportamento e a associação entre esses sinais e o alimento propriamente dito tornam-se cada vez mais fortes, até se tornar um pensamento dominante que focaliza nossa atenção em ir atrás dele até consegui-lo. A "lembrança" e o mecanismo mental de "querer" o alimento podem durar dias. Esse comportamento se estabelece particularmente frente a alimentos com alta palatabilidade. Assim implanta-se um reflexo condicionado positivo até chegar à compulsão e à perda de controle volitivo: quanto mais frequente a ingestão e o prazer obtido, maior a atenção focalizada para os "sinais" que lembram aquele alimento e mais forte a estimulação neural dos centros do "querer". Os sinais mais potentes são aqueles guardados na memória relacionados a um determinando ambiente. Esse comportamento ocorre em animais e seres humanos independentemente da fome e no estado saciado.[6]

Práticas dos pais, fatores de risco e protetores da má nutrição infantil

Os pais/cuidadores são os porteiros, ou seja, mediadores e moderadores para a aquisição de práticas e hábitos alimentares de seus filhos.[7] Eles são também os principais moduladores do ambiente onde a criança se alimenta, determinam a quantidade e a qualidade do que é ingerido, o que gostar ou não, quando comer e as maneiras de se alimentar. Muitos estudos mostraram associações entre adiposidade nos pais, ingestão de gordura desses e adiposidade e ingestão de gordura nos filhos, o que sugere tanto uma associação genética como de padrão alimentar aprendido. O ambiente alimentar que os pais provêm forma as preferências alimentares das crianças e os padrões de aceitação de determinados alimentos. O oferecimento de frutas, vegetais, verduras ou de comidas ricas em gordura, açúcares e de alta densidade energética logo cedo determinará a hierarquia de preferências alimentares da criança. É bem conhecido o efeito positivo no desenvolvimento de preferências alimentares que a disponibilidade, acessibilidade e oferta frequente de frutas, verduras e vegetais no início da vida exercem para o resto da vida do indivíduo. Embora a exposição frequente às frutas e verduras aumente o "gostar" delas, sabe-se que as crianças são predispostas a aprender a preferir alimentos com alta densidade energética em relação a alimentos com baixa densidade energética e esta aprendizagem se dá pela associação dos sabores com os efeitos fisiológicos resultantes da ingestão desses alimentos, especialmente em situações quando a criança tem fome.

Os pais/cuidadores formam o padrão alimentar das crianças não só pelo tipo de alimento que oferecem, mas também pelo modo como a criança se alimenta: a distribuição do tempo das refeições, a frequência e o ambiente social. Além disso, eles são um importante modelo do que e como comer e pela forma como eles interagem com a criança durante o momento da refeição. Deles depende o quanto ela ficará exposta à influência da mídia e televisão e o tamanho da porção. Estudos observacionais[8] revelaram que filhos de mães com bom conhecimento de nutrição ingerem mais frutas, verduras e fibras e menos gordura. Pais que comem rapidamente induzem o mesmo comportamento nos filhos e essa prática está associada ao sobrepeso em ambos.[7] Pré-escolares obesos comem mais rapidamente, com um número maior de bocados por unidade de tempo, mastigam menos e não apresentam a característica diminuição da velocidade de ingestão no final da refeição. Esses fatores estão associados a alterações nos sinalizadores fisiológicos da saciedade, assim como na resposta do organismo a esses sinais. A autorregulação envolvendo o estabelecimento das rotinas domésticas aos 3 anos de idade também tem sido investigada como fator que influencia no desenvolvimento de obesidade infantil.[8] A autorregulação é uma construção complexa, multidimensional, que engloba processos emocionais e cognitivos que modulam a excitação e a atenção, permitindo assim um comportamento dirigido a metas. Apesar de sobreposição e inter-relação em crianças pequenas, a autorregulação emocional e cognitiva têm trajetórias de desenvolvimento diferentes. A neurobiologia da emoção e do apetite está centrada nas estruturas límbicas subcorticais do cérebro, enquanto os processos mais cognitivos de autorregulação são baseados no córtex pré-frontal, que amadurece muito mais tarde no desenvolvimento. Crianças pequenas beneficiam-se de rotinas domésticas em torno do sono e das refeições e tempo de televisão/vídeo. Essas rotinas têm sido associadas a um menor risco de obesidade infantil e melhor autorregulação ao final da infância. Ao mesmo tempo, a falta de autorregulação na primeira infância tem sido associada ao aumento do risco de sobrepeso e obesidade na infância tardia e idade adulta. Os fatores familiares que influenciam a ingestão dos filhos estão listados no Quadro 28.1.

Transição de um alimento para muitos no início da vida

O momento mais importante para aprendizagem e aquisição do hábito alimentar saudável dá-se na passagem da ingestão exclusiva de leite para outros alimentos, ou seja, de um alimento para muitos. Esse aprendizado é modelado pela predisposição genética das crianças e pelo padrão alimentar da mãe, pois além das preferências inatas por sabores doces, salgados e pela rejeição dos sabores amargo e azedo, ocorre a predisposição omnívora de associar sabores e aromas e suas consequências fisiológicas pós-prandiais com determinados contextos. Com exceção dos sabores doce e salgado, a aceitação não é automática e é necessário uma oferta de cinco a dez vezes antes que a criança aceite o novo alimento e aumente o seu consumo. Esses achados[7] enfatizam a grande importância da experiência com alimentos saudáveis para aquisição de um hábito alimentar saudável. As crianças preferirão ingerir e gostarão mais daquilo que lhes é familiar; e o que é familiar é o que está presente no ambiente. Pais que ingerem mais gordura saturada possuem filhos que escolhem ingerir mais gordura saturada. Os pais possuem em

Quadro 28.1 Fatores familiares que influenciam a ingestão das crianças.

Peso dos pais
Responsabilidade percebida na alimentação da criança
Padrão de ingestão alimentar dos pais
Preferências alimentares dos pais
Práticas alimentares
Tamanho da porção
Disponibilidade de alimentos no domicílio
Acessibilidade aos alimentos
Local das refeições, temperatura, iluminação e som ambiente
Tempo dedicado à refeição
Temperatura dos alimentos e aromas
Presença ou ausência de mesa
Renda familiar
Atividade física dos pais e incentivo à atividade física dos filhos
Autorregulação das rotinas domésticas

casa alimentos que gostam mais e ingerem em preferência a outros, e os filhos tendo repetidas oportunidades para ingeri-los, passarão a preferi-los. Sabe-se que o hábito de tomar refrigerantes é definido dessa forma e é muito difícil de mudar uma vez adquirido. O ambiente alimentar na família forma então as preferências alimentares das crianças e o seu padrão de aceitação no futuro, assim como determinam a sua quantidade de gordura corporal.

Escolha e desenvolvimento de preferências alimentares nocivas à saúde

Os hábitos alimentares adquiridos na infância perdurarão até a vida adulta.[9] Hoje é bem conhecido o efeito da nutrição infantil no perfil de doenças em todo o ciclo de vida. Na presença de alimentos naturais as crianças conseguem escolher a sua dieta adequadamente e apresentam crescimento normal sem a interferência dos adultos. Mas há uma diferença importante relacionada ao sabor e preferência por alimentos ricos em energia. Um estudo com crianças de 2 a 6 anos encontrou que neofobia estava negativamente associada a frutas, verduras e refeições prontas, mas não quando laticínios, bolos e biscoitos eram oferecidos. Consequentemente, os alimentos naturalmente preferidos pelas crianças tendem a combinar açúcares e gorduras, provavelmente porque ao longo da evolução da espécie humana estes alimentos permitiram um ganho de peso maior e mais rápido e uma garantia maior de sobrevivência. Assim, como as crianças ingerem o que gostam mais e tendem a deixar o restante, os tipos de alimentos oferecidos são extremamente importantes para o desenvolvimento das preferências alimentares saudáveis.[7] A repetição da oferta de alimentos energeticamente densos gera um tipo de preferência alimentar em crianças que leva a *condicionamentos associativos*. Esta forma de aprendizagem cria associações entre os sabores, aromas e os efeitos fisiológicos envolvidos nos mecanismos de saciedade, digestão, absorção e prazer. Estas associações são aprendidas e guardadas na memória e gerarão preferências por aromas associados com alimentos ricos em açucares, gorduras e energia. Por isso é particularmente preocupante a adição de aromas em alimentos que são nocivos à saúde das crianças pelas indústrias, pois esta adição aumenta ainda mais os efeitos fisiológicos que geram as preferências alimentares por esses alimentos nas crianças.

Alterações fisiológicas em crianças alimentadas por mamadeira

Uma das primeiras escolhas que os pais fazem e que determina o hábito alimentar de seus filhos é a escolha entre aleitamento materno e o leite processado industrialmente.[7] As crianças alimentadas com fórmulas industriais tem maior ocorrência de alergias alimentares, maior susceptibilidade a infecções e experimentam maior distância física da mãe, com impacto no seu desenvolvimento cognitivo e psicológico, e também ganham mais tecido adiposo. Além disso, elas experimentam um único sabor e monotonia alimentar. A percepção dos diferentes sabores do leite materno é uma das primeiras experiências sensoriais do bebê. Esta experiência se associa à aceitação dos alimentos no futuro. Crianças amamentadas apresentam menor comportamento neofóbico do que as crianças que recebem fórmulas. Estudos mostraram[7] que os sabores presentes no leite materno influenciam a ingestão das crianças mais tarde. Sabores como alho e baunilha aumentam o tempo em que a criança permanece no peito. Sabe-se também que o tempo que a criança permanece sugando está relacionado ao ganho de adiposidade e a velocidade de ganho de peso. Estudos em ratos lactentes revelaram que experiências com diferentes sabores provindos da dieta materna modificaram a ingestão de alimentos sólidos após o desmame. Os filhotes preferiram a ingestão de alimentos semelhantes aos da dieta materna durante o aleitamento; o que mostra que já durante a amamentação estabelece-se um perfil de preferências alimentares a partir da exposição a determinados sabores.

Há outra questão muito importante relacionada à alimentação por mamadeira. Os pais e cuidadores determinam a quantidade de leite e açúcar ingeridos ao preparar a mamadeira e esta pratica tende a gerar maior dificuldade para a criança autorregular a fome e saciedade. A mãe que alimenta seu filho com mamadeira pode observar a quantidade de leite deixado nesta mais facilmente do que no aleitamento natural e ser inclinada a insistir que a criança ingira a quantidade estipulada por ela. Assim como determina mais facilmente a frequência em que as mamadeiras são oferecidas, impondo com mais facilidade que o organismo da criança "aprenda" a ingerir uma determinada quantidade de alimento.

Imitação de "modelos"

Para as crianças, comer é um ato social típico, assistir aos pais, irmãos, outros adultos e amigos comerem exerce uma influência muito grande no seu hábito alimentar.[7] Os outros se tornam modelos para o desenvolvimento geral da criança. Esses modelos determinam de forma marcante a seleção dos alimentos, especialmente quando possuem uma imagem poderosa como no caso dos irmãos mais velhos ou das personagens da mídia, ou quando o observador se identifica com ele. É inata na criança a imitação de modelos, sendo a forma mais frequente de aprendizagem. Esse mesmo padrão de comportamento é seguido com relação ao estabelecimento do hábito alimentar. Um estudo observou que pré-escolares tendiam a rejeitar um legume quando observavam outra criança rejeitá-lo. Da mesma forma, modelos têm um papel fundamental na introdução do hábito e preferência de alimentos inatamente desagradáveis ou originalmente aversivos, como as pimentas, a cerveja com seu sabor amargo, etc. Outro estudo observou que crianças punham um determinado alimento na boca mais prontamente quando viam sua mãe fazê-lo do que quando viam um estranho. É provável que os pais também sirvam de modelos para seus filhos quando ingerem em excesso, ingerem preferencialmente alimentos não saudáveis, ou se submetem a dietas frequentes, alterando períodos de restrição alimentar com períodos de desinibição.

Além da aprendizagem das preferências alimentares no inicio da vida, a influência de modelos é muito forte para a determinação da quantidade de alimento ingerido por adultos. Estudos[10] mostraram que a influência de outras pessoas determina o quanto de alimento é ingerido mesmo por indivíduos em jejum por mais de 24 horas, em relação àqueles sem jejum, pois quando os primeiros foram expostos a um "modelo" que ingeriu muito pouco, eles ingeriram pouco também. O mesmo comportamento foi observado após os participantes terem ingerido uma grande quantidade de comida, pois ao verem outros comerem muito, repetiram seu comportamento mesmo estando, teoricamente, saciados. Dessa forma, parece que o comportamento de outros é percebido como indicativo de "correto" ou "apropriado" no que concerne à quantidade de alimento ingerido. E esses fatores sociais ultrapassam facilmente o controle interno fisiológico da fome e saciedade. O efeito da influência social foi modulado pela palatabilidade dos alimentos oferecidos. Na presença de alimentos palatáveis o consumo em excesso foi muito maior.

O efeito da propaganda

Enquanto no passado eram comuns as refeições em família, tem-se tornado mais frequente a alimentação solitária, também muito estimulada pela mídia. O hábito de comer diante da televisão cresce com a idade.[4] A convivência familiar vem sendo substituída pela televisão, que se torna uma nova "companhia social", e mais recentemente o mesmo tem acontecido com o computador. Esses hábitos estão fortemente associados ao desenvolvimento da obesidade na idade escolar. Além disso, pelo fato da televisão ter se tornado uma companhia social significativa para as crianças, percebe-se o efeito nocivo da propaganda de alimentos para a instauração de hábitos alimentares não saudáveis.[11] A indústria de alimentos é o segundo setor que mais utiliza os meios de comunicação para fazer propaganda de seus produtos nos Estados Unidos (o primeiro é a indústria automobilística). Estudos para identificar as preferências alimentares mostraram que crianças expostas à propaganda de certos alimentos solicitarão de forma insistente sua compra, influenciando seus pais para sua aquisição, e aumentarão o seu consumo em relação a crianças que não foram expostas a essas propagandas. A requisição desses produtos é tanto maior quanto maior a frequência de exposição da criança à propaganda. O número de horas assistindo televisão está diretamente associado ao número de vezes que as crianças pedem aos pais para comprar os alimentos que foram anunciados nesse veículo de comunicação; e nos Estados Unidos as crianças negras e latinas são as que mais veem televisão.[4] Pré-escolares e escolares preferem e solicitam a compra de alimentos ricos em açúcares e gorduras de acordo com a exposição destes na televisão. Um estudo com crianças de 5 a 8 anos investigou o impacto de quatro tipos de propaganda na ingestão alimentar. Diariamente, por duas semanas, as crianças assistiram por 30 minutos um desenho animado com 5 minutos de propaganda:

a) com publicidade de balas e doces;
b) publicidade de frutas e suco de frutas;
c) sem publicidade (grupo controle); e
d) anúncios sobre alimentos saudáveis.

A cada dia, após o programa de televisão, era oferecida às crianças uma seleção de balas e doces, frutas e sucos de frutas. As crianças que assistiram a propaganda de balas e doces escolheram muito menos frutas (25%) do que as crianças que assistiram a propaganda de frutas (45%). Crianças abaixo de 8 anos são incapazes de entender a intenção das propagandas e aceitam as informações veiculadas por essas como verdade absoluta. Assim, a intensa propaganda de produtos ricos em gorduras e açúcares pode ser vista como uma exploração abusiva porque elas não compreendem que comerciais foram criados para vender produtos, e não tem a habilidade de criticar a informação que está sendo transmitida repetidas vezes a elas. A finalidade dos comerciais é persuadir e crianças pequenas não têm defesas contra esse tipo de convencimento. Com relação às crianças mais velhas e adolescentes, estudos[4] tem igualmente demonstrado a eficácia de mensagens fortemente emotivas na aquisição de alimentos não saudáveis e a facilidade para seguir comportamentos e modelos veiculados pela propaganda.

No Brasil o número de horas vendo televisão está inversamente associado à renda. Portanto as crianças mais pobres são as mais susceptíveis aos efeitos nocivos da propaganda de alimentos não saudáveis. Um estudo brasileiro mostrou que 57,8% dos produtos alimentícios veiculados na televisão eram representados por gorduras, óleos, açúcares e doces.[12] O segundo maior grupo era representado por pães, cereais, arroz e massas (21,2%), seguido pelo grupo de leites, queijos e iogurtes (11,7%) e o grupo de carnes, ovos e leguminosas (9,3%); com ausência completa de frutas e vegetais que, por não ter valor agregado, não tem interesse comercial para as indústrias de produtos alimentícios. Esse perfil alimentar é completamente invertido em relação ao perfil de alimentação saudável.

Estudos com mulheres jovens mostraram que informações guardadas na memória sobre a última refeição são utilizadas para decisões sobre a próxima alimentação.[13] Se as informações do almoço foram mal registradas na memória porque a pessoa assistiu televisão enquanto comia e, portanto comeu distraidamente (sem a atenção se focalizar no tamanho da porção, cor, aroma, sabor, etc.), esse comportamento afetará o controle do apetite e ela ingerirá uma quantidade maior de lanche durante a tarde.

Restrição alimentar e dietas frequentes

Pais que tem comportamento restritivo com relação à ingestão de alimentos industrializados não saudáveis geram em seus filhos o efeito oposto e estas práticas estão associadas ao sobrepeso.[14] Quanto maior é a pressão restritiva dos pais, maior é o ganho de peso dos filhos. As meninas são particularmente sensíveis a esse fenômeno. Por isso, são muito mais efetivas as intervenções que promovem acessibilidade de frutas, verduras, alimentos integrais, com baixa concentração de gordura e carboidratos simples e sua oferta frequente para crianças que estão formando o hábito alimentar, do que aquelas que restringem o consumo de alimentos ricos em energia, açúcares e gorduras. Oferecer oportunidades, frequentar ambientes onde alimentos saudáveis estão expostos e diminuir as oportunidades para ingestão de alimentos não saudáveis são práticas com maiores chances de sucesso.

Há dois modos dos pais controlarem a ingestão alimentar dos filhos: por meio da *restrição* ao acesso de alimentos não saudáveis e restrição da quantidade total de alimentos ingeridos; e por meio da *pressão*, que envolve o pressionar a criança para ingerir alimentos saudáveis como frutas e verduras ou pressionar para ingeri-los em maior quantidade.[9] O comportamento *restritivo* dos pais tem efeitos em curto e longo prazo. Aumentam a preferência, a atenção e a ingestão no início, mas mais tarde esses fatores gerarão ingestão alimentar excessiva, aumento da ingestão na ausência de fome e prejudicarão a capacidade de autorregulação da quantidade de alimento ingerido e do controle da fome e saciedade, além de aumentar a ansiedade no momento da refeição e o foco excessivo da atenção no alimento. Esses fatores causam uma autoimagem negativa e ao ganho de peso dos 5 aos 11 anos. A *pressão*, por sua vez, é também contraprodutiva, pois reduz a habilidade da criança para regular a quantidade de energia ingerida. Vários estudos[15] verificaram uma associação positiva entre "pressão para comer" e diminuição do consumo de frutas e verduras em crianças. Há também evidências de que a imposição de padrões alimentares por parte dos pais aumenta a preferência por alimentos ricos em gordura e energia, limita a aceitação da criança por uma série de alimentos e rompe com a autorregulação da ingestão de energia, por alterar os sinais internos da fome e da saciedade. É muito provável que estas práticas aumentem a ansiedade e a insegurança da criança e prejudiquem a experiência de bem-estar e a atenção saudável para com os alimentos durante as refeições. Todos esses fatores aumentam o estresse e têm efeito deletério no controle de peso corporal favorecendo a obesidade. Uma análise retrospectiva[16] mostrou que adolescentes se lembravam de experiências de coerção na infância para ingerir alimentos e estas estavam associadas a sentimentos negativos como raiva e memórias de conflito. E a presença dessa memória negativa aumentou a rejeição daquele alimento no momento do estudo (72%). As práticas dos pais, portanto, promovem efeitos em longo prazo além de determinar comportamentos imediatos.

Dois perfis para controlar a ingestão alimentar foram descritos em adultos: o *controle rígido* com períodos frequentes de dieta e restrição alimentar, recusa de ingestão de doces e outros alimentos palatáveis, e ingestão regular de alimentos não apreciados, mas com baixo teor de energia e gordura; e o *controle flexível* com preocupação permanente de controle do peso e ingestão limitada de doces e alimentos palatáveis sem a experiência de culpa, mas com ingestão de alimentos que causam prazer em ocasiões especiais.[4] Pessoas com controle rígido apresentam significativamente mais desordens alimentares como bulimia e anorexia e pior desempenho no controle do peso, ao passo que aquelas com controle flexível apresentam prevalências menores de tais distúrbios.

AMBIENTE E CONTEXTO SOCIAL

Descontrole nos mecanismos fisiológicos para determinação da quantidade de alimento ingerido

O ambiente obesogênico é outro fator que provoca o descontrole da quantidade de alimento ingerido, uma vez que provoca alterações dos mecanismos fisiológicos de controle da saciedade. A saciedade é composta por dois mecanismos, aquele *metabólico* resultante da digestão e absorção do alimento e o *sensorial* correspondente ao declínio do prazer pelo alimento ingerido até a saciedade em relação a alimentos que não foram ainda ingeridos.[17] A saciedade sensorial ocorre rapidamente e seu efeito é visível enquanto o alimento ainda está sendo mastigado, ou seja, 2 minutos após o início da ingestão, enquanto ainda não houve tempo para digestão e absorção dos nutrientes. Seus efeitos são decorrentes do aroma, gosto, intensidade do sabor, textura, cor, formato e do tipo de alimento. O declínio do prazer por um alimento é um dos fatores mais importantes para que a ingestão seja interrompida. Alimentos com alta saciedade sensorial promovem interrupção da ingestão mais rapidamente do que outros e assim promovem diminuição da ingestão energética. Um estudo[16] demonstrou que a ingestão regular de lanches ricos em energia durante 12 semanas resulta no decréscimo da saciedade sensorial, assim como diminui a sensação de prazer, mas não o desejo de ingeri-los. Demonstrou também que as pessoas com menor saciedade sensorial no início do experimento eram mais pesadas, possuíam maior quantidade de gordura corporal; o que pode indicar a necessidade de uma ingestão maior para chegar à saciedade. De forma semelhante, indivíduos que habitualmente ingeriam mais gordura tinham menor sensibilidade sensorial a ácidos graxos em relação a indivíduos com uma alimentação com menor teor de gordura. Além disso, a ingestão de uma dieta rica em gorduras por quatro semanas diminuiu a sensibilidade pelo gosto de gordura em indivíduos magros. Portanto, a dessensibilização pode ter um papel importante na redução da saciedade sensorial e no aumento descontrolado da ingestão de alimentos ricos em energia.

Animais possuem preferência inata por quantidades maiores do que a encontrada normalmente na natureza toda vez que existe a possibilidade de escolher o tamanho da porção.[18] Aves, quando tem a oportunidade de escolher entre chocar o ovo da sua espécie e um ovo de dimensão maior, escolhem este último. Esse comportamento inato parece apontar que os animais veem que o que é maior tem mais chances de sobreviver. Com relação ao alimento, esse comportamento garantiria a chance de sobrevivência em ambientes onde um alimento palatável nem sempre era encontrado com facilidade. Por exemplo, a ingestão de uma quantidade maior de açúcar ou gordura era sempre melhor do que uma porção menor. Esse comportamento é chamado *gradiente de preferência*.

Ainda, a propaganda direcionada para a vantagem de se comprar mais comida por um custo menor tem sido outro fator com efeito significativo para o aumento do tamanho da porção adquirida em supermercados e restaurantes, e no encorajamento a ingerir quantidades maiores de alimentos e bebidas. As promoções para aquisição de pacotes ou garrafas grandes induzem ao hábito e a aprendizagem de ingerir quantidades maiores e esta prática está associada à obesidade.[19]

Imposição de padrões de ingestão

A indústria e o comércio de alimentos desenvolveram produtos capazes de impor padrões de ingestão para o ser humano por meio de várias estratégias. Com relação à composição sabe-se que três pontos são infalíveis: açúcar, gordura e sal. Alimentos ricos nesses componentes têm alta estimulação hedônica, induzem à hiperalimentação mesmo na ausência de fome, diminuem a saciedade e podem gerar em muitas pessoas um comportamento semelhante ao de um dependente químico. Mesmo alimentos saudáveis como saladas ou refeições prontas quando são "enriquecidas" por esses componentes hiperestimulam os centros do "prazer" e do "querer" e o comer excessivamente (ver capítulos precedentes). Muitos desses produtos tornaram-se ícones para uma determinada classe social, faixa etária e gênero. A indústria de alimentos tornou-se a "manipuladora da mente e do desejo dos consumidores".[2]

Até o advento dos alimentos industrializados e comercializados e a pandemia de obesidade, acreditava-se que o organismo respondia à nutrição por meio da regulação do balanço energético e do tamanho do tecido adiposo, de forma a manter ao longo da vida adulta o peso corporal relativamente estável. De fato, indivíduos saudáveis e magros ganham cerca de 5 kg do início da vida adulta até o início da velhice. Esse sistema foi chamado de homeostático (baseado na garantia das necessidades energéticas) e começou a ser estudado por volta de 1950. Os centros de controle são o hipotálamo e o tronco cerebral, além de hormônios produzidos em muitas regiões do cérebro, trato gastrintestinal, pâncreas e tecido adiposo, como descrito em capítulos precedentes. Com o advento da obesidade, tornou-se cada vez mais evidente que outros fatores deveriam controlar o comportamento alimentar, pois mesmo na ausência de fome ou necessidade energética, o ser humano pode ser levado a se alimentar em excesso quando exposto a alimentos muito palatáveis. Portanto, há outros componentes no organismo que controlam a ingestão alimentar e o desejo de comer. Assim, mais recentemente foi descoberto o sistema hedônico não homeostático que inclui os mecanismos de controle de recompensa e prazer, emotivos, cognitivos e temporais (horário do dia, estações do ano). Os núcleos hedônicos que controlam a ingestão de energia são de ordem superior e incluem o hipocampo, a amígdala, a área tegmentar ventral, o núcleo acumbens, o córtex pré-frontal, entre outros. A Figura 28.3 ilustra a distribuição dos núcleos do sistema nervoso central que controlam a ingestão alimentar. Os sinais circulantes do estado energético, assim como os sinais vagais mediadores da saciedade, podem atuar tanto diretamente quanto indiretamente nos núcleos homeostáticos (hipotálamo e núcleo do trato solitário no tronco cerebral) e nos núcleos do sistema hedônico/não homeostático. Sinais considerados relevantes para o controle homeostático da ingestão alimentar podem também afetar os circuitos neurais associados ao controle hedônico da ingestão.

O controle nervoso do balanço energético é regulado com precisão e utiliza uma grande quantidade de sinais internos para manter o peso corporal, de modo que pequenas perturbações no estado de energia corporal são detectadas e remediadas rapidamente.[20] Mas, apesar desta regulação precisa, esse sistema é vulnerável e pode ser rompido por imposições ambientais. As áreas do sistema nervoso que controlam a ingestão alimentar evoluíram em um período em que as fontes alimentares eram escassas, assim como era muito intensa a atividade física necessária para obter energia suficiente para alimentar a todos. Essas condições ambientais desenvolveram o chamado "genótipo econômico", que permitiu uma capacidade para estocar gordura especialmente ativa, com grande vantagem para a nossa sobrevivência e a de nossos filhos. As condições de vida, porém, mudaram radicalmente no que concerne à disponibilidade de alimentos e energia. Esse genótipo deve agora operar em um ambiente com estímulos constantes para ingestão de alimentos palatáveis, ricos em energia e à disposição o tempo todo,

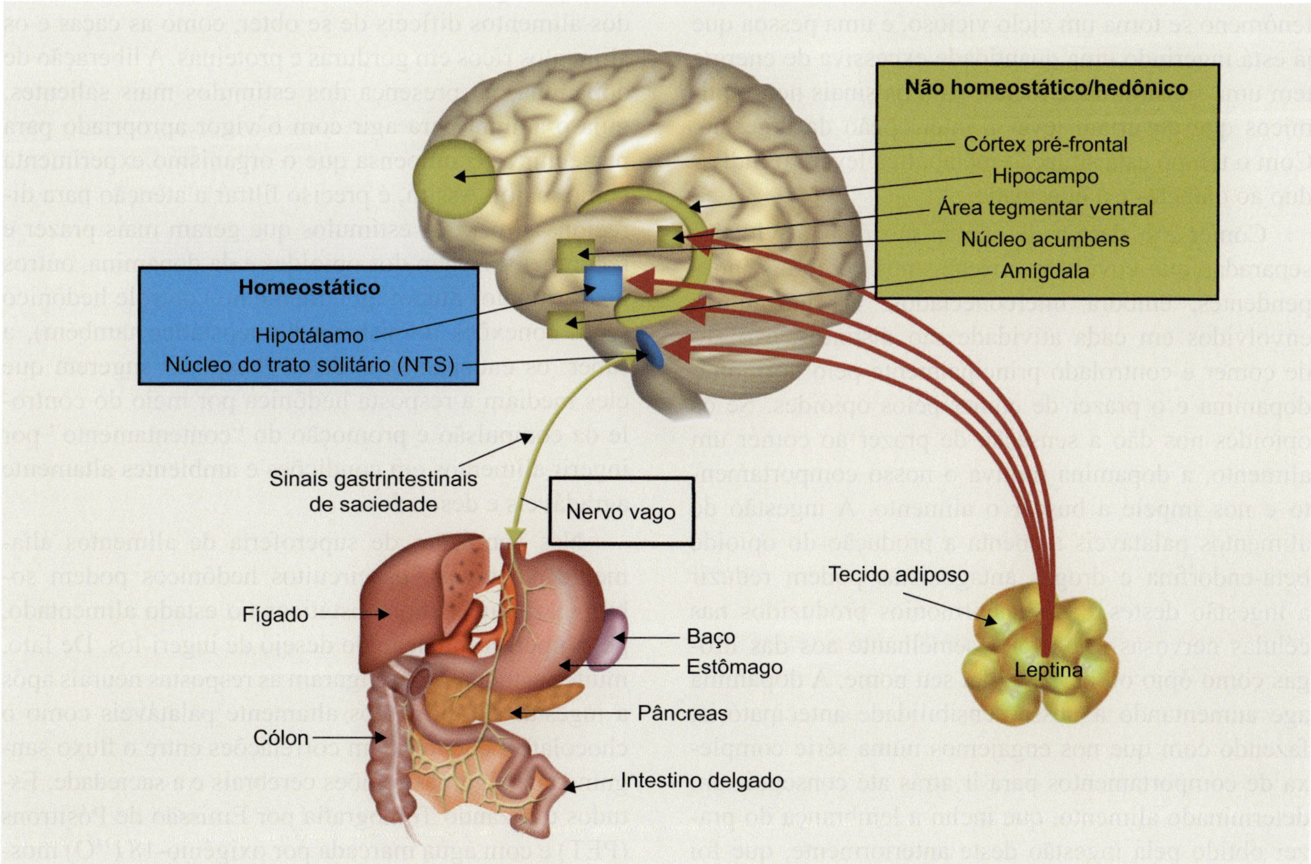

Figura 28.3 ▶ Distribuição dos núcleos que controlam a ingestão alimentar no sistema nervoso central. Os sinais circulantes do *status* energético e, também, das condições de saciedade transmitidas pelo nervo vago agem direta e indiretamente tanto nos núcleos que controlam o sistema homeostático como naqueles que regulam o sistema hedônico/não homeostático. Fonte: adaptada de Bessesen, 2011.[19]

associado a uma grande diminuição da atividade física. Nessas novas condições, hormônios que controlam o balanço energético têm sua ação fisiológica reduzida, tais como a insulina produzida pelo pâncreas e a leptina produzida pelo tecido adiposo. Em condições normais, concentrações elevadas de leptina atuam no sistema nervoso central para diminuir a ingestão e prevenir a obesidade. Do mesmo modo, a insulina em indivíduos normais não obesos atua nas células periféricas (por exemplo, no musculoesquelético) para aumentar a utilização da glicose circulante. Nas condições de alimentação em excesso, mesmo que grandes quantidades de leptina e insulina estejam presentes na circulação, ocorre uma resistência dos receptores da membrana celular e sinalizadores intracelulares inibindo a ação fisiológica destes. Há uma supersaturação do hormônio na sua ligação como receptor, diminuindo seu efeito, de forma que a leptina não consegue suprimir a ingestão alimentar e aumentar o gasto energético. Assim, o peso corporal continua a subir, exacerbando o fenótipo obeso. Os sinais da insulina são igualmente inibidos no estado obeso, de modo que as células não utilizam de forma efetiva o excesso de glicose circulante. Esse fenômeno se torna um ciclo vicioso, e uma pessoa que já está ingerindo uma quantidade excessiva de energia tem uma sensibilidade menor para os sinais neuroquímicos que deveriam levar à interrupção da ingestão. Com o tempo esta situação metabólica levará o indivíduo ao diabetes e à obesidade.

Comer e o desejo de comer são duas atividades separadas que envolvem mecanismos cerebrais independentes, embora interconectados. Os hormônios envolvidos em cada atividade são distintos, e o ato de comer é controlado principalmente pelo hormônio dopamina e o prazer de comer pelos opioides. Se os opioides nos dão a sensação de prazer ao comer um alimento, a dopamina motiva o nosso comportamento e nos impele a buscar o alimento. A ingestão de alimentos palatáveis aumenta a produção do opioide beta-endorfina e drogas antagonistas podem reduzir a ingestão destes.[21] Esses hormônios produzidos nas células nervosas têm efeito semelhante aos das drogas como ópio ou heroína, daí seu nome. A dopamina age aumentando a nossa sensibilidade antecipatória, fazendo com que nos engajemos numa série complexa de comportamentos para ir atrás até conseguir um determinado alimento, que inclui a lembrança do prazer obtido pela ingestão deste anteriormente, que foi aprendida e guardada na memória. Esse hormônio direciona nossa atenção para correr atrás do alimento por meio da ativação de uma capacidade chamada *atenção focalizada*, definida como uma atenção exagerada que é direcionada por estímulos altamente recompensadores que tomam lugar de outros, que por serem neutros, são momentaneamente "esquecidos". O mecanismo de atenção focalizada no impele a ir atrás do que interessa mais, de modo a consegui-lo. Ele funciona de forma exagerada, tornando-se quase uma atenção fixa em estímulos altamente recompensadores, tais como alimentos palatáveis, sexo, drogas e jogos. Em todas essas condições, podem-se detectar grandes aumentos na liberação de dopamina nos centros hedônicos. Quanto mais o alimento impõe-se como recompensador, maior a atenção direcionada a ele e maior o esforço para obtê-lo. Um estudo em ratos que inibiu a resposta dopaminérgica por meio do uso de uma droga antagonista desse hormônio mostrou que desaparecia o frenesi típico de animais muito famintos quando encontram a comida.[22] Os autores construíram obstáculos que tornavam a conquista da comida progressivamente mais difícil e verificaram que os ratos com inibição de dopamina não corriam nem se esforçavam para alcançar a comida quando era difícil de obtê-la. Durante a evolução, esse comportamento foi particularmente importante para garantir a motivação suficiente para ir atrás dos alimentos difíceis de se obter, como as caças e os alimentos ricos em gorduras e proteínas. A liberação de dopamina, na presença dos estímulos mais salientes, guia o animal para agir com o vigor apropriado para perseguir a recompensa que o organismo experimenta como maior. Assim, é preciso filtrar a atenção para direciona-la para os estímulos que geram mais prazer e recompensa. Além dos opioides e da dopamina, outros neurormônios atuam igualmente no controle hedônico (com conexões no sistema homeostático também), a saber: os endocanabinóides.[21] Pesquisas sugerem que eles mediam a resposta hedônica por meio do controle da compulsão e promoção do "contentamento" por ingerir alimentos em condições e ambientes altamente agradáveis e desejados.

Nas condições de superoferta de alimentos altamente palatáveis, os circuitos hedônicos podem sobrepujar aqueles homeostáticos no estado alimentado, pela hiperestimulação do desejo de ingeri-los. De fato, muitos estudos[20] investigaram as respostas neurais após a ingestão de alimentos altamente palatáveis como o chocolate e encontraram correlações entre o fluxo sanguíneo de algumas regiões cerebrais e a saciedade. Estudos utilizando Tomografia por Emissão de Pósitrons (PET) e com água marcada por oxigênio-18 (^{18}O) mostraram diferenças entre indivíduos magros e obesos.[20] Em obesos observou-se fluxo sanguíneo aumentado no córtex pré-frontal e occipital (áreas hedônicas) e diminuição no córtex insular, e regiões límbicas e paralímbicas (áreas homeostáticas e hedônicas), além do hipotálamo em relação aos magros. Esses achados sugerem que as áreas que atuam na interrupção da ingestão podem estar inibidas nos obesos e, portanto, esses indivíduos podem apresentar alteração na resposta à saciedade. Em resumo, um ambiente obesogênico leva a uma exacerbação da busca de prazer e recompensa e a alterações no controle da saciedade.

Forças sociais e ambientais têm um papel importante na regulação do peso corporal.[19] A aprendizagem no início da vida, a identidade cultural, a autoimagem, a propaganda, as condições econômicas e interações com a família, amigos e pessoas e a convivência no trabalho interagem igualmente em ambos os centros cerebrais de controle homeostático e hedônico e afetam de forma bidirecional o peso corporal (incentivando o ganho e a perda de peso). As atividades desses sistemas reguladores são em parte conscientes, tais como a sensação de fome, saciedade, contentamento, autoestima, restrição alimentar, desinibição, normas sociais e valores. Entretanto, a relação entre o que é relatado e o comportamento pode ser bem pequena, o que demonstra a existência de comportamentos não conscientes. O funcionamento desses sistemas, portanto, pode estar em grande parte fora do alcance da consciência e o que as pessoas relatam é, na verdade, a sua percepção, mais do que o funcionamento dos sistemas em si. Outra possibilidade é que mais do que o funcionamento real dos sistemas, o que é relatado é a leitura cultural e social das informações internas. Um exemplo muito interessante da profunda influência do contexto social é o consumo de cerveja nos trópicos. A cerveja nasceu em países do norte da Europa que pela baixa temperatura, não produziam uva e vinho. É uma bebida que aumenta a temperatura corporal, é diurética, desidrata e, portanto, aumenta a sede. Foi justamente desenvolvida em climas frios, para esquentar o corpo e fornecer energia. Como a indústria de bebidas fez para modificar o hábito de beber cachaça e introduzir a cerveja, uma vez que a venda de vinho não poderia ser ampla, dado o baixo poder aquisitivo da população brasileira média e o alto custo para produção de uva em grande escala? Inventou o que nos países de origem seria inaceitável: a cerveja 'estupidamente' gelada. Assim, passou a vender a sensação refrescante e o copo gelado, juntamente à cerveja. A maciça propaganda em ambientes prazerosos, com mulheres bonitas, em férias, direcionada ao público masculino e mais recentemente jovem, impôs um contexto social que tornou a cerveja um ícone para se encontrar com os amigos, e a bebida das férias de verão na praia. Mas, poderíamos nos perguntar, os sinais metabólicos internos do aumento desagradável da temperatura corporal, assim como da sede não são percebidos e levados à consciência? Nesse caso, o contexto social, o aprendizado na juventude (é uma bebida amarga que inicialmente o nosso organismo tende a rejeitar), as ocasiões agradáveis em que é consumida, tornam-se os estímulos predominantes para seu consumo obliterando os sinais metabólicos.

Um estudo muito interessante demonstrou que há uma estimulação muito maior e mais prolongada dos centros nervosos de prazer no córtex pré-frontal quando indivíduos consomem um vinho que foi rotulado como caro em relação ao mesmo vinho rotulado como barato.[23] Esses achados mostram o quanto ações de propaganda e o contexto social podem modular representações neurais para induzir experiências de prazer.

Estresse e desbalanço na ingestão alimentar: causa e consequência

Um dos fatores mais característicos impostos pela vida moderna é o estresse. Estresse é definido como uma resposta do corpo, generalizada, e não específica, frente a qualquer fator que transtorna ou ameaça transtornar as habilidades compensatórias que o corpo executa para manter a homeostase, que é o equilíbrio interno e dinâmico do organismo.[24] Os fatores estressantes mais comuns são: físicos (trauma, cirurgia, calor ou frio intenso); químicos (redução de fornecimento de oxigênio, desbalanço acidobásico); fisiológicos (exercício físico pesado, choque hemorrágico, dor); psicológicos ou emocionais (ansiedade, medo, sofrimento); e sociais (conflitos pessoais, mudanças de vida). O estresse pode ser agudo e de curta duração, ou ocorrer diariamente durante um tempo mais longo, o chamado estresse crônico. Há dois tipos principais de reação ao estresse: resposta *ativa* de luta-fuga que envolve a produção hormonal simpática e da medula adrenal e a liberação rápida de catecolaminas (adrenalina e noradrenalina), e a *passiva* que envolve o eixo hipotálamo-hipófise-córtex adrenal (HHA) e a liberação do hormônio cortisol. A ativação do sistema simpático e medula adrenal são respostas típicas ao estresse agudo. Ao passo que a ativação do sistema HHA é encontrada em indivíduos que sofrem de estresse crônico. Esta última resposta pode ser programada na vida intrauterina como resultante do retardo no crescimento fetal, fenômeno discutido em outros capítulos. As respostas fisiológicas ao estresse agudo e crônico incluem retardo no esvaziamento gástrico, elevação da pressão arterial, aumento da frequência cardíaca, mobilização dos estoques de energia e diminuição do fluxo sanguíneo para órgãos não essenciais, isto é, sistema digestivo, rins e pele. Os hormônios liberados em condição de estresse afetam o apetite. Noradrenalina e o Hormônio Liberador de Corticotrofina (CRH) suprimem o apetite durante o estresse, enquanto o cortisol aumenta o apetite e a ingestão alimentar. Ansiedade, depressão, mal-estar, ira, apatia e alienação são emoções que acompanham regularmente o estresse crônico. Além disso, a presença de estresse é geralmente acompanhada de comportamentos como o consumo excessivo de álcool, fumo e alimentos. O efeito de um evento muito estressante como o dia do exame foi investigado em escolares de ambos os sexos.[24] Verificou-se que a ingestão energética foi significativamente maior neste em relação a um dia normal sem estresse (9,1 MJ *versus* 8,5 MJ). O efeito do estresse na ingestão de gordura e açucares foi também investigada em um estudo com mais de 12 mil indivíduos.[25] A sensação referida de sentir-se estressado estava positivamente associada com a ingestão de uma dieta mais rica em gordura. Indivíduos em situação de trabalho muito estressante relataram ingestão maior e com maior teor de gordura do que em dias mais calmos. Do mesmo modo, mulheres americanas negras declararam desejo maior e mais intenso de alimentos com sabores doces frente a situações de estresse do que mulheres brancas. Estudos de marketing, avaliando consumidores, perceberam que as pessoas tendem a comer mais alimentos hedônicos quando estão tristes do que quando estão felizes. Esse efeito passa a ser moderado quando existem informações no rótulo desestimulando o consumo dos mesmos, o sentimento de tristeza, por exemplo, estimula o consumo de alimentos ricos em gordura e doces que são alimentos hedonicamente recompensadores, enquanto o estado de felicidade e tranquilidade aumenta o consumo de frutas secas.[26]

Há dois tipos de resposta ao estresse, dependendo da sua gravidade e duração, em relação ao comportamento alimentar, descritos na Figura 28.4.

O aumento do cortisol após eventos estressantes pode levar ao aumento da ingestão por meio de dois mecanismos: gerando resistência ao efeito da leptina como inibidor de apetite e aumentando a liberação do neuropeptídio Y (NPY) que estimula a produção de tecido gorduroso.[27] Uma vez que o estresse resulta normalmente em um aumento do gasto energético, esses mecanismos (via leptina e NPY) podem ser adaptações

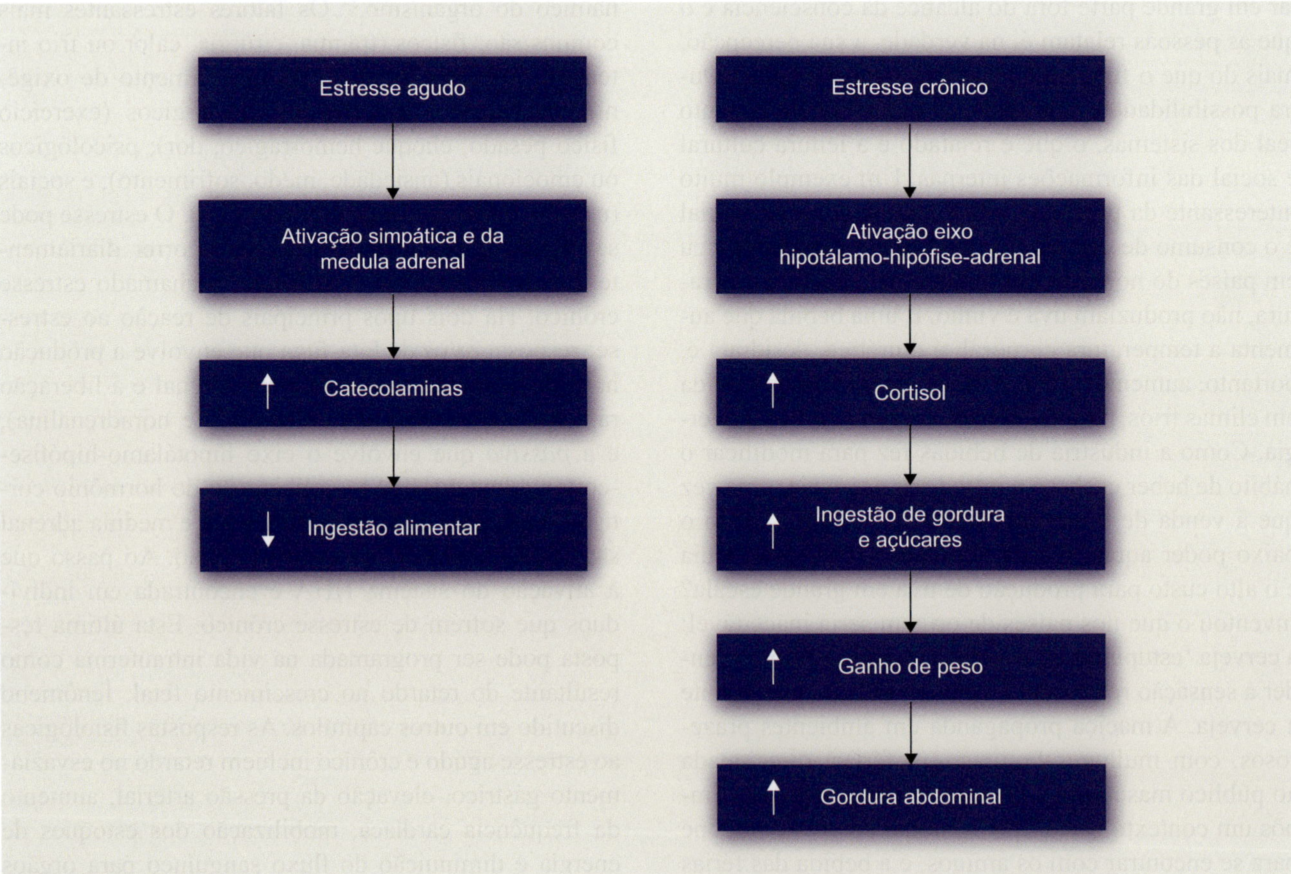

Figura 28.4 ▶ Respostas hormonais ao estresse agudo e crônico e sua relação com o comportamento alimentar. Fonte: adaptada de Torres e Nowson, 2007.[24]

metabólicas com vistas a manter a quantidade de energia corporal total de forma relativamente constante. A ação do hormônio cortisol se caracteriza por um redirecionamento do fluxo de energia corporal mobilizando reservas a partir do catabolismo proteico muscular e lipólise, juntamente a outros hormônios, e direcionando os aminoácidos e glicerol resultantes para o fígado com o objetivo de aumentar a produção de glicose por meio da neoglicogênese e da disponibilidade desse substrato para o cérebro e outros tecidos, com vistas a enfrentar os agentes estressores. Acredita-se, portanto, que o acúmulo de gordura abdominal seja uma adaptação fisiológica ao estresse para fornecimento de energia em situações de emergência.

Por outro lado, a própria ocorrência de obesidade é vista pelo organismo como uma situação estressante e leva ao aumento do cortisol, uma vez que gera um desequilíbrio na homeostase. De fato, desde a década de 1970 sabe-se que indivíduos que deliberadamente aumentam a ingestão alimentar têm também aumento no cortisol circulante, e esse aumento é proporcional ao ganho de peso. A liberação de mediadores inflamatórios pelo tecido adiposo de pessoas com obesidade, tais como interleucinas 1 e 6, fator de necrose tumoral-alfa (TNF-alfa) ativam o sistema HHA como tentativa para limitar a reação inflamatória (descritos em outros capítulos). Outro achado importante é o fato de que indivíduos que fazem restrição alimentar tem cortisol aumentado. Esta resposta metabólica pode estar na base dos achados descritos para crianças que respondem à restrição alimentar imposta pelos pais negativamente, com aumento de peso. Assim como também pode explicar a dificuldade de indivíduos adultos que se impõem restrição alimentar, para conseguir manter o peso. O estresse e aumento consequente de cortisol podem ser, portanto, estimulados pela perda de peso. Esse mecanismo fisiológico compensatório pode explicar a ineficiência de dietas que fazem os indivíduos sentir fome ou perder peso rapidamente. Nesse contexto, é claro que os alimentos industrializados ricos em açúcar e gorduras reforçam o ciclo vicioso descrito na Figura 28.5.

Escolher e ingerir alimentos após a refeição são comportamentos particularmente acentuados em indivíduos sob estresse, especialmente em indivíduos que possuem adiposidade visceral.[28,29] Nessas condições, a ativação da região cerebral onde se localizam os centros de prazer está significativamente diminuída sugerindo a existência de uma deficiência na resposta cerebral relativa ao prazer. Nesses indivíduos, por outro lado, os centros nervosos do 'querer' estão mais ativados. Por isso acredita-se que a maior ingestão alimentar em indivíduos estressados deve-se não só ao aumento da resposta pós-prandial dos centros do 'querer', mas também a uma diminuição da sensibilidade dos centros do 'prazer'. A caracterização da percepção do alimento é menor e os escores de 'prazer' são também menores em indivíduos com sobrepeso em relação àqueles com peso normal em situação de estresse.[30] A concentração do hormônio cortisol responsável pelo controle do estresse diminui após a ingestão de proteína e gordura, mas não após a ingestão de carboidratos, indicando um maior risco de ingestão excessiva de alimentos doces frente a situações de estresse. Um exemplo dessa resposta compensatória é o fato que, quando uma criança leva um susto ou cai, é costume dar-lhe como remédio imediato água com açúcar, porque acalma. A ingestão de açúcar ou qualquer substância doce tem um potente efeito de estimulação dos centros de prazer e na melhoria do humor, aumentando a produção de opioides,[31] especialmente em situações de estresse.

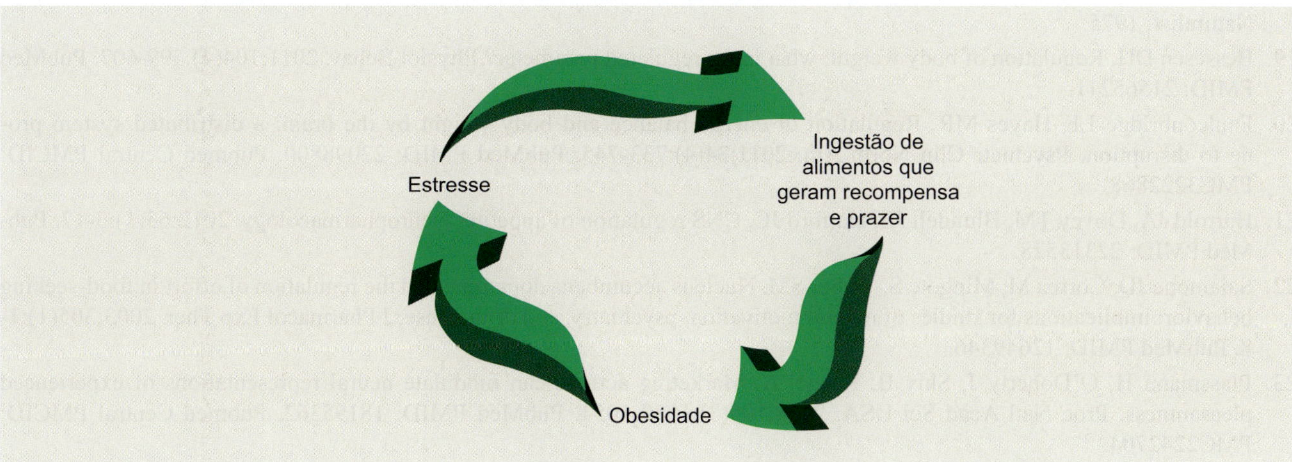

Figura 28.5 ► Ciclo vicioso com a associação entre estresse, aumento da ingestão de alimentos palatáveis e obesidade.

REFERÊNCIAS

1. Grün A. O céu começa em você: A sabedoria dos padres do deserto até hoje. 19.ed. Petrópolis: Vozes; 2012. 141 p.
2. Kessler DA. The end of overeating: controlling the insatiable Americam appetite. New York: Rodale; 2009. 329 p.
3. Xue YX, Luo YX, Wu P, Shi HS, Xue LF, Chen C, et al. A memory retrieval-extinction procedure to prevent drug craving and relapse. Science. 2012;336(6078):241-245. PubMed PMID: 22499948.
4. Westenhoefer J. Establishing dietary habits during childhood for long-term weight control. Ann Nutr Metab. 2002;46 Suppl 1:18-23. PubMed PMID: 12428077.
5. McCrory MA, Fuss PJ, McCallum JE, Yao M, Vinken AG, Hays NP, et al. Dietary variety within food groups: association with energy intake and body fatness in men and women. Am J Clin Nutr. 1999;69(3):440-447. PubMed PMID: 10075328.
6. Weingarten HP. Conditioned cues elicit feeding in sated rats: a role for learning in meal initiation. Science. 1983;220(4595):431-433. PubMed PMID: 6836286.
7. Birch LL, Fisher JO. Development of eating behaviors among children and adolescents. Pediatrics. 1998;101(3 Pt 2):539-549. PubMed PMID: 12224660.
8. Anderson SE, Sacker A, Whitaker RC, Kelly Y. Self-regulation and household routines at age three and obesity at age eleven: longitudinal analysis of the UK Millennium Cohort Study. International Journal of Obesity. 2017; Early online 24 April. DOI: 10.1038/ijo.2017.94
9. Scaglioni S, Salvioni M, Galimberti C. Influence of parental attitudes in the development of children eating behaviour. Br J Nutr. 2008;99 Suppl 1:S22-S225. PubMed PMID: 18257948.
10. Pliner P, Mann N. Influence of social norms and palatability on amount consumed and food choice. Appetite. 2004;42(2):227-237. PubMed PMID: 15010187.
11. Story M, French S. Food Advertising and Marketing Directed at Children and Adolescents in the US. Int J Behav Nutr Phys Act. 2004;1(1):3. PubMed PMID: 15171786. Pubmed Central PMCID: PMC416565.
12. Almeida SES, Nascimento PC, Quaioti TC. Amount and quality of food advertisement on Brazilian television. Rev Saude Pública. 2002;36(3):353-355. PubMed PMID: 12131977. por.
13. Higgs S, Woodward M. Television watching during lunch increases afternoon snack intake of young women. Appetite. 2009;52(1):39-43. PubMed PMID: 18692103.
14. Birch LL, Fisher JO, Davison KK. Learning to overeat: maternal use of restrictive feeding practices promotes girls' eating in the absence of hunger. Am J Clin Nutr. 2003;78(2):215-220. PubMed PMID: 12885700. Pubmed Central PMCID: PMC2530927.
15. Clark HR, Goyder E, Bissell P, Blank L, Peters J. How do parents' child-feeding behaviours influence child weight? Implications for childhood obesity policy. J Public Health (Oxf). 2007;29(2):132-141. PubMed PMID: 17442696.
16. Batsell WR, Brown AS, Ansfield ME, Paschall GY. "You will eat all of that!": a retrospective analysis of forced consumption episodes. Appetite. 2002;38(3):211-219. PubMed PMID: 12071687.
17. Tey SL, Brown RC, Gray AR, Chisholm AW, Delahunty CM. Long-term consumption of high energy-dense snack foods on sensory-specific satiety and intake. Am J Clin Nutr. 2012;95(5):1038-1047. PubMed PMID: 22492367.
18. Staddon JER. Note on Evolutionary Significance of Supernormal Stimuli. The University of Chicago Press: The American Naturalist; 1975.
19. Bessesen DH. Regulation of body weight: what is the regulated parameter? Physiol Behav. 2011;104(4):599-607. PubMed PMID: 21565211.
20. Faulconbridge LF, Hayes MR. Regulation of energy balance and body weight by the brain: a distributed system prone to disruption. Psychiatr Clin North Am. 2011;34(4):733-745. PubMed PMID: 22098800. Pubmed Central PMCID: PMC3222868.
21. Harrold JA, Dovey TM, Blundell JE, Halford JC. CNS regulation of appetite. Neuropharmacology. 2012;63(1):3-17. PubMed PMID: 22313528.
22. Salamone JD, Correa M, Mingote S, Weber SM. Nucleus accumbens dopamine and the regulation of effort in food-seeking behavior: implications for studies of natural motivation, psychiatry, and drug abuse. J Pharmacol Exp Ther. 2003;305(1):1-8. PubMed PMID: 12649346.
23. Plassmann H, O'Doherty J, Shiv B, Rangel A. Marketing actions can modulate neural representations of experienced pleasantness. Proc Natl Acad Sci USA. 2008;105(3):1050-1054. PubMed PMID: 18195362. Pubmed Central PMCID: PMC2242704.

24. Torres SJ, Nowson CA. Relationship between stress, eating behavior, and obesity. Nutrition. 2007;23(11-12):887-894. PubMed PMID: 17869482.
25. Ng DM, Jeffery RW. Relationships between perceived stress and health behaviours in a sample of working adults. Health Psychol. 2003; 22:638-42.26.
26. Nitika G, Wansink B, Inman JJ. The Influence of incidental affect on consumers' food intake. Journal of Marketing. 2007;71(1)194-206.
27. Foss B, Dyrstad SM. Stress in obesity: cause or consequence? Med Hypotheses. 2011 Jul;77(1):7-10. PubMed PMID: 21444159.
28. Born JM, Lemmens SG, Rutters F, Nieuwenhuizen AG, Formisano E, Goebel R, et al. Acute stress and food-related reward activation in the brain during food choice during eating in the absence of hunger. Int J Obes (Lond) 2010;34(1):172-181. PubMed PMID: 19844211.
29. Lemmens SG, Rutters F, Born JM, Westerterp-Plantenga MS. Stress augments food 'wanting' and energy intake in visceral overweight subjects in the absence of hunger. Physiol Behav 2011;103(2):157-163. PubMed PMID: 21241726.
30. MJI M, SGT L, JM B, MS. W-P. Changes in liking of foods during estresse as a function of body weight. Obes Ver 2010.
31. Peciña S, Smith KS. Hedonic and motivational roles of opioids in food reward: implications for overeating disorders. Pharmacol Biochem Behav 2010;97(1):34-46. PubMed PMID: 20580734.

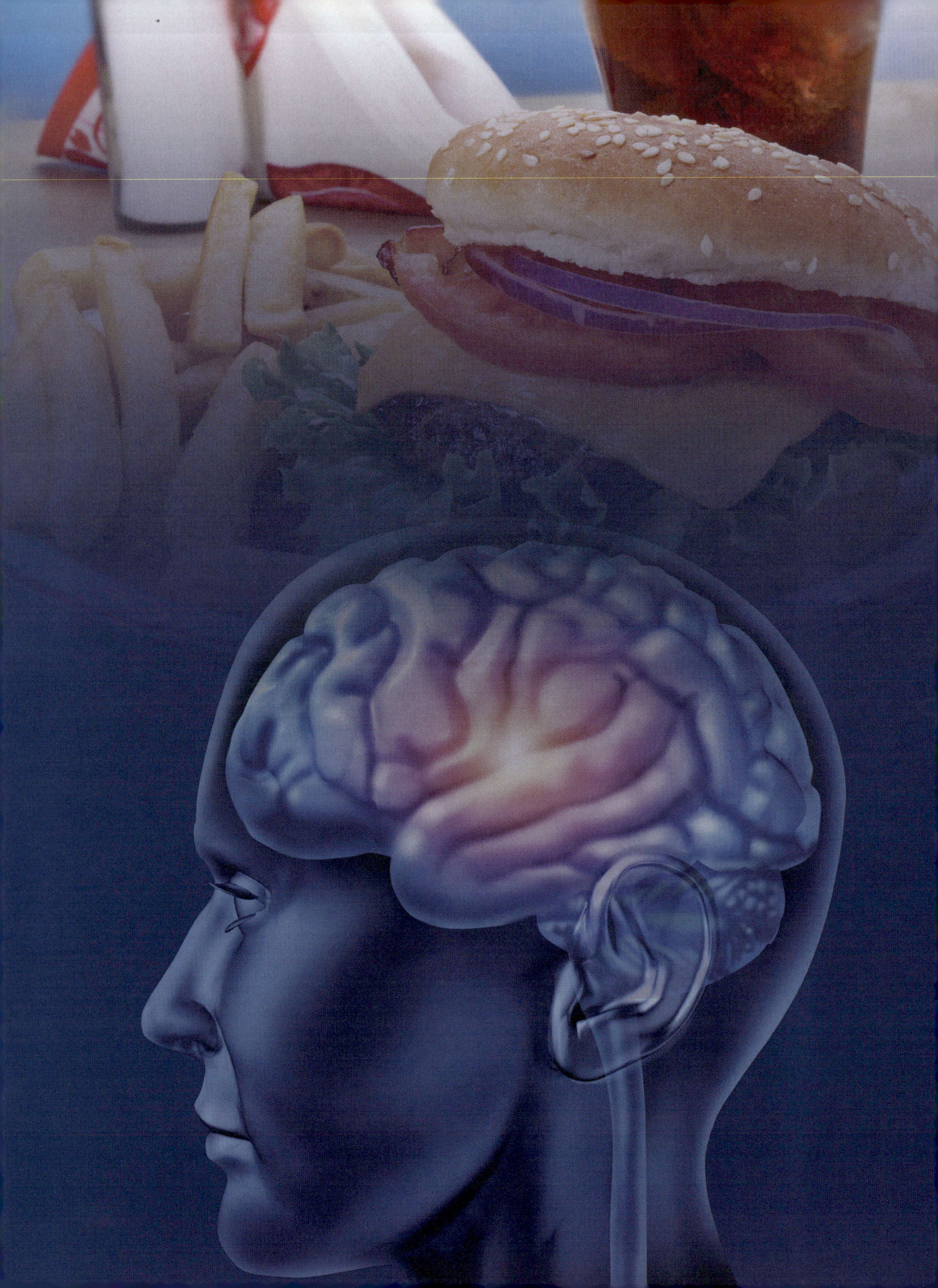

capítulo 29

Alimentos Ricos em Açúcar, Gordura e Sal Induzem à Hiperfagia e ao Vício Alimentar – Parte II

Ana Lydia Sawaya
Andrea Filgueiras

Emoções e sentimentos são respostas mentais que servem para reforçar os benefícios ou evitar os efeitos nocivos de estímulos ambientais e comportamentais. Alimentos ricos em açúcar, gordura e sal geram, mais do que outros alimentos, emoções positivas que aumentam a motivação para obtê-los, tão logo são lembrados ou estão disponíveis ao alcance da mão, ou seja, ingeri-los é *recompensador*. Nosso organismo desenvolveu um apetite particular por eles, pois garantem maior disponibilidade de energia como o açúcar e a gordura, enquanto o sal garante o balanço hidroeletrolítico vital para o funcionamento do organismo.

A indústria e o comércio de alimentos descobriram, por meio da experiência prática, que esses componentes, quando combinados e acrescentados em maior quantidade à comida, direcionavam o consumidor a comer mais e não enjoar, repetir esse gesto de forma a sobrepujar a necessidade energética do corpo, e lembrar com mais facilidade a ponto de escolher e preferir aquele produto entre outros. Os alimentos industrializados com essa combinação "mágica" são descritos pelos consumidores não apenas como gostosos, mas muito "prazerosos" quando ingeridos. Foram três as estratégias principais para se obter esse resultado:[1]

1. A criação de uma percepção positiva sobre um produto, encorajando-nos a ir atrás dele, pois nosso comportamento é direcionado ao objeto que vemos como positivo.
2. A informação de que teremos uma experiência prazerosa e recompensadora ao adquirir aquele produto, até chegar a dizer que ingeri-lo nos fará felizes e contentes.
3. Exposição frequente da marca, da embalagem do produto, da foto do restaurante, de forma a gerar uma aprendizagem dos sinais relacionados ao produto, fazendo com que esse venha à memória inesperada e repentinamente, quando passamos numa determinada rua, quando saímos da escola, quando vamos ao supermercado, vemos um *outdoor*. E dentre todos os produtos testados pela indústria e comércio de alimentos, aqueles que contêm a mistura de açúcar, gordura e sal são a medida certa para gerar o impulso recompensador, que provoca um comportamento focalizado e condicionado. Assim, quando temos diante dos olhos alguns bombons, biscoitos, salgadinhos ou batata frita, e sen-

timos o aroma deles, é praticamente impossível não apanhar um. E, logo depois, esse gesto "abre o apetite", e nos faz querer mais, repetindo o gesto muitas vezes. Naquele momento, podemos não estar com fome e pode ser que nem tenhamos o habito de ingeri-los, mas a "sua presença" focaliza a nossa atenção até que respondamos ao estímulo que eles suscitaram. Eles se tornaram um *estímulo saliente*, com capacidade de capturar predominantemente a nossa atenção.

Um dos mecanismos neurais que controlam tal comportamento é a liberação de *dopamina*. Este hormônio é o principal responsável pela motivação para a procura do alimento e pela sensação de prazer. Alimentos ricos em açúcar, gordura e sal podem manter o seu efeito estimulante por um longo período de tempo por meio da liberação mais prolongada de dopamina pelo sistema hedônico (ver capítulos anteriores). Estudos em animais mostraram que a liberação desse neurotransmissor não sofre o processo de habituação quando alimentos altamente palatáveis são ingeridos em relação àqueles menos palatáveis, como a ração normal.[2] Esse fenômeno mostra que o organismo vê vantagens na ingestão desses alimentos em relação a outros e inibe o processo de habituação, favorecendo o consumo sempre que há oportunidade, independentemente da fome. A liberação de dopamina é ainda maior se o alimento palatável é oferecido em pequenas quantidades de forma intermitente, se o animal pode antecipar sua oferta por algum sinal ambiental reconhecível, ou ainda se o horário é mantido a cada dia.

Alimentos palatáveis também retardam a liberação do neurotransmissor *acetilcolina*, que controla a atividade parassimpática no trato gastrintestinal, ativando a digestão e absorção de alimentos.[3] O pico de acetilcolina ocorre no final de uma refeição e seu retardo aumenta a quantidade de alimentos ingeridos.

Os hormônios *leptina* (produzido no tecido adiposo) e a *insulina* (produzida no pâncreas) também atuam diretamente nos neurônios dopaminérgicos do sistema nervoso mesolímbico, modulando o "querer" um alimento por meio da inibição destes.[4] Em indivíduos magros, a leptina sinaliza ao cérebro a quantidade de tecido adiposo e diminui o apetite e a ingestão sempre que o tamanho desse tecido exceder o peso normal. Aumenta o gasto energético e, portanto, tem um papel particularmente importante em manter a homeostase e o balanço energético em longo prazo. Inúmeros estudos revelaram que o organismo obeso desenvolve resistência cerebral a esse hormônio, prejudicando essa capacidade.[5] Além desse controle homeostático, a leptina atua no sistema hedônico. A atividade neural no núcleo acubens (ver capítulos anteriores) excitada por estímulos visuais de alimentos é muito alta em adolescentes hiperfágicos com deficiência de leptina. A administração desse hormônio normaliza a excitação neural, ao mesmo tempo em que esses indivíduos relatam atenuação da sensação de "ter prazer" pela ingestão do alimento. Infusões de leptina nessas áreas nervosas inibem as atividades dos neurônios dopaminérgicos e diminuem a ingestão alimentar em ratos. A inibição dos receptores de dopamina aumenta a ingestão alimentar, a atividade motora e a preferência por comida palatável.

Ainda, hormônios gastrintestinais têm efeitos diretos nos centros mesolímbicos de controle de recompensa e prazer; como a *ghrelina* que, ao contrário da leptina, aumenta a sensação de fome e estimula o sistema dopaminérgico de recompensa. É um hormônio produzido no trato gastrintestinal, cuja função principal é controlar a iniciação da ingestão e a sensação de saciedade gerada pelo nutriente ingerido; e que aumenta no soro durante o jejum e diminui após a refeição. O hormônio *peptídio YY*, produzido no intestino delgado, informa ao cérebro as variações agudas da quantidade de energia corporal, juntamente com a insulina. Quando os níveis séricos desse peptídio aumentam, ocorre supressão da ingestão alimentar.

Sinteticamente, poderíamos dizer que os alimentos palatáveis ativam os sistemas de recompensa e que hormônios reguladores da fome e do apetite também podem influenciar a ingestão alimentar pela sua atuação direta nos centros hedônicos.

A ingestão frequente e em excesso de alimentos palatáveis e bebidas com sabor doce gera modificações não apenas funcionais, mas ainda mais profundas no sistema nervoso, pois há evidências crescentes de modificação na plasticidade neuronal e na expressão gênica. A ingestão de açúcar durante semanas tem a capacidade de modificar a expressão gênica e rearranjar os circuitos nervosos de recompensa e prazer.[6] Mulheres que ganham peso em um período superior a seis meses têm um declínio marcante na atividade dos centros estriais do sistema nervoso mesolímbico em resposta a alimentos palatáveis, o que não ocorre em mulheres que não ganharam peso.[5] A superestimulação dos sistemas de recompensa por meio da ingestão descontrolada de alimentos palatáveis induz, portanto, um profundo estado de hipossensibilidade à recompensa e ao desenvolvimento do comer compulsivo.[7] Associado a esse comportamento, observou-se em obesos uma deficiência na densidade e sinalização dos receptores D2 dopaminérgicos. Ainda, estudos em camundongos alimentados durante o período de crescimento com dietas hiperlipídicas mostraram alteração na expressão de mRNA de um grande número de neuropeptídios hipotalâmicos que controlam o apetite e a ingestão alimentar (NPY, orexina, galanina, entre outros) e, consequentemente, nos respectivos circuitos neurais.[8] Essas alterações gênicas, ocorridas no início da vida, estavam associadas à obesidade na vida adulta.

INGESTÃO EXCESSIVA DE AÇÚCARES E SUBSTÂNCIAS DE SABOR DOCE E DESBALANÇO FISIOLÓGICO

Muitos estudos descreveram que a ingestão de glicose age diretamente no hipotálamo e, portanto, atua no controle homeostático hipotalâmico, ou seja, no fluxo de energia corporal.[9] Por exemplo, ingestão de uma bebida rica em glicose diminui a atividade hipotalâmica imediatamente. Essa resposta ocorre apenas com a ingestão de glicose, mas não de um dímero não doce de glicose. O que demonstra que a resposta hipotalâmica necessita dos dois efeitos da glicose: oferta energética e sabor doce. As repostas hipotalâmicas variam de acordo com o sexo (as mulheres são mais responsivas a esse efeito) e a presença de diabetes.

Há muitos tipos de açúcares energéticos: frutose (mel e frutas), lactose (leite), glicose (mel) e sacarose (cana e beterraba). Seu sabor doce combina duas características que são *reforçadoras*, ou seja, aumentam a probabilidade de se obter uma recompensa: disponibilidade muito rápida de energia, ao mesmo tempo em que provê uma inata sensação orossensorial de prazer e satisfação.[10] A composição química da sacarose foi investigada na beterraba e identificada, em 1747, pelo químico prussiano Andreas Marggraf depois que cresceu a dificuldade de se importar açúcar de cana das colônias. No século XIX, grandes investimentos em melhoramento e distribuição tornaram a produção e disponibilidade de sacarose cada vez mais baratas e, assim, o seu consumo foi crescendo sistematicamente em todo o mundo. Com a revolução industrial houve um aumento marcante na ingestão per capita de açúcar. A introdução desse novo componente na dieta, vindo do processamento industrial, se espalhou rapidamente em todas as culturas, o que demonstra a aceitação inata por substâncias doces. Seu consumo se iniciou em 1850 na Inglaterra e só 100 anos depois na Itália (1950) e ainda hoje difere grandemente entre os dois países; um exemplo da necessidade da exposição contínua para o desenvolvimento das preferências alimentares. Uma vez adquirido o hábito, esse passa para as novas gerações. As mudanças de preferências alimentares foram enormes nos últimos séculos. Enquanto um livro de receitas do século XVI continha apenas 15% de ingredientes doces, os livros de receitas europeus do século XIX já continham 40% dessas receitas.

A ingestão de açúcar facilitou a introdução de outros alimentos desconhecidos como o café, o chá e o chocolate, pois sua adição a esses novos ingredientes, introduzidos pela industrialização, facilitou sua aprazibilidade. O crescimento da produção industrial de alimentos e a riqueza trazida pelo comércio do açúcar permitiram também a mudança na divisão do trabalho e a reorganização do tempo; o que antes era gasto para agricultura e preparação dos alimentos, tornou-se tempo gasto com emprego remunerado. Muitos dos alimentos e bebidas foram inventados em volta do açúcar, sendo esse seu principal ingrediente. Várias refeições como café da manhã e lanche são hoje compostos por alimentos doces. Cresceu enormemente seu consumo indireto quando alimentos preparados em casa foram substituídos por produtos industrializados. Atribui-se também ao açúcar a facilitação para aprendizagem e assimilação de novos produtos como os refrigerantes e a disseminação destes em todas as culturas. O açúcar permitiu que todos os povos gostassem dos novos produtos, sobrepujando os hábitos e sabores locais. Atribui-se à palatabilidade do sabor doce e seu efeito reforçador, muito mais do que à propaganda, a grande disseminação dos alimentos industrializados. Outro fator que ajudou a disseminação do açúcar foi a cor branca, pois desde o final do século XIX era conhecida a preferência pela cor branca em relação àquela marrom; o que motivou grandes investimentos industriais para branquear o açúcar de beterraba.

Em 1879, o químico alemão Constantin Fahlberg[10] inventa o primeiro adoçante não energético, a sacarina, cujo sabor doce é cerca de 300 a 500 vezes mais forte que o da sacarose e, assim, introduz-se a produção industrial de adoçantes artificiais. Ao mesmo tempo, os açúcares energéticos naturais vinham sendo utilizados pela indústria em escala crescente como, por exemplo, no xarope de milho rico em frutose e a isoglicose. Em 1987, o xarope de milho se torna o açúcar predominante utilizado por esta, chegando a 52% do mercado. Todos esses desenvolvimentos tecnológicos aumentaram enormemente a disponibilidades de doces.

É importante notar que todos os produtos de sabor doce, independentemente do seu valor energético, são *reforçadores* e ativam os centros neurais de prazer e recompensa. Enquanto o controle do comportamento alimentar pelo sistema hedônico era pouco estudado e, portanto, pouco conhecido, a propaganda centrada apenas na questão energética permitiu que o consumo dos adoçantes ultrapassasse ao de açúcares energéticos no final do século XX nos países industrializados. Ainda não é bem conhecido o efeito do consumo desses e sua relação com o crescimento da obesidade. Estudos epidemiológicos mostram associação consistente entre consumo de adoçantes artificiais e ganho de peso, mas uma causa direta não pode ainda ser comprovada.[11] Por outro lado, é reconhecido que o uso de adoçantes não é uma estratégia efetiva para prevenir a obesidade, e não tem impacto significante na redução da ingestão alimentar ou mesmo energética em crianças.[11] Estes achados reforçam que o estilo de vida e o comportamento alimentar são os fatores determinantes para a obesidade e relativizam a utilização de adoçantes artificiais como estratégia para tratamento ou mesmo prevenção da obesidade.

O comércio e a indústria de alimentos ampliaram muito a oferta de alimentos e refeições com alto índice Glicêmico (Figura 29.1). Esse índice é mensurado pelo seu reflexo fisiológico, ou seja, pelo aumento na concentração de glicose sanguínea gerado pelos carboidratos ingeridos em uma refeição.[12] Avanços tecnológicos no processamento de alimentos, principalmente alimentos ultraprocessados, tais como cereais matinais, biscoitos, salgadinhos, além dos refrigerantes, têm feito uso aumentado de edulcorantes de alta frutose, como, por exemplo, o xarope de milho, produzindo alimentos de alto IG com taxa de absorção rápida. Essa ingestão excessiva de frutose (proveniente do xarope) gera efeito orexígeno por meio da supressão da sinalização hipotalâmica de saciedade, induzindo o indivíduo a se alimentar cada vez mais.[13] Carboidratos com alto IG sobrecarregam o pâncreas e hiperestimulam a produção de insulina. Além de diminuírem o tempo de saciedade, gerando mais rapidamente desejo de comer, que dietas com baixo IG.[14] São fortes as evidências que dietas com baixo IG são mais apropriadas para a perda de peso ou prevenção da obesidade do que aquelas que apenas reduzem a ingestão de gorduras ou de carboidratos em geral, ou ainda aumentam a ingestão de proteínas.[12]

Alimentos com alto IG estão associados ao aumento do risco de câncer de cólon, mamário e na próstata.[15] Para complicar ainda mais o quadro, o impacto dos alimentos com alto IG difere entre raças/etnias. O efeito positivo de dietas com baixo IG na diminuição da insulina e glicose pós-prandiais (após ingestão de uma refeição) e aumento da ghrelina em mulheres brancas não ocorre da mesma forma em mulheres afrodescendentes.[16] Estes achados sugerem que mulheres afrodescendentes são mais suscetíveis aos efeitos nocivos dos alimentos ultraprocessados ou comercializados com alto IG do que as brancas; e esse fato pode estar associado à maior prevalência de obesidade nos afrodescendentes.

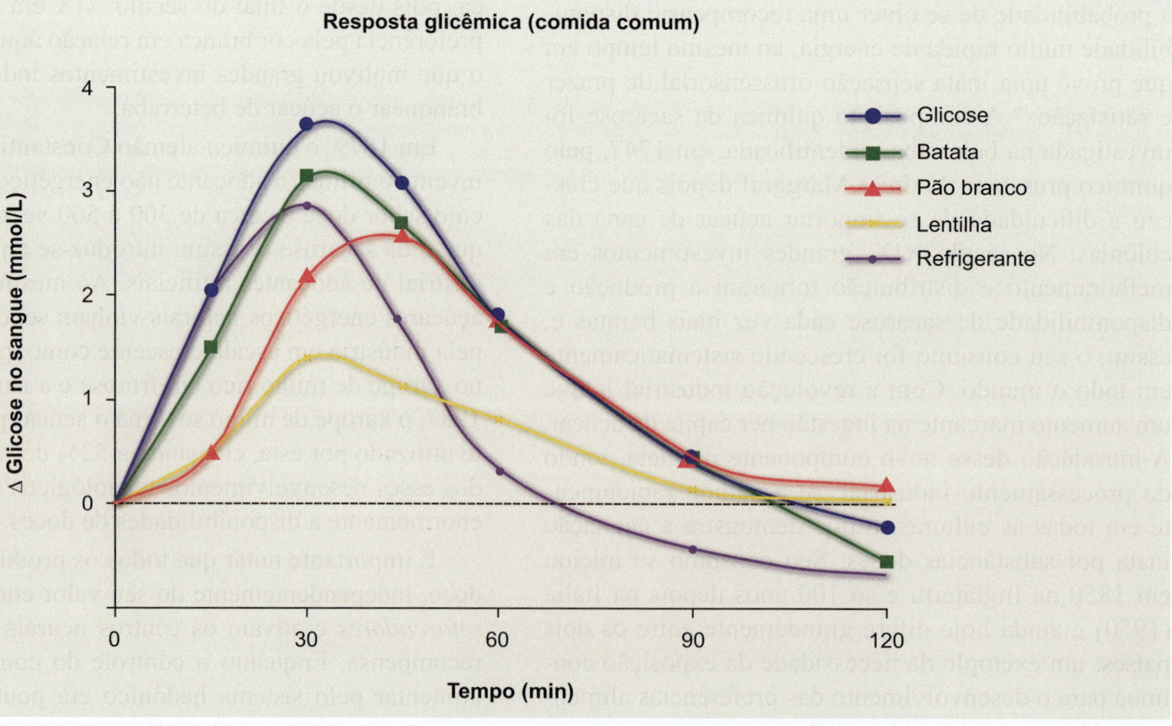

Figura 29.1 ► Resposta glicêmica a uma porção de 50 g de carboidrato de uma refeição. O IG é uma escala relativa com base na comparação da área incremental sob a curva para uma refeição-teste em relação à referência (a qual, por definição, tem um IG de 100). Fonte: adapatada de Brand-Miller et al., 2009.[12]

INGESTÃO EXCESSIVA DE SAL E DESBALANÇO FISIOLÓGICO

O sal que ingerimos provém principalmente dos alimentos manufaturados industrialmente. O sal adicionado durante o processamento industrial é responsável por mais de três quartos do sal ingerido.[17] A partir de 1980 cresceu tremendamente o *tamanho da porção* de alimentos comercializados ricos em energia, assim como de bebidas, e não há evidências de diminuição da quantidade de sal. Sua ingestão, portanto, elevou-se com o aumento do tamanho da porção. Esta afirmação é corroborada pela forte relação existente entre a ingestão de energia e de sal. A ingestão de sal aumentou também com a introdução de lanches industrializados salgados e o hábito crescente de ingerir refeições fora do domicílio, especialmente em restaurantes que servem refeições rápidas.

A sede e a ingestão de água e de bebidas industrializadas é uma resposta fisiológica inevitável à ingestão elevada de sal. Há um aumento linear entre a ingestão de sal e o consumo de água em animais, assim como foi demonstrado em estudos populacionais uma relação forte e direta entre a ingestão de sal e o consumo de refrigerantes. O aumento da ingestão de sal é, portanto, um dos fatores responsáveis pelo aumento do consumo de refrigerantes e bebidas açucaradas; e muitas indústrias se beneficiam dessa crescente ingestão de líquidos dependente do sal. Nos Estados Unidos, por exemplo, o consumo per capita de refrigerantes era, em 2004, aproximadamente 198 L, enquanto, em 1983, com uma ingestão de sal 30% menor, o consumo de refrigerantes era também 24% menor. Esse paralelismo foi demonstrado por muitos estudos.

O processamento industrial de alimentos causa uma dramática distorção entre a ingestão de sódio, potássio, cálcio e magnésio (Figura 29.2). Dietas modernas que contêm grande quantidade de alimentos processados fornecem quantidades muito diferentes desses minerais, em comparação às dietas baseadas em alimentos não processados. Nos Estados Unidos, o consumo médio de potássio, por exemplo, é 24% menor em comparação ao oferecido por uma dieta baseada em alimentos naturais não processados. Aquele de cálcio é apenas 40% em relação a uma dieta rica em alimentos naturais; assim como o consumo de magnésio (23%).

A presença de baixo consumo de potássio, cálcio e magnésio gera aumento da pressão arterial para garantir a excreção de sódio.[17] A pressão arterial serve para duas importantes funções no corpo. Uma é a manutenção da perfusão tecidual. A outra é o controle do balanço de sódio, que determina em larga escala o volume do fluido extracelular. Aumentar a pressão arterial permite que o corpo se livre do excesso de sódio e água por meio dos mecanismos de natriurese-pressão. A pressão arterial é, de fato, o mais potente mecanismo fisiológico para a manutenção do balanço entre sódio e água. A deficiência de sódio e a diminuição do volume do fluido extracelular durante uma ingestão muito pequena deste, ou perda por causa de problemas gastrintestinais como diarreia ou vômito, suor excessivo durante o exercício físico intenso, ou perda sanguínea, podem ser prevenidos por diminuição da pressão arterial. Essa diminuição permite ao corpo evitar a excreção renal

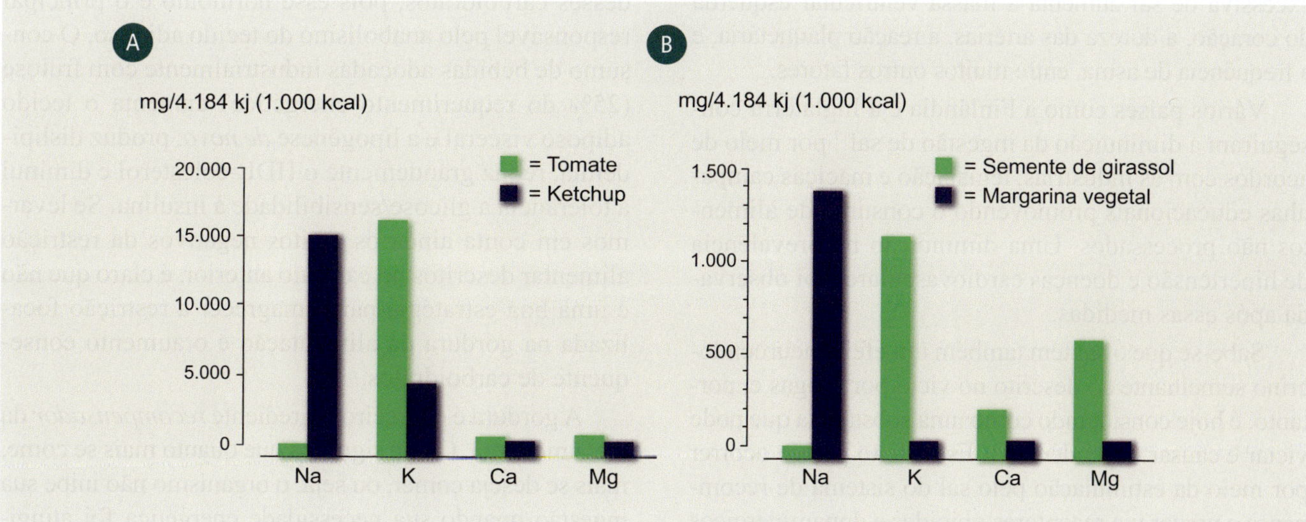

Figura 29.2 ► Teor de sódio (Na), potássio (K), cálcio (Ca), magnésio (Mg) no tomate e no ketchup (A), e na semente de girassol e margarina vegetal processada (B). Os valores são expressos em miligramas por 4.184 kJ (1.000 kcal). Fonte: adapatada de Brownley et al., 2012.[16]

excessiva e letal de sódio e fluidos. Por outro lado, no caso de ingestão alta de sódio, o corpo é capaz de evitar a acumulação de sal e fluido pelo aumento da pressão arterial até o ponto que a pressão induzida pelo aumento da ingestão de sal e água se equipara à excreção e a ingestão desses metabolitos, permitindo a manutenção do balanço entre eles. Mesmo um pequeno aumento na concentração sérica de sódio, após absorção no trato gastrintestinal de sal vindo da dieta, aumenta a sede e causa ingestão de fluido até que a concentração sérica seja normalizada. Um excesso de 8,3 g de sódio é sempre acompanhado pelo acréscimo do consumo de um litro de água por dia.

A excreção do excesso de sal diminui na obesidade e um nível de pressão arterial mais alto é necessário para o obeso manter o balanço hidroeletrolítico, o que predispõe esses indivíduos à hipertensão.[17] Diabéticos, por sua vez, apresentam aumento na sensibilidade ao excesso de sal e na expansão do volume sanguíneo; e há evidências de que o próprio excesso de sal ingerido induz o diabetes. Por outro lado, aumento na ingestão de potássio, cálcio e magnésio melhoram esses quadros, além de prevenir a hipertensão.

Quinze milhões de pessoas morrem anualmente no mundo por doenças cardiovasculares.[18] Atualmente, não há dúvidas de que a diminuição na ingestão de sal leva à diminuição da pressão arterial. Recomenda-se limitar a ingestão de sódio em menos de 2.000 mg/dia. A redução de 1,3 g/dia de sal ingerido se traduz em uma redução de 5 mmHg na pressão arterial sistólica ao longo da idade (25 a 55 anos), uma redução que se estima salvar 150 milhões de vidas anualmente. A ingestão de sal é o dobro da quantidade recomendada em muitos países. A ingestão excessiva de sal aumenta a massa ventricular esquerda do coração, a dureza das artérias, a reação plaquetária, e a frequência de asma, entre muitos outros fatores.

Vários países como a Finlândia e a Inglaterra conseguiram a diminuição da ingestão de sal[17] por meio de acordos com as indústrias, legislação e maciças campanhas educacionais promovendo o consumo de alimentos não processados. Uma diminuição na prevalência de hipertensão e doenças cardiovasculares foi observada após essas medidas.

Sabe-se que o sal tem também um efeito neuroendócrino semelhante ao descrito no vício por drogas e, portanto, é hoje considerado como uma substância que pode viciar e causar dependência.[19] Este efeito parece ocorrer por meio da estimulação pelo sal do sistema de recompensa e prazer via receptores opioides e dopaminérgicos cerebrais. A ativação do sistema límbico opioide está envolvida no aumento da ingestão de sódio em indivíduos que sofreram redução no consumo de alimentos salgados e falta de sal, independentemente do estado saciado. Exposição no início da vida a altas concentrações de sódio, quer pelo leite materno ou fórmulas e papas para bebes produzidas industrialmente, determinam o grau de preferência por sal mais tarde. Crianças que foram habituadas a certos alimentos salgados, sofrem na sua ausência e têm comportamento de procura e determinação focalizada por sua obtenção, semelhante ao comportamento relacionado ao consumo de drogas. A redução da ingestão de sal deve ser paulatina e progressiva para se evitar esse comportamento.

INGESTÃO EXCESSIVA DE GORDURAS E DESBALANÇO FISIOLÓGICO

O excesso de ingestão de gordura foi o primeiro vilão encontrado para explicar o crescimento da obesidade no mundo. Partia-se de um raciocínio simples: comemos muita gordura e, em consequência, estocamos muita gordura. Pelos achados descritos nesse e em outros capítulos, sabemos que esse conceito é demasiado simplista para explicar a pandemia da obesidade no mundo, e que muitos outros fatores estão envolvidos e são até mais importantes que a ingestão de gordura *per se* para aumentar o tecido adiposo, como os carboidratos de rápida absorção.[20] Dentre esses, os mais atuantes na síntese de triglicérides no fígado, na resistência à insulina, no acúmulo de gordura no fígado (esteatose hepática), no diabetes, e nas doenças cardiovasculares, são os refrigerantes e as bebidas açucaradas, incluindo os sucos de frutas produzidos industrialmente. Essa resposta metabólica deve-se ao aumento rápido e acentuado da insulina na circulação, decorrente da ingestão desses carboidratos, pois esse hormônio é o principal responsável pelo anabolismo do tecido adiposo. O consumo de bebidas adoçadas industrialmente com frutose (25% do requerimento energético) aumenta o tecido adiposo visceral e a lipogênese *de novo*, produz dislipidemia, reduz grandemente o HDL-colesterol e diminui a tolerância à glicose/sensibilidade à insulina. Se levarmos em conta ainda os efeitos negativos da restrição alimentar descritos no capitulo anterior, é claro que não é uma boa estratégia para emagrecer a restrição focalizada na gordura da alimentação e o aumento consequente de carboidratos.

A gordura é o terceiro ingrediente *recompensador* da dieta moderna. O que significa que quanto mais se come, mais se deseja comer, ou seja, o organismo não inibe sua ingestão quando sua necessidade energética foi atingida.[21] É muito palatável, provavelmente por ser mais rica em energia do que o carboidrato e a proteína, garantir o estoque de energia e o fornecimento de substrato para a manutenção da temperatura corporal (fator mais dispendioso do gasto energético diário). Quando ratos devem decidir se ingerir batatas cozidas e batatas fritas, preferem estas últimas. A gordura tem propriedade lubrificante e por isso torna a carne e outros produtos mais macios, diminuindo o número de mastigações e fazendo com que o alimento seja mais rapidamente ingerido. Esse comportamento diminui o registro das propriedades sensoriais no cérebro e leva à maior ingestão para se atingir a saciedade e a interrupção da refeição. Além disso, a ingestão de gordura estimula hormônios gastrintestinais que reforçam a sua aprazibilidade e ingestão.

O uso de substitutos como Olestra (formado por ácidos graxos esterificados a partir da sacarose) pela indústria de alimentos na tentativa de inibir os efeitos hiperfágicos da ingestão de gorduras mostrou que o organismo tenta compensar a redução da ingestão de gorduras aumentando a ingestão energética total. É bem conhecido o efeito nocivo para o organismo da gordura vegetal hidrogenada e *trans* elaboradas industrialmente.[22]

Em animais, a ingestão de gordura ativa os centros hedônicos e núcleo *accumbens* do sistema nervoso central e aumenta a liberação de dopamina, envolvida, como descrito anteriormente, no controle do prazer e da recompensa.[21] Estes efeitos incluem modificações na expressão gênica e produção de mRNA dos receptores dopaminérgicos D1 e D2. Além das alterações na ação e controle dopaminérgico, ocorrem também alterações nos neurotransmissores opioides. Naloxone, uma droga que inibe os receptores opioides (ver capítulo anterior), reduz a preferência por dietas ricas em gordura em seres humanos.

A ingestão de gordura modula a atividade do hipotálamo e o *balanço homeostático* da mesma forma que a glicose.[9] Ácidos graxos livres, resultantes da quebra de gorduras endógenas e que estão elevados na obesidade abdominal, atuam diretamente nos centros hipotalâmicos e na sinalização da insulina nestes. Do ponto de vista da *estimulação sensorial*, ainda antes do efeito na homeostase (resultante da digestão e absorção), a presença de gordura na boca aumenta a atividade hipotalâmica e a de várias regiões do córtex cerebral e da amígdala (ver capítulo anterior). Do ponto de *vista comportamental*, a ingestão de gordura com diferentes texturas leva a diferentes graus de fome, desejo de comer e percepção de saciedade, tanto em indivíduos magros como obesos.

A comparação do fluxo sanguíneo no hipotálamo e na região da ínsula no córtex cerebral (envolvida na percepção do alimento e na gustação) após a ingestão de dois tipos de iogurte, com alta e baixa concentração de gordura, mostrou que a ingestão do iogurte rico em gordura diminuiu o fluxo sanguíneo hipotalâmico, mas o mesmo não ocorreu com aquele com menor teor de gordura (Figura 29.3).[9] Na ínsula, a ingestão de iogurte com baixo teor de gordura aumentou o fluxo sanguíneo e diminuiu a sensação de fome. Ainda, houve maior aumento da insulina pós-prandial nos indivíduos que ingeriram iogurte com baixo teor de gordura em relação àqueles com alto teor de gordura, provavelmente devido ao esvaziamento gástrico mais rápido, consequência do menor conteúdo de gordura. Esses achados indicam grandes diferenças na resposta cerebral entre os dois tipos de iogurte. Em particular, o aumento da insulina no iogurte com baixo teor de gordura coloca em questão a estratégia propagandeada pela indústria em favor da ingestão de alimentos com baixo teor de gordura para o tratamento da obesidade, ou mesmo para sua prevenção, uma vez que a elevação desse hormônio é o principal fator para a estimulação da síntese de tecido adiposo.

EXPOSIÇÃO INTRAUTERINA E PERINATAL

A ingestão em excesso de alimentos ricos em açúcares, gorduras e sal afeta não apenas o indivíduo, mas sua prole, pois as modificações metabólicas nos órgãos e tecidos e, sobretudo, na regulação da atividade e expressão gênica do sistema nervoso são transmitidas aos filhos. Ratas prenhas que foram alimentadas com dieta rica em alimentos processados e salgados desenvolvem obesidade e seus filhotes preferem esse tipo de alimento mais tarde, sugerindo a existência de uma exposição via transplacentária e o desenvolvimento de um vício alimentar.[19] Ainda, a obesidade materna e a perfusão da hiperglicemia materna para o feto reprogramam os reguladores hipotalâmicos do apetite e a ação da leptina em ratos recém-nascidos.[23] Esses filhotes apresentam níveis de leptina plasmática mais baixos ao nascer e menor expressão de mRNA do neurotransmissor NPY. A diminuição desses neuro-hormônios prejudica o controle do apetite, pois eles tem ação anorexígena, ou seja, de redução do apetite. Assim, o decréscimo nos níveis de leptina e NPY leva a um aumento basal de apetite.

Além disso, dietas ricas em gordura durante a gestação estimulam a proliferação das células neuroepiteliais do terceiro ventrículo do hipotálamo embrionário e aumentam sua migração para o hipotálamo, resultando no aumento do número de neurônios que expressam neuro-hormônios orexígenos, ou seja, que aumentam a fome.[24] Assim, exposição a dietas ricas em gordura, sal e açúcar nessa fase da vida altera a regulação neural da homeostase e a capacidade dos circuitos hipotalâmicos de controlar adequadamente a fome e o apetite, gerando hiperfagia e preferência por dietas ricas nesses ingredientes ao longo de todo o ciclo de vida e obesidade futura.

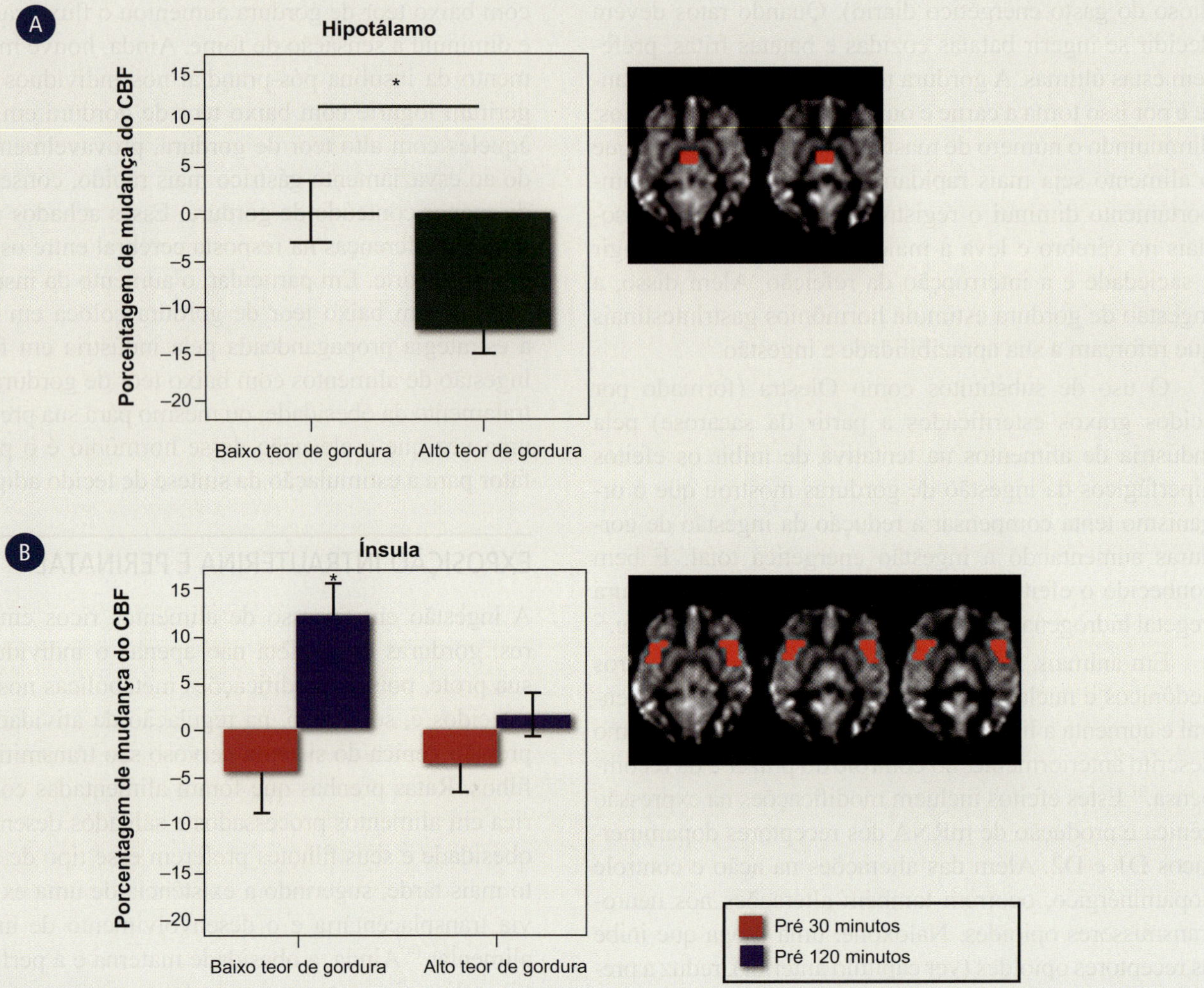

Figura 29.3 ► **A** (à esquerda): fluxo sanguíneo cerebral hipotalâmico (CBF) durante o consumo de iogurtes com baixo e alto teor de gordura. Variação percentual (linhas verticais representam o erro padrão da média) entre o momento pré-ingestão de iogurte e após 30 minutos, e pré-ingestão de iogurte e após 120 minutos). * O fluxo sanguíneo hipotalâmico após o consumo de alto teor de gordura foi significativamente menor. **B** (à esquerda): Fluxo sanguíneo cerebral insular durante o consumo de iogurtes com baixo e alto teor gordura. * O fluxo sanguíneo após 120 minutos da ingestão de baixo teor de gordura foi significativamente maior do que em todas as outras condições. A e B (à direita): Vê-se o registro do fluxo sanguíneo nas regiões estudadas em vermelho. Fonte: adaptada de Frank et al., 2012.[9]

A ingestão de alimentos ricos em açúcares, gorduras e sal durante e vida intrauterina e perinatal também está associada ao aumento de doenças mentais como ansiedade e depressão.[23] Encontrou-se em primatas diminuição da resposta serotoninérgica em fêmeas e aumento de ansiedade. Há evidências que hormônios presentes na circulação materna em altas concentrações, como leptina e insulina, ou nutrientes como ácidos graxos, triglicérides e glicose e, ainda, citocinas inflamatórias, promovem alterações no sistema nervoso central do feto e na ação dos neurônios produtores de serotonina, dopamina e melanocortina (regulador da fome) (Figura 29.4).

PALATABILIDADE E INGESTÃO ALIMENTAR EXCESSIVA: COMER NA AUSÊNCIA DE FOME

O grau de palatabilidade de um alimento é calculado pela intensidade da percepção hedônica dos sinais orosensoriais (aroma, sabor, cor, textura) provocados por este.[25] Em geral, alimentos com sabor brando não são ingeridos em excesso, ao passo que aqueles palatáveis são, com frequência, ingeridos mesmo que as necessidades energéticas tenham sido alcançadas. A ingestão de alimentos palatáveis melhora o humor em seres humanos.[5]

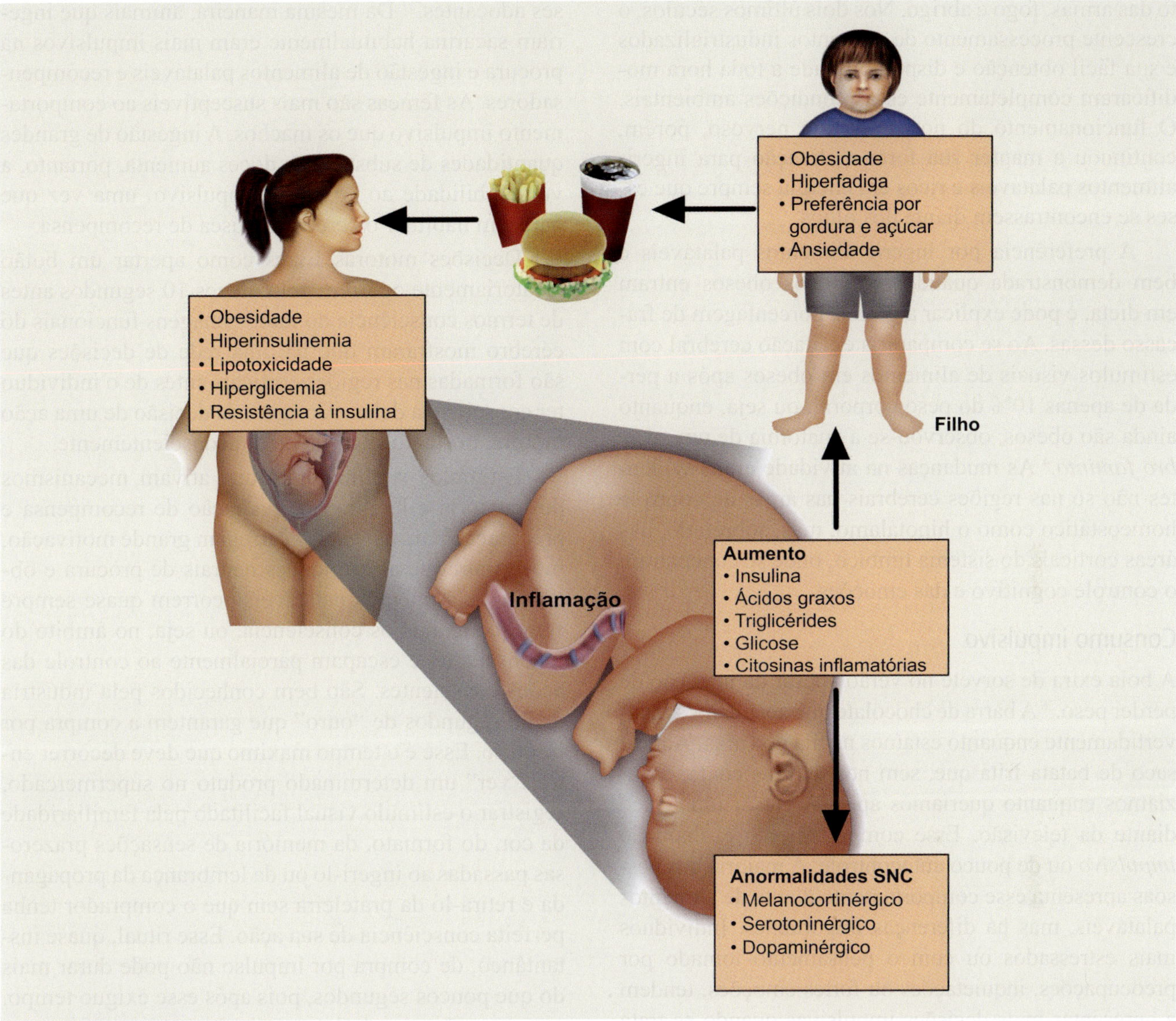

Figura 29.4 ► Obesidade materna e consumo de dieta rica em gordura (DRG) tem um impacto duradouro no desenvolvimento do cérebro do feto e no peso na infância. Um feto de uma mãe consumidora de DRG experimenta um ambiente fetal em que os níveis de glicose, insulina, triglicérides, ácidos graxos e citocinas inflamatórias estão elevados, conduzindo a alterações no circuito neural, que regula sua fisiologia e comportamento. Fonte: adaptada de Morris e Chen, 2009.[23]

Ratos bem alimentados se expõem voluntariamente a condições de frio extremo (-15°C), queimaduras e choques elétricos nos pés para obter alimentos palatáveis como torta de creme, patê, pasta de amendoim, Coca-cola, balas M&M, barras de chocolate ou iogurte doce, mesmo que ração normal esteja livremente à disposição.[5] Estes fatos demonstram o quão intensamente alimentos palatáveis podem estimular os sistemas neurais de recompensa, independentemente da sua necessidade energética. Por que funcionamos assim? Por que nosso organismo parece cego ao excesso de adiposidade e a todas as consequências decorrentes como, por exemplo, a dificuldade de se defender de predadores, e sempre tem apetite para alimentos palatáveis? O nosso cérebro se desenvolveu para correr atrás de alimentos ricos em energia porque garantem melhores condições de sobrevivência e esses alimentos eram difíceis de serem obtidos. O esforço para caçar, a luta contra predadores, as dificuldades climáticas eram atividades que demandavam grande dispêndio físico e motivação.[4] Ao passo que o desenvolvimento de técnicas para amenizar essas dificuldades ocorreu sempre na direção de diminuir o esforço físico e mental. A facilidade para conseguir comida cresceu, por exemplo, com o advento das armas, fogo e abrigo. Nos dois últimos séculos, o crescente processamento de alimentos industrializados e sua fácil obtenção e disponibilidade a toda hora modificaram completamente essas condições ambientais. O funcionamento do nosso sistema nervoso, porém, continuou a manter sua forte motivação para ingerir alimentos palatáveis e ricos em energia sempre que esses se encontrassem diante dos olhos.

A preferência por ingerir alimentos palatáveis é bem demonstrada quando indivíduos obesos entram em dieta, e pode explicar a grande porcentagem de fracasso dessas. Ao se comparar a excitação cerebral com estímulos visuais de alimentos em obesos após a perda de apenas 10% do peso corporal, ou seja, enquanto ainda são obesos, observou-se a anatomia de um *cérebro faminto*.[4] As mudanças na atividade eram evidentes não só nas regiões cerebrais nas áreas de controle homeostático como o hipotálamo, mas, sobretudo, nas áreas corticais do sistema límbico, onde se concentram o controle cognitivo e das emoções.

Consumo impulsivo

A bola extra de sorvete no verão apesar da intenção de perder peso.[26] A barra de chocolate que apanhamos inadvertidamente enquanto estamos na fila do caixa. Aquele saco de batata frita que, sem nos darmos conta, esvaziamos enquanto queríamos apenas relaxar um pouco diante da televisão. Esse comportamento é chamado *impulsivo* ou de pouco autocontrole. A maioria das pessoas apresenta esse comportamento diante de alimentos palatáveis, mas há diferenças importantes. Indivíduos mais estressados ou com o pensamento tomado por preocupações, inquietações ou fortes emoções, tendem a apresentar mais decisões impulsivas quando se trata de escolher entre uma fruta ou um chocolate, preferindo o último. Em condições onde a capacidade reflexiva e a plena consciência da realidade presente está prejudicada, pois o indivíduo está engajado em outras atividades, ele perde a capacidade de associar conscientemente a sensação do "gosto" por comer batatas fritas crocantes com a quantidade que ele ingeriu. Quando esses achados foram repetidos em relação ao consumo de cerveja, verificou-se que a capacidade de controlar e decidir a quantidade de álcool ingerido diminuiu quando a capacidade reflexiva e consciente foi reduzida por distrações como assistir a um filme violento, e houve aumento do consumo impulsivo.

O hábito de ingerir açúcar ou adoçante afeta o comportamento impulsivo tanto para alimentos como para drogas. Animais habituados à ingestão de sacarina se autoadministravam quantidades maiores de cocaína do que aqueles que ingeriam quantidades menores desses adoçantes.[27] Da mesma maneira, animais que ingeriam sacarina habitualmente eram mais impulsivos na procura e ingestão de alimentos palatáveis e recompensadores. As fêmeas são mais susceptíveis ao comportamento impulsivo que os machos. A ingestão de grandes quantidades de substâncias doces aumenta, portanto, a vulnerabilidade ao consumo impulsivo, uma vez que parecem habituar o cérebro à busca de recompensa.

Decisões motoras livres como apertar um botão aleatoriamente ocorrem pelo menos 10 segundos antes de termos consciência do fato.[28] Imagens funcionais do cérebro mostraram que há uma rede de decisões que são formadas nas regiões corticais antes de o indivíduo ter consciência delas. A origem da decisão de uma ação motora, portanto, é codificada inconscientemente.

Estímulos subliminares[4] que ativam mecanismos de memória e lembrança, avaliação de recompensa e preparação para ações que carregam grande motivação, mostraram que as atividades neurais de procura e obtenção de alimentos palatáveis ocorrem quase sempre sem que tenhamos consciência, ou seja, no âmbito do inconsciente, e escapam parcialmente ao controle das ações conscientes. São bem conhecidos pela indústria os 20 segundos de "ouro" que garantem a compra por impulso. Esse é o tempo máximo que deve decorrer entre, "ver" um determinado produto no supermercado, registrar o estímulo visual facilitado pela familiaridade da cor, do formato, da memória de sensações prazerosas passadas ao ingeri-lo ou da lembrança da propaganda e retirá-lo da prateleira sem que o comprador tenha perfeita consciência de sua ação. Esse ritual, quase instantâneo, de compra por impulso não pode durar mais do que poucos segundos, pois após esse exíguo tempo, outras regiões do cérebro se ativam e geram pensamentos reflexivos como: Será? Melhor não. Vou engordar. Quanto custa? Assim, se um alimento altamente palatável e indutor da ingestão na ausência de fome, como bombons e biscoitos recheados, não for colocado na posição certa na prateleira, as vendas despencarão. Por isso, as indústrias desenvolveram muitas estratégias para apresentar seus produtos nas prateleiras dos supermercados de forma a provocar sua identificação velozmente.[29] A música ambiente, o comportamento saliente de um vendedor também são fatores que aumentam o comportamento impulsivo.

O neurotransmissor *serotonina*, cuja ação esta associada à estabilização do humor e do comportamento, quando em baixas concentrações, gera alterações de humor, agressividade e depressão. Este quadro aumenta o consumo impulsivo, desinibido, prejudica a aprendizagem e torna o indivíduo mais insensível a sinais punitivos.[29] Um dos efeitos de drogas que atuam no aumento da ação da serotonina é a diminuição do comportamento compulsivo de compra. Refeições ricas do aminoácido triptofano precursor da síntese de serotonina e que, portanto, estimulam a síntese desse neurotransmissor, também podem reduzir as escolhas impulsivas.

Hiperestimulação por imagens e sons, aromas, texturas e sabores

Os efeitos metabólicos na indução da hiperfagia pela ingestão de alimentos ricos em açúcares, gordura e sal e as bebidas doces foram maximizados pela indústria e o comércio por meio de pesquisas com imagens, sons, aromas, texturas, sabores e aditivos que superestimulam a procura, a memorização e a fidelidade a esses produtos. A estimulação sensorial produzida por esses produtos, assim como sua fácil acessibilidade, aumentou grandemente nos últimos 30 anos, enquanto fatores que controlam a saciedade como a distensão estomacal (em razão do volume ingerido) e a oxidação da glicose pós-prandial, que são determinantes para a cessação da refeição, não seguiram esse aumento ou até diminuíram, como no caso do volume menor e esvaziamento gástrico mais rápido característicos da refeição moderna.[30] Estas modificações no padrão de ingestão geraram um desbalanço fisiológico e uma distorção dos sinais metabólicos que controlam o tamanho da refeição e a saciedade. Dessa forma, o decréscimo da saciedade, especificamente sensorial, é insuficiente em relação ao volume ingerido, retardando a interrupção da refeição. Nesse mecanismo reside a diferença entre 500 kcal de arroz e feijão e um hambúrguer industrializado com o mesmo valor energético.

O poder da estimulação sensorial é ainda pouco conhecido, o que permite a seguinte propaganda de televisão ser relativamente aceita pelos telespectadores:

> *Não se trata de agarrar e dar uma mordida, mas da mordida agarrar você. Porque quando o XX (o nome do restaurante) prende seu apetite, ele não o solta mais. Nós vamos carregar no aroma até suas papilas linguais explodirem como fogos de artifício. (...) Vamos sonhar novos sabores e pratos que nunca foram criados antes. Três pratos em uma refeição. Novos sabores.*[1]

Nossa memória guarda de forma muito eficiente o impacto multissensorial de um alimento, e quanto maior for o número de estímulos sensoriais convergentes, melhor será a memória.[30] Assim, a combinação entre a visão de um alimento e seu aroma aumentam mais a liberação de dopamina que apenas um desses estímulos isoladamente. O impacto sensorial de um refrigerante inclui a temperatura e o gás carbônico, além do sabor doce. O barulho da abertura de uma tampa de refrigerante, ou mesmo o borbulhar do gás são estímulos reforçadores, assim como a emoção gerada pelas imagens e sons. Os seus efeitos na liberação dos neurotransmissores responsáveis pelo prazer e a recompensa são somatórios. Por isso, a indústria e comércio de alimentos investe maciçamente na riqueza de estímulos sensoriais para vender seus produtos.

Os efeitos da hiperestimulação sensorial diferem entre indivíduos magros e obesos. Há evidências que indivíduos obesos ou que emagreceram são mais sensíveis aos estímulos visuais de alimentos palatáveis que indivíduos magros.[31]

COMIDA E (IN)FELICIDADE: COMER COMO VÍCIO

Evidências empíricas e experimentais crescentes indicam que certos indivíduos podem desenvolver padrões descontrolados de comportamento em várias situações: ao consumir substâncias que causam prazer, ou em situações essenciais à vida e sobrevivência como comer e fazer sexo.[32] Do ponto de vista fisiológico, os mesmos centros nervosos que são ativados por alimentos palatáveis, ricos em açúcar, gordura e sal têm potencial, em alguns casos, de promover o seu consumo excessivo e gerar um estado de dependência com semelhanças clínicas e neurofisiológicas da utilização de drogas abusivas, como cocaína, heroína e nicotina. Por causa dessa similaridade, já é amplamente aceito na literatura a possibilidade da existência de vício alimentar.[33]

O vício é definido como uma doença crônica com recaídas que está no final de um processo de padrões de comportamento desadaptados.[31] Embora alguns indivíduos nunca avancem além da experimentação, outros atravessam com maior ou menor facilidade um período de uso regular, abuso e dependência de substâncias químicas e atividades abusivas (jogos de azar ou sexo). A progressão patológica desse comportamento é caracterizada por sintomas descritos no *Manual de Diagnóstico e Estatística dos Transtornos Mentais* 5ª edição (DSM-V): (1) substância tomada em maior quantidade e por um período mais longo do que o previsto; (2) desejo persistente ou tentativa repetida mal sucedida de parar o uso ou consumo; (3) muito tempo dispendido para obter, usar ou consumir o produto; (4) desistência ou redução de importantes atividades sociais, ocupacionais ou recreativas; (5) o uso contínuo, apesar do conhecimento de consequências adversas, ou uso mesmo quando fisicamente perigoso; (6) tolerância (aumento na quantidade consumida decorrente da queda do efeito); (7) sintomas de abstinência e/ou uso de outras substâncias para aliviar os efeitos negativos da abstinência; seguidas pelas consequências médicas, psicológicas e sociais relacionadas diretamente à continuidade do comportamento abusivo.[34]

Todos esses sintomas e sinais são fortemente afetados pela presença de estresse. É bem conhecido que o vício por drogas resulta da usurpação das vias neurológicas que estão envolvidas e regulam os sistemas de recompensa, motivação, tomada de decisão, aprendizado e memória. As drogas "sequestram" esses sistemas neurais, impedindo o balanço fisiológico normal e forçando-os a se tornar hiper-responsivos àquelas substâncias em particular. O comportamento de ânsia pela droga não é motivado apenas pelos efeitos "prazerosos" da droga, mas também pelo estado negativo e de mal-estar causado pela sua abstinência.

Vários circuitos neurais estão envolvidos nesse controle, assim como vários hormônios e neurotransmissores: dopamina, acetilcolina, gaba, opioides, e serotonina, produzidos nas regiões cerebrais que fazem parte do sistema hedônico: córtex pré-frontal, amígdala, núcleo acubens e demais regiões do sistema límbico (ver capítulo anterior). A irritabilidade, profundo desinteresse e desmotivação por outros objetos ou situações naturalmente recompensadores que caracterizam o estado de abstinência resultam não só da perda de função do sistema hedônico, mas também da ativação do sistema regulador do estresse da amígdala.[32] O consumo de drogas como cocaína e anfetaminas leva à hiperestimulação do circuito dopaminérgico. Enquanto o consumo de álcool, nicotina e drogas à base de ópio exercem os seus efeitos reforçadores por meio da ativação dos receptores neurais opioides. A dopamina parece ser o principal mediador da dependência química.

Pelo descrito neste capítulo e no capítulo anterior, sabemos que esses mesmos circuitos são ativados pela ingestão de alimentos altamente palatáveis. Ratos alimentados com açúcar ou mistura de açúcar e gordura desenvolvem compulsão alimentar periódica, tolerância (a quantidade ingerida aumenta com o tempo), demonstram aumento do consumo após um período de abstinência (o que mostra sintomas de privação); e exibem sinais de abstinência semelhantes aos das drogas (bater de dentes, tremor nas patas dianteiras, e sacudir a cabeça) quando a droga naloxone, inibidora do efeito dos hormônios opioides é administrada em altas doses.[32] Ratos que se tornaram obesos pela ingestão de dietas conhecidas pelo nome de "cafeteria", ricas em açúcar, sal e gordura, apresentam diminuição da atividade dopaminérgica no sistema nervoso mesolímbico em relação a ratos com peso normal alimentados com ração. Esses achados demonstram que esses animais tendem a ingerir alimentos palatáveis em maior quantidade para que os níveis de dopamina atinjam o nível normal, semelhante ao efeito descrito para dependentes de drogas. (Figura 29.5) Estudos com Imagens Funcionais do Cérebro (fMRI) em seres humanos demonstraram que sinais visuais que lembram alimentos e drogas estimulam as mesmas regiões; e que indivíduos obesos e dependentes de drogas mostram respostas cerebrais semelhantes na diminuição dos receptores dopaminérgicos D2. Esses efeitos foram medidos na atividade do cérebro de mulheres enquanto bebiam um *milkshake* de chocolate e quando fotos de copos de *milkshake* preenchidos com água foram mostradas a elas. Quando as mulheres eram expostas a imagem do copo de *milkshake*, aumentaram as atividades nas áreas do cérebro que codificam o valor motivacional de certos estímulos em resposta a alimentos. As atividades nessas áreas estão associadas ao desejo por alimentos. As mulheres com maiores índices de dependência alimentar (mais sintomas e dependência) tiveram maior atividade nas áreas do cérebro envolvidas na tomada de decisões e no controle do comportamento, além de criar uma relação entre estímulo e resposta. No caso de beberem o *milkshake*, as mulheres mais dependentes tiveram menor ativação em áreas do cérebro que são responsáveis por inibir certos comportamentos, o que sugere que essas mulheres são menos capazes de controlar seu comportamento.[33] Além disso, estudos mostraram que tais comportamentos são frequentemente relacionados à baixa autoestima, bem como a atitudes negativas relacionadas ao corpo. Pessoas que desenvolvem compulsão por carboidratos ou apresentam características do comer emocional, ou seja, consumo de alimentos específicos para modificar o sentimento negativo causado pela depressão ou estresse apresentam comportamentos que lembram os de dependentes químicos.

Sinteticamente, há uma base sólida para a afirmação de que animais e seres humanos apresentam avidez por ingestão de glicose, frutose, e alimentos ultraprocessados, que está em paralelo com as alterações observadas nos centros nervosos e neurotransmissores descritos em dependentes químicos.[35] Assim, estratégias que visam drásticas reduções de peso, dietas restritivas ou mesmo cirurgias bariátricas que não consideram o comportamento viciante gerado pelos alimentos altamente palatáveis e ricos nesses componentes, terão pouca ou nenhuma chance de sucesso em longo prazo.

Embora um número de pesquisas crescente, sobretudo em animais, mas também, em seres humanos tenham apontado para a existência de comportamentos de vício em indivíduos com excesso de peso, muitos fatores precisam ser melhores elucidados. Em primeiro lugar, nem todos os indivíduos obesos apresentam sintomas semelhantes a outros tipos de vícios, como drogas ou álcool; em segundo lugar, embora maior chance para comportamento de vício pareça estar presente em

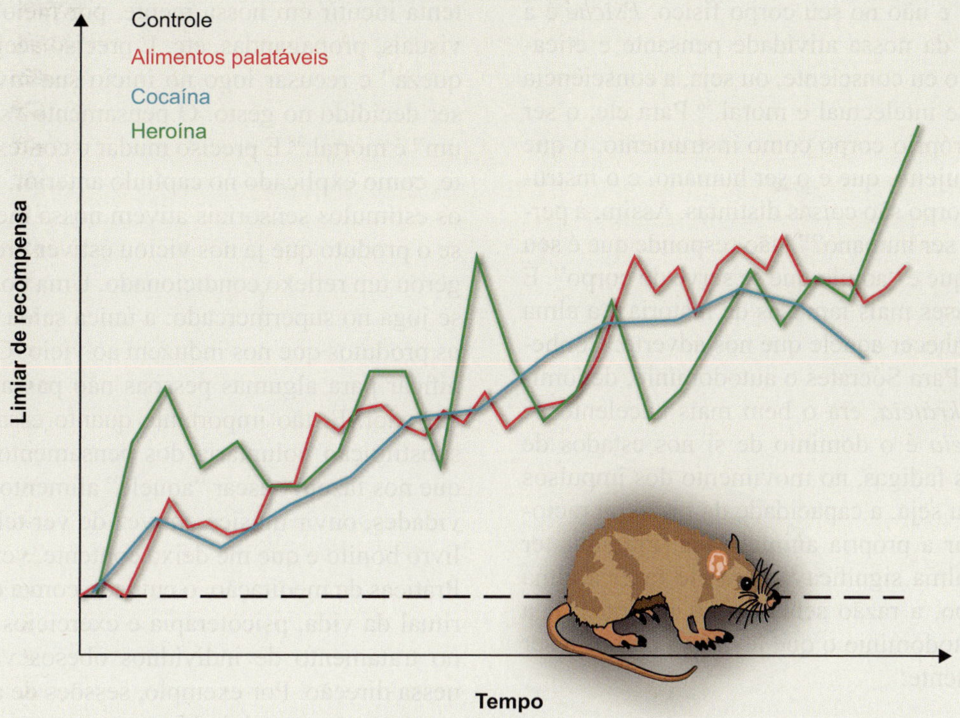

Figura 29.5 ► Limiar de recompensa em ratos com acesso diário a alimentos palatáveis, cocaína ou heroína. Para medir o limiar de recompensa, foi implantado um eletrodo estimulador no hipotálamo lateral de ratos, uma região em que a estimulação elétrica é poderosamente recompensadora e pode desencadear picos intensos de ingestão alimentar. Após a recuperação cirúrgica, os animais podiam autoestimular essa região girando uma roda. Após a estabilização do comportamento de autoestimulação, estabeleceu-se a intensidade de estimulação mínima necessária para manter esse comportamento (isto é, o limiar de recompensa). Esse limiar de recompensa fornece uma medida calculável da atividade do sistema de recompensa. Ratos-controle com acesso apenas à ração padrão e que nunca experimentaram drogas apresentam limiares de recompensa estáveis e inalterados. No entanto, esses limiares elevam-se gradualmente em ratos com acesso diário a uma dieta rica em energia e palatável, consistindo de alimentos saborosos (por exemplo, tortas, bacon, chocolate, etc.). Da mesma maneira, os limiares de recompensa elevam-se progressivamente em ratos com acesso diário à cocaína por via endovenosa ou infusões de heroína. Limiares de recompensa elevados representam diminuição da sensibilidade do sistema de recompensa do cérebro. Estes efeitos sugerem que o consumo de alimentos saborosos em excesso e ganho de peso decorrente podem induzir *deficit* profundos no sistema de recompensa cerebral semelhantes aos induzidos pelo consumo excessivo de drogas. Fonte: adaptada de Kenny, 2011.[5]

indivíduos que consomem mais produtos industrializados e altamente palatáveis e ricos em açúcares e gorduras, não se conhece ainda quais são os compenentes dos alimentos ultraprocessados que estão associados a maior risco de vício alimentar.[33]

Manipulações pela indústria de alimentos na quantidade ou tipo de gordura (vegetal *versus* animal, Olestra, etc.), carboidratos (adoçantes, frutose *versus* glicose), ou produtos com 0% de calorias tentaram mitigar e até combater o aumento da obesidade. Os dados apresentados neste capítulo e no anterior mostram quc estes produtos têm pouca chance de apresentar qualquer efeito na redução da hiperfagia ou do vício alimentar causado por alimentos ricos em açúcar, sal e gordura. Ao passo que esse problema não ocorre com a ingestão de frutas, legumes, vegetais e carnes *in natura.*

Este fato aponta para a necessidade de um controle muito maior da produção de alimentos e bebidas industrializados pelo Estado e pela legislação, na mesma direção do controle do consumo de cigarro e de drogas. Esse controle deve se estender à manipulação industrial da produção agrícola e animal de alimentos (que não foi objeto desses dois capítulos, mas não pode ser esquecida).

HÁ SOLUÇÃO?

Um problema amplo exige uma solução ampla e profunda e não é inútil procurar nas origens da concepção filosófica do que é o ser humano, respostas que possam trazer luz para o tratamento do vício alimentar, ingestão excessiva e doenças decorrentes. Sócrates, por exemplo, diz que a essência do ser humano está na sua *psiché*, ou alma, e não no seu corpo físico. *Psiché* é a sede da razão e da nossa atividade pensante e eticamente operante, o eu consciente, ou seja, a consciência e a personalidade intelectual e moral.[36] Para ele, o ser humano usa o próprio corpo como instrumento, o que significa que o sujeito, que é o ser humano, e o instrumento, que é o corpo são coisas distintas. Assim, à pergunta "o que é o ser humano?" Não responde que é seu corpo, mas sim que é "aquilo que se serve do corpo". É dele uma das frases mais famosas da história: "a alma nos ordena a conhecer aquele que nos adverte: Conhece a ti mesmo". Para Sócrates o autodomínio, denominado por ele *enkráteia*, era o bem mais excelente de todos. A *enkráteia* é o domínio de si nos estados de prazer e dor, nas fadigas, no movimento dos impulsos e das paixões, ou seja, a capacidade da razão ou racionalidade dominar a própria animalidade. Procurar ter a *enkráteia* na alma significava para ele fazer a alma senhora do corpo, a razão senhora dos instintos. É a existência de autodomínio o que levaria a pessoa a ser livre. Sinteticamente:

> *Quem se abandona à satisfação dos desejos e impulsos é constrangido a depender das coisas, dos homens e da sociedade, aqueles e esta em diferente medida necessários para alcançar o objeto que apaga os desejos: torna-se necessitado de tudo o que é dificílimo de alcançar e vítima de forças não controláveis por ele, perde a liberdade, a tranquilidade e a felicidade.*[36]

Aqui não se trata da apologia da força de vontade, nem do dizer que a solução do problema do comer em excesso é apenas um problema de falta de vontade. Para os gregos, o domínio de si não é o domínio apenas da vontade (coisa que surge muito mais tarde na cultura moderna com acento moralizante), mas, sobretudo, uma questão de ciência e conhecimento. A resposta está em conhecer algo diferente, em "pensar" diferente. É evidente, portanto, a importância de "compreender" a realidade de uma forma diferente. E como se adquire esse conhecimento?

Evágrio Pôntico, citado no início do capitulo anterior, diz que a solução de um vício que me domina é sempre o conhecimento dos próprios pensamentos e o "diálogo com eles".[37] "Encobrir uma frustração com comida, bebida ou vendo televisão faz com que os pensamentos não elaborados se estabeleçam, penetrem no inconsciente e no dia seguinte se manifestem como um descontentamento difuso e um vazio". Para dialogar com os pensamentos é preciso treino de observação, ser rápido na decisão de não aceitar os pensamentos e as deixas que o ambiente obesogênico e consumista tenta incutir em nossa mente, por meio dos estímulos visuais, propagandas, etc. É preciso aceitar nossa "fraqueza" e recusar logo no início sua invasão mental e ser decidido no gesto. O pensamento "só esse" ou "só um" é mortal.[38] É preciso mudar o contexto e o ambiente, como explicado no capítulo anterior, para evitar que os estímulos sensoriais ativem nossa mente, sobretudo se o produto que já nos viciou estiver presente, pois ele gerou um reflexo condicionado. Uma boa parte do jogo se joga no supermercado: a única saída é não comprar os produtos que nos induzem ao vício. O que pode significar para algumas pessoas não passar por "aquele" corredor. E, tão importante quanto essas práticas, é a substituição voluntária dos pensamentos e momentos que nos fazem buscar "aquele" alimento por outras atividades, ouvir música em vez de ver televisão, ler um livro bonito e que me deixa contente, ver fotos bonitas. Práticas de meditação, o cuidado com a dimensão espiritual da vida, psicoterapia e exercícios físicos usados no tratamento de indivíduos obesos vão exatamente nessa direção. Por exemplo, sessões de aconselhamento comportamental de 15 minutos para pacientes que já estavam motivados a emagrecer aumentaram a ingestão de frutas e verduras e diminuíram as barreiras para sua aceitação.[39]

Os gregos diziam que o diálogo com os pensamentos é uma "inclinação facilitante" ou uma virtude; o que significa que quanto mais uma pessoa praticar, mais fácil ficará. Eles diziam que haverá muitas recaídas, mas que o sucesso está na perseverança e na constância. E aqui vale a pena retomar o ponto principal: não se trata de mudança de comportamento, mas muito antes ainda, da mudança de pensamento. Trocar uma atenção por outra. A psicologia comportamental e cognitiva diz que são quatro os componentes para mudança de comportamentos repetitivos: a consciência, o pensamento competitivo (muito semelhante ao método *antirrheticon* descrito no capítulo anterior), o comportamento competitivo (se todos os dias quando chego em casa entro direto na cozinha, passo a treinar ir para o quarto e descansar um pouco ou sentar no sofá e ler um jornal; se como no quarto vendo televisão, tiro a televisão do quarto), e, por último, ter ajuda de outras pessoas. É importante notar que todos esses comportamentos não sublinham a "força de vontade", que é exatamente a faculdade mental que está comprometida pelo vício alimentar, mas, sobretudo, apoiam-se em um modo diferente de "olhar" a realidade, numa consciência nova.

REFERÊNCIAS

1. Kessler DA. The End of Overeating: Taking Control of the Insatiable American Appetite. New York: Rodale; 2009. 329p
2. Norgren R, Hajnal A, Mungarndee SS. Gustatory reward and the nucleus accumbens. Physiol Behav 2006;89(4):531-535. PubMed PMID: 16822531. Pubmed Central PMCID: PMC3114426.
3. Rada P, Avena NM, Hoebel BG. Daily bingeing on sugar repeatedly releases dopamine in the accumbens shell. Neuroscience. 2005;134(3):737-744. PubMed PMID: 15987666.
4. Zheng H, Lenard NR, Shin AC, Berthoud H-R. Appetite control and energy balance regulation in the modern world: reward-driven brain overrides repletion signals. Int J Obes. 2009;33:S8-S13. PubMed PMID: 19528982. Pubmed Central PMCID: PMC2838178.
5. Kenny PJ. Reward Mechanisms in Obesity: New Insights and Future Directions. Neuron. 2011;69(4):664-679. PubMed PMID: 21338878. Pubmed Central PMCID: PMC3057652.
6. Spangler R, Wittkowski KM, Goddard NL, Avena NM, Hoebel BG, Leibowitz SF. Opiate-like effects of sugar on gene expression in reward areas of the rat brain. Mol Brain Res. 2004;124(2):134-142. PubMed PMID: 15135221.
7. Johnson PM, Kenny PJ. Dopamine D2 receptors in addiction-like reward dysfunction and compulsive eating in obese rats. Nat Neurosci. 2010;13(5):635-641. PubMed PMID: 20348917. Pubmed Central PMCID: PMC2947358.
8. Ferretti S, Fornari A, Pedrazzi P, Pellegrini M, Zoli M. Developmental overfeeding alters hypothalamic neuropeptide mRNA levels and response to a high-fat diet in adult mice. Peptides. 2011;32(7):1371-1383. PubMed PMID: 21683751.
9. Frank S, Linder K, Kullmann S, et al. Fat intake modulates cerebral blood flow in homeostatic and gustatory brain areas in humans. Am J Clin Nutr. 2012;95(6):1342-1349. PubMed PMID: 22572644.
10. Ruprecht W. The historical development of the consumption of sweeteners - A learning approach. J Evol Econ. 2005;15(3):247-272.
11. Foreyt J, Kleinman R, Brown RJ, Lindstrom R. The Use of Low-Calorie Sweeteners by Children: Implications for Weight Management. J Nutr. 2012;142(6):1155S-1162S. PubMed PMID: 22573780.
12. Brand-Miller J, McMillan-Price J, Steinbeck K, Caterson I. Dietary glycemic index: health implications. J Am Coll Nutr. 2009;28 Suppl(4):446S-449S. PubMed PMID: 20234031.
13. Lane MD, Cha SH. Effect of glucose and fructose on food intake via malonyl-CoA signaling in the brain. Biochem Biophys Res Commun. 2009;382(1):1-5.
14. Ball SD, Keller KR, Moyer-Mileur LJ, Ding Y-W, Donaldson D, Jackson WD. Prolongation of Satiety After Low Versus Moderately High Glycemic Index Meals in Obese Adolescents. Pediatrics. 2003;111(3):488-494. PubMed PMID: 12612226.
15. Esfahani A, Wong JMW, Mirrahimi A, Srichaikul K, Jenkins DJ, Kendall CWC. The glycemic index: physiological significance. J Am Coll Nutr. 2009;28 Suppl(4):439S-445S. PubMed PMID: 20234030.
16. Brownley KA, Heymen S, Hinderliter AL, Galanko J, MacIntosh B. Low-Glycemic Load Decreases Postprandial Insulin and Glucose and Increases Postprandial Ghrelin in White but Not Black Women. J Nutr. 2012;142(7):1240-5.
17. Karppanen H, Mervaala E. Sodium Intake and Hypertension. Prog Cardiovasc Dis. 2006;49(2):59-75. PubMed PMID: 22649264. Pubmed Central PMCID: PMC3374664.
18. Dickinson BD, Havas S, Council on Science and Public Health AeMA. Reducing the population burden of cardiovascular disease by reducing sodium intake: a report of the Council on Science and Public Health. Arch Intern Med. PubMed PMID: 17646599.2007;167(14):1460-8.
19. Cocores JA, Gold MS. The Salted Food Addiction Hypothesis may explain overeating and the obesity epidemic. Med Hypotheses. 2009;73(6):892-899. PubMed PMID: 19643550.
20. Stanhope KL, Bremer AA, Medici V, et al. Consumption of fructose and high fructose corn syrup increase postprandial triglycerides, LDL-cholesterol, and apolipoprotein-B in young men and women. J Clin Endocrinol Metab. 2011;96(10):E1596--E1605. PubMed PMID: 21849529. Pubmed Central PMCID: PMC3200248.
21. Manabe Y, Matsumura S, Fushiki T. Preference for High-Fat Food in Animals. In: Montmayeur JP lCJ, editor. Fat Detect Taste Texture, Post Ingestive Eff. 2010.
22. Lefevre M, Mensink RP, Kris-Etherton PM, et al. Predicted changes in fatty acid intakes, plasma lipids, and cardiovascular disease risk following replacement of trans fatty acid-containing soybean oil with application-appropriate alternatives. Lipids. 2012;47(10):951-962. PubMed PMID: 22903557.
23. Morris MJ, Chen H. Established maternal obesity in the rat reprograms hypothalamic appetite regulators and leptin signaling at birth. Int J Obes. 2009;33(1):115-122. PubMed PMID: 18982008.

24. Sullivan EL, Smith MS, Grove KL. Perinatal exposure to high-fat diet programs energy balance, metabolism and behavior in adulthood. Neuroendocrinology. 2011;93(1):1-8. PubMed PMID: 21079387.

25. Yeomans MR. Taste, palatability and the control of appetite. Proc Nutr Soc. 1998;57(4):609-615. PubMed PMID: 10096124.

26. Friese M, Hofmann W, Wänke M. When impulses take over: Moderated predictive validity of explicit and implicit attitude measures in predicting food choice and consumption behaviour. Br J Soc Psychol. 2008;47(3):397-419. PubMed PMID: 17880753.

27. Perry JL, Nelson SE, Anderson MM, Morgan AD, Carroll ME. Impulsivity (delay discounting) for food and cocaine in male and female rats selectively bred for high and low saccharin intake. Pharmacol Biochem Behav. 2007;86(4):822-837. PubMed PMID: 17498785.

28. Soon CS, Brass M, Heinze H-J, Haynes J-D. Unconscious determinants of free decisions in the human brain. Nat Neurosci. 2008;11(5):543-545. PubMed PMID: 18408715.

29. Mishra A, Mishra H. We are what we consume: the influence of food consumption on impulsive choice. J Mark Res. 2010;47(6):1129-1137.

30. Rolls ET. Sensory processing in the brain related to the control of food intake. Proc Nutr Soc. 2007;66(1):96-112. PubMed PMID: 17343776.

31. Cornier MA. The effects of overfeeding and propensity to weight gain on the neuronal responses to visual food cues. Physiol Behav. 2009;97(5):525-530. PubMed PMID: 19328211. Pubmed Central PMCID: PMC2694218.

32. Blumenthal DM, Gold MS. Neurobiology of food addiction. Curr Opin Clin Nutr Metab Care. 2010;13(4):359-365. PubMed PMID: 20495452.

33. Carter A, Hendrikse J, Lee N, et al. The neurobiology of "food addiction" and its implications for obesity treatment and policy. Annu Rev Nutr. 2016;36(1):105-128.

34. Meule A, Gearhardt AN. Five years of the Yale Food Addiction Scale: Taking stock and moving forward. Curr Addict Reports. 2014;1(3):193-205.

35. Avena NM, Rada P, Hoebel BG. Evidence for sugar addiction: Behavioral and neurochemical effects of intermittent, excessive sugar intake. Neurosci Biobehav Rev. 2008;32(1):20-39. Pubmed Central PMCID: PMC2235907.

36. Reale G. Sofistas, Sócrates e Socráticos Menores. São Paulo: Loyola; 2009. 248p.

37. Grün A. O céu começa em você: a sabedoria dos padres do deserto para hoje. 19.ed. Petrópolis: Editora Vozes; 2012. 141p.

38. Kessler D. The end of overeating: taking control of the insatiable american appetite. End Overeating Tak Control Insa Am Appet. 2010;119(10):10,33-34.

39. Perkins-Porras L, Cappuccio FP, Rink E, Hilton S, McKay C, Steptoe A. Does the effect of behavioral counseling on fruit and vegetable intake vary with stage of readiness to change? Prev Med (Baltim). 2005;40(3):314-320. PubMed PMID: 15533545.

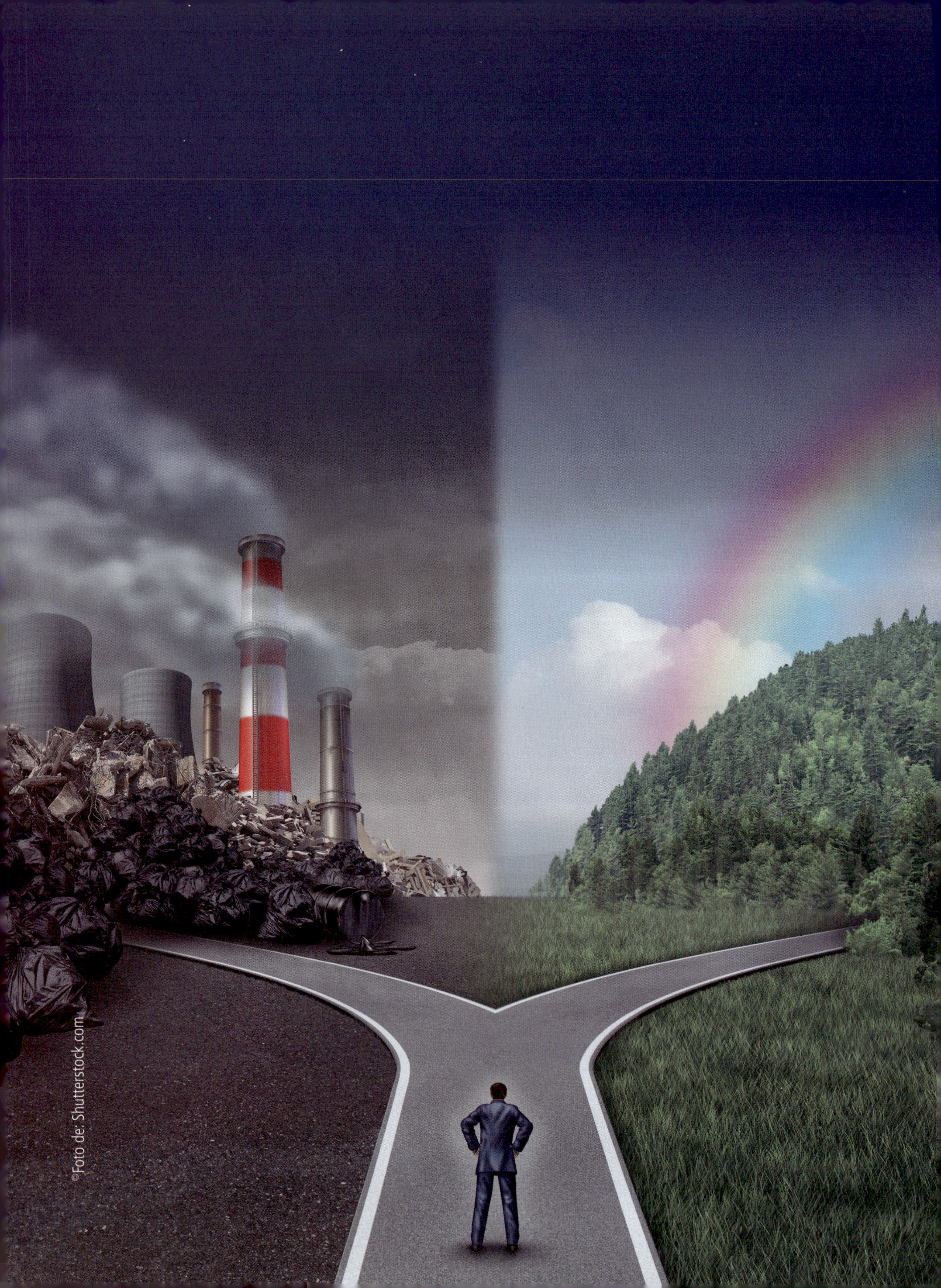

capítulo: 30

Poluentes e Fisiopatologia da Nutrição

POLUENTES

As primeiras observações entre **poluentes** e distúrbios do sistema endócrino foram feitas em alguns animais silvestres em seu *habitat* natural. Foi observado uma diminuição no número de aves de rapina na região dos Grandes Lagos da América do Norte e no número de jacarés na Flórida. O fenômeno foi associado ao uso do pesticida diclorodifeniltricloroetano (**DDT**). Na conferência de Wingspread, em 1991, o termo **disruptor endócrino** foi usado pela primeira vez. Atualmente, estima-se que mais de 800 moléculas atuem como disruptor endócrino. A definição mais aceita para o termo disruptor endócrino é a proposta pela Organização Mundial da Saúde (OMS) em 2002: "substância ou mistura que altera uma ou várias funções do sistema endócrino e tem, consequentemente, efeitos adversos sobre a saúde no organismo, na sua descendência ou nas (sub) populações". O Quadro 30.1 apresenta alguns disruptores endócrinos classificados de acordo com suas propriedades químicas e sua origem.[1,2]

POLUENTES COMO FONTE DE DISRUPTORES ENDÓCRINOS

Além da exposição aos produtos industriais, o ambiente também expõe o homem de forma crônica aos poluentes. A alimentação é uma das principais vias de exposição, assim como a respiração, o contato com a pele e, no caso das crianças, a amamentação e a ação de conduzir objetos à boca. Os disruptores endócrinos estão presentes nos utensílios do cotidiano e nos elementos naturais do ambiente (ar, água e solo). Os poluentes podem ser categorizados com base na sua biodegradação ou meia-vida, que pode variar de algumas horas a vários anos. O termo **POP** (poluente orgânico persistente) inclui poluentes lipofílicos resistentes à degradação. Por exemplo, no organismo humano, a meia-vida da dioxina é de sete a onze anos e a do **PCB** (bifenilpoliclorado ou policlorobifenil) pode ser até dezesseis anos. São poluentes que se acumulam no tecido adiposo dos organismos vivos por meio da cadeia trófica por bioacumulação. A Convenção de Estocolmo sobre POP (2001) regulamentou o uso de alguns POP perigosos. Dessa maneira, a produção de PCB é proibida e a de dioxina é rigorosamente limitada.[2]

Os poluentes que apresentam meia-vida de algumas horas a algumas semanas são considerados poluentes de meia-vida curta. No entanto, e apesar da sua rápida metabolização, o homem é regularmente exposto a esses poluentes uma vez que eles são fabricados em grandes quantidades, especialmente na indústria do plástico. Estima-se que a produção de bisfenol A (BPA) seja superior a 2,5 milhões de

Brigitte Le Magueresse-Battistoni
Emmanuel Labaronne
Wylla Tatiana Ferreira e Silva
Hubert Vidal
Danielle Naville

Quadro 30.1 Classificação dos diferentes disruptores endócrinos.

Classificação	Exemplo de disruptor endócrino
Produtos químicos halogenados persistentes e bioacumuláveis	
Poluentes orgânicos persistentes (POP) (Convenção de Estocolmo)	PCDD/PCDF, PCB, HCB, PFOS, PBDE, PBB, clordano, mirex, toxafeno, DDT/DDE, lindano, endosulfan
Outros	HBCDD, SCCP, PFCA (p.ex.: PFOA), octachlorostyrene, PCB methyl sulfones
Produtos químicos menos persistentes e menos bioacumuláveis	
Plásticos	Ftalatos ésteres (DEHP, BBP, DBP, DiNP), fosfato de trifenila, Bis(2-ethylhexyl)adipate, n-Butylbenzene, triclocarban, Butylated hydroxyanisole
Substâncias aromáticas policíclicas	Benzo(a)pireno, benz(a)antraceno, pireno, antraceno
Substâncias fenólicas halogenadas	2,4-Dichlorophenol, pentaclorofenol, hydroxy-PCB, hydroxy-PBDEs, tetrabromobisphenol A, 2,4,6-tribromophenol, triclosan
Substâncias fenólicas não halogenadas	Bisfenol A, bisfenol F, bisfenol S, nonilfenóis, octylphenol, resorcina
Pesticidas, produtos farmacêuticos e cosméticos	
Pesticidas usados atualmente	2,4-D, atrazina, carbaryl, malation, mancozeb, vinclozolin, procloraz, procymidone, clorpirifós, fenitrotiona, linurom
Medicamentos, promotores de crescimento e cosméticos	Ativos endócrinos (p.ex.: dietilestilbestrol, etinilestradiol, tamoxifeno, levonorgestrel), inibidores selectivos da recaptação da serotonina (SSRI; p.ex.: fluoxetina), flutamida, 4-methylbenzylidene-camphor, metoxicinamato de octila, parabenos, cyclic methyl siloxanes (D4, D5, D6), galaxolida, 3-benzylidene camphor
Outros produtos químicos	
Metais e organometálicos	Arsênio, cádmio, chumbo, mercúrio, metil mercúrio tributyltin, triphenyltin
Hormônios naturais	17beta-estradiol, estrona, testosterona
Fitoestrógenos	Isoflavonas (p.ex.: genisteína, daidzeína), coumestans (p.ex.: coumestrol), micotoxinas (p.ex.: zearalenona), prenylflavonoids (p.ex.: 8-prenylnaringenin)

Fonte: adaptado de Bergman et al., 2012.[2]

toneladas por ano. Os compostos PFC (perfluorados), ftalatos e bisfenóis são os poluentes de meia-vida curta mais abundantes no ambiente.[2]

As autoridades sanitárias definem para cada poluente, ou família de poluentes, uma dose, abaixo da qual não há efeito adverso ao organismo humano. Essa dose, chamada ADI (*acceptable daily intake*), é a dose que o ser humano pode ser exposto diariamente, sem que haja efeito adverso sobre seu organismo. A ADI é extrapolada a partir da maior dose que não produziu nenhum efeito adverso (*no observed adverse effect level*, Noael) ou a partir da menor dose na qual um efeito adverso seja identificado (*lowest observed adverse effect level*, Loael). Para se chegar ao valor de ADI, é preciso determinar a Noael (ou Loael) no organismo animal da espécie mais sensível, dividi-la por um fator de correção, que varia entre 100 e 1.000 e que leva em conta a variabilidade interindividual, interespécie e dos dados da literatura.

No entanto, determinar a ADI não é suficiente ao controle e à avaliação dos riscos de exposição aos disruptores endócrinos, uma vez que estas substâncias possuem várias características específicas da ação hormonal que as distinguem de moléculas tóxicas (para as quais existe uma dose limiar e uma linearidade dos efeitos com a dose). Sendo assim:

1. Os disruptores endócrinos atuam em doses muito baixas, seguindo uma relação não linear.
2. Seus efeitos dependem do período de exposição (como períodos de alta vulnerabilidade, por exemplo, o período perinatal.
3. Os efeitos produzidos por eles não são imediatos, ao contrário, são constatados após longo tempo de exposição.

Esse tema tem sido abordado a partir da hipótese da origem desenvolvimentista da saúde e da doença (DOHaD).[3] Dessa forma, é sugerido que algumas doenças desenvolvidas no adulto tiveram sua origem no desenvolvimento,[3] mesmo em gerações não expostas (efeito transgeracional).[4]

AÇÃO INTRACELULAR DOS DISRUPTORES ENDÓCRINOS

A ação dos disruptores endócrinos pode ser agonista, mimetizando a ação de um ligante natural, unindo-se ao receptor celular e resultando em uma resposta intracelular normal. Os disruptores endócrinos podem exercer uma ação antagonista ao se ligar ao receptor e impedir a sinalização pós-receptor, bloqueando, assim, a ação do ligante. Pode haver competição com o hormônio, dependendo da afinidade e concentração ou inibição do complexo ligante-receptor. Os disruptores endócrinos também podem dificultar ou bloquear o mecanismo de produção ou de regulação de ligantes ou receptores e, assim, alterar as concentrações de ligantes naturalmente presentes no corpo. Finalmente, pode haver "*cross-talk*" entre os receptores nucleares. Assim, a ligação de um ligante ao seu receptor pode modular a atividade de um segundo receptor nuclear. De fato, dois receptores nucleares podem competir por elementos de resposta reconhecidas ou por coativadores recrutados. A ativação do primeiro receptor nuclear pode causar ativação sinérgica, inibição ou degradação pela via do proteossoma do segundo receptor nuclear[4] (Figura 30.1).

O número possível de moléculas que apresentarem uma atividade desreguladora do sistema endócrino é estimado em mais de 800. Há, portanto, um grande

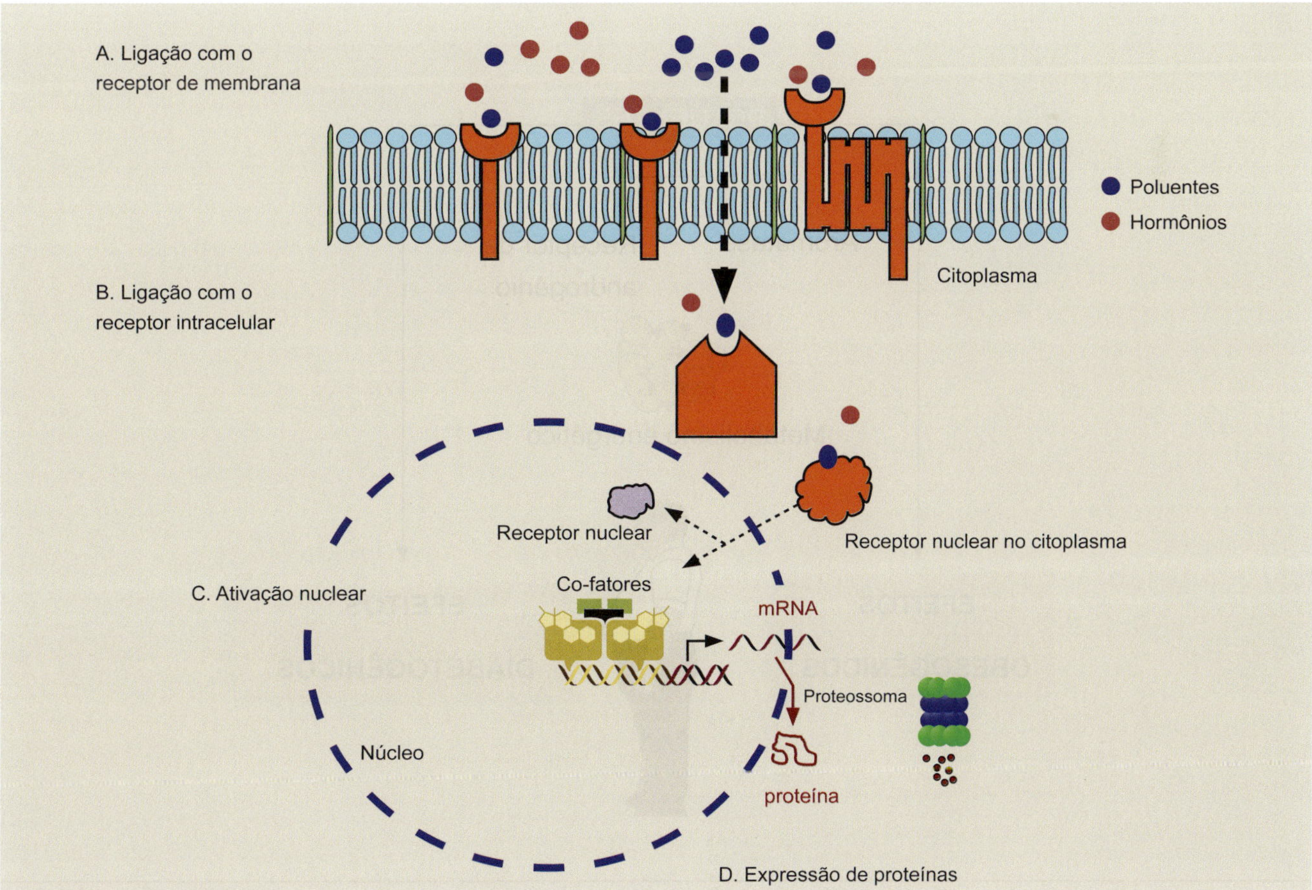

Figura 30.1 ► Ligação cruzada de hormônios e poluentes nos receptores de membrana, intracelular e nuclear.

número de combinações de misturas e é difícil prever os alvos biológicos de uma mistura de poluentes, uma vez que o mesmo receptor nuclear pode ser ativado por diferentes poluentes e um poluente pode ter um efeito em diferentes vias de sinalização. Pode haver somação, antagonismo ou sinergia entre os poluentes de uma mistura em um alvo qualquer.[4]

Dentre os hormônios/receptores mais afetados estão os estrogênios e os andrógenos, por meio dos seus receptores presentes na maioria dos tecidos-alvo. O bloqueio da aromatase (enzima que converte andrógeno em estrogênio) e do receptor de andrógeno e de estrogênio-alfa resulta em obesidade e diminuição do gasto de energia. Dessa forma, em um ambiente obesogênico, os distúrbios na sinalização metabólica, resultantes da exposição a produtos químicos alimentares e ambientais, podem exacerbar os efeitos do desequilíbrio alimentar e resultar em uma maior susceptibilidade à obesidade e distúrbios relacionados. Os poluentes que causam um aumento da massa gorda são chamados **obesogênicos** e os que alteram o metabolismo energético, sem alterar a quantidade de gordura, são chamados de **diabetogênicos** (Figura 30.2).

EVIDÊNCIAS CIENTÍFICAS SOBRE DISRUPTORES ENDÓCRINOS E OBESIDADE E DIABETES: ESTUDOS EPIDEMIOLÓGICOS E EXPERIMENTAIS

Estudos epidemiológicos

Dados epidemiológicos e experimentais têm relacionado os principais disruptores endócrinos à obesidade e ao diabetes tipo 2. De maneira geral, os resultados são discrepantes entre os estudos, possivelmente explicados pelas diferenças entre as doses, a duração e o período de exposição e os diferentes modelos utilizados.

A *coorte* mais estudada é a do programa de pesquisa NHANES (*National Health and Nutrition Examination Survey*), realizada nos Estados Unidos pelo National Center for Health Statistics (NCHS) (Quadro 30.2). Essa pesquisa começou na década de 1960, com o objetivo de avaliar o estado nutricional e de saúde da população americana e de acompanhar as mudanças ao longo do tempo. Como parte da pesquisa, vários poluentes foram dosados desde 1999 no sangue e na urina de uma amostra representativa da população total do estudo (entre 5.000 e 10.000 indivíduos). A cada dois anos, uma análise transversal era realizada nessa *coorte*.

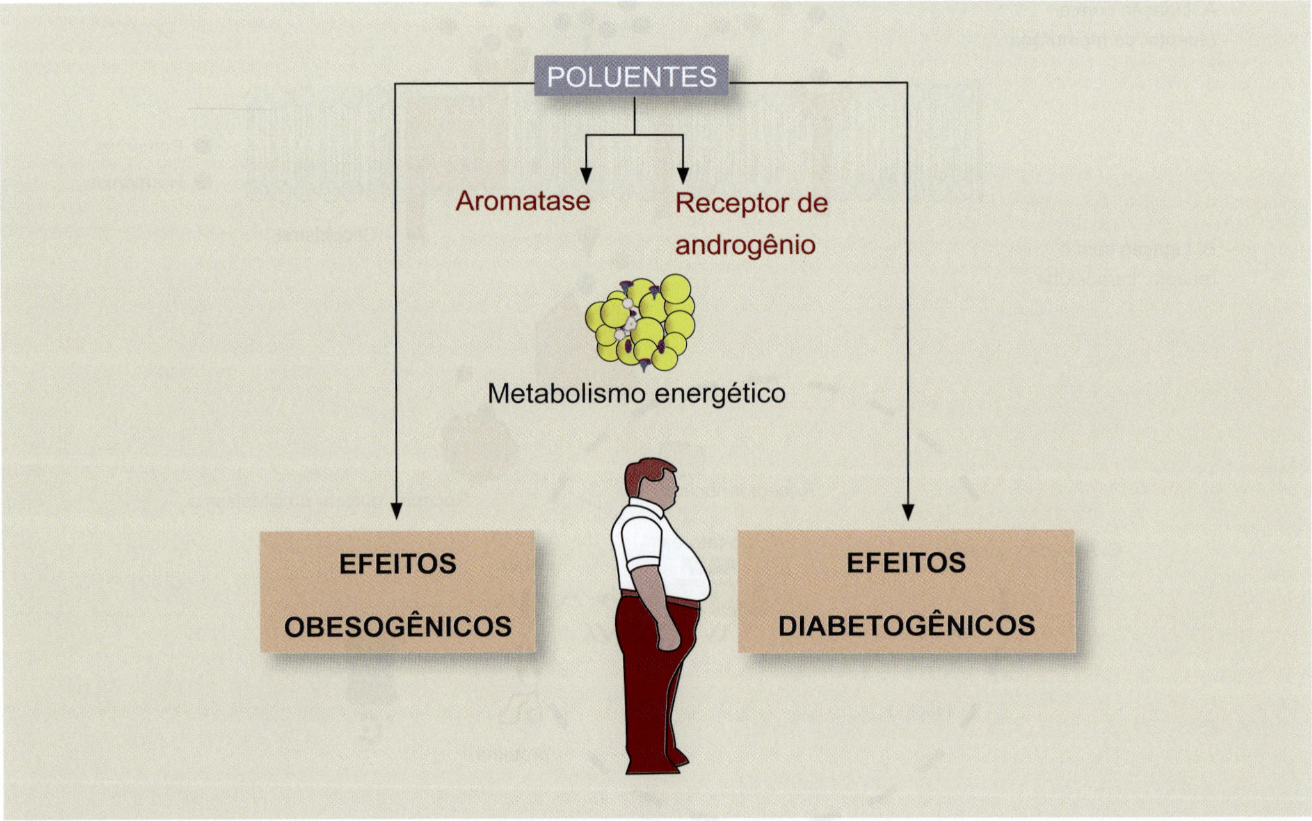

Figura 30.2 ▶ Poluentes atuando no metabolismo energético por meio de alterações na expressão de enzimas que sintetizam hormônios esteroides. Efeitos obesogênicos e diabetogênicos dos poluentes.

Quadro 30.2 Tipos de estudos observacionais em humanos.

Caso-controle: os grupos são compostos em função da presença ou não do fenótipo de interesse. Os estudos se interessam pela associação existente entre uma exposição anterior e o aparecimento do fenótipo.

Longitudinal: os grupos são constituídos em função da exposição ou não, no início do estudo e são acompanhados durante um dado período para o aparecimento do fenótipo de interesse.

Transversal: pesquisa da associação entre a exposição e o fenótipo de interesse em um dado momento.

Bisfenol A

A análise NHANES 2003-2004 em 1.455 participantes da população geral destacou a ubiquidade no sangue e na urina de vários poluentes, incluindo **bisfenol A (BPA)**. Esse estudo concluiu uma forte associação entre diabetes e BPA, com *odds ratio* (OR; razão de chances ou medida de intensidade de associação) de 2,43. Além disso, os autores mostraram que o OR da diabetes aumenta com a concentração de BPA encontrada na urina. Dois outros estudos, utilizando a mesma *coorte*, também relataram essas associações. No entanto, nenhuma associação foi encontrada ao analisar as *coortes* NHANES 2005-2006, 2007-2008 ou 2009-2010. A comparação entre as diferentes *coortes* mostrou que os indivíduos incluídos na NHANES 2003-2004 tiveram concentrações de BPA urinário 30% maiores que nas *coortes* dos outros anos. Além disso, na *coorte* NHANES 2003-2004, que normaliza os dados pelos antecedentes de diabetes, não foi observada associação entre BPA e diabetes tipo 2, sugerindo uma interação entre fatores genéticos e exposição a BPA. Da mesma maneira, um estudo recente incluindo 2.200 participantes não diabéticos acompanhados durante quatro anos mostrou que a associação entre BPA e a surgimento de diabetes tipo 2 só foi encontrada em indivíduos que apresentavam fatores de risco genético altos para diabetes tipo 2, sugerindo que BPA seria um fator agravante, e não causal, do diabetes tipo 2.[5]

Ftalatos

A análise dos dados da NHANES 1999-2002 mostrou em homens adultos uma associação entre diferentes metabólitos de **ftalatos** dosados na urina (**MBzP**, **MEHHP**, **MEOHP** e **MEP**), aumento do índice de massa corporal (IMC), da circunferência da cintura e da resistência à insulina. Em adolescentes e mulheres, essa associação foi encontrada com menor força apenas para MEP. Essa associação foi encontrada em mulheres pré-menopausa, mas não em mulheres pós-menopausa na *coorte* NHS (Nurses Health Study), sugerindo também uma interação entre ftalatos e estrogênio no metabolismo energético.

No estudo conduzido por Ashley e colaboradores, os autores dosaram onze metabólitos do ftalato e bisfenol A na urina materna durante o primeiro trimestre de gravidez e as taxas de leptina e adiponectina no sangue fetal recuperado do cordão umbilical. Nos meninos, o BPA foi negativamente associado com os níveis de adiponectina e MCPP (metabólito do ftalato). Em um estudo longitudinal, foi estabelecida uma associação inversa entre a quantidade de BPA dosada na urina das mulheres durante a gravidez e o IMC, a porcentagem de gordura corporal e sobrepeso/obesidade em suas filhas aos 9 anos de idade. Essa associação não foi encontrada em meninos.[6]

Poluentes orgânicos persistentes (POP)

Vários estudos prospectivos foram realizados sobre diclorodifenildicloroetileno (DDE), PCB, pesticidas organoclorados, hexaclorobenzeno (HCB) e dioxinas. Nenhum deles mostrou associação significativa entre um POP isolado e a incidência de diabetes tipo 2. No entanto, essa associação é revelada quando vários POP são considerados. Três estudos observacionais realizados em *coortes* diferentes mostraram associação entre a quantidade de POP e doenças metabólicas. Na primeira *coorte*, com 886 participantes adultos da população geral da Catalunha (Espanha), os autores mostraram que as taxas de POP são mais elevadas em diabéticos e pré-diabéticos. Além disso, esse estudo mostrou que a prevalência de diabetes e pré-diabetes aumenta, de maneira dependente, com a concentração de POP encontrada no sangue dos indivíduos. Esse estudo explica uma parte da associação entre POP e diabetes relacionada com a idade e ao IMC.[7]

O terceiro estudo analisou os dados NHANES 1999-2002 de 2.016 participantes com idade superior a 20 anos. Os indivíduos foram divididos em quartis de acordo com suas concentrações séricas de POPs. Os indivíduos do último quartil apresentaram prevalência de diabetes de 10 a 40 vezes maior do que os indivíduos do primeiro quartil. Por outro lado, não foi encontrada nenhuma relação entre IMC e prevalência de diabetes, sugerindo que os POPs seriam o principal fator de risco para o diabetes tipo 2, antes do excesso de peso e obesidade. Em consonância com essa hipótese, observou-se uma maior concentração de POP em obesos diabéticos, em comparação com obesos metabolicamente saudáveis.[7]

Limitações dos estudos epidemiológicos

Várias limitações nos estudos epidemiológicos podem explicar porque a associação entre disruptores endócrinos e obesidade e diabetes tipo 2 não tem sido sistematicamente encontrada. As concentrações urinárias de disruptores endócrinos de meia-vida curta podem sofrer grandes variações ao longo do dia e de um dia para o outro. Como na maior parte dos estudos, apenas uma amostra é coletada, as concentrações dosadas nem sempre representam a exposição diária do indivíduo aos poluentes. Ademais, em razão dos efeitos em longo prazo dos disruptores endócrinos, medir a concentração destes no momento em que a doença se manifesta, não corresponde necessariamente à concentração responsável pelo seu desenvolvimento, especialmente quando a doença demora vários anos para se desenvolver. Finalmente, os estudos observacionais nem sempre podem separar os efeitos dos diferentes disruptores endócrinos, na medida em que se está sendo exposto, diariamente, a uma ampla mistura de poluentes.

Dados experimentais

Os estudos experimentais permitem estabelecer uma relação causal entre exposição e efeito que pode depender da dose, idade, sexo e duração da exposição.

Bisfenol A

Em 2008, o Food and Drug Administration (FDA) definiu a dose sem efeito (Noael) do BPA como sendo 5 mg/kg/dia. Contudo, pouco tempo depois, efeitos adversos foram descritos para doses inferiores à dose Noael. Camundongos machos adultos CD-1 foram expostos a diferentes doses de BPA (5, 50, 500 ou 5.000 mcg/kg/dia) por via oral, durante 28 dias. Nenhum efeito foi observado na dose Noael (5.000 mcg/kg/dia). No entanto, em doses mais baixas, os camundongos expostos exibiram um aumento significativo do tecido adiposo e dos níveis de insulina, com o maior efeito observado na dose de 50 mcg/kg/dia. Outro estudo também mostrou lesões no pâncreas e no tecido adiposo. A exposição perinatal ao BPA também produziu efeitos dependentes da dose. Assim, a injeção subcutânea de BPA a uma dose de 10 mcg/kg/dia entre o 9º e 16º dia de gestação resultou, nos descendentes machos, aumento do peso ao nascimento e ao desmame. Esses camundongos também apresentaram intolerância à glicose e forte resistência à insulina, manifestada aos 3 meses de idade. A prole masculina das mães expostas a 100 mcg/kg/dia durante a gestação apresentou, aos 3 meses de idade, intolerância à glicose, sem alteração da sensibilidade à insulina ou da função das células betapancreáticas.[8]

Ftalatos

O DEHP foi amplamente utilizado na década de 1990 para tornar o plástico flexível, particularmente em dispositivos médicos e embalagens de alimentos. Hoje, o DEHP (di(2-etilhexil)ftalato) está proibido em brinquedos e artigos para puericultura. De fato, a exposição perinatal ao MEHP (mono(etilhexil)ftalato) a uma dose de 50 mcg/kg/dia (gavagem das mães do 12º dia de gestação até o 7º dia de lactação) ocasiona um aumento do peso da prole masculina na 8ª semana de vida, que não é constatado em doses mais elevadas (250 ou 500 mcg/kg/dia). Estes camundongos também mostraram aumento do peso do tecido adiposo epididimal, bem como aumento da glicemia e dos níveis de triglicerídeos e colesterol. Resultados semelhantes foram encontrados após a exposição ao DEHP. Lee et al., expuseram camundongos a 30 mg/kg/dia de DEHP por via oral durante toda a gestação e a lactação. Outro estudo mostrou efeitos do DEHP em ratos expostos durante a gestação a 1,25 ou 6,25 mg/kg/dia. Os descendentes apresentaram alterações significativas no metabolismo da glicose, dependentes do sexo e reveladas a partir da 27ª semana de vida. Camundongos fêmeas apresentaram intolerância à glicose, discreta alteração da secreção de insulina (segundo o teste de tolerância à glicose) e nenhuma modificação da sensibilidade periférica à insulina, sugerindo envolvimento pancreático. De fato, a análise do pâncreas mostrou diminuição da massa e do conteúdo de insulina das células beta. Esses efeitos são visíveis já na 3ª semana, apontando que o pâncreas é um alvo inicial do DEHP. Nos machos, nenhum desses efeitos foi observado.[9]

Poluentes orgânicos persistentes (POP)

Os efeitos de uma mistura natural de POP sobre o metabolismo foram estudados. Peixes com alto teor de gordura (como o salmão) são uma fonte importante de POP (como efeito adverso), e de ácidos graxos poli-insaturados n-3 (como efeito benéfico) sobre a saúde. Ratos adultos foram alimentados com uma dieta hiperlipídica suplementada com óleo de salmão (HFC), contendo naturalmente uma mistura de POP, ou com óleo de salmão refinado (HFR), cujos poluentes foram extraídos. Após 28 dias, os ratos HFC apresentaram níveis de POP no tecido adiposo, correspondentes aos encontrados em seres humanos. Eles apresentaram aumento significativo de tecido adiposo visceral, esteatose hepática, bem como diminuição na absorção de glicose pelo musculoesquelético e tecido adiposo, indicando evidência de resistência à insulina. Os autores também trataram adipócitos 3T3-L1 com uma mistura artificial de POP contendo pesticida organoclorado, PCB, dioxina ou PCDF. Eles observaram diminuição na ação da insulina após exposição a pesticidas e PCB a 1 nmol/L, enquanto nenhuma modificação foi observada com dioxina ou PCDF, indicando que o efeito da mistura poderia ser a consequência do efeito do pesticida e do PCB.[10]

Os efeitos dos POP sobre o metabolismo parecem diferir por sexo. Por exemplo, a exposição de camundongos híbridos C57BL6 durante a gestação e a lactação à dioxina TCDD (2,3,7,8-tetraclorodibenzo-p-dioxina) (10 pg/kg/dia) mostrou, nos machos, diminuição da gordura corporal com 1 ano de idade, enquanto as fêmeas expostas mostraram aumento da massa gorda. Quando os camundongos foram expostos a PCB153 (10 ng/kg/dia), seguindo o mesmo protocolo, os machos exibiram aumento da glicemia de jejum, mas sem alteração da tolerância à glicose. As fêmeas exibiram aumento da quantidade de glucagon plasmático.[10]

MECANISMOS DE AÇÃO DOS DISRUPTORES ENDÓCRINOS

Os disruptores endócrinos apresentam vários mecanismos de ação que podem explicar os distúrbios metabólicos relacionados ao peso, à composição corporal (adiposidade) e à síntese de hormônios metabólicos, como, por exemplo, insulina ou sensibilidade tissular a esses hormônios. Cada disruptor endócrino pode iniciar diversas vias e provocar vários efeitos, conforme ilustrado na revisão de Casals-Casas & Desvergne (2011).[11]

Precisamente, os disruptores endócrinos podem exercer seus efeitos adversos via ativação ou inativação inadequada de receptores hormonais, como estrogênios, andrógenos, hormônios tireoidianos e glicocorticoides. Assim, os diferentes efeitos do BPA podem ser potencialmente atribuídos à ativação dos receptores de estrogênio (RE-alfa, RE-beta, GPER – receptor de estrogênio acoplado à proteína G). O BPA também é capaz de ativar receptores relacionados ao estrogênio (ERR). Embora o sequenciamento do EER seja semelhante ao do RE, o EER não é capaz de se ligar ao estrogênio e é considerado um receptor órfão. O EER existe em três isoformas: alfa, beta e gama. O BPA parece ser antagonista do RT (receptor tireoidiano). O BPA e o ftalato também são capazes de ativar o RG (receptor glicocorticoide)[11-14] (Figura 30.3).

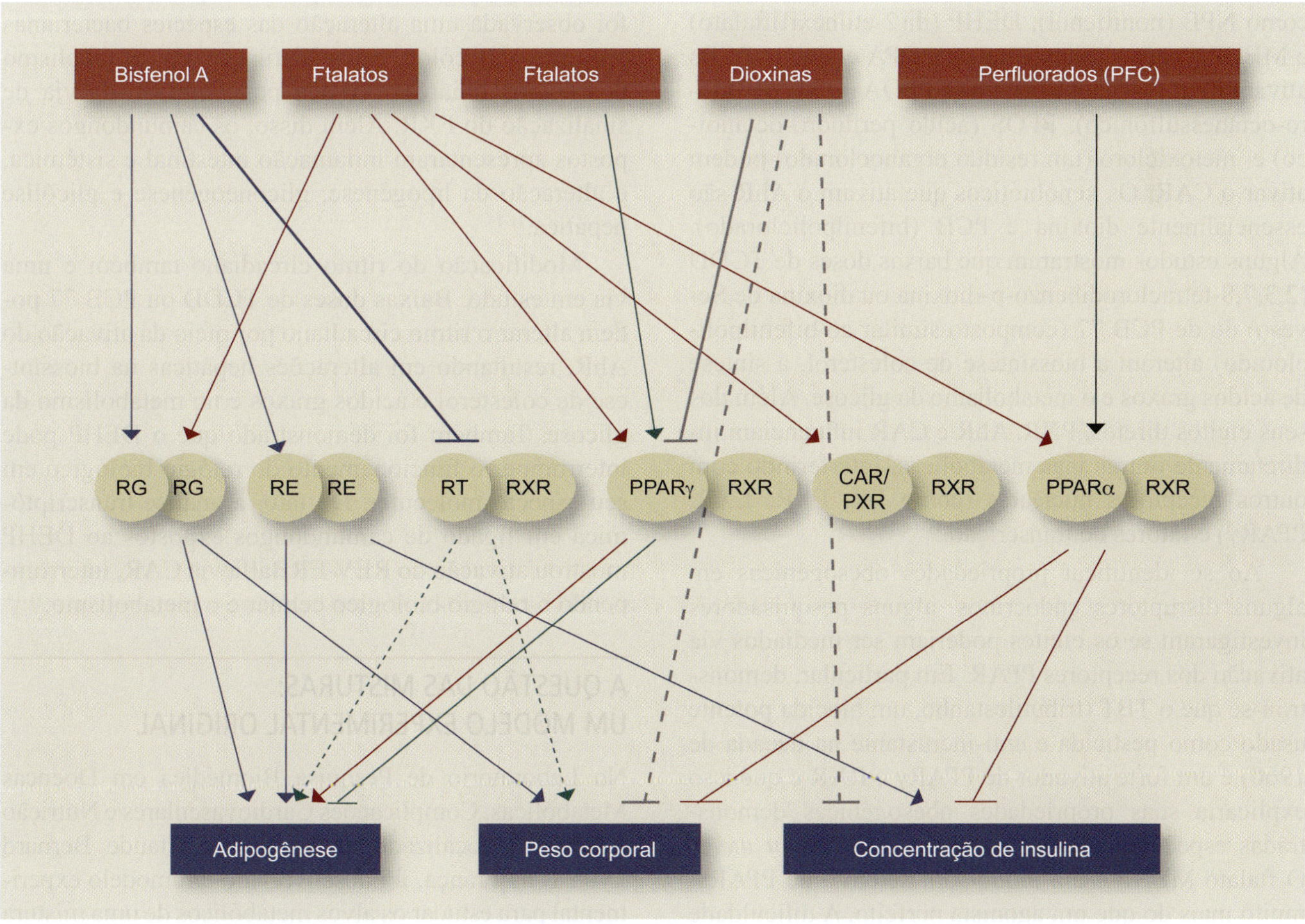

Figura 30.3 ► Receptores-alvo dos disruptores endócrinos e desregulação metabólica.

Os disruptores endócrinos também podem exercer seus efeitos adversos via ativação ou inativação inadequada de xenosensores. O metabolismo dos xenobióticos é regulado pelos fatores de transcrição PXR (receptor pregnano X), CAR (receptor androstano constitutivo) e AhR (receptor aril-hidrocarboneto) (Figura 30.3). Por interagirem com vários xenobióticos e mediarem uma resposta celular como fatores de transcrição, os receptores nucleares envolvidos nesse processo são geralmente designados como xenosensores. A ação combinada desses três xenosensores permite a eliminação da grande maioria dos xenobióticos. PXR e CAR também reconhecem endobióticos como derivados de ácidos biliares, pregnanos (precursores de progesterona), androstanos e metabólitos esteroides, sugerindo que esses dois receptores nucleares (PXR e CAR) desempenham um papel na regulação do sistema endócrino. PXR, CAR e AhR também contribuem para a regulação do metabolismo energético. Em roedores, a ativação do PXR desencadeia esteatose hepática. Por outro lado, a inativação do gene *CAR* em camundongos diabéticos ob/ob reduz a glicemia e melhora a tolerância à glicose e a sensibilidade à insulina. Uma série de disruptores endócrinos ativam PXR e CAR, como NPE (nonilfenol), DEHP (di(2-etilhexil)ftalato) e MEHP (mono(etilhexil)ftalato). BPA e alguns PCBs ativam PXR em seres humanos e PFOA (ácido perfluoro-octanessulfônico), PFOS (ácido perfluoro-octanoico) e metoxicloro (um resíduo organoclorado) podem ativar o CAR. Os xenobióticos que ativam o AhR são essencialmente dioxina e PCB (bifenilpoliclorado). Alguns estudos mostraram que baixas doses de TCDD (2,3,7,8-tetraclorodibenzo-p-dioxina ou dioxina de Seveso) ou de PCB 77 (composto similar ao bifenilpoliclorado) alteram a biossíntese de colesterol, a síntese de ácidos graxos e o metabolismo da glicose. Além dos seus efeitos diretos, PXR, AhR e CAR influenciam indiretamente outras vias metabólicas, interferindo com outros receptores nucleares (como ER, FXR, LXR, PPARγ) e fatores de transcrição.[11-14]

Ao se identificar propriedades obesogênicas em alguns disruptores endócrinos, alguns pesquisadores investigaram se os efeitos poderiam ser mediados via ativação dos receptores PPAR. Em particular, demonstrou-se que o TBT (tributilestanho, um biocida potente usado como pesticida e anti-incrustante na década de 1960) é um forte ativador de PPARγ e RXR e que isso explicaria suas propriedades obesogênicas demonstradas especialmente em roedores expostos *in utero*. O ftalato MEHP é um modulador seletivo de PPARγ, muito mais do que um agonista perfeito. A dificuldade em se extrapolar reside na demonstração de efeitos inversos entre roedores e humanos revelados graças aos experimentos com camundongos.[11-14]

A demonstração dos efeitos transgeracionais (efeitos adversos dos poluentes sobre as gerações não expostas, descendentes da geração exposta *in utero*) é a base da hipótese dos efeitos dos disruptores endócrinos via modificação do epigenoma em seus vários componentes: micro-RNA, modificações pós-traducionais (MPTs) das histonas ou metilação do DNA. O campo ainda é pouco explorado. Assim, a exposição simultânea a BPA, DEHP e DBP (dibutilftalato) em ratas prenhas provoca obesidade nos descentes machos e fêmeas da terceira geração. A análise de todos os genes que sofreram mutação epigenética mostra que eles estão envolvidos na sinalização, metabolismo/transporte e desenvolvimento.[11-14]

Novos caminhos também estão sendo exploradas, como a modificação da microbiota intestinal. De fato, a atividade de todos os genes bacterianos no intestino permite, por exemplo, a degradação de muitos compostos alimentares, o estabelecimento de um sistema imune adaptado e pode influenciar o equilíbrio energético alimentar, desempenhando assim um papel determinante na obesidade. Em resposta à exposição à dioxina, foi observada uma alteração das espécies bacterianas presentes no cólon, após disfunção do metabolismo dos ácidos biliares, causada pela inibição da via de sinalização do FXR. Além disso, os camundongos expostos apresentaram inflamação intestinal e sistêmica, e alteração da lipogênese, gliconeogênese e glicólise hepática.[11-14]

Modificação do ritmo circadiano também é uma via em estudo. Baixas doses de TCDD ou PCB 77 podem alterar o ritmo circadiano por meio da ativação do AhR, resultando em alterações hepáticas na biossíntese de colesterol e ácidos graxos e no metabolismo da glicose. Também foi demonstrado que o DEHP pode interromper o funcionamento do relógio biológico em seu aspecto molecular. De fato, a análise transcriptômica em fígado de camundongos expostos ao DEHP mostrou ativação do REV-ERBalfa via CAR, interrompendo o relógio biológico celular e o metabolismo.[11-14]

A QUESTÃO DAS MISTURAS: UM MODELO EXPERIMENTAL ORIGINAL

No Laboratório de Pesquisa Biomédica em Doenças Metabólicas, Complicações Cardiovasculares e Nutrição (CarMeN), localizado na Université Claude Bernard Lyon 1, na França, foi desenvolvido um modelo experimental para estudar os alvos metabólicos de uma mistura de poluentes. A mistura era constituída de dioxina, PCB, ftalato e bisfenol A, cada um na sua dose diária tolerável, estabelecida pelas autoridades sanitárias mundiais. No modelo, camundongos de ambos os sexos foram expostos aos poluentes por meio da alimentação durante a vida pré e pós-natal. Os resultados foram publicados em três artigos originais.[15-17] Diferente da maioria dos estudos acerca dos impactos biológicos dos poluentes, esse modelo incluiu camundongos fêmeas. Estudos com essa abordagem merecem destaque porque a avaliação dos riscos e as recomendações sanitárias para 50% da população são feitas com base em modelos realizados sobre machos, ignorando as especificidades do metabolismo das fêmeas.

Em todos os estudos, o objetivo foi investigar se a exposição ao coquetel poluente contendo dioxina (TCDD), PCB (PCB153), ftalato (DEHP) e bisfenol (BPA), cada um em dose semelhante à dose diária tolerável (100 a 1.000 vezes menor do que a dose sem efeito em roedores), constituía um fator agravante em camundongos alimentados com dieta obesogênica. Os resultados mostraram efeitos fortemente dependentes do sexo. As fêmeas apresentaram exacerbação da intolerância à glicose e diminuição da sinalização do estrogênio no fígado, possivelmente ligada à indução da SULT1E1, enzima que metaboliza estrogênio, tornando-o inativo. Os resultados sugerem, portanto, redução da proteção do organismo das fêmeas adultas pelo estrógeno. Nos machos, foi observada dislipidemia associada à alteração do metabolismo do colesterol.[15] A interação dos poluentes com a via estrogênica foi confirmada com o modelo em fêmeas imaturas, uma vez que os efeitos benéficos sobre a sinalização da insulina e a composição corporal (proporção massa magra/massa gordura) foram observados nas fêmeas expostas, enquanto nenhum efeito foi relatado nos machos.[16] Além disso, existe uma interação com a dieta, uma vez que a exposição dos camundongos ao coquetel de poluentes por meio da dieta padrão iniciou efeitos metabólicos igualmente dependentes do sexo, mas distintos daqueles observados com a dieta obesogênica. Nesse caso, nas fêmeas, foi observada alteração no metabolismo do colesterol no fígado.[17]

Em resumo, esses resultados demonstram que a exposição crônica a um coquetel de poluentes, cada um a uma dose sem efeitos adversos, resulta em alterações metabólicas indesejáveis dependentes do gênero, idade e dieta. Em particular, nas fêmeas, o coquetel de poluentes induz uma ação estrógeno-mimética. De fato, sabe-se que os estrogênios exercem efeitos metabólicos protetores em doses fisiológicas, mas, por outro lado, a deficiência (menopausa) ou o excesso (pílula anticoncepcional) de estrogênio se traduz por alterações metabólicas. Assim, nas fêmeas imaturas, como os níveis circulantes de estradiol não estão no nível máximo, o coquetel de **poluentes** exerce efeito benéfico, enquanto nas fêmeas adultas, a adição do coquetel desencadeia mecanismos destinados a limitar o impacto estrogênico por meio da diminuição da biodisponibilidade dos estrogênios. O uso de camundongos fêmeas ovariectomizados com ou sem implante de estradiol confirmará esta hipótese.

A ALIMENTAÇÃO COMO FONTE CONSTANTE DE DISRUPTORES ENDÓCRINOS

Os disruptores endócrinos estão presentes em diferentes compartimentos do ambiente (água, solo etc.), como resultado da atuação humana sobre a natureza, sobretudo a industrialização. Por meio dessa atividade, milhões de moléculas antrópicas (disruptores endócrinos, pesticidas, organismos geneticamente modificados – OGM), são transportadas a longas distâncias, globalizando a poluição. O DDT (inseticida organoclorado, usado no combate à malária), ilustra bem o problema. Embora o uso do DDT tenha sido proibido entre os anos de 1970 e 1980, sua presença persiste no solo e na água, contaminando os alimentos que atualmente se produz e se consome. O DDT, por ser um POP, acumula-se na fração lipídica dos alimentos, sendo frequente em carnes, peixes e lacticínios. Os POP apresentam baixo peso molecular e alta lipossolubilidade. Por essas razões, são dificilmente degradados no ambiente, e, uma vez na água, no solo e no alimento, persistem e acumulam-se nos organismos, pelos fenômenos de bioacumulação e bioconcentração, e, dessa forma, bioamplificam-se na cadeia trófica. Assim sendo, contaminam a água em concentração quase negligenciável, mas são encontrados em concentrações milhões de vezes superiores nos animais dos níveis tróficos mais elevados. O DDT, por exemplo, ainda hoje é encontrado em amostras do tecido adiposo humano. Compostos organoclorados de modo geral (dioxina e PCB) são frequentes no alimento e no homem. Além das situações descritas acima, acresce ainda a exposição a compostos presentes no material plástico (bisfenol e BPA) das embalagens de alimentos comercializados os quais migram para o alimento. Essa migração é mais intensa quando as embalagens são usadas por períodos muito longos, e também quando são sujeitas a elevadas temperaturas ou usadas para produtos para os quais não estão adaptadas.[18,19]

Um estudo realizado na França, no ano de 2010, por duas organizações não governamentais (Health and Environment Alliance e Générations Futures) constatou que 128 resíduos químicos são ingeridos por dia por meio da alimentação. Dentre eles, há 81 tipos diferentes, incluindo pesticidas, substâncias potencialmente cancerígenas e disruptores endócrinos (Quadro 30.3). O objetivo da pesquisa foi demonstrar a real exposição alimentar a qual um indivíduo é submetido diariamente por meio da dieta. Embora os limites legais de cada contaminante não tenha se apresentado excedido, de acordo com as análises laboratoriais, a exposição é preocupante porque resulta da ingestão de coquetéis de poluentes, cujos impactos negativos sobre a saúde já foram bem apresentados e discutidos ao longo deste capítulo. Ademais, os possíveis efeitos sinérgicos, induzidos pela ingestão da mistura de poluentes, não são considerados na avaliação dos riscos pelas autoridades sanitárias, logo, o risco final para o consumidor pode estar sendo subestimado. E, ainda, os impactos desses resíduos presentes nos alimentos, combinados com outros produtos químicos, aos quais o indivíduo está exposto cotidianamente (ar, cosméticos, biocidas, OGM, fármacos) também não é levado em conta pelos órgãos que regulamentam esses produtos. De fato, é possível ingerir na refeição compostos tão mais determinantes para a saúde do que os nutrientes.[20]

Quadro 30.3 Relação dos alimentos consumidos em uma dieta francesa e associação com os poluentes.

CARDÁPIO
Desjejum
• Chá com leite (água aquecida em chaleira plástica elétrica), pão de caixa, manteiga, geleia, suco de uva
Lanche
• Maçã
Almoço
• Salada composta (salada verde, tomate, atum em conserva), ervilha, carne moída 15% de gordura grelhada, pão baguete, uva *red globe*
Lanche
• *Smoothies* de frutas vermelhas
Jantar
• Salada verde (escarola), salmão e arroz (prato pronto para consumo, servido em embalagem plástica), limão siciliano, queijo processado, pêssego, pão integral
1 vez ao dia: goma de mascar
Ao longo do dia: água filtrada
128 resíduos químicos ingeridos em uma dia, provenientes de **81** substâncias diferentes, das quais: **42** → cancerígenas (possíveis ou prováveis) **5** → cancerígenas (convincente) **37** → disruptores endócrinos

Alimento	Disruptores endócrinos encontrados
Leite integral (embalagem tetra pak)	PCB 105, PCB 114, PCB 118, PCB 126, PCB 156, PCB 157, PCB 167
Pão de forma tradicional	PBO (butóxido de piperonila)
Manteiga	1,2,3,7,8-PeCDD, PCB 105, PCB 114, PCB 118, PCB 123, PCB 126, PCB 156, PCB 157, PCB 167, PCB 189
Suco de uva	
Água (fervida na chaleira elétrica)	BPA
Maçã	carbendazim, fosmete

(*Continua*)

Quadro 30.3 Relação dos alimentos consumidos em uma dieta francesa e associação com os poluentes. (*Continuação*)

Alimento	Disruptores endócrinos encontrados
Alface	-
Tomate	-
Atum em conserva	PCB 167
Vagem	dimetoato, ometoato
Carne moída (15% de gordura)	PCB 105, PCB 114, PCB 118, PCB 123, PCB 126, PCB 156, PCB 157, PCB 167, PCB 189
Uva (*red globe*)	
Pão baguete	PBO (butóxido de piperonila)
Água filtrada	atrazina
Smoothie de frutas vermelhas	iprodiona
Goma de mascar sabor tutti-frutti	BHA (2 e 3-terc-butil-4-hidroxianisol) = E320
Escarola	lambda-cialotrina
Salmão fresco	2,2', 4,4'-tetra-bromo difenil éter (BDE-47), 2,2', 4,4',5-penta-bromo difenil éter (BDE-99), 2,2', 4,4',6- penta-bromo difenil éter (BDE-100), decaBDE (BDE-209), DDT, dieldrin, diclorodifenildicloroetileno (DDE), 2,3,7,8-tetraclorodibenzo-p-dioxina (2,3,7,8-TCDD), pentaclorodibenzo-p-dioxina (1,2,3,7,8-PeCDD), tetraclorodibenzofurano (2,3,7,8-TCDF), pentaclorodibenzofurano (1,2,3,7,8-PeCDF), PCB 77, PCB 81, PCB 105, PCB 114, PCB 118, PCB 123, PCB 126, PCB 156, PCB 157, PCB 167, PCB 169, PCB 189
Arroz integral	-
Limão	fenilfenol (2-) (ortofenil-fenol)
Queijo processado	PCB 105, PCB 114, PCB 118, PCB 156, PCB 157, PCB 167
Pêssego fresco	cipermetrina ($\alpha+\beta+\theta+\zeta$)
Pão integral	butóxido de piperonila (PBO)
*Ftalatos transferidos a partir da embalagem	DEHP, DBP

O conhecimento produzido pela comunidade científica do mundo inteiro fomenta uma crescente preocupação em definir uma dose segura de exposição. Sobretudo porque é difícil, em relação a compostos com este tipo de efeitos (alteração de vias hormonais), assegurar ausência de toxicidade para concentrações inferiores às consideradas como "não apresentando efeitos adversos". Atualmente, não é possível indicar com precisão padrões de consumo ideais, uma vez que não há dados suficientes sobre a presença dos poluentes orgânicos que persistem no ambiente e nos alimentos. Pela sua reconhecida atividade desreguladora endócrina, e consequente associação com diversas doenças muito prevalentes, tais como câncer, obesidade, diabetes, hipertensão arterial, a exposição a esses compostos apresenta risco para a saúde humana. sobretudo em momentos do ciclo de vida com maior suscetibilidade, como os primeiros 1.000 dias de vida (vida intrauterina até 2 anos de idade). Nesse contexto, é preciso que os consumidores adotem medidas que reduzam a exposição a esses agentes negativos à saúde. Mas é, sobretudo, necessário realizar mais investigação e pressionar as autoridades responsáveis pela segurança alimentar para regulamentar melhor o setor, com base em evidência científica.[18-20]

REFERÊNCIAS

1. Colborn T, Clement C. Chemically-induced alterations in sexual and functional development: the wildlife/human connection. Princeton: Princeton Scientific Pub. Co; 1992. 403p.
2. Bergman Å, World Health Organization, United Nations Environment Programme. State of the science of endocrine disrupting chemicals – 2012: an assessment of the state of the science of endocrine disruptors prepared by a group of experts for the United Nations Environment Programme and World Health Organization. Genève; Nairobi: WHO; UNEP, 2013.
3. Barker DJ, Winter PD, Osmond C, Margetts B, Simmonds SJ. Weight in infancy and death from ischaemic heart disease. Lancet Lond Engl. 1989;2:577-580.
4. Le Magueresse-Battistoni B, Labaronne E, Vidal H, Naville D. Endocrine disrupting chemicals in mixture and obesity, diabetes and related metabolic disorders. World J Biol Chem. 2017;8(2):108-19
5. Chevalier N, Fénichel P. Bisphenol A: Targeting metabolic tissues. Rev Endocr Metab Disord. 2015;16:299-309.
6. Ashley-Martin J, Dodds L, Arbuckle TE, Ettinger AS, Shapiro GD, Fisher M, Morisset AS, Taback S, Bouchard MF, Monnier P et al. A birth cohort study to investigate the association between prenatal phthalate and bisphenol A exposures and fetal markers of metabolic dysfunction. Environ Health Glob Access Sci Source. 2014;13:84.
7. Gauthier MS, Rabasa-Lhoret R, Prud'homme D, Karelis AD, Geng D, van Bavel B, Ruzzin J. The metabolically healthy but obese phenotype is associated with lower plasma levels of persistent organic pollutants as compared to the metabolically abnormal obese phenotype. J Clin Endocrinol Metab. 2014;99:E1061-6.
8. Marmugi A, Ducheix S, Lasserre F, Polizzi A, Paris A, Priymenko N et al. Low doses of bisphenol A induce gene expression related to lipid synthesis and trigger triglyceride accumulation in adult mouse liver. Hepatol Baltim. 2012;55:395-407.
9. Lee K-I, Chiang C-W, Lin H-C, Zhao J-F, Li C-T, Shyue S-K et al. Maternal exposure to di-(2-ethylhexyl) phthalate exposure deregulates blood pressure, adiposity, cholesterol metabolism and social interaction in mouse offspring. Arch Toxicol. 2016;90:1211-24.
10. Van Esterik JCJ, Verharen HW, Hodemaekers HM, Gremmer ER, Nagarajah B, Kamstra JH et al. Compound- and sex-specific effects on programming of energy and immune homeostasis in adult C57BL/6JxFVB mice after perinatal TCDD and PCB 153. Toxicol Appl Pharmacol. 2015;289:262-75.
11. Casals-Casas C, Desvergne B. Endocrine disruptors: from endocrine to metabolic disruption. Annu Rev Physiol. 2011;73:135-62.
12. Tohmé M, Prud'homme SM, Boulahtouf A, Samarut E, Brunet F, Bernard L et al. Estrogen-related receptor γ is an in vivo receptor of bisphenol A. FASEB J Off Publ Fed Am Soc Exp Biol. 2014;28:3124-33.
13. Manikkam M, Tracey R, Guerrero-Bosagna C, Skinner MK. Plastics derived endocrine disruptors (BPA, DEHP and DBP) induce epigenetic transgenerational inheritance of obesity, reproductive disease and sperm epimutations. PLOS ONE. 2013;8:e55387.
14. Sato M, Murakami M, Node K, Matsumura R, Akashi M. The role of the endocrine system in feeding-induced tissue-specific circadian entrainment. Cell Rep. 2014;8:393-401.
15. Naville D, Pinteur C, Vega N, Menade Y, Vigier M, Le Bourdais A et al. Low-dose food contaminants trigger sex-specific, hepatic metabolic changes in the progeny of obese mice. FASEB journal: official publication of the Federation of American Societies for Experimental Biology; 2013.
16. Naville D, Labaronne E, Vega N, Pinteur C, Canet-Soulas E, Vidal H et al. Metabolic outcome of female mice exposed to a mixture of low-dose pollutants in a diet-induced obesity model. PloS one. 2015;10:e0124015.
17. Labaronne E, Pinteur C, Vega N, Pesenti S, Julien B, Meugnier-Fouilloux E et al. Low-dose pollutant mixture triggers metabolic disturbances in female mice leading to common and specific features as compared to a high-fat diet. J Nutr Biochem. 2017 Jul;45:83-93.
18. Boada LD, Sangil M, Alvarez-León EE, Hernández-Rodríguez G, Henríquez-Hernández LA, Camacho M et al. Consumption of foods of animal origin as determinant of contamination by organochlorine pesticides and polychlorobiphenyls: results from a population-based study in Spain. Chemosphere. 2014;114:121-8.
19. Serrano SE, Braun J, Trasande L, Dills R, Sathyanarayana S. Phthalates and diet: a review of the food monitoring and epidemiology data. Environ Health. 2014;2;13(1):43.
20. Veillerette F, Lauverjat N. Meno toxiques: enquête sur les substances chimiques présents dans notre alimentation. Paris: Association Générations Futures, Réseau Européen HEAL; 1er décembre 2010. p.1-37.

PARTE 3.

Interface da Fisiologia da Nutrição e a Prática Clínica

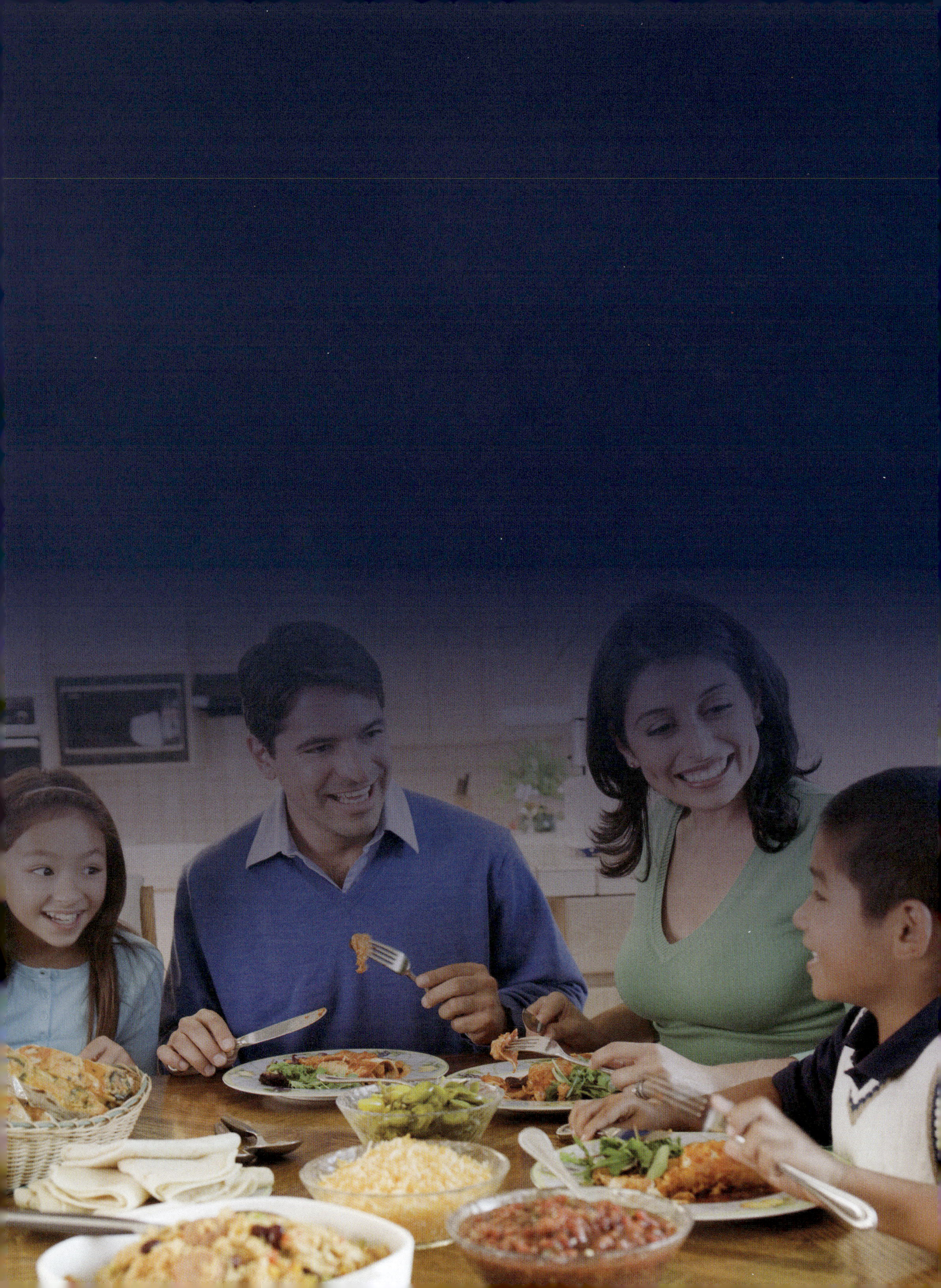

capítulo: 31

Cuidado Materno-Infantil e Prevenção da Subnutrição e Obesidade

Rubens Feferbaum
Patrícia Zamberlan

INTRODUÇÃO

Os mil dias que definem a saúde futura da criança

Segundo a *Internacional Obesity Task Force*, 10% da população mundial, na faixa etária de 5 a 17 anos, está com excesso de peso.[1] Esse desvio nutricional constitui, nos países industrializados, o mais frequente distúrbio da nutrição em crianças e adolescentes.

No Brasil, dados de 1989 contabilizavam cerca de 1,5 milhão de crianças obesas, com maior prevalência nas regiões sul e sudeste, de maior industrialização. No entanto, estudos mais atualizados têm demonstrado que, mesmo nos extratos de menor renda familiar, há maior tendência à obesidade e sobrepeso, especialmente em mulheres e crianças, caracterizando a chamada transição nutricional presente em países em desenvolvimento. A *Pesquisa de Orçamentos Familiares* (POF 2008-2009)[2] encontrou excesso de peso em 33,5% das crianças de cinco a nove anos e constatou que houve aumento expressivo dessa prevalência nessa faixa etária ao longo de 34 anos.

A obesidade é um distúrbio do metabolismo energético que ocorre pela interação de fatores genéticos e ambientais e acarreta graves repercussões orgânicas e psicossociais.[3] Embora a predisposição genética à obesidade esteja bem estabelecida, a elevação do percentual de indivíduos com excesso de peso nas últimas décadas, em populações geneticamente estáveis, mostra a participação importante do ambiente na gênese dessa doença. Fatores ambientais, como hábitos alimentares inadequados e estilo de vida sedentário têm contribuído para o aumento da prevalência de obesidade em crianças e adolescentes.[4]

A criança ou o adolescente obeso tem grande possibilidade de se tornar um adulto obeso. Dados derivados de estudos longitudinais, em geral, mostram associação entre valores elevados de índice de massa corpórea (IMC) na infância e obesidade na fase adulta.[5,6] O estudo de Bogalusa, que seguiu uma coorte de 2.124 crianças e adolescentes de 5 a 17 anos até os 42 anos de idade, verificou obesidade em 66 e 87% dos adultos provenientes dos grupos de crianças e adolescentes com sobrepeso e obesidade, respectivamente.[6]

A obesidade na infância traz consequências clínicas importantes como a chamada síndrome metabólica, caracterizada por dislipidemia, doença cardiovascular, hipertensão arterial e *diabetes mellitus* tipo II, que levam à diminuição da qualidade e da expectativa de vida.[7,8]

A prevenção da obesidade deve ser iniciada durante o período intrauterino, com a adequada nutrição da gestante, que pode evitar deficiências nutricionais e retardo de crescimento intrauterino (RCIU). Segundo o conceito de programação metabólica, um agravo em fases críticas do desenvolvimento, que altera uma estrutura somática ou o ajuste de um sistema fisiológico, teria consequências na saúde do indivíduo em longo prazo.[9] Há evidências científicas mostrando que a quantidade e a qualidade dos nutrientes recebidos pelo feto influenciam o seu desenvolvimento e o aparecimento futuro de doenças não transmissíveis como obesidade, hipertensão arterial e doenças cardiovasculares.[10-12] Da mesma forma, fatores nutricionais nos primeiros dois anos de vida podem modular o risco para essas doenças,[13,14] especialmente em crianças com antecedente de RCIU.

O leite materno, exclusivo até os seis meses de vida e complementado a partir dessa idade, é o alimento ideal para suprir as necessidades nutricionais do Recém-Nascido (RN) e do lactente, e proporcionar crescimento e desenvolvimento adequados.[15,16] Além disso, funciona como proteção contra a obesidade por conter substâncias que participam da homeostase energética, como leptina, adiponectina e grelina.[17] Na impossibilidade do aleitamento materno, as fórmulas infantis a serem utilizadas devem apresentar quantidade e qualidade adequadas de proteínas e fornecer um perfil satisfatório de aminoácidos ao lactente. Estudos sugerem que o uso de fórmulas infantis com conteúdo proteico no limite inferior preconizado pelo *Codex Alimentarius*, no primeiro ano de vida, poderia contribuir para a obtenção de menores valores de IMC em fases posteriores da infância.[18,19] Isto ocorre porque a ingestão excessiva de proteínas nos dois primeiros anos de vida parece aumentar a secreção do Fator de Crescimento Semelhante à Insulina (IGF-1) e também de insulina, pelo aumento dos aminoácidos de cadeia ramificada, propiciando acelerado crescimento, aumento do tecido adiposo e maior risco para o desenvolvimento de obesidade.[20-22] Outro aspecto que merece destaque, com relação à prevenção da obesidade, diz respeito à idade de introdução e à qualidade da alimentação complementar. A introdução da alimentação complementar antes do quarto mês de vida, além de interromper as vantagens do aleitamento materno exclusivo, leva a maior ingestão energética.[23]

Assim, o conceito dos "mil dias que definem a saúde futura da criança" engloba os períodos compreendidos do crescimento intrauterino (gestação a termo 280 dias) e os dois primeiros anos de vida (720 dias), cuja somatória resulta nos referidos mil dias críticos para o prognóstico de doenças não transmissíveis e, em especial, obesidade futura.

NUTRIÇÃO MATERNA E CRESCIMENTO FETAL

O esforço para garantir o sucesso de uma gestação representa uma das funções fundamentais da vida. Os objetivos são quatro: a saúde da mulher durante a gravidez, a saúde do concepto, o bem-estar materno para possibilitar a nutrição do RN e proteção contra desenvolvimento de doenças crônicas durante a vida adulta. O período de crescimento e desenvolvimento intrauterino é o mais vulnerável do ciclo de vida.

Gestantes representam um grupo com muitas particularidades na composição de sua dieta. Em decorrência das novas demandas nutricionais, o estado anabólico é dinâmico e promove ajustes contínuos em relação a diversos nutrientes. Sendo assim, suas necessidades nutricionais são diferentes das mulheres adultas não gestantes. O cumprimento do consumo diário necessário para os diferentes componentes da dieta irá garantir um desenvolvimento saudável para a mãe e para o feto. Se a ingestão dietética for insuficiente e se os estoques de nutrientes da gestante estiverem baixos, o feto recorrerá às reservas pré-concepcionais para se suprir, ocasionando comprometimento desse binômio materno-fetal.

O diagnóstico das condições nutricionais da mulher que inicia uma gestação é muito importante. Gestantes que apresentam inadequada reserva de nutrientes, aliada a uma ingestão dietética insuficiente, poderão ter um comprometimento do crescimento fetal, e, consequentemente, a ocorrência do Baixo Peso ao Nascer (BPN).[24] Segundo Rocha e colaboradores,[25] mulheres que iniciam a gravidez com peso inferior a 50 kg apresentam maior risco de gerarem crianças com BPN. Portanto, antes mesmo da concepção, o acompanhamento nutricional é fundamental para o estabelecimento de uma dieta que atenda às necessidades da gestante. Além disso, segundo Shaw e colaboradores,[26] o baixo ganho ponderal durante a gestação é um potencial fator de risco para a ocorrência de defeitos do tubo neural. Em contrapartida, o sobrepeso da gestante se associa com significativa taxa de morbimortalidade materna e perinatal.

O ganho de peso adequado na gestação deve variar de acordo com o IMC pré-gestacional. Mulheres que iniciam a gestação com baixo peso (IMC < 18,5) devem ter um ganho total de 12,5 kg a 18,0 kg; gestantes com estado nutricional pré-gestacional eutrófico (IMC entre 18,5 e 25,0) devem ter um ganho ponderal entre 11,5 kg e 16,0 kg; mulheres com sobrepeso pré-gestacional (IMC entre 25,0 e 30,0) deverão ganhar de 7,0 kg a 11,5 kg; e gestantes com obesidade pré-gravídica (IMC > 30) não deverão ganhar mais que 7,0 kg.[27]

Até o final da gestação, o ganho de peso materno deve privilegiar o ganho de massa magra a fim de otimizar o crescimento fetal. Alguns pesquisadores têm comprovado que a massa magra e a água corporal materna apresentam uma influência muito maior que a massa adiposa no crescimento fetal, pois se correlacionam positivamente com o volume plasmático e com o aumento do fluido uteroplacentário, permitindo ao feto um aporte maior de nutrientes e oxigênio.[28,29]

A energia é o principal nutriente determinante no ganho de peso gestacional, apesar da deficiência de alguns micronutrientes também restringirem o ganho de peso. O *Institute of Medicine*[27] recomenda um acréscimo de 250 kcal/dia por todo o período da gestação. Esse acréscimo de calorias se baseia nos custos energéticos do estoque de energia do feto, útero e tecidos mamários, no depósito de gordura materno e no gasto energético adicional somado ao metabolismo basal dos novos tecidos que estão sendo sintetizados.

Barker e colaboradores[30] identificaram o equilíbrio de macronutrientes em dietas maternas como um dos fatores mais relevantes para o desenvolvimento fetal. A má nutrição do feto em diversos estágios da gestação traz consequências ao desenvolvimento infantil, e também pode levar à predisposição de doenças (crônicas não transmissíveis e alguns tipos de câncer) durante a vida adulta. A hipótese da origem fetal dessas doenças se baseia na permanência das adaptações que o sistema endócrino sofre durante a vida fetal em decorrência da má nutrição materna. Desta maneira, uma nutrição adequada, já durante o pré-natal, evita consequências que podem perdurar por toda a vida. Crianças com peso ao nascer (PN) adequado, por exemplo, porém produtos de uma gestação com desnutrição tardia têm o crescimento do fígado alterado, o que leva a uma reprogramação do metabolismo hepático. Portanto, apresenta mudanças das funções de regulação dos níveis de colesterol e coagulação sanguíneos, que podem levar a doenças cardiovasculares.

Durante a gestação ocorrem mudanças no metabolismo de carboidratos e lipídios para assegurar uma contínua oferta de nutrientes ao feto. O metabolismo dos carboidratos é um importante determinante do crescimento fetal, sendo a glicose o principal substrato energético para esse crescimento. Estudos recentes têm demonstrado que a glicemia materna está diretamente associada ao crescimento fetal, e, consequentemente, ao peso de nascimento; bem como ao aumento de adiposidade neonatal.[31-33] A glicose atravessa a placenta, o que não ocorre com a insulina; sendo assim, a hiperglicemia materna leva à hiperglicemia fetal.[34,35] Esta condição estimula uma resposta exacerbada das células pancreáticas do feto, que passam a produzir uma grande quantidade de insulina. O hiperinsulinismo resultante gera uma variedade de complicações clínicas, sendo a principal delas a macrossomia. RN com PN elevado, além de apresentarem risco aumentado de distócia de ombro e de acidentes do plexo braquial, morte no parto, e problemas metabólicos como a hipoglicemia, estão predispostos à obesidade infantil e ao aumento da morbidade na vida adulta (hipertensão, resistência à insulina, e *diabetes mellitus*).[13,36,37]

Alguns autores têm postulado ainda que, além do ganho de peso, os níveis maternos de glicemia pós-prandial e de insulina são os grandes responsáveis pelo crescimento fetal; sugerindo que a qualidade do carboidrato consumido pela gestante é importante,[31,38,39] uma vez que é sabido que diferentes fontes de carboidratos produzem igualmente diferentes respostas glicêmicas.[40] Em 1998, Clapp e colaboradores[31] recrutaram 12 gestantes saudáveis, que inicialmente receberam uma dieta com 55 a 60% de carboidratos, predominantemente de baixo índice glicêmico (IG). Após oito semanas de gestação, as mulheres foram randomizadas para continuar com a dieta composta por carboidratos de baixo IG ou mudar para uma dieta de quantidade equivalente em calorias e proteínas, porém com predominância dos carboidratos de alto IG. As mulheres randomizadas para a dieta de alto IG exibiram progressivos aumentos na resposta glicêmica pós-prandial e pariram RN com peso maior (em média 1.000 g a mais), quando comparadas àquelas que seguiram a dieta de baixo IG. Além disso, elas também ganharam mais peso durante a gestação.

Esses achados sugerem que a ingestão de carboidratos de baixo IG pode ser favorável na gestação, impedindo a ocorrência de macrossomia fetal e suas implicações metabólicas futuras. Atualmente, recomenda-se para gestantes uma ingestão de $\leq$ 50% do valor calórico total da dieta em carboidratos, sendo no máximo 10% desse valor sob a forma de açúcar.[41]

Os lipídios da dieta materna também estão envolvidos com o crescimento fetal e, assim como os carboidratos, contribuem para o desenvolvimento normal da gestação. Os ácidos graxos poli-insaturados de cadeia muito longa (LCPUFA), em especial o ácido araquidônico (AA) e o ácido doco-hexaenoico (DHA), são essenciais para o desenvolvimento do sistema nervoso central e da retina fetal; sendo incorporados nesses tecidos especialmente no último trimestre de gestação (50 mg a 60 mg por dia).[42] O seu transporte se dá através da placenta e, como o feto apresenta limitada capacidade de sintetizá-los, sua oferta é totalmente dependente desta transferência materna.[43] Estudos têm demonstrado que a suplementação de gestantes com DHA ou alimentos enriquecidos com DHA melhora os estoques de LCPUFA (n-3), tanto da mãe quanto do feto.[44-46]

Numerosos estudos epidemiológicos têm examinado os efeitos da suplementação de gestantes com LCPUFA (n-3) no crescimento (peso e comprimento de nascimento) e desenvolvimento neurológico e visual do feto, bem como na duração da gestação.[47,48] Os resultados de uma recente metanálise mostram que gestantes suplementadas têm um menor risco de parto prematuro e o peso de nascimento de seus RN é maior quando comparadas ao grupo de gestantes não suplementadas (placebo).[49] Com relação aos efeitos da suplementação sobre as funções cognitiva e visual, não há metanálises publicadas, e os estudos pontuais ainda são inconclusivos.

A ingestão materna de LCPUFA influencia a transferência placentária para o feto. Um consenso atual recomenda uma ingestão de 200 mg por dia de DHA durante a gestação.[43] Para mulheres em idade fértil, o consumo de 1 a 2 porções de peixes de água salgada por semana é aconselhável.

Com relação aos micronutrientes, acredita-se que a proporção destinada ao feto pode depender da composição dietética da gestante. A ingestão diária inadequada para diferentes componentes da dieta durante a gestação se relaciona com a morbimortalidade materno-fetal. Deficiências de zinco, magnésio, ferro, ácido fólico, iodo e cobre podem estar associadas a aborto, anomalias congênitas, pré-eclâmpsia, ruptura prematura de membranas, parto prematuro e alta incidência de BPN.

A necessidade de vitamina C aumenta durante a gestação e, assim, como o α-tocoferol e os carotenoides, ela participa da primeira linha de defesa antioxidante do organismo. O estresse oxidativo está envolvido na patogênese de complicações gestacionais como pré-eclâmpsia, hipertensão, diabetes gestacional e embriopatias fetais. A oferta adequada destas vitaminas pode prevenir a ruptura prematura de membrana.[50,51]

A quantidade necessária de folato para a gestante se eleva em 50% sobre a referência para a mulher adulta. O acido fólico tem papel fundamental no processo de multiplicação celular, sendo, portanto, imprescindível durante a gestação. O folato interfere com o aumento dos eritrócitos, o alargamento do útero e o crescimento da placenta e do feto. Essa vitamina é requisito para crescimento normal, na fase reprodutiva (gestação e lactação) e na formação de anticorpos. Atua como coenzima no metabolismo de aminoácidos (glicina) e síntese de purinas e pirimidinas, assim como na síntese proteica. Consequentemente, sua deficiência pode ocasionar alterações na síntese de DNA e alterações cromossômicas, como defeitos do tubo neural e espinha bífida. Além disso, baixas concentrações de folato na corrente sanguínea estão associadas ao aumento de risco de partos prematuros, BPN e RCIU.[52] Durante a gestação, recomenda-se a ingestão de 600 mcg/dia,[41] o que muitas vezes requer suplementação medicamentosa.

O ferro tem um papel fundamental na homeostase do organismo, uma vez que participa de processos celulares vitais como: transporte de oxigênio, produção de energia por meio do metabolismo oxidativo, crescimento celular mediante a síntese de ácidos nucleicos, síntese de neurotransmissores cerebrais, e cofator em reações enzimáticas e outros processos metabólicos. Durante a gestação, o período que requer maior demanda de ferro é no último trimestre da gestação em virtude do aumento das necessidades de oxigênio do binômio materno-fetal. A carência de ferro durante a gestação pode levar à anemia, que aumenta o risco de parto prematuro e morte perinatal. Pode haver também consequências em longo prazo para a criança, como a diminuição da capacidade cognitiva, de aprendizagem e de concentração.[53-55] Para evitar esses efeitos deletérios, recomenda-se consumir 27 mg por dia de ferro no segundo e terceiro trimestres da gestação,[41] sendo a suplementação medicamentosa uma medida profilática preconizada pela Organização Mundial da Saúde (OMS).[56]

O zinco tem importante função no crescimento e desenvolvimento fetal, uma vez que é necessário para a diferenciação celular.[57] Sua necessidade durante a gestação tem um aumento de aproximadamente 40% nas necessidades diárias. Apesar da deficiência de zinco ser rara, tem sido estimado que 80% das gestantes no mundo apresentam ingestão deficiente desse micronutriente.[58] Esta condição parece se associar à morte fetal e neonatal precoce, RCIU, prematuridade e pobre desenvolvimento cognitivo, apesar de estudos observacionais com suplementação de zinco durante a gestação serem inconclusivos e não evidenciarem efeitos positivos na prevenção destas complicações.[59]

O selênio é um antioxidante que está envolvido no metabolismo dos carboidratos, estando sua deficiência relacionada ao desenvolvimento de hiperglicemia gestacional. Estudo com 504 gestantes observou que baixos níveis de selênio estavam associados à ocorrência de intolerância a glicose.[60] No entanto, não houve associação significativa entre os níveis de selênio, RN pequenos para a idade gestacional (PIG), RN grandes para a idade gestacional (GIG), partos prematuros e morbidade neonatal.

DIAGNÓSTICO PÓS-NATAL DO CRESCIMENTO INTRAUTERINO

O estado nutricional de uma criança ao nascer varia de acordo com as condições de vida intrauterina às quais esteve submetida. Além disso, o RN tem grande chance de desenvolver deficiências nutricionais, principalmente pela sua enorme velocidade de crescimento.

Tradicionalmente, a avaliação nutricional do RN é baseada em curvas "padrão" de medidas antropométricas, que levam em conta peso, comprimento e perímetro cefálico (PC). Assim, de acordo com a adequação do crescimento intrauterino, o RN pode ser classificado em:

- **PIG:** peso de nascimento abaixo do P10 da curva de crescimento de referência*;
- Adequado para a idade gestacional (**AIG**): peso de nascimento entre o P10 e P90 da curva de crescimento de referência*;
- **GIG:** peso de nascimento acima do P90 da curva de crescimento de referência* (Figura 31.1).

Os RN também podem ser classificados de acordo com o peso de nascimento, independente da idade gestacional:

- Baixo peso (**BP**): PN < 2.500 g;
- Muito baixo peso (**MBP**): PN < 1.500 g;
- Muitíssimo baixo peso (**MMBP**): PN < 1.000 g.

Além dos parâmetros simples, o uso de medidas combinadas ou relações antropométricas são úteis para descrever a composição e proporcionalidade corpórea.[62] Os índices mais utilizados são: a razão entre peso e comprimento (índice ponderal – IP – de Rohrer), IMC e razão entre a circunferência do braço (CB) e PC.

O IP é importante para demonstrar a desnutrição intrauterina, refletindo na evolução prognostica do RN:

- IP < p10*: **RNPIG assimétrico ou desproporcionado.** Ocorre na desnutrição intrauterina aguda;

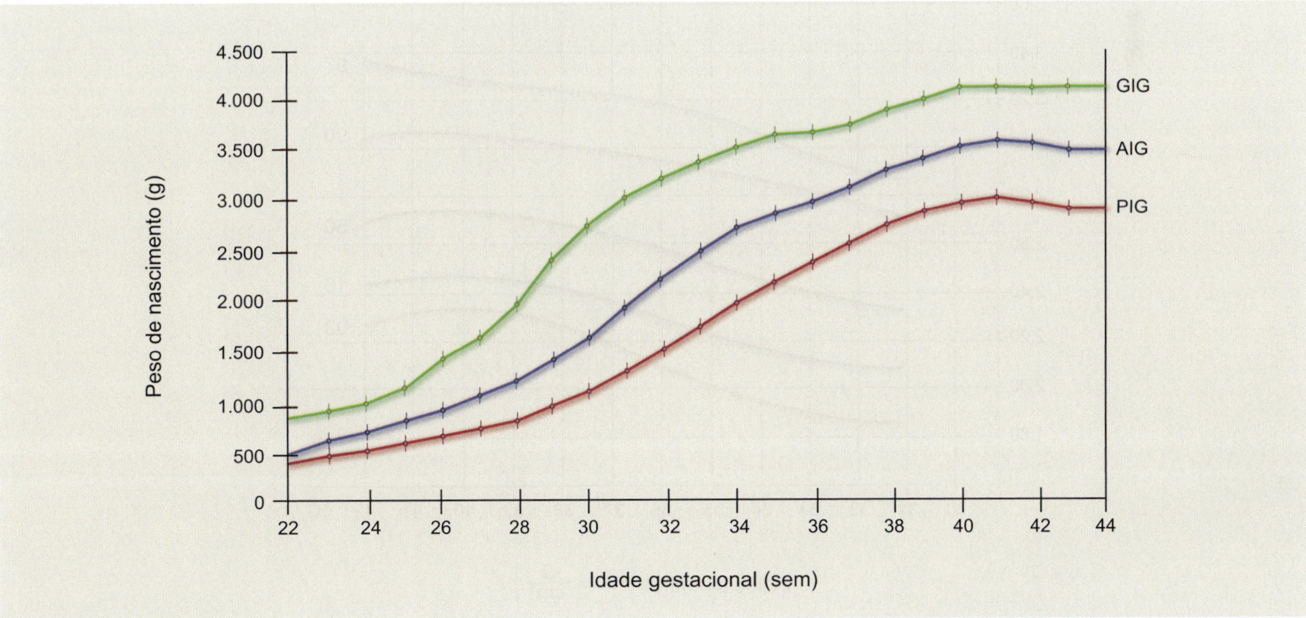

Figura 31.1 ► Curva de crescimento intrauterino.[61]

*O grupo do recém-nascido baixo peso pode ser heterogêneo. Esse paciente pode ser uma criança a termo com o peso pequeno para a idade gestacional (PIG) ou uma criança prematura com o peso adequado para a idade gestacional (AIG), ou ainda um recém-nascido pré-termo e PIG.

- IP entre p10 e p90**: **RNPIG simétrico ou proporcionado.** Ocorre na desnutrição intrauterina crônica, onde os RN podem cursar evolutivamente com déficit pôndero-estatural e do desenvolvimento neuropsicomotor (Figura 31.2).

A razão perímetro torácico (PT)/PC pode ser utilizada para a classificação de desnutrição. Do nascimento até os seis meses de vida, os PC e PT são aproximadamente iguais, resultando em uma relação igual a 1. Dos seis meses aos cinco anos de idade, uma relação normal é sempre maior que 1, e uma relação menor que esse valor é indicativa de desnutrição (atrofia do músculo torácico e redução do tecido adiposo).[63]

A relação CB/PC ao nascimento representa a nutrição fetal, portanto tem uma relação com a morbidade perinatal. Já sua avaliação seriada reflete o aporte calórico-proteico neonatal.

Recentemente, o IMC foi validado para crianças entre zero e 36 meses de idade, sendo uma relação bastante útil na detecção da desproporcionalidade do crescimento, já que também tem sido utilizado como marcador de adiposidade ou como parâmetro de crescimento harmônico. Nos últimos anos, tem sido estudado também em RN, porém com poucos relatos em prematuros, necessitando de novas pesquisas para obtenção de uma curva padrão.[65]

Na monitorização do crescimento pós-natal, o peso é o parâmetro antropométrico mais utilizado.[62] Nos primeiros seis meses de vida, o ganho de peso mensal é a medida de maior importância para a avaliação nutricional da criança; sendo considerado adequado um incremento de 20 a 40 g diários nos primeiros seis meses de vida. O comprimento reflete o potencial genético de crescimento e espera-se um aumento de 3,5 cm por mês no primeiro trimestre. A medida do PC até os seis me-

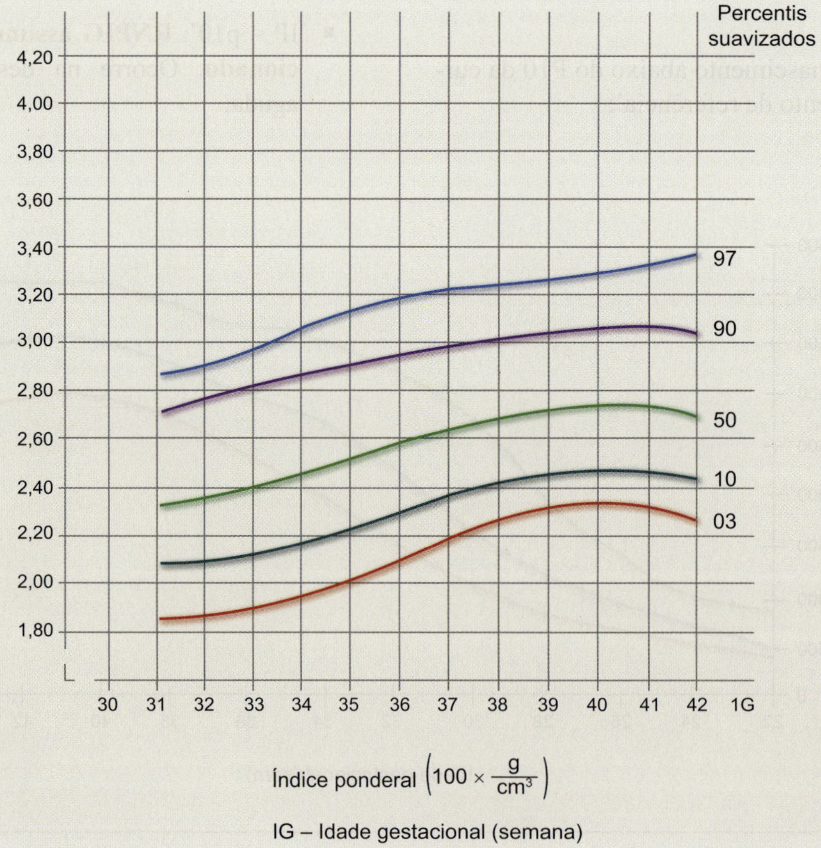

Figura 31.2 ▶ Curva de índice ponderal.[64]

** Curva de índice ponderal (Figura 31.2).

ses tem relação direta com o tamanho do encéfalo, e o seu aumento proporcional indica crescimento adequado e melhor prognóstico neurológico. É a medida menos afetada por uma nutrição inadequada e é a primeira que cresce ao atingir uma oferta proteico-calórica ideal. Espera-se crescimento de 2 cm mensais até o terceiro mês.

PREMATURIDADE, RCIU, BPN E SUAS CONSEQUÊNCIAS NO CRESCIMENTO E DESENVOLVIMENTO FUTURO

A hipótese da programação fetal propõe que as doenças não transmissíveis são iniciadas pela desnutrição durante períodos sensíveis do desenvolvimento como a vida fetal e a infância.

Estudos epidemiológicos têm demonstrado uma relação linear positiva entre PN e IMC na idade adulta,[66] sendo a obesidade um importante fator de risco para essas doenças e vários tipos de câncer. Alguns estudos relatam ainda uma maior prevalência de sobrepeso e obesidade em adultos que apresentaram PN < 2.500 g ou ≥ 4.000 g[67,68] Entretanto, duas recentes metanálises concluíram que o aumento do risco de sobrepeso e obesidade está associado ao PN ≥ 4000 g, mas não ao PN < 2.500 g.[69,70] Especula-se que a rápida recuperação do crescimento no início da infância é que poderia levar ao excesso de peso na idade adulta, em indivíduos com BPN.[71]

Evidências recentes sugerem que o padrão de crescimento da criança durante os primeiros anos de vida seja fortemente influenciado pelo padrão de crescimento fetal, o que pode determinar uma elevação na probabilidade de ocorrência de desfechos metabólicos desfavoráveis. Alterações no padrão de crescimento após o nascimento, principalmente em RNPT com RCIU, relacionam-se significativamente com o desenvolvimento de doenças crônicas em idades subsequentes. A conduta corrente recomenda estimular e promover o crescimento do lactente com BPN visando à redução das taxas de morbimortalidade e preservação de aspectos neurocognitivos. No entanto, alguns estudos clínicos propõem que o rápido ganho de peso (*catch up*) nesse período precoce possa estar associado a maior incidência de doença cardiovascular e obesidade na vida adulta.[72,73] Os riscos para estas doenças são consistentemente encontrados em grupos de indivíduos com um grande aumento no peso corporal entre o nascimento e a idade escolar ou pré-adolescência, primariamente naqueles que eram PIG ou que tinham BPN. Ou seja, as consequências de um determinado peso corporal são condicionadas tanto pelo crescimento intrauterino quanto durante a infância. Ong et al.[74] demonstraram em seguimento de uma coorte de crianças que aquelas com BPN que obtiveram ganho ponderal nos primeiros dois anos de vida acima do desvio padrão (SD) 0,67 apresentavam maior porcentagem de gordura corporal, maior IMC e acúmulo de gordura visceral aos cinco anos de idade, quando comparadas com as demais crianças.

O exato mecanismo desse efeito adverso em longo prazo não é conhecido. Uma das teorias aceita é que o RCIU causa alterações em diversos "eixos hormonais", e que esta resposta hormonal alterada, combinada a estímulos ambientais, se perpetua ao longo da vida.

Sabe-se que o crescimento pós-natal está sob controle endócrino central, principalmente via hormônio do crescimento (GH) hipofisário e fatores de crescimento associados (IGF-1). Devido ao fato de o eixo GH/IGF-1 ser o principal regulador desse crescimento, anormalidades na secreção desses hormônios poderiam explicar a não recuperação do crescimento em algumas crianças nascidas PIG (por volta de 10% dos indivíduos PIG não apresentam *catch up* e se mantêm abaixo do percentil 3 para peso e altura por toda a infância, tendo menor altura na vida adulta) e a resistência à insulina, com consequentes alterações de composição corporal, observada nesses indivíduos.

RN PIG apresentam menores níveis circulantes de IGF-1 e insulina ao nascimento quando comparados com RN AIG,[75] e esses níveis parecem permanecer baixos na vida adulta.[76] Mericq et al.[77] demonstraram resistência periférica à insulina em RN PIG já aos três anos de idade, que foi relacionada ao rápido ganho de peso pós-natal.

Alguns estudos têm especulado que o crescimento pós-natal acelerado poderia também influenciar a distribuição de gordura corporal, favorecendo a deposição visceral. Tem sido observado que indivíduos com BPN e rápido ganho de peso na infância apresentam maior risco de obesidade, assim como maiores valores de circunferência abdominal.[74,78] O que permanece ainda não esclarecido é se as alterações de IGF-1 e insulina são causa ou consequência das alterações na composição corporal de crianças com BPN, especialmente daquelas com RCIU que apresentam aceleração do *catch-up*. Os achados atuais, no entanto, trazem importantes subsídios para afirmação de uma associação entre PN, ganho de peso na infância e risco para doenças crônicas não transmissíveis.

Além destas alterações, tem sido observado que concentrações de leptina em cordão umbilical estão positivamente relacionadas ao IP ao nascimento, mas inversamente relacionadas ao ganho de peso na infância. Portanto, baixas concentrações desse hormônio ao nascimento podem sinalizar uma rápida recuperação do crescimento por meio de reduzida inibição da saciedade, uma vez que há muito tem sido observado maior ingestão alimentar em crianças com RCIU quando comparadas àquelas que não sofreram tal restrição.[79,80]

EVITANDO A SUBNUTRIÇÃO DO RNBPN NA UNIDADE NEONATAL

Nas últimas décadas, a incidência de nascimentos de BPN aumentou consideravelmente, tendo a nutrição um papel fundamental no crescimento e desenvolvimento desses RN. O principal objetivo é manter um crescimento pós-natal semelhante ao intrauterino e obter uma composição corpórea semelhante à do RN a termo (RNT) AIG.[81]

As diretrizes nutricionais de nutrição enteral e parenteral para RNBPN da Sociedade Europeia de Gastroenterologia, Hepatologia e Nutrição (ESPGHAN) e da Academia Americana de Pediatria (AAP) reforçam o objetivo mencionado.[82,83] Ainda se discute qual o melhor referencial para o acompanhamento do crescimento pós-natal. A atual prática tem sido considerar o referencial de uma curva de crescimento intrauterino como a de Alexander,[61] por exemplo, até 40 semanas de Idade Gestacional (IG). A partir daí, corrige-se a IG (ver tópico "Monitoração do crescimento e das deficiências nutricionais") e passa-se a utilizar uma curva de crescimento padrão para crianças.

Apesar das recomendações, um crescimento pós-natal semelhante ao intrauterino é muito difícil de ser alcançado. O ambiente extrauterino apresenta fatores adversos que influenciam o crescimento, como a interrupção da oferta de nutrientes pelo cordão umbilical e a dificuldade de nutrir por via oral; necessidades nutricionais elevadas para uma incorporação proteica adequada, maior gasto energético para manutenção da temperatura corpórea; além de imaturidade digestória, com dificuldade no processo de sucção e deglutição e falta de motilidade intestinal. RNBPN acumulam, durante as primeiras semanas de vida, déficits nutricionais de energia e proteína importantes, que afetam o seu crescimento e ocasionam subnutrição frequente na unidade neonatal.[84]

Um estudo multicêntrico realizado nos Estados Unidos demonstrou que quase 100% dos RNBPN ao atingirem IG de 36 semanas apresentavam peso, comprimento e PC abaixo do percentil 10 da curva de crescimento fetal.[85]

Apesar da melhora nas estratégias de nutrição neonatal para o RNBPN, que contemplam associação de nutrição parenteral e enteral, esses RN, quando a termo, apresentam alteração na composição corpórea representada pela diminuição da massa magra e aumento da massa gorda, com depósito preferencial de gordura em vísceras. Atualmente, discute-se o quanto a aceleração do crescimento pós-natal é desejável, uma vez que o aumento no peso corpóreo decorre principalmente do acúmulo de massa gorda.[86,87]

As necessidades nutricionais do RNBPN variam com o peso de nascimento, a IG, o método de nutrição utilizado, a doença concomitante e os métodos terapêuticos.

Os RNBPN, especialmente os RNPT, apresentam estoques diminuídos de nutrientes. Em consequência, sua capacidade de tolerar jejum é limitada. O suporte nutricional parenteral deve ser estabelecido após estabilidade hemodinâmica nas primeiras 24 horas de vida. As necessidades elevadas e as particularidades do metabolismo proteico dos RNBPN sugerem que aminoácidos sejam fornecidos precocemente (primeiro dia de vida), o que evita o catabolismo proteico. A alimentação enteral mínima, que se refere ao uso de pequenos volumes de dieta por via digestiva concomitante à nutrição parenteral, deve ser iniciada assim que o trato digestório se mostre funcionante; uma vez que a presença do alimento na luz intestinal é importante estímulo para o crescimento da mucosa.

A taxa de crescimento do RN está fortemente relacionada à ingestão calórica, mas também a uma oferta adequada de proteínas. Estudos clínicos sugerem taxas de crescimento, bem como incorporação de massa livre de gordura apropriados, com ingestão proteica adequada e oferta calórica maior que 100 kcal/kg/dia.[88]

Habitualmente, recomenda-se a oferta de 110 a 140 kcal/kg/dia para os RNPT, com adequada oferta de proteínas.[82]

A maior incorporação de proteína durante a vida ocorre antes de 32 semanas de gestação, com incrementos de aproximadamente 1,5 a 1,7 g/kg/dia.[82] Mesmo em idades gestacionais muito precoces, ocorrem secreção e ativação de tripsina, e a borda em escova intestinal tem capacidade de absorção em torno de 87% da oferta proteica.

As proteínas são importantes não só para o crescimento, mas também para o desenvolvimento normal; uma vez que fornecem o substrato para a formação de todas as células, tecidos e órgãos, como o cérebro. Estudos recentes indicam que RNPT, quando alimentados com mais proteína e energia, têm notável capacidade de crescimento, incluindo regiões do cérebro que estão intimamente relacionadas ao desenvolvimento cognitivo.[89,90] Desta maneira, o objetivo da oferta proteica é proporcionar crescimento e incorporação de nitrogênio, bem como desenvolvimento adequado; sem causar efeitos deletérios como uremia, hiperamonemia e acidose metabólica. Em decorrência da grande velocidade de crescimento, ocorrem elevadas taxas de *turnover* proteico e, consequentemente, elevada necessidade de proteínas. Recomenda-se em média de 3,0 a 4,0 g de proteína/kg/dia.[82]

Além de energia e macronutrientes, a oferta de vitaminas e minerais é importante para adequado crescimento e mineralização óssea.

As necessidades gerais médias de nutrientes para RNPT/BPN segundo o ESPGHAN e a AAP estão demonstradas na Tabela 31.1.

Tabela 31.1 Recomendações nutricionais para RNPT/BPN.

Nutriente	ESPGHAN[82] (kg/dia)		AAP[83] (kg/dia)	
	Mínimo	Máximo	Mínimo	Máximo
Água (mL)	135	200	135	220
Energia (kcal)	110	135	110	150
Proteínas (g)	3,5	4,5	3,4	4,4
Lipídios (g)	4,8	6,6	6,2	8,4
Ácido linoleico (mg)	385	1540	600	1680
DHA (mg)	12	30	≥ 21	
ARA (mg)	18	42	≥ 28	
Carboidrato (g)	11,6	13,2	9	20
Sódio (mg)	69	115	69	115
Potássio (mg)	66	132	78	117
Cloro (mg)	105	177	107	249
Cálcio (mg)	120	140	100	220
Fósforo (mg)	60	90	60	140
Magnésio (mg)	8	15	7,9	15
Ferro (mg)	2	3	2	4
Zinco (mg)	1,1	2,0	1	3
Cobre (mcg)	100	132	120	150
Selênio (mcg)	5	10	1,3	4,5
Manganês (mcg)	≤ 27,5		0,7	7,75
Iodo (mcg)	11	55	10	60
Cromo (mg)	30	1230	100	2250
Molibdênio (mcg)	0,3	5,0	0,3	
Tiamina (mcg)	140	300	180	240
Riboflavina (mcg)	200	400	250	360
Niacina (mcg)	380	5500	3600	4800
Ácido pantotênico (mg)	0,33	2,1	1,2	1,7
Piridoxina (mcg)	45	300	150	210
Cobalamina (mcg)	0,1	0,77	Sem recomendação	
Ácido fólico (mcg)	35	100	25	50
Ácido ascórbico (mg)	11	46	18	24
Biotina (mcg)	1,7	16,5	3,6	6,0
Vitamina A (UI)	400	1000	700	1500
Vitamina D (UI)	800	1000	150	400
Vitamina E (mg de α-tocoferol)	2,2	11	6	12
Vitamina K (mcg)	4,4	28	8	10
Colina (mg)	8	55	14,4	28
Inositol (mg)	4,4	53	32	81

O modo de administração preferencial é a gavagem gástrica, pois supre os nutrientes com menos intolerância e menor custo, além de ser considerada mais fisiológica. A administração intermitente é preferível à contínua, com intervalos de duas a três horas.

A administração contínua é mais utilizada em prematuros extremos com quadros respiratórios graves e naqueles onde houve intolerância à administração intermitente (refluxo gastroesofágico ou ocorrência de resíduos gástricos persistentes).

Indubitavelmente, o leite materno é o que melhor atende às necessidades nutricionais e metabólicas dos RNPT/BPN, devido à menor sobrecarga de solutos que impõe ao rim, maior digestibilidade da gordura e da proteína, composição proteica mais adequada e maior concentração de aminoácidos e ácidos graxos essenciais, além de conferir proteção contra infecções (sepse, enterite necrosante) e prevenir doenças crônicas não transmissíveis em longo prazo,[91,92] devendo ser a dieta de escolha para esses RN.[93,94]

Na impossibilidade de utilização do leite materno/humano, há disponível no mercado fórmulas para RNPT/BPN, desenhadas para atender as demandas nutricionais desse grupo de RN.

Os RNPT/BPN deverão ser monitorados pela antropometria (peso, comprimento, PC, CB e dobra cutânea tricipital) e por indicadores bioquímicos durante toda a internação na unidade neonatal até a alta hospitalar.

Em conclusão, podemos dizer que o crescimento neonatal do RNBPN é influenciado pela oferta de nutrientes e a subnutrição no período neonatal, assim como a velocidade do *catch-up* apresentam importantes efeitos em longo prazo. Mais estudos são necessários para clarificar os mecanismos envolvidos. Desde que a nutrição do RNBPN na unidade neonatal é parte integrante do trabalho diário do neonatologista, faz-se importante conhecer as necessidades nutricionais e as técnicas de alimentação disponíveis a fim de evitar a subnutrição precoce, bem como manejar clinicamente sua recuperação.

ACOMPANHAMENTO DO RNBPN

Monitoração do crescimento e das deficiências nutricionais

Após a alta hospitalar em média com dois kg de peso, o RNPT/BPN deverá ter seguimento ambulatorial onde deverá ser monitorado o crescimento e possíveis deficiências de micronutrientes como as de ferro, cálcio e fósforo.[95] O *catch up*, ou retomada de crescimento, é variável e pode se dar no período de dois a três anos, devendo ser acompanhado para evitar déficit ou crescimento acelerado, que podem trazer consequências na programação de doenças crônicas não transmissíveis. É importante o acompanhamento do crescimento em peso, comprimento/altura e PC utilizando o conceito da IG corrigida (IGC), que corresponde à idade cronológica pós-natal em dias ou semanas subtraída dos dias ou semanas que faltaram para completar as 40 semanas de idade gestacional.

IGC = Idade cronológica (semanas) – (40 – IG em semanas)

Exemplo prático: RNPT nascido com IG de 30 semanas e que recebeu alta hospitalar com 84 dias de vida (12 semanas). A IGC será de 2 semanas ou 14 dias:

IGC = (12 semanas) – (40 semanas – 30 semanas)
= 12 – 10 = 2 semanas (ou 14 dias).

Nas consultas de acompanhamento, a IGC é aquela utilizada no referencial de crescimento para avaliação nutricional antropométrica sequencial da criança até os dois anos de vida. Durante o seguimento ambulatorial, deve-se avaliar, sobretudo, o desenvolvimento neuropsicomotor (motricidade, cognição, aprendizagem, linguagem, comportamento, visão, audição) por meio de exames clínicos ou testes especializados como o Denver II ou a escala de Bayley.

Aleitamento materno e alimentação complementar

Atualmente, é consenso que a associação entre eventos neonatais e maior risco para doenças na vida adulta não é necessariamente ligada apenas ao BPN. Nesse caso, outros mecanismos e sinais para programação parecem ser importantes. Dentre estes, um dos mais estudados é a nutrição no início da vida.

Sabe-se que crianças que recebem leite materno apresentam uma cinética de crescimento diferente de crianças que recebem fórmula.[96] Butte,[97] em uma revisão sistemática, encontrou uma prevalência de excesso de peso de 2,8% em crianças amamentadas *versus* 4,5% naquelas não amamentadas. Gillman e colaboradores,[98] em uma *coorte* envolvendo 15.000 adolescentes americanos, observaram uma redução de 20% no risco de obesidade naqueles indivíduos que foram amamentados. Em um importante estudo epidemiológico, von Kries e colaboradores[99] avaliaram o impacto do aleitamento materno na prevenção de obesidade e sobrepeso na infância em 9.357 crianças alemãs entre cinco e seis anos de idade. Sobrepeso foi considerado como IMC superior ao percentil 90 da curva de crescimento e obesidade, acima do percentil 97. Isoladas as condições interferentes, os autores encontraram 3,8% de crianças obesas dentre as amamentadas por menos de dois meses e somente 0,8% dentre aquelas amamentadas por mais de 12 meses. Ainda, especificamente, com relação à proteção ao longo da vida, mostrou-se que o aleitamento materno em RNPT se associa a um melhor perfil lipídico plasmático na adolescência,[92] assim como a menores níveis pressóricos.[91]

A literatura propõe que o RN em uso do leite materno receba uma quantidade calórica suficiente para crescer, mas não superior à necessária, além de ganhar peso de forma mais lenta que um RN alimentado com fórmula artificial. Como estudos experimentais demonstram que o excesso alimentar no período neonatal associa-se a maior risco para obesidade e síndrome metabólica na vida adulta,[100] é possível que este seja um dos mecanismos pelos quais o aleitamento materno possa proteger contra doenças ao longo da vida. Sabe-se também que as diferenças constitucionais entre o leite materno e a fórmula artificial, como a quantidade de calorias e proteínas, que parece provocar diferentes respostas insulinêmicas, é uma variável importante nesse contexto. Outro possível fator envolvido é a diferença no comportamento alimentar de crianças que recebem aleitamento materno, sendo que esses RN apresentam uma frequência de sucção diferenciada, assim como demonstram maior grau de controle da quantidade de leite ingerida.

Embora vários estudos, incluindo metanálises, tenham demonstrado que o aleitamento materno está associado a menor incidência de obesidade usando o IMC como variável categórica, os estudos que se concentram em composição corporal não obtiveram sucesso em estabelecer esta associação, ou encontraram apenas efeitos muito discretos.[101-103] Isto ocorre, provavelmente, por dificuldades metodológicas.

Na impossibilidade do aleitamento materno, as fórmulas infantis a serem utilizadas devem apresentar quantidade e qualidade adequada de proteínas e fornecer um perfil satisfatório de aminoácidos ao lactente.[104] O uso de fórmulas infantis com quantidades inferiores de proteína, no primeiro ano de vida, parece contribuir para a obtenção de menores valores de IMC em fases posteriores da infância.

Um estudo europeu, multicêntrico e randomizado,[19] avaliou 1.138 lactentes saudáveis por 24 meses, sendo que 564 receberam fórmulas infantis de primeiro e segundo semestre com menor teor proteico (1,77 e 2,2 g proteína/100 kcal, respectivamente), e 574, fórmulas com maior teor proteico (2,9 e 4,4 g/100 kcal) durante o primeiro ano de vida. Esses dois grupos foram comparados com 619 lactentes em aleitamento materno. Aos 24 meses, o escore Z do IMC dos lactentes que usavam fórmulas com menor teor proteico era mais baixo do que o encontrado naqueles que recebiam fórmulas com maior teor proteico e não diferia significantemente do valor encontrado no grupo em aleitamento materno. As fórmulas com maior conteúdo proteico foram associadas a maior IMC nos dois primeiros anos de vida, mas sem efeito na estatura.

Outro estudo, realizado com a mesma amostra de lactentes, avaliou a influência da ingestão proteica no perfil sérico de aminoácidos, assim como nas concentrações de insulina e IGF-1, e a possível relação com o crescimento nos primeiros dois anos de vida.[105] Aminoácidos essenciais, principalmente os de cadeia ramificada, IGF-1 e peptídio-C, relacionado à secreção de insulina, eram significantemente mais altos no grupo que utilizou fórmulas com maior conteúdo proteico do que no grupo com fórmulas com menor conteúdo proteico. O IGF-1 total se associou de forma significante com o crescimento até os primeiros seis meses de vida. Os autores do estudo concluíram que a ingestão das fórmulas com maior conteúdo proteico estimulou o eixo IGF-1 e a secreção de insulina desses lactentes.

Outro aspecto que merece destaque, com relação à prevenção do excesso de peso, diz respeito à idade de introdução e à qualidade da alimentação complementar.[23] A introdução precoce da alimentação complementar (antes de quatro meses de idade), especialmente dos alimentos sólidos, além de interromper o aleitamento materno exclusivo, leva a maior ingestão energética. Seach e colaboradores[106] encontraram associação entre a idade de introdução dos alimentos sólidos e o IMC na infância mais tardia. Foram acompanhadas 307 crianças do nascimento até os 10 anos de idade e verificado que o risco de sobrepeso/obesidade era reduzido significativamente a cada mês de retardo na introdução de alimentos sólidos. Um estudo de coorte com 5.000 indivíduos acompanhados do nascimento até a idade adulta mostrou resultados semelhantes.[107] Após ajuste para as variáveis de confundimento, para cada mês de retardo da introdução de alimentos complementares (entre dois e seis meses de vida), havia redução de 6 a 10% no risco de obesidade aos 42 anos de idade. Esse efeito foi mais evidente para crianças que eram amamentadas.

Publicações recentes conduzidas pelo Ministério da Saúde (MS) em nosso meio enfatizam a elevada frequência de inadequações na alimentação complementar no primeiro ano de vida,[108] como introdução precoce de leite de vaca integral; consistência inapropriada e baixa densidade e biodisponibilidade de micronutrientes (sopas diluídas); oferta insuficiente de frutas, verduras e legumes; contaminação no preparo e armazenamento; acréscimo de carboidratos simples às mamadeiras; e oferta de alimentos industrializados ricos em carboidratos simples, lipídios e sal, consumidos com frequência pela família. Caetano et al.[109] avaliaram as práticas e o consumo alimentar de 179 lactentes saudáveis, entre quatro e 12 meses de idade (mediana de 6,8 meses). Foi observado que 50,3% deles não estavam em aleitamento materno e a maioria recebia leite de vaca integral. A mediana de idade de introdução da alimentação complementar foi de 4,4 meses e de 5,5 meses para a alimentação da família. O estudo mostrou, ainda, práticas inadequadas, como consumo de guloseimas, macarrão instantâneo, sucos artificiais e refrigerantes.

Frente a estes achados, os atuais guias de conduta internacional (europeu e americano) passam a sugerir, assim como já acontecia com a recomendação da OMS e brasileira, que o aleitamento materno exclusivo deve ser praticado até seis meses de vida, quando, então, a alimentação complementar deverá ser introduzida.

CONSIDERAÇÕES FINAIS

A prevalência da obesidade infantil é preocupante na sociedade moderna e suas causas multifatoriais a tornam uma condição de difícil tratamento e controle. Sua prevenção já deve ser iniciada durante o período intrauterino, com a adequada nutrição da gestante. Evidências científicas mostram que a quantidade e a qualidade dos nutrientes recebidos pelo feto influenciam o seu crescimento e desenvolvimento, e o aparecimento futuro de doenças não transmissíveis, como a obesidade. Da mesma forma, fatores nutricionais no primeiro ano de vida e a subnutrição modificam a composição corpórea do indivíduo, promovendo obesidade e aumentando o risco para essas doenças. A promoção do aleitamento materno exclusivo até o sexto mês de vida e introdução de alimentação complementar adequada em macro e micronutrientes, a partir de então, tem sido preconizada como importante estratégia na prevenção da obesidade futura.

REFERÊNCIAS

1. International Obesity Task Force data, based on population-weighted estimates from published and unpublished surveys, 1990-2002, using IOTF-recommended cut-offs for overweight and obesity. [Acesso em 2012 Sept 18]/ Disponível em: http// www.iotf.org.
2. Instituto Brasileiro de Geografia e Estatística (IBGE). Pesquisa de Orçamentos Familiares 2008-2009. Despesas, Rendimentos e Condições de Vida. Rio de Janeiro: IBGE; 2010.
3. Han JC, Lawlor DA, Kimm SY. Childhood obesity. Lancet. 2010;375:1737-1348.
4. Crocker MK, Yanovski JA. Pediatric obesity: etiology and treatment. Endocrinol Metab Clin North Am. 2009;38:525-548.
5. Singh AS, Mulder C, Twisk JWR, van Mechelen W, Chinapaw MJM. Tracking of childhood overweight into adulthood: a systematic review of the literature. Obes Rev. 2008;9:474-488.
6. Freedman DS, Dietz WH, Srinivasan SR, Berenson GS. Risk factors and adult body mass index among overweight children: the Bogalusa Heart Study. Pediatrics. 2009;123:750-757.
7. Lloyd LJ, Langley-Evans SC, McMullen S. Childhood obesity and adult cardiovascular disease risk: a systematic review. Int J Obes. 2010;34:18-28.
8. Franks PW, Hanson RL, Knowler WC, Sievers ML, Bennett PH, Looker HC. Childhood obesity, other cardiovascular risk factors, and premature death. N Engl J Med. 2010;362:485-493.
9. Hanley B, Dijane J, Fewtrell M, Grynberg A, Hummel S, Junien C et al. Metabolic imprinting, programming and epigenetics – a review of present priorities and future opportunities. Br J Nutr. 2010;104(Suppl):S1-S25.
10. Barker DJ, Eriksson JG, Forsén T, Osmond C. Fetal origins of adult disease: strength of effects and biological basis. Int J Epidemiol. 2002;31:1235-1239.
11. Scerri C, Savona-Ventura C. Early metabolic imprinting as a determinant of childhood obesity. Int J Diabetes Mellit. 2010;2:175-178.
12. Barker DJ, Osmond C, Golding J, Kuh D, Wadsworth ME. Growth in utero, blood pressure in childhood and adult life, and mortality from cardiovascular disease. BMJ. 1989;298:564-567.
13. Baird J, Fisher D, Lucas P, Kleijnen J, Roberts H, Law C. Being big or growing fast: systematic review of size and growth in infancy and later obesity. BMJ. 2005;331:929.
14. Ong KK, Loos RJF. Rapid infancy weight gain and subsequent obesity: systematic reviews and hopeful suggestions. Acta Paediatr. 2006;95:904-908.

15. Gartner LM, Morton J, Lawrence RA, Naylor AJ, O'Hare D, Schanler RJ et al. Breastfeeding and the use of human milk. Pediatrics. 2005;115:496-506.
16. Hoddinott P, Tappin D, Wright C. Breast feeding. BMJ. 2008;336:881-887.
17. Arenz S, Rückerl R, Koletzko B, von Kries R. Breast-feeding and childhood obesity – a systematic review. In J Obes Relat Metab Disord. 2004;28:1247-1256.
18. Günther AL, Buyken AE, Kroke A. The influence of habitual protein intake in early childhood on BMI and age at adiposity rebound: results from the DONALD Study. Int J Obes (Lond). 2006;30:1072-1079.
19. Koletzko B, von Kries R, Monasterolo RC, Subías JE, Scaglioni S, Giovannini M et al. Lower protein in infant formula is associated with lower weight up to age 2 y: a randomized clinical trial. Am J Clin Nutr. 2009;89:1-10.
20. Savino F, Fissore MF, Grassino EC, Nanni GE, Oggero R, Silvestro L. Ghrelin, leptin and IGF-1 levels in breast-fed and formula-fed infants in the first years of life. Acta Paediatr. 2005;94:531-537.
21. Ong KK, Langkamp M, Ranke MB, Whitehead K, Hughes IA, Acerini CL et al. Insulin-like growth factor 1 concentrations in infancy predict differential gains in body length and adiposity: the Cambridge Baby Growth Study. Am J Clin Nutr. 2009;90:156-161.
22. Ruan W, Lai M. Insulin-like growth factor binding protein: a possible marker for the metabolic syndrome? Acta Diabetol. 2010;47:5-14.
23. Grote V, Theurich M, Koletzko B. Do complementary feeding practices predict the later risk of obesity? Curr Opin Clin Nutr Metab Care. 2012;15:293-297.
24. Ramakrishnan U. Nutrition and low birth weight: from research to practice. Am J Clin Nutr. 2004;79:17-21.
25. Rocha DS, Netto MP, Priore SE, Miranda NML, Lima Rosado LEFP, Franceschini SCC. Estado nutricional e anemia ferropriva em gestantes: relação com o peso da criança ao nascer. Rev Nutr. 2005;18(4):481-489.
26. Shaw GM, Todoroff K, Carmichael SL, Schaffer DM, Selvin S. Lowered weight gain during pregnancy and risk of neural tube defects among offspring. Int J Epidemiol. 2001;30:60-65.
27. Institute of Medicine (IOM). Weight Gain during Pregnancy: Reexamining the Guidelines. Washington, DC: The National Academies Press; 2009.
28. Mardones-Santander F, Salazar G, Rosso P, Villarroel L. Maternal body composition near term and birth weight. Obstet Gynecol. 1998;91:873-877.
29. Lederman SA, Paxton A, Heymsfield SB, Wang J, Thornton J, Pierson RN. Maternal body fat and water during pregnancy: do they raise infant birth weight? Am J Obst Gynecol. 1999;180(1):235-240.
30. Barker DJ. The developmental origins of adult disease. Eur J Epidemiol. 2003; 18:733-736.
31. Clapp JF 3rd. Maternal carbohydrate intake and pregnancy outcome. Proc Nutr Soc. 2002;61:45-50.
32. HAPO Study Cooperative Research Group, Metzger BE, Lowe LP, Dyer AR, Trimble ER, Chaovarindr U et al. Hyperglycemia and adverse pregnancy outcomes. N Engl J Med. 2008;358:1991-2002.
33. Walsh JM, Mahony R, Byrne J, Foley M, McAuliffe FM. The association of maternal and fetal glucose homeostasis with fetal adiposity and birthweight. Eur J Obstet Gynecol Reprod Biol. 2011;159:338-341.
34. Challier JC, Hauguel S, Desmaizieres V. Effect of insulin on glucose uptake and metabolism in the human placenta. J Clin Endocrinol Metab. 1986;62:803-807.
35. Boskovic R, Feig DS, Derewlany L, Knie B, Portnoi G, Koren G. Transfer of insulin lispro across the human placenta: in vitro perfusion studies. Diabetes Care. 2003;26:1390-1394.
36. Boney CM, Verma A, Tucker R, Vohr BR. Metabolic syndrome in childhood: association with birth weight, maternal obesity, and gestational diabetes mellitus. Pediatrics. 2005;115:290-296.
37. McGowan CA, McAuliffe FM. The influence of maternal glycaemia and dietary glycaemic index on pregnancy outcome in healthy mothers. Br J Nutr. 2010;104:153-159.
38. Scholl TO, Chen X, Khoo CS, Lenders C. The dietary glycemic index during pregnancy: influence on infant birth weight, fetal growth, and biomarkers of carbohydrate metabolism. Am J Epidemiol. 2004;159:467-474.
39. Moses RG, Luebcke M, Davis WS, Coleman KJ, Tapsell LC, Petocz P et al. Effect of a low-glycemic-index diet during pregnancy on obstetric outcomes. Am J Clin Nutr. 2006;84:807-812.
40. Crapo PA, Reaven G, Olefsky J. Postprandial plasma-glucose and -insulin responses to different complex carbohydrates. Diabetes. 1977;26:1178-1183.
41. Institute of Medicine. Dietary Reference Intakes. Available: http://fnic.nal.usda.gov/nal_display/index.php
42. Koletzko B, Larqué E, Demmelmair H. Placental transfer of long-chain polyunsaturated fatty acids (LC-PUFA). J Perinat Med. 2007;35(suppl1):S5-S11.

43. Koletzko B, Lien E, Agostoni C, Böhles H, Campoy C, Cetin I et al. The roles of long-chain polyunsaturated fatty acids in pregnancy, lactation and infancy: review of current knowledge and consensus recommendations. J Perinat Med. 2008;36:5-14.
44. Velzing-Aarts FV, van der Klis FR, van der Dijs FP et al. Effect of three low-dose fish oil supplements, administered during pregnancy, on neonatal long-chain polyunsaturated fatty acid status at birth. Prostaglandins Leukot Essent Fatty Acids. 2001;65:51-57.
45. Montgomery C, Speake BK, Cameron A, Sattar N, Weaver LT. Maternal docosahexaenoic acid supplementation and fetal accretion. Br J Nutr. 2003;90:135-145.
46. de Groot RH, Hornstra G, van Houwelingen AC, Roumen F. Effect of alpha-linolenic acid supplementation during pregnancy on maternal and neonatal polyunsaturated fatty acid status and pregnancy outcome. Am J Clin Nutr. 2004;79:251-260.
47. Szajewska H, Horvath A, Koletzko B. Effect of n-3 long-chain polyunsaturated fatty acid supplementation of women with low-risk pregnancies on pregnancy outcomes and growth measures at birth: a meta-analysis of randomized controlled trials. Am J Clin Nutr. 2006;83:1337-1344.
48. Horvath A, Koletzko B, Szajewska H. Effect of supplementation of women in high-risk pregnancies with long-chain polyunsaturated fatty acids on pregnancy outcomes and growth measures at birth: a meta-analysis of randomized controlled trials. Br J Nutr. 2007;98:253-259.
49. Imhoff-Kunsch B, Briggs V, Goldenberg T, Ramakrishnan U. Effect of n-3 long-chain polyunsaturated fatty acid intake during pregnancy on maternal, infant, and child health outcomes: a systematic review. Paediatr Perinat Epidemiol. 2012;26 (Suppl1):91-107.
50. Borna S, Borna H, Daneshbodie B. Vitamins C and E in the latency period in women with preterm premature rupture of membranes. Int J Gynecol and Obstet 2005;90:16-20.
51. Rumbold AR, Maats FH, Crowther CA. Dietary intake of vitamin C and vitamin E and the development of hypertensive disorders of pregnancy. Eur J Obstet Gynecol Reprod Biol. 2005;119:67-71.
52. Timmermans S, Jaddoe VW, Hofman A, Steegers-Theunissen RP, Steegers EA. Periconception folic acid supplementation, fetal growth and the risks of low birth weight and preterm birth: the Generation R Study. Br J Nutr. 2009;102:777-785.
53. Scholl TO. Iron status during pregnancy: setting the stage for mother and infant. Am J Clin Nutr. 2005;81:S1218-S1222.
54. Rao R, Georgieff MK. Iron in fetal and neonatal nutrition. Semin Fetal Neonatal Med. 2007;12:54-63.
55. Beard JL. Why iron deficiency is important in infant development. J Nutr. 2008;138:2534-2536.
56. World Health Organization (WHO). Iron and folate supplementation. Standards for maternal and neonatal care. Integrated Management of Pregnancy and Childbirth (IMPAC) Geneva: World Health Organization; 2006.
57. MacDonald RS. The role of zinc in growth and cell proliferation. J Nutr. 2000;130(Suppl5):S1500-S1508.
58. Caulfield LE, Zavaleta N, Shankar AH, Merialdi M. Potential contribution of maternal zinc supplementation during pregnancy to maternal and child survival. Am J Clin Nutr. 1998;68(Suppl2):S499-S508.
59. Donangelo CM, King JC. Maternal zinc intakes and homeostatic adjustments during pregnancy and lactation. Nutrients. 2012;4:782-798.
60. Bo S, Lezo A, Menato G, Gallo ML, Bardelli C, Signorile et al. Gestational hyperglycemia, zinc, selenium, and _ntioxidante vitamins. Nutrition. 2005;21:186-191.
61. Alexander GR, Himes JH, Kaufman RB, Mor J, Kogan M. A United States national reference for fetal growth. Obstet Gynecol. 1996;87:163-168.
62. Cardoso LEB, Falcão MC. Importância da avaliação nutricional de recém-nascidos pré-termo por meio de relações antropométricas. Rev Paul Pediatria. 2007;25:135-4.
63. Brock RS, Falcão MC. Avaliação nutricional do recém-nascido: limitações dos métodos atuais e novas perspectivas. Rev Paul Pediatr. 2008;26:70-76.
64. Ramos JLA. Avaliação do crescimento intra-uterino por medidas antropométricas do recém-nascido. [Tese de Doutorado]. São Paulo: Faculdade de Medicina da Universidade de São Paulo; 1983.
65. Brock RS, Falcão MC, Leone C. Body mass index references values for newborns according to gestational age. Nutr Hosp. 2008;23:487-492.
66. Whitaker RC, Dietz WH. Role of the prenatal environment in the development of obesity. J Pediatr. 1998;132:768-776.
67. Newby PK, Dickman PW, Adami HO, Wolk A. Early anthropometric measures and reproductive factors as predictors of body mass index and obesity among older women. Int J Obes (Lond). 2005;29:1084-1092.

68. Laitinen J, Power C, Järvelin MR. Family social class, maternal body mass index, childhood body mass index, and age at menarche as predictors of adult obesity. Am J Clin Nutr. 2001;74:287-294.
69. Yu ZB, Han SP, Zhu GZ, Zhu C, Wang XJ, Cao XG et al. Birth weight and subsequent risk of obesity: a systematic review and meta-analysis. Obes Rev. 2011;12:525-542.
70. Zhao Y, Wang S, Mu M, Sheng J. Birth weight and overweight/obesity in adults: a meta-analysis. Eur J Pediatr. 2012; [Epub ahead of print].
71. Parsons TJ, Power C, Logan S, Summerbell CD. Childhood predictors of adult obesity: a systematic review. Int J Obes Relat Metab Disord. 1999;23(Suppl8):S1-S107.
72. Eriksson JG, Forsén T, Tuomilehto J, Osmond C, Barker DJ. Early growth and coronary heart disease in later life: longitudinal study. BMJ. 2001;322:949-953.
73. Bettiol H, Sabbag Filho D, Haeffner LS, Barbieri MA, Silva AA, Portela A et al. Do intrauterine growth restriction and overweight at school age increase the risk for elevated body mass index in young adults? Braz J Med Biol Res. 2007;40:1237-1243.
74. Ong KK, Ahmed ML, Emmett PM, Preece MA, Dunger DB. Association between postnatal catch-up growth and obesity in childhood: prospective cohort study. BMJ. 2000;320:967-971.
75. Leger J, Oury JF, Noel M, Baron S, Benali K, Blot P, Czernichow P. Growth factors and intrauterine growth retardation. I. Serum growth hormone, insulin-like growth factor (IGF)-I, IGF-II, and IGF binding protein 3 levels in normally grown and growth-retarded human fetuses during the second half of gestation. Pediatr Res. 1996;40:94-100.
76. Verkauskiene R, Jaquet D, Deghmoun S, Chevenne D, Czernichow P, Lévy-Marchal C. Smallness for gestational age is associated with persistent change in insulin-like growth factor I (IGF-I) and the ratio of IGF-I/IGF-binding protein-3 in adulthood. J Clin Endocrinol Metab. 2005;90:5672-5676.
77. Mericq V, Ong KK, Bazaes R, Peña V, Avila A, Salazar T et al. Longitudinal changes in insulin sensitivity and secretion from birth to age three years in small-and appropriate-for-gestational-age children. Diabetologia. 2005;48:2609-2614.
78. Stettler N, Zemel BS, Kumanyika S, Stallings VA. Infant weight gain and childhood overweight status in a multicenter, cohort study. Pediatrics. 2002;109:194-199.
79. Ounsted M, Sleigh G. The infant's self-regulation of food intake and weight gain. Difference in metabolic balance after growth constraint or acceleration in utero. Lancet. 1975;1:1393-1397.
80. Ong KK, Ahmed ML, Sherriff A, Woods KA, Watts A, Golding J et al. Cord blood leptin is associated with size at birth and predicts infancy weight gain in humans. J Clin Endocrinol Metab. 1999;84:1145-1148.
81. Cooke RJ, Griffin I. Altered body composition in preterm infants at hospital discharge. Acta Paediatr. 2009;98:1269-1273.
82. Agostoni C, Buonocore G, Carnielli VP, de Curtis M, Darmaun D, Decsi T et al. Enteral nutrient supply for preterm infants: commentary from the Europen Society for Paediatric Gastroenterology, Hepatology and Nutrition Committee on Nutrition. J Pediatr Gastroenterol Nutr. 2010;50:85-91.
83. Kleinman RE. Pediatric Nutrition Handbook. Nutritional needs of the preterm infant. Elk Grove Village: American Academy of Pediatrics; 2009. p.79-112.
84. Sauer PJ. Can extrauterine growth approximate intrauterine growth? Should it? Am J Clin Nutr. 2007;85(Suppl2):S608-S613.
85. Lemons JA, Bauer CR, Oh W, Korones SB, Papile LA, Stoll BJ et al. Very low birth weight outcomes of the National Institute of Child health and human development neonatal research network, January 1995 through December 1996. NICHD Neonatal Research Network. Pediatrics. 2001;107:E1.
86. Uthaya S, Thomas EL, Hamilton G, Doré CJ, Bell J, Modi N. Altered adiposity after extremely preterm birth. Pediatr Res. 2005;57:211-215.
87. Ahmad I, Nemet D, Eliakim A, Koeppel R, Grochow D, Coussens M et al. Body composition and its components in preterm and term newborns: A cross-sectional, multimodal investigation. Am J Hum Biol. 2010;22:69-75.
88. Costa-Orvay JA, Figueras-Aloy J, Romera G, Closa-Monasterolo R, Carbonell-Estrany X. The effects of varying protein and energy intakes on the growth and body composition of very low birth weight infants. Nutr J. 2011;10:140.
89. Poindexter BB, Langer JC, Dusick AM, Ehrenkranz RA; National Institute of Child Health and Human Development Neonatal Research Network. Early provision of parenteral amino acids in extremely low birth weight infants: relation to growth and neurodevelopmental outcome. J Pediatr. 2006;148:300-305.
90. Hay WW, Thureen P. Protein for preterm infants: how much is needed? How much is enough? How much is too much? Pediatr Neonatol. 2010;51:198-207.

91. Singhal A, Cole TJ, Lucas A. Early nutrition in preterm infants and later blood pressure: two cohorts after randomised trials. Lancet. 2001;357:413-419.

92. Singhal A, Cole TJ, Fewtrell M, Lucas A. Breastmilk feeding and lipoprotein profile in adolescents born preterm: follow-up of a prospective randomised study. Lancet. 2004;363:1571-1578.

93. Arslanoglu S, Ziegler EE, Moro GE, World Association of Perinatal Medicine Working Group On Nutrition. Donor human milk in preterm infant feeding: evidence and recommendations. J Perinat Med. 2010;38:347-351.

94. Aprile MM, Feferbaum R, Andreassa N, Leone C. Growth of very low birth weight infants fed with milk from a human milk bank selected according to the caloric and protein value. Clinics 2010;65(8):751-756.

95. Brasil. Ministério da Saúde. Atenção à Saúde do Recém-Nascido. Guia para os Profissionais de Saúde: Cuidados com o recém-nascido pré-termo. [Acesso em 2012 Sept 18]. Disponível em: http://bvsms.saude.gov.br/bvs/publicacoes/atencao_recem_nascido_%20guia_profissionais_saude_v4.pdf.

96. Kramer MS, Guo T, Platt RW, Vanilovich I, Sevkovskaya Z, Dzikovich I et al. Feeding effects on growth during infancy. J Pediatr. 2004;145:600-605.

97. Butte NF. The role of breastfeeding in obesity. Pediatr Clin North Am. 2001;48:189-198.

98. Gillman MW, Rifas-Shiman SL, Camargo CA Jr, Berkey CS, Frazier AL, Rockett HR et al. Risk of overweight among adolescents who were breastfed as infants. JAMA. 2001;285:2461-2467.

99. von Kries R, Koletzko B, Sauerwald T, von Mutius E, Barnert D, Grunert V et al. Breast feeding and obesity: cross sectional study. BMJ. 1999;319:147-150.

100. Boullu-Ciocca S, Dutour A, Guillaume V, Achard V, Oliver C, Grino M. Postnatal diet-induced obesity in rats upregulates systemic and adipose tissue glucocorticoid metabolism during development and in adulthood: its relationship with the metabolic syndrome. Diabetes. 2005;54:197-203.

101. Toschke AM, Martin RM, von Kries R,Wells J, Smith GD, Ness AR. Infant feeding method and obesity: body mass index and dual-energy X-ray absorptiometry measurements at 9-10 y of age from the Avon Longitudinal Study of Parents and Children (ALSPAC). Am J Clin Nutr. 2007;85:1578-1585.

102. Victora CG, Barros F, Lima RC, Horta BL, Wells J. Anthropometry and body composition of 18 year old men according to duration of breast feeding: birth cohort study from Brazil. BMJ. 2003;327:901.

103. Wells JC, Chomtho S, Fewtrell MS. Programming of body composition by early growth and nutrition. Proc Nutr Soc. 2007;66:423-434.

104. Turck D, Grillon C, Lachambre E, Robiliard P, Beck L, Maurin JL et al. Adequacy and safety of an infant formula with a protein/energy ratio of 1.8 g/100 kcal and enhanced protein efficiency for term infants during the first 4 months of life. J Pediatr Gastroenterol Nutr. 2006;43:364-371.

105. Socha P, Grote V, Gruszfeld D, Janas R, Demmelmair H, Closa-Monasterolo R et al. Milk protein intake, the metabolic-endocrine response, and growth in infancy: data from a randomized clinical trial. Am J Clin Nutr. 2011;94(Suppl6):S1776-S1784.

106. Seach KA, Dharmage SC, Lowe AJ, Dixon JB. Delayed introduction of solid feeding reduces child overweight and obesity at 10 years. Int J Obes (Lond). 2010; 34:1475-1479.

107. Schack-Nielsen L, Sørensen TI, Mortensen EL, Michaelsen KF. Late introduction of complementary feeding, rather than duration of breastfeeding, may protect against adult overweight. Am J Clin Nutr. 2010;91:619-627.

108. Brasil. Ministério da Saúde. Secretaria de Atenção à Saúde. Departamento de Atenção Básica. Saúde da criança: nutrição infantil: aleitamento materno e alimentação complementar. Brasília: Ministério da Saúde; 2009. 112p.

109. Caetano MC, Ortiz TT, Silva SGL, Souza FIS, Sarni ROS. Alimentação complementar: práticas inadequadas em lactentes. J Pediatr. 2010;86:196-201.

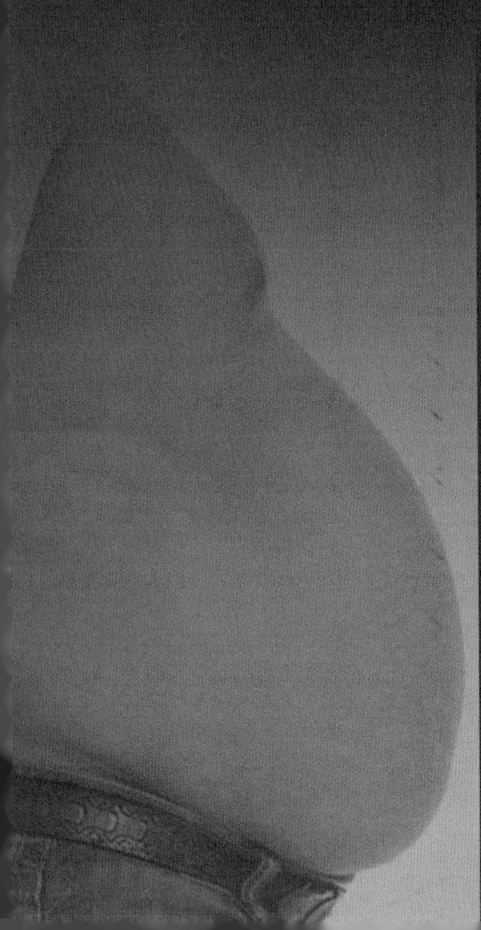

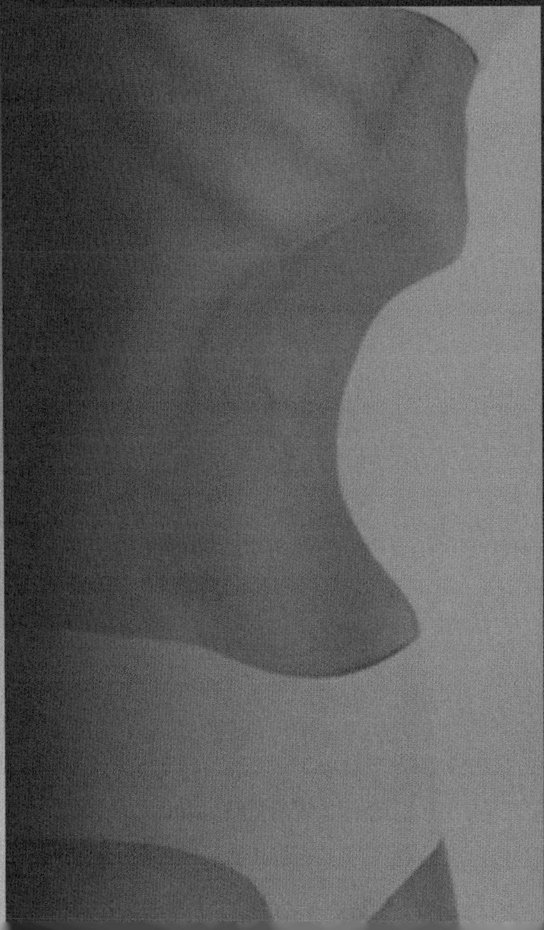

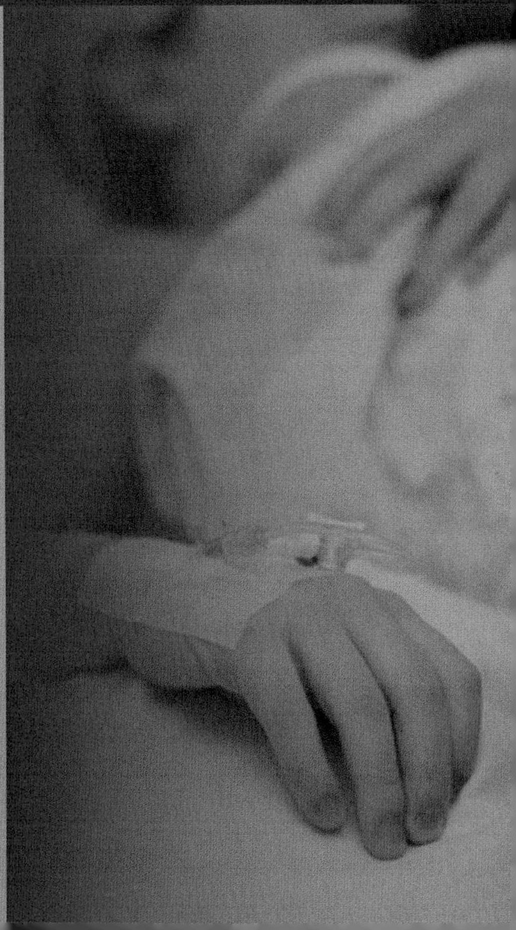

capítulo 32

Diagnóstico da Desnutrição Baseado em Técnicas de Triagem e Avaliação Nutricional de Uso Clínico

Giliane Belarmino
Dan L. Waitzberg

INTRODUÇÃO

Desnutrição é um termo amplo que pode ser usado para descrever qualquer desequilíbrio na nutrição; a desnutrição é observada em países subdesenvolvidos e em desenvolvimento, mas também em hospitais e instalações de cuidados de saúde domiciliares, mesmo em países desenvolvidos. A desnutrição pode apresentar caráter primário ou secundário, dependendo da causa que a promoveu. Temos, como exemplo de causa primária, a alimentação quantitativa ou qualitativamente insuficiente em energia e nutrientes. Já com relação à causa secundária, temos, como exemplo, a situação em que a ingestão de alimentos não é suficiente porque as necessidades energéticas aumentaram ou por qualquer outro fator não relacionado diretamente ao alimento.[1]

A desnutrição também pode ser causada por: desmame precoce de aleitamento materno, fatores socioeconômicos e culturais, baixa renda e pouca disponibilidade de alimentos.[2]

Recentemente, a definição de desnutrição foi modificada pela Sociedade Europeia de Nutrição Clínica e Metabolismo (ESPEN) para destacar as diferenças entre a caquexia, sarcopenia (perda de massa muscular e função) e desnutrição. Caquexia pode ser definida como uma síndrome multifatorial caracterizada por perda grave de peso corporal, gordura e massa muscular e catabolismo de proteína aumentado devido, especialmente, à inflamação associada à doença subjacente. Portanto, a desnutrição observada em pacientes hospitalizados é muitas vezes uma combinação de caquexia e sarcopenia (relacionada com a doença) e desnutrição (consumo inadequado de nutrientes), em oposição à desnutrição isolada. Dentro do contexto desta revisão, a definição de desnutrição adotada se refere à interação complexa entre a doença subjacente, doença relacionada com alterações metabólicas e reduzida disponibilidade de nutrientes (por reduzida ingestão, absorção deficiente e/ou aumento de perdas ou uma combinação destes).[3]

Estudos recentes reforçam a relação entre a desnutrição hospitalar e maior incidência de complicações, como mortalidade, tempo de internação prolongado e maior custo. Portanto, é da maior importância que se diagnostique a desnutrição precocemente.[3]

Muitos estudos têm investigado várias técnicas para triagem e avaliação da desnutrição, e mostram que muitas dessas ferramentas são simples, rápidas, precisas e de utilidade na prática clínica. Elas vão desde avaliação clínica subjetiva e objetiva (observação de características como peso, altura e idade) até a completa avaliação do estado nutricional do paciente, que inclui, além da análise clínica, dados sobre alimentação, avaliação bioquímica e imunológica, avaliação metabólica e diagnóstico nutricional. Apesar da disponibilidade de tais ferramentas, a prevalência de desnutrição hospitalar continua elevada.[4]

RISCO NUTRICIONAL E TRIAGEM NUTRICIONAL

A Associação Dietética Americana (ADA), o Comitê das Organizações de Saúde (JCHO) e a Iniciativa de Triagem Nutricional (NSI) definiram risco nutricional ou triagem nutricional como o processo de identificação das características associadas a problemas alimentares ou nutricionais (Figura 32.1).[5]

Em termos simples, a Triagem Nutricional (TN) se refere ao conjunto rápido e simples de, geralmente, duas ou três questões validadas para predizer o risco de desnutrição. Os pacientes identificados, como em risco de desnutrição, são posteriormente encaminhados para avaliação nutricional realizada por um nutricionista.[4]

Dentre as numerosas ferramentas de triagem nutricional, aqui descrevemos brevemente as principais, delineando seus pontos fortes e fracos.

Malnutrition Universal Screening Tool – Ferramenta Universal de Triagem de Desnutrição (MUST) pode ser aplicada em diferentes pacientes adultos, como idosos, cirúrgicos, ortopédicos, em cuidados intensivos. Ela pode ser adaptada até mesmo para gestantes e lactantes e é recomendada para área clínica e de saúde pública.[6] O questionário da MUST é composto por Índice de Massa Corporal (IMC), percentual de perda de peso não intencional em três a seis meses e interrupção da ingestão alimentar (presente ou prévia).[6,7] Considera-se alteração do IMC como um dos fatores que predispõem ao risco nutricional. A MUST, por superestimar o papel do IMC, pode detectar baixo risco nutricional em situações de alteração de peso corpóreo, como edema. Ela também não considera o estresse metabólico da doença.[8]

A *Nutritional Risk Screening* 2002 – Triagem de Risco Nutricional 2002 (NRS 2002) foi desenvolvida para ser aplicada em hospitais.[9] Utiliza IMC, percentual de perda de peso corpóreo, questiona o paciente sobre seu apetite, capacidade de ingestão e absorção de alimentos e presença e tipo de doença. Idade acima de 70 anos é considerada fator de risco adicional na classificação do risco nutricional.[9] A NRS 2002 pode ser aplicada em pacientes adultos, independente da doença e da idade e sob diferentes condições clínicas, como doentes cirúrgicos, clínicos, ortopédicos, com câncer etc., sendo uma boa opção de TN em hospitais gerais e demais locais que atendam população heterogênea.[9]

No Brasil, a NRS 2002 foi validada por Raslan e colaboradores, que associaram o risco nutricional diagnosticado com pior desfecho de morbimortalidade.[10]

A *Mini Nutritional Assessment* – Mini Avaliação Nutricional (MAN) original foi desenvolvida inicialmente para idosos, mas atualmente é amplamente utilizada em adultos. Inclui questões sobre alimentação e aspectos mentais e físicos, que frequentemente afetam o estado nutricional de idosos.[11] A partir da MAN original, foi desenvolvida a MAN reduzida (MAN-SF), que também é recomendada para indivíduos idosos. Ela pode ser aplicada por qualquer profissional de saúde, assim como a MUST e NRS 2002. No entanto, MAN e

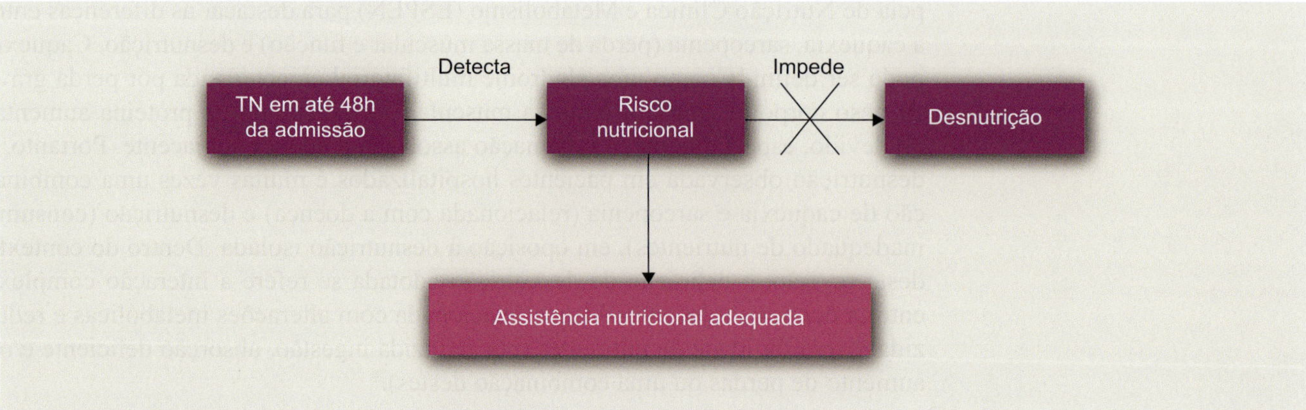

Figura 32.1 ▶ Papel da triagem nutricional (TN) com relação à desnutrição. Fonte: adaptada de Barrocas, 2001.[5]

MUST não se aprofundam no motivo clínico da internação hospitalar.[12,13]

A *Malnutrition Screening Tool* – Ferramenta de Triagem de Desnutrição (MST) foi desenvolvida para pacientes adultos em sua admissão hospitalar.[6,14] Utiliza dados subjetivos de perda de peso corpóreo, alteração na ingestão alimentar e apetite, não sendo necessária a prática de medidas objetivas.[6] A MST pode ser respondida por qualquer indivíduo e tem sido recomendada para os serviços de saúde sem equipe completa de funcionários especializados em terapia nutricional.[15]

A Avaliação Nutricional Subjetiva Global (ASG) é um dos instrumentos de avaliação nutricional mais utilizados. A ASG avalia o estado nutricional através do preenchimento de um questionário que inclui informações sobre a mudança de peso corpóreo, mudança de ingestão, sintomas gastrintestinais, alterações na capacidade funcional em relação à desnutrição, bem como a avaliação de gordura e reservas musculares e a presença de edema e ascite. Esta ferramenta permite o diagnóstico de desnutrição e classifica os pacientes como: A (bem nutrido); B (desnutrido ou em risco nutricional) ou C (gravemente desnutrido).[5]

A ASG é validada pela comparação com outras informações com medidas objetivas (mensuráveis) de avaliação nutricional e tem forte associação com a previsão de desfecho de morbimortalidade.[8] A ASG, mais do que ferramenta de triagem nutricional, é uma medida subjetiva de avaliação nutricional.[16]

Cada hospital deve padronizar técnicas de risco nutricional para diagnosticar e prevenir a desnutrição hospitalar. Para adotar uma ferramenta de TN é importante escolher a mais completa e de melhor aplicabilidade local.

AVALIAÇÃO NUTRICIONAL

Diante da reconhecida influência do estado nutricional sobre a evolução clínica de pacientes hospitalizados, especialmente cirúrgicos, todo esforço deve ser envidado para reconhecer e identificar pacientes com síndrome de desnutrição ou prestes a desenvolvê-la. O objetivo é permitir sua correção e, assim, favorecer a recuperação nutricional e metabólica do paciente.

Exame físico

O exame físico e a antropometria fornecem muitas informações valiosas ao se avaliar o estado nutricional do paciente. A entrevista inicial e o exame físico proporcionam um contato com o paciente que não pode ser reproduzido em números e/ou testes de laboratório.[17]

O reconhecimento dos sintomas e sinais clínicos de alteração do estado nutricional é de grande importância por se tratar de prática simples e econômica.[18] Consiste em avaliar as manifestações que podem estar relacionadas com possível alimentação inadequada, evidenciando-se por meio de alterações de tecidos de órgãos externos como a pele, mucosas, cabelos e os olhos. Quando a carência se encontra ainda na fase inicial, torna-se difícil a sua interpretação, o que deixa a prática limitada, impossibilitando sua utilização como único meio de diagnóstico precoce da desnutrição.[19] A Tabela 32.1 mostra vários tipos de deficiências nutricionais que podem ser inferidas através do exame físico.

Para algumas carências nutricionais específicas, o exame clínico se torna bastante objetivo, como no caso do bócio endêmico, do raquitismo, da hipovitaminose A com xeroftalmia e em outras situações de hipovitaminose, como a pelagra. Vale ressaltar que alguns sinais clínicos não podem ser considerados específicos de

Tabela 32.1 Deficiências nutricionais.

Local	Normal	Achado clínico	Deficiência suspeita	Outras causas
Olhos	Brilhantes, membrana rósea e úmida	Conjuntiva pálida	Ferro	Anemias não nutricionais
		Cegueira noturna	Vitamina A	Hereditariedade e doenças oculares
		Manchas de Bitot (manchas acinzentadas, brilhantes e triangulares na conjuntiva); Xerose (secura normal)	Vitamina A	
		Vermelhidão e fissura dos cantos dos olhos	Vitamina A	
		Xerose (secura anormal)	Riboflavina, piridoxina	Idade, alergias
	Movimento ocular normal ao acompanhar objetos	Oftalmoplegia (paralisia dos músculos oculares)	Tiamina e fósforo	Lesão cerebral

(*Continua*)

Tabela 32.1 Deficiências nutricionais. *(Continuação)*

Local	Normal	Achado clínico	Deficiência suspeita	Outras causas
Cabelos	Brilhantes, firmes e difíceis de arrancar	Sinal de bandeira (despigmentação transversa), arrancável com facilidade e sem dor	Proteína encontrada no *Kwashiorkor* e ocasionalmente no marasmo	Tinturas e outros tratamentos capilares excessivos
	Aparência normal ou espessa	Pouco cabelo	Proteína, biotina, zinco	Alopecia decorrente da idade, quimioterapia ou radiação na cabeça, desordens endócrinas
	Crescimento normal	Pelos crespos e encravados	Vitamina C	
Unhas	Uniformes, arredondadas e lisas	Listas transversais, rugosas	Proteína	
		Coiloníquia (unhas em forma de colher, finas, côncavas)	Ferro	Considerado normal se somente encontrado nas unhas dos pés
Pele	Cor uniforme, lisa, de aparência saudável	Descamação ou seborreia nasolabial	Vitamina A, zinco, ácidos graxos essenciais, riboflavina, piridoxina	Excesso de vitamina A
		Petéquia, especialmente pele folicular (manchas hemorrágicas pequenas e de cor roxa)	Vitamina C	Distúrbios de coagulação, febre grave, picada de insetos
		Púrpura (hematomas e sangramento subcutâneo)	Vitamina C, Vitamina K	Varfarina, injúria, trombocitopenia, excesso de vitamina E
		Hiperqueratose folicular (hipertrofia da epiderme)	Vitamina A, Vitamina C	
		Pigmentação (escurecimento) e descamação das áreas expostas ao sol	Niacina	
		Aparência de celofane	Proteína	Envelhecimento
		Pigmentação amarelada, especialmente nas palmas das mãos, enquanto a esclera permanece branca		Excesso de ingestão de betacaroteno
		Edema corporal, face redonda, edemaciada (lua cheia)	Proteína, tiamina	Medicamentos, especialmente esteroides
		Cicatrização deficiente de feridas, úlceras de decúbito	Proteína, vitamina C, zinco, *kwashiorkor*	Cuidado deficiente da pele, diabetes
		Palidez	Ferro	Perdas sanguíneas
Oral	Lábios macios, sem inflamação	Queilose (lábios secos com rachaduras e ulcerados), estomatite angular (inflamação dos cantos da boca)	Riboflavina, piridoxina, niacina	Salivação excessiva devido à prótese dentária mal fixada
	Língua vermelha, sem edema com superfície normal	Papila lingual atrófica (língua lisa)	Riboflavina, niacina, folato, vitamina B12, proteína, ferro	
		Glossite	Riboflavina, niacina, folato, vitamina B12	
	Paladar e olfato normais	Hipogeusia (paladar diminuído) Hiposmia (olfato diminuído)	Zinco	Medicamentos como agentes neoplásicos ou sulfonilureia
	Gengivas e dentes normais	Esmalte manchado		Fluorose (flúor em excesso)
		Esmalte danificado		Suspeita de bulimia
		Cáries, dentes ausentes e gengivas retraídas		Higiene oral deficiente, doença periodontal
		Gengivas edemaciadas, sangrantes e retraídas	Vitamina C	

(Continua)

Tabela 32.1 Deficiências nutricionais. (*Continuação*)

Local	Normal	Achado clínico	Deficiência suspeita	Outras causas
Neurológico	Estabilidade emocional	Demência	Niacina, vitamina B12	
		Confabulação, desorientação	Tiamina (psicose de Korsakoff)	Doença relacionada à idade. Causas múltiplas, como aumento de cálcio sérico, medicamentos e toxicidade por alumínio
	Reflexos e sensações normais	Neuropatia periférica: fraqueza, parestesias (formigamento dos pés)	Tiamina, piridoxina, vitamina B12, excesso de piridoxina	
		Ataxia (coordenação muscular deficiente e reflexos diminuídos do tendão)		
Outros		Tetania	Cálcio, magnésio, vitamina D	
		Aumento da parótida, hepatomegalia	Proteína, bulimia	Doença da parótida ou do fígado. Excesso de vitamina A
		Raquitismo ou osteomalacia (pernas curvas)	Vitamina D	

Fonte: Waitzberg & Dias, 2007.[20]

determinadas carências nutricionais, visto que vários fatores não nutricionais podem produzir manifestações similares.[20] Para fins diagnósticos, deve-se considerar o conjunto de sinais que caracterizam uma síndrome carencial. Os sinais clínicos de deficiências nutricionais devem ser confirmados com exames laboratoriais, dados alimentares e com medidas antropométricas.[17,21]

Antropometria

A antropometria é a parte da antropologia que trata da mensuração do corpo humano ou de suas partes. Ela inclui medidas de peso e altura corporais, dobras cutâneas e circunferências dos membros. Estimativas da composição do peso corporal são úteis para determinar e monitorar as alterações do estado nutricional. Na ausência de medidas laboratoriais diretas da composição corporal, podem ser utilizados métodos de campo indiretos alternativos, que foram validados através de técnicas laboratoriais. É importante lembrar, no entanto, que nenhum dado isolado pode ser utilizado para determinar ou monitorar o estado nutricional.[22]

Entre as vantagens das medidas antropométricas estão: baixo custo, simplicidade de equipamento, facilidade da obtenção dos resultados e confiabilidade no método, desde que executado e interpretado por pessoas treinadas.[23]

Peso corporal

O peso corporal é a soma de todos os componentes da composição corporal. Sua avaliação reflete, indiretamente, mudanças no equilíbrio proteico-energético do indivíduo, podendo ser utilizado como marcador indireto da massa proteica e reservas de energia.[23]

O valor absoluto do peso corporal e sua taxa de variação têm valor prognóstico. Primeiramente, deve-se reconhecer que um valor de peso corporal entre 55 e 60% do valor ideal coloca o indivíduo perto dos limites de sobrevivência por inanição; perdas subsequentes não serão toleradas por muito tempo. Em segundo lugar, perda maior que 10% do peso habitual, em intervalo de aproximadamente seis meses, pode significar risco aumentado do paciente de desenvolver falência de múltiplos órgãos e evolução clínica desfavorável (Tabela 32.2). O peso corporal deve ser medido diariamente, sempre no mesmo horário e nas mesmas condições, de preferência pelo mesmo examinador e em balança de uso hospitalar convenientemente aferida. O procedimento geral é realizar uma medida matutina após a micção. A presença de edema deve ser registrada junto com a aferição do peso.[24,25]

O peso corporal de pessoas acamadas deve ser feito com auxílio de cama balança. No entanto, a utilização deste equipamento apresenta alto custo e ainda não tem fácil disponibilidade na prática clínica diária. Com relação ao peso de recém-nascidos e crianças, existem balanças próprias com escalas especiais: para recém-nascidos, escalas exatas de 10 g e, para crianças, escalas de 100 g.[25]

Altura corporal

A medida de altura corporal é realizada com o indivíduo em pé, ereto, descalço, com os calcanhares juntos, costas retas e braços estendidos ao lado do corpo, utili-

Tabela 32.2 Fórmula para cálculo de perda de peso corporal em relação ao peso corporal usual.

$$\% \text{ perda de peso corporal} = \frac{[\text{peso usual (kg)} - \text{peso atual (kg)}] \times 100}{\text{peso usual (kg)}}$$

Em que:

Peso atual: é medido no momento da avaliação nutricional.

Peso usual: é o valor considerado como normal pelo indivíduo que está exercendo suas atividades usuais.

Classificação da perda de peso ponderal		
Período	Perda moderada (%)	Perda grave (%)
1 semana	1 a 2	> 2,0
1 mês	< 5	> 5,0
3 meses	< 7,5	> 7,5
6 meses	< 10,0	> 10,0

Fonte: adaptada de Blackburn & Bistrian (1977), in: Chumlea, 1985.[25]

zando-se de estadiômetro. Na impossibilidade da aferição da altura corporal, é possível estimá-la por cálculo que considera a altura do joelho (Tabela 32.3). Para o procedimento dessa medida, o paciente deve estar deitado e curvar o joelho a um ângulo de 90º. Faz-se a medida em centímetros (cm) do calcanhar até a superfície anterior da coxa, próximo à patela, utilizando-se uma régua com escala.[26]

Índice de massa corpórea (IMC)

O IMC é muito utilizado e difundido como método de avaliação do estado nutricional, em razão do baixo custo e fácil e rápida aplicabilidade. Entretanto, deve ser interpretado com cuidado, pois não reflete alteração na composição corporal e não detecta alterações hídricas, como edema e ascite, comum no paciente desnutrido.[27] Na Tabela 32.4 temos descritas as fórmulas e as classificações do IMC no adulto e no idoso.

No Quadro 32.1 temos descritas as equações que estimam gordura corporal por meio do IMC.

Circunferência abdominal

A medida da circunferência da cintura é feita com o paciente em pé, no ponto médio entre a última costela e a crista ilíaca, utilizando uma fita inelástica. O acúmulo de gordura na região abdominal tem sido associado ao desenvolvimento de alterações metabólicas.[33] A Tabela 32.5 ilustra os valores de circunferência abdominal e o risco de complicações metabólicas.[29]

Com a equação:[31]

Homens: %GC = (0,567 × CC) + (0,101 × idade) – 31,8

Mulheres: %GC = (0,439 × CC) + (0,221 × idade) – 9,4

Circunferência da panturrilha

A circunferência da panturrilha é medida sensível de massa muscular para pessoas idosas. Indica modificações de massa magra que ocorrem com o envelhecimento e diminuição de atividade física. A tomada desta medida é feita em posição supina, joelho dobrado em ângulo de 90º, calcanhar apoiado na cama ou cadeira, medindo a maior circunferência com fita métrica. Valores inferiores a 31 cm indicam perda de massa muscular.[34]

Circunferência do braço (CB), circunferência muscular do braço (CMB) e área muscular do braço (AMB)

A Circunferência do Braço (CB) representa a soma das áreas constituídas pelos tecidos ósseos, muscular e gorduroso do braço. Para sua obtenção, deve-se localizar e marcar o ponto médio entre o acrômio e olecrano, com o braço a ser medido flexionado em direção ao tórax. Após solicitar que o paciente estenda o braço ao longo do corpo, com a palma da mão voltada para a coxa. No ponto marcado, contornar o braço com a fita métrica flexível de forma ajustada, evitando compressão ou folga da pele.[29] O resultado obtido é comparado aos valores de referência do NHANES (*National Health and Nutrition Examination Survey*), demonstrado em tabela de percentil por

Tabela 32.3 Fórmula para estimativa de altura corporal de pacientes acamados.

Homens = [64,19 – (0,04 × idade em ano) + (2,02 × altura do joelho em cm)]
Mulheres = [84,88 – (0,24 × idade em ano) + (1,83 × altura do joelho em cm)]

Fonte: adaptada de Chumlea, 1985.[25]

Frisancho (Tabela 32.6).[35,36] A adequação da CB pode ser determinada pela equação citada na Tabela 32.7.[35,36]

A CB é utilizada com frequência na prática clínica, pois a sua combinação com a medida da dobra cutânea do tríceps (PCT) permite, através de aplicação de fórmulas, calcular a circunferência muscular do braço (CMB) e a área muscular do braço (AMB). Esta última corresponde à área de músculo sem osso, que é correlacionada com a massa muscular total, sendo utilizada para diagnosticar distúrbios da massa muscular corporal total e, assim, estimar o estado nutricional proteico.[37] O valor obtido deve ser comparado com valores padrão de referência e analisado por sexo e idade através de faixas de percentil, conforme Tabela 32.6.[35,36]

Fórmula da CMB:

$$\text{CMB (cm)} = \text{CB (cm)} - \pi \times \text{DCT (mm)}$$

Em que: $\pi = 0{,}314$

Tabela 32.4 Fórmula para cálculo do IMC.

$$\text{IMC (kg/m}^2) = \frac{\text{peso corporal atual (kg)}}{\text{altura}^2\text{ (m)}}$$

Classificação do estado nutricional de acordo com o IMC em adultos	
IMC (kg/m²)	Classificação
< 16,0	Desnutrido grau III
16,0 a 16,9	Desnutrido grau II
17 a 18,4	Desnutrido grau I
18,5 a 24,9	Eutrofia
25,0 a 29,9	Sobrepeso
30,0 a 34,9	Obesidade grau I
35,0 a 39,9	Obesidade grau II
> 40,0	Obesidade grau III

Fonte: WHO, 1997.[28]

Classificação do estado nutricional de acordo com o IMC em idosos	
IMC (kg/m²)	Classificação
≤ 23,0	Baixo peso
23,0 a 28,0	Eutrofia
29,0 a 30,0	Sobrepeso
≥ 31,0	Obesidade

Fonte: Opas, 2002.[29]

Quadro 32.1 Fórmulas para estimativa de gordura corporal com uso do IMC.

Deuremberg et al., 1991[30]	% GC = (1,2 × IMC) – (10,8 x sexo*) + (0,23 × idade) – 5,4 *sexo: homens = 1; mulheres = 0
Lean et al., 1996[31]	Homens: % GC = (1,33 × IMC) + (0,236 x idade) – 20,2 Mulheres: % GC = (1,21 × IMC) + (0,262 x idade) – 6,7
Gallagher et al., 2000[32]	% GC = 64,5 – 848 × (1/IMC) + (0,079 × idade) – (16,4 × sexo*) + (0,05 × sexo* × idade) + (39,0 × sexo*) × (1/IMC) *sexo: homens = 1; mulheres = 0

Tabela 32.5 Classificação e risco de complicações metabólicas associadas à circunferência abdominal.

	Sem risco	Risco moderado	Alto risco
Homem	< 94 cm	94 a 102 cm	> 102 cm
Mulher	< 80 cm	80 a 88 cm	> 88 cm

Fonte: WHO, 1998.[33]

Tabela 32.6 Valores padrão de referência estratificados por sexo e idade e classificados de acordo com o percentil.[35,36]

Circunferência do braço (cm)									
Idade (anos)	Percentil								
	5	10	15	25	50	75	85	90	95
	Homens								
1,0-1,9	14,2	14,7	14,9	15,2	16,0	16,9	17,4	17,7	18,2
2,0-2,9	14,3	14,8	15,5	16,3	17,1	17,9	18,6	17,9	18,6
3,0-3,9	15,0	15,3	15,5	16,0	16,8	17,6	18,1	18,4	19,0
4,0-3,9	15,1	15,5	15,8	16,2	17,1	18,0	18,5	18,7	19,3
5,0-5,9	15,5	16,0	16,1	16,6	17,5	18,5	19,1	19,5	20,5
6,0-6,9	15,8	16,1	16,5	17,0	18,0	19,1	19,8	20,7	22,8
7,0-7,9	16,1	16,8	17,0	17,6	18,7	20,0	21,0	21,8	22,9
8,0-8,9	16,5	17,2	17,5	18,1	19,2	20,5	21,6	22,6	24,0
9,0-9,9	17,5	18,0	18,4	19,0	20,1	21,8	23,2	24,5	26,0
10,0-10,9	18,1	18,6	19,1	19,7	21,1	23,1	24,8	26,0	27,9
11,0-11,9	18,5	19,3	19,8	20,6	22,1	24,5	26,1	27,6	29,4
12,0-12,9	19,3	20,1	20,7	21,5	23,1	25,4	27,1	28,5	30,3
13,0-13,9	20,0	20,8	21,6	22,5	24,5	26,6	28,2	29,0	30,8
14,0-14,9	21,6	22,5	23,2	23,8	25,7	28,1	29,1	30,0	32,3
15,0-15,9	22,5	23,4	24,0	25,1	27,2	29,0	30,2	31,2	32,7
16,0-16,9	24,1	25,0	25,7	26,7	28,3	30,6	32,1	32,7	34,7
17,0-17,9	24,3	25,1	25,9	26,8	28,6	30,8	32,2	33,3	34,7
18,0-24,9	26,0	27,1	27,7	28,7	30,7	33,0	34,4	35,4	37,2
25,0-29,9	27,0	28,0	28,7	29,8	31,8	34,2	35,5	36,6	38,3
30,0-34,9	27,7	28,7	29,3	30,5	32,5	34,9	35,9	36,7	38,2
35,0-39,9	27,4	28,6	29,5	30,7	32,9	35,1	36,2	36,9	38,2
40,0-44,9	27,8	28,9	29,7	31,0	32,8	34,9	36,1	36,9	38,1
45,0-49,9	27,2	28,6	29,4	30,6	32,6	34,9	36,1	36,9	38,2
50,0-54,9	27,1	28,3	29,1	30,2	32,3	34,5	35,8	36,8	38,3
55,0-59,9	26,8	28,1	29,2	30,4	32,3	34,3	35,5	36,6	37,8
60,0-64,9	26,6	27,8	28,6	29,7	32,0	34,0	35,1	36,0	37,5
65,0-69,9	25,4	26,7	27,7	29,0	31,1	33,2	34,5	35,3	36,6
70,0-74,9	25,1	26,2	27,1	28,5	30,7	32,6	33,7	34,8	36,0
	Mulheres								
1,0-1,9	13,6	14,1	14,4	14,8	15,7	16,4	17,0	17,2	17,8
2,0-2,9	14,2	14,6	15,0	15,4	16,1	17,0	17,4	18,0	18,5
3,0-3,9	14,4	15,0	15,2	15,7	16,6	17,4	18,0	18,4	19,0
4,0-3,9	14,8	15,3	15,7	16,1	17,0	18,0	18,5	19,0	19,5
5,0-5,9	15,2	15,7	16,1	16,5	17,5	18,5	19,4	20,0	21,0
6,0-6,9	15,7	16,2	16,5	17,0	17,8	19,0	19,9	20,5	22,0
7,0-7,9	16,4	16,7	17,0	17,5	18,6	20,1	20,9	21,6	23,3
8,0-8,9	16,7	17,2	17,6	18,2	19,5	21,2	22,2	23,2	25,1
9,0-9,9	17,6	18,1	18,6	19,1	20,6	22,2	23,8	25,0	26,7
10,0-10,9	17,8	18,4	18,9	19,5	21,2	23,4	25,0	26,1	27,3

(*Continua*)

Tabela 32.6 Valores padrão de referência estratificados por sexo e idade e classificados de acordo com o percentil.[35,36] (*Continuação*)

Circunferência do braço (cm)									
Idade (anos)	Percentil								
	5	10	15	25	50	75	85	90	95
	Mulheres								
11,0-11,9	18,8	19,6	20,0	20,6	22,2	25,1	26,5	27,9	30,0
12,0-12,9	19,2	20,0	20,5	21,5	23,7	25,8	27,6	28,3	30,2
13,0-13,9	20,1	21,0	21,5	22,5	24,3	26,7	28,3	30,1	32,7
14,0-14,9	21,2	21,8	22,5	23,5	25,1	27,4	29,5	30,9	32,9
15,0-15,9	21,6	22,2	22,9	23,5	25,2	27,7	28,8	30,0	32,2
16,0-16,9	22,3	23,2	23,5	24,4	26,1	28,5	29,9	31,6	33,5
17,0-17,9	22,0	23,1	23,6	24,5	26,6	29,0	30,7	32,8	35,4
18,0-24,9	22,4	23,3	24,0	24,8	26,8	29,2	31,2	32,4	35,2
25,0-29,9	23,1	24,0	24,5	25,5	27,6	30,6	32,5	34,3	37,1
30,0-34,9	23,8	24,7	25,4	26,4	28,6	32,0	34,1	36,0	38,S
35,0-39,9	24,1	25,2	25,8	268	29,4	32,6	35,0	36,8	39,0
40,0-44,9	24,3	25,4	26,2	27,2	29,7	33,2	35,5	37,2	38,8
45,0-49,9	24,2	25,S	26,3	27,4	30,1	33,5	35,6	37,2	40,0
50,0-54,9	24,8	26,0	26,8	28,0	30,6	33,8	35,9	37,5	39,3
55,0-59,9	24,8	26,1	27,0	28,2	30,9	34,3	36,7	38,0	40,0
60,0-64,9	25,0	26,1	27,1	28,4	30,8	33,4	35,7	36,5	38,5
65,0-69,9	24,3	25,7	26,7	28,0	30,5	33,4	35,2	36,5	38,5
70,0-74,9	23,8	25,3	26,3	27,6	30,3	33,1	34,7	35,8	37,5

Circunferência muscular do braço (cm)							
Idade (anos)	Percentil						
	5	10	25	50	75	90	95
	Homens						
1,0-1,9	11,0	11,3	11,9	12,7	13,5	14,4	14,7
2,0-2,9	11,1	11,4	12,2	13,0	14,0	14,6	15,0
3,0-3,9	11,7	12,3	13;1	13,7	14,3	14,8	15,3
4,0-4,0	12,3	12,6	13,3	14,1	14,8	15,6	15,9
5,0-5,9	12,8	13,3	14,0	14,7	15,4	16,2	16,9
6,0-6,9	13,1	13,5	14,2	15,1	16,1	17,0	17,7
7,0-7,9	13,7	13,9	15,1	16,0	16,8	17,7	18,0
8,0-8,9	14,0	14,5	15,4	16,2	17,0	18,2	18,7
9,0-9,9	15,1	15,4	16,1	17,0	18,3	19,6	20,2
10,0-10,9	15,6	16,0	16,6	18,0	19,1	20,9	22,1
11,0-11,9	15,9	16,5	17,3	18,3	19,5	20,5	23,0
12,0-12,9	16,7	17,1	18,2	19,5	21,0	22,3	24,1
13,0-13,9	17,2	17,9	19,6	21,1	22,6	23,8	24,5
14,0-14,9	18,9	19,9	21,2	23,3	24,0	26,0	26,4
15,0-15,9	19,9	20,4	21,8	23,7	25,4	26,6	27,2
16,0-16,9	21,3	22,5	23,4	24,9	26,9	28,7	29,6
17,0-17,9	22,4	23,1	24,5	25,8	27,3	29,4	31,2

(*Continua*)

Tabela 32.6 Valores padrão de referência estratificados por sexo e idade e classificados de acordo com o percentil.[35,36] (*Continuação*)

Circunferência muscular do braço (cm)							
Idade (anos)	Percentil						
	5	10	25	50	75	90	95
	Homens						
18,0-18,9	22,6	23,7	25,2	26,4	28,3	29,8	32,4
19,0-24,9	23,8	24,5	25,7	27,3	28,9	30,9	32,1
25,0-34,9	24,3	25,0	26,4	27,9	29,8	31,4	32,6
35,0-44,9	24,7	25,5	26,9	28,6	30,2	31,8	32,7
45,0-54,9	23,9	24,9	26,5	28,1	30,0	31,5	32,6
55,0-64,9	23,6	24,5	26,0	27,8	29,8	31,0	32,0
65,0-74,9	22,3	23,5	25,1	26,8	28,4	29,8	30,6
	Mulheres						
1,0-1,9	10,5	11,1	11,7	12,4	13,2	13,9	14,3
2,0-2,9	11,1	11,4	11,9	12,6	13,3	14,2	14,7
3,0-3,9	11,3	11,9	12,4	13,2	14,0	14,6	15,2
4,0-4,0	11,5	12,1	12,8	13,6	14,4	15,2	15,7
5,0-5,9	12,5	12,8	13,4	14,2	15,1	15,9	15,5
6,0-6,9	13,0	13,3	13,8	14,5	15,4	16,6	17,1
7,0-7,9	12,9	13,5	14,2	15,1	16,0	17,1	17,6
8,0-8,9	13,8	14,0	15,1	16,0	17,1	18,3	19,4
9,0-9,9	14,7	15,0	15,8	16,7	18,0	19,4	19,8
10,0-10,9	14,8	15,0	15,9	17,0	18,0	19,0	19,7
11,0-11,9	15,0	15,8	17,1	18,1	19,6	21,7	22,3
12,0-12,9	16,2	16,6	18,0	19,1	20,1	21,4	22,0
13,0-13,9	16,9	17,5	18,3	19,8	21,1	22,6	24,0
14,0-14,9	17,4	17,9	19,0	20,1	21,6	23,2	24,7
15,0-15,9	17,5	17,8	18,9	20,2	21,5	22,8	24,4
16,0-16,9	17,0	18,0	19,0	20,2	21,6	23,4	24,9
17,0-17,9	17,5	18,3	19,4	20,5	22,1	23,9	25,7
18,0-18,9	17,4	17,9	19,5	20,2	21,5	23,7	24,5
19,0-24,9	17,9	18,5	19,5	20,7	22,1	23,6	24,9
25,0-34,9	18,3	18,8	19,9	21,2	22,8	24,6	26,4
35,0-44,9	18,6	19,2	20,5	21,8	23,6	25,7	27,2
45,0-54,9	18,7	19,3	20,6	22,0	23,8	26,0	28,0
55,0-64,9	18,7	19,6	20,9	22,5	24,4	26,6	28,0
65,0-74,9	18,5	19,5	20,8	22,5	24,4	26,4	27,9

Dobra cutânea do tríceps (mm)									
Idade (anos)	Percentil								
	5	10	15	25	50	75	85	90	95
	Homens								
1,0-1,9	6,5	7,0	7,5	8,0	10,0	12,0	13,0	14,0	15,5
2,0-2,9	6,0	6,5	7,0	8,0	10,0	12,0	13,0	14,0	15,0
3,0-3,9	6,0	7,0	7,0	8,0	9,5	11,5	12,5	13,0	15,0
4,0-4,9	5,5	6,5	7,0	7,5	9,0	11,0	12,0	12,5	14,0
5,0-5,9	5,0	6,0	6,0	7,0	8,0	10,0	11,5	13,0	14,5
6,0-6,9	5,0	5,5	6,0	6,5	8,0	10,0	12,0	13,0	16,0

(*Continua*)

Tabela 32.6 Valores padrão de referência estratificados por sexo e idade e classificados de acordo com o percentil.[35,36] (*Continuação*)

Dobra cutânea do tríceps (mm)									
Idade (anos)	Percentil								
	5	10	15	25	50	75	85	90	95
	Homens								
7,0-7,9	4,5	5,0	6,0	6,0	8,0	10,5	12,5	14,0	16,0
8,0-8,9	5,0	5,5	6,0	7,0	8,5	11,0	13,0	16,0	19,0
9,0-9,9	5,0	5,5	6,0	6,5	9,0	12,,5	15,5	17,0	20,0
10,0-10,9	5,0	6,0	6,0	7,5	10,0	14,0	17,0	20,0	24,0
11,0-11,9	5,0	6,0	6,5	7,5	10,0	16,0	19,5	23,0	27,0
12,0-12,9	4,5	6,0	6,0	7,5	10,5	14,5	18,0	22,5	27,5
13,0-13,9	4,5	5,0	5,5	7,0	9,0	13,0	17,0	20,5	25,0
14,0-14,9	4,0	5,0	5,0	6,0	8,5	12,5	15,0	18,0	23,S
15,0-15,9	4,0	5,0	5,0	6,0	7,5	11,0	15,0	18,0	23,5
16,0-16,9	4,0	5,0	5,1	6,0	8,0	12,0	14,0	17,0	23,0
17,0-17,9	4,0	5,0	5,0	6,0	7,0	11,0	13,5	16,0	19,5
18,0-24,9	4,0	5,0	5,5	6,5	10,0	14,5	17,5	20,0	23,5
25,0-29,9	4,0	5,0	6,0	7,0	11,0	15,5	19,0	21,S	25,0
30.0-34,9	4,5	6,0	6,5	8,0	12,0	16,5	29,0	22,0	25,0
35,0-39,9	4,5	6,0	7,0	8,5	12,0	16,0	18,5	29,5	24,5
40,0-44,9	5,0	6,0	6,9	8,0	12,0	16,0	19,0	21,5	26,0
45,0-49,9	5,0	6,0	7,0	8,0	12,0	16,0	19,0	21,0	25,0
50,0-54,9	5,0	6,0	7,0	8,0	11,5	15,0	18,5	20,8	25,0
55,0-59,9	5,0	6,0	6,5	8,0	11,5	15,0	18,0	20,5	25,0
60,0-64,9	5,0	6,0	7,0	8,0	11,5	15,5	18,5	20,5	24,0
65,0-69,9	4,5	5,0	6,5	8,0	11,0	15,0	18,0	20,0	23,5
70,0-74,9	4,5	6,0	6,5	8,0	11,0	15,0	17,0	19,0	23,0
	Mulheres								
1,0-1,9	6,0	7,0	7,0	8,0	10,0	12,0	13,0	14,0	16,0
2,0-2,9	6,0	7,0	7,5	8,5	10,0	12,0	13,5	14,5	16,0
3,0-3,9	6,0	7,0	7,5	8,5	10,0	12,0	13,0	14,0	16,0
4,0-4,9	6,0	7,0	7,5	8,0	10,0	12,0	13,0	14,0	15,5
5,0-5,9	5,5	7,0	7.0	8,0	10,0	12,0	13,5	15,0	17,0
6,0-6,9	6,0	6,5	7,0	8,0	10,0	12,0	13,0	15,0	17,0
7,0-7,9	6,0	7,0	7,0	8,0	10,5	12,5	15,'0	16,0	19,0
8,0-8,9	6,0	7,0	7,5	8,5	11,0	14,5	17,'0	18,0	22,5
9,0-9,9	6,5	7,0	8,0	9,0	12,0	16,0	19,0	21,0	25,0
10,0-10,9	7,0	8,0	8,0	9,0	12,5	17,5	20,0	22,5	27,0
11,0-11,9	7,0	8,0	8,5	10,0	13,0	18,0	21,5	24,0	29,0
12,0-12,9	7,0	8,0	9,0	11,0	14,0	18,5	21,5	24,0	27,5
13,0-13,9	7,0	8,0	9,0	11,0	15,0	20,0	24,0	25,0	30,0
14,0-14,9	8,0	9,0	10,0	11,5	16,0	21,0	23,5	26,5	32,0
15,0-15,9	8,0	9,5	10,5	12,0	16,5	20,5	23,0	26,0	32,5
16,0-16,9	10,5	11,5	12,0	14,0	18,0	23,0	26,0	29,0	32,5
17,0-17,9	9,0	10,0	12,0	13,0	18,0	24,0	26,0	29,0	34,5

(*Continua*)

Tabela 32.6 Valores padrão de referência estratificados por sexo e idade e classificados de acordo com o percentil.[35,36] (*Continuação*)

Dobra cutânea do tríceps (mm)									
	Percentil								
Idade (anos)	5	10	15	25	50	75	85	90	95
	Mulheres								
18,0-24,9	9,0	11,0	12,0	14,0	18,5	24,5	28,5	31,0	36,0
25,0-29,9	10,0	12,0	13,0	15,0	20,0	26,5	31,0	34,0	38,0
30,0-34,9	10,5	13,0	15,0	17,0	22,5	29,5	33,0	35,5	41,5
35,0-39,9	11,0	13,0	15,5	18,0	23,5	30,0	35,0	37,0	41,0
40,0-44,9	12,0	14,0	16,0	19,0	24,5	30,5	35,0	37,0	41,0
45,0-49,9	12,0	14,5	16,5	19,5	25,5	32,0	35,5	38,0	42,5
50,0-54,9	12,0	15,0	17,5	20,5	25,5	32,0	36,0	38,5	42,0
55,0-59,9	12,0	15,0	17,0	20,5	26,0	32,0	36,0	39,0	42,5
60,0-64,9	12,5	16,0	17,5	20,5	26,0	32,0	35,5	38,0	42,5
65,0-69,9	12,0	14,5	16,5	19,0	25,0	30,0	33,5	36,0	40,0
70,0-74,9	11,0	13,5	15,5	18,0	24,0	29,5	32,0	35,0	38,5

Fontes: Frisancho AR. Anthropometric standards for the assessment of growth and nutritional status.University of Michigan, 1990.189 p.
Frisancho AR. New norms of upper limb fat and muscle areas for assessment nutritional status. Am J Clin Nutr. 1981;34:2540-45.

Tabela 32.7 Fórmula para cálculo de adequação da CB.

$$\text{Adequação da CB (\%)} = \frac{\text{CB obtida (cm)} \times 100}{\text{CB percentil 50}}$$

Classificação do estado nutricional segundo adequação da CB						
	Desnutrição					
	Grave	Moderada	Leve	Eutrofia	Sobrepeso	Obesidade
CB	< 70%	70 a 80%	80 a 90%	90 a 100%	110 a 120%	> 120%

Fórmula da AMB:

$$\text{AMB (cm}^2) = \frac{[\text{CB (cm)} - \pi \times \text{DCT (mm)}]^2}{4\pi}$$

Em que: $\pi = 0{,}314$

O cálculo de adequação da CMB é realizado por meio da fórmula demonstrada na Tabela 32.8.[35,36]

Dobras cutâneas

A medida de dobras cutâneas expressa a quantidade de tecido adiposo corporal e pode ser um indicativo de reservas corporais de energia e do estado nutricional atual. É considerado um método simples, seguro, não invasivo, de baixo custo e portátil. As dobras cutâneas mais comumente utilizadas são: a dobra cutânea do tríceps

Tabela 32.8 Fórmula para cálculo de adequação da CMB.

$$\text{Adequação da CMB (\%)} = \frac{\text{CMB obtida (cm)} \times 100}{\text{CMB percentil 50}}$$

Classificação do estado nutricional segundo adequação da CMB				
	Desnutrição			
	Grave	Moderada	Leve	Eutrofia
CMB	< 70%	70 a 80%	80 a 90%	90%

(DCT), bíceps (DCB), subescapular (DCSE) e suprailíaca (DCSI),[36] veja os detalhes da técnica na Tabela 32.9. Com a utilização de equação específica, a somatória das dobras cutâneas fornece uma boa estimativa de gordura corpórea total. Em pacientes renais crônicos em hemodiálise, a medida de gordura corpórea total foi mais sensível que a bioimpedância elétrica.[38]

A DCT é, rotineiramente, a mais utilizada. Sua medida isolada é comparada ao padrão de Frisancho (Tabela 32.6).[35,36]

A avaliação das dobras cutâneas deve ser feita com cuidado, uma vez que existe grande variabilidade inter e intra-avaliador. Portanto, deve haver padronização dos procedimentos e treinamento dos avaliadores. As dobras cutâneas em um mesmo paciente devem ser medidas sempre pelo mesmo avaliador. Em algumas situações, como na obesidade grave e no edema, estas medidas não são fidedignas. Se todos esses fatores forem considerados, é possível aumentar a exatidão e a fidedignidade das medidas de dobra cutânea na avaliação da reserva de gordura corporal dos indivíduos em diversas situações clínicas.[39]

Para a aferição das dobras cutâneas é importante:

- Identificar e marcar o local a ser medido.
- Segurar a dobra formada pela pele e pelo tecido adiposo com os dedos polegar e indicador da mão esquerda a 1 cm do ponto marcado.
- Pinçar a dobra com o calibrador exatamente no local marcado.
- Manter a dobra entre os dedos até o término da aferição.
- A leitura deve ser realizada no milímetro mais próximo em cerca de dois a três segundos.
- Utilizar a média de três medidas.[23]
- O cálculo de adequação da DCT é realizado por meio da fórmula que pode ser vista na Tabela 32.10.

COMPOSIÇÃO CORPORAL

A avaliação da composição corporal tem o objetivo de quantificar os diferentes compartimentos corporais em uma divisão que varia, segundo as diferentes abordagens, em dois, três ou mais compartimentos, que, somados, correspondem ao peso corporal total do indivíduo.[40]

É comum com o envelhecimento ocorrer a alteração na composição corporal caracterizada pela perda progressiva e generalizada da força e massa muscular. Quando essa perda de massa muscular, ou sarcopenia, é associada ao excesso de peso, temos a obesidade sarcopênica. A obesidade sarcopênica vem se tornando prevalente na população de idosos. Porém, além do próprio processo de envelhecimento, esta doença pode ser desenvolvida precocemente, devido aos padrões alimentares inadequados,

Tabela 32.9 Técnica de aferição de dobras cutâneas.[39]

Dobra cutânea	Técnica
DCB	Levante a dobra cutânea da face anterior do braço, diretamente acima do centro da fossa cubital, no mesmo nível da dobra cutânea do tríceps e da circunferência central do braço. O braço pende relaxadamente ao lado do corpo do paciente, e a crista dobra deve estar paralela ao eixo longo do braço.
DCT	Segure a pele e o tecido subcutâneo 1 cm acima do ponto médio entre a ponta do processo acrômio da escápula e o olecrano da ulna. A dobra deve estar paralela ao maior eixo do braço. Deve-se ter cuidado para assegurar que a medida seja feita na linha mediana da face posterior e que o braço esteja relaxado e na vertical.
DCSE	A pele é levantada 1 cm abaixo do ângulo inferior da escápula, com o braço e o ombro do paciente relaxados. A dobra deve estar paralela às linhas naturais da pele; geralmente, é uma linha a 45° da horizontal que se estende medial e cranialmente.
DCSI	Pegue esta dobra 2 cm acima da crista ilíaca na linha axilar média. A crista desta dobra deve se situar horizontalmente.

Tabela 32.10 Fórmula para cálculo de adequação da DCT.

$$\text{Adequação da DCT (\%)} = \frac{\text{DCT obtida (cm)} \times 100}{\text{DCT percentil 50}}$$

Classificação do estado nutricional segundo adequação da DCT						
	Desnutrição					
	Grave	Moderada	Leve	Eutrofia	Sobrepeso	Obesidade
PCT	< 70%	70 a 80%	80 a 90%	90 a 100%	110 a 120%	> 120%

sedentarismo, doenças crônicas e tratamentos medicamentosos. O diagnóstico da obesidade sarcopênica é realizado através da avaliação da composição corporal.[41,42]

A composição corporal pode ser entendida em cinco modelos: modelo atômico, molecular, celular, sistemas/tecidos e corpo inteiro.[43]

O modelo de divisão em dois compartimentos compreende massa corporal gorda e massa corporal magra, o modelo químico tem quatro compartimentos (lipídios, água, proteínas e minerais), o modelo de fluidos metabólicos possui quatro compartimentos (fluido extracelular, fluido intracelular, sólido intracelular e sólido extracelular) e o modelo anatômico inclui quatro compartimentos (tecido adiposo, músculo esquelético, outros tecidos e ossos).[44]

Para a avaliação da composição corporal, existem métodos diretos e indiretos e métodos duplamente indiretos. O método direto consiste na dissecação de cadáveres; os métodos indiretos são os de pesagem hidrostática, ressonância magnética e absorciometria radiológica de dupla energia (DXA); e os duplamente indiretos que se baseiam em um método de referência indireto, como são as técnicas de avaliação da composição corporal por dobras cutâneas, circunferências e diâmetros corporais e bioimpedância elétrica. Estes são, coletivamente, conhecidos como métodos de campo, pois são de utilização prática em diferentes circunstâncias e ambientes e de custo operacional mais acessível.[45]

Avaliação direta

A avaliação direta consiste na avaliação feita em cadáveres. Duas formas são utilizadas, em uma delas o corpo é dissolvido em uma solução química e, posteriormente, analisa-se a quantidade de gordura presente. A outra técnica consiste em dissecar fisicamente cada um dos componentes corporais.[46]

Avaliação indireta e duplamente indireta

Várias são as técnicas utilizadas para a mensuração da composição corporal indiretamente. Dentre elas estão a análise de ativação de nêutrons e contagem corporal, diluição de isótopos, DXA, ultrassom, tomografia computadorizada e ressonância magnética, hidrodensitometria, pletismografia gasosa, bioimpedância elétrica e condutividade elétrica corporal total.[47]

Análise de ativação de nêutrons e contagem corporal

Um grupo de métodos chamado de análise de ativação de nêutrons pode quantificar *in vivo* os elementos principais O, C, H, Ca, P, Na e Cl. Cada elemento tem produtos finais que são mensuráveis por meio de análise de ativação de nêutrons. A ativação remete a um estado de energia instável. Um estado energético mais alto é criado quando nêutrons interagem com os elementos que compõem os tecidos vivos.[48]

Vários métodos multicompartimentais podem ser usados para estimar gordura no nível atômico. O método mais recente usa 11 elementos medidos *in vivo* e calculados para derivar seis componentes químicos, incluindo gordura. Uma versão mais específica desta abordagem utiliza a estimativa de C, N e Ca corporais totais. Estes métodos são usados somente para propósitos científicos e têm a vantagem de reduzir muito o erro absoluto ao derivarem componentes de outros componentes elementares.[49]

Diluição de isótopo estável

O deutério, também designado como hidrogênio pesado, é o isótopo de hidrogênio de símbolo químico D e peso atômico 2,015.[50] Isótopos são elementos que apresentam, em seu núcleo, o mesmo número de prótons e diferente número de nêutrons e, portanto, massas atômicas diferentes.[49] O comportamento químico do deutério é praticamente idêntico ao do hidrogênio. O termo isótopo estável, portanto, é comumente utilizado para designar formas pouco abundantes de isótopos pesados não radioativos e, portanto, inócuos aos seres humanos.[51]

O método de diluição de isótopos se baseia na ingestão de uma dose conhecida de óxido de deutério pelo voluntário e na determinação, por espectrometria de massa, do enriquecimento por deutério de uma amostra de água corpórea (saliva, urina ou sangue), antes – amostra basal – e algumas horas após a ingestão do óxido de deutério (habitualmente são coletadas amostras duas e três horas após a ingestão). Neste tempo, a água enriquecida por deutério se distribui por todo o corpo e se equilibra com a água corpórea, estando o enriquecimento em fase de platô. Pela diferença de enriquecimento antes e após a ingestão da dose, se determina a água corpórea total, com precisão.[52]

A determinação da composição corporal, por este método, se baseia no princípio da constante de hidratação da massa magra, que considera que, em mamíferos, 73,2% da massa magra corpórea é composta por água. Este valor é estável em adultos e não se altera com o envelhecimento normal.[52]

Pela quantificação da água corpórea, se calcula a massa magra corpórea:

$$\text{Massa magra (MM)} = (\text{água corpórea}/0{,}732) \times 100$$

Tomografia computadorizada e ressonância magnética

Os métodos de imagem podem quantificar a massa muscular ou o tecido adiposo de regiões específicas do organismo.

Existem dois métodos principais de imagem a serem utilizados: Tomografia Computadorizada (TC) e Ressonância magnética (R). O alto custo desses equipamentos limita o uso na prática clínica, desta forma são utilizados na área de pesquisa. Fornecem imagens de cortes transversais ao maior eixo do organismo e utilizam radiação. Com as imagens, reconstrói-se o volume de determinada área que pode ser convertido em peso através da informação da densidade específica dessa área. É possível também separar o tecido gorduroso especificamente do tecido subcutâneo visceral, com exceção do tecido gorduroso da medula óssea, que não pode ser quantificado.[53,54]

Hidrodensitometria

Obtém-se a densidade corporal individual ao se comparar o peso no ar e o peso corporal quando imerso na água. A Densidade Corporal Individual (DCI) é usada, então, para calcular o volume corporal e a gordura. Os sistemas mais modernos consistem em um tanque grande de água morna (36 °C) e uma balança submersa. O indivíduo exala o máximo possível, submerge, e então o peso corporal é marcado na balança submersa. O peso corporal é medido fora do tanque e também se mede o volume pulmonar residual, permitindo, assim, uma correção dos resultados pela influência do peso do ar contido nos pulmões na hora da submersão. A densidade da gordura é constante, 0,90 g/mL. A massa livre de gordura tem densidade estável de 1,10 g/mL. Com estes dados, as frações do peso corporal, gordura corporal total e massa corporal magra (MCM) podem ser calculadas assim:[55]

$$\% \text{ gordura} = (4{,}95/\text{DCI}) - 4{,}50$$
$$\text{MCM (kg)} = \text{peso corporal} - (\text{peso corporal} \times \% \text{ gordura})$$

Existem muitas margens de erro nesse método. A capacidade de permanecer submerso enquanto se marca o peso pode diminuir em crianças, idosos e em pessoas temerosas à ideia de submersão, prejudicando os dados obtidos.[55]

Pletismografia de deslocamento aéreo (BOD POD)

O aparelho estima o volume corporal com base na lei de deslocamento de ar de Boyle, no qual o volume varia inversamente com a pressão, enquanto a temperatura permanece constante, que pode ser representada pela equação:[56]

$$P1 \times V1 = P2 \times V2$$

Em que:

P1 = pressão exercida pelo cilindro de calibração

V1 = volume do cilindro de calibração

P2 = pressão exercida pelo indivíduo

V2 = volume corporal do indivíduo a ser determinado.

Por meio de um software específico, instalado em um microcomputador conectado à câmara, são avaliadas variações de volume de ar e a pressão em seu interior com a câmara desocupada e com a câmara ocupada com o indivíduo a ser avaliado. São analisadas ainda variáveis pulmonares necessárias para a estimativa do volume corporal. O volume corporal é calculado automaticamente pelo software do aparelho e, a partir dele, é possível aplicar os princípios da densitometria para determinação da composição corporal por meio do cálculo da densidade corporal (densidade = massa/volume).[56]

Previamente às avaliações, o aparelho é calibrado, utilizando-se um cilindro com volume conhecido (50 litros). Após esta calibração, os voluntários são avaliados vestindo roupa íntima e uma touca.[56] Possui uso limitado em pacientes com alteração hídrica.

Absorciometria radiológica de dupla energia (DXA)

O equipamento de absorciometria radiológica de dupla energia (DXA) baseia-se na diferenciação de atenuação dos raios X em tecidos moles (massa magra e gordura corporal) e ósseo.[57] Com a vantagem de expor o avaliado a uma menor quantidade de radiação, inofensiva à saúde, o DXA consiste basicamente em um equipamento com um braço mecânico com scanner, detector de energia, mesa para a colocação do avaliado, com o tubo emissor de raio X abaixo da mesa e o software para a leitura da avaliação.[58]

Atualmente, o DXA vem sendo um dos métodos mais utilizados nos estudos da área de composição corporal para o desenvolvimento de modelos de avaliação duplamente indiretos, para a validação de outros modelos, ou simplesmente para a caracterização de diferentes grupos populacionais.[59] O método é considerado de rápida execução (varia de 4 a 20 minutos, dependendo da tecnologia aplicada), com possibilidade de repetição (baixo coeficiente de variação), de fácil aplicação e obtenção dos resultados; entretanto, a vantagem do DXA que se destaca é a possibilidade de análise da composição corporal de forma segmentar, sendo possível quantificar, de forma absoluta e/ou relativa, componente da composição corporal de membros inferiores, superiores e tronco, dos hemicorpos direito e esquerdo.[59,60] Com essa abordagem, é possível estimar massa muscular esquelética (MME) a partir da massa magra de braços e pernas, que são principalmente compostos por músculo (exceto por uma pequena quantidade de tecido conjuntivo e pele) e se correlaciona com massa muscular total e, a partir dessa estimativa, conseguimos calcular também o índice de massa muscular esquelética apendicular – IMMA (massa muscular esquelética dividida pela altura ao quadrado), uma ferramenta utilizada para análise de perda muscular.[61,62] Em pacientes cirróticos, o uso de DXA para estimativa do IMMA mostrou bom desempenho na identificação de baixa massa muscular, independente da presença de ascite e EMI, e boa aplicabilidade no diagnóstico de sarcopenia, com importante valor prognóstico na predição de mortalidade, principalmente, quando associado à medida de força muscular.[63]

Entre as principais limitações para utilização do DXA, destacam-se maior custo operacional, quando comparado a outros métodos de avaliação da composição corporal, e possíveis diferenças de predição acarretadas pelo uso de equipamentos e softwares produzidos por diferentes fabricantes.[62] Além disso, alguns fatores podem influenciar na estimativa dos diferentes compartimentos avaliados pelo método, como alterações na hidratação, espessura dos tecidos e implantes ortopédicos.[64]

Para a execução do exame recomendam-se 4 horas de jejum, esvaziamento da bexiga, suspensão de uso de diurético por 24 horas, evitar fazer o exame no período menstrual, não estar grávida, não ter feito exame com contraste recentemente, utilizar roupas leves, sem metais e não utilizar adornos.[64]

Ultrassom

O ultrassom, além de seu uso corriqueiro em medicina geral, é utilizado atualmente em pesquisa de composição corporal em duas categorias. Não representa qualquer tipo de risco para o paciente em ambos os casos.

O modelo A, mais simples e antigo, baseia-se no conceito utilizado em ultrassonografia diagnóstica, em que uma fonte emite sinais que são captados de volta após serem refletidos pelas diferentes estruturas presentes.[65]

O modelo B, mais recente, utiliza duas imagens dimensionais da área rastreada. Este modelo, tecnicamente mais exato, é o mais utilizado para estudo de composição corporal. É muito útil, principalmente para avaliar a espessura do tecido subcutâneo.[65]

Bioimpedância elétrica

A bioimpedância elétrica (BIA) é método seguro, barato, não invasivo e rápido para a determinação do compartimento de água corporal total. Entretanto, em pacientes com ascite ou retenção hídrica, o uso da BIA é limitado devido às alterações ocorridas na distribuição da água intracelular e extracelular.[66]

O método é baseado no princípio da passagem de corrente elétrica de baixa intensidade (500 mA a 800 mA) e de alta frequência (50 kHz), mensurando os componentes primários: resistência (R), reactância (xc), impedância (Z) e ângulo de fase (AF).[67]

Previamente à análise, o paciente deve esvaziar a bexiga urinária, permanecer em jejum de 4 horas, não realizar atividade física, não ingerir bebida alcoólica nas 24 horas que antecedem o exame e retirar todos os objetos metálicos do corpo. Antes do início do procedimento, o paciente deverá permanecer 15 minutos de repouso na posição supina, com braços e pernas em abdução de 30°. Os eletrodos devem ser colocados em locais específicos da mão e do pé, do lado direito e esquerdo, conforme indicação do fabricante, para a leitura do resultado da composição corporal pelo aparelho.[68]

Diversos aparelhos de BIA estão disponíveis no mercado, entretanto, existem grandes diferenças de custo e precisão de cada equipamento, cabendo ao usuário escolher e padronizar a melhor técnica para uso clínico e/ou pesquisa.

A bioimpedância elétrica também tem sido utilizada como um método de avaliação prognóstica em diversas situações clínicas, por meio do ângulo de fase. O ângulo de fase reflete a relação entre o componente resistência (R), a pura oposição dos tecidos à passagem da corrente elétrica, e reactância (Xc), o efeito resistivo produzido pela interface dos tecidos e membranas celulares.[69] O ângulo de fase (AF) pode ser obtido por meio da equação:

$$AFo = Xc/R \times 180/\pi$$

Em que:

$\pi = 3{,}1416$

Nos últimos anos, vários estudos têm demonstrado seu valor como método prognóstico em diversas situações clínicas.[70] Uma de suas vantagens é que ele pode ser utilizado mesmo naquelas situações em que não é possível obter peso e altura dos pacientes, como nos pacientes de UTI, e naquelas situações clínicas nas quais a hidratação dos tecidos não é estável, como pacientes com edema e ascite. Como todo marcador biológico, o AF tem seus valores que são específicos para cada população, assim como varia de acordo com o sexo e idade.[71]

CONSIDERAÇÕES FINAIS

Apesar da grande variedade de medidas nutricionais, não se dispõe, ainda, de um método de referência para se determinar o estado nutricional. Todos os métodos de avaliação podem ser afetados pela doença ou pelo trauma. É difícil isolar o efeito da síndrome da desnutrição da influência da doença sobre os resultados clínicos e não existe uma definição clínica de síndrome de desnutrição aceita universalmente. Não há, também, um método sem pelo menos uma limitação importante para a avaliação do estado nutricional.

Até que uma técnica precisa e completa de avaliação nutricional seja disponível, convém enfatizar a obtenção do maior número possível de dados com base na história dietética e clínica, no exame físico e nas medições antropométricas e laboratoriais que completam o perfil da avaliação, favorecem a interpretação e identificam a alteração nutricional.

REFERÊNCIAS

1. Sungurtekin H, Sungurtekin U, Hanci V, Erdem E. Comparison of two nutrition assessment techniques in hospitalized patients. Nutrition. 2004;20:428-432.
2. Soeters PB, Reijven PLM, van Bokhorst-de van der Schueren MAE et al. A rational approach to nutritional assessment. Clin Nutr. 2008;27,706-716.
3. Barker LA, Gout BS, Crowe TC. Hospital malnutrition: prevalence, identification and impact on patients and the healthcare system. Int J Environ Res Public Health. 2010;8(2);514-527.
4. Muscaritoli M, Anker SD, Argiles J et al. Consensus definition of sarcopenia, cachexia and pre-cachexia: Joint document elaborated by Special Interest Groups (SIG)-cachexia-anorexia in chronic wasting diseases and nutrition in geriatrics. Clin Nutr. 2010;29:154-159.
5. Barrocas A. Rastreamento nutricional. In: Waitzberg DL. Nutrição Oral, Enteral e Parenteral na Prática Clínica. 2.ed. São Paulo: Atheneu; 2001.
6. Stratton RJ, Hackston A, Longmore D, Dixon R, Price S, Stroud M et al. Malnutrition in hospital outpatients and inpatients: prevalence, concurrent validity and ease of use of the "Malnutrition Universal Screening Tool" (MUST) for adults. Br J Nutr. 2004;92:799-808.
7. British Association for Enteral and Parenteral Nutrition (BAPEN). The MUST Explanatory Booklet. A guide to Malnutrition universal screening tool (MUST) for adults. Malnutrition Advisory Group (MAG). [Acesso em 2012]. Disponível em: http://www.bapen.org.uk/pdfs/Must/MUST-Explanatory-Booklet.pdf.
8. Barbosa Silva MCG, Barros AJD. Avaliação nutricional subjetiva: parte 1 – Revisão de sua validade após duas décadas de uso. Arq gastroenterol. 2002;39(3):181-187.
9. Kondrup J, Allison SP, Elia M, Vellas B, Plauth M. ESPEN (European Society for Parenteral and Enteral Nutrition) Guidelines for nutrition screening 2002. Clinical Nutrition. 2003;22(4):415-421.
10. Raslan M, Gonzalez MC, Torrinhas RSMM, Ravacci GR, Pereira JCR, Waitzberg DL. Complementarity of Subjective Global Assessment (ASG) and Nutritional Risk Screening 2002 (NRS 2002) for predicting poor clinical outcomes in hospitalized patients. Clinical Nutrition. 2011;30:49-53.
11. Guigoz Y, Vellas B, Garry PJ. Mini nutritional assessment: a practical assessment tool for grading the nutritional state of elderly patients. Facts and Research in Gerontology. 1994;2(suppl):15-59.
12. Rubenstein LZ, Harker JO, Salva A, Guigoz Y, Vellas B. Screening for undernutrition in geriatric practice: developing the short-form mini-nutritional Assessment (MNA-SF). J Gerontol Medical Sciences. 2001;56(6):366-372.
13. Sieber CC. Nutritional screening tools – How does the MNA (R) compare? Proceedings of the session held in Chicago May 2-3, 2006 (15 years of mini nutritional assessment). J Nutr Health Aging. 2006;10(6):488-494.
14. Ferguson M, Capra S, Bauer J, Banks M. Development of a valid and reliable malnutrition screening tool for adult acute hospital patients. Nutrition. 1999;6(15):458-464.
15. Doyle MP, Barnes E, Moloney M. The evaluation of na undernutrition risk score to be used by nursing staff in a teaching hospital to identify surgical patients at risk of malnutrition on admission: a pilot study. J Hum Nutr Dietet 2000;13,433-441.
16. Barbosa-Silva MC, Barros AJ. Indications and limitations of the use of subjective global assessment in clinical practice: na update. Curr Opin Clin Metab Care. 2006;9:263-269.
17. Russell NK, Mueller C. Nutrition screening and assessment. In: Gottschlich MM, DeLegge MH, Mattox T et al. (eds.). The ASPEN nutrition support core curriculum: a case-based approach—the adult patient. American Society of Parenteral and Enteral Nutrition (ASPEN), Maryland; 2007. p.163-86.
18. Hammond KA. History and physical examination. In: Materese LE, Gottschlich MM (eds.). Contemporary Nutrition Support Practice. 2.ed. Philadelphia: WB Saunders; 2003. p.14-44.

19. Fuhrman MP. Nutrition-focused physical assessment. In: Charney P, Malone A (eds.). ADA Pocket Guide to Nutrition Assessment. Chicago, IL: American Dietetic Association; 2004. p.41-62.
20. Waitzberg DL, Dias MCG. Guia Básico de Terapia Nutricional – Manual de Boas Práticas. 2.ed. São Paulo: Atheneu; 2007.
21. Ritter L, Gazzola J. Nutritional evaluation of the cirrhotic patient: an objective, subjective or multicompartmental approach? Arq Gastreenterol. 2006;66-70.
22. Houaiss A. Mini Dicionário da Língua Portuguesa. Rio de Janeiro: Objetiva; 2002.
23. Heymsfield SB, Baunmgartner RN, Pan S. Avaliação nutricional da desnutrição por métodos antropométricos. In: Shills ME, Oslon JÁ, Shike M, Ross AC. Tratado de Nutrição Moderna na Saúde e na Doença. 9.ed. Barueri: Manole; 2003.
24. Jellife DB. The assessment of nutritional status of the community. Genebra: World Health Organization; 1966.
25. Kleber M, Félix DS. Uso da antropometria na avaliação do estado nutricional. Rev Bras Nutr Clin. 1998;13(92):76-80.
26. Chumlea WC. Estimating stature from knee height for persons 60 to 90 years of age. J Am Geriatric Soc. 1985;33(2): 116-120.
27. Murphy RA, Reinders I, Register TC, Ayonayon HN, Newman AB, Satterfield S, Goodpaster BH, Simonsick EM, Kritchevsky SB, Harris TB. Associations of BMI and adipose tissue area and density with incident mobility limitation and poor performance in older adults. Am J Clin Nutr. 2014;99(5):1059-65
28. WHO. World Health Organization Obesity: Preventing and managing the global epidemic: Geneve, June, 1997.
29. Leitão MS, Duarte YAO. SABE – Saúde, Bem-estar e Envelhecimento – O Projeto Sabe no município de São Paulo: uma abordagem inicial. Brasília: OPAS; 2003.
30. Deurenberg P, Weststrate JA, Seidell JC. Body mass index as a measure of body fatness: age and sex specific predition formulas. British Journal of Nutrition. 1991;65:105-14.
31. Lean MEJ, Hans TS, Deurenberg P. Prediction body composition by densitometry from simples anthropometric measurements. Am J Clin Nutr. 1996;63:4-14.
32. Gallagher D, Heymsfield SB, Heo M et al. Healthy percent body fat ranges: an approach for developing guidelines based on body mass index. Am J Clin Nutr. 2000;72:694-701.
33. WHO. Obesity: preventing and managing the global epidemic. Genebra: World Health Organization; 1998.
34. Cruz-Jentof AJ. et al. Sarcopenia: European consensus on definition and diagnosis. Age and Ageing. 2010;39:412-23.
35. Frisancho AR. New norms of upper limb fat and muscle áreas for assessment of nutritional status. Am J Clin Nutr. 1981; 2540-2545.
36. Frisancho AR. Anthropometric Standards for the assessment of growth and nutritional status. Universidade de Michigan, 1990.
37. Verlaan S et al. Nutritional status, body composition, and quality of life in community-dwelling sarcopenic and non-sarcopenic older adults: A case-control study. Clin Nutr. 2017;36(1):267-74.
38. Sala PC, Horie LM, Dias MC, Torrinhas RS, Romão JE Jr, Cecconello I, Waitzberg DL. Bioelectrical impedance analysis and skinfold thickness sum in assessing body fat mass of renal dialysis patients. J Ren Nutr. 2012;22(4):409-415.
39. Heymsfield SB, Waki M. Body composition in humans: Advances in the development of multicompartment chemical models. Nutr Ver. 1991;49:97-108.
40. Heymsfield SB, Waki M, Kehayias J et al. Chemical and Elemental analysis of humans in vivo using improved body composition models. Am J Physiol. 1991;261:E190-E198.
41. Morley JE. Frailty and sarcopenia in elderly. Wien Klin Wochenschr. 2016;128(Suppl 7):439-45.
42. Stenholm S, Harris TB, Rantanen T, Visser M, Kritchevsky SB, Ferrucci L. Sarcopenic obesity: definition, cause and consequences. Curr Opin Clin Nutr Metab Care. 2008;11(6):693-700.
43. Wang ZM, Visser M, Ma R, Baumgartner RN, Kotler D, Galagher D, Heymsfield SB. Skeletal muscle mass: evaluation by neutron activation and dual energy X Ray absorptiometry methods. J Appl Physiol. 1996;80(3):824-831.
44. Clarys JP, Martin AD, Drinkwater DT. Gross tissue weights in the human body by cadaver dissection. Human Biol. 1984;56:459-473.
45. Heymsfield SB, Lichtman S, Baumgartner RN et al. Body composition of humans: Comparison of two improved four--compartment models that differ in expense, technical complexity, and radiation exposure. Am J Clin Nutr. 1990;52:52-8.
46. Kehayais JJ, Heymsfield SB, LoMonte AF et al. In vivo determination of body fat measuring tout body carbon. Am J Clin Nutr. 1991; 53:1339-44.
47. Prado CMM, Heymsfield SB. Lean Tissue Imaging: A New Era for Nutritional Assessment and Intervention. JPEN. 2014; 38(8):940-53.

48. Wong WW, Lee LS, Klein PD. Deuterium and oxygen-18 measurements on microliter samples of urine, plasma, saliva, and human milk. Am J Clin Nutr. 1987;45(5):90.
49. Wolfe R. Assessment of body composition. In: Wolfe R. Radioactive and Stable Tracers In Biomedicine: Principles of Kinetic Analysis. New York: Wiley-Liss; 1992. p.189-197.
50. Junqueira-Franco MVM, Vannuchi H, Ferrioli E, Padovan GJ, Marchini JS. Aplicações Clínicas de Isótopos Estáveis – Utilização da Técnica de Espectrometria de Massa. Cad Nutr (Campinas). 2000;18(1):35-54.
51. Schoeller D. Hydrometry: body composition measurement methods. In: Heymsfield SB, Lohman TG, Wang ZM, Going SB (eds.) Human Body Composition. 2.ed. Campaign, IL: Human Kinetics; 2005. p.35-50.
52. Spanel P, Smith D. Accuracy and precision of flowing afterglow mass spectrometry for the determination of the deuterium abundance in the headspace of aqueous liquids and exhaled breath water. Rapid Commun Mass Spectrom. 2001; 15: 867–872.
53. Montano-Loza AJ, Angulo P, Meza-Junco J, Prado CM, Sawyer MB, Beaumont C et al. Sarcopenic obesity and myosteatosis are associated with higher mortality in patients with cirrhosis. J Cachexia Sarcopenia Muscle. 2016;7:126-35.
54. Lieffers JR, Mourtzakis M, Hall KD, McCargar LJ, Prado CMM, Baracos VE. A viscerally driven cachexia syndrome in patients with advanced colorectal cancer: contributions of organ and tumor mass to whole-body energy demands. Am J Clin Nutr. 2009;89:1173-1179.
55. Goran MI. Measurement issues related to studies of childhood obesity: Assessment of body composition, body fat distribution, physical activity and food intake. Pediatrics. 1998;101:505-518.
56. Ginde SR, Geliebter A, Rubiano F, Silva AM, Wang J, Heshka S, Heymsfield SB. Air displacement plethysmography: validation in overweightand obese subjects. Obes Res 2005;13(7):1232-7.
57. Heymsfield SB, Waki M. Body composition in humans: Advances in the development of multicompartment chemical models. Nutr Rev. 1991;49:97-108.
58. Baim S, Wilson CR, Lewiecki EM, Luckey MM, Downs RW Jr, Lentle BC. Precision assessment and radiation safety for dual-energy X-ray absorptiometry: position paper of the International Society for Clinical Densitometry. J Clin Densitom. 2005;8(4):371-8.
59. Coin A, Sergi G, Minicuci N, Giannini S, Barbiero E, Manzato E et al. Fat-free mass and fat mass reference values by dual--energy X-ray absorptiometry (DEXA) in a 20–80 year-old Italian population. Clin Nutr. 2008;27:87-94.
60. Baumgartner RN, Koehler KM, Gallagher D , Romero L, Heymsfield SB, Ross RR, Garry PJ et al. Epidemiology of sarcopenia among the elderly in New Mexico. Am J Epidemiol. 1998;147:755–63.
61. Lohman TG, Chen Z. Dual-energy x-ray absorptiometry. In: Heymsfield SB, Lohman T, Wang Z, Going S, eds. Human Body Composition. 2nd ed.Champaign, IL: Human Kinetics; 2005;63-78.
62. Belarmino G, Gonzalez MC, Sala P, Torrinhas RS, Andraus W, D'Albuquerque LA et al. Diagnosing Sarcopenia in Male Patients With Cirrhosis by Dual-Energy X-Ray Absorptiometry Estimates of Appendicular Skeletal Muscle Mass. JPEN J Parenter Enteral Nutr. 2017 Apr 1:148607117701400.
63. Genton L, Hans D, Kyle UG, Pichard C. Dual-energy x-ray absorptiometry and body composition: differences between devices and comparison with reference methods. Nutrition. 2002;18(1):66-70.
64. Schousboe JT, Shepherd JA, Bilezikian JP, Baim S. Executive Summary of the 2013 ISCD Position Development Conference on Bone Densitometry. J Clin Densitom. 2013;16(4):455-66
65. Loenneke JP, Barnes JT, Wagganer JD, Wilson JM, Lowery RP, Green CE, Pujol TJ. Validity and reliability of an ultrasound system for estimating adipose tissue Clin Physiol Funct Imaging. 2014;34(2):159-62.
66. Kyle UG, Pirlich M, Lochs H et al. Increased length of hospital stay in underweight and overweight patients at hospital admission: a controlled population study. Clin Nutr. 2005;24:133-42.
67. Barbosa-Silva MCG, Barros AJD. Bioelectrical impedance analysis in clinical practice: a new perspective on its use beyond body composition equations. Curr Opin Clin Nutr Metab Care. 2005;8:311-7.
68. Paiva SI, Borges LR, Halper-Silveira D, Assunção MCF, Barros AJD, Gonzalez MCG. Standardized phase angle from bioelectrical impedance analysis as prognostic factor for survival in patients with cancer. Support Care Cancer. 2010;19:187-92.
69. Kyle UG, Bosaeus I, De Lorenzo AD et al. Bioelectrical impedance analysis – part II: utilization in clinical practice. Clin Nutr. 2004;23:1430-53.
70. Norman K, Stobäus N, Zocher D et al. Cutoff percentiles of bioelectrical phase angle predict functionality, quality of life, and mortality in patients with cancer. Am J Clin Nutr. 2010;92:612-9.
71. Thibault R, Pichard C. The evaluation of body composition: a useful tool for clinical practice. Ann Nutr Metab. 2012; 60:6-16.

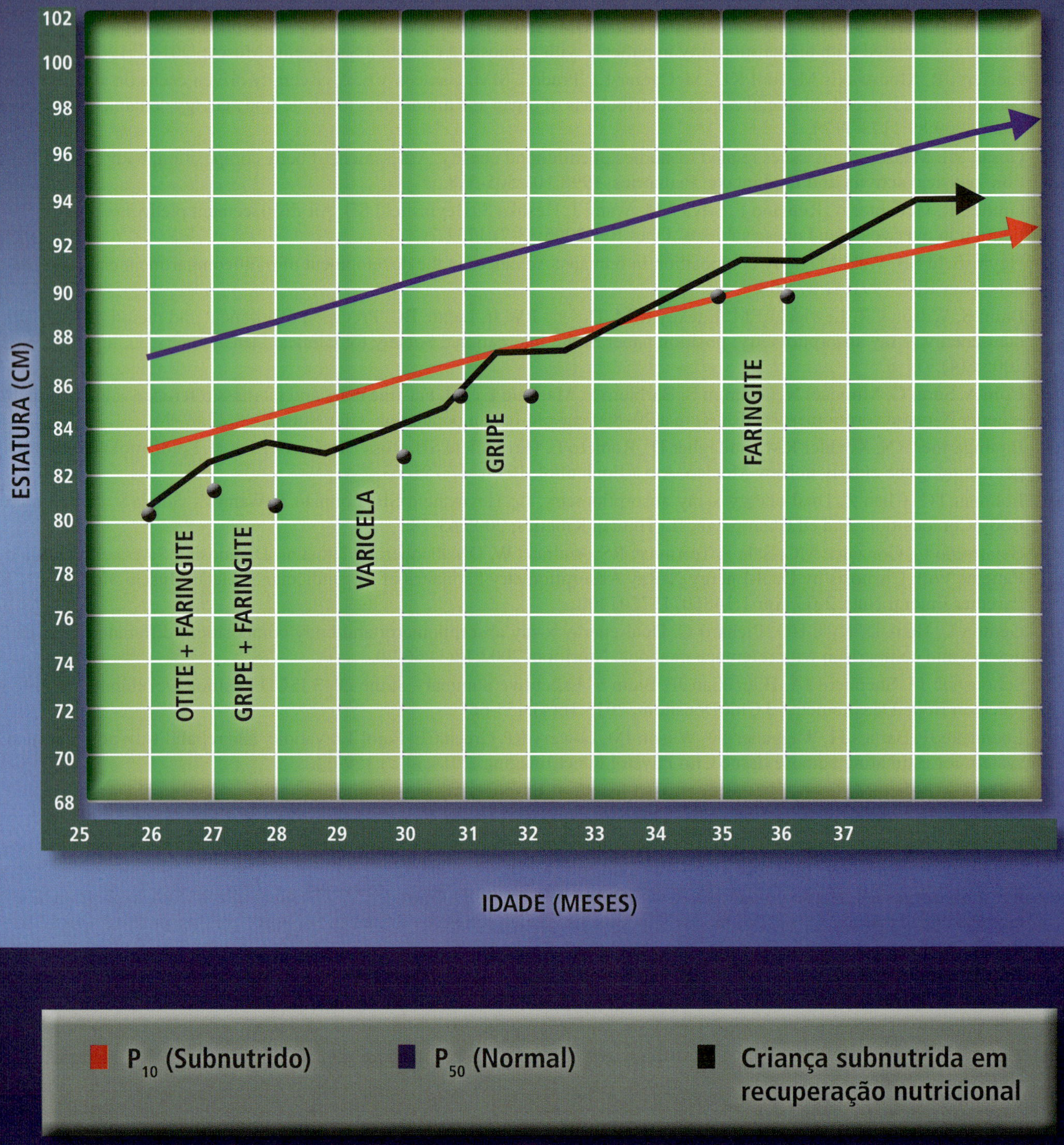
ESTATURA (CM)
102
100
98
96
94
92
90
88
86
84
82
80
78
76
74
72
70
68
25
26
27
28
29
30
31
32
33
34
35
36
37
IDADE (MESES)
OTITE + FARINGITE
GRIPE + FARINGITE
VARICELA
GRIPE
FARINGITE
P10 (Subnutrido)
P50 (Normal)
Criança subnutrida em recuperação nutricional

capítulo 33

Subnutrição Infantil e Intervenção em Centro de Recuperação Nutricional

Maria Paula de Albuquerque

INTRODUÇÃO

Apesar de as primeiras descrições clínicas da subnutrição terem surgido em 1800, essa condição só se tornou reconhecidamente uma doença no início do século XX. Logo após a criação da Organização Mundial de Saúde (OMS) e Food and Agriculture Organization of the United Nations (FAO), no final da década de 1940, critérios clínicos foram estabelecidos para o seu diagnóstico e posteriormente essa condição clínica foi apontada como prioridade para pesquisas e futuros encaminhamentos nas maiores organizações de proteção à saúde e integridade do ser humano.[1]

Inicialmente, utilizava-se o termo "desnutrição", em inglês *malnutrition*. Porém, com o aumento expressivo da prevalência de novas formas de má nutrição relacionadas ao excesso de nutrientes, já evidenciadas desde o final do século passado, esse termo vem sendo substituído por subnutrição por revelar mais claramente situação de má nutrição resultante da escassez de macro e micronutrientes, acarretando em magreza ou baixo peso e, cronicamente, em baixa estatura ou nanismo nutricional.

Uma das principais preocupações em saúde no mundo, a subnutrição está associada à redução da capacidade do desenvolvimento humano e cognitivo, aumento do risco de doenças infecciosas e de doenças crônicas não transmissíveis, com consequências em curto, médio e longo prazo.[2]

No mundo, a forma clínica mais prevalente de subnutrição em crianças é a baixa estatura de causa nutricional ou, em inglês *stunting*. Essa apresentação clínica reflete a cronicidade da injúria, que afeta diretamente o crescimento linear, e é considerada um importante indicador de acesso à saúde, de bem-estar da criança e de iniquidade social.

Outra forma clínica igualmente importante é o marasmo, em inglês *wasting*, que se apresenta como quadro de magreza acentuada e está fortemente associado a elevadas taxas de morbidade e mortalidade. A subnutrição está relacionada a mais da metade de todas as mortes de crianças abaixo de 5 anos.[3]

ETIOLOGIA

Denomina-se subnutrição primária quando ela é de origem nutricional, e secundária quando é gerada por doenças não nutricionais que resultam no catabolismo das reservas de proteína, carboidrato e gordura.[4]

Mais prevalente em áreas superpovoadas de países em desenvolvimento, a subnutrição afeta de maneira especial alguns grupos, como crianças abaixo de 5 anos, gestantes, portadores de doenças crônicas, pacientes hospitalizados e idosos.[5]

A etiologia da subnutrição primária é caracterizada por uma complexa combinação de fatores associados ao acesso inadequado ou insuficiente ao alimento, consumo inadequado de minerais (ferro, iodo e zinco), vitaminas e ácidos graxos essenciais, diversificação e qualidade da alimentação, frequência de infecções, condições insalubres de moradia, má assistência à saúde, desemprego ou subemprego, escolaridade familiar e tempo de exposição a essas condições. Nesse modelo multicausal, determinantes biológicos, econômicos, culturais e sociais atuam de maneira sinérgica, colaborando para o agravo e perpetuação da doença (Figura 33.1).[6,7]

Estudos apontam que viver em área rural e em condições precárias de saneamento básico, ser do sexo masculino, apresentar baixo peso ao nascer, ter mãe com *deficit* nutricional em seu peso ou estatura são importantes fatores de risco para a ocorrência da subnutrição infantil.[8,9]

Já a escolaridade materna tem sido apontada como fator de risco independente para a subnutrição.[10] Lima e colaboradores indicam a melhora da escolaridade materna, juntamente com a promoção do saneamento básico, aspectos associados à melhoria do estado nutricional de crianças no nordeste brasileiro, uma das regiões mais afetadas pela subnutrição do país.[11]

PANORAMA MUNDIAL E NACIONAL

Em 2000, a Organização das Nações Unidas (ONU) apresentou a Declaração do Milênio, com agenda até final de 2015 com oito Objetivos de Desenvolvimento do Milênio (ODM), seis fortemente relacionados com a redução da prevalência da subnutrição de gestantes e crianças.

Em relatório publicado pela ONU,[12] destacou-se que ganhos significativos foram feitos em várias metas dos ODM em todo o mundo, mas o progresso foi desigual entre regiões e países. Os conflitos permaneceram como a maior ameaça ao desenvolvimento humano, com os países frágeis e afetados por conflitos normalmente experimentando as mais altas taxas de pobreza. A América Latina e o Caribe atingiram o objetivo de reduzir pela metade a taxa de pobreza extrema, com a proporção de pessoas vivendo com menos de 1,25 dólares por dia caindo de 13% em 1990 para 4% em 2015.[12]

No Brasil, os ODM que tratavam da universalização da educação primária e da melhora da saúde ma-

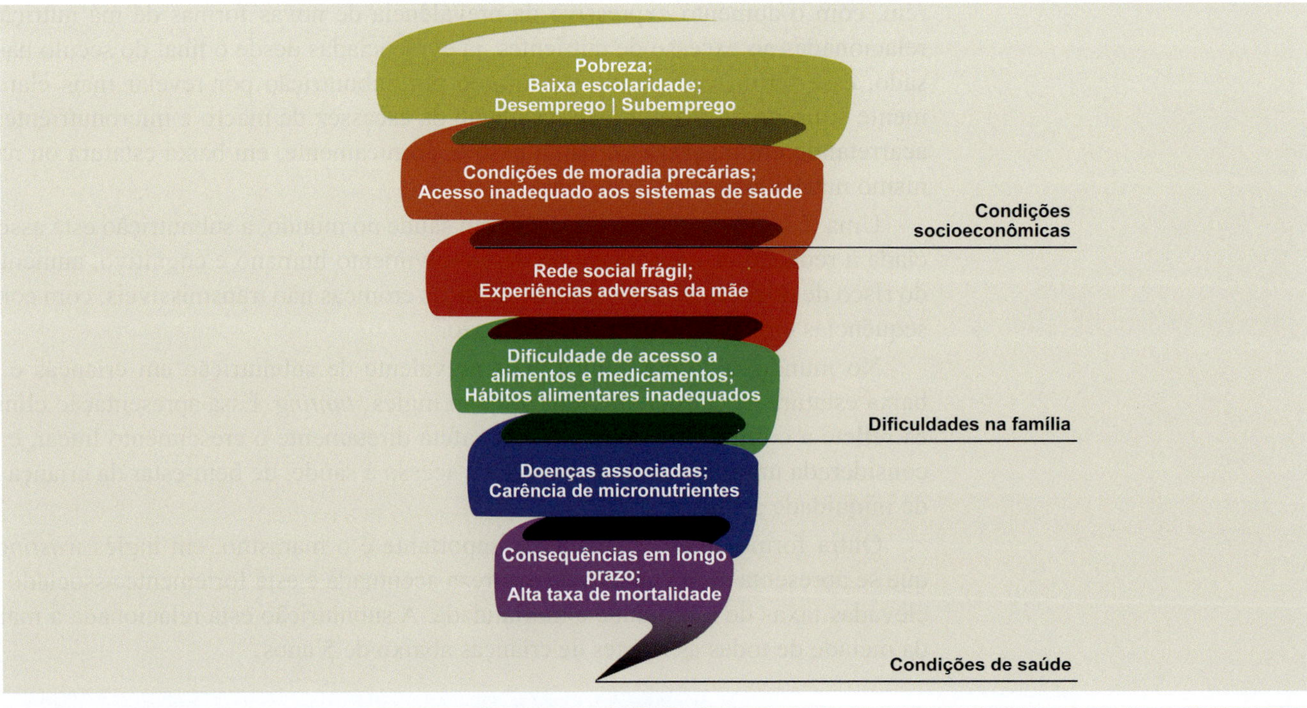

Figura 33.1 ▶ Modelo multicausal para o agravo e perpetuação da doença.

terna não foram alcançados. A pobreza foi reduzida no Brasil e no mundo, em razão do desenvolvimento econômico e dos diversos programas de transferência de renda, no entanto, em territórios, municípios e comunidades mais vulneráveis, por exemplo, para a mulher negra brasileira, o resultado não foi atingido. O Brasil continua sendo um país de grandes desigualdades e possui o índice de desenvolvimento humano (IDH) na 75ª posição no ranking global, abaixo de países latino-americanos, como Argentina, Chile e Uruguai.[13]

Construídos sobre as bases estabelecidas pelos ODM e com o intuito de completar tal trabalho e responder a novos desafios, os Objetivos de Desenvolvimento Sustentável (ODS)[14] mesclam, de maneira equilibrada, as três dimensões do desenvolvimento sustentável: a econômica, a social e a ambiental. O conjunto de objetivos e metas demonstram a escala e a ambição dessa nova agenda universal. Contendo um conjunto de 17 objetivos, sendo o objetivo 2, "acabar com a fome, alcançar a segurança alimentar e melhoria da nutrição e promover a agricultura sustentável", e o objetivo 3, "assegurar uma vida saudável e promover o bem-estar para todos, em todas as idades", diretamente relacionados com a erradicação da subnutrição no mundo.[14]

Em 2014 o número de pessoas no mundo afetadas pela privação crônica de alimentos era de 775 milhões, aumentando para 777 milhões em 2015 e 815 milhões em 2016, correspondendo atualmente a 11% da população mundial.[15] Em 2016, uma a cada nove pessoas no mundo dormia com fome. Esses dados fornecidos pela FAO são coletados de duas maneiras diferentes e apresentam alta correlação: a prevalência de subnutrição e a escala de experiência de insegurança alimentar. Isso permite diagnosticar a situação nutricional de países onde uma ou outra forma de informação não esteja disponível. Observou-se esse aumento absoluto principalmente na Ásia e África, e foi mais notável em áreas submetidas a conflitos armados. Cerca de 60% das pessoas afetadas pela fome (489 milhões) vivem em países marcados por conflitos armados. As consequências são ainda mais graves quando os impactos dos conflitos se combinam com a ocorrência de eventos naturais, como secas e inundações e outros fenômenos relacionados com a mudança climática.

A piora da segurança alimentar foi notada também em países não submetidos a conflitos armados, como os países da América do Sul, onde o número de subnutridos passou de 20,8 milhões em 2015 para 23,7 milhões em 2016. Essa situação na América do Sul está associada à desaceleração econômica, aumento do desemprego, perda real do valor do salário mínimo e também à deterioração de redes de proteção social. Nesse cenário, a possiblidade do retorno da fome em países onde ela foi erradicada está cada vez mais presente.[15]

Com relação às crianças, cerca de 155 milhões dos menores de 5 anos no mundo apresentam o índice de estatura para idade e sexo abaixo de - 2 escores z, representando 22,9% de todas as crianças dessa faixa etária no mundo. As regiões de maior concentração do *stunting* são a Ásia, com 87 milhões, e a África, com 59 milhões de crianças. Na América Latina estima-se que 6 milhões de crianças abaixo de 5 anos apresentem baixa estatura de origem nutricional.[16] Estima-se que 52 milhões de crianças abaixo de 5 anos apresentem o índice peso para estatura abaixo de - 2 escores z (marasmo ou *wasting)* no mundo, sendo a Ásia a região de maior prevalência, com 36 milhões de crianças afetadas, seguida pela África, com 14 milhões. Na América Latina temos um milhão de crianças abaixo de 5 anos em tais condições nutricionais.[16]

No Brasil, os últimos dados da população infanto-juvenil coletados de maneira mais ampla e sistemática são oriundos da Pesquisa de Orçamento Familiar (POF) 2008/2009. Nesse documento a prevalência de baixo peso foi de 4,6% em crianças menores de 5 anos, sendo as regiões com maior prevalência o Norte e o Nordeste (8,0 e 5,4%, respectivamente) utilizando o índice de peso para idade como parâmetro de avaliação.[17] A prevalência de baixa estatura nessa faixa etária é semelhante em meninos e meninas: 6,3 e 5,7%, sendo mais evidente no primeiro ano de vida (8,4 e 9,4%, respectivamente). A região Norte apresentou a maior prevalência, com 8,5% das crianças afetadas. No país como um todo, a prevalência de baixa estatura foi a mesma no meio urbano e no meio rural. Nota-se, ainda, forte tendência de diminuição da prevalência de baixa estatura com o aumento da renda (de 8,2% no estrato de menor renda para 3,1% no estrato de maior renda), denotando a forte determinação que a renda familiar ainda exerce sobre o risco da subnutrição infantil no Brasil.[17]

Já nas crianças de 5 a 9 anos, a prevalência de baixa estatura foi de 6,8%, sendo ligeiramente maior em meninos (7,2%) do que em meninas (6,3%) e tendendo a diminuir com a idade. O baixo peso foi diagnosticado em 4,1% das crianças, com pouca variação entre os sexos e segundo os grupos de idade. A prevalência de baixa estatura foi mais alta na região Norte (12,2% em meninos e 10,3% em meninas). Prevalências próximas à média nacional de 7% foram encontradas em meninos e meninas das regiões Sudeste e Centro-Oeste. A frequência de baixa estatura em crianças de 5 a 9 anos de idade tendeu a ser maior no meio rural do que no meio urbano e se mostrou particularmente desvantajosa na região Norte, onde 16,0% dos meninos e 13,5% das meninas apresentavam baixa estatura em comparação a 10,5 e 8,8%, respectivamente, no meio urbano.[17]

A última avaliação da estatura de adolescentes de 10 a 19 anos no Brasil mostrou prevalência de baixa estatura de 9,8% (11,3% para o sexo masculino e 8,3% para o feminino). Observou-se diferenças entre as regiões do país, sendo o Nordeste a região com maior prevalência, com 21,4% entre os meninos, e a região com o menor valor foi o Sul, com 5,0% entre as meninas. Também se observou maior prevalência na região rural, onde 18,0% dos meninos e 12,6% das meninas apresentavam baixa estatura e na região urbana de 9,6 e 7,4%, respectivamente.[18]

O novo perfil mostra redução significativa das formas graves de subnutrição diagnosticadas pelos índices de peso para idade ou índice de massa corporal, mas a baixa estatura ou nanismo nutricional continua a ser um problema de saúde pública de grandes proporções, como revela a o gráfico abaixo, com a evolução dos indicadores antropométricos em crianças de 5 a 9 anos nos períodos de 1974/75, 1989 e 2008/2009 no Brasil (Figura 33.2), principalmente na população de baixo poder aquisitivo.[17]

REPERCUSSÕES DA SUBNUTRIÇÃO

Curto prazo

Maior prevalência de processos infecciosos e aumento da mortalidade infantil são as principais repercussões da subnutrição infantil em curto prazo. Na vigência de *deficit* nutricional, as infecções respiratórias e intestinais estão aumentadas e a resposta metabólica diante de infecção está prejudicada, levando ao binômio infecção-desnutrição, formando um ciclo vicioso (Figura 33.3), no qual a subnutrição é causa e efeito das infecções.[19-21]

Todas as formas de subnutrição, mesmo as formas leves, estão associadas a uma mortalidade significativamente maior. A força dessa associação aumenta de forma linear à medida que os escores z diminuem. Marasmo ou *wasting* é um determinante mais forte da mortalidade do que o nanismo nutricional ou *stunting*. Em crianças portadoras de *wasting* grave (peso para estatura: P/E < -3 escore z), o risco de morte foi 11,63 vezes maior quando comparadas a crianças eutróficas, enquanto as crianças com *stunting* grave (estatura para idade: E/I < -3 escores z) apresentaram um risco de morte 5,48 vezes maior, independentemente da causa. O uso de padrões do National Center for Health Statistics (NCHS) mais antigos resulta em riscos de morte maiores quando comparados com os padrões da OMS.

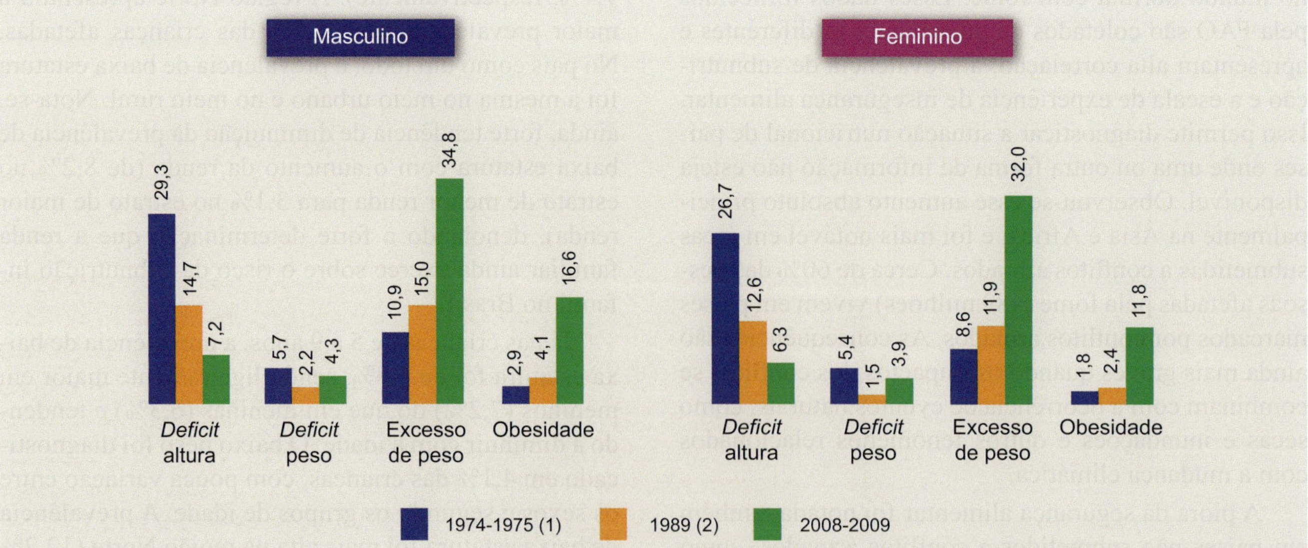

(1) Exclusive as áreas rurais das regiões Norte e Centro-Oeste. (2) Exclusive a área rural da região Norte.

Figura 33.2 ► Evolução de indicadores antropométricos na população de 5 a 9 anos de idade, por sexo – Brasil – períodos 1974-1975, 1989 e 2008-2009. Fonte: adaptada de IBGE, 2010.[17]

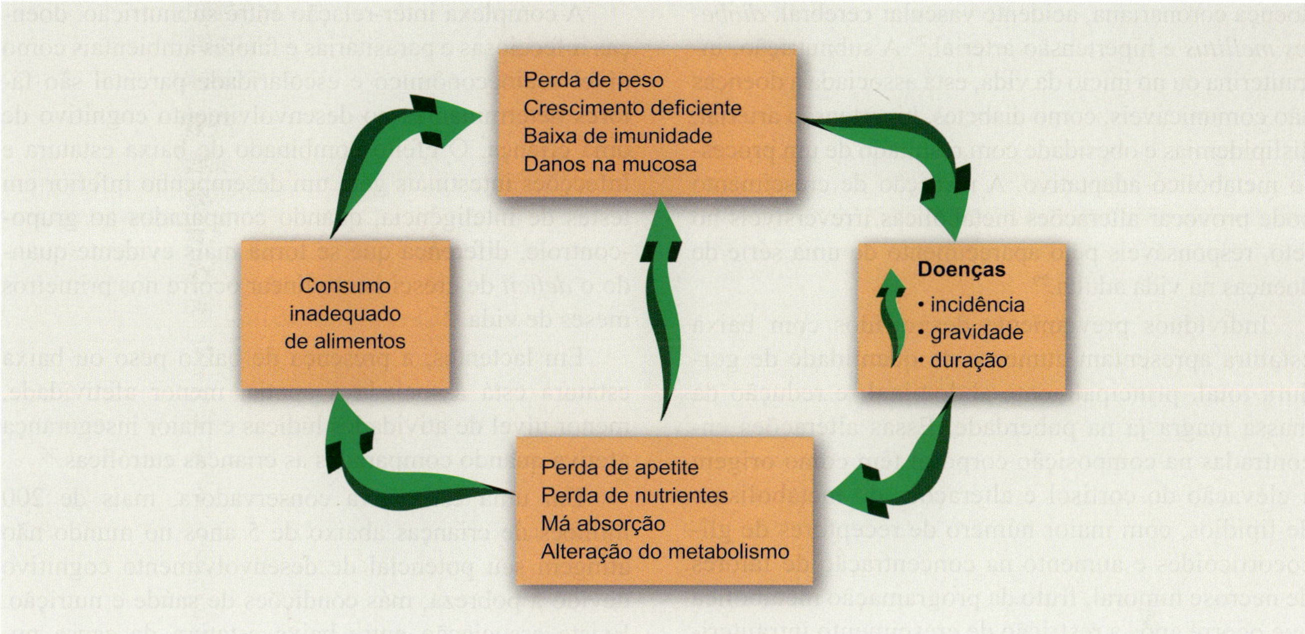

Figura 33.3 ▶ Ciclo vicioso da desnutrição. (Fonte: adaptada de Fernandes, 2002).[7]

Em análises específicas de causa, todos os graus de *deficits* antropométricos aumentam o risco de morte por infecções do trato respiratório e doenças diarreicas.[22]

Apesar do índice peso para idade ainda ser utilizado para diagnosticar quadros de *deficit* nutricional, ao investigar a interação infecção e subnutrição, alguns autores encontraram um risco relativo mais consistente com outros índices antropométricos, como o baixo índice de massa corporal e o baixo peso para estatura quando comparados ao baixo peso para idade ou à baixa estatura para idade. Porém, as crianças com baixa estatura associada a baixo peso para estatura apresentam um risco ainda maior para ocorrência de processos infecciosos.[23]

A doença diarreica, apesar dos avanços do conhecimento relacionado à etiopatogenia e às formas de controle da doença, permanece ainda como uma das causas mais importantes de morbidade infantil no mundo, em especial em países em desenvolvimento. Os primeiros dois anos de vida é o período de maior prevalência dessa doença, seja na forma aguda ou persistente, sendo importante causa de mortalidade infantil e tais óbitos são considerados indicadores de situação de pobreza.[24] Na criança subnutrida, essa doença é particularmente importante, pois aspectos de mecanismo de barreira estão afetados, como a redução do suco gástrico, aumentando a suscetibilidade a infecções intestinais, sendo a diarreia tanto causa como efeito da subnutrição.[24] Em uma análise de nove estudos longitudinais de cinco países, incluindo o Brasil, 25% da baixa estatura em crianças de até 24 meses foram atribuídas a ter cinco ou mais episódios de diarreia nos primeiros dois anos de vida.[25] Episódios frequentes de diarreia nos primeiros dois anos de vida, em crianças que vivem em comunidades desfavorecidas, podem acarretar, em média, um *deficit* de até 8 cm na estatura quando elas alcançarem entre 7 e 9 anos de idade.[26]

Maior susceptibilidade a doenças infecciosas e deficiência de micronutrientes frequentemente coexistem e exibem uma complexa interação ocasionando um ciclo vicioso de subnutrição e processos infecciosos em populações de baixa renda.[27] Micronutrientes como a vitamina A, ácido fólico, cobalamina, ácido ascórbico, riboflavina, ferro, zinco e selênio têm funções de imunomodulação e o *deficit* desses micronutrientes aumenta a susceptibilidade de um hospedeiro à infecção, e influencia a evolução e o prognóstico do processo infeccioso.[27] As quatro carências de micronutrientes mais frequentes no mundo são as deficiências de ferro, iodo, vitamina A e zinco.[28] Mesmo em situações marginais de deficiência de micronutrientes existe comprometimento do sistema imunológico. Em torno de 12% de todas as mortes de crianças abaixo de cinco anos são atribuídas diretamente à deficiência desses micronutrientes.[28]

Médio e longo prazo

Barker, no final da década de 1980, por meio de dados de prontuários em população da Inglaterra, encontrou associação com estado nutricional ao nascer (baixo peso ou baixa estatura) e maior risco de desenvolver doença coronariana, acidente vascular cerebral, *diabetes mellitus* e hipertensão arterial.[29] A subnutrição, intrauterina ou no início da vida, está associada a doenças não comunicáveis, como diabetes, hipertensão arterial, dislipidemias e obesidade com resultado de um processo metabólico adaptativo. A restrição de crescimento pode provocar alterações metabólicas irreversíveis no feto, responsáveis pelo aparecimento de uma série de doenças na vida adulta.[29]

Indivíduos previamente desnutridos com baixa estatura apresentam aumento da quantidade de gordura total, principalmente abdominal, e redução da massa magra já na puberdade. Essas alterações encontradas na composição corporal têm como origem a elevação do cortisol e alterações do metabolismo de lipídios, com maior número de receptores de glicocorticoides e aumento na concentração de fatores de necrose tumoral, fruto da programação metabólica que ocorre após a restrição de crescimento intrauterino ou no início da vida.[30]

Na literatura, um número crescente de estudos vem apontando a associação entre subnutrição no início da vida e alteração da função pancreática. A redução do número de células beta no pâncreas, com posterior redução da sua função como consequência da má nutrição, tem como um dos mecanismos responsáveis o aumento da concentração de glicocorticoides, acarretando uma maior atividade pancreática, acelerando a exaustão do órgão e causando diabetes. Ao examinar alterações hormonais em adolescentes com baixa estatura, observou-se níveis significantemente mais baixos de insulina plasmática quando associados à HOMA-B, que avalia a função da célula beta pancreática, quando comparados ao grupo-controle de adolescentes eutróficos. Ao mesmo tempo, os valores de HOMA-S, que avaliam a sensibilidade à insulina, foram mais altos. Esse aumento da sensibilidade à insulina se deve a um número elevado de receptores periféricos de insulina, especialmente no tecido adiposo como mecanismo compensatório para os baixos níveis de insulina encontrados nesses adolescentes.[31,32]

Elevação na pressão arterial ocorre precocemente, já na adolescência, e nas formas leves de subnutrição com índice de estatura para idade entre menos um e menos dois desvios padrões. Esses indivíduos são atualmente considerados de estatura normal pela atual classificação da OMS. Em estudos realizados com adolescentes com baixa estatura e de baixa renda, encontrou-se uma prevalência de hipertensão arterial de 13%, muito superior à média de 7% na população da mesma idade e sexo no país, e essa condição é agravada pela presença de excesso de peso.[33,34]

A complexa inter-relação entre subnutrição, doenças infecciosas e parasitárias e fatores ambientais como nível socioeconômico e escolaridade parental são fatores determinantes no desenvolvimento cognitivo de uma criança. O efeito combinado de baixa estatura e infecções intestinais gera um desempenho inferior em testes de inteligência, quando comparados ao grupo-controle, diferença que se torna mais evidente quando o *deficit* de crescimento linear ocorre nos primeiros meses de vida.[35]

Em lactentes, a presença de baixo peso ou baixa estatura está associada à apatia, menor afetividade, menor nível de atividades lúdicas e maior insegurança afetiva quando comparadas às crianças eutróficas.[36]

Em uma estimativa conservadora, mais de 200 milhões de crianças abaixo de 5 anos no mundo não atingem seu potencial de desenvolvimento cognitivo devido à pobreza, más condições de saúde e nutrição. Existe associação entre baixa estatura de causa nutricional e baixo rendimento escolar, *deficit* cognitivo com posterior redução da capacidade de trabalho. Crianças desfavorecidas de países em desenvolvimento têm sua produtividade limitada pela redução dos anos de escolaridade e menor aprendizado por ano de escolaridade. Tanto a pobreza como a baixa estatura estão associada com tempo de escolaridade reduzido e menor rendimento em testes cognitivos, principalmente em matemática, leitura e interpretação.

As implicações econômicas de um desenvolvimento cognitivo limitado são marcantes. Em média, cada ano de escolaridade aumenta em 9,7% o valor do salário na vida adulta. Uma perda da receita de até 22% é estimada para indivíduos com baixa estatura e, quando associada à pobreza, essa perda aumenta para 30%.[36,37]

CENTROS DE RECUPERAÇÃO NUTRICIONAL: ESTRATÉGIA DE SUCESSO

Idealizados para o combate à subnutrição infantil primária e criados na década de 1960, os Centros de Recuperação Nutricional (CRN) colaboraram com expressiva redução da mortalidade infantil em vários países da América Latina, como Chile e Guatemala[38,39] e ainda hoje são importantes recursos no enfrentamento da subnutrição em países como a Índia.[40] Esse modelo de tratamento é recomendado pela Organização Mundial de Saúde (OMS) para o manejo da subnutrição grave,[41] uma vez que permite o oferecimento da melhor terapia disponível, redução do risco de morte, diminuição do tempo de permanência hospitalar e facilitação da reabilitação e recuperação nutricional completa. O conceito de CRN tem caráter educativo, respeita a organização social vigente e utiliza os recursos da própria comunidade. No Chile, entre 1975 e 1980, 35 mil crianças subnutridas haviam sido recuperadas em CRN, sendo 80% com menos de 1 ano de vida.[39] O custo do tratamento hospitalar da criança subnutrida é 4,7 vezes maior, se comparado com os pacientes tratados nos CRN.[38]

No Brasil, respondendo à forma clínica mais prevalente de subnutrição infantil no país, o Centro de Recuperação e Educação Nutricional (CREN), embora com estrutura física semelhante aos CRN da década de 1970 e com mesmo aspecto educativo, tem como principal objetivo, mais que a normalização dos índices de peso para estatura, a recuperação da estatura.

Para tal recuperação, é necessário prevenir a ocorrência de infecções; diagnosticar e tratar oportunamente as infecções e outras intercorrências de saúde; promover o desenvolvimento da criança de modo global; realizar processo educativo junto aos familiares e responsáveis pela criança subnutrida de modo a acelerar o processo de recuperação, evitar recaídas após a alta e prevenir a ocorrência de novos casos de subnutrição na família; fortalecer ou capacitar a mãe/responsável na identificação e na busca de soluções para suas dificuldades; incrementar a relação mãe/responsável-criança; diagnosticar e corrigir erros alimentares inadequados da mãe/responsável e da criança; facilitar o acesso das famílias mais carentes aos recursos sociais disponíveis na região, ajudando a equacionar as dificuldades.

Para tanto, deve-se contar com uma equipe que trabalhe de modo interdisciplinar e preferencialmente conte com uma equipe com pediatra, nutricionista, assistente social, psicólogo, pedagogo, enfermeira, educador físico, entre outros. É de fundamental importância que o CRN se estabeleça no território, trabalhe em rede e fortaleça parcerias com outros equipamentos de proteção, como, por exemplo, as unidades básicas de saúde, centros de educação infantil e outros equipamentos de assistência, para otimizar as medidas educacionais com o foco em saúde e sustentar os ganhos conquistados no aspecto nutricional. O seguimento após a alta do CRN se mostra crucial, principalmente nos seis primeiros meses, de modo a evitar recaídas e abandono do tratamento.

PROTOCOLO DE TRATAMENTO CREN PARA OS PACIENTES DE SEMI-INTERNATO/HOSPITAL-DIA

A busca ativa é um importante aspecto da metodologia do CREN para diagnosticar as crianças com subnutrição diretamente nas comunidades.[7] Depois de identificadas, por meio de censos antropométricos, as crianças e suas famílias com baixo peso ou baixa estatura, são visitadas pela equipe do CREN e convidadas para o tratamento. Qualquer criança abaixo de 5 anos que apresente peso para estatura, IMC para idade ou estatura para idade abaixo de –2 escores z são elegíveis para o tratamento em semi-internato/hospital-dia (Figura 33.4).

Crianças que apresentam outras doenças que potencialmente afetam seu crescimento linear, como, por exemplo, hipotireoidismo, deficiência do hormônio de crescimento, cardiopatias congênitas, erros inatos do metabolismo, fibrose cística, entre outras, são encaminhadas para serviços de referência.

O acompanhamento diário desses pacientes tem como objetivo prover uma melhora global do estado nutricional, cognitivo, motor, psicológico e social. As crianças permanecem no CREN de segunda a sexta-feira por um período de 10 horas/dia, recebem cuidados de higiene, tratamento de infecções, suplementação de micronutrientes e cinco refeições balanceadas, além de realizar atividades lúdicas e educativas e participar de oficinas. Ao mesmo tempo, a família é acolhida em suas dificuldades pelo serviço social e pelo psicólogo. A intervenção nutricional acontece por meio de educação nutricional, que será descrita posteriormente, e da oferta de uma dieta balanceada, com cardápio que se altera diariamente por 11 semanas, da seguinte maneira:

- **7:30-8:30** – admissão dos pacientes no CREN. Café da manhã: uma porção de lácteos e uma porção de carboidratos (pão, biscoitos ou bolo).
- **9:00** – colação: uma porção de fruta em pedaços.
- **11:30** – almoço: arroz, feijão, carne, peixe ou ovo, salada e vegetais cozidos e fruta como sobremesa.
- **12:00** – descanso: sono.
- **13:30** – retorno às atividades lúdicas e pedagógicas.
- **14:00** – lanche da tarde: uma porção de lácteos.
- **16:00** – jantar: arroz, feijão, carne, peixe ou ovo, salada e vegetais cozidos e fruta como sobremesa.
- **17:30** – retorno para o domicílio.

Todas as crianças recebem cinco refeições por dia da tradicional comida brasileira, como arroz, feijão, carne, frutas e vegetais. Alimentos ultraprocessados são excluídos do cardápio. As refeições são porcionadas para atender às necessidades diárias de energia e de proteína ofertando fontes proteicas de alto valor biológico (carne, ovos e leite) e quantidade adequada de fibras de acordo com as recomendações de ingestão dietética de referência.[42] As refeições fornecidas para crianças fornecem aproximadamente a seguinte composição

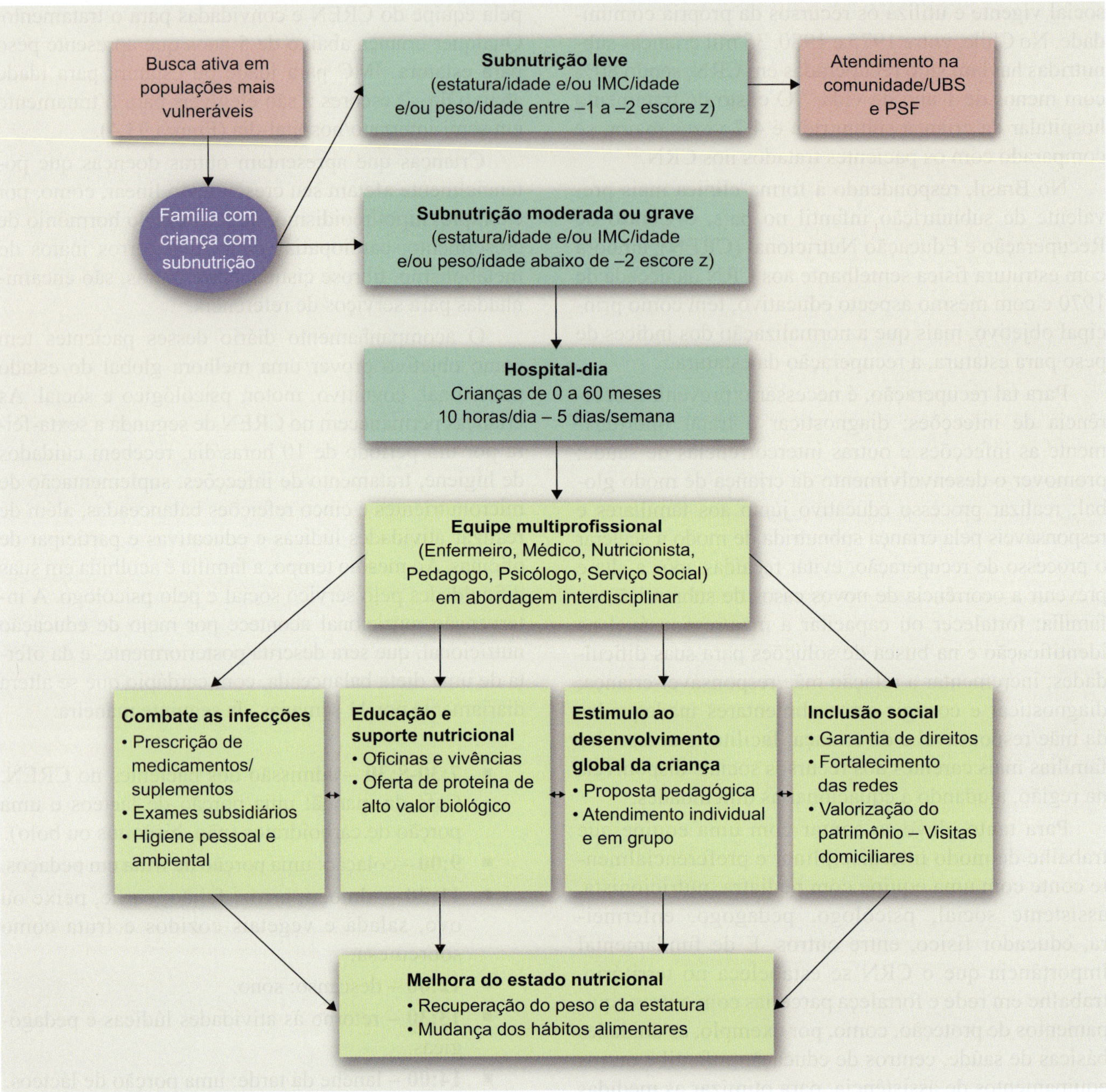

Figura 33.4 ► Fluxo de atendimento CREN. (Fonte: adaptada de Albuquerque, 2013).[46]

de macronutrientes como porcentagem de calorias totais para crianças de 6 a 12 meses, 1-3 e 4-8 anos de idade, respectivamente: 45% de carboidratos, 15% de proteína e 40% de gordura; 55% de carboidratos, 15% de proteína e 20% de gordura; e 57% de carboidratos, 17% de proteína e 18% de gordura.

A mãe e/ou responsável de cada criança é orientado a realizar mais duas refeições em casa, em família. As fórmulas infantis são usadas para crianças com menos de um ano de idade, quando o aleitamento materno não é mais possível. Não são utilizados suplementos alimentares ou fórmulas especiais. Suplementos de micronutrientes como ferro, zinco e vitaminas são utilizados em doses profiláticas. Doses maiores são utilizadas em casos de deficiência, com evidências clínicas ou laboratoriais, de acordo com as recomendações da Sociedade Brasileira de Pediatria (SBP).[43]

Educação nutricional

Um dos aspectos primordiais da intervenção do CREN é a educação nutricional. As crianças participam de oficinas de educação nutricional de acordo com a prontidão psicomotora e cognitiva com o objetivo de enfrentar os problemas de alimentação. O conteúdo dessas oficinas visa ao conhecimento das variedades de frutas e vegetais; promover o desenvolvimento neuropsicomotor; melhorar a relação entre criança e comida e adquirir bons hábitos alimentares. Oficinas e encontros são regularmente oferecidos às famílias com o objetivo de estabelecer vínculo com a equipe da instituição, promover educação nutricional, fortalecer e expandir suas redes sociais e promover hábitos de vida saudáveis.

Monitoramento e tratamento de doenças infecciosas

O monitoramento dos processos infecciosos é realizado diariamente por profissional de enfermagem no momento em que a criança chega ao centro, são coletadas informações sobre a presença de febre; sintomas respiratórios, como tosse, coriza ou dispneia; sintomas gastrointestinais como vômitos, diarreia e eliminação de parasitas. No decorrer do dia se realiza o controle de sinais vitais (temperatura, frequência cardíaca e respiratória), a observação da ingestão alimentar, da frequência ou consistência das fezes, tosse, coriza ou vômitos independentemente do relato dos pais ou responsáveis na admissão. Pacientes com sintomas ou alterações nos sinais vitais são encaminhados para atendimento pediátrico.

Quando confirmada doença infecciosa ou parasitária, o medicamento é dispensado na própria unidade pela enfermagem que orienta o responsável pela criança para a administração em domicílio, quando necessário.

O monitoramento dos processos infecciosos e outras intercorrências clínicas, dos resultados laboratoriais e do progresso antropométrico ocorre diariamente durante o tratamento no CREN da seguinte maneira:

- **7:30-8:30** – os pacientes são admitidos e submetidos a um exame preliminar por enfermeiros e são encaminhados para o pediatra assistente para um exame físico. Quando os problemas de saúde são detectados, antibióticos, broncodilatadores e/ou outros medicamentos necessários são prescritos.
- **9:00** – suplementação com micronutrientes: os complexos de vitaminas (A, B, C e D) e zinco são fornecidos a todas as crianças. O ferro é fornecido de acordo com a idade e os resultados dos testes laboratoriais. Administração de medicamentos para pacientes, conforme necessário.
- **12:00** – higiene bucal e soneca.
- **13:00** – monitoramento de sinais vitais durante o sono (por exemplo, temperatura, pulso e frequência respiratória) e intervalo de banheiro (monitoramento e registro de movimentos intestinais e urina).
- **15:00** – administração de medicamentos para pacientes, conforme necessário.
- **16:45** – higiene bucal e intervalo de banheiro (monitoramento e registro de movimentos intestinais e urina).
- **17:15** – período de consulta com enfermeiros para determinar o seguimento do protocolo de medicação e a continuação dos cuidados de saúde básicos em casa para pacientes que recebem medicamentos.

Quando a criança atinge o peso para estatura e/ou estatura para idade superior a -1,64 escore z para idade e sexo, ou quando atinge a idade para ingressar no ensino fundamental, ocorre a alta do semi-internato/hospital-dia e transferência para o regime ambulatorial por período limitado para prevenção de recaídas.

RESULTADOS DE RECUPERAÇÃO/CREN

Em análise de sobrevida de um período de 15 anos de crianças que foram submetidas ao tratamento em regime de hospital-dia revelou que a idade e a adequação dos marcos do desenvolvimento neuropsicomotor no momento da admissão foram fatores determinantes na duração do tratamento, apontando a importância de uma intervenção nutricional precoce, iniciada preferencialmente antes dos 24 meses de vida.[44]

Em outro estudo, também realizado em pacientes em tratamento em semi-internato/hospital-dia em um período superior a 6 meses, avaliou-se a frequência de infecções e parasitoses em crianças menores de 5 anos. A prevalência observada de infecção de trato respiratório superior (IVAS) desses pacientes não foi maior do que a descrita na literatura,[45] mesmo quando as IVAS foram agrupadas em etiologia viral e bacteriana. As crianças que tinham maior comprometimento nutricional, em qualquer um dos índices antropométricos e menor idade, apresentaram infecções de trato respiratório de maior gravidade e de características mais invasivas, traduzidas por uso de antibiótico. Quarenta e nove por cento dessas crianças apresentou pelo menos um episódio de pneumonia durante o estudo.[46]

Com relação aos episódios de diarreia, nessa mesma amostra, as crianças apresentaram prevalência similar as de outros estudos com populações de perfil social semelhante, com a maior média de 3,3 episódios de diarreia por criança por ano nos casos graves de subnutrição.[47,48] No entanto, mesmo na presença de infecção, os pacientes submetidos à intervenção no CREN apresentaram recuperação nutricional (Figura 33.5).[46]

Estudo de *follow up* com uma amostra de crianças de 4 a 14 anos, que foram submetidas ao tratamento no CREN, mostrou a manutenção da recuperação da estatura e adequado ganho de massa magra com menor percentual de gordura corporal, quando comparados a um grupo-controle de crianças eutróficas.[49]

Ao se investigar o metabolismo glicídico dos pacientes recuperados com o objetivo de avaliar o nível de glicose, insulina, função das células beta pancreáticas e sensibilidade à insulina. Não se observou diferenças estatisticamente significantes em nenhum dos parâmetros avaliados, quando comparados ao grupo-controle de crianças eutróficas.[50]

Com um modelo de tratamento global, levando em consideração a etiologia multifatorial da subnutrição primária, o CREN vem obtendo na sua trajetória resultados promissores, tanto do ponto de vista nutricional, com a recuperação da estatura e melhora dos hábitos alimentares, como metabólico, com a normalização de funções endócrinas. Programas de suplementação alimentar não se sustentam como proposta isolada, e a prevalência ainda elevada de subnutrição, principalmente na forma de baixa estatura de causa nutricional, mais evidente na fração mais pobre da população, aponta para a necessidade de ações que promovam o desenvolvimento socioeconômico, o aleitamento materno, a imunização, o saneamento básico e a cidadania.

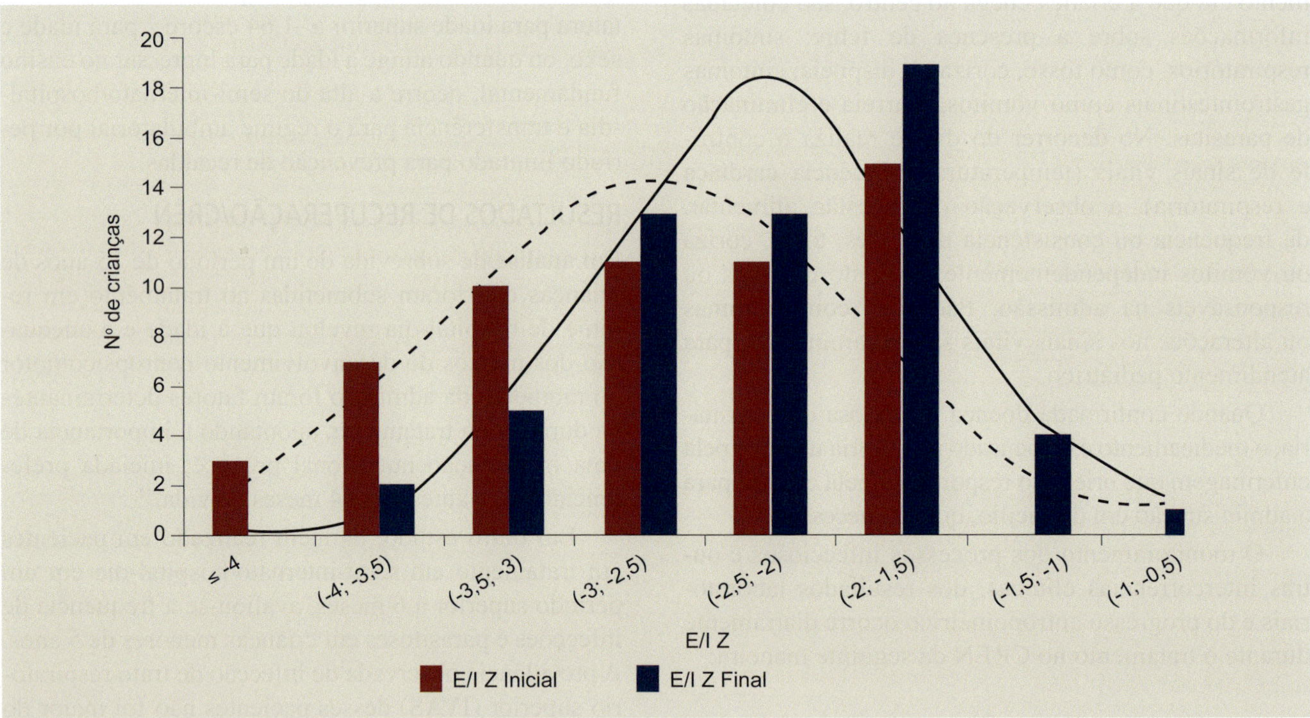

Figura 33.5 ▶ Evolução do índice de estatura para idade em crianças abaixo de 5 anos em tratamento em hospital-dia/CREN. (Fonte: adaptada de Albuquerque, 2013).[46]

REFERÊNCIAS

1. United Nations University – Commission on the Nutrition Challenges of the 21st Century. Ending Malnutrition by 2020: An Agenda for Change in the Millennium. Food Nutr Bull. 2000;21.
2. de Onis M & Branca F. Childhood stunting: a global perspective. Maternal & Child Nutrition. 2016;12 (Suppl 1):12-26.
3. Levels & Trends in Child Mortality Report 2015 Estimates Developed by the UN Inter-agency Group for Child Mortality Estimation. UNICEF; 2015.
4. Caballero B. Subnutrição e obesidade em países em desenvolvimento. Cadernos de Estudos Desenvolvimento Social em Debate n. 2. Brasília: Ministério do Desenvolvimento Social e Combate à Fome, Secretaria de Avaliação e Gestão da Informação; 2005.

5. Black RE, Allen LH, Brutta ZA, Caufield LE, Onis M, Ezzato M et al. Maternal and child undernutrition: global and regional exposures and health consequences. Lancet. 2008;371:243-260.
6. Sawaya AL. In: Desnutrição urbana no Brasil em um período de transição. São Paulo: Cortez; 1997. p.161-4.
7. Fernandes BS et al. Abordagem clínica e preventiva, livro 3. Coleção Vencendo a Desnutrição. São Paulo: Salus; 2002.
8. Medhin G et al. Prevalence and predictors of undernutrition among infants aged six and twelve months in Butajira, Ethiopia: The P-MaMiE Birth cohort. BMC Public Health. 2010;10:27-32.
9. Barros GS, Schieri R, Costa RS. Factors associates with malnutrition in children living in food insecurity households. Rev Bras Epidemiol. 2008;11(3):484-494.
10. Nahar B, Ahmed T, Brown KN, Hossain I. Risk factors associated with severe underweight among Young children reporting to a diarrhea treatment facility in Bangladesh. J Health Popul Nutr. 2010;28:476-483
11. Lima AL et al. Causes of the accelerated decline in child undernutrition in Northeastern Brazil (1996-2006).Rev Saude Publica 2010;44(1):35-39.
12. United Nations. The Millennium Development Goals Report. United Nations; 2015
13. PNUD. Relatório de Desenvolvimento Humano Regional para a América Latina e o Caribe. Progresso Multidimensional: o bem-estar para além da renda. PNUD; 2016.
14. ONU BRASIL. Roteiro para a Localização dos Objetivos de Desenvolvimento Sustentável: Implementação e Acompanhamento no nível subnacional. Brasília; 2016.
15. FAO, IFAD, UNICEF, WFP and WHO. The State of Food Security and Nutrition in the World 2017. Building resilience for peace and food security. Rome: FAO; 2017.
16. UNICEF/WHO/World Bank Group. Levels and trends of malnutrition. Joint Child Malnutrition Estimates 2017 edition. UNICEF/WHO/World Bank Group; 2017.
17. IBGE. Pesquisa de Orçamento Familiares 2008-2009. Antropometria e análise do estado nutricional de crianças e adolescentes no Brasil. Rio de Janeiro: IBGE; 2010
18. IBGE. Pesquisa de Orçamentos Familiares 2002-2003: Antropometria e análise do estado nutricional de crianças e adolescentes no Brasil. Rio de Janeiro: IBGE; 2006.
19. Zaman K, Baqui AH, Yunus M, Sack RB, Chowdhury HR, Black RE. Malnutrition cell – mediated immune deficiency and acute upper respiratory infections in rural Bangladeshi children. Acta Paediatr. 1997;86:923-927.
20. Rytter MJ, Kolte L, Briend A, Frijs H. The immune system in children with malnutrition- a systematic review. PLos one. 2014;9(8):e105017.
21. Dewey KG, Mayers DR. Early child growth: how do nutrition and infection interact? Maternal and Child Nutrition. 2011;7(3):129-42.
22. Olofin I et al. Associations of Suboptimal Growth with All-Cause and Cause-Specific Mortality in Children under Five Years: A Pooled Analysis of Ten Prospective Studies. PLoS One. 2013;8(5):e64636.
23. Ramachandran P, Golapan HS. Undernutrition & risk of infections in preschool children. Indian J Med Res. 2009;130:579-583.
24. O'Reilly CE, Jaron P, Ochieng B, Nyaguara A, Tate JE et al. Risk Factors for Death among Children Less than 5 Years Old Hospitalized with Diarrhea in Rural Western Kenya, 2005-2007: A Cohort Study. PLoS Med. 2012.9(7):e1001256.
25. Checkley W, Buckley G, Gilman RH, Assis AM, Guerrant RL, Morris SS et al. Multi-country analysis of the effects of diarrhoea on childhood stunting. Int J Epidemiol. 2008;37:816-830.
26. Guerrant RL, DeBoer MD, Moore SR, Scharf RJ, Lima AAM. The impoverished gut – a triple burden of diarrhea, stunting and chronic disease. Nat Rev Gastroenterol Hepatol. 2013;10(4):220-229.
27. Bhaskaram P. Micronutrient malnutrition, infection, and immunity: An overview. Nutr Rev. 2002;60(5):S40-S45.
28. Ahmed T, Hossain M, Sanin KI. Global burden of maternal and child undernutrition and micronutrient deficiencies. Ann Nutr Metab. 2012;61(S1):8-17.
29. Barker DJ. In útero programming of chronic disease. Clin Sci. 1998;95:115-128.
30. Martins VJB et al. Long-lasting effects of undernutrition. Int J Environ Res Public Health. 2011;8:1817-1826.
31. Martins PA, Sawaya AL. Evidence for impaired insulin production and higher sensitivity in stunted children living in slums. Br J Nutr. 2006;95:996-1001.
32. Santos CDL, Clemente APG, Martins VJB, Albuquerque MP, Sawaya AL. Adolescents with mild stunting show alterations in glucose and insulin metabolism. J Nutr Metab. 2010;2010:1-6.
33. Fernandes MT, Sesso R, Martins PA, Sawaya AL. Increased blood pressure in adolescents of low socioeconomic status with short stature. Pediatr Nephrol. 2003;18:435-439.

34. Clemente et al. Baixa estatura leve e pressão arterial elevada. Arq Bras Cardiol. 2012;989(1):6-12.
35. Berkman DS, Lescano AG, Gilman RH, Lopez SL, Black MM. Effects of stunting, diarrheal disease, and parasitic infection during infancy on cognition in late childhood: a follow up study. Lancet. 2002;359:564-571.
36. McGregor S et al. Child development in developing countries. Lancet. 2007; 369:60-70.
37. Adair LS et al. Associations of linear growth and relative weight gain during early life with adult health and human capital in countries of low and middle income countries: findings from five birth cohort studies. Lancet. 2013;382:525-34.
38. Beaudry-Darisme M, Latham MC. Nutritional rehabilitation centers – an evaluation of their performance. Environmental Child Health. 1973;299-332.
39. Kaempfer, AM, Medina E. La salud infantil en Chile durante la década del setenta. Rev Chil Pediatr. 1982;53:468-480.
40. Taneja G et al. A study to evaluate the effect of nutritional intervention measures on admitted children in selected nutrition rehabilitation centers of Indore and Ujjain divisions of the state of Madhya Pradesh (India). Indian J Community Med. 2012;37(2):107-15.
41. World Health Organization. Management of severe malnutrition: a manual for physicians and others senior health works. Genebra: WHO; 1999.
42. Institute of Medicine/Food and Nutrition Board. Dietary Reference Intake for vitamin A, vitamin K, arsenic, boron, chromium, copper, iodine, iron, manganese, molybdenum, nickel, silicone, vanadium and zinc. Washington, D.C.: National Academy Press; 2001. p.442-501.
43. Sociedade Brasileira de Pediatria, Departamento Científico de Nutrologia. Anemia ferropriva em lactentes: revisão com foco em prevenção. Rio de Janeiro: SBP; 2012. Disponível em: http://www.sbp.com.br/src/uploads/2015/02/Documento_def_ferro200412.pdf.
44. Fernandes MBF et al. A 15-year study on the treatment of undernourished children at a nutrition rehabilitation Center (CREN), Brazil. Public Health Nutr. 2011;19:1-9.
45. Rodriguez L, Cervantes E, Ortiz R. Malnutrition and Gastrointestinal and Respiratory Infections in Children: A Public Health Problem. Int J Environ Res Public Health. 2011 April;8(4):1174-1205.
46. Albuquerque MP, Pires RC, Martins PA, Sawaya AL. A importância do tratamento em hospital-dia para a criança com subnutrição primaria. Est Avançados. 2013;27(78):103-20.
47. da Paz MGA, Almeida MF, Gunther WMR. Prevalência de diarreia em crianças e condições de saneamento e moradia em áreas periurbanas de Guarulhos, SP. Rev Bras Epidemiol. 2012;15(1):188-97.
48. Melo MCN et al. Incidence of diarrhea in children living in urban slums in Salvador, Brazil. Braz J Infect Dis. 2008;12(1): 89-93.
49. Neves J, Martins PA, Sesso R, Sawaya AL. Malnourished children treated in day-hospital or outpatient clinics exhbit linear catch-up and normal body composition. J Nutr. 2006;136:1-6.
50. Martins VJB, Martins PA, Neves J, Sawaya AL. Children recovered from malnutrition exhibit normal insulin production and sensitivity. Br J Nutr. 2008;99(2):297-302.

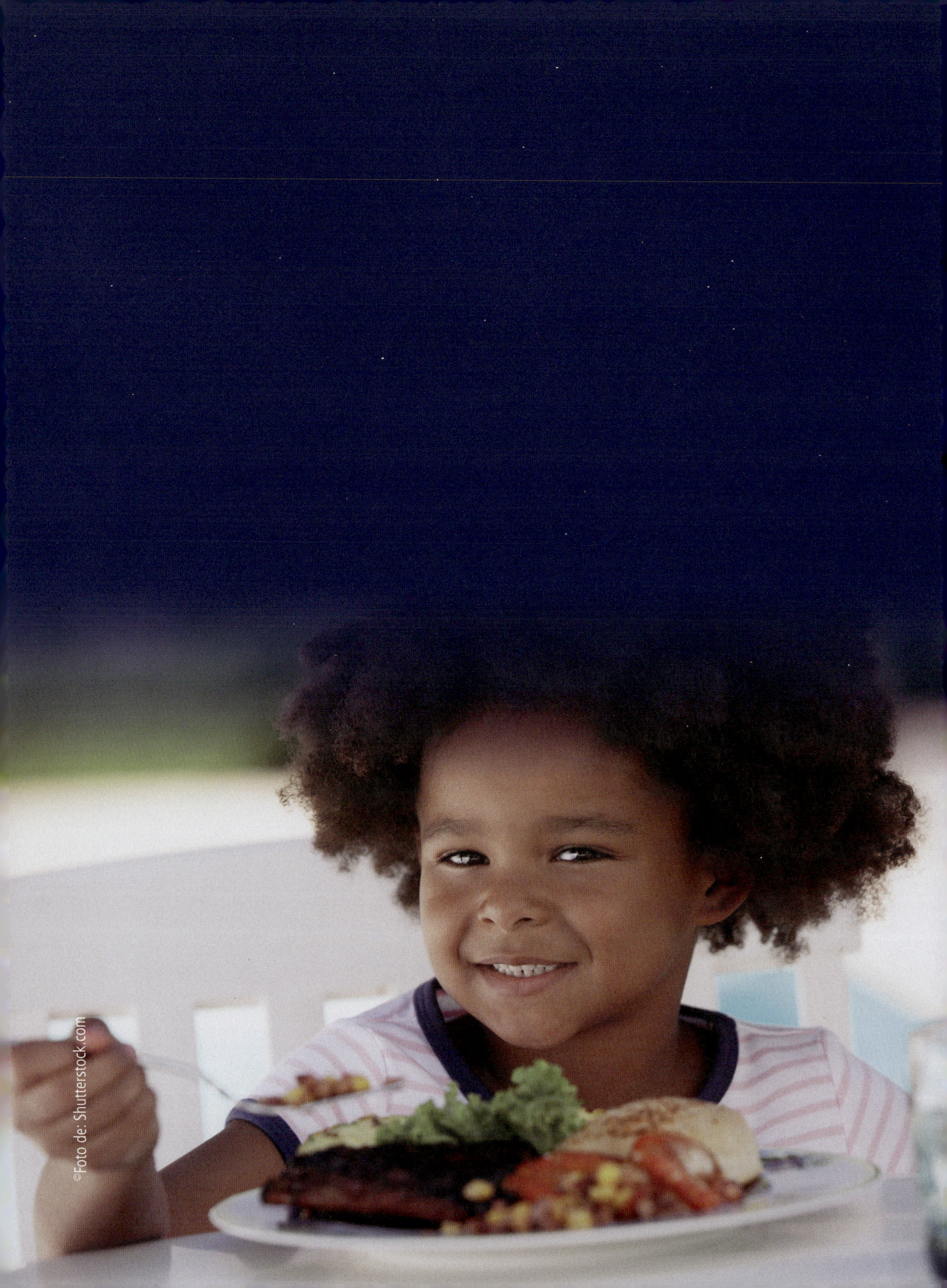

capítulo: 34

Diagnóstico e Tratamento do Excesso de Peso em Crianças e Adolescentes

Pollyanna Fernandes Patriota
Andrea Filgueiras
Ana Lydia Sawaya

INTRODUÇÃO

O sobrepeso e a obesidade resultam de um acúmulo de excesso de gordura corporal, refletido em aumento do peso corporal.[1] A prevalência da obesidade infantil e em adolescentes tem aumentado em todo o mundo.[1,2] A Organização Mundial da Saúde (OMS) estimou que 155 milhões ou uma em cada 10 crianças em idade escolar (entre 5 e 17 anos), em todo o mundo, esteja com sobrepeso ou obesidade.[1,3,4] A prevalência de excesso de peso aumentou acentuadamente, não apenas nos países ricos, mas também nos países em desenvolvimento.[5] Estima-se que, até 2025, países latino-americanos com grandes populações, como Brasil, Argentina, Chile, Peru e Bolívia, na ausência de intervenção efetiva, poderiam apresentar mais de 75 milhões de crianças com sobrepeso.[2] Um estudo mundial de base populacional identificou que em 2016, a obesidade alcançou taxas de 50 milhões de meninas e 74 milhões de meninos em todo o mundo.[6]

Inúmeras comorbidades associadas à obesidade podem ser desenvolvidas ainda mesmo na infância,[7] tais como: alterações muscoloesqueléticas, aumento do risco cardiovascular, hipertensão, resistência insulínica e hiperlipidemia, apneia do sono, asma, doença hepática (esteatose e suas progressões) e *diabetes mellitus* tipo 2. A obesidade também afeta substancialmente o bem-estar psicossocial, autoestima, qualidade de vida, e gera estigmatização frequente da criança ou do adolescente. Além disso, evidências demonstram que obesidade na infância tende a permanecer na vida adulta e aumenta o risco de doenças na fase mais tardia da vida.

FATORES DETERMINANTES DA OBESIDADE

Diversos fatores têm sido apontados como associados à etiologia da obesidade: alterações dietéticas, psicológicas, culturais, socioeconômicas e ambientais, associadas ou não a aspectos genéticos (síndromes mendelianas e normogênicas), alterações neurológicas (tumores, cirurgias),[8] uso de algumas drogas (antidepressivos tricíclicos, glicorticoides, antipsicóticos, antiepiléticos, sulfonilureias) e distúrbios endócrinos como diminuição (inclusive subclínica) dos hormônios tireoidianos.

Mudança no padrão alimentar e estilo de vida sedentário

O aumento da frequência das refeições fora de casa, com a busca crescente por *fast-foods* são importantes características do ambiente obesogênico. Além disso, realizar refeições em curto espaço de tempo, o que prejudica os sistemas sinalizadores de saciedade, e realizar atividades de lazer sedentárias durante muitas horas por dia podem resultar em alterações no sistema regulador homeostático e de controle do gasto energético (ver Capítulo 28).[9] Em particular, um declínio no nível de atividade física, favorecido pela violência urbana em suas múltiplas modalidades, incluindo a estrutural ausência de espaços de lazer e prática de atividade física, como a ausência de pistas de corrida/caminhada/ciclismo, têm sido também descritos como fatores facilitadores do desenvolvimento da obesidade. O aumento de tempo de tela (computadores, *smartphones*, jogos eletrônicos e televisão), assim como a adesão a tecnologias da vida cotidiana que favorecem um maior tempo dedicado atividades mais sedentárias, como o uso de carros e elevadores, são alterações no estilo de vida muito importantes para o ganho de peso em crianças e adolescentes.[1,2,7,10]

Também são considerados fatores determinantes do excesso de peso na infância e na adolescência: desmame precoce, introdução inadequada de alimentos, distúrbios do comportamento alimentar, transtornos na relação familiar, ausência de definição das rotinas domésticas na fase mais inicial da vida da criança, entre outros.[11,12]

Aumento do consumo de alimentos ultraprocessados

O ambiente obesogênico, definido pela estrutura ambiental – não apenas urbana, mas, atualmente, também rural –, que facilita o acesso a produtos ultraprocessados em detrimento dos processados ou *in natura*, além de possibilitar um estilo de vida mais sedentário e estressante, tem contribuído para o aumento progressivo da obesidade.[10]

Alimentos ultraprocessados são formulações industriais prontas para o consumo e feitas inteira ou majoritariamente de substâncias extraídas de alimentos (óleos, gorduras, açúcar, amido, proteínas), derivadas de constituintes de alimentos (gordura hidrogenada, amido modificado) ou sintetizadas em laboratórios com base em matérias orgânicas (corantes, aromatizantes, realçadores de sabor e vários tipos de aditivos utilizados para dotar os produtos de propriedades sensoriais atraentes). Em geral, possuem pouca ou nenhuma quantidade de alimentos *in natura* ou minimamente processados em sua composição. São exemplos desses alimentos: biscoitos doces e salgados, salgadinhos tipo chips, barras de cereal, cereal matinal, guloseimas em geral, sorvetes, produtos do tipo *fast foods*, macarrão instantâneo, vários tipos de pratos prontos ou semiprontos, refrigerantes, sucos artificiais, bebidas energéticas e bebidas lácteas. Os pães e outros produtos de panificação são considerados ultraprocessados quando, além da farinha de trigo, leveduras, água e sal, contêm em seus ingredientes substâncias como gordura vegetal hidrogenada, açúcar, amido, soro de leite, emulsificantes, entre outros aditivos.[13]

Esses alimentos possuem alta densidade energética, alta palatabilidade, baixo poder de saciedade e são pobres em nutrientes importantes para o metabolismo celular, tais como vitaminas, minerais e fibras. Além disso, são o objeto principal de ações de *marketing* agressivas e sofisticadas que os tornam mais atraentes, incentivando o consumo principalmente entre os grupos mais vulneráveis como as crianças e os adolescentes.[1,10]

Nos Estados Unidos, três estudos de coorte demonstraram uma associação entre o ganho de peso e o consumo de vários alimentos ultraprocessados.[14] Estudos no Brasil têm demonstrado que o consumo de alimentos ultraprocessados está associado significativamente ao desenvolvimento de síndrome metabólica em adolescentes, dislipidemias em crianças e obesidade em todas as idades.[10]

O desequilíbrio energético que gera ganho de peso é, portanto, resultante das mudanças na disponibilidade, acesso e modos de consumo de alimentos obesogênicos e do aumento do sedentarismo.

Alterações epigenéticas

Vários estudos têm descrito associações intergeracionais para o excesso de peso. Assim, o aumento na prevalência de obesidade que vemos atualmente pode muito bem ser decorrente, em parte, de mudanças ambientais que afetaram as gerações anteriores, causando mudanças epigenéticas.[9] As alterações epigenéticas são adaptações na expressão gênica que podem ocorrer por influência ambiental. São caracterizadas por modificações na metilação do DNA que geram alterações no metabolismo, e podem ter efeito intergeracional. Essas alterações podem ocorrer em períodos críticos, como na vida intrauterina, refletindo no estado nutricional desde o nascimento (peso ao nascer), no período de amamentação, na fase de introdução de novos alimentos, na fase de rebote de adiposidade (entre 5 e 7 anos de idade) e na fase de desenvolvimento puberal.[9,10]

DIAGNÓSTICO DA OBESIDADE

Avaliação antropométrica

O primeiro instrumento diagnóstico para o excesso de peso é a avaliação antropométrica do peso e da estatura em relação a idade e sexo. A OMS estabeleceu parâmetros para a classificação do estado nutricional recomendando o uso do escore Z do índice de massa corporal (IMC) para idade [peso (kg)/estatura (m^2)]. (Tabela 34.1).[15]

Avaliação da composição corporal

Frequentemente, a avaliação do estado nutricional é medida apenas por meio do IMC. No entanto, esse indicador, não permite a avaliação precisa da quantidade de gordura e, menos ainda, a distribuição da adiposidade corporal.[16] Ainda, apresenta imprecisão quando os indivíduos mensurados estão nos valores extremos de estatura ou possuem grande quantidade de massa muscular.[17] Portanto, além da avaliação do IMC é necessário que se faça a análise da composição corporal, a qual está intimamente relacionada com o estado nutricional e de saúde.

A composição corporal pode ser avaliada pela separação da sua massa em dois componentes: massa de gordura e massa isenta de gordura (resíduos, minerais, proteínas, água), que formam a massa corporal total e o peso. A composição corporal para a análise da sua adiposidade pode ser realizada por diversos métodos, que incluem: pletismografia de deslocamento de ar; diluição isotópica com óxido de deutério, que avalia a quantidade de água em relação aos tecidos sólidos e permite a estimativa da gordura corporal; mensuração por densitometria, que se utiliza da transmissão de feixes duplos de raios X (DXA) e é considerada padrão de referência para essa avaliação e bioimpedância.[17] Essas avaliações são complexas, demandam mais tempo e são dispendiosas para se realizar em clínicas e consultórios. Métodos mais factíveis para avaliar a distribuição da adiposidade estão disponíveis, incluindo circunferência do pescoço (pontos de corte para identificação de sobrepeso e obesidade: 28,5 a 39 cm para meninos e 27 a 34,6 cm para meninas dos 6 aos 18 anos) e circunferência da cintura, conforme descrito na Tabela 34.2.

Tabela 34.2 Valores críticos da circunferência da cintura para avaliar adiposidade abdominal de acordo com sexo e idade.

	Meninas	Meninos
Idade (anos)	Circunferência da cintura (cm)	
3	50,3	53,1
4	53,3	55,6
5	56,3	58,0
6	59,2	60,4
7	62,0	62,9
8	64,7	65,3
9	67,3	67,7
10	69,6	70,1
11	71,8	72,4
12	73,8	74,7
13	75,6	76,9
14	77,0	79,0
15	78,3	81,1
16	79,1	83,1
17	79,8	84,9
18	80,1	86,7
19	80,1	88,4

Fonte: Taylor, 2000.[18]

Tabela 34.1 Classificação de sobrepeso/obesidade de acordo com os critérios da OMS/Ministério da Saúde.

Condição	Zero a 5 anos de idade	5 a 19 anos de idade
Risco de sobrepeso	Escore Z > +1 ≤ +2	
Sobrepeso	Escore Z > +2 ≤ +3	Escore Z ≥ +1 ≤ +2
Obesidade	Escore Z > +3	Escore Z ≥ +2 ≤ +3
Obesidade grave		Escore Z > +3

Fonte: adaptada de OMS, 2006.[15]

Avaliação clínica e bioquímica

Além da avaliação do tamanho e da quantidade e distribuição da gordura corporal, é útil e, muitas vezes, necessário para o diagnóstico, a avaliação de parâmetros bioquímicos que foram identificados por muitos estudos como indicadores sensíveis de comorbidades associadas ao quadro de excesso de peso (Tabela 34.3). Dentre esses, os indicadores mais comuns são a avaliação do risco ou presença de diabetes por meio da mensuração da glicemia de jejum ou após teste de tolerância à glicose (após a ingestão de uma quantidade definida de glicose), da insulinemia e da hemoglobina glicada. Ademais, são importantes: a avaliação da presença de dislipidemias, que mostram as alterações no perfil lipídico; a avaliação das alterações na pressão sanguínea; a presença de acúmulo de gordura no fígado (esteatose hepática), também chamada "doença hepática gordurosa não alcoólica; o diagnóstico da síndrome dos ovários policísticos (SOP); e o diagnóstico da presença de possíveis patologias mentais ou problemas com o sono (apneia obstrutiva crônica). Por fim, crescem as evidências na literatura de alterações no perfil da vitamina D em crianças e adolescentes com excesso de peso, o que requer também seu monitoramento e correção.[19]

Tabela 34.3 Indicadores bioquímicos e clínicos para as comorbidades associadas ao excesso de peso em crianças e adolescentes

Comorbidade	Exames	Interpretação
Pré-diabetes (American Diabetes Association)	HbA1C – Hemoglobina glicada	5,7 a < 6,5%
	Glicemia de jejum	≥ 100 < 126 mg/dL
	Teste de tolerância à glicose (2 horas)	≥ 140 e < 200 mg/dL
Diabetes mellitus (American Diabetes Association)	HbA1C	≥ 6,5%
	Glicemia de jejum	≥ 126 mg/dL
	Teste de tolerância à glicose (2 horas)	≥ 200 mg/dL
Dislipidemia (Expert Panel Summary Report), Mancia et al., 2013)	Triglicerídeos (mg/dL)	0-9 anos > 75 (aceitável) 75-99 (limítrofe) ≥ 100 (elevado) 10-19 anos < 90 (aceitável) 90-129 (limítrofe) ≥ 130 (elevado)
	LDL colesterol (mg/dL)	110 (aceitável), 110-129 (limítrofe) ≥ 130 (elevado)
	Colesterol total (mg/dL)	170 (aceitável) 170-199 (limítrofe) ≥ 200 (elevado)
	HDL colesterol (mg/dL)	< 40 (baixo) 40-45 (limítrofe) > 45 (aceitável)
	Não HDL colesterol (mg/dL)	< 120 (aceitável) 120-144 (limítrofe) ≥ 145 (elevado)

(Continua)

Tabela 34.3 Indicadores bioquímicos e clínicos para as comorbidades associadas ao excesso de peso em crianças e adolescentes *(Continuação)*

Comorbidade	Exames	Interpretação
Pré-hipertensão e hipertensão (Expert Panel Summary Report, Mancia et al., 2013)	Pressão arterial (3 a 11 anos)	> percentil 90 a < 95 = pré-hipertensão PA ≥ percentil 95 a < 99 + 5 mmHg = hipertensão estágio 1 PA ≥ percentil 99 + 5 mmHg = hipertensão estágio 2
	Pressão arterial (12 a 17 anos)	PA > percentil 90 < 95 ou PA > 120/80 = pré-hipertensão PA ≥ percentil 95 a < 99 + 5 mmHg = hipertensão estágio 1 PA ≥ percentil 99 + 5 mmHg = hipertensão estágio 2
	Pressão arterial (19 a 21 anos)	PA ≥ 120/80 a 139/89 mmHg = pré-hipertensão. PA ≥ 140/90 a 159/99 mmHg = hipertensão estágio 1 PA ≥ 160/100 a 179/109 mmHg = hipertensão estágio 2 PA > 180/110 mmHg = hipertensão estágio 3
Doença hepática gordurosa não alcoólica (Schwimmer et al., 2010)	Alanino-aminotransferase (ALT)	> 25 U/L (meninos) e > 22 U/L (meninas)
Hipovitaminose D (Endocrine Society Clinical Practice Guideline, 2011)[19]	Dosagem de 25-OH	Suficiência: 30-100 mg/dL Insuficiência: 21-29 mg/dL Deficiência: 20 mg/dL
	PTH	11-77 pg/mL
	Cálcio	8,8 a 10,8 mg/dL
	2 a 12 anos > 12 anos	8,4 a 11 mg/dL

Fonte: traduzida e adaptada de Styne, 2017.[20]

TRATAMENTO DA OBESIDADE

O escopo do tratamento para obesidade na infância e na adolescência varia de acordo com o grau de comorbidades existentes, assim como o grau de obesidade, idade e estadiamento puberal. No entanto, o posicionamento de comitês de especialistas de diversas sociedades internacionais e nacionais, incluindo a OMS, é de que o tratamento deve se basear, sobretudo, na gestão das comorbidades e no controle do ganho ponderal, com vistas a prevenir complicações mais graves no estado de saúde desses indivíduos.[1,7,9]

A base para uma intervenção adequada para esse grupo etário reside em: aconselhamento nutricional com foco na redução do consumo de ultraprocessados e estímulo ao aumento de consumo de alimentos minimamente processados e *in natura*, motivação para um estilo de vida menos sedentário e mais ativo, gerenciamento do estresse e da ansiedade, e tratamento e prevenção das comorbidades.[9,13,15]

O envolvimento de toda rede social do paciente é de extrema importância, considerando a complexidade que envolve o desenvolvimento da obesidade. A família, a escola e outras instituições ou grupos que a criança/adolescente frequenta, precisam estar envolvidos de alguma maneira no processo de alteração do estilo de vida.[20] Nesse sentido, sem o envolvimento da família e melhoria do perfil alimentar na escola, a recuperação do estado nutricional parece algo mais difícil de alcançar. O ambiente obesogênico nos alerta sobre o quão complexa é a rede que determina a obesidade e, portanto, essa mesma rede seria a chave para a resolução do problema já instaurado.[1]

Alimentação

O Guia Alimentar para População Brasileira[13] a Associação Brasileira Para Estudo da Obesidade[9] e Sociedade Europeia de Endocrinologia[20] com o propósito de manter um estilo de vida saudável apresentam que o aconselhamento clínico-nutricional deve focar nas seguintes recomendações:

1. Reduzir o consumo de ultraprocessados na alimentação diária.
2. Reduzir o consumo de *fast-foods*.
3. Reduzir a adição de açúcar de mesa nas preparações caseiras.
4. Eliminar da dieta o consumo de bebidas açucaradas (esse processo é gradativo e deve ser gerenciado pela família com autonomia, após explanação detalhada dos malefícios desses produtos para a saúde humana).
5. Redução do consumo de xarope de milho com alto teor de frutose e orientar a prática de observação dos rótulos de alimentos para detecção desse item.
6. Reduzir o consumo de produtos com alto teor de gordura e de sódio.
7. Reduzir o consumo de sucos, priorizando as frutas *in natura*.
8. Aconselhamento para redução do tamanho de porções.
9. Estabelecimento de rotinas regulares para os horários das refeições, evitando os "beliscos" entre as refeições.
10. Reconhecimento e gerenciamento de fatores ambientais que podem influenciar na alimentação do paciente e que favorecem o consumo excessivo de alimentos, sobretudo no ambiente doméstico (tédio, solidão e estresse ou tempo de tela).
11. A equipe de cuidados de saúde deve analisar e diagnosticar padrões de comunicação intrafamiliares pouco saudáveis e estimular a criação de padrões de comunicação que busquem melhorar a autoestima da criança e do adolescente (desencorajar frases como: a criança é preguiçosa, gulosa etc.).
12. A equipe de saúde deve avaliar as comorbidades psicossociais e prescrever avaliações e aconselhamento quando suspeitar desses problemas.

Atividade física

A recomendação da Sociedade Europeia de Endocrinologia e da Sociedade de Endocrinologia Pediátrica (SEE/SEP)[20] é que a criança deve participar de pelo menos 20 minutos de atividade física vigorosa, considerando-se ótima uma participação de 60 minutos diários, com frequência de 5 vezes por semana, com vistas a melhorar o perfil metabólico e prevenir a obesidade.

Recomenda-se um encorajamento para redução do sedentarismo e a motivação para prática de atividade física regular, iniciando com 20 minutos diários, identificando junto a família as atividades que promovam prazer para criança e que sejam possíveis para a rotina familiar e a estrutura ambiental em que vivem.

Incentivar a redução do tempo de tela para menos de duas horas por dia, incluindo uso de *tablets,* computadores, *smartphones* e outros aparelhos digitais que não promovam atividade física.

A atividade física deve objetivar manter a criança motivada a um estilo de vida não sedentário associado ao prazer nessa prática, desenvolvendo habilidades próprias de cada fase do desenvolvimento infantil. O Departamento de Nutrologia da Sociedade Brasileira de Pediatria[21] descreve tópicos para o aconselhamento profissional na promoção da atividade física para criança e adolescente os quais descreveremos a seguir.

Recomendação geral

Ser fisicamente ativo todos os dias é importante para a promoção da saúde integral de crianças e adolescentes.

É fundamental que as atividades sejam prazerosas e adequadas ao estado individual de crescimento e desenvolvimento da criança/adolescente, assim como ao tamanho corporal, pois crianças/adolescentes com IMC muito elevado podem apresentar um risco maior de lesões.

Crianças de 0 a 2 anos de idade

- Bebês devem ser incentivados a serem ativos, mesmo que por curtos períodos, várias vezes ao dia.
- Bebês maiores, mas que ainda não começaram a se arrastar/engatinhar devem ser encorajados a realizar atividades como segurar, puxar e empurrar, mover a cabeça, corpo e membros durante as rotinas diárias e durante atividades supervisionadas no chão, incluindo tempo em decúbito frontal.
- Bebês que conseguem se arrastar/engatinhar devem ser encorajados a serem tão ativos quanto possível em um ambiente seguro, supervisionado e estimulante.
- Crianças que conseguem andar sozinhas devem ser fisicamente ativas todos os dias durante pelo menos 180 minutos em atividades que podem ser fracionadas durante o dia e ocorrer em ambientes

fechados ou ao ar livre. Os 180 minutos podem incluir atividades leves, como ficar de pé, movendo-se, rolando e brincando, além de atividades mais energéticas como saltar, pular e correr.

- Crianças dessa faixa etária não devem permanecer em comportamentos sedentários por longos períodos, exceto quando estão dormindo. O comportamento sedentário representa o tempo em que as crianças estão fazendo muito pouco movimento físico, como passear de carro ou ficar no carrinho de bebê. Permanecer em comportamentos sedentários por longos períodos não é benéfico para a saúde e para o desenvolvimento da criança e deve ser evitado.
- Até os dois anos de vida recomenda-se que o tempo de tela (TV, *tablet*, celular, jogos eletrônicos) seja ZERO.

Crianças de 3 a 5 anos de idade

- Crianças dessa faixa etária devem acumular pelo menos 180 minutos de atividade física de qualquer intensidade distribuída ao longo do dia, incluindo uma variedade de atividades em diferentes ambientes e que desenvolvam a coordenação motora.
- Brincadeiras ativas, andar de bicicleta, atividades na água, jogos de perseguir e jogos com bola são as melhores maneiras para essa faixa etária se movimentar.
- A partir dos três anos de idade atividades físicas estruturadas, como natação, danças, lutas, esportes coletivos, entre outras, também podem ser paulatinamente incluídas.
- Comportamentos sedentários devem ser fortemente evitados e recomenda-se que o tempo de tela seja limitado em 2 horas por dia, sendo que quanto menos tempo gasto em frente às telas será melhor.

Crianças e adolescentes de 6 a 19 anos de idade

- Crianças e adolescentes dessa faixa etária devem acumular pelo menos 60 minutos diários de atividades físicas de intensidade moderada a vigorosa. Atividades de intensidade moderada a vigorosa são aquelas que fazem a respiração acelerar e o coração bater mais rápido, tais como pedalar, nadar, brincar em um *playground*, correr, saltar e outras atividades que tenham, no mínimo, a intensidade de uma caminhada.
- A prática de atividade física superior a 60 minutos fornece inúmeros benefícios adicionais para a saúde.
- Atividades de intensidade vigorosa, incluindo aquelas que são capazes de fortalecer músculos e ossos, devem ser realizadas em, pelo menos, três dias por semana. Para a população pediátrica essas atividades podem ser não estruturadas, como brincadeiras que incluam saltos, atividades de empurrar, puxar e apoiando/suportando o peso corporal.
- Atividades de flexibilidade envolvendo os principais movimentos articulares devem ser realizadas pelo menos três vezes por semana.
- Crianças e adolescentes devem ser encorajados a participar de uma variedade de atividades físicas agradáveis e seguras que contribuam para o desenvolvimento natural, tais como, caminhadas, andar de bicicleta, praticar esportes diversos, se envolver em jogos e brincadeiras tradicionais da comunidade em que estão inseridas. Essas atividades melhoram os aspectos físico, emocional e social.
- Assim como para crianças de 3 a 5 anos de idade, comportamentos sedentários devem ser evitados e recomenda-se que o tempo de tela seja limitado em 2 horas por dia, sendo que quanto menos tempo gasto em frente às telas será melhor. Porém, esse limite não deve levar em consideração o tempo destinado ao uso de computador para realização de tarefas escolares.

Envolvimento da família

Os esforços instituídos para prevenção da obesidade infantil devem envolver toda a família, quanto às alterações de estilo de vida, considerando que a família atua como promotora do estilo de vida da criança (ver Capítulo 28). Os componentes familiares que podem funcionar como estressores para a criança devem ser identificados e a família deve ser convidada a identificar os pontos que podem ser modificados na rotina para a redução do estresse.

Cuidado com o sono

Sugere-se promover padrões saudáveis de sono em crianças e adolescentes para diminuir a probabilidade de desenvolvimento da obesidade devido a mudanças na ingestão energética e no metabolismo relacionadas a desordens do sono. A Sociedade Brasileira de Pediatria aponta recomendações sobre a qualidade do sono: crianças em idade pré-escolar devem ter em média 12 horas de sono/dia (com período de sono noturno e outro à tarde), crianças em idade escolar necessitam de 10 a 11 horas de sono/dia (com período principal noturno) e adolescentes necessitam de 9 a 10 horas/dia.[22]

A escola

Programas de intervenção baseados no ambiente escolar devem ser estimulados.[1,20] No tratamento individual é importante que os responsáveis pela escola sejam convidados a contribuir na instituição de medidas que tornem o ambiente escolar menos obesogênico e mais saudável.

Recomenda-se a implementação de intervenções abrangentes de mudança de comportamento para prevenir a obesidade. Tais programas seriam integrados com programas baseados na escola ou na comunidade para alcançar o público mais amplo.[20]

A SEE/SEP recomenda que os profissionais prescrevam e apoiem modificações de estilo de vida intensivas, adequadas à idade, culturalmente sensíveis e centradas na família (dieta, atividade física, intervenção comportamental) para promover uma diminuição no IMC.[20]

A prática alimentar saudável, assim como descrito nas Diretrizes de Prevenção da Obesidade Infantil, incluindo as recomendações do Guia Alimentar para População Brasileira, é imprescindível para o tratamento adequado da obesidade nessa faixa etária.[13]

Tratamento comportamental

Embora o perfil das comorbidades na obesidade esteja bem estabelecido, sua relação com a saúde mental é relativamente menos explorada.[23] A obesidade é altamente estigmatizada na maioria dos países ocidentais. Os indivíduos obesos geralmente são vistos como preguiçosos, sem autocontrole, motivação e inteligência. O estigma e a discriminação baseados no peso aumentaram substancialmente desde os anos 2000 e são comparáveis à discriminação racial e podem ter consequências adversas significativas para a saúde desses indivíduos, incluindo depressão, insatisfação corporal e saúde comprometida. Também pode prejudicar as tentativas de perda de peso, exercício ou o consumo de alimentos, reduzindo a autoestima e aumentando a alimentação emocional ou outros comportamentos alimentares desordenados.[24]

A avaliação psiquiátrica pode ser um componente importante do atendimento abrangente da obesidade e merece uma avaliação adicional visando a otimização dos resultados terapêuticos e funcionais.[23] O tratamento interdisciplinar com foco na mudança de comportamento tem sido apontado na literatura como a forma mais efetiva de tratamento.[24] A entrevista motivacional é uma técnica de aconselhamento sem julgamento e centrada no paciente, que envolve a escuta reflexiva e aborda a ambivalência do paciente para mudar. Usa os valores do paciente para resolver essa ambivalência e contribui para o reconhecimento e modificação de hábitos.[25] Auxilia também no processo de melhora da autoestima, autocontrole, automonitorização e autoconhecimento usando ferramentas, como, por exemplo, o diário alimentar. Essa técnica mostrou ser uma ferramenta útil no tratamento da obesidade pediátrica.

As abordagens comportamentais baseadas na família, que incluem os pais ou cuidadores da criança, apresentaram maiores resultados positivos.[26]

Tratamento medicamentoso

A farmacoterapia para crianças ou adolescentes com obesidade somente deve ser planejada após constatar-se que a implementação de um programa formal de modificação intensiva do estilo de vida não conseguiu limitar o ganho de peso ou melhorar as comorbidades.

Comitês de pediatria e endocrinologia se posicionaram contra a recomendação de uso de medicamentos em crianças com sobrepeso menores de 16 anos, exceto em contextos de ensaios clínicos.[9,20] A farmacoterapia já aprovada para tratamento da obesidade deve ser prescrita apenas por clínicos experientes e, concomitante a alterações de estilo de vida, com atenção aos efeitos adversos de cada medicação. Os clínicos devem descontinuar a medicação e reavaliar o paciente, caso ele não possua uma redução de escore z de IMC de 4%, após tomar medicação antiobesidade por 12 semanas, na dosagem completa da medicação.[20]

REFERÊNCIAS

1. World Health Organization (WHO). Report of the Commission on Ending Childhood Obesity. Geneva: WHO; 2015.
2. World Health Organization (WHO). Global nutrition targets 2025: childhood overweight policy brief. WHO/NMH/NHD/14.6 [internet]. 2014. Disponível em: http://apps.who.int/iris/bitstream/handle/10665/149021/WHO_NMH_NHD_14.6_eng.pdf?sequence=2.
3. World Health Organization (WHO). Global recommendations on physical activity for health. Geneva: WHO [Internet]. 2010. Disponível em: http://medcontent.metapress.com/index/A65RM03P4874243N.pdf%5Cnhttp://scholar.google.com/scholar?hl=en&btnG=Search&q=intitle:Global+Recomendations+on+physical+activity+for+health#0.

4. International Association for the Study of Obesity (Iaso). Obesity: Understanding and challenging the global epidemic. 2009-2010 Report. Disponível em: http://blogimages.bloggen.be/diabetescheck/attach/35623.pdf.
5. Ng M, Fleming T, Robinson M, Thomson B, Graetz N, Margono C et al. Global, regional, and national prevalence of overweight and obesity in children and adults during 1980-2013: a systematic analysis for the Global Burden of Disease Study 2013. Lancet. 2014 Aug;384(9945):766–81.
6. NCD Risk Factor Collaboration. Worldwide trends in body-mass index, underweight, overweight, and obesity from 1975 to 2016: a pooled analysis of 2416 population-based measurement studies in 128·9 million children, adolescents, and adults. Lancet. 2017;6736(17):1-16.
7. Al-Khudairy L, Loveman E, Colquitt JL, Mead E, Johnson RE, Fraser H et al. Diet, physical activity and behavioural interventions for the treatment of overweight or obese adolescents aged 12 to 17 years. Cochrane Database Syst Rev. 2017;2017(6).
8. Kumar S, Kelly AS. Review of Childhood Obesity: From Epidemiology, Etiology, and Comorbidities to Clinical Assessment and Treatment. Mayo Clin Proc. 2017;92(2):251-65.
9. ABESO. Diretrizes Brasileiras de Obesidade 2016. 4.ed. São Paulo: ABESO; 2016. p.1-188.
10. Monteiro, CA, Lousada M. Ultraprocessamento de alimentos e doenças crônicas não-transmissíveis: implicações para políticas públicas. (Série Estudos e Análises). In: Observatório Internacional de Capacidades humanas, Desenvolvimento e Políticas Públicas: estudos e análises 2. Roberto Passos Nogueira et al. (Org). (edição tr. Brasília, DF: Organização Panamericana da Saúde; 2015. p. 260.
11. Falbo A, Alves JGB, Patriota P, Serva VMSBD, Caminha M. Nutrição na infância e seus desvios. In: Figueira F. (IMIP) Diagnóstico e Tratamento nutricional em Pediatria. 3.ed. Rio de Janeiro: Guanabara Koogan; 2006.
12. Anderson SE, Sacker A, Whitaker RC, Kelly Y. Self-regulation and household routines at age three and obesity at age eleven: longitudinal analysis of the UK Millennium Cohort Study. Int J Obes (Lond). 2017 Oct;41(10):1459-1466.
13. Brasil. Ministério da Saúde. Secretaria de Atenção à Saúde. Departamento de Atenção Básica. Guia alimentar para a população brasileira. Brasilia: MS; 2014. 210 p.
14. Mozaffarian D, Hao T, Rimm EB, Willett WC HF. Changes in diet and lifestyle and long-term weight gain in women and men. N Engl J Med. 2011;364:2392-404.
15. Brasil. Cadernos de Atenção Básica: Estratégias para o cuidado da pessoa com doença crônica obesidade [Internet]. Brasília: Ministério da Saúde. 2014. 214 p. Disponível em: http://189.28.128.100/dab/docs/portaldab/publicacoes/caderno_38.pdf.
16. Hatipoglu N, Mazicioglu MM, Kurtoglu SKM. Neck circumference: an additional tool of screening overweight and obesity in childhood. Eur J Pediatr. 2010;169(6):733-9.
17. Owen CG, Simmonds M, Llewellyn A, Woolacott N. Simple tests for the diagnosis of childhood obesity: a systematic review and meta-analysis. Obes Rev. 2016;17(12):1301-15.
18. Taylor RW, Jones IE, Williams SM, Goulding A. Evaluation of waist circumference, waist-to-hip ratio, and the conicity index as screening tools for high trunk fat mass, as measured by dual-energy X-ray absorptiometry, in children aged 3-19 y13. Am J Clin Nutr. 2000;72(2):490-5.
19. Holick MF, Binkley NC, Bischoff-Ferrari HA, Gordon CM, Hanley DA, Heaney RP et al. Evaluation, treatment, and prevention of vitamin D deficiency: An endocrine society clinical practice guideline. J Clin Endocrinol Metab. 2011;96(7):1911-30.
20. Styne DM, Arslanian SA, Connor EL, Farooqi IS, Murad MH, Silverstein JH et al. Pediatric obesity-assessment, treatment, and prevention: An endocrine society clinical practice guideline. J Clin Endocrinol Metab. 2017;102(3):709-57.
21. Sociedade Brasileira de Pediatria. Manual de Orientação Promoção da Atividade Física na Infância e Adolescência. 2017; 1-14.
22. Mindell JA. Clinical Guide to Pediatric Sleep. Philadelphia: Lippincott Williams & Wilkins; 2003.
23. TM Rajan VM. Psychiatric disorders and obesity: A review of association studies. J Postgr Med. 2017;63(3):182-90.
24. Carter A, Hendrikse J, Lee N, Yücel M, Verdejo-Garcia A, Andrews Z, et al. The Neurobiology of "Food Addiction" and Its Implications for Obesity Treatment and Policy. Annu Rev Nutr. 2016;36(1):105-28.
25. Borrello M, Pietrabissa G, Ceccarini M, Manzoni GM, Castelnuovo G. Motivational Interviewing in Childhood Obesity Treatment. Front Psychol [Internet]. 2015 Nov 12;6(NOV). Disponível em: http://journal.frontiersin.org/Article/10.3389/fpsyg.2015.01732/abstract
26. Yee AZH, Lwin MO, Ho SS. The influence of parental practices on child promotive and preventive food consumption behaviors: a systematic review and meta-analysis. Int J Behav Nutr Phys Act. 2017;14(1):47.

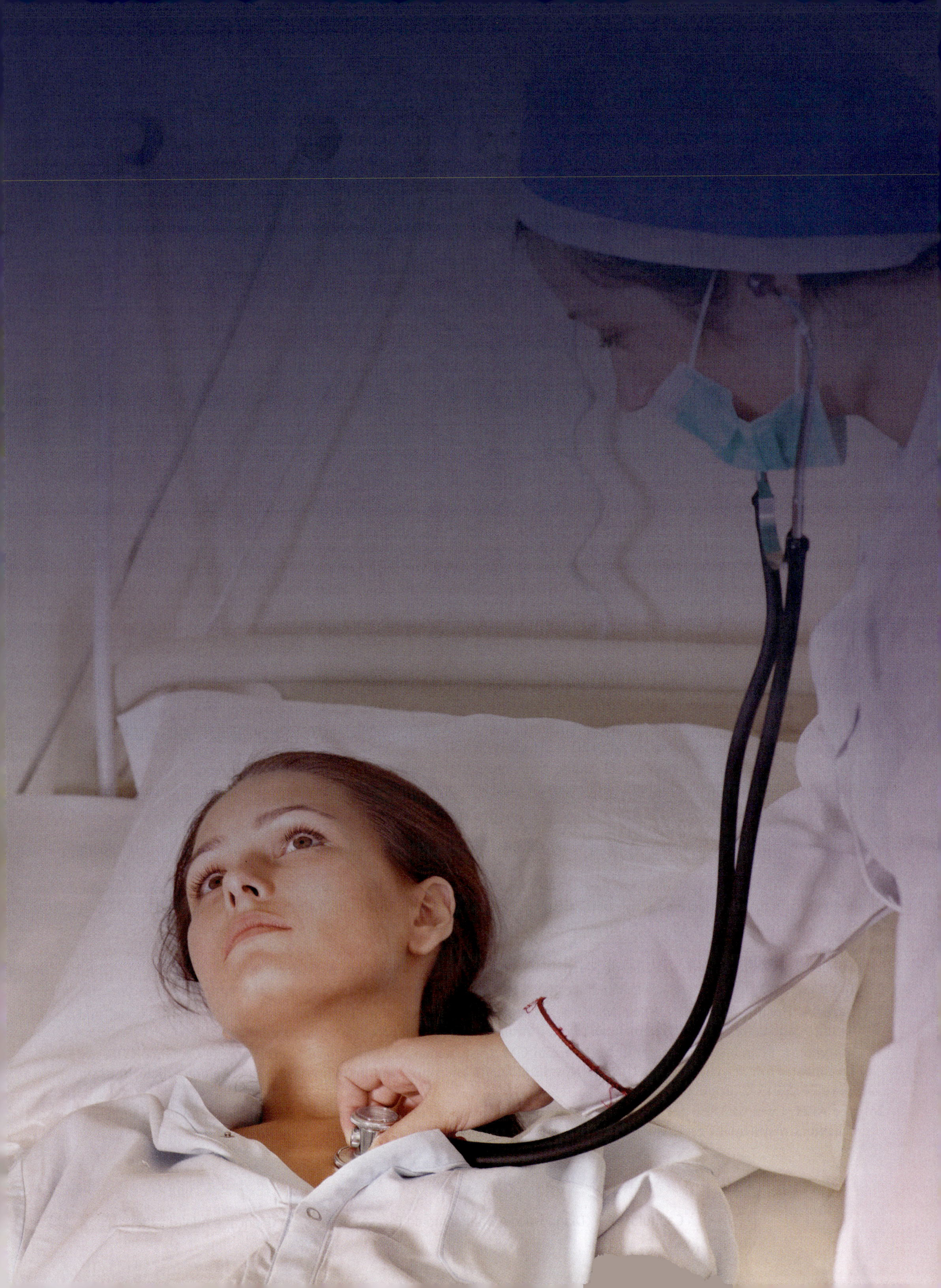

capítulo 35

O Binômio Desnutrição-Inflamação

Marília Cerqueira Leite Seelaender

Dan L. Waitzberg

Priscila Garla

A desnutrição no âmbito clínico hospitalar é alta, atingindo mais de 50% dos pacientes, e apesar dos esforços devotados ao seu controle, não há mudanças relevantes em sua prevalência nas duas últimas décadas.[1,2]

Está bem estabelecida a relação entre a desnutrição e o aumento de morbidade e mortalidade em pacientes, principalmente no período pós-operatório.[3] No entanto, o diagnóstico e tratamento da desnutrição hospitalar ainda são negligenciados.

Hoje, ainda há desafios a serem superados para adequada avaliação, detecção e gerenciamento da desnutrição hospitalar. Torna-se, portanto, de grande importância o estabelecimento de condutas de diagnóstico e controle desse distúrbio clínico. No presente capítulo, abordaremos os condicionantes que interferem direta ou indiretamente na desnutrição, bem como as ferramentas para detecção precoce do estado nutricional prejudicado e estratégias para o planejamento adequado da terapia nutricional.

RISCO NUTRICIONAL E DESNUTRIÇÃO

A desnutrição continua sendo um dos maiores problemas de saúde pública, principalmente nos países em desenvolvimento.[1-4] O paciente desnutrido apresenta maior susceptibilidade a complicações pós-operatórias, particularmente infecciosas, e tempo de internação mais prolongado, com consequente aumento das despesas hospitalares.[5]

A alta incidência de desnutrição no ambiente hospitalar é fator preocupante em todo o mundo. Em uma pesquisa de 2017, Correia e Waitzberg encontraram que a prevalência de desnutrição em hospitais da América Latina atinge 40 a 60% dos pacientes. O risco de desnutrição aumenta gradativamente conforme o tempo de permanência no hospital e está diretamente associado com maior incidência de complicações e de custos com o tratamento.[5]

Dados do programa *Nutrition Day*, publicado pela Sociedade Europeia de Nutrição Clínica e Metabólica (ESPEN), concluiu que a ingestão dietética diminuída durante a internação é um fator de risco independente para aumento da mortalidade.[6] O estudo brasileiro IBRANUTRI identificou outros fatores condicionantes que contribuem para o desenvolvimento e progressão da desnutrição hospitalar como intervenção cirúrgica no trato digestivo alto, tipo de tratamento, diagnóstico de câncer, presença de infecção e idade avançada.[7] Para prevenir as complicações relacionadas com a desnutrição hospitalar é importante estabelecer precocemente a condição nutricional no momento da admissão hospitalar. Nesse sentido, a prática de triagem nutricional e adequada avaliação nutricional representam procedimentos fundamentais para a intervenção ideal com a finalidade de prevenir e tratar as alterações nutricionais do paciente hospitalizado.[6]

Entende-se por risco nutricional a "presença de fatores que podem causar ou agravar a desnutrição em pacientes hospitalizados". Na prática clínica, pode se entender como risco nutricional a condição que um indivíduo tem de se tornar desnutrido ou de agravar o seu estado de desnutrição.[6] Atualmente, existem diversas ferramentas para triagem e avaliação nutricional que são considerados procedimentos fáceis, de baixo custo, rápida aplicação e que podem ser realizados por profissionais de saúde devidamente treinados. As principais ferramentas recomendadas pela Sociedade Brasileira de Terapia Nutricional (Diten)[8] são apresentadas na Tabela 35.1.

BINÔMIO DESNUTRIÇÃO-INFLAMAÇÃO

Hoje, existem várias definições de desnutrição. Entre elas, a mais tradicional, e resumida por Jensen e colaboradores,[3] considera desnutrição como "redução da massa magra corporal com efeito potencial no comprometimento de funções orgânicas". Atualmente, inclui-se também a presença do estado inflamatório como componente importante da definição de desnutrição, classificando-se em três categorias, segundo sua etiologia:[6]

1. **Desnutrição relacionada com o jejum prolongado:** na qual não há associação preliminar a quadro inflamatório ou infeccioso. Caberia nessa categoria, por exemplo, a desnutrição imposta pela anorexia nervosa.
2. **Desnutrição associada à presença de doença crônica:** presente nos pacientes que demonstram inflamação sistêmica, leve a moderada, mas contínua. Nessa categoria seriam incluídos pacientes com artrite reumatoide, obesidade sarcopênica, insuficiência de órgãos e câncer pancreático.

Tabela 35.1 Ferramentas de triagem e avaliação nutricional recomendadas pelas Diretrizes Brasileiras de Terapia Nutricional.[8]

	Diretrizes
Triagem nutricional	Triagem nutricional deve ser realizada em pacientes hospitalizados nas primeiras 48-72 horas da admissão para identificar o risco nutricional
Método de triagem (população adulta)	NRS 2002 é o método mais indicado no paciente hospitalizado na população brasileira
Método de triagem (população idosa)	Miniavaliação Nutricional (MAN) é o método indicado no paciente idoso
Método de avaliação nutricional	Avaliação subjetiva global (ASG) é considerada eficiente para avaliar estado nutricional, com boa reprodutibilidade e capacidade de prever complicações relacionadas à desnutrição
Exame físico nutricional	Exame físico faz parte da avaliação nutricional e sua função é auxiliar no diagnóstico nutricional junto às demais ferramentas de avaliação nutricional
Medidas antropométricas	Peso corporal
	Medida direta ou indireta da estatura/comprimento
	Índice de massa corporal (IMC)
	Circunferências e as dobras de adiposidade subcutâneas
Impedância bioelétrica (BIA)	BIA é indicada na avaliação da composição corporal de indivíduos com IMC entre 16 e 34 kg/m^2 que possam ser pesados e com estado de hidratação normal com o uso de equações validadas para essa população
Exames laboratoriais	A albumina sérica é preditor de morbidade e mortalidade e não de desnutrição
	Balanço nitrogenado não é considerado bom método de avaliação em razão de suas limitações
	Contagem total de linfócitos pode ser um indicador útil de risco de complicações infecciosas em idosos, mas não é considerado bom método de avaliação nutricional

3. **Desnutrição associada à doença ou agressão aguda:** na qual os pacientes demonstram elevado grau de inflamação aguda, em resposta, por exemplo, a trauma, queimaduras, infecções graves e agressão intracraniana.

O alicerce para essa divisão consiste no entendimento de que em grande parte dos pacientes hospitalizados a desnutrição está associada à inflamação com diferentes características. Sabe-se que o *milieu* inflamatório afeta consistentemente as necessidades nutricionais do indivíduo.[9-11] Inicialmente, a resposta inflamatória de fase aguda determina a elevação da taxa metabólica basal e altera o balanço de nitrogênio, favorecendo a excreção exagerada de nitrogênio urinário. Consequentemente, há necessidade do aumento de aporte energético e protéico.[6,9-11] Paralelamente, com a evolução do quadro inflamatório, citocinas pró-inflamatórias podem desencadear o quadro de anorexia e contribuir para perda adicional de massa magra.[12-14]

Há, portanto, relevância clínica na detecção da inflamação na sua fase inicial, tanto de diagnóstico, como de tratamento.[4] Na ausência de inflamação de qualquer natureza, a reversão do quadro de desnutrição se torna mais fácil, mas depende de terapia nutricional adequada. Quando há inflamação aguda ou crônica em concomitância, a terapia nutricional pode estar associada a estratégias farmacológicas apropriadas.

No consenso da American Society for Parenteral and Enteral Nutrition (ASPEN), foi recomendada a aferição de quadros inflamatórios para a identificação da desnutrição em adultos. Os autores sugerem a determinação da concentração da proteína C-reativa (PCR), entre outras estratégias adjuvantes, na caracterização da desnutrição.[4]

É de fundamental importância identificar a desnutrição no ambiente hospitalar para evitar ou minimizar sua repercussão na evolução dos enfermos.[5-8] O gerenciamento e planejamento clínico adequado da terapia nutricional pode beneficiar pacientes classificados em qualquer das três categorias propostas para definição da desnutrição; mesmo aqueles que apresentam estado nutricional adequado à admissão hospitalar, mas sofreram, por exemplo, um trauma agudo. Nessas situações a intervenção nutricional precoce pode favorecer um desfecho mais favorável.[3,5]

Adicionalmente, a desnutrição em si pode conduzir a amplas alterações no sistema imunitário em todos os seus aspectos, que incluem, por exemplo, mudança nos subtipos fenotípicos circulantes de linfócitos, marcadas modificações na concentração de hormônios imunomodulatórios e no perfil de citocinas secretadas.[5] Esse efeito da desnutrição pode ter consequências graves, mas distintas, quando doenças agudas ou crônicas estão presentes. Parece, dessa forma, que mesmo quando a desnutrição não está associada primariamente à inflamação, pode constituir um fator determinante do desfecho da resposta inflamatória, quando esta se instala *a posteriori*.[8-11]

A importância da investigação profunda do binômio desnutrição-inflamação está ilustrada em diversas doenças. Em pacientes com doença renal crônica, por exemplo, há intrincada associação entre a inflamação crônica e a depleção proteico-energética,[10,11] favorecendo o prognóstico adverso.

Kalantar-Zadeh e colaboradores delinearam um fator de aferição de morbidade e mortalidade em pacientes de hemodiálise, baseado no binômio desnutrição-inflamação, o *Malnutrition-Inflammation Score* (MIS).[10] Nesse "*score*", são avaliados 10 aspectos principais, abrangendo perda de peso, ingestão calórica, sintomas gastrointestinais, capacidade funcional, incidência de comorbidades, perda de massa gorda e magra, IMC, albumina sérica e capacidade total de ligação do ferro. Demonstrou-se a aplicabilidade desse índice para a avaliação prognóstica dos pacientes, e, adicionalmente, descreveu-se que a concentração de PCR quando aumentada, relaciona-se com maior morbidade.

A aplicabilidade do MIS também foi avaliada em pacientes com doença renal crônica não submetidos à diálise. Os autores concluíram que esse índice é também apropriado à avaliação do prognóstico dessa população e que a avaliação da força de aperto de mão (*handgrip strength*), medida adicional de valor prognóstico como marcador do estado nutricional, reforça a validade do MIS como marcador de desfecho da doença.[11] Ainda em pacientes com doença renal crônica, observou-se que a associação entre uma aumentada concentração da interleucina pró-inflamatória (IL-6) e a desnutrição consiste em eficiente marcador de morbidade e mortalidade. Interessantemente, há, aparentemente, um componente de regulação concernente a aspectos étnicos na eficácia desse tipo de ferramenta biomarcadora.[11]

Kalantar-Zadeh e Norris[10,11] demonstraram que para a população de pacientes afro-norte americanos, alguns índices de aferição da inflamação, como a própria IL-6, não detêm a mesma capacidade de monitorar o desfecho da doença. Em pacientes graves, internados na unidade de terapia intensiva (UTI), o binômio desnutrição-inflamação também tem sido amplamente estudado nos últimos anos. O consenso da ASPEN de 2016 recomendou o uso de um método de avaliação nutricional específico para a população de doentes da

UTI, o escore NUTRIC, que contém a medida da interleucina IL-6 como um dos parâmetros diagnósticos para classificação dos pacientes desnutridos internados em UTI.[15]

Outro caso particular no qual o binômio desnutrição-inflamação tem papel fundamental na progressão da doença é a caquexia associada ao câncer.[16] Essa síndrome paraneoplásica, cujo sintoma mais notável é a acentuada e rápida perda de peso, afeta 50% dos pacientes e está presente na grande maioria (mais de dois terços) dos pacientes com câncer avançado.[12-14,16]

A caquexia já está presente no momento do diagnóstico em 60 a 80% dos pacientes com câncer de pulmão e câncer no sistema digestório.[16-19] É, ainda, considerada responsável direta pela morte em 22 a 40% dos casos. Trata-se de síndrome multifacetada, de etiologia relacionada à redução da sobrevida e ao prognóstico adverso. Pacientes caquéticos demonstram, ademais, maior morbidade relacionada ao tratamento quimio e radioterápico.[16-19] O consenso de câncer da ESPEN, publicado em 2017, reforça a importância de detectar, o mais breve possível, quais os pacientes com risco de desenvolver a síndrome da caquexia e que são candidatos à intervenção nutricional especializada para minimizar os riscos do estado nutricional depauperado na evolução e tratamento do câncer (Figura 35.1).[16]

As manifestações clínicas da síndrome incluem anorexia, alterações no paladar, astenia, fadiga, perda de peso involuntária (massa gorda e magra), perda da imunocompetência, perda de habilidades motoras e físicas, apatia, desequilíbrio iônico, anemia, náuseas e grandes alterações no metabolismo de proteínas, carboidratos e lipídios.[16-20]

A perda de peso e de apetite são geralmente, os primeiros sintomas percebidos pelo paciente.[16-20] No momento do diagnóstico, 54 a 70% dos pacientes relatam perda involuntária do peso.[20] O novo consenso da ESPEN propõe avaliação da porcentagem da perda de peso para avaliar o risco de morbidade e mortalidade. Diferentemente do que se observa no jejum, indivíduos caquéticos perdem massas gorda e magra de forma similar.[21] A perda de massa magra envolve a perda de proteínas a partir da musculatura esquelética, mas também da cardíaca, resultando em alterações da função do coração.[22,23]

A síndrome de anorexia-caquexia aparece em detrimento da ingestão adequada de energia e proteína,[24] mas estudos recentes indicam a marcante contribuição da inflamação sistêmica na deflagração dos sintomas metabólicos: o TNF-alfa e a IL-6 (citocinas pró-inflamatórias), por exemplo, mostram efeitos inibitórios sobre o processo de síntese proteica no músculo, através da ativação de fatores de transcrição, como o fator de transcrição nuclear *kappa* B (NF-kappaB), fator miogênico regulador (MyoD), e de outras vias, como a do mTOR, que estaria inibida na caquexia.[25]

Recentemente foram propostos cinco domínios nos quais a inflamação crônica desempenha um papel fundamental na caquexia associada ao câncer:

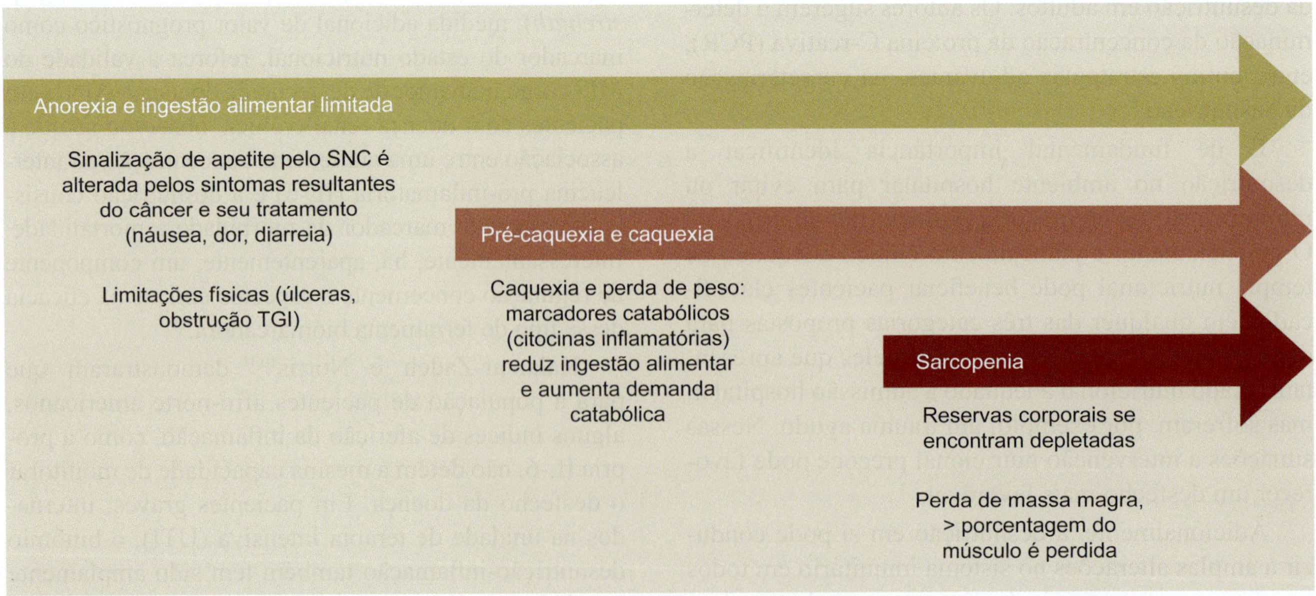

Figura 35.1 ► Algoritmo da Sociedade Europeia de Nutrição Clínica e Metabólica (ESPEN) para detecção precoce dos pacientes com risco da síndrome de caquexia. Fonte: adaptada de ESPEN, 2017.[16]

1. na instalação de inflamação em nível sistêmico;
2. na regulação dos mecanismos centrais de regulação do balanço energético;
3. na regulação do metabolismo e
4. na função do tecido adiposo músculo;
5. na modulação do apetite.[26]

No cenário da caquexia, a inflamação envolve aumento ou modificação na circulação e nos níveis teciduais de diversos fatores, entre eles proteínas de fase aguda, citocinas pró-inflamatórias e adipocinas com ação pró-inflamatória (Figura 35.2). Dessa maneira, há aumento da IL-1, fator de necrose tumoral (TNF-alfa), interferon (IFN-gama), de eicosanoides e modificação na expressão pelo tecido adiposo e na concentração plasmática de leptina, visfatina, resistina e adiponectina.[27-29]

A inflamação contribuiria inicialmente para a degradação da massa magra e gorda e, em um segundo momento, diversos compartimentos do organismo, afetados pelo quadro metabólico, passariam a contribuir para a manutenção da inflamação sistêmica; em especial alterações do metabolismo hepático e o tecido adiposo branco, amplificando a degradação de massa magra e gorda.[16,30,31]

Finalmente, ainda no contexto da caquexia associada ao câncer, é possível entender a relação entre a inflamação, a regulação da ingestão alimentar e o controle da composição corporal. Em modelo de caquexia animal, mostrou-se a relação da inflamação do sistema nervoso central com o incremento na concentração hipotalâmica de IL-1 beta e TNF-alfa.[32]

Não é fácil avaliar a concentração de fatores inflamatórios no sistema nervoso central de pacientes. Entretanto, sugere-se que a inflamação possa regular os centros hipotalâmicos responsáveis pelo controle de apetite e pela modulação da taxa metabólica basal por duas formas:

1. Indução de inflamação hipotalâmica, de maneira semelhante ao observado em animais.

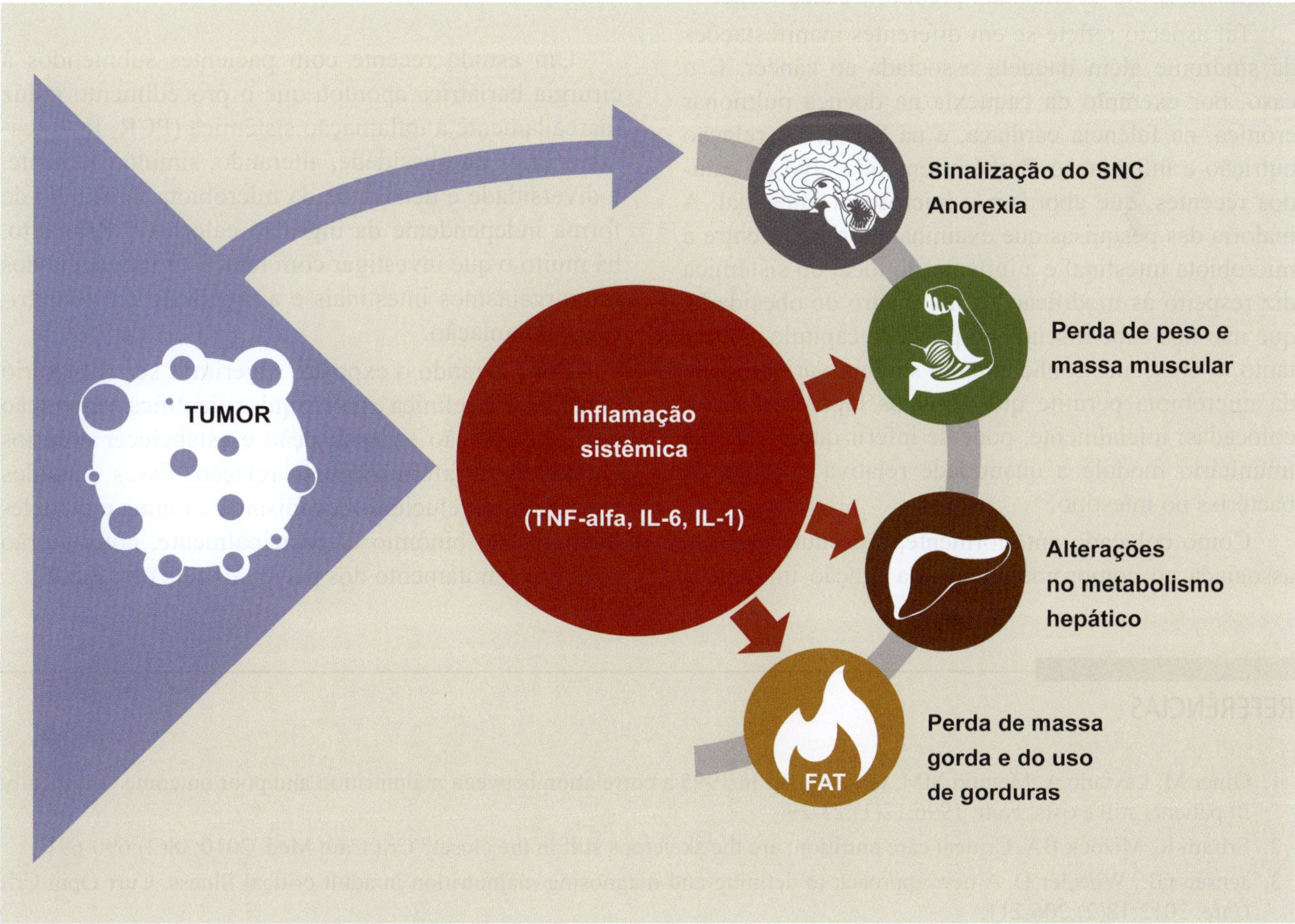

Figura 35.2 ▶ Papel da inflamação sistêmica induzida pelo tumor. Fonte: adaptada de ESPEN, 2017.[16]

2. Relacionando a transmissão vagal ao sistema nervoso central de informação, indicando presença de inflamação local (junto ao tumor), ou ainda sistêmica (em diferentes órgãos), elicitando a ativação dos neurônios da POMC e inibição dos neurônios relacionados à secreção de neuropeptídio Y.[33,34]

Em pacientes caquéticos com câncer intestinal, em dados ainda não publicados na literatura, houve redução marcada na concentração de neuropeptídios circulantes, como NPY, MCH.[35] Esses resultados indicam que, de alguma forma, o hipotálamo está respondendo à inflamação local ou à sistêmica, com comprometimento na regulação dos mecanismos responsáveis pelo controle de apetite.[36]

A relação entre a inflamação, a perda de peso e a redução de apetite na caquexia conduziu os pesquisadores a estabelecer ferramentas de avaliação, que tomam por pressuposto que a síndrome de caquexia está obrigatoriamente associada à inflamação sistêmica, considerando a concentração de PCR circulante e o "*Glasgow Prognostic Score*", como fator preditório e diagnóstico.[37]

Tal aspecto reflete-se em diferentes manifestações da síndrome além daquela associada ao câncer. É o caso, por exemplo da caquexia na doença pulmonar crônica, na falência cardíaca, e na SIDA.[36] A relação nutrição e inflamação também tem sido alvo de estudos recentes, que abordam a microbiota intestinal. A maioria das pesquisas que examinam a relação entre a microbiota intestinal e a inflamação local ou sistêmica diz respeito às modificações no quadro de obesidade, que não nos cabe discutir no presente capítulo. Entretanto, o crescente conhecimento sobre a variabilidade da microbiota permite que algumas hipóteses sejam colocadas; inicialmente, pode-se inferir que o sistema imunitário module a quantidade relativa e cepas de bactérias no intestino.[38]

Como colocado anteriormente, a desnutrição está associada ao comprometimento da função imunitária e, portanto, relacionada ao desequilíbrio da microbiota. Por outro lado, metabólitos liberados pelas bactérias intestinais poderiam regular a função imunológica. Ademais, micronutrientes, como o ácido retinoico (fonte de vitamina A), poderiam sinalizar ao sistema imunitário a densidade relativa das diferentes cepas microbianas. Nesse cenário, o sistema imunitário modularia a densidade da microbiota através da manutenção de cepas que permitissem uma maior abundância de metabólitos anti-inflamatórios no intestino.[38]

Outras possibilidades de interferência da microbiota no binômio desnutrição-inflamação são representadas por:

1. Ação de microrganismos patogênicos, que causam inflamação intestinal e consequente má-absorção de nutrientes.
2. Polimorfismos que afetam a composição da microbiota e assim, a absorção e a inflamação local.
3. Mudanças na ecologia do microbioma intestinal, com consequente efeito sobre a absorção de nutrientes da dieta.[39]

Um estudo recente com pacientes submetidos à cirurgia bariátrica apontou que o procedimento reduz marcadamente a inflamação sistêmica (PCR, IL-6) característica da obesidade, alterando, simultaneamente, a diversidade e densidade da microbiota intestinal, de forma independente da ingestão calórica.[40] Por certo, há muito o que investigar com relação à influência dos microrganismos intestinais e a regulação da desnutrição e inflamação.

Considerando o exposto, sugerimos ser necessário considerar na clínica e na pesquisa científica a interação entre inflamação e desnutrição e estabelecer critérios confiáveis de aferição dessa relação. Esses cuidados possibilitarão elucidar mecanismos comuns e complementares do binômio e, principalmente, contribuirão para que o tratamento dos pacientes seja otimizado.

REFERÊNCIAS

1. Giner M, Laviano A, Meguid MM, Gleason JR. In 1995 a correlation between malnutrition and poor outcome in critically ill patients still exists. Nutr. 1996;12(1):23-29.
2. Sriram K, Mizock BA. Critical care nutrition: are the skeletons still in the closet? Crit Care Med. 2010;38(2):690-691.
3. Jensen GL, Wheeler D. A new approach to defining and diagnosing malnutrition in adult critical illness. Curr Opin Crit Care. 2012;18(2):206-211.

4. White JV, Guenter P, Jensen G, Malone A, Schofield M; Academy of Nutrition and Dietetics Malnutrition Work Group; A.S.P.E.N. Malnutrition Task Force; A.S.P.E.N. Board of Directors. Consensus statement of the Academy of Nutrition and Dietetics/American Society for Parenteral and Enteral Nutrition: characteristics recommended for the identification and documentation of adult malnutrition (undernutrition). J Acad Nutr Diet. 2012;112(5):730-738.
5. Correia MITD, Perman MI, Waitzberg DL. Hospital malnutrition in Latin America: A systematic review. Clin Nutr. 2017; 36(4):958-967.
6. Hiesmayr M, Schindler K, Pernicka E et al. Decreased food intake is a risk factor for mortality in hospitalised patients: The Nutrition Day survey 2006. Clinical Nutrition. 2009; 28:484-491.
7. Waitzberg DL, Caiaffa WT, Correia I Hospital malnutrition: the Brazilian national survey (IBRANUTRI): a study of 4000 patients. Nutrition. 2001;17.
8. Sociedade Brasileira de Nutrição Parenteral e Enteral (SBNPE – DITEN). Diretrizes Brasileiras de Terapia Nutricional.
9. Meuwese CL, Carrero JJ, Stenvinkel P. Recent insights in inflammation-associated wasting in patients with chronic kidney disease. Contrib Nephrol. 2011;171:120-126.
10. Kalantar-Zadeh K, Kopple JD, Block G, Humphreys MH. A malnutrition inflammation score is correlated with morbidity and mortality in maintenance hemodialysis patients. Am J Kidney Dis. 2001;38(6):1251-1263.
11. Noori N, Kovesdy CP, Dukkipati R et al. Racial and ethnic differences in mortality of hemodialysis patients: role of dietary and nutritional status and inflammation. Am J Nephrol. 2011;33(2):157-167.
12. Argilés JM, López-Soriano FJ, Busquets S. Novel approaches to the treatment of cachexia. Drug Discov Today. 2008;13(1-2):73-78.
13. Fearon KC, Moses AG. Cancer cachexia. Int J Cardiol. 2002;85(1):73-81.
14. Saini A, Al-Shanti N, Stewart CE. Waste management – cytokines, growthfactors and cachexia. Cytokine Growth Factor Rev. 2006;17(6):475-486.
15. McClave SA, Taylor BE, Martindale RG et al. Guidelines for the Provision and Assessment of Nutrition Support Therapy in the Adult Critically Ill Patient: Society of Critical Care Medicine (SCCM) and American Society for Parenteral and Enteral Nutrition (ASPEN). Journal of Parenteral and Enteral Nutrition. 2016;40(2):159-211.
16. Arends J, Bachmann P, Baracos V, Barthelemy N, Bertz H, Bozzetti F et al. ESPEN guidelines on nutrition in cancer patients. Clin Nutr. 2017;36(1):11-48.
17. Saini A, Al-Shanti N, Stewart CE. Waste management – cytokines, growthfactors and cachexia. Cytokine Growth Factor Rev. 2006;17(6):475-486.
18. Barber MD, Ross JA, Fearon KC. Changes in nutritional, functional, and inflammatory markers in advanced pancreatic cancer. Nutr Cancer. 1999;35(2):106-110.
19. Caccialanza R, Pedrazzoli P, Cereda E, Gavazzi C, Pinto C, Paccagnella A et al. Nutritional Support in Cancer Patients: A Position Paper from the Italian Society of Medical Oncology (AIOM) and the Italian Society of Artificial Nutrition and Metabolism (SINPE). J Cancer. 2016;7(2):131-5.
20. Penna F, Minero VG, Costamagna D, Bonelli G, Baccino FM, Costelli P. Anti-cytokine strategies for the treatment of cancer-related anorexia and cachexia. Expert Opin Biol Ther. 2010;10(8):1241-1250.
21. Inui A. Cancer anorexia-cachexia syndrome: current issues in research and management. CA Cancer J Clin. 2002;52(2):72-91.
22. Argilés JM, Olivan M, Busquets S, López-Soriano FJ. Optimal management of cancer anorexia-cachexia syndrome. Cancer Manag Res. 2010;22(2):27-38.
23. Argilés JM, Busquets S, López-Soriano FJ. Metabolic interrelationships between liver and skeletal muscle in pathological states. Life Sci. 2001;69(12):1345-1361.
24. Pichard C, Kyle UG. Body composition measurements during wasting diseases. Curr Opin Clin Nutr Metab Care. 1998;1(4):357-361.
25. Durham WJ, Dillon EL, Sheffield-Moore M. Inflammatory burden and amino acid metabolism in cancer cachexia. Curr Opin Clin Nutr Metab Care. 2009;2(1):72-77.
26. Tan BH, Fearon KC. Cytokine gene polymorphisms and susceptibility to cachexia. Curr Opin Support Palliat Care. 2010;4(4):243-248.
27. Smiechowska J, Utech A, Taffet G et al. Adipokines in patients with cancer anorexia and cachexia. J Investig Med. 2010;58:554-559.
28. Kemik O, Kemik AS, Begenik H et al. The relationship among acute-phase response proteins, cytokines, and hormones in various gastrointestinal cancer types patients with cachectic. Hum Exp Toxicol. 2012 Feb;31(2):117-25.

29. Lira FS, Yamashita AS, Rosa JC et al. Hypothalamic inflammation is reversed by endurance training in anorectic-cachectic rats. Nutr Metab (Lond). 2011;24;8(1):60.
30. Batista ML Jr, Peres SB, McDonald ME, Alcantara PS, Olivan M, Otoch JP et al. Adipose tissue inflammation and cancer cachexia: possible role of nuclear transcription factors. Cytokine. 2012;57(1):9-16.
31. Seelaender M, Batista M Jr, Lira F, Silverio R, Rossi-Fanelli F. Inflammation in cancer cachexia: to resolve or not to resolve (is that the question?). Clin Nutr. 2012;31(4):562-566.
32. Lira FS, Yamashita AS, Rosa JC et al. Exercise training decreases adipose tissue inflammation in cachectic rats. Horm Metab Res. 2012;44(2):91-98.
33. Laviano A, Inui A, Marks DL, Meguid MM, Pichard C, Rossi Fanelli F et al. Neural control of the anorexia-cachexia syndrome. Am J Physiol Endocrinol Metab. 2008;295(5):1000-1008.
34. Laviano A, Seelaender M, Rianda S, Silverio R, Rossi Fanelli F. Neuroinflammation: a contributing factor to the pathogenesis of cancer cachexia. Crit Rev Oncog. 2012;17(3):247-252.
35. Lira FS, Silvério R, Pimentel RD, Camargo R, Matos-Neto E, Oyama LM et al. Alteration in circulating neuropeptides in cancer patients: marker of cachexia? In press.
36. Grossberg AJ, Scarlett JM, Marks DL. Hypothalamic mechanisms in cachexia. Physiol Behav. 2010;100(5):478-489.
37. McMillan DC. An inflammation-based prognostic score and its role in the nutrition-based management of patients with cancer. Proc Nutr Soc. 2008;67(3):257-262.
38. Gordon JI, Dewey KG, Mills DA, Medzhitov RM. The human gut microbiota and undernutrition. Sci Transl Med. 2012;4(12):137.
39. Ahmed T, Haque R, Shamsir Ahmed AM, Petri WA Jr, Cravioto A. Use of metagenomics to understand the genetic basis of malnutrition. Nutr Rev. 2009;67(2):201-206.
40. Furet JP, Kong LC, Tap J, et al. Differential adaptation of human gut microbiota to bariatric surgery-induced weight loss: links with metabolic and low-grade inflammation markers. Diabetes. 2010;59(12):3049-3057.

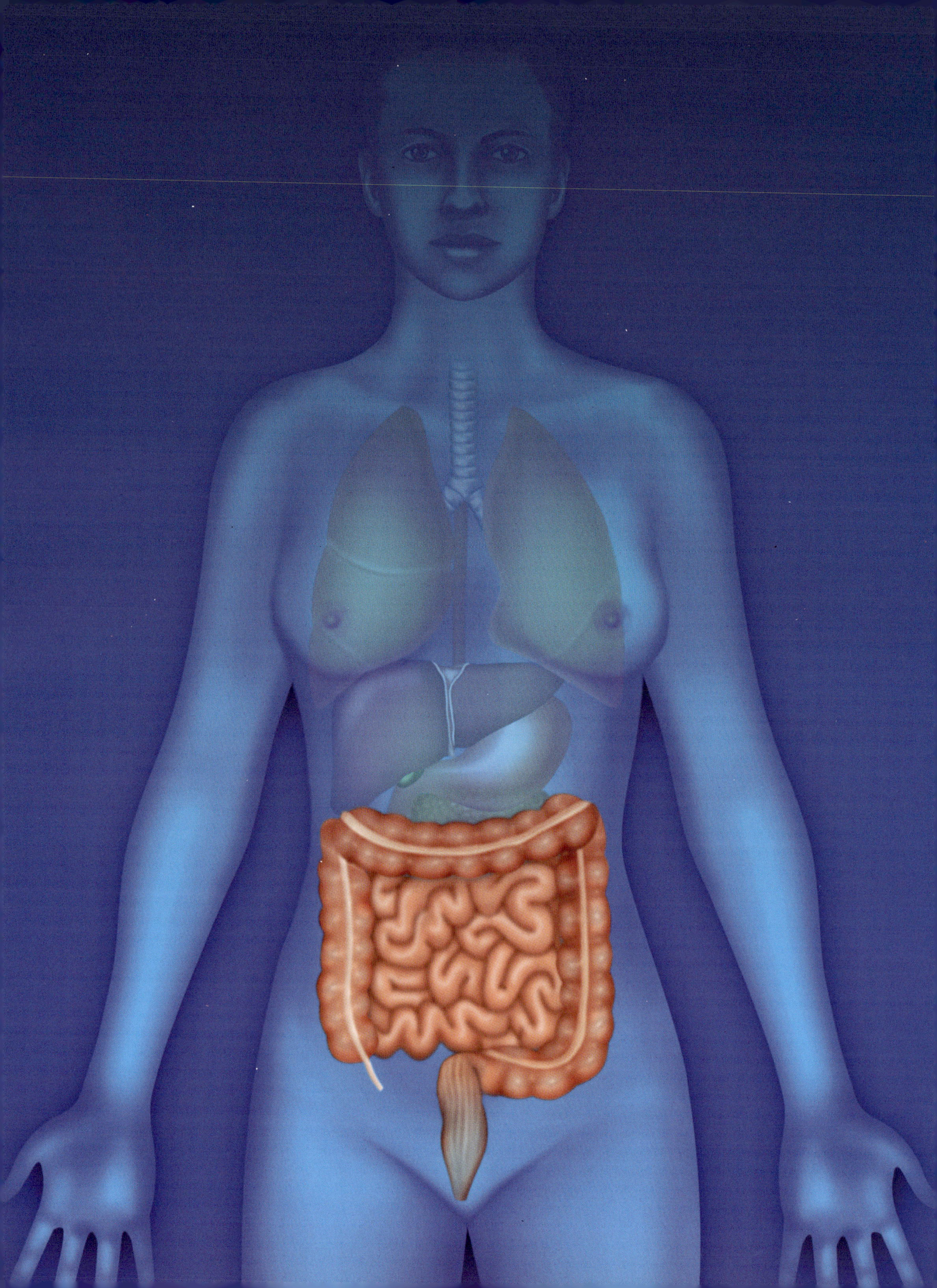

capítulo: 36

Microbiota Intestinal em Obesidade e Distúrbios Metabólicos

Priscila Sala
Karina Al Assal
Natasha Machado
Danielle Cristina Fonseca
Camila Cardinelli
Dan L. Waitzberg

INTRODUÇÃO

A obesidade é reconhecidamente um problema de saúde pública mundial. Afeta, pelo menos, 400 milhões de indivíduos e está associada a comorbidades graves, que incluem *diabetes mellitus* tipo II (DM2), hipertensão arterial sistêmica (HAS) e câncer.[1] No Brasil, a Pesquisa Nacional de Saúde (PNS), feita pelo Instituto Brasileiro de Geografia e Estatística (IBGE) em 2013, mostrou que 56,9% das pessoas com mais de 18 anos estão acima do peso em nosso país. Esses dados traduzem a urgência de se pensar em políticas públicas adequadas à prevenção e ao tratamento do sobrepeso e da obesidade, para minimizar a alta incidência de comorbidades associadas ao excesso de peso na população brasileira.[2]

Apesar da maior disponibilidade e estabilidade dos alimentos nos últimos séculos, o ser humano ainda mantém a sua predisposição fisiológica para acumular energia na forma de tecido adiposo. As mudanças de comportamento alimentar e os hábitos de vida sedentários podem ser os principais determinantes do crescimento dos índices de obesidade em todo o mundo.[3] Embora a obesidade tenha etiologia complexa e multifatorial já conhecida, pesquisas recentes apontam para um novo contribuinte desencadeante da obesidade: a microbiota intestinal.[4,5]

A microbiota intestinal refere-se a uma comunidade complexa de microrganismos que habitam o trato gastrintestinal (TGI), mais particularmente o cólon, que desempenha funções importantes.[3] O microbioma (genoma bacteriano) é 100 vezes maior que o genoma humano. Por isso, a microbiota intestinal pode ser considerada um *órgão metabólico externo*. Dentre suas principais funções, podemos destacar a participação ativa em processos importantes como a conversão de alimentos em nutrientes e energia,[5,6] síntese de vitaminas, fermentação de fibras em ácidos graxos de cadeia curta, modulação do sistema imunológico, metabolismo de ácidos biliares, esteroides e xenobióticos.[7-9]

Sabemos que os hábitos alimentares são os principais contribuintes para a diversidade da microbiota intestinal humana, que participa na extração de energia dos alimentos e na regulação da homeostase energética. Diante desse contexto, acredita-se que a microbiota intestinal influencia diretamente o desenvolvimento da obesidade.[10-13]

Os microrganismos intestinais e, portanto, o seu microbioma estão sendo, cada vez mais, associados ao desenvolvimento de doenças gastrintestinais, inflamatórias e à própria obesidade.[5,14] Entretanto, as relações entre a dinâmica da composição da microbiota intestinal, a dieta e o estilo de vida ainda não estão completamente compreendidas, devido à dificuldade de se caracterizar a composição da microbiota intestinal humana, particularmente em razão das grandes variações existentes entre os indivíduos.[1]

MICROBIOTA INTESTINAL EM INDIVÍDUOS SAUDÁVEIS

Nos últimos anos, novas tecnologias permitiram a detecção de espécies de diferentes bactérias. Diversos estudos avaliaram a microbiota intestinal, sua composição e suas alterações, elevando o reconhecimento da importância do tema, especialmente em condições de desequilíbrio funcional, como a obesidade e suas doenças associadas.[1,5]

Múltiplos estudos desenvolvidos com indivíduos que não apresentavam sinais de doença deram origem ao conhecimento atual sobre a composição da microbiota saudável, que considera o equilíbrio homeostático entre as comunidades microbianas, a estabilidade de interações dos microrganismos entre si e a relação com a interface intestinal do hospedeiro.[15]

A identificação e classificação de bactérias da microbiota intestinal humana baseia-se na análise pela técnica de 16S rRNA, que amplifica ácidos nucleicos extraídos de amostras fecais ou amostras da mucosa intestinal.[3,5,16]

Uma grande e variada população bacteriana é abrigada na microbiota intestinal,[1,9] sendo composta por 500 a 1.000 diferentes espécies e dominada principalmente por microrganismos anaeróbios (95% dos organismos totais).[1,5]

Três domínios baseados na filogenia molecular classificam a microbiota: *Eukarya, Bacteria* e *Archaea.* O filo *Eukarya* consiste em organismos eucariontes, constituídos por células que contêm estruturas complexas anexas à membrana e, mais notavelmente, no núcleo. Em contraste, *Bacteria* e *Archaea* consistem em organismos procariontes, não apresentando seu material genético delimitado por uma membrana.[3]

Em humanos adultos, grande parte da microbiota intestinal é composta por *Bacteria*,[3] podendo ser subdividido em quatro principais filos dominantes: *Firmicutes* (64%, Gram-positivo), *Bacteroidetes* (23%, Gram-negativo), *Proteobacteria* (8%, Gram-negativo) e *Actinobacteria* (3%, Gram-positivo).[5,17] A minoria restante inclui *Verrucomicrobia, Fusobacterias* e o filo *TM7* (Figura 36.1). Cerca de 90% de todo filotipo de bactérias do TGI é composto por *Bacteriodetes* e *Firmicutes*.[1,9,17,18] Os *Firmicutes* são considerados o maior filo bacteriano, contendo mais de 200 gêneros de bactérias, incluindo *Lactobacilos*, *Bacillus*, *Mycoplasma* e *Clostridium*.[5,18] Os microrganismos do domínio *Archaea* são semelhantes a *Bacterias* em muitos aspectos da estrutura celular e, de acordo com análises de sequências do 16S rRNA metagenômico, a classe *Methanobrevibacter smithii (M. smithii) é* quase onipresente nesse filo.

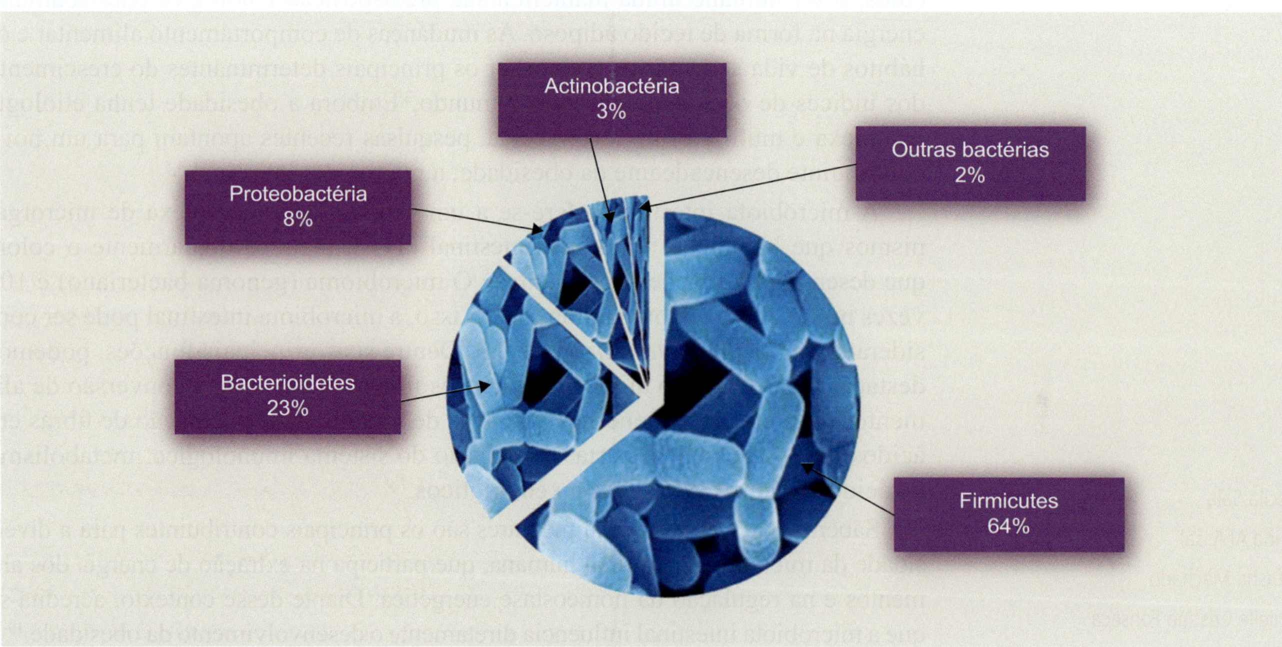

Figura 36.1 ► Composição da microbiota intestinal humana.[1,17,18]

Considerada um ecossistema complexo formado por comunidades microbiológicas, a microbiota intestinal possui a habilidade de autorregeneração e restabelecimento do equilíbrio após perturbações externas, como infecções ou uso de antibióticos, também são características importantes que conferem efeito protetor para integridade da barreira da mucosa e equilíbrio da microbiota.[15]

Delimitadas pela coevolução, essas interações biológicas desenvolveram relações prósperas, criando mecanismos nos quais os organismos são mutuamente beneficiados. Assim, quando a atividade da microbiota resulta em benefícios para o hospedeiro, a funcionalidade desse ecossistema (incluindo o hospedeiro), pode ser chamada de simbiose complexa. O desequilíbrio nessas relações é denominado disbiose, e é associado ao desenvolvimento de doenças, que ocorrem principalmente por mecanismos envolvendo o vínculo mutualista fundamental entre a microbiota, seus produtos metabólicos e o hospedeiro, alterando ainda seu sistema imunológico.[19]

MICROBIOTA INTESTINAL: DO RECÉM-NASCIDO AO IDOSO

Estudos recentes mostram que a genética do hospedeiro, o ambiente pré-natal e o tipo de nascimento podem moldar o microbioma do recém-nascido. Após o nascimento, fatores pós-natais, como o tratamento com antibióticos, a dieta ou a exposição ambiental, modulam ainda mais o desenvolvimento do microbioma e sistema imunológico do bebê.[20] A exposição a uma variedade de organismos microbianos durante o início da vida lança luz sobre um efeito protetor no recém-nascido.[20]

Durante a gravidez, as comunidades microbianas vaginais sofrem alteração intencional, com o predomínio de microrganismos benéficos. Na ocasião do parto, a microbiota vaginal é dominada por *Lactobacilos* e *Prevotella*.[3,21] Crianças nascidas de parto normal têm colonização precoce com duas espécies de bactérias benéficas, *Bifidobacterias* e *Lactobacilos*, enquanto aquelas nascidas por cesárea podem apresentar atraso nesse tipo de colonização de até 30 dias. Esse processo pode ser acelerado, em lactentes, com aleitamento materno exclusivo.[9] Em contraste, os recém-nascidos de partos com intervenção cesariana são colonizados por microrganismos presentes na pele, como *Staphylococcus, Corynebacterium* e *Propionibacterium* e as diferenças na microbiota intestinal permanecem por vários meses após o nascimento.[3,21,22]

Admite-se que as diferenças existentes nas comunidades microbianas intestinais, decorrentes de cada tipo de parto, possam resultar em importantes implicações no desenvolvimento e na saúde dos recém-nascidos, que incluem aumento na susceptibilidade a determinadas doenças pediátricas. Estudos indicam que mudanças significativas ocorrem na composição dos microrganismos do leite materno. O leite humano é a fonte de centenas de filotipos bacterianos para o TGI infantil e independentemente da fonte de tais bactérias, tem sido sugerido que a exposição do lactente para tal diversidade, pode exercer efeitos benéficos contra doenças respiratórias e auxiliar na redução do risco de desenvolvimento de outras doenças, tais como DM2 e obesidade.[23] A microbiota mamária tem natureza transitória, uma vez que seu desenvolvimento inicia-se durante o último terço da gravidez, permanece constante durante toda a lactação, diminui rapidamente no desmame e desaparece no processo de involução mamária. Sugere-se que as bactérias presentes no intestino humano materno podem ser transferidas para a glândula mamária por meio de linfonodos mesentéricos.[24] Mais importantes que as transformações da microbiota intestinal na transição da infância até a vida adulta, são os efeitos da microbiota em si, o desenvolvimento de mudanças no ambiente intestinal e a transição para a dieta do adulto. As concentrações de bactérias específicas no TGI são influenciadas por variações em fatores de seu microambiente, como pH, conteúdo de oxigênio, exposição à bile e secreções pancreáticas e nutrientes.[3,25]

Nos organismos adultos, a composição da microbiota intestinal aparenta ser relativamente semelhante e estável ao longo do tempo. O genótipo, a genética, o padrão de colonização e a fisiologia do hospedeiro, associados aos fatores ambientais, influenciam a composição da microbiota no adulto. Isso foi comprovado em gêmeos monozigóticos, que, vivendo separadamente, apresentaram microbiota notavelmente mais semelhante entre si do que em relação a indivíduos não aparentados.[5,26]

A microbiota intestinal pode mudar, também, fisiologicamente com o avançar da idade.[5,9] No adulto, a microbiota intestinal permanece notavelmente constante até os 70 anos de idade.[5,27] No entanto, na velhice, a deterioração das funções fisiológicas do corpo humano reforça a diminuição da contagem de espécies benéficas (p. ex., *Bifidobacterias*) na microbiota intestinal, que promove várias doenças relacionadas ao intestino (p. ex., doença intestinal inflamatória).[28] A principal diferença microbiológica entre a microbiota de adultos e idosos foi a predominância de *Enterobacterias* e redução de bactérias anaeróbicas nos indivíduos idosos. Com o avançar da idade, a espécie *Bifidobacteria*, considerada benéfica, está muito reduzida, enquanto as *Enterobacterias*, consideradas maléficas, aumentam.[5,9]

Veja na Figura 36.2 as alterações da composição da microbiota intestinal humana de acordo com a idade.

Após a transição da infância e até a vida adulta, a microbiota intestinal do adulto é única e individual, mas pode variar muito entre os organismos humanos. A diversidade encontrada na microbiota intestinal humana dificulta o esclarecimento das complexas relações entre o estado de saúde do hospedeiro e a presença de populações microbianas específicas.[5,17,29]

EFEITOS DA DIETA NA MICROBIOTA INTESTINAL

O microbioma humano pode se modificar de acordo com diferenças em relação à quantidade de energia ingerida e as proporções relativas de macro e micronutrientes da dieta.[3] A literatura suporta que a composição da microbiota é mais influenciada pela dieta do que por fatores genéticos, e isso tem sido amplamente reproduzido em diversos estudos.[30] Isso ocorre, em parte, porque a disponibilidade de substratos influencia o microambiente intestinal, podendo favorecer ou não o desenvolvimento e a multiplicação de determinados microrganismos.[31] Assim, a nutrição do hospedeiro influenciará diretamente a composição da microbiota, alterando consequentemente a harmonia entre as espécies.

O conteúdo de carboidratos é muito relevante no sentido dessas alterações, especialmente pela sua relação com o conteúdo de fibras da dieta. Um estudo realizado com crianças na União Europeia e África investigou o impacto de dietas ocidentais, ricas em polissacarídeos e fibras, sobre a microbiota intestinal[32] e verificou que a ingestão dessa dieta promoveu aumento na relação *Bacteriodetes/Firmicutes*, acompanhado por elevação na produção de ácidos graxos de cadeia curta (AGCC). Essa produção de AGCC ocorre a partir da fermentação de moléculas da dieta, como amido, açúcares não absorvidos, polissacarídeos e mucinas, e nesse processo, os gases hidrogênio, dióxido de carbono, metano e sulfeto de hidrogênio também são formados.[3,33-37] Na fermentação de carboidratos e proteínas, os principais AGCC produzidos são: acetato, propionato e butirato[3,33]; e na degradação de aminoácidos de cadeia ramificada são produzidos: formiato, valerato, capronato, isobutirato, 2-metil-butirato e isovalerato.[3,33] Além desses compostos, o metabolismo colônico dos AGCC também produz corpos cetônicos.

Os AGCC são absorvidos pelo epitélio do cólon e usados como principal fonte de "combustível" para manutenção de suas células, sendo o butirato um dos mais relevantes. Em nível intestinal, esse AGCC possui papel regulatório no transporte de fluido transepitelial,

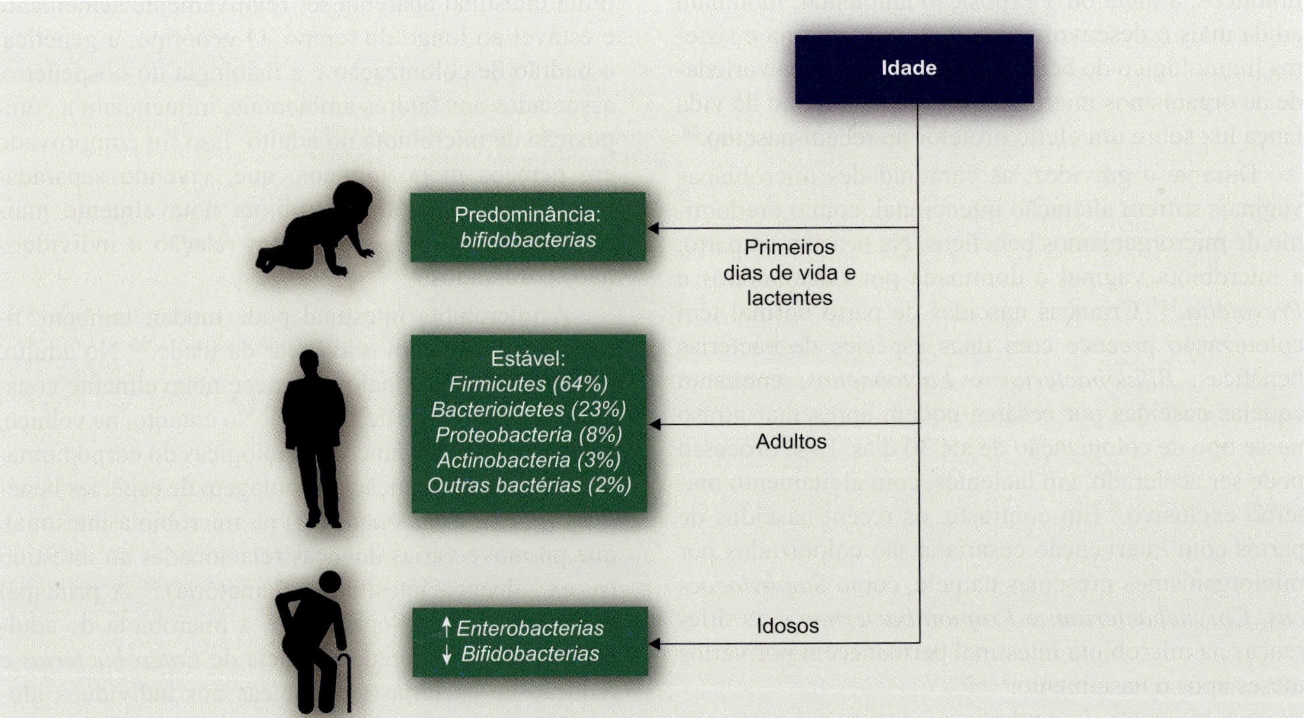

Figura 36.2 ► Composição da microbiota intestinal humana de acordo com a idade.[1,5,9]

promove melhora o estado oxidativo e inflamatório, reforça a barreira de defesa epitelial e modula a sensitividade visceral e motilidade intestinal. Em nível extraintestinal, o butirato exerce efeitos potenciais muito úteis em condições como hemoglobinopatias, doenças metabólicas genéticas, hipercolesterolemia, resistência insulínica e acidente vascular cerebral isquêmico, sendo ainda considerado fator protetor contra o desenvolvimento de câncer coloretal.[38]

Já o acetato e o propionato são conduzidos via sistema porta para o fígado e outros tecidos periféricos, onde são metabolizados.[33,37,39-43] A capacidade de eliminação de hidrogênio, durante a fermentação, pode influenciar as interações microbianas já que a maioria dos microrganismos é anaeróbia, e o acúmulo desse gás no cólon inibe a continuidade do processo fermentativo.[3,35,44,45] A dieta influencia diretamente o tipo e a quantidade de AGCC e gases produzidos no intestino grosso, especialmente devido a disponibilidade de fibras (carboidratos não digeríveis).[3,36,37,39-43,46]

Dietas ricas em gordura e/ou açúcares promovem alterações negativas a microbiota intestinal, levando a disbiose e aumentando a produção de endotoxinas. Esse quadro modifica a mucosa intestinal, promovendo a redução na sua espessura e aumentando a permeabilidade a patógenos e antígenos, com consequente estabelecimento de um quadro inflamatório de baixa intensidade, mas persistente.[11,47]

Por outro lado, a ingestão de dieta hiperproteica e pobre em carboidratos teve efeitos prejudiciais à saúde do hospedeiro ao reduzir o grupo *Roseburia/Eubacterium* e, consequentemente, sua produção de butirato.[3,48] Em contraste com esses resultados, Turnbaugh e colaboradores[46] encontraram redução de *Bacteroidetes* em camundongos obesos submetidos a dieta para perda de peso com baixa quantidade de carboidratos, e Duncan e colaboradores[49] verificaram que a ingestão de dieta pobre em carboidratos e rica em proteínas em indivíduos obesos também reduz os níveis de *Bacteroidetes* da microbiota intestinal.

Já com a ingestão de dieta rica em proteína e gordura e pobre em fibras por crianças europeias acarretou o aumento de *Proteobacteria*.[3,32] Esses resultados sugerem que o microbioma intestinal pode variar geograficamente com seus hospedeiros, decorrente da adaptação às dietas locais. O consumo de gordura dietética também pode promover alterações na microbiota intestinal. Em apenas um dia de mudança alimentar, a transição de uma dieta com baixo teor de gordura e polissacarídeos para uma dieta com alto teor de gordura e açúcares promoveu alterações na comunidade microbiana e suas funções metabólicas relacionadas, principalmente ao metabolismo glicídico.[3,50]

A alimentação do tipo ocidental, *western diet*, pobre em fibras e rica em gorduras e carboidratos simples, alterou o perfil da microbiota intestinal em um estudo conduzido por Hildebrandt e colaboradores, no qual a microbiota de camundongos magros, inicialmente recebendo dieta-padrão foi comparada a dieta hipergordurosa. Ao consumirem a dieta hipergordurosa, os camundongos tiveram aumento da presença fecal de *Firmicutes* e *Proteobacteria* e diminuição de *Bacteroidetes*.[12]

Tomados em conjunto, esses resultados, aparentemente contraditórios, podem ser consequentes das diferenças metodológicas experimentais e requerem maior investigação futura. Contudo, podemos observar que o impacto da dieta na microbiota é, de fato, indiscutível.

RECONHECIMENTO DA MICROBIOTA PELO HOSPEDEIRO (RECEPTORES TLRS)

Células epiteliais do intestino, ao atuar em conjunto com o sistema imune inato, protegem a mucosa contra infecções. Os receptores *toll-like* (TLRs) são expressos no epitélio intestinal e fazem parte da resposta imune inata. Os TLRs pertencem a uma família de receptores denominada de PRRs (receptores de reconhecimento padrão).[51,52] Os receptores TLRs reconhecem distintas moléculas de superfície encontradas nos microrganismos: PAMPs (padrões moleculares associados aos patógenos), DAMPs (padrões moleculares associados a danos celulares) e os MAMPs (padrões moleculares associados aos microrganismos). Os diferentes padrões moleculares entram em contato com os nossos receptores de reconhecimento padrão. Deflagra-se uma sinalização intracelular com ativação de uma resposta molecular específica, e recrutamento para a produção de citocinas imunomoduladoras, quimiocinas, fatores antimicrobianos ou moléculas coestimulatórias.[51,52]

O tipo de resposta imune vai depender da identificação específica de microrganismos e bactérias pelos TLRs. De acordo com as características das moléculas de superfície de cada bactéria, os TLRs podem reconhecê-la como patogênica ou não. Se forem bactérias patogênicas, dispara-se uma resposta pró-inflamatória com o recrutamento de citocinas pró-inflamatórias, mas se bactérias benéficas são reconhecidas, são produzidas citocinas anti-inflamatórias, conferindo, assim, uma resposta modulatória do sistema imune.[51,52]

Os receptores do tipo TLRs são mais expressos na presença da maioria das doenças inflamatórias e podem mediar a relação do sistema imune com o metabolismo sistêmico. O TLR4 possui especificidade para lipopolissacarídeos (LPS) de bactérias Gram-negativas e está envolvido na indução de cascata pró-inflamatória ao ativar a expressão de citocinas nos macrófagos, adipócitos e fígado.[51,52]

A presença ou ausência de determinados TLRs tem consequências metabólicas. Camundongos geneticamente deficientes de TLR4 e TLR2 estão protegidos contra obesidade induzida e resistência à insulina.[53] Por outro lado, Vijay-Kumar e colaboradores estudaram camundongos com deficiência de TLR5, os quais desenvolveram síndrome metabólica (SM) e aumento de tecido adiposo. Esses achados foram também relacionados com a alteração da microbiota intestinal, pois após a transferência da microbiota dos camundongos deficientes em TLR5 para os normais, estes desenvolveram SM e aumento de tecido adiposo.[54]

Animais geneticamente deficientes em TLR2 estão protegidos contra obesidade e SM, no entanto, um estudo brasileiro[53,55] mostrou que determinada microbiota intestinal pode mudar essa condição. Camundongos com microbiota intestinal rica em bactérias *Firmicutes* (43%) e geneticamente deficiente em TLR2 desenvolveram obesidade e resistência à insulina, possivelmente por abrigarem uma microbiota intestinal diferente dos animais controle (14% de *Firmicutes*). Quando esses animais foram tratados com antibióticos, a SM e a obesidade regrediram, o que sugere, mais uma vez, a relação da microbiota intestinal com os receptores TLR2. Esse resultado levantou, ainda, uma dúvida: se a mudança da microbiota intestinal é causa ou consequência da obesidade.[53]

ALTERAÇÃO DA MICROBIOTA INTESTINAL NA OBESIDADE

O surgimento de doenças metabólicas provém da combinação de diversos fatores, incluindo as características intrínsecas do hospedeiro, estilo de vida e meio ambiente, fatores genéticos e epigenéticos, bem como a composição e função da microbiota.

A microbiota intestinal é composta por diversos tipos de bactérias especializadas que atuam em conjunto na síntese e degradação a partir de substratos da dieta. O nível de extração de energia dos alimentos ingeridos depende principalmente da composição da dieta e da microbiota. A fermentação de fibras oriundas dos componentes dietéticos que não foram digeridos por enzimas ao longo do intestino delgado forma AGCC, que são disponibilizados como fonte de energia para o hospedeiro. Nos indivíduos obesos, a extração de energia da dieta é consideravelmente maior, em razão da metabolização de componentes que não são naturalmente utilizados por indivíduos saudáveis.[3]

Estudos indicam que a baixa diversidade da microbiota representa um dos fatores mais relevantes no contexto da disbiose intestinal, resultando em inflamação, dislipidemia, adiposidade e resistência insulínica,[56] além de influenciar negativamente em processos importantes para manutenção de uma mucosa saudável, como a produção de substratos necessários para a manutenção dos colonócitos e a formação de interleucinas anti-inflamatórias. Além disso, a microbiota intestinal atua na extração de energia dos alimentos, influencia a integridade da barreira intestinal, modulação do sistema imunológico e inflamação crônica, além da produção de metabólitos que têm efeito local no intestino e atuam como sinalizadores moleculares, que se comunicam com outros órgãos e tecidos, incluindo o cérebro, o fígado e o tecido adiposo. Tomadas em conjunto, essas alterações induzem transformações na dinâmica do funcionamento biológico e estimulam, consequentemente, o desenvolvimento de obesidade e doenças metabólicas como DM2, esteatose hepática não alcoólica e doenças cardiovasculares.[57-60]

Indivíduos obesos geralmente apresentam redução na contagem de *Bacteroidetes* e aumento proporcional de *Firmicutes* e *Actinobacteria*,[3,25,61,62] e essa diferença na composição bacteriana fecal parece ser responsável pelo acúmulo de adiposidade. Isso foi identificado em um estudo com indivíduos magros e obesos que revelou as principais diferenças na estrutura da comunidade microbiana em nível de filo. Contudo, ao se comparar um grupo de indivíduos anoréxicos com indivíduos obesos e magros, a abundância de *Firmicutes* não apresentou correlação com a obesidade.[3,61] Essas diferenças filogênicas podem sofrer influência de diversas variáveis, incluindo o tipo de dieta, seleção de amostras, técnicas de sequenciamento e, mesmo, ferramentas de análise de dados.[3]

Outros estudos também confirmaram modificações na composição de *Firmicutes* e *Bacteroides* (bactéria da classe dos *Bacteroidetes*) em relação à obesidade. Foram estudados 12 indivíduos obesos, que receberam dietas hipocalóricas para perda de peso.[63,64] A composição da microbiota fecal foi monitorada durante o período de um ano por meio de sequenciamento dos genes ribossomais *16S* RNA. Antes da intervenção dietética, os indivíduos obesos apresentaram número significativamente menor de *Bacteroidetes* e maior de *Firmicutes* do que os magros. Nas pessoas obesas, com perda de peso corpóreo, houve aumento relativo de *Bacteroides*, enquanto a proporção de *Firmicutes* reduziu.[63,65] O aumento percentual de *Bacteroides* foi diretamente proporcional a quantidade de perda de peso corpóreo, ou seja, quanto maior foi a perda de peso, maior foi o percentual de aumento de *Bacteroides*.[66-68]

Após a análise de 5.088 bactérias, em pesquisas experimentais e em humanos, verificou-se que a quantidade de *Bacteroidetes* é diminuída em 50% nos obesos, com aumento proporcional de *Firmicutes*. Indivíduos em tratamento para perda de peso, que se alimentaram de dieta restrita em gordura e de baixa energia, apresentaram relação inversa de *Bacteriodetes/Firmicutes*, sugerindo que a proporção desses microrganismos esteja relacionada à dieta. Além disso, o *M. smithii,* do domínio *Archaea,* foi associado ao aumento na captação de energia e adiposidade,[3,69,70] sugerindo que indivíduos obesos produzem mais AGCC, devido a maior eficiência no processo de fermentação, causada por aumento na concentração de *M. smithii*.[3,5,70]

Fatores como a composição da dieta e a velocidade do trânsito alimentar – que afetam a absorção, digestão e o processo de fermentação – também contribuem para o processo de extração de energia da dieta e produção de AGCC.[71] Uma pesquisa com camundongos modificados geneticamente para apresentarem ou não a obesidade, observou que, independente do estado de obesidade, uma dieta rica em gordura promove aumento de *Clostridium* no filo dos *Firmicutes* e de *Bacteroides* no filo dos *Bacteroidetes*.[3,12,72] Diante desses aspectos, suspeita-se que as alterações da dieta possam desempenhar um efeito importante na patogênese da obesidade, não apenas pelo fornecimento de energia, mas por sua interferência na composição da microbiota intestinal. Existe, ainda, a possibilidade de que variações prévias na microbiota intestinal possam conferir maior risco no desenvolvimento de obesidade posterior na vida adulta, além disso, as espécies hereditárias são parcialmente responsáveis pela composição alterada do microbioma na obesidade. A obesidade está associada à abundância diferencial de espécies microbianas específicas. Várias dessas espécies demonstraram ser hereditárias, incluindo *C. Minuta*, *Akkermansia Muciniphila* e *M. Smithii*, que são consistentemente pouco presentes na obesidade enquanto a espécie *Blautia*, está representada em excesso na obesidade e está positivamente associada com aumento da gordura visceral.[73]

Em resumo, o consumo de fibras e alimentos fermentados está associado com uma microbiota mais saudável e mais diversa e, a exposição ao ambiente industrializado tende a resultar em menor diversidade da microbiota quando comparada a indivíduos que vivem em ambientes mais tradicionais.[74] Apesar dos importantes avanços sobre as relações entre obesidade e microbiota, várias perguntas ainda permanecem sem resposta. Não se sabe se a diferença da microbiota intestinal entre magros e obesos é consequência da ingestão de dietas diferentes ou das condições genéticas e ambientais; porém, indivíduos obesos e magros apresentam população bacteriana diferente (Tabela 36.1).[9]

Tabela 36.1 Microbiota intestinal e fecal humana e sua possível associação com a obesidade.[1]

Filo	Classe	Gênero	Provável associação com a obesidade
Bactéria			
Firmicutes	*Clostridia*	*Clostridium*	Sim
		Faecalibacterium	
		Blautia	Sim
		Roseburia	
	Bacilli	*Lactobacillus*	Sim
		Staphylococcus	Sim
Bacteroidetes	*Bacteroidia*	*Bacteroides*	Sim
		Prevotella	
Proteobacteria	*Gammaproteobacteria*	*Escherichia*	Sim
	Epsilonproteobacteria	*Helicobacter*	Sim
Actinobacteria	*Actinobacteria*	*Bifidobacterium*	
Verrucomicrobia	*Verrucomicrobiae*	*Akkermansia Muciniphila*	
Archaea	*Methanobacteria*	*M. smithii*	Sim

INFLUÊNCIA DA MICROBIOTA INTESTINAL NA REGULAÇÃO DO BALANÇO ENERGÉTICO

O estômago e o intestino delgado são responsáveis pela digestão e absorção da maioria dos nutrientes nos seres humanos. Em indivíduos saudáveis, cerca de 85% dos carboidratos, 66 a 95% de proteínas e todas as gorduras são absorvidas antes de entrar no intestino grosso.[3,75,76] A capacidade digestiva do intestino grosso é muito limitada. No entanto, graças à microbiota intestinal, os carboidratos não digeridos e as proteínas recebidas e metabolizadas pelo cólon representam entre 10 e 30% da energia total ingerida. Sem a atividade fermentativa da microbiota colônica, a absorção de energia da dieta seria menor, com eliminação de grande parte dos nutrientes pelas fezes.[3,77,78] A influência da microbiota intestinal sobre a captação de energia da dieta está intimamente relacionada com eventos metabólicos. A composição de ácidos graxos biologicamente ativos é modulada pela microbiota intestinal, que influencia diretamente o metabolismo lipídico.[79] O armazenamento de gordura, captação e homeostase de energia também respondem a estímulos e interações da microbiota intestinal com o hospedeiro.[79]

A microbiota intestinal pode contribuir com a lipogênese *de novo,* ou seja, síntese de triglicérides (TG) no fígado e subsequentemente seu depósito no tecido adiposo. Isso é mediado pela ativação de fatores de transcrição como a proteína de ligação ao elemento de resposta aos carboidratos (ChREBP) e proteína de ligação ao elemento regulatório de esterol (SREBP-1), que carregam os AGCC via circulação porta para o fígado, podendo desencadear lipogênese *de novo*.[79-81] Ou seja, o aumento de peso corpóreo poderia ocorrer como consequência da extração mais eficiente de energia pela microbiota a partir da fermentação de fibras não digeríveis. Isso poderia favorecer, aumento da absorção intestinal de glicose, aumento da glicemia e hiperinsulinemia no hospedeiro. Esse modelo, hipotético, é sustentado pelo aumento de atividade das enzimas acetil-CoA carboxilase (ACC), ácido graxo sintase (FAS) e de suas proteínas mediadoras: ChREBP e da SREBP-1 em camundongos *germ free* após sua colonização. As referidas enzimas realizam lipogênese hepática *de novo* e são as responsáveis pelo aumento de TG hepáticos.[79-82] Em resumo, a microbiota intestinal participaria da digestão de polissacarídeos, aumentando a quantidade de glicose no fígado e, portanto, a lipogênese (Figura 36.3).[82]

A deposição de gordura no fígado e no músculo também pode ser regulada pelos microrganismos, por alteração dos níveis da proteína quinase ativada por adenosina monofosfato (AMPK), enzima que monitora os níveis de energia celular e estimula a oxidação de ácidos graxos em tecidos periféricos.[3] Em camundongos *germ free,* o aumento da atividade da AMPK evitou a obesidade induzida por dieta.[83] Na obesidade, o nível de adiponectina diminui, causando a inibição da AMPK e levando a redução da oxidação de ácidos graxos, além de aumentar o influxo de AGL no fígado (Figura 36.3).[3,83,84]

A microbiota pode estimular o aumento da produção de glicose e TG hepático. De fato, a colonização microbiana do intestino pode suprimir a expressão do fator adiposo induzido pelo jejum (FIAF) e, com isso, aumentar a atividade da lipase lipoproteica (LPL), que promove a absorção de ácidos graxos e o acúmulo de TG em adipócitos.[5] O FIAF é uma proteína produzida pelos enterócitos que apresenta função inibitória da LPL. Esta, quando ativada, aumenta a absorção de ácidos graxos livres e TG, ou seja, o FIAF exerce equilíbrio entre essas ações. Dessa maneira, com a supressão do FIAF, a LPL se torna mais ativa, desencadeando mais absorção de ácidos graxos e TG.[79,81-86] A importância fisiológica do FIAF também foi comprovada em animais *germ free* e camundongos selvagens.[5] O FIAF parece ser modulador-chave no armazenamento de gordura induzido pela microbiota, uma vez que camundongos selvagens *germ free* com FIAF também apresentaram obesidade (Figura 36.3).[5,80,85]

Observamos que diferentes mecanismos têm sido propostos para explicar a correlação entre obesidade e a microbiota intestinal. O primeiro mecanismo consiste na capacidade da microbiota intestinal de aumentar a extração de energia a partir da fermentação de polissacarídeos dietéticos indigeríveis, que resultam em produtos intermediários como lactato, succinato, entre outros, e também os AGCC.[49,64,87] O segundo consiste no papel da microbiota intestinal em modular os níveis plasmáticos de LPS – componentes da membrana de bactérias Gram-negativas, que desencadeiam a inflamação crônica de baixo grau –, que pode conduzir à obesidade e ao diabetes (Figura 36.3). Um terceiro mecanismo propõe que a microbiota intestinal possa induzir a regulação de genes do hospedeiro que modulam a maneira com que a energia é gasta ou armazenada.[13] Nesse terceiro mecanismo, os AGCC, além de representar fonte de energia, também atuam como moléculas sinalizadoras, ligantes de pelo menos dois receptores acoplados à proteína G (GPCRs), Gpr41 e Gpr43, que são expressos no intestino delgado, no cólon e nos adipócitos. Após ativação, eles induzem a secreção de peptídio YY (PYY) e de leptina. Ou seja, quanto maior a fermentação bacteriana, maior é a produção de AGCC, que ativam Gpr41 e Gpr43. Essa ati-

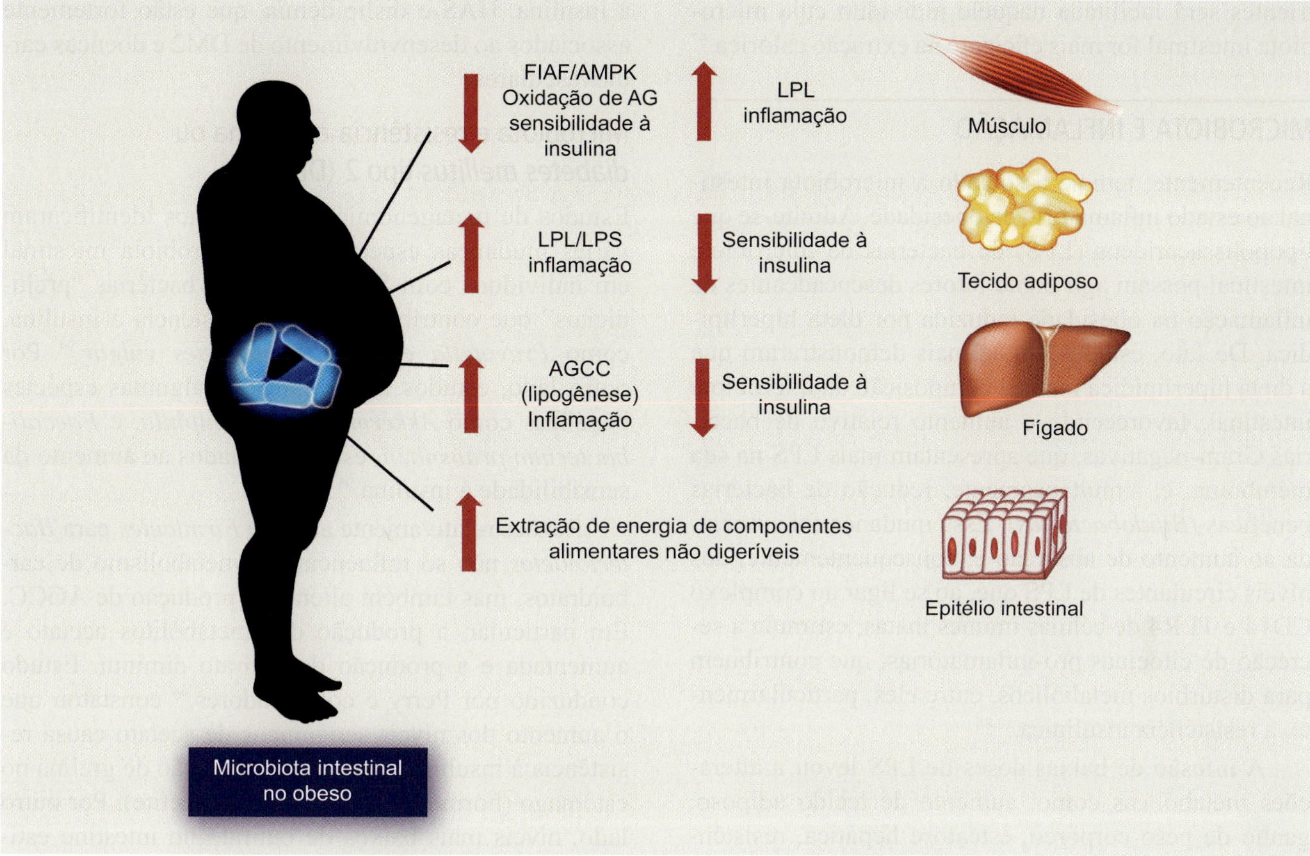

Figura 36.3 ▶ Possíveis ligações entre a microbiota intestinal e o metabolismo intermediário.[1,5,13,80,82,83]

FIAF: fator adiposo induzido pelo jejum; AMPK: adenosina monofosfato; AG: ácidos graxos; LPL: lipase lipoproteica; LPS: lipopolissacarídeo; AGCC: ácido graxo de cadeia curta.

vação resulta em menor apetite e maior saciedade pela ação dos hormônios PYY e leptina.[79]

Para avaliar o efeito da extração calórica na obesidade, Turnbaugh e colaboradores, em 2006, sequenciaram o 16S ribossomal de bactérias das fezes de camundongos geneticamente obesos (*ob/ob*), com deficiência do hormônio leptina, e o compararam com o de camundongos magros. Os camundongos obesos apresentaram 50% de redução na contagem de *Bacteroidetes* e aumento proporcional de *Firmicutes* e, aparentemente, essa diferença na composição bacteriana fecal foi responsável pela adiposidade. Quando ambos os grupos de camundongos ingeriram dietas isocalóricas, as fezes dos camundongos obesos contiveram menos calorias e mais produtos de fermentação, como AGCC, mostrando que o mecanismo de extração calórica nos obesos foi mais eficiente, o que poderia contribuir com a adiposidade.[70]

Adicionalmente, as características de extração calórica podem ser transferidas. A transferência de amostras da microbiota intestinal de camundongos obesos para animais magros *germ free* resultou em notável aumento de gordura corporal (60%) em 10 a 14 dias e, surpreendentemente, o consumo alimentar dos camundongos colonizados foi menor quando comparado ao grupo controle não colonizado. O ganho de peso corporal foi acompanhado de maior síntese de leptina e aumento da glicemia e da insulina. Verifica-se que a microbiota intestinal apresenta grande influência sobre o fenótipo metabólico do hospedeiro.[63,66,70]

A habilidade bacteriana em degradar os polímeros insolúveis, como a celulose e mucinas, é limitada a alguns subgrupos populacionais na microbiota, pois exige a expressão de um complexo sistema de degradação chamado celulossoma. Uma alta fração de bactérias *Firmicutes* e uma pequena fração dos *Bacteroidetes* possuem essa capacidade, o que sugere um efeito mais proeminente das primeiras em obter energia da dieta, facilitando a utilização de polissacarídeos complexos, promovendo a adiposidade.[87] Sendo assim, se a ingestão alimentar entre dois indivíduos for idêntica e sua microbiota intestinal diferir entre si, a absorção de nutrientes será facilitada naquele indivíduo cuja microbiota intestinal for mais eficiente na extração calórica.[67]

MICROBIOTA E INFLAMAÇÃO

Recentemente, tem-se associado a microbiota intestinal ao estado inflamatório da obesidade. Admite-se que lipopolissacarídeos (LPS) de bactérias da microbiota intestinal possam agir como fatores desencadeantes da inflamação na obesidade induzida por dieta hiperlipídica. De fato, estudos em animais demonstraram que a dieta hiperlipídica muda a composição da microbiota intestinal, favorecendo o aumento relativo de bactérias Gram-negativas, que apresentam mais LPS na sua membrana, e, simultaneamente, redução de bactérias benéficas *(Bifidobacterias)*. Essa mudança foi associada ao aumento de absorção e, consequentemente, dos níveis circulantes de LPS que, ao se ligar ao complexo CD14 e TLR4 de células imunes inatas, estimula a secreção de citocinas pró-inflamatórias, que contribuem para distúrbios metabólicos, entre eles, particularmente, a resistência insulínica.[13,88]

A infusão de baixas doses de LPS levou a alterações metabólicas como: aumento de tecido adiposo, ganho de peso corpóreo, esteatose hepática, resistência à insulina e processo inflamatório subclínico em camundongos.[5,89] Ainda experimentalmente, uma dieta hiperlipídica diminuiu o número de *Bifidobacterias* e aumentou a concentração plasmática de LPS.[90] Foi demonstrado também que a modulação da microbiota intestinal pelo uso de antibióticos ou intervenção dietética com uso de oligofrutose reduziu a intolerância à glicose, diminuiu o ganho de peso corpóreo e inibiu a inflamação em modelos animais.[5,90,91] Esses achados sugerem que as mudanças na microbiota intestinal podem ser responsáveis por aumento da endotoxemia em resposta à dieta hiperlipídica que, por sua vez, pode desencadear diabetes e obesidade.[5]

Estudos em humanos reforçam esses dados e mostram que, em pacientes com DM2 ou em obesos, os níveis circulantes de LPS são mais elevados e se correlacionam com o grau de resistência à insulina.[9] Esses níveis de LPS aumentariam a inflamação subclínica por estímulos aos receptores do sistema imune inato (TLRs).[9]

MICROBIOTA NA SÍNDROME METABÓLICA

A prevalência da síndrome metabólica (SM) aumentou em proporções epidêmicas, e se tornou um dos problemas de saúde globais mais preocupantes da atualidade. A SM é definida como um conjunto de distúrbios metabólicos que incluem obesidade abdominal, resistência à insulina, HAS e dislipidemia, que estão fortemente associados ao desenvolvimento de DM2 e doenças cardiovasculares.[92]

Microbiota e resistência à insulina ou *diabetes mellitus* tipo 2 (DM2)

Estudos de metagenômica em humanos identificaram várias mudanças específicas de microbiota intestinal em indivíduos com SM,[93] incluindo bactérias "prejudiciais" que contribuem para a resistência à insulina, como *Prevotella copri* e *Bacteroides vulgar*.[94] Por outro lado, estudos mostraram que algumas espécies benéficas como *Akkermansia muciniphila*, e *Faecalibacterium prausnitzii*, estão associados ao aumento da sensibilidade à insulina.[95]

Razões relativamente altas de *Firmicutes* para *Bacterioidetes* não só influenciam o metabolismo de carboidratos, mas também alteram a produção de AGCC. Em particular, a produção dos metabólitos acetato é aumentada e a produção de butirato diminui. Estudo conduzido por Perry e colaboradores,[96] constatou que o aumento dos níveis sanguíneos de acetato causa resistência à insulina e aumenta a produção de grelina no estômago (hormônio estimulante do apetite). Por outro lado, níveis mais baixos de butirato no intestino estimulam a inflamação de baixo nível, que repercute em resistência à insulina.[97] Estudos clínicos sugerem um papel para a microbiota intestinal no DM2. A maioria dos estudos verificou que os indivíduos com DM2 apresentam uma redução de espécies produtoras de butirato, levando a uma inflamação de baixo grau no intestino.[98]

Estudos recentes também sugerem que o eixo de sinalização do *receptor X farnesoid* (FXR) é um alvo terapêutico potencial para distúrbios metabólicos, incluindo hiperglicemia causada por gluconeogênese hepática elevada.[99] Os ácidos biliares são sintetizados no fígado a partir de colesterol e entregues ao intestino para facilitar a solubilização de lipídios e vitaminas. Os ácidos biliares e seus metabólitos também funcionam como ligantes endógenos de FXR, um fator de transcrição ativado por ligante altamente expresso no fígado e intestino, e alguns estudos já constataram que o eixo de sinalização de ácido biliar FXR é capaz de regular o metabolismo da gordura e glicose.[100,101] A microbiota intestinal é considerada um "órgão" metabólico que participa ativamente do metabolismo do hospedeiro, em parte pela regulação do metabolismo do ácido biliar e da sinalização FXR.[102,103]

Microbiota e hipertensão arterial sistêmica (HAS)

A hipertensão arterial sistêmica (HAS) é uma característica comum da SM, mas pouco se sabe sobre o envolvimento da microbiota intestinal nessa condição clínica.[104] Estudos observaram diminuição da diversidade da microbiota intestinal e redução na razão *Firmicutes/Bacterioidetes* em humanos e modelos de ratos hipertensos.[105]

Para investigar a ligação entre microbiota intestinal e hipertensão arterial Li e colaboradores,[104] realizaram análises metagenômicas e metabolômicas em uma coorte de 41 controles saudáveis, 56 indivíduos com pré-hipertensão, 99 indivíduos com hipertensão primária e realizaram transplante de microbiota fecal de pacientes para ratos *germ free*. Ao comparar microbiota dos grupos, os autores observaram que pacientes com pré-hipertensão e hipertensão, apresentaram diminuição da riqueza e diversidade microbiana, com enterótipo intestinal dominado por *Prevotella* e *Klebsiella*. Pouca diferença foi vista entre os grupos com pré-hirpertensão e hipertensão. As alterações do metabolismo do hospedeiro com pré-hipertensão ou hipertensão foram identificadas como intimamente ligadas à disbiose do microbioma intestinal. Além disso, por transplante fecal de doadores humanos hipertensos para ratos *germ free*, observou-se que a pressão arterial elevada era transferível através da microbiota, demonstrando, portanto, a influência direta da microbiota intestinal sobre a pressão arterial do hospedeiro.[104]

Um possível mecanismo através do qual as alterações na microbiota intestinal podem induzir HAS é através dos AGCC. Uma descoberta recente mostrou que o receptor olfativo 78 (Olfr78) medeia a produção de renina em resposta ao propionato.[106] Além disso, esse receptor e o receptor GRP41 foram encontrados nas células dos músculos lisos dos vasos sanguíneos, onde aumentam a pressão arterial em resposta aos AGCC derivados da microbiota.[106]

Microbiota e dislipidemia

Descobertas recentes têm amplas implicações para elucidar mecanismos fisiopatológicos mediados por bactérias que alteram o metabolismo lipídico. Dados de estudos experimentais e clínicos demonstram que as bactérias intestinais podem afetar o metabolismo lipídico do hospedeiro através de múltiplos mecanismos biológicos diretos e indiretos que incluem várias moléculas de sinalização. Essas moléculas são produzidas por bactérias intestinais que possuem efeitos potentes no metabolismo lipídico e biliar hepático e no transporte reverso de colesterol.[107]

Estudos que compararam ratos *germ-free versus* ratos convencionais, apoiaram o papel das bactérias intestinais no metabolismo energético do hospedeiro, modificando níveis lipídicos.[108] No entanto, o desenho desses estudos iniciais não permitiu a identificação das bactérias envolvidas nas alterações fenotípicas observadas em camundongos convencionais. Posteriormente, estudos clínicos mostraram que bactérias como *Akkermansia muciniphila, Christensenella, Tenericutes, Eggerthella, Pasteurellaceae* e *Butyricimonas* foram correlacionadas com níveis de triglicerídeos e lipoproteínas de alta densidade.[109-111]

Estudos conduzidos com animais apoiam a ideia de que o microbioma intestinal pode afetar mecanicamente os níveis lipídicos do hospedeiro; por exemplo, certas bactérias facultativas e anaeróbicas no intestino grosso produzem ácidos biliares secundários, uma pequena fração destes ácidos biliares derivados de bactérias é absorvida na corrente sanguínea e pode modular o metabolismo lipídico hepático e/ou sistêmico através de receptores acoplados a proteínas nucleares ou G (GPCRs), como FXR ou TGR5, respectivamente.[112-114] Outro mecanismo potencial através do qual as bactérias intestinais podem afetar o metabolismo lipídico pode envolver fermentação de carboidratos. Já foi visto que um subconjunto de bactérias anaeróbicas encontradas no ceco e no cólon proximal é capaz fermentar vários compostos, como pectinas, hemicelulose e galactose-oligossacarídeo.[115]

É possível que as bactérias intestinais gerem precursores intermediários que são, ainda, metabolizados pelo hospedeiro em produtos que exercem efeitos diretos sobre os níveis lipídicos. Estudos recentes correlacionaram níveis elevados de N-óxido de trimetilamina (TMAO) com risco aumentado para aterosclerose em camundongos e humanos.[116] O TMAO é um metabólito secundário derivado da oxidação hepática de trimetilamina (TMA), que é produzida por meio do metabolismo de microrganismos intestinais de colina e L-carnitina ingeridos na dieta.[117,118] Possíveis mecanismos para o efeito pró-aterogênico do TMAO foram sugeridos para envolver perturbações do transporte reverso de colesterol, metabolismo de colesterol e esterol e/ou a quantidade e composição de ácidos biliares.[117,119-121] Acredita-se que a microbiota intestinal pode ser alvo de benefício terapêutico na dislipidemia e em doenças cardiometabólicas.[107]

USO DE PREBIÓTICOS NO TRATAMENTO DA OBESIDADE E SÍNDROME METABÓLICA

Diversos estudos têm sido conduzidos com o objetivo de entender o real papel dos pré-bióticos e probióticos no controle do peso corporal e na regulação energética. Sabe-se que ainda existem muitas questões a serem discutidas e o desenvolvimento de estudos bem desenhados em seres humanos é fundamental para explicar o mecanismo de ação e as propriedades específicas de cada componente, seja ele fornecido pela dieta ou por suplementações.[3,122]

A microbiota intestinal pode ser modulada pela ingestão de pré-bióticos que são substâncias não digeríveis e fermentáveis que estimulam o crescimento de bactérias específicas da microbiota do cólon, particularmente as *Bifidobacterias* e *Lactobacilos,* ambas associadas a benefícios para a saúde do hospedeiro[3,123] Os pré-bióticos mais estudados na área de regulação do peso corpóreo são a inulina, extraída a partir de raízes de chicória e a oligofrutose, proveniente da degradação enzimática da inulina. Essas substâncias influenciam as comunidades microbianas e promovem mudanças metabólicas de acordo com a sua dosagem e o seu grau de polimerização. Isso ocorre, provavelmente, em razão da fermentação dessas substâncias em regiões específicas do cólon, considerando que a inulina apresenta alto nível de polimerização (3 a 60) e a oligofrutose apresenta nível mais reduzido (2 a 20).[3,124]

Estudos desenvolvidos com animais mostram que o consumo de oligofrutose promove a diminuição da ingestão alimentar e perda de peso corpóreo. Em humanos, o resultado foi similar, com aumento da saciedade e perda de peso associadas à fermentação e à produção dos hormônios intestinais peptídio YY e *glucagon-like peptide 1* (GLP-1).[3,88,125,126]

A administração de oligofrutose restaura os níveis de *Bifidobacterias* e normaliza os níveis séricos de endotoxinas. Com isso, ocorre melhor tolerância à glicose, elevação da saciedade e perda de peso corpóreo em humanos adultos. Cani e colaboradores alimentaram camundongos diabéticos com dieta rica em gordura e observaram que os efeitos da oligofrutose são mediados por uma via dependente de GLP-1. Os resultados do estudo indicaram que o tratamento com oligofrutose se associou à diminuição do peso corporal, melhor tolerância à glicose e menor produção endógena de glicose.[122,126]

A oligofrutose pode alterar o metabolismo por vias diferentes, visto que o seu uso reduziu a ingestão alimentar e aumentou as concentrações plasmáticas de PYY, de acordo com a dose administrada.[122,127] Pré-bióticos contendo oligofrutose podem estimular o crescimento de bactérias benéficas intestinais. Alguns pré-bióticos podem estimular ou inibir a proliferação de microrganismos específicos, selecionando a microbiota intestinal e impedindo o crescimento de microrganismos patógenos.[122] Em crianças, o consumo de inulina aumenta a quantidade de *Bifidobacterias* e reduz *Clostridia* e coliformes. Entretanto, as pesquisas sobre o impacto da administração de inulina sobre o metabolismo intestinal não se mostram sempre reprodutíveis. Experimentos *in vivo* revelaram que a inulina pode estimular a produção de AGCC em adultos e em crianças. Apesar disso, outras investigações relataram resultados contraditórios, em que o uso de inulina não modificou a concentração de AGCC.[3,128-130]

O conceito clássico de fibra dietética não considera a inulina um verdadeiro pré-biótico, mas elas podem resultar na produção de AGCC no cólon, com efeitos benéficos sobre a endotoxemia, produção de citocinas inflamatórias e inflamação relacionada à obesidade, além de outros benefícios ligados ao metabolismo da glicose e dos lipídios. Entretanto, o benefício do uso de fibras dietéticas no tratamento da obesidade ainda é modesto, uma vez que a influência das fibras sobre a regulação energética apresenta resultados controversos.[3]

Probióticos são classicamente definidos como microrganismos vivos não patológicos, que, se ingeridos em quantidades suficientes, estimulam efeitos benéficos no hospedeiro através de vários mecanismos.[3,123] O consumo de probióticos pode promover alterações na composição da microbiota intestinal e modificar favoravelmente o estado inflamatório em seres humanos.[3,122]

Em pacientes obesos, a suplementação de probióticos ainda necessita de mais investigações para compreendermos o seu benefício real. Durante dietas indutoras de obesidade, propriedades hipolipemiantes foram identificadas em diversas cepas de *Lactobacilos*, sugerindo que o uso de probióticos poderia reduzir a adiposidade e o peso corpóreo do hospedeiro.[3,131-133]

Os probióticos antagonizam o crescimento de bactérias enteropatogênicas por competição em sítios específicos e no sistema imunológico. Dessa maneira, o uso de probióticos favorece a reprodução de bactérias benéficas, em detrimento à proliferação de bactérias potencialmente prejudiciais, reforçando os mecanismos naturais de defesa do hospedeiro.[134]

A aplicação clínica de pré-bióticos e probióticos no tratamento da obesidade ainda é um tema a ser discutido, apesar de haver algumas evidências científicas disponíveis, não foram encontradas até o momento recomendações válidas para fundamentar a indicação, posologia ou tipo específico de pré e probióticos para a população obesa.

MUDANÇA DA MICROBIOTA INTESTINAL APÓS CIRURGIA BARIÁTRICA

Um dos tratamentos mais eficazes para obesidade grave é a cirurgia bariátrica,[87] o que despertou o interesse de pesquisadores em avaliar as alterações da microbiota intestinal em pacientes submetidos à cirurgia bariátrica disabsortiva do tipo derivação gástrica em Y-Roux (DGYR). A técnica DGYR, atualmente a mais executada em todo o mundo, envolve a redução do estômago (entre 15 e 30 mL) associada a uma anastomose do estômago reduzido com uma alça jejunal isolada em "Y". Essa operação, além de promover rápida perda de peso, modifica o metabolismo intermediário e elimina, no pós-operatório, distúrbios metabólicos como diabetes e resistência à insulina, entre outros.[87] Contudo, pouco se sabe sobre as mudanças da microbiota intestinal meses após a cirurgia.

Alterações fisiológicas e anatômicas decorrentes do procedimento cirúrgico contribuem para mudanças na microbiota intestinal. Essas mudanças incluem fluxo biliar, pH colônico, modulação vagal, hormônios entéricos e do tecido adiposo, fluxo de nutrientes e quantidade de alimentos que chega ao cólon. Ocorre maior diversidade microbiana após DGYR, que inclui diminuição da razão *Firmicutes/Bacteroidetes* e aumento no filo *Proteobacteria* em humanos. As mudanças na microbiota são específicas e distintas da microbiota de indivíduos eutróficos e podem estar associadas a melhoras metabólicas pós-operatórias.[62,87]

A cirurgia de *bypass* gástrico modifica a microbiota intestinal e resulta em grande aumento nas *Gammaproteobacterias* (membro da família das *Enterobacterias*) e diminuição proporcional de *Firmicutes*.[5,87]

Zhan e colaboradores compararam a microbiota de três indivíduos eutróficos, três obesos e três indivíduos após cirurgia bariátrica. Os autores encontraram diferentes tipos de bactérias nos três grupos. Especificamente *Firmicutes* foram dominantes nos pacientes eutróficos e obesos, mas significantemente menores nos pacientes operados de cirurgia bariátrica, que tiveram aumento proporcional de *Gammaproteobacteria*. Também encontraram predominância de bactérias do filo *Achaea* com aumento da utilização de H_2 nos indivíduos obesos. Esses resultados sugerem que a transferência de H_2 entre espécies de bactérias e *Archaeas* possa ser mecanismo importante para o aumento da absorção de energia pelo intestino grosso dos indivíduos obesos.[5,87]

A microbiota de pacientes obesos diabéticos e obesos não diabéticos foi estudada antes e após três e seis meses da realização da cirurgia bariátrica. Observou-se que a relação *Bacteroides/Prevotella* foi menor em obesos (diabéticos e não diabéticos) do que no grupo-controle (pacientes magros) no pré-operatório. Três meses após a cirurgia, essa relação aumentou, sugerindo que possa ser influenciada pela ingestão calórica. A espécie *Faecalibacterium prausnitzii*, pouco presente em pacientes diabéticos no pré-operatório, aumentou após três meses e foi negativamente associada com marcadores inflamatórios, independente de mudanças da ingestão dietética. Houve aumento de *Escherichia coli* após três meses de cirurgia, enquanto as bactérias lácticas, incluindo *Lactobacilos/Leuconostoc/Pediococcus e Bifidobactérias*, diminuíram após três meses nesses pacientes submetidos à cirurgia.[62]

Transplantes experimentais de microbiota fecal de humanos, de indivíduos já operados por DGYR para camundongos *germ-free* resultaram em redução de sua gordura corporal em relação àqueles que receberam transplante de microbiota fecal de indivíduos obesos.[135,136] Essa observação sugere que a microbiota após DGYR poderia levar a perda de peso e redução de gordura corporal. Embora esses achados sejam promissores, são necessários mais estudos para identificar melhor quais as bactérias alteradas após a cirurgia e que possam desempenhar alterações na composição corporal e metabólica.

CONSIDERAÇÕES FINAIS

A microbiota intestinal pode desempenhar papel importante na conversão de nutrientes em energia. Variações na composição da microbiota intestinal são encontradas em humanos e camundongos obesos. O aumento do rendimento energético da dieta, em animais e humanos obesos, pode ser fator contribuinte para a obesidade. No entanto, os processos fisiopatológicos de condução dessa relação bidirecional ainda não foram completamente esclarecidos.

Com o avanço das técnicas filogenéticas baseadas em pequenas subunidades de sequências de 16S rRNA e as abordagens que exploram a metagenômica permitiu-se melhor entendimento do potencial endócrino da microbiota intestinal. Entretanto, estudos adicionais são necessários para estabelecer seu papel no desenvolvimento da obesidade e da síndrome metabólica. Não está claro se pequenas alterações na extração calórica podem realmente levar a diferenças significativas no peso corporal. Além disso, é essencial que mais estudos sejam feitos para comprovar se as diferenças observadas na microbiota do intestino de pessoas obesas com SM são causa ou consequência das alterações metabólicas do indivíduo. O papel dos pré-bióticos e probióticos na modulação da microbiota intestinal na obesidade ainda precisa ser explorado.

REFERÊNCIAS

1. Angelakis E, Armougom F, Million M, Raoult D. The relationship between gut microbiota and weight gain in humans. Future Microbiol. 2012;7(1):91-109.
2. IBGE. Pesquisa Nacional de Saúde 2013: percepção do estado de saúde, estilos de vida e doenças crônicas. Brasil, grandes regiões e unidades da federação. Rio de Janeiro: IBGE; 2015.
3. Krajmalnik-Brown R, Ilhan ZE, Kang DW, DiBaise JK. Effects of gut microbes on nutrient absorption and energy regulation. Nutr Clin Pract. 2012;27(2):201-214.
4. Wang Y, Beydoun MA, Liang L, Caballero B, Kumanyika SK. Will all Americans become overweight or obese? Estimating the progression and cost of the US obesity epidemic. Obesity (Silver Spring). 2008;16(10):2323-2330.
5. 5.Vrieze A, Holleman F, Zoetendal EG, de Vos WM, Hoekstra JB, Nieuwdorp M. The environment within: how gut microbiota may influence metabolism and body composition. Diabetologia. 2010;53(4):606-613.
6. Dethlefsen L, Fall-Ngai M, Relman DA. An ecological and evolutionary perspective on human–microbe mutualism and disease. Nature 2007;449:811-818.
7. Shen S, Wong CHY. Bugging inflammation: role of the gut microbiota. Clin Transl Immunology. 2016 Apr;5(4): e72.
8. Quigley EMM. Gut Bacteria in Health and Disease. Gastroenterol Hepatol (NY). 2013 Sep;9(9):560-569.
9. Prada PO, Carvalho BM, Saad MJA. Flora Intestinal e Obesidade. In: Mancini M, coordenador. Tratado de Obesidade. São Paulo: Guanabara Koogan; 2010. p.737-740.
10. DiBaise JK, Zhang H, Crowell MD, Krajmalnik-Brown R, Decker GA, Rittmann BE. Gut Microbiotaand Its Possible Relationship With Obesity. Mayo Clin Proc. 2008;83(4):460-469.
11. Frazier TH, DiBaise JK, McClain CJ. Gut microbiota, intestinal permeability, obesity-induced inflammation, and liver injury. JPEN J Parenter Enteral Nutr. 2011;35(5 Suppl):14S-20S.
12. Hildebrandt MA, Hoffmann C, Sherrill-Mix SA et al. High-fat diet determines the composition of the murine gut microbiome independently of obesity. Gastroenterology. 2009;137(5):1716-1724.
13. Tsukumo DM, Carvalho BM, Carvalho-Filho MA, Saad MJ. Translational research into gut microbiota: new horizons in obesity treatment. Arq Bras Endocrinol Metabol. 2009;53(2):139-144.
14. Guarner F, Malagelada JR. Gut flora in health and disease. Lancet. 2003;361:512-519.
15. Sommer F, Anderson JM, Bharti R, Raes J, Rosenstiel P. The resilience of the intestinal microbiota influences health and disease. Nat Rev Microbiol. 2017 Oct;15(10):630-638.
16. Macfarlane S, Macfarlane GT. Bacterial diversity in the human gut. Adv Applied Microbiol. 2004;54:261-289.
17. Zoetendal EG, Vaughan EE, de Vos WM. A microbial world within us. Mol Microbiol 2006;59:1639-1650.
18. Frank DN, St Amand AL, Feldman RA, Boedeker EC, Harpaz N, Pace NR. Molecular-phylogenetic characterization of microbial community imbalances in human inflammatory bowel diseases. Proc Natl Acad Sci. 2007;104(34), 3780-3785.
19. Carding S, Verbeke K, Vipond DT, Corfe BM, Lauren J, Owen LJ. Dysbiosis of the gut microbiota in disease. Microb Ecol Health Dis. 2015;26:10.3402.
20. Tamburini S, Shen N, Wu HC, Clemente JC. The microbiome in early life: implications for health outcomes. Nat Med. 2016 Jul 7;22(7):713-22.
21. Dominguez-Bello MG, Costello EK, Contreras M, et al. Delivery mode shapes the acquisition and structure of the initial microbiota across multiple body habitats in newborns. Proc Natl Acad Sci USA. 2010;107(26):11971-11975.
22. Mackie RI, Sghir A, Gaskins HR. Developmental microbial ecology of the neonatal gastrointestinal tract. Am J Clin Nutr. 1999;69(5):1035S-1045S.
23. Sanz Y. Gut microbiota and probiotics in maternal and infant health. Am J Clin Nutr. 2011 Dec;94(6 Suppl):2000S-2005S.
24. Fernández L, Langa S, Martín V, Maldonado A, Jiménez E, Martín R, Rodríguez JM. The human milk microbiota: origin and potential roles in health and disease. Pharmacol Res. 2013 Mar;69(1):1-10.
25. Ley RE, Hamady M, Lozupone C et al. Evolution of mammals and their gut microbes. Science. 2008;320(5883):1647-1651.
26. Turnbaugh PJ, Hamady M, Yatsunenko T et al. A core gut microbiome in obese and lean twins. Nature. 2009;457:480-484.
27. Zoetendal EG, Akkermans AD, de Vos WM. The host genotype affects the bacterial community in the human gastrointestinal tract. Microb Ecol Health Dis. 2009;13:129-134.
28. Kumar M, Babaei P, Ji B, Nielsen J. Human gut microbiota and healthy aging: Recent developments and future prospective. Nutr Healthy Aging. 2016;4(1):3-16.

29. Ley RE, Turnbaugh PJ, Klein S, Gordon JI. Microbial ecology: human gut microbes associated with obesity. Nature. 2006;444:1022-1023.
30. Tomasello G, Mazzola M, Leone A, Sinagra E, Zummo G, Farina F et al. Nutrition, oxidative stress and intestinal dysbiosis: Influence of diet on gut microbiota in inflammatory bowel diseases. Biomed Pap Med Fac Univ Palacky Olomouc Czech Repub. 2016 Dec;160(4):461-466.
31. Flint HJ, Scott KP, Louis P, Duncan SH. The role of the gut microbiota in nutrition and health. Nat Rev Gastroenterol Hepatol. 2012 Sep 4;9(10):577-89.
32. De Filippo C, Cavalieri D, Di Paola M et al. Impact of diet in shaping gutmicrobiota revealed by a comparative study in children from Europe andrural Africa. Proc Natl Acad Sci USA. 2010;107(33):14691-14696.
33. Macfarlane S, Macfarlane GT. Regulation of short-chain fatty acid production. Proc Nutr Soc. 2003;62(1):67-72.
34. Nakamura N, Lin HC, McSweeney CS, Mackie RI, Gaskins HR. Mechanismsof microbial hydrogen disposal in the human colon and implications for health and disease. Ann Rev Food Science Tech. 2010;1:363-395.
35. Gibson GR, Macfarlane GT, Cummings JH. Sulfate reducing bacteria andhydrogen metabolism in the human large-intestine. Gut. 1993;34(4):437-439.
36. Topping DL, Clifton PM. Short-chain fatty acids and human colonic function:roles of resistant starch and nonstarch polysaccharides. Physiol Rev. 2001;81(3):1031-1064.
37. Wong JMW, de Souza R, Kendall CWC, Emam A, Jenkins DJA. Colonichealth: fermentation and short chain fatty acids. J Clin Gastroenterol. 2006;40(3):235-243.
38. Canani RB, Costanzo MD, Leone L, Pedata M, Meli R, Calignano A. Potential beneficial effects of butyrate in intestinal and extraintestinal diseases. World J Gastroenterol. 2011 Mar 28;17(12):1519-28.
39. Murphy EF, Cotter PD, Healy S et al. Composition and energy harvestingcapacity of the gut microbiota: relationship to diet, obesity and time inmouse models. Gut. 2010;59(12):1635-1642.
40. Campbell JM, Fahey GC, Wolf BW. Selected indigestible oligosaccharidesaffect large bowel mass, cecal and fecal short--chain fatty acids, pH andmicroflora in rats. J Nutr 1997;127(1):130-136.
41. Lewis SJ, Heaton KW. Increasing butyrate concentration in the distal colon by accelerating intestinal transit. Gut. 1997;41(2):245-251.
42. Walker AW, Duncan SH, Leitch ECM, Child MW, Flint HJ. pH and peptidesupply can radically alter bacterial populations and short-chain fatty acidratios within microbial communities from the human colon. Appl Environ Microbiol. 2005;71(7):3692-3700.
43. Macfarlane GT, Gibson GR, Cummings JH. Comparison of fermentationreactions in different regions of the human colon. J Appl Bacteriol. 1992;72(1):57-64.
44. Marthinsen D, Fleming SE. Excretion of breath and flatus gases by humanconsuming high-fiber diets. J Nutr. 1982;112(6):1133-1143.
45. Nava GM, Carbonero F, Croix JA, Greenberg E, Gaskins HR. Abundance and diversity of mucosa-associated hydrogenotrophic microbes in the healthy human colon. ISME J. 2012;6(1):57-70.
46. Turnbaugh PJ, Baeckhed F, Fulton L, Gordon JI. Diet-induced obesity is linked to marked but reversible alterations in the mouse distal gut microbiome. Cell Host Microbe. 2008;3(4):213-223.
47. Agus A, Denizot J, Thévenot J, Martinez-Medina M, Massier S, Sauvanet P et al. Western diet induces a shift in microbiota composition enhancing susceptibility to Adherent-Invasive E. coli infection and intestinal inflammation. Sci Rep. 2016 Jan 8;6:19032.
48. Russell WR, Gratz SW, Duncan SH et al. High-protein, reduced-carbohydrateweight-loss diets promote metabolite profiles likely to be detrimental to colonic health. Am J Clin Nutr. 2011;93(5):1062-1072.
49. Duncan SH, Belenguer A, Holtrop G, Johnstone AM, Flint HJ, Lobley GE. Reduced dietary intake of carbohydrates by obese subjects results in decreased concentrations of butyrate and butyrate-producing bacteria in feces. Appl Environ Microbiol. 2007;73(4):1073-1078.
50. Turnbaugh PJ, Ridaura VK, Faith JJ, Rey FE, Knight R, Gordon JI. The effect of diet on the human gut microbiome: a metagenomic analysis in humanized gnotobiotic mice. SciTransl Med. 2009;1(6):6ra14.
51. Santaolalla R, Abreu MT. Innate immunity in the small intestine. Curr Opin Gastroenterol. 2012;28(2):124-129.
52. Bron PA, van Baarlen P, Kleerebezem M. Emerging molecular insights into the interaction between probiotics and the host intestinal mucosa. Nat Rev Microbiol. 2011;10(1):66-78.
53. Caricilli MA, Picardi PK, de Abreu LL et al. Gut microbiota is a key modulator of insulin resistance in TLR2 Knockout mice. PLoS Biol. 2011;9(12):e1001212.

54. Vijay-Kumar M, Aitken JD, Carvalho FA et al. Metabolic Syndrome and altered gut microbiota in mice lacking toll like receptor 5. Science. 2010;328(5975):228-31.
55. Caricilli AM, Saad MJA. The Role of Gut Microbiota on Insulin Resistance. Nutrients. 2013 Mar;5(3):829-851.
56. Cotillard A, Kennedy SP, Kong LC, Prifti E, Pons N, Le Chatelier E et al. Dietary intervention impact on gut microbial gene richness. Nature. 2013 Aug 29;500(7464):585-8.
57. Khan MT, Nieuwdorp M, Bäckhed F. Microbial modulation of insulin sensitivity. Cell Metab. 2014 Nov 4;20(5):753-60.
58. Le Chatelier E, Nielsen T, Qin J et al. Richness of human gut microbiome correlates with metabolic markers. Nature. 2013 Aug 29;500(7464):541-6.
59. Qin J, Li Y, Cai Z et al. A metagenome-wide association study of gut microbiota in type 2 diabetes. Nature. 2012 Oct 4;490(7418):55-60.
60. Zhang X, Shen D, Fang Z, Jie Z, Qiu X, Zhang C et al. Human gut microbiota changes reveal the progression of glucose intolerance. PLoS One. 2013 Aug 27;8(8):e71108.
61. Armougom F, Henry M, Vialettes B, Raccah D, Raoult D. Monitoring bacterialcommunity of human gut microbiota reveals an increase in Lactobacillus in obese patients and methanogens in anorexic patients. PLoS One. 2009;4(9):e7125.
62. Furet J-P, Kong L-C, Tap J et al. Diferential adaptation of human gut microbiota to bariatric surgery-induced weight loss links with metabolicand low-grade inflammation markers. Diabetes. 2010;59(12):3049-3057.
63. Gill SR, Pop M, Deboy RT, Eckburg PB, Turnbaugh PJ, Samuel BS, Gordon JI, Relman DA, Fraser-Liggett CM, Nelson KE. Metagenomic analysis of the human distal gut microbiome. Science. 2006;312(5778):1355-1359.
64. Collado MC, Isolauri E, Laitinen K, Salminen S. Distinct composition of gut microbiota during pregnancy in overweight and normal-weight women. Am J Clin Nutr. 2008;88(4):894-899.
65. Bajzer M, Seeley RJ. Physiology: obesity and gut flora. Nature. 2006;444(7122):1009-1010.
66. He ZQ, Zhen Y, Liang C, Wang H, Wu ZG. Vicious cycle composed of gut flora and visceral fat: a novel explanation of the initiation and progression of atherosclerosis. Med Hypotheses. 2008;70(4):808-811.
67. Leitch EC, Walker AW, Duncan SH, Holtrop G, Flint HJ. Selective colonization of insoluble substrates by human faecal bacteria. Environ Microbiol. 2007;9(3):667-679.
68. O'keefe SJ. Nutrition and colonic health: the critical role of microbiota. Curr Opin Gastroenterol. 2008;24(1):51-58.
69. Samuel BS, Hansen EE, Manchester JK, et al. Genomic and metabolic adaptations of Methanobrevibacter smithii to the human gut. Proc Natl Acad Sci USA. 2007;104(25):10643-10648.
70. Turnbaugh PJ, Ley RE, Mahowald MA, Magrini V, Mardis ER, Gordon JI. An obesity-associated gut microbiome with increased capacity for energy harvest. Nature. 2006;444:1027-31.
71. Blaut M, Klaus S. Intestinal microbiota and obesity. Handb Exp Pharmacol. 2012;(209):251-73.
72. de La Serre CB, Ellis CL, Lee J, Hartman AL, Rutledge JC, Raybould HE. Propensity to high-fat diet-induced obesity in rats is associated with changes in the gut microbiota and gut inflammation. Am J Physiol Gastrointest Liver Physiol. 2010;299(2):G440-G448.
73. Hall AB, Tolonen AC, Xavier RJ. Human genetic variation and the gut microbiome in disease. Nat Rev Genet. 2017 Nov;18(11):690-699.
74. Yatsunenko T, Rey FE, Manary MJ, Trehan I, Dominguez-Bello MG, Contreras M et al. Human gut microbiome viewed across age and geography. Nature. 2012 May 9;486(7402):222-7.
75. Chacko A, Cummings JH. Nitrogen losses from the human small bowel: obligatory losses and the effect of physical form of food. Gut. 1988;29(6):809-815.
76. Cummings JH, Macfarlane GT. The control and consequences of bacterialfermentation in the human colon. J Appl Bacteriol. 1991;70(6):443-459.
77. Bergman EN. Energy contribution of volatile fatty-acids from the gastrointestinal tract in various species. Physiol Rev. 1990;70(2):567-590.
78. Parker DS. Measurement of production-rates of volatile fatty-acids incecum of conscious rabbit. Br J Nutr. 1976;36(1): 61-70.
79. Musso G, Gambino R, Cassader M. Interactions between gut microbiota and host metabolism predisposing to obesity an diabetes. Ann Rev Med. 2011;62:361-380.
80. Backhed F, Ding H, Wang T et al. The gut microbiota as anenvironmental factor that regulates fat storage. Proc Natl Acad Sci USA. 2004;101:15718-15723.
81. Musso G, Gambino R, Cassader M. Recent insights into hepatic lipid metabolism in non-alcoholicfatty liver disease (NAFLD). Prog. Lipid Res. 2009;48:1-26.

82. Cani PD, Delzenne NM. The role of the gut microbiota in energy metabolism and metabolic disease. Current Pharmaceutical Design. 2009;15:1546-1558.
83. Backhed F, Manchester JK, Semenkovich CF, Gordon JI. Mechanisms underlying the resistance to diet-induced obesity ingerm-free mice.Proc Natl Acad Sci USA. 2007;104:979-984.
84. Ley RE. Obesity and the human microbiome. Curr Opin Gastroenterol. 2010;26(1):5-511.
85. Dutton S, Trayhurn P. Regulation of angiopoietin-like protein 4/fasting-induced adipose factor (Angptl4/FIAF) expression in mouse white adipose tissue and 3T3-L1 adipocytes. Br J Nutr. 2008;100:18-26.
86. Kersten S. Regulation of lipid metabolism via angiopoietin-like proteins. Biochem Soc Trans. 2005;33:1059-1062.
87. Zhang H, DiBaise JK, Zuccolo A et al. Human gut microbiota in obesity and after gastric bypass. Proc Natl Acad Sci USA. 2009;106(7):2365-2370.
88. Cani PD, Joly E, Horsmans Y, Delzenne NM. Oligofructose promotessatiety in healthy human: a pilot study. Eur J Clin Nutr. 2006;60(5):567-572.
89. Cani PD, Delzenne NM. Gut microflora as a target forenergy and metabolic homeostasis. Curr Opin Clin Nutr Metab Care. 2007;10:729-734.
90. Cani PD, Neyrinck AM, Fava F et al. Selective increases ofbifidobacteria in gut microflora improve high-fat-diet-induced-diabetes in mice through a mechanism associated with endotoxaemia. Diabetologia. 2007;50:2374-2383.
91. Membrez M, Blancher F, Jaquet M et al. Gut microbiotamodulation with norfloxacin and ampicillin enhances glucosetolerance in mice. FASEB J. 2008;22:2416-2426.
92. de Groot PF, Frissen MN, de Clercq NC, Nieuwdorp M. Fecal microbiota transplantation in metabolic syndrome: History, present and future. Gut Microbes. 2017;1-15.
93. den Besten G, van Eunen K, Groen AK, Venema K, Reijngoud DJ, Bakker BM. The role of short-chain fatty acids in the interplay between diet, gut micro- biota, and host energy metabolism. J Lipid Res. 2013;54:2325-40.
94. Li J, Lin S, Vanhoutte PM, Woo CW, Xu A. Akkermansia Muciniphila protects against atherosclerosis by preventing metabolic endotoxemia-induced inflammation in Apoe Mice. Circulation. 2016;133:2434-46.
95. Nadal I, Donat E, Donant E, Ribes-Koninckx C, Calabuig M, Sanz Y. Imbalance in the composition of the duodenal microbiota of children with coeliac disease. J Med Microbiol. 2007;56:1669-74.
96. Perry RJ, Peng L, Barry NA et al. Acetate mediates a microbiome-brain-β-cell axis to promote metabolic syndrome. Nature. 2016;534(7606):213-217.
97. Devaraj S, Hemarajata P, Versalovic J. The human gut microbiome and body metabolism: implications for obesity and diabetes. Clin Chem. 2013;59(4):617-628.
98. Forslund K, Hildebrand F, Nielsen T et al; MetaHIT Consortium. Disentangling type 2 diabetes and metformin treatment signatures in the human gut microbiota. Nature. 2015;528(7581):262-266.
99. Gonzalez FJ, Jiang C, Patterson AD. An intestinal microbiota-farnesoid X receptor axis modulates metabolic disease. Gastroenterology. 2016;151:845-859.
100. Hylemon PB, Zhou H, Pandak WM, Ren S, Gil G, Dent P. Bile acids as regulatory molecules. J Lipid Res. 2009;50:1509-1520.
101. Zhang Y, Lee FY, Barrera G et al. Activation of the nuclear receptor FXR improves hyperglycemia and hyperlipidemia in diabetic mice. Proc Natl Acad Sci USA. 2006;103:1006-1011.
102. Sayin SI, Wahlström A, Felin J, et al. Gut microbiota regulates bile acid metabolism by reducing the levels of tauro-beta--muricholic acid, a naturally occurring FXR antagonist. Cell Metab. 2013;17:225-235.
103. Parséus A, Sommer N, Sommer F et al. Microbiota-induced obesity requires farnesoid X receptor. Gut. 2017 Mar;66(3):429-437.
104. Li J, Zhao F, Wang Y, Chen J, Tao J, Tian G et al. Gut microbiota dysbiosis contributes to the development of hypertension. Microbiome. 2017;5(1):14.
105. Yang T, Santisteban MM, Rodriguez V, Li E, Ahmari N, Carvajal JM et al. Gut dysbiosis is linked to hypertension. Hypertens. 2015;65:1331-40.
106. Pluznick JL, Protzko RJ, Gevorgyan H, Peterlin Z, Sipos A, Han J et al. Olfactory receptor responding to gut microbiota--derived signals plays a role in renin secretion and blood pressure regulation. Proc Natl Acad Sci USA. 2013; 110:4410-5.
107. Ghazalpour A, Cespedes I, Bennett BJ, Allayee H. Expanding Role of Gut Microbiota in Lipid Metabolism. Current Opinion in Lipidology. 2016;27(2):141-147.
108. Velagapudi VR, Hezaveh R, Reigstad CS et al. The gut microbiota modulates host energy and lipid metabolism in mice. J Lipid Res. 2010;51:1101-1112.

109. Derrien M, Van Baarlen P, Hooiveld G et al. Modulation of mucosal immune response, tolerance, and proliferation in mice colonized by the mucin-degrader Akkermansia muciniphila. Front Microbiol. 2011;2:166.

110. Everard A, Belzer C, Geurts L et al. Cross-talk between Akkermansia muciniphila and intestinal epithelium controls diet--induced obesity. Proc Natl Acad Sci USA 2013;110:9066-9071.

111. Fu J, Bonder MJ, Cenit MC et al. The gut microbiome contributes to a substantial proportion of the variation in blood lipids. Circ Res. 2015;117:817-824.

112. Watanabe M, Houten SM, Mataki C et al. Bile acids induce energy expenditure by promoting intracellular thyroid hormone activation. Nature. 2006;439:484-489.

113. Thomas C, Gioiello A, Noriega L et al. TGR5-mediated bile acid sensing controls glucose homeostasis. Cell Metab. 2009;10:167-177.

114. Ryan KK, Tremaroli V, Clemmensen C et al. FXR is a molecular target for the effects of vertical sleeve gastrectomy. Nature. 2014;509:183-188.

115. Macfarlane GT, Macfarlane S. Bacteria, colonic fermentation, and gastrointestinal health. J. AOAC Int. 2012;95:50-60.

116. Wang Z, Klipfell E, Bennett BJ et al. Gut flora metabolism of phosphatidylcholine promotes cardiovascular disease. Nature. 2011;472:57-63.

117. Koeth RA, Wang Z, Levison BS et al. Intestinal microbiota metabolism of L-carnitine, a nutrient in red meat, promotes atherosclerosis. Nat Med. 2013;19:576-585.

118. Bennett BJ, de Aguiar Vallim TQ, Wang Z et al. Trimethylamine-N-oxide, a metabolite associated with atherosclerosis, exhibits complex genetic and dietary regulation. Cell Metab. 2013;17:49-60.

119. Wang Z, Klipfell E, Bennett BJ et al. Gut flora metabolism of phosphatidylcholine promotes cardiovascular disease. Nature. 2011;472:57-63.

120. Shih DM, Wang Z, Lee R et al. Flavin containing monooxygenase 3 exerts broad effects on glucose and lipid metabolism and atherosclerosis. J Lipid Res. 2015;56:22-37.

121. Warrier M, Shih DM, Burrows AC et al. The TMAO-generating enzyme flavin monooxygenase 3 is a central regulator of cholesterol balance. Cell Rep. 2015;10:326–338.

122. Kootte RS, Vrieze A, Holleman F et al. The therapeutic potential of manipulating gut microbiota on obesity and type 2 diabetes mellitus. Diabetes, Obesity and Metabolism. 2012;14:112-120.

123. Collins MD, Gibson GR. Probiotics, prebiotics, and synbiotics: approaches for modulating the microbial ecology of the gut. Am J Clin Nutr. 1999;69(5):1052S-1057S.

124. Van de Wiele T, Boon N, Possemiers S et al. Inulin-type fructans of longer degree of polymerization exert more pronounced in vitro prebiotic effects. J Appl Microbiol. 2007;102:452-460.

125. Parnell JA, Reimer RA. Weight loss during oligofructose supplementationis associated with decreased ghrelin and increased peptide YY in overweight and obese adults. Am J Clin Nutr. 2009;89(6):1751-1759.

126. Cani PD, Knauf C, Iglesias MA, Drucker DJ, Delzenne NM, Burcelin R. Improvement of glucose tolerance and hepatic insulin sensitivity byoligofructose requires a functional glucagon-like peptide 1 receptor. Diabetes. 2006;55:1484-1490.

127. Verhoef SP, Meyer D, Westerterp KR. Effects of oligofructose on appetite profile, glucagon-like peptide 1 and peptide YY3-36 concentrations and energy intake. Br J Nutr. 2011;106:1757-1762.

128. Yap WKW, Mohamed S, Jamal MH, Diederick M, Manap YA. Changes in infants faecal characteristics and microbiota by inulin supplementation. J Clin Biochem Nutr. 2008;43(3):159-166.

129. Van Nuenen MHMC, Meyer PD, Venema K. The effect of various inulinsand Clostridium difficile on the metabolic activity of the human colonic microbiota in vitro. Microb Ecol Health Dis. 2003;15(2-3):137-144.

130. Kruse HP, Kleessen B, Blaut M. Effects of inulin on faecal bifidobacteria in human subjects. Br J Nutr. 1999;82(5): 375-382.

131. Lee SJ, Cho SJ, Park EA. Effects of probiotics on enteric flora and feeding to lerance in preterm infants. Neonatology. 2007;91(3):174-179.

132. Kondo S, Xiao J-Z, Satoh T et al. Antiobesity effects of Bifidobacterium breve strain B-3 supplementation in a mouse model with high-fat diet induced obesity. Biosci Biotechnol Biochem. 2010;74(8):1656-1661.

133. Choi I, Kim Y, Park Y, Seog H, Choi H. Anti-obesity activities of fermented soy germ isoflavones by Bifidobacterium breve. Biofactors. 2007;29(2-3):105-112.

134. Mattila-Sandholm T, Myllarinen P, Crittenden R, Mogensen G, Fondén R, Saarela M. Technological challenges for future probiotic foods. Int Dairy J. 2002;12:173-182.

135. Liou A P, Paziuk M, Luevano JM Jr, Machineni S, Turnbaugh PJ, Kaplan LM. Conserved Shifts in the Gut Microbiota Due to Gastric Bypass Reduce Host Weight and Adiposity. Science Translational Medicine. 2013;5(178):178ra41.
136. Tremaroli V, Karlsson F, Werling M, Ståhlman M, Kovatcheva-Datchary P, Olbers T et al. Roux-en-Y Gastric Bypass and Vertical Banded Gastroplasty induce long-term changes on the human gut microbiome contributing to fat mass regulation. Cell Metabolism. 2015;22:228-238.

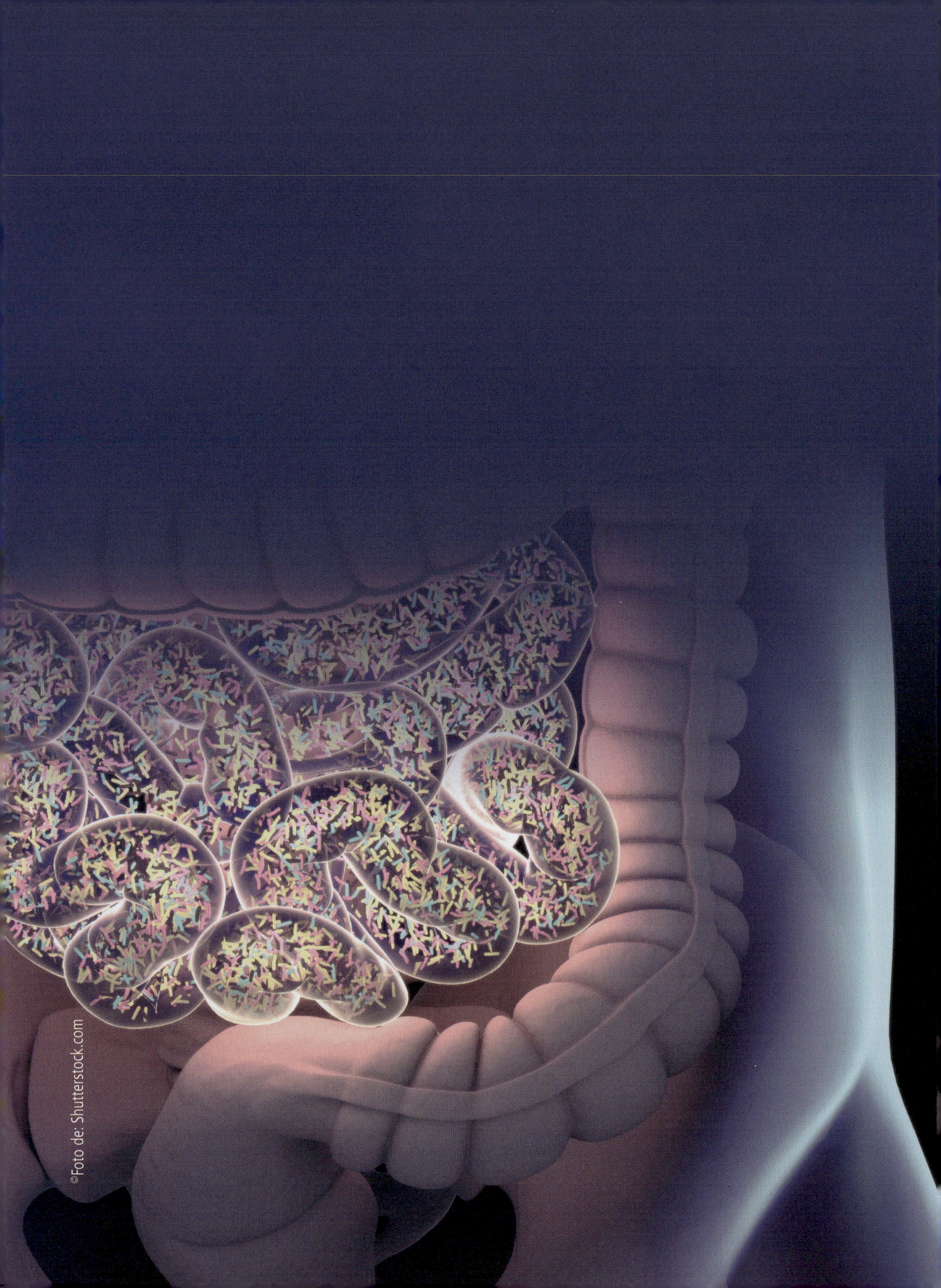

capítulo: 37

Disbiose

Philippe Marteau
Joel Doré

DISBIOSE

A biossegurança, processo de integração, interpretação e comunicação de informações que possam estar relacionadas com a atividade de doenças, tornou-se um elemento-chave para avaliar o impacto do homem sobre sua biosfera. A natureza oferece indicadores bem estudados para isso. Sendo assim, a microbiota intestinal pode servir como biomarcador do estado de saúde ou doença do hospedeiro. Atualmente, é possível diferenciar a microbiota intestinal de acordo com o estilo de vida e doenças associadas, por exemplo, indivíduos com obesidade apresentam um perfil de bactérias no intestino diferente dos não obesos.

MICROBIOTA SÃ EM UM CORPO SÃO

Alguns séculos depois da famosa frase do poeta romano Juvenal, "uma mente sã num corpo são", chegou-se à era dos bioindicadores. Recentemente, houve um progresso na avaliação da relação da microbiota intestinal e seu hospedeiro, enfatizando a importância da harmonia entre ambos, ou seja, essa relação deve estar em simbiose, a qual confere um estado saudável e deve existir desde o início da vida, começando pelo nascimento, momento crucial de formação da microbiota, que vai responder a estímulos fornecidos pelo hospedeiro, como tipo de parto, alimentação, medicamentos, aleitamento materno etc., formando, assim, cada indivíduo com uma microbiota única. Por outro lado, o hospedeiro também depende de sua microbiota para desempenhar diversas funções em seu organismo, mais do que se acreditava antigamente. Portanto, cada microbiota interage com cada organismo, fazendo que um dependa do outro para realizar diversas reações no organismo humano. Pode-se concluir que a microbiota intestinal é um conjunto de microrganismos, que formam um sistema estruturado, como qualquer órgão, que realiza interações com seu hospedeiro. Cada microbiota é específica, porém, em pessoas saudáveis, é possível estabelecer uma divisão em três principais perfis, chamados de enterotipos.[1,2]

DA RESILIÊNCIA À TRANSIÇÃO CRÍTICA

A riqueza e a biodiversidade da microbiota intestinal são características positivas que favorecem sua estabilidade, resistência e resiliência, sendo considerada benéfica para seu hospedeiro. Para ilustrar as forças e o comportamento habitual desse ecossistema, a ecologia teórica propôs uma analogia com os movimentos de "grânulo em um vale" (Figura 37.1). Na maioria dos casos, a alteração da microbiota é um estado reversível, mas, após a remoção de uma pressão externa, o ecossistema vai expressar sua resiliência e retornará à sua configuração inicial. Quando uma força desloca um ecossistema para além do ponto de inflexão que cerca seu vale – sua bacia de atração –, entra em um novo equilíbrio, um novo estado estável potencialmente diferente de sua configuração original. O aparecimento de uma infecção crônica antibiótico-associada ao *Clostridium difficile* ilustra bem esse fenômeno. Uma microbiota modificada por um tratamento com antibiótico pode passar alguns dias em um estado alternativo de equilíbrio, em que uma bactéria como *C. difficile* subdominante se estabelece em uma posição dominante, podendo, assim, induzir uma diarreia.

Essas mudanças, entre um estado saudável e um patológico, ultrapassam o conceito usual de um estado contínuo entre saúde e doença. Para uma transição crítica ocorrer, basta que uma ou algumas etapas de *feedback negativo* promovam a manutenção do estado estável por sinais autoagravantes (Figura 37.2).[3] Além disso, para além da transição crítica por si só, círculos viciosos favorecerão o que é conhecido como histerese, maior gasto de energia para o sistema voltar para um estado saudável do que era necessário para mudar sua condição patológica, mesmo após a remoção completa do estresse induzido.

ANOMALIA OU DESEQUILÍBRIO?

Em seu sentido primário, a disbiose pode ser vista como uma mera anomalia na composição da microbiota comensal associada a uma doença. Existem três tipos de anomalias (Figura 37.3): (1) o excesso de patobiontes (microrganismos potencialmente deletérios – Figura 37.3A); (2) falta de simbiontes (microrganismos comensais benéficos – Figura 37.3B); (3) perda da estrutura do ecossistema, notavelmente com baixa biodiversidade (perda de riqueza da microbiota – Figura 37.3C).

A proliferação de bactérias patogênicas ou patobiontes caracterizou a primeira disbiose descrita. Durante o século XX, pesquisadores basearam-se no postulado de Koch para verificar que um dado microrganismo era um agente patogênico, e não apenas um biomarcador associado a uma doença. O postulado de Koch possibilitou grandes avanços na infectologia e quanto ao papel dos microrganismos em doenças. Antes que a virulência de *C. difficile* fosse elucidada e pudesse ser identificada em amostras clínicas, as diarreias eram comumente atribuídas ao *Staphylococcus aureus*, também presente nas fezes. O *C. difficile*, na maioria das vezes, era considerado um biomarcador indireto de disbiose, em vez de um causador da doença.

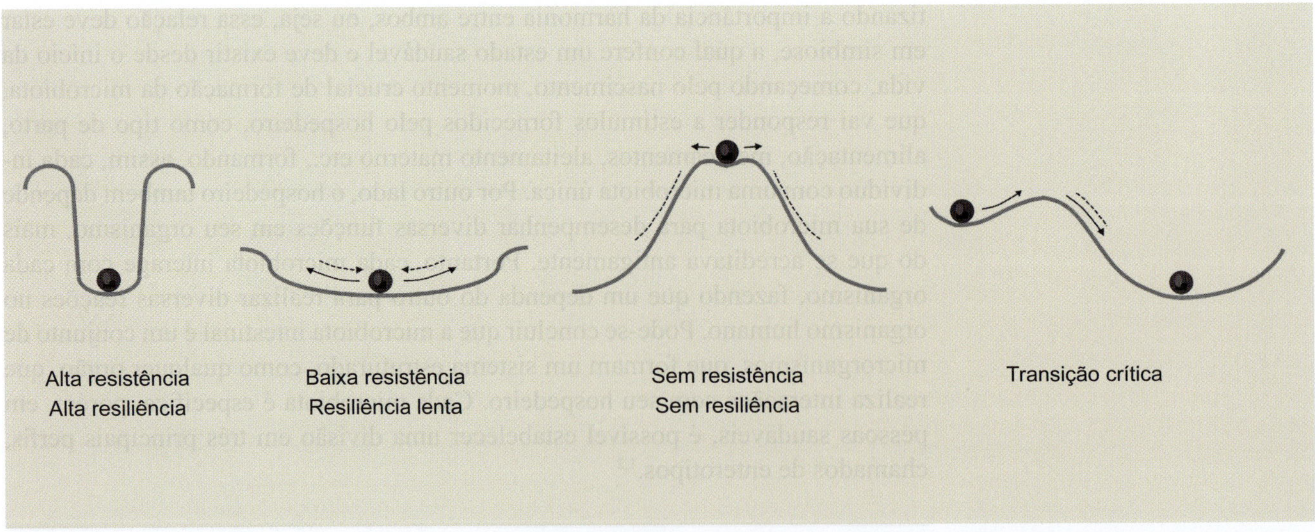

Figura 37.1 ► Visão esquemática das potenciais evoluções dos ecossistemas (representados por esferas e setas pontilhadas) no seu cenário ecológico (bacia de atração) sob a influência de forças de perturbação (setas de linha contínua). A bacia de atração que retrata a tendência do ecossistema de se manter ou retornar à sua configuração original, ilustra a robustez ecológica, combinando resistência e resiliência.

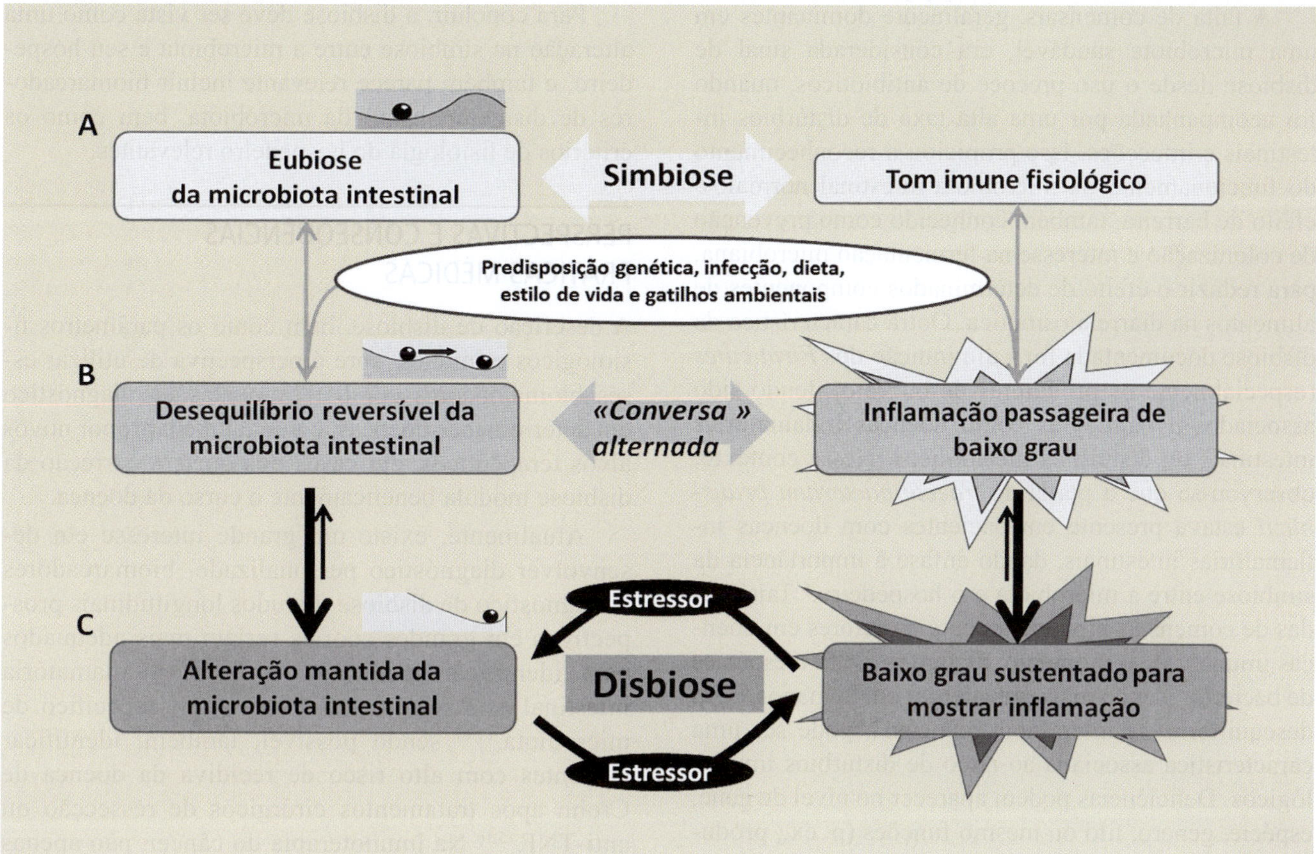

Figura 37.2 ► Disbiose como simbiose alterada homem-micróbio e o conceito de transição crítica, como se aplicaria à simbiose homem-micróbio, com ênfase nas interações entre a microbiota e o sistema imunológico do hospedeiro. O circuito de retroalimentação negativa aqui ilustrado sugere sinais pró-inflamatórios de patobiontes, que promovem, em resposta, sinais de estresse oxidativo induzidos por inflamação.

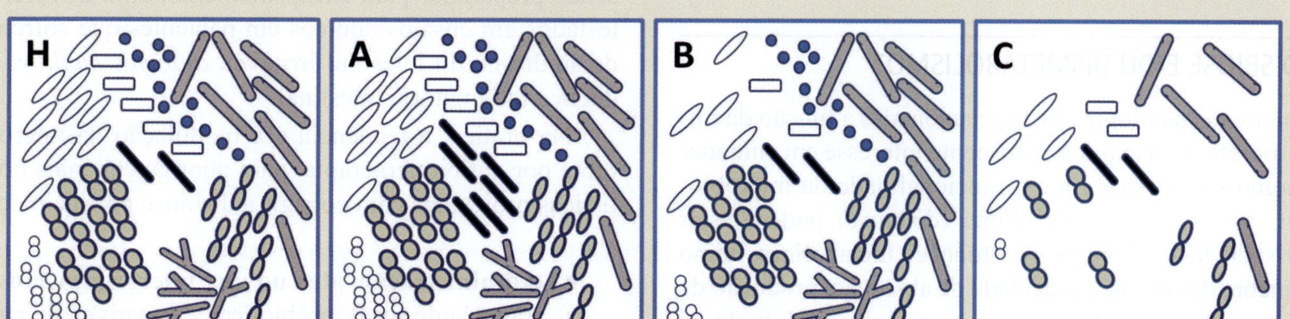

Figura 37.3 ► Ilustração de três tipos de disbiose. **H**: Diversidade da microbiota em indivíduos saudáveis; **A**: microbiota enriquecida com patógenos ou patobiontes (itens pretos), associada a um estado patológico; **B**: microbiota com perda de simbiontes protetores (itens brancos), associada a um estado patológico; **C**: microbiota frágil com marcada perda de riqueza global tornando o ecossistema sujeito a homeostasia alterada e transição crítica (ver Figuras 37.1 e 37.2).

A falta de comensais, geralmente dominantes em uma microbiota saudável, era considerada sinal de disbiose desde o uso precoce de antibióticos, quando foi acompanhada por uma alta taxa de distúrbios intestinais e infecções. Isso propiciou o reconhecimento do funcionamento da microbiota intestinal normal: o efeito de barreira, também conhecido como prevenção de colonização e interesse na fermentação microbiana, para reduzir o efeito de determinados componentes de alimentos na diarreia osmótica. Outra característica da disbiose documentada foi a diminuição dos *Firmicutes* (especialmente os produtores de butirato), tendo sido associados a patologias como doenças inflamatórias intestinais ou distúrbios metabólicos. Nesse contexto, observou-se que a perda de *Faecalibacterium prausnitzii* estava presente em pacientes com doenças inflamatórias intestinais, dando ênfase à importância da simbiose entre a microbiota e o hospedeiro.[5] Tais perdas de comensais hipoteticamente protetores em doenças imunes, até o momento, diziam respeito a espécies de bactérias, sendo mais prevalentes em humanos.[6] Um desequilíbrio na microbiota comensal, pode ser uma característica associada ao risco de distúrbios imunológicos. Deficiências podem aparecer no nível de gene, espécie, gênero, filo ou mesmo funções (p. ex., produção de butirato).

Uma redução da microbiota da biodiversidade ou riqueza (de espécies ou genes) e uma alteração das redes funcionais (número de inter-relações) são assinaturas de disbiose. Esse tipo de disbiose tem sido associado a várias condições de doença, incluindo doença inflamatória intestinal[7-10] ou em uma fração de indivíduos obesos, em que está associada a uma menor resposta a uma intervenção dietética de restrição de calorias.[11,12]

DISBIOSE E/OU DISMETABOLISMO?

Inúmeras patologias estão relacionadas à função da microbiota. Isso explica o crescente interesse em entender como são a estrutura e a funcionalidade da microbiota. Alterações na microbiota (disbiose) podem estar associadas a alterações de funções metabólicas, como quebra das fibras, capacidade de absorção, produção de vitaminas, controle de outras bactérias e modulação da permeabilidade intestinal. Uma das funções mais importantes da microbiota é a produção de ácidos graxos de cadeia curta, como o butirato e o metabolismo de ácidos biliares.

Para concluir, a disbiose deve ser vista como uma alteração na simbiose entre a microbiota e seu hospedeiro, e também parece relevante incluir biomarcadores de dismetabolismo da microbiota, bem como os critérios de fisiologia do hospedeiro relevantes.

PERSPECTIVAS E CONSEQUÊNCIAS PRÁTICAS MÉDICAS

A descrição de disbiose, bem como os parâmetros fisiológicos e imunes, abre a perspectiva de utilizar esses biomarcadores como ferramentas de diagnóstico em determinadas doenças, como também propor novos alvos terapêuticos, em casos nos quais a correção da disbiose modula beneficamente o curso da doença.

Atualmente, existe um grande interesse em desenvolver diagnóstico personalizado, biomarcadores e diagnóstico de disbiose. Estudos longitudinais prospectivos em grandes coortes seriam mais adequados para identificar preditores. A doença inflamatória intestinal está relacionada a um perfil específico de microbiota,[13,14] sendo possível, também, identificar pacientes com alto risco de recidiva da doença de Crohn após tratamentos cirúrgicos de ressecção ou anti-TNF.[15,16] Na imunoterapia do câncer, não apenas os não respondedores aos tratamentos são previsíveis para a microbiota, especialmente a ausência de determinadas espécies bacterianas que atuam como adjuvantes.[17] Além disso, tratamentos com antibióticos, que reduzem a população de bactérias adjuvantes claramente, não são recomendados em conjunto com o tratamento.

Bioativos de bactérias comensais atualmente estão sendo preparados para encapsulamento, afim de serem testados em ensaios clínicos em pacientes que sofrem de síndrome do intestino irritável, *diabetes mellitus* e doença inflamatória intestinal.

Na prática, a tendência é a modulação da microbiota por antibioticoterapia, para abordagens mais holísticas projetadas para corrigir a disbiose por meio de:

- **Administração de novos microrganismos:** transplante fecal, probióticos e bioativos de comensais.
- **Administração de substratos e intervenções dietéticas:**[18] mistura de fibras insolúveis, prebióticos, fitoquímicos.

REFERÊNCIAS

1. Qin J, Li R, Raes J, Arumugam M, Burgdorf KS, Manichanh C et al. A human gut microbial gene catalog established by metagenomic sequencing. Nature. 2010 Mar 4;464(7285):59-65.
2. Arumugam, Raes J, Pelletier E, Le Paslier D, Yamada T, Mende DR M et al. Enterotypes of the human gut microbiome. Nature. 2011 May 12;473(7346):174-80.
3. Scheffer M, Bascompte J, Brock WA, Brovkin V, Carpenter SR, Dakos V et al. Early-warning signals for critical transitions. Nature. 2009;461:53-9.
4. Lacombe S, Hutton ML, Lyras D. Involvement of bacteria other than *Clostridium difficile* in antibiotic-associated diarrhea. Trends Microbiol. 2016;24:463-7.
5. Bejaoui M, Sokol H, Marteau P. Targeting the microbiome in inflammatory bowel disease: clinical evaluation of current concepts and moving to new horizons. Dig Dis. 2015;33(Suppl 1):105-12.
6. Tap J, Mondot S, Levenez F, Pelletier E, Caron C, Furet JP et al. Towards the human intestinal microbiota phylogenetic core. Environ Microbiol. 2009;11:2574-84.
7. Le Chatelier E, Nielsen T, Qin J, Prifti E, Hildebrand F, Falony G et al. Richness of human gut microbiome correlates with metabolic markers. Nature. 2013;500:541-6.
8. Mondot S, Lepage P, Seksik P, Allez M, Tréton M, Bouhnik Y et al.; GETAID. Structural robustness of the gut mucosal microbiota is associated with Crohn's disease remission after surgery. Gut. 2016; 65:954-62.
9. Manichanh C, Rigottier-Gois L, Bonnaud E, Gloux K, Pelletier E, Frangeul L et al. Reduced diversity of fecal microbiota in Crohn's disease revealed by a metagenomic approach. Gut. 2006;55:205-11.
10. Sokol P, Leducq V, Aschard H, Pham HP, Jegou S, Landman C et al. Fungal microbiota dysbiosis in IBD. Gut. 2016. [Epub ahead of print].
11. Cotillard A, Kennedy SP, Kong LC, Prifti E, Pons N, Le Chatelier E et al. Dietary intervention impact on gut microbial richness. Nature. 2013;500:585-8.
12. Blottière HM, deVos WM, Ehrlich SD, Doré J. Human intestinal metagenomics: state of the art and future. Curr Opin Microbiol. 2013;16(3):232-9.
13. Haberman Y, Tickle TL, Dexheimer PJ, Kim MO, Tang D, Karns R et al. Pediatric Crohn disease patients exhibit specific ileal transcriptome ond microbiome signature. J Clin Invest. 2014;124:3617-33.
14. Kummen M, Holm K, Anmarkrud JA, Anmarkrud JA, Nygård S, Vesterhus M et al. The gut microbial profile in patients with primary sclerosing cholangitis is distinct from patients with ulcerative colitis without bilary disease and healthy controls. Gut. 2017 Apr;66(4):611-9.
15. Sokol H, Pigneur B, Watterlot L, Lakhdari O, Bermúdez-Humarán LG, Gratadoux JJ et al. Faecalibacterium prausnitzii is an anti-inflammatory commensal bacterium identified by gut microbiota analysis in Crohn disease patients. Proc Natl Acad Sci USA. 2008;105:16731-6.
16. Rajca S, Grondin V, Louis E, Vernier-Massouille G, Grimaud JC, Bouhnik Y et al. Alterations in the intestinal microbiome (dysbiosis) as a predictor of relapse after infliximab withdrawal in Crohn's disease. Inflamm Bowel Dis. 2014;20:978-86.
17. Viaud S, Saccheri F, Mignot G, Yamazaki T, Daillère R, Hannani D et al. The intestinal microbiota modulates the anticancer immune effects of cyclophosphamide. Science. 2013;342:971-6.
18. Louis P, Flint HJ, Michel C. How to manipulate the microbiota: prebiotics. Adv Exp Med Biol. 2016;902:119-42.

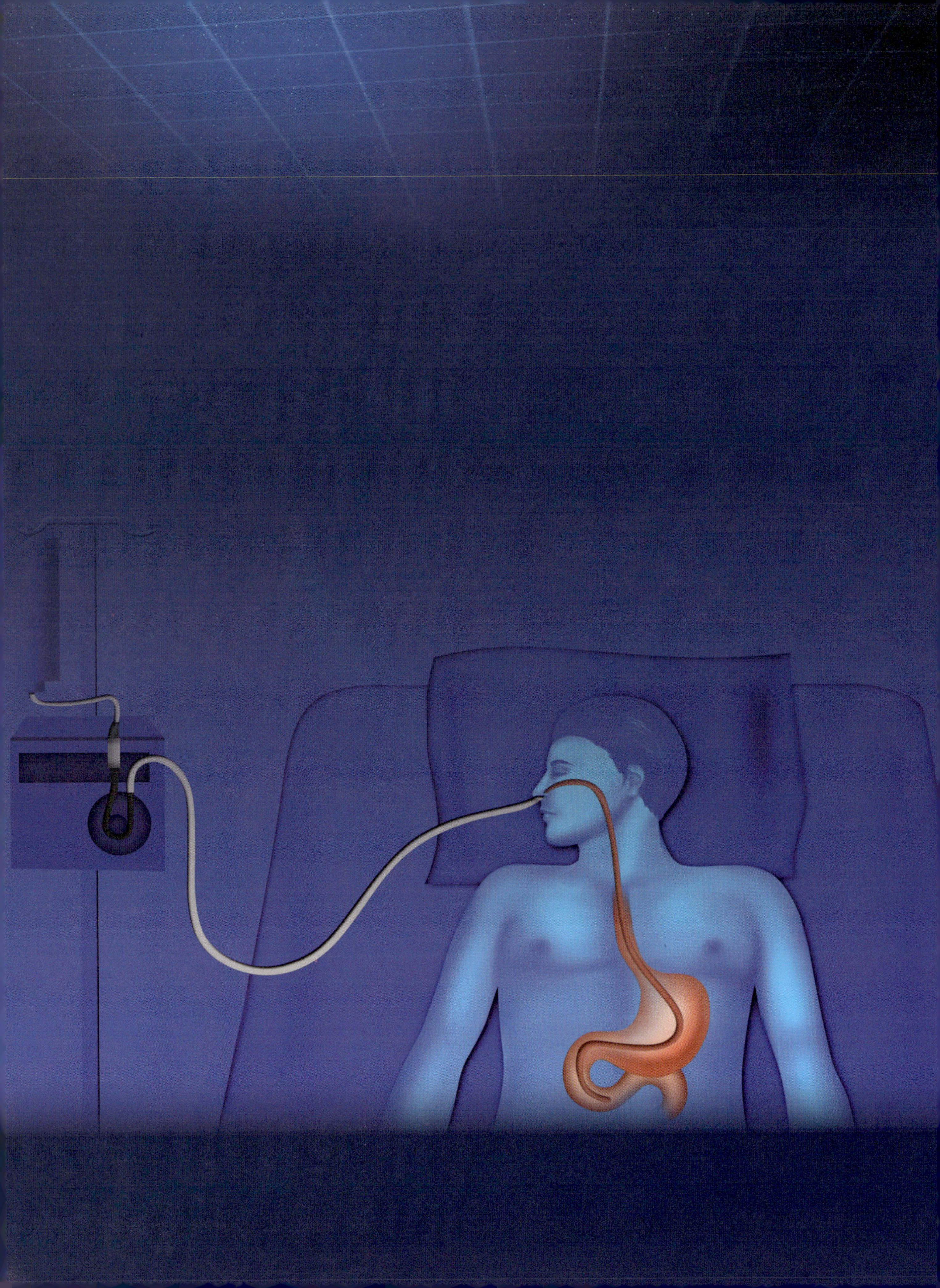

capítulo 38

Princípios Fisiológicos da Terapia Nutricional Enteral

Antonio Carlos Campos

Leticia Fuganti Campos

INDICAÇÕES

A terapia nutricional enteral (TNE) envolve procedimentos terapêuticos com o objetivo de manutenção ou recuperação do estado nutricional por meio do trato gastrintestinal (TGI). A alimentação oral deve ser sempre a primeira via de escolha, porém quando a via oral não for capaz de suprir 60% das necessidades nutricionais e o TGI estiver funcionando total ou parcialmente, indica-se nutrição via sonda localizada no estômago ou no intestino. A TNE deve ser instituída quando houver necessidade de utilizá-la por pelo menos 5 a 7 dias.[1-4]

Quando comparada com a nutrição parenteral, a TNE é mais segura e apresenta diversos benefícios metabólicos, fisiológicos e melhor custo/benefício. Além disso, a oferta de nutrientes via enteral é benéfica para a microbiota intestinal. O intestino é o maior órgão imune do organismo, mas depende da integridade estrutural e funcional do epitélio intestinal e da flora bacteriana, que deve ser adequada tanto qualitativa como quantitativamente. O sistema imune do TGI interage com o ambiente externo, pelo contato com antígenos presentes nos alimentos, sem produzir resposta inflamatória em situações de normalidade. Alterações desse sistema imune intestinal podem influenciar a resposta imune sistêmica.[4-6]

A presença de nutrientes na luz intestinal é fundamental para manter o trofismo epitelial e do sistema imunológico. A TNE estimula a liberação de sais biliares, gastrina, bombesina e motilina. Os nutrientes estimulam a liberação de IgA secretória, que previne a aderência de bactérias patógenas nas células epiteliais e aumenta o fluxo sanguíneo para o intestino. Ainda, a TNE favorece o desenvolvimento de bactérias comensais que fermentam fibras pré-bióticas e produzem ácidos graxos de cadeia curta, o que modula a resposta inflamatória e reduz o estresse oxidativo.[4-6]

A nutrição via parenteral também supre as necessidades nutricionais, no entanto, a ausência de nutrientes no lúmen intestinal reduz a integridade estrutural e funcional do epitélio, levando à abertura entre as células epiteliais, proporcional à agressão. Essa abertura aumenta o contato com antígenos alimentares e bactérias patogênicas, o que aumenta a proliferação de linfócitos CD4 *helper*, que se propagam com células Th1, gerando efeitos pró-inflamatórios por estimular a secreção de citocinas, que podem cair na circulação sistêmica e gerar a síndrome de resposta inflamatória sistêmica (SIRS).[4-6]

A importância dos nutrientes no lúmen intestinal é inquestionável, e a TNE deve ser a via preferencial para administração de nutrientes quando a via oral não for possível ou não suprir as necessidades nutricionais dos pacientes e o TGI estiver funcionando. As indicações da TNE são:[1,3]

- doenças no sistema nervoso central como Alzheimer e Parkinson, tumores neurológicos e acidentes vasculares cerebrais;
- anorexia nervosa e transtornos psiquiátricos;
- caquexia cardíaca;
- câncer;
- trauma;
- doenças inflamatórias intestinais e síndromes disabsortivas;
- queimaduras extensas;
- lesão de face e mandíbula ou câncer de boca;
- cirurgia do trato digestivo alto;
- pancreatites;
- deglutição comprometida por causas neurológicas ou musculares;
- lesões obstrutivas altas, com permeabilidade para sonda enteral;
- fístulas digestivas de baixo débito.

As indicações por anormalidade do intestino são relativas, e em alguns momentos podem ser consideradas contraindicações de TNE. Estas são:[1,3]

- fístulas digestivas de alto débito;
- retardo do esvaziamento gástrico;
- suboclusão intestinal;
- síndrome do intestino curto;
- íleo intestinal prolongado;
- má-absorção intestinal;
- enterite por quimioterapia ou radioterapia;
- estados hipermetabólicos;
- infecção grave;
- trauma extenso.

CONTRAINDICAÇÕES

As contraindicações da TNE normalmente são temporárias e podem ser absolutas ou relativas, como nas seguintes situações:[1,3,7-11]

- doenças terminais;
- síndrome do intestino curto (prévio à reabilitação intestinal);
- obstrução intestinal mecânica ou pseudo-obstrução;
- hemorragia gastrintestinal;
- vômitos intratáveis;
- diarreias intratáveis;
- fístulas intestinais (jejunais e de alto débito);
- isquemia intestinal;
- inflamação do trato gastrintestinal;
- íleo paralítico intestinal prolongado;
- hiperêmese gravídica.

As situações clínicas em que a nutrição por via enteral está contraindicada são:[9-11]

- instabilidade hemodinâmica;
- disfunção intestinal grave;
- peritonite grave.

As contraindicações da nutrição enteral também são frequentemente motivo de controvérsia, com consequentes mudanças em suas definições – muitas situações anteriormente consideradas como contraindicações para nutrição enteral são atualmente indicações, inclusive com benefícios evidenciados, como na pancreatite aguda,[11-15] queimaduras graves,[16,17] trauma e pacientes críticos.[18-22]

TÉCNICA

A técnica da TNE se inicia com a definição da sua recomendação, considerando as indicações e contraindicações citadas, e em seguida com a sua prescrição. Para a correta prescrição da TNE é necessária a avaliação do estado nutricional e metabólico do paciente, das condições anatômicas do TGI, doença de base e de existência ou não de comorbidades. A prescrição inclui a determinação das necessidades de nutrientes, a escolha da dieta a ser prescrita, a via de acesso e a localização da extremidade distal da sonda e o modo de administração da dieta, se contínua ou intermitente.

O método considerado como padrão ouro para determinação das necessidades calóricas dos pacientes é a calorimetria indireta. Em casos de indisponibilidade da calorimetria indireta indica-se utilizar as equações preditivas. As equações estimam o gasto energético basal (GEB), que multiplicado pelos fatores de estresse e de atividade resultam no gasto energético total (GET), que deve ser utilizado para cálculo na prescrição. As equações mais utilizadas são as de Harris e Bennedict e as preconizadas pela Food and Agriculture Organization of the United Nations (FAO).[22-24] A equação que apresenta melhor acurácia para estimar o GET de indivíduos obesos e não obesos é a equação de Mifflin-St.[25] Para pacientes críticos, a equação de Ireton-Jones é a mais apropriada.[26,27]

O cálculo mais utilizado na prática clínica, entretanto, é o de quilocalorias por quilo de peso, ou "regra de bolso". Essas fórmulas podem ser determinadas pelas situações clínicas, como as propostas pela American Society for Parenteral and Enteral Nutrition (ASPEN),[28] ou as publicadas pela diretrizes brasileiras de terapia nutricional, o DITEN.[27] Segundo o DITEN, na impossibilidade de se utilizar a calorimetria indireta, deve-se ofertar de 25 a 35 kcal/kg/dia para o paciente adulto, quando não houver enfermidade grave ou risco de síndrome de realimentação; ou de 20 a 25 kcal/kg/dia para o paciente adulto em situação crítica.[20-22]

Após a determinação da oferta calórica, deve-se determinar a distribuição de macronutrientes, onde a doença de base determina a necessidade de restrição ou aumento do aporte de algum nutriente. Deve-se considerar também a qualidade das proteínas, carboidratos e lipídios que devem ser ofertadas.

A indicação adequada depende da análise da fórmula da dieta com as especificidades metabólicas de cada paciente. Os produtos disponíveis no mercado são classificados em fórmulas padrão, fórmulas especializadas para cada doença e módulos de nutrientes. A indicação de produtos especializados deve ser feita com cautela, pois nem sempre supre todas as necessidades do paciente. Existe também a classificação segundo o grau de hidrólise (polimérica, oligomérica e elementar), que deve ser selecionada de acordo com a condição metabólica do paciente, a capacidade digestiva e absortiva e o posicionamento da via de acesso para nutrição.[1,4,20,29]

Com relação aos micronutrientes, a composição das dietas utiliza como referência os valores estabelecidos pelas *recommended dietary allowances* (DRI), instituindo o volume de fórmula necessário para atingir as metas da ingestão diária de nutrientes. Os valores de referência utilizados são as recomendações para população saudável, mas muitas doenças exigem aumento da oferta de nutrientes, ou limitação para o aporte de outros, como ocorre na insuficiência hepática ou renal.

Deve-se observar, na composição da fórmula, a relação das calorias não proteicas por grama de nitrogênio, a osmolaridade/osmolalidade, presença ou não de fibras e a presença de nutrientes especiais, como os imunomoduladores, indicados para pacientes cirúrgicos, cicatrização e pacientes com câncer, por exemplo.[2,29,30] A densidade energética é outro ponto importante a ser considerado, pois o volume da fórmula deve atingir as recomendações individuais, e algumas situações clínicas exigem limitação de volume, como na insuficiência cardíaca congestiva (ICC) ou síndrome da angústia respiratória aguda (SARA). Deve-se analisar ainda a relação custo-benefício na escolha da fórmula, considerando o uso de fórmulas especializadas e a forma de apresentação (pó ou líquida).[30]

A análise desses itens é fundamental para o sucesso da prescrição. Após a definição da fórmula, é necessário determinar o momento ideal para seu início. A administração da nutrição enteral deve ser iniciada assim que possível, e a definição de nutrição enteral precoce estabelece inicio dentro das primeiras 48 horas da internação. Além da manutenção de peso corpóreo e da massa magra, essa intervenção precoce tem como objetivo a manutenção do trofismo intestinal, da barreira imunológica e da impermeabilidade intestinal, a fim de evitar a translocação bacteriana. O jejum está associado à maior prevalência de infecções e taxa de mortalidade. A nutrição enteral também evita secreção excessiva de hormônios catabólicos por reduzir balanço nitrogenado negativo e reduzir o aumento de cortisol e glucagon séricos, estimulando a secreção da insulina.[1,2,14,18,20-22]

Para definir a via de acesso da TNE é necessário definir o tempo estimado em que essa terapia será necessária, além da condição clínica do paciente e os riscos de complicação. A seleção e os cuidados da via de acesso são fundamentais para minimizar os efeitos adversos e otimizar a oferta de nutrientes. Para TNE de curto prazo, definida como menor que seis semanas, podem-se utilizar sondas nasoenterais (em posição gástrica, duodenal ou jejunal). O DITEN recomenda ostomias de nutrição (gastrostomia ou jejunostomia) quando a TNE for prevista para mais de três a quatro semanas. A utilização prolongada de sondas nasoenterais está associada a complicações potencialmente graves, como aspiração pulmonar da dieta, lesão da mucosa gastrintestinal e infecções das vias aéreas e trato respiratório superior.[1-4,31]

As sondas nasoenterais são macias e flexíveis, feitas de material biocompatível como poliuretano ou silicone, de calibre entre 8 e 12 *French*. A inserção da sonda em posição gástrica ou jejunal pode ser feita à beira do leito, manualmente ou com auxílio endoscópico ou fluoroscópico, que são alternativas mais seguras. Existem sondas com orifícios laterais capazes de drenar o estômago e com orifício na extremidade distal que permite administrar a dieta no jejuno. As ostomias de nutrição podem ser realizadas cirurgicamente ou por via percutânea, com técnica endoscópica, radiológica ou laparoscópica. A gastrostomia endoscópica percutânea é o procedimento mais utilizado, por ser seguro, rápido, realizado sob anestesia local e por permitir rápido início da TNE.[1,31,32]

Após a escolha da via de acesso deve-se definir o posicionamento da sonda ou ostomia (gástrica ou intestinal). A nutrição gástrica apresenta vantagens por ser mais fisiológica: recapitula parte da estimulação neuro-humoral da alimentação oral e é dependente do esvaziamento gástrico para impulsionar os nutrientes ao intestino delgado. A sonda na posição gástrica tem a grande vantagem da facilidade do acesso além de permitir o início imediato da TNE.[1,4,12,21,31]

A alimentação pós-pilórica tem a limitação da possível dificuldade de colocação da sonda distalmente no intestino e do risco de deslocamento das mesmas. O ideal é verificar a localização da sonda antes do início da dieta, mediante radiografia abdominal. Após a introdução da sonda nasojejunal, devem ser aguardadas de 12 a 24 horas para que a sonda progrida espontaneamente até o jejuno.[1,21,31-34]

Embora existam fatores que aumentam os riscos de aspiração, não há evidência clínica que justifique a utilização rotineira da nutrição pós-pilórica, por não eliminar ou reduzir significativamente o risco de aspiração quando comparada com a nutrição por via gástrica. A posição pós-pilórica deve ser indicada em casos de evidência clara de gastroparesia, obstrução da saída gástrica, vômitos e aspirações graves e recorrentes, além dos pacientes com Glasgow abaixo de 12 ou em ventilação artificial, devido ao relaxamento do esfíncter gastroesofágico, o que aumenta o risco de aspiração pulmonar.[2,18,21,31,34,35]

Uma vez definido o posicionamento da sonda, é necessário determinar o método de administração da dieta, que pode ser intermitente ou contínuo. O método de infusão depende da condição do paciente, do risco de complicações, dos tratamentos concorrentes, da via de acesso e da dieta prescrita. O método intermitente é mais fisiológico por simular o padrão habitual de alimentação, favorecer a utilização de nutrientes e normalizar a secreção de insulina. Também facilita a evolução dos pacientes para transição para a via oral, estimula o paciente a deambular e aumenta liberdade e qualidade de vida.[36] A administração intermitente pode ser feita em bolo, pelo sistema gravitacional ou com bomba de infusão.

A infusão intermitente é cíclica, permitindo pausa de 8 a 12 horas, diurnas ou noturnas. Recomenda-se intervalo noturno, para simular a interrupção habitual de alimentação nesse período e para reduzir o crescimento bacteriano intragástrico, promovendo a função bactericida do pH do estômago, não bloqueada pela dieta, o que teria implicações na redução das taxas de pneumonia bacteriana hospitalar. No entanto, o benefício da pausa durante a noite pode ser perdido devido à maioria dos pacientes em cuidados intensivos receberem bloqueadores da secreção ácida do estômago.[36]

Os métodos que não utilizam a bomba de infusão requerem mais atenção e tempo da enfermagem para monitorar o gotejamento, aumentar as medidas de segurança e garantir que a manipulação do sistema aberto seja isenta de complicações infecciosas. O controle dos efeitos adversos associados com a infusão muito rápida de nutrição enteral, que inclui o aumento do risco de aspiração, requer padronização dos processos e a utilização de bombas de infusão. A administração intermitente não é considerada o melhor método para pacientes críticos, devido ao uso frequente de sedativos, opiáceos ou outras drogas que diminuem a motilidade gástrica e podem limitar o alcance da meta nutricional por dificultar a tolerância ao aporte de nutrientes.[2,22,34,36,37]

A infusão contínua é definida como a administração de dieta durante 24 horas, sem pausa noturna e com utilização de bomba de infusão. Está indicada em pacientes em terapia contínua de insulina, para reduzir o risco de hipoglicemia, para testar a tolerância em pacientes graves na fase inicial da terapia, em pacientes com distensão abdominal, refluxo gastroesofágico ou com risco de ocorrência de aspiração e para controlar a diarreia osmótica. Para o cálculo do tempo de infusão é recomendado considerar as atividades de cuidado como higiene brônquica, fisioterapia e transferência para a realização de testes diagnósticos, entre outras. Essas atividades resultam em até 3 a 4 horas que devem ser deduzidas das horas totais do dia, com o objetivo de garantir que a quantidade prescrita seja administrada dentro de 24 horas.[2,31,36,38]

Na nutrição pós-pilórica (duodeno ou jejuno), o rápido gotejamento pode ocasionar cólicas e diarreia, simulando Síndrome de Dumping, com redução no aproveitamento nutricional e prejuízo ao paciente. Sendo assim, é recomendado o uso de bomba infusora para sondas intestinais, com gotejamento lento.

O volume de dieta a ser infundido depende das necessidades nutricionais do paciente e da concentração de nutrientes da dieta; e o gotejamento depende do volume e do tempo disponível para infusão segundo o método escolhido. Existem poucos dados para definir com segurança o volume de dieta recomendado para iniciar a TNE. Pacientes estáveis aceitam a progressão mais rápida, geralmente atingindo meta calórica de 24 a 48 horas. Sugere-se iniciar com gotejamento de 10 a 40 mL/h, evoluindo de 10 a 20 mL/h a cada 8 a 12 horas, conforme tolerado. Recomenda-se evolução cautelosa em pacientes graves com risco aumentado de aspiração ou em jejum prolongado.[20,31,39-41]

MONITORAÇÃO

Cada instituição deve ter seu protocolo para garantir a qualidade da TNE, desde a aquisição, armazenamento, dispensação, manipulação e administração da dieta. A administração inadequada pode resultar em intercorrências ou evolução lenta da terapia, o que prolonga o tempo para atingir as necessidades nutricionais, com prejuízos para a saúde do paciente. É importante a definição de protocolos padronizados para solução dos problemas.[1,39,42]

No monitoramento da TNE, é importante verificar se a nutrição está resultando em melhora do quadro clínico do paciente, considerando os seguintes aspectos:

- **Estado nutricional** considerando os indicadores antropométricos, laboratoriais, clínicos e funcionais.
- **Dados relativos à administração da fórmula:** volume prescrito e volume administrado, kcal prescritas e kcal recebidas.
- **Dados clínicos**: diurese de 24 horas, balanço hídrico, pressão arterial, pulso e temperatura.
- **Verificação da sonda:** posicionamento e fixação adequada para evitar retirada acidental ou ainda obstrução da sonda.
- **Funcionamento gastrintestinal:** presença de resíduo gástrico (volume), queixas de náuseas, vômito, distensão abdominal, evacuações (número e consistência).
- **Exames laboratoriais:** controle glicêmico (glicemia, dextro ou glicosúria), Na, K, Cl, HCO_2, Ca, PO_4, Mg, Zn, ureia, creatinina, bilirrubina total, alanina aminotrasferase (ALT) e aspartato aminotrasferase (AST), gamaglutamil transferase (GGT) e níveis séricos de vitaminas.
- **Função pulmonar:** diagnosticar e prevenir a broncoaspiração.

A frequência da checagem desses dados deve ser estabelecida no protocolo de TNE pela Equipe Multidisciplinar de Terapia Nutricional (EMTN), definindo quais os dados que serão controlados e sua frequência, para obter informações que venham contribuir na tomada de decisão, bem como para prevenir possíveis complicações.

As complicações da TNE devem ser devidamente identificadas (com definições previamente propostas pela EMTN) e avaliadas por meio da checagem de dados, para que seja possível elaborar metas para evitá-las. Elas podem ser divididas em:

- **Complicações mecânicas**: incluem as complicações durante a passagem ou presença da sonda e devido à obstrução da mesma.
- **Complicações gastrintestinais**: resíduo gástrico elevado, náuseas e vômitos, gastroparesia, refluxo gastroesofágico e duodeno-gástrico, distensão e dores abdominais, presença de plenitude gástrica, constipação e diarreia.
- **Complicações metabólicas**: hiper-hidratação/desidratação, hiperglicemia/hipoglicemia, desequilíbrio de eletrólitos e oligoelementos, risco para a síndrome de realimentação, alteração da função renal ou hepática.
- **Complicações respiratórias**: a complicação respiratória mais comum é a aspiração pulmonar, que pode resultar em pneumonia.
- **Complicações infecciosas**: gastroenterocolites por contaminação microbiana no preparo dos utensílios e na administração da fórmula.

As dietas devem ser armazenadas e infundidas em temperatura ambiente (25°C), e, se reconstituídas ou abertas, não devem ficar sob essa temperatura por mais de 4 horas. O armazenamento dessas fórmulas deve ser feito em refrigeração (≤ 4°C). Após abertas ou manipuladas, as fórmulas devem ser utilizadas em 24 horas ou descartadas (observar também recomendação do fabricante). Antes de iniciar a infusão das fórmulas, devem ser observados: checagem da fórmula, volume, coloração, data de preparo, validade, acondicionamento e conservação. É fundamental também checar o nome do paciente e o leito, a via de acesso, o horário e tempo de administração e a posição da sonda.[1,29,43,44]

O protocolo da EMTN deve incluir irrigação periódica de sonda com água, antes e após cada alimentação intermitente e a cada 4 a 6 horas, com 20 ou 30 mL de água potável. Essa conduta reduz o risco de obstrução de sonda.[44]

A dieta deve ser infundida com a cabeceira elevada entre 30 e 45 graus para evitar refluxo gastroesofágico e aspiração pulmonar, além de garantir boa higiene oral. É importante a avaliação regular da tolerância e do posicionamento da sonda. A aspiração de resíduos gástricos pode ser útil para avaliar o esvaziamento gástrico e evitar o risco de pneumonia aspirativa e deve ser realizada de acordo com o protocolo da instituição.[1,22,29,34,44]

A diarreia pode ser multifatorial e sua etiologia deve ser identificada. A oferta de fibras solúveis, pré e probióticos e glutamina pode reduzir a ocorrência de diarreias. A glicemia deve ser monitorada para identificar e tratar hiperglicemia/hipoglicemia. Para evitar essas complicações é necessário se atentar para a quantidade de calorias e carboidratos ofertados, a inclusão de ácidos graxos monoinsaturados e baixo teor de carboidratos, além do uso de dietas com baixo índice glicêmico, que podem contribuir para o controle glicêmico.[20,44,45]

Todos os pacientes em TNE devem ser monitorados rotineiramente para garantir ao paciente melhor recuperação clínica.

RESULTADOS

Os resultados da TNE devem ser checados frequentemente para que seja possível avaliar a qualidade da técnica e da monitoração da NE. Programas de qualidade defendem a utilização de normas para as atividades vinculadas à saúde, com necessidade de elaboração e padronização de boas práticas, controle de registros, ações preventivas e corretivas, seguimento de efeitos adversos e revisão e ajustes dos processos envolvidos na EMTN. Os resultados da TNE podem ser medidos mediante protocolos específicos e indicadores de efetividade, monitoramento de efeitos adversos, satisfação, melhora da qualidade de vida e relação custo benefício.[46]

A melhor maneira de avaliar os resultados da TNE é por meio de indicadores de qualidade, que são ferramentas que determinam o desempenho de funções, processos e resultados e o grau de qualidade que esses processos são realizados quando comparados com níveis obtidos em hospitais de excelência ou diretrizes. Dentre os indicadores que podem ser utilizados para avaliar a TNE, destacam-se:[46,47]

- frequência de pacientes em jejum > 48 horas antes do início da TNE;
- frequência de realização de triagem nutricional;
- frequência de reavaliação periódica do planejamento nutricional;
- frequência de estimativas das necessidades energéticas e proteicas;
- frequência de pacientes com volume de TNE infundido > 70% do prescrito;
- frequência de orientação de alta hospitalar em pacientes em TNE.

A escolha dos melhores indicadores para cada instituição deve considerar a organização da EMTN, objetivo, experiência e controle. Para avaliação dos indicadores deve-se utilizar a fórmula para o cálculo de adequação do indicador e definir previamente a meta que deva ser alcançada. Deve-se definir também a frequência da avaliação, a fonte de dados e os responsáveis pelas informações e tomadas de decisão.[46-48]

É importante destacar que o controle de qualidade dos resultados deve ser um processo contínuo, onde a avaliação dos resultados deve servir como base para novos planos de ação e que os resultados dos mesmos devem servir para definição de novas metas, sempre de maneira cíclica.

CONSIDERAÇÕES FINAIS

A adequação da TNE se inicia no momento de decidir sua indicação, seguida pela prescrição com base na determinação das necessidades nutricionais, na doença de base e nos procedimentos terapêuticos associados. A técnica adequada determina a correta prescrição, a qual deve ser devidamente seguida para que o risco de complicações seja minimizado, destacando-se a importância do monitoramento da EMTN. Os resultados registrados no monitoramento devem ser analisados para avaliar a qualidade da TNE, com o objetivo de aperfeiçoar o serviço na busca pela qualidade.

REFERÊNCIAS

1. Martins da Rocha MH, Alves CC, Catalani LA, Waitzberg DL. Indicações e técnicas de ministração em nutrição enteral. In: Waitzberg DL, editor. Nutrição Oral, Enteral e Parenteral na Prática Clínica. 5. ed. São Paulo: Atheneu; 2017. p.897-906.
2. Sociedade Brasileira de Nutrição, Parenteral e Enteral. Associação Brasileira de Nutrologia Terapia Nutricional no Paciente Grave. Associação Médica Brasileira/Conselho Federal de Medicina – Projeto Diretrizes; 2011.
3. Howard P, Jonkers-Schuitema C, Furniss L, Kyle U, Muehlebach S, Odlund-Olin A et al. Managing the patient journey through enteral nutritional care. Clin Nutr. 2006;25(2):187-195.
4. Cederholm T, Barazzoni R, Austin Ballmer P. ESPEN guidelines on definitions and terminology of clinical nutrition. Clinical Nutrition. 2017;36:49e64.

5. Krezalek MA, Yeh A, Alverdy JC, Morowitz M. Influence of nutrition therapy on the intestinal microbiome. Curr Opin Clin Metab Care. 2017;20(2):131-37.
6. McClave SA, Heyland DK. The physiologic response and associated clinical benefits from provision of early enteral nutrition. Nutr Clin Pract. 2009;24:305-315.
7. Villet S, Chiolero RL, Bollmann MD, Revelly JP, Cayeux RNM, Delarue J et al. Negative impact of hypocaloric feeding and energy balance on clinical outcome in ICU patients. Clin Nutr. 2005;24(4):502-509.
8. Singer P, Berger MM, Van den Berghe G, Biolo G, Calder P, Forbes A et al. ESPEN Guidelines on Parenteral Nutrition: intensive care. Clin Nutr. 2009;28(4):387-400.
9. Heidegger CP, Darmon P, Pichard C. Enteral vs. parenteral nutrition for the critically ill patient: a combined support should be preferred. Curr Opin Clin Nutr Metab Care. 2008;14(4):408-414.
10. Cao Y, Xu Y, Lu T, Gao F, Mo Z. Meta-analysis of enteral nutrition versus total parenteral nutrition in patients with severe acute pancreatitis. Ann Nutr Metab. 2008;53(3-4):268-275.
11. Campos AC, Branco AB, Matias JE, Campos LF. Nutritional therapy and digestive tract fistulas. Acta Gastroenterol Latinoam. 2007;37(2):118-125.
12. Taku Oshima and Claude Pichard. Parenteral nutrition: never say never. Critical Care. 2015;19:S5.
13. Al-Omran M, Albalawi ZH, Tashkandi MF, Al-Ansary LA. Enteral versus parenteral nutrition for acute pancreatitis. Cochrane Database Syst Rev. 2010;(1):CD002837.
14. Yao H, He C, Deng L, Liao G. Enteral versus parenteral nutrition in critically ill patients with severe pancreatitis: a meta--analysis. Eur J Clin Nutr. 2017 Sep 13. doi: 10.1038/ejcn.2017.139. [Epub ahead of print]
15. Schulz GJ, Campos AC, Coelho JC. The role of nutrition in hepatic encephalopathy. Curr Opin Clin Nutr Metab Care. 2008;11:275-280.
16. Lu G, Huang J, Yu J, Zhu Y, Cai L, Gu Z, et al. Influence of early post-burn enteral nutrition on clinical outcomes of patients with extensive burns. J Clin Biochem Nutr. 2011;48(3):222-225.
17. Clark A, Imran J, Madni T, Wolf SE. Nutrition and metabolism in burn patients. Burns Trauma. 2017;5:11.
18. Reintam Blasser A, Starkopf J, Alhazzani W, Berger MM et al. Early enteral nutrition in critically ill patients: ESICM clinical practice guidelines. Intensive Care Med. 2017;43(3):380-98.
19. Ibrahim EH, Mehringer L, Prentice D, Sherman G, Schaiff R, Fraser V et al. Early versus late enteral feeding of mechanically ventilated patients: results of a clinical trial. JPEN J Parenter Enteral Nutr. 2002;26(3):174-181.
20. Patkova A, Joskova V, Havel E, Kovarik M, Kucharova M, Zodak Z, Hronek. Energy, Protein, Carbohydrate, and Lipid Intakes and Their Effects on Morbidity and Mortality in Critically Ill Adult Patients: A Systematic Review. Adv Nutr. 2017;8(4):624-34.
21. O'Leary-Kelley C, Bawel-Brinkley K. Nutrition Support Protocols: Enhancing Delivery of Enteral Nutrition. Critical Care Nurse. 2017;37(2).
22. McClave SA, Taylor BE, Martindale RG, Warren MM et al. Guidelines for the Provision and Assessment of Nutrition Support Therapy in the Adult Critically Ill Patient: Society of Critical Care Medicine (SCCM) and American Society for Parenteral and Enteral Nutrition (A.S.P.E.N.). JPEN J Parenter Enteral Nutr. 2016;40(2):159-211.
23. Lev S, Cohen J, Singer P. Indirect calorimetry measurements in the ventilated critically ill patient: facts and controversies. The heat is on. Crit Care Clin. 2010;26.
24. Harris JA, Benedict FG. A biometric study of the basal metabolism in man. Washington: Carnegie Institution of Washington; 1919.
25. Mifflin MD, St Jeor ST, Hill LA, Scott BJ, Daugherty SA, Koh YO. A new predictive equation for resting energy expenditure in healthy individuals. Am J Clin Nutr. 1990;51:241-247.
26. Ireton-Jones C, Jones J. Why use predictive equations for energy expenditure assessment? J Am Diet Assoc. 1997; 97:A-44.
27. Coppini LZ, Sampaio H, Marco D, Martini C. Recomendações nutricionais para adultos em terapia nutricional enteral e parenteral. In: DITEN: Projeto Diretrizes vol IX. São Paulo: Associação Médica Brasileira; Brasilia; DF: Conselho Federal de Medicina; 2011. p. 25-34.
28. McClave SA, Martindale RG, Vanek VW, McCarthy M, Roberts P, Taylor B et al. Guidelines for the provision and assessment of nutrition support therapy in the adult critically ill patient: Society of Critical Care Medicine (SCCM) and American Society for Parenteral and Enteral Nutrition (ASPEN). JPEN J Parenter Enteral Nutr. 2009;33(3):277:316.
29. Campos ACL, Groth AK, Branco AB. Assessment and nutritional aspects of wound healing. Curr Opin Clin Nutr Metab Care. 2008; 11(3):281-288.

30. Zadák Z, Kent-Smith L. Basics in clinical nutrition: Commercially prepared formulas. e-SPEN, the European e-Journal of Clinical Nutrition and Metabolism. 2009;4(5):212:215.
31. Ciosak SI, Matsuba CST, Silva NLT, Serpa LF, Poltroniere MJ. Acessos para terapia de nutrição parenteral e enteral. In: DITEN: Projeto Diretrizes vol IX. São Paulo: Associação Médica Brasileira; Brasília; DF: Conselho Federal de Medicina; 2011. p.15-24.
32. Campos AC, Marchesini JB. Recent advances in the placement of tubes for enteral nutrition. Curr Opin Clin Nutr Metab Care. 1999;2(4):265-269.
33. Silk DB. The evolving role of post-ligament of Trietz nasojejunal feeding in enteral nutrition and the need for improved feeding tube design and placement methods. JPEN J Parenter Enteral Nutr. 2011;35(3):303-307.
34. Alkhawaja S, Martin C, Butler RJ, Gwadry-Sridhar F. Post-pyloric versus gastric tube feeding for preventing pneumonia and improving nutritional outcomes in critically ill adults. Cochrane Database Syst Rev. 2015;8:CD008875. doi: 10.1002/14651858.CD008875.
35. Gomes GF, Pisani JC, Macedo ED, Campos AC. The nasogastric feeding tube as a risk factor for aspiration and aspiration pneumonia. Curr Opin Clin Nutr Metab Care. 2003;6(3):327-333.
36. De Almeida Poltronieri MJ. Dispositivos em terapia nutricional enteral. In: Matsuba CST, Magnoni D, ed. Enfermagem en terapia nutricional. São Paulo: Sarvier; 2009. p.89-103.
37. Echeverri S, Pimiento JM. Gestão de Qualidade em Terapia Nutricional. In: Waitzberg DL, editor. Nutrição Oral, Enteral e Parenteral na Prática Clínica. 4. ed. São Paulo: Atheneu; 2009. p.2319-2333.
38. Echeverri S, Patiño JF, Vergara A, Carvajal CM, Castillo M. Guía para nutrición enteral. Actual Enferm. 2005;8(1):32-39.
39. Woien H, Bjork IT. Nutrition of the critically ill patient and the effects of implementing a nutritional support algorithm in the ICU. J Clin Nurs. 2006; 15(2):168-77.
40 Faintuch J, Soriano FG, Ladeira JP et al. Refeeding procedures after 43 days of total fasting. Nutrition 2011; 17:100-104.
41. Lord L, Harrington M. Enteral nutrition implementation and management. In: Merritt R, editor. The ASPEN Nutrition Support Practice Manual. 2. ed. Silver Spring: American Society for Parenteral and Enteral Nutrition; 2005. p. 76-89.
42. Brasil. Ministério da Saúde. Secretaria de Vigilância Sanitária. Resolução da Diretoria Colegiada – RCD No 63. Regulamento Técnico para a Terapia de Nutrição Enteral de 6 de julho de 2000. Brasília: Ministério da Saúde; 2000.
43. Lord LM, Lipp J, Stull S. Adult tube feeding formulas. Medsurg Nurs. 1996;5(6):407-419.
44. Matsuba CST, Ciosak SI, Serpa LF, Poltroniere MJ, Oliseski MS. Terapia nutricional: Administração e monitoramento. In: DITEN: Projeto Diretrizes vol IX. São Paulo: Associação Médica Brasileira. Brasilia; DF: Conselho Federal de Medicina, 2011. p. 447-58.
45. Magnoni D, Rouws CH, Lansink M, van Laere KM, Campos AC. Long-term use of a diabetes-specific oral nutritional supple- ment results in a low-postprandial glucose response in diabetes patients. Diabetes Res Clin Pract. 2008;80:75-82.
46. Waitzberg DL, Enck CR, Miyahira NS, Mourão JRP, Faim MMR, Oliseski M et al. Terapia nutricional: Indicadores de qualidade. In: DITEN: Projeto Diretrizes vol. IX. São Paulo: Associação Médica Brasileira. Brasília; DF: Conselho Federal de Medicina; 2011. p. 459-69.
47. Manzoli de Sá JS, Marshall NG. Indicadores de Qualidade em Terapia Nutricional como ferramenta de monitoramento da assistência nutricional no paciente cirúrgico. Rev Bras Nutr Clin. 2015;30(2):100-5.
48. Bittencourt AF, Oliveira Filho RS, Rodrigues P. Indicadores e Controle de Qualidade em Terapia Nutricional Enteral. In: Waitzberg DL, ed. Nutrição Oral, Enteral e Parenteral na Prática Clínica. 5. ed. São Paulo: Atheneu; 2017. p. 1051-1062.

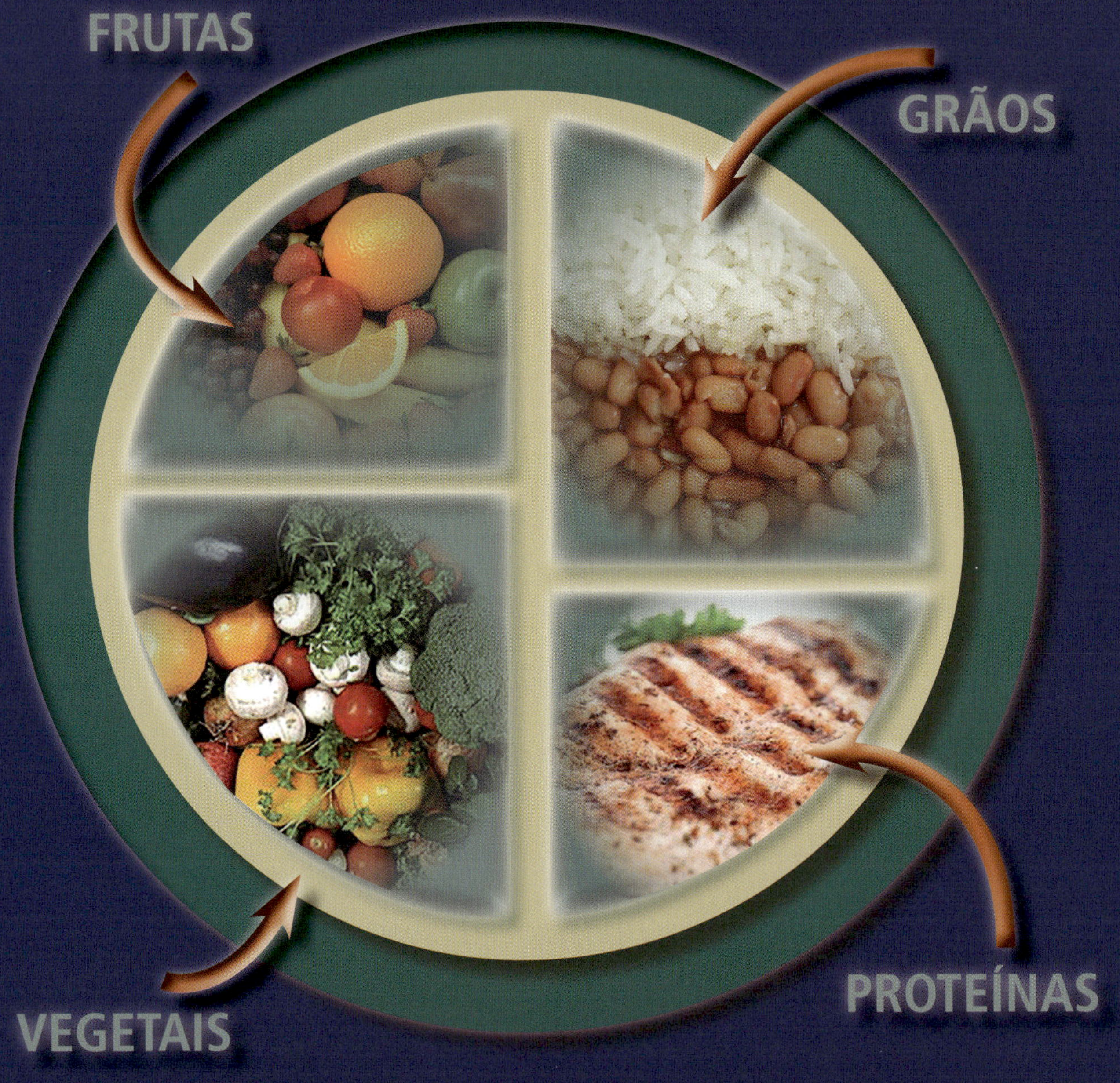
FRUTAS
GRÃOS
VEGETAIS
PROTEÍNAS

capítulo: 39

Planejamento Nutricional – do Gasto Energético à Oferta Energético-proteica

Maria de Lourdes Teixeira da Silva
Andrea Prisco de Oliveira Neves

O QUE, COMO E QUANDO? CONCEITOS BÁSICOS SOBRE GASTO ENERGÉTICO

A oferta nutricional adequada em pacientes hospitalizados determina benefícios importantes como melhora do estado nutricional e redução de complicações, permanência hospitalar e na taxa de mortalidade.[1] Por outro lado, a hiperalimentação acarreta maior produção de dióxido de carbono com elevado trabalho respiratório, hiperglicemia, esteatose hepática, com implicações negativas nos resultados clínicos.[2] A oferta nutricional insuficiente conduz à desnutrição, prejuízo da função imune, redução da cicatrização, perda de massa muscular, aumento de infecção e maior mortalidade.[3]

Dessa maneira, a oferta nutricional adequada é meta a ser alcançada e depende do conhecimento da necessidade energética individual. Em 1985, a Organização Mundial da Saúde recomendou que as necessidades energéticas fossem baseadas na medida do gasto energético. Assim, medir ou estimar o gasto energético é tarefa imprescindível para determinar a oferta nutricional adequada.

A necessidade energética varia conforme sexo, idade, peso, altura, composição corporal, condições fisiológicas na saúde ou doença. Mesmo os indivíduos saudáveis apresentam modificação da necessidade energética de acordo com as fases da vida, como infância, adolescência, gestação, lactação, terceira idade.

Gasto energético total (GET)

O GET é definido como energia gasta durante o período de 24 horas e é determinada pelo gasto energético basal (GEB), além da energia requerida para a termogênese induzida pela dieta (energia gasta para digestão e absorção de alimentos) e pela atividade física.[4,5]

Gasto energético basal (GEB)

O GEB representa a energia gasta pelo indivíduo após 12 a 14 horas de jejum noturno, durante período de repouso físico e mental, em ambiente termoneutro (ao redor de 23,5°C). O GEB reflete a energia que o organismo consome para funções básicas, como manutenção do gradiente eletroquímico, transporte de moléculas e processos biossintéticos. O GEB é o maior componente do GET em adultos, correspondente a 50 a 70% do gasto energético diário total.

Gasto energético de repouso (GER)

O gasto energético em repouso (GER) pode ser medido em qualquer hora do dia, em condições de repouso com curta duração (30 minutos), sem atividade física e com breve jejum (3 a 4 horas). Usualmente, o GER é 10% mais elevado que o GEB, devido à termogênese dos alimentos ingeridos no período anterior ao teste e à influência da atividade física mais recente.[6]

Termogênese induzida pela dieta ou efeito térmico dos alimentos (ETA)

O ETA é definido como a quantidade de energia necessária à digestão, absorção, transporte e à assimilação dos nutrientes pelo organismo que se eleva além do GEB no período pós-prandial. A incorporação dos nutrientes representa um custo de 60 a 70% do total do ETA.[7]

O ETA pode ser dividido em dois componentes. O componente *obrigatório*, que é a ação dinâmica dos alimentos, e o componente *facultativo*, relacionado à ativação do sistema nervoso simpático. A termogênese induzida pela dieta alcança intensidade máxima dentro de uma hora após a refeição. O gasto energético após a ingestão de uma refeição mista aumenta em cerca de 5 a 10%. A fonte de macronutrientes que mais contribui para o ETA é a proteína, seguida de carboidrato e lipídio.[8]

Atividade física (AF)

O terceiro maior componente do GET é a AF, que junto com GEB e ETA determinam a ingestão alimentar para suprir as necessidades energéticas para a manutenção do peso. O gasto energético (GE) decorrente da AF varia conforme a natureza e duração das diferentes atividades exercidas ao longo do dia. Em paciente hospitalizado pode variar de 5% para os acamados até 15 a 20% naqueles que deambulam, podendo ser maior nos pacientes muito ativos. Entretanto, na prática, é frequente se subestimar o valor real do GET para o paciente hospitalizado, uma vez que é impossível registrar todas as atividades que consomem energia.[9]

Como medir ou estimar o gasto energético

Existem inúmeros fatores que determinam ou interferem no gasto energético, elevando ou reduzindo o GE, como a composição e a temperatura corporais, a gravidade da doença e o tipo de droga que o paciente recebe.

Métodos disponíveis

Os métodos disponíveis para determinar o GE são calorimetria direta (CD) ou indireta (CI), água duplamente marcada ($^2H_2{}^{18}O$, ADM) e método da termodiluição (Princípio de Fick).

A calorimetria direta (CD) é pouco utilizada na prática clínica, pois para sua utilização são necessários equipamentos sofisticados que registrem as variações de temperatura ambiente em salas com sensores de temperatura. Essa técnica mede o metabolismo energético a partir da quantidade de calor produzida pelo corpo para a oxidação de substratos energéticos, com precisão de 99%.[10]

A calorimetria indireta (CI) é método prático, seguro e não invasivo. O gasto energético é estimado a partir do consumo O_2 e da produção de CO_2 obtidos através do ar inspirado e expirado pelos pulmões, sendo a energia calculada a partir de seus equivalentes calóricos. O método também permite calcular o quociente respiratório (QR), que indica a utilização dos substratos energéticos pelo organismo. Dessa maneira, medindo-se o QR e a excreção de nitrogênio urinário de 24 horas, é possível determinar a contribuição relativa das proteínas, dos carboidratos e dos lipídios no GE, o que favorece uma melhor estimativa para o cálculo da terapia nutricional.[11]

A técnica da água duplamente marcada informa o gasto energético acumulado ao longo de um período de vários dias. Considera-se que o fluxo de O_2 do organismo é determinado tanto pelo fluxo de água através do organismo, quanto pelo O_2 inspirado e CO_2 expirado, enquanto o fluxo de hidrogênio é determinado apenas pelo fluxo de água.[12] O paciente ingere água contendo isótopos estáveis (^2H-deuterium e o ^{18}O), que em 3 horas entram em equilíbrio com a água corporal total. A produção de oxigênio e hidrogênio fruto do metabolismo celular é medida pelo declínio na concentração desses isótopos na urina, que é coletada diariamente por até 20 dias. Essa técnica é considerada padrão ouro para a mensuração do gasto energético total, mas não é utilizada na prática clínica devido ao seu alto custo.[13]

O método da termodiluição, também chamado de Princípio de Fick é utilizado em pacientes com estado de saúde crítico, sendo necessária a disponibilidade de um cateter colocado na artéria pulmonar para medir diretamente o débito cardíaco.[14,15] As medidas de gasto energético de repouso são calculados a partir da mensuração do débito cardíaco e saturação de O_2 segundo a equação:

$$GER = DC \times Hgb\ (Sat.\ AO_2 - Sat.\ VO_2) \times 95{,}18$$

Em que:

GER = Gasto energético em repouso;

DC = Débito cardíaco (L/min);

Hgb = hemoglobina (g/dL);

Sat. AO_2 = saturação arterial de oxigênio (decimal);

Sat. VO_2 = saturação venosa de oxigênio (decimal).

Esse método tem demonstrado boa correlação com a Calorimetria Indireta respiratória (CI) e se aplica em pacientes que estão com fração inspirada de oxigênio maior que 60%.[16]

Equações para estimar o gasto e as necessidades energéticas

Na maioria das vezes, não é possível medir o gasto energético basal (GEB) ou a taxa metabólica basal (TMB). Por essa razão, recomendou-se o uso internacional de equações de predição da TMB. Existem mais de 200 fórmulas para estimar a TMB, sem que nenhuma delas tenha demonstrado forte correlação com as medidas realizadas pela calorimetria indireta. As equações preditivas para calcular GE não são consideradas métodos acurados para análise individual, mas úteis como ponto de partida para estabelecer a terapia nutricional, uma vez que são simples de usar e envolvem poucas medidas clínicas. Entretanto, deve-se reavaliar periodicamente a condição clínica, bioquímica e antropométrica do indivíduo, bem como a realização de atividade física.

As equações se diferenciam conforme as seguintes situações: indivíduo normal, obeso, hospitalizado, crítico, ventilado mecanicamente ou em condições especiais como trauma e queimados.

Para a mensuração do gasto energético do paciente pode-se adotar várias formas de medida de peso, tais como: peso atual (medido no momento da avaliação), peso usual (é utilizado como referência nas mudanças recentes de peso ou quando não há possibilidade de se medir o peso atual), peso ideal (obtido da comparação da massa corporal em função da estatura com um padrão antropométrico) e peso ajustado (é o peso ideal corrigido para a determinação da necessidade energética e de nutrientes quando a adequação do peso atual for inferior a 95% ou superior a 115% do peso ideal). A determinação do tipo de peso a ser utilizado vai depender do estado nutricional do paciente, calculado a partir do índice de massa corporal (IMC = kg/m^2), conforme descrito na Tabela 39.1.

Os subnutridos estão adaptados ao seu peso atual, portanto deve haver cautela com o valor do peso a ser utilizado para efetuar os cálculos, tendo em vista que se for utilizado o peso ideal existirá alto risco de induzir

Tabela 39.1 Determinação do tipo de peso para o cálculo do gasto energético de acordo com o estado nutricional do paciente.

Subnutrido IMC < 18,5	Usar o peso atual
Peso normal IMC 18,5 a 25	Usar o peso atual
Obeso IMC > 30	Usar o peso ajustado

Fonte: Weijs, 2008.[9]

à síndrome da realimentação. Essa síndrome é descrita como uma condição potencialmente letal, onde ocorre uma desordem grave de eletrólitos, minerais, fluidos corporais e vitaminas, associada a anormalidades metabólicas em pacientes predispostos, quando realimentados, seja por via oral, enteral ou parenteral.[17]

Para os obesos (peso maior que 125% do peso ideal), a utilização do peso atual superestimará a necessidade energética, considerando que o tecido adiposo é metabolicamente pouco ativo. Por outro lado, usar o peso ideal subestimará a necessidade energética. Portanto, nessa situação, a fórmula mais apropriada é a do peso ajustado (fórmula de Wilkens),[18] a qual considera o peso ideal e o atual corrigido em 25%, que corresponde ao excesso de peso que é metabolicamente ativo (Tabela 39.2). O peso ideal pode ser calculado pela fórmula de Hamwi (Tabela 39.2) ou conforme tabela proposta pela *Metropolitan Life Insurance* (1983).[19]

Equação de Harris-Benedict: foi criada em 1919 a partir da avaliação antropométrica realizada em indivíduos jovens e magros. É a mais conhecida e utilizada internacionalmente. Estima o GEB sem levar em consideração o nível de atividade física e o tamanho da lesão do paciente. Alguns estudos mostram que a fórmula de Harris-Benedict superestima o GEB em cerca de 9 a 14%.[21] Em contrapartida, trabalhos realizados com uma população de obesos têm demonstrado que essa fórmula pode subestimar em 12,5%, em média, o GEB.[22] Requer a mensuração da altura, peso e o registro da idade do paciente.[23]

Homens:

$$GEB = 66,47 + (13,75 \times P) + (5,0 \times A) - (6,76 \times I)$$

Mulheres:

$$GEB = 665,1 + (9,56 \times P) + (1,85 \times A) - (4,68 \times I)$$

Em que:

GEB = gasto energético basal; P = peso em kg, A = altura em cm, I = idade em anos.

Fonte: Harris-Benedict, 1919.[23]

Tabela 39.2 Fórmula de Wilkens e Hamwi.

Fórmula de Hamwi
Homem: PI = 48,2 kg para os primeiros 1,54 m + 2,7 kg para cada 2,54 cm adicionais. **Mulher:** PI = 45,4 kg para os primeiros 1,54 m + 2,3 kg para cada 2,54 cm adicionais
Fórmula de Wilkens
Peso = Peso Ideal + (Peso atual – Peso Ideal) × 0,25

Fonte: Wilkens, 1984;[18] Hamwi, 1964.[20]

Equação de Schofield (1985): estima o GEB a partir da mensuração de peso e apresenta valores estratificados por faixa etária. É a equação recomendada pela Associação Britânica de Dietética. Pode superestimar o GEB em até 10%.[24]

Idade	Homem	Mulher
15-18	GEB = 17,6 (P) + 656	GEB = 13,3 (P) + 690
19-30	GEB = 15,0 (P) + 690	GEB = 14,8 (P) + 485
31-60	GEB = 11,4 (P) + 870	GEB = 8,1 (P) + 842
> 60	GEB = 11,7 (P) + 585	GEB = 9,0 (P) + 656

Fonte: Schofield, 1985.[24]

Equação de Mifflin-St Jeor: estima o gasto energético de repouso (GER). É a equação recomendada pela American Dietetics Association. É muito simples e fácil de lembrar. Mais aplicável para obesos se comparada às anteriores.[25]

GER – H = 10 (P) + 6,25 (A) – 5 (I) + 5

GER – M = 10 (P) + 6,25 (A) – 5 (I) – 161

Em que:

GER = gasto energético de repouso; H = homem; M = mulher; P = peso (kg); A = altura (cm); I = idade em anos.

Fonte: Mifflin-St Jeor, 1990.[25]

Equação de Ireton-Jones: estima o GET e foi desenvolvida para pacientes hospitalizados. Inclui possibilidade de uso em queimados, trauma, pacientes em estado crítico e aqueles que recebem ventilação mecânica. Não é adequada para fases anabólicas e de convalescença.[26]

Dependente do ventilador

GET = 1,925 – 10 (I) + 5 (P) + 281(S) + 292 (T) + 851 (Q)

Respira espontaneamente

GET = 629 – 11(I) + 25 (P) – 609 (O)

Em que:

I = idade, P = peso, S = sexo (masculino = 1, feminino = 0) T = trauma, Q = queimado,

O = obesidade: se presente = 1, ausente = 0.

Fonte: Ireton-Jones, 1998.[26]

Fórmula simplista (ou fórmula de bolso): estima o GET. Não requer altura para o cálculo e pode ser utilizada em diversas situações. Embora seja fácil de se utilizar, não considera as diferenças entre o sexo, idade e composição corporal, porém pode ser combinada com fórmula para peso ajustado.[27]

Paciente crítico

Fase inicial e aguda: 20 a 25 kcal/kg/dia

Fase inicial e anabólica: 25 a 30 kcal/kg/dia

Fonte: McClave, 2009.[27]

Balanço energético (BE)

Quando um paciente, durante um determinado período de tempo, não ganha nem perde peso, diz-se que ele está em balanço energético (BE), ou seja, a Ingestão Energética (IE) é equivalente ao GE.

O BE é positivo quando a IE é maior do que o GE e, nesse caso, o indivíduo ganha peso corporal. Ao passo que o BE é negativo quando o GE é maior do que IE e o indivíduo perde peso. Se o desequilíbrio permanecer por longo período de tempo, poderá acarretar obesidade ou desnutrição, respectivamente.

Durante o jejum breve, o organismo obtém sua energia a partir da reserva de glicogênio ou de substratos presentes na circulação, sendo esses estoques esgotados em 24 horas. No jejum prolongado ou dieta restrita em energia, a gordura é preferencialmente utilizada a partir da degradação de triglicérides estocados no tecido adiposo. A proteína também pode ser utilizada como fonte de energia, embora tenha papel estrutural e funcional importantes. Sua depleção pode ocorrer em situações de hipermetabolismo como trauma, queimaduras e sepse, podendo afetar a sobrevivência do indivíduo.

A Tabela 39.3 mostra as necessidades energéticas e proteicas em diferentes estados metabólicos.

PLANEJAMENTO NUTRICIONAL

A prática da terapia nutricional é caracterizada por um processo organizado e dividido em diversas etapas a serem obrigatoriamente cumpridas. À Equipe Multiprofissional de Terapia Nutricional (EMTN), obrigatoriamente instituída no Brasil em 1998, cabe a responsabilidade de nortear os diferentes passos da terapia nutricional. A EMTN tem funções importantes que visam melhorar a qualidade do atendimento e cumprimento às Portarias governamentais que normatizam a prática da terapia nutricional (Portaria 272, Resolução 63 e Portaria 120 que é exclusiva para os hospitais do SUS).[28-30] Essas ações devem alcançar pelo menos três metas: melhorar a adequação nutricional, reduzir as complicações e o custo do tratamento.[31]

Para implantar a terapia nutricional, devem-se realizar três etapas iniciais: triagem ou rastreamento nutricional, avaliação nutricional e determinação das necessidades nutricionais.

Triagem nutricional

É a etapa inicial, que é ferramenta simples, prática e isenta de custos, com objetivo de rastrear os pacientes em risco nutricional e, portanto, identificar a necessidade de avaliação nutricional. Geralmente são questionários incluindo perguntas sobre o estado nutricional e a gravidade da doença. As triagens recomendadas pela Sociedade Europeia de Nutrição Enteral e Parenteral (ESPEN) são a NRS-2002[32] (Tabela 39.4) para o paciente adulto hospitalizado, MAN-SF[33] (Tabela 39.5) para o doente idoso e MUST[34] (Tabela 39.6) para a comunidade. Os pacientes em risco nutricional devem ser submetidos em seguida à avaliação nutricional.

Avaliação nutricional

É a segunda etapa do planejamento nutricional. Dessa vez, pode envolver custo e ser invasiva. Identifica a necessidade de intervenção nutricional. Vários métodos têm sido propostos, utilizando testes de avaliação clínica, bioquímica, antropométrica e exames de composição corporal. Nenhum indicador único é considerado padrão ouro. A Avaliação Subjetiva Global (ASG)[35] (Tabela 39.7) consiste de método essencialmente clínico, em forma de questionário. É método simples, aceito universalmente, de baixo custo, realizado à beira do leito em poucos minutos, mas implica em treinamento do examinador.[36] A ASG é preconizada como método preferencial de avaliação nutricional pela Sociedade Brasileira de Nutrição Parenteral e Enteral. Consiste da história clínica que avalia cinco elementos: perda de peso nos últimos seis meses, ingestão alimentar com relação ao padrão usual do paciente, presença de sintomas gastrintestinais, avaliação da capacidade funcional e demanda metabólica de acordo com o diagnóstico. O exame físico leva em consideração

Tabela 39.3 Necessidades energética e proteica estimadas de acordo com estado metabólico.

	Energia (cal/kg)	Proteína (g/kg)
Não hipermetabólicos: Inclui adulto sedentário, AVC	25-30	0,8-1,0
Moderadamente hipermetabólicos: Inclui pós-operatório, repleção, câncer, peritonite, pancreatite, febre	30-35	1,2-1,5
Hipermetabólico e má absorção: Inclui má-absorção, trauma, sepse, traumatismo craniano, doença hepática, grande queimado	35-40	1,5-2,0
Anorexia nervosa, risco de realimentação e paciente crítico: Progredir gradualmente e monitorar	25	2,0
Doença renal (usar peso ideal)		
IRC com IFG > 30; nefrótico	25-30	0,75-1,0
IRC com IFG < 30; idoso	30-35	0,75-1,0
Hemodiálise	30-35	1,2-1,4
CAPD (diálise peritoneal)	35	> 1,2

IRC = insuficiência renal crônica; IFG = índice de filtração glomerular
Fonte: McClave, 2009.[27]

Tabela 39.4 Protocolo de Triagem Nutricional para paciente adulto hospitalizado (NRS-2002).

Etapa 1		
	Sim	Não
O IMC é < 20,5 kg/m²?		
O paciente perdeu peso nos últimos três meses?		
O paciente teve sua ingestão reduzida na última semana?		
O paciente é gravemente doente?		

Fonte: Kondrup, 2003.[32]

Etapa 2			
Estado Nutricional		Gravidade da doença (aumento das necessidades)	
Ausência Escore 0	Estado nutricional normal	Ausência Escore 0	Necessidades nutricionais normais.
Leve Escore 1	Perda de peso > 5% em três meses ou ingestão alimentar na última semana entre 50 e 75% das necessidades nutricionais.	Leve Escore 1	Fratura de quadril, pacientes crônicos, em particular com complicações agudas: cirrose, DPOC, hemodiálise, diabetes, oncologia. Paciente fraco, mas deambula.
Moderado Escore 2	Perda de peso > 5% em dois meses ou IMC entre 18,5 e 20,5 + condição geral prejudicada (enfraquecida) ou ingestão alimentar na última semana entre 25 e 60% das necessidades nutricionais.	Moderado Escore 2	Cirurgia abdominal de grande porte, AVC. Pneumonia grave, doença hematológica maligna (leucemia, linfoma). Paciente confinado ao leito.
Grave Escore 3	Perda de peso > 5% em um mês (> 15% em três meses) ou IMC < 18,5 + condição geral prejudicada (enfraquecida) ou ingestão alimentar na última semana entre 0 e 25% das necessidades nutricionais.	Grave Escore 3	Trauma, transplante de medula óssea, paciente em terapia intensiva (APACHE > 10).
Escore do estado nutricional =		Escore da gravidade da doença =	
Escore do estado nutricional + escore da gravidade da doença =		Escore Total*=	

* Se o paciente tem 70 anos ou mais, some um ponto no escore total.
Fonte: Kondrup, 2003.[32]

Tabela 39.5 Protocolo de triagem nutricional para paciente idoso (MAN-SF).

A) Nos últimos três meses houve diminuição da ingestão alimentar devido a perda de apetite, problemas digestivos ou dificuldade para mastigar ou deglutir?	0 = diminuição severa da ingestão 1 = diminuição moderada da ingestão 2 = sem diminuição da ingestão
B) Perda de peso nos últimos meses	0 = superior a três quilos 1 = não sabe informar 2 = entre um e três quilos 3 = sem perda de peso
C) Mobilidade	0 = restrito ao leito ou à cadeira de rodas 1 = deambula, mas não é capaz de sair de casa 2 = normal
D) Passou por algum estresse psicológico ou doença aguda nos últimos três meses?	0 = sim 2 = não

(*Continua*)

E) Problemas neuropsicológicos	0 = demência ou depressão graves 1 = demência leve 2 = sem problemas psicológicos
F) Índice de massa corpórea (IMC = peso [kg] / estatura [m] × 2)	0 = IMC < 19 1 = 19 ≤ IMC < 21 2 = 21 ≤ IMC < 23 3 = IMC ≥ 23
Escore de triagem	12 pontos ou mais: normal; desnecessário continuar a avaliação. 11 pontos ou menos: possibilidade de desnutrição; continuar a avaliação.
G) O paciente vive em sua própria casa (não em casa geriátrica ou hospital)	0 = não 1 = sim
H) Utiliza mais de três medicamentos diferentes por dia?	0 = sim 1 = não
I) Lesões de pele ou escaras?	0 = sim 1 = não
J) Quantas refeições faz por dia?	0 = uma refeição 1 = duas refeições 2 = três refeições
K) O paciente consome:	▪ pelo menos uma porção diária de leite ou derivados (queijo, iogurte)? sim/não ▪ duas ou mais porções semanais de legumes ou ovos? sim / não ▪ carne, peixe ou aves todos os dias? sim / não 0,0 = nenhuma ou uma resposta «sim» 0,5 = duas respostas «sim» 1,0 = três respostas «sim»
L) O paciente consome duas ou mais porções diárias de frutas ou vegetais?	0 = não 1 = sim
M) Quantos copos de líquidos (água, suco, café, chá, leite) o paciente consome por dia?	0,0 = menos de três copos 0,5 = três a cinco copos 1,0 = mais de cinco copos
N) Modo de se alimentar	0 = não é capaz de se alimentar sozinho 1 = alimenta-se sozinho, porém com dificuldade 2 = alimenta-se sozinho sem dificuldade
O) O paciente acredita ter algum problema nutricional?	0 = acredita estar desnutrido 1 = não sabe dizer 2 = acredita não ter problema nutricional
P) Em comparação a outras pessoas da mesma idade, como o paciente considera a sua própria saúde?	0,0 = não muito boa 0,5 = não sabe informar 1,0 = boa 2,0 = melhor
Q) Circunferência do braço (CB) em cm	0,0 = CB < 21 0,5 = 21 ≤ CB ≤ 22 1,0 = CB > 22
R) Circunferência da panturrilha (CP) em cm	0 = CP < 31 1 = CP ≥ 31
Avaliação do estado nutricional	17 a 23,5 pontos: risco de desnutrição; menos de 17 pontos: desnutrido

Fonte: Rubenstein, 2001.[33]

Tabela 39.6 Protocolo de triagem nutricional para avaliação de risco nutricional na comunidade (MUST).

IMC	Perda de peso não planejada em três a seis meses	Efeito agudo da doença
Pontos 0 = > 20 (> 30 para obesos) 1 = 18,5 a 20,0 2 = < 18,5	Pontos 0 = < 5% 1 = 5 a 10% 2 = > 10%	Adicionar 2 se houve ou há possibilidade de ausência de ingestão alimentar por mais de cinco dias
0 Baixo risco	1 Risco médio	≥ 2 Alto risco

Fonte: Kondrup, 2003.[34]

Tabela 39.7 Avaliação subjetiva global.

A – História
1. Peso Peso Habitual: _______kg Perdeu peso nos últimos seis meses: ( ) Sim ( ) Não Quantidade perdida:_______kg % de perda de peso em relação ao peso habitual:_______% Nas duas últimas semanas: ( ) continua perdendo peso ( ) estável ( ) engordou
2. Ingestão alimentar em relação ao habitual ( ) sem alterações ( ) houve alterações **Se houve** alterações, há quanto tempo:_______dias **Se houve**, para que tipo de dieta: ( ) sólida em quantidade menor ( ) líquida completa ( ) líquida restrita ( ) jejum
3. Sintomas gastrintestinais presentes há mais de 15 dias ( ) Sim ( ) Não **Se sim,** ( ) Vômitos ( ) Náuseas ( ) Diarreia (mais de três evacuações líquidas/dia) ( ) Inapetência 4. Capacidade funcional ( ) sem disfunção ( ) disfunção Se disfunção, há quanto tempo:_______dias Que tipo: ( ) trabalho subótimo ( ) em tratamento ambulatorial ( ) acamado
5. Doença principal e sua correlação com necessidades nutricionais Diagnóstico principal: Demanda metabólica: ( ) baixo estresse ( ) estresse moderado ( ) estresse elevado

(*Continua*)

Tabela 39.7 Avaliação subjetiva global. (*Continuação*)

B – Exame físico
(para cada item, dê um valor: 0 = normal, 1 = perda leve, 2 = perda moderada, 3 = perda importante)
( ) perda de gordura subcutânea (tríceps e tórax)
( ) perda muscular (quadríceps e deltoides)
( ) edema de tornozelo
( ) edema sacral
( ) ascite
C – Avaliação subjetiva
( ) Nutrido
( ) Moderadamente desnutrido ou suspeita de desnutrição
( ) Gravemente desnutrido

Fonte: Detsky, 1987.[35]

perda de gordura subcutânea, perda de massa muscular e presença de líquido no espaço extravascular. A partir dos dados do histórico clínico e exame físico, o paciente será classificado em bem nutrido, moderadamente desnutrido ou em risco de desnutrição e gravemente desnutrido.

Implantar a terapia nutricional

O atendimento nutricional deve ser padronizado em todas as etapas, incluindo implantação de protocolos e controle de qualidade da terapia nutricional. O objetivo da terapia nutricional é compensar deficiências nutricionais com vista a impedir o catabolismo, minimizá-lo ou ainda revertê-lo em anabolismo.

Após o cálculo das necessidades nutricionais, deve-se selecionar a via de administração da dieta e sua formulação. Deve-se monitorar a ingestão diária e realizar as modificações necessárias, além de sempre estabelecer metas imediatas e em longo prazo.

Depois de implantado o plano terapêutico nutricional, deve-se monitorar os parâmetros clínicos com medidas preventivas e avaliar os resultados obtidos. Dessa maneira, é possível adequar a terapia nutricional às necessidades calórico-proteicas e reduzir as complicações, com melhora do prognóstico clínico e nutricional (Figuras 39.1, 39.2 e 39.3).

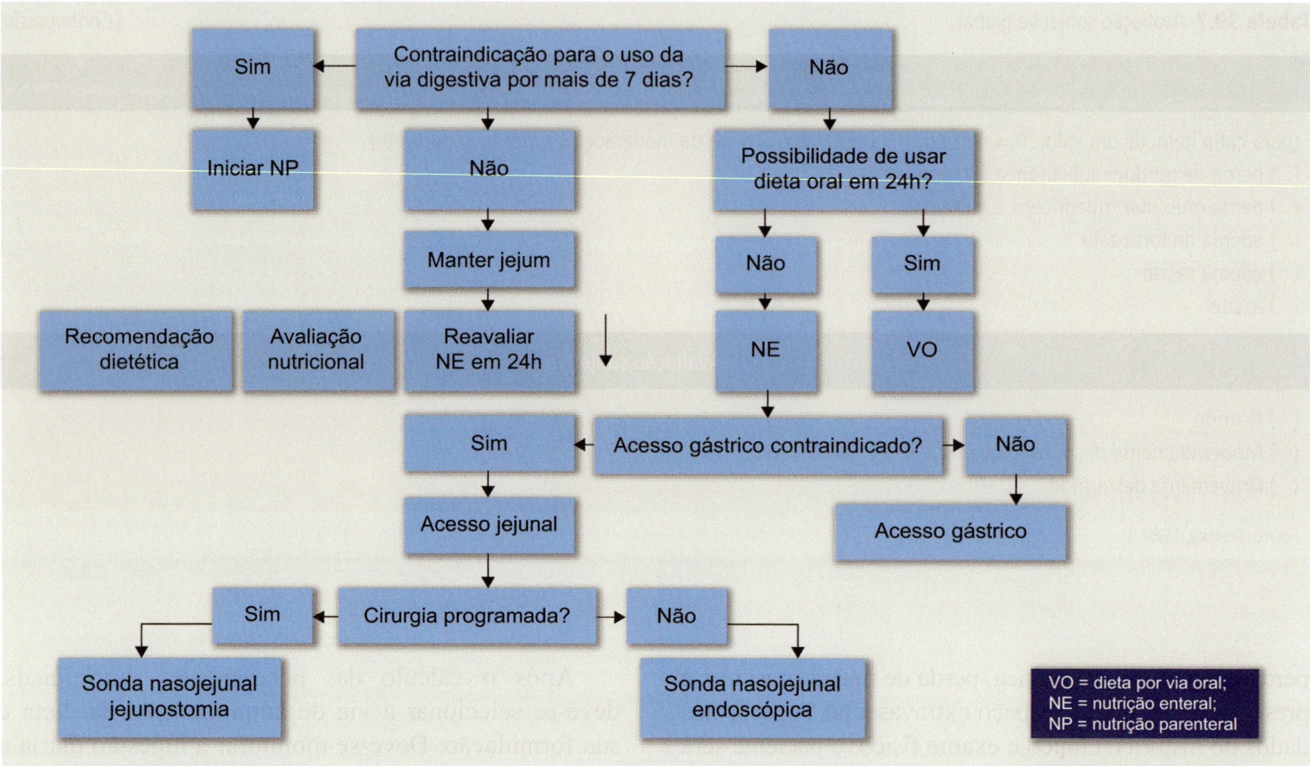

Figura 39.1 ► Algoritmo do planejamento nutricional geral.

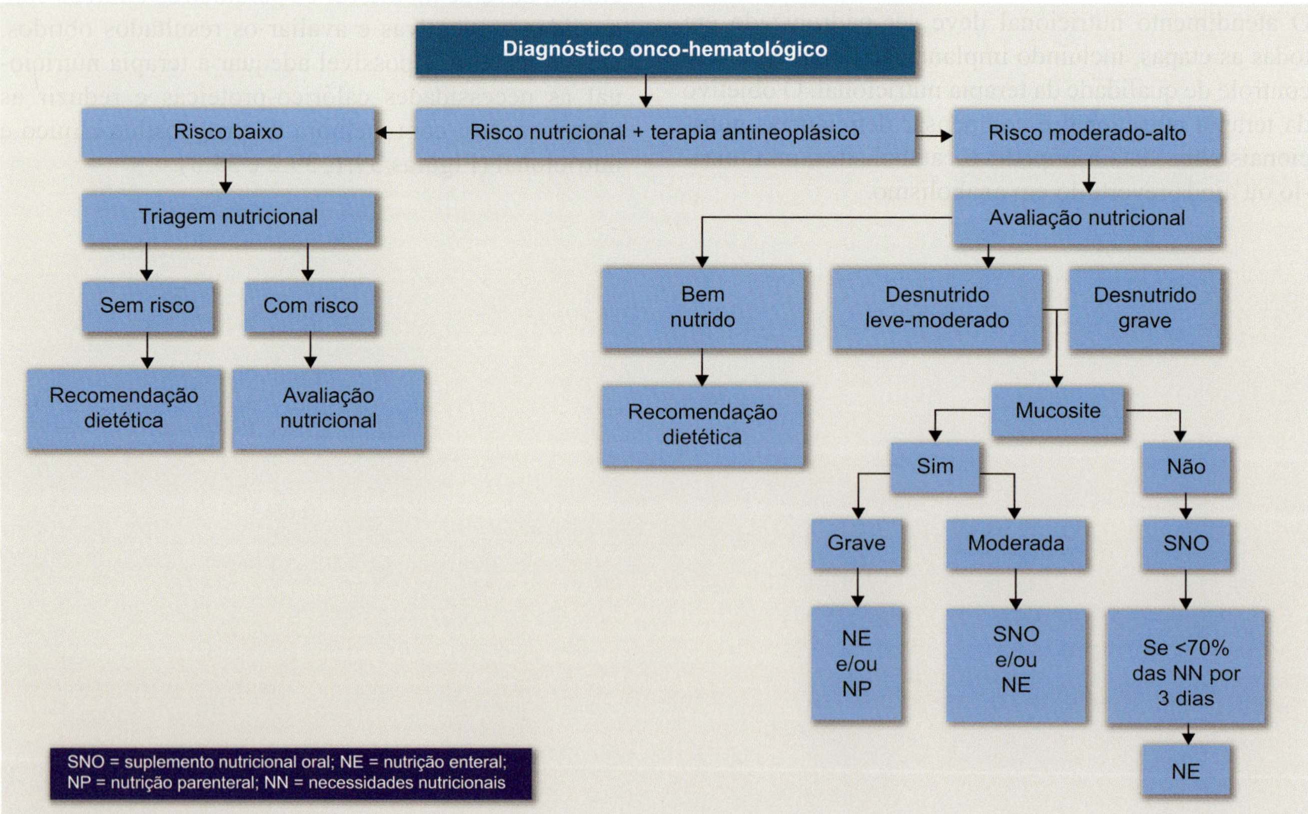

Figura 39.2 ► Algoritmo do planejamento nutricional de paciente onco-hematológico.

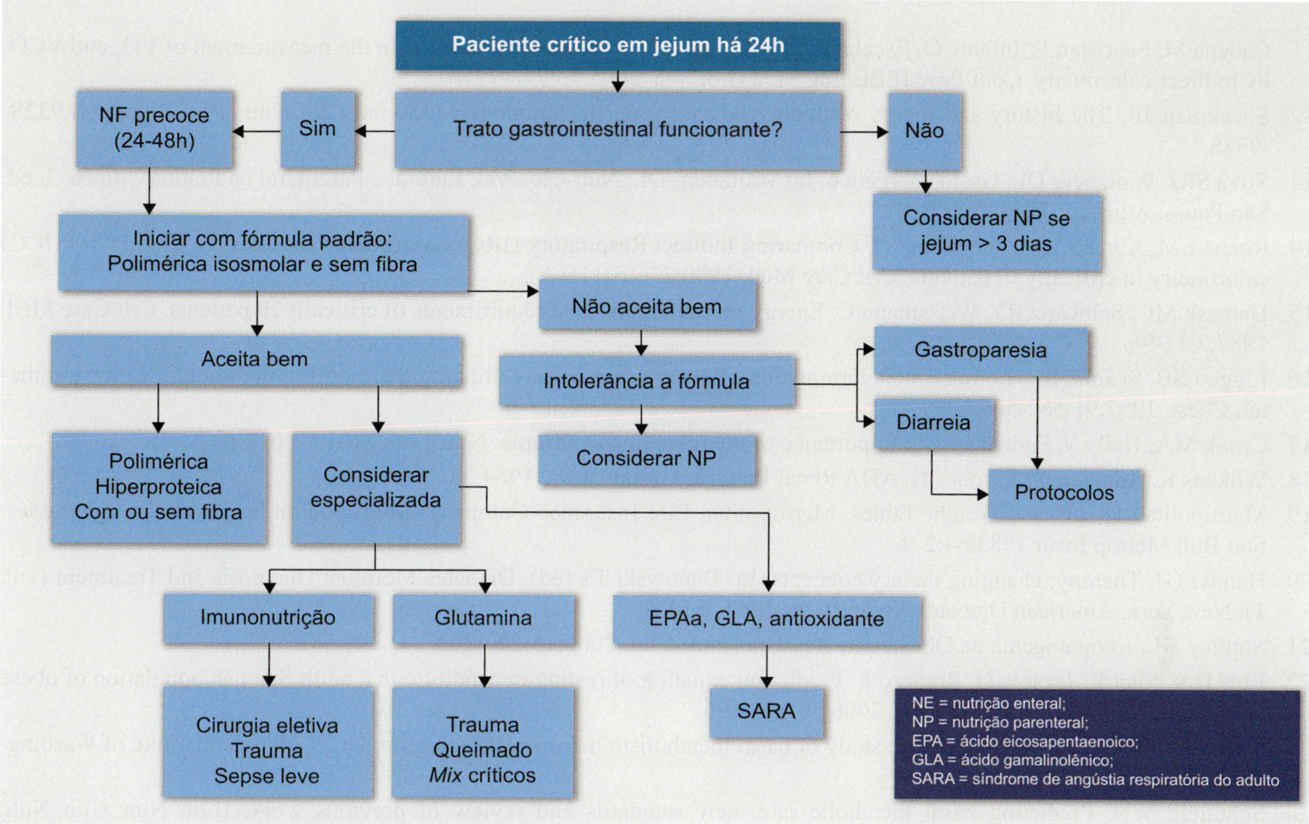

Figura 39.3 ▶ Algoritmo do planejamento nutricional de paciente crítico.

REFERÊNCIAS

1. Jong-Rung Tsai A, Wen-Tsan Chang, Chau-Chyun Sheu, Yu-Ju Wu, Yu-Heng Sheu, Po-Len Liu et al. Inadequate energy delivery during early critical illness correlates with increased risk of mortality in patients who survive at least seven days: A retrospective study. Clinical Nutrition. 2011;30:209-214.
2. Klein CJ, Stanek GS, Wiles CE. Overfeeding macronutrients to critically ill adults: metabolic complications. J Am Diet Assoc. 1998;98:795-806
3. Villet S, Chiolero RL, Bollmann MD et al. Negative impact of hypocaloric feeding and energy balance on clinical outcome in ICU patients. Clin Nutr 2005;24:502-509.
4. Melo CM, Tirapegui J, Ribeiro SM. Human energetic expenditure: concepts, assessment methods and relationship to obesity. Arq Bras Endocrinol Metabol. 2008;52(3):452-464.
5. Molina P, Burzstein S, Abumrad NN. Theories and assumptions on energy expenditure. Determinations in the clinical setting. Care Clin. 1995;11(3):587-601.
6. Ahmad A, Duerksen DR, Munroe S, Bistrian BR. An evaluation of resting energy expenditure in hospitalized, severely underweight patients. Nutrition. 1999;15:384-388.
7. Boullata J, Williams J et al. Accurate determination of energy needs in hospitalized patients. J Am Diet Assoc. 2007;107:393-401.
8. Pinheiro Volp AC, Esteves de Oliveira FC, Duarte Moreira Alves R, Esteves EA, Bressan J. Energy expenditure: components and evaluation methods. Nutr Hosp. 2011;26(3):430-440.
9. Weijs P, Kruizenga H et al. Validation of predictive equations for resting energy expenditure in adult outpatients and inpatients. Clinical Nutrition. 2008;27:150-157.
10. Levine JA. Measurement of energy expenditure. Public Health Nutr. 2005;8(7A):1123-1132.

11. Cadena M, Sacristan E, Infante O, Escalante B, Rodriguez F. Steady state condition in the measurement of VO_2 and VCO_2 by indirect calorimetry. Conf Proc IEEE Eng Med Biol Soc. 2005;7:7773-7776.
12. Speakman JR. The history and theory of doubly labeled water technique. Am Journal Clin Nutr. 1998;68(suppl):932S--938S.
13 Silva SRJ, Waitzberg DL. Gasto energético. In: Waitzberg DL. Nutrição Oral, Enteral e Parenteral na Prática Clínica. 3. ed. São Paulo: Atheneu; 2006. p.327-342.
14. Rocha EM, Abraão V, Ananias M et al. Comparing Indirect Respiratory (IRC) Calorimetry and Indirect Circulatory (ICC) calorimetry in critically ill patients. Crit Care Med. 1999;27(1S)116(A).
15. Damask MC, Schwartz RY, Weissmann C. Energy measurements and requiriments of critically ill patients. Crit Care Med. 1987;3:71-96.
16. Liggett SB, St John RE, Lefrak SS. Determination of resting expenditure utilizing thermodilution pulmonary artery catheter. Chest. 1987;91:562-566.
17. Crook MA, Hally V, Panteli V. The Importance of the refeeding syndrome. Nutrition. 2001;17:632-637.
18. Wilkens K. Adjustment for obesity. ADA Renal Practice Group News. 1984;23.
19. Metropolitan Height and Weight Tables. Metropolitan Life Insurance Company: Metropolitan height and weight tables. Stat Bull Metrop Insur 1983;64:2-9.
20. Hamwi GJ. Therapy: changing dietary concepts. In: Danowski TS (ed). Diabetes Mellitus: Diagnosis and Treatment (vol. 1). New York: American Diabetes Association; 1964. p.73-8
21. Suplicy HL. Etiopatogenia da Obesidade. Rev Bras Nutr Clin. 2000;15:290-293.
22. Luis DA, Aller R, Iazaola O, Romero E. Prediction equation of resting expenditure in a adult Spanish population of obese adult population. Ann Nutr Metabol. 2006;50:193-196.
23. Harris JA, Benedict FG. A biometric study of basal metabolism in 3man. Washington, DC: Carnegie Institute of Washington, Publication. 1919;279.
24. Schofield WN. Predicting basal metabolic rate, new standards and review of previous work. Hum Nutr Clin Nutr. 1985;39C(Suppl 1):5-41. Medical Research. 2012;17:26.
25. Mifflin MD, St Jeor ST, Hill LA et al. A new predictive equation for resting energy expenditure in healthy individuals. Am J Clin Nutr. 1990;51:241-247.
26. Ireton-Jones CS, Jones JD. Should predictive equations or indirect calorimetry be used to design nutrition support regimens? Nutrition in Clinical Practice. 1998;13:141-145.
27. McClave SA et al. Guidelines for the Provision and Assessment of Nutrition Support Therapy in the Adult Critically Ill Patient: Society of Critical Care Medicine (SCCM) and American Society for Parenteral and Enteral Nutrition (A.S.P.E.N.). JPEN. 2009;33(3):277-316.
28. Ministério da Saúde. Portaria 272 da Secretaria Nacional de Vigilância Sanitária, Regulamento para a Terapia de Nutrição Parenteral. Brasília; 1998 a.
29. Ministério da Saúde. Resolução RDC 63 da Secretaria Nacional de Vigilância Sanitária, Regulamento Técnico para a Terapia de Nutrição Enteral. Brasília: MS; 2000.
30. Ministério da Saúde. Portaria 120 da Secretaria Nacional de Vigilância Sanitária. Brasília; 2009.
31. Waitzberg DL, Baxter YC. Costs of patients under nutritional therapy: from prescription to discharge. Curr Opin Clin Nutr Metab Care. 2004;7(2):189-198.
32. Kondrup J, Rasmussen HH, Hamberg O, Stanga Z; Ad Hoc ESPEN Working Group. Nutritional risk screening (NRS 2002): a new method based on an analysis of controlled clinical trials. Clin Nutr. 2003;22(3):321-336.
33. Rubenstein LZ, Harker JO, Salvà A, Guigoz Y, Vellas B. Screening for undernutrition in geriatric practice: developing the short-form mini-nutritional assessment (MNA-SF). J Gerontol A Biol Sci Med Sci. 2001;56(6):M366-M372.
34. Kondrup J, Allison S, Elia M, Vellas B, Plauth M. ESPEN guidelines for nutrition screening 2002. Clinical Nutrition 2003;22(4):415-421.
35. Detsky AS, McLaughlin JR, Baker JP, Johnston N, Whittaker S, Mendelson RA et al. What is subjective global assessment of nutritional status? JPEN J Parenter Enteral Nutr. 1987;11:8-13.
36. Waitzberg DL, Caiaffa WT, Correia MI. Hospital malnutrition: the Brazilian national survey (IBRANUTRI): a study of 4.000 patients. Nutrition. 2001;17:573-580.

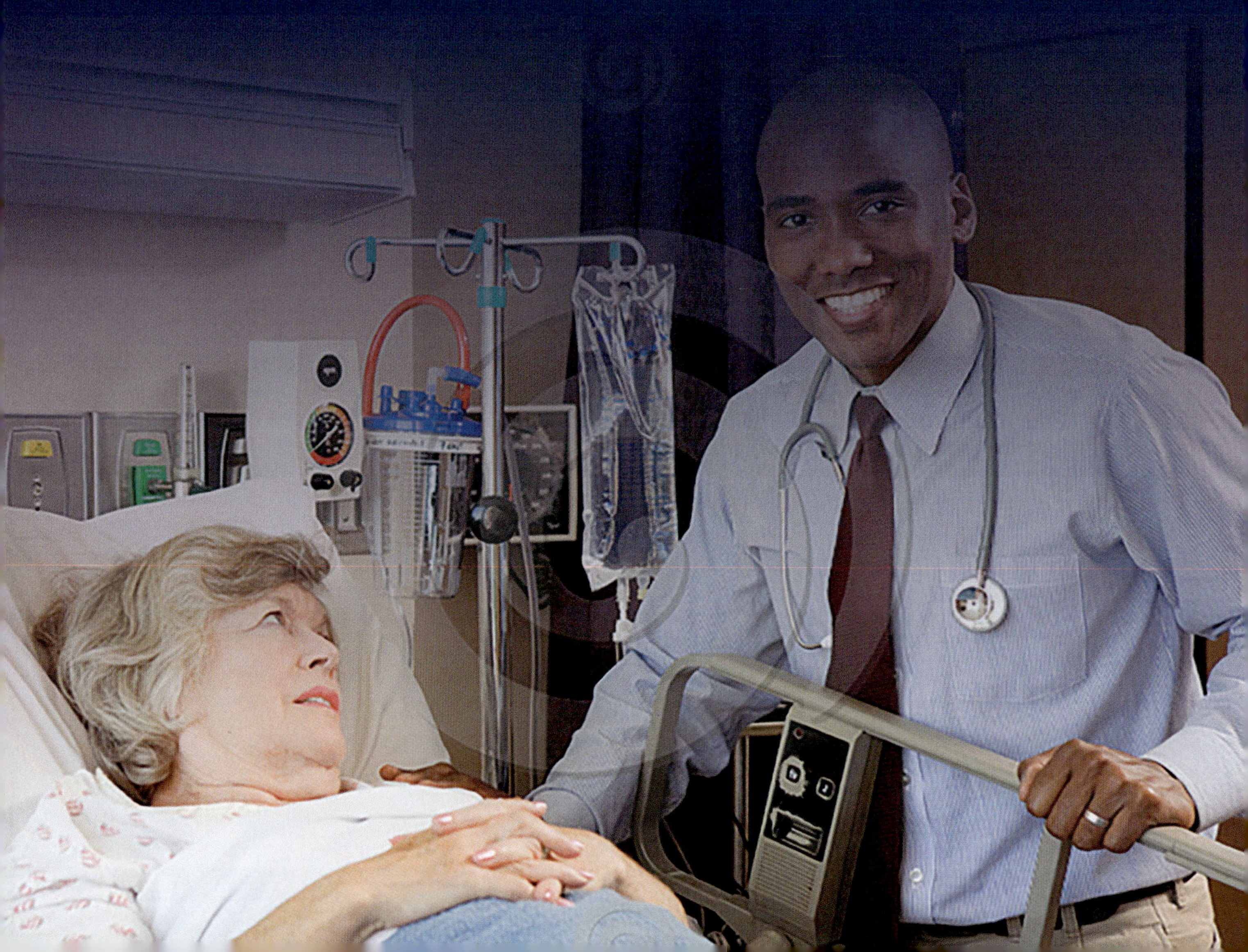

capítulo 40

Princípios Fisiológicos da Terapia Nutricional Parenteral

José Eduardo de Aguilar-Nascimento
Diana Borges Dock-Nascimento

INTRODUÇÃO

Alguns pacientes internados em unidade de terapia intensiva, nas enfermarias ou em regime domiciliar necessitam manter a ingestão adequada de nutrientes e calorias. Esses pacientes podem precisar de uma terapia nutricional especializada para recuperar ou manter seu estado nutricional diante do gasto energético com ou sem aumento da reposta metabólica. Assim, em muitas condições clínicas, enfermidades ou mediante a resposta aguda ao trauma, a terapia nutricional é fundamental. Quando o trato gastrintestinal não pode ser utilizado ou quando a oferta de nutrientes não pode ser totalmente atingida pela via enteral ou oral, a terapia nutricional parenteral (TNP) está indicada.[1,2] Um ponto muito importante a ser salientado é que a TNP deve ser prescrita seguindo um protocolo de indicação e por uma equipe experiente e com critérios específicos.

Historicamente, Dudrick publicou juntamente com Wilmore, Vars e Rhoads, um clássico artigo que mostrou ao mundo que a TNP era capaz de manter a vida e produzir balanço nitrogenado positivo.[3] Estava, assim, inaugurada uma nova era da medicina, entretanto, a partir dessa época, a TNP tem passado por altos e baixos quanto a sua formulação e também quanto à indicação. Surgida em 1968 e, portanto, antes mesmo da terapia nutricional enteral (TNE), essa inovação no campo da nutrição rapidamente ganhou parceiros na indústria e deixou de ser produzida artesanalmente pelos hospitais. Em um primeiro momento, que vai de 1968 até o final dos anos 1980, condições clínicas como sepse ou inflamação grave deveriam ser tratadas com elevado aporte de calorias. Isso resultou em prescrição de parenteral com excesso de glicose e calorias e, por isso, a TNP chegou a ser chamada de hiperalimentação parenteral.[4] O advento da TNE resultou em uma série de estudos randomizados e controlados e metanálises que compararam os resultados clínicos entre o uso da TNE e TNP. Os resultados mostraram claramente que a TNE era melhor e superior em termos de complicações, permanência hospitalar e custos que a TNP. Esse fato foi acompanhado por diretrizes que, além de indicarem a TNE como primeira opção para pacientes com necessidade de terapia nutricional especializada, ainda faziam críticas sobre a prescrição da TNP. Entretanto, estudos metabólicos com pacientes graves mostraram que as formulações generosas em calorias associadas à facilidade de ofertar nutrientes pela TNP resultava em síndrome de hiperalimentação, que no Brasil ficou mais conhecida pelo seu nome em inglês, *overfeeding*. Dentro desse cenário, o paciente apresenta hiperglicemia, acidose metabólica, dificuldade de desmame da ventilação mecânica etc., resultando em graves complicações clínicas.[5,6] A consequência desses estudos, alicerçados por resultados encontrados por Van der Berghe e colaboradores, sobre a estreita relação entre glicemia e mortalidade em doentes críticos, resultou em formulações com menos calorias. Isso também levou a mudanças no total de calorias necessárias para o paciente crítico, que diminuiu de 35 a 40 kcal/kg/dia para 20 a 25 kcal/kg/dia.[7] Essas modificações foram impactantes e estudos randomizados entre TNE e TNP com prescrição de dietas com menor quantidade de calorias e glicose não mostraram diferenças significativas. Ao contrário, sugeriram que é muito melhor começar uma TNP precoce que uma TNE tardia.

O surgimento de formulações 3 em 1 também foi importante, pois a oferta em conjunto dos três macronutrientes é melhor do que soluções 2 em 1, nas quais o lipídio é ofertado separadamente.[8] Atualmente, as bolsas prontas para uso (*ready to use*) representaram avanços significativos como rapidez, praticidade, segurança da formulação e estoque da TNP na enfermaria ou unidade de terapia intensiva.[9] Novas soluções de lipídios também se somam às recentes inovações das fórmulas para prescrição da TNP. Assim, emulsões lipídicas com ácidos graxos ômega-3 e ômega-9 mostraram várias vantagens sobre as emulsões com apenas triglicérides de cadeia média (TCM)/triglicérides de cadeia longa (TCL), principalmente quanto ao seu poder de produzir menos inflamação.[10]

Atualmente, em razão do maior controle glicêmico, da oferta adequada de calorias (sem *overfeeding*), da evolução das formulações de lipídios e aminoácidos e da prescrição por uma equipe treinada, a TNP deixou de ser vista como causadora de complicações e de mortalidade para o paciente e, assim, a prescrição de parenteral está em crescimento. A associação da TNP com a TNE, que ficou conhecida como "nutrição parenteral como suplemento da enteral",[11,12] tem sido orientada por várias diretrizes de nutrição como uma alternativa viável e segura para diminuir o *deficit* de calorias e nutrientes. A discussão atual é sobre qual o melhor momento para iniciar a TNP quando a TNE for insuficiente. Nesse aspecto, para os pacientes com baixo risco nutricional, a Sociedade Americana recomenda que se inicie a TNP sete dias após o insucesso da nutrição enteral, enquanto a Sociedade Europeia, sugere que se inicie a TNP já no terceiro dia.[13,14]

INDICAÇÕES E CONTRAINDICAÇÕES

Como parte do planejamento nutricional, é necessária a escolha da melhor via de acesso para a oferta adequada e suficiente de nutrientes e calorias. Sempre que o trato gastrintestinal estiver disponível, funcional e estruturalmente, ele deve ser utilizado e a via enteral é a primeira escolha. Na impossibilidade do uso do trato gastrintestinal parcial ou total; por exemplo, quando a oferta calórico-proteica é impossível de ser atingida apenas com a TNE, a TNP deve ser iniciada associada à TNE ou como via exclusiva, caso não haja possibilidade de associação.[15,16]

Existem várias indicações para a TNP que podem ser sumarizadas no Quadro 40.1. Para o paciente grave, a via enteral tem forte indicação; porém, diante da oferta inadequada por essa via, é preferível associar as duas vias, enteral e parenteral, para reduzir o *deficit* calórico proteico.[2,11,12,17] Assim, nessa situação, a TNP é necessária para evitar a hipoalimentação. No Quadro 40.2, listamos as vantagens de associar a TNP entre o terceiro ou quarto dia com a TNE (quando esta não for suficiente). A terapia nutricional mista (TNE + TNP) deve ser prescrita em situações específicas, como, por exemplo, quando o paciente não consegue atingir 60% das necessidades nutricionais pela via enteral.[18]

Recentemente, a Sociedade Americana de Nutrição Parenteral e Enteral (ASPEN), no seu *guideline* de 2016,[14] indica o início precoce da TNP, "*as soon as possible*", para os pacientes críticos desnutridos ou com elevado risco nutricional. Risco nutricional elevado é quando o paciente apresenta *Nutritional Risk Screening* 2002 ≥ 5 (NRS 2002 ≥ 5) e *Nutrition Risk in the Critically Ill* ≥ 5 (NUTRIC score ≥ 5). Para os pacientes com risco nutricional baixo (NRS 2002 ≤ 3 ou NUTRIC score ≤ 5) a TNP pode esperar sete dias para iniciar. Para os pacientes cuja TNP será prescrita como suplemento da enteral, ou seja, em situações em que a enteral for insuficiente (< 60% das necessidades) a TNP deve ser iniciada após 7 a 10 dias para os paciente com risco nutricional baixo ou elevado.

São indicações clássicas para o uso da nutrição parenteral: íleo prolongado, peritonite, hemorragia digestiva e fístula enterocutânea de alto débito.[19] O uso da TNP pré-operatória foi bem estudado no final dos anos 1970 e início dos anos 1980, quando os cirurgiões começaram a evidenciar os benefícios do suporte nutricional pré-operatório.[20] A TNP apresenta benefícios no perioperatório de pacientes desnutridos moderados e graves. Para os pacientes eutróficos ou levemente desnutridos, seu uso não está associado a nenhum benefí-

Quadro 40.1 Indicações da terapia nutricional parenteral (TNP).

Absolutas	Relativas
Íleo pós-operatório prolongado	Desnutrição
Terapia enteral insuficiente	Fístula enterocutânea
Impossibilidade de uso do trato digestivo	Síndrome do intestino curto
	Terapia nutricional pré-operatória
	Pancreatite aguda grave
	Doença intestinal inflamatória (Crohn, retocolite ulcerativa)
	Politraumatizado grave
	Grande queimado

Quadro 40.2 Vantagens de associar a terapia nutricional parenteral (TNP) com a enteral.

1	Oferta adequada de nutrientes e calorias em três a quatro dias
2	Assegura a oferta de nutrientes e calorias, mesmo quando a TNE é suspensa
3	Preserva a função intestinal
4	Melhora o balanço nitrogenado
5	Melhora a condição nutricional
6	Diminui a morbidade e mortalidade
7	Reduz tempo de internação hospitalar
8	Diminui custos hospitalares

cio, podendo aumentar as complicações.[21] Em estudo clássico multicêntrico randomizado controlado, realizado nos Estados Unidos da América, 459 pacientes candidatos à cirurgia eletiva foram randomizados em dois grupos, onde um recebeu conduta tradicional e o outro nutrição parenteral por 7 a 15 dias no pré-operatório e por três dias no pós-operatório. Desses pacientes, apenas 5% foram considerados desnutridos graves. Observou-se aumento das complicações infecciosas no grupo que recebeu TNP (14,1% *versus* 6,4%; p = 0,01). Entretanto, quando os dados foram estratificados e apenas os pacientes desnutridos grave foram incluídos na análise estatística, observou-se significativa redução das complicações não infecciosas nos que receberam TPN pré-operatória (5% *versus* 43%; p = 0,03).[22]

A nova Diretriz ACERTO (Aceleração da Recuperação Total Pós-Operatória)[23] escrita com apoio do Colégio Brasileiro de Cirurgiões e Sociedade Brasileira de Nutrição Parenteral e Enteral (SBNPE-BRASPEN) indica o uso de TNP tanto em condições de pré como de pós-operatório. No pré-operatório, a TNP está indicada para pacientes candidatos a operações de médio e grande porte, desnutridos ou com risco nutricional baixo ou elevado cuja via oral ou enteral são insuficientes ou não podem ser indicadas. Da mesma maneira, no pós-operatório, a TNP segue as mesmas indicações. No período pós-operatório, muitos pacientes não conseguem ser realimentados precocemente. O tempo máximo que se aceita de jejum parcial ou hiponutrição para pacientes previamente nutridos é de três a cinco dias. Esse tempo deve ser menor dependendo da gravidade do estresse metabólico e da perspectiva de realimentação oral precoce. Para os pacientes desnutridos, esse tempo deve ser inferior a três dias.[24] No pós-operatório de cirurgias altas do aparelho digestório, quando não é possível a passagem de sonda para a nutrição em razão da possibilidade de lesão da anastomose, a TNP é a única opção. Por outro lado, conforme recomendação recente do Guidelines da ESPEN 2017[25] para pacientes cirúrgicos, a associação da via enteral com a parenteral ("*dual*") tem por objetivo a redução do *deficit* calórico e proteico, pois muitos pacientes não toleram, principalmente no pós-operatório, todo o volume da dieta enteral.

TÉCNICA

A nutrição parenteral pode ser administrada em veia central ou periférica. O acesso central deve ser utilizado quando o uso de TNP for previsto por um tempo maior que sete dias. O acesso central permite a infusão de nutrientes em altas concentrações por um longo período de tempo. O acesso inicial pode ser feito pela veia jugular ou pela veia subclávia.[26] Já o acesso periférico deve ser utilizado para suporte nutricional previsto para curto prazo (cerca de 7 a 10 dias).[27] A escolha da via depende do tempo previsto da TNP e da osmolaridade da fórmula. As soluções hipertônicas não devem ser administradas por acesso periférico devido ao risco de flebites.[28] No Quadro 40.3, são apresentadas as contraindicações da TNP periférica. Outro ponto importante com relação ao acesso periférico é que não existe vantagem alguma ao paciente se a TNP periférica for suspensa antes de uma semana.

A TNP deve ser iniciada precocemente, entre 12 e 24 horas, após o trauma ou internação na presença de estabilidade hemodinâmica, além de adequadas condições hidroeletrolíticas, de glicemia e de equilíbrio acidobásico.[29] O início da TNP deve ser cauteloso, especialmente em pacientes muito desnutridos para evitar a síndrome de realimentação. Essa síndrome é resultante de um aporte calórico e proteico elevado e ofertado muito rápido para o paciente desnutrido. Ocorre um rápido sequestro de íons como fósforo, magnésio e potássio do extra para o intracelular, podendo causar rapidamente distúrbios cardíacos (arritmia), insuficiência respiratória e alterações neurológicas (alucinação, convulsões e coma) e, consequentemente, a morte.[30] Para início da TNP, é importante avaliar, além da condição hemodinâmica e nutricional, a presença de falência orgânica, sepse, se o trato gastrintestinal pode ser utilizado e se será preciso a associação de vias de nutrição. A Figura 40.1 mostra pontos importantes que devem ser avaliados antes do início precoce da TNP. No Quadro 40.4, listamos os passos necessários para a prescrição da TNP adequada.

O cálculo do aporte calórico pode ser feito de várias maneiras e, quando possível, recomenda-se o uso da calorimetria indireta.[31] Habitualmente, após o cálculo do aporte calórico-proteico, deve-se planejar o alcance da meta em três dias. A velocidade do gotejamento é

Quadro 40.3 Contraindicação da terapia nutricional parenteral periférica.

1	Desnutrição grave
2	Estresse metabólico grave
3	Necessidade de grande quantidade de calorias e eletrólitos (potássio é irritante do vaso sanguíneo)
4	Restrição de fluidos
5	Necessidade de TNP por período maior que duas semanas
6	Falência renal ou hepática

Fonte: Aspen, 2007.[22]

Quadro 40.4 Passos necessários para prescrever terapia nutricional parenteral (TNP).

1	Determinar as condições clínicas incluindo manifestações agudas e crônicas do trato digestório e sistêmicas.
2	Avaliar diariamente essas condições e se TNP pode não trazer benefícios ao paciente.
3	Para iniciar a TNP considerar o risco e o estado nutricional, as presença de falência orgânica e o estado hemodinâmico.
4	Escolher o melhor acesso para o início da TNP.
5	Estimar e avaliar a necessidade calórico-proteica de preferência pela calorimetria indireta.
6	Assegurar uma oferta adequada de calorias e proteínas, evitar hipo e hiperalimentação.
7	Escolher a via para nutrição (avaliar a tolerância intestinal: TGI não funcionante ou parcialmente funcionante): TNP exclusiva. TNP associada com TNE. Atenção: quando a TNP for associada a enteral, a somatória das calorias e da proteína não pode ultrapassar a necessidade calculada. Atenção com a hiperalimentação e hipoalimentação.

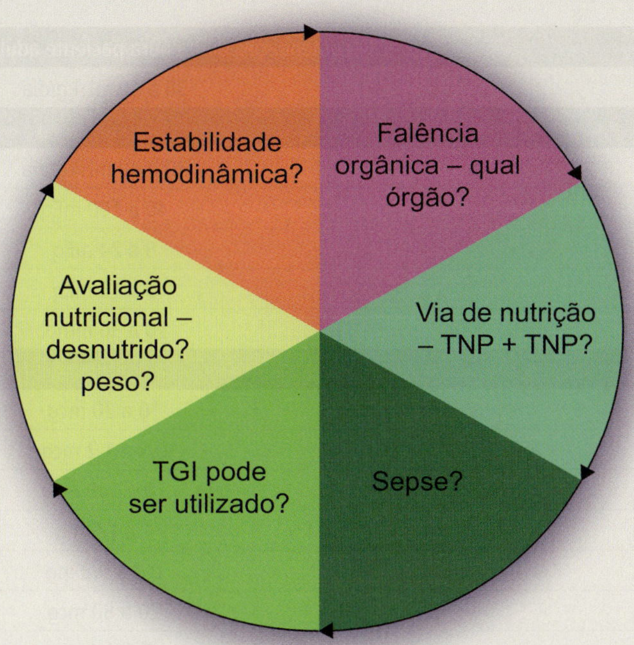

Figura 40.1 ▶ Pontos importantes que devem ser avaliados antes do início precoce da terapia nutricional parenteral (TNP).

importante para evitar complicações como hiperglicemia, distúrbios eletrolíticos ou obstruções do cateter. Dessa maneira, as bombas de infusão devem ser sempre utilizadas para a administração da parenteral.

Em pacientes com síndrome da resposta inflamatória sistêmica (SIRS) ou com sepse, é recomendada a oferta de 20 a 25 kcal/kg/dia e 1,5 a 2,0 g de proteínas/kg/dia. Em pacientes menos graves, a caloria deve ser de 25 a 30 kcal/kg/dia e 1,2 a 1,5 g de proteínas/kg/dia, podendo chegar a 2,0 a 2,5 para alguns pacientes (obeso crítico) na presença de sepse. Na convalescença, o valor calórico é mais liberal, podendo ser de 35 kcal/kg/dia.[14,16,32,33]

Importante salientar que existe um grande *gap* entre a alimentação trófica e a hiperalimentação.[34,35] Na primeira semana de resposta aguda ao trauma, que cursa com aumento da resposta inflamatória, resistência à insulina, hiperglicemia e autofagia,[34,36] muitos pacientes se beneficiam com um valor calórico de 20 kcal/kg de peso corporal, entretanto alguns estudos já mostraram que um *deficit* calórico na primeira semana cursa com piores desfechos, e a oferta combinada de calorias e proteínas otimiza os resultados.[37,38] É importante evitar a hiperalimentação (*overfeeding*), principalmente para os pacientes críticos em sepse e hiperglicêmicos. O *overfeeding* cursa com hiperglicemia, alterações hepáticas, imunológicas e dificuldade no desmame da ventilação mecânica. Nos pacientes desnutridos, a oferta de calorias deve ser cautelosa pelos riscos da síndrome de realimentação e *overfeeding*.[39] Na Tabela 40.1, encontram-se listadas as recomendações diárias de água, vitaminas, minerais, eletrólitos e elementos-traço para a prescrição adequada da TNP.

RESULTADOS

A prevalência de desnutrição, infelizmente, não foi reduzida nos últimos anos. Cerca de 30 a 50% dos pacientes hospitalizados ou em tratamento domiciliar apresentam algum grau de desnutrição. A desnutrição está associada ao aumento da mortalidade, complicações, sepse e período de internação prolongado.[40,41]

Estudos mostraram que a desnutrição entre os pacientes críticos pode chegar a 80%.[42] Assim, intervenções imediatas devem ser realizadas, como diagnosticar a condição nutricional desses pacientes e iniciar precocemente a terapia nutricional.[40,41]

Nos últimos anos, vários estudo realizados com pacientes com indicação ou prescrição de TNP foram realizados. Muitos estudos da última década discutem qual o melhor momento para iniciar a TNP para os pacientes cuja dieta enteral não é suficiente para atingir as necessidades.

Tabela 40.1 Recomendações diárias de água, vitaminas, minerais, elementos-traço para a prescrição da terapia de nutrição parenteral (TNP).

Nutriente	Recomendação diária para paciente adulto normal em TNP
Água	30 a 40 mL/kg/dia
Minerais maiores	
Sódio	30 a 40 mL/kg/dia
Potássio	40 a 100 mEq
Magnésio	8 a 24 mEq
Cálcio	5 a 15 mEq
Fósforo	10 a 30 mmol
Elemento-traço	
Cromo	10 a 20 mcg
Cobre	0,3 a 1,2 mcg
Iodo	70 a 140 mcg
Ferro	1 a 1,5 mg
Manganês	0,2 a 0,8 mg
Selênio	20 a 80 mcg
Zinco	2,5 a 4 mg
Vitaminas lipossolúveis	
A	3.300 UI
D	200 UI
E	10 UI
K	150 mcg
Vitaminas hidrossolúveis	
Tiamina B^1	6 mg
Riboflavina B^2	3,6 mg
Ácido pantotênico B^5	15 mg
Niacina B^3	40 mg
Peridoxína B^6	6 mg
Biotina B^7	60 mcg

Fonte: Koretz et al. AGA – American Gastroenterological Association Technical Review on Parenteral Nutrition. Gastroenterology. 2001;121: 970-1001.

Um estudo muito debatido e citado na literatura conhecido como EPaNIC, realizado com aproximadamente 5.000 pacientes críticos, com nutrição parenteral associada a enteral, mostrou que os pacientes que iniciaram TNP tardia (após o 7 dia) apresentaram menos infecção e ficaram menos tempo em ventilação mecânica. Entretanto, um dos grandes problemas do desenho desse estudo é que o grupo de pacientes da intervenção precoce recebeu inicialmente mais calorias via TNP na forma de glicose. Outro problema desse estudo foi que os pacientes do grupo precoce receberam TNP no terceiro dia sem a avaliação de que a dieta enteral era insuficiente. Assim, os critérios adotados no método do estudo podem ter contribuído para os piores desfechos no grupo de pacientes que recebeu TNP precoce.[43]

Em um estudo bem desenhado, cuja dieta enteral era insuficiente para atingir as necessidades no terceiro dia, os pacientes foram randomizados para iniciar TNP associada a enteral ou manter apenas com a enteral.[44] Em oposto aos resultados do EPaNIC, esse estudo mostrou que pacientes com TNP associada precocemente à dieta enteral se beneficiaram com o início da TNP no terceiro dia. Os pacientes receberam mais calorias e nutrientes e tiveram menos complicações infecciosas que os do grupo que recebeu nutrição enteral exclusiva.

Em uma metanálise, pacientes críticos que receberam TNP precoce, cuja enteral estava contraindicada, apresentaram uma redução na taxa de mortalidade.[45]

Doig e colaboradores, em um estudo multicêntrico com 1.372 pacientes críticos cuja nutrição enteral estava contraindicada e iniciaram TNP nas primeiras 24 horas da admissão, concluíram que a TNP precoce reduziu o tempo de ventilação mecânica, sem efeitos na mortalidade em 60 dias e no tempo de internação.[46] Um estudo robusto, bem desenhado, "CALORIES trial" com pacientes críticos, que receberam TNP ou TNE, mostrou que a TNP não causou aumento da mortalidade ou de complicações infecciosas.[47] Esse mesmo grupo de pesquisadores mostrou uma redução significativa do custo total de 3.150 dólares por paciente que recebeu TNP precoce.[48]

Vários estudos prospectivos e randomizados mostraram que a terapia nutricional no pré-operatório reduz significativamente complicações no pós-operatório.[49,50] Os objetivos principais de terapia nutricional perioperatória são fornecer substratos energéticos para manutenção de massa muscular, modular a resposta imune, melhorar a função cognitiva e acelerar a recuperação no pós-operatório.[30] Portanto, o suporte nutricional passou a ser fundamental no tratamento perioperatório de pacientes desnutridos ou em risco nutricional.[51]

O uso de TNP por 7 a 10 dias no pré-operatório de paciente desnutrido grave é capaz de diminuir complicações no pós-operatório.[52,53] Uma metanálise envolvendo trabalhos prospectivos e randomizados com pacientes cirúrgicos, com predomínio de câncer gastrintestinal e desnutrição moderada (n = 1.250), mostrou que a TNP prescrita por 7 a 10 dias no pré-operatório pode diminuir o risco de complicações em 10%.[54]

As evidências quanto à indicação de TNP isolada no pós-operatório sugerem que esse suporte não reduz as complicações em pacientes cirúrgicos, às vezes até aumenta quando ela é instituída somente nesse período. O emprego da nutrição parenteral pós-operatória foi analisado por Howard e Ashley[55] em um artigo de revisão. Nesse estudo, duas metanálises, contendo nove trabalhos, concluíram que a TNP não teve efeito na mortalidade e ainda aumentou a morbidade, principalmente as complicações sépticas.

Heyland e colaboradores realizaram outra metanálise com o objetivo de verificar a relação entre a TNP e a morbidade e mortalidade nos pacientes graves. Foram analisados 27 trabalhos clínicos randomizados, com 2.907 pacientes, comparando o uso de TNP com o suporte padrão (dieta oral com soro glicosado). Esses autores observaram que os estudos que iniciaram a TNP no pré-operatório obtiveram melhores resultados quanto à redução das complicações; porém, não foram encontradas diferenças significativas quanto à mortalidade na comparação com a TNP iniciada somente no pós-operatório.[56]

COMPLICAÇÕES

As principais complicações da TNP estão listadas no Quadro 40.5. A hiperglicemia é uma das mais comuns e está associada à rápida entrada de glicose por via venosa, superando os mecanismos protetores fisiológicos associados à nutrição por via digestiva. Por isso, o uso de insulina exógena é muito indicado quando a TNP é prescrita. O controle da glicemia em níveis de 150 a

Quadro 40.5 Principais complicações da terapia nutricional parenteral (TNP).

Complicações associadas à punção venosa	Derrame pleural Pneumotórax Lesão arterial Tromboembolismo Septicemia Embolia gasosa
Complicações metabólicas	Hiperglicemia e hipoglicemia Distúrbios hidroeletrolíticos Hipertrigliceridemia Acidose metabólica Síndrome da realimentação
Complicações gastrintestinais	Esteatose hepática Atrofia da mucosa intestinal Lesões agudas da mucosa gástrica e duodenal

180 mg/dL está associado à melhora da sobrevida em pacientes graves. Vários distúrbios eletrolíticos podem ocorrer com desvios para cima ou para baixo da normalidade, principalmente com os íons: sódio, potássio, cloro, fósforo (hiper ou hipofosfatemia), cálcio e magnésio. Outra complicação frequente é a associada à infecção causada pela contaminação do cateter.

NOVAS METAS EM TERAPIA NUTRICIONAL PARENTERAL

Os cuidados nutricionais com os pacientes críticos mudou drasticamente na última década. Desde a quantidade de calorias, proteínas e o uso de imunonutrientes. Outras considerações recentes estão relacionadas com o microbioma intestinal e a perda crescente e grave de massa magra, que é chamada de sarcopenia secundária ou adquirida.

A nutrição enteral sempre mostrou melhores resultados e menos complicações, provavelmente devido a hiperalimentação, hiperglicemia e infeção encontradas em pacientes com TNP. Entretanto, esse conceito modificou-se ao longo dos anos com os crescentes estudos e novos produtos/insumos, prescrições individualizadas, protocolos de controle glicêmicos e oferta mais restrita e adequada de calorias.[57]

Atualmente, o caminho aponta para o início mais precoce da TNP para aqueles pacientes desnutridos ou com risco nutricional elevado, cuja terapia enteral está contraindicada. Em razão do grupo heterogêneo de pacientes, a TNP deve ser individualizada. O controle glicêmico mais próximo de 150 mg/dL, uma oferta de 20 a 25 kcal/kg e 1,5 g/kg de proteína por peso corporal deve ser alcançado.

Nas últimas décadas, a meta da terapia nutricional incluiu não apenas a oferta adequada de calorias e nutrientes, mas também atenuar a resposta inflamatória, melhorar a atividade imunológica, reduzir o estresse oxidativo, diminuir infecção e melhorar a cicatrização, com o objetivo de reduzir a morbidade e mortalidade, particularmente em doentes cirúrgicos e críticos. Alguns nutrientes chamados de fármaco-nutrientes ou imunonutrientes como a glutamina, a arginina, os nucleotídeos e os ácidos graxos poli-insaturados do tipo ômega-3, vitaminas (A, C e E) e minerais (Zn e Se) com características antioxidantes, podem modular a resposta imunológica e inflamatória. Os nutrientes podem ser prescritos por via parenteral ou enteral, isolados ou combinados com resultados benéficos para os pacientes cirúrgicos eletivos e críticos.[58]

Com relação à imunonutrição, muitos estudos e metanálises foram realizadas nos últimos anos com resultados controversos devido ao desenho do estudo, grupo heterogêneos de pacientes, presença de falência orgânica, via de oferta, dose e combinação dos imunonutrientes.[59] Muitos autores concordam em afirmar que devido aos últimos estudos, no período de 2011 a 2015, terem falhado em mostrar consistente segurança e benefícios do uso dos imunonutrientes e em decorrência dos custos elevados, de resultados prejudiciais para alguns grupos de pacientes, não há evidência convincente para o uso rotineiro dos imunonutrientes para pacientes críticos.[60]

Com relação à glutamina, que é o principal substrato dos enterócitos, um nutriente importante para as células do sistema imune e que ajuda a preservar a barreira intestinal dos pacientes, os resultados dos estudos são divergentes.[59-62] O uso do dipeptídio alanil-glutamina permitiu o aporte de glutamina pela via parenteral.

Um estudo chamado REDOX[63] mostrou aumento da mortalidade em pacientes críticos com suplementação de glutamina via enteral e parenteral. Esse estudo, muito debatido, foi realizado com pacientes em choque séptico com pelo menos duas falências orgânicas, incluindo falência renal e com elevadas doses de glutamina. Os resultados encontrados com o estudo REDOX mostraram piores desfechos no grupo de pacientes que recebeu glutamina. Em oposto ao estudo REDOX, vários outros trabalhos desenvolvidos com pacientes, sem falência renal ou hepática e sem choque séptico, encontraram benefícios com o uso do dipeptídeo de glutamina via TNP. Uma metanálise com 26 estudos, totalizando 2.484 pacientes, mostrou que o uso de dipeptídeo de glutamina em pacientes críticos, sem falência renal e sem choque séptico, mostrou redução da mortalidade geral e hospitalar dos pacientes e uma tendência à redução da infecção.[64]

Em uma revisão importante, Wischmeyer P., conclui que existem vários estudos que mostraram os efeitos benéficos da glutamina parenteral para pacientes queimados, vítimas de trauma cirúrgicos e com doença maligna, sem falência renal ou hepática e sem choque séptico. Nessa revisão, ele confirma os benefícios da suplementação parenteral de dipeptídeo de glutamina via parenteral na dose de 0,35 g/kg de peso corporal.[65]

A arginina, ácidos graxos ômega 3 e a glutamina são considerados potenciais moduladores da resposta metabólica para pacientes cirúrgicos com redução de complicações pós-operatórias e do tempo de internação.[66] Recentemente, Ziegler e colaboradores mostraram que a suplementação de peptídeo de glutamina via TNP para pacientes cirúrgicos é segura, embora eles não tenham encontrado diferença nos resultados.[67] Por fim, duas metanálises mostraram que o uso desse dipeptídio em doentes cirúrgicos melhorou a morbidade e tempo de internação hospitalar.[68,69]

REFERÊNCIAS

1. Weimann A, Braga M, Harsanyi L et al. ESPEN guidelines on enteral nutrition: surgery including organ transplantation. Clin Nutr. 2006;25:224-244.
2. Worthington P, Balint J, Bechtold M, Bingham A, Chan LN, Durfee S et al. When Is Parenteral Nutrition Appropriate? JPEN J Parenter Enteral Nutr. 2017 Mar;41(3):324-377. doi: 10.1177/0148607117695251.
3. Dudrick SJ, Wilmore DW, Vars HM, Rhoads JE. Long-term total parenteral nutrition with growth, development, and positive nitrogen balance. Surgery. 1968;64(1):134-142.
4. Joyeux H, Astruc B, Martin P, Solassol C. Experimental parenteral nutrition via the portal vein. Technics and results. J Chir (Paris). 1974;107(3):355-366.
5. Griffiths RD. Too much of a good thing: the curse of overfeeding. Crit Care. 2007;11(6):176.
6. Mehta NM, Bechard LJ, Dolan M, Ariagno K, Jiang H, Duggan C. Energy imbalance and the risk of overfeeding in critically ill children. Pediatr Crit Care Med. 2011 Jul;12(4):398-405.
7. van den Berghe G, Wouters P, Weekers F et al. Intensive insulin therapy in critically ill patients. N Engl J Med. 2001;345(19):1359-1367.
8. Joyeux H. Background and development of the all in one concept. Nutrition. 1989;5(5):342.
9. Mühlebach S. Practical aspects of multichamber bags for total parenteral nutrition. Curr Opin Clin Nutr Metab Care. 2005;8(3):291-295.
10. Waitzberg DL, Torrinhas RS. Fish oil lipid emulsions and immune response: what clinicians need to know. Nutr Clin Pract. 2009;24(4):487-499.
11. Heidegger CP, Thibault R, Berger MM, Pichard C. Supplemental parenteral nutrition for intensive care patients: a logical combination with enteral nutrition. Rev Med Suisse. 2009 Dec 9;5(229):2486, 2488-91.
12. Heidegger CP, Berger MM, Thibault R, Zingg W, Pichard C. Supplemental parenteral nutrition in critically ill patients – author' reply. Lancet. 2013 May 18;381(9879):1716-7. doi: 10.1016/S0140-6736(13)61072-7.
13. de Aguilar-Nascimento JE, Bicudo-Salomao A, Portari-Filho PE. Optimal timing for the initiation of enteral and parenteral nutrition in critical medical and surgical conditions. Nutrition. 2012;28(9):840-843.
14. McClave SA, Taylor BE, Martindale RG, Warren MM, Johnson DR, Braunschweig C et al.; Society of Critical Care Medicine; American Society for Parenteral and Enteral Nutrition. Guidelines for the Provision and Assessment of Nutrition Support Therapy in the Adult Critically Ill Patient: Society of Critical Care Medicine (SCCM) and American Society for Parenteral and Enteral Nutrition (A.S.P.E.N.). JPEN J Parenter Enteral Nutr. 2016 Feb;40(2):159-211. doi: 10.1177/0148607115621863. Erratum in: JPEN J Parenter Enteral Nutr. 2016 Nov;40(8):1200.
15. Heidegger CP, Romand JA, Treggiari MM et al. Is it now time to promote mixed enteral and parenteral nutrition for the critically ill patient? Intensive Care Med. 2007;33:963-969.
16. Bankhead R, Boullata J, Brantley S et al. and the ASPEN Board of Directors. A.S.P.E.N. Enteral Nutrition Practice Recommendations. JPEN J Parenter Enteral Nutr. 2009;33:122-126.
17. Thibault R, Heidegger CP, Berger MM, Pichard C. Parenteral nutrition in the intensive care unit: cautious use improves outcome. Swiss Med Wkly. 2014 Aug 21;144:w13997. doi: 10.4414/smw.2014.13997.
18. Montejo JC. Enteral nutrition-related gastrointestinal complications in critically ill patients: a multicenter study. The Nutritional and Metabolic Working Group of the Spanish Society of Intensive Care Medicine and Coronary Units. Crit Care Med. 1999;27(8):1447-1453.
19. Braga M, Gianotti L, Vignali A, Cestari A, Bisagni P, Di Carlo V. Artificial nutrition after abdominal surgery: impact of rout of administration and composition of the diet. Crit Care Med. 1998;26(1):24-30.
20. Buzby GP. Overview of randomized clinical trials of total parenteral nutrition for malnourished surgical patients. World J Surg. 1993;17,173-177.
21. Klein S, Kinney J, Jeejeebhoy K et al. Nutrition support in clinical practice: review of published data and recommendations for future research directions. Summary of a conference sponsored by the National Institutes of Health, American Society for Parenteral and Enteral Nutrition, and American Society for Clinical Nutrition. J Parenter Enteral Nutr. 1997;21:133-156.
22. The Veterans Affairs Total Parenteral Nutrition Cooperative Study Group.Perioperative total parenteral nutrition in surgical patients. N Engl J Med. 1991;325:525-532.
23. De-Aguilar-Nascimento JE, Salomão AB, Waitzberg DL, Dock-Nascimento DB, Correa MITD, Campos ACL et al. ACERTO guidelines of perioperative nutritional interventions in elective general surgery. Rev Col Bras Cir. 2017 Nov--Dec;44(6):633-648. doi: 10.1590/0100-69912017006003

24. Heyland DK. Nutritional support in the critically ill patient. A critical review of the evidence. Crit Care Clin. 1998;14(3):423-455.
25. Weimann A, Braga M, Carli F, Higashiguchi T, Hübner M, Klek S et al. ESPEN guideline: Clinical nutrition in surgery. Clin Nutr. 2017 Jun;36(3):623-650. doi: 10.1016/j.clnu.2017.02.013.
26. Brogden BJ. Current practice in administration of parenteral nutrition: venous access. Br J Nurs. 2004;13(18):1068-1073.
27. Gura KM. Is there still a role for peripheral parenteral nutrition? Nutr Clin Pract. 2009;24(6):709-717.
28. Gottschlich M, Mattox T, DeLegge Mark. The ASPEN nutrition support core curriculum: a case-based approach – the adult patient. 2.ed. ASPEN; 2007. Disponível em: http://ebookshelf.nutritioncare.org/AdCore1/.
29. Gupta N, Martindale RG. Parenteral vs enteral nutritio. In: Cresci G. Nutrition support for the critically ill patient. Boca Raton: Taylor & Francis; 2005. p.193-208.
30. Byrnes MC, Stangenes J. Refeeding in the ICU: an adult and pediatric problem. Curr Opin Clin Nutr Metab Care. 2011;14(2):186-192.
31. Bonet Saris A, Márquez Vácaro JA, Serón Arbeloa C; Spanish Society of Intensive Care Medicine and Coronary Units--Spanish Society of Parenteral and Enteral Nutrition (SEMICYUC-SENPE). Guidelines for specialized nutritional and metabolic support in the critically-ill patient. Update. Consensus of the Spanish Society of Intensive Care Medicine and Coronary Units-Spanish Society of Parenteral and Enteral Nutrition (SEMICYUC-SENPE): macro-and micronutrient requirements. Med Intensiva. 2011;35 Suppl 1:17-21.
32. Kreymann KG, Berger MM, Deutz NE, Hiesmayr M, Jolliet P, Kazandjiev G et al.; DGEM (German Society for Nutritional Medicine), Ebner C, Hartl W, Heymann C, Spies C; ESPEN (European Society for Parenteral and Enteral Nutrition). ESPEN Guidelines on Enteral Nutrition: Intensive care. Clin Nutr. 2006 Apr;25(2):210-23.
33. Hurt RT, McClave SA, Martindale RG, Ochoa Gautier JB, Coss-Bu JA, Dickerson RN, Heyland DK, Hoffer LJ, Moore FA, Morris CR, Paddon-Jones D, Patel JJ, Phillips SM, Rugeles SJ, Sarav Md M, Weijs PJ, Wernerman J, Hamilton-Reeves J, McClain CJ, Taylor B. Summary Points and Consensus Recommendations From the International Protein Summit. Nutr Clin Pract. 2017 Apr;32(1_suppl):142S-151S.doi: 10.1177/0884533617693610.
34. Weijs PJ, McClave SA. The need to differentiate fear for energy overfeeding from future benefits of protein feeding: so much to gain! Curr Opin Clin Nutr Metab Care. 2016 Mar;19(2):116-9. doi: 10.1097/MCO.0000000000000262.
35. Rice TW, Wheeler AP, Thompson BT et al. National Heart, Lung, and && Blood Institute Acute Respiratory Distress Syndrome (ARDS) Clinical Trials Network. Initial trophic vs. full enteral feeding in patients with acute lung injury: the EDEN randomised trial. JAMA. 2012;307:795-803.
36. Arabi YM, Haddad SH, Aldawood AS, et al. Permissive underfeeding versus target enteral feeding in adult critically ill patients (PermiT Trial): a study protocol of a multicenter randomized con- trolled trial. Trials. 2012;13:191
37. Villet S, Chiolero RL, Bollmann MD et al. Negative impact of hypocaloric feeding and energy balance on clinical outcome in ICU patients. Clin Nutr. 2005;24:502-509.
38. Oshima T, Deutz NE, Doig G, Wischmeyer PE, Pichard C. Protein-energy nutrition in the ICU is the power couple: A hypothesis forming analysis. Clin Nutr. 2016 Aug;35(4):968-74. doi: 10.1016/j.clnu.2015.10.016.
39. Haupt W, Hohenberger W, Nueller R, Cristou NV. Association between preoperative acute phase response and post-operative complications. Eur J Surg. 1997;163(1):39-44.
40. Waitzberg DL, De Aguilar-Nascimento JE, Dias MCG, Pinho N, Moura R, Correia MITD. Hospital and homecare malnutrition and nutritional therapy in Brazil. Strategies for alleviating it: a position paper. Nutr Hosp. 2017 Jul 28;34(4):969-975. doi: 10.20960/nh.1098.
41. Correia MITD, Perman MI, Waitzberg DL. Hospital malnutrition in Latin America: A systematic review. Clin Nutr. 2017 Aug;36(4):958-967. doi: 10.1016/j.clnu.2016.06.025.
42. Lew CCH, Yandell R, Fraser RJL, Chua AP, Chong MFF, Miller M. Association Between Malnutrition and Clinical Outcomes in the Intensive Care Unit: A Systematic Review [Formula: see text]. JPEN J Parenter Enteral Nutr. 2017 Jul;41(5):744-758. doi: 10.1177/0148607115625638.
43. Casaer MP, Mesotten D, Hermans G et al. Early versus late parenteral nutrition in critically ill adults. N Engl J Med. 2011;365:506-17.
44. Heidegger CP, Berger MM, Graf S et al. Optimisation of energy provision with supplemental parenteral nutrition in critically ill patients: a randomised controlled clinical trial. Lancet. 2013;381:385-93.
45. Simpson F, Doig GS. Parenteral vs. enteral nutrition in the critically ill patient: a meta-analysis of trials using the intention to treat principle. Intensive Care Med. 2005 Jan;31(1):12-23.

46. Doig GS, Simpson F, Sweetman EA, Finfer SR, Cooper DJ, Heighes PT, Davies AR, O'Leary M, Solano T, Peake S; Early PN Investigators of the ANZICS Clinical Trials Group. Early parenteral nutrition in critically ill patients with short-term relative contraindications to early enteral nutrition: a randomized controlled trial. JAMA. 2013 May 22;309(20):2130-8. doi: 10.1001/jama.2013.5124.
47. Doig GS, Simpson F. CALORIES trial offers confirmatory evidence that parenteral nutrition does not cause infectious complications in critically ill patients. Evid Based Med. 2015 Apr;20(2):60. doi: 10.1136/ebmed-2014-110132.
48. Doig GS, Simpson F; Early PN Trial Investigators Group. Early parenteral nutrition in critically ill patients with short-term relative contraindications to early enteral nutrition: a full economic analysis of a multicenter randomized controlled trial based on US costs. Clinicoecon Outcomes Res. 2013 Jul 22;5:369-79. doi: 10.2147/CEOR.S48821.
49. Von Meyenfeldt MF, Meijrink WJHJ, Rouflart MMJ et al. Perioperative nutritional support:a randomized clinical trial. Clin Nutr. 1992;11:180-186.
50. Meguid MM, Curtas MS, Meguid V et al. Effects of pre-operative TPN on surgical risk – preliminary status report. Br J Clin Pract Suppl. 1988;63:53-58.
51. Braga M, Ljungqvist O, Soeters P et al. ESPEN Guidelines on Parenteral Nutrition: Surgery, Clinical Nutrition (2009). doi:10.1016/ j.clnu.2009.04.002.
52. Detsky AS, Baker JP, O'Rourke K et al. Perioperative parenteral nutrition:a meta-analysis. Ann Intern Med. 1987;107: 195-203.
53. Bozzetti F, Gavazzi C, Miceli R et al. Perioperative total parenteral nutrition in malnourished gastrointestinal cancer patients: a randomized clinical trial. JPEN J Parenter Enteral Nutr. 2000;24(1):7-14.
54. Klein S, Koretz RL. Nutritional Support in patients with cancer. What do the data really show? Nutr Clin Pract. 1994;9(3):91.
55. Howard L, Ashley C. Nutrition in the perioperative patient. Annu Rev Nutr. 2003;23:263-282.
56. Heyland DK, Montalvo M, MacDonald S, et al. A total parenteral nutrition in the surgical patient: a meta-analysis. Can J Surg. 2001;44:102-111.
57. Patel JJ, Hurt RT, McClave SA, Martindale RG. Critical Care Nutrition: Where's the Evidence? Crit Care Clin. 2017 Apr;33(2):397-412. doi: 10.1016/j.ccc.2016.12.006.
58. Campos FG, Waitzberg DL, Logulo AF, et al.Importância da glutamina em nutrição na prática clínica. Arq Gastroenterol. 1996; 33(2):86-92.
59. Festen B, van Zanten AR. The end of an era of pharmaconutrition and immunonutrition trials for the critically-ill patient? Minerva Anestesiol. 2016 Mar;82(3):262-4.
60. Annetta MG, Pittiruti M, Vecchiarelli P, Silvestri D, Caricato A, Antonelli M. Immunonutrients in critically ill patients: an analysis of the most recent literature. Minerva Anestesiol. 2016 Mar;82(3):320-31.
61. Van der Hulst R, can Kreel BK, von Meyenfeldt MF et al. The role of parenteral glutamine administration in preserving gut integrity. Lancet. 1993;334:1363-1365.
62. Alpers DH. Glutamine: do the data support the cause for glutamine supplementation in humans? Gastroenterology. 2006;130:S106-S116.
63. Heyland D, Muscedere J, Wischmeyer PE, Cook D, Jones G, Albert M et al.; Canadian Critical Care Trials Group. A randomized trial of glutamine and antioxidants in critically ill patients. N Engl J Med. 2013;368:1489-97.
64. Wischmeyer PE, Dhaliwal R, McCall M, Ziegler TR, Heyland DK. Parenteral glutamine supplementation in critical illness: a systematic review. Crit Care. 2014 Apr 18;18(2):R76. doi: 10.1186/cc13836.
65. Wischmeyer P. Glutamine Supplementation in Parenteral Nutrition and Intensive Care Unit Patients: Are We Throwing the Baby Out With the Bathwater? JPEN J Parenter Enteral Nutr. 2015 Nov;39(8):893-7. doi: 10.1177/0148607115593792.
66. Bharadwaj S, Trivax B, Tandon P, Alkam B, Hanouneh I, Steiger E. Should perioperative immunonutrition for elective surgery be the current standard of care? Gastroenterol Rep (Oxf). 2016 May; 4(2):87-95. doi: 10.1093/gastro/gow008.
67. Ziegler TR, May AK, Hebbar G, Easley KA, Griffith DP, Dave N et al. Efficacy and Safety of Glutamine-supplemented Parenteral Nutrition in Surgical ICU Patients: An American Multicenter Randomized Controlled Trial. Ann Surg. 2016 Apr;263(4):646-55. doi: 10.1097/SLA.0000000000001487.
68. Novak F, Heyland DK, Avenell A, Drover JW, Su X. Glutamine supplementation in serious illness: a systematic review of the evidence. Crit Care Med. 2002;30:2022-2029.
69. Wischmeyer PE. Glutamine: role in critical illness and ongoing clinical trials. Curr Opin Gastroenterol. 2008;24(2):190-197.

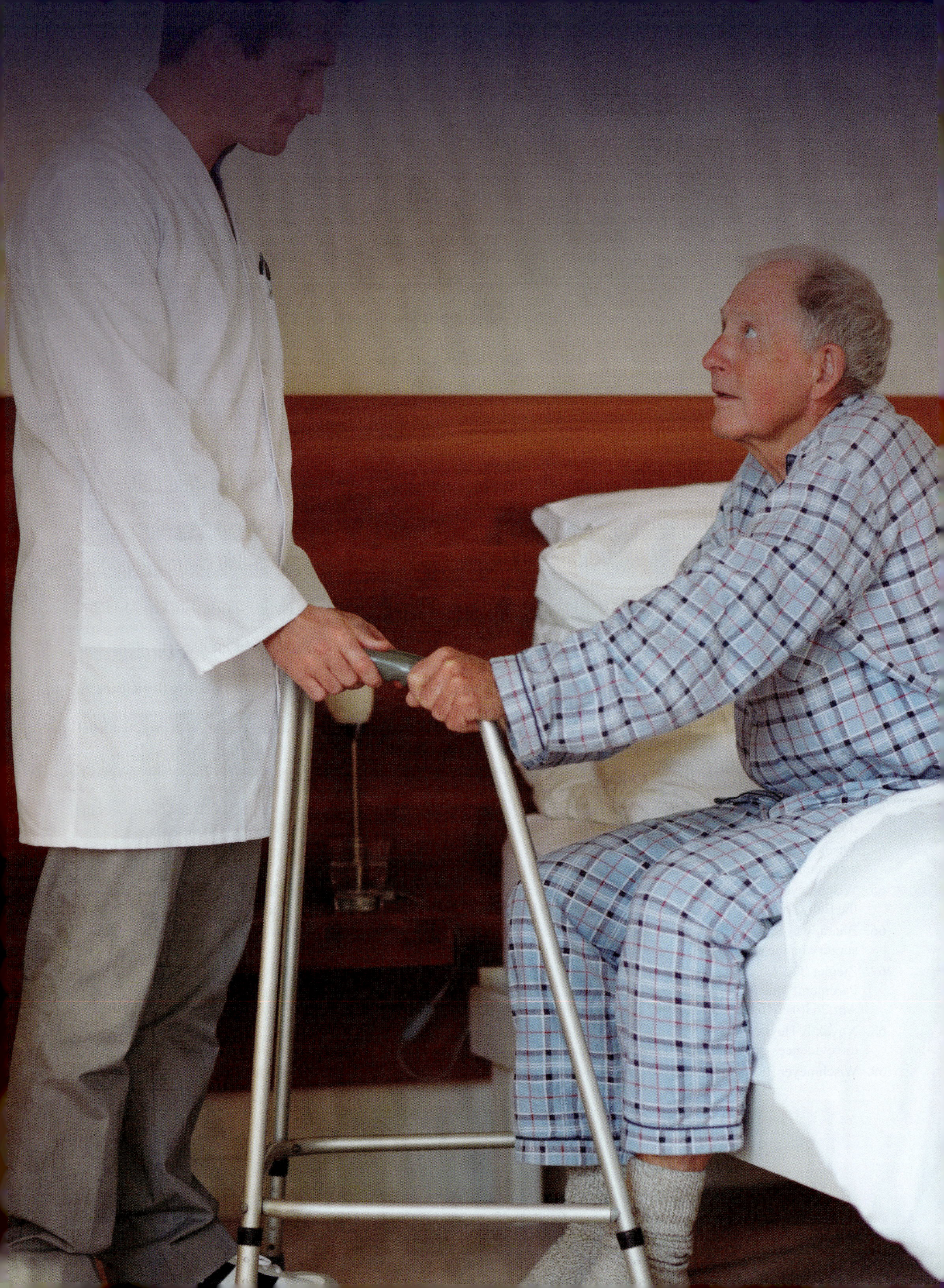

capítulo: 41

Alterações Metabólicas e Terapia Nutricional no Câncer

Dan L. Waitzberg
Danielle Fontes de Almeida
Rita de Cássia Borges de Castro

INTRODUÇÃO

A proliferação de células cancerígenas envolve exigências metabólicas consideravelmente diferentes da maioria das células normais diferenciadas. Consequentemente, o metabolismo intermediário de carboidratos, lipídios, proteínas, vitaminas e minerais encontra-se alterado nos pacientes com câncer.[1]

De maneira geral, as alterações metabólicas que ocorrem no câncer podem ser classificadas em dois níveis:

1. Alterações metabólicas da própria célula tumoral.
2. Alterações metabólicas secundárias à presença do tumor maligno, podem se manifestar de forma sistêmica, com perda de peso, seguida ou não de redução de tecido adiposo e de massa muscular, que pode progredir de caquexia leve até refratária (ver capítulo sobre caquexia).

O metabolismo alterado é uma das características das células cancerígenas. A anormalidade metabólica mais conhecida nas células cancerosas é o efeito de Warburg, que demonstra um aumento da glicólise mesmo na presença de oxigênio. No entanto, as anormalidades metabólicas relacionadas ao tumor não se limitam ao equilíbrio alterado entre glicólise e a fosforilação oxidativa. Os principais genes relacionados ao desenvolvimento tumoral, como *p53* e *c-myc*, são também os principais reguladores do metabolismo. As enzimas metabólicas tais como succinato desidrogenase, fumarato hidratase, piruvato quinase e mutações de isocitrato desidrogenase ou alterações de nível de expressão estão todas ligadas à tumorigênese.[2]

As alterações no metabolismo celular e sistêmico são, em sua maioria, decorrentes do metabolismo da glicose, que é alterado no câncer. O efeito sistêmico adverso mais frequente em pacientes com câncer é a desnutrição. O definhamento é mais comum em pacientes com doença avançada (80% dos pacientes com câncer avançado) e pode ser indicador de menor sobrevida. Até 20% dos pacientes com câncer morrem em razão dos efeitos próprios da desnutrição, e não pelos efeitos diretos da malignidade.[3]

Salienta-se que, ao contrário da desnutrição simples, o equilíbrio energético negativo e a perda de músculo esquelético, observado em pacientes com câncer, são conduzidos por uma combinação de ingestão reduzida de alimentos e pelos distúrbios metabólicos (por exemplo, taxa metabólica em repouso elevada, resistência à insulina, lipólise e proteólise, que agravam a perda de peso e são provocadas pela inflamação sistêmica, e fatores catabólicos), que podem ser derivados do hospedeiro ou do próprio tumor. Em razão da presença dessas alterações metabólicas, a desnutrição associada ao câncer só pode ser parcialmente revertida pelo suporte nutricional convencional.[4]

As alterações metabólicas secundárias à presença do tumor contribuem para a perda de peso corpóreo. Pacientes com câncer avançado podem ser hipermetabólicos devido à competição por nutrientes entre o hospedeiro e o tumor, aumento do gasto energético total, adaptação inadequada à desnutrição, dentre outros fatores. A taxa metabólica aumentada contribui para o balanço energético negativo e acelera a perda de peso corpóreo.[5]

O desenvolvimento e progressão da caquexia em câncer envolvem fatores relacionados ao hospedeiro e à célula cancerígena. Os fatores relacionados ao hospedeiro incluem a reação orgânica ao trauma, reação inflamatória com liberação de citocinas inflamatórias, aumento do gasto energético e redução da ingestão alimentar. Os fatores associados à célula cancerígena incluem a liberação de substâncias catabólicas e priorização dos substratos energéticos e proteicos para a proliferação celular.[6]

Os nutrientes decorrentes da degradação tecidual, observada na caquexia, fornecem às células neoplásicas substratos energéticos e proteicos necessários para a rápida proliferação celular. As células neoplásicas dispõem de vias alternativas e desvios metabólicos para garantir a utilização eficaz de nutrientes, mesmo em condições de hipóxia.[7]

O presente capítulo aborda dois tópicos distintos. O primeiro diz respeito às alterações metabólicas em nível celular maligno, com ênfase na atividade metabólica necessária para o crescimento da célula tumoral. O segundo tópico enfoca a prática de terapia nutricional no câncer. O conhecimento das principais alterações metabólicas observadas nas células cancerígenas e suas repercussões clínicas no paciente oncológico tem grande importância para a melhor compreensão do impacto da terapia nutricional sobre a evolução e prognóstico dos pacientes com câncer.

ALTERAÇÕES METABÓLICAS DA CÉLULA CANCERÍGENA

Metabolismo de carboidratos

Transformação celular é associada com vias de reprogramação celular que controlam a proliferação, sobrevivência e metabolismo. Entre as alterações do metabolismo das células com câncer, está o aumento do metabolismo da glicose. Compreensão de mecanismos específicos do metabolismo da glicose em células tumorais, assim como de enzimas metabólicas, pontos críticos para a proliferação celular e sobrevivência da célula cancerosa, poderia identificar novos alvos terapêuticos para o controle do câncer.[8,9]

Células normais utilizam glicose preferencialmente pela via oxidativa para obtenção de energia. Por sua vez, células tumorais preferem utilizar glicose no ciclo da pentose, via metabólica não oxidativa, que libera substratos para síntese de nucleotídeos.[10] As células neoplásicas priorizam a glicose para processos anabólicos. Esse desvio do metabolismo normal de carboidratos possibilita às células tumorais a síntese de purinas e pirimidinas, capacitando-as à rápida proliferação, mesmo em condições de hipóxia. Na Figura 41.1 veja o esquema das diferenças no metabolismo de carboidratos entre a célula normal e cancerígena.

Alterações genéticas nas células malignas transformadas permitem a expressão da enzima lactato desidrogenase, que desvia o metabolismo para produção de lactato e regeneração do NAD (*nicotinamide adenine dinucleotide*) em condições de hipóxia. A glicólise anaeróbica elevada permanece símbolo do processo de malignização celular desde a sua observação inicial feita por Otto Warburg em 1926.[2,11]

Otto Warburg observou, em mamíferos, que células provenientes de tumores malignos convertem a maioria da glicose em lactato, mesmo na presença de oxigênio. A hipótese de Warburg considerou essa alteração metabólica, específica de células de câncer, por defeitos mitocondriais que inibem a capacidade celular em efetivamente oxidar glicose a CO_2. Em condições normais, a maior parte das células utiliza oxigênio para produzir energia através da via glicolítica, ciclo de ácido cítrico e fosforilação oxidativa. As células cancerosas, por outro lado, não conseguem utilizar essa via mesmo na presença de oxigênio. A conversão da glicose em lactato, que pode ocorrer em células normais em condição de hipóxia, ocorre nos tecidos tumorais malignos mesmo na presença de oxigênio, o que inibe a glicólise aeróbica através do processo conhecido por Efeito Pasteur. Assim, o efeito Pasteur é caracterizado pela inibição da glicólise pela fosforilação oxidativa ou a inibição da fermentação pela adição de oxigênio.[12,13]

Células cancerosas são ávidas por glicose e são capazes de captar esse nutriente de 10 a 50 vezes mais em relação às células não transformadas. O aumento da taxa de captação de glicose pelas células tumorais malignas está diretamente relacionado com o seu grau de malignidade e pode ser considerado marcador de malignidade. Na Figura 41.2 observamos os efeitos Warburg e Pasteur em células de câncer com diferentes graus de malignidade.[13]

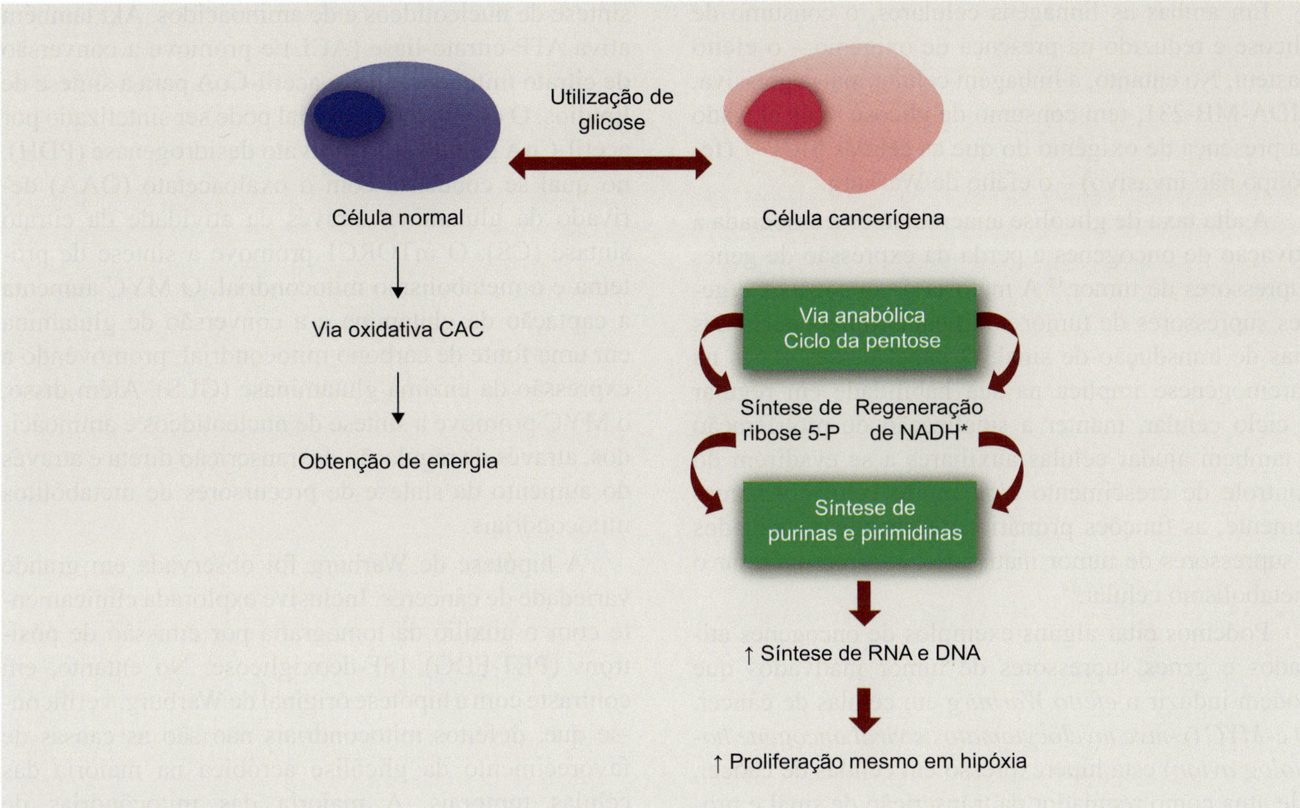

Figura 41.1 ► Utilização da glicose pela célula normal (ciclo do ácido cítrico – CAC) e pela célula cancerígena (via da pentose).

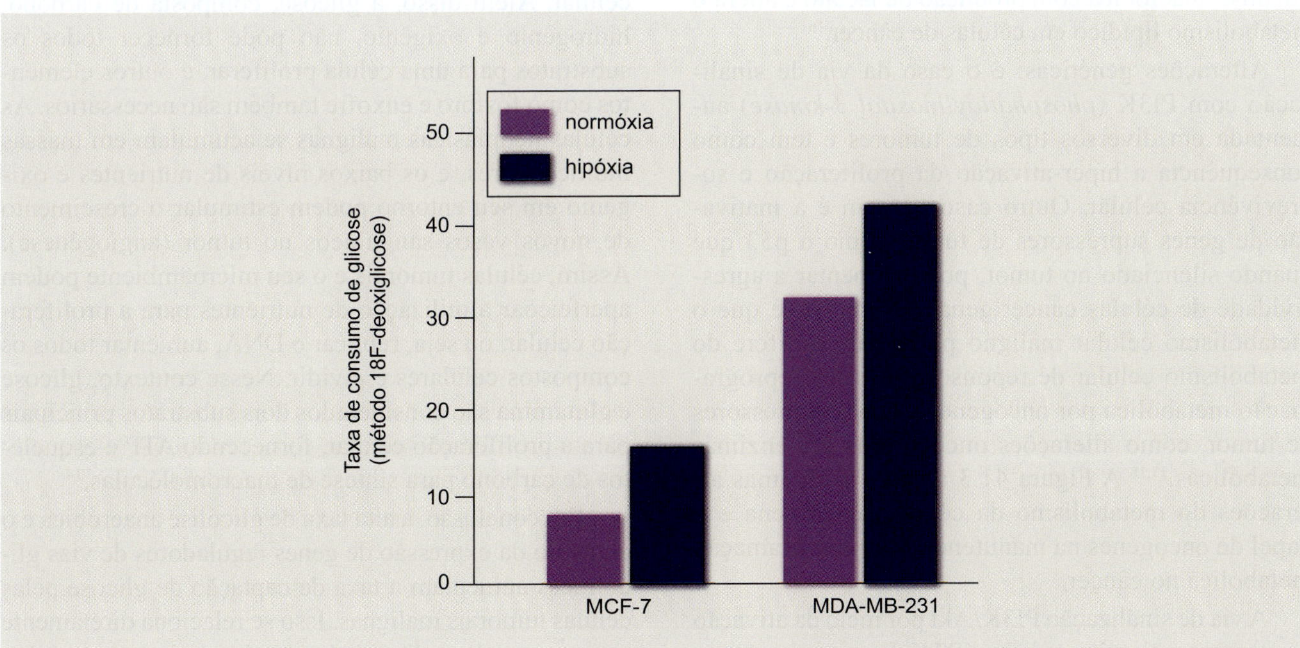

Figura 41.2 ► Efeitos Pasteur e Warburg em linhagens de câncer de mama não invasivo (MCF-7) e invasivo (MDA-MB-231). Fonte: Adaptado de Gatenby & Gillies.[12]

Em ambas as linhagens celulares, o consumo de glicose é reduzido na presença de oxigênio – o efeito Pasteur. No entanto, a linhagem celular mais agressiva, MDA-MB-231, tem consumo de glicose mais elevado na presença de oxigênio do que as células MCF-7 (fenótipo não invasivo) – o efeito de Warburg.

A alta taxa de glicólise anaeróbica está associada à ativação de oncogenes e perda da expressão de genes supressores de tumor.[12] A maioria de oncogenes e genes supressores de tumor codificam componentes das vias de transdução de sinal. O papel desses genes na carcinogênese implica na sua habilidade em regular o ciclo celular, manter a sinalização de proliferação e também ajudar células auxiliares a se evadirem do controle de crescimento e/ou morte celular. Aparentemente, as funções primárias de oncogenes ativados e supressores de tumor inativados, são reprogramar o metabolismo celular.[14]

Podemos citar alguns exemplos de oncogenes ativados e genes supressores de tumor inativados que podem induzir o *efeito Warburg* em células de câncer. O *c-MYC* (*v-myc myelocytomatosis viral oncogene homolog avian*) está hiperexpresso em células de câncer. Ele atua como regulador da transcrição de sinal e promove rápida proliferação celular e estimula a glicólise e a produção de lactato desidrogenase.[15] Outro fator de transcrição envolvido com esse metabolismo alterado é o *HIF-1 (hypoxia-inducible factor 1)* que ativa vias de glicólise anaeróbica com produção de lactato e altera o metabolismo lipídico em células de câncer.[16]

Alterações genéticas: é o caso da via de sinalização com PI3K (*phosphatidylinositol 3-kinase*) aumentada em diversos tipos de tumores e tem como consequência a hiper-ativação da proliferação e sobrevivência celular. Outro caso comum é a inativação de genes supressores de tumor como o p53 que quando silenciado no tumor, pode aumentar a agressividade de células cancerígenas. Adiciona-se que o metabolismo celular maligno proliferativo difere do metabolismo celular de repouso com ativa reprogramação metabólica por oncogenes e genes supressores de tumor, como alterações oncogênicas em enzimas metabólicas.[17,18] A Figura 41.3 apresenta algumas alterações do metabolismo da célula cancerígena e o papel de oncogenes na manutenção da reprogramação metabólica no câncer.

A via de sinalização PI3K/Akt por meio da ativação de receptores tirosina quinase (RTKs) aumenta a captação de glicose para o interior da célula cancerígena através do transportador GLUT1 e aumenta o fluxo através da glicólise. O metabolismo glicolítico contribui para a síntese de nucleotídeos e de aminoácidos. Akt também ativa ATP-citrato-liase (ACL) e promove a conversão de citrato mitocondrial em acetil-CoA para a síntese de lipídios. O citrato mitocondrial pode ser sintetizado por acetil-CoA gerado pelo piruvato desidrogenase (PDH), no qual se condensa com o oxaloacetato (OAA) derivado da glutamina, através da atividade da citrato sintase (CS). O mTORC1 promove a síntese de proteína e o metabolismo mitocondrial. O MYC aumenta a captação de glutamina e a conversão de glutamina em uma fonte de carbono mitocondrial, promovendo a expressão da enzima glutaminase (GLS). Além disso, o MYC promove a síntese de nucleotídeos e aminoácidos, através da regulação da transcrição direta e através do aumento da síntese de precursores de metabólitos mitocondriais.

A hipótese de Warburg foi observada em grande variedade de cânceres. Inclusive explorada clinicamente com o auxílio da tomografia por emissão de pósitrons (PET-FDG) 18F-deoxiglicose. No entanto, em contraste com a hipótese original de Warburg, verificou-se que, defeitos mitocondriais não são as causas de favorecimento da glicólise aeróbica na maioria das células tumorais. A maioria das mitocôndrias de tumores é capaz de realizar a fosforilação oxidativa.[13]

O efeito Warburg não explica a persistência da respiração mitocondrial em muitos tipos de câncer, ou o papel da glicólise aeróbica no aumento da proliferação celular. Além disso, a glicose, composta de carbono, hidrogênio e oxigênio, não pode fornecer todos os substratos para uma célula proliferar, e outros elementos como fósforo e enxofre também são necessários. As células neoplásicas malignas se acumulam em massas multicelulares, e os baixos níveis de nutrientes e oxigênio em seu entorno podem estimular o crescimento de novos vasos sanguíneos no tumor (angiogênese). Assim, células tumorais e o seu microambiente podem aperfeiçoar a utilização de nutrientes para a proliferação celular, ou seja, replicar o DNA, aumentar todos os compostos celulares e dividir. Nesse contexto, glicose e glutamina são considerados dois substratos principais para a proliferação celular, fornecendo ATP e esqueletos de carbono para síntese de macromoléculas.[14]

Em conclusão, a alta taxa de glicólise anaeróbica e o aumento da expressão de genes reguladores de vias glicolíticas aumentam a taxa de captação de glicose pelas células tumorais malignas. Isso se relaciona diretamente com o grau de malignidade e poder de invasão celular. Mas a glicose captada é desviada para processos anabólicos como síntese de nucleotídeos, RNA e DNA, ao invés de ser utilizada para produção de energia.[12]

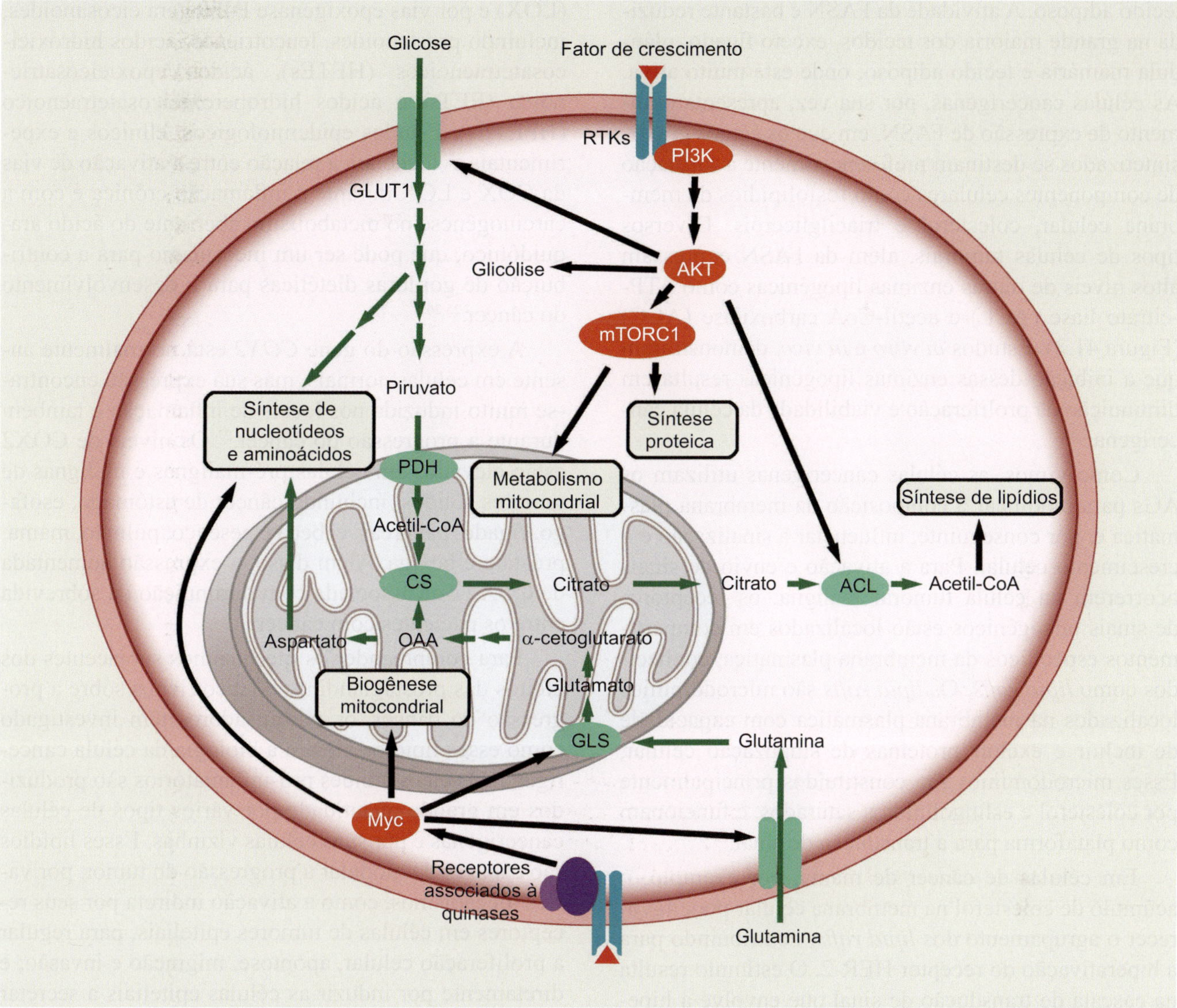

Figura 41.3 ▶ Relação entre a alteração do metabolismo da célula cancerígena e oncogenes.
Fonte: Adaptado de Ward & Thompson.[18]

Metabolismo lipídico

O metabolismo de ácidos graxos (AGs), no câncer, inclui diferentes vias tendo em vista: produção de energia, síntese de fosfolipídios de membrana celular e síntese de eicosanoides.[19]

Produção de energia

Os AGs podem servir como combustível para proliferação e crescimento da célula cancerígena, através de sua betaoxidação na mitocôndria. A célula cancerígena possui as enzimas do metabolismo de ácidos graxos, mas prioriza o uso de glicose como fonte de energia, principalmente em cânceres de crescimento rápido. A utilização de ácidos graxos provenientes da lipólise no tecido adiposo do hospedeiro pela célula tumoral varia principalmente de acordo com a presença ou não de hipóxia e com a taxa de crescimento celular.[20]

Síntese de fosfolipídios da membrana celular

Diante da rápida replicação celular, a célula tumoral tem necessidade aumentada de AGs para composição de membrana celular e suas organelas citoplasmáticas. Os ácidos graxos são sintetizados a partir de acetil-CoA, por meio de reação catalizada pelo complexo enzimático ácido graxo sintase (FASN, do inglês *fatty acids synthase*). Em condições normais, a FASN é responsável por manter o equilíbrio energético na célula. Sua função fisiológica primordial é a síntese de ácidos graxos para armazenamento como triacilgliceróis no tecido adiposo. A atividade da FASN é bastante reduzida na grande maioria dos tecidos, exceto fígado, glândula mamária e tecido adiposo, onde está muito ativa. As células cancerígenas, por sua vez, apresentam aumento de expressão de FASN, em que os ácidos graxos sintetizados se destinam preferencialmente à formação de componentes celulares como fosfolipídios de membrana celular, colesterol e triacilgliceróis. Diversos tipos de células tumorais, além da FASN expressam altos níveis de outras enzimas lipogênicas como ATP-citrato liase (ACL) e acetil-CoA carboxilase (ACC) (Figura 41.3). Estudos *in vitro* e *in vivo*, demonstraram que a inibição dessas enzimas lipogênicas resulta em diminuição da proliferação e viabilidade da célula cancerígena.[21,22]

Como vimos, as células cancerígenas utilizam os AGs para modificar a composição da membrana plasmática e, por conseguinte, influenciar a sinalização e o crescimento celular. Para a ativação e envio de sinais ocorrerem na célula tumoral maligna, os receptores de sinais oncogênicos estão localizados em compartimentos específicos da membrana plasmática, conhecidos como *lipid rafts*. Os *lipid rafts* são microdomínios localizados na membrana plasmática com capacidade de incluir e excluir proteínas de sinalização celular. Esses microdomínios são constituídos principalmente por colesterol e esfingolipídios saturados, e funcionam como plataforma para a transdução de sinal.[23]

Em células de câncer de mama, por exemplo, o acúmulo de colesterol na membrana celular pode favorecer o agrupamento dos *lipid rafts*, contribuindo para a hiperativação do receptor HER-2. O estímulo resulta na cascata de transdução de sinal que envolve a hiperativação da via oncogênica PI3K/AKT, que contribui para o envio de sinais relacionado à progressão do ciclo celular, síntese aberrante de colesterol e seu acúmulo na membrana plasmática.[24]

Algumas células cancerígenas podem apresentar redução da quantidade de ácidos graxos poli-insaturados (AGPI) no perfil fosfolipídico da membrana plasmática. Paralelamente, essas células apresentam concentrações elevadas de colesterol na composição de suas membranas, com consequente aumento de sua rigidez, baixa taxa de peroxidação lipídica e menor atividade de enzimas antioxidantes.[18]

Síntese de eicosanoides

Os eicosanoides, como as prostaglandinas e leucotrienos, são lipídios biologicamente ativos que estão envolvidos em diversos processos patológicos, incluindo a inflamação e câncer. O metabolismo do ácido araquidônico pela cicloxigenase (COX), lipoxigenase (LOX) e por vias epoxigenase P450 gera eicosanoides, incluindo prostanoides, leucotrienos, ácidos hidroxieicosatetraenoicos (HETEs), ácidos epoxieicosatrienoico (EETs) e ácidos hidroperoxieicosatetraenoico (HPETEs). Estudos epidemiológicos, clínicos e experimentais evidenciam a relação entre a ativação de vias da COX e LOX durante a inflamação crônica e com a carcinogênese no metabolismo aberrante do ácido araquidônico, que pode ser um mecanismo para a contribuição de gorduras dietéticas para o desenvolvimento do câncer.[25,26]

A expressão do gene *COX2* está normalmente ausente em células normais, mas sua expressão encontra-se muito induzida nos locais de inflamação e também durante a progressão do câncer.[27] Os níveis de COX2 estão elevados em células pré-malignas e malignas de tumores sólidos, incluindo câncer de estômago, esôfago, fígado, pâncreas, cabeça e pescoço, pulmão, mama, próstata e bexiga. Além disso, a expressão aumentada de COX2 está associada com diminuição da sobrevida entre os pacientes com câncer.[25]

Para compreender os mecanismos subjacentes dos efeitos das prostaglandinas e leucotrienos sobre a progressão do câncer, os pesquisadores têm investigado como esses lipídios afetam a biologia da célula cancerígena. Os eicosanoides pró-inflamatórios são produzidos em grande quantidade por vários tipos de células cancerígenas e por suas células vizinhas. Esses lipídios são capazes de modular a progressão do tumor, por vários mecanismos, como a ativação indireta por seus receptores em células de tumores epiteliais, para regular a proliferação celular, apoptose, migração e invasão; e diretamente por induzir as células epiteliais a secretar fatores de crescimento, mediadores pró-inflamatórios e fatores angiogênicos.[25]

As prostaglandinas e leucotrienos pró-inflamatórios, derivados do ácido araquidônico, podem promover o crescimento do tumor por meio do controle de células tumorais epiteliais e por orquestrar as interações complexas entre as células epiteliais transformadas em torno de células do estroma para estabelecer o microambiente tumoral, que facilita a angiogênese e evita o ataque às células cancerígenas pelo sistema imunológico.[25]

A lipoxigenase 5 (5-LOX) está ausente no epitélio normal, mas é induzida por estímulos pró-inflamatórios e está muitas vezes expressa constitutivamente em vários tipos de cânceres epiteliais, incluindo cólon, esófago, pulmão, próstata e mama.[25]

Dentre os prostanoides, a prostaglandina E2 (PGE_2) pró-inflamatória tem um papel predominante na promoção do crescimento tumoral. A PGE_2 é a prostaglandina mais abundante em diversos tumores malignos humanos, incluindo câncer de cólon, pulmão, mama, cabeça e pescoço, e está frequentemente associada a prognóstico desfavorável.[28,29]

Por outro lado, os ácidos graxos da família ômega-3 (ácido eicosapentaenoico – EPA, ácido docosa-hexaenoico – DHA), quando incorporados nos fosfolipídios de membranas celulares, participam diretamente da resposta imune inflamatória, servindo como substrato alternativo ao ácido araquidônico para síntese de eicosanoides. Notadamente, os eicosanoides formados a partir de EPA, como prostanglandina E3 (PGE_3), leucotrieno B5 (LTB_5) e tromboxano 3 (TX_3) têm potencial inflamatório significativamente menor do que aqueles sintetizados a partir do ácido araquidônico, que incluem prostaglandinas E2 (PGE_2), leucotrienos B4 (LTB_4), tromboxanos 2 (TX_2) e fator de agregação de plaquetas (PAF). A capacidade de os ácidos graxos ômega-3 de competir com os ácidos graxos ômega-6 na produção de eicosanoides, via lipoxigenase ou cicloxigenase, constitui um ponto-chave de sua propriedade anti-inflamatória e anticarcinogênica.

Metabolismo de aminoácidos no câncer

As alterações no perfil metabólico que ocorrem nas células cancerígenas são necessárias para atender as demandas bioenergéticas e de biossíntese durante o aumento da proliferação celular. Nos últimos anos, a reprogramação do metabolismo de aminoácidos tem atraído a atenção de diversos pesquisadores.[30]

De modo geral, as alterações no metabolismo proteico em câncer estão relacionadas com a utilização de aminoácidos provenientes da degradação de proteínas musculares, para fornecer substrato à gliconeogênese e, consequentemente, glicose para a célula cancerígena. Dessa maneira, o balanço de nitrogênio torna-se negativo, verificando-se aumento da degradação proteica e diminuição total de sua síntese, com redirecionamento de fluxo de nitrogênio das células normais para as células cancerígenas, o que favorece a sua proliferação.[3,15]

Uma das consequências metabólicas mais significantes no câncer é a perda de proteína corpórea, com a consequente evolução do doente para a síndrome da caquexia em câncer. O aumento da degradação de proteínas miofibrilares favorece as alterações no metabolismo da célula cancerígena.[31] Aminoácidos, principalmente alanina e glutamina, são captados pelo fígado para iniciar a síntese de proteínas de fase aguda e gliconeogênese.[6,7]

Os mecanismos responsáveis por alterações proteicas no câncer são complexos e envolvem fatores moleculares de dois tipos de resposta: humoral (citocinas) e os derivados do tumor. Assim, o aumento da degradação de proteínas musculares ocorre por meio de fatores produzidos pela própria célula tumoral, sendo uma dessas moléculas o fator indutor de proteólise (PIF, do inglês, *proteolysis inducing factor*). O PIF produz aumento específico de uma das vias proteolíticas no músculo, ubiquitina-proteassoma, além de inibir a síntese de proteínas. A via da ubiquitina-proteassoma é induzida pela ativação do fator de transcrição NFkB em resposta ao PIF.[32]

A glutamina (GLN) é um aminoácido muito utilizado pelo tumor maligno. GLN é o aminoácido mais abundante no organismo, e participa do metabolismo de todos os demais aminoácidos. Fisiologicamente, GLN se comporta como um canal de transferência de esqueletos de carbono e de grupos amino de um tecido orgânico para outro. O nitrogênio proveniente da glutamina é usado nos passos iniciais da biossíntese *de novo* de purinas e pirimidinas. Após sua entrada na célula cancerígena, a glutamina é sequencialmente convertida em glutamato e alfacetoglutarato, que atuam na anaplerose, processo de reposição de intermediários do ciclo do ácido tricarboxílico (TCA), e permite a síntese de outros aminoácidos e ácidos graxos (Figura 41.3).[33,34]

Por essas razões, as células cancerígenas são ávidas consumidoras de glutamina e dos metabólitos intermediários de seu metabolismo. O catabolismo da glutamina, conhecido como glutaminólise, envolve a enzima glutaminase que parece ser essencial na transformação neoplásica, pois sua inibição diminui a proliferação das células cancerígenas.[35] O oncogene MYC participa da regulação da glutaminólise. O MYC regula diversos processos durante a transformação neoplásica maligna, como a desregulação do ciclo celular, resistência à apoptose, instabilidade genômica e angiogênese. O MYC aumenta diretamente a captação de glutamina por induzir a expressão dos transportadores desse aminoácido, como SLC5A1 e SLC7A1 (também conhecido como CAT1). Além disso, o MYC aumenta indiretamente o nível de glutaminase 1 (GLS1), a primeira enzima da glutaminólise, por reprimir a expressão de *microRNA-23A* e *microRNA-23B*, que inibem *GLS1*.[36,37]

Entretanto, a glutamina não é o único aminoácido que tem atraído atenção no campo da programação metabólica no câncer. As enzimas que metabolizam a arginina, como arginase e óxido nítrico sintase, também estão mais expressas no tumor, de acordo com o tipo e estágio do câncer, especialmente no caso da arginase. O aumento da atividade da arginase na célula cancerígena está relacionado com a síntese de poliaminas, que são essenciais para proliferação celular. As poliaminas são obtidas a partir de ornitina, subproduto de arginina formado por intermédio da arginase. A enzima óxido nítrico sintase, por sua vez, forma citrulina e óxido nítrico a partir de arginina. Na célula cancerígena, o óxido nítrico pode suprimir ou estimular o crescimento tumoral e essa resposta varia de acordo com a dose, tempo de exposição e da sensibilidade da célula ao óxido nítrico.[38]

Outro aminoácido que vem ganhando destaque na proliferação do Câncer é a Glicina (GLI). Em recente estudo *in vitro* observou-se forte associação entre a taxa de crescimento da célula cancerígena e a demanda de GLI. A GLI é produzida a partir de serina por ação da enzima serina hidroximetil transferase (SHMT), e essa reação é mediada pelo cofator tetra-hidrofolato (THF), gerado pela enzima metilenotetra-hidrofolato desidrogenase (MTHFD). Níveis elevados da expressão mitocondrial das enzimas SHMT2, MTHFD2 e MTHFD1L, mas não de suas formas citosólicas (SHMT1 e MTHFD1), foram significativamente correlacionados com taxas de crescimento aumentadas de diversas linhagens celulares de câncer. Os pacientes com câncer de mama com níveis elevados da expressão das formas mitocondriais dessas enzimas tiveram maior mortalidade. Com base nesses resultados, os pesquisadores defendem a ideia de que as mudanças mitocondriais podem ser fatores-chave para a proliferação de células cancerígenas.[39]

TERAPIA NUTRICIONAL EM PACIENTES COM CÂNCER

Os objetivos da terapia nutricional (TN) em câncer são evitar ou minimizar a perda de peso corpóreo, cuidar de deficiências de nutrientes específicos e prevenir complicações do tratamento. Para isso dispomos de medidas que estimulam a aceitação, digestão e absorção da dieta via oral ou de intervenções adequadas valendo-se da terapia nutricional enteral (TNE) e/ou parenteral (TNP). Recomenda-se que a TN seja instituída de maneira planejada, imediatamente após o diagnóstico de desnutrição ou constatação de risco nutricional.[4,40]

O processo de TN se inicia com a triagem nutricional e passa por diferentes etapas até o final do tratamento nutricional e clínico. Fazem parte dessas etapas, a elaboração, operacionalização, reavaliação e atualização periódicas do plano de cuidados nutricionais. A via preferencial de oferta de nutrientes e calorias é a oral, entretanto, nem sempre isso é possível seja em razão da gravidade do paciente ou por outro motivo em que essa via não possa ser utilizada ou seja insuficiente. Nessa situação, a terapia enteral passa a ocupar essa preferência, seguida da nutrição parenteral. Em alguns casos a associação de vias enteral e parenteral podem proporcionar mais precocemente a oferta de todas as calorias e todos os nutrientes que o paciente necessita.[41-43]

Existem evidências consistentes de que a triagem e a avaliação nutricional, realizadas com ferramentas adequadas, podem detectar pacientes desnutridos ou em risco de desnutrição. Muitas ferramentas vêm sendo utilizadas como métodos eficazes de triagem e avaliação nutricional para os pacientes oncológicos, como o Nutritional Risk Screening (NRS, 2002), a Avaliação Subjetiva Global (ASG), a ASG-PPP e o Índice de Prognóstico Nutricional (IPN). O Consenso Nacional de Nutrição Oncológica ressalta que, para início do tratamento nutricional, todos os pacientes com câncer devem ser triados para identificar aqueles com risco e os que requerem uma avaliação nutricional mais detalhada da sua condição. Essa avaliação detalhada inclui, além da perda de peso ocorrida com o surgimento da doença, dados sobre ingestão alimentar, alterações clínicas e funcionais, assim como dados laboratoriais e bioquímicos. O diagnóstico obtido pela triagem e pela avaliação nutricional deverá ser registrado no prontuário e, de preferência, sinalizado para a equipe. Todos os pacientes, com ou sem risco de desnutrição, desnutridos ou não, devem ter seu diagnóstico nutricional registrado na internação e, consecutivamente, a cada sete dias. Após o diagnóstico nutricional, o próximo passo é o cálculo das necessidades nutricionais do paciente. A calorimetria indireta é o padrão ouro para determinar o total de calorias que o paciente necessita; porém, esse aporte pode ser estimado utilizando a regra de caloria por quilograma de peso atual.[42,44]

Com relação às necessidades proteicas e para o ótimo fornecimento de nitrogênio, todas as recomendações preconizam de maneira geral um mínimo de 1 g/kg/dia, sendo o objetivo atingir entre 1,2 e 2 g/kg/dia, especialmente em indivíduos inativos (sedentários) e na presença de inflamação sistêmica. Entre os idosos, a inatividade e a inflamação sistêmica induzem ao processo de "resistência anabólica", que é a redução da síntese proteica muscular em resposta ao estímulo anabólico, a recomendação fica entre 1,2 e 1,5 g/kg/dia. Em todos os casos, deve-se acompanhar a função e hepática a cada aumento da oferta proteica. Estudos tem relatado que, além da quantidade ideal de proteína, a qualidade proteica com base no fornecimento dos aminoácidos essenciais para a síntese proteica é igualmente importante.[42,44]

O papel da suplementação de aminoácidos específicos, como a glutamina é ainda controverso. Um recente estudo demonstrou que os benefícios da suplementação de glutamina por via oral foram observados em apenas 4 de 24 estudos analisados.[44,45]

Por outro lado, em diversas diretrizes e consensos, nos casos de pacientes oncológicos submetidos à quimioterapia, que estejam em risco nutricional ou em desnutrição, sugere-se a suplementação com ácidos graxos ômega-3 ou óleo de peixe, para estabilizar ou melhorar o apetite, ingestão alimentar, aumento de massa magra e peso corporal.[42-44]

Terapia nutricional oral

A abordagem nutricional inicial do paciente oncológico deve sempre incluir a via oral. A alimentação oral é mais fisiológica e de fácil manuseio, desde que as alterações anatômicas e fisiológicas provocadas pela presença do câncer ou da terapia antineoplásica a permitam. No entanto, para aqueles pacientes que não são capazes de ingerir, digerir ou metabolizar os nutrientes adequadamente, em decorrência de complicações do câncer ou do tratamento, a TNE ou TNP podem ser necessárias.[40]

De acordo com o Consenso Nacional de Nutrição Oncológica, a TNO é a primeira opção, desde que o trato gastrintestinal esteja apto para receber nutrientes, além de ser a via mais fisiológica e de fácil acesso. Dessa maneira, a TNO deve ser indicada sempre que o paciente apresentar uma ingestão alimentar pela via oral convencional < 70% das necessidades nutricionais.[38]

O aconselhamento dietético especializado por nutricionista deve ser frequentemente realizado com o objetivo de melhorar o consumo de alimentos por via oral para prevenir o desenvolvimento da desnutrição no paciente com câncer. Alguns cuidados especiais devem ser observados com adequações e modificações na consistência e volume da dieta oral devido a restrições fisiológicas impostas pela doença e seu tratamento.[42]

Quando o aporte alimentar não for suficiente para atingir a meta energética/proteica planejada para esse doente, podemos utilizar suplementos orais. Suplementação oral é o método mais simples, mais natural e menos invasivo para o aumento da ingestão de nutrientes em todos os pacientes que podem se alimentar por via oral. Os suplementos nutricionais devem fornecer quantidades adequadas de todos os nutrientes (proteínas, energia, vitaminas e minerais) de modo a reforçar as necessidades nutricionais dos doentes. No mercado já existem vários tipos de suplementos industrializados nutricionalmente completos, incluindo aqueles especificamente desenhados para pacientes com câncer. Uso de suplementos orais pode trazer benefícios nutricionais e reduzir o custo e risco de complicações em relação às alternativas de terapia nutricional. Muitos pacientes, durante o período de internação, necessitam trocar a fórmula prescrita, assim como reduzir ou aumentar a quantidade de calorias e proteínas. A equipe deve ficar atenta às fases da evolução do paciente para atender a essas necessidades metabólicas.[4,41]

Terapia nutricional enteral (TNE)

A TNE está indicada para pacientes oncológicos que apresentam funcionamento adequado do sistema digestório e glândulas anexas, mas estão impossibilitados de se alimentar devido a sintomas como anorexia, disfagia, odinofagia, alterações do paladar, inconsciência, cirurgia e obstrução do trato gastrintestinal, decorrentes do próprio câncer e do tratamento antineoplásico, que limitam a ingestão e aproveitamento dos nutrientes. A TNE ainda está indicada para os doentes que são capazes de ingerir pequenas quantidades de alimentos por via oral, mas não o suficiente para suprir adequadamente as suas necessidades energéticas e proteicas exclusivamente pela via oral. Nesses casos, os pacientes podem continuar a ingerir alimentos por via oral, na quantidade tolerável e complementar às recomendações nutricionais via TNE.[46-48]

A utilização de terapia de nutrição enteral em pacientes oncológicos é vantajosa quando comparada à terapia de nutrição parenteral. A TNE está associada à melhora na função imunológica, redução de custos hospitalares e pode proporcionar melhor qualidade de vida.[41,42]

Após a decisão de iniciar a terapia de nutrição enteral, o passo seguinte é escolher a melhor via de acesso nutricional. A TNE pode ser realizada por sondas de nutrição dispostas por via nasoenteral (localização gástrica ou jejunal), por gastrostomia ou jejunostomia de nutrição, dependendo da indicação e das condições do trato gastrintestinal do paciente. A sonda nasoenteral é indicada para tratamentos de curta duração (mais ou menos de quatro a seis semanas), enquanto a estomia percutânea (gastrostomia ou jejunostomia) deve ser realizada se existir previsão de uso prolongado de TNE. A escolha deve depender do diagnóstico, da disponibilidade de equipamentos e do consentimento e da preferência do paciente.[40,41,43]

Por meio de sondas enterais dispostas com auxilio de endoscopia digestiva alta é possível administrar nutrientes distalmente a porções obstruídas pelo tumor, particularmente em pacientes com câncer de orofaringe, esôfago e estômago. A dieta enteral deve ser administrada de maneira contínua e lenta, para permitir a absorção dos nutrientes, principalmente em pacientes que foram submetidos a grandes ressecções intestinais, quimio e/ou radioterapia e podem apresentar lesão da mucosa intestinal e capacidade absortiva limitada. A seleção da fórmula de NE dependerá das necessidades nutricionais, condições fisiopatológicas concomitantes com o câncer, acesso ao tubo digestivo, entre outros fatores. Os nutrientes de NE são administrados na forma de fórmulas industrializadas (líquida ou em pó) nutricionalmente completas. Existem diferentes dietas industrializadas nutricionalmente completas, e dependendo do volume ofertado, elas são suficientes para atingir as necessidades nutricionais diárias. Há também formulações especiais para situações específicas como insuficiência hepática, renal e diabetes. Existem ainda fórmulas contendo nutrientes com atividade imuno-farmaco-moduladora.[4,41,42]

Os resultados da terapia de nutrição enteral em pacientes com câncer, quando comparados com pacientes que receberam terapia de nutrição parenteral (TNP), apontaram significativa redução no tempo de permanência hospitalar e menor número de complicações infecciosas e não infecciosas. Sempre que for possível nutrir pelo trato digestório devemos fazê-lo, e reservar o uso da TNP para quando a TNE não for possível ou não atinge as metas nutricionais almejadas.[44-49]

Em estudo conduzido em nosso laboratório, identificamos que a alta prevalência de risco nutricional e desnutrição entre os pacientes com câncer tratados exclusivamente com TNE ocorre pelos longos períodos de jejum e desordens da motilidade intestinal. A utilização de indicadores de qualidade é fundamental para a prevenção desses fatores e acompanhar o manejo da TNE.[50]

Terapia nutricional parenteral (TNP)

A TNP está indicada, para pacientes com câncer, quando existem limitações para utilização da via oral e enteral ocasionadas por alterações do sistema digestório em decorrência da localização do tumor ou dos efeitos colaterais da quimioterapia, radioterapia e cirurgia. Nessas condições, a TNP está indicada para pacientes que estejam hemodinamicamente estáveis e com condições de tolerar infusão de fluídos, aminoácidos, glicose e emulsões lipídicas na quantidade suficiente para promover adequada nutrição.[46,47]

A utilização da TNP deve ser bem planejada para beneficiar o doente com câncer, pois seu uso indiscriminado pode muitas vezes não trazer benefício ou até mesmo aumentar a morbidade. Para pacientes oncológicos de tratamento cirúrgico, a nutrição parenteral pré-operatória deve ser limitada entre 7 e 10 dias para pacientes desnutridos moderados e graves que serão submetidos à cirurgia de grande porte, de característica radical. Nessa indicação a TNP pode reduzir o risco geral de complicações pós-operatórias em 10%.[49,51]

Os pacientes desnutridos graves, ao iniciar a TNP podem desenvolver síndrome do roubo celular, com graves consequências clínicas, principalmente no pós-operatório. A oferta em demasia de sódio pode dificultar ainda mais o manuseio de água extracelular por esses pacientes. Pacientes oncológicos ambulatoriais e hospitalizados, cirúrgicos ou que apresentam efeitos colaterais decorrentes da terapia antineoplásica, podem necessitar de TNP por curto período de tempo e não há necessidade de formulações especializadas. No entanto, deve haver maior preocupação em pacientes com caquexia do câncer que podem necessitar de TNP por várias semanas devido às anormalidades do metabolismo intermediário dos macronutrientes.

O uso rotineiro de nutrição parenteral no pós-operatório não é indicado. Pacientes desnutridos graves, submetidos a grandes operações, e que receberam NP no período pré-operatório podem receber nutrição parenteral no pós-operatório. Por vezes, as necessidades nutricionais não são atingidas por via enteral precoce e, nesses casos, pode-se considerar o uso da NP concomitante, para complementar a quantidade de calorias e proteínas diárias necessárias para o paciente.[49,52] Segundo McClave e colaboradores, a terapia parenteral está indicada também quando o trato digestório não puder ser utilizado, para os pacientes com risco nutricional elevado (NRS maior ou igual a 5) ou desnutridos graves, para os quais a dieta enteral não está indicada.[43]

Nutrição na quimio e radioterapia

Pacientes com câncer tratados com quimio (Qt) e/ou radioterapia (Rt) experimentam diferentes graus de toxicidade advindos do tratamento. O grau de toxicidade depende da localização e da patologia do tumor. Qt e Rt podem provocar distúrbios no trato gastrintestinal, como anorexia, náuseas, vômitos, xerostomia, mucosite, disfagia, odinofagia e diarreia, os quais interferem na ingestão e absorção adequada dos alimentos. Em conjunto esses distúrbios podem aumentar o risco de desnutrição, que muitas vezes pode causar interrupção no tratamento oncológico e comprometer o controle do tumor.[4,49,50]

A terapia nutricional pode reduzir parcialmente as complicações relacionadas ao tratamento de Qt e Rt. Assim, intervenções dietéticas devem ser consideradas parte do planejamento do tratamento para pacientes com câncer, especialmente para pacientes com perda de peso maior que 10% antes do tratamento. Adiciona-se que a TN oral pode influenciar diretamente a produção de secreção salivar frequentemente diminuída (xerostomia) nesses pacientes, contribuindo para diminuir a intolerância oral aos alimentos. A interação entre câncer, tratamento oncológico, efeitos colaterais dos tratamentos e nutrição, resulta em combinações que podem influenciar a qualidade de vida dos pacientes oncológicos.[46,47]

Em estudos clínicos, a avaliação da qualidade de vida pode ser feita por meio de um questionário validado para pacientes oncológicos (EORTC-QLQ C30) composto por 3 principais escalas globais: funcional, sintomas, e de itens individuais.[43] Ravasco e colaboradores mostraram que a individualização da terapia nutricional melhorou a ingestão alimentar e contribuiu para melhor estado nutricional, e isso foi relacionado com melhora significativa do QoL (*quality of life*, qualidade de vida). Logo, a avaliação do QoL é importante na análise das expectativas dos pacientes em relação à doença e ao seu tratamento.[48]

A escolha da via de administração nutricional para o paciente oncológico deve sempre incluir a via oral. Desde que as alterações anatômicas e fisiológicas provocadas pela presença do câncer ou da terapia antineoplásica permitam, essa abordagem é mais fisiológica e de fácil manuseio. No entanto, nos pacientes que não são capazes de ingerir, digerir ou metabolizar os nutrientes adequadamente, seja em decorrência das complicações do câncer ou do tratamento, a TNE ou TNP podem ser necessárias.[4,39,41,43]

Para melhorar a tolerância alimentar oral, recomenda-se ingestão de refeições pequenas, com maior fracionamento dos horários, seleção cuidadosa dos alimentos, evitando-se carnes vermelhas, líquidos pela manhã e alimentos excessivamente gordurosos. Carnes brancas, frutas, vegetais, alimentos salgados e pouco ácidos são mais facilmente tolerados por esses pacientes. São necessários cuidados adicionais durante o preparo das refeições, para evitar fortes odores, temperatura inadequada e aspecto desagradável dos pratos oferecidos, com objetivo de favorecer a aceitação dos mesmos. Para controlar a xerostomia, recomenda-se suplementação de líquidos, preferencialmente gelados, bem como a utilização de sorvetes e gelo.

Recomenda-se a oferta de TN oral na forma de suplementos com o intuito de aumentar a ingestão dietética e evitar a perda de peso e a interrupção da terapia antineoplásica. Na vigência de mucosite oral e de esôfago associada à Rt, a alimentação oral pode estar comprometida e administração de TNE ser necessária. Em condições particulares, pode haver preferência pela gastrostomia endoscópica percutânea (PEG) que é de fácil e segura execução por endoscopista experiente.[4,41,42]

Em pacientes com câncer de pulmão de células não pequenas (NSCLC) e desnutrição prévia ao tratamento quimioterápico foi inserido a PEG, e após 12 meses de seguimento de tratamento quimioterápico em associação com a TNE via PEG, os pacientes apresentaram menor queda do IMC.[51]

De maneira geral, a TNP não tem sido indicada, de rotina, para pacientes submetidos à Qt ou Rt. No entanto, segundo o Consenso Nacional de Nutrição Oncológica do INCA a TNP deve ser indicada na impossibilidade total ou parcial de uso do trato gastrointestinal.[41,42,52,53] A ESPEN recomenda a TNP para pacientes com caquexia ou que permanecerão em jejum por mais de uma semana sem a possibilidade de receber TNE e também caso haja grave toxicidade gastrintestinal decorrente da Qt ou Rt. Assim, existe indicação de instituir TNP por períodos curtos com o objetivo de restaurar a função intestinal e evitar a ampliação do déficit no estado nutricional do paciente oncológico.[4]

Em pacientes pediátricos que apresentem risco de desnutrição ou desnutrição devido à Rt ou Qt recomenda-se a TNP. Além disso, para pacientes pediátricos com digestão e ou absorção comprometidas, a TNP é indicada por, no mínimo, 7 dias.[46]

O uso de fórmulas de nutrição enteral enriquecidas com farmaconutrientes tem sido cogitado em cânceres avançados. Em estudo clínico de fase II (avaliação da eficácia de tratamento medicamentoso em maior número de pacientes do que na fase 1), 25 pacientes com câncer de mama metastático, submetidas à quimioterapia com a suplementação de 1,8 g/dia de ácido docosa-hexaenoico (DHA, um tipo de ácido graxo ômega 3), aumentaram em 12 meses a sobrevida total.[54] No entanto, a suplementação dos pacientes oncológicos submetidos a tratamentos de Qt e Rt com nutrientes imunomoduladores como arginina, taurina e ácidos graxos ômega 3 ainda não foi aprovado como conduta clínica padrão.[55]

Novas diretrizes da Sociedade Europeia de Nutrição Parenteral e Enteral (ESPEN) relembram que o aconselhamento nutricional de um profissional de saúde é considerado como primeira linha de terapia nutricional. O que promove, compreensão completa dos tópicos nutricionais que pode levar a mudanças duradouras nos hábitos alimentares. Suplementos orais são mais recomendados para complementar a ingestão de alimentos. Existe forte recomendação na suplementação de vitaminas e minerais de acordo com a RDA caso haja deficiência. E principalmente, não incentivar o uso de altas doses de micronutrientes na ausência de deficiências específicas.[55]

CONSIDERAÇÕES FINAIS

Com base nas considerações expostas no presente capítulo podemos concluir que:

- Células cancerígenas apresentam atividades metabólicas distintas das células normais e essas atividades são necessárias para o crescimento do câncer.

- Mutações em genes supressores de tumor e oncogenes que promovem o câncer regulam as atividades metabólicas observadas em tumores.
- Mutações nas enzimas metabólicas devem, pelo menos em alguns casos, promover a tumorigênese.
- Muitos fatores podem modificar o estado nutricional de pacientes com câncer, incluindo caquexia, náuseas e vômitos, diminuição da ingestão calórica ou tratamentos oncológicos;.
- Terapia nutricional pode melhorar o estado nutricional e, consequentemente, poderá reduzir as complicações relacionadas ao tratamento oncológico e melhorar a sobrevida.

REFERÊNCIAS

1. Cairns RA, Harris IS, Mak TW. Regulation of cancer cell metabolism. Nat Rev Cancer. 2011;11(2):85-95.
2. Wu W, Zhao S. Metabolic changes in cancer: beyond the Warburg effect. Acta Biochim Biophys Sin. 2013;45(1):18-26.
3. Diaz-Ruiz R et al. Tumor cell energy metabolism and its common features with yeast metabolism. Biochim Biophys Acta. 2009;1796(2):252-265.
4. Arends J et al. ESPEN guidelines on nutrition in cancer patients. Clin Nutr. 2017;36(1):11-48.
5. Carvalho G, Camilo ME, Ravasco P. What is the relevance of nutrition in oncology? Acta Med Port. 2011;24 Suppl 4:1041-1050.
6. Tisdale MJ. Cancer cachexia. Curr Opin Gastroenterol. 2010;26(2):146-151.
7. Tisdale MJ. Are tumoral factors responsible for host tissue wasting in cancer cachexia? Future Oncol. 2010;6(4):503-513.
8. Vander Heiden MG. Targeting cancer metabolism: a therapeutic window opens. Nat Rev Drug Discov. 2011;10(9):671-684.
9. Hamanaka RB, Chandel NS. Targeting glucose metabolism for cancer therapy. J Exp Med. 2012;209(2):211-215.
10. Bayley JP, Deville P. The Warburg effect in 2012. Curr Opin Oncol. 2012;24(1):62-67.
11. Hanahan D, Weinberg RA. Hallmarks of cancer: the next generation. Cell. 2012;144(5):646-674.
12. Gatenby RA, Gillies RJ. Why do cancers have high aerobic glycolysis? Nat Rev Cancer. 2004;4(11):891-899.
13. Boros LG et al. Transforming growth factor beta2 promotes glucose carbon incorporation into nucleic acid ribose through the nonoxidative pentose cycle in lung epithelial carcinoma cells. Cancer Res. 2000;60(5):1183-1185.
14. Dang CV. Links between metabolism and cancer. Genes Dev. 2012;26(9):877-890.
15. Nilsson JA, Cleveland JL. Myc pathways provoking cell suicide and cancer. Oncogene. 2003;22(56):9007-9021.
16. Lum JJ et al. The transcription factor HIF-1alpha plays a critical role in the growth factor-dependent regulation of both aerobic and anaerobic glycolysis. Genes Dev. 2007;21(9):1037-1049.
17. Griffiths JR et al. Metabolic changes detected by in vivo magnetic resonance studies of HEPA-1 wild-type tumors and tumors deficient in hypoxia-inducible factor-1beta (HIF-1beta): evidence of an anabolic role for the HIF-1 pathway. Cancer Res. 2002;62(3):688-695.
18. Ward PS, Thompson CB. Metabolic reprogramming: a cancer hallmark even warburg did not anticipate. Cancer Cell. 2012;21(3):297-308.
19. Chen YQ et al. Dietary fat-gene interactions in cancer. Cancer Metastasis Rev. 2007;26(3-4):535-551.
20. Santos CR, Schulze A. Lipid metabolism in cancer. FEBS J. 2012;279(15):2610-2623.
21. Zhang F, Du G. Dysregulated lipid metabolism in cancer. World J Biol Chem. 2012;3(8):167-174.
22. Pandey PR et al. Anti-cancer drugs targeting fatty acid synthase (FAS). Recent Pat Anticancer Drug Discov. 2012;7(2): 185-197.
23. Patra SK. Dissecting lipid raft facilitated cell signaling pathways in cancer. Biochim Biophys Acta. 2008;1785(2):182-206.
24. Ravacci GR et al. Lipid raft disruption by docosahexaenoic acid induces apoptosis in transformed human mammary luminal epithelial cells harboring HER-2 overexpression. J Nutr Biochem. 2013;24(3):505-515.
25. Wang D, Dubois RN. Eicosanoids and cancer. Nat Rev Cancer. 2010;10(3):181-193.
26. Waitzberg DL, Torrinhas RS. Fish oil lipid emulsions and immune response: what clinicians need to know. Nutr Clin Pract. 2009;24(4):487-499.
27. Dubois RN et al. Cyclooxygenase in biology and disease. FASEB J 1998; 12(12):1063-1073.
28. Pidgeon GP et al. Lipoxygenase metabolism: roles in tumor progression and survival. Cancer Metastasis Rev. 2007;26(3-4):503-524.

29. Hambek M et al. Inverse correlation between serum PGE2 and T classification in head and neck cancer. Head Neck. 2007;29(3):244-248.
30. Liu W et al. Reprogramming of proline and glutamine metabolism contributes to the proliferative and metabolic responses regulated by oncogenic transcription factor c-MYC. Proc Natl Acad Sci USA. 2012;109(23):8983-8998.
31. Tisdale MJ. Mechanisms of cancer cachexia. Physiol Rev. 2009;89(2):381-410.
32. Boza JJ et al. Role of glutamine on the de novo purine nucleotide synthesis in Caco-2 cells. Eur J Nutr. 2000;39(1):38-46.
33. Phang JM et al. The proline regulatory axis and cancer. Front Oncol. 2012 Jun 21;2:60.
34. Le A et al. Glucose-independent glutamine metabolism via TCA cycling for proliferation and survival in B cells. Cell Metab. 2012;15(1):110-121.
35. Dang CV. Rethinking the Warburg effect with Myc micromanaging glutamine metabolism. Cancer Res. 2010;70(3): 859-862.
36. Fukumura D, Kashiwagi S, Jain RK. The role of nitric oxide in tumour progression. Nat Rev Cancer. 2006;6(7):521-534.
37. Mumenthaler SM et al. Expression of arginase II in prostate cancer. Int J Oncol. 2008;32(2):357-365.
38. Jain M et al. Metabolite profiling identifies a key role for glycine in rapid cancer cell proliferation. Science. 2012;336(6084):1040-1044.
39. Tomita M, Kami K. Cancer. Systems biology, metabolomics, and cancer metabolism. Science. 2012;336(6084):990-991.
40. Paccagnella A, Morassutti I, Rosti G. Nutritional intervention for improving treatment tolerance in cancer patients. Curr Opin Oncol. 2011;23(4):322-330.
41. INCA; Pinho NB (org.). Consenso Nacional de Nutrição Oncológica.2. ed. rev. ampl. atual. Rio de Janeiro: INCA; 2015.
42. INCA. Consenso Nacional de Nutrição Oncológica. 2.ed. rev. ampl. atual. Rio de Janeiro: INCA, 2016.
43. McClave SA, Codner P, Patel J, Hurt RT, Allen K, Martindale RG. Should We Aim for Full Enteral Feeding in the First Week of Critical Illness? Nutr Clin Pract. 2016;31(4):425-31.
44. Kuhn KS, Muscaritoli M, Wischmeyer P, Stehle P. Glutamine as indispensable nutrient in oncology: experimental and clinical evidence. Eur J Clin Nutr. 2010;49:197e210.
45. Lis CG et al. Role of nutritional status in predicting quality of life outcomes in cancer – a systematic review of the epidemiological literature. Nutr J. 2012;11:27.
46. Huhmann MB, August DA. Review of American Society for Parenteral and Enteral Nutrition (ASPEN) Clinical Guidelines for Nutrition Support in Cancer Patients: nutrition screening and assessment. Nutr Clin Pract. 2008;23(2):182-188.
47. Arends J et al. ESPEN Guidelines on Enteral Nutrition: Non-surgical oncology. Clin Nutr. 2006;25(2):245-259.
48. Ravasco P et al. Nutritional deterioration in cancer: the role of disease and diet. Clin Oncol (R Coll Radiol). 2003;15(8): 443-450.
49. Senesse P et al. Nutritional support during oncologic treatment of patients with gastrointestinal cancer: who could benefit? Cancer Treat Rev. 2008;34(6):568-575.
50. Lee A, Oliveira Filho RS, Cardenas TC, Ozório GA, Gropp JPL, Waitzberg DL. Quality control of enteral nutrition therapy in cancer patients at nutritional risk. Nutr Hosp. 2017;34(2):264-270.
51. Andreoli A et al. New trends in nutritional status assessment of cancer patients. Eur Rev Med Pharmacol Sci. 2011;15(5): 469-480.
52. Bozzetti F et al. Postoperative enteral versus parenteral nutrition in malnourished patients with gastrointestinal cancer: a randomised multicentre trial. Lancet. 2001;358(9292):1487-1492.
53. Bozzetti F et al. Perioperative total parenteral nutrition in malnourished, gastrointestinal cancer patients: a randomized, clinical trial. JPEN J Parenter Enteral Nutr. 2000;24(1):7-14.
54. Bougnoux P et al. Improving outcome of chemotherapy of metastatic breast cancer by docosahexaenoic acid: a phase II trial. Br J Cancer. 2009;101(12):1978-1985.
55. Arends J et al. ESPEN guidelines on nutrition in cancer patients. Clin Nutr. 2017 Feb;36(1):11-48.

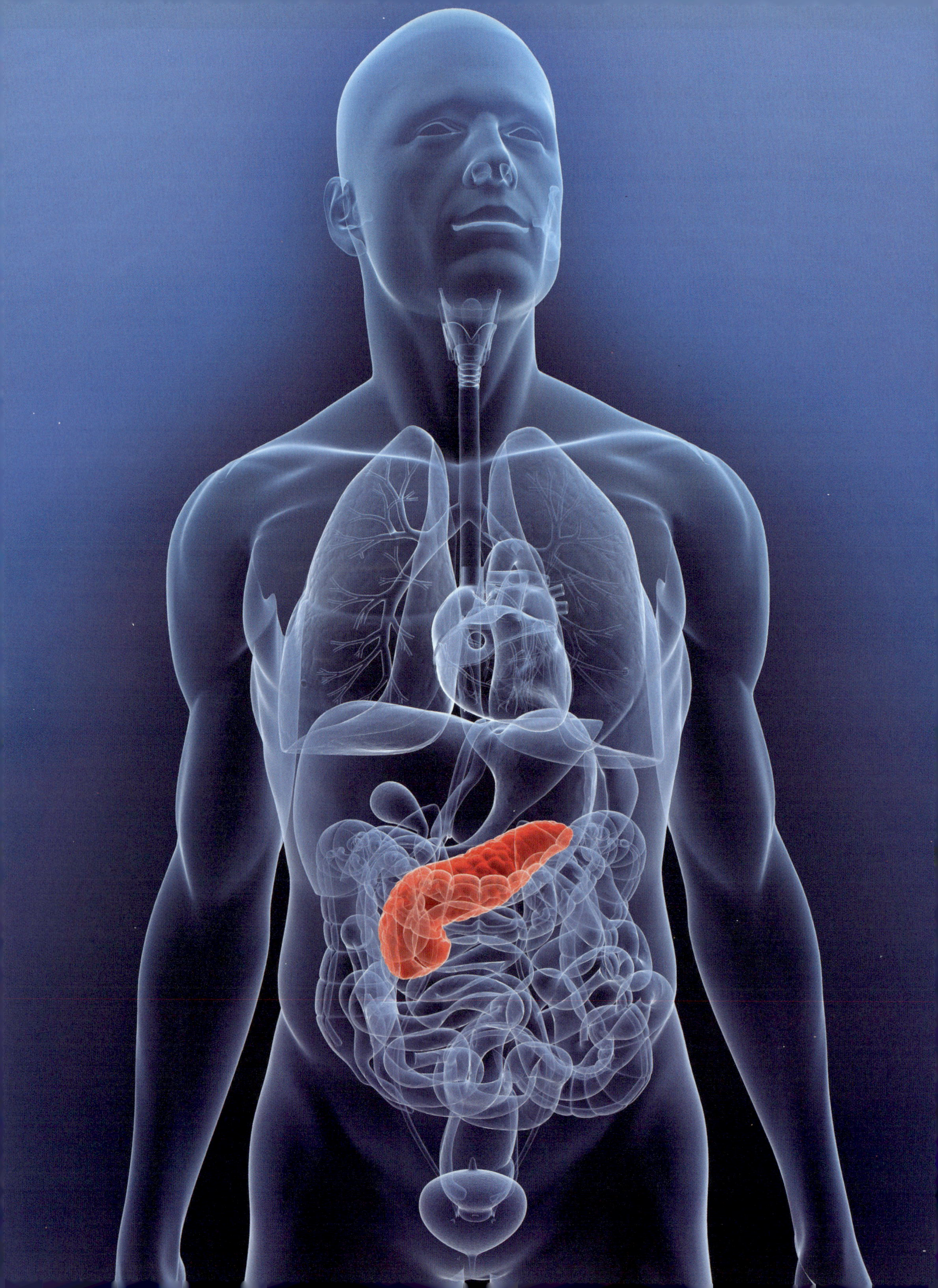

capítulo 42

Diabetes Mellitus Tipo II – Fisiopatologia, Diagnóstico e Tratamento

Karla Fabiana Brasil Gomes
Giordana Maluf da Silva
Bernardo Leo Wajchenberg (*in memoriam*)
Lais Isidoro Alves
Rosa Ferreira dos Santos
Maria Elizabeth Rossi da Silva

INTRODUÇÃO

O diabetes mellitus (DM) é uma síndrome de etiologia múltipla, caracterizada por: hiperglicemia crônica, distúrbios do metabolismo de carboidratos, lipídios e proteínas. A gênese da hiperglicemia envolve uma tríade de anormalidades que inclui aumento da produção hepática de glicose e alterações na secreção e ação da insulina. A gravidade e o grau de contribuição dessas anomalias são variáveis e estão relacionados à heterogeneidade da expressão metabólica do diabetes. Enquanto no paciente magro a deficiência da secreção insulínica é o fator prevalente, no obeso predomina a resistência à ação do hormônio.[1,2]

Dietas hipercalóricas, obesidade, particularmente central (abdominal ou visceral) e sedentarismo agravam a resistência à insulina, geneticamente determinada. O risco familiar chega a 40% quando os dois pais são diabéticos.[1]

A prevalência mundial do DM aumentou de maneira acentuada nos últimos vinte anos. A projeção mundial de DM em 2025 é de 333 milhões (aumento superior a 70% em relação a 2003).[1] A expansão do DM tipo II (DM2) tem forte dependência da mudança de estilo de vida na sociedade moderna, sendo maior nos países em desenvolvimento, acometendo crianças e adolescentes.[3]

A incidência de DM2 aumenta com a idade, sendo de 1,5% em adultos entre 20 e 39 anos e de 20% após os 75 anos. No Brasil, a prevalência do DM tipo II no adulto é 7,6% e no idoso,12 a 20%.[1,2]

O DM2, que compreende 90% dos casos de diabetes, é uma doença crônica, de alta morbidade e mortalidade, resultante, principalmente, do comprometimento vascular (responsável por 80% das causas de morte) e neurológico.

A alta taxa de doença macrovascular se deve, além da hiperglicemia, às doenças metabólicas que antecedem as manifestações do diabetes e que compõem a síndrome plurimetabólica, com graus variáveis de intolerância à glicose, obesidade de distribuição central, hipertensão, dislipidemia (aumento de VLDL – triglicérides e diminuição de HDL – colesterol), resistência à insulina, hiperinsulinemia, aumento de fatores de coagulação (fibrinogênio, fatores da adesão e agregação plaquetárias), redução da fibrinólise (aumento do inibidor do ativador do plasminogênio – PAI-1) e hiperuricemia. A todos esses agravantes, soma-se a inatividade física.[1,2]

REGULAÇÃO DA GLICEMIA

Biossíntese e secreção de insulina

A glicemia (concentração de glicose no sangue) é mantida em uma faixa relativamente estreita de variação e depende, fundamentalmente, da ação da insulina. As células beta das ilhotas de Langerhans no pâncreas sintetizam a molécula de pré-pró-insulina que sofre proteólise e origina a pró-insulina, que, por sua vez, após clivagem, gera o peptídio C e as cadeias de insulina A e B, com 21 e 30 aminoácidos respectivamente, que são armazenados em grânulos nas células beta do pâncreas e posteriormente liberados em quantidades equimolares.[1,4]

A diminuição da conversão de pró-insulina em insulina, refletindo no aumento da relação pró-insulina/insulina, é um marcador da alteração funcional das células beta.

A glicose, principal estímulo da secreção de insulina, entra nas células beta através do transportador de glicose GLUT2, onde é metabolizada, gerando ATP. O aumento da relação ATP/ADP fecha os canais de K sensíveis ao ATP e despolariza a membrana celular, abrindo os canais de cálcio. O resultante influxo de cálcio estimula a extrusão do grânulo de insulina. Alguns nutrientes e drogas como as sulfonilureias também agem em etapas dessa via. A secreção de insulina ocorre em duas fases: a rápida (aguda), seguida da segunda fase – secreção residual ou tardia. A fase rápida da secreção de insulina está prejudicada em 50% nos indivíduos que apresentam glicemia de jejum alterada, entre 100 e 115 mg/dL, sendo praticamente ausente por ocasião do diagnóstico do diabetes.[1,4]

Ações da insulina

A insulina se liga ao seu receptor, presente na membrana das células dos tecidos-alvos de sua ação: fígado, músculos e tecido adiposo, ativando-o. Em consequência, ocorre a ativação de várias proteínas intracelulares – os substratos do receptor de insulina (IRS) – responsáveis pelas ações da insulina: captação de glicose, aminoácidos, íons e ácidos graxos livres; síntese e armazenagem de glicogênio, de proteínas e de lipídios; utilização da glicose via glicólise e regulação de vários genes, favorecendo a proliferação, a diferenciação celular e o crescimento, a inibição da lipólise, da proteólise e da produção hepática de glicose, antagonizando as ações do glucagon no fígado.[1,4]

Efeitos do glucagon

O glucagon é produzido pelas células alfa, também presentes nas ilhotas de Langerhans do pâncreas. Há equilíbrio perfeito entre o aumento da secreção de insulina após a refeição e a supressão do glucagon, garantindo a homeostase da glicose. O glucagon, além de estimular a produção de glicose pelo fígado, via glicogenólise (quebra do glicogênio) e neoglicogênese (síntese *de novo* de glicose), estimula a lipólise e oxidação dos ácidos graxos (proteção para esteatose) e a cetogênese (produção de corpos cetônicos). A secreção de glucagon é inibida pela insulina e pela hiperglicemia e essa regulação é perdida nos portadores de diabetes, favorecendo a hiperglucagonemia, que predispõe à hiperglicemia.[1,4-6]

Efeitos das incretinas

As incretinas são hormônios estimuladores da secreção de insulina, produzidos por células intestinais em resposta aos alimentos. Em indivíduos normais, a resposta da insulina à glicose oral é maior que a da glicose endovenosa, sendo essa potencialização da resposta insulínica conhecida como "efeito incretina". Os dois principais hormônios responsáveis por esse efeito são o GLP-1 (peptídio 1 glucagon símile) e o GIP (peptídio insulinotrópico dependente de glicose), produzidos pelas células L e K respectivamente, que estão também envolvidos na replicação, diferenciação e função das células beta.[5,6]

Em condições normais, o GLP-1 aumenta a secreção de insulina mediada pela glicose oral, suprime a do glucagon e a produção hepática de glicose e retarda o esvaziamento gástrico, contribuindo para a redução da glicemia, principalmente a pós-prandial. Age, ainda, no sistema nervoso central, estimulando a saciedade e tem efeitos cronotrópicos e inotrópicos no músculo cardíaco.[7,8]

O efeito incretina está alterado no diabetes em razão da diminuição da produção de GLP-1 e da sensibilidade das células beta ao GIP.[1,3,7]

FISIOPATOLOGIA DO *DIABETES MELLITUS* TIPO II

Fatores ambientais e genéticos predispõem ao DM2, que decorre de dois mecanismos principais: a resistência à ação da insulina e a diminuição da sua secreção pelas células beta do pâncreas, resultando na menor captação e armazenagem da glicose nos tecidos-alvos da ação da insulina (fígado, músculos e tecido adiposo) e no aumento da produção hepática de glicose, elevando as glicemias pós-prandiais e de jejum, respectivamente. A supressão inadequada da secreção de glucagon e a diminuição do efeito incretina participam do processo.[1,3-4]

As causas da resistência insulínica são pouco definidas. Defeitos genéticos nos receptores de insulina causam formas graves e raras de DM e resistência à ação da insulina como o leprechaunismo, a síndrome de resistência à insulina tipo A, a síndrome de Rabson Mendenhall etc. No DM, a expressão dos receptores de insulina em células de fígado, tecido adiposo, músculo esquelético e eritrócitos está diminuída, resultante, provavelmente, da hiperinsulinemia, e não de defeito primário do receptor.[9] Os defeitos pós-receptor nas proteínas que mediam a ação insulínica são os mais implicados, originando um estado de resistência à insulina de origem poligênica, que é agravada pela obesidade e sedentarismo.

A resistência à insulina é, inicialmente, caracterizada pela hiperinsulinemia compensatória, frequente nos portadores da síndrome metabólica ou síndrome de resistência à insulina, que incluem a obesidade, a hiperinsulinemia, a hipertensão arterial, a dislipidemia e a disglicemia.

Em indivíduos geneticamente predispostos, ante a grande demanda de insulina, gradativamente, as células beta entram em falência, manifestando-se a intolerância à glicose e finalmente o DM2. Nesse processo estão implicados: a) defeitos na capacidade de replicação ou hipertrofia celular e neogênese das células beta em razão da carga genética ou adquiridos, ou b) influência do meio ambiente em fases iniciais da vida, como retardo no desenvolvimento intrauterino e baixo peso ao nascer.[1,3,4]

O adipócito é elemento fundamental do mecanismo da resistência à insulina associada à obesidade. Devido à resistência, a lipólise do tecido adiposo está aumentada, liberando os ácidos graxos livres para a circulação, eles atuam reduzindo a captação e utilização da glicose nos tecidos periféricos, aumentando a produção hepática de glicose e favorecendo o acúmulo de gordura ectópica, intramiocelular ou hepática, agravando o quadro.[1,9] Santomauro e colaboradores,[10] demonstraram que a administração noturna do antilipolítico Acipimox, em obesos com DM2, reduziu a resistência à insulina, evidenciando o papel dos ácidos graxos neste processo.

Além da quantidade, a distribuição de gordura corporal também é importante, sendo a abdominal (visceral) a mais relacionada à resistência à insulina. A proximidade do sistema porta hepático à gordura omental expõe o fígado a altas concentrações de ácidos graxos livres, facilitando seu depósito em hepatócitos, agravando a resistência hepática ao hormônio.[1,9]

Além de armazenarem gordura, os adipócitos produzem adipoquinas como: leptina, fator de necrose tumoral alfa (TNF-alfa), Interleucina-6 (IL-6), resistina, *retinol-binding protein* 4 (RBP4) e proteína-1 monócito quimio-atrativa (MCP-1), que também interferem negativamente na cadeia de transmissão do sinal insulínico. A produção de adiponectina e visfatina, que melhoram a sensibilidade à insulina, está diminuída na obesidade e no diabetes.

Assim, as adipoquinas e os ácidos graxos livres desempenham papel importante na inflamação crônica e resistência à insulina, presentes na obesidade.[1,3-4,9] Os prováveis mecanismos envolvidos no processo degenerativo das células beta incluem: disfunção mitocondrial, estresse oxidativo e glicolipotoxicidade (efeitos tóxicos do excesso de glicose e lipídios). A inflamação da ilhota, a glicação de proteínas, o depósito de amiloide, entre outros, aceleram o processo de deterioração e apoptose.[1,4,9]

O DM2 é uma doença poligênica. Os principais genes determinantes de susceptibilidade ao diabetes são *PPARG*, *CAPN10*, *KCNJ11*, *TCF7L2*, *HHEXIIDE*, *KCNQ1*, *FTO* e *MC4R*. Eles agem associados a vários fatores ambientais, promovendo adiposidade, alteração da função das células beta e resistência à insulina.[3,11]

Baixo peso ao nascimento e diabetes gestacional também aumentam o risco de DM nos filhos. Dietas hipercalóricas, com alto teor de açúcares e gordura e pobre em fibras, deficiência de vitaminas D e B_{12}, aumento dos estoques de ferro no organismo e exposição a poluentes orgânicos sintéticos (pesticidas e plásticos) também influenciam. Mudanças na microbiota intestinal, influenciada por condições de parto, alimentação pobre em fibras e rica em gorduras, uso de antibióticos ainda contribuem para o risco. O papel dos probióticos na alteração da flora intestinal está sendo investigado.[3,11]

Disfunções na complexa rede neuro-hormonal que controla o peso corpóreo incluem alterações de sinais emitidos pelo sistema nervoso central (hipotálamo e áreas que controlam o apetite) e sinais periféricos, provenientes das concentrações de nutrientes e estoques de gordura (leptina do tecido adiposo), relacionados à fome (grelina no estômago) e à saciedade (colecistoquinina, GLP-1, insulina). Obesidade tem sido associada à resistência às ações centrais da leptina e insulina.[3]

DIAGNÓSTICO DO DIABETES

Diagnóstico clínico

Em decorrência dos elevados níveis glicêmicos presentes no diabetes, parte da glicose é eliminada na urina, carregando consigo íons e muita água (diurese osmótica), com consequente poliúria. A perda de líquidos é compensada pelo aumento da sede e da ingestão de água (polidipsia). A dificuldade na armazenagem dos nutrientes nos tecidos e a perda dos mesmos pela urina causam emagrecimento, fraqueza e fome (polifagia).[1-4,12]

Diagnóstico laboratorial

A confirmação do diagnóstico é feita pelas seguintes determinações:

1. Glicemia

a) Glicemia de jejum acima de 126 mg/dL ou acima de 200 mg/dL no tempo 2 horas no teste de tolerância à glicose oral (GTT oral).

b) Sintomas clássicos de diabetes e glicemia ao acaso igual ou superior a 200 mg/dL.

No GTT, a glicemia é medida em jejum e 2 horas após a ingestão de 75 g de glicose por via oral (ou 1,75 g/kg de peso até 75 g para crianças). Valores de glicemia no jejum e após 2 horas menores que 100 mg/dL e 140 mg/dL, respectivamente, definem a tolerância normal à glicose (ausência de diabetes) – Tabela 42.1. No indivíduo assintomático, o diagnóstico deve ser sempre confirmado com nova coleta de sangue, considerando que situações de estresse extremo podem elevar a glicemia temporariamente, sem configurar diabetes.

Há situações intermediárias entre o normal e o diabetes (pré-diabetes), que cursam com alterações das glicemias de jejum (IFT – glicemia de jejum alterada) ou das glicemias pós-sobrecarga de glicose oral (IGT – tolerância alterada à glicose). Essas duas situações, que condicionam risco elevado de doença cardiovascular, podem reverter ao normal ou progredir para diabetes na dependência de fatores externos como mudança de peso, atividade física, processos infecciosos ou drogas ou da própria evolução da doença.

2. Hemoglobina glicada

Resulta da ligação da Hemoglobina A (HbA) com açúcares, sendo a fração A1c a mais importante. Valor normal da HbA1c: 4 a 6%. Mede o controle integrado de glicemia nas últimas 8 a 12 semanas. Valores ≥ 6,5% confirmam o diagnóstico e, entre 5,7 e 6,4%, sugerem alto risco para o desenvolvimento do diabetes.

3. Outras determinações

a) **Frutosamina:** proteína glicada, principalmente albumina, que reflete o controle glicêmico dos últimos 7 a 14 dias. Útil em portadores de algumas hemoglobinopatias (que alteram a determinação de HbA1c) e na avaliação precoce dos efeitos das terapias.

b) **Glicosúria:** a presença de açúcar na urina (glicosúria) é sugestiva de diabetes e requer confirmação com dosagem de glicose sanguínea. Está geralmente presente nas glicemias acima de 180 mg/dL, mas depende ainda do estado de hidratação do paciente e de doenças renais.

A hemoglobina glicada, e a frutosamina auxiliam no controle da eficácia do tratamento do diabetes.

Diagnóstico precoce de *diabetes mellitus*

O DM é pouco sintomático na fase pré-clínica. Os exames de glicemia ou GTT oral permitem o diagnóstico e tratamento precoce e a prevenção de complicações. São indicados em pessoas acima de 45 anos, a cada três anos. Também estão indicados nos mais jovens, se tiverem história familiar de diabetes ou algum fator de risco predisponente para a síndrome plurimetabólica como obesidade, hipertensão, dislipidemia (baixos valores de HDL-colesterol ou triglicérides elevados), microalbuminúria, doença cardiovascular, uso de drogas hiperglicemiantes (corticosteroides, diuréticos tiazídicos, betabloqueadores). Da mesma maneira, nos portadores de pré-diabetes (IGT ou IFG) ou diabetes gestacional prévio, ou mulheres que tenham tido filhos com peso acima de 4 kg ao nascimento, ovários po-

Tabela 42.1 Diagnóstico do *diabetes mellitus* segundo a Sociedade Brasileira de Diabetes e Associação Americana de Diabetes. Valores de glicemias.

Categorias	Glicemia de jejum (mg/dL)	Glicemia 2h após 75 g de glicose oral (mg/dL)	Glicemia casual (mg/dL)
Normal	< 100	< 140	
Glicemia de jejum alterada (IFG)	≥ 100 e < 126	< 140	
Tolerância à glicose diminuída (IGT)		≥ 140 e < 200	
Diabetes mellitus	≥ 126	≥ 200	≥ 200 (com sintomas clássicos)

licísticos, grupo étnico de alto risco ou naqueles com HbA1c ≥ 5,7% e < 6,5%.[1,2,12]

PREVENÇÃO DO *DIABETES MELLITUS* TIPO II

Cuidados com a saúde materna, no período neonatal e infância, manutenção do peso ideal e a atividade física regular são fundamentais na prevenção do DM2.

Várias abordagens terapêuticas foram testadas em pacientes com pré-diabetes (IGT ou IFG): as mudanças no estilo de vida (dieta e exercícios) foram capazes de reduzir a incidência de diabetes em 28 a 59%. Drogas sensibilizadoras da ação da insulina (biguanidas e glitazonas), inibidores das alfaglicosidases e da absorção de gorduras (orlistate) foram efetivas, mas em menor grau. Também as incretinas parecem ter efeito benéfico, mas são necessários mais estudos.[1-4,12]

COMPLICAÇÕES DO *DIABETES MELLITUS*

Compreendem as complicações agudas e crônicas.[1-4,13-14]

Complicações agudas do diabetes

As principais complicações agudas do diabetes são a cetoacidose diabética, o estado hiperosmolar hiperglicêmico, a acidose lática e a hipoglicemia.

Cetoacidose e estado hiperosmolar hiperglicêmico

A cetoacidose e o coma hiperosmolar, complicações relacionadas à intensa descompensação do diabetes e falência na ação da insulina, afetam portadores de DM tipo I e tipo II respectivamente, e estão associadas a alta morbimortalidade, principalmente nos extremos de idade cronológica. Decorrem do uso inadequado da insulina ou de situações de estresse (infecções, cirurgias, doenças cardiovasculares) com liberação excessiva de hormônios contrarreguladores (catecolaminas, cortisol, hormônio do crescimento e glucagon) ou do uso de drogas (betabloqueadores e corticosteroides etc.), que antagonizam a ação da insulina, diminuindo a utilização periférica e aumentando a produção de glicose pelo fígado. A degradação dos estoques periféricos pela proteólise e lipólise fornece os elementos necessários para a neoglicogênese e cetogênese no fígado, estimuladas pelo glucagon.

A hiperglicemia (acima de 250 mg/dL) é responsável pela glicosúria e diurese osmótica com perda de peso, água e eletrólitos e pela desidratação, que podem progredir para taquicardia, hipotensão e choque. No coma hiperosmolar, onde a glicemia atinge valores acima de 600 mg/dL e a osmolaridade sérica acima de 380 mOsm/kg, pequenas concentrações de insulina, inadequadas para permitir a utilização de glicose pelos tecidos insulinossensíveis, parecem ser suficientes para impedir a lipólise acentuada e subsequente cetogênese. Já na cetoacidose, a glicemia é também maior que 250 mg/dL, e a acidose é caracterizada pelos valores de pH sanguíneo menor que 7,30 e o do bicarbonato sérico, menor que 18 mEq/L. A respiração rápida e profunda (respiração de Kusmaul), o hálito com odor de acetona, as náuseas e vômitos são sinais característicos da cetoacidose diabética, enquanto as alterações de consciência ou coma e desidratação profundas, são do coma hiperosmolar. O tratamento requer internação hospitalar, hidratação intensiva, insulinoterapia, reposição de eletrólitos e tratamento do fator causal.

Acidose láctica

Trata-se de acidose metabólica grave com elevação do lactato sérico (> 5 mmol/L), decorrente de hipóxia tecidual (choque cardiogênico, septicemia), drogas (biguanidas, álcool, etanol, salicilatos) ou insuficiência hepática. O tratamento consiste em corrigir a acidose e tratar a causa precipitante.

Hipoglicemia

A hipoglicemia é a diminuição da glicemia para valores < 70 mg/dL. Os sintomas iniciais decorrem principalmente da falta de glicose para o funcionamento cerebral e ativação do sistema nervoso autônomo (palpitação, palidez, tremor e ansiedade, sudorese, fome, parestesias). Para glicemias < 50 mg/dL podem ocorrer alterações progressivas da função cerebral como dificuldade de compreensão e aprendizado, de realizar tarefas manuais, diminuição dos reflexos, da memória, distúrbios da fala, confusão, fadiga, fraqueza, irritabilidade, dor de cabeça, fome, visão turva, tontura, náuseas. Se o paciente não for tratado, pode evoluir para síncope, sonolência, convulsão e coma e ainda acarretar acidente vascular cerebral, infarto, arritmias e quedas com fraturas.

No DM, os mecanismos de contrarregulação da ação insulina são deficientes. Na vigência de hipoglicemia, a insulinemia não se reduz (pelo uso exógeno do hormônio), e a secreção do glucagon e da adrenalina (contrarreguladores da ação da insulina) é atenuada no diabetes de longa duração, tornando o paciente sem defesa frente à hipoglicemia, particularmente os idosos.[11-14] Tratamento intensivo com insulina, causando hipoglicemias frequentes pode também alterar a contrarregulação, acarretando hipoglicemias assintomáticas.

As principais causas de hipoglicemia são: diminuição de quantidade de alimentos, aumento na atividade física e doses excessivas dos hipoglicemiantes orais ou da insulina; drogas que potencializam a ação da insulina (pentamidina, etanol, quinidina, salicilatos), deficiência dos hormônios de contrarregulação (hormônio de crescimento, cortisol, glucagon e catecolaminas), insuficiências renal, hepática e cardíaca.

Tratamento: a hipoglicemia leve é tratada com administração de 15 a 20 g de carboidratos de rápida absorção: um copo de suco de laranja, uma colher de sopa rasa de açúcar, 150 mL refrigerante comum, duas colheres de sopa de leite condensado, três balas de caramelo. Aguardar 15 minutos e verificar glicemia; se < 60 mg/dL, repetir o esquema. Na hipoglicemia grave, com incapacidade de ingestão de glicose por via oral, administra-se glucagon intramuscular ou subcutâneo (0,5 a 1 mg) ou glicose endovenosa.

Todo paciente deve levar consigo um cartão de identificação como portador de diabetes para facilitar a atuação da equipe socorrista.

Complicações crônicas do diabetes

O DM está relacionado ao desenvolvimento de aterosclerose acelerada, responsável pelas complicações macrovasculares como infarto do miocárdio, acidente vascular cerebral e insuficiência vascular periférica, e às complicações microvasculares – retinopatia, nefropatia e neuropatia. Respondem por 80% da mortalidade no DM. O DM é uma das principais causas de amaurose, insuficiência renal crônica e neuropatia debilitante, mais frequentes após 15 a 20 anos de doença.

As complicações macrovasculares e microvasculares estão associadas ao controle glicêmico inadequado, mas também às demais comorbidades presentes no diabetes: obesidade visceral, hipertensão, dislipidemia, hipercoagulabilidade, resistência à insulina e inflamação. O controle rigoroso dessas alterações reduz as complicações, como verificado nos estudos UKPDS, DCCT, Steno II.

Os danos celulares causados pela hiperglicemia (glicotoxicidade) dependem do aumento da formação dos produtos finais de glicação avançada (AGES) e da ativação de vias alternativas do metabolismo da glicose, como as vias dos polióis, da proteína cinase C e da hexosamina. O processo de glicação (decorrente da ligação de glicose às moléculas) altera a estrutura, função e processamento de proteínas, lipídios e DNA, contribuindo para as complicações. Ainda, o excesso de glicose intracelular e seus metabólitos, nos tecidos nos quais a sua entrada independe da insulina, tem efeitos deletérios no metabolismo celular, na função endotelial, favorecendo a inflamação. O elemento comum a essas vias metabólicas parece ser o estresse oxidativo, e a formação de espécies reativas de oxigênio, que são lesivas para os órgãos e tecidos.

As complicações microvasculares compreendem a retinopatia, a nefropatia e a neuropatia.

A retinopatia inicial (microaneurismas, hemorragias intraretinianas, exudatos) pode evoluir para proliferativa, com formação de neovasos na retina, fibrose, hemorragia vítrea, descolamento tracional da retina, edema de mácula, glaucoma e amaurose.

Na nefropatia, o aumento da filtração glomerular, a hipertensão glomerular, a lesão do endotélio e o processo inflamatório local culminam com a glomeruloesclerose, caracterizada por espessamento da membrana basal glomerular, hipertrofia glomerular e alterações no mesângio, resultando em microalbuminúria (excreção urinária de albumina entre 30 e 300 mg/24h) que pode evoluir para macroalbuminúria e síndrome nefrótica ou insuficiência renal crônica, que necessita diálise.

A neuropatia diabética cursa com alterações nos nervos periféricos, desmielinização nervosa e degeneração axonal. A neuropatia periférica sensitivo-motora é a mais frequente, com queixas de dor, parestesias e alterações de sensibilidade em bota e luva (avaliadas pelo teste do monofilamento). Quando associada ao comprometimento arterial, favorece as ulcerações que podem evoluir para infecções, tromboses e gangrena e perda do membro afetado. Alterações articulares (artropatia de Charcot) são frequentes. Há ainda a mononeuropatia (acometendo uma raiz nervosa) e a neuropatia autonômica, que causa hipotensão postural, alterações da motilidade do trato digestivo, bexiga neurogênica e impotência.

As complicações macrovasculares são duas a oito vezes mais prevalentes, mais graves e ocorrem em idades mais precoces que em indivíduos não diabéticos. A doença cardiovascular compreende, principalmente, o infarto do miocárdio, que nesses pacientes pode ser silencioso, o acidente vascular cerebral e a doença vascular periférica.

TRATAMENTO DO DIABETES TIPO II

Vários estudos clínicos, como o *Diabetes Control and Complications Trial* (DCCT), o *United Kingdon Prospective Diabetes Study* (UKPDS) e o *Steno-2 Study*, atestaram os benefícios do controle intensivo da glicemia nas complicações micro e macrovasculares do diabetes e na redução da mortalidade. O controle dos outros fatores de risco cardiovasculares, além da hiperglicemia, como a hipertensão arterial, a dislipidemia e a hipercoagulabilidade se mostraram, também, extremamente eficazes na diminuição do risco de eventos micro e macrovasculares e da neuropatia autonômica em até 50%. No entanto, o estudo recente Accord trouxe dúvidas sobre a real eficácia do controle rigoroso da glicemia (HbA1c < 7%) sobre a progressão da DCV, sugerindo efeito deletério, associado a frequentes hipoglicemias. Contudo, outros estudos como o VADT, o ADVANCE e o ProActive não confirmaram aumento de eventos macrovasculares com o tratamento. Assim, para pacientes com DCV grave e idosos, talvez o objetivo seja HbA1c acima de 7%. Já pacientes com DM2 recente e sem complicações cardiovasculares, o controle mais rigoroso da glicemia é benéfico. Por esse motivo, a individualização de metas terapêuticas é indicada, evitando o risco de hipoglicemias em idosos e portadores de DCV. Por outro lado, tratamento intensivo da dislipidemia e da hipertensão trazem benefícios a todos os pacientes.[1-4,12-15]

O tratamento do DM2 é complexo e requer, além do controle glicêmico, várias intervenções para melhorar a qualidade de vida e a sobrevida.

A avaliação médica cuidadosa abrange o interrogatório sobre o estilo de vida – hábitos alimentares, grau de atividade física, tabagismo, etilismo e alterações de peso. Antecedentes pessoais e familiares do paciente também devem ser questionados. Conhecimento do tipo de diabetes, presença de complicações, medicamentos prévios e atuais, grau de controle glicêmico, frequência de episódios de hipoglicemia e de descompensação do diabetes. Exame físico completo e de fundo de olho. Os exames laboratoriais iniciais abrangem: glicemia e hemoglobina glicada, perfil lipídico, testes de função hepática, renal e tireoidiana. Exames cardiológicos: RX de tórax, eletrocardiograma e, se indicados, ecocardiograma, teste ergométrico ou cintilografia do miocárdio

Os objetivos do controle do diabetes, segundo a *Sociedade Brasileira de diabetes*[2] estão na Tabela 42.2. As metas são individualizadas, segundo idade, complicações associadas e limitações do paciente. Controle glicêmico mais intensivo é indicado nas gravidezes, cirurgias, infecções e pacientes jovens e, menos intensivo, em idosos, pacientes com expectativa de vida limitada ou graves comorbidades. Buscar trazer a HbA1c para valores normais, pois HbA1c de 7% já implica em glicemias médias elevadas, de 154 mg/dL. Redução da HbA1c em 1% diminui a doença microvascular, o infarto do miocárdio e a mortalidade em 37%, 14% e 21%, respectivamente.[13]

Para cumprir esses objetivos, o tratamento do DM2 deve ser abrangente e inclui os itens a seguir.[1-4,11-12]

Mudanças no estilo de vida

Educação e cuidados gerais

Instruir detalhadamente o paciente sobre a doença e suas consequências e estabelecer metas a serem cumpridas quanto às mudanças no estilo de vida e controle metabólico. Evitar o fumo, cuidar da higiene, tratar precocemente lesões da pele, orientar sapatos especiais e hidratantes (na presença de calosidade ou deformidades) e atuar nos problemas psicossociais.

Dieta

É fundamental no controle do diabetes. O acesso a uma lista de equivalentes alimentares quanto à composição e valor calórico dos alimentos confere flexibilidade à dieta e maior adesão ao tratamento. A dieta deve ser fracionada em três refeições principais e, se necessário, três intermediárias, e o plano alimentar deve ser individualizado. Como cerca de 80% da população diabética é obesa, a dieta é geralmente hipocalórica (20 kcal/kg de peso ideal/dia). Redução da ingestão calórica diminui substancialmente a glicemia de jejum e melhora a resistência à insulina, antes mesmo da redução do peso. Nas obesidades refratárias (IMC > 27 kg/m^2) podem ser utilizados os agentes supressores do apetite, indutores da saciedade ou redutores da absorção de gorduras.

As orientações para a composição da dieta estão na Tabela 42.3.[2,12]

Tabela 42.2 Objetivos do tratamento do *diabetes mellitus* tipo II.

Glicemia – jejum Pós-prandial (1 a 2 horas após refeições)	100 a 130 mg/dL < 160 mg/dL
Hemoglobina glicada	< 7% (entre 7,5 e 8,5% em idosos)
Colesterol LDL	< 100 mg/dL (se risco intermediário de doença cardiovascular) < 70 mg/dL (se risco alto de doença cardiovascular) < 50 mg/dL (se risco muito alto de doença cardiovascular)
Triglicérides	< 150 mg/dL
Índice de massa corpórea	20 a 25 kg/m^2
Pressão arterial	< 130/80 mmHg

Tabela 42.3 Composição da dieta no tratamento do *diabetes mellitus* tipo II.

Macronutrientes (% valor calórico/dia)	Composição
Carboidratos: 50 a 60%	Carboidratos complexos e ricos em fibras como frutas inteiras, legumes, verduras, grãos e cereais integrais.
Proteínas: 12 a 20% Nas nefropatias: 0,8 g/kg /dia	2 porções de carne, 2 a 3 porções de leite desnatado ou queijo magro ou de proteína vegetal (leguminosas) por dia. Peixes: 2 a 3 vezes por semana. Ovos, até 2 vezes por semana.
Gorduras: 20 a 30%	Gorduras saturadas < 10%. Colesterol < 200 mg/dia. Gorduras poli-insaturadas – 10% (óleos de soja, milho, girassol, óleo de peixe) e monoinsaturadas – 10% (óleo de oliva, canola, frutas secas, abacate). Evitar carnes gordas, laticínios integrais, frituras, refogados, salgadinhos e alimentos industriais (gordura trans).
Adoçantes	Ciclamato, sacarina, aspartame, acesulfame-K, esteviosídeo e sucralose.
Fibras ≥ 20 g/dia	Hortaliças, leguminosas, grãos integrais e frutas.
Produtos *diet* e *light*	Considerar seu valor calórico.
Sódio: 2 a 3 g/dia	Nos hipertensos ou cardiopatas: 2 g/dia ou menos.
Álcool: Até uma (mulheres) ou duas (homens) doses/dia	1 dose = 360 mL cerveja, 150 mL vinho ou 45 mL destilados. Ingeridos sempre às refeições para prevenir hipoglicemia. Contraindicado na gravidez, pancreatite, dislipidemia, hipertensão, neuropatia e obesidade.
Vitaminas e minerais	Suplementação só nas deficiências.

Exercícios

A atividade física é tópico importante no tratamento de diabéticos tipo II.[2,11]

Após uma única sessão de exercício, há diminuição dos níveis glicêmicos e melhora da sensibilidade à insulina por até 48 horas.

Efeitos agudos do exercício: A queda da glicemia, durante e imediatamente após o exercício, decorre do aumento da captação muscular de glicose frente à abertura dos capilares nos tecidos, ao aumento do débito cardíaco e maior aporte de glicose, e à translocação dos transportadores de glicose GLUT 4 para a membrana celular, via ativação da enzima AMPK (AMP – proteína quinase ativada), independente da elevação da insulinemia.

Efeitos crônicos do exercício

O treinamento físico potencializa os efeitos agudos do exercício. Há aumento do fluxo sanguíneo, da densidade capilar e da massa muscular (área de armazenamento da glicose), diminuição do peso, alteração da composição corpórea (aumento da massa magra e diminuição da adiposidade abdominal) e melhora da função mitocondrial, do condicionamento cardíaco e da resistência à insulina.

Adicionalmente, exercícios modificam vários fatores de risco para a doença cardiovascular: reduzem a pressão arterial e a glicemia, melhoram o perfil lipídico (aumentam os níveis de HDL-c e reduzem LDL-c e triglicérides), a fibrinólise e a qualidade de vida.

Efeitos do exercício em portadores de *diabetes mellitus* tipo II

Durante o exercício, ocorre queda fisiológica da insulinemia e aumento da produção hepática de glicose para atender às necessidades energéticas. No paciente com diabetes, a elevação da insulinemia, induzida pelos secretagogos de insulina ou administração de insulina, pode impedir a queda fisiológica da insulinemia e o aumento da produção hepática de glicose, com risco de hipoglicemia. Nos exercícios mais intensos ou prolongados, orienta-se a suplementação de carboidratos antes e durante o exercício ou redução nas doses de insulina e monitoração da glicemia capilar.

A ocorrência de hipoglicemia é rara, exceto nos usuários de sulfonilureias e insulina. Não observamos queda da glicemia em diabéticos tipo II com controle glicêmico satisfatório em uso de glibenclamida ou metformina durante e após exercícios de moderada e alta intensidade, realizados no estado pós-prandial. A metformina pode ainda elevar discretamente os níveis de lactato.

Prescrição da atividade física para diabéticos

Os pacientes diabéticos antes de iniciarem um programa de atividade física devem ser submetidos à cuidadosa anamnese e exame físico para identificação de complicações neurológicas, macro e microvasculares. O teste ergométrico está indicado quando há sintomas cardíacos típicos (dor precordial, dispneia) ou atípicos, ECG de repouso alterado, presença de doença vascular periférica ou carotídea e indivíduos sedentários que vão iniciar atividade física intensa. Auxilia também na verificação de resposta hipertensiva durante o exercício, hipotensão ortostática pós-exercício, além de estimar a intensidade de exercício a ser prescrita.[2]

Recomenda-se a prática de pelo menos 30 minutos, cinco vezes por semana de exercício aeróbio de moderada intensidade ou 30 minutos, três vezes semana de exercício aeróbio de alta intensidade e não mais que dois dias consecutivos sem atividade física.

Os diabéticos devem usar sapatos e equipamentos adequados, evitar esforços em temperaturas extremas, examinar os pés antes e após a atividade, hidratar-se adequadamente durante e após exercícios prolongados e evitar atividade em períodos de controle glicêmico inadequado e cetose. Exercícios vigorosos ou de impacto são contraindicados em portadores de retinopatia proliferativa e neuropatia periférica ou autonômica graves pelo risco de descolamento de retina e hemorragia vítrea, hipotensão ortostática, arritmias e lesões ortopédicas.

Tratamento medicamentoso da hiperglicemia

Diferentes agentes farmacológicos são geralmente necessários nos diferentes estágios da doença.[2,11-14] O tratamento abrange os sensibilizadores da ação da insulina (biguanidas – indicadas já no diagnóstico – e as tiazolidinedionas), os secretagogos de insulina (sulfonilureias e glinidas), os inibidores das enzimas alfaglicosidases (que retardam a absorção de carboidratos), os incretino-miméticos (análogos de GLP-1 e inibidores da enzima DPPV, que aumentam a secreção de insulina e diminuem o esvaziamento gástrico e a secreção de glucagon) e os inibidores dos SGLT2 (cotransportadores renais de sódio e glicose, com efeito glicosúrico). Nos obesos, os inibidores de lípases intestinais, reduzindo a absorção de gordura, auxiliam no controle do peso e perfil lipídico. Efeitos benéficos adicionais, reduzindo o risco cardiovascular, têm sido obtidos com os análogos de GLP-1[16] e inibidores de SGLT2. A insulinoterapia deve ser iniciada sempre que o controle glicêmico for inadequado. De uma maneira geral, após 10 a 15 anos de doença, cerca de 60% da população diabética vai necessitar de insulina.[17]

Segundo os consensos da SBD[2] e ADA,[12] a terapêutica do DM tipo II deve ser iniciada com mudanças no estilo de vida e uso da metformina, sensibilizador da ação da insulina. Se não for satisfatória, após dois a três meses, ou na presença de sinais e sintomas de hiperglicemia sem cetose, associar outros medicamentos.

A preferência é para a associação de drogas de mecanismo de ação diferentes. Inicialmente, procede-se à associação das drogas sensibilizadoras (metformina ou glitazona, que também podem ser associadas entre si, pois têm efeito sinérgico) com um secretagogo de insulina (glinida ou sulfonilureia), com um incretínico, um inibidor de SGLT2 ou com a própria insulina. Caso persista a hiperglicemia pós-prandial ou quando ela se manifesta isoladamente, indica-se um inibidor das alfaglicosidases e, nos obesos, os inibidores das lipases intestinais. Pacientes diabéticos tipo II com quadro clínico e laboratorial sugestivo de baixa reserva pancreática de insulina (glicemia de jejum > 250 mg/dL ou ao acaso > 300 mg/dL ou HbA1c > 10%) ou sintomas de hiperglicemia devem iniciar insulinoterapia.

Todos os medicamentos podem ser utilizados em monoterapia, mas apresentam efeitos sinérgicos, permitindo, muitas vezes, que as medicações associadas sejam utilizadas em doses submáximas, potencializando os seus efeitos, causando redução adicional da HbA1c em 0,8 a 1,3% e minimizando os efeitos colaterais.

Automonitoração

Aferições seriadas da hemoglobina glicada e monitoramento domiciliar da glicemia permitem refinar o controle da glicemia. As averiguações da glicemia capilar em casa, pré e 1 a 2 horas após as refeições, ao deitar e às 3 horas da manhã, auxiliam no acerto das doses dos medicamentos, previnem hipoglicemias e melhoram o sentimento de autocontrole sobre a doença. O paciente deve ser orientado a interpretar e a agir na vigência de glicemias inadequadas, efetuando ajustes nas doses das medicações frente a exercícios, variações na alimentação e na sensibilidade à insulina. Um algoritmo é útil. Após adequação glicêmica, as determinações da HbA1c são feitas a cada três a quatro meses.

Cirurgia bariátrica

Cirurgia metabólica produz perda de peso sustentável, melhora comorbidades associadas à obesidade (hipertensão, apneia do sono, artrite, infertilidade e doenças cardiovasculares) e a glicemia. Compreende a gastroplastia, a banda gástrica ajustável, a gastrectomia em banda, *bypass* gástrico, derivação biliopancreática. A rápida remissão do diabetes (78,1%) é independente da perda de peso e associada ao aumento de hormônios gastrintestinais GLP-1 e peptídio YY, que são anoréticos, e redução da grelina, hormônio orexígeno, produzido no estômago.[11,12,18]

Tratamento da hipertensão arterial

Hipertensão tem alta prevalência em DM tipo II – presente em 50% ou mais dos casos. Seu tratamento é importante para minimizar a progressão da doença cardiovascular, da nefropatia e retinopatia. Está indicado para todos aqueles com PA > 140×90 mmHg, após terem sido orientados para dieta e atividade física.

As drogas mais utilizadas são os inibidores da enzima de conversão da angiotensina, os antagonistas do receptor da angiotensina II, que melhoram a sensibilidade à insulina e têm efeito protetor renal. Se necessário, associar diurético tiazídico e outros agentes como bloqueadores de canal de cálcio, betabloquadores, bloqueadores alfa-adrenérgicos.[1,2,4,13]

Tratamento da dislipidemia

Concentrações elevadas de triglicérides e LDL-colesterol e diminuição de HDL-colesterol são fatores de risco de DCV independentes e, frequentemente, associados no DM tipo II. As estatinas – inibidoras da enzima redutase da hidroximetilglutaril coenzima A (HMG-CoA redutase) – diminuem os eventos cardiovasculares em 25 a 50% e são as drogas de escolha.[2,11,12] Nas dislipidemias mistas, os derivados de ácido fíbrico reduzem os triglicérides e aumentam HDL-colesterol. Nas dislipidemias refratárias, a associação de estatina com fibrato é indicada, monitorando para a rara possibilidade de miosite, elevação de enzimas hepáticas e rabdomiólise. As resinas ligantes de ácidos biliares (colestiramina, colestipol) e os derivados do ácido nicotínico e os ácidos Ômega-3 são geralmente utilizadas como terapia adjuvante. Os inibidores de PCSK9, que aumentam os receptores de LDL-colesterol, estão indicados nas hipercolesterolemias refratárias ao tratamento ou familiares. Nos pacientes sem uso de estatina, reduzir os níveis de LDL-colesterol em 30 a 50% (se risco cardiovascular baixo ou intermediário) e em 50% se risco for alto. Naqueles em tratamento com estatina manter LDL-colesterol < 100 mg/dL (risco baixo ou intermediário) e < 70 mg/dL e < 50 mg/dL se risco cardiovascular for alto ou muito alto respectivamente

Fluxo sanguíneo e anomalias plaquetárias

Drogas antiplaquetárias, particularmente a aspirina, o clopidogrel e ticlopidina são úteis na prevenção secundária de doença vascular.[2,11-12]

Imunizações

Estão indicadas a vacina contra influenza, em todos os diabéticos acima de seis meses de idade, e contra pneumococos nos adultos.[2,12]

CONSIDERAÇÕES FINAIS

O diagnóstico precoce do diabetes e o controle rigoroso da glicemia de jejum e pós-prandial, orientando o paciente na monitoração da glicemia capilar domiciliar, são fundamentais na prevenção de complicações crônicas. O tratamento da dislipidemia, da hipertensão arterial e do estado de hipercoagulabilidade também reduz as complicações e a mortalidade e deve ser mais rigoroso que na população não diabética. Mudanças no estilo de vida, combate à obesidade, ao sedentarismo e ao fumo favorecem o controle e reduzem complicações.

REFERÊNCIAS

1. Silva MER, Lottenberg SA, Nery M. Diabetes Mellitus. In: Martins MA, Carrilho FJ, Alves VAF, Castilho EA, Cerri GG, Wen CL (org.) Clínica Médica. 2.ed. Barueri: Manole; 2016. p. 303-318.
2. Sociedade Brasileira de Diabetes. Diretrizes da Sociedade Brasileira de Diabetes; 2017.
3. Nolan CJ, Damm P, Prentki M. Type 2 diabetes across generations: from pathophysiology to prevention and management. Lancet. 2011;378:169-181.
4. Alvin CP. Diabetes melito – diagnóstico, classificação e fisiopatologia. In: Kasper DL, Fauci AS, Hauser SL, Longo DL, Jameson JL, Loscalzo J (eds.). Harrison Medicina Interna. 19.ed. Rio de Janeiro: McGraw Hill; 2017. p. 9524-9552.
5. Drucker DJ. The role of gut hormones in glucose homeostase. J Clin Invest. 2007;117:24-32.
6. Wajchenberg, BL. b cell failure in diabetes and preservation by clinical treatment. Endocrine Reviews. 2007;28:187-218.
7. Drucker DJ, Sherman SI, Bergenstal RM, Buse JB. The safety of incretin-based therapies – review of the scientific evidence. J Clin Endocrinol Metab. 2011;96(7):2027-2031.
8. Dalsgaard NB, Vilsbøll T, Knop FK. Effects of glucagon-like peptide-1 receptor agonists on cardiovascular risk factors: A narrative review of head-to-head comparisons. Diabetes Obes Metab. 2017 Oct 12. doi: 10.1111/dom.13128. [Epub ahead of print]
9. Silva MER, Araujo LMB, Santos RF. Tecido adiposo como órgão endócrino. In: Tratado de Síndrome Metabólica. São Paulo: Roca; 2010. p.221-238.

10. Santomauro AT, Boden G, Silva ME et al. Overnight lowering of free fatty acids with Acipimox improves insulin resistance and glucose tolerance in obese diabetic and nondiabetic subjects. Diabetes. 1999; 48:1836-1841.
11. Saad MJA, Foss MC, Silva MER. Tratamento do diabete melito tipo 2. In: Saad MJA, Maciel RMB, Mendonça BB. Endocrinologia – Princípios e Prática. 2. ed. São Paulo: Atheneu; 2017. p.923-948
12. American Diabetes Association. Standards of medical care in diabetes 2017. Diabetes Care. 2017;40(Suppl 1):S6-S127.
13. Betônico CCR, Toyoshima MTK, Perez RV, Admoni SN, Queiroz MS, Nery M, Giannella MLCC. Complicações Crônicas do diabetes. In: Martins MA, Carrilho FJ, Alves VAF, Castilho EA, Cerri GG, Wen CL (ogs.) Clínica Médica. 2.ed. São Paulo: Manole; 2015. p. 352-365.
14. Alvin C. Powers. Diabetes melito – complicações. In: Kasper DL, Fauci AS, Hauser SL, Longo DL, Jameson JL, Loscalzo J (eds.). Harrison Medicina Interna. 19.ed. Rio de Janeiro: McGraw Hill; 2017. p. 9553-9602.
15. Skyler JS, Bergenstal R, Bonow RO, Buse J, Deedwania P, Gale EA et al. Intensive glycemic control and the prevention of cardiovascular events: implications of the ACCORD, ADVANCE, and VA Diabetes Trials: a position statement of the American Diabetes Association and a Scientific Statement of the American College of Cardiology Foundation and the American Heart Association. J Am Coll Cardiol. 2009;53(3):298-304.
16. Marso SP, Daniels GH, Brown-Frandsen K, Kristensen P, Mann JF, Nauck MA et al. LEADER Steering Committee; LEADER Trial Investigators. Liraglutide and Cardiovascular Outcomes in Type 2 Diabetes. N Engl J Med. 2016;375:311-22.
17. Fujita Y, Inagaki N. Renal sodium glucose cotransporter 2 inhibitors as a novel therapeutic approach to treatment of type 2 diabetes: Clinical data and mechanism of action. J Diabetes Investig. 2014;5(3):265-75.
18. Buchwald H, Estok R, Fahrbach K, Banel D, Jensen MD, Pories WJ et al. Weight and type 2 diabetes after bariatric surgery: systematic review and meta-analysis. Am J Med. 2009;122:248-256.

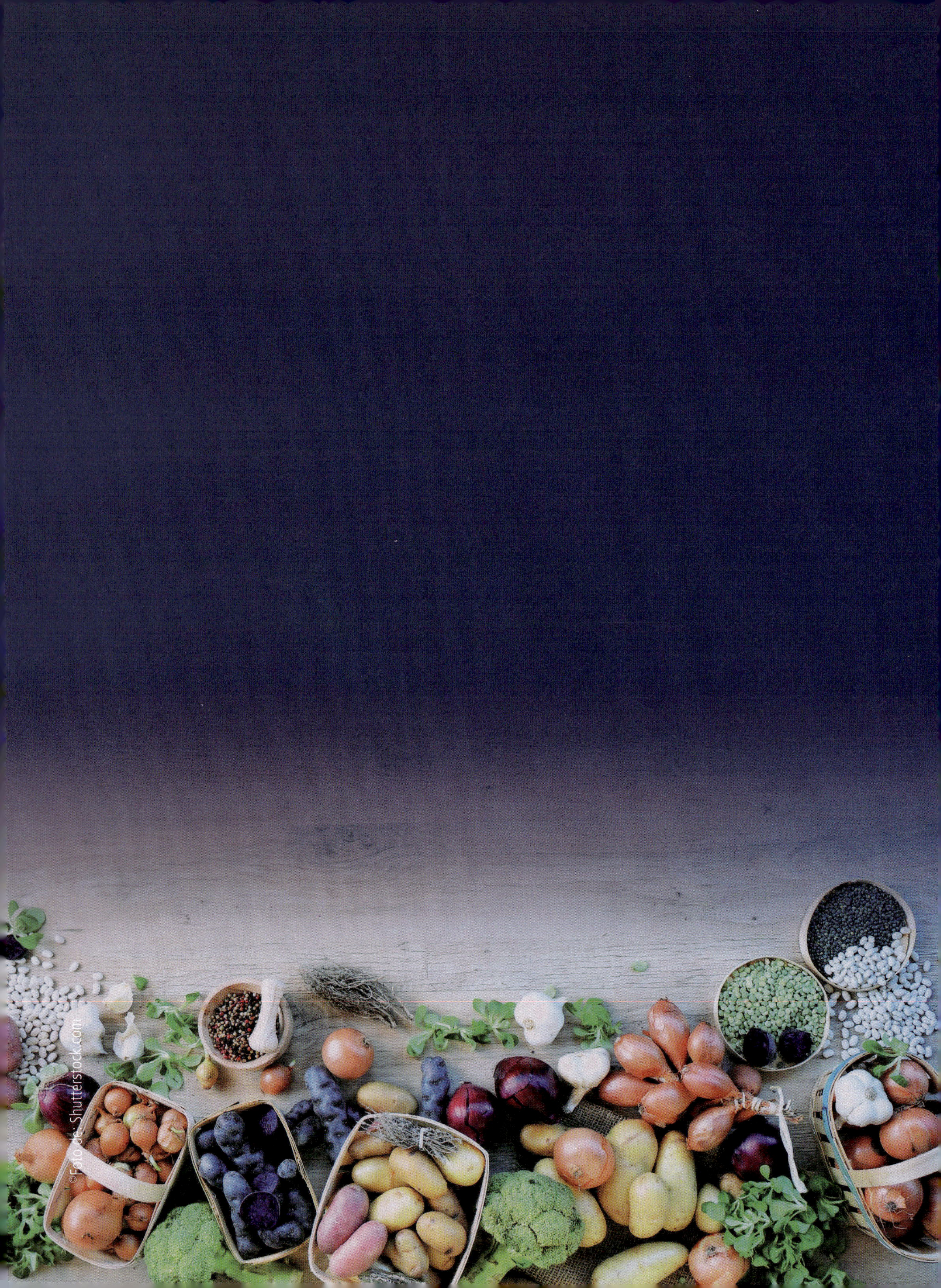

capítulo 43

Avanços em Nutrição Clínica – Pré-bióticos e Simbióticos na Prática Clínica

Remy Meier
Reem Hawary

INTRODUÇÃO

A microbiota do cólon, o epitélio intestinal e o sistema imunitário associado ao intestino são entidades estreitamente próximas e todos são importantes para uma função intestinal normal. Há um grande interesse em manipular o intestino por meio de componentes alimentares, a fim de melhorar a saúde, evitar doenças e tratar doenças intestinais.[1] Vários fatores foram reconhecidos e podem interagir nesse sistema bem-ajustado. A fibra dietética específica e um subgrupo específico de fibras (pré-bióticos) são candidatos muito promissores nesse campo. As fibras alimentares são importantes para manter trânsito e movimentos intestinais normais. A motilidade intestinal é controlada principalmente por fibras insolúveis (por exemplo, celulose, hemicelulose). Essas fibras podem aumentar o volume das fezes e são capazes de absorver água nas fezes. A fibra solúvel e os pré-bióticos têm funções mais específicas porque são substratos para fermentação e servem como combustível para as bactérias intestinais comensais. Os pré-bióticos são capazes de estimular seletivamente o crescimento de uma ou de um número restrito de bactérias no cólon.[2] O aumento de bifidobactérias e lactobacilos aumenta a resistência do intestino para evitar a translocação de bactérias patogênicas para a mucosa. Além disso, por meio da fermentação, ácidos graxos de cadeia curta (AGCC) e gás são produzidos. Os AGCC são componentes muito ativos no intestino. Eles facilitam a absorção de sódio e de água no cólon e inibem processos inflamatórios por infrarregulação de vias de sinalização intracelulares.[3] O uso de pré-bióticos é um conceito interessante em nutrição humana. Infelizmente, os pré-bióticos isoladamente raramente são usados. Na maioria das vezes eles são usados com bactérias apatogênicas selecionadas específicas (probióticos). Essa combinação é hoje conhecida como simbióticos. Essa visão geral demonstrará o efeito benéfico potencial de pré-bióticos e simbióticos em nutrição clínica.

DEFINIÇÃO DE PRÉ-BIÓTICOS, PROBIÓTICOS E SIMBIÓTICOS

Pré-bióticos

Os pré-bióticos são fibras específicas, principalmente de origem vegetal, resistentes à hidrólise pelas enzimas alimentares humanas. Pré-bióticos são açúcares simples, de ocorrência natural ou sintéticos. Servem como substratos para a fermentação microbiana no trato gastrintestinal inferior e aumentam a quantidade de bactérias benéficas, principalmente no cólon.[4-8]

Os pré-bióticos têm de cumprir critérios específicos:

- Devem ser resistentes para hidrólise e absorção no intestino delgado.
- Devem ser seletivos para as bactérias comensais benéficas no cólon e têm de estimular o crescimento desses microrganismos. Os principais microrganismos indicadores são lactobacilos e bifidobactérias.
- Eles têm de manter uma composição saudável da microbiota e induzir efeitos luminais e sistêmicos benéficos no hospedeiro.
- Vários pré-bióticos como inulina, betaglucano, fruto-oligosacarídeos e galacto-oligossacarídeos são conhecidos por terem esses efeitos propostos.

Probióticos

Os probióticos são organismos vivos que, quando ingeridos em determinado número, exercem benefícios para a saúde além da nutrição básica inerente.[9] Vários probióticos (p. ex., lactobacilos, bifidobactérias) são utilizados em produtos lácteos e em diferentes contextos clínicos.

Os probióticos têm de cumprir critérios específicos. Eles têm de ser: não patogênicos; resistentes a acidez gástrica e lise pela bile; viáveis no ambiente gastrintestinal. Além disso, têm de aderir ao epitélio, produzir substâncias antimicrobianas e modular a resposta imune do hospedeiro.

Várias bactérias específicas (probióticos), como bifidobactérias e lactobacilos, são conhecidas por serem capazes de se ligar ao epitélio intestinal e estimular a secreção de IgA secretora e induzir a produção de muco. Alguns probióticos também têm a capacidade de interagir com o sistema imune inato e adquirido por meio da indução da função das células T reguladoras. Eles podem reduzir citocinas pró-inflamatórias (p. ex., TNF-alfa, IFN-gama, IL-2, IL-6) e aumentar citocinas anti-inflamatórias (p. ex., TGF-beta, IL-10).[10-12] Além disso, são capazes de estimular a fagocitose.

Simbióticos

Os simbióticos são combinações físicas de um ou mais pré-bióticos e um ou mais probióticos.

DESCRIÇÃO DOS PRÉ-BIÓTICOS ESPECÍFICOS

Os pré-bióticos mais comuns são gomas de aveia, pectina e vários oligossacarídeos. Eles são encontrados em frutas, legumes, cereais e no leite materno.

Goma de aveia

A goma de aveia é rica em betaglicanos hidrossolúveis. Também é rica em antioxidantes naturais (p. ex., ácidos fíticos). Demonstrou-se que ela consegue aumentar a atividade de células *natural killer*.

Pectina

A pectina é encontrada em muitas frutas (p. ex., banana verde, maçãs) e legumes. É um forte antioxidante e um importante protetor da mucosa. A pectina também tem capacidades estimuladoras do sistema imune associado ao intestino, sendo 100% fermentada no cólon.

Oligossacarídeos pré-bióticos

Frutanos

O frutano mais conhecido é a inulina, encontrada na chicória, alcachofras, cebolas e banana. A inulina induz o crescimento dos lactobacilos e bifidobactérias benéficos no cólon e reduz microrganismos potencialmente patogênicos. O aumento de bifidobactérias está associado a vários efeitos benéficos para o hospedeiro. As bifidobactérias também podem produzir ou distribuir vitaminas (por exemplo, ácidos fólicos, ácido nicotínico, piridoxina, vitamina B_{12}). A ingestão de frutanos também demonstrou reduzir insulina, colesterol, triacilglicerol e fosfolipídeos e estimular a absorção de cálcio.

Fruto, galacto-oligossacarídeos

Os fruto-oligossacarídeos (FOS) e os galacto-oligossacarídeos (GOS) são amplamente utilizados na indústria alimentar.

Os FOS são obtidos a partir da hidrólise da inulina ou de sacarose utilizando uma frutosiltransferase. Os GOS são produzidos pela ação de betagalactosidase em lactose. Dependendo da fonte de betagalactosidase, diferentes misturas de produtos sintéticos são formadas.[13] O leite materno também é rico em GOS.

FOS e GOS são pré-bióticos ideais porque escapam da digestão na porção superior do intestino e são totalmente fermentados, estimulando o crescimento de comensais no intestino. Além disso, desses pré-bióticos descritos, uma variedade de outros substratos é conhecida por ter atividades probióticas (Quadro 43.1).

Quadro 43.1 Lista de pré-bióticos.

- Gomas com fibra
- Pectina
- Inulina
- Fruto-olicossacarídeos
- Galacto-oligossacarídeos
- Lactilol
- Lactulose
- Isomalto-oligossacarídeos
- Lactossacarose
- Oligossacarídeos de soja
- Transgalacto-oligossacarídeos
- Xilo-oligossacarídeos

FISIOLOGIA DO INTESTINO

Os efeitos dos pré-bióticos estão intimamente ligados à função de barreira da mucosa e da microbiota intestinal.

Barreira de mucosa

A barreira de mucosa é um sistema complexo para prevenir a translocação de bactérias luminais, toxinas e outros antígenos para o organismo. Por meio de receptores específicos (*toll-like*, NOD-*like*) e células (células M epiteliais, células dendríticas), as bactérias luminais são capazes de se comunicar com o sistema imune do intestino.[14-17] Essas interações são importantes para a manutenção da homeostase intestinal.[18]

A barreira de mucosa tem três componentes: camada de muco, epitélio intestinal e sistema imune do intestino.

A camada de muco é a primeira barreira fisiológica para impedir o contato de potenciais bactérias patogênicas com o epitélio. No muco, podem-se encontrar diferentes mucinas e imunoglobulina IgA. As células epiteliais são ligadas umas às outras pelas junções de oclusão para prevenir a translocação de bactérias. No epitélio, células específicas podem ser encontradas (p. ex., linfócitos intraepiteliais, células M e células de Paneth). Os linfócitos intraepiteliais têm atividades citotóxicas. As células M são importantes para tirar bactérias e apresentá-las ao sistema imune do intestino. As células de Paneth são produtoras de defensinas.[19] As defensinas são capazes de controlar o crescimento de bactérias patogênicas no lúmen do intestino. Dentre as células epiteliais, também é possível encontrar os braços das células dendríticas. Por meio desses braços dendríticos as bactérias vivas podem ser captadas e apresentadas às células imunes do intestino, onde respostas imunes locais a essas bactérias podem ser induzidas. Todos esses mecanismos são importantes para manter um ambiente fisiológico no intestino e controlar o sistema imune do intestino.

A maioria das células do sistema imunológico do organismo humano é encontrada no intestino (tecido linfoide associado ao intestino, GALT, do inglês *gut associated lymphoid tissue*).

O sistema imune intestinal tem duas partes: o sistema inato e o adquirido.

O sistema imune inato é não específico. Essa parte é congênita e assegura que os agentes patogênicos e substâncias estranhas sejam eliminados pelos fagócitos no primeiro contato. Nesse sistema, os receptores de reconhecimento padrão (PRR) (*toll-like*, NOD) são capazes de discriminar entre bactérias patogênicas e comensais.[20] Esse sistema é capaz de desencadear respostas imunes inatas e adaptativas, incluindo a síntese de citocinas pró e anti-inflamatórias.

O sistema imunológico adquirido específico desenvolve-se à medida que crescemos e identifica antígenos e gera anticorpos específicos contra eles.

Os linfócitos B e T estão envolvidos aqui. Os linfócitos B são os precursores de células produtoras de anticorpos. Os linfócitos T são os portadores da imunidade celular. Quatro tipos de células diferentes estão envolvidos: as T-*killer*, as T de memória, as T auxiliares e as T supressoras. Um sistema importante da resposta imune da mucosa é a produção de anticorpos – especificamente IgA secretora –, secretados pelos linfócitos B e transportados através da camada epitelial em direção ao lúmen intestinal. No lúmen, eles reagem com antígenos específicos que impedem a interação física de agentes nocivos (por exemplo, bactérias) com a superfície do intestino.

Para a imunidade celular, os linfócitos T com várias subpopulações (células T auxiliares 1; T auxiliares 2, T auxiliares 3 e T reguladoras) são envolvidos. Os linfócitos T são importantes para promover tolerância ou inflamação. Em um intestino saudável, as células T reguladoras e as células dendríticas contribuem para o controle de respostas Th1 excessivas à microbiota nativa.[21,22] Estímulos específicos levam à produção de citocinas pró-inflamatórias (por exemplo, TNF-alfa, IL-2, IL-6, IFN-gama) ou citocinas anti-inflamatórias (por exemplo, TGF-beta, IL-10).

Enquanto essas citocinas estão equilibradas, o intestino se mantém saudável. Existem várias doenças conhecidas (por exemplo, doença inflamatória intestinal, síndrome do intestino irritável, diarreia), em que esse equilíbrio é perturbado e a consequência são inflamações agudas ou crônicas.

Microbiota intestinal

No intestino, dez vezes mais células bacterianas (10^{12}-10^{13}) são encontradas em comparação com células eucarióticas humanas.[23] O desenvolvimento de métodos inovadores de sequenciação ampla e de análises de grande número de dados em bioinformática possibilitou a descrição dos ecossistemas intestinais individuais. Mais de 800 espécies de bactérias diferentes já foram detectadas no intestino. Um balanço das bactérias apatogênicas (comensais) e patogênicas é essencial para um intestino saudável. Uma grande diversidade de bactérias está associada à saúde do intestino. A redução ou eliminação das bactérias benéficas pode ter consequências graves para a saúde e o bem-estar. A perda de diversidade é hoje descrita como disbiose. A microflora intestinal, a mucosa intestinal e as células do sistema imune adjacentes adaptaram-se a um ecossistema específico e estável. O corpo humano contém aproximadamente 65 mil genes, mas na microbiota existe mais de um milhão de genes. As bactérias anaeróbias superam as bactérias aeróbicas por um fator de 100-1000. Os gêneros *Bacterioides*, *Bifidobacteria*, *Eubacterium*, *Clostridia*, *Peptococcus*, *Pepto-streptococcus* e *Ruminococcus* são predominantes em seres humanos.[24,25] Bactérias aeróbias ou anaeróbias facultativas são principalmente *Escherichia*, *Enterobacter*, *Enterococcus*, *Klebsiella*, *Lactobacilli*, *Proteus*. Sabe-se que as espécies variam bastante entre os indivíduos.[26] Sob determinadas circunstâncias e durante doença gastrintestinal, a composição bacteriana oscila. Em indivíduos saudáveis, os padrões da microbiota em geral permanecem constantes.[27] As bactérias intestinais também podem inibir o crescimento de outros concorrentes por meio da produção de substâncias antimicrobianas denominadas bacteriocinas. Esse é outro mecanismo importante para controlar a composição fisiológica da microbiota intestinal.[28]

Bactérias comensais formam biofilmes na superfície da mucosa e são importantes para manter as bactérias patogênicas longe das células da mucosa intestinal. Além disso, a microbiota está envolvida em várias atividades metabólicas (fermentação) e tróficas (crescimento epitelial e diferenciação) importantes.[29] Isso é importante para preservar a homeostasia da mucosa intestinal, antagonizar micropatógenos exógenos e controlar o crescimento excessivo de bactérias potencialmente patogênicas. Uma alteração da microbiota intestinal é encontrada em número elevado de doenças (síndrome do intestino irritável, doença inflamatória intestinal, obesidade, diabetes tipo II, doenças do fígado gorduroso, esclerose múltipla e alergias).

As principais funções da microflora intestinal estão resumidas no Quadro 43.2.

Quadro 43.2 Funções da microbiota.

- Recuperação da energia (digestão da lactose, produção de AGCC)
- Modulação do crescimento e diferenciação celular
- Antagonismo contra patógenos
- Estimulação imunológica do tecido linfoide associado ao intestino
- Imunidade inata contra infecções
- Produção de vitaminas
- Redução de lipídios no sangue

EFEITOS DE PRÉ-BIÓTICOS NO TRATO GASTRINTESTINAL

Demonstrou-se que as bactérias comensais controlam os processos inflamatórios no intestino. Portanto, parece razoável aumentar a subpopulação de bactérias benéficas. Os candidatos promissores são pré-bióticos. Vários efeitos benéficos dos pré-bióticos são descritos em animais e seres humanos (Quadro 43.3).

Os principais efeitos dos pré-bióticos são a simulação seletiva de bifidobactérias, lactobacilos e da biomassa no intestino. Eles são bons substratos para fermentação e produção de AGCC e de gás. Além disso, eles melhoram as funções tróficas no intestino e aumentam a função de barreira para a prevenção da invasão de agentes patogênicos na mucosa.

Efeitos estimulantes sobre bactérias apatogênicas no intestino

Estudos utilizando culturas de lotes fecais com adição de diferentes pré-bióticos mostraram que a inulina aumentou o total de contagens de bactérias, mas reduziu a população de bifidobactérias e lactobacilos em comparação com oligossacarídeos de soja (SOS) ou lactulose. FOS resultou em maior população de estreptococos que os GOS ou SOS. O maior aumento de bifidobactérias foi demonstrado em xilo-oligossacarídeos e lactulose. O maior aumento de lactobacilos foi encontrado em FOS e a maior queda de clostrídios em GOS. Oligossacarídeos contendo galactose provaram sustentar uma

Quadro 43.3 Efeitos pré-bióticos propostos.

Fermentação no intestino grosso
• Produção de ácidos graxos de cadeia curta e lactato • Gás, principalmente CO_2 e H_2 • Aumento da biomassa • Aumento da energia fecal e nitrogênio • Propriedades laxantes leves
Microbiota
• Aumentos seletivos de bifidobactérias e lactobacilos • Redução de clostrídios • Aumento da resistência à colonização de patógenos • Benefício potencial na prevenção de invasão do patógeno
Intestino delgado
• Absorção melhorada de cálcio, magnésio e ferro • Interação com muco para alterar os locais de ligação para as bactérias

maior população de bifidobactérias, níveis elevados de lactato e níveis mais baixos de gás que os oligossacarídeos contendo frutose. A maioria dos oligossacarídeos produziu proprionato. O nível mais elevado de butirato foi observado utilizando-se FOS e inulina.[30]

Os FOS promovem seletivamente o crescimento de bifidobactérias. Isso foi demonstrado *in vitro*, em animais e em alguns estudos clínicos.[31-33] A especificidade pode ser decorrente da produção de betafrutosidases por bifidobactérias. Além disso, uma inibição de bactérias Gram-positivas e Gram-negativas potencialmente patogênicas nocivas (por exemplo, *E. coli*, espécies de *Bacteroides*, *Clostridium perfringens*, espécies de *Salmonella*, espécies de *Listeria*, espécies de *Shigella*, *Campylobacter* e *Vibriocolorae*) tem sido relatada.[33] Por meio da acidificação do conteúdo do cólon por ácidos láticos e ácidos orgânicos, o crescimento de bactérias não acidofílicas em geral é reduzido.[33] Outra possibilidade é que bifidobactérias podem produzir compostos do tipo bacteriocina, como foi demonstrado anteriormente para lactobacilos.

Os FOS apresentaram resultados eficazes com doses de 5 g por dia com um aumento de 1 log de bifidobactérias, em comparação com sacarose.[34] O aumento de bifidobactérias nas fezes foi comprovado principalmente em indivíduos saudáveis em vários estudos em seres humanos.[35,36] Wang e Gibson[31] demonstraram que a inulina é metabolizada por bifidobactérias, as quais têm o seu crescimento estimulado.

Langlands e colaboradores suplementaram voluntários saudáveis antes da colonoscopia com 15 g de inulina e uma mistura de oligofrutose. A comparação de biópsias com um grupo controle pareado demonstrou aumento significativo das contagens de bifidobactérias e lactobacilos. Não houve efeito sobre *Bacteroides*, *Clostridia* e *Enterobacteriaceae*.[37]

Os GOS parecem ser o substrato preferido para o *Bacillus lactis*, aparentemente ele tem um sistema de transporte específico para GOS, que não está presente em outras bactérias (por exemplo, *L. rhamnosus*).[38]

Fermentação

Os pré-bióticos são facilmente fermentados por bactérias do cólon, uma vez que são moléculas simples e hidrossolúveis. Em virtude do alto poder de fermentação, a maioria deles não pode ser recuperada nas fezes. Os principais efeitos fermentativos de pré-bióticos são o aumento de bactérias comensais e a produção de AGCC e de gás (H_2, CO_2). Em geral, isso vai em paralelo com um aumento de biomassa. A atividade metabólica microbiana também recupera a energia para o hospedeiro de nutrientes que escapam à digestão e absorção no intestino delgado.[2] O processo de fermentação também reduz o pH no cólon. Como mencionado anteriormente, em um meio de pH mais baixo, o crescimento de determinadas espécies de bactérias patogênicas é reduzido.

No cólon proximal, a fermentação sacarolítica é mais proeminente e, no cólon distal, é a proteolítica. Os principais produtos finais da fermentação sacarolítica são acetato, propionato e butirato. Os AGCC são componentes muito ativos e importantes para a manutenção da saúde do intestino. O butirato é quase totalmente absorvido pelos colonócitos e é utilizado como fonte de carbono e energia. Além disso, ele tem efeitos importantes de crescimento e diferenciação celular, provavelmente favorecendo a expressão de marcadores de diferenciação, como foi demonstrado *in vitro*. O butirato também é de interesse porque sua absorção é acoplada à reabsorção de sódio e água, de modo que ele tem um potencial efeito antidiarreico.[39-41] Além disso, o butirato tem efeitos anti-inflamatórios diretos. O butirato é capaz de inibir a expressão da proteína de choque térmico 70 e diminuir a atividade do fator de transcrição intracelular NF-kB.[3]

A fermentação é diferente entre os diferentes pré-bióticos. Nem todos são fermentados na mesma quantidade e a partir das mesmas bactérias. Em geral, as moléculas com um comprimento de cadeia mais longo são fermentadas mais lentamente. O uso do teste respiratório de H_2 mostrou que a lactulose é fermentada a um grau mais elevado que a inulina ou o amido resistente.

Os FOS são fermentados *in vitro*, principalmente por bifidobactérias (exceto *B. bifidum*). Bifidobactérias têm quantidades elevadas de betafrutosidase, que é seletiva para as ligações beta-(1,2) glicosídicas em FOS.

O principal efeito colateral da fermentação decorre da produção de gás (H_2, CO_2). Os sintomas gastrintestinais relacionados com a produção de gás no intestino são frequentemente relatados em estudos de alimentação com pré-bióticos em seres humanos. Dor abdominal, eructação, flatulência e inchaço são as queixas mais frequentemente relatadas. Geralmente os sintomas são leves a moderados.

EFEITOS CLÍNICOS DE PRÉ-BIÓTICOS

Para o uso isolado de pré-bióticos há poucos estudos disponíveis. Sabe-se que, na população com idade superior a 75 anos, a quantidade de bifidobactérias é reduzida. A suplementação de FOS foi capaz de aumentar as contagens de bifidobactérias nesses pacientes e processos inflamatórios crônicos foram reduzidos.[42]

Na diarreia persistente aguda e crônica, a microbiota intestinal mostra uma diversidade reduzida. Restaurar a microbiota utilizando pré-bióticos parece ser atraente.

Em um estudo duplo-cego em Bangladesh, uma dieta à base de arroz contendo ou 250 g/L de banana verde cozida (rica em pectina) ou 4 g/kg pectina pura ou uma dieta somente com arroz foram estudadas por sete dias em crianças com diarreia persistente. Tanto a banana verde como a pectina reduziram a quantidade e frequência das fezes, a duração da diarreia, o número de episódios de vômitos e o uso de reidratação oral ou soluções de líquidos intravenosos.[43] Em dois outros estudos em Bangladesh, estudamos uma fibra específica (goma guar parcialmente hidrolisada, GGPH) em crianças com diarreia persistente aguda ou crônica. Sabe-se que a GGPH é muito bem fermentada. Nesses dois estudos, a produção de fezes e os dias com diarreia diminuíram significativamente.[44,45] Não se sabe se esses efeitos positivos foram causados pela absorção dos AGCC com sódio e água, ou se um efeito pré-biótico específico também está presente. Em um estudo publicado recentemente mostrou-se que GGPH adicionada à terapia de reidratação oral reduziu substancialmente a diarreia e aumentou o ganho de peso.[46]

Em um estudo interessante, Saavedra e colaboradores estudaram 123 crianças saudáveis com idades entre 4 e 24 meses. Eles receberam os cereais infantis com ou sem oligofrutose. Ambos os suplementos foram bem tolerados. No grupo de oligofrutose, foi relatado menor grau de obstipação. A incidência global de diarreia não foi diferente entre os dois grupos. No entanto, houve uma diferença significativa quando os grupos foram comparados para a ocorrência de febre simultânea como um indicador de gravidade durante episódios diarreicos. No grupo de pré-bióticos, a febre só foi encontrada em 16%, em comparação com 40% no grupo controle. Além disso, houve uma diminuição significativa na procura de um médico durante o período diarreico. No grupo controle, foi relatada uma grande taxa de absenteísmo em creches durante o episódio de diarreia.[47]

O efeito global do tratamento da gastrenterite aguda com pré-bióticos é pequeno. Os melhores resultados são relatados para GGPH. Os pré-bióticos também não mostraram ser eficazes para evitar a gastrenterite aguda.[48]

O efeito da fibra solúvel, incluindo pré-bióticos em fórmulas enterais, foi avaliado em pacientes de UTI. Três estudos mostraram redução significativa nos casos de diarreia em pacientes de UTI.[49-51]

A diarreia associada a antibióticos causada por *Clostridium difficile* é um problema de saúde significativo, associado a tratamento com antibióticos. Depois de um tratamento bem-sucedido com antibióticos, até 20% dos pacientes apresentam recidiva e desenvolvem diarreia. Levis e colaboradores trataram 142 pacientes com diarreia associada a *Clostridium difficile*. Os pacientes tratados com oligofrutose desenvolveram bem menos episódios de diarreia em comparação com o grupo placebo. A cultura fecal confirmou o efeito pré-biótico de oligofrutose por meio de um aumento significativo de bifidobactérias em comparação com o momento basal.[52]

Os pré-bióticos também foram testados para evitar a diarreia dos viajantes. Até agora, os resultados não são muito promissores. Um estudo realizado em 244 viajantes saudáveis não mostrou uma redução de diarreia dos viajantes sob uso de FOS.[53]

Alguns pequenos estudos com FOS, inulina ou lactose foram realizados em pacientes hospitalizados com obstipação. Os resultados foram moderados.[54,55] Em um estudo com uso de oligofrutose e inulina, encontrou-se um aumento na produção de fezes.[33] Nas crianças com obstipação, demonstrou-se que a suplementação de FOS, em comparação com o placebo, reduziu os sintomas associados (fezes duras, dias sem fezes). Além disso, a frequência média das fezes aumentou significativamente em comparação com placebo.[56]

O tratamento com inulina mostrou efeitos positivos em um estudo cruzado em pacientes com bursite aguda. A concentração de butirato foi significativamente aumentada e o número de colônias de bacteroides patogênicos diminuiu em comparação com o placebo. Esses efeitos ocorreram paralelamente a uma melhoria da bursite na endoscopia e histologia.[57]

Todos esses estudos são interessantes, mas os resultados são heterogêneos. Mais estudos clínicos com diferentes pré-bióticos e doses diferentes, ou talvez com uma combinação, devem ser feitos nessas diferentes doenças.

EFEITOS CLÍNICOS DE SIMBIÓTICOS

O conceito de simbiótico foi introduzido porque pré-bióticos e probióticos em conjunto poderiam ser mais benéficos em virtude das possíveis atividades sinergísticas no intestino. Os pré-bióticos na mistura simbiótica aumentam a sobrevida das bactérias probióticas e estimulam a atividade de bactérias endógenas do hospedeiro.

A suplementação com simbióticos foi aplicada com sucesso em diferentes ambientes clínicos.

Embora a ação sinérgica de pré-bióticos e probióticos seja conhecida, eles somente são estudados em algumas situações clínicas. O tratamento simbiótico foi investigado em algumas doenças crônicas, e em pacientes de cuidados cirúrgicos e intensivos. Nesses estudos, foram usadas diferentes combinações de pré-bióticos e probióticos:

- Combinação de *Lactobacillus plantarum* 299v (10^9) e 10 g de fibra de aveia (betaglicano) [Probi AB®].
- Combinação de *Pediacoccus pentosaceus* 5-33:3 (10^{10}), *Leuconostoc mesenteroides* 32 a 77:1 (10^{10}), *Lactobacillus paracasei* 19 (10^{10}) e *Lactobacillus plantarum* 2362 (10^{10}), juntamente com fibra de aveia, inulina, pectina e amido resistente (2,5 g cada) [Synbiotic 2000®].

Esta última combinação também foi usada com uma quantidade mais elevada de bactérias (10^{11}) [Synbiotic forte®].

- Combinação de *Lactobacillus plantarum* 299v (10^7) em conjunto com suco de fruta [Pro Viva®].
- Combinação de *Bifidobacterium breve*, *Lactobacillus caseii shirota*, com galacto-oligossacarídeos [Yakult BL®].
- Combinação de *Lactobacillus acidophilus* LA5, *Bifidobacterium lactis* PP12, *Streptococcus thermophilus*, *Lactobacillus bulgaricus*, juntamente com 7,5 g oligofrutose [Trevis®].
- Combinação de *Lactobacillus acidophilus*, *Lactobacillus caseii*, *Lactobacillus salivarius*, *Lactoccocus lactis*, *Bifidobacterium bifidum*, *Bifidobacterium lactis*, com amido de milho e maltotextrina [Ecolocgic 641®].

A eficácia de simbióticos é difícil de ser comparada em virtude de diferentes combinações utilizadas em diferentes doenças. Uma outra limitação vem do fato de que a maioria dos estudos tinha um baixo número de pacientes inscritos e falhas metodológicas. Além disso, não está claro se uma combinação de mais de um pré-biótico e probiótico é melhor que uma combinação com um único pré-biótico e probiótico.

Experiência clínica em doenças crônicas

Doenças inflamatórias intestinais

A maioria dos estudos publicados nesse campo usou apenas probióticos. Há muito poucos dados disponíveis com simbióticos.

Sessenta e três pacientes com doença de Crohn (DC) foram tratados depois de um tratamento de indução com infliximabe intravenoso [Remicade®]. Esses pacientes foram randomizados para Synbiotic 2000® ou placebo. Vinte e cinco pacientes (13 com Synbiotic 2000®, 12 com o placebo) pararam o tratamento em decorrência de efeitos colaterais. No geral, Synbiotic 2000® não apresentou diferenças clínicas relevantes durante 6 meses.[58] Em virtude de dados insuficientes, os simbióticos não podem ser recomendados na DC. Há alguma evidência que sustenta o uso de probióticos para indução e manutenção da remissão na colite ulcerativa e bursite. Outros estudos de grande porte são necessários para confirmar se os probióticos, pré-bióticos e simbióticos têm um papel definido aqui.[59]

Doença hepática crônica (cirrose)

Cinquenta e cinco pacientes com cirrose hepática e encefalopatia hepática receberam Synbiotic 2000® (n = 20) ou Synbiotic 2000® sem bactérias (n = 20) ou placebo durante um mês.[60] No grupo de simbióticos, um aumento significativo de lactobacilos produtores de ureia pôde ser encontrado. Além disso, no grupo de simbióticos, houve uma diminuição das concentrações de amônia e de endotoxina no sangue. A encefalopatia melhorou em 50% dos pacientes. Curiosamente, houve também uma melhora no grupo em que apenas pré-bióticos foram administrados.

Em um ensaio clínico recente randomizado, duplo-cego, controlado por placebo, 52 pacientes com doença hepática gordurosa não alcoólica (DHGNA) foram suplementados por duas vezes ao dia durante 28 semanas com um simbiótico ou uma cápsula de placebo. Ambos os grupos seguiram as mesmas recomendações de dieta de energia balanceada e atividade física. Para o tratamento de DHGNA, a suplementação simbiótica, além da modificação do estilo de vida, foi superior à modificação do estilo isoladamente.[61] Talvez um tratamento simbiótico em várias doenças do fígado poderia ser um tratamento alternativo. Mais estudos nesse campo também são necessários.

Experiência clínica em pacientes de cuidados cirúrgicos e intensivos

Sabe-se bem que, após uma grande cirurgia abdominal ou na UTI, os pacientes têm alterações na microbiota e uma disbiose pode ser encontrada. Isso talvez seja uma causa para o aumento do risco de infecções nosocomiais. Algumas dessas complicações infecciosas são causadas por translocação de bactérias patogênicas no intestino. A explicação para o uso de simbióticos é reduzir a translocação e complicações infecciosas.[62] Embora vários estudos tenham sido publicados nessa área, é difícil chegar a uma conclusão. Esses estudos são não homogêneos. A população de pacientes e as doenças subjacentes são diferentes. Os probióticos e pré-bióticos utilizados apresentavam dosagens e métodos de distribuição diferentes.

Simbióticos em cirurgia

Pode-se demonstrar que, em ratos alimentados no pré-operatório com *L. plantarum* 299v, a permeabilidade intestinal induzida por *E. coli* melhorou. Além disso, foi demonstrado em ratos que o *L. fermentum* RC-14 melhorou uma infecção por *Staphylococcus aureus* de implantes de pele. Por outro lado, *L. rhamnosus* GR-1 não mostrou nenhum efeito.

Em diferentes estudos clínicos randomizados, diferentes simbióticos foram usados para prevenir as complicações pós-operatórias. Os efeitos dos simbióticos sobre a translocação ainda são controversos. Anderson e colaboradores[63] suplementaram pacientes no pré-operatório com uma mistura de *Lactobacillus acidophilus* LA5, *Bifidobacterium lactis* PP12, *Streptococcus thermophilus* e *L. bulgaricus*, com oligofrutose, em comparação com o placebo. Nesse estudo, não houve diferença significativa entre os simbióticos e grupos de controle na translocação bacteriana, colonização gástrica, inflamação sistêmica ou complicações sépticas. Em contraste com o estudo de Anderson, publicaram-se resultados clínicos positivos em pacientes com cirurgia abdominal de grande porte e transplante de fígado. Rayes e colaboradores estudaram, em um ensaio clínico prospectivo randomizado, 172 pacientes após cirurgia abdominal ou transplante hepático.[64] Todos os pacientes receberam nutrição parenteral convencional ou enteral, ou nutrição enteral com fibra e *Lactobacillus plantarum* 299v (grupo simbiótico), ou nutrição enteral com fibras e probióticos inativados por calor (grupo placebo). A incidência de infecções bacterianas após ressecção hepática, gástrica ou pancreática, foi de 31% no grupo convencional, 4% no grupo de simbióticos e 13% no grupo placebo. Em um outro estudo prospectivo randomizado, 3 grupos (n = 30/grupo) de pacientes submetidos a cirurgia abdominal de grande porte foram comparados. O grupo A recebeu nutrição parenteral ou uma dieta entérica sem fibras; o grupo B, uma dieta enteral contendo fibras com *L. plantarum* 299v vivos (Probi AB®); e o grupo C, a mesma dieta que o grupo B, mas com a bactéria morta por calor. A incidência de complicações por infecções foi significativamente menor nos grupos B e C com nutrição enteral contendo fibras com e sem bactérias vivas (10% cada) que no grupo A (30%). A suplementação de Probi AB® era mais benéfica em pacientes com ressecções gástricas e pancreáticas.[65] Em um terceiro estudo, Rayes e colaboradores estudaram 80 pacientes após duodenopancreatectomia de preservação do piloro. Todos receberam nutrição enteral no pós-operatório imediato. Um grupo foi suplementado com Synbiotic 2000® e o outro grupo recebeu apenas a fibra sem os probióticos. A incidência de infecções bacterianas no pós-operatório foi significativamente mais baixa com Synbiotic 2000® (12,5%) que apenas com as fibras (40%). Além disso, a duração da terapia de antibiótico foi significativamente menor nos pacientes que receberam a combinação de simbiótico.[66]

Em outro estudo, 44 pacientes após hepatectomia decorrente de câncer biliar receberam Yakult BL® combinado com nutrição enteral precoce e apresentaram redução significativa da taxa de infecções pós-operatórias (4/21 *vs*. 12/23).[67] Em nenhum dos estudos foram encontrados efeito sobre a mortalidade.

O tratamento simbiótico também foi investigado em dois estudos em pacientes com transplante de fígado. Em um estudo controlado por placebo, prospectivo e randomizado, a incidência de infecções pós-operatórias e outras complicações após transplante hepático em 95 pacientes foi estudada. Todos os grupos receberam nutrição enteral precoce com uma fórmula padrão. Um grupo foi submetido à descontaminação seletiva do trato digestivo, o segundo grupo recebeu Probio AB® e o terceiro grupo recebeu Probio AB® com *L. plantarum* 299v mortos por calor. Houve uma redução significativa das complicações infecciosas em pacientes com o tratamento simbiótico (13%) em comparação com o grupo controle com descontaminação seletiva do trato digestivo (48%). No grupo com as bactérias mortas pelo calor, a taxa de complicações foi de 34%.[68] O mesmo grupo publicou um segundo estudo controlado por placebo, duplo-cego, em 66 pacientes após o transplante hepático. Os pacientes foram randomizados para Synbiotic 2000® ou para Synbiotic 2000® sem bactérias. Todos os pacientes foram tratados no pós-operatório com nutrição enteral precoce. A incidência de infecção bacteriana pós-operatória foi significativamente inferior no grupo Synbiotic 2000® (3 *vs*. 48%).[69]

Yang e colaboradores resumiram o efeito dos probióticos e simbióticos perioperatórios sobre as infecções pós-operatórias após cirurgia gastrintestinal em uma revisão sistemática e metanálise recente.[70]

Vinte e oito estudos clínicos randomizados com 2.511 pacientes foram incluídos nessa revisão sistemática. A incidência de complicações infecciosas foi menor entre os pacientes que receberam probióticos/simbióticos que entre os controles, e principalmente as infecções respiratórias, urinárias e de feridas foram menores. Os tempos de permanência hospitalar e a duração da terapia com antibióticos foram menores para os pacientes que receberam probióticos/simbióticos. Não houve diferenças significativas na mortalidade ou duração da permanência na UTI entre os dois grupos.

O uso de simbióticos em pacientes cirúrgicos e após o transplante de fígado para reduzir infecções pós-operatórias parece muito promissor, mas os dados precisam ser interpretados com cautela pelo risco de viés nos estudos incluídos e o potencial viés de publicação.

Os simbióticos em pacientes críticos

Os simbióticos foram usados em pacientes críticos em várias combinações e diferentes doenças subjacentes. Até agora, os resultados usando simbióticos em pacientes criticamente doentes são contraditórios. Knight e colaboradores trataram 259 pacientes criticamente doentes, quer com Synbiotic 2000®, quer com Synbiotic 2000® sem bactérias. Nesse estudo, apenas uma tendência de menos pneumonia e mortalidade hospitalar foi encontrada.[71] Além disso, um estudo maior com 330 pacientes de terapia intensiva, utilizando Synbiotic 2000® ou Synbiotic 2000® sem bactérias, não mostrou nenhum benefício clínico.[72] Isso está de acordo com um estudo utilizando Trevis® ou placebo em 90 pacientes de terapia intensiva. No grupo de tratamento, depois de uma semana, havia um número significativamente menor de bactérias patogênicas na aspiração do suco gástrico (43 *vs.* 75%), mas não houve diferença com relação às alterações na permeabilidade intestinal, complicações sépticas e mortalidade.[73] Aqui, temos de considerar que em Trevis® utilizam-se bactérias normais para produzir iogurte. Sabe-se que essa bactéria, em sua maioria, não sobrevive à passagem gástrica e tem apenas efeitos imunomoduladores limitados.

Em comparação com pacientes de terapia intensiva em geral, parece que no caso de trauma os simbióticos atuam de maneira diferente. Em um estudo interessante de Spindler-Vesel e colaboradores, 113 pacientes foram estudados após trauma agudo. Todos os pacientes tinham alimentação por sonda enteral. O primeiro grupo (n = 26) foi tratado com Synbiotic 2000®, o segundo grupo (n = 29) com fibra solúvel fermentável, o terceiro grupo (n = 26) com uma dieta entérica de peptídeo e o quarto grupo (n = 32) foi suplementado com glutamina e arginina. Somente os pacientes que receberam Synbiotic 2000® apresentaram uma clara redução das complicações infecciosas e pneumonia. O número de pneumonias foi, nos grupos 1 a 4, de 4, 11, 12 e 11, e o número de infecções foi de 5, 13, 17 e 16.[74] Várias revisões sistêmicas foram realizadas com diferentes resultados. Para probióticos em pacientes de UTI, parece que eles reduziram as complicações infecciosas, incluindo pneumonia associada à ventilação mecânica, e podem ter um impacto sobre a mortalidade na unidade de terapia intensiva.[75] Em virtude da falta de bons estudos clínicos, não se sabe se a adição de pré-bióticos melhora ainda mais o desfecho. Em uma revisão sistemática, apenas oito estudos randomizados utilizando simbióticos puderam ser analisados, com um total de 999 pacientes graves. Para todos os parâmetros de desfecho definidos, nenhum benefício significativo pode ser demonstrado.[76]

Em dois estudos anteriores em pacientes com pancreatite aguda grave, Probio AB® e Synbiotic forte® apresentaram resultados promissores.[77,78] Em ambos os estudos, todos os pacientes foram alimentados por sonda nasojejunal, quer com bactérias vivas, quer com bactérias mortas pelo calor. O tratamento simbiótico foi administrado durante uma semana. No primeiro estudo, havia menos necrose pancreática e abcessos (1/22 [4,5%] *vs.* 7/23 [30%]; $p = 0{,}02$). O tempo de permanência hospitalar também foi menor (13,7 dias *vs.* 21,4 dias; não significativo). A taxa de reoperação também foi significativamente menor (1 *vs.* 7 reoperações; $p = 0{,}05$).[77] No segundo estudo, 62 pacientes foram tratados com o mesmo design. A única diferença foi que aqui foi utilizado Synbiotic forte®. Também nesse estudo, os pacientes com as bactérias vivas mostraram menos falência de múltiplos órgãos, menos intervenção cirúrgica, menos complicações infecciosas, menor permanência hospitalar e redução na mortalidade.[78] Após esses dois estudos promissores, em 2008, um estudo multicêntrico, duplo-cego, controlado por placebo, com 298 pacientes com pancreatite aguda grave foi publicado.[79] Todos os pacientes foram alimentados por sonda nasojejunal com uma solução entérica multifibras. O grupo de simbióticos recebeu amido de milho e maltodextrina como pré-bióticos e seis cepas diferentes de bactérias viáveis (*Lactobacillus acidophilus, Lactobacillus casei, Lactobacillus salivarius, Lactococcus lactis, Bifidobacterium bifidum e Bifidobacterium lactis*), em uma dosagem de 10^{10} duas vezes ao dia durante quatro semanas. O grupo de placebo recebeu os mesmos pré-bióticos, mas sem probióticos. Em comparação com os estudos de Olah, os resultados desse novo estudo foram bem diferentes. Os grupos eram comparáveis no início do estudo. As complicações infecciosas não foram diferentes nos dois grupos. As taxas foram 46 pacientes (30%) nos grupos de probióticos e 41 (28%) no grupo do placebo. Pela primeira vez, em um estudo utilizando probióticos, houve aumento da mortalidade. Vinte e quatro (16%) pacientes no grupo de probióticos morreram, em comparação com apenas 9 (6%) no grupo placebo. Nove pacientes no grupo probiótico desenvolveram isquemia intestinal (8 deles morreram), em comparação com nenhum no grupo placebo. Esses resultados foram bastante significativos estatisticamente. Como podemos explicar os diferentes desfechos no estudo de Olah e no de Besselink? Existem algumas especulações. Nesse estudo, eles aplicaram concentrações muito altas de probiótico ao longo de quatro semanas. Além disso, incluíram bifidobactérias pela primeira vez. Pode ser que a quantidade elevada de probióticos tenha aumentado a fermentação no intestino delgado com a alta quantidade de fibras. Alguns dos pacientes estavam hemodinamicamente comprometidos e em tratamento vasoativo. Um aumento na produção de gás poderia conduzir a uma maior distensão e talvez à isquemia intestinal. Além disso, nos estudos Olah, a doença subjacente dos pacientes era principalmente pancreatite induzida por álcool, ao passo que, no estudo de Besselink, mais pacientes tiveram pancreatite induzida por cálculos biliares. Sabe-se que o curso da doença na pancreatite aguda alcoólica é diferente da pancreatite por cálculo biliar. Uma nova metanálise de Zhang e colaboradores em 2010, incluindo 7 estudos randomizados com 559 pacientes, não apresentou influência na redução das complicações infecciosas pós-operatórias, infecção pancreática, falência de múltiplos órgãos/síndrome da resposta inflamatória sistêmica e mortalidade com probióticos/simbióticos em comparação com placebo. No entanto, o tratamento com pré-bióticos, probióticos ou simbióticos foi associado a uma duração reduzida de permanência no hospital.[80] Além disso, um estudo de grande porte com 183 pacientes por Wang e colaboradores, em 2013, mostrou uma redução significativa na sepse pancreática e falência de múltiplos órgãos. A mortalidade não foi diferente.[81] As diretrizes da Society of Critical Care Medicine (SCCM) e da American Society for Parenteral and Enteral Nutrition (ASPEN) chegaram à conclusão de que o uso de probióticos pode ser considerado em pacientes com pancreatite aguda grave que estão recebendo nutrição enteral precoce.[82]

Acima de tudo, o conceito simbiótico é interessante e os resultados em pacientes de cirurgias de grande porte e depois de transplantes de fígado são promissores. Justificam-se mais estudos nessas indicações. Para os pacientes graves, a situação é menos clara. Os poucos dados disponíveis são controversos. Há uma falta de evidências para apoiar o uso de pré-bióticos, probióticos ou simbióticos em pacientes internados na UTI. Além disso, a segurança tem de ser cuidadosamente considerada. A dose, a duração e a diferente combinação de pré-bióticos e probióticos precisam ser melhor avaliadas no futuro.

CONCLUSÃO

O intestino é um órgão extremamente ativo. As bactérias intestinais, o epitélio e o sistema imunológico associado ao intestino são uma entidade estreitamente ligada. As diferentes bactérias do intestino têm uma grande influência sobre o órgão. Algumas têm efeito benéfico claro e outras são prejudiciais. Enquanto as quantidades de bactérias do intestino estão equilibradas, o intestino é saudável.

O conceito de aumentar o comensal benéfico é, portanto, muito atraente. Foi demonstrado que algumas fibras específicas (pré-bióticos) são capazes de interagir com os comensais no intestino, estimulando o crescimento e por meio de fermentação para a produção de substratos (por exemplo, AGCC) para influenciar as respostas imunitárias intestinais. Diferentes pré-bióticos são adicionados ao material alimentar para promover a saúde do intestino e a humana, ou são utilizados para evitar ou tratar diversas doenças.

Os dados para melhorar a saúde em geral são muito raros e os efeitos são difíceis de demonstrar. Pré-bióticos não eram usados isoladamente com frequência. No entanto, algumas tendências promissoras que utilizam pré-bióticos foram mostradas em diferentes condições diarreicas, e em pacientes com doenças inflamatórias dos intestinos. Até agora, a limitação clara para recomendar pré-bióticos nessas doenças diferentes é a falta de bons estudos.

Mais frequentemente, os pré-bióticos são combinados com probióticos para usar o efeito sinergístico de ambos. Dados promissores com o uso de simbióticos estão disponíveis em pacientes com cirurgia de grande porte e em pacientes após transplante de fígado. Vários estudos em pacientes graves também foram publicados, mas esses dados são difíceis de comparar e são controversos. Os estudos demonstraram efeitos clínicos positivos, nenhum efeito, ou até mesmo efeitos nocivos. No momento, não está claro que tipo de combinação de pré-bióticos e probióticos é melhor. Ela deve ser descartada se um único pré-biótico e um único probiótico são tão eficazes e salvam tanto quanto uma combinação de diferentes pré-bióticos e probióticos. Além disso, a maioria dos estudos nesse campo incluiu apenas alguns indivíduos e, em virtude da heterogeneidade dos estudos clínicos, é difícil chegar a uma conclusão final ou uma recomendação.

Em geral, pré-bióticos, probióticos e simbióticos são considerados seguros, mas têm havido alguns relatos de casos de eventos adversos, incluindo sepse (bacteriemia, fungemia), isquemia intestinal e mortalidade. A história de pré-bióticos e probióticos ainda é jovem. Há muitas crenças de que, no futuro, vamos aprender muito mais nessa área interessante. Os estudos em curso certamente abrem novas janelas para a prevenção e o tratamento de várias doenças.

REFERÊNCIAS

1. Steer T, Carpenter H, Tuohy K, Gibson GR. Perspectives on the role of the human gut microbiota in health and methods of study. Nutr Res Rev. 2000;13:229-54.
2. Gibson GR, Roberfroid MB. Dietary modulation of the human colonic microbiota: introducing the concept of prebiotics. J Nutr. 1995;125(6):1401-12.
3. Inan MS, Rasoulpour RJ, Yin L, Hubbard AK, Rosenberg DW, Giardina C. The luminal short-chain fatty acid butyrate modulates NF-kappaB activity in a human colonic epithelial cell line. Gastroenterology. 2000;118(4):724-34.
4. Bengmark S. Pre-, pro- and synbiotics. Curr Opin Clin Nutr Metab Care. 2001;4(6):571-9.
5. Roberfroid MB. Prebiotics and probiotics: are they functional foods? Am J Clin Nutr. 2000;71(6 Suppl):1682S-7S.
6. Gibson GR, Fuller R. Aspects of in vitro and in vivo research approaches directed toward identifying probiotics and prebiotics for human use. J Nutr. 2000;130(2S Suppl):391S-5S.
7. Losada MA, Olleros T. Towards a healthier diet for the colon: the influcence of fructooligosacharides and Lactobacilli on intestinal health. Nutr Res. 2002;22:71-84.
8. Hammes WP, Hertel C. Research approaches for pre- and probiotics: challenges and outlook. Food Res Int. 2002;35:165-70.
9. Fuller R. Probiotics in man and animals. J Appl Bacteriol. 1989;66(5):365-78.
10. Majamaa H, Isolauri E, Saxelin M, Vesikari T. Lactic acid bacteria in the treatment of acute rotavirus gastroenteritis. J Pediatr Gastroenterol Nutr. 1995;20(3):333-8.
11. Link-Amster H, Rochat F, Saudan KY, Mignot O, Aeschlimann JM. Modulation of a specific humoral immune response and changes in intestinal flora mediated through fermented milk intake. FEMS Immunol Med Microbiol. 1994;10(1):55-63.
12. Schiffrin EJ, Rochat F, Link-Amster H, Aeschlimann JM, Donnet-Hughes A. Immunomodulation of human blood cells following the ingestion of lactic acid bacteria. J Dairy Sci. 1995;78(3):491-7.
13. Depeint F, Tzortzis G, Vulevic J, I'anson K, Gibson GR. Prebiotic evaluation of a novel galactooligosaccharide mixture produced by the enzymatic activity of Bifidobacterium bifidum NCIMB 41171, in healthy humans: a randomized, double--blind, crossover, placebo-controlled intervention study. Am J Clin Nutr. 2008;87(3):785-91.
14. Rakoff-Nahoum S, Paglino J, Eslami-Varzaneh F, Edberg S, Medzhitov R. Recognition of commensal microflora by toll--like receptors is required for intestinal homeostasis. Cell. 2004;118(2):229-41.
15. Takahashi A, Wada A, Ogushi K, Maeda K, Kawahara T, Mawatari K et al. Production of beta-defensin-2 by human colonic epithelial cells induced by Salmonella enteritidis flagella filament structural protein. FEBS Lett. 2001;508(3):484-8.
16. Suzuki K, Meek B, Doi Y, Muramatsu M, Chiba T, Honjo T, Fagarasan S. Aberrant expansion of segmented filamentous bacteria in IgA-deficient gut. Proc Natl Acad Sci U S A. 2004;101(7):1981-6.
17. Stadnyk AW. Intestinal epithelial cells as a source of inflammatory cytokines and chemokines. Can J Gastroenterol. 2002;(4):241-6.
18. Rimoldi M, Chieppa M, Salucci V, Avogadri F, Sonzogni A, Sampietro GM et al. Intestinal immune homeostasis is regulated by the crosstalk between epithelial cells and dendritic cells. Nat Immunol. 2005;6(5):507-14.
19. Wehkamp J, Fellermann K, Herrlinger KR, Bevins CL, Stange EF. Mechanisms of disease: defensins in gastrointestinal diseases. Nat Clin Pract Gastroenterol Hepatol. 2005;2(9):406-15.
20. Cario E. Bacterial interactions with cells of the intestinal mucosa: Toll-like receptors and NOD2. Gut. 2005;54(8):1182-93.
21. Coombes JL, Robinson NJ, Maloy KJ, Uhlig HH, Powrie F. Regulatory T cells and intestinal homeostasis. Immunol Rev. 2005;204:184-94.
22. Hart AL, Lammers K, Brigidi P, Vitali B, Rizzello F, Gionchetti P et al. Modulation of human dendritic cell phenotype and function by probiotic bacteria. Gut. 2004;53(11):1602-9.
23. Tancrède C. Role of human microflora in health and disease. Eur J Clin Microbiol Infect Dis. 1992;11(11):1012-5.
24. Simon GL, Gorbach SL. Intestinal flora in health and disease. Gastroenterology. 1984;86(1):174-93.
25. Salminen S, Bouley C, Boutron-Ruault MC, Cummings JH, Franck A, Gibson GR et al. Functional food science and gastrointestinal physiology and function. Br J Nutr. 1998;80 Suppl 1:S147-71.
26. Moore WE, Moore LH. Intestinal floras of populations that have a high risk of colon cancer. Appl Environ Microbiol. 1995;61(9):3202-7.
27. Bernet MF, Brassart D, Neeser JR, Servin AL. Lactobacillus acidophilus LA 1 binds to cultured human intestinal cell lines and inhibits cell attachment and cell invasion by enterovirulent bacteria. Gut. 1994;35(4):483-9.

28. Liévin V, Peiffer I, Hudault S, Rochat F, Brassart D, Neeser J, Servin A et al. Bifidobacterium strains from resident infant human gastrointestinal microflora exert antimicrobial activity. Gut. 2000;47(5):646-52.
29. Guarner F, Malagelada JR. Gut flora in health and disease. Lancet. 2003;361(9356):512-9.
30. Rycroft CE, Jones MR, Gibson GR, Rastall RA. A comparative in vitro evaluation of the fermentation properties of prebiotic oligosaccharides. J Appl Microbiol. 2001;91(5):878-87.
31. Wang X, Gibson GR. Effects of the in vitro fermentation of oligofructose and inulin by bacteria growing in the human large intestine. J Appl Bacteriol. 1993;75(4):373-80.
32. Howard MD, Gordon DT, Pace LW, Garleb KA, Kerley MS. Effects of dietary supplementation with fructooligosaccharides on colonic microbiota populations and epithelial cell proliferation in neonatal pigs. J Pediatr Gastroenterol Nutr. 1995;21(3):297-303.
33. Gibson GR, Beatty ER, Wang X, Cummings JH. Selective stimulation of bifidobacteria in the human colon by oligofructose and inulin. Gastroenterology. 1995;108(4):975-82.
34. Rao VA. The prebiotic properties of oligofructose at low intake levels. Nutr Res. 2001;21:843-8.
35. Bernet-Camard MF, Liévin V, Brassart D, Neeser JR, Servin AL, Hudault S. The human Lactobacillus acidophilus strain LA1 secretes a nonbacteriocin antibacterial substance(s) active in vitro and in vivo. Appl Environ Microbiol. 1997;63(7):2747-53.
36. Bouhnik Y, Vahedi K, Achour L, Attar A, Salfati J, Pochart P et al. Short-chain fructo-oligosaccharide administration dose--dependently increases fecal bifidobacteria in healthy humans. J Nutr. 1999;129(1):113-6.
37. Langlands SJ, Hopkins MJ, Cummings JH. Inulin and FOS feeding modify colonic mucosal bacteria in vivo. Gastroenterology. 2000;118:A772, Suppl 2 part of 1.
38. Gopal PK, Sullivan PA, Smart JB. Utilisation of galacto-oligosaccharides as selective substrates for growth by lactic acid bacteria including Bifidobacterium lactis DR10 and Lactobacillus rhamnosus DR20. Int Dairy. 2001;11:19-25.
39. Gibson GR, Moeller I, Kagelari O, Folino M, Young GP. Contrasting effects of butyrate on the expression of phenotypic markers of differentiation in neoplastic and non-neoplastic colonic epithelial cells in vitro. J Gastroenterol Hepatol. 1992;7:165-72.
40. Kim YS, Gum JR, Ho SB, Deng G. Colonocyte differentiation and proliferation: overview and the butyrate-induced transcriptional regulation of oncodevelopmental placental-like alkaline phosphatase gene in colon cancer cells. In: Binder JH, Cummings JH, Soergel KH, eds. Short chain fatty acids. 3. ed. Lancaster, England: Kluwer Academic Publishers; 1994. p.119-34.
41. Scheppach WM, Bartram HP. Experimental evidence for and clinical implications of fiber and artificial enteral nutrition. Nutrition. 1993;9(5):399-405.
42. Guigoz Y, Rochat F, Perruisseau-Carrier G, Rochat I, Schiffrin EJ. Effects of oligosaccharide on the faecal flora and non--specific immune system in elderly people. Nutr Res. 2002;22:13-25.
43. Rabbani GH, Teka T, Zaman B, Majid N, Khatun M, Fuchs GJ. Clinical studies in persistent diarrhea: dietary management with green banana or pectin in Bangladeshi children. Gastroenterology. 2001;121(3):554-60.
44. Alam NH, Meier R, Schneider H, Sarker S, Bardhan PK, Mahalanabis D et al. Partially hydrolized guar gum supplemented oral rehydration solution in the treatment of acute diarrhoea in children. J Ped Gastr Nutr. 2000;31(5):503-7.
45. Alam NH, Meier R, Sarker S, Bardhan PK, Schneider H, Gyr N. Partially hydrolysed guar gum supplemented comminuted chicken diet in persistent diarrhoea: a randomised controlled trial. Arch Dis Child. 2005;90:195-9.
46. Alam NH, Ashraf H, Kamruzzaman M, Ahmed T, Islam S, Olesen MK et al. Efficacy of partially hydrolyzed guar gum (PHGG) supplemented modified oral rehydration solution in the treatment of severely malnourished children with watery diarrhoea: a randomised double-blind controlled trial. J Health Popul Nutr. 2015;34(1):3-13.
47. Saavedra JM, Tschernia A. Human studies with probiotics and prebiotics: clinical implications. Br J Nutr. 2002;87 Suppl 2:S241-6.
48. Vandenplas Y. Probiotics and prebiotics in infectious gastroenteritis. Best Pract Res Clin Gastroenterol. 2016;30(1):49-53.
49. Heather DJ, Howell L, Montana M, Howell M, Hill R. Effect of bulk-forming cathartic on diarrhea in tube-fed patients. Heart Lung. 1991;20(4):409-13.
50. Rushdi TA, Pichard C, Khater YH. Control of diarrhea by fiber-enriched diet in ICU patientson enteral nutrition: A prospective randomized controlled trial. Clin Nutr. 2004;23(Suppl. 6):1344-52.
51. Spapen H, Diltoer M, Van Malderen C, Opdenacher G, Suys E, Huyghens L. Soluble fiber reduces the incidence of diarrhea in septic patients receiving total enteral nutrition: A prospective, double-blind, randomized and controlled trial. Clin Nutr. 2001;20(Suppl. 4):301-5.

52. Lewis S, Burmeister S, Brazier J. Effect of the prebiotic oligofructose on relapse of Clostridium difficile-associated diarrhea: a randomized, controlled study. Clin Gastroenterol Hepatol. 2005;3(5):442-8.
53. Cummings JH, Christie S, Cole TJ. A study of fructo oligosaccharides in the prevention of travellers' diarrhoea. Aliment Pharmacol Ther. 2001;15(8):1139-45.
54. Kleessen B, Sykura B, Zunft HJ, Blaut M. Effects of inulin and lactose on fecal microflora, microbial activity, and bowel habit in elderly constipated persons. Am J Clin Nutr. 1997;65(5):1397-402.
55. Hidaka H, Eida T, Takizawa T, Tokunaga T, Tashiro Y. Effects of fructooligosacharides on intestinal flora and human health. Bifidobacteria Microflora. 1986;5:37-50.
56. Moore N, Chao C, Yang LP, Storm H, Oliva-Hemker M, Saavedra JM. Effects of fructo-oligosaccharide-supplemented infant cereal: a double-blind, randomized trial. Br J Nutr. 2003;90(3):581-7.
57. Welters CF, Heineman E, Thunnissen FB, van den Bogaard AE, Soeters PB, Baeten CG. Effect of dietary inulin supplementation on inflammation of pouch mucosa in patients with an ileal pouch-anal anastomosis. Dis Colon Rectum. 2002;45(5):621-7. Epub 2004 Apr 19.
58. Rutgeerts P, d'Haens G, Bert F, Van Assche G, Aerden I, Noman M, Vermeire S. Randomized, placebo controlled trial of pro- and prebiotics (synbiotics cocktail) for maintenance of infliximab induced remission of luminal Crohn's disease (CD) [abstract]. Gastroenterology. 2004;126:A-467 (T130).
59. Ghouri YA, Richards DM, Rahimi EF, Krill JT, Jelinek KA, DuPont AW. Systematic review of randomized controlled trials of probiotics, prebiotics, and synbiotics in inflammatory bowel disease. Clin Exp Gastroenterol. 2014;7;473-87.
60. Riordan SM, Skinner N, Nagree A, McCallum H, McIver CJ, Kurtovic J et al. Peripheral blood mononuclear cell expression of toll-like receptors and relation to cytokine levels in cirrhosis. Hepatology. 2003;37(5):1154-64.
61. Eslamparast T, Poustchi H, Zamani F, Sharafkhah M, Malekzadeh R, Hekmatdoost A. Synbiotic supplementation in nonalcoholic fatty liver disease: a randomized, double-blind, placebo-controlled pilot study. Am J Clin Nutr. 2014;99(3):535-42.
62. Bengmark S. Synbiotics to strengthen gut barrier function and reduce morbidity in critically ill patients. Clin Nutr. 2004;23(4):441-5.
63. Anderson AD, McNaught CE, Jain PK, MacFie J. Randomised clinical trial of synbiotic therapy in elective surgical patients. Gut. 2004;53(2):241-5.
64. Rayes N, Seehofer D, Müller AR, Hansen S, Bengmark S, Neuhaus P. Influence of probiotics and fibre on the incidence of bacterial infections following major abdominal surgery - results of a prospective trial. Z Gastroenterol. 2002;40(10): 869-76.
65. Rayes N, Hansen S, Seehofer D, Müller AR, Serke S, Bengmark S, Neuhaus P. Early enteral supply of fiber and Lactobacilli versus conventional nutrition: a controlled trial in patients with major abdominal surgery. Nutrition. 2002;18(7-8):609-15.
66. Rayes N, Seehofer D, Theruvath T, Mogl M, Langrehr JM, Nüssler NC et al. Effect of enteral nutrition and synbiotics on bacterial infection rates after pylorus-preserving pancreatoduodenectomy: a randomized, double-blind trial. Ann Surg. 2007;246(1):36-41.
67. Kanazawa H, Nagino M, Kamiya S, Komatsu S, Mayumi T, Takagi K et al. Synbiotics reduce postoperative infectious complications: a randomized controlled trial in biliary cancer patients undergoing hepatectomy. Langenbecks Arch Surg. 2005;390(2):104-13.
68. Rayes N, Seehofer D, Hansen S, Boucsein K, Müller AR, Serke S et al. Early enteral supply of lactobacillus and fiber versus selective bowel decontamination: a controlled trial in liver transplant recipients. Transplantation. 2002;74(1):123-7.
69. Rayes N, Seehofer D, Theruvath T, Schiller RA, Langrehr JM, Jonas S et al. Supply of pre- and probiotics reduces bacterial infection rates after liver transplantation – a randomized, double-blind trial. Am J Transplant. 2005;5(1):125-30.
70. Yang Z, Wu Q, Liu Y, Fan D. Effect of perioperative probiotics and synbiotics on postoperative infections after gastrointestinal surgery: a systematic review with meta-analysis. JPEN J Parenter Enteral Nutr. 2016 Feb 10. pii: 0148607116629670. [Epub ahead of print].
71. Knight DJW, Ala'Aldeen D, Bengmark S, Girling KJ. The effect of synbiotics on gastrointestinal flora in hte critically ill [abstract]. Br J Anaesth. 2004;92:307P-8P.
72. Gomersall CD, Joynt GM, Leung P, Tan P, Bengmark S. Does routine administration of probiotics improve outcome of critically ill patients? ANZCA ASM. 2006.
73. Jain PK, McNaught CE, Anderson AD, MacFie J, Mitchell CJ. Influence of synbiotic containing Lactobacillus acidophilus La5, Bifidobacterium lactis Bb 12, Streptococcus thermophilus, Lactobacillus bulgaricus and oligofructose on gut barrier function and sepsis in critically ill patients: a randomised controlled trial. Clin Nutr. 2004;23(4):467-75.
74. Spindler-Vesel A, Bengmark S, Vovk I, Cerovic O, Kompan L. Synbiotics, prebiotics, glutamine, or peptide in early enteral nutrition: a randomized study in trauma patients. JPEN J Parenter Enteral Nutr. 2007;31(2):119-26.

75. Petrof EO, Dhaliwal R, Manzanares W, Johnstone J, Cook D, Heyland DK. Probiotics in the critically ill: a systematic review of the randomized trial evidence. Crit Care Med. 2012;40(12):3290-302.
76. Watkinson PJ, Barber VS, Dark P, Young JD. The use of pre- pro- and synbiotics in adult intensive care unit patients: systematic review. Clin Nutr. 2007;26(2):182-92.
77. Oláh A, Belágyi T, Issekutz A, Gamal ME, Bengmark S. Randomized clinical trial of specific lactobacillus and fibre supplement to early enteral nutrition in patients with acute pancreatitis. Br J Surg. 2002;89(9):1103-7.
78. Oláh A, Belágyi T, Pótó L, Romics LJ, Bengmark S. Synbiotic control of inflammation and infection in severe acute pancreatitis: a prospective, randomized, double blind study. Hepatogastroenterology. 2007;54(74):590-4.
79. Besselink MG, van Santvoort HC, Buskens E, Boermeester MA, van Goor H, Timmerman HM et al. Probiotic prophylaxis in predicted severe acute pancreatitis: a randomised, double-blind, placebo-controlled trial. Lancet. 2008;371(9613):651-9.
80. Zhang MM, Cheng JQ, Lu YR, Yi ZH, Yang P, Wu XT. Use of pre-, pro- and synbiotics in patients with acute pancreatitis: a meta-analysis. World J Gastroenterol. 2010 Aug 21;16(31):3970-8
81. Wang G. Wen J, Xu L, Zhou S, Gong M, Wen P, Xiao X. Effect of enteral nutrition and ecoimmunonutrition on bacterial translocation and cytokine production in patients with severe acute pancreatitis. J Surg Res. 2013;183(2):592-7.
82. McClave SA, Taylor BE, Martindale RG, Warren MM, Johnson DR, Braunschweig C et al.; Society of Critical Care Medicine; American Society for Parenteral and Enteral Nutrition. Guidelines for the Provision and Assessment of Nutrition Support Therapy in the Adult Critically Ill Patient: Society of Critical Care Medicine (SCCM) and American Society for Parenteral and Enteral Nutrition (A.S.P.E.N.). JPEN J Parenter Enteral Nutr. 2016;40(2):159-211.

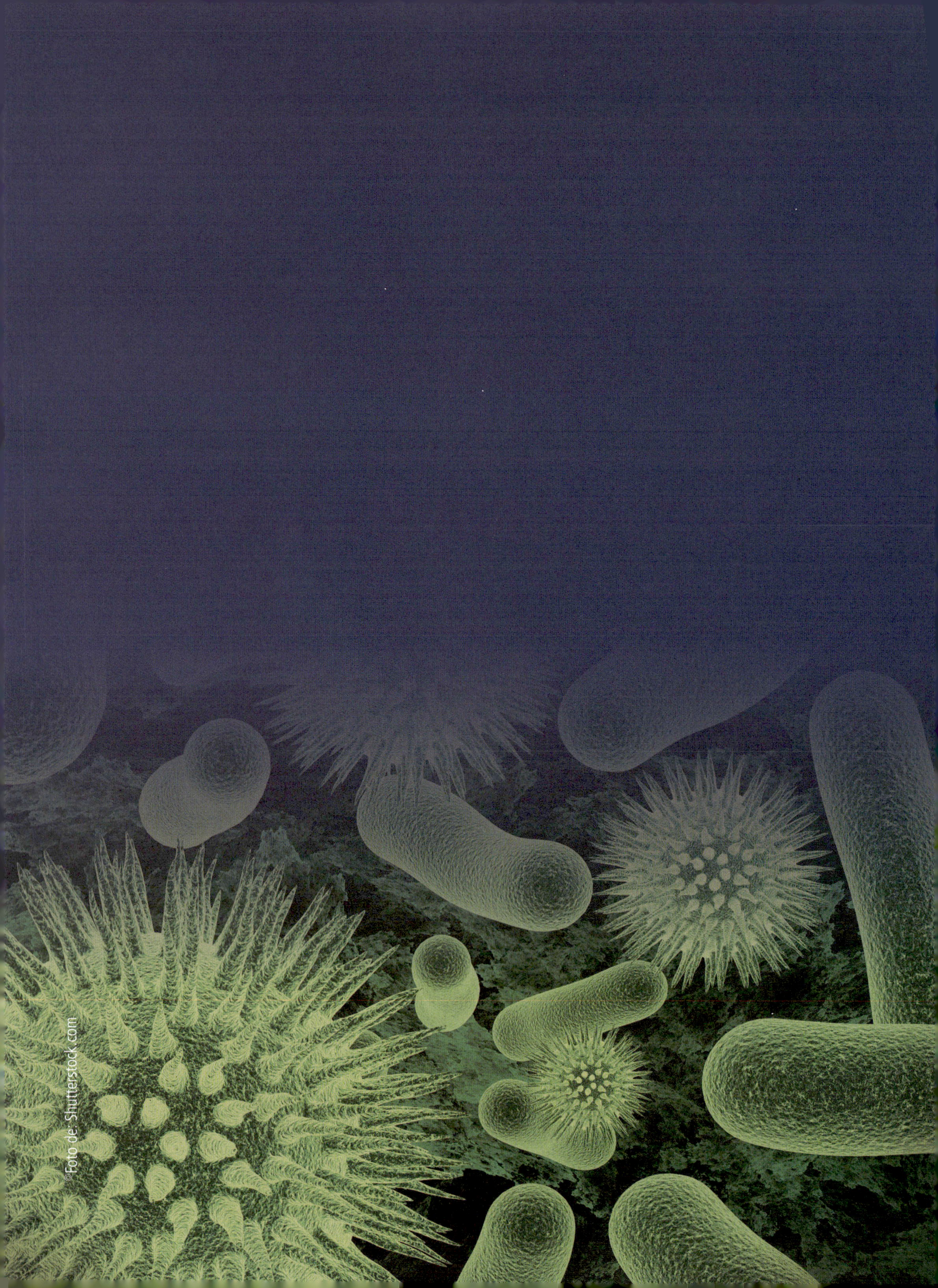
©Foto de: Shutterstock.com

capítulo: 44

Probióticos – Mecanismos de Ação e Resultados Clínicos

Danielle Fontes de Almeida
Dan L. Waitzberg

Tornam-se cada vez mais claros os benefícios de haver uma microbiota intestinal equilibrada para a manutenção da saúde intestinal e evitar doenças relacionadas ao trato gastrintestinal, além de doenças sistêmicas como alergias e infecções. Os probióticos (microrganismos vivos, administrados em quantidades adequadas, que conferem benefícios à saúde do hospedeiro) podem contribuir para regular o equilíbrio da microbiota intestinal. A microbiota intestinal saudável contribui para manutenção do pH intestinal por sua função digestiva, com atividade enzimática, modulação da função imunológica, produção de substâncias antimicrobianas e outras utilizadas por nosso organismo e exemplificadas pelos ácidos graxos de cadeia curta, resultantes da fermentação de fibras dietéticas. Adicionalmente, os probióticos ajudam a melhorar a absorção intestinal de nutrientes e a sintetizar vitaminas (como as do complexo B), exercem papel importante no controle de taxas de colesterol sérico e níveis lipídicos e parecem atuar na prevenção do câncer, principalmente o de cólon. Além disso, estudos preliminares indicam que probióticos podem melhorar a fadiga em atletas e ajudar a diminuir a absorção do oxalato e, assim, prevenir a formação de cálculos renais.

TIPOS DE PRODUTOS

Os probióticos estão disponíveis em formas variadas, que compreendem a matriz de compostos alimentares ou formatos farmacêuticos que os entregam isolados ou em combinações. Nos supermercados, as formas em que os probióticos são mais encontrados são os produtos lácteos e alimentos enriquecidos com probióticos, e a variedade desses produtos continua em expansão. Diversas pesquisas que envolvem os probióticos encontram-se voltadas para produtos como leites fermentados e iogurtes (Tabela 44.1). Outros produtos comerciais contendo culturas de probióticos incluem sobremesas à base de leite, leite em pó destinado a recém-nascidos, sorvetes, sorvetes de iogurte e diversos tipos de queijos. Do lado farmacêutico, estão disponíveis comprimidos, cápsulas e sachês contendo as bactérias em forma liofilizada (que podem ser dissolvidos em bebidas frias).

Os pré-bióticos, por sua vez, podem ser encontrados em dietas saudáveis, na forma de fibras solúveis, mas também em futas, legumes e vegetais (um dos vegetais mais ricos no pré-biótico inulina é a raiz da chicória) ou industrializados na forma de sachês, por exemplo.

Tabela 44.1 Tipos de produtos de empresas específicas que contêm probióticos.[3]

Probiótico (cepa)	Nome do produto	Empresa
Bifidobacterium animalis DN 173 010	Activia®	Danone
Bifidobacterium breve Yakult	Bifiene®	Yakult
Bifidobacterium lactis HN019 (DR10)	Howaru Bifido®	Danisco
Lactobacillus casei DN-114 001	Actimel®	Danone
Lactobacillus casei Shirota	Yakult®	Yakult
Lactobacillus johnsonii La1 (Lj1)	Lc1®	Nestlé

Suplementos dietéticos de probióticos

Apesar da grande oferta de produtos contendo probióticos, na forma de produtos alimentícios, eles também são encontrados como suplementos dietéticos ou em veículos não alimentícios.[1]

Uma das características fundamentais para o bom resultado do uso de probióticos na saúde humana é a boa viabilidade de microrganismos probióticos nos produtos industrializados (produtos alimentares ou não alimentares) no momento de seu consumo. Está também compreendido, no processo de viabilidade, a sobrevivência dos microrganismos probióticos durante as diferentes etapas de processamento e passagem pelo trato gastrintestinal (TGI). O probiótico dever ter condições de suportar a acidez gástrica, e a ação de enzimas pancreáticas e sais biliares no intestino delgado. A quantidade de bactérias probióticas necessária para exercer funções benéficas na saúde humana, apesar de alguma perda inevitável no processamento e passagem pelo TGI, está entre 10^8 e 10^9 UFC (unidades formadoras de colônia) por grama de produto por dia.[2]

A sobrevivência de probióticos nos produtos e veículos que os contêm pode ser afetada por diversos fatores, incluindo a condição acidobásica (pH), situação pós-acidificação (durante o armazenamento) em produtos fermentados, produção de peróxido de hidrogênio, toxicidade de oxigênio (permeação de oxigênio através da embalagem), temperatura de estoque e estabilidade em forma seca ou congelada. O oxigênio interfere negativamente na sobrevivência de bactérias probióticas.[3]

Com o progressivo emprego de probióticos em condições de saúde e doença e, de maneira independente, de produtos alimentícios, surgiu interesse no desenvolvimento de veículos com adequada barreira física para proteger as bactérias probióticas contra as condições adversas externas.

Existem diferentes formas de manipular os probióticos na indústria farmacêutica. Descreveremos, de maneira não exaustiva, alguns tipos de veículos não alimentícios usados com microrganismos probióticos.

Uma das formas mais comuns é a de comprimido, composto por uma mistura de substâncias ativas e excipientes, normalmente em forma de pó prensado ou compactado. Os excipientes podem incluir diluentes, agentes de ligação ou de granulação, agentes de deslizamento e lubrificantes (para garantir a formação de comprimidos), desintegrantes eficientes para promover a quebra do comprimido no TGI e edulcorantes ou aromatizantes para melhorar o sabor. Um revestimento de polímero é muitas vezes aplicado para tornar o comprimido mais suave e mais fácil de engolir, para controlar a velocidade de liberação do ingrediente ativo e para torná-lo mais resistente ao ambiente (estendendo sua vida de prateleira) ou para melhorar a aparência do comprimido.[4]

Outra forma de apresentação muito encontrada é a de cápsula. O encapsulamento refere-se a uma variedade de técnicas utilizadas para envolver os substratos a serem administrados em uma "casca" relativamente estável conhecida como cápsula, que permite, por exemplo, administrá-los por via oral ou retal, como supositórios. Os dois principais tipos de cápsulas são:[5]

- Cápsulas de carapaça dura, normalmente utilizadas para acomodar ingredientes em pó ou granulados (também chamados grânulos, feitos pelo processo de extrusão e esferonização) ou minicomprimidos.
- Cápsulas de casca mole, utilizadas principalmente para conter óleos e ingredientes ativos que são dissolvidos ou suspensos em óleo.

Ambos tipos de cápsulas são feitos a partir de soluções aquosas de agentes de gelificação, como: proteína animal (principalmente gelatina); polissacarídeos de plantas ou seus derivados, como os carragenanos e formas modificadas de amido e celulose. Outros ingredientes podem ser adicionados à solução de agente gelificante, como glicerina e/ou sorbitol para diminuir a dureza da cápsula, agentes corantes, conservantes, desintegrantes, lubrificantes e de tratamento de superfície.

Uma alternativa recentemente disponível no mercado consiste no uso de duas cápsulas, ou cápsula dupla, uma delas disposta internamente à cápsula externa. A cápsula interna contém os probióticos. Essa cápsula contendo microrganismos bacterianos é suspensa no interior de uma segunda cápsula (cápsula selante), que pode ser preenchida com alguma substância protetora, como um líquido contendo um componente pré-biótico (fruto-oligossacarídeo). A combinação das duas cápsulas constituídas de hidroxipropilmetilcelulose (HPMC) atua como dessecante interno e externo, o que configura dupla proteção contra a ação da umidade, protegendo os probióticos durante a armazenagem.[6]

No passado, os microrganismos foram imobilizados ou encapsulados em matrizes de polímeros. A retenção física na matriz facilitou a separação das células de seus metabólitos. A técnica de imobilização ou retenção foi refinada recentemente, e a tecnologia de células imobilizadas evoluiu para encapsulação de células. O encapsulamento tende a estabilizar as bactérias, potencialmente aumentando sua viabilidade e estabilidade na produção.[7]

O sistema mais popular de imobilização descrito é o aprisionamento de células em uma matriz de gel de alginato. A imobilização e o encapsulamento são frequentemente utilizados na literatura como sinônimos. No entanto, referem-se a diferentes processos. A encapsulação é o processo de formação de um revestimento contínuo em torno de uma matriz interior, ao passo que imobilização se refere ao aprisionamento do material apenas na matriz e não necessariamente com o revestimento em torno dessa matriz.[7]

Uma pequena porcentagem do material imobilizado pode ser exposta na superfície, o que não ocorre com o material encapsulado. O encapsulamento ocorre naturalmente quando as células bacterianas crescem e produzem exopolissacarídeos.[8]

As células microbianas são aprisionadas dentro de suas próprias secreções que funcionam como estrutura de proteção ou de uma cápsula, reduzindo a permeabilidade do material através da cápsula e, portanto, apresentam menor exposição aos fatores ambientais adversos. Muitas das bactérias lácticas sintetizam exopolissacarídeos, mas elas os produzem de maneira insuficiente para se encapsular plenamente. A microencapsulação ajuda a separar o material do núcleo do ambiente até que seja liberado. Ao melhorar a estabilidade, aumenta a vida de prateleira do produto, além de proporcionar liberação sustentada e controlada (Figura 44.1).[4]

A estrutura formada pelo agente da microencapsulação em torno do núcleo é conhecida como parede. As propriedades do sistema de parede permitem proteger o núcleo e libertar, em taxas controladas e condições es-

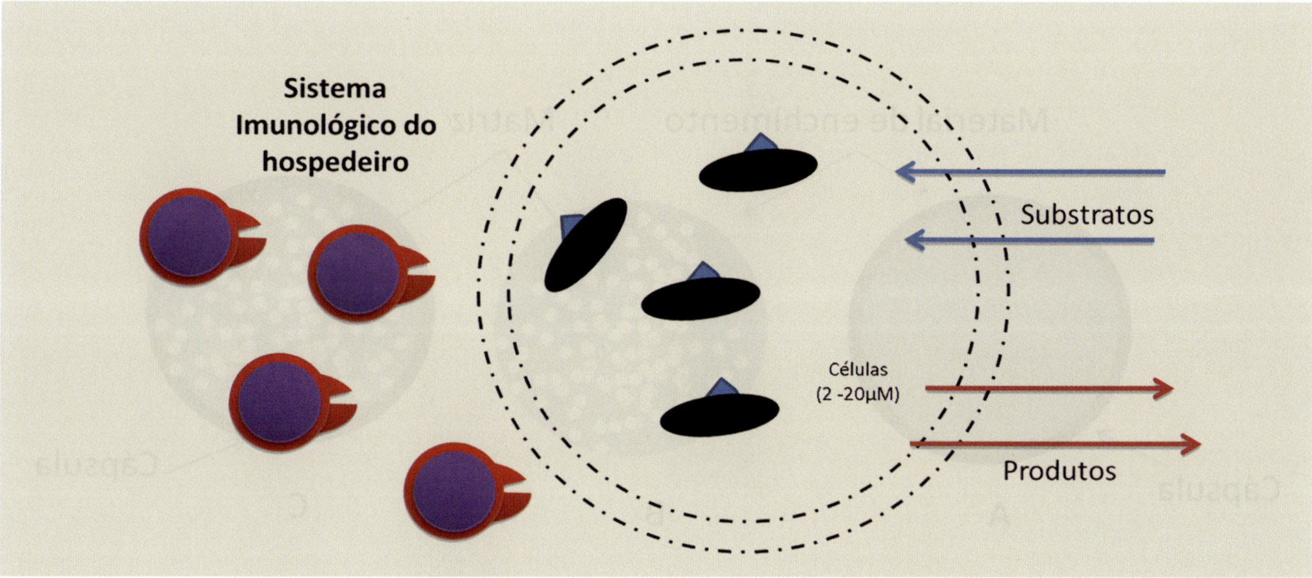

Figura 44.1 ▶ Princípio de encapsulamento: a barreira de membrana isola as células do sistema imunológico do hospedeiro, permitindo o transporte de metabólitos (substratos e produtos) e nutrientes extracelulares. Membrana com poros de tamanho seletivos (30-70 kDa). Fonte: Encapsulation INOTECH.

pecíficas, as pequenas moléculas que passam de dentro para fora da membrana. As cápsulas podem variar em milímetros e ter diferentes formas.[9]

Comparado com as técnicas de imobilização, o microencapsulamento tem muitas vantagens. A microcápsula é composta por uma parede semipermeável, esférica, fina e membranosa. Assim, as células bacterianas são retidas dentro das microcápsulas.[10] No entanto, em comparação com uma matriz de retenção, não existe qualquer núcleo sólido ou gelificado na microcápsula, e seu pequeno diâmetro ajuda a reduzir as limitações de transferência de massa. Os nutrientes e metabólitos podem se difundir através da membrana semipermeável com facilidade. A membrana funciona como uma barreira para a libertação das células e minimiza a contaminação. O material do núcleo encapsulado é libertado por vários mecanismos, como a ruptura mecânica da parede celular, a dissolução da parede, a parede de fusão e a difusão através da parede.[9]

Embora existam efeitos positivos de microencapsulação, esse método não é totalmente isento de desvantagens. Dentre elas, salienta-se que alguns tipos das micropartículas resultantes podem encolher e perder a resistência mecânica, por sua sensibilidade a ácidos. As cápsulas ainda podem apresentar problemas para produção em grande escala, e necessitam do uso de outros íons de potássio, que não devem ser ingeridos em grande quantidade na dieta. Além disso, alguns dos polissacarídeos usados são proibidos em alimentos específicos em vários países. Ainda há que se considerar, e possivelmente esta é a desvantagem principal, que os métodos de microencapsulação mencionados utilizam água e outros solventes orgânicos, cuja utilização padece do alto custo e das preocupações sobre seus efeitos negativos no ambiente.[11]

Os métodos de microencapsulação usados nas indústrias farmacêuticas e alimentar podem ser físicos ou químicos. Os métodos físicos incluem revestimento pan, revestimento com suspensão de ar, extrusão centrífuga, bico vibratório e secagem por atomização, revestimento por pulverização, entre outros. Os métodos químicos incluem polimerização interfacial, polimerização *in situ*, matriz de polimerização e de extrusão. Técnicas de extrusão e de emulsão são os métodos mais comumente utilizados.[11]

Existe uma diversidade de materiais utilizados para a encapsulação de probióticos, que incluem: alginato, κ-carragenano, acetato ftalato de celulose, quitosana, gelatina, celulose, entre outros. Esses materiais são usados tanto como material de apoio quanto como gelificantes.[11]

Como pode ser visto na Figura 44.2, diferentes tipos de cápsulas podem ser encontrados, ao se modificar os tipos de reservatório e de matriz. O tipo de reservatório tem um "escudo" em torno do material do núcleo e é por isso que também pode ser chamado de cápsula. No caso do tipo de matriz, o agente ativo é disperso sobre o material de suporte e também pode ser encontrado na superfície. A combinação desses dois tipos resulta em um terceiro tipo de cápsula: a matriz em que o agente ativo é recuperado por um revestimento.[12]

O alginato é um polissacarídeo natural extraído de várias espécies de algas. A composição da cadeia

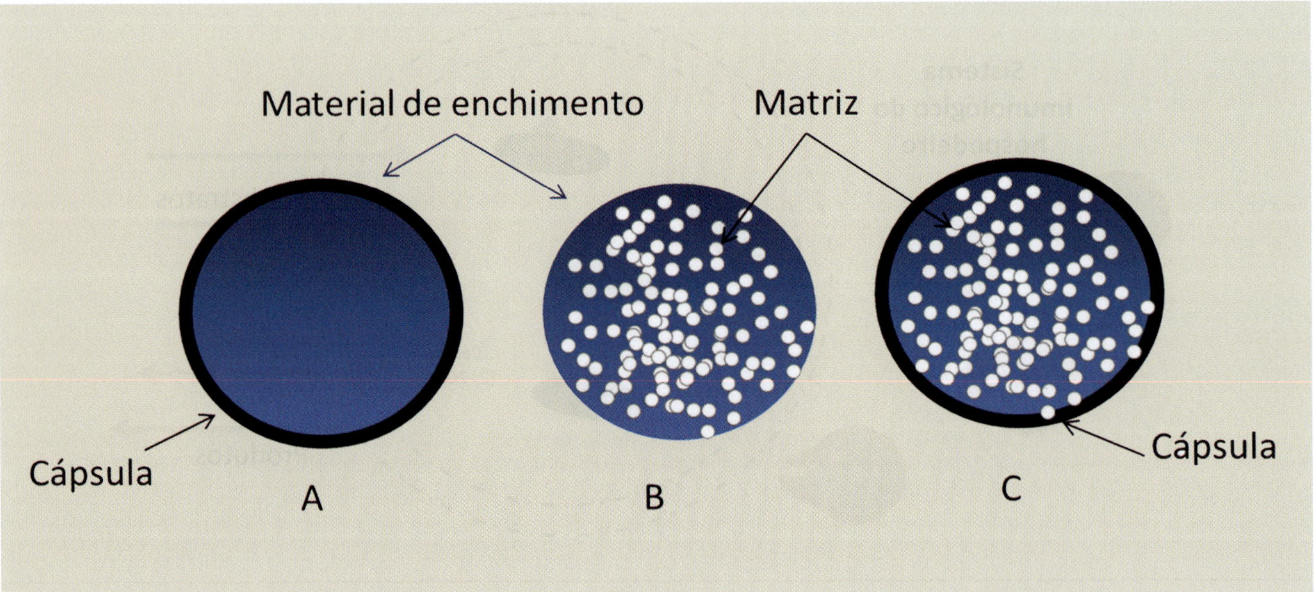

Figura 44.2 ► Representação esquemática de sistemas de encapsulação: **A**: tipo reservatório; **B**: tipo matriz; **C**: tipo matriz revestido.

do polímero varia em quantidade e na distribuição sequencial de acordo com a fonte do alginato, o que influencia suas propriedades funcionais como material de apoio. Hidrogéis de alginato são muito utilizados no encapsulamento de microrganismos.[13] O alginato de cálcio é preferencialmente utilizado para a encapsulação de probióticos por sua simplicidade, baixo custo, não toxicidade e biocompatibilidade. No entanto, algumas desvantagens são atribuídas à utilização de alginato. Por exemplo, pérolas de alginato são sensíveis ao ambiente ácido e, portanto, são incompatíveis para a resistência das micropartículas no estômago. No entanto, essa deficiência pode ser compensada pela adição de outros revestimentos aos compostos poliméricos de alginatos. Por exemplo, a mistura de alginato com amido é comumente utilizada e tem mostrado bons resultados na eficácia de probióticos encapsulados.[11]

A goma gelana é um polissacarídeo microbiano derivado de *Pseudomonas elodea*.[14] Uma mistura de goma de xantano-gelana tem sido utilizada para encapsular células probióticas e, diferente do alginato, a mistura apresenta alta resistência a condições ácidas.[11]

A carragenina é um polímero natural, comumente utilizado na indústria alimentar. As células de microrganismos probióticos são adicionadas à solução de polímero em temperatura entre 40 e 50ºC. Em seguida, ocorre a gelificação e as micropartículas são estabilizadas por adição de íons de potássio. A encapsulação de células probióticas em grânulos de carragenina mantém as bactérias em estado viável, mas os géis produzidos são frágeis e não são capazes de resistir a tensões.[14]

Por sua natureza segura, o acetato ftalato de celulose está sendo utilizado para a liberação de drogas de controle no intestino.[15] A vantagem desse componente é não ser solúvel a pH ácido (inferior a 5), mas solúvel a um pH superior a 6. O encapsulamento de bactérias probióticas utilizando esse acetato fornece boa proteção para microrganismos em condições simuladas de adversidade do TGI.[16]

A quitosana é um polissacarídeo linear constituído por glucosamina. Esse componente não tem mostrado boa eficiência em aumentar a viabilidade de probióticos por encapsulamento. É de preferência usada como revestimento, mas não como cápsula.[15] Na verdade, o encapsulamento de bactérias probióticas com um revestimento de alginato e quitosana proporciona proteção contra as condições adversas do TGI e, portanto, parece ser um bom modo para administração de bactérias no cólon. No entanto, a quitosana tem algumas desvantagens; por exemplo, parece ter efeitos inibitórios sobre as bactérias lácteas.[17]

A gelatina é uma proteína de goma, um gel termorreversível e foi utilizada para a encapsulação de probiótico, isoladamente ou em combinação com outros compostos. Por sua natureza anfotérica, é excelente candidata para uso em associação com os polissacarídeos aniônicos como a goma de gelano. Estes hidrocoloides são miscíveis, quando em pH mais elevado que 6, porque ambos carregam cargas líquidas negativas e se repelem entre si. No entanto, a carga total de gelatina torna-se positiva quando o pH é ajustado abaixo do ponto isoelétrico e isto faz com que ocorra uma forte formação de carga negativa de goma gelano.[18]

Podemos verificar, na Tabela 44.2, um resumo sobre os tipos de veículos não alimentícios utilizados com probióticos.[19]

Alguns estudos avaliaram a eficiência da encapsulação de bactérias probióticas em relação à sua sobrevivência perante secreções ácidas e biliares.

Tabela 44.2 Tipos de produtos de empresas específicas que contêm probióticos.[3]

Nome do veículo	Conceito	Utilização em probióticos
Cápsula gelatinosa dura	Cápsula que consiste em duas seções cilíndricas pré-fabricadas (corpo e tampa) que se encaixam e cujas extremidades são arredondadas. São tipicamente preenchidas com princípios ativos e excipientes na forma sólida	85,5% das cepas administradas nesta forma farmacêutica resistem à acidez estomacal e sais biliares, chegando ao local de ação
Comprimido simples	Comprimido sem revestimento e sem múltiplas camadas. Os excipientes usados não são destinados especificamente a modificar a liberação do princípio ativo nos fluidos digestivos	80% das cepas administradas nesta forma farmacêutica resistem à acidez estomacal e aos sais biliares, chegando ao local de ação
Pó para solução oral (sachês)	Pó destinado a ser reconstituído para formar uma solução para ser administrada pela boca	95% das cepas administradas nesta forma farmacêutica resistem à acidez estomacal e aos sais biliares, chegando ao local de ação

* Testes *in vitro* realizados pelo Ital (InstituloTecnológico de Alimentos e Laticínios).[19]

Duas cepas probióticas, *Lactobacillus acidophilus* CSCC 2400 e *L. acidophilus* CSCC 2409, acomodadas em cápsulas de alginato de cálcio, foram submetidas a testes para verificar sua sobrevivência em secreções ácidas (pH 2) e concentração de bile elevada (1,0%). Houve aumento significativo ($p < 0,05$) na contagem de bactérias viáveis, quando encapsuladas, em comparação com as bactérias livres (sem encapsulação), sob condições semelhantes. Aparentemente este método de encapsulamento protege os lactobacilos das condições adversas do TGI em condições experimentais.[20]

Outro estudo observou a sobrevivência de *Bifidobacterium breve* em um sistema de microcápsulas de alginato com diferentes métodos de produção (seco e úmido), revestidas com polissacarídeo quitosana ou não. Essa forma de revestimento pode melhorar a viabilidade gastrintestinal de um probiótico. O método de encapsulamento do tipo seco e molhado mostrou melhorar a sobrevivência de probióticos perante secreções ácidas e o revestimento com quitosana proporcionou melhora adicional na sobrevivência dessas bactérias a essas condições.[21]

Por outro lado, alguns pesquisadores avaliaram o uso de bactérias probióticas em comprimidos. Estudo observou o efeito de betalactoglobulina succinilada como excipiente em comprimidos na proteção de bactérias probióticas contra condições adversas gástricas. Os comprimidos foram produzidos por compressão direta de uma mistura seca de *Bifidobacterium longum* HA-135 e do excipiente testado. Os resultados mostraram que comprimidos de betalactoglobulina succinilada promovem melhor sobrevivência sob ácido gástrico que a betalactoglobulina isolada. Além disso, os comprimidos mostraram-se estáveis ao longo de três meses quando refrigerados.[22]

Em estudo aleatório, controlado e duplo-cego, pesquisadores compararam a recuperação fecal de probióticos em 36 adultos após a ingestão de probióticos em concentração de 10^{10} UFC/dia de cada cepa selecionada (*Lactobacillus rhamnosus* GG e LC705, *Propionibacterium freudenreichii* subsp. *shermanii* JS, e *Bifidobacterium animalis* subsp. *lactis* Bb12). As formas de administração foram cápsulas, iogurte ou queijos com probióticos. No final da intervenção, a contagem do DNA de *L. rhamnosus* GG e LC705 nas fezes foi elevada em todos os grupos de produtos. Não houve diferenças entre as matrizes em relação à quantidade de lactobacilos nas amostras de fezes, mas contagens fecais de propionibacteria e bifidobactérias foram menores no grupo que consumiu queijo. Assim, o consumo de probióticos em iogurtes e cápsulas parece ser adequado para promover potenciais benefícios à saúde, já que a viabilidade da cepa nesses veículos foi confirmada.[23]

Com o crescente uso de probióticos em veículos não alimentícios, a indústria desenvolveu novas formas de apresentação que garantem a viabilidade dos microrganismos em mais de 80%, podendo chegar a 95%. São várias as formas disponíveis atualmente, desde comprimidos, sachês, cápsulas *unicast* ou duplas, entre outros. O profissional de saúde deve consultar a bula para conhecer melhor o número de microrganismos probióticos contidos no veículo específico e qual sua resistência a fatores adversos gastrintestinais, assim como sua vida de prateleira.

APLICAÇÕES CLÍNICAS

Diversos estudos controlados, clínicos e metanálises têm mostrado resultados sistemáticos, sugerindo que os probióticos *são seguros e eficientes no tratamento de diarreia aguda.*

Tem sido confirmado que diferentes cepas probióticas, incluindo *L. reuteri* ATCC 55730, *L. rhamnosus* GG, *L. casei* DN-114 001 e *Saccharomyces cerevisiae* (*boulardii*) são úteis na redução da gravidade e duração de infecções agudas por diarreia em crianças. Adicionalmente, algumas cepas probióticas como *Lactobacillus* GG, *L. casei* DN-114 001, e *S. boulardii* também exercem um efeito preventivo na prevenção de diarreia aguda tanto em crianças como em adultos. Em diarreia associada à antibioticoterapia, existe uma forte evidência da eficácia com *S. boulardii* ou *L. rhamnosus* GG em adultos e crianças. Estudos recentes demonstraram a eficiência do *L. casei* DN-114 001 em pacientes adultos hospitalizados, na prevenção de diarreia associada a antibióticos e diarreia associada a *Clostridium difficile.* Outra condição clínica que tem forte evidência é a prevenção de enterocolite necrosante em neonatos pré-termo.

As alterações da microbiota ou disbiose estão associadas a várias enfermidades do aparelho digestivo e também sistêmicas, o que estimula o uso de pré-bióticos e probióticos em seu manuseio clínico. O uso de diferentes probióticos em doenças como pouchite, colite ulcerativa, doença de Crohn e síndrome do intestino irritável tem mostrado evidências substanciais de resultados; no entanto, os estudos precisam ser confirmados em termos de metodologia e com número maior de pacientes incluídos.[3] Probióticos têm sido empregados, com algum sucesso, no controle de doenças cardiovasculares, doença hepática gordurosa não alcoólica e, até mesmo, na prevenção de infecções sistêmicas em pacientes críticos. Essas condições, assim como a prevenção de alergias e atopias, seja no período pré-natal, seja no aleitamento materno, ainda necessitam de mais estudos para comprovar a eficácia do tratamento com probióticos e/ou prébioticos. Na encefalopatia hepática, estudos mostram que pré-bióticos como a lactulose podem ser utilizados para prevenção e tratamento de complicações. No câncer de cólon, o estudo SYNCAN testou o efeito de oligofrutose mais duas cepas probióticas (ou seja, um simbiótico) em pacientes com risco para o desenvolvimento de câncer de cólon. O estudo observou que, após a administração da preparação simbiótica, houve diminuição da expressão de biomarcadores para câncer de cólon. No entanto, para prevenção do câncer de cólon ainda são necessários mais estudos.

DOSAGEM

No momento, não é possível generalizar com precisão a dose mínima de probióticos necessária para obtenção de efeitos benéficos. A dose necessária varia de acordo com diferentes cepas e os efeitos específicos de saúde sob investigação.[4] Estudos demonstraram alterações benéficas na composição da microbiota intestinal com doses de 100 g de produto alimentício contendo 10^9 UFC de microrganismos probióticos (10^7 UFC/g de produto) e com doses de 5 a 20 g de inulina e/ou oligofrutose, geralmente durante o período de 15 dias. Dessa maneira, para fornecer resultado fisiológico significativo aos indivíduos, os probióticos devem atingir populações acima de 10^6 a 10^7 UFC/g ou mL de produto. Porém, é necessário ressaltar que a dose necessária para probióticos varia muito, dependendo da cepa e do produto. No caso dos pré-bióticos, para garantir o estímulo da multiplicação de bifidobactérias no cólon, doses diárias de 4 a 5 g de inulina e/ou oligofrutose se mostraram eficientes. No entanto, sabemos que, para garantir um efeito benéfico dos pré, pró e simbióticos, eles devem ser ingeridos rotineiramente.

Apesar disso, em 2008, a Organização Mundial de Gastroenterologia (World Gastroenterology Organisation – WGO) elaborou uma diretriz em relação aos probióticos e pré-bióticos, na qual traz um resumo das recomendações mais utilizadas, como demonstrado na Tabela 44.3.[3]

CONSIDERAÇÕES FINAIS

Apesar dos *vários* benefícios comprovados no uso de pré-bióticos, probióticos e simbióticos, devemos usá-los com cautela, sempre dentro das recomendações da literatura, conhecendo as diferentes cepas e seus veículos. Devemos considerar que ainda são necessários mais estudos para determinação de dose e tempo de tratamento ideais para cada enfermidade e/ou manutenção de uma microbiota saudável e adequada.

Tabela 44.3 Recomendações dietéticas de probióticos e pré-bióticos em diversas situações clínicas.

Aplicações clínicas	Cepas probióticas	Dose	Ref.
Diarreia infecciosa aguda	*L. rhamnosus* GG	10^{10}–10^{11} UFC, 2×/dia	5
	L. reuteri ATTC 55730	10^{10}–10^{11} UFC, 2×/dia	5
	L. acidophilus + B. infantis	10^9 de cada cepa, 3×/dia	6
	S. cerevisiae (boulardii)	200 mg, 3×/dia	5
Diarreia associada à antibioticoterapia	*S. cerevisiae (boulardii)*	250 mg, 2×/dia	7
	L. rhamnosus GG	10^{10} 1 ou 2×/dia	7
	B. lactis Bb12 + *S. thermophilus*	10^7 + 10^6 UFC/g de fórmula	7
Prevenção e manutenção de pouchite	*VSL#3* (mistura de 8 cepas)	4,5 × 10^{11} UFC 2×/dia	8
Prevenção de diarreia por *C. difficile*	*L. casei* DN 114001	10^{10} UFC 2×/dia	9
	L. acidophilus + B. Bifidum	2 × 10^{10} UFC 1×/dia	10
	S. cerevisiae (boulardii)	2 × 10^{10} UFC 1×/dia	7
	Oligofrutose	4g 3×/dia	11
Síndrome do intestino irritável	*B. infantis* 35624	10^8 UFC 1×/dia	12
	L. rhamnosus GG	6 × 10^9 UFC 2×/dia	13
	VSL#3 mixture	4,5 × 10^{11} UFC 2×/dia	14
Prevenção de enterocolite necrosante em neonatos	*B. infantis, S. thermophilus e B. bifidum*	0,35 × 10^9 de cada cepa 1×/dia	15
	L. acidophilus + B. infantis (Infloran strains)	10^9 de cada cepa 2×/dia	15
Tratamento para constipação em adultos	Lactulose	20-40 g/dia	16
	Oligofrutose	> 20 g/dia	17

Fonte: adaptada de Organização Mundial de Gastroenterologia – WGO, 2008.

REFERÊNCIAS

1. Kailasapathy K. Microencapsulation of probiotic bacteria: technology and potential applications. Curr Issues Intest Microbiol. 2002;3(2):39-48.
2. Lee YL, Salminen S. The coming age of probiotics. Trends Food Sci Technol. 1996;6:241-5.
3. Shah NP. Probiotic bacteria: selective enumeration and survival in dairy foods. J Dairy Sci. 2000;83(4):894-907.
4. Kibbe AH (ed.). Handbook of pharmaceutical excipients. 3. ed. Washington, DC e Londres, Reino Unido: American Pharmaceutical Association & Pharmaceutical Press; 2000.
5. Lachman L, Lieberman HA, Kanig JL. Teoria e prática da indústria farmacêutica. 3. ed. Philadelphia: Lea & Febiger; 1986.
6. Ding WK, Shah NP. An improved method of microencapsulation of probiotic bacteria for their stability in acidic and bile conditions during storage. J Food Sci. 2009;74(2):M53-61.
7. Champagne CP, Morin N, Couture R, Gagnon C, Jelen P, Lacroix C. The potential of immobilized cell technology to produce freeze-dried, phage-protected cultures of Lactococcus latis. Food Res Int. 1992;25:419-27.
8. Franjione J, Vasishtha, N. The art and science of microencapsulation. Technol Today. 1995.
9. Sultana K, Godward G, Reynolds N, Arumugaswamy R, Peiris P, Kailasapathy K. Encapsulation of probiotic bacteria with alginate-starch and evaluation of survival in simulated gastrointestinal conditions and in yoghurt. International J Food Microbiol. 2000;62:47-55.
10. Vidhyalakshmi R, Bhakyaraj R, Subhasree RS. Encapsulation "The Future of Probiotics" – a review. Adv Biol Res. 2009;3:96-103.
11. Larisch B, Poncelet D, Champagne CP, Neufeld RJ. Microencapsulation of Lactococcus lactis subspp cremoris. J Microencapsulation. 1994;2:189-95.
12. Chan ES, Zhang Z. Encapsulation of probiotic Lactobacillus acidophilus by direct compression. Food Bioprod Process. 2002;80:78-82.
13. Yoo IK, Seong GH, Chang HN, Park JK. Encapsulation of Lactobacillus casei cells in liquid-core alginate capsules for lactic acid production. Enzyme Microbial Technol. 1996;19:428-33.
14. Jankowski T, Zielinska M, Wysakowska A. Encapsulation of lactic acid bacteria with alginate/starch capsules. Biotechnol Tech. 1997;11:31-4.
15. Mauriello G, Aponte M, Andolfi R, Moschetti G, Villani F. Spray-drying of bacteriocin-producing lactic acid bacteria. J Food Prot. 1999;62:773-7.
16. Mortazavian A, Razavi SH, Ehsani MR, Sohrabvandi S. Principles and methods of microencapsulation of probiotic microorganisms. Iranian J Biotech. 2007;5:1.
17. Cook MT, Tzortzis G, Charalampopoulos D, Khutoryanskiy VV. Production and evaluation of dry alginate-chitosan microcapsules as an enteric delivery vehicle for probiotic bacteria. Biomacromolecules. 2011;12(7):2834-40.
18. Champagne CP, Ross RP, Saarela M, Hansen KF, Charalampopoulos D. Recommendations for the viability assessment of probiotics as concentrated cultures and in food matrices. Int J Food Microbiol. 2011 3;149(3):185-93.
19. Instituto de Tecnologia de Alimentos (Ital.). Disponível em: http://www.ital.sp.gov.br/.
20. Chandramouli V, Kailasapathy K, Peiris P, Jones M. An improved method of microencapsulation and its evaluation to protect Lactobacillus spp. In simulated gastric conditions. J Microbiol Methods. 2004 Jan;56(1):27-35.
21. Cook MT, Tzortzis G, Charalampopoulos D, Khutoryanskiy VV. Production and evaluation of dry alginate-chitosan microcapsules as an enteric delivery vehicle for probiotic bacteria. Biomacromolecules. 2011 Jul 11;12(7):2834-40.
22. Poulin JF, Caillard R, Subirade M. β-Lactoglobulin tablets as a suitable vehicle for protection and intestinal delivery of Probiotic bacteria. Int J Pharm. 2011 28;405(1-2):47-54.
23. Saxelin M, Lassig A, Karjalainen H, Tynkkynen S, Surakka A, Vapaatalo H et al. Persistence of probiotic strains in the gastrointestinal tract when administered as capsules, yoghurt, or cheese. Int J Food Microbiol. 2010;144(2):293-300.

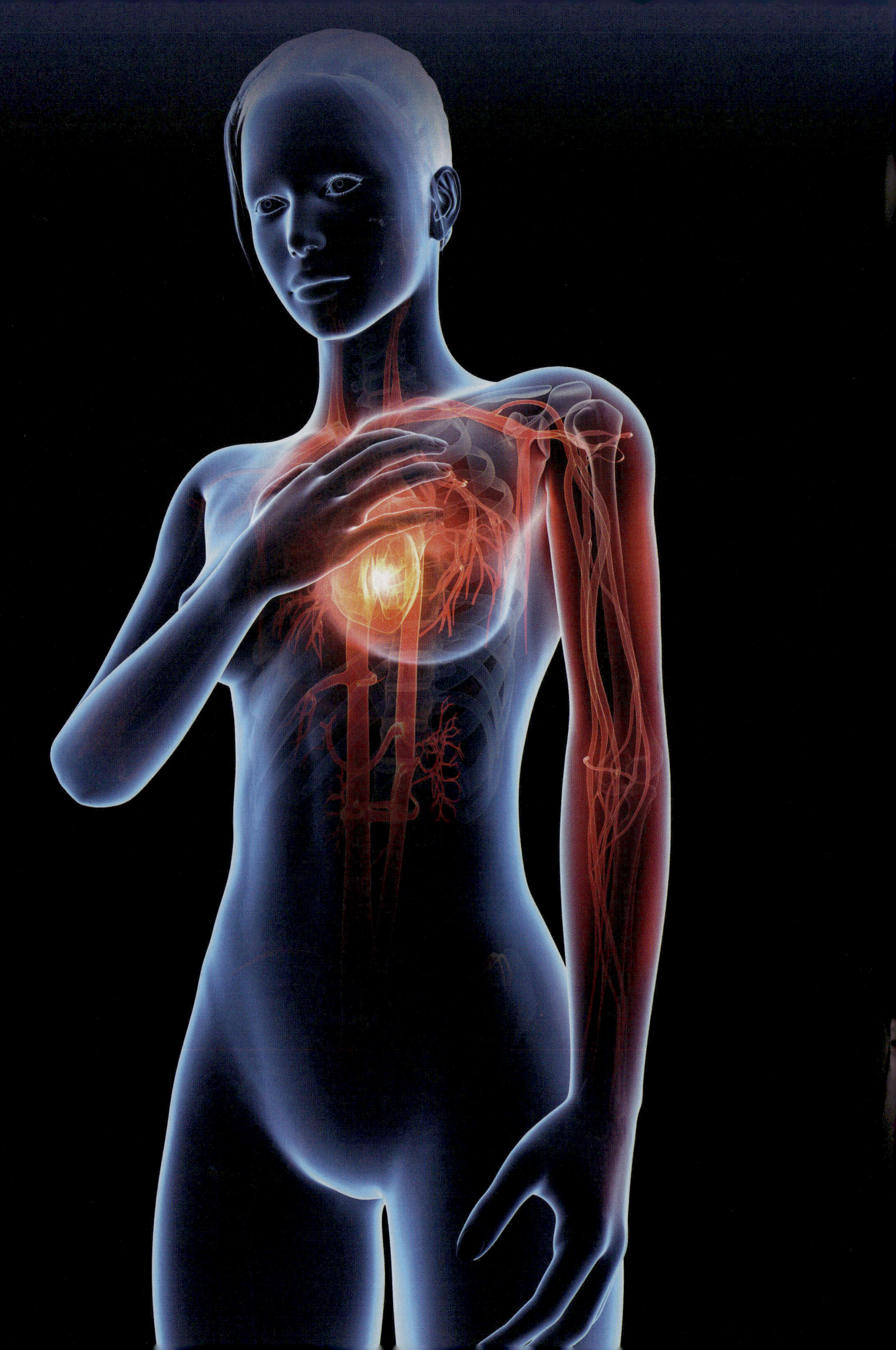

capítulo 45

Alterações Metabólicas e Abordagem Nutricional na Doença Cardiovascular

Fernando Augusto Alves da Costa

Amanda Rodrigues de Oliveira Siqueira

Sara Rodrigues de Oliveira Siqueira

Viviane Cordeiro Veiga

INTRODUÇÃO

O comportamento humano, em relação às doenças, é, na maioria das vezes, iniciado com a prevenção secundária, ou seja, primeiro se adoece e depois são adotadas medidas preventivas.

A doença cardiovascular (DCV) continua sendo a principal causa de morte e incapacidade em todo o mundo, com altas taxas de internação hospitalar, sendo um grave problema de saúde pública. A nossa cultura alimentar é multifatorial e agravada pelo aumento do consumo de alimentos gordurosos, à medida que o padrão de vida melhora. Com as recentes transições demográficas, incluindo o envelhecimento da população, a urbanização e o avanço da tecnologia, o ser humano passou viver mais e, consequentemente, avançaram os números de doença aterosclerótica, resultando em elevada prevalência de transtornos cardiometabólicos (dislipidemia, aterosclerose, hipertensão arterial sistêmica (HAS), obesidade e diabetes).

Assim como na maioria dos países, particularmente nos emergentes, as principais doenças que afetam os brasileiros são crônicas. Embora o Brasil tenha conseguido reduzir a desnutrição aguda em crianças, algumas populações (indígenas, quilombolas, indivíduos economicamente desfavorecidos) continuam vulneráveis às deficiências nutricionais e desnutrição crônica. De modo simultâneo, aumenta expressivamente o número de pacientes com doenças crônicas (HAS, outras cardiopatias e câncer) diretamente relacionadas à dieta pouco saudável (hipercalórica e pouco nutritiva), sendo essas as principais causas de morte em adultos. De modo semelhante, evoluem outras doenças crônicas como a obesidade e o diabetes, que acometem agora adultos jovens e mesmo adolescentes e crianças.

Os fatores de risco associados às doenças cardiovasculares incluem inatividade física e dietas hipercalóricas, ricas em açúcar e sal. A recomendação de dietas saudáveis nem sempre são amplamente aderidas, pois a grande maioria das pessoas ignora as indicações de médicos e de nutricionistas, ante ao amparo da massacrante mídia alimentar. Essa realidade está amplamente ilustrada nas situações cotidianas, nas prateleiras de supermercados e nos cardápios de restaurantes, quando as opções de alimento saudável são pequenas. Os estabelecimentos com dietas naturais e saudáveis são frequentados por pessoas que já se conscientizaram do problema e que caminham, de certa forma, contra a progressão da doença aterosclerótica e das demais DCV.

Os benefícios da dieta, na prevenção primária e secundária, já estão bem consolidados como um importante fator de risco modificável. Assim, a promoção de uma alimentação saudável deve ser um compromisso das políticas públicas de saúde. As recomendações da Organização Mundial de Saúde (OMS), por meio da Estratégia Global para a Promoção da Alimentação Saudável, Atividade Física e Saúde, reforçam que a dieta saudável é um direito humano básico. No país, a Política Nacional de Promoção da Saúde, a Política Nacional de Alimentação e Nutrição e o *Guia Alimentar para a População Brasileira*, são iniciativas subsidiadas para tentar assegurar os pressupostos do quanto disposto em Constituição Federal e no Sistema Único de Saúde (SUS), em se tratando da saúde ser um direito e, nesse contexto, o acesso à uma alimentação saudável também o é ou, ao menos, deveria ser.

Outras políticas e planos do SUS, como a Política Nacional de Educação Popular em Saúde e o Plano de Ações Estratégicas para o Enfrentamento das Doenças Crônicas Não Transmissíveis no Brasil; aliadas à Política Nacional de Segurança Alimentar e Nutricional e à Lei Orgânica de Segurança Alimentar e Nutricional, corroboram para assegurar o direito social da alimentação.

Nesse escopo, cabe à comunidade médica atuar como um instrumento de apoio às estratégias para promoção de ações de educação alimentar da população, agindo em conjunto com as demais autoridades, para vencer os desafios perenes que limitam o direito humano à alimentação adequada e saudável, a fim de que possamos reverter as tendências desfavoráveis do agravamento de doenças relacionadas à alimentação perniciosa, especialmente daquelas que aumentam o risco cardiovascular.

Evidentemente, não basta a escolha da dieta saudável, e sim a mudança total do estilo de vida, que inclui também a prática de exercícios físicos, o abandono sistemático do tabagismo, a redução do peso corporal e da redução da circunferência abdominal, o controle da pressão arterial e o controle do diabetes. Assim, a dieta e outros estilos de vida deverão ser um contínuo por toda a vida e não apenas um hábito a ser iniciado após um quadro de DCV instalado.

A INDÚSTRIA ALIMENTÍCIA E A DIETA DOS BRASILEIROS

Ao longo do processo de evolução, as sociedades se organizaram, desenvolveram sistemas complexos de convívio humano. Não sendo mais presas fáceis, os homens passaram a viver mais tempo e procriaram cada vez mais e, com isso, houve necessidade de promover formas de produção de alimentos e industrialização dos mesmos.

A indústria alimentícia passou a produzir alimentos em larga escala, sem se preocupar com a qualidade nutricional e de saúde (teor de carboidratos e gorduras saturadas), tornando esse tipo de dieta disponível a preços acessíveis para população. Seja por não dispor do conhecimento científico sobre os potenciais malefícios desses alimentos muito industrializados, seja pela comodidade e praticidade dos mesmos. Isso contribuiu para o aumento do consumo desse tipo de dieta que foi substituindo os alimentos *in natura* (mais saudáveis) por alimentos cada vez mais processados (menos saudáveis).

Contudo, conhecer o tipo de alimento e sua composição é fundamental para adoção de um estilo de dieta saudável. Os alimentos podem ser divididos em: frescos (*in natura*), minimamente processados, processados, ultraprocessados e no conjunto óleos/gorduras/sal e açúcar (Quadro 45.1).

Quadro 45.1 Tipos de alimentos.

Alimentos *in natura* (frescos): são aqueles provenientes diretamente de plantas ou de animais, sem sofrer qualquer modificação. Por exemplo: frutas, verduras, legumes, raízes e tubérculos.
Óleos, gorduras, sal e açúcar: são alimentos extraídos de alimentos *in natura* ou da natureza por meio de processos como refino, moagem, trituração, prensagem. São mais utilizados para temperar ou cozinhar. Por exemplo: óleos em geral (de soja, de oliva, de girassol, de milho, de coco), gorduras em geral (animal ou vegetal: margarina, manteiga, banha de porco), sais em geral (branco refinado ou grosso, rosa) e açúcar em geral (branco, demerara ou mascavo).
Alimentos minimamente processados: são os alimentos *in natura* que sofreram alguma pequena alteração (remoção de partes não comestíveis, secagem, limpeza, moagem, refrigeração, congelamento; sem aditivos de sal, açúcar, óleo ou gordura). Por exemplo: arroz, feijão, lentilha, trigo, outros cereais, castanhas, amendoim, nozes, oleaginosas diversas, farinha, especiarias, suco de frutas naturais etc.
Alimentos processados: são aqueles fabricados pela indústria, quando os alimentos *in natura* sofrem grandes transformações a partir de aditivos capazes de melhorar o sabor ou a durabilidade (sal, açúcar ou qualquer outra substância). Por exemplo: frutas enlatadas ou cristalizadas, verduras em conserva ou enlatadas, carne seca ou enlatada, embutido e toucinho, queijos e pães simples.
Alimentos ultraprocessados: são formulações industriais, derivadas de outros alimentos (óleos, gorduras, açúcar, amido, proteínas, soro de leite) ou produzidas em laboratório a partir de matérias orgânicas (corantes, aromatizantes, emulsificantes, intensificadores de sabor ou qualquer outro aditivos) e técnicas de manufatura (cozimento, fritura, moldagem, entre outras). Por exemplo: sorvete, biscoitos, guloseimas, bolo, macarrão, refrescos e refrigerante, produtos congelados, embutidos, pães, bebidas lácteas e energéticos.

As análises realizadas pelo Programa de Orçamento Familiar (POF), entre os anos de 2008 e 2009 conseguiram reproduzir um retrato do cardápio dos brasileiros. O estudo contou com uma amostra de mais de 30 mil indivíduos com idade igual ou superior a 10 anos, residentes em todas as regiões do país e representantes de todas as classes econômicas.

Indubitavelmente, o arroz e o feijão corresponderam a quase um quarto da alimentação da população. A seguir, os alimentos mais consumidos foram carnes vermelhas (bovinas e suínas), carne de frango, leite, tubérculos (batata e mandioca), frutas, peixes, legumes e verduras e ovos. A ingestão de alimentos *in natura* e minimamente processados foi de aproximadamente dois terços do total consumido, sendo hábito alimentar de um quinto da população brasileira (cerca de 40 milhões de pessoas); embora os estudos prévios do Instituto Brasileiro de Geografia e Estatística (IBGE) indicassem uma maior tendência ao consumo de alimentos ultraprocessados.

Fruto de uma intensa miscigenação, a diversidade da culinária brasileira sofreu grande influência africana, indígena e europeia; flutuando entre algumas tendências alimentares saudáveis e outras mais perniciosas.

A gastronomia do Sudeste é a mais diversificada do País, recebendo herança indígena, africana, europeia e também de outras regiões do próprio país, estando na lista dos pratos e alimentos mais consumidos, entre outros, o feijão e a feijoada, a carne vermelha (bovina, linguiça, bacon), a farinha de milho, os peixes e as massas. Já a dieta da região Norte é marcada, especialmente, pela contribuição indígena, com maior consumo de farinha de mandioca, peixes amazônicos (tucupi, pirarucu, tucunaré), carne de aves (pato), frutos tropicais (cupuaçu, açaí) e vegetais (jambu, chicória). Os pratos da região Centro-Oeste são derivados dos costumes alimentares dos bandeirantes paulistas e dos indígenas, com farta oferta de pescados (pintado, dourado, tucunaré), além da mandioca e da farinha de mandioca. No Nordeste, as influências europeias, africanas e indígena estão ilustradas no azeite de dendê, nos frutos do mar, na farinha de mandioca e na carne seca. Na região Sul, houve a influência dos imigrantes alemães, italianos, poloneses e açorianos. A dieta é rica em peixes, frutos do mar, massas, carne bovina e embutidos. A banha (alto teor de gordura saturada), frequentemente utilizada no preparo dos alimentos, e o consumo excessivo de carne bovina (especialmente o charque, com alto teor em gordura saturada e sódio), ingeridos com frequência, favorecem o desenvolvimento de DCV, sendo esse hábito não apenas restrito ao Sul, mas em todo território nacional.

EVIDÊNCIAS CIENTÍFICAS DA RELAÇÃO ENTRE ALIMENTOS E DOENÇAS CARDIOVASCULARES

As primeiras evidências sobre intervenções dietéticas na prevenção e modificação da DCV foram descritas em 1908 e 1913, respectivamente, pelos cientistas russos Alexander Ignatowski e Nikolai Anichkov; o primeiro descreveu uma associação entre alimentos ricos em colesterol e aterosclerose experimental e o segundo demonstrou, pela primeira vez, que o colesterol causava alterações ateromatosas na parede vascular. Posteriormente, Rudolf Virchow reconheceu a natureza inflamatória das placas ateroscleróticas.

A partir da década de 1960, com o advento do conhecimento da biologia celular na participação da doença aterosclerótica, foi então mais enfatizada a importância da inflamação no contexto da DCV, sendo demonstrado que a inflamação, *per se*, é capaz de modificar o vaso, induzindo hiperplasia, independente da presença de outros fatores de risco; atuando inclusive na biologia da placa aterosclerótica e, consequentemente, nas complicações trombóticas da aterosclerose.

A identificação de moléculas de adesão expressas por células endoteliais gerou uma visão nova para a patogênese do início das lesões ateroscleróticas. O papel da molécula de adesão de células vasculares 1 (VCAM-1), expressa por células endoteliais estimuladas por citocinas, elucidou o entendimento do acúmulo de células inflamatórias (monócitos e linfócitos T) na placa aterosclerótica recrutadas por meio de sinalização via quimiotaxia (proteína monocitária-1 – MCP-1, interferon-gama – IFN-gama). Sabe-se que, na íntima arterial, os monócitos transformam-se em macrófagos e, na placa, estes fagócitos expressam receptores para a absorção de lipoproteínas modificadas, dando origem às células espumosas.

À medida que as lesões ateroscleróticas evoluem, essas células de espuma de macrófagos e as células de músculo liso sofrem apoptose. A presença de um fator estimulador das colônias de macrófagos (MCSF) em placas também está descrito na proliferação de monócitos em lesões ateroscleróticas e na formação do "núcleo necrótico". O conceito adicional de que a lesão aterosclerótica ativa a função macrofagocítica e as células espumosas, induzindo apoptose, foi entendido como resultado da super expressão de MCSF.

Dessa maneira, a morte de macrófagos contribui para a formação do núcleo lipídico para as complicações trombóticas da aterosclerose, tendo sido ainda descritas a atuação de citocinas pró-inflamatórias na expressão de colagenases intersticiais por metaloproteinases de matriz de fagócitos mononucleares, o que compromete a estabilidade da tampa fibrótica da placa, podendo predispor à ruptura da placa e à trombose.

Os macrófagos e as células dos músculos lisos nas placas ateroscleróticas também expressam fatores teciduais procoagulantes, corroborando a atuação da inflamação na regulação tanto da trombogenicidade da placa como da integridade da tampa fibrosa protetora da placa, estando os mediadores inflamatórios também correlacionados às complicações trombóticas da aterosclerose, ou seja, participam de todas as fases da aterogênese, do início da lesão à progressão, culminando às complicações clínicas da doença.

O avanço nos estudos da gênese da placa aterosclerótica impulsionou o reconhecimento de biomarcadores inflamatórios e de necrose miocárdica nos indivíduos com infarto agudo do miocárdio (IAM). Os estudos continuam também reforçando o impacto do sexo, da idade, dos fatores de risco tradicionais (colesterol total, lipoproteína de baixa densidade – LDL e hipertensão arterial sistêmica – HAS) e dos hábitos e vícios, inclusive da dieta; na origem, na progressão e nos desfechos dessa doença e de outras DCV.

O papel da dieta (teor de gordura e as calorias totais) na patogênese da aterosclerose já foi demonstrado em diversos ensaios, desde quando, em 1957, a American Heart Association (AHA) divulgou as primeiras recomendações nutricionais. Ao longo dos anos, as tendências no consumo de alimentos têm mostrado cada vez mais uma associação entre DCV *versus* ingestão de determinados tipos de gordura, além da correlação entre o consumo excessivo de alimentos ultraprocessados, calóricos e nutricionalmente pobres como fator de risco para ativação inflamatória e disfunções cardiometabólicas (dislipidemia, HAS, obesidade e resistência à insulina).

A proposta do Dietary Approaches to Stop Hypertension (DASH), foi lançada em 1997, objetivando a redução da DCV, a partir da observação dos efeitos positivos de uma dieta vegetariana nos menores índices de Pressão Arterial (PA). Assim, foi testada a contribuição de um modelo alimentar rico em vegetais, frutas, alimentos lácteos com baixo teor de gordura, e que corroborou para redução da PA (PA Sistólica – PAS – em 5,5 mmHg e PA Diastólica – PAD – em 3 mmHg), quando comparada ao grupo controle, sendo que os efeitos dessa dieta foram ainda mais expressivos nos indivíduos hipertensos (redução média na PAS de 11,4 mmHg e na PAD em 5,5 mmHg). Esse estudo também demonstrou um efeito maior na redução da PAS em afrodescendentes e o papel significativo da dieta DASH na diminuição do colesterol total e LDL, bem como na redução da taxa de excreção de albumina, este último dado reafirmado no estudo Coronary Artery Risk Development in Young Adults (CARDIA), que avaliou a associação entre a baixa aderência à dieta DASH com obesidade e microalbuminúria em pacientes jovens sem comorbidades.

Com efeito, as recomendações sobre o papel protetor de ácidos graxos poli-insaturados ômega-3 (PUFA), frente às gorduras saturadas e *trans* também ficaram bem estabelecidas. Em 2003, Trichopoulou e colegas[1] publicaram os resultados do, provavelmente, estudo mais importante sobre a dieta mediterrânea (MED) na prevenção primária de CAD e DCV. Nesse Ensaio, European Prospective Investigation into Cancer and Nutrition (EPIC), os principais contribuintes para a associação do índice MED com mortalidade foram o consumo moderado de etanol, o baixo consumo de produtos à base de carne, o alto consumo de vegetais e o alto consumo de frutas e nozes; não havendo associação entre a mortalidade de cada um dos alimentos individuais, indicando, assim, que o efeito de todo o regime alimentar era mais forte do que qualquer componente isolado.

Em 2013, evidências mais robustas provenientes do teste Primary Prevention of Cardiovascular Disease with a Mediterranean Diet (PREDIMED) fortaleceram as recomendações da dieta MED para prevenção primária da doença arterial coronária (DAC), a partir da redução de 30% dos eventos cardiovasculares observados com essa dieta. Posteriormente, o estudo randomizado The Lyon Heart demonstrou os benefícios da mesma dieta para a prevenção secundária de DAC e outros estudos publicados nos últimos quinze anos corroboraram os achados do Lyon Heart Study, demonstrando inclusive os benefícios da intervenção dietética após o IAM.

AS RECOMENDAÇÕES: O QUE SERIA UMA DIETA SAUDÁVEL?

As Sociedades Mundiais de Cardiologia recomendam a dieta MED e a DASH como modelos de padrão alimentar cardioprotetor (Tabela 45.1). Nesse menu, está incluído o consumo maior de alimentos frescos *(in natura)*, em substituição aos processados e na ingestão de gorduras insaturadas, em detrimento das gorduras saturadas.

Sabe-se que a gordura saturada é um importante fator de risco cardiovascular, pois aumenta o colesterol total e o LDL; ao passo que a gordura trans não só aumenta as taxas de colesterol total e LDL como também reduz os níveis de HDL, reforçando o conceito de que as gorduras saturadas devem ser substituídas por gorduras insaturadas, na tentativa de diminuir esse risco.

Tabela 45.1 Composição da dieta MED e DASH.

Composição da dieta MED	Composição da dieta DASH
Alto teor de legumes (principalmente raízes e verdes), frutas (de preferência fresca), grãos (cereais, pães, arroz ou macarrão) e peixes gordurosos (ricos em PUFA de ômega-3).	Alto teor de frutas, vegetais, grãos integrais, aves, peixes, nozes e produtos lácteos com baixo teor de gordura.
Pobre em carne vermelha, ênfase maior em carnes magras.	Pobre em gordura saturada, gordura total e colesterol.
Produtos lácteos com baixo teor de gordura ou sem gordura.	Pobre em doces, bebidas açucaradas e carnes vermelhas.
Óleos (azeitona ou canola), oleaginosas (nozes, amêndoas ou avelãs), ou margarinas misturadas com óleos de colza ou linhaça. Evitar manteiga e outras gorduras.	Rica em proteínas e fibras.
	Rica em potássio, magnésio e cálcio.

Legendas: MED: Mediterrâneo; DASH: *Dietary Approaches to Stop Hypertension*; PUFA: *polyunsaturated fatty acids* (ácidos graxo poli-insaturados).

Da mesma forma, comer alimentos que naturalmente contêm colesterol têm menos impacto nos níveis de colesterol sérico comparado aos alimentos com alto teor de gorduras saturadas. Os alimentos compostos de esteróis e estanóis são aconselhados para baixar os níveis de colesterol LDL em até 10%, em média, quando na dose diária de 2 g/dia. A ingesta de fibras também ajuda a reduzir o risco cardiovascular, pois regulam os níveis de açúcar no sangue e reduzem os níveis de colesterol total e LDL.

Além disso, o uso excessivo de sal está relacionado ao aumento dos níveis pressóricos. A ingestão recomendada é inferior a 5 g de sal por dia e uma pequena redução de 1 g por dia já é capaz de promover uma redução significativa da PA.

Já o consumo regular de bebidas ricas em açúcar está associado a fatores de risco para DCV, tais como: obesidade, síndrome metabólica e diabetes; assim como o abuso de ingesta de álcool pode resultar no aumento da PA e no ganho ponderal, principais fatores de risco para DCV.

Outros modelos hipotéticos foram propostos. A correlação entre uma dieta vegetariana e redução da PA é conhecida desde a década de 1970 e pôde ser confirmada no estudo DASH. Mais recentemente, algumas metanálises concluíram a associação desse tipo de dieta na diminuição dos níveis séricos de colesterol e na mortalidade por doença cardíaca isquêmica.

O modelo alimentar nórdico baseado em cereais integrais, vegetais, legumes, frutas e peixes oleosos, foi positivo para menor resistência à insulina, para a redução do colesterol total, da PA e da massa corporal; exercendo efeitos nas vias da inflamação. Outrossim, a dieta japonesa (rica em vegetais, peixes, algas marinhas, soja e chá verde) tem levantado curiosidade, em virtude de a expectativa de vida ser mais longa nessa população. Apesar de o maior teor de sódio em alguns desses alimentos estar relacionado a maior prevalência de HAS, o padrão dietético japonês continua vinculado à redução do risco de mortalidade por DVC, independentemente dos efeitos na PA.

Entretanto, outros estudos individuais não confirmaram os resultados desses padrões alimentares, reforçando a importância de novos ensaios prospectivos e randomizados.

Mais recentemente, em 2017, os achados do Estudo Prospective Urban Rural Epidemiology (PURE) apresentados no Congresso da Sociedade Europeia de Cardiologia (ESC), elucidaram novas associações entre hábitos alimentares saudáveis no impacto cardiovascular.

Por exemplo, o maior consumo (3 a 4 poções ou 375 a 500 g/dia) de vegetais crus, leguminosas e frutas foi agregado a menor risco de mortalidade total e não cardiovascular, e a ingestão de frutas esteve também mais ligada a menor risco de mortalidade cardiovascular.

Ao contrário, uma maior ingestão de carboidratos foi associada a um risco aumentado de mortalidade total; porém, o consumo maior de gordura total foi ligado a um menor risco de mortalidade total. A ingesta de gordura total e dos subtipos de gordura (saturadas e não saturadas) não foi relacionada à mortalidade DCV ou IAM, enquanto a gordura saturada teve associação inversa com AVC.

Além disso, o consumo mais alto de gordura total, ácido graxo saturado e carboidrato também foi associado a maiores valores de PA, enquanto a maior ingestão de proteína foi ligada à PA mais baixa. Entretanto, a substituição de ácidos graxos saturados por gorduras insaturadas não só melhorou alguns fatores de risco (PA e LDL-c), como piorou os níveis de triglicérides (TGL) e de HDL-c.

De fato, esses dados reforçam a importância de fontes proteicas saudáveis e da restrição do consumo de carboidratos, em particular, carboidratos refinados; mas estão em desacordo com as recomendações atuais que preconizam reduzir a ingestão de gordura total e as gorduras saturadas, o que precisa ser melhor estudado e revisto pelas Diretrizes em vigor.

Dieta MED e insuficiência cardíaca

Pacientes portadores de Insuficiência Cardíaca (IC) são acometidos também por múltiplas comorbidades, o que impacta mais ainda no prognóstico. Terapias medicamentosas que antagonizam as vias neuro-hormonais (bloqueadores beta, inibidores da enzima conversora da angiotensina, bloqueadores dos receptores da angiotensina e antagonistas da aldosterona) são capazes de modificar a progressão da IC crônica, assim como dados sólidos reforçam os benefícios da dieta MED nesses doentes.

A metanálise dirigida por Nordmann e colegas[2] demonstrou o impacto da dieta MED na redução de marcadores inflamatórios (queda de proteína C-reativa de alta sensibilidade), bem como na diminuição do índice de massa corporal (IMC), do colesterol total, da glicemia de jejum e da PAS. Os estudos de *coortes* prospectivas conduzidos por Tektonidis e colegas,[3] recentemente publicados, em 2015 e 2016, evidenciaram uma associação entre adesão a dieta MED e uma menor incidência de IC em ambos os sexos. Adicionalmente, outros dados demonstraram a relação entre a dieta MED e a melhora da fração de ejeção do ventrículo esquerdo (FEVE) e da função diastólica.

Ademais, mais ensaios prospectivos levantaram informações sobre a influência positiva da dieta MED sob a redução da incidência de morte súbita cardíaca (MSC). Um número considerável de estudos publicados ao longo da última década, forneceram evidências encorajadoras sobre a associação da aderência à dieta MED e o desfecho favorável para pacientes com IC e diversas comorbidades.

Dieta DASH e IC

A adesão à dieta DASH tem impacto significante na proteção cardiovascular, reduzindo em 29, 21, 20 e 19% o risco de IC, doença coronariana cardíaca (DCC), doença venosa crônica (DVC) e acidente vascular encefálico (AVE) e em 16% a mortalidade por IC. A restrição de sódio proposta nessa dieta é capaz de atuar na redução da PA, impactando positivamente na patogênese da IC, especialmente nas situações de IC com fração de ejeção normal (ICFEN).

Aliás, o padrão DASH esteve associado à melhora não só da elasticidade arterial e da função diastólica como da função sistólica do ventrículo esquerdo (VE), resultando em efeitos benéficos nos pacientes com IC pré-clínica ou estabelecida; com melhora da qualidade de vida nos sintomáticos, inclusive, principalmente, aliviando a congestão, nas situações de IC Crônica Estagio C, quando foi possível observar a relação entre pressão arterial (PA) e a repercussão natriurética dessa dieta (Tabela 45.2).

Dieta DASH e DAC

No cenário da prevenção de DAC e AVC, a adesão à dieta DASH está intrínseca à redução dos danos micro e macrovascular, diminuindo os biomarcadores inflamatórios (IL-6, PCR) e de disfunção endotelial (dimetilarginina), implicando em efeitos benéficos aditivos na redução de eventos de DCV, não apenas no controle da PA, mas também na prevenção primária ou secundária de DAC (Tabelas 45.3 e 45.4).

Dieta DASH, HAS e outras cardiopatias

O sódio é capaz de elevar a PA e esse efeito é dose-dependente, sendo mais pronunciado nos pacientes já com HAS estabelecida, nos afrodescendentes e nos mais idosos. A HAS é sensível a ingesta de sal, estando atribuída não só a fatores genéticos como também ambientais, metabólicos e renais; sendo que o alto teor ou o moderado teor de sódio, em uso crônico (4 e 3 g, respectivamente), induz dano aos tecidos renais, miocárdicos e vasculares, independentemente do valor da PA; confirmando os achados de maior índice de eventos de DCV e de mortalidade por AVE e DAC.

No estudo DASH-Sódio, a combinação de ingestão reduzida de sódio com a dieta DASH foi capaz de reduzir a PAS basal em pacientes pré-hipertensos e HAS estágio 1.

Nas metanálises de ensaios prospectivos, a redução do risco cardiovascular (RCV) está associada ao consumo de menor teor de sódio, por volta de 2.000 mg/dia (ou menos), que confirma os alvos das Diretrizes que preconizam a ingestão de 1.200 a 2.400 mg/dia; sabendo que grandes reduções são capazes de aumentar o eixo renina-aldosterona e os níveis séricos de triglicerídeos.

As diretrizes mais recentes recomendam a redução da ingestão de sódio para prevenção primária ou secundária de DAC e DCV geral, com meta diária em torno de 4 a 5 g de sal, o que equivale a 1.550 a 2.000 mg de sódio.

Tabela 45.2 Recomendações dietéticas das Sociedades Europeia e Americanas de Cardiologia para IC.

Dieta recomendada pela ESC para IC (2012)	Dieta recomendada pela ACC/AHA para IC (2013)
Alimentos contendo PUFA ômega-3 estão indicados para reduzir o risco de morte e o risco de hospitalização cardiovascular em pacientes com terapia medicamentosa (inibidor da enzima conversora da angiotensina ou bloqueador dos receptores da angiotensina, betabloqueador e antagonista do receptor da aldosterona).	Estágio A: HAS e dislipidemias devem ser controladas de acordo com as diretrizes vigentes para reduzir o risco de IC.
• Restrição hídrica de 1,5-2 L/dia pode ser considerada em pacientes com IC grave para aliviar sintomas de congestão. • Não está indicada restrição hídrica para pacientes com IC com sintomas leves a moderados. • A restrição de fluidos hipotônicos pode melhorar a hiponatremia. • Restrição hídrica com base em peso (30 mL/kg de peso corporal, 35 mL/kg se o peso corporal > 85 kg) pode reduzir a sensação de sede.	Estágio B: em pacientes com alteração cardíaca estrutural sem história de IAM ou angina, recomenda-se controlar a PA, de acordo com as diretrizes atuais para reduzir o risco de IC.
A restrição de sódio controla a congestão em pacientes com IC CF III e IV.	Estágio C: • A restrição de sódio é recomendada para reduzir a congestão em portadores de IC sintomática. • A suplementação de PUFA ômega-3 pode ser utilizada como terapia adjuvante em pacientes com IC CF II a IV, para reduzir a mortalidade e hospitalizações cardiovasculares. • Suplementos nutricionais não são indicados no tratamento de pacientes portadores de IC com FE preservada ou reduzida.
Prevenir a desnutrição: ingerir alimentos saudáveis e manter um peso saudável.	Estágio D: restrição hídrica de 1,5 a 2 L/dia é indicada para reduzir a congestão, especialmente em pacientes com hiponatremia.
• Limitar o consumo de álcool a duas unidades por dia em homens e uma unidade por dia em mulheres não gestantes (1 unidade corresponde a 10 mL de álcool puro; por exemplo: 1 taça de vinho, 1/2 litro de cerveja). • Abstinência de álcool está indicada para pacientes portadores de cardiomiopatia induzida por álcool.	

Legendas: ESC: European Society of Cardiology (Sociedade Europeia de Cardiologia); ACC: American College of Cardiology (Colégio Americano de Cardiologia); AHA: American Heart Association (Associação Americana do Coração); IC: insuficiência cardíaca; PUFA: *polyunsaturated fatty acids* (ácidos graxos poli-insaturados); HAS: hipertensão arterial sistêmica; PA: pressão arterial; IAM: infarto agudo do miocárdio; CF: classe funcional; FE: fração de ejeção.

Tabela 45.3 Recomendações dietéticas das Sociedades Europeia e Americanas de Cardiologia para prevenção primária de DCV.

Dieta recomendada pela ESC: prevenção primária de DCV (2012)	Dieta recomendada pela ACC/AHA: prevenção primária de DCV (2013)
A ingesta calórica limitada a manter ou obter um peso saudável (IMC < 25 kg/m²).	Enfatiza a ingestão de vegetais, frutas e grãos integrais; incluindo produtos lácteos com baixo teor de gordura, aves, peixe, legumes, óleos vegetais não tropicais e nozes; e limita a ingestão de doces, bebidas açucaradas e carnes vermelhas.
Consumo de gordura trans < 1% do consumo total de energia.	Dieta com reduzida porcentagem de gorduras saturadas e trans; obtendo limite entre 5 e 6% de calorias de gorduras saturadas.
Consumo de gorduras saturadas < 10% da ingestão total de energia, sendo substituídas por PUFA.	Dieta padrão seguindo o modelo DASH.

(Continua)

Tabela 45.3 Recomendações dietéticas das Sociedades Europeia e Americanas de Cardiologia para prevenção primária de DCV. *(Continuação)*

Dieta recomendada pela ESC: prevenção primária de DCV (2012)	Dieta recomendada pela ACC/AHA: prevenção primária de DCV (2013)
Consumo de sal < 5 g por dia.	Consumo reduzido de sódio: • não mais que 2.400 mg de sódio dia; • a redução adicional da ingestão de sódio para 1.500 mg/dia pode resultar em maior redução da PA; • mesmo a diminuição da ingestão de sódio em pelo menos 1.000 mg/dia já reduz a PA.
Consumo de 200 g de fruta e 200 g de vegetais por dia (2 a 3 porções).	Consumo de alimentos que combine o padrão de dieta DASH com menor ingestão de sódio.
30 a 45 g de fibra por dia, de produtos integrais, frutas e vegetais.	
Consumo de peixe pelo menos duas vezes por semana.	
Ingesta de bebida alcóolica limitada a dois copos por dia (20 g/dia de álcool) para homens e um copo por dia (10 g/dia de álcool) para mulheres não gestantes	
Geralmente, não são necessários suplementos dietéticos.	

Legendas: ESC: European Society of Cardiology (Sociedade Europeia de Cardiologia); ACC: American College of Cardiology (Colégio Americano de Cardiologia); AHA: American Heart Association (Associação Americana do Coração); DCV: doença cardiovacular; IMC: índice de massa corpórea; PUFA: *polyunsaturated fatty acids* (ácidos graxos poli-insaturados); DASH: Dietary Approaches to Stop Hypertension; PA: pressão arterial.

Tabela 45.4 Recomendações dietéticas das Sociedades Europeia e Americanas de Cardiologia para prevenção secundária de DAC.

Dieta recomendada pela ESC: prevenção secundária de DAC (2013)	Dieta recomendada pela ACC/AHA: prevenção secundária de DAC (2012)
A ingesta calórica limitada a manter ou obter um peso saudável (IMC < 25 kg/m^2).	Manter ou atingir um IMC entre 18,5 e 24,9 kg/m^2.
Consumo de gordura trans < 1% do consumo total de energia.	Ingestão reduzida de gorduras saturadas (até < 7% do total de calorias).
Consumo de gorduras saturadas < 10% da ingestão total de energia, sendo substituídas por PUFA.	Consumo reduzido de ácidos graxos trans (até < 1% do total de calorias) e colesterol (até < 200 mg/dia).
Consumo de sal < 5 g por dia.	Redução da ingesta de sódio.
Consumo de 200 g de fruta e 200 g de vegetais por dia (2 a 3 porções).	Ênfase no aumento do consumo de frutas frescas, vegetais e produtos lácteos com baixo teor de gordura.
30 a 45 g de fibra por dia, de produtos integrais, frutas e vegetais.	Dieta associada ao controle de peso (estímulo à atividade física).
Consumo de peixe pelo menos duas vezes por semana.	Dieta capaz de manter uma circunferência abdominal inferior a 102 cm em homens e menor que 88 cm em mulheres (ou inferior, a depender da etnia).
Ingesta de bebida alcóolica limitada a dois copos por dia (20 g/dia de álcool) para homens e um copo por dia (10 g/dia de álcool) para mulheres não gestantes	Razoável: uma bebida por dia (quatro taças de vinho ou duas de cerveja) e que os homens tenham uma ou duas bebidas por dia, a menos que o álcool esteja contraindicado (como em pacientes com história de abuso ou dependência de álcool ou com doença hepática).

Legendas: ESC: European Society of Cardiology (Sociedade Europeia de Cardiologia); ACC: American College of Cardiology (Colégio Americano de Cardiologia); AHA: American Heart Association (Associação Americana do Coração); DAC: doença arterial coronariana; IMC: índice de massa corpórea; PUFA: *polyunsaturated fatty acids* (ácidos graxos poli-insaturados).

O DASH-sodium, o International Study of Macro- and Micro-Nutrients and Blood Pressure (INTERMAP) e o INTERSALT foram conclusivos a respeito dos benefícios de uma dieta restrita em sódio para a hipertensos; porém, no caso de pacientes não hipertensos, a literatura ainda é controversa; alguns autores defendem que uma dieta com baixo teor de sal é capaz de reduzir o risco cardiovascular, o que não foi corroborado por outros ensaios e metanálises.

Do mesmo modo, na presença de IC, algumas diretrizes orientam dieta restrita de sal, 1 a 2 g por dia, no caso de sintomas avançados; mas estudos recentes apontaram que a restrição de sódio é também capaz de piorar os desfechos clínicos, aumentar risco de internação e morte; sugerindo que a pobre ingestão de sal é capaz de provocar alterações hemodinâmicas e neuro-hormonais; todavia, mais ensaios randomizados sobre o tema estão atualmente em andamento.

RECOMENDAÇÕES PARA CADA TIPO DE ALIMENTO

Alimentos processados

Alimentos processados são mais palatáveis e têm maior conservação, mas sob aditivos de sal, glicação, conservantes, gorduras *trans* e redução de nutrientes (fibras, ácidos graxos, vitaminas, derivados fenólicos etc.). Preconiza-se que os alimentos mais saudáveis devam ser não processados ou minimamente processados, devendo-se evitar os alimentos mais processados, especialmente os ultraprocessados, observando as demais recomendações dietéticas cardiometabólicas protetoras vigentes.

Alimentos funcionais e suplementação dietética

Vitaminas (vitamina C/D/E, Complexo B, folato e betacaroteno) e nutrientes (selênio) estão associados a menor risco de DCV, mas a evidência atual não ampara o uso de suplementos dietéticos, em virtude dos poucos benefícios encontrados nos estudos observacionais e controlados, inclusive sobre a progressão de aterosclerose e eventos CV; por isso, essa suplementação ainda não é justificada como um instrumento para melhorar a saúde cardiometabólica.

Em contrapartida, alimentos funcionais (compostos bioativos com fibras, ácidos graxos, esteróis/estanóis, fenólicos, prebióticos e probióticos), especialmente o azeite extra virgem e as nozes, foram capazes de diminuir eventos CV, juntamente com a dieta MED, consoante os resultados no ensaio PREDIMED. O incentivo à suplementação complementar de óleo de peixe é capaz também de reduzir o risco de DCV, especialmente de DAC e MSC.

Frutas, legumes, nozes, sementes, vegetais amiláceos

Os alimentos processados, derivados de frutas, legumes e leguminosas, sementes e nozes têm potente efeito protetor cardiometabólico, principalmente contra DM e ganho ponderal.

Dados das *coortes* prospectivas nos Ensaios NHS, NHS II e do Health Professionals Follow-up Study (HPS, *follow-up*) concluíram que o maior consumo de frutos secos sem aditivos (nozes e amendoim) foi inversamente associado ao risco de DAC, AVE e de DCV total. A ingestão de 28 g de nozes (cinco ou mais vezes por semana) foi relacionada a redução de 14% no risco de doença cerebrovascular e o consumo combinado de nozes e amendoim (dois ou mais vezes por semana) e isolado de nozes (uma ou mais vezes por semana) estiveram ligados a um risco, respectivamente, 13 a 19% menor de DCV e de 15 a 23% menor de DAC. Contudo, a ingestão exagerada diária desses frutos pode aumentar o risco de ganho ponderal, ainda sendo necessárias pesquisas adicionais para testar os efeitos desse consumo em longo prazo.

Ao contrário, vegetais amiláceos, como batatas e milho, estão prospectivamente ligados à maior incidência de HDL baixo, de ganho de peso e de DM e retrospectivamente ao AVE; não sendo aconselhado a ingestão excessiva, devendo-se priorizar pequenas porções.

Quanto aos demais vegetais com menor teor de amido (inhame, batata doce, pastinaca e mandioca), a literatura ainda é escassa, mas estudos recentes observaram associação desses alimentos com perda de peso.

Gorduras

As sociedades atuais sustentam a meta de 20 a 35% de calorias em gorduras, não devendo se concentrar na redução da gordura total, mas no consumo adequado de gordura saudável (óleos vegetais, nozes e frutos do mar), pois essa sim é capaz de reduzir o risco de DCV.

Carnes

Independentemente do teor de gordura, novos estudos têm enfatizado que as carnes vermelhas e processadas, estão relacionadas à incidência maior de *diabetes mellitus* (DM), possivelmente devido ao teor de ferro, produtos da glicação, nitratos e nitritos, N-óxido de trimetilamina, metabólitos de lipídeos e aminoácidos; presentes ainda mais nas carnes processadas.

Esses achados enfatizam a importância de se optar por consumir pequenas quantidades de carnes vermelhas não processadas (nutrientes biodisponíveis), uma a duas porções por semana, em vez de selecionar pelo teor de gordura (carne magra ou não).

Aves e ovos

Ainda não existem dados robustos sobre os benefícios do consumo de ovos e de aves para a saúde cardiometabólica; mas se sabe que a ingestão de ovos não tem associação significativa com DCV, embora o consumo frequente (mais de sete ovos por semana) esteja relacionado a DM e, nos diabéticos, mais riscos de eventos CV. Inversamente, o maior consumo está ligado a menor risco de AVCH; contudo, existem dados conflitantes e as recomendações atuais sugerem baixo consumo (dois a três ovos por semana).

Peixes

O consumo de ômega-3 de cadeia longa (250 mg/dia) e o consumo moderado de peixes (duas porções por semana) associa-se com menor risco de MSC (mas não com AVE e DCV não fatal). Metanálises incluíram efeitos positivos sobre outros fatores de risco como o controle da PA e FC, melhora da função endotelial, redução do nível de triglicerídeos e aumento de adiponectina, mas sem achados relevantes com o risco de DM. No entanto, aumentar a ingesta de peixes não trouxe redução do risco e estudos clínicos sobre suplementação com óleo de peixe ainda estão em andamento, sendo importante reforçar que os maiores benefícios obtidos foram com peixes não fritos, de carne escura (oleosa) (dez vezes mais quantidade de ômega-3 do que os peixes de carne branca).

Manteiga

A manteiga, a partir de análises de *coortes* europeias, foi considerada relativamente neutra para a saúde cardiometabólica, não estando associada a DM, a incidência de DAC, AVE e mortalidade geral; achados condizentes com os estudos sobre as gorduras saturadas totais. No entanto, o consumo está relacionado a ganho de peso em longo prazo.

Óleos vegetais

Evidências emergentes reforçam os efeitos cardiometabólicos protetores do consumo de óleos vegetais, à luz da composição de gorduras poli-insaturadas, além de compostos flavonoides (fenólicos). No ensaio PREDIMED, os participantes que consumiram a dieta MED, associada a azeite extra virgem, tiveram menor risco de eventos cardiovasculares (IAM, AVE e morte).

Como regra, com base na literatura atual, aconselha-se a ingestão de óleos vegetais (soja, canola, azeite), com benefício maior nos óleos virgem ou extra virgem, pois a refinação preserva os traços fenólicos. Os resultados ainda são escassos sobre os efeitos em longo prazo do óleo de coco e de palma, sugerindo algum benefício por serem compostos por ácidos graxos de cadeia média.

Portanto, mais investigações são urgentemente necessárias para fundamentar as recomendações sobre o consumo de óleos tropicais e de óleos industrialmente hiperesterificados ou combinados (ácido graxo ômega-3 com óleo de linho, cártamo, canola etc.).

Carboidrato, açúcar, frutose

No tocante à proteção cardiometabólica, impera a qualidade do carboidrato ingerido. Assim, é benéfico o consumo de carboidrato presente nos vegetais, frutos, legumes e grãos pouco processados; porém, o carboidrato presente nos derivados de amido, nos grãos refinados (arroz, biscoito, pão branco) e nos aditivos de açúcar (doces e bebidas açucaradas) são prejudiciais, reforçando as recomendações das diretrizes dietéticas atuais de restrição de alimentos contendo aditivos de açúcares e grãos refinados.

Alimentos adoçados com açúcar e edulcorantes

O consumo de bebidas açucaradas e de aditivos açucarados está ligado ao ganho de peso e são capazes de mediar vias da resposta glicêmica, adiposidade e lipogênese hepática, com depósito de gordura visceral e aumento de ácido úrico, estando relacionado a incidência de DM e de DAC.

Alternativamente, os edulcorantes naturais de baixa caloria (Stevia) ou artificiais (aspartame, sucralose, sacarina) podem ser uma ferramenta útil para reduzir os danos cardiometabólicos vinculados a ingestão exagerada de açúcar, apesar das poucas evidências do uso desses compostos em longo prazo.

Chocolate

O cacau possui efeitos anti-inflamatórios e isso tem sido correlacionado ao menor risco de eventos CV. É rico em flavonoides e melhora a função endotelial, resistência à insulina e lipídios no sangue. A redução da PA ocorre com apenas 6,3 g/dia (30 kcal/dia) de chocolate escuro comercial e correlaciona-se com o aumento da produção de óxido nítrico endotelial. Em um estudo dinamarquês recente, os autores ainda concluíram que a ingestão moderada de chocolate esteve associado ao menor risco de fibrilação atrial (FA); mostrando evidencias dos benefícios do chocolate nessa doença; contudo, ainda não está bem estabelecida a quantidade a ser consumida, bem como novos estudos são necessários para melhor entendimento dos mecanismos desse alimento na arritmia em questão.

Suco de fruta 100% natural

O suco de fruta natural é composto de açúcar, mas também de fibras e vitaminas e a ingesta moderada (uma dose por dia) tem benefícios em curto prazo sobre a homeostase da insulina e glicose, sobre os níveis de colesterol e o controle da PA, ao passo que o consumo exagerado está vinculado ao ganho de peso em longo prazo.

Álcool

O abuso de álcool está relacionado a cardiomiopatia dilatada não isquêmica e a disfunção ventricular, que pode ser até irreversível em alguns casos, mesmo após a cessação do hábito. O etilismo também está associado ao ganho ponderal e ao maior risco de infarte. O consumo moderado de bebidas alcóolicas em até duas doses por dia para homens e uma a uma dose e meia diária para mulheres foi capaz de reduzir incidência de DAC e DM, mas não de AVE, com efeitos sobre HDL-c, fibrinogênio e resistência à insulina. Os benefícios cardiometabólicos foram observados não só para o vinho tinto, como também para o vinho branco e a cerveja, em consumo moderado; mas sabendo que o álcool aumenta o risco de hepatopatia e câncer; sua ingestão não deve ser recomendada como forma de reduzir o risco de DCV, procurando sempre aconselhar o uso moderado.

Dieta baseada em plantas

As dietas baseadas em plantas são recomendadas para reduzir o RCV, embora isso dependa do tipo de planta consumida.

Em geral, a adesão a uma dieta rica em plantas saudáveis (vegetais, legumes, grãos integrais, chá, gorduras insaturadas, frutas, café) está associada a menor risco de DAC; enquanto uma dieta concentrada em vegetais menos saudáveis (sucos ou bebidas açucaradas, doces, batatas e grãos refinados) teve o efeito oposto; reforçando a importância da redução do consumo de alimentos animais e do aumento da ingestão de alimentos vegetais saudáveis, sobre o risco de doença cardíaca.

Potássio, cálcio e magnésio

As principais fontes alimentares de minerais estão nas frutas, legumes, lactáceos, grãos. Dietas ricas em potássio estão associadas a menor risco de DCV, com efeito sobre a redução da PA (aumento da excreção urinária de potássio e uma menor relação urinária de sódio e potássio) e sobre a menor incidência principalmente de AVE; apoiando a importância dos alimentos ricos em potássio (dieta DASH e MED) para reduzir a PA e DCV.

Em curto prazo, a suplementação de magnésio e de cálcio são capazes de reduzir a PA; todavia, deve ser lembrado que os suplementos de cálcio com ou sem vitamina D podem aumentar significativamente o risco de IAM em longo prazo. No caso do magnésio, existe uma associação inversamente proporcional entre a concentração sérica e o risco de DCV, mas sem certeza em longo prazo. Como ainda existe controvérsia na literatura, a suplementação desses minerais não está rotineiramente recomendada.

Chá e café

O consumo de café (cafeinado ou descafeinado) já está associado a menor risco de DCV, AVE e diabetes, sendo estudado que na dose de três a quatro xícaras/dia, o risco é menor, estando sugerido que doses exageradas, podem aumentar esse risco.

Semelhante ao café, o consumo de chá também tem proteção cardiometabólica, com achados de menor RCV e de diabetes, especialmente na dose de três a quatro xícaras/dia. As metanálises sobre o assunto revelaram que chá verde, chá preto e chá de hibisco são capazes de reduzir a PA, ao passo que chá preto e verde reduzem o colesterol LDL.

Com base nos achados atuais, o chá e o café podem ser consumidos com segurança, amparando os potenciais benefícios desses alimentos na saúde cardiometabólica.

CONSIDERAÇÕES FINAIS: DIETA IDEAL PARA O CORAÇÃO

Ingredientes

1. Substituir gordura saturada por gordura insaturada e reduzir a ingesta e gordura trans;
2. substituir manteiga por azeite ou óleo de canola;
3. evitar óleos hidrogenados;
4. substituir carne vermelha por peixes oleosos (salmão, truta, sardinha);
5. evitar biscoitos, bolos, lanches e frituras;
6. optar por frutas, legumes, vegetais e fibras;
7. reduzir o consumo de sal (substituir por ervas, especiarias, pimenta preta, pimenta e limão);
8. escolher alimentos frescos em vez de alimentos processados e enlatados;
9. limitar a ingestão de álcool a dois copos por dia (20 g/dia de álcool) para homens e um copo por dia (10 g/dia de álcool) para mulheres não gestantes.

Modo de preparo

A intervenção dietética nos padrões DASH e MED tem impacto positivo na redução dos fatores de risco para DCV, seja na prevenção primária ou secundária, sendo fortemente recomendada pelas Sociedades Cardiovasculares em todo o mundo; mas ainda se torna fundamental vencer as barreiras que reduzem a adesão a uma dieta saudável. Obviamente, mais estudos são necessários para elucidar algumas metas; todavia, políticas públicas efetivas devem ser incentivadas para conscientização e educação da população, bem como para facilitação do acesso aos alimentos, ressaltando a importância dessa estratégia que é capaz de atuar no alvo do principal fator de risco modificável. Finalmente, intervenções nutricionais eficazes, juntamente com a promoção da cessação do tabagismo, a prática regular de atividade física aeróbica, são fundamentais para prevenção e redução de DCV.

REFERÊNCIAS

1. Trichopoulou A, Costacou T, Bamia C, Trichopoulos D. Adherence to a mediterranean diet and survival in a greek population. N Engl J Med. 2003;348:2599-608.
2. Nordmann AJ, Suter-Zimmermann K, Bucher HC, Shai I, Tuttle KR, Estruch R et al. Meta-analysis comparing mediterranean to low-fat diets for modification of cardiovascular risk factors. The American Journal of Medicine. 2011;124(9):841–851.e2.
3. Tektonidis TG, Åkesson A, Gigante B, Wolk A, Larsson SC. Adherence to a Mediterranean diet is associated with reduced risk of heart failure in men. European Journal of Heart Failure. 2016. Disponível em: https://doi.org/10.1002/ejhf.481.

BIBLIOGRAFIA CONSULTADA

Abdullah MM, Jones PJ, Eck P. Nutrigenetics of cholesterol metabolism: observational and dietary intervention studies in the postgenomic era. Nutr Rev. 2015;73:523-43.

Abete I, Romaguera D, Vieira AR, Lopez de Munain A, Norat T. Association between total, processed, red and white meat consumption and all-cause, CVD and IHD mortality: a meta-analysis of cohort studies. Br J Nutr. 2014;112:762-75.

Afshin A, Micha R, Khatibzadeh S, Mozaffarian D. Consumption of nuts and legumes and risk of incident ischemic heart disease, stroke, and diabetes: a systematic review and meta-analysis. Am J Clin Nutr. 2014;100:278-88.

Anand SS, Hawkes C, de Souza RJ, Mente A, Dehghan M, Nugent R et al. Food consumption and its impact on cardiovascular disease: importance of solutions focused on the globalized food system: a report from the Workshop Convened by the World Heart Federation. J Am Coll Cardiol. 2015;66:1590-614.

Ard JD, Coffman CJ, Lin PH, Svetkey LP. One-year follow-up study of blood pressure and dietary patterns in dietary approaches to stop hypertension (DASH)-sodium participants. Am J Hypertens. 2004;17:1156-62.

Artinian NT, Fletcher GF, Mozaffarian D, Kris-Etherton P, Van Horn L, Lichtenstein AH et al. American Heart Association Prevention Committee of the Council on Cardiovascular Nursing. Interventions to promote physical activity and dietary lifestyle changes for cardiovascular risk factor reduction in adults: a scientific statement from the American Heart Association. Circulation. 2010;122:406-41.

Bergkvist C, Berglund M, Glynn A, Julin B, Wolk A, Åkesson A. Dietary exposure to polychlorinated biphenyls and risk of myocardial infarction – a population-based prospective cohort study. Environ Int. 2016 Mar;88:9-14.

Bocchi EA, Braga FG, Ferreira SM, Rohde LE, Oliveira WA, Almeida DR el al. III Diretriz Brasileira de Insuficiência Cardíaca Crônica. Arq Bras Cardiol. 2009;93:3-70.

De Lorgeril M, Renaud S, Mamelle N, Salen P, Martin JL, Monjaud I, et al. Mediterranean alpha-linolenic acid-rich diet in secondary prevention of coronary heart disease. Lancet. 1994;343:1454-9.

Dehghan M, Mente A, Zhang X, Swaminathan S, Li W, Mohan V et al. Associations of fats and carbohydrate intake with cardiovascular disease and mortality in 18 countries from five continents (PURE): a prospective cohort study. Lancet. 2017;390: 2050-62.

Guasch-Ferré M, Liu X, Malik VS, Sun Q, Willett WC, Manson JE et al. Nut Consumption and Risk of Cardiovascular Disease. J Am Coll Cardiol. 2017;70:2519-32.

Guia Alimentar para a População Brasileira/Ministério da Saúde, Secretaria de Atenção à Saúde, Departamento de Atenção Básica. 2. ed. Brasília: Ministério da Saúde; 2014.

Kanwar SS, Stone GW, Singh M, Virmani R, Olin J, Akasaka T et al. Acute coronary syndromes without coronary plaque rupture. Nat Rev Cardiol. 2016;13:257-65.

Uzhova I, Fuster V, Fernández-Ortiz A, Ordovás JM, Sanz J, Fernández-Friera L et al. The importance of breakfast in atherosclerosis disease: insights from the PESA Study. J Am Coll Cardiol. 2017;70:1833-42.

Vallejo KP, Martínez CM, Matos Adames AA, Fuchs-Tarlovsky V, Nogales GCC, Paz RER et al. Current clinical nutrition practices in critically ill patients in Latin America: a multinational observational study. Crit Care. 2017;21:227.

Índice Remissivo

A

B

C

D

E

F

G

H

I

J

K

L

M

N

O

P

Q

R

S

T

U

V

W

X

Z